*O*peration of
Thoracic Surgery

Operation of Thoracic Surgery

胸外科手术学

上海交通大学附属胸科医院《胸外科手术学》编委会

主　　编 赵　珩　高　文

编　　委（按姓氏汉语拼音排序）

曹克坚	陈　铭	陈群惠	陈　勇	澹台冀澂	范利民
方文涛	冯　键	傅世杰	耿俊峰	谷志涛	郭旭峰
胡定中	华　荣	黄　平	韩宝惠	蒋　勇	吉春宇
雷　贝	李　俊	李志刚	李赛琪	林　凌	茅　腾
潘旭峰	沈宇宙	施建新	孙加源	孙　莉	孙益峰
沈　艳	沈　轶	王　雷	王韡旻	吴　乾	吴镜湘
吴尉华	谢文晖	徐美英	项杨威	杨海堂	杨　骏
杨　敏	杨　煜	姚　烽	叶　波	叶晓丹	余开颜
赵　洋	仲晨曦	周　超	张建卫	祝敏芳	朱　莉
张　伸	张　海				

编写秘书 叶　波

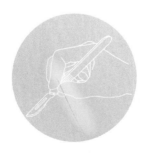

人民卫生出版社

Operation of Thoracic Surgery

主 编 简 介

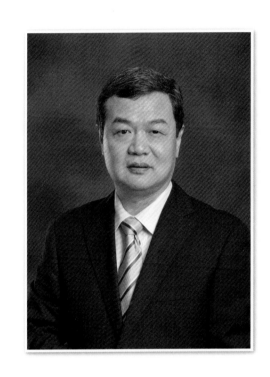

赵 珩 江苏苏州人,生于 1960 年,上海交通大学附属胸科医院胸外科主任医师。医学博士,博士研究生导师。

1983 年毕业于中国人民解放军第四军医大学医疗系。毕业后曾在北京解放军部队医院任住院医师、主治医师。1991 年调入上海市胸科医院胸外科副主任医师、主任医师。1997 年曾在日本大阪成人病院胸外科研修半年,2000 年至 2001 年赴美国哈佛医学院附属麻省总院胸外科跟随著名气管外科 Hermes C. Grillo 教授进修学习。

2005 年始任中华医学会胸心血管外科分会委员、常委,上海市医学会胸外科分会副主任委员。2016 年任中国国际医疗保健与健康促进会胸外科分会副主任委员,中国医师协会内镜分会副会长,中国研究型医院协会胸外科分会副主任委员等职。

20 世纪 90 年代末,跟随中国气管外科创始人黄偶麟教授主攻气管外科疑难疾病。为解决长段气管缺损的难题,经过大量的实验研究,于 1997 年与周允中教授一同在国内首次完成了同种异体气管移植手术,填补了国内这一领域的空白。2001 年后在国内较早率先开展胸腔镜治疗胸部疾病技术,并且将这一微创技术广泛推广普及。临床工作中,赵珩教授主攻气管外科疑难手术,微创外科胸腔镜,机器人智能系统辅助治疗胸部疾病。肺移植治疗终末期肺疾病等复杂手术。

承担国家级科研课题及省市级科研课题 10 项,在国内外专业杂志发表论文 90 余篇,参编专著 10 部。担任《中华胸心血管外科杂志》、《中华胸部外科杂志》电子版等多家专业杂志编委,副主编。

Operation of
Thoracic Surgery

主　编　简　介

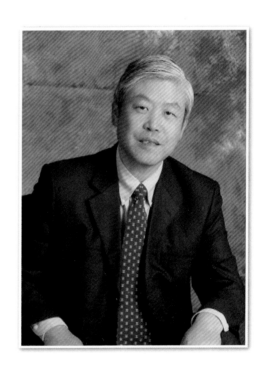

　　高　文　复旦大学附属华东医院党委书记、主任医师、教授、博士生导师,享受国务院特殊津贴。1983年毕业于上海第二医科大学医疗系后进入上海市肺科医院胸外科工作。2004年担任上海市肺科医院院长。2012年1月担任上海市胸科医院院长。2014年担任复旦大学附属华东医院党委书记。

　　学术任职:中华医学会结核病学分会主任委员,中国医师协会胸外科医师分会副会长。

　　研究方向和成果:肺癌和肺移植的临床和基础研究,具有丰富的医疗技术临床研究与应用管理经验;承担多项上海市科委和上海市卫生计生委的重大科研项目;主导完成上海市地方标准《临床细胞治疗技术平台设置基本要求》的标准制定工作。获上海市科技进步二等奖和教育部科学技术进步二等奖各一项。主编专著二部,主译专著一部。发表学术论文100多篇。

Operation of
Thoracic Surgery

前　言

　　随着时代的进步,医学领域也在飞速发展。胸外科专业的诊断与治疗技术也伴随疾病谱的变化也在不断更新、发展,早年的理念也需要不断更新。现今的发病情况是随着人们生活水平的不断提高,健康保健意识的不断增强,健康体检普及疾病早期发现病例明显增多、复杂。如何针对小病灶、早期病变规范化进行手术,提高手术后的生活质量,微创理念的深入,都是摆在我们胸外科医生面前的题目。鉴于以上情况,我们认为有必要将胸外科手术理念和技术及时更新,以飨读者。

　　《胸外科手术学》是凝聚了上海市胸科医院多位专家丰富的临床经验,结合其他专业领域专家的临床经验,集体编写而成。本书的内容重点侧重于胸部疾病的外科手术中处理的规范,早期病变微创处理的方法,尤其是胸腔镜和智能机器人辅助下的微创手术方法和经验。对于手术中出现的特殊困难及意外、复杂情况的处理和掌握,专家们都进行了详细阐述,配合详细的图解,相信一定会对广大读者在临床工作中有较大的帮助。由于本书的侧重点是临床实践、手术方法的掌握,而对于胸部疾病的病因学、病理学、检查方法等只做了简明扼要的阐述。本书也是一部较好的临床教学参考书。

　　本书是集体创作的结果,是各位专家集体智慧和经验的结晶。在编写的过程中,首先拟定编写大纲,再分别交由有经验的作者进行编写。各章节完成后,由该领域有丰富经验和造诣的专家进行审核、评议,最后汇编成书。本书使用的一些图片难以联系到版权拥有者,请见到后及时与作者联系。由于参编作者较多,难免存在不足之处,希望广大读者给予指正。

赵　珩

2017 年 6 月

Operation of Thoracic Surgery

目　录

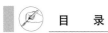

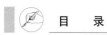
第三篇　胸外科围术期准备及处理

第四篇　肺 部 疾 病

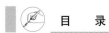

第五篇　胸壁及胸膜疾病

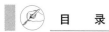

第六篇　气　管　外　科

第七篇　纵　隔　疾　病

第八篇　食　管　疾　病

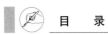

第九篇　胸外科术后并发症及处理

*O*peration of
Thoracic Surgery

第一篇

胸外科发展史·

第一章　中国普胸外科发展史

中国普胸外科的发展经历了三个阶段,新中国成立前、新中国成立后、改革开放以后,三个阶段各有特色,不同的时代有不同的学者们共同推动了我国胸外科的发展,目前中国普胸外科的技术水平和国际最高水平并驾齐驱,不足之处主要在科研。

第一阶段,新中国成立前,这个阶段的学者主要来自于中国学者到西方受教育后,回到中国开展的普胸外科技术。1934年董秉奇在上海曾经报告过120例胸廓成形术治疗肺结核的经验,但最早的肺和食管手术不是出现在沿海医院,而是在1921年建立的北平协和医学院完成的。1940年4月26日,吴英恺在北平协和医学院,为58岁男性患者成功地进行了经胸食管下端贲门癌切除及食管胃弓下吻合术。1945年黄家驷在上海几个医院开展了肺切除术治疗肺结核。以上这些手术当时在国内都是首创性的,在国际上也是先进的。开创了中国胸外科的先河,为中国胸外科事业打下了奠基石。

第二阶段,新中国成立后,我国各地的胸外科专业如雨后春笋般地蓬勃发展起来了,这个阶段的特色为早期留学海外的学者通过他们从西方学来的医术,教给广大中国学者,使中国普胸外科由小众转向大众,普胸外科得以在全国范围内开展起来。1956年在北京(吴英恺),1957年在上海(黄家驷、兰锡纯、顾恺时)都成立了胸科专科医院,各地已有的结核病医院(北京,辛育龄)、肿瘤医院(北京,黄国俊)也都开展了胸外科手术。1956年黄家驷等报告了1376例肺切除术治疗肺结核的经验。然而由于当时时代条件的限制,导致中国普胸外科在这个阶段与国外交流较少,主要是自我发展。

第三阶段,改革开放以后,随着我国对外开放的加快,越来越多的中国学者将自己的经验报告道海外,同时也有越来越多的海外知名学者到中国交流,传授经验,中国逐步和世界缩小差距,密切交流。1982年吴英恺、黄国俊等发表在美国胸心血管外科杂志上的文章,总结了他们自1942年发表第一篇文章以来,关于食管癌研究和外科治疗四十年的经验,代表了我国的卓越水平。近10年来随着中国与国际在各个方面的接轨,普胸外科作为医学的一个分支,也同世界相融合。每年都有大量的普胸外科医生到海外交流学习,胸腔镜技术也飞速发展普及,由于中国人口基数大,病人数量多,所以中国学者在技术上已经同国际最高水平相近,甚至超越,在国际会议及顶级杂志上也越来越多地看到中国学者的研究成果,大量的外国一流学者也越来越频繁地出现在中国会议的讲坛上。

不足之处,中国普胸外科同其他医学领域及非医学领域一样,近30年取得了飞速发展,但是在治疗标准化、技术及理论创新方面世界最高水平仍有巨大的差距。绝大多数普胸外科医生还停留在满足患者医疗服务需求的状态,由于巨大的工作量,导致无暇进行经验总结及理论创新。目前最先进的技术、理念、治疗方法及治疗指南几乎全部来自于国外。但是北京上海广州已经出现了很多的医院及学者,不仅在手术上超越前人,在临床研究及基础研究方面也越来越融入世界潮流。相信随着中国经济的不断发展,普胸外科作为医学的一个分支,必将同其他领域一样,屹立于世界最先进的技术及理论前沿。

(赵珩)

第二章 上海胸科医院胸外科发展简史

上海市胸科医院成立于 1957 年,由我国老一辈的著名胸心外科专家黄家驷、顾恺时教授等创建,是我国最早成立的一家以治疗胸部疾病为主的专科性医院。建院以来,为我国医疗人才培养、胸部疾病的防治起到了巨大的作用。胸外科也是我国最早开展各类胸部手术的专科,在老前辈吴善芳、黄偶麟、吴松昌等教授的带领下,率先开展了肺叶切除、气管切除重建等高难度手术,为我国胸外科的发展奠定了基础。四十几年来,胸外科在肺部疾病、气管外科、食管良恶性疾病、纵隔肿瘤等方面开展了大量的工作,尤其是近几年在肺癌的综合治疗、食管癌的多学科诊治、胸腺上皮肿瘤的临床病理研究、肺移植及气管移植方面的临床和科研工作中取得了新的成绩,确立了学科在国内的领先地位。

经过 60 年的发展,2016 年胸外科手术量超过 10 000 台,下设上海市肺部肿瘤临床医学中心、交通大学食管疾病临床诊治中心、肺移植中心、微创外科、纵隔疾病、气管外科亚专业组,尤其是近几年在微创外科、食管癌的多学科诊治、肺移植、气管移植、达芬奇机器人、胸腺瘤的综合诊治等方面的临床和科研工作中取得了新的成绩,确立了学科在国内的领先地位。先后评为"上海市医学领先学科建设"、"上海市医学重点学科建设"、"国家重点专科"获得大量资金支持。

近 3 年来医院先后投入资金近 3000 万元,采取激励措施,重点用于更新完善设备、奖励优秀学科带头人和院"1050"人才培养计划,加快青年人才后备力量建设,加强临床科研及相关人才的培养,使胸外科在手术量、学术及课题等方面再次得到巨大的支持与发展;获得 10 余项国家级课题、30 余项上海市课题及 20 余项上海市奖项,使得胸外科的学术地位得到了空前的提高。

上海市胸科医院胸外科根据本院提出的"打造亚洲一流精品专科医院"的发展规划,近年来经过"上海市医学重点学科建设"项目支撑和医院的大力支持,使得科室得到长足发展。根据本院临床医疗业务为主的特点以及胸外科的手术技术传统优势特色,确立了以发展亚专科带动临床业务、提高医疗质量、加强临床科研、培养相关人才的方向,先后成立了上海市肺部肿瘤临床医学中心、交通大学食管疾病专病临床诊治中心、肺移植中心以及微创外科、纵隔疾病、气管外科亚专业组,予以专项投入和重点扶持,通过购置更新高端和先进的设备以帮助保持医疗技术的领先水准,根据亚专科发展需求引进相应人才、培养学科骨干和后备力量,加大科研项目申报、完成以及科研论文奖励力度,鼓励扶持与临床医疗密切相关的科研计划,行政管理部门积极介入参与单病种临床路径完善与实施,监督住院和门诊合理化用药、抗生素规范使用情况,强化院内感染预防控制措施,监管降低住院费用,扩建门诊并增设专科、专病门诊,通过各类媒体网络平台介绍专科品牌和技术特色优势,宣传胸外科常见病的预防和诊治方式以及诊疗进展。科室规模不断扩大,布局进一步合理化,临床业务量保持全国领先,服务范围和辐射影响力强,科研成果显著,人才结构渐趋合理。

作为我国胸外科专业发源地之一,先后历经"上海市医学领先学科建设"和"上海市医学重点学科建设",科室人员结构得到优化,其中研究生学历拥有者增加1倍以上,并培养了一批年轻临床业务能手和学术骨干。临床诊疗设备得到不断完善和更新,尤其是超声刀、Ligasure等能量装置、胸腔镜、纵隔镜等微创手术设备和人工智能辅助手术系统的添置以及超声气管内镜等诊断设备使胸外科手术设备进一步完善并达到领先水平,病房、ICU和手术室规模明显扩大;外科临床业务量逐年大幅度增加,手术量超过10 000例/年,保持国内领先水平;通过规划合理布局的亚专科建设,各治疗组逐渐形成专业特色和技术专长,临床诊治技术覆盖胸外科所有良恶性疾病、常见病、多发病和罕见疑难病,复杂疑难术式普遍开展,危重病例诊治能力和效果不断提高,代表创新能力的外科新术式和代表先进诊疗理念的新治疗模式屡有开创,外科并发症和死亡率不断降低,诊疗服务和技术输出辐射接近全国范围;科研紧密结合临床解决实际问题,带动临床诊治水平和人才培养的提升,先后获得上海市临床医疗成果二等奖和上海市医学科技三等奖等临床成果奖励、上海市浦江人才计划等人才培养奖项以及上海市用户服务满意明星班组等荣誉。

整个胸外科团队现有医师50多人,护士129人、技师5人,人员配备数量能够满足目前业务量需要。医师队伍70%年龄在30~50岁年龄段,高、中级职称分别占30%,研究生学历拥有者占70%,梯队结构合理,具备发展潜能。胸外科目前下属10个治疗小组,均由高级职称技术骨干带领形成具有自身特色的技术团队,能独立开展各项临床业务并处理疑难重症;各级医师严格根据医院规定的分级制度完成手术操作,低年资医师在各治疗组间实施定期轮转制度以帮助学习众家之长,了解掌握各种特色治疗技术;科室负责人和高年资老专家帮助年轻骨干保持对高难度复杂手术技术的传统优势,通过亚专科建设带动诊疗规范的完善、诊疗新理念的提出,协助等各种新技术和特色的发展成熟,并以此为基础辐射全科,从而使整个科室在临床医疗技术上达到领先水平。同时医疗护理紧密配合,协调医疗和护理的临床路径和规范,围绕疾病诊治和患者服务开展临床工作,使得胸外科整体实力得到进一步充实。

近年来随着上海市对于胸科医院胸外科发展的不断支持,对胸外科的发展起到重要的支持作用。相信胸科医院在不断发展中必将迎来新的辉煌。

（赵珩）

*O*peration of
Thoracic Surgery

第二篇

胸外科手术前常规检查

第三章 肺 功 能

第一节 呼吸系统的结构和功能

呼吸系统由呼吸道,肺泡囊和肺泡,肺血液循环,呼吸肌,呼吸控制中枢等五部分组成。呼吸道由鼻、咽、喉、气管、各级支气管组成,以喉的环状软骨下缘为界将其划分为上呼吸道和下呼吸道。上呼吸道主要起传导气体的功能,另外尚有加温、湿化、净化空气和吞咽、嗅觉和发声等功能。下呼吸道由气管、支气管、支气管树、肺泡囊、肺泡等组成,连续而逐级分支,共23级,其中呼吸性细支气管以下至肺泡部分具有气体交换功能。

气管位于食管前颈部正中,上接环状软骨,下行入胸腔,在胸骨上中1/3处或相当于第5、6胸椎之间分叉为左右主支气管,平均长度为10~13cm,直径约为18~25mm。气管由16~20个软骨环和背侧的膜部构成,软骨环呈马蹄形,由膜部的平滑肌连接成一管状,在呼吸时调节管径的大小。右主支气管长约1.0~2.5cm,几乎是气管的自然延伸,管径粗,夹角小,通气引流顺畅,但吸入异物也容易坠入,吸入性病变以右侧居多;左主支气管长约5cm,与气管延长线夹角为40°~50°,因此通气引流差,易发生阻塞和感染。主支气管经肺门进入肺内后反复分支,分别为叶、段、亚段、细支气管、终末细支气管、呼吸性支气管、肺泡管、肺泡等。第12级细支气管以下行走在肺实质内,软骨缺如,直接受到相邻肺泡隔膜的弹性回位牵拉,管径小,而且受肺容积影响,但管道数量成倍增加,气道总的横截面

积却很大。

肺分为左右两部分。左、右肺由斜裂分为上、下两叶。右肺又以水平裂分为上、中、下三个叶,肺斜裂的投影位置相当于由第3胸椎棘突向外下方绕胸外侧部至锁骨中线与第6肋相交的斜线。右肺水平裂的投影为自右第4胸肋关节水平向外,达腋中线与斜裂相交。肺叶又分为若干肺段,右上肺分尖、后、前三段,中叶分外、内侧段,下叶分背段和内前外后四个基底段。左上叶分尖后、前、上舌、下舌段,左下叶分背段和前内、外、后三个基底段。

肺是具有弹性的海绵状器官,类似圆锥体。肺的呼吸性细支气管、肺泡管、肺泡囊、肺泡是完成气体交换的场所,肺泡之间以及细支气管之间都有侧支交通,使正常肺泡之间的压力很容易达到平衡。相邻肺泡间的结构称为肺泡隔,肺泡毛细血管膜包括以下5层结构:肺泡上皮、上皮基底膜、基质层、毛细血管基底膜和毛细血管上皮。肺泡隔毛细血管网间的结缔组织称为肺间质,含有胶原纤维、网状纤维、弹性纤维,其作为肺泡和毛细血管的支架。

纤毛柱状上皮细胞分布于整个气道,每个细胞有纤毛300余根,摆动可使黏液等分泌物向上运动,推向喉部,随咳嗽排出体外。

肺有两套供血系统,体循环中的支气管循环和肺循环。支气管循环包括支气管动脉、毛细血管和静脉,特别是肺动脉、气道和胸膜的营养血管。支气管动脉由肺门附近进入肺,行走于支气管血管鞘内,向支气管至呼吸性细支气管段的气道供血;呼吸性细支气管以下部位的血供由肺循环完成。肺循环

由肺动脉、肺静脉以及连接二者的肺毛细血管组成。肺微血管系统参与肺的气体交换和液体交换。

胸部是指颈部以下和腹部以上的区域。胸廓是由12个胸椎、12对肋骨、1对锁骨和1个胸骨组成。胸腔是一个封闭的腔隙，由胸廓与膈围成，上界为胸廓上口，下界以膈与腹腔分隔。胸腔内有中间的纵隔和左右两侧的肺以及胸膜腔。肺随着胸腔的运动被动地扩张和收缩，扩张是空气进入肺内，收缩时气体被呼出。胸膜有二层，覆盖于肺表面的是脏层胸膜，而覆盖于胸壁内表面、纵隔两侧和膈肌的是壁层胸膜。在肺门处，脏层胸膜与纵隔表面的壁层胸膜相连续，在胸廓两侧各形成一个完全密闭的胸膜腔。胸膜腔内的压力在平静呼吸时低于大气压，呈负压，能有效保持肺的扩张，对肺通气起着关键的作用。纵隔是左右纵隔胸膜全部器官、结构和结缔组织的总称。上纵隔内主要有胸腺、出入心的大血管、迷走神经、膈神经、气管、食管、胸导管等。前纵隔仅含有少量结缔组织和淋巴结，中纵隔主要含有心包、心及出入心的大血管根部，后纵隔内含有胸主动脉、奇静脉及其属支、主支气管、食管、胸导管、迷走神经、交感神经和淋巴结等。

第二节　肺容量

一、基本概念

肺中含有的空气量称肺容量。在呼吸周期中，肺容量随着进、出肺的气体量而变化，吸气时肺容量增大，呼气时减小。可分为4种基础肺容积(lung volume)和4种肺容量(lung capacity)。

(一)基础肺容积

肺容积是指安静状态下一次呼吸所出现的呼吸气量的变化，不受时间限制，理论上具有静态解剖学的意义。以下4种为基础肺容积，彼此互不重叠。

1. 潮气量(tidal volume，VT)　平静呼吸时每次的呼吸气量，成年人为350~600ml，通常约500ml。

2. 补吸气量(inspiratory reserve volume，IRV)平静吸气终了后，再尽力吸入的最大空气量，平均为1500ml。

3. 补呼气量(expiratory reserve volume，ERV)在平静呼气之后，再尽力呼出的最大气量，平均为1500ml。

4. 残气量(residual volume，RV)　最大的呼气也不能把肺内的气体全部呼出，仍残留1000ml左右。

(二)基础肺容量

以下4种肺容量是由2个或2个以上基础肺容积组成(图2-3-1)。

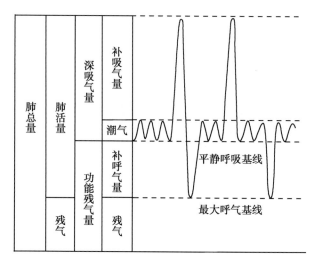

图2-3-1　肺容积及其组成

1. 深吸气量(inspiratory capacity，IC)　平静呼气后所能吸入的最大气量。IC=VT+IRV。

2. 肺活量(vital capacity，VC)　最大呼气后能呼出的最大气量。VC=IC+ERV。

3. 功能残气量(function residual capacity，FRC)平静呼气后肺内所含的气量。FRC=ERV+RV。

4. 肺总量(total lung capacity，TLC)　深吸气后肺内所含的总气量。TLC=VC+RV。

二、测定原理和方法

VT、IRV、IC、ERV、VC五项是可用肺量仪直接测出来的，而现代肺功能仪多通过流速仪来测定肺容量(流速对时间的积分即为容积)。而FRC、RV、TLC为静态肺容量，其组成部分均含有无法用肺量仪直接测出的RV，必须通过间接方法测得，目前多采用气体分析法和体容积描记法。

(一)气体分析法

气体分析法是利用某一种已知数量的指示气

体被另一种未知数量的气体所稀释,通过测定已被稀释的气体中指示气体的浓度即可得知未知的气体容量,应用质量守恒定律,得出 $C_1V_1=C_2V_2$。指示气体必须是机体不产生、不参与气体交换或不代谢的气体,可均匀分布在肺内、又易于测定的气体。常用的指示气体为氦气和氮气。以下简述几种临床常用的测定方法。

1. 密闭式氮稀释法——重复呼吸法 肺量仪用空气充分冲洗后充入纯氧 5000ml。受检者取坐位,于平静呼气末与肺量仪接通,重复呼吸 7 分钟,使肺量仪内的氧浓度与肺内氮达到平衡。取肺量仪中的气样测定氮的浓度,按下列公式计算 FRC。$C_1V_1=C_2(V_2+V_1)$,$V_1=FRC$。C_1 即测定前肺内的氮气浓度,一般是 79.1%,V_1 等于 FRC,V_2 为肺量仪内充入的 5000ml 纯氧,重复呼吸后肺内的氮气与肺量仪内氮气达到平衡,C_2 为此时的氮气浓度,V_2+V_1 为氮气的分布容积。即

$$FRC=\frac{Y(a-b)-(c-e)\times 100}{79.1-Y}-死腔$$

Y= 重复呼吸 7 分钟后肺量仪中氮气浓度

a= 肺量仪中充入的纯氧量

b= 重复呼吸 7 分钟后机体的耗氧量

c= 重复呼吸 7 分钟后体内排出的氮量 80ml

e= 肺量仪中氧的含氮量

2. 密闭式氦稀释法——重复呼吸法 测定时受试者在平静呼气末吸入 10% 氦气、空气混合气,重复呼吸 7~10 分钟后氦气浓度保持不变考虑为肺泡内与肺量仪内的氦浓度达到平衡。FRC 越大对氦气的稀释度越大。

3. 密闭式氦稀释法——一口气法 通常为一口气弥散功能检测的副产品,测定时受试者在用力呼气末残气位快速吸入混合气(多数为氦气 10%、一氧化碳 0.3%、空气)达肺总量位,屏气 10 秒,呼气,测定呼出气肺泡内氦浓度换算出 TLC 和 RV。但是由于气体平衡时间太短,此方法仅适合于正常人群和轻度通气功能障碍者,对于重度阻塞性肺病和限制性疾病患者,气体不能分布均匀或肺活量太小的,检测值常远低于实际值,必须改用重复呼吸法。

(二)体积描记法

简称体描法是一种测定体内器官或肢体容积

的方法,体描仪是利用体描法进行肺功能测定的一种肺功能仪,由密闭的体描舱和操作台组成,应用玻意耳定律来测定肺容积和气道阻力。检测时,受检者坐在密闭的舱内,经过平静呼吸和浅快喘息呼吸等一系列步骤,记录舱内压力和口腔压力以及容积变化,从而换算出平静呼气末胸腔内气体容积(V_{tg}),即 FRC 和气道阻力 Raw 等(图 2-3-2)

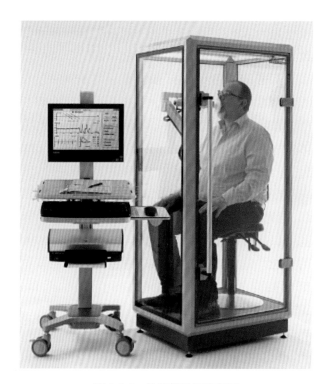

图 2-3-2 体积描记仪示意图

根据玻意耳定律在气体温度和质量恒定时压力和容积呈反比关系,即 $P_1V_1=P_2V_2$,P_1V_1 为变化前,P_2V_2 为变化后。体描舱内均有一个带阀门的流速仪和传感器,当关闭受检者气道并继续保持会厌通畅的情况下,肺泡压等于口腔压。在平静呼吸末,胸腔内肺泡压等于大气压(PB),胸廓内空气容积为“平静呼气末胸腔内气体容积”(V_{tg}),即功能残气。这时,如果阻断气道出口处,在保持会厌开放的情况下,进行呼吸动作,胸廓内空气容积增加(ΔVA),而肺泡压减少(ΔPA)。

$$PB \times V_{tg}=(PB-\Delta PA)\times(V_{tg}+\Delta VA)$$
$$V_{tg}=(PB-\Delta PA)\times \Delta VA/\Delta PA$$

在实际测定时,阻断气道后是以浅快方式呼吸,因此胸廓内容积变化小,肺泡压变化也小,ΔPA 与 PB 相比,可以忽略不计,对测定结果的准确性

影响不大。因此，$V_{tg}=PB \times \Delta VA/\Delta PA$

在正常体温（37℃）下，肺内水蒸气分压（P_{H2O}）为 6.28kPa（47mmHg），得出：$V_{tg}=(PB-6.28) \times \Delta VA/\Delta PA$

由于容积改变和压力改变呈线性关系，因此，ΔV 和 ΔP 之比为一常数 C，$C=\Delta V/\Delta P$。

当受试者在仓内进行测定，关闭气道口后继续呼吸时，胸廓内空气容积变化为 ΔVA，引起仓内容积变化为 ΔV 和压力变化为 ΔP，故其容积压力常数为 C，$C=\Delta VA/\Delta P$，得出：$\Delta VA=C \times \Delta P$。

而密闭舱设计定标和推算后得出：$C=C_{box} \times (V_{box}-W/1.07)/V_{box}$，其中 C_{box} 是密闭舱本身的容积压力常数，V_{box} 为舱的容积，W 为受试者的体重，人体比重平均为 1.07，$\Delta VA=\Delta P \times C_{box} \times (V_{box}-W/1.07)/V_{box}$。

在受试者平静呼气末，由测试者启动关闭阀门，阻断气道气流，并且口腔压和肺泡压相等，因此可以取口腔压的变化（ΔPm）代表肺泡压（ΔPA）的变化。这口腔压的变化是通过与呼吸流量描记仪相连的另一个压力传感器直接测定，即：$\Delta PA=\Delta Pm$。得出：

$$V_{tg}=(PB-6.28) \times (\Delta P/\Delta Pm) \times C_{box} \times (V_{box}-W/1.07)/V_{box}$$

若把 ΔP 和 ΔPm 分别引入 X-Y 坐标的 X 轴和 Y 轴，便可以得到一个几乎近似一直线的封闭窄环，其长轴和 X 轴之间的夹角为 α 角，则可以得出：

$$\Delta P/\Delta Pm=K \cdot 1/\tan\alpha$$

K 为定标后的常数，于是得出：

$$V_{tg}=(PB-6.28) \times (K/\tan)\alpha \times (V_{box}-W/1.07)/V_{box}$$

又因为 C_{box} 和 K 都是定标后得的常数，可以用 KT 代表，即：$KT=C_{box} \times K$，于是得出：

$$V_{tg}=K_T \times (PB-6.28) \times (1/\tan)\alpha \times (V_{box}-W/1.07)/V_{box}$$

实际操作中，让受试者尽量放松呼吸，使平静呼气末最好在功能残气位，做浅快呼吸时，频率为 1~2Hz，流量不大于 2L/s。目前肺功能仪均为电脑化，口腔压和舱压曲线的长轴和 X 轴之间的 α 和 β 夹角均由电脑完成，但必要时如受试者配合欠佳需要人工干预，以使取得的角度更符合要求。

在正常人群和轻度限制性患者中，体描法测定的 FRC 与其他方法相仿，但在 COPD 患者中，由于受阻部位的气体难以达到平衡状态，体描法所测得的 FRC 值要大于气体分析法所测得的。

三、临床意义

肺容量指标众多，临床意义各不相同，主要受年龄、身高、体重、性别、体力肌力、体位等多种因素的影响。

肺容量测定随年龄大致可分为三个阶段：儿童期随身高变化；青年期与年龄、身高呈正相关，一般在 20 岁左右达到高峰；而成年后，随着年龄增长肺容量逐渐下降，VC 下降，但 FRC、RV 随年龄增加，TLC 则变化不大。身高是肺容量的重要影响因素，呈正相关。在正常情况下，体重增加意味着肌肉力量增加，肺活量增加，但过度肥胖，将导致肺容量的下降。在性别方面，青春期前男女差别不大，之后男性的 VC、TLC 明显增高，而 RV 相仿，女性的肺容量下降较男性提早出现。FRC 和 ERV 受体位影响较大，卧位时明显下降，可能是横膈上移的关系；站位与坐位之间的肺容量差别不大。

在临床上 VT、肺活量、RV 等应用广泛，均有重要的临床价值，其变化常常能反映出肺部疾病的呼吸生理改变，应综合分析。正常值均按照不同种族、不同地区的相应预计值计算，一般来说，VC、TLC、RV 等以预计值的 80% 左右为正常值。

如果患有胸廓畸形、胸肺扩张受限、气道阻塞、肺损伤、慢性气管炎、肺气肿、肺炎等疾病时，肺活量均降低。区别阻塞性和限制性通气功能障碍需联合肺容量指标和时间肺活量指标才能正确判断。如果 VC 下降，而 1 秒钟用力呼气容积（forced expiratory volume in one second，FEV_1）/VC 却正常或升高，一般为限制性通气功能障碍；FEV_1/用力肺活量（forced vital capacity，FVC）同时下降，则可能是阻塞性通气功能障碍；在严重阻塞性患者中，VC 下降，TLC、RV、FRC 均升高，FVC 小于 VC，考虑为用力呼气受限引起。在限制性通气功能中，以 FVC 占预计值的百分比来判别减退的程度，一般以 <80% 为轻度，<60% 为重度，<40% 为重度。

肺容量减少常见于胸外科手术后患者，以及

胸腔积液、肺部巨大占位病变、肺间质性疾病患者。胸外科的手术直接引起肺容量的损害,通常 VC 与具有肺功能的肺组织切除量成比例下降。FRC 是静息时肺容量,神经肌肉疾病时肌肉功能丧失,呼吸肌力量明显减弱,ERV、FRC 下降。

在肺容量的测定中,VC、ERV 等直接测量的指标准确性高,而间接测量的 RV、FRC、TLC、RV 等指标影响因素多,故应以直接测量的为主。

第三节 肺通气功能

肺的主要生理功能是进行气体交换,从外界吸入 O_2,排出体内产生的 CO_2,并在肺泡水平实现气体交换。肺通气是人体呼吸功能的第一步,是通气动力和通气阻力共同努力完成的。

呼吸动作主要由吸气肌与呼气肌的收缩、松弛,胸廓、肺脏的弹性力量和一定的气道阻力构成,呼吸肌包括肋间外肌、膈肌、胸锁乳突肌、背部肌群、胸部肌群等。吸气时,膈肌收缩,膈顶下降,肋间外肌收缩,肋骨向上向外运动,胸腔增大;呼气时,膈肌舒张,膈顶上升,肋间外肌舒张,肋骨向下向内运动,胸腔缩小。吸气是主动的,呼气是被动的;只有深呼气时肋间内肌与腹壁肌肉的参与才构成主动呼气。呼吸肌受神经和体液化学因素的调节,有节律地收缩。通气量取决于呼吸频率(RR)和呼吸幅度,对完成气体的交换具有重要生理意义。

一、每分通气量

每分通气量(minute ventilation,VE)是指基础代谢状态下或静息下每分钟所呼出的气量,是呼气时 VT 和 RR 的乘积;可由肺量仪或流速仪测出,是维持人体基础代谢所需要的通气功能。正常成年人 RR 为 12~18 次/分,VT 为 500ml,则每分通气量为 6~9L。每分通气量随性别、年龄、身材和活动量不同而有差异。其中 RR 如果增快,可见于呼吸神经反射的各个环节及调节呼吸中枢的大脑皮质以下的器质性或功能性异常,如代谢性酸中毒,肺水肿,焦虑,高热,心功能不全等多种疾病。RR 减慢是呼吸中枢受抑制的指征。VT 和 RR 在

机械通气治疗中具有重要指导意义,应根据不同疾病及不同阶段的病理生理改变选择相应的 VT 和 RR。例如在危重哮喘和急性呼吸窘迫综合征(acute respiratory distress syndrome,ARDS)患者中,以小潮气量为主,哮喘患者的呼吸频率较慢,ARDS 患者的 RR 较快;而在慢性阻塞性肺疾病(chronic obstructive pulmonary disease,COPD)患者,应选用深度慢呼吸,即大潮气量,慢呼吸频率。在自主通气条件下,如是气道阻塞性疾病,RR<25 次/分,VT>10ml/kg,或呼吸变深慢,说明通气量合适,病情好转,否则为病情恶化。但 RR 和 VT 在肺实质或间质性疾病中指导意义较小。

二、肺泡通气量

肺泡通气量(alveolar ventilation,VA)是真正进行气体交换的有效气量,而残留在气道内的气量和缺乏血流灌注的肺泡气称为无效腔(VD)。鼻、咽、喉、气管、支气管、终末细支气管均为气体进出肺的通道,但不进行气体交换,因此称为解剖无效腔。进入肺泡内的气体,也可因血流在肺内分布不均而未能都与血液进行气体交换,未能发生气体交换的这一部分肺泡容量称为肺泡无效腔。肺泡无效腔与解剖无效腔一起合称生理无效腔。正常人生理无效腔等同于解剖无效腔,一般以无效腔和潮气量的比值 VD/VT 来反映通气效率,正常人 VD 为 150ml,平静呼吸时 VT 为 500ml,VD/VT=0.3。每分钟吸入气量中能达到肺泡进出气体交换的有效通气量称为 VA。VA=VE×(1−VD/VT),能反映通气效率。VT 和呼吸频率的变化,对肺通气和肺泡通气有不同的影响。在 VT 减半和呼吸频率加倍或 VT 加倍而 RR 减半时,肺通气量保持不变,但是 VA 却发生明显的变化,故从气体交换而言,浅而快的呼吸是不利的。

三、最大通气量

尽力作深快呼吸时,每分钟所能吸入或呼出的最大气量为最大通气量(maximal ventilatory volume,MVV)。在单位时间内(10~12 秒)以最大呼吸和速度完成,故属于动态指标,正常值在 50~250L/min,它反映单位时间内充分发挥全部通

气能力所能达到的通气量,是估计一个人能进行多大运动量的生理指标之一;是反映气道 - 肺组织阻力及呼吸肌最大力量的综合指标。MVV/VE 还可以判断术后通气储备,比值越高,手术安全性越大。但该指标测定是较剧烈的呼吸运动,凡严重心肺疾病者及咯血者不宜做此项检测,可以 FEV_1 来换算。

四、用力肺活量

用力肺活量(forced vital capacity,FVC)过去称时间肺活量,是指尽力最大吸气至 TLC 位后,尽力尽快呼气至 RV 位时所能呼出的最大气量。略小于没有时间限制条件下测得的肺活量。该指标是指将测定肺活量的气体用最快速呼出的能力。其中,开始呼气第 1 秒内的呼出气量为第一秒用力呼气量(forced expiratory volume in first second,FEV_1),其临床应用较广,常以 $FEV_1/FVC\%$ 表示。VC 不受时间限制,下降反映的是肺容量下降,明显的通气功能下降才能导致 VC 下降,而 FVC 明显受时间因素的影响,是动态指标,主要反映通气功能。在阻塞性疾病中,VC 可以缓慢充分呼出,故可以正常或基本正常,但 FVC 多导致气道陷闭,气体不能充分呼出,FVC 下降,FVC<VC。FVC 与受检者的身高、性别、年龄等有关,FVC 和 FEV_1 在成年后随年龄增加而下降,与身高呈正相关,男性比女性数值大,并且随肌力增加而增高。FVC 和 FEV_1 常用来判断通气功能减退的性质,是阻塞性还是限制性。如果 FVC 下降,同时 FEV_1/FVC 正常或增高,为限制性通气功能减退;如同时 FEV_1/FVC 下降,则为阻塞性。

FEV_1 是判断气道阻塞可逆性的常用指标。在支气管激发试验中,FEV_1 下降超过 20%,表明气道高反应性存在。有助于支气管哮喘的诊断。在支气管舒张试验中,FEV_1 较用药前增加 12% 或以上,且其绝对值增加 200ml 或以上为阳性,说明气道痉挛为可逆性的。

五、流量 - 容积曲线

最大呼气流量 - 容积曲线(maximum expiratory flow-volume curve,MEFV,F-V 曲线,简称流量 - 容积曲线),是指受试者在深吸气后做最大用力呼气过程中,将其呼出的气体容积与相应的呼气流量所描记的曲线(图 2-3-3)。

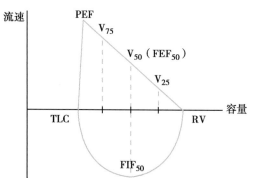

受试者在最大用力呼气过程中,将其呼出的气体容积及其相应的呼气流量描记成的一条曲线图形

图 2-3-3　流量 - 容积曲线

MEFV 曲线中流速在男性较女性的均要大,与身高呈正相关,与年龄的关系较复杂,成年前随年龄增长流速相应增大,在 20 岁左右达高峰,之后随年龄增长,肌肉力量减弱,肺组织弹性减退,流速下降。还与锻炼有关,肌力增加后,流速也会提高;峰流速存在昼夜变化,早晨增加,中午最高,夜间最低。MEFV 还与受试者的配合程度相关,检测时是否真正用力以及是否吸气到 TLC 位,技术员的指导方法等均有关。MEFV 曲线的形状和各种参数的大小主要取决于用力呼气过程中呼气力量、胸肺弹力、肺容积、气道阻力对流速的综合影响,不同容积下的最大呼气流速反映的临床意义不同,通常测得数值为峰流速 PEF,用力肺容积 75%、50% 和 25% 时的最大呼气流速为 V_{75}、V_{50} 和 V_{25}。

表 2-3-1　不同类型的通气功能减退的区别

类型	FVC	FEV_1	FEV_1/FVC	RV	VC
阻塞性	$-/\downarrow$	$\downarrow\downarrow$	$\downarrow$	$\uparrow$	$-/\downarrow$
限制性	$\downarrow$	$-/\downarrow$	$-/\uparrow$	$\downarrow/-$	$\downarrow$
混合性	$\downarrow$	$\downarrow\downarrow\downarrow$	$\downarrow$	?	$\downarrow$

MEFV 的临床应用:用于检测小气道病变,判断气道阻塞部位;鉴别限制性通气功能障碍和阻塞性通气功能障碍。

1. 小气道阻塞者及阻塞性肺疾病时 曲线变化为 MEF<MIF,降支凹向肺容积轴,Vpeak 降低且提前出现,$V_{max}50\%$、$V_{max}25\%$ 及 $V_{max}50\%/V_{max}25\%$ 明显降低,FVC 逐渐减少。

2. 限制性肺疾病时 曲线肺容积轴缩小,曲线形态变窄或可能不变,峰流量显著降低,曲线降支呈直线,甚至向外突出,斜度增大。

3. 上气道阻塞时 如气管狭窄、双侧声带麻痹等胸外固定阻塞,可见环的顶部与底部偏平,接近长方形,故 MEF=MIF。①如单侧声带麻痹等可变性胸外阻塞,则 MIF50%VC≤MEF50%VC;②如为睡眠呼吸暂停综合征,则最大吸气流量明显受限,则 VE50%>VI50%,吸气相和(或)呼气相出现锯齿波;③如为单侧主支气管固定阻塞,被阻塞肺的肺泡排空较早,曲线半支(呼气流速)加快,后半支反映阻塞侧第二批排空较慢的肺泡。

肺通气功能是肺功能测定的基本指标,指标很多,在检测中如果对几种指标综合分析,可提高判断的准确性。而通气功能的测定不仅需要看数值是否正常,还要判断异常的程度。

第四节 气体交换

人体把环境中的 O_2 吸进体内,同时把体内的 CO_2 排到环境中的过程称为气体交换。有内呼吸与外呼吸之分。内呼吸指组织细胞与体液之间的气体交换过程,外呼吸指血液与外界空气之间的气体交换过程,即通常我们所说的呼吸系统的气体交换。肺泡内的气体交换和组织里的气体交换两个过程,它们都是通过气体的扩散作用实现的。

肺泡内的气体交换发生在肺泡与血液之间。当空气进入肺泡后,由于肺泡中氧的含量高于血液中氧的含量,血液中 CO_2 的含量高于肺泡中 CO_2 的含量,所以肺泡中的氧扩散进入血液,血液中的 CO_2 扩散进入肺泡。肺泡内的气体交换使血液中的氧的含量增多,CO_2 含量减少。这种含氧丰富的

血经血液循环到达身体各处。组织里的气体交换发生在血液与组织细胞之间。由于组织细胞不停地消耗氧并产生 CO_2,因而组织处氧的含量低于血液中氧的含量,CO_2 的含量高于血液中 CO_2 的含量,氧就由血液扩散进入组织细胞,而组织细胞内的 CO_2 扩散进入血液。这样,组织细胞所需要的样就源源不断地得到补充,产生的 CO_2 则被及时运走(图 2-3-4)。

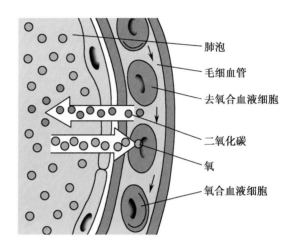

图 2-3-4 肺泡与毛细血管气体交换

肺通气血流可以采用放射性核素方法测定,锝标记的通气血流显像。吸入放射性核素锝标记的气溶胶沉积到气道和肺泡内,记录放射性即可显示吸入气体的分布情况。经静脉注入锝标记的聚颗粒白蛋白,白蛋白可进入肺毛细管,测定不同部位的核素即可显示肺血流分布。通气血流比例失调的典型病例为肺栓塞和肺不张。肺梗死中,梗死灶局部血流阻塞,但通气正常,因此比例增大,无效腔明确增大。在肺不张中,局部气流受阻,而血流量正常,比例几乎为0,静、动脉血分流量明显增高。

人体有效的肺换气功能取决于肺泡各部位通气与血流的比例均衡、弥散功能的良好。如果出现静脉血未经肺泡气氧合即进入左心房的静、动脉分流,就会出现顽固性低氧血症,而 CO_2 分压(PCO_2)可以是正常的。因此,通气血流比例对于完成肺的气体交换具有重要的意义。正常的气体交换,要求吸入气体和相应的血液循环均匀地分布于每个肺泡,静息状态下,成人 VE 为 4L,肺循环血量 5L,故通气血流比例为 0.8。无论比值增大还是缩小,都

妨碍了有效的气体交换,可导致血液缺氧和CO_2潴留,但主要是缺氧。动静脉血液之间PO_2远大于PCO_2之差,所以动静脉短路时,动脉血PO_2下降的程度大于PCO_2升高的程度;CO_2的扩散系数是O_2的20倍,所以CO_2扩散较O_2为快,不宜潴留;动脉血PO_2下降和PCO_2升高时,可以刺激呼吸,增加VA有助于CO_2的排出,却几乎无助于O_2的摄取(这是由氧解离曲线和CO_2解离曲线的特点所决定的)。

V/Q<0.8表明通气量显著减少,见于慢性气管炎,阻塞性肺气肿。

肺的弥散是指O_2和CO_2通过肺泡及肺毛细血管壁在肺内进行气体交换的过程。弥散功能是换气功能中的一项测定指标。用于评价肺泡毛细血管膜进行气体交换的效率。气体分子由高分压向低分压区域转移的过程,称为气体弥散。肺内气体弥散主要包括O_2和CO_2的弥散。分三个步骤:气相弥散、膜相弥散和血相弥散。弥散途径包括了肺泡气、肺泡毛细血管壁、肺毛细血管内血浆、红细胞及血红蛋白。气体沿着这个途径,根据哪一端的浓度较高进行交换,所以这个过程可以是双向的。O_2的弥散速度比CO_2要慢得多,这是因为O_2不易溶解在体液里。因此,当患者弥散功能发生异常时,O_2的交换比CO_2更易受影响,在临床上肺弥散功能的障碍可明显影响动脉血氧水平。

气体在单位时间(1分钟)及单位压力差(1kPa)条件下,通过肺泡毛细血管膜的量,称为该气体弥散量(DL)。氧的弥散速度比CO_2要慢得多,这是因为氧不易溶解在体液里。因此,当患者弥散功能发生异常时,氧的交换要比CO_2更易受影响,在临床上肺弥散功能的障碍可明显影响动脉血氧水平。气体的分子量和溶解度质量轻的气体扩散较快。在相同条件下,各气体扩散速率和各气体分子量(MW)的平方根成反比。溶解度(S)是单位分压下溶解于单位容积的溶液中的气体的量。一般以1个大气压在38℃时,100ml液体中溶解的气体毫升数来表示。气体的溶解度与分子量的平方根之比为扩散系数(diffusion coefficient),取决于气体分子本身的特性。CO_2的扩散系数是O_2的20倍,主要是因

为CO_2在血浆中的溶解度(51.5)约为O_2(2.14)的24倍的缘故,虽然CO_2的分子量(44)略大于O_2(32),扩散面积和距离扩散面积越大,所扩散的分子总数也越大,所以气体扩散速率与扩散面积(A)成正比。分子扩散的距离越大,扩散经全程所需的时间越长,因此,扩散速率与扩散距离(d)成反比。温度扩散速率与温度(T)成正比。在人体,体温相对恒定,温度因素可忽略不计。

临床上测定O_2的弥散功能较困难,多以CO进行DL的测量。CO作为标示气体,有很多优点,通过肺泡毛细血管膜的速率与O_2相仿,除大量吸烟者体内CO几乎含量为0,便于计算测试时的CO摄取量。CO与HB的结合力比O_2大210倍,在生理范围内的不是一个主要的干扰因素。

弥散功能测定方法主要有一口气法和重复呼吸法。一口气法使受试者呼气至残气位,然后吸入混合气(0.3% CO、10% He、20% O_2和N_2)至肺总量位,屏气10秒再呼气,用气相色谱仪分析呼出气的CO和He气体浓度。重复呼吸法是指受试者呼气平稳后,自气体储存袋中重复呼吸混合气体,共30秒~1分钟,呼出气He浓度稳定后,仪器测定计算出CO的总弥散量。两种方法各有优缺点:一口气法容易操作,但不适合严重气短、FVC<1.0者,易受通气血流分布和肺容积的影响;重复呼吸法准确度高,但操作较困难。

弥散量的影响因素:CO弥散量随年龄增加而减少,与身高和体重呈正相关,在性别方面,男性较女性的弥散量大。弥散量与体位的关系为卧位>坐位>立位,可能与重力对通气血流比例的影响有关,立位是重力最大,分布不匀。运动时弥散量增加,与运动时肺通气和血流量增加有关。体温降低可使CO在肺泡内溶解度增加,但弥散系数、肺血流量和肺血管压力均降低,因此体温明显下降时弥散量减少。高原居民的弥散量较平原地区增高,考虑与遗传因素使出生早期的低氧对肺发育的影响有关。

弥散功能的检测异常通常可见于弥散面积减少:如肺气肿、肺叶切除、肺部感染、肺水肿、肺出血、气胸、脊柱侧弯等。肺泡毛细血管膜增厚:如肺间质纤维化、结节病、石棉肺(石棉沉着病)、硬皮病

等。血红蛋白携氧能力下降：如贫血、碳氧血红蛋白症。而弥散功能增加可见于红细胞增多症、心内左至右分流致肺动脉压力增高等。

第五节 胸外科手术中应用的肺功能指标

肺功能状态是判断胸外科手术可行性的主要依据。

一、术前检测肺功能的目的

1. 估计胸外科手术的风险。
2. 制订术前准备。
3. 评估全身麻醉的耐受性。
4. 术后并发症的预测和预防。
5. 手术方案的设计和修改。
6. 术后处理和监测的预案。
7. 术后肺功能和活动能力的预计。
8. 指导术后呼吸管理和康复锻炼。

二、胸外科手术后肺功能的影响因素

1. 手术部位 手术中肺部分切除对于肺容积的丧失导致限制性通气功能障碍，而其他部位的手术如食管、纵隔、上腹部手术造成的术后胸膜增厚、粘连、膈肌上抬和胃肠胀气等也会引起限制性通气功能减退。

2. 肺切除部位的影响 如为有效的肺组织切除，对术后肺功能的损伤是永久性的；如只是病灶切除而无肺功能部位切除，对术后恢复的影响较小。肺减容手术为解除病灶对健康肺组织的压迫，使术后肺功能明显改善。

3. 全身麻醉 胸外科手术多采用全身麻醉及支气管内插管，单侧肺通气，因此在未剖胸前便可因术侧肺无通气或少通气而血流灌注仍存在导致静动脉分流量增加，使动脉血氧分压（arterial partial pressure of oxygen，PaO₂）下降，但 PaCO₂ 可因健侧肺过度通气纠正。麻醉时一些强效的吸入麻醉药（氟烷、恩氟烷、异氟烷等）、麻醉性镇痛药（哌替啶、芬太尼等）及静脉麻醉药（硫喷妥钠、氯胺酮等）均可抑制呼吸中枢，降低缺氧的反射，并可随着

剂量的增加而加深抑制。清醒患者仰卧时，由于腹内脏器将膈肌推向胸腔内约 4cm，使 FRC 减少约 0.8L，全身麻醉下 FRC 再减少 0.4L，胸外科手术如患者需侧卧位时，健侧膈肌向胸腔内升高更明显，加上心脏、纵隔下移，健侧肺容积减少，FRC 进一步减少，同时丧失膈肌的代偿性通气作用，通气量显著减少，在重力作用下血流进一步增加，易产生严重的通气血流比例失调。

4. 手术方式 由于手术本身的创伤大小对术后肺功能有很大的影响，因此，手术方式的选择会影响健侧肺和胸廓的损伤。随着近年来微创胸腔镜手术在临床上越来越广泛地应用，手术指证和手术范围不断扩大。相对于传统的开胸手术，胸腔镜手术由于不切断胸壁肌肉，不撑开肋骨，与常规开胸手术相比很大程度上保留了胸廓的完整性和患者的呼吸功能，且术后疼痛较轻、咳嗽有力，有利于排痰，因此患者术后肺功能恢复情况、速度和活动能力均优于常规开胸手术患者。

5. 气管插管的损伤 胸外科手术多应用人工气道，需气管插管，气管插管的内径和术后拔管对机体是一个较强的刺激，能引起强烈的应激反应，造成肺功能损伤。

6. 患者的一般情况 如年龄、身高、体重、运动能力、性别、原有的合并症等均对术后肺功能的恢复有明显影响。老年患者因本身的肺功能减退，对手术的耐受性和术后的功能恢复能力均较年轻者明显下降。

7. 患者的营养状况 术前血白蛋白、血红蛋白、电解质水平对围术期并发症和术后肺功能恢复具有重要作用。

三、胸外科手术对肺功能的影响

肺处于封闭的胸腔内，正常情况下肺为扩张状态。当术中一侧剖胸后，胸腔内负压不复存在，肺由于本身弹性回缩作用而萎陷，纵隔被推向健侧，有效呼吸和气体交换面积明显减少，通气血流比例下降，肺功能受到严重影响。胸外科手术后肺功能的影响根据疾病的特点、手术方式的选择、对肺功能影响的程度、时效等方面，可分为永久性减退、永久性改善和暂时性减退等。

（一）术后肺功能的永久性减退

主要见于术后胸膜肥厚、粘连和肺部分切除的影响。

1. 手术对胸廓和胸腔的直接损伤　根据临床观察，肺、食管、纵隔等胸部　手术，剖胸术后即刻关闭，术后 VC、MVV 均明显减少，直到术后 6 周后才逐渐恢复，但多不能回复至术前水平，主要原因是胸部的创伤、胸膜粘连等引起的限制性通气功能障碍，其中纵隔胸膜粘连的影响最大。

2. 肺部切除手术　肺段、肺叶、全肺切除术后必然导致肺容积减小和限制性通气功能减退。但肺的代偿能力强大，切除少量肺组织对肺功能的影响有限，肺的代偿能力与年龄、基础肺功能状态等有关，年龄越大，基础肺功能越差，代偿越差。部分支气管的切除和解剖无效腔的减少、健康肺代偿性容积增多，可以通过代偿性呼吸增快，MVV 有所增大。如果手术创伤不大，VC 的下降程度可低于切除的肺容积、FEV_1、MVV 的下降幅度更小。肺容积和通气功能的下降幅度也取决于手术部位和病变特点。由于下肺扩张度大，膈肌运动产生的 VT、MVV 占绝对优势，因此一侧下肺切除丧失的肺容积大约占 1/4，但 MVV 的下降则大约占 1/3；而上肺则相反，因此上肺叶切除是远比下肺叶更安全的手术。

如果手术肺叶的基础病变重而受伤部位轻，则通气功能的下降幅度小，反之明显增大，这主要见于不均匀性肺气肿或合并肺大疱等疾病。

肺组织切除过多，如一侧全肺切除后可逐渐出现胸廓畸形、肺气肿或慢性肺动脉高压，十几年后将导致生命质量减退，在残腔处理不当的情况下或更易发生，故应尽可能避免该类手术。

（二）术后肺功能的永久改善

1. 肺内感染病灶或有分流的肺组织切除，尽管 VC 可能下降，但 MVV 多改善，最有效的是肺脓肿、支气管扩张、阻塞性肺不张的切除术。由于切除了炎症或化脓性病灶，机体一般状况改善，呼吸肌力增大；减少或解除了病变部位的 Qs/Qt，低氧血症改善；切除无效病灶可提高通气效率。

2. 肺大疱切除术、肺减容术、巨大肿块切除术、张力性气胸和（或）血胸引流、减压术、胸膜剥脱术、脓胸切除术，均可解除病灶对健康肺组织的压迫，直接改善肺功能，术后患者的 VC、FEV_1、MVV 均有不同程度增大。其改善幅度取决于病变特点和手术部位，如上肺减容术后下肺活动度增大，肺功能明显改善，而下肺减容术则无明显效果；若气肿周围被压迫的有效肺组织多，术后肺功能明显改善。

（三）术后肺功能的暂时性丧失

手术前后麻醉药和镇静剂的作用。镇痛药对呼吸运动和咳嗽反射等具有抑制作用。胸部手术对呼吸中枢、膈神经、膈肌的损伤，呼吸道纤毛运动咳嗽反射的抑制，健侧肺组织的挤压等均对肺功能有明显影响。一般在术后 48 小时内最明显，1~2 周后恢复正常。

（四）术后局部并发症对肺功能的影响

主要是肋骨切除较多、胸壁软化以及术中损伤膈神经使膈肌麻痹，均可引起反常呼吸。胸腔内大量积液或积气、胸膜粘连和胸腔引流管放置过低可严重限制呼吸运动，亦可削弱咳嗽的效能。手术、麻醉使胃肠道蠕动减弱，胃内积存大量空气和胃液，术后如应用具有催吐性不良反应的镇痛药，或因吸痰等对咽喉部刺激，均可导致反射性呕吐或误吸。误吸可引起吸入性肺炎和 ARDS，甚至窒息。

四、胸外科手术评估的肺功能指标

胸外科手术前应常规做肺功能检查，初步判断肺功能的状况，有无手术指征，并对围术期治疗提供指导。尤其对于那些高危人群，如 40 岁以上有吸烟史者、有慢性咳嗽咳痰者、老年患者、肥胖者、胸廓畸形者以及合并神经肌肉疾病者。对于高风险的手术患者还需要做一些非常规的肺功能检测，对手术的耐受性、手术方式、手术范围选择、围术期治疗做进一步评估。

1. 通气功能　一般认为安全手术的术前肺功能要求 VC>50% 预计值，FEV_1>65% 预计值或 >1.0L，RV/TLC>50%，MVV>60%。一侧肺叶切除，VC 下降约 1/4，如果手术肺叶的基础病变重，则 VC 下降幅度小。国外学者较重视 MVV 数据，认为 MVV 占预计值 70% 以上无手术禁忌证，50%~69% 应严格考虑；30%~49% 应尽量保守或避免手术，

<30% 禁忌证。

预测开胸术后并发症最有意义的单项指标是术后预计 $FEV_1\%$（$PPO-FEV_1\%$），$PPO-FEV_1\%=$术前 $FEV_1\% \times$（$1-$ 切除的功能性肺组织所占的百分数），要求 $PPO-FEV_1$ 至少大于 800ml 或大于预计值的 33%。目前为大家所接受的保证肺叶切除术后长期存活的最低标准：$FEV_1\%>50\%$，$PaCO_2<50mmHg$。

最大峰流速 PEF 与术后咳嗽排痰能力明显相关，大于 3L/min，排痰能力较强，术后发生痰液阻塞的机会较少。而 V_{75}、V_{25} 等与术后小气道分泌物引流差引起肺部感染的可能性有关，如果均低于 1L/min，则感染机会大。

2. 弥散功能　有人认为如果 DLCO 可作为预计术后风险的独立指标，建议如果 DLCO<60%，则不论其他肺功能指标如何，应避免做较大范围的胸外科手术。

3. 动脉血气分析　如术前有明显的低氧血症，低流量吸氧不能明显提高血氧分压，则手术风险较大。

4. 如常规肺功能检测不能判别手术安全性，则需要加做一些其他检测项目来综合考虑手术指征。如分侧肺功能：在有明显肺功能损害的患者，分侧肺功能是判别肺手术的可靠方法，左右侧两肺各占 45% 和 55% 的功能，在需全肺切除患者分侧肺功能可以判断是否能耐受手术以及术后维持正常的日常生活。但该检测方法因操作复杂、误差大、有创伤，故目前临床上以卧位肺功能来代替。

5. 放射性核素通气血流显像　用标记的放射性核素分别测定两肺的通气和血流灌注分布，从而了解手术切除肺叶的功能，判断是否做切除手术以及术后保留肺的功能情况。

6. 心肺运动试验　术前运动能力的确定对术后并发症和病死率的预测具有重要意义。心肺运动试验中的运动能力反映呼吸系统，心血管系统甚至全身各系统的配合，能精确的反映患者心、肺、肌肉、骨骼等功能情况可发现静息时不能发现的病理生理改变。最大氧耗量、MVV、无氧阈值等，其中最大氧耗量是评估术后风险较经精确指标，比 FEV_1 更具有临床价值。

7. 六分钟步行试验　能检测受试者的运动耐力，相对心肺运动试验简便，易行，安全性好。

胸外科手术对肺功能的影响，取决于病变部位、手术范围、手术方式、围术期治疗，以及患者的一般状况等多方面因素，手术对肺功能有不同程度的损害，可使肺功能进一步减退，因此术前肺功能的评估至关重要。

第六节　胸外科手术围术期呼吸生理

随着胸外科手术技术的不断发展，手术方式、手术范围、麻醉水平、术后监护的进一步完善，手术适应证不断扩大，老年患者、有心肺合并症者的手术数量越来越多，术后并发症也相应增多，因此了解围术期的呼吸生理变化，有助于提高手术的成功率、肺功能的恢复和患者的术后生命质量。

一、胸外科手术引起的生理紊乱

胸外科手术在胸部疾病，肺、食管、纵隔等疾病的治疗中占据及其重要的地位，尤其是恶性肿瘤的根治起着决定性的作用。但手术本身就是一种创伤，一种应激，势必对机体造成一定的损伤，引起一系列的病理生理改变。在最大程度治疗胸部疾病的基础上，最大限度地保护各项功能，特别是肺功能，使患者获得最大的收益。因此，了解手术引起的生理紊乱，以及胸外科术后最易出现的各种并发症，加强围术期的各项处理，使损害降低到最小，是每位胸外科医生不懈努力的方向。

剖胸手术中，术侧肺处于开放性气胸中，手术期间一系列物理和化学刺激，通过神经受体干扰呼吸与循环。一方面，术中胸腔负压不复存在，术侧肺萎陷，纵隔移向健侧；呼吸时健侧肺内压高于大气压，纵隔被推向术侧，部分呼出气进入术侧肺内使之扩张，导致周期性纵隔摆动和反常呼吸，使 VA 减少。气道阻塞或陷闭越严重，纵隔摆动与反常呼吸也越严重。另一方面术侧肺萎陷，使肺容量减少，气体交换障碍，且膈肌受到不同程度的损伤，更加重容量的降低，导致 VE 减少，通气血流比例降低，产生缺氧和 CO_2 潴留。另外，由于麻醉药物的应用，呼吸中枢驱动减弱;肺本身的防御功能减退,易造成缺氧和肺水肿和感染发生。严重的纵隔摆动亦可使回心血量和心排血量减少;同时心肌应激性增加,容易诱发心律失常。

二、胸外科手术后并发症的影响因素

胸外科手术特点是时间长,创伤大,剖胸后胸腔内负压消失,对患者的心和肺功能造成明显的影响;而且胸腔内的手术操作带来的解剖和生理上创伤,使心肺功能明显下降,因此术后容易出现并发症。引起术后并发的原因主要有下面几点。

（一）患者因素

1. 年龄　随着年龄增大,手术风险增大,特别是 75 岁以上的老年人;高龄者肺功能减退,术后并发症的概率增高。

2. 体重　相同肺功能的肥胖患者,特别是显著肥胖患者的手术风险大。组织间液量较少。对水、电解质的调节能力下降,容易发生内环境紊乱和肺水肿。胸部的黏性和惯性阻力显著增加,容易发生呼吸衰竭。横膈上移和 FRC 减小,术后容易发生肺淤血的感染。手术难度和创伤较大,发生多种并发症的机会较多。

3. 身高　身高较高的患者肺活动范围大,手术对膈肌功能的影响小。

4. 营养状况　血红蛋白、血浆白蛋白浓度和内环境状况是影响手术的主要因素,特别是低钾、低镁、碱中毒,高血糖也必须纠正。

5. 运动能力　有些患者单纯从肺功能参数判断,可能不容易耐受手术,但若患者经常劳动或锻炼、腹式呼吸较好、可较容易地爬 3 楼、6 分钟步行试验的距离较长,则多能够耐受手术。若能进行运动试验,客观测定最大氧耗量,则价值更大。

6. 吸烟史　长期吸烟可使支气管黏膜的纤毛受损、变短,影响纤毛的清除功能。此外,黏膜下腺体增生、肥大,黏液分泌增多,成分也有改变,容易阻塞细支气管,容易出现术后呼吸道分泌物的引流不畅。

7. 伴随疾病　合并有心脑血管疾病、糖尿病、贫血等术后发生并发症可能性大。

（二）手术因素

1. 手术类型　急诊手术相对择期手术,因为时间紧急,不能做充分的术前准备和治疗,使机体达到最佳状态,术后并发症的可能性明显增加。

2. 手术范围　肺部分切除必然导致肺容积减小和限制性通气功能减退,但健康肺代偿性容积会增多。健康肺代偿性容积增多。肺组织切除过多,如一侧肺全切除后可对呼吸循环系统造成较大的损害,并发症增多。而食管、纵隔等手术可引起胸腔胸膜的损伤,胸膜粘连等导致的限制性通气功能障碍。

3. 手术方式　常规开胸手术的创伤较大,而微创的胸腔镜下手术对患者的创伤较小,术后恢复时间短,并发症相对减少。

4. 手术时间　如长时间采取健侧卧位,由于重力关系,位于下部的健侧肺处于高灌注、低通气,容易引起肺水肿。

5. 输血量　因胸外科手术范围较大,剥离面广,容易出血和渗血,因此,输血是开展胸外科手术的基本条件之一。但输血可传播肝炎和艾滋病等多种疾病,输血引起的不良反应如过敏以及非感染性免疫中介反应偶有发生;近年来研究还表明,围术期输血会抑制机体免疫功能,导致术后感染并发症的发生率及恶性肿瘤的复发率增加。

（三）麻醉因素

全身麻醉可抑制呼吸中枢,减少肺活量,致小气道陷闭,引起通气血流比例失调;抑制黏膜上皮细胞纤毛功能;合并使用的阿片类、镇静剂、肌松剂等亦可抑制呼吸中枢或神经肌肉功能。

三、胸外科手术后常见肺部并发症

1. 肺部感染　①手术后由于麻醉、镇痛药物或伤口疼痛等原因抑制低位肺组织通气;②淤积性:术后多采用平卧位,活动量明显减少;③术后伤口疼痛等原因使患者呼吸幅度明显减小,V_{50}、V_{25} 明显减小,致周边小气道的引流差;④咳嗽反射、吞咽反射或其他呼吸道的自然防御机制,口咽部分泌物吸入或胃 - 食管反流的机会增加;⑤呼吸道分泌物引流不畅,如 PEF<3L/min,术后咳痰能力明显下降时容易发生,这些因素常诱发肺部感染,此时以改善引流和加强呼吸管理为主要治疗手段,适量应用抗生素,并进行痰培养。另有部分患者 1 周后发

病,多为医院内耐药菌感染,治疗比较困难。

2. 呼吸衰竭 ①肺是人体内最易受伤的器官之一,胸外科手术多数对肺是直接的损伤,术后VC、MVV 均有明显减少,6 周后才逐渐恢复;②在老年、慢性呼吸系疾病(如 COPD、支气管哮喘)、肥胖等存在肺功能减损的情况时,术后即可产生严重通气不足;③膈肌功能受到抑制,胸外科手术多引起膈肌活动减弱,膈肌是主要的呼吸肌,通气功能明显减低;④麻醉因素等引起的呼吸抑制,对肺组织顺应性(lung compliance)、功能残气量(functional residual capacity,FRC)等均有消极影响,使 V/Q 失调加重、Qs/Qt 增加等,呼吸衰竭的发生率很高。但通过积极的防治还是能显著降低呼吸衰竭的发生率。如术前治疗中给予呼吸道解痉平喘治疗消除可逆的因素,改善一般状况及营养状况,针对那些合并有肺部基础疾病(如 COPD、支气管扩张等)的患者可适当预防性应用抗生素治疗,术前戒烟,并加强锻炼,提高肌力,练习腹式呼吸,对于高危人群术后早期给予无创正压通气等措施。

3. 肺水肿 多在术后数小时内至数天内发生。由于应激反应,机体分泌糖皮质激素(移植患者常规应用)和抗利尿激素增多,肾素 - 血管紧张素 - 多醛固酮系统(rennin-angiotensin-aldosterone ystem,RAS)兴奋,患者重吸收纳、水增多;同时因麻醉药容易导致血管张力和血压下降,因此,临床上倾向于输液过多、过快,故容易发生肺水肿。在老年人,合并冠心病、高血压、肥胖的患者更多见、更容易发生肺水肿。肺部手术导致的肺血管床的减少,另外,余肺的突然复张亦可诱发肺水肿。必要时可给予 PEEP 模式的呼吸支持,严格限制摄入水量,利尿剂促进水分的排出,应用白蛋白提高胶体渗透压,改善肺水肿。

4. 肺栓塞 是引起胸外科术后死亡的重要原因,约 5%~15% 的死亡源于严重的肺栓塞。手术创伤的应激反应引起的纤维蛋白溶解系统受到抑制,恶性肿瘤组织可分泌一些促进凝血功能的生物因子,术后过度脱水亦可引起肺部栓塞的发生,术后患者长时间卧床休息、肥胖高龄者或合并下肢静脉曲张易造成血流缓慢,加上静脉血管的受损等一系列因素引起肺栓塞的发生。术后应及早活动,对

高危患者应常规检查 D- 二聚体,一旦怀疑应及早进行上述检查。对确诊患者或疑似的重症患者应及早给予抗凝治疗以及其他相应治疗,危重患者及早给予经验性溶栓治疗。

5. ARDS 与手术创伤的大小直接相关,多在术后 48 小时内发生。创伤、感染等可导致肺泡 - 毛细血管膜(alveolar-capillary membrane,ACM)的直接损伤,但主要是通过血液循环中多种效应细胞核炎症介质的参与,间接导致 ACM 的广泛损伤,形成急性肺损伤和 ARDS。其主要病理生理改变为肺内 Qs/Qt 异常分流增加,临床表现为进行性呼吸窘迫和顽固性低氧血症,应早发现早治疗。

6. 支气管哮喘发作 原有哮喘或慢性呼吸道疾病患者术前支气管舒张试验阳性者容易发病。可能与部分麻醉剂、肌松剂等诱发的组胺等炎症介质释放或迷走神经功能亢进、气管插管导致的气管黏膜损伤、手术创伤释放炎症介质等有关,迟发者可能与感染有关。强调术前积极防治,在高危患者,除一般平喘治疗外,需全身应用糖皮质激素 3~5天,必要时给予抗生素。

7. 支气管胸膜瘘 近年来发生率明显下降,最主要的原因是手术操作中的疏忽,治疗原则是彻底引流、及时关闭瘘口和消灭残腔。

8. 呼吸道分泌物引流不畅 痰液阻塞是胸外科术后肺部并发症发生的基础和核心,主要发生于术后数天内,在麻醉剂等药物作用未消失或疼痛比较明显的情况下发生机会较多。在老年、体弱的患者和存在慢性呼吸道疾患、合并呼吸功能减退的患者容易发生,特别是峰流速 <3L/s、患者咳痰能力明显下降时更容易发生。分泌物阻塞气管导致窒息,或严重高碳酸血症和呼吸抑制;阻塞支气管导致肺膨胀不全或肺不张;阻塞周边小气管导致低氧血症和肺感染。随着老年患者的增多,该类并发症的发生率也逐渐增加,特别是 COPD 患者。清除分泌物以患者自行排痰为主,辅以药物稀释痰液,如患者均为无效咳嗽,不能有效排除痰液,可给予气管镜吸痰,必要时可行人工气道辅助排痰。

随着胸外科手术技术的不断发展和日益成熟,围术期治疗和术后监护的完善,手术适应证不断扩大,进一步减少并发症,提高了患者术后生命质量

和生存期,很多以往无手术指征的高龄和低肺功能水平患者亦得到了良好的治疗。但肺功能在胸外科领域的应用,术前术后的指导作用,尚有待进一步深入研究。

（王韡旻）

参考文献

1. 顾恺时.顾恺时胸心外科手术学.上海:上海科学技术出版社,2003.

2. 穆魁津,林友华.肺功能测定原理与临床应用.北京:北京医科大学、中国协和医科大学联合出版社,1992.

3. 朱蕾,刘又宁,钮善福.临床呼吸生理学.北京:人民卫生出版社,2008.

4. 朱蕾,刘又宁,于润江.临床肺功能.北京:人民卫生出版社,2004.

5. 王俊.胸外科疾病.北京:中国医药科技出版社,2006.

6. 朱元珏,陈文彬.呼吸病学.北京:人民卫生出版社,2003.

7. 吴绍青,李华德,萨藤三,等.肺功能测验在临床上的应用.上海:上海科学技术出版社,1961.

8. Lumb AB. Nunn's Applied Respiratory Physiology. 6th ed. Elsevier Butterworth Heimemann,2005.

9. 孔灵菲,刘刚,于润江,等.氦稀释法与体积描记法测定正常人和哮喘患者功能残气量的比较.中国医科大学学报,1995,24(5):480-483.

10. 王建东,杨选平,辛永祥,等.电视胸腔镜手术对肺功能的影响.武警医学院学报,2006,15(6):581-583.

11. 木沙由夫·乌马尔,张晖,等.预测肺切除术后肺功能与术后心肺并发症发生的关系.中国胸心血管外科临床杂志,2004,11(4):317-318.

12. 张晖,方文涛,陈文虎.术前肺功能与肺切除术后并发症的关系.上海第二医科大学学报,2004,24(9):769-771.

13. 张梁,姜涛.胸外科手术后影响急性呼吸窘迫综合征发生的高危因素与治疗.中国胸心血管外科临床杂志,2010,17(1):55-59.

14. 何建行.微创伤胸外科手术历史、现状和未来.国际病理科学和临床杂志,2013,33(1):1-7.

15. Myrdal G, Gustafsson G, Lambe M, et al. Outcome after lung cancer surgery. Factors predicting early mortality and major morbidity. Eur J Cardiothorac Surg,2001,20:694-699.

16. 李琦,操敏,阮红云,等.心肺运动试验评估肺功能减退的肺癌患者手术适应证探讨.中国胸心血管外科临床杂志,2004,11(3):192-195.

17. 王刚,王盛,周旭东,等.低肺功能肺结核毁损肺患者行全肺切除手术的疗效探讨.临床肺科杂志,2012,17(2):294-296.

18. 胡艳正,王伟,尚立群,等.80岁以上高龄肺癌患者的外科治疗方法探讨.实用临床医药杂志,2013,17(7):61-63.

19. 杨鲁民,矫文捷,陈岩,等.中重度COPD合并肺癌围手术期肺功能的保护.中国肿瘤外科杂志,2012,4(2):67-71.

20. Banki F. Pulmonary assessment for general thoracic surgery. Surg Clin North Am,2010,90:969-984.

21. Fernandes EO, Teixeira C, Silva LC. Thoracic surgery: risk factors for postoperative complications of lung resection. Rev Assoc Med Bras,2011,57(3):292-298.

第四章 食管功能检查

食管良性疾病的外科治疗在中国远不如食管癌普遍,很多单位都未曾开展。除了发病率低、患者外科治疗意识不强外,很关键的一点是国内欠缺食管功能评估的设备和经验,因此很难给相关患者肯定的治疗建议,同时对治疗预期没有充分了解。食管良性疾病的外科治疗在某些方面比恶性疾病更具挑战性,因为治疗过程不单单涉及外科切除,同时要求功能重建,不仅需要准确的外科技术,还需要丰富的食管功能知识储备。因此食管功能评估是开展食管良性疾病外科治疗的基本条件,其重要性不言而喻。

对于食管功能的评估应涵盖以下几个方面:①评价食管体的蠕动功能,包括其对食管内容物和反流物的廓清功能;②评价食管上、下括约肌的功能;③评价食管内胃酸或胆汁的暴露情况;④记录患者症状与检测到的食管功能数据之间的关系。

目前最常用、且对手术最具指导作用的仍是食管测压、24 小时 pH 阻抗监测、食管吞钡检查和上消化道内镜检查。由于目前 pH 测量趋向于和阻抗相结合,因此这二者将合并在同一小节介绍。

第一节 静态食管测压

食管测压主要用于评估食管上、下段括约肌(upper esophageal sphincter, UES; lower esophageal sphincter, LES)和食管体的运动功能。引起食管运动功能障碍的病因主要分原发性和继发性两大类。原发性食管运动功能障碍包括贲门失弛缓症、弥漫性食管痉挛、胡桃夹食管等,而继发性功能疾病可能源于其他全身性疾病,如硬皮病、皮肌炎、混合性结缔组织病、糖尿病、酒精性全身性疾病的神经源性病变(表 2-4-1)。在胃食管反流病(gastroesophageal reflux disease, GERD)中,食管测压用来判别 LES 是否有功能降低和食管体部运动功能是否有降低,而后者直接影响了手术方式设计。

表 2-4-1 食管运动功能障碍

食管运动功能异常
原发性
失弛缓症、重度失弛缓症(vigorous)
弥漫性和节段性食管痉挛
胡桃夹食管
高压食管下段括约肌
食管失运动
非特异性食管运动障碍
继发性
胶原血管疾病(如进行性系统性硬化症、多肌炎和皮肌炎、混合性结缔组织病、系统性红斑狼疮)
慢性特发性假性肠梗阻
神经肌肉疾病
内分泌和转移性疾病
酒精性神经病

临床上开始使用食管测压要上溯到 20 世纪 40 年代,那时的设备是一个复杂的水囊系统,而后随着技术的改进,测量的精度和方法不断改进,先是多通道的微管注水系统,并沿用至今,但近期已逐渐被集多点测量、信息采集、计算机自动分析、三维重建为一体的高分辨率测压系统(high resolution manometry，HRM）所替代。

一、测量设备

食管测压管是一根柔软的细长导管，尖端会放置于胃腔内，导管内径从 2.7~4.7mm 不等。目前主流的测量导管分为注水导管和固态导管两种，后者被 HRM 系统使用。下面以注水导管为例介绍食管测压的基本原理。

注水导管由多根纵行排列的毛细导管构成，有几根毛细管就有几个测压点。毛细管的开口放射状开放于测压管的侧壁，毛细管近端则位于体外，并与传感器相连，将测量结果传入计算机并形成测量报告。由于技术限制，注水法测量导管能够记录的测压点有限，因此无法在静态下全面记录食管各个位置的压力状况，因此需要逐渐后撤导管，通过某个或某几个测压点在食管腔内的移动，获得不同位置的压力。

目前主流的 HRM 使用的是固态导管，在测量导管内可以分布多个测压点，每一个测压点都是一个微型传感器，因此不需要后撤导管即可同时获得整个食管的压力变化，操作变得极为简单。而且每一个测压平面，都可以对四个或更多方向同时进行测量，然后通过计算平均值，获得更准确的结果，或者直接给出环形立体压力测量结果。这对于非对称性食管压力异常的诊断和手术设计非常重要（图 2-4-1 和图 2-4-2）。

二、测量方法

受试者一般需要禁食一夜，然后选择安静诊室中进行检查。先对测压仪进行定标。患者平卧，头部略垫高，将测压导管由一侧鼻孔插入食管，插入方法与鼻胃管安置相似。一直要将测压管所需测

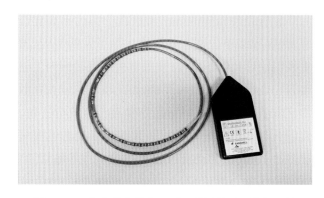

图 2-4-1　高分辨率微电子测压装置的测量电极导管

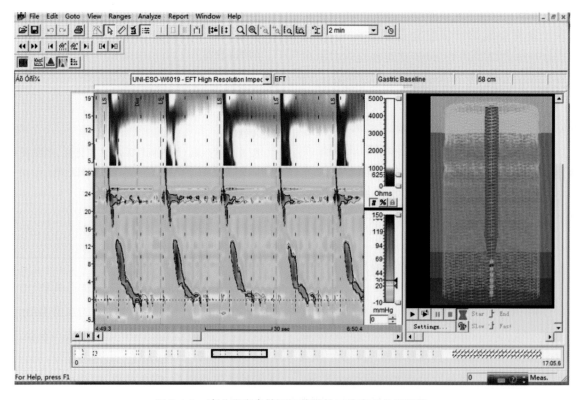

图 2-4-2　高分辨率食管测压获得的二维直观分析图像

表 2-4-2　食管测压正常值

参数	百分位数				
	均数	SEM	中位数	5th	95th
压力（mmHg）	13.8	0.7	13	8.1	26.5
总长度（cm）	3.7	0.2	3.6	2.6	5.4
腹段长度（cm）	2.2	0.2	2	1.1	3.4
腹腔内 SVV（mmHg^2·mm）	3613.2	531.2	2012	684.1	12 918.40
总 SVV（mmHg^2·mm）	5723.2	843.2	3667	1212.1	16 780.40

注:SVV:括约肌矢量;SEM:平均标准误

压点插至胃内,设定胃内基线,将胃内平均压力设为零。标定之后,如果是传统注水法,需要不断回撤导管完成测量,如果是固态电极的微电子测量,则不需回撤。食管测压测量指标包含:LES 的压力、长度、舒张度、腹腔内长度以及食管体振幅等(表 2-4-2)。

传统注水法中,测量导管在回撤过程中,一旦测压点到达 LES,那么所示压力就会升高超过 0 点,因为食管测压所得曲线并非一条平滑的直线,而是受呼吸影响的在正弦波基础上的趋势变化线,在腹腔内,吸气相膈肌下移、腹压升高,测量压力呈上升改变。随着测压点在 LES 内的上移并接近膈肌脚,压力会逐渐升高,但当测压点一旦进入胸腔时,吸气相胸腔内为负压,此时对于测量压力的影响就变成了下降,这一点就被称为呼吸反折点(respiratory inversion point,RIP),也是胸腹腔的交界点。RIP 与 LES 起点间的距离就是腹段 LES 长度,同时此点反映了 LES 的压力振幅。在食管裂孔疝的患者中,腹段 LES 会消失或变短。当测压点进一步回撤并离开 LES 时,压力会突然下降并转至食管的基线压力,这样 LES 的总长度也可以计算出来。如果在同一位点四个象限都有测压侧孔可以更全面的

反应 LES 的功能状况,基本代表了环周压力,通过数学公式处理后,可以获得三维的矢量叠加图,可以直观地表现 LES 的长度和压力(图 2-4-3)。

对 LES 舒张功能评估也很重要,尤其是对于贲门失弛缓的患者。此时,让测压通道进入 LES 高压区,观察吞咽湿食团(5ml 水)时 LES 压力与胃内压的对照关系获得。在正常人中,吞咽湿食团时,LES 压力应降至胃腔内压力水平,而贲门失弛缓患者则失去这样的正常反应。

食管体功能评估是通过顺次测量所有测压点的压力获得,各个测压点覆盖整个食管体,通过 10 次吞咽(湿食团、5ml 水),测量食管的振幅(amplitude)、时长和形态。通过计算各点间波峰或起始波出现的延迟时间计算食管蠕动波传播的速度。如果是多点测压的固态导管,则需要不断回撤导管,通过不同测压点在不同位置的测量结果累计出整个食管的运动状态,此过程一般都是计算机直接获得的。吞咽后食管的收缩波一般可分为四种状况:收缩蠕动波;同期收缩;未传导、中断的、脱落的(dropped)、多峰波;胡桃夹、痉挛性收缩波。

上段食管括约肌的运动评估相对困难,因为对设备、测量条件和医师的经验要求很高,因为临床

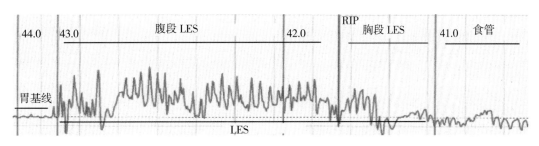

图 2-4-3　注水后撤法测量 LES 功能

应用较少,此处暂不赘述。

三、食管测压使用指征

静态食管测压(stationary esophageal manometry)的应用领域很广,包括对食管体和 LES 的功能评估,主要应用于有吞咽困难、反流或胸痛主诉的患者。对于胃食管反流病患者,尤其是拟行外科治疗的患者,食管功能结果是必备的术前资料。怀疑咽食管收缩功能紊乱并导致吞咽异常的患者也应接受食管功能评估,尤其是 UES 部分。

四、食管功能异常性疾病的典型测压表现

1. 贲门失弛缓症　经典表现为吞咽时食管的顺序蠕动消失,LES 无法正常舒张。在测压仪上会表现为食管体蠕动同步收缩或蠕动消失,而 LES 保持收缩状态,此时食管体的振幅一般偏低。尤其病程长、食管扩张明显患者,食管内压明显增高。久而久之就会在钡餐检查时表现为典型的"鸟嘴"样形态。也有一种失弛缓表现为食管整体收缩振幅增加,形成"激惹样失弛缓"(图 2-4-4)。

2. 弥漫性、节段性食管痉挛　发病少见,占失迟缓 1/5,可累及食管全长,但通常只影响远端 2/3。

也有仅表现为小的节段性食管平滑肌痉挛。有时需要和激惹贲门失弛缓鉴别,前者 LES 功能基本正常(图 2-4-5)。

3. 胡桃夹食管　主要表现为食管蠕动振幅/压力明显升高,典型的波幅大于 180mmHg 的高振幅蠕动性收缩,收缩振幅常可达 300mmHg 以上。亦可见蠕动时程延长。临床表现以胸痛为主,但也有吞咽困难的症状(图 2-4-6)。

4. 胃食管反流病(GERD)患者中的食管运动功能异常　GERD 是最常见的良性食管疾病,中国的发病率不低于 3%,且有逐年上升的趋势。从胃食管功能角度解释 GERD 病因主要有以下三点:LES 功能降低、食管蠕动廓清功能不足、胃排空功能异常加重内容物反流发生。因此,对 GERD 的食管功能评估尤为重要。

LES 功能不足体现在三个方面:LES 压力降低、长度不足、腹段 LES 过短或消失。以上功能失调会导致过多酸液反流入食管,尤其表现在胃扩张的时候,LES 总长度不足,很容易使胃内容物突破食管下段屏障进入食管,而 LES 有效的腹段长度可以借助腹腔正压增强抗反流的能力。因此,LES 压力、LES 腹段长度、胃排空功能三个因素缺一不可。

但食管廓清功能如果足够满意,可以代偿以上

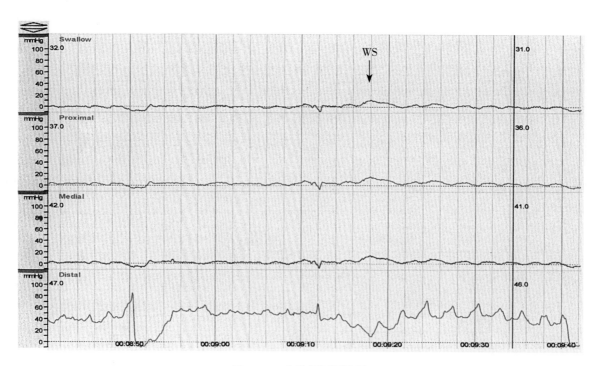

图 2-4-4　失弛缓测压结果

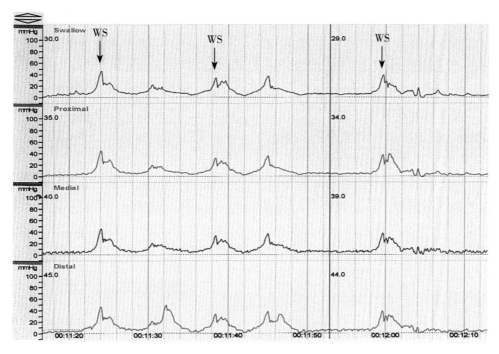

图 2-4-5　弥漫性、节段性食管痉挛测压结果

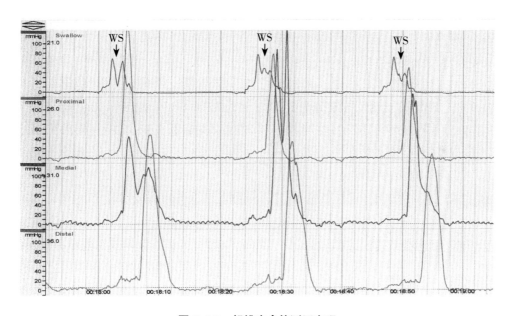

图 2-4-6　胡桃夹食管测压表现

LES 抗反流缺陷。食管有主动清除胃反流物的功能,这受到食管蠕动压力和速度的影响,但在实际临床评估中很难与 LES 功能降低相鉴别,尤其食管廓清功能下降多发生于 LES 异常的患者中间,这种继发于 GERD、并反过来加速 GERD 进展的食管体运动功能障碍可能与食管暴露于酸性溶液时间过长有关,酸暴露会对肌肉、神经系统有损伤。有时观察食管吞钡造影对评估食管体的廓清功能是一个不错的手段。

第二节　多导腔内阻抗测量

多导腔内阻抗测量(multiple intraluminal impedance, MII)主要用于测量食团在食管内的运动状况,也是通过一根食管腔内的导管完成的。MII 可以结合食管测压或 pH 检测一起进行,并成为现代食管功能评估的重要组成部分。当与测压结合时,可以帮助判断食团传输和食管收缩的关系,进而评估食管是否有功能缺陷。而与24小时pH监测结合时,则可以帮助判断反流的性质(酸反流、非酸反流),并与患者的主观症状建立关系,帮助确定治疗方案。

MII对于诊断GERD非常有帮助。对于存在食管炎的GERD患者,24小时pH检测的特异度和敏感度是令人满意的,但在内镜食管检查正常的GERD患者中,传统食管pH监测的敏感度低于70%,而这些患者往往对质子泵抑制剂(proton pump inhibitor,PPI)治疗成功率降低,这可能与非酸(pH>7)或弱酸(pH 4~7)反流有关。在这种情况下,传统的24小时pH监测显然无法对反流、烧心症状做出合理解释,同时无法为PPI治疗失败提供理论支持。而阻抗监测或阻抗pH联合监测成功地解决了以上问题,并为GERD构建了更全面的病理生理理论体系。

动态阻抗监测探头使用电子环、通过监测反流物的电阻值来确定反流物的性质,若同时联合pH监测探头,可有效判断反流物为酸反流(pH<4)、弱酸反流(pH 4~7)、或非酸反流(pH>7)。阻抗监测较好地解决了以往仅能将食管反流物分为酸反流(pH<4)和非酸反流(pH>4)的问题,并可进一步将非酸反流分为弱酸反流(pH 4~7)和弱碱反流(pH<7),且阻抗联合pH监测的有效性和可重复性更佳。同时,应用24小时阻抗和pH监测,对于GERD诊断的敏感度和特异度均可高于90%,被认为是目前最好的检测胃食管反流的工具。

一、测量设备和原理

阻抗原理是在1991年第一次被应用于消化道评估,并于2002年被美国食品与药品管理局批准为食管功能评估的临床方法。阻抗导管上有很多金属线圈,MII可以测量出通过这些线圈的电流变化,由此计算出阻抗,单位用欧姆表示。在排空后的食管内,电流是通过食管黏膜上的离子传导的。由于阻抗导管上有多组测量环,所以食团在食管内通过时会引起对应区域导电性的改变,那么食团的运动和方向就可以根据这种变化被记录下来。液体可以增减离子的导电性,因此进液体食团时阻抗会下降,同样,当有胃液从胃反流入食管时阻抗也

会下降,但阻抗下降的顺序却恰好与经口进食相反。气体几乎没有导电的功能,因此在吞气或呃逆时,阻抗会明显增加。

MII设备构成包括一个测量导管、一个数据记录器、一台电脑和一套管理软件。如果与食管测压和pH监测结合使用,则需特别导管。一根标准的阻抗pH导管(MII-pH)一般设有6~8对阻抗传感器,分别位于LES近端的3cm、5cm、7cm、9cm、15cm、17cm位置。MII-EM导管可以同时测量阻抗和食管压力,一般包含12~18对阻抗测量环和32~36个测压传感器。

二、测量技术

患者一般要求禁食一夜,并被告知检查内容和方法。对于顽固性GERD患者,多通道食管腔内阻抗-pH监测(MII-pH检测)可以用来测量非酸反流存在,因此,患者可以继续口服PPI药物,但对于初次评估GERD的患者,仍然需要停药1~2周。

在进行阻抗pH检测时,pH探头必须在测量前进行标定。将测量导管经鼻插入食管,pH测量点应位于LES近端5cm的位置,如果LES上缘距门齿40cm,那么pH电极应安放在距门齿35cm的位置。如果还有第二个pH测量点,一般位于LES以远10cm的胃腔内。此前一般需要先测量LES位置,方法可以是食管测压,也可以通过胃镜确定。近端导管经鼻引出后,固定在患者面部合适位置,并与便携式记录仪连接。数据以间隔4秒一次的频度连续记录24小时,当然如果需要,也可以将记录时间延长至48小时。pH监测时鼓励患者进行正常生活活动,但应嘱患者在日间尽量站立或坐位活动,而晚间睡眠时保持平躺体位。进行两到三餐的正常饮食,饮水时间控制在两餐之间。患者应仔细记录日间的酸反流症状出现和消失的时间,以及与之可能相关的活动。另外早晨起床和晚间上床时间也应仔细记录。MII-pH记录参数应包括反流事件、反流发生时间、反流持续时间、反流无清除时间。最主要的是患者主诉症状与反流事件和反流性质之间的关系(表2-4-3,表2-4-4)。

阻抗食管测压均建立在固态HRM系统之上,测量方法和前面介绍的经典食管测压类似。先将

表 2-4-3　门诊 pH 监测正常值对照表

指标	均值	标准差	中位数	最小值	最大值	95th 比例
pH<4						
占总时间的百分比	1.5	1.4	1.2	0	6	4.5
占直立时间的百分比	2.2	2.3	1.6	0	9.3	8.4
占平卧时间的百分比	0.6	1	0.1	0	4	3.5
酸暴露次数	19	12.8	16	2	56	46.9
持续时间 >5 分钟的酸暴露次数	0.8	1.2	0	0	5	3.5
最长暴露时间(min)	6.7	7.9	4	0	46	19.8
综合评分	6	4.4	5	0.4	18	14.7

表 2-4-4　24 小时阻抗 -pH

指标	统计值	反流			
		总数	酸	弱酸	弱碱
总体情况	中位数(25th,75th)	40(31,53)	22(7,36)	16(10,24)	0(0,1)
	95th 百分位数	75	54	40	4
直立位	中位数(25th,75th)	40(29,51)	20(7,34)	16(10,22)	0(0,0)
	95th 百分位数	75	51	37	3
卧位	中位数(25th,75th)	1(0,3)	0(0,1)	0(0,2)	0(0,0)
	95th 百分位数	8	3	4	1

注:LES 上 5cm 测量,数据来源于 70 名正常志愿者

HRM 导管的远端 10~15cm 部分插入胃腔,然后回撤导管直至远端测压点位于 LES 高压带之内。具体安置位置应根据导管设计不同而异。比如,导管包含 32 个测压点、4 个阻抗传感器,那么一般远端的 3~5 个压力传感器仍然放于胃腔内,3~5 个压力传感器跨域 LES,22~26 个传感器位于食管、UES 和咽部,阻抗传感器放置于 LES 近端的 5cm、10cm、15cm、20cm 处。导管定位完毕,静态测压完毕后,嘱患者平卧位下吞噬 10 次液体和 10 次黏稠食团,每次 5ml,间隔 20~30 秒。液体推荐使用生理盐水,因为生理盐水具有标准的离子浓度,阻抗测量的一致性更好。一个完整的阻抗记录应包含从最近端测量点到最远端(LES 上 5cm)的食团吞咽路程,如果有 30% 的湿食团(水)或 40% 的黏稠食团传递不完全,即认为阻抗异常。

三、阻抗 -pH 监测的使用指征

多通道食管腔内阻抗 pH 监测(MII-pH testing)

主要用于评估反流性疾病,尤其是对 PPI 治疗无效或效果欠佳的患者。此时,阻抗监测可以确定患者症状是否源于非酸反流。另外,通过阻抗,我们还可以对食管近端的反流事件进行记录,观察反流对于咽部的影响,同时能够获得反流物的性状信息,如液体、气体或者是两者的混合物。MII-pH 也有一些局限性,如无法判断反流量,对于某些阻抗基线的环境,测量敏感度不高,如 Barrett 食管、严重的食管炎或食管运动功能降低。

四、阻抗食管测压的使用指征

MII-EM 可以用于评估吞咽困难、吞咽痛、胸痛、和排除食管器质性病变的反流性症状。单纯食管测压无法判断食管收缩是否因为食团通过引发,而 MII 和 EM 结合使用后则可以将食物通过和食管收缩同步起来。在食管阻抗和吞钡造影的对照研究中,两者吻合度高达 97%,因此,可以使用阻抗对食管内容物进行示踪。

五、小结

系统食管功能评估是治疗良性食管疾病的基石,阻抗监测技术的出现,极大地提高了既往食管动力和 pH 监测的准确性和实用性,许多新的临床症状获得解释。尤其是关于非酸和弱酸反流在 GERD 患者中的鉴别,对于大量 PPI 治疗无效的患者起到了很好的诊断作用。为手术抗反流提供了参考依据。阻抗和食管测压结合使用后,可以对以往弥漫性食管收缩乏力和弥漫痉挛的患者进行食物通过能力监测,进一步明确食管压力异常是否真正影响患者正常进食,并为治疗提供帮助。

除此之外,食管造影和上消化道内镜在食管功能评估中也很重要。内镜检查可以排除器质性病变的存在,尤其是对食管裂孔疝和反流性食管炎诊断意义大,并可以反过来佐证功能异常。而食管造影永远是最直观的食管功能检测方法,可以从咽部、UES、食管体、LES 进行全面观察,食物通过时间、食管形态、食管收缩过程都可以获得良好显示,因此这两项技术应先于食管功能检查进行。

(李志刚　蒋勇)

参考文献

1. Xiao YL,Lin JK,Cheung TK,et al. Normal values of 24-hour combined esophageal multichannel intraluminal impedance and pH monitoring in the Chinese population. Digestion, 2009,79(2):109-114.

2. Herregods TV,Roman S,Kahrilas PJ,et al. Normative values in esophageal high-resolution manometry. Neurogastroenterol Motil,2015,27(2):175-187.

3. Ribolsi M,Holloway RH,Emerenziani S,et al. Impedance-high resolution manometry analysis of patients with nonerosive reflux disease. Clin Gastroenterol Hepatol,2014, 12(1):52-57.

第五章 消 化 内 镜

纤维消化内镜已经完全取代硬质食管镜,成为上消化道疾病诊断和治疗的最重要工具。由于上消化道肿瘤尚没有特别好的间接筛查手段,纤维食管镜成为目前早期发现此类肿瘤的最常用手段,因此消化内镜使用的频率非常之高。消化内镜的使用应严格按照质控标准进行,除了基本的观察、活检外,其他的技术,如扩张、支架植入、能量治疗、黏膜下切除都需要经过严格的培训后方可开展,当然与外科、影像科、病理科等相关学科的紧密合作,可以保证更好的诊疗质量。

本章内容将包括食管镜发展的历史、基本设备构成、操作方法、特殊技术、和并发症及围术期管理等几部分内容。

第一节 上消化道内镜的发展历史

内镜最早起源于古希腊和罗马时代,在庞贝古城的挖掘中,就曾发现过类似的器械,可以进入体腔观察人体内部结构。1805 年,Philip Bozzini率先制作了现代内镜,并用它观察活体尿道、直肠和咽喉部结构。1853 年,法国人 Antoine Jean Desormeaux 发明设计了一种可以用于尿道和膀胱检查的内镜,并把它命名为 Endoscopy,这是 Endoscopy 这个词第一次出现。德国人 Adolph Kussmaul 第一次使用硬质食管镜对活体胃进行了检查,在 1932 年,Rudolph Schindler 制作了可弯曲的纤维上消化道内镜的雏形。

20 世纪 60 年代,玻璃纤维的面世极大地鼓舞了日本奥林巴斯公司和东京大学医学院的研究人员,并最终使纤维内镜的问世。此后的几十年间,镜身、镜头、操作孔、摄像机都随着相关学科和材料的进步而不断更新。超声内镜的问世又将内镜的探测范围由腔内扩大到了腔外,消化道壁的结构、层次、周围的淋巴结都可以通过 EUS 获得诊断和检查。目前消化内镜的发展朝向两个方向,一是观察精度的越来越大,甚至于未来会出现病理诊断级的放大内镜,另外光学染色内镜也可以是诊断的准确性不断提高。另外一个方向是操作的简便性会不断提高,包括多通道、大通道内镜的研制,甚至于会出现机器人遥控的多关节操作系统。因此,未来消化内镜会成为食管、胃等上消化道疾病诊治的强大工具。

上消化道内镜的诊疗需要一个高效的团队完成,患者的舒适度、操作的安全性、结果的满意度都是需要考量的重要指标。

第二节 消化内镜的基本操作和管理

一、术前准备和麻醉

上消化道内镜对于麻醉的要求多种多样,需要考虑的因素很多,包括患者的耐受性、医生的操作习惯和内镜诊疗的种类。麻醉深度可以从简单的抗焦虑一直到全身麻醉。如果选择镇静,患者的一般状况需要考虑,尤其是心肺功能。在深度镇静的情况下,患者呼吸道的排痰和自我保护机制将丧失,需要医护人员帮助吸除口咽部的分泌物。另外需有急救条件,并配备必要的心电、血氧监护设备。对于全身麻醉的内镜检查患者,需要麻醉医生做详尽的术前评估,包括 ASA 分级、气道情况、心肺功能。在检查过程中需要有麻醉医生全程巡视。

目前大多数常规上消化道内镜检查还是在局部喉麻下完成,有些患者要求更舒适的检查过程,可以给与适量的镇静药物。常用表面麻醉药物及剂量包括:2% 的利多卡因胶浆 5~10ml(最大限量 25L)咽部含服,或者 8% 的利多卡因喷壶咽部喷洒(检查前咽部喷雾 1~5 次,8~40mg)。表面麻醉极少数情况下可能出现休克、意识丧失、震颤、痉挛、恶心、高铁血红蛋白血症等副作用,因此实施表面麻醉的最好是医生,这样可以保证出现紧急状况可以及时应对,起码应有医生在场。高铁血红蛋白血症发生时,氧化型血红蛋白无法绑定和携带 O_2,导致患者出现发绀和细胞缺氧,患者看上去发绀明显,但 SiO_2 却能超过 90%。治疗用亚甲蓝,1~2mg/kg 静脉滴注,同时给予高浓度氧疗。对于复杂内镜下治疗,如内镜黏膜下剥离术(endoscopic submucosal dissection,ESD)和内镜下黏膜切除术(endoscopy mucosal resection,EMR),仍建议在全身麻醉气管插管下完成较好。

二、基本操作

一般选择左手握持内镜手柄,拇指控制大、小轮子,分别用来调节内镜尖端向上、向下或向右、向左偏转;左手示指和中指控制上部的注气 / 注水按钮和下部吸引阀门;右手负责插入、撤出和旋转内镜镜身。开始进镜时,握持在 20~25cm 之间的位置比较合适,可以避免在进入食管入口之前调整手的位置。

内镜检查室应保持一个安静的环境,并努力让患者平静配合操作。内镜医生应注意在检查过程中多和患者轻声交流,减轻患者的紧张情绪。进镜时可鼓励患者将舌面主动下压,配合镜头接近咽喉部。

当镜子沿舌背部滑过进入口咽部的时候,可

以用拇指控制大轮向下运动,以利于显露会厌及声门。一旦看到声带,即可将镜头对准咽喉壁,然后拇指控制大轮向上转动,同时右手控制镜身略微右旋,轻柔地将镜子插入食管。但食管入口的地方有上段括约肌,这一结构并没有明显的解剖侄限和轮廓,因此无法指引你进镜,此处的暴力操作可能引起穿孔。应使用 2~3 个手指握持镜身,用力轻柔。可以要求患者做吞咽动作,有助于放松 UES,并允许内镜通过。有时,在接触食管入口后迅速回撤镜身,有助于瞬间松弛上段括约肌,并帮助随后的进镜过程。

困难食管插管,可能是由于患者不耐受或解剖异常。患者不耐受导致的环咽肌紧缩,成为进镜的生理屏障,加深镇静可以改善这一状况。食管开口的地方有时会有固定性狭窄,病理基础包括瘢痕狭窄、网格状结构、或者 ZENKER 氏憩室。这使插入内镜会显得尤其困难。有时可以在 X 线下插入带鞘管的导丝帮助进镜。小口径内镜(直径 <8mm)可用于评估严重狭窄、特别是在近端食管处。

三、食管和胃以及十二指肠内镜检查的要点

内镜进入食管后,先吸除口腔和胃反流入食管的分泌物,然后通过食管充气观察食管黏膜。食管腔的检查是在进镜完全后,缓慢退镜的过程中细致观察食管病变的。这一过程应足够缓慢,尤其是在镜子即将退出食管的时候,食管入口处黏膜是很难观察同时也是容易被忽略的部分。国外报道,有 10% 的人可以在距门齿约 18cm 处发现"三文鱼"色的异位胃黏膜,这一位置恰好是上段食管括约肌的位置。食管近端的斑片状异位黏膜可能与 Barrett 食管相关,但罕见和腺癌相关。食管憩室非常罕见,但憩室在进镜时、或无导丝直接扩张时,很容易形成穿孔等医源性并发症。

注意食管胃交界处(esophagogastric junction,EGJ)是很重要的,甚至被一些医生作为一个独立的整体进行报告。鳞 - 单层柱状上皮交界(squamocolumnar junction,SCJ)、管状食管远侧缘,和膈裂孔的位置均应该详尽记录。该 SCJ 通常位于或接近距门齿 40cm 处。Barrett 食管的定义是:

SCJ 近端管状食管黏膜被柱状化生的胃黏膜上皮替代，并有组织学证实。Barrett 食管黏膜外观上呈现鲑鱼色（三文鱼），长度变化跨度大，可以从不规则的 SCJ 舌形黏膜改变，到长段管样病变，甚至几乎累及整个食管。由于食管和胃食管交界腺癌发病率的明显上升，对有长期反流或吞咽困难的患者仔细评估尤为重要。裂孔疝的测量应从门齿算起，第一个测量点应该是门齿到管样食管末端，第二个测点是膈肌在胃上形成的压迹，两个测量距离相减，既是裂孔疝的长度。复杂疝或食管旁疝可以使内镜进入胃窦和十二指肠非常困难。

Barrett 食管在中国并不为很多消化内镜医生所重视，临床报告很少提及，主要有以下原因：首先国人发病率的确不如西方人多见，其次，多数以局限性小斑片病理表现为主，很少出现管样黏膜改变，再次，国人 Barrett 食管与食管腺癌的相关性并不明确，因此也是不受重视的原因。

胃腔内进行检查时，应首先充分充气，帮助展平胃皱襞，显露黏膜皱襞中的微小病灶。内镜应沿大弯向胃窦部前进，直到幽门。然后，通过调整大轮（大拇指向下）镜尖向上视察小弯和切迹。这一动作继续进行，大小轮都向下旋转，并缓慢退镜时，镜尖会卷曲向后，检查胃体、胃底、贲门。在一个正常的 EGJ，在内镜和贲门间会有一些间隙，因此可以经贲门从胃逆行观察到食管鳞状上皮。

食管或胃的溃疡性病变都需要进行组织活检和细胞学采集。黏膜显著异常的，如严重食管炎或胃炎，也应进行采样。对于腹泻或不明原因的缺铁性贫血患者，应常规对十二指肠正常黏膜进行活检。

第三节 食管病变的组织学检查

经上消化道内镜的组织学检查（endoscopic tissue biopsy）已经成为食管病变获得病理诊断的最主要手段。获取组织细胞的方式包含脱落细胞刷检、活检钳活检、组织块切除活检、穿刺活检。

一、食管拉网细胞学检查

在 20 世纪 50~60 年代，内镜技术没有普及之前，食管拉网筛查曾经是食管癌诊断的重要手段，在这一技术的发展和应用中，中国曾经对世界医学史做出重要贡献，在食管癌的流行病学建立、早癌诊断两方面取得了丰硕的成果。但拉网脱落细胞检查仍有诸多缺陷：①没有病变位置和形态的信息；②患者感觉比较痛苦；③假阴性率较高，敏感度仅为 44%。上消化道内镜技术普及后，临床上拉网筛查的使用率迅速下降；但在食管癌高危地区，还没有哪一种技术可以与当初拉网所取得的筛查成果相媲美（图 2-5-1）。

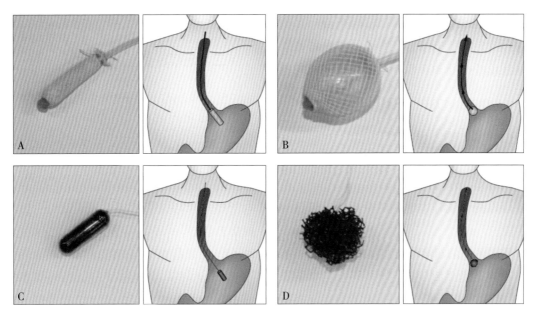

图 2-5-1 食管拉网细胞学检查

二、组织学活检

当内镜下发现食管、及胃食管交界区黏膜病变时,组织学检查是必需的。活检钳下的组织抓检仍是最常用的活检手段,影响活检质量的因素包括操作者经验、内镜成像质量、活检方法、活检钳种类。研究表明:大容量活检钳能够获得更多的组织量,而针形活检钳能获取最大的组织深度。食管病变活检的难点集中在浅表病变和有组织坏死和食管狭窄的晚期病变两个方面。Barrett 食管是典型的食管早期病变,2000 年,在美国西雅图内镜专家达成共识:此类病变应给予四象限、距门齿距离间隔 1cm 的高密度活检。这一原则同样适用于食管鳞状细胞的早期病变组织学检查,尤其是对于以前诊断为高级别上皮内瘤变的患者,以防止侵犯至黏膜肌层浸润性癌的漏诊。需要注意的是:常规活检钳能够涉猎的组织只能局限于黏膜内,对于可能侵犯黏膜下的浅表型病变,常规活检是不能区分黏膜内(T_{1a})和黏膜下(T_{1b})。

正是基于以上特点,针对食管浅表型病变的切除性活检越来越受到重视。如果不考虑治疗成本,EMR 或 ESD 无疑是最有效的早癌诊断方式。EMR 或 ESD 的治疗深度都可以达到黏膜下层,并呈现出组织块。通过对基底、四周切缘的评估、肿瘤性质和侵犯深度都可以获得完整描述。对于侵犯黏膜下的食管癌,推荐使用根治性手术切除。但如果是黏膜内的早期病变,内镜治疗加上严密随访就足够了。因此,切除性组织学检查对于早期癌症治疗的指导价值是常规活检所无法比拟的。

第四节　超声内镜

超声内镜(endoscopic ultrasonography,EUS)是目前唯一可以提供比较准确的 T 分期的食管癌临床评估手段。

通过不同频率的超声波探头,EUS 将胃镜检查的领域由直视下的黏膜层拓展至不可见的食管全层,并可以对食管周围淋巴结状况和食管肿瘤外侵做出有效评估。通过对病变形态、密度、位置的观察,EUS 可以有效地区分实质性、囊性、良心、恶性病变。

一、工作原理

声音是由一个音源振动并在介质中传播产生的。振动产生的波会周期性地压缩、舒展传递介质,并完成能量的传递过程。声波发生在 1 秒钟内循环(压缩和舒张)的次数是频率,单位为赫兹(Hz)。人耳可以听到的声波频率范围是 20~20 000Hz。声波,频率超过 20 000Hz 的被称为超声波。100 万 ~2000 万 Hz(1~20MHz)是医学超声成像范围内使用的频率。医用超声波由交流电激发压电晶体产生,同时返回的声波也可以改变压电晶体形状并产生相应的电能变化,并转换成图像。这就是医用超声成像的基本原理。

声波在密度高和弹性好的组织中传递更好,组织对声波传递的能力叫做阻抗。声波在传递的过程中是不断地被吸收的,吸收程度和组织质地和声波频率有关,频率越高吸收衰减的越明显。因此,高频探头探测组织深度小于低频探头。但声波由一种组织传递到另外一种组织时,一部分会穿过,有一部分会被反射回来,反射回来的部分即可被换能器吸收并转化为图像。当然,除了两种组织的阻抗差异外,超声波的角度也会对成像造成影响。软组织具有良好的可穿透性,但声波对于空气和骨骼穿透性差,图像上表现为高亮度区。高频探头可获得更高的解析度,但要牺牲探测深度。

二、EUS 的设备

EUS 的超声波传感器被安置在内镜的尖端。有两种超声内镜可供选择,一种是径向超声(环超),可以提供 360°的环形图像;另外一种是电子线性扫面超声(扇超),可提供与镜身平行的 180°图像。两种设备都可以检查、分期食管占位,但只有电子超声可以进行多普勒成像,线性扫面还可以提供食管、胃周围组织的实时细针穿刺检查(EUS-FNA)。高频超声(5~12MHz)可以显示直径 2~3mm 的病灶,对黏膜层、黏膜下、肌层、外膜都有良好的分辨率。小型超声探头可以通过普通胃镜的操作孔到达病变位置,提供高解析度的超高频率检查

(20~30MHz),其产生的环形图像类似于径向超声产生的图画。在这种高频条件下,消化道壁的9层结构均可以被清晰显示,但探测深度只有1~3cm。小超(mini-probe)对于食管早期病变、有狭窄的食管病变、小的黏膜下或黏膜内平滑肌瘤都有很好的应用价值。

三、EUS 和 EUS-FNA 的诊断价值

对于上消化道肿瘤,尤其是食管癌的临床分期,EUS具有很好的应用价值。由于EUS可以检测食管、胃周直径小至3mm的淋巴结,所有EUS不仅可以进行食管壁的T分期,同时可以做区域淋巴结的N分期。EUS对于T分期的贡献明显优于增强CT(80%~95% vs 51%~68%),如病变是否侵犯主动脉和气道系统(T_{4b})、病变是否处于早期(T_{1a})并适合于内镜下治疗。根据以往的回顾性总结,EUS对于T分期的诊断总的准确度达到84%,分层结果如下:T_1 84%,T_2 73%,T_3 89%,T_4 89%。在Kelly的系统回顾中,EUS对T分期的诊断准确度为89%,而对淋巴结分期的准确度为79%。但在实际的食管早癌内镜下治疗中,EUS很少被作为一种决定性参考指标,因为它对T_{1a}和T_{1b}的鉴别率无法满足临床需要。在Bergeon的研究中,EUS对T_{1a}的诊断准确度只有39%,而对T_{1b}的诊断准确度只有51%。由此可见,EUS对于早期癌症的分层诊断仍需提高。

EUS/FNA活检在临床中使用并不多见,原因很多,包括操作复杂,多站同时穿刺分析困难,对于食管鳞癌,以往多认为根治性切除是治疗的根本手段,即使有淋巴结转移,亦可进行。但随着近期多项临床研究都提示对于食管鳞癌术前新辅助治疗可以有效地改善预后,尤其是对于淋巴结转移的患者(N+)。因此,EUS下的穿刺淋巴结分期可能会重新受到重视。以往EUS下可疑淋巴结的判断原则为:类圆形、低回声、边界光滑、短径>10mm。对于阳性淋巴结的EUS形态学预测率个别报告高达100%。但更理想的分期策略是PET和增强CT预检,然后有目的地进行穿刺检查,这样会节省时间并提高准确性,尤其提高对1cm以下淋巴结的检出率。使用22G(19~25G)的穿刺针可疑对膈肌上下

上消化道周围的肿块和淋巴结进行安全活检,在以往多中心的总结中,并发症发生率仅为0.5%,病死率为0。EUS/FNA对恶性病变的诊断准确率可达到70%~90%,与Trucut针联合使用后,诊断准确度提高至91%。在Vazquez-Sequeiros的研究中,EUS-FNA对食管癌术前评估无论是敏感度还是准确度都优于螺旋CT(敏感度83% vs 29%,准确度87% vs 51%)和单纯EUS(准确度87% vs 74%)。

EUS-FNA现在不仅仅被应用于食管癌的术前评估,同时也开始与EBUS联合评估肺癌的纵隔淋巴结状况。在Herth的一项研究中,EBUS-FNA对肺癌纵隔淋巴结的诊断敏感度为92%,EUS-FNA为89%,两者联合可提高至96%。两项检查可以同时经EBUS纤维支气管镜完成(图2-5-2)。

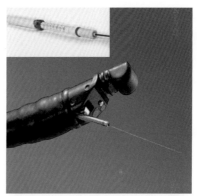
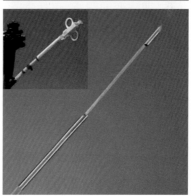

图 2-5-2 EUS/FNA 设备

第五节 食管早癌的染色、窄带、放大内镜技术染色内镜

染色内镜在消化道早癌中的诊断价值很早即被肯定,是目前食管早期病变筛查和辅助治疗的重

要手段。染色剂有很多,工作原理各不相同,大致分为吸收染色、反应染色、对比染色和文身样标记染色(如印度蓝)。特殊的喷洒导管经胃镜操作孔进入消化道,然后由下而上缓慢退镜的过程中,呈雾状均匀喷洒于消化道黏膜表面。鲁格(Lugol)液是目前最常应用的消化道染剂。是碘和碘化钾的水溶液,1829 年法国医生 J.G.A.Lugol 发明,并以其姓名命名,鲁格氏碘液过去经常被用作消毒剂和杀菌剂,用于饮用水的应急消毒,实验室常规试验和医学检测中检测淀粉。配方为 5g 碘(I_2)和 10g 碘化钾(KI)溶于 85ml 蒸馏水中,碘的总浓度为 150mg/ml。这种试剂很容易进入没有角化的单层鳞状细胞上皮,和细胞内糖原结合,并产生着色。在炎症、不典型增生和肿瘤细胞内,糖原消耗速度快,因此不易着色,与周围着黑色、深棕色、棕绿色的正常黏膜界限分明,因此,可以迅速简便的筛查食管病变。但对于上段食管或食管开口位置,Lugol 染色是有风险的,因为误吸入呼吸道后可以产生严重过敏性呼吸道痉挛,因此这些位置更适合窄带内镜筛查,我们在以后还会专门讲述。

Lugol 染色在食管早癌的诊疗中的作用主要表现在两个方面:

1. 食管早期病变的筛查,包括食管癌多发病变的筛检。在食管癌的高危患者中,Lugol 染色可以明显提高食管癌的检出率,病变面积评估也更准确。

2. 在进行 EMR 和 ESD 治疗时,Lugol 染色可以对病变范围作出更准确的标定,帮助确定切除范

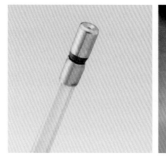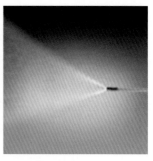

图 2-5-3 食管染色检查喷管

围(图 2-5-3)。

第六节 窄带与放大内镜

窄带内镜(narrow band imaging, NBI)是一种光学图像增强技术,通过特殊的光谱变化能够使消化道黏膜表面的血管及黏膜表面形态得到强化。NBI 有效地克服了染色内镜的缺点,如消化道刺激、胸骨后烧灼不适和呼吸道过敏反应。NBI 对已全食管、尤其是颈段、咽部消化道黏膜的病变筛查具有明显优势。通过简单的光学切换,NBI 下食管浅表型病变会呈褐色者改变。NBI 除了可以发现病变外,还可以通过和放大内镜技术的结合,对病变侵犯深度做出精细判断。在变焦放大内镜下,我们可以观察到食管黏膜上皮乳头内毛细血管袢(intraepithelial papillary capillary loop, IPCL)形态,不同的病变深度,IPCL 的形态会有明显区分。因此,NBI、放大内镜、食管超声和染色内镜构成了浅表型食管病变完整的评估体系(表 2-5-1)。

表 2-5-1 浅表型食管癌的评估手段

参数	M_1	M_2	M_3	Sm
形态	0~Ⅱ	0~Ⅱ	0~Ⅱ	0~Ⅰ/0~Ⅲ
NBI	褐色	褐色	褐色	褐色
染色内镜	不着色	不着色	不着色	不着色
放大内镜	Ⅲ/Ⅳ	–	–	–
食管超声	第一层	第二层	第二层	第三层

第七节　食管早癌的内镜下切除

消化内镜下治疗浅表型食管癌已经成为此类肿瘤的标准治疗方式。根据以往研究显示，局限于固有层以内的食管癌，淋巴结转移率不超过2%，因此，通过内镜下病变切除可以获得与外科手术一样的远期生存效果。侵犯黏膜下层的食管癌存在一定争议，因为有学者报道其淋巴结转移率可能高达8%，因此可能需要外科淋巴结清扫。但通过危险因素分层，如淋巴血管侵犯（lymphovascular invasion，LVI）、分化程度、病变面积，能够对此类交界性病变做出再分层。黏膜下食管癌有超过30%的淋巴结转移可能，因此并不适合内镜下切除，除非术后辅助放化疗，但外科治疗仍是首选。

食管癌内镜下切除主要有EMR和ESD两种技术方法。ESD是从黏膜下层面对病变区域黏膜层进行整块剥除，因此不受病变大小限制，可以完整切除病变，标本评估全面，已经成为治疗食管早癌的标准舒适。EMR操作更为简单，但仅限于2cm以下的病变，超过此病变则需要分块切除，容易有病变残留，标本病理评估也比较困难。EMR术后局部复发率明显高于ESD，但复发病灶可通过再次ESD获得治愈。

ESD术中并发症包括出血、穿孔，目前大多可在内镜下处理。ESD最常见的术后并发症是食管狭窄，分次扩张可以缓解大多数梗阻症状，但环周切除仍应避免，因为顽固性狭窄发生率极高。

消化内镜已经成为胸外科、尤其是食管外科评估的必须工具，对于肿瘤和淋巴结分期都有良好的应用价值。除此之外，消化内镜还可以直接切除食管早癌，成为微创食管外科的有力补充。

（李志刚　张建卫）

参考文献

1. 陈霞,朱良如,侯晓华.中国人Barrett食管临床特点分析.胃肠病学和肝病学杂志,2008,17(2):102-105.

2. Li Z,Rice TW. Diagnosis and staging of cancer of the esophagus and esophagogastric junction. Surg Clin North Am,2012,92(5):1105-1126.

3. Rosch T. Endosonographic staging of esophageal cancer:a review of literature results. Gastrointest Endosc Clin N Am,1995,5(3):537-547.

4. Kelly S,Harris KM,Berry E,et al. A systematic review of the staging performance of endoscopic ultrasound in gastrooesophageal carcinoma. Gut,2001,49(4):534-539.

5. Vazquez-Sequeiros E,Levy MJ,Clain JE,et al. Routine vs. selective EUS-guided FNA approach for preoperative nodal staging of esophageal carcinoma. Gastroint Endosc,2006,63(2):204-211.

6. Lecleire S,Antonietti M,Iwanicki-Caron I,et al. Lugol chromo-endoscopy versus narrow band imaging for endoscopic screening of esophageal squamous-cell carcinoma in patients with a history of cured esophageal cancer:a feasibility study. Dis Esophagus,2011,24(6):418-422.

7. Huang LY,Cui J,Wu CR,et al. Narrow-band imaging in the diagnosis of early esophageal cancer and precancerous lesions. Chin Med J(Engl),2009,122(7):776-780.

8. Uedo N,Fujishiro M,Goda K,et al. Role of narrow band imaging for diagnosis of early-stage esophagogastric cancer:current consensus of experienced endoscopists in Asia-Pacific region. Dig Endosc,2011,23(Suppl 1):58-71.

9. Kumagai Y,Toi M,Kawada K,et al.Angiogenesis in superficial esophageal squamous cell carcinoma:magnifying endoscopic observation and molecular analysis. Dig Endosc,2004,16(4):277-281.

10. 王强,童强,张卫国,等. 窄带成像放大内镜联合超声微探头诊断早期食管癌及癌前病变的价值. 临床消化病杂志,2009,21(4):217.

11. Takahashi H,Arimura Y,Masao H,et al. Endoscopic submucosal dissection is superior to conventional endoscopic resection as a curative treatment for early squamous cell carcinoma of the esophagus(with video). Gastroint Endosc,2010,72(2):255-264.

12. Takubo K,Aida J,Sawabe M,et al. Early squamous cell carcinoma of the oesophagus:the Japanese viewpoint. Histopathology,2007,51(6):733-742.

13. Kodama M,Kakegawa T. Treatment of superficial cancer of the esophagus- A summary of responses to a questionnaire on superficial cancer of the esophagus in Japan. Surgery,1998,123(4):432-439.

第六章　气管镜及 EBUS

气管镜技术是介入肺脏病学中最重要的诊疗手段,气管镜诊治范围侧重于胸部(气道、肺、纵隔)病变等的诊断和复杂气道病变的处理,良、恶性病变所致中央气道阻塞的治疗,涉及的技术主要包括硬质支气管镜检术、常规气管内活检术、经支气管针吸活检术(transbronchial needle aspiration,TBNA)、自荧光支气管镜检术、支气管内超声、经支气管肺活检术(transbronchial lung biopsy,TBLB)、支气管镜介导下的激光、高频电灼、氩等离子体凝固、冷冻、气道内支架置入、球囊扩张、支气管内近距离后装放疗、光动力治疗、经气管氧气导管置入术。随着这门学科的发展,其诊治范围和相关技术将不仅限于此,比如近年发展起来的支气管腔内肺减容治疗重度肺气肿,支气管热成形治疗支气管哮喘及各种气管镜检查技术(如超声支气管镜、窄带支气管镜、放大支气管镜等),都充分显示了该学科的快速发展态势。

气管镜的发展历史可以用三个阶段来概括:第一阶段:传统硬质支气管镜阶段。1897 年,有"硬质支气管镜之父"之称的德国科学家柯连·古斯塔夫斯(Gustav Killian),首先报道了用长 25cm,直径为 8mm 的食管镜为一名青年男性从气道内取出骨性异物,从而开创了硬直内镜插入气管和对支气管进行内镜操作的历史先河。第二阶段:纤维支气管镜阶段。1968 年,有"软质支气管镜之父"之称的日本国立癌中心气管食管镜室主任池田茂人(Shigeto Ikeda),在 Johns Hopkins 医学院向世人介绍了纤维支气管镜,这被誉为支气管镜发展历史

上的里程碑。池田从 1964 年他还是胸外科医生时就开始认识到传统硬支气管镜的局限性,并着手研制以能传导光线的玻璃纤维束为光传导源的可曲式支气管镜。他和 Asahi Pentax 公司的 Haruhiko Machida 紧密合作,1967 年当试验进行到第 7 次时终于取得了成功,制成了历史上第一台纤维支气管镜。1970 年,池田教授来到了著名的 Mayo Clinic,将由 Olympus 公司制造的纤维支气管镜介绍给 Anderson 等人,并由他们在美国首先试用了 3 个月。随后纤维支气管镜技术在世界迅速普及,直到今天仍然是胸外科医生、呼吸内科医生、麻醉医生、急诊医生、耳鼻喉科医生等临床工作中不可缺少的工具。但纤维支气管镜的管腔狭小、操作器械单一受限,吸引管道口径小易堵塞,使其对于很多气道疾病如大咯血及气道异物的治疗又受到了限制;光导纤维等光学器件传导的清晰度欠佳,使其对气管、支气管黏膜的早期细微病变无法识别,这些即是纤维支气管镜的劣势所在。第三阶段:现代电子支气管镜、纤维支气管镜、电视硬支气管镜共用时代:随着电子技术和光学技术的不断发展,1983 年美国 Welch Allyn 公司研制成功了电子摄像式内镜。该镜前端装有高敏感度微型摄像机,将所记录下的图像以电讯号方式传至电视信息处理系统,然后把信号转变成为电视显像机上可看到的图像。不久日本 Asahi Pentax 公司即推出了电子支气管镜。电子支气管镜的清晰度高,影像色彩逼真,能观察到支气管黏膜细微的病变,配合以高清晰度电视监视系统和图像处理系统,极大地方便了诊断、

教学和病案管理。但电子支气管镜由于价格高、不便于携带等原因仍无法完全取代纤维支气管镜的部分功能,例如不便于进行床旁操作,对于辅助气管插管、判定导管位置等电子支气管镜也显得"大材小用"。所以目前大多数单位的电子支气管镜仅限于在支气管镜室内进行诊断性操作;而纤维支气管镜在辅助治疗上充分发挥了其便携性好的特点。自 1981 年起,随着全身麻醉技术安全性的提高和气道腔内介入治疗的兴起,硬质镜又重新受到许多医生的重视。硬质支气管镜具有操作孔道大、吸引管径粗、可以辅助机械通气等纤维支气管镜和电子镜无法比拟的优势。对于摘取气道异物、治疗气道狭窄、治疗大咯血等仍是硬质支气管镜很好的治疗指征。近年来很多厂家又将硬质支气管镜进行改进,使用 CCD 作为其图像采集元件,辅以电视影像系统,为气道内介入治疗提供了很好的操作平台。

第一节 气管镜检查及气道解剖基础知识介绍

一、硬质气管镜

硬质气管镜检查是胸外科和肺内科常用的诊疗技术之一,它是将特制管状器械插入气管、支气管内,使医师能在直视下观察病变情况和采取病理标本;还可进行吸痰、止血、取除异物和经气管镜进行的各项诊断及治疗。

(一)器械

目前应用的硬质气管镜与 80 年前 Jackson 使用的相似,一套完整的硬质气管镜包括不同大小及直径的气管镜、一根吸引管、一系列活检钳以及不同角度的反射镜(包括 30°、60°、90° 三种)和冷光源。其他辅助装置包括教学示教镜、照相机、异物钳、用于针吸穿刺的细针和激光等。

硬质气管镜有大小系列,可以选用于年龄不同的患者(表 2-6-1)。

气管镜末端的角度是为了便于气管镜顺利通过咽喉部,由于气管镜占据大部分气道空间,因此对某些通气功能受损的患者,加用适当的辅助通气装置是必要的。当气管镜位于一侧主支气管时,其

表 2-6-1 硬质气管镜型号

年龄段	气管镜号
成人	
男性	8mm × 40mm
女性	7mm × 40mm
儿童	
6~12 岁	6mm × 35mm
2~5 岁	5mm × 30mm
12~24 个月	4mm × 30mm
6~12 个月	3.5mm × 25mm
<6 个月	3mm × 25mm

末端的侧孔对保持对侧肺的通气具有重要意义。

(二)麻醉及插入方法

1. 麻醉

(1)局部麻醉:患者术前 4 小时禁食,术前 0.5 小时肌内注射阿托品 0.5mg 以减少气道分泌物和咽喉反射。局部口腔黏膜及咽喉部喷 0.5% 丁卡因或 2% 利多卡因。0.5% 丁卡因总量不宜超过 10ml。因硬质气管镜质硬,插管过程患者较痛苦,局部麻醉仅适用于有经验的操作者,同时需要患者充分配合,操作前可予以镇静剂(如吗啡 2~5mg)等。

(2)全身麻醉:可采用静脉全身麻醉、吸入全身麻醉,或两者联合使用,同时辅以肌松剂。全身麻醉下有 4 种通气方式。①间隙通气方式:静脉全身麻醉下最常用的方式,通常是将通气管接在气管镜的操作末端或侧孔上。②持续通气方式:其优点在于可以通过气道持续吸入麻醉药物,而减少静脉麻醉的需要;缺点是易使气管镜镜面因吸入气而模糊,不能高效完成吸引和进行活检。③面罩通气方式:是硬质气管镜检查时最常用的通气方式,麻醉药物通过静脉给药,这种方式操作简便,不需要额外辅助通气设备。④自主通气方式:主要适用于无缺氧表现的患者,高浓度的麻醉药物通过气管镜侧孔进入气道,主要缺点是易使操作医师误吸麻醉药物。

不管采取何种通气方式,必须同步监测患者的氧饱和度、脉搏、血压和心电图。

2. 插入方法

(1)全身麻醉下操作:全身麻醉下硬质气管镜

的检查在手术台上进行。患者仰卧,在全身麻醉的同时,对咽喉部进行局麻,以减轻反射刺激。用手术巾保护患者眼部,整个操作过程中,医师必须小心保护患者的嘴唇、牙龈和切牙免受损伤。用橡皮牙垫保护牙齿,亦可用浸湿的海绵替代。为了观察清楚,常选择适合患者的最大直径的气管镜,但管径越大,越易造成咽喉部的损伤和通气困难。硬质气管镜型号的选择见表2-6-1。

当诱导麻醉和肌松剂起效后,下颌能完全移动,提示麻醉适当。操作医师左手拇指保护患者上切牙免受损伤,同时操作气管镜前行;右手持镜,紧握气管镜的头部用于掌握气管镜的方向。在光源指示下缓慢通过咽喉部,应保持气管镜位于舌后中间沟前方,用末端轻压舌根缓慢前行至会厌部,向前轻提气管镜头部可见声门。患者头部轻度前屈有利于操作。到达声门上方时,气管镜顺时针方向转90°角,然后通过声门进入气管。由于插入气管镜后,患者颈部被拉长,因此操作时需小心避免损伤颈椎。气管镜应小心、轻柔地前行,依次观察气管、气管隆嵴。将气管镜头部轻度转向左侧,气管镜进入右侧主支气管,可窥及右上叶开口,但不能见上叶各段开口,然后依次观察中间支气管,右中叶,右下叶各段(包括下叶背段)开口;退出气管镜至气管隆嵴,将气管镜头部轻度转向右侧,进入左总支气管,由于左总支气管本身较细长,而气管镜前行时可使气管拉长变细:更易造成损伤,需更小心缓慢。气管镜依次可窥及左上叶及舌段开口,但不能窥及尖后段、前段开口。由于左下叶开口较小,气管镜常不宜插入,但在远处可窥及左下叶背段和各基底段开口。

(2) 局麻下操作:局麻下插入硬质气管镜,需要患者很好配合。患者躺在齿科床或仰卧在手术台上,其操作技术与步骤和全身麻醉下相似,O_2从气管镜侧孔进入。

(三) 适应证

尽管软性气管镜已能解决常见呼吸系统疾病的诊断和治疗问题,但在某些情况下,硬质气管镜仍有其独到之处。

1. 大咯血 大咯血易造成窒息,硬质气管镜管腔大,有利于吸引且可接辅助通气装置。如果确

定出血来源还可进行气囊压迫止血,同时可经气管镜给予肾上腺素等药物止血。

2. 气道异物吸入 误吸异物是儿童窒息死亡的重要原因,对成人亦十分有害。通过纤维支气管镜可以钳取较小的异物。但如分泌物多而黏稠,则不易吸出,硬质气管镜因管腔大,更易吸出分泌物,且活检钳大,钳取异物更为方便。

3. 儿科的应用 尽管有小儿纤维支气管镜,但对婴幼儿而言,硬质气管镜更适合该年龄组的患者。因为儿科应用气管镜的主要目的,是鉴别大气道阻塞的原因是痉挛性支气管炎,还是咽炎或异物吸入。文献已证实硬质气管镜在儿科中应用是安全有效的。

4. 大气道阻塞 尽管肿瘤、术后瘢痕收缩、气道受外压造成的大气道阻塞也可以通过纤维支气管镜诊断。但纤维支气管镜不带有辅助通气装置,易造成通气不足,通过硬质气管镜可以扩张瘢痕所致的狭窄,便于切除管腔内肿瘤,如活检时出血较多,也便于吸引及止血。

5. 支气管结石 当支气管结石位于气管壁内较深处,常需较大的异物钳,硬质气管镜钳取较方便。

6. 去除黏稠分泌物 当肺脓肿破溃入气管时,脓性分泌物多而稠,硬质气管镜管腔大有利于吸出黏稠分泌物。

7. 气道内肿瘤消融治疗和支架的安放及取出 硬质气管镜管腔大,便于气道内治疗定位和支架安放。因其配套的活检设备较软镜配套器械孔径大,有利于腔内治疗时直接切除肿瘤、钳取异物或取出放置支架,吸出消融治疗后留在管腔内残存组织,且硬质镜不易被各种物理消融方法所损坏。

(四) 禁忌证

1. 严重心、肺功能不全者。

2. 主动脉瘤压迫引起呼吸困难者不能做硬质支气管镜检查,否则可引起动脉瘤破裂,而致大出血死亡。

3. 昏迷患者不适宜做支气管镜检查。

4. 上呼吸道及肺部急性炎症、晚期肺结核或喉结核,凝血机制障碍及麻醉剂过敏者慎用硬质气管镜检查。

5. 脊柱损伤或脊柱强直患者不宜行硬质气管镜检查。

二、软性气管镜检查

软性气管镜主要包括纤维支气管镜和电子支气管镜。通过数据传输可以同步在显示屏上看到图像,特别是电子支气管镜的清晰度高,配合以高清晰度电视监视系统和图像处理系统,极大地方便了临床应用。以下就普通气管镜检查加以介绍。

(一)适应证

1. 诊断方面

(1) 不明原因的咯血:尤其是 40 岁以上患者,持续或间断的咯血或痰中带血。纤维支气管镜检查有助于明确出血部位和出血原因。在大咯血时一般不宜进行检查,痰中带血时检查易获阳性结果。

(2) 不明原因的刺激性咳嗽:纤维支气管镜检查对于诊断支气管结核、气道良性和恶性肿瘤、异物吸入等具有重要价值,对于支气管扩张等慢性炎症疾病也可协助诊断。

(3) 不明原因的局限性哮喘:纤维支气管镜检查有助于查明气道狭窄的部位及性质。

(4) 不明原因的声音嘶哑:可能因喉返神经引起的声带麻痹和气道内新生物等所致。

(5) 痰中发现癌细胞或可疑癌细胞而胸部 X 线片阴性患者。

(6) 胸部 X 线片和(或)CT 检查异常者,提示肺不张、肺部块影、阻塞性肺炎、肺炎不吸收、肺部弥漫性病变、肺门和(或)纵隔淋巴结肿大、气管支气管狭窄以及原因未明的胸腔积液等。

(7) 临床已诊断肺癌,决定行手术治疗前检查,对手术范围及估计预后有参考价值。

(8) 胸部外伤、怀疑有气管支气管裂伤或断裂,纤维支气管镜检查常可明确诊断。

(9) 肺或支气管感染性疾病(包括免疫抑制患者肺部感染)的病因学诊断,如通过气管吸引、保护性标本刷或支气管肺泡灌洗(broncho alveolar lavage,BAL)获取标本进行培养等。

(10) 疑有食管 - 气管瘘的确诊。

(11) 经纤维支气管镜进行选择性支气管造影。

2. 治疗方面

(1) 钳取支气管异物。

(2) 清除气道内异常分泌物,包括痰液、脓性痰栓、血块等。

(3) 在支气管镜检查中,明确了咯血患者出血部位后可试行局部止血,如灌冰盐水、注入凝血酶溶液或稀释的肾上腺素溶液等。

(4) 经纤维支气管镜对肺癌患者作局部放疗或局部注射化疗药物。

(5) 引导气管插管:对插管困难患者可通过支气管镜引导进行气管插管。

(6) 经纤维支气管镜对气道良性肿瘤或恶性肿瘤进行激光、微波、冷冻、高频电刀和支架治疗。

(二)禁忌证

纤维支气管镜检查已积累了丰富的经验,其使用禁忌证范围亦日趋缩小,或属相对禁忌。但在下列情况下纤维支气管镜检查发生并发症的风险显著高于一般人群,应慎重权衡利弊,决定是否进行检查。

1. 活动性大咯血　纤维支气管镜检查过程中若麻醉不充分,可引起患者咳嗽,有可能加剧活动性大咯血;而且纤维支气管镜的管腔较小,难以有效地将气道内大量的血液及时吸引出来,严重时可窒息死亡;在活动性大咯血时,支气管树内大部分区域可见鲜红血液,而难以确定出血部位,因此,目前多不主张在活动性大咯血时行纤维支气管镜检查。

2. 严重心、肺功能障碍。

3. 严重心律失常。

4. 全身情况极度衰竭。

5. 不能纠正的出血倾向,如凝血功能严重障碍。

6. 严重的上腔静脉阻塞综合征　因纤维支气管镜检查易导致喉头水肿和严重的出血。

7. 新近发生心肌梗死,或有不稳定心绞痛患者。

8. 疑有主动脉瘤者。

9. 气管部分狭窄　估计纤维支气管镜不易通过,且可导致严重的通气受阻。

10. 尿毒症　活检时可能发生严重的出血。

11. 严重的肺动脉高压　活检时可发生严重的出血。

（三）插入方法

1. 术前准备

（1）术前需检查：心电图、肺功能、肝功能、肝炎全套、HIV 抗体、梅毒血清滴度、梅毒抗体、凝血功能、血常规、痰结核菌。

（2）术前 4 小时禁食、禁水。

（3）向患者简单介绍检查方法，解除患者对纤维支气管镜检查的恐惧心理，以便更好地配合医师检查。

（4）术前纤维支气管镜及其附件需进行消毒、准备好吸引器、氧气、气管插管及各种抢救设备及药品。

（5）术前 0.5 小时肌注阿托品 0.5mg，以减少分泌物，预防阿 - 斯综合征，如有青光眼及前列腺增生者禁用，对比较紧张的患者，术前肌注地西泮（安定）5mg 以达到镇静目的。

（6）术前用 2% 或 4% 利多卡因进行咽喉部喷雾麻醉，在整个检查过程中利多卡因用量在200~400mg 之间。

（7）检查前了解患者的临床症状、体征、胸部 X 线片（正、侧位片）及 CT 片，初步估计病变位置。

（8）检查时对肺功能不佳患者行鼻导管供氧，气管肿瘤患者鼻导管及纤维支气管镜活检孔两路供氧，同时观察血氧饱和度（用指式氧饱和度监测仪进行监测），如有心脏疾病则需在心电图监护下进行检查。儿童不能配合者在手术室由麻醉师进行麻醉，二路供氧及各种监测下进行检查。

2. 插镜途径

（1）经鼻：较安全，患者不会咬损纤维支气管镜，但鼻甲肥大者、有鼻出血者不宜用此法。

（2）经口：口腔中先放置咬口以保护纤维支气管镜，取异物用经口途径为佳。

（3）经气管造瘘口：需注意气管切开插管的口径大小，如银质管应注意其远端会损伤纤维支气管镜外膜。

（4）经气管插管：气管插管直径要适合纤维支气管镜的插入方可。

（四）气管镜检查程序

以经口插镜为例，纤维支气管镜自咬口处插入，让患者下颌上抬，纤维支气管镜经舌后根中线插入。纤维支气管镜顶端的活动部位由操纵部的控制旋钮用拇指进行控制，向下压时纤维支气管镜顶端向上翘起，拇指向上推动旋钮则纤维支气管镜顶端向后移动，纤维支气管镜仅有向上、下方向的移动，与胃镜不同，无左右移动旋钮，如需左右移动时，操纵手柄部分的手则需顺时针或逆时针方向转动，再由拇指控制旋钮运动，即可达到左右移动的目的。当插过舌后根，拇指向下压则可窥见会厌，此时拇指轻轻向上推动，绕过会厌，向前推进 1cm，拇指再向下压，即可窥见声门，纤维支气管镜顶端应保持在两侧声带当中，于其前 1/3 部位，让患者用力吸气，则可观察声带的活动，让患者叫"一"时，两侧声带向中线运动，靠拢关闭，如肿瘤或淋巴结侵犯喉返神经时，病变一侧的声带则固定，吸气时不活动，健侧声带向患侧靠拢，但不能完全关闭，则可诊断为声带麻痹。检查完声带后，纤维支气管镜向前推进，拇指轻轻略向上推动，纤维支气管镜即可沿气管前壁进入气管管腔，此时应观察气管黏膜、软骨环及膜部情况，然后逐步向前推进至气管隆嵴上 2cm，可注入 2% 利多卡因 2ml，使麻醉药物流入左右总支气管，黏膜得以浸润可减少咳嗽。同时观察气管隆嵴位置是否居中、是否尖锐、活动情况，如肺癌伴气管隆嵴下淋巴结肿大时，可见到气管隆嵴增宽、活动减少。然后分别观察左右总支气管，原则上先检查健侧，后检查患侧，自上叶→中叶→下叶，自各叶段开口尽量观察到远端支气管。检查患侧时，先检查非病灶部位，最后检查病灶累及的肺叶支气管，发现病变后，先拍照或录像，然后进行各项所需的检查，如针吸细胞学检查、活检、刷检、冲洗等。对周围型病灶及双肺弥漫性病灶，则在电视透视引导下进行活检、刮匙和刷检以及冲洗等项检查。检查完后，应详细填写纤维支气管镜检查记录。同时让患者在休息室内观察 1~2 小时，如无特殊不适方可离院。

三、气管镜下解剖

（一）支气管的命名

早在 1880 年，Aeby 的解剖研究中心已记录了支气管的主要分支。此后相继有许多学者报道了他们对支气管解剖的研究结果。1943 年 Jackson Huber 以及 1945 年 Boyden 报道了对肺段变异的研究。形成了现在支气管命名的基础。目前世界上对支气管的命名法已趋于统一。

Ⅰ级支气管为叶支气管，Ⅱ级支气管为段支气管，Ⅲ级支气管为亚段支气管，常用亚段支气管的命名，是根据 1970 年日本肺癌协会年会支气管命名委员会上，Hayata 教授提出的命名法（图 2-6-1，图 2-6-2）。亚段支气管远端第Ⅳ级和第Ⅴ级支气管，分别定为 i、ii 支及 α、β 支。其远端、后面及上方的支气管命名为 i 及 α 支；近端、前面、下方的支气管命名为 ii 及 β 支。以下根据日本于保健吉教授 1984 年出版的《纤维支气管镜实践》一书所叙述的支气管解剖及各种开口类型所占比例进行描述。

（二）支气管的组织结构

支气管分为两大范畴，即肺外支气管和肺内支气管。肺外支气管包括左、右总支气管及中间支气管；左、右、上、下叶支气管与气管结构相似。在段支气管分叉处即由肺外支气管转变为肺内支气管。右中叶支气管虽位于肺外，但其结构同于肺内支气管。

1. 肺外支气管、左右总支气管、中间支气管 皆有马蹄形的软骨环，其数目因人而异，气管 16~20 个；左总支气管 9~12 个；右总支气管 6~8 个；右中间支气管 4~6 个，气管处软骨环占全周 2/3~4/5；总支气管处软骨环占全周 1/2~2/3。支气管后壁为膜部，主要由平滑肌构成。气管与支气管壁中均有弹力纤维，在膜部厚达 8μm，形成纵形皱襞。

2. 肺内支气管与肺外支气管的不同点 为软骨环消失，变成间断片状结构。在黏膜上皮和黏膜下层之间的弹力纤维逐步被平滑肌所替代，环绕支气管全周。

由此可见，左、右总支气管，中间支气管环形皱襞是由软骨环构成；肺内支气管环形皱襞是由薄的平滑肌环构成。

（三）气管、支气管大体解剖和分支类型及发生比例

按纤维支气管镜插入的顺序，以经口腔法为例，首先窥及咽后壁，向下达会厌，过会厌见两侧杓状软骨，其外侧凹陷处分别为左、右梨状隐窝，两杓状软骨之间可见到声门，通过声带即进入气管。

1. 气管 气管起自环状软骨，相当于第 6~7 颈椎，向下后伸入纵隔，止于第 4~5 胸椎水平，长 10~13cm，左右径 2.0~2.5cm，前后径 1.5~2.0cm。以胸骨柄上缘之颈静脉切迹为界，将气管分为颈段与胸段；气管下界分为左，右总支气管，中间为隆凸。气管壁由内向外分为 4 层：①黏膜层（由假复层柱状纤毛上皮及基底膜构成）；②黏膜下层（固有层，弹力纤维索、平滑肌）；③平滑肌外层（肌肉外层、支气管腺体、纤维软骨）；④壁外层（结缔组织）。

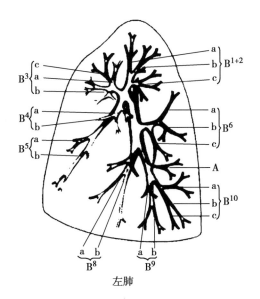

左肺

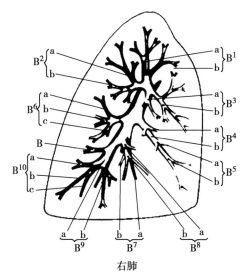

右肺

图 2-6-1 Hayata 命名法

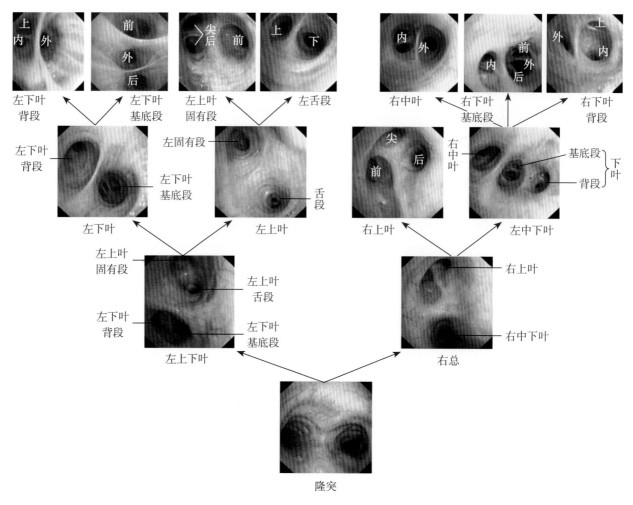

图 2-6-2 普通气管镜（奥林巴斯 BF-260）下观察到的支气管树

2. 左侧支气管

(1) 左总支气管：较细长。与气管呈 40°~55° 角，平均长约 5cm，直径 1.0~1.5cm，在主动脉弓下方及食管、胸淋巴管和下行主动脉的前方约第 6 胸椎处进入肺门，分成上、下叶支气管。

(2) 左上叶上分支：即左上叶尖后前段，尖后段为 B^{1+2} a、b、c，前段为 B^3。二开口型，即 B^{1+2} 和 B^3 型居多，占 72%，其中 B^{1+2} 分为 $B^{1+2}a+b$ 及 $B^{1+2}c$ 型占 94%；B^3 以 B^3a 和 B^3b+c 型居多，占 95%。上述分支命名皆为逆时针方向排列（图 2-6-3）。

(3) 左上叶舌段支气管：B^4（上舌支）在外上方，B^5（下舌支）在前下方，亚段命名自 B^4a 开始按顺时针方向排列；另一种为水平方向排列，自左向右，此类型较少见，仅占 5%（图 2-6-4）。

(4) 左下叶支气管：B^6（背段）向背后分支，有 3 个亚段支气管，a 支向上，b 支向外，c 支向下，其开口按顺时针方向排列，三开口型占 17%，二开口型

B^6a+b 和 B^6c 型占 75%，其次有 B^6a 和 B^6b+c，以及 B^6b 和 B^6a+c 型。

基底段与右下叶不同。无 B^7 开口，仅有 $B^{8,9,10}$ 3 个开口（分别为前、外、后基底段），从前向后排列。B^8 和 B^9 各分成 a、b 2 个亚段（外 a、内 b）分别占 87% 和 89%。B^{10} 分为 $B^{10}a$ 和 $B^{10}b+c$ 型占 93%，B^{10}a、b、c 按顺时针方向排列（图 2-6-5）。

3. 右侧支气管

(1) 右总支气管：长 2.5~3.0cm，直径 1.4~2.3cm，与气管呈 20°~36° 角，在第 5 胸椎下端进入肺门，分成上、中、下 3 个叶支气管。

(2) 右上叶支气管：纵形皱襞一般延续到后段 B^2 支气管开口，B^1 向肺尖部开口，B^3 向前开口。右上叶段支气管开口的 6 个类型及三开口型的 4 个亚型（图 2-6-6，图 2-6-7）。

(3) 右中叶支气管：B^4（中叶外段）向外，B^5（中叶内段）向纵隔面，亚段按照反写 N 依次命名，自

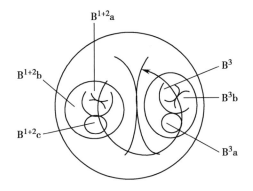

B^{1+2} 和 B^3 二开口型（$B^{1+2}c$ 支分支较远）

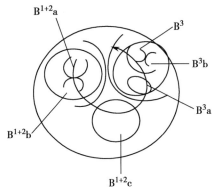

B^{1+2} 和 B^3 二开口型（B^{1+2} 支分支较近）

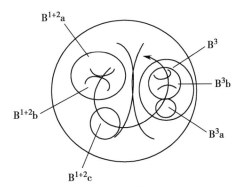

$B^{1+2}a+b$、$B^{1+2}c$ 和 B^3 三开口型

图 2-6-3　左上叶支气管分支

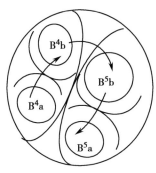

自 B^4a 开始顺时针方向排列

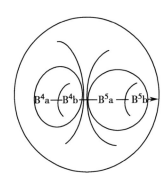

自 B^4a 开始从左向右排列

图 2-6-4　左上叶舌段支气管分支

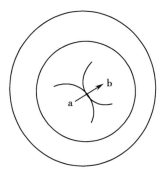

左下叶各支气管

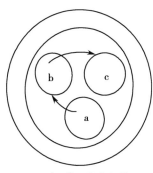

左 B^6、B^{10} 亚段支气管

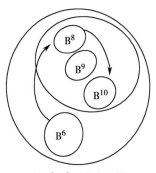

左 B^8、B^9 亚段支气管

图 2-6-5　左下叶支气管分支

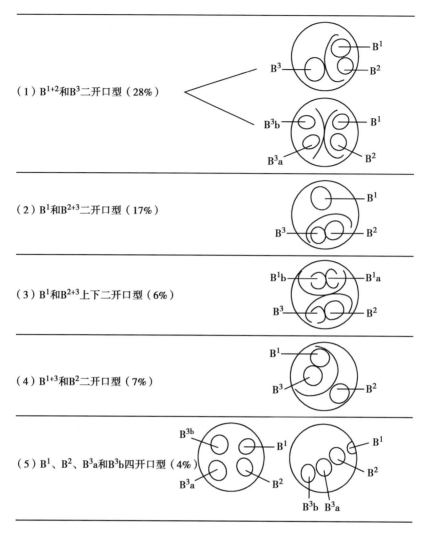

（1）B^{1+2}和B^{3}二开口型（28%）

（2）B^{1}和B^{2+3}二开口型（17%）

（3）B^{1}和B^{2+3}上下二开口型（6%）

（4）B^{1+3}和B^{2}二开口型（7%）

（5）B^1、B^2、B^{3}a和B^{3}b四开口型（4%）

图2-6-6　右上叶段支气管开口的类型

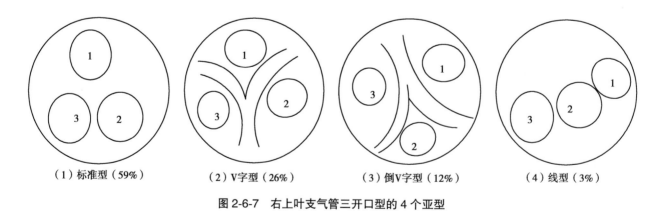

（1）标准型（59%）　　　（2）V字型（26%）　　　（3）倒V字型（12%）　　　（4）线型（3%）

图2-6-7　右上叶支气管三开口型的4个亚型

B^{4}a开始;另外一种为水平方向自外向内(图2-6-8)。

（4）右下叶支气管:B^6(背段)与左侧相仿,a、b、c三开口型占6%,排列是按逆时针走行。右下叶基底段与左侧不同,B^7(内基底段)在纵隔方向,后a前b,B^{7}缺如的占4%。B$^{8、9、10}$(分别为前、外、后基底段)为从前向后排列。B^{8}和B^9+B^{10}占2/3;B^8+B^9

和B^{10}占21%,三开口型占6%。B$^{8、9}$各有2个亚段a、b支。自外向内排列,B^{10}a、b、c为逆时针方向(图2-6-9)。

4. 右上叶支气管的异常分支

（1）右上叶仅B^{1}和B^{3}两个开口,B^{2}开口位于中间支气管上端的外侧壁上。此为罕见(图2-6-10)。

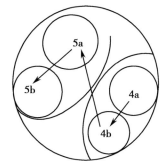
右中叶支气管亚段管口呈反N形排列

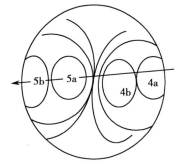
右中叶支气管亚段管口呈水平排列

图 2-6-8　右中叶支气管分支

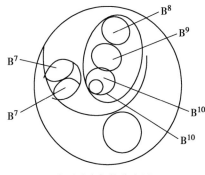
右下叶支气管分布图

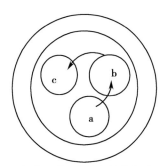
右B^6、B^{10}亚段支气管分布图

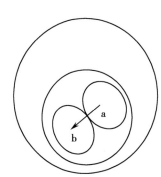
右B^8、B^{9}亚段分布图

图 2-6-9　右下叶支气管分支

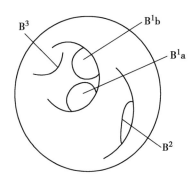

图 2-6-10　右上叶仅 B^1 和 B^3 两个开口,B^2 开口位于中间支气管上端的外侧壁上

另外,支气管的异常分支位于气管下方右侧壁分出一个开口为奇叶支气管。

(2) B^2 从右中间支气管侧壁单独开口(图2-6-11)。

四、气管镜下所见

支气管镜检查,将肉眼所看见的各种表现进行分类,世界各国分类不一,最早日本池田茂人教授的纤维支气管镜图谱,将肉眼所见分为直接表现及间接表现等。而日本于保健吉教授的图谱中根

据日本肺癌协会意见,结合支气管壁不同层次的不同表现进行分类,根据上海市胸科医院临床经验,认为结合支气管壁的结构来分类比较合理,其分类如下。

(一)气管结构上内镜的分类

1. 黏膜上皮

(1) 正常所见:透明,黏膜表面有光泽。

(2) 异常所见:黏膜苍白和不透明,黏膜表面缺少光泽,血管减少,非新生物有关的血管扩张,黏膜表面不规则,支气管壁溃疡、肿瘤(结节、多个结节、表面肉芽肿改变、表面不规则)、坏死或黏膜皱襞异常(增厚、不清楚、消失)。

2. 黏膜下固有层

(1) 正常所见:白色的纵形黏膜皱襞、血管网。

(2) 异常所见:充血水肿、出血、点状出血、非新生物有关的血管扩张、新生物有关的血管扩张、黏膜表面不规则、软骨环和环形皱襞不清、支气管壁的溃疡、黏液腺的扩大、透明的黏膜炭末沉着、黏膜萎缩增厚、肿瘤(结节、多个结节、表面光滑、表面不

47

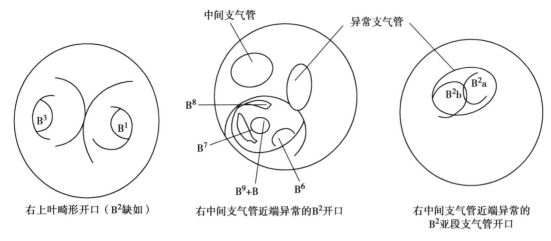

右上叶畸形开口（B²缺如）　　右中间支气管近端异常的B²开口　　右中间支气管近端异常的
　　　　　　　　　　　　　　　　　　　　　　　　　　　　　　　　　B²亚段支气管开口

图 2-6-11　右上叶 B² 从右中间支气管侧壁单独开口

规则)或黏膜皱襞的异常改变(不规则、增厚、不清、消失)。

3. 平滑肌层

(1) 正常所见:环形皱襞、支气管软骨环的突起。

(2) 异常所见:黏膜萎缩、增厚,肿瘤(表面光滑)与新生物有关的明显的血管扩张或结节。

4. 平滑肌外层

(1) 正常所见:新月形软骨环、支气管软骨环的突起。

(2) 异常所见:黏膜萎缩、增厚、特别不规则的皱襞、肿瘤(表面光滑)或与肿瘤有关的血管的明显扩张。

5. 壁外层

(1) 正常所见:不显著。

(2) 异常所见:外压性狭窄、特别不规则的皱襞、透明的淋巴结。

(二) 支气管腔

1. 狭窄　由于病变的暴露、黏膜下的病变、病变超过平滑肌层或外压造成。

2. 阻塞　由于病变的暴露、黏膜下的病变、病变超过平滑肌层或外压造成。

3. 扩张。

4. 压迫。

5. 异常的分支。

6. 嵴的异常所见　嵴增宽、受压或收缩。

(三) 病理的物质

1. 异常的分泌物。

2. 出血。

3. 结石。

4. 异物。

(四) 运动紊乱

1. 呼吸时运动的异常。

2. 咳嗽时运动的异常。

五、常见并发症

气管镜检查虽然是一种较安全的检查方法,但在操作过程中也可出现各种并发症。较严重者甚至可致死亡。普通常规气管镜检查的并发症发生率较经支气管肺活检低。

(一) 常见并发症

1. 麻醉并发症　麻醉药过敏及过量。丁卡因麻醉效果较好,但有效剂量与中毒剂量较接近。上海市胸科医院曾发生一例丁卡因过敏者经抢救治愈。利多卡因,一般不做皮试,但报道有患者对利多卡因过敏者,作者曾遇到2例,利多卡因过敏患者因利多卡因局部喷雾麻醉时出现声带水肿、气管痉挛过敏反应,经停止麻醉,使用地塞米松、解痉剂及吸氧等治疗缓解。

2. 术前用药反应　阿托品为常用药物,但有青光眼及前列腺增生患者禁用;镇静药物常用苯巴比妥(鲁米那),但有患者对苯巴比妥过敏。地西泮(安定)、吗啡等术前用药,需注意患者有无呼吸功能不全,对此类患者应谨慎用药。

3. 迷走反射　术前肌注阿托品可减少分泌物及迷走反射。

4. 发热　气管镜检查后有些患者有一过性发热,需注意气管镜及附件的消毒,预防交叉感染。

5. 心律失常　原有心脏疾患及心律失常患者在有条件的医院检查时,需进行心电监护,必要时使用药物治疗。

6. 经鼻插镜法　注意预防鼻出血的发生。曾见一例经鼻插镜出现鼻出血,出血量 >200ml,经耳鼻喉科治疗血止。活检时亦需注意出血的发生,可用 1 : 20 000 肾上腺素液注入以达止血目的,TBLB 检查时气管镜嵌入出血口用于止血;如有出血量多时嘱患者取患侧卧位为佳,以保证对侧支气管通气以防窒息,必要时可注射冰盐水或静脉用垂体后叶素、注射用血凝酶(立止血)等止血药物;另外可用气囊导管放置于患侧暂时阻塞患侧,保证对侧支气管通气。

7. 气道阻塞　对 COPD 患者及肺癌全肺不张患者需注意检查时充分供氧,也可用高频通气,许多学者观察到,气管镜检查时,血氧分压较检查前可降低 10~20mmHg。对气管肿瘤患者可二路供氧,鼻导管及气管镜活检孔同时供氧。

8. 恶心呕吐　可对症治疗等。

9. 气胸　TBLB 时发生较多。如少量气胸可自愈;如气胸压缩肺部范围较大,应及时胸腔插管行闭式引流以利肺扩张。术后如未很好观察患者,出现张力性气胸而未及时治疗可致命。

10. 心电图异常　可出现心律失常及 T 波改变等,应及时处理。

11. 心理反应　应向患者多做解释工作,消除患者恐惧心理。

12. 失声　检查前应充分麻醉,插镜时应轻柔,不能强行插入以防损伤声带。如有失声者应请耳鼻喉科医师及时治疗。

(二) 并发症的发生率和病死率

1974 年,Credle 等学者问卷调查 24 521 例次气管镜检查后报道严重并发症发生率占 0.09%,病死率占 0.01%。1976 年,Suratt 等报道一组回顾性研究,48 000 例气管镜检查,死亡 12 例,其病死率为 0.03%。Herf 及 Simpson 分别于 1978 年及 1986 年报道 TBLB 共 6 015 例次,气胸 219 例(占 3.6%),出血 52 例(占 0.9%),死亡 9 例(0.1%)。自 1974—

1994 年,美国 22 位学者对经支气管肺活检并发症进行前瞻性研究,在 4252 例中 18 位学者都是在荧光透视引导下进行检查,3 位学者在无荧光透视下进行检查,1 位部分用、部分未用荧光透视,并发症发生情况如下:气胸 167 例(4.0%),出血 89 例(2.1%),死亡 5 例(0.1%)。上海气管镜学组 1999 年问卷调查了 29 家医院共 131 003 例次气管镜检查,发生各类并发症 1746 例(0.33%),死亡 10 例(0.008%)。

(三) 减少并发症发生的措施

Zavala 曾提出减少气管镜检查时并发症发生的 14 条措施:①气管镜检查应在有很好装备的气管镜室内进行;②气管镜检查后应有恢复室;③需要有良好的技术指导;④避免治疗前应用镇静剂及巴比妥类药物;⑤常规经鼻腔供氧;⑥经支气管肺活检应在荧光透视引导下进行;⑦监测患者的心率、心律、心电图 ST 段及 T 波变化;⑧气管镜下可见肿瘤活检前及 TBLB 活检前在相应的段支气管内注入 1 : 20 000 肾上腺素 5ml 以减少出血;⑨当经支气管活检有暂时性出血时应使用嵌入技术;⑩在血小板低于 5 万或有血小板异常的任何患者,气管镜检查前即刻给静滴 6~10 袋血小板;⑪在尿毒症的患者如果可能的话,应尽量避免进行刷检及活检;⑫装备 1 台硬质支气管镜,需要时使用;⑬对支气管哮喘的患者使用支气管扩张剂,以防气道梗阻;⑭使用 1 张核对表,以预防术前常规检查被遗漏。

第二节　气管镜技术在临床诊断中的应用

一、普通气管镜检查

(一) 气管镜检查所见的分类

气管镜检查根据病变侵犯支气管的不同层次,大体上分为黏膜上型的病变及黏膜下型的病变。

1. 原发黏膜型　有表面浸润型、结节浸润型和息肉型。

2. 原发黏膜下型　有上皮下型、壁内型、壁外型。

(二)常见肺部疾病的气管镜表现

1. 支气管炎症

(1)急性期:见黏膜充血水肿,毛细血管扩张,腔内见脓性分泌物。

(2)慢性期:见黏膜增厚,软骨环高低不平,黏液腺开口增大,甚至黏膜萎缩、纤维化及瘢痕改变,偶见炎性肉芽组织增生改变。

2. 结核　结核一般以肺实质及周围型病变较多,但也可引起气管、支气管黏膜的改变,根据肺结核的不同病理改变,其黏膜改变也各有所异。

(1)浸润型肺结核:可见黏膜充血水肿,软骨环不清,嵴增宽,管腔狭小,常见脓性分泌物。

(2)溃疡型:黏膜浅表糜烂,溃疡底部为肉芽组织,其表面被以白色干酪样坏死物覆盖,其白色坏死物与肿瘤表面坏死物不同;肿瘤仅限于局部坏死,而结核可见大片地毯式坏死物。

(3)增生型:结核性肉芽组织增生,呈菜花状或颗粒状向管腔突出。

(4)纤维狭窄型:黏膜为白色瘢痕组织致管腔狭小,变形呈镰刀状甚至呈针尖大小。

(5)瘘管:淋巴结结核溃破支气管形成瘘管穿孔处有干酪样物质溢出。

(6)淋巴结压迫:结核性淋巴结肿大压迫支气管使管腔变扁、变狭窄。

3. 结节病胸内结节病,不同病期气管镜表现不同。

(1)Ⅰ期:见双侧支气管广泛充血水肿,毛细血管丰富,呈网状改变。淋巴结肿大,压迫管壁,使管腔变狭窄,嵴增宽。

(2)Ⅱ期:充血水肿较Ⅰ期时减轻,但黏膜上可见散在黄白色小结节,活检时可证实结节病之诊断,淋巴结亦可肿大压迫支气管使之变狭窄。

(3)Ⅲ期:肺门淋巴结消退,肺组织呈纤维化改变,故气道内淋巴结压迫情况消失,黏膜增厚或呈瘢痕改变。

Ⅱ期胸内结节病(呈双肺门淋巴结肿大及肺实质浸润)的诊断阳性率较高。Gilmean 和 Wang 指出,结节病患者4次活检可以提供最后的诊断,另外 Kvale 等也发现4次活检已足够诊断。相反,Reethel 等发现在两个不同肺叶10次活检方

可达到诊断结果,特别在Ⅰ期结节病患者(仅双肺门淋巴结肿大,无肺实质浸润)。此外,支气管黏膜活检可提高诊断阳性率。支气管黏膜活检阳性率在57%~70%,经支气管肺活检诊断阳性率为73%~80%,两者相加的阳性率可达85%。Armstrong 等报道结节病患者支气管内的各种表现如结节、狭窄、血管扩张,3种表现都同时存在则支气管活检的阳性率可达91%,有上述2种表现存在其阳性率为72%,3种皆不存在其阳性率仅为37%。

4. 职业病　如矽肺(硅沉着病)、煤肺等职业病患者,多见慢性阶段,双侧支气管黏膜明显肥厚、嵴增宽、纵形或环形皱襞消失、软骨环不清、管腔普遍性狭窄、支气管黏膜上散在黑色炭末沉着。

5. 气道异物　黏膜充血水肿,管壁上肉芽组织增生,包绕着异物,异物表面常覆盖着黄白色坏死组织。

6. 支气管扩张　支气管扩张部位的支气管黏膜可充血水肿,慢性阶段支气管腔扩大,软骨环呈高低不平隆起,腔内可见大量脓性分泌物或血液溢出。

7. 肺脓肿　在肺脓肿病变相关的支气管可充血水肿,脓肿与支气管交通后则可见大量脓性分泌物流出,甚至有出血表现。

(三)肺癌的气管镜所见

自1964年纤维支气管镜问世以来,Ikeda 首先将气管镜下肺癌的表现分为三类,即直接征象、间接征象和无发现。具体分为6种表现:肿瘤、管腔闭塞、管腔狭窄、管壁局部隆起及黏膜皱襞肥厚和中断。上海市肺癌协作组将气管镜下肺癌表现分为两大类:①直接表现,包括外生性肿瘤、浸润性肿瘤、息肉样病变;②间接表现,包括充血、水肿、狭窄。

日本 Oho 将肺癌气管镜下表现根据肿瘤侵犯支气管壁不同层次分为黏膜上型及黏膜下型两大类。我们认为此种分类比较合理,故选用并参照其分类也将气管镜下肺癌的表现分为两大类。

1. 肺癌在气管镜下的表现

(1)黏膜上型:肿瘤自黏膜层向管腔内生长,其形态如下所述。

1）菜花状:肿瘤表面不规则似菜花样生长,基底较宽。

2）乳头状:肿瘤表面较光滑,呈粉红色,血管较丰富,在黏膜上生长突入管腔,基底较宽。

3）息肉状:肿瘤基底较小,自支气管黏膜向腔内生长,肿瘤呈长型,突出管腔,除基底部固定外,其他部分呈游离状,可随呼吸及咳嗽上下移动。

4）肉芽状:肿瘤在黏膜上生长,表面不规则,呈沙粒状。

5）坏死:肿瘤表面完全被白色,或黄白色坏死物覆盖,无法窥及肿瘤形态。

（2）黏膜下型:肿瘤自黏膜下层生长,表现有:①管口闭塞;②管口狭窄; ③黏膜充血水肿;④黏膜增厚,纵形皱襞增粗,不规则;⑤黏膜表面高低不平;⑥嵴增宽。

上海市胸科医院曾总结自1981年1月至1985年12月经气管镜检查的肉眼可见的黏膜上、下型肺癌共1215例,其中黏膜上型697例(占57.4%),黏膜下型518例占42.6%。不同组织学类型气管镜表现不同,鳞癌以黏膜上型表现为多,占67.4%(445/660),黏膜下型占32.6%(215/660),

约2/3为黏膜上型,1/3为黏膜下型。其主要表现为菜花样状及乳头状新生物,各占62.2%(277/445)及25.4%(113/445)。鳞癌伴坏死较多,内有坏死者占56.3%(27/48)。腺癌黏膜下型表现以管口狭窄、黏膜高低不平和管口闭塞者为多:各占52.8%(86/163)、19%(31/163)和17.8%(29/163),而黏膜上型中乳头状新生物较多,占52.6%(51/97),菜花状次之33.0%(32/97)。小细胞癌中黏膜上、下型分别占53.3%(90/169)及46.7%(79/169)。黏膜下型肺癌往往不易诊断,或不被重视,对黏膜充血水肿或纵形皱襞增粗增宽、嵴增宽等表现应认真检查,并于报告上注明其累及的范围,为外科提供切除范围的依据,尽量避免术后切端阳性。当发现气管腔内改变时,根据病变表现不同选用不同的检查方法可获得组织学或细胞学结果。常用的检查方法有活检、刷检、穿刺、冲洗及检后痰等检查,几种检查方法联合应用可提高阳性率。通常内镜中可见肿瘤的检查阳性率在90%以上。国内外气管镜检阳性率见表2-6-2。

为获得较高的阳性诊断率,每种检查必须认真进行。首先应熟悉各型肺癌的镜下特征,有助于肺

表2-6-2 国内外气管镜阳性率

作者	病例数	活检阳性率	刷检阳性率	冲洗阳性率	检后痰阳性率	总阳性率
薄维娜	1215	76.6%(814/1 063)	69.2%(797/1 152)	28.7%(284/990)	47.2%(218/462)	90.40%
潘淋娜	911	78.1%(581/744)	85.9%(756/880)			87.50%
李忠民	826	95.5%(694/727)	88.9%(152/171)	涂检 85.4%(76/89)		98.90%
胡华成	270	72.9%(186/255)	83.1%(217/261)			94.40%
王一丁	210	62.9%(83/132)	35.7%(26/75)		19.5%(8/41)	86.20%
汤华战	200	81%(128/158)	76.3%(58/76)			93.70%
Martini	106	93%(66/71)	92%(45/49)	79%(81/102)	68%(57/84)	98%
Kvale	70	71%(50/70)	77%(54/70)	63%(45/71)	48%(28/58)	86%
Zavala	193	97%(58/60)	93%(124/133)			94%

癌的基本诊断。根据肺癌的生长部位与形式,采用多种不同的取材方法互相补充。

2. 活检

(1) 重视首次活检,在直视下活检钳要对准靶位顶紧咬深。

(2) 自管腔内长出的新生物,直接对准新生物取材。如肿瘤生长于管壁一侧,则需使活检钳钳口与管壁平行靠紧管壁与肿瘤垂直进行活检。有人主张选用钳口中带针的活检钳使之固定于管壁上便于活检。

(3) 如肿瘤表面有坏死物则应钳除坏死物,在其深层再多次活检获取肿瘤组织。如有困难可用针吸细胞学检查。

(4) 活检钳取组织以 3~4 块为宜。Popovich 报道 26 例肉眼可见管腔内肿瘤,进行刷检及活检 1 次与活检 4 次的阳性率自 92% 提高到 96%。几乎所有的作者都推荐两种或两种以上的标本可以增加肺癌诊断的阳性率。如果可以见到肿瘤,活检钳放到肿瘤部位并固定好,顶紧进行活检。有两组报告活检 3~4 次阳性率可达最高,不必做更多次活检。

(5) 活检钳反复使用钳口变钝则不易取下标本,或因钳子多次使用血迹嵌在其关节中,钳子无法打开影响活检标本的获取时应及时更换;活检的标本需放入装有 10% 甲醛溶液的小瓶中,小瓶外面应标记好患者姓名、门诊号、住院号、病房床号及病灶部位。

(6) 活检时如有出血则用 1:20 000 肾上腺素,每次注入 2ml,可重复 3 次或 4 次,以达到止血目的,如镜面模糊,可用盐水 5~10ml 冲洗,亦可让镜头在大支气管黏膜上轻轻擦过即可使镜面清楚。

3. 刷检 有的内镜医师主张见到新生物后先进行刷检,因为活检后出血,刷检涂片上血液较多影响诊断,有的医师主张先进行活检,在活检咬破的肿瘤表面进行刷检易获得肿瘤细胞,上海市胸科医院采取后一种方法。Kvala 报道支气管刷检阳性率高于其他检查方法,阳性率达 77%,他还认为刷检合并活检阳性率则可增加至 86%。毛刷自气管镜活检孔插入后到达病灶处,来回移动并旋转,使刷子四周都与肿瘤接触,可刷取较多肿瘤细胞,

然后从活检孔拖出涂于玻璃片上,可用手指拉起刷子,使之多次弹在玻片上,可用 95% 乙醇或固定液固定后即可送病理科。毛刷有 3 种,第 1 种是普通型毛刷(BC-9C,),螺旋管内有一根金属丝,头部有小的尼龙刷;第 2 种是有塑料外套管的刷子(BC-5C),刷子缩在塑料套管之中,到达病灶进行刷检时,刷子自套管中伸出,在病灶上擦刷,刷检后回缩于套管内,自气管镜活检孔中拖出,以避免细胞在拉出过程中丢失。有学者报道以上两种型号的毛刷并不影响也不改变诊断阳性率。但在 X 线隐匿癌及在痰癌细胞阳性,X 线片及气管镜检全部阴性的情况下为进行肿瘤定位,有的医师主张在全身麻醉下用带套管的毛刷在不同的各叶、段分别进行刷检,每个部位用 1 根套管刷,标明刷检位置,刷完后刷子回缩入套管中避免互相交叉污染,以查出肿瘤阳性部位。如果气管镜不能定位的隐匿性肺癌则 3 个月复查一次气管镜。此种病例以原位癌为多,而又以鳞癌为主,而其中有 10% 为多原发性肺癌。最近除用 HPD Krypton laser 进行检查外,还有学者提出用固有荧光气管镜检查以协助肿瘤定位;第 3 种毛刷为防污染双套管毛刷(protected specimen brush,PSB),毛刷位于两层塑料套管之中,外层套管口用聚乙二醇封口。它是一种无生理活性的多聚物,易溶于水和体液,对人体无害,不影响微生物生长。此刷主要用于下呼吸道细菌培养,当到达下呼吸道需要取材部位时,先将内套管推出,将外套管封口的塞子推出后,再将刷子自内套管内推出反复进行刷检后,将刷子回缩到内套管中,内套管再回缩到外套管中,再一齐拉出。刷子伸出后,用无菌剪刀将刷子头剪下,放入消毒管中进行细菌培养。

4. 冲洗检查 将气管镜放在所需之叶段开口,注入 10~20ml 生理盐水,冲洗后即刻吸引。冲洗液即刻送病理料,离心沉淀后,将沉淀物倒在玻片上,染色后进行检查,但冲洗检查阳性率较低。

5. 检后 痰气管镜检查完后,让患者连续查痰癌细胞 3 天,也有助于诊断。上海市胸科医院总结的 1215 例肺癌检查中检后痰阳性率为 47.2%,但国外学者 Kvale 提出支气管冲洗和检后痰不能产生显著的诊断意义。

（四）气管肿瘤

在气管镜检查中，有时会发现生长于声门下与气管隆嵴之间的气管肿瘤，气管肿瘤常易误诊或漏诊。因为胸部 X 线片常无异常发现。国内报道，在肺癌中气管肿瘤的发病率仅占 1%~3%，这可能由于条件限制或医师对其认识不足之故。有学者提出 40 岁以上，近期出现咳嗽、痰血、呼吸困难或伴有哮鸣音者除应拍摄胸部 X 线片外，应及早进行气管镜检查，以达诊断目的。薄维娜曾总结气管镜诊断原发性气管肿瘤 40 例，其中恶性和低度恶性共 37 例，占 92.5%，良性肿瘤 3 例占 7.5%，并提出气管镜检查后应详细描述以下内容。

1. 气管肿瘤的形态　有菜花状、乳头状、息肉状、肉芽状及管壁浸润等表现。

2. 肿瘤位置及范围　测量肿瘤上缘距声门的距离，肿瘤下缘距气管隆嵴的距离，并可测量出肿瘤的长度。如肿瘤较大气管镜无法通过肿瘤，则依靠正侧位胸部 X 线片、气管倾斜断层片及 CT 片估计肿瘤的大小。

3. 肿瘤生长部位　将气管圆周按时针方向测量肿瘤生长于几点至几点位置，例如肿瘤长在右侧壁，自 12 点至 6 点钟位置。

4. 肿瘤占管腔的面积　将气管以十字分 4 等份，每区各占 25%，估计肿瘤占管腔面积为多少，如肿瘤占管腔面积 >75% 以上者，则不宜进行活检、刷检等，以防检查时出血，造成患者窒息。气管镜医师提供以上资料给胸外科医师，可让其选择手术方式及确定切除范围，也为麻醉科医师提供插管方式及插管深度。术后即刻吸除气道内血液、痰液及清除气道内残留的组织碎片。术后定期复查气管镜，以了解吻合口愈合情况，有无肉芽组织、线头以及肿瘤复发情况。对线头和肉芽组织可进行治疗，钳除线头，肉芽组织可用高频电烧灼或 YAG 激光汽化治疗。

（五）转移性肺癌

主要有以下三种表现：①支气管内可见的病灶；②肺外周型结节；③淋巴管炎样播散。第①种情况可经气管镜进行检查，以明确诊断；后两种则需通过 TBLB 进行检查。

有些肿瘤可能转移到支气管腔内：如乳房癌、结肠癌、黑色素瘤及肾癌。当怀疑肺实质内有转移癌，行气管镜检查时，常常可以在内镜下发现肿瘤，但放射学上仍为隐匿性的转移癌占 11%~38%。对转移性的病灶诊断阳性率不如支气管肺癌阳性率高，诊断阳性率为 24%~76%。

二、经支气管肺活检

经支气管肺活检（transbronchial lung biopsy，TBLB），首先是 Anderson 用硬支气管镜进行检查。而自纤维支气管镜问世以后，Scheinhom 将 Anderson 的活检技术和纤维支气管镜结合起来，取得很好的效果。近 30 多年来，TBLB 检查在世界各地已广泛开展，大大提高了胸部疾病的诊断水平。

（一）适应证

1. 周围型肺实质性肿块和结节　因为气管镜的可见范围有一定限制，对不可见的周围型病灶需行 TBLB 检查。

2. 弥漫性肺间质疾病。

3. 肺部感染性疾病。

4. 免疫抑制性疾病肺浸润。

5. 心肺移植术后的肺活检　监测全身反应和感染情况。

（二）禁忌证

1. 肺动脉高压患者。

2. 凝血机制不全患者。

3. 疑诊为肺动静脉瘘、肺动脉瘤、肺血管瘤、肺包囊虫病及肺大疱患者。

4. 心肺肾功能严重障碍，严重心律失常，近期有过心肌梗死及全身情况极差者。

5. 哮喘发作期间。

6. 发热 38℃ 以上或严重咳嗽及痰量较多者。

7. 未得到患者与家属同意，未签字者。

（三）术前准备及术前用药

1. 详细了解病史，进行体格检查。

2. 备有正侧位胸部 X 线片、断层片或 CT 片。

3. 术前检查心肺功能、出凝血时间、血小板、凝血酶原时间、肝功能。

4. 检查各种需使用仪器设备功能情况，并进行严格的消毒。

5. 备有急救药品、氧气、气管插管等设备。

6. 术前禁食、禁水 4 小时。

7. 术前 0.5 小时肌注阿托品 0.5mg（有青光眼及前列腺增生者禁用），镇静药用地西泮（安定）5mg 肌注，国外许多医院给静脉滴注镇静剂及肌松剂。

8. 用 2% 利多卡因进行咽喉部局部喷雾麻醉。

（四）操作方法

经鼻或经口插入气管镜，检查双侧支气管。弥漫性病变可选择病变集中的部位或选择下叶前外基底段进行活检，在电视透视引导下，将活检钳伸至距胸壁 2~3cm 处嘱患者吸气，将钳口张开，并向前推进 1~2cm，于呼气时关闭钳口，钳取的组织，置于 10% 甲醛溶液中固定。也有许多学者对弥漫性病变不用荧光透视进行活检，但需与患者术前讲明，如有胸痛则需做手势以防气胸发生。如为周围型肺病灶，则根据正侧位片估计病变位置，插入活检钳，在电透下见活检钳达到病灶内，呼吸时并随病灶上下移动，正、侧位皆证实活检钳位于病灶内时，可张开钳口向前推进 1cm，于呼气时关闭钳口，拉出活检钳，标本放入 10% 甲醛溶液中固定，一般需活检 3~4 块。然后进行刷检与冲洗检查。如活检钳较难达到的位置，可改用刮匙或双关节毛刷进行取材。

并发症主要为出血、气胸等。

（五）经支气管肺活检诊断的阳性率

国内外学者对弥漫性肺间质疾病及周围型肺肿块的 TBLB 检查阳性率报道不一，与病灶部位、病灶大小、术者的技术水平、病理科医师的经验密切相关。现简要介绍美国 Steven 编著的《支气管镜》一书中关于 TBLB 在各种疾病中的阳性率如下。

1. 特异性组织学

（1）恶性病变：周围型的肿瘤 21%~77%、转移性的淋巴管样癌肿 17%、88%、淋巴瘤 50%~57%、肺泡细胞癌 25% 和肺上沟瘤 36%。

（2）间质性肺疾病：结节病（Ⅰ期）56%~75%、结节病（Ⅱ期）83%~97%、嗜酸性肉芽肿 50%~100%、肺肾出血综合征、维格诺肉芽肿和嗜酸性粒细胞性肺炎 100%。

（3）感染性肺疾病：卡氏肺囊虫肺炎 36%~97%、结核 13%~54%、巨细胞病毒肺炎 11%~83%；真菌病中曲菌病 20%~75%、新型隐球菌 75%、球霉菌病

18%；荚膜组织胞浆菌病 38%~100% 和鸟型细胞内分枝杆菌 47%。

（4）肺移植的监测 69%~83%。

2. 非特异性组织学　肺间质纤维化 19%~39%、结缔组织 - 血管性疾病、尘肺（肺尘埃沉着病）100%、含铁血黄素沉着症、脂质性肺炎、放射性肺炎 50%。

（六）影响经支气管肺活检阳性率的因素

1. 病灶的大小　直接影响阳性率的高低，病灶直径 >2cm 与 <2cm 的阳性率是有明显差异的。在美国大多数学者报道病灶直径 <2cm，诊断阳性率仅为 11%~28%，相反直径 >2cm 的病灶诊断阳性率为 42%~76%。

2. 病灶距肺门的距离　与阳性率有关。Stringfield 等认为病灶距肺门 2~6cm 之间诊断阳性较高，而病灶距肺门 <2cm 或 >6cm 则诊断阳性率下降，太靠近肺门的病灶和太远离肺门的病灶，诊断阳性率均较低。Radke 也支持此种说法。

3. 病变本身的性质　病灶本身的良性与恶性直接影响诊断的阳性率。一般内镜下可窥见的病灶诊断阳性率比周围型病灶为高，而周围型病灶恶性比良性病灶诊断正确率为高。Joyner 和 Scheinhom 报道对结核和结节病的诊断正确率仅为 12%~37%。

4. 联合多种检查方法　如活检、针吸、刷检、冲洗和检后痰等对周围型病变诊断的阳性率可提高 68%。Shiere 和 Feduoll 发现活检对周围型结节诊断阳性率为 36%，而针吸对周围型结节诊断则阳性率为 52%，针吸联合标准的活检、刷检、冲洗则阳性率明显增加至 48%~69%。Popovich 推荐取 6 块周围型病灶进行活检，可提高诊断正确率，而对内镜下可窥见的病灶取 3~4 块活检已足够。几位学者报道收集检后痰，对周围型恶性病变，可提高诊断阳性率。

5. 内镜医师技术　内镜医师必须技术熟练，并在荧光透视引导下检查，活检钳必须完全准确地达到病灶内，才能获得阳性诊断的标本。Teirstein 等提出活检钳钳口张到 4mm 大，才能得到足够的活检标本。Saltzstein 等观察到活检钳使用 20~25 次，则变钝；如果活检钳多次使用，在其关节内有

血迹,则其钳口打不开或打开很小,会影响活检阳性率。

6. 病理科医师的经验及实验室设备　有资历的病理科医师及设备良好的实验室是提高诊断正确率的重要因素。因为 TBLB 所取肺组织较小,组织相不典型。应结合电镜、免疫组织化学、特殊染色,需要有丰富临床经验的病理科医师,将病理学、放射学、临床表现结合起来方能得到正确的诊断。

(七) 经支气管肺活检新进展

21 世纪随着各种影像和内镜技术的进展,肺外周病变的增加,传统的经 X 线透视的 TBLB 已不能满足临床需要,X 线透视引导下经支气管镜肺活检诊断率受病灶大小、操作医生水平等多种因素影响,变动范围较大,在 20%~84% 之间。另外,单靠 X 线片不能确定微细病变,也不能确定活组织活检钳或毛刷是否准确地到达病变位置,如反复活检,则检查医师和患者所接受的放射量增加。因此,出现了以细支气管镜、气道内超声、依据 CT 成像构建的虚拟支气管导航系统为代表的诊断肺外周病变的新技术,这些技术单独或联合使用已经显示能够增加外周病变诊断率的效果,是介入肺脏病学在诊断领域的重要应用。

文献报道新型的细支气管镜(Olympus XBF-3B40)具有 1.7mm 的工作腔,远端直径为 3.5mm 用于周围型肺部病变,与标准型支气管镜(Olympus BF-240 远端直径 5.9mm,工作腔 2mm)相比,细镜可到达更远端的支气管[(4.3 ± 1.0) mm vs.(2.3 ± 1.0) mm],14% 患者当中,经细镜可显示标准支气管镜显示不到的异常。

虚拟支气管镜是利用螺旋 CT 的资料重组成三维的支气管管腔而促进真实支气管镜的功能,锁定目标后,支气管的资料会经自动调整后提取,它还具有搜索功能,能够确定支气管到达目标的路线。Asano 报道一组包含 38 处损害的 37 个患者。虚拟支气管镜图像平均可到达 6 级支气管(3~9级),使用这个系统,在 38 处外周病变中,按虚拟支气管镜显示的路线,超细支气管镜能够到达 36 处(94.7%),活检钳能够到达 33 处病变部位,在 31 处(81.6%)病变获得正确诊断。

气道内使用的超声内镜联用导向鞘设备(EUS-GS)引导下行 TBLB 检查是今后发展 TBLB 技术的重要方向,气道内使用的超声内镜(endoscopic ultrasonography,EUS),可以对气管进行 360° 环扫,区分气管各层结构,发现管内型和管外型病变,它的主要优点为,通过气管内超声可以观察到病灶的位置及与气管的关系,导向鞘可以帮助准确定位,撤出超声探头后,活检钳可以反复活检,减少 X 线辐射,并有减少出血的作用。目前适合联用导向鞘进行外周病变检查的超声探头主要有两种型号:UM-BS20-20R(插入部分内径为 1.7mm),UM-BS20-17R(插入部分内径为 1.4mm)。Kurimoto 最先报道气管内超声配合引导套管提高诊断周围型肺癌的效能。在 150 个外周病变中,通过 EUS-GS 联用透视的方法诊断 116 处(77%)病变。其中探头位于病灶中央的病变诊断率明显高于探头邻近病灶的病变(87% vs. 42%)。且诊断率高低不受病灶大小影响,直径 <10mm 的病灶诊断率也可达到 76%。在 54 个直径 <20mm 的病变中,X 线片不能证实是否活检钳到达病灶,但诊断率与 X 线片证实活检钳到达病灶的病变无明显差别(67%/74%)。在没有 X 线透视辅助的条件下,单独应用 EUS-GS 进行 TBLB 也获得了较好的效果,在 123 个外周损害中,仅通过 EUS 观察到病灶的病变通过单用 EUS-GS 诊断,76 处(61.8%)病变获得诊断,分析发现,病灶直径 >2cm、位于中叶或舌叶、CT 显示管内生长的病灶,实体性病灶相对有较高的诊断率。

三、超声支气管镜引导的经支气管针吸活检

本书所描述的"超声支气管镜",是一体化的搭载电子凸阵扫描超声探头的超声光纤支气管镜,有别于需借助气管镜工作通道工作的支气管内超声探头。借鉴超声内镜引导下细针针吸活检(endoscopic ultrasonography guided fine needle aspiration,EUS-FNA)经验,2002 年开始,奥林巴斯公司和日本千叶大学胸外科安福和弘(Kazuhiro Yasufuku)医生共同专注于 CP-EBUS 的开发,使之能够进行实时超声支气管镜引导下经支气管针吸活检(real-time EBUS-TBNA),整个研发过程从最初的超声纤维支气管镜(XBF-UC40P)发展到电子镜

和纤维镜的"复合镜"系统（BF-UC260F-OL8），到配合通用型超声内镜图像处理装置使用的新一代超声光纤电子支气管镜（BF-UC260FW），增加了钳子管道内径和超声功能，同时穿刺针针径也有21G、22G两种规格可供选择，可以更加安全、高效、方便地进行EBUS-TBNA操作．附图为以电子扫描超声内镜主机EU-C2000和超声支气管镜BF-UC260F-OL8为例介绍EBUS-TBNA的设备及操作步骤（图2-6-12）。

EBUS-TBNA的主要适应证：①肺癌患者淋巴结分期；②肺内肿块和纵隔肿瘤诊断；③增大肺门和纵隔淋巴结的诊断。简而言之，EBUS-TBNA是诊断气管旁和支气管旁增大淋巴结和肿块最重要的工具，并且能够对肺癌患者淋巴结转移情况进行判定，从而指导临床采取正确治疗策略。

超声支气管镜在肺癌中应用主要包括以下三方面：①用于肺癌诊断；②用于肺癌分期；③用于指导肺癌个体化治疗。以下将简单加以分别介绍。

（一）EBUS-TBNA在肺癌诊断中的应用

1. 不明原因肺门和（或）纵隔淋巴结肿大　由于晚期非小细胞肺癌（non small cell lung cancer，NSCLC）患者容易发生胸内淋巴结转移，腺癌气管腔内病变相对少见，经胸针吸活检（transthoracic needle aspiration，TTNA）诊断的肺外周病变多可经手术切除，超声支气管镜可以穿刺气管旁和支气管旁增大淋巴结，因此已成为诊断晚期NSCLC最重要工具之一。多个研究表明EBUS-TBNA诊断肺癌的平均敏感度是90%，假阴性率是20%。EBUS-TBNA诊断肺癌的荟萃分析入选11个研究（n=1299），EBUS-TBNA肺癌诊断的平均敏感度是93%，特异度是100%，仅2例（0.15%）发生并发症。因此，如确实存在肺癌胸内淋巴结转移，在一个新开展EBUS-TBNA的单位通过学习曲线训练之后，如采取正确穿刺策略，EBUS-TBNA诊断肺癌纵隔和肺门淋巴结敏感度应达到90%以上。

2. 纵隔和肺内肿瘤　除通过穿刺肺癌转移的淋巴结间接诊断肺癌，EBUS-TBNA还可以穿刺气管或支气管旁肺内的肿块直接诊断肺癌，诊断敏感度为82%~94%，笔者所在单位对78例胸部CT检查显示气管、支气管周围肺内病变患者行EBUS-

TBNA，EBUS-TBNA诊断原发性肺癌的敏感度为96.8%（61/63），与EBUS-TBNA诊断肺癌胸内淋巴结转移敏感度类似，但考虑肺癌肿块血流丰富，且容易出现高凝状态，临床操作时，对超声多普勒显示富含血管的肿块进行穿刺时需提高警惕，以防止出血导致的相关并发症。对影像学表现为纵隔孤立占位的"纵隔型肺癌"的患者，EBUS-TBNA也可获得较好诊断率，但由于纵隔型肺癌可表现为小细胞肺癌（small cell lung cancer，SCLC）、肉瘤样癌等多种类型，且需与原发性纵隔肿瘤、淋巴瘤等相鉴别，经常需要借助免疫组织化学方法（IHC）明确肿瘤起源和类型，较EBUS-TBNA诊断肺内肿块和肺癌转移淋巴结更有难度。

3. 通过酶标明确肺癌分型　鉴于NSCLC小活检标本和细胞学标本在晚期NSCLC治疗中的重要性，新版（2011年）肺腺癌IASLC/ATS/ERS国际多学科分类提出要对小活检标本的NSCLC病理组织学诊断明确分出腺癌或鳞癌，NSCLC-NOS（不能明确腺鳞癌类型的非小细胞肺癌）术语应尽量少用，应结合IHC方法明确病理类型，以便NSCLC中腺癌、除鳞癌之外的NOS均能行表皮生长因子受体（epithelial growth factor receptor，EGFR）突变检测。最近已有学者报道，在NSCLC患者，EBUS-TBNA获得的标本在常规临床实践中可以达到77%的明确分型率，使用IHC可以降低NSCLC的未分型率，选用的IHC指标为细胞角蛋白（CK5/6）、P63判定鳞癌，甲状腺转录因子1（thyroid transcription factor-1，TTF-1）判断腺癌。

（二）EBUS-TBNA在NSCLC分期中的应用

1. 与无创分期的对照研究　超声支气管镜最初为肺癌淋巴结分期研发，2007年即已被美国国家综合癌症网络（National Comprehensive Cancer Network，NCCN）和美国胸科医师学会（The American College of Chest Physicians，ACCP）肺癌指南推荐为肺癌术前评估的重要工具，成为肺癌纵隔分期的新标准。对于肺癌的纵隔淋巴结分期，无创分期手段作为首选方法，其中PET扫描比胸部CT扫描更具敏感性和特异性，但即使PET/CT阳性也建议病理学确诊。目前多数有关EBUS-TBNA的分期研究都进行了与无创分期方法［CT和（或）

超声支气管镜引导下的经支气管针吸活检（EBUS-TBNA）

设备

1. 超声主机：EU-C2000

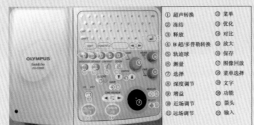

① 超声转换　⑫ 菜单
② 冻结　　　⑬ 优化
③ 释放　　　⑭ 对比
④ B超/多普勒转换　⑮ 放大
⑤ 轨迹球　　⑯ 保存
⑥ 测量　　　⑰ 图像回放
⑦ 选择　　　⑱ 菜单选择
⑧ 深度调节　⑲ 文字
⑨ 增益　　　⑳ 功能
⑩ 近场调节　㉑ 箭头
⑪ 远场调节　㉒ 输入

2. 超声支气管镜：BF-UC260F-OL8

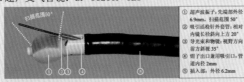

① 超声波振子：先端部外径6.9mm，扫描范围50°
② 吸引活检针外套管：相对内镜长径斜向上方20°
③ 导光束和物镜：视野方向前方斜视35°
④ 钳子出口兼用吸引口：管道内径2mm
⑤ 插入部：外径6.2mm

3. 吸引活检针：NA-201SX-4022

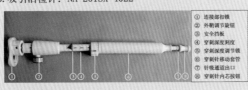

① 连接部扣锁
② 外鞘调节旋钮
③ 安全挡板
④ 穿刺深度刻度
⑤ 穿刺深度调节锁
⑥ 穿刺针移动套管
⑦ 针吸通道出口
⑧ 穿刺针内芯按钮

准备 安装水囊

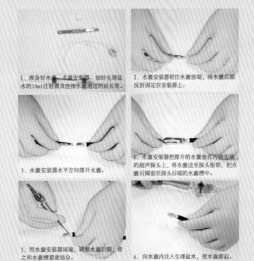

1. 准备好水囊、水囊安装器、抽吸生理盐水的10ml注射器及连接水囊通道的延长管。

2. 水囊安装器钳住水囊前端，将水囊后圈反折固定在安装器上。

3. 水囊安装器水平方向撑开水囊。

4. 水囊安装器把撑开的水囊套在内镜先端的超声探头上，将水囊送至探头根部，把水囊后圈套在探头后端的水囊槽内。

5. 用水囊安装器尾端，调整水囊后圈，使之和水囊槽紧密结合。

6. 向水囊内注入生理盐水，使水囊膨起。

7. 用拇指和食指挤压水囊，将水囊内空气全部排出，气泡排完后，用食指指尖轻压水囊前端，使之套入探头前端的水囊安装槽内。

8. 再次向水囊内注入生理盐水，以确认水囊没有漏水和气泡。

穿刺流程

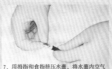

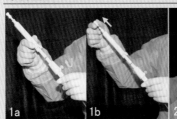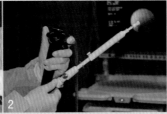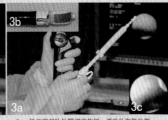

1a：体外确认穿刺深度调节锁和外鞘调节旋钮位置是否正确并锁住；1b：稍微向外拔出穿刺针内芯

2：穿刺针插入操作通道，推紧连接部扣锁

3a：松开穿刺外鞘调节旋钮，调节外套管位置；3b：体外外套管头部；3c：体内外套管头部

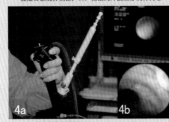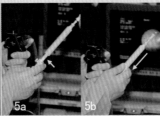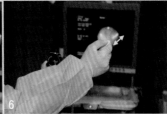

4a：向上弯曲先端部；
4b：穿刺针外套管楔在软骨环之间

5a：设置穿刺深度并锁住调节锁；
5b：猛刺法穿刺

6：穿刺针内芯向下轻推数下

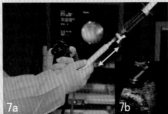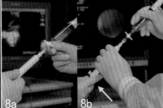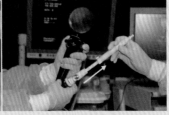

7a：穿刺针接负压注射器，打开负压；
7b：反复抽吸移动穿刺针

8a：关闭负压；8b：穿刺针从穿刺目标内拔出，归位至发出咔嗒声后锁住

9：解开连接部扣锁，取出穿刺针

版权所有：孙加源，韩宝惠 上海交通大学附属胸科医院呼吸科

图 2-6-12　超声支气管镜引导下的经支气管针吸活检（EBUS-TBNA）

PET]的比较,与 EBUS-TBNA 相比,无创分期的敏感度和特异性更低,并且 EBUS-TBNA 可以验证 CT 短径 <1cm 的淋巴结,这些淋巴结在 CT 的判定标准中是阴性淋巴结,也是 PET 判定的盲区。但目前这类研究多缺乏纵隔淋巴结转移判断的金标准:开胸术或胸腔镜手术的系统淋巴结清扫作为对照,并且所有的 EBUS-TBNA 肺癌淋巴结分期文章特异性结果均为 100%,EBU-TBNA 判断肺癌淋巴结微转移的效果如何,都需要在今后进一步验证。

2. 对 N_2 患者诱导治疗后再分期研究 在 ⅢA N_2 NSCLC 患者中,对新辅助治疗疗效评估,2012 年新版 NCCN NSCLC 指南推荐再次进行纵隔镜检查,但考虑到再次纵隔镜技术难度较大,且准确率降低,因此推荐初始治疗前使用 EBUS-TBNA 进行纵隔评价,保留纵隔镜作为新辅助化疗后纵隔分期的方法。类似纵隔镜在再分期中的应用,EBUS-TBNA 再分期的敏感度和阴性预测值下降。但相比纵隔镜有更大的安全性。已有少数研究报道了 EBUS-TBNA 在肺癌新辅助治疗后再分期中的价值,是否 EBUS-TBNA 再分期阴性的患者,需强制性再行外科检查以明确诊断,鉴于目前 EBUS-TBNA 在肺癌诱导治疗后再分期中数据较少,EBUS-TBNA 在肺癌再分期中的地位和作用需要进一步证实。

3. 与纵隔镜在肺癌术前分期中的对照研究 纵隔镜是肺癌纵隔淋巴结分期的金标准,EBUS-TBNA 在肺癌分期领域是否能够取代纵隔镜一直是个争论的话题。目前比较公认的观点是:对淋巴结高转移率的患者,使用 EBUS-TBNA 敏感度、阴性预测值、准确率高于纵隔镜,对淋巴结中等转移率的患者,使用 EBUS-TBNA 敏感度、阴性预测值、准确率低于纵隔镜。2011 年 Yasufuku 发表了一项研究表明,对可手术 NSCLC 患者采用 EBUS-TBNA 进行分期,与纵隔镜检查同等有效,该组病例 N_2/N_3 淋巴结转移的发生率为 35%。这样的研究结果提示,对高水平操作者,在全身麻醉和现场细胞学保障下,EBUS-TBNA 与纵隔镜具有等效性是可能的。尽管纵隔镜是传统评价纵隔淋巴结的"金标准",但作为外科手术,花费较大,要求全身麻醉,住院治疗,有相关并发症和病死率,研究显示即使在美国这项技术使用比例也较低。EBUS-TBNA

除具备经自然腔道微创检查的特点,门诊局麻即可进行,并可较容易对双侧肺门和对侧纵隔淋巴结进行穿刺,而传统经颈纵隔镜不具备上述优点。因此笔者推荐在肺癌临床分期实践中,可先使用 EBUS-TBNA 对胸内淋巴结分期,对 EBUS-TBNA 结果阴性的纵隔区域,根据淋巴结转移可能性再决定是否行纵隔镜检查,今后应进一步开展 EBUS-TBNA 与纵隔镜在肺癌淋巴结分期领域的互补性研究,以确定二者在肺癌术前淋巴结分期中地位和作用。

4. 联合 EUS-FNA 对全纵隔分期的研究 EBUS-TBNA 不能穿刺 5、6、8、9 组纵隔淋巴结,EUS-FNA 经食管进行穿刺,常于穿刺后下纵隔淋巴结(5、8、9 组),联合使用 EBUS-TBNA 和 EUS-FNA 可以对多数的纵隔淋巴结进行穿刺,从而提高纵隔淋巴结分期的准确率。在不具备 EUS-FNA 的条件时,可使用超声支气管镜引导的经食管针吸活检(EBUS-TENA)穿刺 5、8、9 组淋巴结,以达到全纵隔分期目的。

(三) EBUS-TBNA 在指导肺癌个体化治疗中的应用

有关肺癌驱动基因的研究明确了 NSCLC 存在个体化差异,利用驱动基因差异进行疾病个体化治疗已成为晚期 NSCLC 现在及未来方向。超声支气管镜可以穿刺气管旁和支气管旁增大淋巴结和肿块,因此已成为诊断晚期 NSCLC 及获取标本进行基因检测重要工具。EBUS-TBNA 获取的标本已成功进行 EGFR 突变、KRAS 突变、EML4-ALK 融合突变等的检测,此外也可对反应药物敏感性的蛋白进行检测从而指导不能手术肺癌患者治疗方案。

(四) 超声支气管镜在其他疾病中应用

超声支气管镜在其他疾病中的应用主要包括以下三方面:①用于其他恶性疾病诊断;②用于结节病、结核等良性疾病诊断;③其他应用。以下将简单加以分别介绍。

1. 诊断其他恶性疾病 除诊断肺癌外,EBUS-TBNA 也能有效判断胸外肿瘤胸内转移,诊断的敏感度约 90%,但需结合原发灶病理形态和免疫组织化学手段以提高诊断准确率。在诊断原发性纵隔肿瘤领域,EBUS-TBNA 获取的标本行免疫组织化学也具有一定的诊断价值,但需注意临床中孤立的纵隔占位仍有相当一部分比例为肺癌。EBUS-TBNA 对淋巴瘤也具有一定的诊断价值，需结合流式细胞学和免疫组织化学手段以提高诊断效果，但诊断敏感度仍明显低于肺癌的分期，主要是因为通过小标本确诊淋巴瘤亚型存在困难，如结节硬化型霍奇金淋巴瘤。但仍可作为淋巴瘤的初始诊断手段使用，以防止更多侵袭性外科手段的使用。

2. 诊断结节病、结核等良性疾病 EBUS-TBNA 诊断结节病已在临床获得了广泛应用，现有关于 EBUS-TBNA 诊断结节病的荟萃分析诊断准确率为 79%，对临床怀疑结节病Ⅰ、Ⅱ期的患者，获取活检标本建议首先进行 EBUS-TBNA 检查。EBUS-TBNA 在诊断胸内淋巴结结核领域也具有较高的诊断价值，现有文献报道诊断率为 79%~94%，需要更多研究证实 EBUS-TBNA 对胸内结核（肺结核和淋巴结结核）诊断价值。EBUS-TBNA 对胸内良性疾病的诊断需进行细菌、结核菌的染色和培养，特别是结核菌的检查，以防止发生误诊和漏诊。

3. 其他应用 EBUS-TBNA 已被报道可以发现肺动脉栓塞，并且可以通过抽吸纵隔内容物诊断纵隔囊肿或淋巴管水瘤，笔者所在单位目前已开始尝试通过 EBUS-TBNA 向肺癌转移淋巴结内注射化疗药物、纵隔脓肿引流和注射抗生素等局部治疗项目。

（孙加源 韩宝惠）

参考文献

1. 张捷,王长利.支气管镜发展史.中华医史杂志,2006,36 (2):96-99.

2. 薄维娜.纤维支气管镜诊断原发性气管肿瘤.医师进修杂志,1992,15(8):16-17.

3. 薄维娜.1215 例经纤维支气管镜窥及黏膜上及黏膜下支气管肺癌的分析.第三届全国肺癌会议交流资料,1986.

4. 李忠民.826 例肺癌纤维支气管镜检查资料分析.全国第三届肺癌会议交流资料,1986.

5. 潘琳娜.纤维支气管镜诊断原发性支气管癌 911 例分析.全国第三届肺癌会议交流资料,1986.

6. 胡申成.270 例肺癌的纤维支气镜检查.江苏医药,1984, (12):15-17.

7. 王一丁.纤维支气管镜检查 210 例肺癌临床分析.浙江医科大学学报,1981,10(6):284-286.

8. 汤华战.200 例肺癌纤维支气管镜检查分析.山东医药,1982,(3):13-15.

9. Oki M,Saka H,Kitagawa C,et al. Novel thin bronchoscope with a 1.7mm working channel for peripheral pulmonary lesions.Eur Respir J,2008,32(2):465-471.

10. Asano F,MatsunoY,Shinagawa N,et al. A virtual bronchoscopic navigation system for pulmonary eripheral lesions.Chest,2006,130(2):559-566.

11. Kurimoto N,Miyazawa T,Okimasa S,et al. Endobronchial ultrasonography using a guide sheath increases the ability to diagnose peripheral pulmonary lesions endoscopically. Chest,2004,126(3):959-965.

12. Yoshikawa M,Sukoh N,Yamazaki K,et al. Diagnostic value of endobronchial ultrasonography with a guide sheath for peripheral pulmonary lesions without X-ray fluoroscopy. Chest,2007,131(6):1788-1793.

13. 韩宝惠,孙加源.超声支气管镜技术.北京:人民卫生出版社,2012.

14. Sun J,Teng J,Yang H,et al. Endobronchial Ultrasound-Guided Transbronchial Needle Aspiration in Diagnosing Intrathoracic Tuberculosis. Ann Thorac Surg,2013,96(6):2021-2027.

15. Sun JY,Zhang J,Zhao H,et al. Role of endobronchial ultrasound-guided transbronchial needle aspiration in the diagnosis of bronchogenic carcinoma:Experience of a single institution in China. Thoracic Cancer,2010,1(1):28-34.

16. Sun JY,Zhao H,Han BH,et al. First 30 endobronchial ultrasound-guided transbronchial needle aspirations:a single institution's early experience. Chin Med J(Engl),2011,124(12):1818-1823.

17. Sun J,Garfield DH,Lam B,et al. The value of autofluorescence bronchoscopy combined with white light bronchoscopy compared with white light alone in the diagnosis of intraepithelial neoplasia and invasive lung cancer:a meta-analysis. J Thorac Oncol,2011,6(80:1336-1344.

18. Sun J,Yang D,Li S,et al. Effects of curcumin or dexamethasone on lung ischemia-reperfusion injury in rats. Eur Respir J,2009,33(2):398-404.

19. Sun J,Guo W,Ben Y,et al. Preventive effects of curcumin and dexamethasone on lung transplantation-associated lung injury in rats. Crit Care Med,2008,36(4):1205-1213.

20. Yang H,Zhao H,Garfield DH,et al. Endobronchial ultrasound-guided transbronchial needle aspiration (EBUS-TBNA)in the diagnosis of non-lymph node thoracic lesions. Ann Thorac Med,2013,8(1):14-21.

21. 孙加源,韩宝惠,张俭,等.超声支气管镜引导下的经支气管针吸活检(EBUS-TBNA)对肺癌的诊断价值.中国肺癌杂志,2010,13(5):432-437.

22. 孙加源,韩宝惠,赵珩,等.超声支气管镜引导下的经支气管针吸活检(EBUS-TBNA)70 例临床分析.中华结核和呼吸杂志,2010,33(10):738-841.

23. 孙加源,韩宝惠.超声支气管镜引导下的经支气管针吸活检(EBUS-TBNA)160 例临床分析.中国内镜杂志,2010,16(增刊):23-29.

24. 孙加源,王建华,韩宝惠,等.经纤维支气管镜针刺吸引

对肺癌的诊断价值.上海交通大学学报:医学版,2008,28(12):1597-1599.

25. 颜晶晶,孙加源,韩宝惠,等.自荧光支气管镜临床应用典型病例分析.国际呼吸杂志,2010,30(10):23-25.

26. 孙加源,赵珩,韩宝惠.超声支气管镜引导下的经支气管针吸活检(EBUS-TBNA)322 例临床分析.//中华医学会呼吸病学年会 2011(第十二次全国呼吸病学学术会议)论文汇编.2011:736-737.

第七章　核医学检查

第一节　核素肺通气／灌注显像在胸外科手术中的临床应用

一、显像原理

（一）肺灌注显影

大于肺毛细血管直径的放射性核素锝（^{99m}Tc）标记人血清大颗粒聚白蛋白（MAA）经静脉注射后，随血流进入右心系统并与肺动脉血流混合均匀，一过性并随机嵌顿在部分肺毛细血管或毛细血管前动脉内。由于嵌顿在肺毛细血管的量与肺灌注血流量成正比，此时用放射性显像设备可从体外获得肺内放射性颗粒的分布图像，即可显示各部位的血流灌注量，计算出肺内各区域占总肺灌注量的百分值，从而判断肺血流分布状况和受损情况。

（二）肺通气显像

将放射性惰性气体或气溶胶吸入气道和肺泡内，然后呼出，用放射性显像设备于体外探测双肺各部分的放射性分布。由于放射性在肺内的分布与局部通气量成正比，因此可以估价肺的通气功能，了解气道的通畅性以及肺泡与气体的交换功能。

临床常用的肺通气功能检查只能反映两侧肺的共同功能，对于某个肺叶、肺段的通气功能及肺血管床的血流灌注功能的情况只能通过核素肺通气／灌注显像进行评估。

二、胸部术前评估肺功能及预测术后肺功能

（一）术前肺功能评估

随着胸部外科技术的不断发展，手术已扩展到高龄和低肺功能患者。按传统肺功能标准认为是手术禁忌的患者，即术前 $FEV_1 < 2L$，或预计术后 $FEV_1 < 1.5L$ 的患者也可能获得手术治疗的机会。预测患者能否承受开胸手术；在肺叶或全肺切除之后，剩余的肺组织能否满足患者的需要及生活质量如何，决定了肺癌患者能否行手术治疗。部分肺功能差的患者，术后可能发生肺栓塞、肺部感染、及心肌梗死等严重的并发症，甚至死亡。这就要求在术前需准确的预测术后肺功能。因此，积极寻找准确预测术后肺功能的方法，显得非常重要。预测术后 FEV_1 是评估肺切除术风险的简便而可靠指标。

（二）术后肺功能预测

过去预测术后 FEV_1 用 Juhl 公式计算，即术后 $FEV_1 =$ 术前 $FEV_1 \times [1 - (S \times 5.26)/100]$。其中 S 为所切除肺的段数。但是按 Juhl 公式计算，预测的肺功能与实测的肺功能有较大差距，这是因为每一个肺段的肺功能并不一定绝对都占全肺肺功能的 5.26%；另外，所切除的可能是没有功能或肺功能较差的肺，它所占总肺功能的百分值较低，而 Juhl 公式是按正常肺的百分值计算的。

近年来，放射性核素肺灌注显像结合常规肺功能检查，定量预测全肺或肺叶切除术后肺功能得到广泛临床应用。肺灌注显像可以计算要切除

侧肺或肺叶占总肺放射性计数量的实际百分值，据此计算所得的 FEV$_1$ 更准确、更实用。通过改良 Neuhaus 公式（全肺切除术后肺功能 = 术前肺功能 ×（1- 患侧肺灌注百分比）= 术前肺功能 × 保留肺灌注百分比；肺叶切除术后肺功能：术前肺功能 ×（1-P），P=（切除肺叶段数 / 患侧肺段数）× 患侧灌注百分比）计算出肺活量（vital capacity, VC）和 1 秒钟用力呼气容积（FEV$_1$）的预测值，与在术后 2 周及 2 月测得的实测值进行相关分析，证明术后 2 周的 VC、FEV$_1$ 的实测值与术前的预测值呈密切的正相关，术后 2 个月的 VC 及 FEV$_1$ 实测值与预测值呈密切正相关。可见利用肺灌注像来进行术后肺功能的预测是可行的。但必须指出的是肺灌注显像对一些身材较小或有明显气管软化的患者的术后肺功能评估可能有误差，有可能造成错误引导，这时应结合用力肺活量（forced vital capacity, FVC）进行评估。

Olsen 及 Boysen 等认为若预测术后 FEV$_1$>800ml，该患者可以接受包括全肺切除在内的各种肺切除术。但是术前预测值与术后实测值间仍有一定差别，主要原因：①手术的打击致使患者呼吸功能降低，随着身体的恢复，术后残留肺组织功能代偿性增高，3~6 个月实测值明显高于预测值。采用 Neuhaus 公式计算时，假定手术切除各肺段与手术后残留肺组织的各个肺段功能相等，而实际应低于后者。②预计的手术切除范围与实际切除范围不符。Ali 等在用 ^{99m}Tc-MAA 肺灌注显像定量预测术后肺功能时，考虑到保留肺组织的代偿性过度膨胀和术后恢复长短等因素对预测值的影响，通过对 91 例肺切除患者术前、术后肺功能资料的统计学处理，总结出 Ali 公式的校正系数（k）值。以术后 3 个月为界限将复查患者分为远期组和近期组。全肺切除患者行术后肺功能预测时，远期组 K 为 0.94，近期组 K 为 0.99；而肺叶切除患者远期组 K 为 0.56，近期组 K 为 1.27。预测全肺切除术后肺功能的 Ali 公式为：预计术后肺功能 = 术前肺功能 ×（1-K× 病肺占总肺灌注量的百分值）。肺叶切除患者的术后肺功能预测 Ali 公式为：预测术后的肺功能 = 术前肺功能 ×（1-A/B×f×k），A 为被切除的肺段数，B 为术侧总段数，f 为术侧肺灌注占

总肺灌注的百分比，k 为校正系数。在术后早期，特别是术后最初的几天，由于肺实质的突然减少及手术本身引起肺功能降低（如疼痛、患侧肺水肿、肺不张等），其肺功能比按 Neuhaus 公式预测值要低。Ali 公式的早期校正系数就是为了排除由于手术早期创伤等所致的肺功能降低。因此，如果按 Ali 公式计算，要使术后 FEV$_1$≥800ml，则术前的 FEV$_1$ 值需比按 Neuhaus 公式计算来的值要大。

在对全肺切除术后肺功能定量预测时，改良的 Neuhaus 公式简便、准确、实用，已被广泛采用。Ali 公式因有校正系数（k）值，克服了上述公式没有考虑保留肺组织代偿性膨胀等因素的缺陷，使其对术后远期肺功能的预测更为可靠。然而 Ali 的 k 值是一个带有普遍性的经验系数，而临床应用的对象是不同的个体。每一例患者肿瘤的生长部位，侵犯肺血管的程度及肺的功能状态均不相同，如何准确校正仍是一个难题。

虽然按 Neuhaus 公式预测 FEV$_1$≥800ml 患者可进行包括全肺切除在内的肺切除术，但对于高龄、多年患 COPD 的患者，由于此时肺血流灌注与肺通气比例失调，还需进一步做肺通气显像，使用 Ali 公式即附加校正系数来计算更为合适。

综上所述，肺通气 / 灌注显像可以得到以下信息：①基本上可以筛选出单纯剖胸手术有很大危险的患者；②可以提供或提示对患者施行肺切除时发生通气功能障碍的危险因素；③可以估计肺部手术患者能够耐受的最大切除范围；④可以预先估计肺切除后的通气量。

三、术前评估肺癌浸润范围及程度

肺癌患者肺灌注显像中患肺血流灌注缺损与肿瘤大小、部位及浸润程度有关，中心型肺癌肺灌注缺损区大于单纯周围型。关于肺灌注缺损与肿瘤关系的解释较多，多数学者认为这是由于肿瘤侵犯和压迫肺血管所致，肺门转移淋巴结的压迫也是一个重要因素。Wagner 等发现，单纯支气管梗阻亦可引起明显的肺灌注缺损。Wagenvoort 等通过对肺癌患者的尸解发现，有灌注缺损的肺动脉壁有中度肥厚及类纤维化样改变。可见肺癌患者的肺灌注缺损与多种因素有关，而这些因素皆与肺癌的

浸润有关。患肺灌注占总肺百分值愈低,手术切除率也越低。当患肺百分值低于总肺的 1/3(33%)时,基本上失去了手术根治的机会。这再次表明肺灌注缺损大小与肿瘤浸润程度密切相关,即患肺灌注百分值可较准确地反映肺癌的局部侵犯情况。国内外资料均显示,患肺灌注百分值是大于或小于33%,可以作为术前估计肺癌能否根治切除的指标之一。

四、肺功能检测在肺减容手术中的作用

肺减容手术并不适合每一位肺气肿的患者。虽然肺功能检查能反映功能的情况,但不能显示肺气肿形态上的分布。影像学检查有不可取代的作用,有利于肺减容手术患者的筛选。CT 检查从形态学上清楚显示肺气肿的分布,同时可以观察到肺组织被压缩的情况和是否有足够的正常肺组织支持肺功能的恢复。常规肺灌注和通气扫描能充分反映肺气肿的分布情况。Thumheer 等报告 22 例 CT 示肺气肿均匀分布的患者中,16 例呈中等或严重的不均匀灌注分布。说明灌注显像可作为 CT 检查的补充,帮助手术确定"靶区"。Suga 等提出常规 CT 不能准确评价通气异常。因为 CT 值的变化不仅与气体密度有关,而且还与血管外液体和肺组织的密度有关。SPECT/CT 的出现将形态和功能结合起来,在反映形态结构的 CT 断面上显示通气、血流灌注功能的信息。

五、了解移植肺功能情况

近年来,国内已经开始开展肺移植手术。作为手术指征的原发病依次为 COPD 或肺气肿占 36%,特发性肺纤维化(idiopathic pulmonary fibrosis,IPF)占 20%,囊性纤维化(cystic fibrosis,CF)占 16%,A1抗胰蛋白酶缺乏症(alpha 1 anti 2 tryps in deficiency emphysema,AT Def)占 7.6%,特发性肺动脉高压(idiopathic pulmonary arterial hypertension,IPAH)占3.5%,支气管扩张占 2.8%,结节病占 2.6%。术后排斥反应及肺组织存活情况需要定期监测,肺通气/灌注显像为临床提供了了解移植肺功能情况的有效手段。陈静瑜、张庆广等行心脏畸形修补同期单

肺移植,能有效治疗先天性心脏畸形伴艾森曼格综合征,肺移植减轻了右室后负荷从而促进心室功能恢复。术后通过肺灌注扫描发现移植肺接受超过80% 的血流灌注,手术取得了初步的满意效果。随着肺移植的推广,这方面将积累更多的经验。

六、在诊断胸外科患者术后肺栓塞中的应用

胸外科术后肺栓塞报道较少。手术、卧床、深静脉血栓形成、恶性肿瘤等均是胸外科患者术后肺栓塞的高危因素。胸外科手术恶性肿瘤较多,创伤大,术后常常需要卧床,部分高龄、营养状况较差的患者活动更少,这些都是深静脉血栓形成的高危因素;加上术中常常有肺组织的机械性损伤,因而容易引起肺栓塞发生。肺移植术后患者存在一些特有的危险因素,例如供肺静脉内已形成的血栓未能在灌洗时清除、血管吻合口血栓形成等。胸外科术后多病情危重,一旦出现肺栓塞往往难以通过全面的检查明确诊断,更多的是依靠排除法,并通过观察相应的疗效确诊,因而临床表现往往成为重要的诊断依据。

临床评分不仅提供肺栓塞临床可能性的判断,而且可以在此基础上将患者分层,选择下一步检查。根据评分危险度将患者进行分组,使得所有疑诊急性肺栓塞的患者均可以按危险度的高低接受不同的诊断、治疗。Wells 评分方法显示了良好的敏感性和特异性。美国内科医师学院和美国家庭医师学会将 Wells 评分法作为肺栓塞诊断指南中预测肺栓塞可能性的评估方法。

放射性核素肺通气/灌注显像具有安全、几乎无过敏、无创性、灵敏度高等特点,其显像剂除很低的辐射剂量外,对任何组织、器官无损害,多年来一直作为重要的肺栓塞诊断手段。对于造影剂过敏、肾功能不良、高龄患者,肺通气/灌注显像依然是最佳选择。肺通气/灌注显像联合下肢深静脉核素显像,在不增加辐射剂量和检查次数的情况下,一次性注射显像剂和采集图像,就能完成对下肢深静脉、髂静脉血栓形成和肺动脉栓塞的诊断,这可能是到目前为止其他影像学检查所不能及的。然而其缺点是特异性差,任何引起肺血流受损的因素

均可造成局部血流降低。常见因素有:肺部肿瘤、慢性阻塞性肺部疾病、大动脉炎等。螺旋 CT 空间分辨率和时间分辨率高,注入对比剂后可显示血管及栓子,称为螺旋 CT 肺血管造影(CT pulmonary angiography,CTPA),能够清晰显示叶、段、甚至部分亚段肺动脉分支,其敏感度高,有取代肺动脉造影的趋势。另外能够显示引起患者类似症状的其他非栓塞性疾病,如渗出、实变等,大大提高了肺栓塞的诊断的特异性,这一点是放射性核素肺通气/灌注显像所不能比拟的。

在 Wells 评分中度可能性肺栓塞组别中螺旋 CT 肺动脉造影诊断肺栓塞在准确性、结果判定及不确定结果出现概率等方面均较放射性核素肺通气/灌注显像的价值高,可作为临床中度疑诊肺栓塞病例的首选检查方法。在 Wells 评分低度可能性及高度可能性肺栓塞组别中,两种检测方法诊断的灵敏度、特异度方面类似,皆可作为确诊及排除疑诊肺栓塞病例的检查方法。

田嘉禾等研究结果表明:肺动脉狭窄程度 >50% 时,放射性核素肺通气/灌注显像显示 109 处,螺旋 CT 肺动脉造影显示 97 支,敏感度无明显差异($P>0.05$)。当肺动脉狭窄程度 <50% 时,放射性核素肺通气/灌注显像敏感度降低,放射性核素通气/灌注显示 91 处,螺旋 CT 肺动脉造影显示 121 支。可能与下列因素有关:①放射性核素肺通气/灌注显像空间分辨率较低,小范围的灌注缺损不能被识别;②放射性核素肺通气/灌注显像显示的肺通气及血流灌注,肺动脉供血区域存在重叠,即使血管受累,也可以通过侧支循环向相应肺段供血,而不致影响肺段的血流灌注。

然而,螺旋 CT 肺动脉造影在显示亚段上敏感度较放射性核素肺通气/灌注显像略低,肺灌注/通气显示 120 处,敏感度为 85.7%;螺旋 CT 肺动脉造影显示 115 支,敏感度为 82.1%。Goodman 等分析也表明,如果仅分析中心性栓塞,螺旋 CT 肺动脉造影的敏感度、特异度分别为 86% 和 92%,然而,如果将亚段的栓塞亦计算在内,则敏感度、特异度分别为 63% 和 89%。综上所述,对叶及段肺动脉栓塞,两种方法敏感度基本相同;对亚段肺动脉栓塞,肺灌注/通气显像略高。肺血管轻度栓塞时,

螺旋 CT 肺动脉造影敏感度略高。因此,针对肺动脉栓塞的不同部位和程度,两种方法各有优缺点,所以对高度怀疑肺栓塞患者,如果一种检查为阴性,应及时采用另一种方法作补充,以减少漏诊。

七、SPECT/CT 同机融合成像的增益作用

随着 SPECT/CT 设备在临床的应用增多,SPECT/CT 同机融合成像技术,是目前在传统 SPECT 肺灌注/通气显像基础上的进步和革新。它可以充分发挥 SPECT 肺血流灌注显像灵敏度高和 CT 诊断肺部病变特异性强的优点。SPECT/CT 融合图像技术可以明确造成肺血流灌注缺失的原因以及缺失的程度,弥补了通气/灌注平面显像不能明确肺血流灌注不良原因的不足,能更容易地将灌注缺损分类为肺血管性和非肺血管性,大大提高肺灌注显像的特异性。由于 SPECT/CT 融合图像是两个断层像的融合,显示病灶和正常组织对比度更高,三维显示数据以避免结构重叠掩盖病变,它较通气/灌注平面显像有更高的敏感度,能够检出通气/灌注平面显像不易检出的肺深部亚肺段的肺血流缺损区和肺底部病变。SPECT/CT 同机融合图像技术还可以检测出 CTA 不易检出的外周肺段、亚肺段较小肺动脉栓塞,并能明确 CT 发现的肺部病变对肺血流影响的程度,如图 2-7-1 所示。

目前上海市胸科医院常规采用一日法 SPECT/CT 肺灌注/通气融合显像:在完成常规的 $^{99m}TcO_4^-$ 气体肺通气显像采集获得八方位肺通气平面图像后,不改变患者体位在检查床上注射 ^{99m}Tc-MAA 后进行常规肺灌注平面显像采集,再循序进行肺灌注断层采集和 CT 扫描。此方法有以下几方面优势:①操作方便:所有患者整个不用改变体位,病情较重者持续吸氧可顺利完成,都能获得满意图像。②能同步反映病变部位灌注/通气匹配情况:SPECT/CT 联合采集中核素显像与 CT 扫描接连进行,近乎同一时刻(50 分钟内)成像避免了时间差造成的假象。③图像融合提高诊断准确性:肥胖患者、冠心病、肺动脉高压或既往有肺部手术史患者常伴心脏增大、横膈上移表现,仅依据八方位平面显像常常误判,通过融合可有效判定灌注缺损部位是否在肺野内,

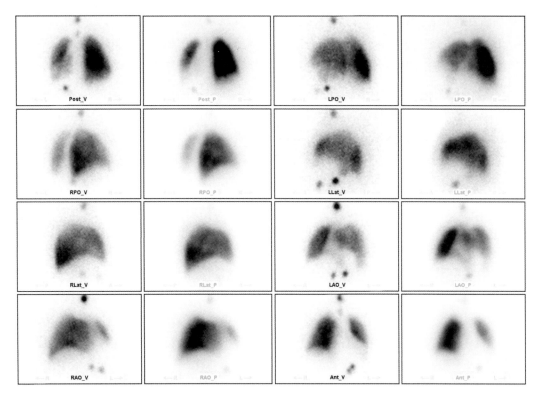

图 2-7-1　56 岁女性患者,胸闷 1 个月,发现左下肺门占位病变,CT 示左下肺门肿块伴左下肺阻塞性炎症,左肺下叶肺血管分支受累

A. 肺通气 - 灌注平面八方位图,左后斜位(LPO)见左肺下叶后段血流灌注缺损,与通气不匹配;B、D. 肺灌注横断面图与 SPECT/CT 融合图;C、E. 肺通气横断面图与 SPECT/CT 融合图,能更清晰显示出左肺下叶通气、血流灌注均明显减低,且血流灌注受损区较通气功能受损区大(十字形指示标记处),符合左下肺中央型占位病变侵犯肺门血管伴左下肺阻塞性炎症的表现

能有效避免因心脏增大、横膈上移造成的灌注缺损的假阳性。另对于叶间胸膜和亚段性的灌注缺损的鉴别也比平面显像更好。④对慢性多发性肺栓塞的检出率高:长期水肿和渗出导致栓塞肺段通气不良,大颗粒 ^{99m}Tc-MAA 沉积在主气道,使远端肺段放射性减低,从而造成灌注 / 通气匹配的假象,易导致漏诊,通过融合显像可以发现面积大于 CT 阴影的灌注缺损、减低区。

第二节　骨显像在诊断胸部肿瘤骨转移中的临床应用

一、显像原理

常规全身骨显像是目前最常用的筛查肿瘤骨转移的手段,其结合了活体生理、生化、功能、代谢于一体,通过放射性示踪剂亚甲基二膦酸盐(^{99m}Tc-

MDP)在病变部位的浓聚或稀疏检测骨转移灶。^{99m}Tc-MDP 通过化学吸附和有机结合等方式沉积在骨骼中,局部骨骼血流量、骨无机盐代谢及成骨活跃程度的变化,可使局部放射性异常浓聚;但如肿瘤高度侵袭,破坏局部骨组织以致血流中断或者骨盐代谢减弱,则在显像中呈放射性缺损区。

二、显像特点与比较影像学

1. 全身骨显像　灵敏度高,比普通 X 线片可提前 3~6 个月或更长时间发现骨转移灶。因为当骨转移瘤使局部骨转换有 5%~15% 的改变时可使显像剂摄取增加,而使矿物质丢失超过 50% 时才能在 X 线片上被辨认出来。Silvestri 等的荟萃分析提示,经 ^{99m}Tc-MDP 全身骨显像诊断的肺癌骨转移阳性率为 35%~55%。全身骨扫描显像对骨骼病变,尤其是无症状的转移性骨肿瘤的早期诊断有重要价值,对可能导致骨折和局部压迫的承重骨和脊椎转移灶进行预防性干预,且方法简便易行、无痛苦。因此,建议肺癌患者术前应常规行骨扫描检查(图2-7-2)。施春雷等在对162例肺癌骨扫描阳性的患者研究中发现,94例(58%)出现疼痛症状,其中53例的骨痛症状出现在骨扫描阳性之后,且患者的骨痛症状出现在骨扫描阳性后5天至7个月中,其中86.1%的患者在诊断后3个月内出现症状。

2. ^{99m}Tc-MDP 全身骨显像　通过一次全身成像可发现不同部位的多个病灶,有利于骨转移的早期发现,患者接受的照射剂量小。如行X线片检查则需行多次、多部位检查,且照射剂量大,患者不易接受。龙为红等观察 ^{99m}Tc-MDP 骨显像与X线片和CT诊断比较,在肺癌骨转移患者阳性检出率为91.4%(117/128),假阳性率为12.0%(16/133),假阴性率为8.59%(11/128)。骨显像检查阳性率较CT和X线片检查高,能发现38.5%左右CT检查呈阴性的病灶。

3. 常规全身骨显像　虽然灵敏度高,但特异性稍差,许多骨转移病灶在骨显像图像上缺乏特异性表现,特别是出现在肋骨、脊柱的单发病灶。同时,骨骼的创伤、感染、关节的退行性变等均可使局部骨骼对显像剂的摄取增高,导致骨显像诊断骨转移的假阳性率增高。对于成骨活性减低的骨转移灶以及局限在骨髓内的转移灶也可表现为假阴性。由于显像仪器分辨率的限制,一些直径 <1cm 的病灶显示不清而出现假阴性。另外并不能对病变部位进行精确定位,虽然采用特殊体位图像采集技术可提高诊断准确性,但是效果并不能让人满意。近来SPECT/CT在骨显像中的重要诊断价值越来越让人重视。SPECT/CT的出现很好地弥补了单纯骨扫描的缺点,同机CT有助于鉴别骨异常摄取灶是否存在溶骨、成骨性或混合型病变,鉴别外伤骨折、骨质增生、良性骨肿瘤等病变所导致的形态学变化,同时也可以较好地分辨出病变部位及附近的解剖结构,有力地降低了肿瘤骨转移假阳性率,诊断的敏感性和特异性均得到很大的提高(图2-7-3和图2-7-4)。若SPECT显示为放射性浓聚改变,而CT显示骨质破坏,则肿瘤骨转移的可能性较大。

4. MRI诊断骨转移的依据　是癌组织引起骨骼的脂肪变化使MRI的信号发生变化,表现为 T_1WI 上为低信号、T_2WI 上为高低混杂信号或高信号,脂肪抑制 T_2WI 上为高信号。有研究者认为,由

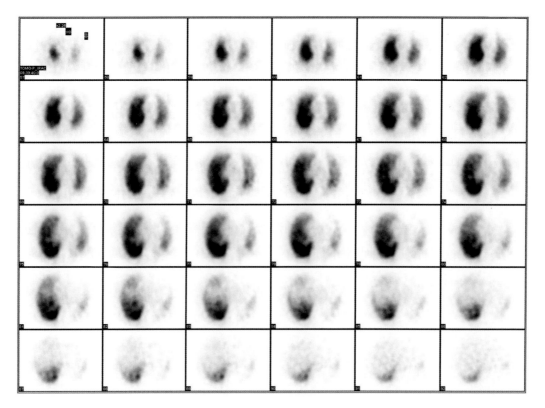

图 2-7-2　平面全身骨扫描图

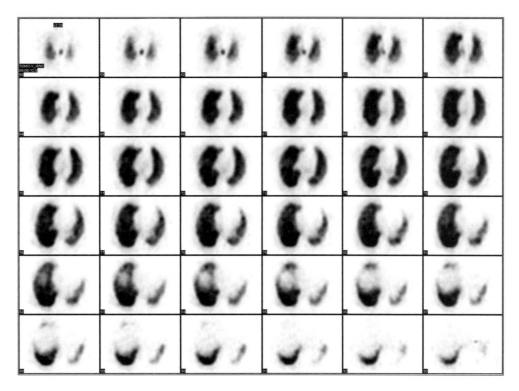

图 2-7-3 第 9 胸椎 SPECT/CT 图

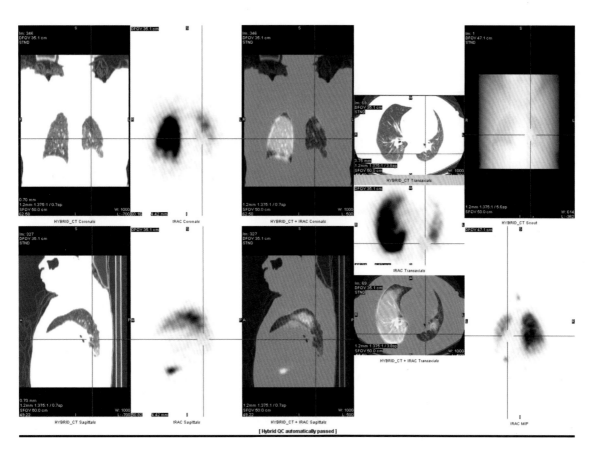

图 2-7-4 第 4 腰椎 SPECT/CT 图

62 岁男性患者,右侧肺癌化疗 4 个疗程后因腰背部疼痛行骨显像检查。平面骨显像示 T_6、T_9 和左侧顶骨放射性浓聚,L_4 椎体左侧轻度放射性增高。SPECT/CT 融合图像进一步显示放射性明显浓聚的 T_6、T_9 椎体压缩楔形变扁,未见明显骨质破坏。放射性轻度增高的 L_4 左侧椎弓根及横突却见明显的骨质破坏于血源性种植的骨转移首先见于骨髓,然后扩展至骨皮质,早期即可产生可探测的MRI信号,且早于骨扫描所能发现的骨矿物质代谢异常。但太早期的病灶往往因为无症状不做MRI检查而漏诊,导致假阴性率较高。张雪梅等对76例患者进行ECT全身骨显像和MRI脊柱检查,发现两者对腰椎的检出率无差别,而骨显像对颈椎、骶椎的检出率优于MRI。对多发病灶的检出MRI优于ECT,ECT单发病灶有一定的假阳性率,MRI单发病灶也有假阳性。因ECT简单易行,仍为肿瘤患者病情初始评价的选择,当其对临床问题解释不够充分时,则应采用MRI作为补充。

5. ^{18}F-FDG PET显像 叶慧等报道,^{18}F-FDG PET显像诊断肿瘤骨转移的灵敏度与^{99m}Tc-MDP无明显差别,但有更高的特异度和准确度。吴书其等的研究认为^{18}F-FDG PET显像阳性而常规骨显像阴性的骨转移病灶的原因可能是由于常规骨显像空间分辨力低、病灶过小或病灶主要为溶骨性改变等因素。当骨转移病灶为成骨性改变时,往往常规骨显像比^{18}F-FDG PET显像更易发现病灶,灵敏度更高,两者互补可有效防止骨转移病例的漏诊。厉红民等对29例恶性肿瘤患者进行PET/CT显像与^{99m}Tc-MDP全身骨显像,分析发现骨扫描诊断骨转移灵敏度高,但特异度稍低,分辨率也不如PET/CT,对小病灶和(或)溶骨性改变的检出较差,对单发的骨病灶或邻近正常代谢增高区易发生假阳性,还受骨代谢和血流的影响,也不能检测软组织中的病灶。因此在有条件的情况下,应结合2种方法以明确诊断。李彦生等发现^{18}F-NaF PET/CT骨显像探测到^{99m}Tc-MDP骨显像发现的所有23个病灶,并探测到后者未发现的8个病灶,使^{99m}Tc-MDP骨显像不确定诊断数减少。他判断^{18}F-NaF PET/CT骨显像诊断肺癌骨转移准确性更高,但因检查费用较高,且一般不做PET/CT全身显像,常规为躯干显像,可作为^{99m}Tc-MDP骨显像的补充。

三、临床应用

骨扫描诊断肺癌骨转移,对肺癌临床分期、治疗方案选择、及预后评估均有参考价值。顾勤等通过对71例肺癌患者研究发现,核素骨显像检查前

TNM分期中Ⅰ~Ⅱ期22例,Ⅲ~Ⅳ期49例,核素骨显像检查后Ⅰ~Ⅱ期仅15例,Ⅲ~Ⅳ期则增至56例,说明核素骨显像前临床诊断认为Ⅰ~Ⅱ期病例中,31.8%(7/22)已发生骨转移,应属Ⅲ~Ⅳ期。侯少洋等通过对136例肺癌患者行骨扫描,发现原发病灶为T_3时骨转移的阳性率最高,T_1时最低,但差异无统计学意义。胸部有区域性淋巴结转移时(N_1~N_3),比无区域淋巴结转移(N_0)发生骨转移的可能显著增多,合并骨外组织转移时(M_1)骨转移的阳性率也明显增加。其认为肺癌骨转移的发生与否与肺癌灶大小间无密切关系,但与是否有区域淋巴结转移及远处骨外组织转移有关。有区域淋巴结转移及远处骨外组织转移者发生骨转移的可能明显增加,这是因为骨外组织经血行或淋巴转移时伴有骨组织转移。周篯通过对105例NSCLC无骨痛症状的可手术患者行骨扫描分析,经性别、病理和临床分期的多因素回归分析发现,仅临床分期是骨转移的影响因素,ⅢA期比临床早期(Ⅰ~Ⅱ期)的骨显像阳性率差异显著,ⅢA期骨转移率高达39.1%,并可出现多发脏器转移。Ⅰ期骨转移率非常低(5.6%),且4例T_1N_0骨显像均为阴性,而出现阳性者2例均为T_2N_0,纵隔淋巴结转移者骨转移率明显提高,认为ⅢA期NSCLC手术前即使无症状也需要行骨扫描,以减少误手术率。

总之,核素骨显像在诊断骨转移瘤中应列为首选,X线片、CT和MR检查因能显示清晰的解剖结构而作为核素骨显像的补充。随着SPECT/CT设备的广泛应用,对骨转移的定性、定位诊断的敏感度、特异度、准确度都有明显提升。

第三节 负荷心肌灌注显像在择期非心脏手术患者围术期心血管评估中的作用

潜在冠心病是决定围术期患者心源性病死率和冠心病发病率的主要因素。在冠心病高发人群中,如高龄男性、糖尿病患者,尤其是血管疾病手术患者(40%~80%同时患有冠心病),围术期心脏事件的发生率很高。而且许多冠心病易患者无明显的临床症状,属于无痛性心肌缺血,甚至梗死。

2007 版 ACC/AHA 非心脏手术患者围术期心血管评估和治疗指南中提出进行围术期评价并不是为了作出是否同意手术的决定，而是为了：①对患者的健康状况作出评价；②对整个围术期内患者心脏方面需要做的评价、对风险评估和如何处理作出推荐；③估计患者的临床风险程度，用以决策处理。

心脏无创负荷试验是目前广泛应用于有临床危险因素的择期非心脏手术患者术前冠状动脉病变筛查的手段，包括运动负荷试验、药物负荷试验的 ECG、超声心动图和核素心肌灌注显影。适用于：活动性心脏疾病患者（Ⅰ类 B 级证据）；具有 1~2 个临床风险因素、功能储备差的患者拟行胸腔手术所归类的中等风险手术（Ⅱb 类 B 级证据）。活动性心脏疾病包括不稳定性冠状动脉综合征、不稳定型心绞痛和严重的心绞痛、近期心肌梗死、失代偿性心力衰竭恶化或新发心力衰竭，以及严重的瓣膜疾病和明显的心律失常。临床风险因素包括缺血性心脏病病史、代偿性心衰或以前出现过的心衰病史，以及脑血管疾病、糖尿病和肾功能不全。

研究表明，负荷试验在大型择期手术术前应用可改善中、高度心脏风险患者的生存率，可能与及时发现那些需要术前药物干预（β 受体阻滞剂等）的患者并及时予以干预使病情改善有关。心肌灌注显像能很好地筛选出围术期心脏事件高发的患者，可逆性放射性分布稀疏、缺损患者的围术期心源性死亡的发生率显著高于心肌灌注正常的患者。48 例拟血管手术的冠心病患者的双嘧达莫（潘生丁）[201]Tl 显像中，50%（8/16）有可逆性放射性分布缺损的患者发生了心脏事件，而在 [201]Tl 显像正常（20 例）或表现为固定缺损的患者中无一例发生心脏事件。而且 [201]Tl 显像上可逆性放射性分布缺损范围的大小和围术期心脏事件的发生率呈正相关。[201]Tl 心肌灌注显影的再分布情况可以将中等风险程度的患者进一步划分为低危和高危组，相应的术后心肌缺血事件发生率为 3.2% 和 29.6%。37 例年龄 >60 岁的患者大型手术前行 ^{99m}Tc-MIBI 心肌灌注显像，结果异常的患者中 3 例在术后发生了心脏事件；心肌显像结果正常的 22 例患者无一例发生心脏事件。

已确诊的冠心病患者和隐匿性冠心病患者非心脏手术术前需明确处在危险中的心肌数量，产生心肌缺血的应激量是多少，患者的心室功能怎样。这些问题运动 / 药物负荷核素心肌灌注成像可以提供一揽子的客观数据。可对心脏功能储备进行客观测定；评价左室功能（左心射血分数，EF 值）；可发现术前心脏缺血；评估围术期心脏风险和预后。术前进行 [201]Tl 显像还对患者的术后远期预后有预测作用，对外周血管手术患者术前进行双嘧达莫 [201]Tl 显像，从显像正常、固定缺损到可逆性缺损，患者的一年生存率依次降低。在围术期左心射血分数的变化与手术后晚期的心血管意外事件发生的相关性较好，而不能更好地预测术后早期的心血管意外事件。此外，研究表明术后超声心动图探测到新出现的室壁异常运动，核素心肌显影发现新的损伤对于及时发现术后无症状的心肌梗死有价值。

对于①无创性负荷试验证实存在心肌缺血的患者；②存在 3 支冠状动脉病变的稳定型心绞痛患者；③存在有临床意义的左冠状动脉主干狭窄的稳定型心绞痛患者；④存在左前降支近端有临床意义的狭窄的 2 支冠状动脉病变伴 EF<0.5 的稳定型心绞痛患者，需在术前行冠状动脉血运重建术（Ⅰ类 A 级证据）。以上 4 类患者运动 / 药物负荷核素心肌灌注显像与 64 排 CT 冠脉造影结合均可筛选甄别出来。

第四节　甲状腺显像在诊断胸骨后甲状腺肿中的临床价值

胸骨后甲状腺肿是上纵隔占位性病变中最为常见的类型之一，占纵隔肿瘤的 5.7%，是指甲状腺体积的 50% 位于胸骨上缘以下、甲状腺下极低于胸骨上切迹下 3cm 或以上。胸骨后甲状腺肿分原发性和继发性两种，可以分布在口腔至膈肌的任何部位。病理性质可为异位甲状腺、结节性甲状腺肿、甲状腺腺瘤、单纯性甲状腺肿，偶可为甲状腺癌或甲状腺炎。95% 的胸骨后甲状腺肿是颈部甲状腺肿增大后沿筋膜向下坠入胸膜腔形成，肿块有蒂、条索或韧带与颈部甲状腺相连，血供来自甲状腺血管。少数病例肿瘤来源于胸腔内异位甲状腺或迷走性甲状腺。当异位甲状腺是体内唯一甲状腺来源时,手术切除将造成严重后果。同时术前要了解甲状腺功能情况,必要时作相应处理,凡存在甲亢者,一定要按甲亢术前准备要求,避免甲状腺危象的发生。再胸骨后甲状腺肿邻近颈部及纵隔内重要大血管及神经,部位特殊。因此,明确上纵隔占位性病变性质对于手术治疗具有重要意义。

SPECT/CT 甲状腺显像中 $^{99m}TcO_4^-$ 能被甲状腺滤泡细胞摄取而显示甲状腺,国内大部分医院的检查流程是先行常规的 $^{99m}TcO_4^-$ 甲状腺显像观察正常甲状腺区有无显像剂浓聚,再行 ^{131}I 甲状腺显像观察肿物区有无 ^{131}I 浓聚,从而对肿物进行定性定位诊断。同时还可利用 SPECT/CT 设备同机所带的 CT 进行定位来确定甲状腺的位置,通过功能及位置两种信息来提高诊断的特异性,比单纯解剖显像有优势。CT 和 SPECT/CT 诊断胸骨后甲状腺肿灵敏度、特异度、准确率分别为 100% 和 94.3%、65.2% 和 100%、86.2% 和 96.6%,其误诊率、漏诊率、阳性结果预测值、阴性结果预测值分别为 34.5% 和 0、0 和 5.7%、82.4% 和 100%、100% 和 92.0%。SPECT/CT 的解剖与功能双重显像在特异度、准确性、阳性结果预测值等方面,均明显高于 CT 诊断,且误诊率极低,为准确诊断胸骨后甲状腺肿及治疗提供了可靠的依据。

但异位甲状腺患者合并甲状腺功能减退发生率高达 1/3。如伴甲状腺炎者甲状腺破坏致血中甲状腺激素水平升高、TSH 明显下降时,甲状腺非炎性组织显像剂的摄取受到抑制,甲状腺多不显像或显像明显变淡;或甲亢患者存在类似正常甲状腺组织被抑制的功能自主性"热结节"现象,即 $^{99m}TcO_4^-$ 显像中正常部位甲状腺组织功能自主,不受 TSH 调节,但其分泌的甲状腺激素可通过 TSH 反馈抑制周围异位的甲状腺组织,如行 ^{131}I 显像,亦将成"冷"结节影像,对其定性定位诊断意义不大。^{131}I 显像对这部分患者的诊断价值将很小,但并不妨碍 MIBI 显像。MIBI 是一种非特异性肿瘤显像剂,属亲脂性阳离子,依赖细胞膜和线粒体膜两侧跨膜电位差而进入细胞,其中 90% 进入线粒体。MIBI 摄取量与血流、代谢活跃程度等密切相关。其显像不受 TSH 的影响,故 ^{99m}Tc-MIBI 可使

$^{99m}TcO_4^-$ 显像受抑制的甲状腺组织显影。也可结合甲状腺功能检查及甲状腺摄碘率检查,可明显减低 SPECT/CT 诊断甲状腺炎性病变假阴性的发生率,提高诊断胸骨后甲状腺病变的灵敏度及阴性结果预测值。

第五节　^{99m}Tc-MIBI 肺癌 SPECT 成像

^{99m}Tc-MIBI 是一种 +1 价脂溶性的非特异肿瘤显像剂,受跨膜电位驱动进入细胞,受线粒体内外膜的电梯度驱动进入线粒体。由于基因突变,肿瘤细胞的跨膜电位差及线粒体内外膜的电梯度增加,使 ^{99m}Tc-MIBI 在恶性肿瘤中的聚集浓度较正常细胞增高约 10 倍。另外,恶性肿瘤细胞代谢率增加,常伴随线粒体数量增加。线粒体是能量代谢的主要部位,就像 ^{18}F-FDG 在细胞中聚集程度反映细胞葡萄糖代谢状况,^{99m}Tc-MIBI 在细胞中的聚集程度可部分反映该细胞的能量代谢状况,因此理论上可以应用 ^{99m}Tc-MIBI 鉴别肺部占位的良恶性。Sergiacomi 等研究表明,^{99m}Tc-MIBI SPECT/CT 融合显像对孤立性肺结节诊断灵敏度、特异度、准确度、阳性预测值和阴性预测值均在 90% 以上。罗迎春等对 66 例肺占位患者分别应用 ^{99m}Tc-MIBI SPECT 与 ^{18}F-FDGPET 进行诊断,并将两者诊断的灵敏度、特异度进行了比较,结果表明针对 ≤2cm 的肺结节 PET 的诊断灵敏度和特异度均高于 SPECT,针对 >2cm 的肺结节两者的诊断准确率无明显差异,但显像剂 ^{99m}Tc-MIBI 的价格远低于 ^{18}F-FDG,当结节较大时可以考虑应用 ^{99m}Tc-MIBI SPECT 代替 ^{18}F-FDG PET 进行诊断。

第六节　PET/CT 的临床应用

一、概述

PET 或 PET/CT 是目前医学影像领域一种最先进的新型分子功能显像技术,它能够在生理条件下对疾病的生化、生理 - 病理过程在分子水平上进行无创、快速、定量和重复性的体内评价,并且对示踪

剂的探测级别可以达到纳摩尔水平。目前 PET/CT 的临床应用 95% 为肿瘤显像。根据 PET 显像药物及显像原理的不同可分为肿瘤代谢显像、肿瘤受体显像、肿瘤乏氧显像、肿瘤细胞凋亡显像、肿瘤反义显像、肿瘤基因表达监测等。

它们具有如下特点:①由于正电子放射性核素及其标记药物发射 β^+ 粒子,后者在体内经湮灭辐射产生两个方向相反但能量均为 511keV 的光子,它们同时入射至互呈 180° 的两个探测器而被接收,通过置换成空间位置和能量信号,经计算机处理就可以重建出这些 PET 药物在体内的三个断面的断层影像,因此比常用的直接测量方法空间分辨率好,灵敏度高,不受组织厚薄的影响,且能精确地定位和定量;②正电子核素多为组成生命的最基本元素的放射性核素,因此其标记化合物不改变标记底物的生物学性质,可用于研究机体的生理、生化以及病理状态;③正电子核素的半衰期短,一次给予患者较大剂量后,可在短时间内达到足够的计数,获得清晰的图像,而患者所受的辐射剂量却相对较小,并且在许多动态研究中还可以重复给药,重复观察,而不需要等很长的时间;④除了 ^{18}F 标记药物以外,其他核素标记药物均为单剂单人次使用,药物的标记要求快速,并且尽量自动化。⑤同机诊断级 CT 不仅可对病灶精确定位,容易正确识别生理性摄取,减少对病理性浓聚影的确认和分析的干扰;还可对 PET 图像进行衰减校正,使影像更清晰,半定量指标更正确可靠;更重要的是其提供的病变解剖、形态学改变也是诊断病变的重要依据。与 PET 图像提供的代谢信息相结合,实现优势互补,更有助于疾病的诊断,增加诊断结论的完整性、确定度和可信度。

二、肿瘤代谢显像

肿瘤代谢显像(tumor metabolism imaging)包括葡萄糖、氨基酸或蛋白质、磷脂和核酸代谢显像等方面的内容,其中正电子核素标记的葡萄糖和氨基酸在肿瘤诊断临床应用中报道较多。^{18}F-氟代脱氧葡萄糖(^{18}F-fluorodeoxy glucose,^{18}F-FDG)是目前临床上应用最多的肿瘤代谢显像剂。这是一种葡萄糖类似物,能像天然葡萄糖一样被细胞膜

上的葡萄糖转运蛋白识别而进入细胞,被细胞内的己糖激酶磷酸化转变为 6-磷酸-氟代脱氧葡萄糖,但至此就不能再被葡萄糖代谢途径中的其他酶识别进入下一步的能量代谢而滞留在细胞内。由于恶性肿瘤的异常增殖并具有旺盛的糖酵解,因此,在 ^{18}F-FDG 肿瘤代谢显像上具有一定的基本特征,即肿瘤病灶处出现异常增高、并且持续存在的 ^{18}F-FDG 摄取,摄取增高程度与肿瘤的病理类型、大小和所处肿瘤增殖周期的不同阶段密切相关。通常,肿瘤组织对 ^{18}F-FDG 的摄取能够反映线粒体磷酸化活性、乏氧程度以及葡萄糖转运体水平等多方面因素,因而 ^{18}F-FDG 运用于诊断肿瘤时,能够根据肿瘤活性对其进行分级、分期;依据肿瘤对 ^{18}F-FDG 摄取的基本影像特征,结合半定量分析、病灶形态和位置以及放射性的时相变化,可以对恶性肿瘤进行诊断与鉴别诊断。进行全身显像能够简易地探测肿瘤在全身各处的转移情况,对治疗决策有很重要的价值。美国核医学会理事会于 2006 年批准的 ^{18}F-FDG PET/CT 显像操作指南中列出了适应证,可以说基本满足了所有的临床要求:①鉴别良恶性病变,对恶性程度评价;②当发现转移灶或出现副瘤综合时,寻找未知的原发肿瘤;③已知恶性肿瘤的分期;④监测恶性肿瘤的疗效;⑤治疗后体检或其他影像检查发现有残留异常,决定是肿瘤残余或是治疗后的纤维化或坏死;⑥探测肿瘤复发,特别当肿瘤标志物升高时;⑦选择肿瘤内最可能获得诊断信息的活检区域;⑧指导放疗计划。

(一)恶性肿瘤的 ^{18}F-FDG 影像特点

1. 形态、部位和组合

(1)形态:原发恶性病灶多为球形或类球形结节状或团块状浓聚影,边缘较光滑。少数呈不规则影像,提示瘤体各部分生长速度不一,或是数个瘤体的融合像。其内部放射性分布可均匀或不均匀,放射性减淡区或缺如区提示局部组织坏死。各种浆膜面上的恶性肿瘤表现为沿膜匍匐的片状影像,多不均匀,局部可呈结节状。如果一个器官内有数个浓影,一般原发灶的表现为最大最浓,其他为器官内播散或转移。

(2)浸润:原发病变可向邻近组织浸润,形态往往与所浸润的器官组织的解剖形态相关。原发灶

影与浸润灶影多连接。如肺癌较多浸润邻近的胸膜和肋骨，有特殊的部位和形态。

（3）区域淋巴结转移：肿瘤淋巴结转移一般遵循由近及远的发展规律，故首先要分析病变的区域淋巴引流区有无浓聚影，如有转移，多为圆形影像，多个圆形可以融合成不规则但边缘尚光滑的影像。对各种肿瘤淋巴结转移途径的知识将有助于对这些异常影像做出合理的解释。

（4）远处转移：以肝、骨和远隔淋巴结转移常见，与原发肿瘤种类有关。如消化道肿瘤以肝转移多见，肺癌、乳腺癌、前列腺癌以骨转移多见。转移常为多发，呈球形，也可融合。

（5）组合影像：以上几种影像的各种组合，比单一影像更有特征意义。

2. 放射性浓度

（1）肉眼分析：一般选择参照部位进行比较观察，可排除显像剂用量、注射显像剂到采集图像的时间间期、图像采集、重建和显示条件的影响。文献报道最多的是用肝影作为参照，把异常的放射性浓聚分为低于、等于、高于肝影浓度。恶性肿瘤的浓度一般为明显或轻度高于肝影。胸部肿瘤还选取纵隔血管影作为参照之一。脑瘤诊断中多取白质影为参照。

（2）^{18}F-FDG 标准摄取值（standard uptake value，SUV）：SUV 是最为常用的病灶放射性浓度半定量指标，较客观、易用，在显像条件相同时，理论上有利于个体的多次显像间的重复比较和不同个体间的比较。SUV = 病变放射性浓度 / 全身平均放射性浓度。在日常工作中常用 SUV_{mean} 和 SUV_{max}。$SUV_{max}>2.5$ 已是国内外通用的诊断肺癌的指标之一。影响 SUV 值水平的因素有血糖浓度、病灶葡萄糖转运蛋白的水平、病灶直径和密度、供氧情况、分化程度等。L/B= 病变部位放射性浓度 / 对称正常部位或邻近正常部位放射性浓度。

（3）放射性浓度随时间增高：双时相显像即在常规显像后延迟 1~2 小时进行再次显像，用 SUV 的变化率来反映恶性病变的放射性浓度随时间增高，而良性病变多不增高或增高不明显的特点，求出区分良恶性病变的界值，作为鉴别诊断的指标之一。双时相显像两次显像的 SUV_{max} 的变化值的百分比称为滞留指数（retention index，RI），RI=（延迟显像病灶 SUV 值—早期显像病灶 SUV 值）/ 早期显像病灶 SUV 值 ×100%。赵军等认为以 RI 值大于 20% 或 30% 为好。

3. 形态、浓度的统一考虑

（1）原发病灶的形态和浓度均符合恶性病变特点时，恶性可能性很大。

（2）原发病灶伴浸润、区域淋巴结或远处转移时，更支持恶性病变的诊断。

4. 恶性肿瘤的假阴性显像

（1）少数恶性肿瘤不摄取或少摄取 ^{18}F-FDG：如瘤细胞分化程度较高、瘤细胞量少、富含黏液、退化，或分子水平的有关转运体和各种酶的特殊，致使 ^{18}F-FDG 摄取或滞留减少，造成假阳性。细支气管肺泡癌、类癌、黏液成分高的肿瘤（如印戒细胞癌）、肝细胞肝癌、分化型甲状腺癌、肾透明细胞癌、前列腺癌、低级别肿瘤（如 1~2 级星型细胞瘤等）属于这种情况，造成 ^{18}F-FDG 显像假阴性（图 2-7-5）。

如图 2-7-6 所示：50 岁男性患者，无明显临床症状体检发现右上肺阴影，抗感染治疗 15 天未见明显改变。PET/CT 示：右肺上叶前段磨玻璃样结节影，肺窗可见 2 条血管进入病变，病变内可见迂曲的含气支气管，PET 图像上其放射性摄取未见明显增高，SUV_{max} 为 0.7，延迟后 SUV_{max} 为 0.8。该病变是临床工作中最为值得重视的一类肺癌——肺泡细胞癌。PET 图像上无 FDG 代谢增高，为假阴性病例；CT 图像上为肺泡细胞癌常见表现：形态学呈磨玻璃样改变，支气管迂曲，血管供血。根据其形态表现可考虑为低代谢性恶性病变。

（2）位于或邻近高浓度生理摄取区（如脑皮质、膀胱、肠道、心肌）的恶性肿瘤有时即使摄取 ^{18}F-FDG 较多，也难以突显出来。

（3）由于 PET 显像仪的空间分辨率的限制和部分容积效应的影响，对于一些本来积聚 ^{18}F-FDG 不少小病灶难以正确显示其放射性浓度，导致假阴性。研究表明，对于直径 <1cm 的病灶，瘤体越小，假阴性率愈高。

（二）良性病灶的 ^{18}F-FDG 影像特点

大多数良性病变不摄取 ^{18}F-FDG，即使摄取也较恶性肿瘤低，且影像多弥散，边界欠清晰。如肺

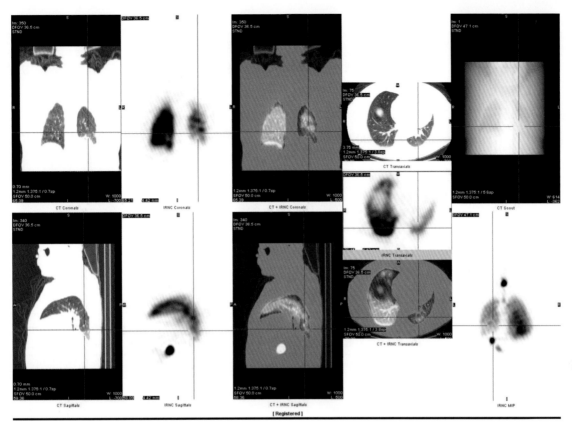

图 2-7-5　CT 图:右肺上叶磨玻璃结节

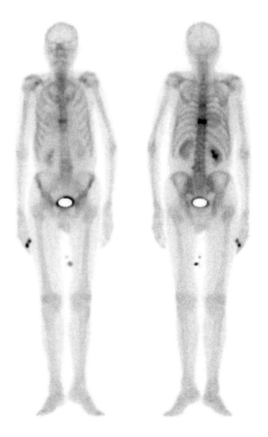

图 2-7-6　PET/CT 图:右肺上叶磨玻璃结节 FDG 低代谢
（图片由复旦大学附属华山医院 PET 中心提供）

部炎症性病变引起的 ^{18}F-FDG 摄取多表现为絮状、云片状或梭状,而肺癌表现为边缘清晰的团块状,无棱角、非云片状、无散在小病灶。有些病变如结节病表现为两侧肺门淋巴结呈串珠样显影的特征。由于 ^{18}F-FDG 为非肿瘤特异性示踪剂,除正常组织生理性摄取外,一些良性病变如活动性肺结核、结节病、组织胞浆菌病等也可表现为 ^{18}F-FDG 高摄取,导致假阳性结果。良性病变摄取 ^{18}F-FDG 多时也会呈现为边缘清晰的孤立结节或块状浓聚影。例如结核病变,是 ^{18}F-FDG PET 显像最常遇到的良性病变。陈旧性结核和稳定期结核病灶一般不摄取或摄取很少 ^{18}F-FDG,但增殖性病变或以增殖性病变为主的结核结节含有大量的类上皮细胞、朗格汉斯巨细胞和淋巴细胞,这些细胞能量代谢旺盛,摄取 ^{18}F-FDG 可以很高,边缘也清晰,难以与恶性病变鉴别。下表列出 ^{18}F-FDG 的生理性摄取与颈胸部 ^{18}F-FDG 摄取高导致假阳性的良性病变(表 2-7-1,表 2-7-2)。

（三）[18]F-FDG 以外的肿瘤代谢显像

近年来,正电子核素标记氨基酸在肿瘤代谢

表 2-7-1　^{18}F-FDG 的生理性摄取与正常变异

中枢神经系统	脑皮质摄取很高
心血管系统	心肌的摄取有变异,易受血糖浓度的影响
泌尿系统	^{18}F-FDG 经泌尿道排泄,形成肾集和系统、输尿管和膀胱多变的影像
胃肠道	胃肠道蠕动导致影像变异,并随时间变化
肝脏	摄取较低
骨骼肌	休息时低度摄取,活动后或紧张时摄取增加
其他肌肉	眼球运动、吞咽、过度换气、说话可引起相应肌肉摄取增加
棕色脂肪组织	年轻女性、体重较轻、紧张情绪、寒冷季节多见
肺	通常低度摄取,可有局部变异
内分泌	乳腺、滤泡性卵巢囊肿
子宫及卵巢	子宫和卵巢的摄取与月经周期的变化有关
年龄相关	幼年时胸腺、扁桃体可显影

表 2-7-2　可引起类似恶性病变摄取 ^{18}F-FDG 的良性病变

部位	常见疾病	不常见或罕见疾病
甲状腺	慢性甲状腺炎、Graves 病	滤泡性甲状腺瘤、甲状旁腺腺瘤
头颈部	慢性鼻窦炎、牙龈牙根炎、腮腺炎和腮腺瘤、Warthin 瘤	
乳腺	哺乳期乳房、乳腺炎	纤维囊性变、乳腺发育不良、乳腺增生、纤维腺瘤
肺	活动性肺结核、炎性假瘤、肉芽肿、肺炎、肺脓肿、肺结节病、伴有支扩和肺不张的急性炎症	霉菌病、炎症性尘肺、急性酵母样菌病、组织胞浆菌病、类风湿关节炎相关的肺炎、放射性肺炎、肺寄生虫病、原因不明的纤维性肺泡炎、浆细胞性肉芽肿、哮喘性气道炎症、吸入性肺炎
胸腺	活动性间皮细胞瘤	反应性胸腺增生
胸膜	脓胸、胸腔积液、纤维性间皮瘤	
气管		气管切开套管性炎症
食管		食管炎
淋巴系统	淋巴炎性反应、结节病	结核性淋巴结炎、慢性非特异性淋巴结炎、淋巴结弓形虫病

显像方面引起人们关注。因为肿瘤细胞中亦存在旺盛的蛋白质代谢,蛋白质代谢中两个主要步骤是氨基酸摄取和蛋白质合成。细胞恶变后,氨基酸转运率的增加可能比蛋白质合成增加更多,因为不少过程是作用于氨基酸转运而不是蛋白质合成过程,包括转氨基和甲基化作用。^{11}C- 甲基 -L- 蛋氨酸（^{11}C-methyl-L-methionine）、^{11}C-methionine（^{11}C-MET）是临床上应用最广泛的氨基酸代谢显像剂。这些氨基酸显像剂也许有助于 ^{18}F-FDG 显像受限的某些研究领域,如脑显像及肿瘤与炎症的鉴别诊断等。

反映细胞磷脂代谢的显像剂主要是正电子放射性核素标记的胆碱类似物,它可用于恶性肿瘤显像。胆碱是构成磷脂酰胆碱的成分之一,而磷脂酰胆碱是细胞膜的重要组成成分。恶性肿瘤表现为细胞膜成分的高代谢,因此表现为摄取胆碱增加。同时,胆碱本身也参与调节细胞的增殖与分化。正电子放射性核素标记的胆碱类似物有 ^{11}C- 胆碱（^{11}C-choline,^{11}C-CH）、^{18}F- 氟胆碱（^{18}F-fluoro choline,^{18}F-FCH）、^{18}F- 氟乙基胆碱（^{18}F-fluoro ethyl choline,^{18}F-FEC ）、^{18}F- 氟丙基胆碱（^{18}F-fluoro propyl choline,^{18}F-FPC）等。华逢春等比较了 ^{11}C- 胆碱、^{18}F- 脱氧葡萄糖（FDG）和 ^{18}F-FDG 双时相 PET 显像对鉴别肺部孤立性结节良恶性的价值,肺部单发的良性病变如结核性增殖肉芽肿有可能出现^{18}F-FDG 高摄取,结合 ^{18}F-FDG 延迟显像,仍有部分病变难以鉴别,因此进行 ^{11}C-胆碱显像有助于提高诊断病灶良恶性的正确性。且 ^{11}C-胆碱在脑转移灶检出方面较 ^{18}F-FDG 有一定优势。与 ^{18}F-FDG 显像比较,由于 ^{11}C-胆碱在正常肝脏、脾脏、心室、胰腺内有摄取,因此对腹部病变尤其肝脏及腹膜病变难以判断,且整体图像质量的清晰度不如 ^{18}F-FDG。且因肝、脾显影,对肺底部病变显示效果欠佳。另外胆碱对转移性淋巴结的检出灵敏度低于 ^{18}F-FDG 且 ^{11}C-胆碱半衰期较短,不宜行全身显像,难以对肿瘤进行准确分期。

核酸代谢显像用于反映核酸合成的速率,此类正电子显像剂有 ^{18}F-氟尿苷、^{11}C-胸苷(^{11}C-TdR)、^{11}C 与 ^{18}F 标记的 2-氟-5-^{11}C-甲基-1-^{11}C-甲基-1-D-阿糖呋喃尿嘧啶(^{11}C 或 ^{18}F-FMAU)和 3-脱氧-3-18F-氟胸苷(^{18}F-FLT)。^{18}F-氟尿苷是早期应用的核酸代谢显像剂,它可被增殖细胞摄取,但它既可掺入 DNA 中,又可掺入 RNA 中。^{18}F-FLT 也是一种反映肿瘤细胞增殖较为理想的核酸代谢显像剂,^{18}F-FLT 对肿瘤细胞的检测有很高的特异度(约为97%),目前认为在精细、适型和调强放疗中确定生物靶区具有重要临床意义,但其肝摄取很高,从而可能限制了其在肝脏肿瘤中的应用。在对 NSCLC 的研究中,Ki67 指数与 ^{18}F-FLT 的 SUV 具有统计学意义上的中等相关性($r=0.160$,$P=0.102$),但与 ^{18}F-FDG 无相关性,证明 NSCLC 的 ^{18}F-FLT 摄取与细胞增殖有关,可以反映增殖活跃的肺癌细胞。因此,^{18}F-FLT PET 对于疗期间监测肿瘤细胞增殖变化有极其重要的作用。但 ^{18}F-FLT 对 NSCLC 检查的敏感度较低(58%),故 ^{18}F-FLT PET 并不能完全代替 ^{18}F-FDG PET 对肿瘤进行分期和良、恶性肺结节的定性诊断。van Westreenen 等对 10 例食管癌患者的 ^{18}F-FDG 及 ^{18}F-FLT PET/CT 检查研究发现,由于 ^{18}F-FLT 在体内通过 TK1 酶磷酸化的概率仅 30%,^{18}F-FLT 的摄取明显低于 ^{18}F-FDG,因而导致 ^{18}F-FLT 假阴性较高。通过对 ^{18}F-FDG 及 ^{18}F-FLT 的研究,发现二者均不能反映食管癌细胞的增殖情况,对局部淋巴结的敏感度也较低。

三、肿瘤乏氧显像及其他

组织乏氧状态是介于组织缺氧和氧利用正常的一种状态。乏氧显像剂能选择性地滞留在乏氧组织或细胞中,直接提供组织存活但有功能障碍的信息,可通过显示肿瘤组织的乏氧状态而用于肿瘤诊断、预测疗效和评价预后。^{18}F-氟米索硝唑(^{18}F-MISO)为硝基咪唑类肿瘤乏氧显像剂,是临床应用最早的 ^{18}F 标记的乏氧组织显像剂。其他如肿瘤受体显像、肿瘤细胞凋亡显像、肿瘤反义显像、肿瘤基因表达监测等目前仍为临床前研究阶段,距离临床应用还有一段距离。

四、PET/CT 在胸部恶性肿瘤外科手术前的定性诊断及术前分期中的应用

(一)肺癌

1. 孤立性肺结节的定性 肺癌是发病率及病死率较高、治疗效果较差的癌症,是导致人类因癌症死亡的第一杀手,其中又以 NSCLC 占多数,因此术前对其正确分期对治疗方案的选择甚为关键。肺癌影像学和临床表现典型者,常规 CT 多数能达到准确诊断的目的。中央型肺癌经纤维支气管镜活检或 CT 多可明确诊断,很少行 PET/CT 检查。而对于那些表现为孤立性肺结节的周围型肺癌和早期的中央型肺癌,常规影像学诊断有难度,应用 PET/CT 的目的主要是鉴别病变良恶性,达到早期诊断,尽早手术切除。^{18}F-FDG PET/CT 显像诊断孤立性肺结节的 meta 分析结果显示总体的灵敏度、特异度、阳性预测值、阴性预测值、准确度大约分别为 96%、78%、91%、92%、91.5%。但是 PET 探查 <1cm 肿瘤的灵敏度较低,而特异度较高。陈香等报道了 16 例 <1cm 肺结节的 PET/CT 研究,其诊断肺癌的灵敏度和特异度分别为 66.7% 和 90.9%,在 >1cm,<2cm 组分别为 100% 和 87.5%,而在 >2cm,<3cm 组分别为 93.8% 和 87.5%。因为 ^{18}F-FDG PET/CT 显像有很高的阴性预测值,可帮助临床决定是否行有创检查以确定结节性质。肺癌中等以下可能性者应该先行 PET/CT 检查,肺癌高度可能性但 ^{18}F-FDG PET 显像诊断阴性者(如混合磨玻璃结节),有 10% 的患者也需组织病理学检查。即使 PET 显

像诊断阴性,仍应该对结节作适当的 CT 定期随诊。如果 ^{18}F-FDG PET/CT 显像怀疑炎性假瘤、肺结核、真菌感染可能大,应让患者先行相应抗感染治疗,1~2 个月后复查 CT。

2. 肺癌常见的假阳性病变的鉴别诊断

(1) 肺结核:PET/CT 上容易产生假阳性显像的结核病灶往往是增生型与混合型结核,以结核性肉芽肿为主,显示多为放射性异常浓聚影,且随着活动性结核的发展过程,肺部也有不同表现,其对 ^{18}F-FDG 的浓聚在图像上也呈多样性。常见表现为:放射性浓聚影形态明显不规则,这是因为肺结核内部往往伴干酪样坏死;因实变周围肺组织内伴浸润性炎症,放射性浓聚病灶邻近区域可呈现出云雾状的放射性稍高区;即使双时相显像,延迟显像的 SUV 也有增高,与肺癌难以鉴别;因为常伴淋巴结结核和胸膜结核,这些部位的活动性结核病灶也会明显摄取 ^{18}F-FDG,甚至有些病灶还有腹腔淋巴结的 ^{18}F-FDG 摄取明显增高,更加增加了与肺癌鉴

别诊断的难度。因此活动性肺结核与肺癌的鉴别诊断仅仅靠 PET/CT 显像是不够的,需密切结合患者的临床症状、实验室检查及诊断性治疗过程等。

如图 2-7-7 所示:57 岁女性患者,咳嗽、咳痰伴发热 1 个月余,体温 39℃,予抗感染治疗 2 周后症状明显好转。自患病以来,无消瘦、盗汗、低热症状。无肺结核接触病史。胸部 CT 示左肺上叶不规则块影,抗感染前后无明显变化。痰找癌细胞阴性。血肿瘤标记物在正常范围。气管镜:左上叶 B^{1+2},B^3 左下叶管口炭末沉着,黏膜肿胀。管口活检组织:癌细胞(−),毛刷涂片:抗酸杆菌(−)。冲洗液 TCT:个别细胞核异型。^{18}F-FDG SPECT/CT 图像显示:左上肺软组织肿块见分叶、毛刺,纵隔多组淋巴结肿大,均见不同程度 FDG 摄取增高。左下肺胸膜下边缘模糊的小结节影未见 FDG 摄取。根据临床相关病史及 ^{18}F-FDG SPECT/CT 图像所示提示左上肺恶性病变伴纵隔淋巴结转移,左下小结节为肺内转移可能。行左肺全切术 + 淋巴结清扫示:左上叶尖

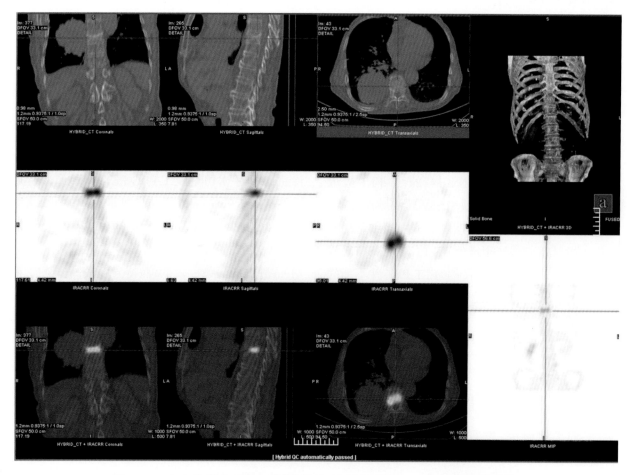

图 2-7-7　FDG 代谢图:左肺上叶肺结核伴纵隔淋巴结受累,左肺下叶肺脓肿结节

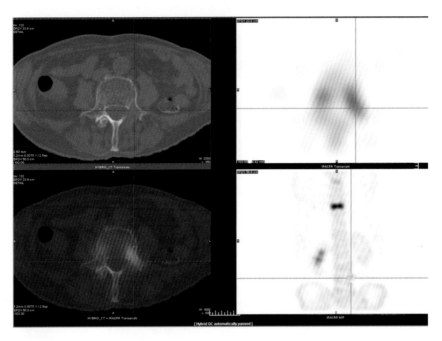

图 2-7-8　PET/CT:3 年前左上肺病灶(肺窗)

后段肺结核,干酪性伴增殖性,累及支气管及上叶管口、上下叶间、隆嵴下、下肺韧带组淋巴结。左下肺结节为肺脓肿。

陈旧性肺结核与稳定期肺结核,病灶一般不摄取 FDG。要提高对活动期结核及肺内恶性病灶的鉴别诊断能力确有一定困难,T-SPOT 实验,诊断性抗结核治疗,重视随访观察病灶动态变化,其他放射性显像剂如 ¹¹C- 醋酸显像可有帮助(图 2-7-8~图 2-7-10)。

图 2-7-10 为一例 65 岁女性患者,11 年前体检发现左上肺阴影,无咳嗽、咳痰,无畏寒、发热,无胸痛、胸闷,无心慌、心悸。抗结核治疗 5 个月后,肿

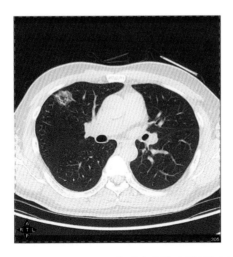

图 2-7-9　PET/CT:3 年后左上肺病灶(肺窗)

块较前缩小,后未治疗。其后每半年 CT 随诊,未见明显改变。近 2 个月出现无明显诱因干咳,无畏寒发热,无午后低热及盗汗,复查 CT 示肿块较前增大。CA199 为 169U/ml。图 2-7-10 为 3 年前 PET/CT 检查图片,左上肺片影 FDG 摄取轻度片状增高,SUV_{max} 为 2.8。图 2-7-10 为本次检查 PET/CT 图片:左上肺结节影 FDG 摄取明显增高,SUV_{max} 为 14.7。行左肺上叶切除 + 淋巴结清扫术,病理结果:左上叶尖后段肿块 5cm × 3cm × 3cm,侵及脏层胸膜,低分化腺癌,部分区域肿瘤内见炎性坏死伴纤维组织增生及透明变性,符合瘢痕癌改变。本病例为肺结核演变为肺癌的典型病例,其 PET/CT 显像的特点即:片状结核病变 FDG 代谢轻度增高转变为局部实性肿块 FDG 代谢团状异常增高。根据其发展变化特点不难诊断恶变(图片由复旦大学附属华山医院 PET 中心提供)。

(2) 真菌性肉芽肿:真菌慢性感染后肉芽肿形成,PET 图像显示为团块状放射性浓聚影,延迟显像的 SUV 明显增高,与肺癌难以鉴别,CT 图像上可观察到特征性的"新月征"和"日晕征"。与肺癌相比,其病灶的倍增速度较快,可结合实验室检查及动态观察治疗过程中的变化情况帮助诊断。

(3) 肺脓肿与炎性假瘤:早期为化脓性肺炎时,

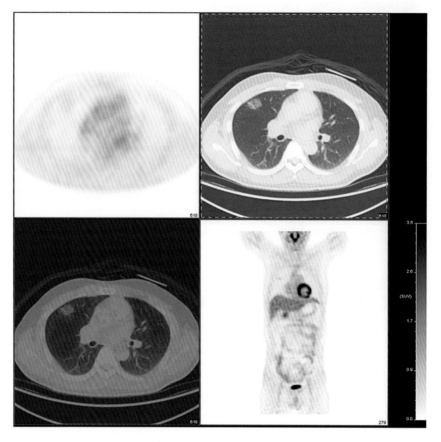

图 2-7-10　PET/CT:3 年后左上肺病灶(纵隔窗)

PET/CT 表现为肺部片状的放射性浓聚影(图 2-7-11~ 图 2-7-14),继而可出现空洞影,内可见气液平面,与肺部恶性病变较易鉴别。但当表现不典型,呈肿块状又未出现液化、空洞时需结合患者临床症状和实验室检查。炎性假瘤的 PET/CT 表现有其一定的特性:放射性摄取最浓的部分常位于病灶的远心端,与肺癌压迫导致肺不张、血流回流障碍产生的病灶远端部分炎性放射性摄取影较淡形成对比。诊断肺炎型假瘤还应密切观察 CT 图像表现,一般常位于肺的周边,多呈圆形或椭圆形结节,边界显示清晰、锐利,多无分叶,可有较为粗大的索条影,靠近胸膜者,常无胸膜受侵犯的征象。

(4) 结节病:特征性表现为胸部多个结节呈"八"字形串珠状分布于双侧肺门及纵隔。活动期 SUV 值明显高于非活动期。PET/CT 显像可用作结节病的诊断、分期、疗效评估的有效手段。

(5) 结核性胸膜炎:多表现为胸膜弥漫性放射性轻度增浓,无明显的结节状放射性浓聚影。可与胸膜转移瘤鉴别。

3. 术前分期　目前较常用于 NSCLC 术前分期的影像学诊断方法是 CT。但研究证实,PET 可提高 NSCLC 术前分期的准确性。在 T 分期方面,对于多数 NSCLC 患者,诊断性 CT 结合薄层重建能很好地显示原发肿瘤的形态、大小、有无钙化和侵犯范围,是判断 T 分期的主要方法。PET 在中央型肺癌合并明显的阻塞性改变、肺内转移或胸膜转移方面优于 CT。^{18}F-FDG PET/CT 有机融合了两者优势,克服了单纯 PET 因结节太小或代谢率太低而无法分期的局限性,能更好地确定肺癌病灶有无侵犯胸壁、纵隔、肺癌周围炎症和肺不张等。

N 分期是对区域淋巴结转移的描述,常规 CT 扫描通过淋巴结的大小来判断转移有很大的局限性。文献报道 PET/CT 对区域淋巴结诊断敏感度、特异度、准确度、阳性预测值、阴性预测值分别为 71%~89%、84%~96%、84%~93%、70%~89%、90%~94%。PET/CT 在敏感性上优于 CT,这得益于它能反映恶性淋巴结的代谢,能检测到直径 <1.0cm 而 FDG 摄取增高的恶性淋巴结。但是 PET/CT 的

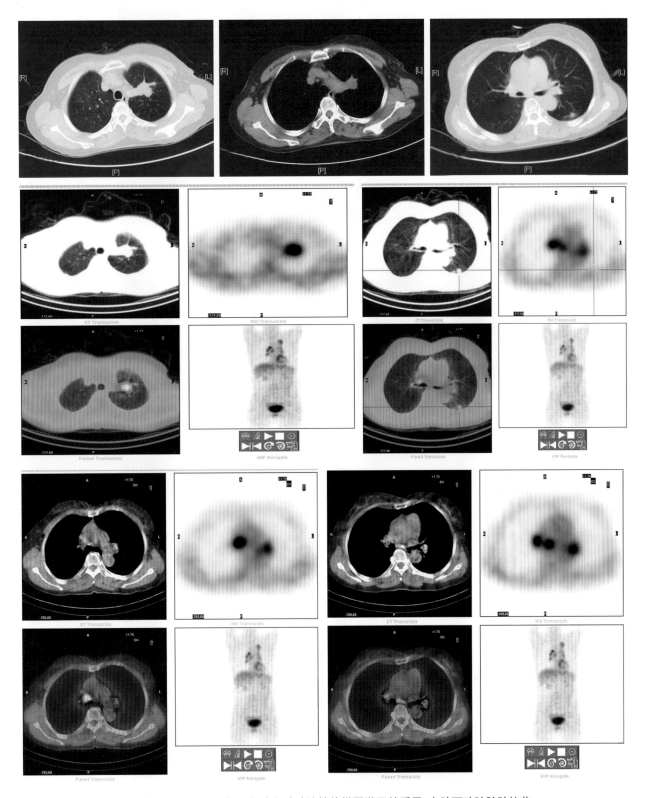

图 2-7-11　FDG 代谢图：左肺上叶肺结核伴纵隔淋巴结受累，左肺下叶肺脓肿结节

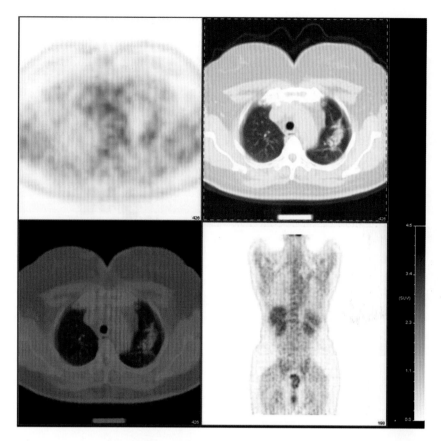

图 2-7-12　PET/CT:3 年前左上肺病灶(肺窗)

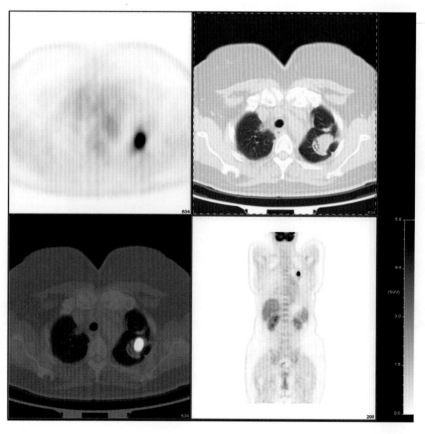

图 2-7-13　PET/CT:3 年后左上肺病灶(肺窗)

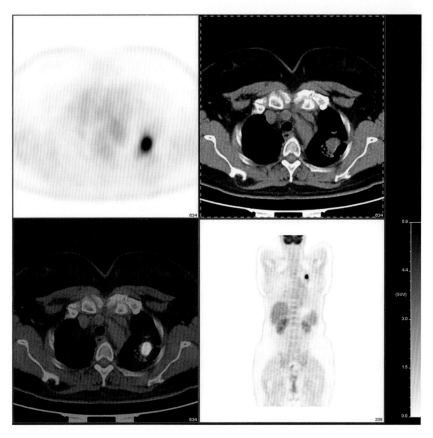

图 2-7-14 PET/CT:3 年后左上肺病灶(纵隔窗)

敏感度仍较低,不足以检测出早期转移。很多炎性淋巴结导致的假阳性摄取亦不能与转移鉴别。CT和 PET/CT 对肺门区及肺内淋巴结(10~14 区)的诊断价值均不高,PET/CT 的敏感度、特异度、准确度、阳性预测值、阴性预测值分别为 62.5%、89%、80.8%、71.4% 和 84.2%。其主要原因可能是:①中心型肺癌肺门淋巴结与原发肿瘤无法分辨;②肺门区淋巴结炎症多见,易出现假阳性高代谢;③ PET/CT 常规采用 CT 平扫,肺门血管影与淋巴结分辨困难,此时需做 CT 增强扫描;④ CT 不足以分辨出肺内淋巴结与原发肿瘤或肺内血管等结构。虽然 PET/CT 明显提高了纵隔淋巴结分期的准确性,但是不足以检测出显微镜下的转移,而且 PET 的阳性预测值较低(74%),因此不能替代纵隔镜活检等组织病理学检查,后者仍然是术前评估淋巴结转移的金标准。然而,纵隔镜并非所有手术患者的常规检查手段,不少研究者认为 PET/CT 诊断为 N_0 的患者,纵隔镜检查阳性率很低,不必行术前纵隔镜检查,但是 PET/CT 诊断为 N_1 的患者有相当一部分纵隔镜检查结果为 N_2,这时术前纵隔镜检查是必要的。

CT 受敏感度和扫描范围的限制,往往无法检出早期远处转移。PET 全身显像能使 10%~14% 本欲行手术的患者发现未知的远处转移,但因为空间分辨力较低容易发生定位错误。PET/CT 一次完成全身三维成像,能对 PET 发现的异常浓聚区进行准确定位,并能结合 CT 的形态学改变综合分析,是评估远处转移最有效的方法。PET/CT 对脑转移瘤的评价需要参考增强 CT 或 MRI,这是因为正常脑实质有较高的葡萄糖摄取,容易掩盖病变,尤其对较小的脑转移瘤更是难以发现,而 MRI 增强扫描则是诊断脑转移瘤的首选方法。PET 显像对肾上腺可疑转移灶的诊断非常有效,以肾上腺放射性摄取高于肝脏为肾上腺转移的灵敏度和特异度均高,总体准确度达 92% 以上。而放射性摄取低于肝脏的通常为良性肾上腺结节,当肾上腺转移瘤太小或伴出血坏死时可导致假阴性,而部分肾上腺腺瘤可能导致假阳性,此时 PET/CT 的 CT 图像可帮

助确定肾上腺 ^{18}F-FDG 摄取的性质。PET/CT 在肺癌 M 分期中的主要作用是发现常规影像学未能发现的转移灶；将良性病变从常规影像学不能确定的病灶中与恶性病灶鉴别开来；从拟手术的肺癌患者中发现常规影像学检查没有探及的远处转移灶，确定肺癌的可手术性，从而对治疗方案进行调整。这对 Ⅱ～ⅢA 患者很有效，但对 Ⅰ 期 NSCLC 患者是否需行 ^{18}F-FDG PET/CT 显像检查有争议。有研究发现 PET 在 Ⅰ 期患者中探查到的远处转移达 8%，PET/CT 可达 10%，均较常规影像学发现的 5% 高。

　　4. 肺癌术后复发及再分期　肺癌术后早期监测的主要目的是了解术后并发症，以常规影像学检查为主。其后的监测目的在于早期发现复发和进行再分期，这对于后续治疗决策的制定很重要。早期探查到单发局限性肺癌复发病灶或转移灶，有选择根治性治疗的可能，如调强放疗、强化化疗方案，甚至再次手术切除。可达到有效延长生存时间，减少减轻并发症，改善生活质量的目的。PET/CT 改善了肺癌复发诊断，真阳性率约 89%，真阴性率约 93%。

（二）食管癌

　　PET/CT 评价食管癌 T 分期作用有限，因为它不能鉴别 T_1、T_2、T_3 病变，对一些邻近结构的侵犯（T_4）有时也无法正确评估。Lowe 等报道 PET 和 CT 评价食管癌 T 分期的准确度仅 42%，而超声内镜的准确度为 71%。^{18}F-FDG 摄取与肿瘤浸润深度有关，当浸润深度达到肌层时才表现为原发肿瘤摄取 ^{18}F-FDG，Himeno 等研究证实 ^{18}F-FDG PET 能探测食管壁浸润的深度是 T_{1b} 或更深，但是 Tis 和 T_{1a} 则不能被探测。^{18}F-FDG PET 对早期食管鳞癌诊断敏感度较低可能与 PET 诊断空间分辨的局限性有关，直径 <5mm 的食管癌原发病灶显示困难。因此 ^{18}F-FDG 摄取（SUV_{max}）与病变长度、浸润深度、分化程度均呈正相关，而且随着浸润深度即 T 分期的增大，SUV_{max} 逐渐增高，发生淋巴结转移者原发灶的 SUV_{max} 高于无淋巴结转移者。

　　^{18}F-FDG PET 诊断食管癌局部淋巴结转移的敏感度较低，特异度较高。一项综合了 12 个研究的 meta 分析表明 PET 检测淋巴结转移的敏感度、

特异度分别为 51% 和 84%。^{18}F-FDG PET 对颈部、上纵隔、腹部淋巴结转移诊断具有较高准确性现已基本得到认可，而对中下胸部局部淋巴结转移诊断的准确度较低。Lerut 报道 ^{18}F-FDG PET 对于肿瘤周围淋巴结探测的灵敏度为 22%，特异度为 91%，准确率为 48%，而对于远处转移淋巴结探测灵敏度为 77%，特异度为 90%，准确率为 86%。肿瘤周围转移淋巴结探测灵敏度低主要是 ^{18}F-FDG PET 假阴性造成的，其原因可能为 ^{18}F-FDG PET 高度浓聚的原发肿瘤掩盖了癌旁受累淋巴结的探测；下纵隔的局部淋巴结可能受到心脏搏动及生理性摄取的干扰；直径较小的病灶未达到仪器的空间分辨率，产生部分容积效应而使图像模糊，干扰判断；局部病灶的肿瘤负荷低，处于增殖周期的肿瘤细胞比例少，或肿瘤分化较好，均可导致对 ^{18}F-FDG 的摄取低下。造成 ^{18}F-FDG PET 假阳性的原因主要为炎症性疾病，如结节病、结核及非特异炎症等。由于食管癌手术清扫食管旁、下纵隔淋巴结并不困难，因此对外科治疗的影响不大。Kato 等将 167 名食管癌患者 PET/CT 结果和单独 PET 结果比较发现，PET/CT 检测淋巴结转移与 PET 没有差异；但对单个淋巴结而言，PET/CT 诊断转移的敏感度、特异度、准确度、阳性预测值和阴性预测值分别为 46%、99.4%、95.1%、87.0% 和 95.5%，PET 相应的结果分别为 32.9%、98.9%、93.1%、74.7% 和 93.9%，PET/CT 的敏感度和准确度显著高于 PET（$P<0.05$），且 PET/CT 检测下胸部淋巴结转移灶的敏感度高于 PET、CT（$P<0.05$）。国内一些研究表明，PET/CT 确定淋巴结转移的敏感度在 85%~93.9%、特异度在 91.2%~98%、准确度在 91.9%~92.65%，高于 PET 或 CT。

　　^{18}F-FDG PET 在寻找远处转移灶比传统的影像学方法如 CT、EUS 及全身骨扫描等具有更高的灵敏性。Luketich 对 91 例食管癌患者分别行 ^{18}F-FDG PET 和 CT，通过临床或病理结果证实，其中 39 例患者有 70 处远处转移灶，^{18}F-FDG PET 和 CT 在寻找远处转移灶的灵敏度、特异度及准确率分别为 69%、93%、84% 和 46%、74%、63%。Flamen 等报道，通过对 74 例患者 ^{18}F-FDG PET 显像进行术前分期，有 11 例患者分期由 M_0 期上调到 M_1 期，有 5 例患者由 M_1 期下调到 M_0 期。但 ^{18}F-FDG

PET 在寻找远处转移灶有一定的假阴性,主要见于直径在 1cm 以下的肺部或肝脏转移灶。

(三)恶性胸膜间皮瘤

恶性胸膜间皮瘤 ^{18}F-FDG PET/CT 显像时,原发肿瘤呈 ^{18}F-FDG 放射性浓聚,明显高于良性胸膜病变和正常肺组织。在 PET/CT 显像中的代谢图像的指导下,结合解剖影像,选择代谢活性最高的胸膜病变部位进行针吸活检或胸腔镜活检可有效地提高活检的阳性率,减少依据解剖影像活检所造成的取样中仅含反应性纤维性改变和无活性肿瘤组织的误差。PET/CT 对恶性胸膜间皮瘤 T 分期的价值基本类似 CT,PET 显像能正确显示大多数恶性胸膜间皮瘤胸内病变的高代谢部位与范围,因此与 CT 解剖显像融合有助于术前客观判断肿瘤的可切除性。诊断 T_4 的灵敏度、特异度、准确度、阳性预测值、阴性预测值分别为 67%、93%、83%、86% 和 82%。受 PET 分辨率的限制,^{18}F-FDG PET 显像尚不能鉴别无胸腔积液患者壁层与脏层胸膜放射性的摄取,也难以判断病变对胸壁、膈肌或心包的局部侵犯,对病变侵犯纵隔器官者也无法区分单个结构的摄取。当胸廓 ^{18}F-FDG 摄取呈弥漫性显著增强,并伴形态改变时方能确定胸壁受累;基底部胸膜摄取不能与横膈相区别,仅横膈呈弥漫性摄取时才是判断膈肌受累的唯一可靠证据。对于判断横膈、腹膜有无累及 ^{18}F-FDG PET/CT 显像不是最佳选择,建议这类患者行腹腔镜检查。

^{18}F-FDG PET/CT 显像集功能、解剖显像于一体,理论上在区域淋巴结分期上具有优势,但 Eramus 报道 ^{18}F-FDG PET/CT 显像诊断 N_2 期恶性胸膜间皮瘤的灵敏度、特异度、准确度、阳性预测值和阴性预测值分别为 38%、78%、59%、60%、58%。其在 N 分期方面的局限性可能与空间分辨率低无法检测微小病灶或巨大的原发肿瘤侵犯到肺门、纵隔从而难与原发肿瘤有效分开造成假阴性有关,或淋巴结炎性、特异性感染性病变、肉芽肿性淋巴结炎造成假阳性有关。

恶性胸膜间皮瘤一旦发现远处转移已属晚期。Erasmus 对 EPP 术前的恶性胸膜间皮瘤患者行 ^{18}F-FDG PET/CT 显像,发现 25% 的患者发生了远处转移,失去了手术机会,治疗方案发生改变。

五、^{18}F-FDG PET/CT 评价预后

SUV 值是评价 NSCLC 的一个独立的预后指标,可能由于 NSCLC 患者的 ^{18}F-FDG 代谢与肿瘤细胞的生长率和增殖能力相关。Ahuja 等报道 155 例 NSCLC 患者,排除肺癌临床分期、病理类型、治疗方式等影响因素后,SUV<10 的患者平均中位生存期为 24.6 个月,SUV>10 的患者平均中位生存期仅为 11.4 个月。复旦大学附属华山医院对 210 例进行 ^{18}F-FDGPET/CT 显像的肺癌患者的预后进行研究,SUV>8 的 98 例患者,平均中位生存期为 14 个月;SUV<8 的 112 例患者中 67% 于随访结束时存活。多因素分析显示 SUV 值每升高"1",死亡风险将升高 6%。他们还发现 SUV 值对各期肺癌的预后价值不同,对Ⅰ~Ⅱ及Ⅲ期患者 SUV 有预后价值,而对Ⅳ期没有预后价值。比较Ⅰ~Ⅱ期与Ⅲ期,SUV 值对Ⅲ期患者的预后价值更大。

六、^{18}F-FDG PET/CT 用于疗效监测

对于发现时已诊断为ⅢA~ⅢB 期的 NSCLC 患者或食管癌患者,可能的根治性措施有大剂量放疗结合化疗,术前化疗或放化疗诱导治疗后的手术切除。经过诱导治疗后手术切除癌肿,局部晚期肺癌在第 3 年的根治率可达到 25%~35%。PET/CT 显像对肺癌疗效监测中,价值最大的可能是用于局部晚期肺癌根治性治疗过程中。对一组局部晚期接受诱导治疗的肺癌患者进行的 PET/CT 显像研究显示,诱导治疗前后分别进行 PET/CT 检查,随后手术切除癌肿,以肿瘤坏死大于 90% 作为治疗有反应;结果发现,相对基础肿瘤摄取 ^{18}F-FDG,治疗后摄取值下降 45%~62%,预测肿瘤组织病理学反应的灵敏度为 94%~70%,特异度为 86%~71%,SUV_{max}(以肿块体积校正后)能够预测原发灶和纵隔淋巴结组织病理学反应,对预后具有较好的预测价值。通过对 92 例Ⅲ期 N_2 NSCLC 患者的研究发现,放化疗诱导治疗后,如果治疗后原发灶的 SUV_{max} 下降大于 75%,最可能达到完全缓解;如果下降大于 50%,最可能达到部分缓解;对于纵隔淋巴结;如果治疗后 SUV_{max} 下降超过 50%,最有可能该淋巴结已经为良性淋巴结。

也有研究对 PET 观察肺癌诱导治疗疗效持异议,一般认为对腺癌疗效的预测不及鳞癌,对放化疗的预测价值不及单纯化疗的预测价值。从临床使用的角度来说,一般提倡在完成化疗后 3~4 周,或放疗后 3 个月行 PET/CT 显像以观察肺癌放化疗的疗效。

食管癌的治疗以手术治疗为主,对 T_3、T_4 或者 N_1 的患者术后对瘤床和可能的淋巴转移部位予以预防性放射治疗。不同原发部位肿瘤淋巴结转移有一定特点,肖泽芬等对术后食管癌中上段 ⅡA~ⅢB 期患者,推荐行术后放疗,靶区除瘤床外还应包括锁骨上、2 区、4 区、5 区、7 区等淋巴引流区,下段应包括贲门区淋巴结,而可不放疗锁骨上淋巴结;但罗树春等发现有上胸段出现腹腔贲门淋巴结转移,下段却出现锁骨上淋巴结转移的情况,如果按放疗靶区常规设野就会出现漏靶,但根据 PET/CT 却准确确定靶区。PET/CT 早期发现复发转移病灶,使临床能获得及时准确的信息,及时调整和制订合理的治疗方案,从而有利于提高患者的生存率。

七、^{18}F-FDG PET/CT 成本效益分析

自 2001 年以来国外已有许多学者进行了相关研究,并且在许多发达国家,PET 因其较高的效益,已进入医疗保险项目。2010 年德国学者 Schreyogg 对 172 例接受增强 CT 以及 PET/CT 检查的 NSCLC 患者进行了前瞻性临床试验。记录这些患者的医疗费用,并区分出依据诊断取消外科手术从而节省的费用、检查和诊断费用,以及不同肿瘤分期手术费用。结果显示,CT 的 TNM 分期准确率为 40%,PET/CT 为 60%。PET/CT 可以对 84% 的可切除病例正确分期,CT 仅能对 70% 正确分期。每人每年应用 PET/CT 比应用 CT 节省约 79 878 美元。作者认为应用 PET/CT 对 NSCLC 分期具有较高经济价值。一项综合了 2005 年至 2010 年美国、英国、法国、加拿大、澳大利亚、日本、荷兰等多个地区及国家的 14 份文献报道认为在 NSCLC 术前分期的应用上 PET/CT 的效益成本比最高,主要体现在确定治疗方案以及制定放疗计划上,而前提是患者数量的不断增多以及 PET/CT 的高准确性。但在中国相关研究较少,2006 年顾爱春对 NSCLC 患者行 PET 检查的成本效益进行了分析,结果显示:①就检出率而言,CT 的成本效益比更低;②就分期准确性而言,CT 的成本效益比仍较 PET 低;③就诊疗费用的成本效益比而言,PET 较 CT 为低;④ PET 与 CT 相比,其优势在于诊断 Ⅰ 期的患者。

即使对 PET/CT 的高效益成本比存有共识,但具体节省的医疗费用每个国家都有差异,尤其是 PET/CT 检查费用和手术费用比更是关键。美国此比例为 4%~13%,日本为 6%~13%,德国为 11%,英国为 30%。而且,某些特定病种如乳腺癌在美国可进入医疗保险。我国进行 PET/CT 检查的费用很高,且医保不予支付,此比例与欧美国家比较估计差异显著。就各种检查方法之间的横向费用对比,我国 PET/CT 检查的费用也让患者个人负担的医疗支出明显增高。

(谢文晖 雷贝)

参考文献

1. Mckenna RJ,FischelRJ,Brenner M,et al. Combined operation for lung volume reduction surgery and lung cancer. Chest,1996,110(4):885-893.
2. 余化标,谷力加,冯卫能,等. 核素肺灌注显像定量预测肺癌术后肺功能. 实用医学杂志,2002,18(6):603-604.
3. Neuhaus H,Cherniack NS. A bronchospirometric method of estimating the effect of pneumonectomy on maximum breathting capacity. Thorac Cardiovasc Surg,1968,55:144.
4. 胡永校,卢敏,田大力,等. 肺灌注显像在手术治疗肺癌患者中的应用. 中华结核和呼吸杂志,2003,26(1):51-52.
5. Pearson FG,Hiebert CA,Deslauriers J,et al. 普通胸部外科学. 赵风瑞,主译. 沈阳:辽宁教育出版社,1999:28.
6. Olsen GN,Block J,Tobias JA. Prediction of pastpneumonectomy pulmonary function using quantitative macroaggregate lung scanning.Chest,1974,66(1):13-16.
7. Boysen PG,Block AJ,Olsen GN,et al. Prospective evaluation for pneumonectomy using the 99m technetium quantitative perfusion lung scan.Chest,1977,72:422.
8. Ali MK,Mountain CF,Ewer MS,et al. Predicting loss of pulmonary function after pulmonary resection for bronchogenic carcinoma.Chest,1980.77:337.
9. Ali MK,Ewer MS,Atallah MR,et al. Regional and overall

pulmonary function changes in lung cancer.Thorac Surg, 1983,86:1.

10. Macumber HH,Calvin JW. Perfusion lung scan patterns in 100 patients with bronchogenic carcinoma.Thorac Cardiovasc Surg,1976,72:299.

11. 王俊,陈鸿义,李日民,等.肺癌的肺灌注显像特点及其临床应用.肿瘤防治研究,1990,12(2):91.

12. Wanger HN Jr,Lopez Majano V,Tow DE,et al.Radioisotope scanning of the lungs in early diagnosis of bronchogenic carcinoma.Lancet,1965,1:344.

13. Wagenvoort CA,Wagenvoort N.Pulmonary artenes in bronchial carcinoma.Arch Pathol,1965,79:529.

14. 王俊,潘中允,许佩璋,等.肺灌注显像在肺癌外科治疗中的应用价值.中华医学杂志,1991,71(1):620-622.

15. Thumheer R,Engel H,Weder W,et al. Role of lung perfusion scintigraphy in relation to chest computed tomography and pulmonary function in the evaluation of candidates for lung volume reduction surgery. Ann J Respir Crit Care,1999,159:30l-310.

16. 穆新林,李冉,周德训,等.支气管镜肺减容术在极重度慢性阻塞性肺疾病中的应用.中国内镜杂志,2013,19(11):1121-1125.

17. 陈益光,陈仲武,涂远荣,等.胸腔镜肺减容术治疗重度肺气肿的影像学作用.现代康复,2001,5(10):101-111.

18. Suga L,Nishigauchi K,Masteunaye N,et al. Preliminary application of dynamic pulmonary xenon-133 single-photo emission tomography in the evaluation of patients with pulmonary emphysema for thora lung volume reduction surgery.Eur J Nucl Med,1998,25:410-416.

19. 高文,王兴安.国内肺移植评述(1979—2009年).同济大学学报:医学版,2009,30(4):5-7.

20. 张庆广,陈静瑜,高学军,等.单肺移植同期行心内缺损修补术一例.中华器官移植杂志,2006,27:812-813.

21. 陈静瑜,张庆广,荆朝辉,等.肺或心肺联合移植治疗艾森曼格综合征的初探.中华医学杂志,2007,87(17):1165-1168.

22. 余开颜,李赛琪,李俊,等.胸外科患者术后肺栓塞的诊断和治疗.中国胸心血管外科临床杂志,2013,20(1):119-120.

23. 刘嘉琳,时国朝,李庆云.评估临床可能性评分诊断肺栓塞.上海交通大学学报:医学版,2008,28(9):1104-1106.

24. Wells PS,Anderson DR,Rodger M,et al. Derivation of a simple clinical model to categorize patients probability of pulmonary embolism:increasing the models utilty with the Simple RED D-d inmer.Thromb Haemost,2000,83:416-420.

25. Wicki J,Perneger TV,Junod AF,et al. Assessing clinical probability of pulmonary embolism in the emergency ward:a simple score.Arch Intern Med,2001,161:92-97.

26. Qaseem A,Snow V,Barry P,et al.Current diagnosis of venous thromboembolism in prmiary care:a clinical practice guideline from the American Academy of Family Physicians and the Am erican College of Physicians. Ann Intern Med,2007,146:454-458.

27. 苏剑,田红英,王彬生.不同临床评分中肺通气灌注显像与CT肺动脉造影诊断肺栓塞对比研究.河北医药,2011,33(1):7-9.

28. 谭业颖,田嘉禾.肺灌注/通气显像与螺旋CT肺动脉造影诊断肺栓塞的对比研究.医学影像学杂志,2007,17(2):137-139.

29. Rathbun SW,Raskob GE,Whitsett TL.Sensitivity and specificity of helical computed tomography in the diagnosis of pulmonary embolism:A systematic review.Ann Intern Med,2000,132(3):227-232.

30. Mullins MD,Becket DM,Hagspiel KD,et al. The role of spiral volumetric computed tomography in the diagnosis of pulmonary embolism[J].Arch Intern Med,2000,160(3):293-298.

31. 潘中允.放射性核素显像和非显像检查法.//潘中允.简明核医学.第2版.北京:北京医科大学出版社,2000:102-104.

32. Silvestri GA,Littenberg B,Colice GL. The clinical evaluation for detecting metastatic lung cancer. A meta-analysis. Am J Respir Crit Care Med,1995,152(1):225-230.

33. 施春雷,张心敏,边海蓉.同位素骨显像对肺癌骨转移的诊断价值.上海医学,2003,26(5):346-347.

34. 龙为红,李德仁,吴文.肺癌骨转移[99m]Tc-MDP骨显像的临床价值有与CT、X-rays检查对比观察.中国肿瘤临床与康复,2002,9(2):9-11.

35. 王荣福,李险峰,王强.SPECT/CT的最新应用进展.CT理论与应用研究,2012,21(3):577-582.

36. Papathanassiou D,Bruna-Muraille C,Jouannaud C,et al.Single-photon emission computed tomography combinedwith computed tomography(SPECT/CT)in bonediseases. Joint Bone Spine,2009,76(5):474-480.

37. 常城,谢文晖,雷贝,等.SPECT/CT融合显像对肺癌单发骨转移瘤的诊断价值.核技术,2013,36(9):1-6.

38. 张一秋,石洪成,陈曙光,等.SPECT/CT融合图像对脊柱单发病灶鉴别诊断的增益价值.中国临床医学,2010,17(5):741-744.

39. 李亚伦,赵祯,赵丽霞,等.放射性核素骨 SPECT/CT 同机融合显像诊断 SPECT 难于确诊骨病灶.中国医学影像技术,2008,24(10):1641-1643.

40. 徐白萱,关志伟,徐贤,等.全身 MR 弥散加权与核素骨显像对骨转移诊断的对比研究.首都医科大学学报,2008,29(1):19-22.

41. Kosuda S,Kaji T,Yokoyama H,et al. Does bone SPECT actually have lower sensitivity for detecting vertebral metastasis than MRI? J Nucl Med,1996,37(6):975-978.

42. 张雪梅,夏黎明,王仁法,等.核素骨显像与 MRI 检测脊柱转移瘤的对比研究.放射学实践,2002,17(5):428-430.

43. 叶慧,莫逸,谢爱民,等.^{18}F-氟脱氧葡萄糖 PET-CT 与 ^{99m}Tc-亚甲基二膦酸盐骨显像诊断转移性骨肿瘤的对比研究.国际放射医学核医学杂志,2008,32(3):147-150.

44. 吴书其,刘建军,宋少莉,等.18F-FDG PET 与 ^{99m}Tc-MDP 骨扫描诊断肿瘤骨转移的比较分析.放射学实践,2008,23(11):1273-1277.

45. 徐微娜,辛军,于树鹏,等.^{18}F-FDG PET-CT 与 ^{99m}Tc-MDP 全身显像对肺癌骨转移癌诊断的对比研究.中国临床医学影像杂志,2009,20(5):323-330.

46. 厉红民,李前伟,黄定德,等.^{18}F-FDG PET/CT 显像与 ^{99m}Tc-MDP 全身骨显像诊断骨转移的价值.重庆医学,2005,34(8):1131-1132.

47. 李彦生,王俊起,刘磊,等.^{18}F-NaF 的合成及其在肺癌骨转移中的临床应用.中华核医学杂志,2006,26(1):18-20.

48. Krüger S,Buck AK,Mottaghy FM,et al. Detection of bone metastases in patients with lung cancer:^{99m}Tc-MDP planar bone scintigraphy,^{18}F-fluoride PET or ^{18}F-FDG PET/CT. Eur J Nucl Med Mol Imaging,2009,36(11):1807-1812.

49. 侯少洋,张蕾,王建军.肺癌骨转移核素显像分析.中国肿瘤临床与康复,2001,8(2):74-75.

50. 周篛.骨扫描在术前评估 NSCLC 患者分期中的价值.诊断学理论与实践,2004,3(3):210-211.

51. Lee AF. ACC /AHA 2007 Guidelines on Perioperative Cardiovascular Evaluation and Care for Noncardiac Surgery. A Report of the American College of Cardiology /American Heart A ssociation Task Force on Practice Guidelines (Writing Committee to Revise the 2002 Guidelines on Perioperative Cardiovascular Evaluation for Noncardiac Surgery).J Am Coll Cardiol,2007,50(17):159-241.

52. 周前,曲婉莹.中华影像医学:影像核医学卷.北京:人民卫生出版社,2010:61-62.

53. Eagle KA,Coley CM,Newell JB,et al.Combining clinical and thallium data optimizes preoperative assessment of cardiac risk before major vascular surgery.Ann Intern Med,1989,110:859-866.

54. 李丽娟,张广伟,曹金红,等.核素心肌显像预测高龄患者围术期心脏事件的价值.中国药物与临床,2013,13(7):850-851.

55. 吴英恺,王一山,李平,等.国际心胸外科实践.上海:上海科学技术出版社,1988:479.

56. Hedayati N,McHenry CR.The clinical presentation and operative management of nodular and diffuse substemal thyroid disease. Am Surg,2002,689(3):245-251.

57. Singh B,Lueenete FE,Shaha AR. Substernal goiter:A clinical review.Am J Otolaryngol,1994,15(6):409-416.

58. 张志庸,崔玉尚,周易东,等.胸骨后甲状腺肿的诊断和治疗.中华外科杂志,2001,39(4):291-293.

59. 兰宝森.中华影像医学:头颈部卷.北京:人民卫生出版社,2010:145.

60. 陈兰兰,张国旭.SPECT/CT 融合图像诊断胸骨后甲状腺肿的临床价值.现代医学,2014,42(1):76-78.

61. Bukachevsky RP,Casler JD,Oliver J,et al.Squamous cell carcinoma and lingual thyroid. Ear Nose Throat J,1991,70:505-507.

62. Moretti JL,Hauet N,Caglar M,et al.To use MIBI or not to use MIBI? That is the question when assessing tumour cells. Eur J Nucl Med Mol Imaging,2005,32(7):836-842.

63. Higashi K,Ueda Y,Matsunari I,et al.^{11}C-acetate PET imaging of lung cancer:comparison with ^{18}F-FDG PET and ^{99m}Tc-MIBI SPECT. Eur J Nucl Med Mol Imaging,2004,31(1):13-21.

64. Furuta M,Nozaki M,Kawashima M,et al. Monitoring mitochondrial metabolisms in irradiated human cancer cells with ^{99m}Tc-MIBI. Cancer Lett,2004,212(1):105-111.

65. Sergiacomi G,Schillaci O,Leporace M,et al.Integrated multislice CT and Tc-99m Sestamibi SPECT-CT evaluation of solitary pulmonary nodules. Radiol Med,2006,111(2):213-224.

66. 罗迎春,邹德环,朱旭生.^{99m}Tc-MIBI-SPECT 与 ^{18}F-FDG-PET 在肺结节性病变的诊断比较.中国医药科学,2011,1(14):111-112.

67. Yang TJ,Aukema TS,van Tinteren H,et al. Predicting early chemotherapy response with technetium-99m methoxyisobutylisonitrile SPECT/CT in advanced non-small cell lung cance. Mol Imaging Biol,2010,12(2):174-180.

68. 潘中允,屈婉莹,周诚,等.PET/CT 诊断学.北京:人民卫生出版社,2009:415-495.

69. 王荣福.肿瘤 PET 药物的现状和展望.核化学与放射

化学.2006,28(2):65-67.

70. 刘婧慧,冯惠茹.^{18}F-FLT PET/CT 在肿瘤诊断中的应用.中国介入影像与治疗学,2009,6(4):388-390

71. van Westreenen HL,Cobben DC,Jager PL,et al. Comparison of 18F-FLT PET and ^{18}F-FDG PET in esophageal cancer. J Nucl Med,2005,46(3):400-404.

72. 韩大力,钟小军,于金明,等.^{18}F-FLT 和 ^{18}F-FDG PET/CT 对胸段食管癌淋巴结分期诊断的对比研究.中华核医学杂志,2010,6:383-386.

73. Yamamoto Y,Nishiyama Y,Kimura N,et al. Comparison of 18F-FLT PET and ^{18}F-FDG PET for preoperative staging in non-small cell lung cancer. Eur J Nucl Med Mol Imaging, 2008,35(2):236-245.

74. Kagna O,Solomonov A,Keidar Z,et al.The value of FDG-PET/CT in assessing single pulmonary nodules in patients at high risk of lung cancer. Eur J Nucl Med Mol Imaging, 2009,36(6):997-1004.

75. Yen RF,Chen KC,Lee JM,et al.^{18}F-FDG PET for the lymph node staging of non-small cell lung cancer in a tuberculosis-endemic country:Is dual time point imaging worth the effort? Euro J Nucl Med Mol Imaging,2008,35(7): 1305-1315.

76. Li J,Xu W,Kong F,et al.Meta-analysis:Accuracy of 18FDG PET-CT for distant metastasis staging in lung cancer patients. Surg Oncol,2013,22(3):151-155

77. Shi W,Wang W,Wang J,et al.Meta-analysis of ^{18}FDG PET-CT for nodal staging in patients with esophageal cancer. Surg Oncol,2013,22(2):112-116.

78. Cervino AR1,Evangelista L,Alfieri R,et al.Positron emission tomography/computed tomography and esophageal cancer in the clinical practice:How does it affect the prognosis? J　Cancer Res Ther,2012,8(4):619-625.

79. Okada M,Murakami T,Kumano S,et al.Integrated FDG-PET/CT compared with intravenous contrast-enhanced CT for evaluation of metastatic regional lymph nodes in patients with resectable early stage esophageal cancer. Ann Nucl Med,2009,23(1):73-80.

80. Choi J,Kim SG,Kim JS,et al. Comparison of endoscopic ultrasonography(EUS),positron emission tomography (PET),and computed tomography(CT)in the preoperative locoregional staging of resectable esophageal cancer. Surg Endosc,2010,24(6):1380-1386.

81. Hyun SH,Ahn HK,Kim H,et al.Volume-based assessment by ^{18}F-FDG PET/CT predicts survival in patients with stage Ⅲ non-small-cell lung cancer.Euro J Nucl Med　Mol Imaging,2014,41(1):50-58.

82. Takeuchi S,Khiewvan B,Fox PS,et al. Impact of initial PET/CT staging in terms of clinical stage,management plan,and prognosis in 592 patients with non-small-cell lung cancer. Euro J Nucl Med Mol Imaging,2014,41(5):906-914.

83. 李前伟.^{18}F-FDG PET 在恶性胸膜间皮瘤中的应用.实用肿瘤杂志,2005,20(5):461-464.

84. de Langen AJ,van den Boogaart V,Lubberink M,et al. Monitoring response to antiangiogenic therapy in non-small cell lung cancer using imaging markers derived from PET and dynamic contrast-enhanced MRI. J Nucl Med,2011,52 (1):48-55.

85. Sun L,Su XH,Guan YS,et al.Clinical usefulness of ^{18}F-FDG PET/CT in the restaging of esophageal cancer after surgical resection and radiotherapy. World J Gastroenterol,2009,15 (15):1836-1842.

86. Metser U,Rashidi F,Moshonov H,et al. ^{18}F-FDG-PET/CT in assessing response to neoadjuvant chemoradiotherapy for potentially resectable locally advanced esophageal cancer. Ann Nucl Med,2014,28(4):295-303.

87. Søgaard R1,Fischer BM,Mortensen J,et al.Preoperative staging of lung cancer with PET/CT:cost-effectiveness evaluation alongside a randomized controlled trial. Eur J Nucl Med Mol Imaging,2011,38(5):802-809.

88. Schreyogg J,Weller J,Stargardt T,et al. Cost-effectiveness of hybrid PET/CT for staging of non-small cell lung cancer. J Nucl Med,2010,51(11):1668-1675.

89. 顾爱春,刘建军,孙晓光,等.NSCLC 患者行 PET 检查的成本效益分析.中华核医学杂志,2006,26(2):89-92.

第八章 磁共振成像

第一节 总则

对于所有的胸部磁共振成像(magnetic resonance imaging,MRI)检查,首先进行的序列是T_1WI(短TR,短TE)或者横断的单次激发快速自旋回波序列。通常选择快速自旋回波或者单次激发快速自旋回波序列是因为它的速度比常规自旋回波快,而且能获得较好的解剖影像。它不仅可显示胸壁和纵隔软组织结构,而且还可用于显示心脏和大血管。与T_2WI(长TR,长TE)相比,T_1WI和单次激发快速自旋回波序列具有较高的信噪比和较低的运动敏感性,有利于显示解剖结构。特别是纵隔内高信号的脂肪,为中等信号的软组织结构,如淋巴结和无信号的流空血管,提供了极佳的对比。由于T_2WI对组织含水量增加的敏感度较高,有助于显示病变软组织的结构。位了缩短扫描时间,常采用快速自旋回波T_2技术。

静脉注射钆螯合物的T_1WI,可用于明确胸壁或纵隔肿瘤的侵犯范围,研究炎症或感染性疾病的范围,或者进行磁共振血管成像(magnetic resonance angiography,MRA)。新的设备,在胸部钆增强检查时,可常规进行三维的脂肪抑制T_1加权成像。此快速的扫描技术能够在一次屏气时间内完成对整个胸部的成像。MR相对于CT的优势是能够直接进行多方向的成像,不使用碘对比剂和无电离辐射。MR设备的孔径较小,对于身材较大或有幽闭恐惧症的患者可能存在问题。MR检查的

其他禁忌证包括心脏起搏器和某些金属内置物。

一、运动

胸部的MRI面临很多挑战,两个最大的挑战就是必须要克服呼吸和心跳所致的伪影。

二、呼吸门控

消除呼吸伪影最简单的方法就是通过屏气来停止呼吸运动。虽然日常工作中经常使用屏气技术,但并不是所有患者都能够坚持足够长的屏气时间,以完成图像的采集。这样就需要使用呼吸门控和呼吸补偿技术。呼吸补偿是通过相位编码进行重新排序来实现的。在整个呼吸周期中,通过包绕在患者胸部周围的压力传感器来监测前胸壁的运动,然后对相位编码进行重新排序。重新排序后的相位编码,可降低呼吸运动伪影的强度,改变数据中运动伪影的位置。此技术比呼吸门控具有更大的优势,因为数据的采集时间没有增加。但是,信号的平均会造成空间分辨率明显下降和细微结构显示不清。此外,这项实时技术实施过程中的复杂性也限制了它的实际应用。随着快速扫描技术的常规临床应用,对于这样复杂扫描技术的需求就进一步降低。通常,快速扫描序列可获得比呼吸补偿技术更高质量的图像。

与此不同的是,采用呼吸门控的MRI是一种简单和实用的降低呼吸运动伪影的技术。在连续呼吸时进行数据采集,但是只有设定范围内的数据才被用于进行图像重建。通常在患者上腹部包绕

一条内置位移传感器的带子,从而获得呼吸运动的参考信息。最近,采用导航回波技术可以监测膈肌的运动。此技术的数据筛选,可以采用实时方式,或者在数据采集后以回顾性方式进行。呼吸门控的缺点是,它会导致成像时间的延长。

三、心脏运动

为减轻心脏运动的伪影,可以使用心电门控技术。通常在患者胸部(腹侧体表)或者背部(背侧体表)放置 MR 兼容的电极,测量心电图(electrocardiogram,ECG)信号,就可以监测心脏的运动。通常认为在背侧放置电极,可降低导联运动所致的运动伪影。导线不要互相交叉或形成环状,以免造成不必要的感应电流,并可能造成表皮灼伤。需要测量 R 波之间的时间间隔,图像采集通过 R 波进行触发。

四、线圈

胸部 MRI 最常使用两种类型线圈,标准体线圈和相控阵表面线圈。早期的表面线圈不能提供体部中心的足够信号强度,但相控阵线圈与它不同,对中心和外周结构的成像都较好,可维持较好的场均匀性,比标准体线圈有更高的信噪比。另外还有专门设计较小的可弯曲表面线圈,可使用肺上沟瘤和臂丛的成像。此区域也可用专门的肩部线圈来进行成像。

五、对比剂

胸部的 MRI 最常使用对比剂,与腹部 MRI 检查一样,需要通过静脉注射钆的螯合剂。这些对比剂包括钆喷酸二甲葡胺(钆喷酸葡胺,Magnevist)、钆替醇(普络显思,Prohance)和钆二胺(欧乃影,Omniscan)。这些都是顺磁性对比剂,可使信号升高,每毫摩尔的浓度可使弛豫率缩短 4.5ms。在采集 T_1WI 之前,注射顺磁性对比剂,常规剂量为 0.1mmol/kg,或者按照约 1ml/10kg 的标准使用。一个例外情况是,胸部的双倍剂量钆动态增强扫描,这种技术是显示主动脉和大血管病变的很好方法。目前,与蛋白结合的血管内对比剂仍处于研究阶段,它比传统的 MR 对比剂在心血管系统内可存留更长的时间,这样就可以延长血管系统的强化

时间。

虽然一般认为钆对比剂相对比较安全,但还是有一些不良反应的报道。与碘对比剂一样,所有患者在注射钆对比剂前,接受有关药物过敏史的调查。

六、特殊应用

1. 主动脉和大血管 MRI 是研究主动脉和大血管的很好方法,已经成为评价主动脉夹层、动脉瘤、假性动脉瘤和先天畸形(如缩窄和血管环)的重要手段。

2. 双反转恢复 单次激发自旋回波技术可快速进行黑血成像。这是一种"黑血的序列",可以与高信号的纵隔脂肪形成鲜明对比。通常此序列至少包括横断方向,而且还应该在第二个方向进行采集。第二个方向可以是斜矢状或冠状方向。斜矢状面上主动脉位于图像正中(呈"拐杖"样表现),对于评价主动脉的缩窄和夹层的范围很有价值。标准的主动脉成像包括心电门控的自旋回波序列和亮血的梯度回波(GRASS、FISP 或 FLASH)电影序列。这些图像通常沿矢状面,或者不同的横断位置(特别是有问题,如怀疑夹层内瓣膜的水平)进行。有时,可采用相位对比成像来评价血流的方向。

3. 动态双倍剂量钆增强三维成像 是新的主动脉和大血管 MRI 方法。在注射对比剂以前,首先沿斜矢状方向进行三维半傅里叶采集的毁损梯度回波序列,而后试注 2ml 的钆对比剂,采用高压注射器进行,从而确定团注的峰值时间,然后再注射双倍剂量的钆对比剂(0.2mmol/kg),根据先前的试注结果设定好延迟时间,以便在团注的峰值采集图像。

4. 标准心脏的 MRI 同样也应至少沿两个方向进行。通常一个是横断面,第二个是矢状面或冠状面。与主动脉成像相同,通常首先进行黑血的自旋回波序列,可以很好的评价解剖形态。还可使用快速单次激发自旋回波(half-fourier acquisition single-shot turbo spin-echo,HASTE)黑血序列,特别是对于儿童先天性心脏病的检查,因为它不仅图像质量好,而且采集速度快。虽然此技术设计是屏气检查,但由于速度很快,不需要屏气也能得到良好

的图像。此外,快速采集还可降低心脏运动所致的伪影。附加的预饱和脉冲、可以抑制不需要的血流信号。标准 SE 序列 HASTE 序列,都使用心电门控技术。其他用于心脏的成像方法,有三维梯度回波(GRE)和真稳态进动(True FISP)的快速采集技术。GRE 成像可采用双反转脉冲技术产生黑血的效果,但是也可采用无反转脉冲而产生亮血的效果。与心电门控联合应用时,True FISP 序列可产生高质量的亮血图像,能够良好地显示解剖细节。

5. 心脏 MRI　通常用于评价先天性疾病,二维电影 GRE 序列能够显示血流情况,提示瓣膜的狭窄和反流,电影和靶向饱和序列都评估了左心室功能的可能。

七、胸部 MRI 的伪影

尽管已介绍了呼吸和心脏运动伪影及其抑制方法,在胸部还可能出现一些特殊的伪影。"鬼影"或搏动伪影发生于相位编码,偶可类似胸部病变。这种现象不仅可见于搏动的血流,还可见于搏动的脑脊液或者心脏和呼吸的周期性运动。层面流入现象,也称为"流入相关增强",发生于黑血的 SE 序列中,由于新鲜的未饱和血液流入成像范围而引起。因此,受影响层面内血管中的血液是亮的,而不是黑的。它通常发生于多个采集层面的末端结束时。注意不要将此表现,误认为是慢血流或腔内血块。鉴别关键点是此现象为周期性出现。一旦产生,通常位于每组层面最后几层。磁敏感性伪影是磁共振不适合进行肺实质检查的主要原因。肺实质有很多的空气组织交界面,会减低磁场的均匀性,导致体素内失相位和信号丢失。这种伪影在梯度回波时中最明显,但也是所有常规 MRI 的常见问题。卷折伪影不是胸部成像所特有,当成像体积超出视野时可出现。当患者身材较大或成像范围局限,如臂丛成像时,可能会出现此类问题。这种伪影通常在相位编码方向上更严重。解决此问题的最简单方法就是增大视野;但是,这样会降低空间分辨率,因此并不实用。交换相位和频率编码方向,虽然不会消除此伪影,但可将伪影转换到对诊断意义不大的区域。其他降低卷折伪影的方法包括,使用表面线圈或者在视野外施加饱和脉冲。此外,大部分设备都有"无相位卷折"功能,它实际上是在相位方向上进行过采样的软件。化学位移伪影出现于频率编码方向上脂肪和水的交界面,是由于脂肪和水的共振频率存在差异而产生。当脂肪和水分子位于同一体素内时,脂肪分子的信号会在频率编码方向上偏移至另外的体素。在胸部检查时,当需要准确测量淋巴结或其他纵隔脂肪包绕的软组织结构的大小时,这点会很重要。通过增大接受带宽、增加平面内的空间分辨率或者减小层厚,就可以减轻化学位移伪影。此外,伪影在 T_2WI 要比 T_1WI 上更明显。

第二节　肺病变

一、良性病变

肺隔离症分为叶内型和叶外型。成人的肺隔离症大多数为叶内型,它位于肺内,通常是下叶。MR 可发现和显示隔离肺组织的异常供血动脉走行和大小特点。

二、恶性病变

(一) 中央型肺癌

1. 肺门肿块　肺门肿块是中央型肺癌的主要征象。在检出肺门小肿块方面,包括肿瘤本身与淋巴结肿大,MRI 与 CT 同样有效。由于 MRI 有良好的对比分辨率,故可检出直径 1cm 的肿块,而且 MRI 比 CT 更容易区分肿块与血管。因为血管经常显示中至低信号,而肺癌肿块结节或淋巴结呈较高信号。但由于其空间分辨率低,在确定肿块与气管、支气管关系方面不如 CT。一般来说,MRI 对肺叶支气管狭窄能做出诊断。MRI 常对段以下支气管有无狭窄、闭塞、支气管内或壁内肿块,不能做出分析。当病变局限时,MRI 上不易确定是外源性的、支气管内的、还是黏膜下或壁内性的。在支气管肺癌的评估中,MRI 能确定肿瘤的气管外成分,尤其是从支气管向周围扩展进入气管隆嵴下的成分。MRI 能检出肺门肿大淋巴结,但对于鉴别是转移性的还是炎症性的仍有困难。

2. 肺癌引起的继发改变　肺癌引起的支气管

狭窄或阻塞性肺炎和肺不张。MRI 可将发生在肺癌阻塞远侧的实变与肿瘤本身鉴别开。根据肺不张与阻塞性肺炎出现的时间不一致,MRI 表现有所不同,因而可与肿瘤区别。如长期阻塞性肺炎会使 T_1 弛豫时间明显缩短,在 T_1WI 上肺不张信号高于肿块。相反,肺不张时间段,不张肺内的残存空气或肺不张的肺内没有慢性炎症,就会出现相反的信号强度,即在 T_1WI 上肿块的信号高于不张。但有时二者的信号强度可无明显不同而难以区分。注射顺磁性对比剂(Gd-DTPA)有助于肿块与继发性改变的鉴别。

(二)周围型肺癌

周围型肺癌主要表现为肺内孤立性肿块或结节。转移瘤结节常为多发。MRI 能检出直径 <1cm 的肺结节。原发性肺癌与转移瘤信号强度相仿,于 T_1WI 呈中等信号(与肌肉信号相仿),T_2WI 为高信号。使用长 TR 扫描序列可提供较好的信噪比,但 CT 仍是研究肺结节的首选方法。因 CT 的空间分辨率高,能检出直径仅为几毫米的小结节,尤其在发现靠近膈肌、胸壁或其他结构的病变,优于 MRI。

MRI 对显示位于肺门周围的结节性病变可能比非增强 CT 有效。对较大的结节或肿块,MRI 同样显示良好,但其形态学特点如肿瘤边缘有无毛刺、分叶切迹、棘状突起、胸膜凹陷等,MRI 均不易观察到,对病变内部结构如空洞、坏死、钙化、空泡征、细支气管充气征等的发现率也远不如 CT,而这些征象对于病变的良恶性分析十分重要。

(三)肺癌对纵隔的侵犯

MRI 与 CT 一样可用于评价支气管肺癌治疗前的区域扩散。MRI 可明确显示肿瘤对纵隔的直接侵犯,或扩展至纵隔大血管、心腔与气管,或侵犯分隔和脏器的脂肪间隙。MRI 可清楚显示肿瘤侵犯血管的范围和程度,对术前判断能否切除肿瘤很有帮助。肿瘤包绕主动脉、上腔静脉在周径 1/2 以上时一般不易切除,肿块与血管壁间无界线而且信号相同,接触范围在血管周径的 1/2 一些多预示肿块与血管粘连。MRI 显示大血管与肿瘤的关系优于非增强 CT,一是其对比分辨率高,二是 MRI 冠状面显示主动脉弓下、左肺动脉与左支气管间的肿瘤比较清楚。

(四)肺癌纵隔淋巴结转移的诊断

淋巴结转移的诊断与 CT 相同,以淋巴结肿大为依据。一般以淋巴结直径 >10mm 作为转移标准。MRI 冠状面能清晰显示主动脉弓下、左肺动脉和左支气管之间的淋巴结,而 CT 对于主肺动脉窗的绿化因部分容积效应而显示不清。冠状面还能将气管支气管分叉和左心房显示清楚,能在气管隆嵴缺少脂肪情况下显示肿大淋巴结。

(五)肺癌对胸膜胸壁的侵犯

在 T_2WI 图像上 MRI 的对比分辨率较高,常能将肿瘤与肌肉和脂肪相区别。在 MRI 上,胸膜外脂肪呈高信号,该高信号为软组织肿瘤信号替代时提示胸膜受侵,如看到肿瘤对胸壁较显著地浸润,肋骨的破坏或胸壁脂肪界面的消失则诊断为胸壁受侵。在显示肺尖肿瘤(肺上沟瘤)与纵隔或胸壁血管或臂丛的关系方面,MRI 矢状面与冠状面扫描更优于横断面 CT。

第三节 纵隔病变

一、胸腺瘤

典型胸腺瘤在 T_1WI 上呈近似或稍高于肌肉的信号,在 T_2WI 上信号增高,胸腺瘤在 T_2WI 可表现为信号均匀,也可由于囊变或出血区表现为不均匀,抑或显示为由薄的、相对低信号的分隔分离的肿瘤结节或小叶。用二乙烯三胺五乙酸钆(Gd-DTPA)增强 MRI,常可呈中等强化。

二、胸腺癌

在 MRI T_1WI 上,胸腺癌的信号比肌肉信号高,T_2WI 肿瘤信号增高。混杂信号可能反映了坏死、肿瘤内囊性区或出血的存在。肿瘤多呈分叶结节状改变。

三、胸腺神经内分泌癌

胸腺神经内分泌癌在 MRI 上表现与胸腺癌无明显差别。一些肿瘤可能显示显著强化,这种肿瘤较胸腺瘤更具侵袭性,常出现在进展期,胸腺类癌患者出现上腔静脉阻塞要比胸腺瘤多。局部淋巴结转移或远处转移可能被发现,转移包括成骨性病灶。

四、胸腺脂肪瘤

由于胸腺脂肪瘤的脂肪成分,MRI 在 T_1WI 上显示类似于皮下脂肪的高信号区域,伴有中等信号区域反映了软组织的存在。尽管肿块很大时也不侵犯邻近结构。然而,半数可见纵隔结构受压。

五、胸腺囊肿

单纯典型的胸腺囊肿 MRI 上表现为 T_1WI 呈低信号,T_2WI 均匀高信号,增强后无强化,壁较薄。如囊肿内含蛋白成分或出血,则信号混杂;部分囊肿可出现较厚的壁,增强后囊壁强化而内部无强化。

六、反跳性胸腺增生

在应激阶段(如长期疾病、化疗和放疗)或类固醇治疗以后,胸腺常可恢复原始状态。在恢复数月后,胸腺开始再次生长,并在一些患者中出现过度生长("反跳"现象)。这种现象在儿童和年轻人中更常见。化疗后胸腺体积最初可减小,随后胸腺体积可能会恢复到正常,而约 25% 的患者会在停止化疗后一年内出现反弹现象,胸腺体积超过正常时的 50% 即可确定。

MRI 显示胸腺增大,但常保持正常的三角形的形态,反相位信号减低。这种表现可类似于原发性肿瘤或复发性疾病,尤其是淋巴瘤。如果胸腺增大与化疗时间相关,或者是单独的表现,患者可采取保守的随访,再次进行影像学检查。这在年轻的化疗后患者,是一个预后良好的征象。

七、胸腺淋巴瘤和转移

HL 倾向累及胸腺同时也伴有纵隔淋巴结受累。在一个新诊断为胸部受累的成人 HL 患者的研究中,胸腺增大见于 30% 的患者,所有这些患者也可见纵隔淋巴结肿大。在一组 60 例儿童 HL 患者的研究中,17 例(28%)有胸腺增大,在纵隔异常的患者中占 49%。在这一研究中,73% 的患者也显示了纵隔淋巴结增大。胸腺增大见于 38% 的胸内复发的患者中。因此,HL,特别是结节坏死型,应视为胸腺肿块的鉴别诊断,但通常存在淋巴结肿大,至少在成人,此时应该提示为正确诊断。NHL 累及胸腺者要少见得多。

HL 或其他淋巴结累及胸腺通常与胸腺或其他原因的前纵隔肿瘤不能鉴别,分叶或结节状表现常见。在一些病例,增大的胸腺仍保持其正常形态,有箭头状(83%)或双叶状(17%)外观,但表现为增大而有外凸的边缘,与肺相接触。在成人,HL 患者胸腺厚度为 1.5~5cm;在儿童,胸腺较大叶的厚度为 2.5~8.6cm。

在 MRI T_1 加权像上,胸腺淋巴结呈低信号;在 T_2 加权像上,呈各种不同的信号。低信号区可能代表纤维化,高信号区可能反映了出血或囊性变。尽管淋巴瘤 MRI 特点是非特征性的,结合胸腺肿块与纵隔淋巴结增大强烈提示诊断。

肺和乳腺癌及其他转移性肿瘤也能累及胸腺。在肺癌,尽管可能会通过血行转移,但胸腺受累通常是直接侵犯的结果。纵隔淋巴结存在也常见。胸腺转移的 MRI 表现是非特异性的。胸腺体积逐渐缩小,支持良性胸腺增生的诊断。

八、先天性纵隔囊肿

先天性纵隔囊肿,包括支气管前肠(支气管源性、食管重复囊肿、神经肠源性囊肿)、心包囊肿和胸腺囊肿(参见前面部分),占所有纵隔肿物的 15%~20%,可发生于所有的纵隔间隙内。由于相似的组织学表现或先前曾有出血或感染,有多达 20% 的囊肿为不确定性或无特异。

(一)支气管囊肿

支气管囊肿是最常见的前肠囊肿,几乎占纵隔囊肿的 2/3。它们起源于支气管肺前肠的异常分支,因此主要沿气管支气管树分布。纵隔的支气管囊肿最常见于右侧的气管旁区或隆嵴附近,较肺内的支气管囊肿常见,后者仅见于 15% 的病例。囊肿内可充满不同黏度的液体,颜色可从清亮到奶白色或棕色。支气管囊肿的 MRI 表现包括:①光滑的椭圆形或管状肿物,边界清晰;②壁薄,静脉注射对比剂后可有强化;③ T_1WI 上,根据囊液成分的不同,信号强度可多样。如果囊肿内容物多为含蛋白、出血或黏液,它的信号强度会较高。有时可见液液平面,可能继发于蛋白碎屑的分层;④T₂WI上,支气管囊肿可有较高的信号强度,反映它的液性成分;⑤注射对比剂后囊肿内部无强化。

(二)食管重复囊肿

食管重复囊肿有时与支气管囊肿难以鉴别,但食管重复囊肿通常位于后纵隔,邻近或位于食管壁内,多在胸段食管的远段。食管重复囊肿由于存在肌层,囊壁通常可见。囊肿的影像学表现与 CT 或 MRI 相似。

(三)神经肠源性囊肿

神经肠源性囊肿是罕见的先天性后纵隔囊肿,病理学上表现与食管重复囊肿相同,其影像学表现与其他纵隔囊肿相似,但是任何伴随的椎体异常均可提示此诊断。大多数神经肠源性囊肿,发生于气管隆嵴上方,位于右侧。在 20% 的病例中,可并存向椎管内延伸的囊肿,可伴有椎体的异常(如脊柱侧弯、脊柱裂、半椎体或蝴蝶椎)。

(四)心包囊肿

心包囊肿起源于心包腔的腹侧壁层隐窝,与心包腔融合失败而持续存在的部分。它们尽管与心包相连,但很少与心包腔相连通。最常见于右侧心膈角,但可位于邻近心包的任何位置。通常为均匀的水样密度,壁很薄。心包囊肿边界清晰,可呈椭圆形、泪滴形或三角形,MRI 的 T₂WI 上可显示明显的高信号,静脉注射对比剂后囊肿无强化。它的形态位置可随邻近位置的情况而改变,提示囊肿柔软的特征。

九、原发性生殖细胞肿瘤

原发性生殖细胞肿瘤在原发性纵隔肿瘤中占10%~15%,在前纵隔肿瘤中占更高的比例,它们在组织学上等同于其生殖腺的相应结构。推测它们起源于纵隔胚胎移行过程中被俘获的原始生殖细胞,经常位于胸腺内。它们最常见于前纵隔,仅5%~8% 起自后纵隔。大多数生殖细胞肿瘤发生于21~40 岁。生殖细胞瘤包括良性和恶性畸胎瘤、精原细胞瘤、胚胎癌、内胚窦(卵黄囊)瘤、绒毛膜癌及混合型。一般来说,生殖细胞瘤被分为三个范畴:畸胎瘤、精原细胞瘤、非精原细胞生殖细胞瘤。总

的来说,超过 80% 的生殖细胞瘤是良性的,大多数良性肿瘤是畸胎瘤。虽然不同性别人群良性生殖细胞瘤的患病率大致相等,但恶性生殖细胞瘤患者中有很强的男性分布倾向。

在恶性肿瘤患者中,精原细胞瘤最常见,占30%~40%,胚胎癌和恶性畸胎瘤分布约占 10%,绒毛膜癌和内皮窦瘤各占 5%,其余恶性者为混合型肿瘤,将近占 40%。

(一)畸胎瘤

畸胎瘤通常位于血管前间隙,但有 20% 的病例可能发生在纵隔的其他部位,包括中纵隔、后纵隔和跨越多个纵隔分区。

成熟型畸胎瘤(皮样囊肿)通常见于前纵隔,偶见于后纵隔和肺。一个大的、以囊性为主、具有薄而境界清楚的壁的前纵隔肿块高度提示为成熟型囊性畸胎瘤。大多数囊性畸胎瘤是多房的,但单房囊性病灶也可发生。偶尔,成熟畸胎瘤有一个不可察觉的壁。

根据肿瘤成分的不同 MRI 表现也各不相同,常见包含脂肪和囊性区,前者在 T₁WI 上呈高信号,后者在 T₁WI 上呈低信号,T₂WI 上信号增加。

恶性畸胎瘤典型表现为结节状或轮廓模糊,肿瘤铸型和压迫邻近结构;而良性畸胎瘤则边缘清楚、光滑。恶性畸胎瘤更可能表现为实性的,与良性畸胎瘤比较更不常含脂肪,但它们也可能是囊性的。注射对比剂,恶性畸胎瘤可能显示一个厚的强化的包膜。

(二)精原细胞瘤

精原细胞瘤几乎均见于男性,平均发病年龄为 29 岁,在单一组织学类型恶性生殖细胞瘤中占40%。大约 10% 的单纯精原细胞瘤有 β 人类绒毛膜促性腺激素(human chorionic gonadotrophin,hCG)水平升高的证据,但从没有甲胎蛋白(alpha fetal protein,AFP)水平升高。

典型的原发性纵隔精原细胞瘤表现为大的、边缘光滑或分叶状、均匀的软组织肿块,虽然其内可能见到小的低密度区。虽然邻近结构的直接侵犯罕见,但脂肪层的消失常见,可能出现胸膜或心包积液。

(三)非精原细胞性生殖细胞瘤

非精原细胞性生殖细胞瘤包括胚胎癌、内胚窦

(卵黄囊)瘤、绒毛膜癌及混合型。由于其表现和侵犯行为相似,故常被一起分作一类。这些肿瘤常表现为不均匀强化,包括继发于坏死和出血或囊性变区,MRI 可反映病灶的不均匀特性。它们经常表现为浸润性的,伴有脂肪层的消失,可为针刺状的。

十、间叶性肿瘤

(一)脂肪组织肿瘤

1. 脂肪瘤　与纵隔内的脂肪增多症相比,真正的纵隔脂肪瘤罕见。它们通常边界清晰,有包膜,含有多个成熟的脂肪小叶。在 MRI 的 T_1WI 和 T_2WI 上,脂肪瘤的信号强度与皮下脂肪相似,呈较高信号,脂肪抑制后信号减低。

2. 脂肪肉瘤　纵隔的脂肪肉瘤非常罕见,仅占纵隔肉瘤的 9%。尽管可发生于纵隔的任何间隙,但最常见于后纵隔。与脂肪瘤和胸腺脂肪瘤不同的是,脂肪肉瘤患者通常在初诊是已有症状。肿块信号不均匀,除脂肪成分外,常含有软组织成分,如果脂肪成分较少可被实性、纤维性或坏死成分所掩盖。脂肪肉瘤占位效应和邻近结构的侵犯,有助于与其他脂肪性肿瘤进行鉴别。黏液性脂肪肉瘤在 MRI 的 T_2WI 上表现为明显高信号,如果脂肪含量很少或没有,则可类似囊性肿瘤。

(二)血管或淋巴组织肿瘤

1. 血管瘤　血管瘤少见,约占纵隔良性血管性肿瘤的 90%。它们实际上是发育畸形,而非真正的肿瘤。它们由血管间隙(通常较大)、不同数量的间质成分和机化的血栓共同构成。在不足 10% 的患者中,可见小的钙化(静脉石)。大多数血管瘤边界清楚,通常位于前或后纵隔。血管瘤在 MRI 上信号不均,T_2WI 信号显著增高,局部的明显强化区通常位于中心,相对应于血管间隙。动态增强 MRI 显示早期强化病灶在延迟期持续强化增加,且可以显示供应肿物的异常血管。其他少见血管起源的纵隔肿物,还包括血管内皮细胞瘤和血管外皮细胞瘤,两者均可分为良性与恶性。此类肿瘤可含有血管性和淋巴性成分。

2. 淋巴管畸形　淋巴管畸形是流动缓慢的良性血管畸形,内皮层构成的囊肿内含有乳糜样液体。以前曾称之为淋巴管瘤,根据淋巴间隙的大小

可分为 3 个类型(单纯性、海绵状和囊性)。它们常表现为混杂的肿物,可伴有缓慢血流的静脉性畸形(血管瘤)。大多数淋巴管畸形发生于小儿,90% 在 2 岁前诊断。大约 75% 发生于颈部,20% 发生于腋窝。10% 的颈部淋巴管畸形可向纵隔内延伸。纵隔内的孤立性病变,常发生于成人。在成人,胸内的淋巴管瘤可见于前或中纵隔,最常见于右侧的气管旁区,但也可发生于任何纵隔间隙。在儿童,常见颈部和腋窝病变向纵隔内的延伸。其影像学表现与病理类型有关。囊性淋巴管畸形最常见(即囊性水瘤),常表现为边界清晰的单房性的肿物,壁薄、不强化。海绵状淋巴管瘤可有多房性表现。由于含有液体的不同(如出血)或伴实质性的间质成分,在 T_1WI 上病变为低信号,在 T_2WI 上表现为很高的信号,内部也可见低信号的分隔。静脉注射对比剂 T_1WI 中分隔可强化,当存在慢血流的静脉成分时,MRI 表现也可不同。

十一、神经源性肿瘤

(一)周围神经肿瘤

大部分成人的神经源性肿瘤是神经鞘瘤,最常起源于肋间神经,但也可起源于任何神经(如膈神经、迷走神经、喉返神经)。在 T_1WI 上,周围神经的肿瘤为低到中等信号强度;在 T_2WI 上,表现为不均匀的高信号,高信号区代表黏液组织或囊变,静脉注射钆对比剂后,肿瘤实质部分明显强化。MRI 有助于评价椎管内的侵犯。

(二)交感神经节肿瘤

这些肿瘤起源于椎旁交感神经节的神经细胞,包括神经节细胞瘤、神经节母细胞瘤和神经母细胞瘤。神经节肿瘤通常为长形,沿着交感链的方向,与后纵隔垂直走行。它们常更大,多有钙化区、尤其是神经母细胞瘤。在 MRI 中,神经节细胞瘤在 T_1WI 和 T_2WI 上均可见漩涡状结构,这相应于组织学上 Schwann 细胞核胶原纤维交叉排列的纤维束。在 T_1WI 上的高信号,与黏液基质的增加有关。注射钆对比剂后,常呈缓慢、逐渐的强化。MRI 亦有助于评价椎管内的侵犯。

(三)副神经节瘤

副神经节细胞瘤可起源于全身各处的神经嵴

细胞。非功能性副神经节瘤(化学感受器瘤),通常见于主动脉弓或主肺动脉窗附近。功能性副神经节瘤(肾上腺外的嗜铬细胞瘤)可导致高血压,常见于后纵隔、心脏或心包的附近。在 MRI 上,大多数在 T_2WI 上呈高信号,增强后明显强化。

十二、纵隔和肺门淋巴结肿大的 MRI

MRI 和增强 CT 检查在发现纵隔和肺门淋巴结增大方面效果类似。但 MRI 难以发现淋巴结内的钙化。在 T_1WI 上,淋巴结常表现为中等信号,很容易与高信号的脂肪脂肪和无信号的纵隔或肺门血管相区分。结节与脂肪间的分隔在 T_2WI 上显示不佳,因为两者信号强度相似。脂肪抑制的 T_2WI 序列,可清楚显示结节性肿物,表现为低信号背景上中等信号的结节。由于不同疾病之间的信号强度有明显重叠,MRI 在纵隔和肺门淋巴结的定性方面不比 CT 有优势。两种技术主要依靠大小来区分正常或异常淋巴结。利用组织特异性对比剂,例如超顺磁性氧化铁颗粒(USPIO)有助于鉴别肿瘤性和增生性淋巴结。由于能够被单核 - 巨噬细胞系统吸收,静脉注射 USPIO 后,在 T_2WI 或梯度回波图像上淋巴结的信号降低,而没有信号降低改变,则可提示肿瘤组织代替了正常的淋巴组织。

(一) 淋巴瘤的 MRI 表现

对于纵隔淋巴瘤,尽管 CT 和 MRI 均可提供相似信息,CT 是首选的诊断方法。治疗前的淋巴瘤在 T_1WI 上通常为均匀的相对低信号(类似于肌肉信号)。在 T_2WI 上,可为均匀的高信号(类似脂肪信号),或出现低和高信号区而表现为信号不均匀。低信号区代表肿物内的纤维组织(罪常见于结节硬化型的 HL),很高的信号区可能代表坏死 / 囊变区。

(二) 治疗后随访

由于 MRI 的 T_2WI 上治疗后淋巴瘤的信号强度逐渐降低,它已用于评价治疗后的反应。此技术的不足在于信号强度的表现并不是特异性的。含存活肿瘤、炎症或坏死的残存肿物,由于含水量高,都可以出现高信号。治疗后早期的未成熟纤维组织也可伴有高信号。因此,在治疗后的 4~6 个月,在 T_2WI 上可出现不均匀的信号表现,这并不一定是活动性疾病。

十三、甲状腺

通常甲状腺病变用放射性核素或超声来评价,有指征时进行针吸活组织检查。胸内甲状腺肿块几乎总是表现为甲状腺肿或其他病变连续性生长进入纵隔。它们总是与甲状腺相连。真正异位在纵隔的甲状腺罕见。胸内甲状腺病变的鉴别诊断包括甲状腺肿、与甲状腺炎有关的甲状腺增大和甲状腺癌。

甲状腺病变累及纵隔最常见于前纵隔。在80% 的病例,增大的甲状腺延伸进入喉返神经和锁骨下及无名血管前方的甲状腺心包间隙。后纵隔甲状腺肿占 10%~25%。后位甲状腺肿典型地起自甲状腺的后侧部,在头臂血管后方下降,最常见在右侧接近气管,在下方以奇静脉弓为界。也有少数情况,甲状腺组织可在气管食管之间向下延伸,甚至位于食管后方。

MRI 是评价甲状腺肿块的有用方法。其特征为,在 T_1WI 上,正常甲状腺的信号等于或稍高于邻近胸锁乳突肌的信号;在 T_2WI 上或增强 T_1WI 上,甲状腺的信号显著增加。因为其 T_2 值显著延长,大多数局灶性病变的病理过程容易在 T_2WI 或增强序列上被识别,这些病灶包括腺瘤、囊肿和癌。

多结节甲状腺肿在 T_1WI 上较正常甲状腺组织呈相对低信号,但局灶性出血或囊性变例外,此时可能见到局灶性高信号区,它们一般保持较肌肉更强的信号。在 T_2WI 上,多结节甲状腺肿通常表现为混杂信号,伴有高信号散布在大部分腺体内。虽然认为良性肿瘤根据腺瘤周围完整的假包膜的存在能够与滤泡性癌鉴别,但还没有足够的文献报道支持。

十四、甲状旁腺

90% 甲状旁腺位于甲状腺附近。虽然通常甲状旁腺有四个腺体,但其精确的位置和数码有一定变异。上面一对典型的位置是甲状腺上极的背侧,下面一对位于甲状腺下极的正下方,小神经血管束区域,后者位置变异较大。大多数甲状旁腺腺瘤见于下面一组。

约 10% 的甲状旁腺是异位的。大多数异位于前纵隔,其余为后上纵隔、气管食管沟周围。前纵隔甲状旁腺被认为是在胚胎发育过程中被下降的胸腺带到纵隔的甲状旁腺小岛。前纵隔甲状旁腺腺瘤与胸腺紧密相连。

在原发性甲状旁腺功能亢进患者中由于孤立性腺瘤引起者约85%,其他原因包括弥漫性增生10%,多方向腺瘤5%和极少见的癌1%。与甲状腺腺瘤类似,大多数甲状旁腺腺瘤在T_2WI上较T_1WI信号显著增加。甲状旁腺增生和癌也有类似表现。少数但占一定百分比的甲状旁腺腺瘤T_2WI信号强度不增加。钆增强后有典型表现,脂肪抑制T_1WI显示病灶有显著强化。

第四节 头颅MRI

术前常规应用CT或MRI评估脑转移瘤,而MRI增强扫描对小病灶的分辨率明显优于CT,在临床应用越来越广泛。

一、脑转移

肺癌转移到脑常为多发病灶,占65%;也可为单发病灶,占35%。脑转移瘤通常为血行播散,沿血流分布,80%位于幕上,好发部位为大脑中动脉分布的灰白质交界区;20%位于幕下,其中小脑占18%,脑干占2%。病灶呈圆形或类圆形,周围伴有中重度脑水肿,常沿脑白质指状分布。平扫T_1WI呈低信号或等信号,T_2WI呈高信号,由于瘤内成分不同,信号可不均匀。瘤内可见囊变、坏死、出血,钙化罕见;增强后呈结节状、环状或团块状强化。

二、脑膜转移

软脑膜转移常合并蛛网膜及基底池转移,播散途径主要是血行播散、脑脊液播散及肿瘤直接侵犯,以血行播散最常见。MRI平时常检测不出软脑膜转移瘤,增强后显示软脑膜细线状强化,伴邻近脑实质表面粟粒、小结节状强化或脑回强化。

硬膜、硬膜外和硬膜下转移瘤可孤立出现。硬膜转移表现为局限性或弥漫性硬膜增厚,多累及颅骨;硬膜外转移几乎都继发于邻近颅骨转移,表现为累及颅骨或硬膜的局限性肿块,少数也可呈弥漫

性;硬膜下转移大多为血行转移。单纯硬膜转移平扫难发现,增强后可见弥漫性线状或结节状强化;硬膜外、硬膜下转移可呈双凸形、梭形或新月形,平扫T_1WI呈略低信号、T_2WI呈略高信号,增强后可见不同程度强化。

三、颅骨转移

颅骨转移主要侵犯板障,也可侵犯内外板使其膨胀呈新月形或双凸形,多为局限性颅骨溶骨性或成骨性破坏。溶骨性骨破坏平扫T_1WI多呈低信号,以高信号的骨髓板障内见低信号的瘤体为特征,T_2WI瘤体呈高信号;成骨性骨破坏平扫T_1WI、T_2WI均呈低信号。增强后溶骨性、成骨性或混合型骨破坏区域均可见不均匀强化,累及邻近硬膜侵犯时,病灶可见线状或结节状强化。在诊断颅骨转移瘤方面,MRI不如CT和放射性骨扫描优越,但MRI增强扫描及脂肪抑制技术有助于发现板障内小病灶。

(陈群惠　沈艳　朱莉)

参考文献

1. Bittner RC,Schoerner W,Henkers H,et al. Value of contrast-enhanced MR imaging in thoracic pathologies,1990,177(S):97.

2. Both M,Schultze J,Reuter M,et al. Fast T1-and T2-weighted pulmonary MR-imaging in patients with bronchial carcinoma. Eur J Radiol,2005,53:478-488.

3. Gay SB,Sistrorn CL,Holder CA,et al. Breath-holding capability of adults. Implications for spiral computed tomography,fast-acquisition magnetic resonance imaging and angiography. Invest Radiol,1994,29:848-851.

4. Bailes DR,Gilderdale DJ,Bydder GM,et al. Respiratory ordered phase encoding(ROPE):a method for reducing respiratory motion artifacts in MR imaging. J Comput Assist Tomogr,1985,9:835-838.

5. Haacke EM,Patrick JE. Reducing motion artifacts in two-dimensional Fourier transform imaging. Magn Reson Imaging,1986,4:359-376.

6. Li D,Kaushikkar S,Haacke EM,et al. Coronay arteries:three-dimensional MR imaging with retrospective respiratory gating. Radiology,1996,201:857-863.

7. Ehman RL,McNa,ara MT,Pallack M,et al. Magnetic

resonance imaging with respiratory gating:techniques and advantages. AJR Am J Roentgenol,1984,143:1175-1182.

8. Sachs TS,Meyer CH,Hu BS,et al. Real-time motion detection in spiral MRI using navigatiors. Magn Med,1994,32:639-645.

9. Foo TKF,MacFall JR,Hayes CE,et al. Pulmonary vasculature:single breath-hold MR imaging with phased-array coils. Radiology 1992;183:473.

10. Prince MR. Gadolinium-enhanced MR aortography. Radiology,1994,191:155-164.

11. Li D,Haacke EM,Dolan RP,et al. MR imaging of coronary arteries with MS-325,an intravascular contrast agent. Radiology,1996,201:329.

12. Niendorf HP,Haustein J,Cornelius I,et al. Safety of gadolinium-DTPA:extended clinical experience. Magn Reson Med,1991,22:222-228.

13. Shellock FG,Hahn HP,Mink JH,et al. Adverse reaction to intravenous gadoteridol. Radiology,1993,189:151-152.

14. Cigarroa JE,Isselbacher EM,DeSanctis RW,et al. Diagnostic imaging in the evaluation of suspected aortic dissection:old standards and new directions. N Engl J Med,1993,328:35-43.

15. Kersting-Sommerhoff B,Higgins CB,White R,et al. Aortic dissection:sensitivity and specificity of MR imaging. Radiology,1988,166:651-655.

16. Nienaber C,Kodolitsch Y,Nicholas V,et al. The diagnosis of thoracic aortic dissection by noninvasive imaging procedures. N Engl J Med,1993,328:1-9.

17. Prince MR. Gadolinium-enhanced MR aortography. Radiology,1994,191:155-164.

18. Haacke EM,Li D,Kaushikka S. Cardiac MR imaging:principles and techniques. Top Magn Reson Imaging,1995,7:200-217.

19. Pelc NJ,Pelc LR,Herfkens RJ,et al. Measurements of myocardial motion dynamics with phase contrat MR imaging. Radiology,1990,177:171.

20. Sechterm U,Pflugfelder PW,White RD,et al. Cine MRI:potential for the evaluation of cardiovascular function. AJR Am J Roentgenol,1987,148:239-246.

21. Zerhouni EA,Parish DM,Rogers WJ. Human heart tagging with MR imaging—a method for noninasive assesment of myocardial motion. Radiology,1988,169:59.

22. Elster AD. MR Artifacts. Questions and answers in magnetic resonance imaging. St. Louis:CV Mosby,1994:151.

23. Glazer HS,Aronberg DJ,Sagel SS,et al. CT demonstration of calcified mediastinal lymph nodes:a guide to the new ATS classification. AJR Am J Roentgenol,1986,147:17-20.

24. Hopper KD,Pierantozzi D,Potok PS,et al. The quality of 3D reconstructions from 1.0 and 1.5 pitch helical and conventional CT. J Comput Assist Tomogr,1996,20:841-847.

25. Miller FH,Fitzgerald SW,Donaldson JS. CT of the azygoesophageal recess in infants and children. Radiographics,1993,13(3):623.

26. Miller RD,Divertic MB. Kartagener's syndrome. Chest,1972,62:130-135.

27. Mini RL,Vock P,Mury R,et al. Radiation exposure of patients who undergo CT of the trunk. Radiology,1995,195:557-562.

28. Nishimura K,Izumi T,Kitaichi M,et al. The diagnostic accuracy of high-resolution computed tomography in diffuse infiltrative lung disease. Chest,1993,104:1149-1155.

29. Ohno Y,MD,Hatabu H,Takenaka D,et al. Metastases in mediastinal and hilar lymph nodes in patiente with non-small cell lung cancer:quantitative anf qualitative assessment with STIR turbo spin- echo MR imaging. Radiology,2004,231:872-879.

30. O'Callaghan JP,Heitzman ER,Somogyi JW,et al. CT evaluation of pulmonary artery size. J Comput Assist Tomogr,1982,6:101-104.

31. Taylor GA,Fishman EK,Karmer SS,et al. CT demonstration of the phrenic nerve. J Comput A ssist Tomogr,1983,7:411-414.

第九章　CT 在胸部疾病中的应用

X 线片检查历来是胸部疾病检查和诊断的重要方法之一,20 世纪 70 年代第一台 CT 的问世,被喻为影像史上的一场革命。CT 全称为 X 线计算机断层摄影(computer tomograph,CT)。CT 机主要由球管、检测器、高压发生器、机架、检查床、计算机系统组成。CT 扫描克服了传统 X 线片成像组织器官前后重叠、遮挡,密度分辨率不高的不足,准确、清晰地显示体内的结构和病变。随着 1989 年螺旋 CT 的临床应用及 1998 年后多排螺旋 CT(multi-slice spiral computed tomography,MSCT)的普及,CT 检查在胸心部疾病的检查和诊断中有着不可取代的地位。

第一节　早期肺癌筛查

早期肺癌的筛查方法,过去以痰细胞学检查与胸部 X 线片为主要筛查工作。前者假阳性和假阴性比例较高,而后者对于部位隐匿,密度淡,体积小的病灶容易漏诊,尤其是直径 <1.0cm 的磨玻璃密度结节,X 线片并不能发现,而且大量的临床试验证明胸部 X 线片筛查并不能降低肺癌的病死率。

近十多年来,随着医疗设备和计算机技术的发展,尤其是螺旋 CT 的普及应用,影像学检查可敏锐地发现肺部小病灶。CT 对肺部隐匿部位和亚厘米级小病灶的检出有很高的敏感度,对病灶的细节显示能力明显优于 X 线片。但 CT 检查较 X 线辐射剂量高,一次胸部 CT 扫描的有效辐射剂量视设备和扫描方案不同,大约为 2~25mSv,而胸部 X 线片剂量仅为 0.3mSv,前者约为后者的 10~100 倍,因此,CT 作为筛查手段并不合适。而低剂量螺旋 CT(low-dose computed tomography,LDCT)通过调整扫描条件,有效降低扫描剂量,具有扫描速度快、剂量低、图像清晰、检出率高等优势,在早期肺癌筛查工作中担任越来越重要的地位。另一方面,由于肺为含气组织,具有天然良好的密度对比,低剂量扫描的图像质量足以胜任肺部肿瘤的检出,与常规剂量 CT 扫描有相同的诊断能力。

20 世纪 90 年代以来,LDCT 已在国际上开始使用。近年来,国际及国内大量循证医学证明 LDCT 能显著提高早期肺癌的检出率,例如美国国立癌症研究中心的一项研究(NLST),由 33 个医学中心参与,经过十年的肺癌筛查,得出结论认为 LDCT 对早期肺癌的检出率是普通胸部 X 线片的 3 倍,可以降低肺癌 20% 以上的病死率,展示了令人信服的结论。

目前,上海市胸科医院放射科 LDCT 筛查肺癌采用优化的扫描条件,使有效受照剂量约 1mSv,为常规 CT 剂量的 1/6~1/10,通过人体组织等效胸部模型对照试验,以及上万例的临床实践证明,能有效发现直径 ≥2.5mm 的磨玻璃密度结节,又能最大限度减少患者的受照辐射量,筛查出的肺癌 85% 为 I 期,可以通过微创手术切除治愈,不需要进一步放疗、化疗,达到国际先进水平,既减少了患者的痛苦,提高了生存率,又节约了大量社会医疗资源。同时,筛查时对受检者敏感部位做适当的防护可进一步减少 X 线的辐射剂量。

当然,LDCT 筛查也有弊端,存在假阳性率太高而特异性不高,和偶然发现、诊断过度、射线暴露等问题,因此我们目前只推荐在肺癌高危人群中进行筛查。如何进行高质量的 LDCT 筛查,正确解读结果,作出最合适的处理和随访,尚待进一步规范。好的思路和方法可弥补 LDCT 筛查的不足,是我们需要探索研究的方向。

第二节　CT 扫描在胸部术前的应用

由于肺为含气组织,所含空气与肺实质具备天然对比特性,故迄今为止,胸部 CT 检查在病灶的检出及定位、定性上均有不可替代的优势,主要具备以下方面优势。

一、检出病灶

CT 对肺部隐匿部位和 2~3mm 亚厘米级小病灶的检出有很高的敏感度,对病灶的细节显示能力明显优于 X 线片。可以清楚显示普通 X 线片无法显示的磨玻璃密度小结节影,以及粟粒影、网状影、线状影、蜂窝状影等间质性病变。对支气管扩张或闭锁、气管和支气管腔内狭窄或梗阻,以及支气管阻塞等征象显影良好。

二、准确定位

CT 扫描可鉴别病变来源于肺实质、气管和支气管、胸膜、纵隔、横膈、心包和心脏、胸部组成骨等部位,从而有助于疾病种类的判定及诊断;并进一步通过多平面重建等计算机后处理技术,判别病灶所在的叶、段、亚段或支气管及胸椎、肋骨等具体解剖部位,为手术方案的制订提供准确的影响资料。

三、准确显示病灶的形态、轮廓、边缘情况

如实性肿块或结节边缘毛糙,边界模糊,具备分叶、毛刺、棘突、血管支气管集束、邻近胸膜粘连伴胸膜凹陷等征象,提示恶性病变可能大;而边界清楚、轮廓光整,无分叶、毛刺、棘突、血管支气管集束、胸膜凹陷等征象,提示良性病变可能大;肿块或结节周围有粟粒影或钙化灶,提示病灶可能为结核灶;实性肿块或结节周围伴有晕征,提示可能为真菌性肉芽肿。

四、准确显示病灶的密度分布

对磨玻璃密度早期肺癌的鉴别诊断极具优势。如病灶为纯磨玻璃密度结节,提示不典型腺瘤样增生或原位腺癌可能,混合性磨玻璃密度结节则提示肺腺癌可能,实性结节则需要结合病灶的形态、轮廓、边缘情况进一步分析判定。值得注意的是磨玻璃密度结节可能为炎症、肺泡内出血、局灶纤维化等良性病变,部分患者抗感染后 CT 复查或不作治疗,短期随访病灶消失或密度减淡、体积缩小,需要动态观察,慎重做出手术决定。

五、准确显示病灶的内部结构

如磨玻璃密度结节内存在空泡征,或支气管壁不规则增厚、狭窄、截断,提示恶性病变可能大;大片实变组织内存在支气管充气征,或空洞、液平面形成,空洞壁光整且无壁结节形成,则提示感染性病变可能大。

六、分析病灶与支气管的关系

胸外科医生术前需注意了解患者是否存在支气管先天变异。气管性支气管是大气道较常见的先天性变异,多发生在右侧的叶或段支气管直接从气管发出,最常见于右上叶尖段支气管,横断位显示气管下段细管状含气影,最小密度投影及气管容积三维成像均能直观显示变异支气管与气管的解剖关系。掌握正确的解剖结构是叶切或段切手术成功的关键之一。

七、分析病灶与血管的关系

CT 增强薄层扫描能很好地显示病灶的供血动脉及引流静脉,及病灶与周边大血管的解剖关系。仔细观察病灶与血管之间脂肪间隙存在,则血管未受侵,若脂肪间隙部分消失,提示血管外壁受侵可能,手术时须特别注意血管的分离过程。肺隔离症患者的隔离肺组织血供多数来自胸主动脉下部,但需注意少数可来自腹主动脉,自膈下穿越而过进入

病灶,也可来自肋间动脉、胸廓内动脉;大部分患者静脉回流至肺静脉系统,小部分回流至下腔静脉、奇静脉或半奇静脉、门静脉,术前需通过 CT 增强扫描及多平面重建仔细观察。

八、分析病灶与胸膜、胸壁、心包和横膈的关系

做肺癌叶切手术前需仔细观察病灶所在叶的叶裂是否完整,注意叶裂先天发育不全或奇裂形成患者的特异性。胸腔镜手术需仔细观察患者是否存在结核性胸膜炎或慢性脓胸后胸膜明显增厚、粘连情况,认真考虑手术的可行性。肺上沟瘤的患者术前需通过 CT 增强扫描多平面重建图像来分析胸壁、肋骨受累情况,必要时加做 MRI 增强扫描来明确肿块与胸顶部软组织及臂丛神经的关系。肿块邻近心脏及横膈时,通过观察病灶与组织接触部位的范围大小,其间的脂肪层是否清晰存在,进一步判断组织受累的可能性及程度,做好充分的术前预估。膈肌修补术前做 CT 扫描结合多种重建技术能清晰显示膈肌裂口及疝入胸腔的腹腔脏器,以及病变与周围结构的关系。漏斗胸或鸡胸矫形术前做薄层 CT 扫描 + 多平面重建及容积重建,能直观显示病变部位的形态、范围,以及对心脏、大血管及其他邻近脏器的的压迫情况,为制订最佳手术方案提供真实可靠的影像资料。

九、肺癌的 TNM 分期

肺癌治疗方案的制订很大程度上取决于肿瘤的 TNM 分期,包括肿瘤的大小和侵犯范围(T)、淋巴结转移情况(N)及有无远处转移(M)。2015 年,国际肺癌研究学会(International Association for the Study of Lung Cancer,IASLC)对肺癌分期系统进行了更新,制定了第八版国际肺癌 TNM 分期标准。

(一)T 分期

用于评价原发肿瘤的大小及邻近组织结构的侵犯情况,目前来说,MSCT 是应用最多也最准确的方法,能够准确地显示原发病灶的大小,评估肿瘤对邻近大血管、肺门、胸壁、心脏、横膈等组织器官的侵犯,及肿瘤累及主支气管的范围、程度,有助于准确分期。

①将 T1 分为 T1a(≤1cm)、T1b(>1 至≤2cm)、T1c(>2 至≤3cm);②T2 分为 T2a(>3≤4cm)和 T2b(>4 至≤5cm);③重新分类大于 5cm 且小于或等于 7cm 的肿瘤分为 T3;④重新分类超过 7cm 或更大的肿瘤为 T4;⑤支气管受累距隆突小于 2cm,但不侵犯隆突,和伴有肺不张/肺炎则归为 T2;⑥侵犯膈肌分为 T4;⑦删除纵隔胸膜浸润这一 T 分期术语。

正确测评肿瘤侵犯支气管的长度及与气管隆峰的距离,有助于胸外科医生制定施行袖切手术的可行性方案。

(二)N 分期

CT 增强扫描能清晰显示颈根部、锁骨下、腋下、两侧肺门及纵隔淋巴结情况。目前 CT 常以大小作为淋巴结转移的诊断指标,一般以长径 >10mm 或 >15mm 作为诊断阈值,但存在不确定性。约有 7% 的腺癌患者手术病理诊断出长径 <10 mm 的淋巴结呈阳性结果,而部分肺部存在长期慢性炎症的患者,良性反应性增生淋巴结短径 >10mm CT 诊断淋巴结转移的敏感度为 69%,特异度为 71%,因此,有时需借助纵隔镜或 E-BUS 进一步活检明确,而 PET/CT 诊断淋巴结转移的敏感度为 93%,特异度为 97%,是理想的无创检查方法。

国际肺癌研究协会(The International Association for the Study of Lung Cancer,IASLC)将淋巴结的影像分区通过 6 条假想水平线,共划为 7 个淋巴结区域。第 1 线:环状软骨水平;第 2 线:胸骨柄水平;第 3 线:主动脉弓上缘水平;第 4 线:主动脉弓下缘水平;第 5 线:隆峰水平;第 6 线:中间段支气管水平。7 个淋巴结区域分别为锁骨上区、上区、主动脉肺动脉区、隆峰下区、下区、肺门区/叶间区及周围区。

1. 锁骨上区 包括下颈部、锁骨上和胸骨颈静脉切迹淋巴结(第 1 组淋巴结)。

2. 上区 上纵隔区淋巴结,包括右上气管旁淋巴结(2R)、左上气管旁淋巴结(2L)、血管前淋巴结(3a)、气管后淋巴结(3p)、右下气管旁淋巴结(4R)及左下气管旁淋巴结(4L)共 6 组淋巴结。

3. 主动脉肺动脉区 AP 区,包括主动脉弓下淋巴结(第 5 组淋巴结)和主动脉旁淋巴结(第 6 组

淋巴结)。

4. 隆嵴下区 第 7 组淋巴结(隆嵴下淋巴结)。

5. 下区 包括第 8 组淋巴结(隆嵴以下食管旁淋巴结)和第 9 组淋巴结(肺韧带淋巴结),第 7~9 组淋巴结为下纵隔区淋巴结。

6. 肺门区 / 叶间区 包括第 10 组淋巴结(肺门淋巴结)和第 11 组淋巴结(叶间淋巴结)。

7. 周围区 包括第 12 组淋巴结(肺叶淋巴结)、第 13 组淋巴结(肺段淋巴结)及第 14 组淋巴结(亚段淋巴结)。

第 10~14 组淋巴结为 Nl 淋巴结,根据左右分为 10L、10R、11L、11R、12L、12R、13L、13R、14L 及 14R。

提出了转移淋巴结的位置:nN(单站与多站),存在和不存在跳跃式淋巴结转移,pN1a,pN1b,pN2a1,pN2a2 和 pN2b 可能对预后的评价更为精确。

(三) M 分期

肺癌容易发生脑部、肾上腺、骨骼及肝脏转移,因此上海市胸科医院术前常规行头颅 CT 或磁共振增强扫描,上腹部超声检查发现有疑似转移病灶,需要 CT 或磁共振增强扫描进一步明确。骨扫描有核素异常浓聚但诊断转移证据不足的患者,有时需 CT 扫描骨窗来观察助诊。我们建议拟诊肺癌患者,除结节为磨玻璃密度病灶外,术前最好行头颅磁共振增强扫描,因为微小的脑内转移留及脑膜、脊膜粟粒样转移结节 CT 增强扫描往往难以显示,导致临床会遇到少数患者术后不久即出现有脑部转移症状,事实上很可能术前既已存在转移瘤。

胸部 CT 扫描常规应包括双侧肾上腺部位。肾上腺转移瘤可发生单侧或双侧,呈圆形或卵圆形或分叶状软组织结节或肿块,CT 增强扫描多呈不均匀性强化。但肾上腺良性肿瘤较常见,如无功能性腺瘤与转移瘤有时较难鉴别,因此术前发现肾上腺软组织结节需仔细分析,MRI 化学位移相位成像时腺瘤信号会明显减低,有助于两者的区分。

腹部 CT 检查常规采用平扫 + 增强双期扫描,增强后选择动脉期及门脉期全肝扫描,有利于检出转移瘤,来自肺癌的肝脏转移瘤多为乏血供病灶,门脉期显示最佳,表现为单发或多发低密度大小不

等结节,大部分平扫即能分辨出,边界模糊,增强后轻度强化,与正常明显强化肝脏组织分界趋向清楚。部分微小低密度病灶性质难定,需要结合超声检查或 MRI 增强扫描见进一步检查来明确。将 M1 分为 Mla,M1b 和 M1c:(1) Mla 局限于胸腔内,包括胸膜播散(恶性胸腔积液、心包积液或胸膜结节)以及对侧肺叶出现癌结节归为 Mla;(2) 远处器官单发转移灶为 M1b;(3) 多个或单个器官多处转移为 M1c。

十、纵隔肿瘤

通过扫描明确肿瘤所在部位,通过平扫与增强 CT 值的变化判定病灶的性质,如病灶 CT 平扫为低密度,接近或略高于水的 CT 值,增强前后 CT 值无变化,提示肿瘤为囊性病灶;增强后 CT 值增加的程度与病灶血供成正性关系,CT 值越高,血供越丰富。纵隔常见肿瘤胸腺瘤增强扫描时需要从左侧肘静脉注入造影剂,从而更好地显示肿块与左侧无名静脉、上腔静脉、肺动静脉、纵隔胸膜及心包的关系,术前准确判断肿块周围血管及胸膜、心包、邻近肺组织受侵情况,及有无胸膜种植转移,制订最佳手术方案。畸胎瘤常见为前纵隔混杂密度肿块影,典型的病灶可测到软组织、脂肪、钙化、液性密度影,成熟畸胎瘤有自发破裂的倾向,肿瘤穿破纵隔胸膜破入肺内,可引起肺部自发感染,邻近肺组织内出现不规则浸润影,破入胸腔及心包腔内可引起积液。后纵隔最常见的肿瘤为神经源性肿瘤,约占原发性后纵隔肿瘤的75%,其中70%~80%为良性,如神经鞘瘤,神经纤维瘤,神经节瘤等,CT 变形多为界限清楚的圆形或椭圆形肿块,少见分叶状,多位于后纵隔脊柱旁沟、肋骨下缘或胸廓上口处,平扫为均匀低密度肿块,增强后均匀或不均匀强化,部分有钙化,有时邻近椎间孔扩大,肿瘤呈哑铃状伸入椎孔中,此时应加做 MRI 增强扫描以观病灶全貌。

十一、食管肿瘤

患者需空腹,检查前饮下 100ml 左右对比剂,最后一口含在口中,在检查床上等待定位像扫描完毕,做 CT 横断扫描时,听指令咽下,此时对比剂能

充分充盈在食管腔内,使病变的狭窄或扩张部位显影更好。常规需做 CT 增强扫描,不仅能区分食管囊肿与实质性病变,而且能通过增厚的食管壁强化程度来帮助判别病灶的良恶性,均匀轻度强化,边界光整,提示良性病变可能大,而不规则强化,边界模糊,伴纵隔淋巴结肿大,则提示恶性病变可能。疑似食管癌患者尤其需要注意锁骨下淋巴结、上纵隔气管旁淋巴结、气管隆嵴下淋巴结肿大情况,并需注意腹部胃小弯侧及腹主动脉前方有无可疑淋巴结肿大,决定是否需要腹部 CT 进一步检查。部分食管癌呈节段跳跃性生长,需仔细观察食管全程管壁与管腔情况。中晚期食管癌患者判断病灶有无侵犯邻近气管、左侧支气管,需仔细观察其间脂肪层是否消失,若消失则提示受侵可能大;肿块包绕胸主动脉超过其周径的 1/2,则提示胸主动脉受侵可能大,失去手术机会。

十二、胸部创伤

1. 胸壁及胸膜损伤　胸壁损伤包括胸壁软组织及胸廓损伤,后者肋骨骨折最为常见,占胸部创伤的 50% 以上。X 线片是胸壁损伤的首选检查方法,但 CT 能及时发现气胸、血胸、肺挫裂伤、皮下气肿、纵隔气肿,显示线性骨折、轻微的不全骨折,提高隐匿性骨折的诊断率,对软组织肿胀的诊断也较好。尤其是容积再现(volume rendering,VR),利用所有扫描信息,对不同结构的色彩编码使用不同的透亮度,VR 图像立体感强,接近真实解剖图。并通过任意方位的旋转,显示骨折线及骨断端的情况,及骨碎片的位置、形态、大小。

2. 气管和支气管损伤　多发生于主气管近隆嵴部,CT 薄层扫描及多平面重建、曲面重建、最小密度投影等技术发现气管、支气管形态变化、成角,或见少量纵隔积气,均提示损伤可能。

3. 肺损伤　CT 表现为不规则斑片或片状磨玻璃密度影,位于肺部边缘,尤其近背部骨性结构旁,严重者出现肺局部实变,常伴有血气胸,及肋骨骨折征象。

4. 纵隔损伤　出现纵隔气肿及血肿,CT 表现为纵隔内见积气影,出血表现为纵隔增宽,内见斑片状密度增高影,增强后无强化。

5. 食管损伤　口服含碘对比剂溢出至纵隔及胸腔内,食管穿孔处周围有纵隔积气等征象。

6. 心脏、大血管损伤　CTA 能清楚显示主动脉及肺动脉病变,如动脉瘤,动脉夹层等病变,并可显示病变部位、大小、破口情况及分支受累情况。并能很好显示心包腔内积血情况。

7. 膈肌损伤　多平面重建能清楚显示膈肌破口及疝入胸腔内的组织脏器情况。

十三、冠状动脉 CT 检查

部分肺癌患者为冠心病患者,冠状动脉 CT 检查是术前无创性心脏功能评估的重要手段之一,其禁忌证是碘过敏,严重肾、心、肺功能不全及心律不齐患者。患者不需要空腹,扫描前 1~2 小时避免饮用过多含咖啡因类物品,提前 30 分钟以上到达检查室,静坐等待检查,检查前需做呼吸训练。冠状动脉 CT 图像后处理三维成像方法主要包括:

1. 容积重现　能生成极其直观真实的图像的三维重建法,并可以给多种物体指定不同的伪彩色,用于观察心脏外形及冠状动脉的表面形态,显示两者的解剖关系,并能较好显示冠状动脉侧支循环血管的情况。

2. 最大密度投影　特别适合认识器官形态的全貌,增强的冠状动脉呈高密度,显示非常清楚,管壁的钙化斑块亦能很好显示。

3. 多平面重组及曲面重组　通过此技术,可做到沿着冠状动脉的长轴做一组断面,或沿着血管弯曲的走行去截取,视觉上相当于把一根弯曲的血管展直来观察其管壁及腔内情况,能清楚显示钙化斑块及非钙化斑块,并能测量管腔大小,斑块 CT 值,是诊断的重要手段。

4. 仿真内镜　操作者如同飞进冠状动脉腔内,在虚拟的环境内进行漫游和观察,借助计算机体数操作上的任意性,可以观察到传统内镜无法到达的地方。

十四、骨转移

(一) CT 检查技术

1. 一般技术要求　骨关节 CT 通常首先进行平扫检查,扫描时一般采取仰卧位。扫描技术参数(层厚和层间距、扫描时间)的选择,需考虑辐射剂量、病灶大小、位置,以及扫描后重组图像数据的需要等,目前16层以上的多层螺旋CT可常规采集各向同性数据,进行精细的图像后处理。CT值可反映病灶内的组织特性,有效分辨气体、脂肪、液体、软组织、血肿、骨化或钙化等,因此准确测量CT值对诊断十分重要。窗宽和窗位的选择应根据诊断要求和患者情况灵活调节,一般骨关节CT都要进行骨窗和软组织窗观察。

2. 高分辨率CT　由于骨骼具有良好的天然对比,不需要高分辨CT扫描,但对显示微小骨病变、骨纹理以及复杂的关节结构细节,可进行高分辨率CT扫描。高分辨率CT也有助于X线片或常规CT扫描为阴性的早期骨疾病的鉴别诊断。然而目前16层以上的多层螺旋CT均能实现各向同性数据的采集,所获图像具有很高的空间分辨率,能常规获得靶容积内精细的解剖学信息,很大程度上代替了高分辨率CT扫描。

3. CT增强和CT灌注成像　CT动态增强扫描反映了不同组织或同一组织各部分之间血管丰富程度和血流灌注差异。多层螺旋CT的应用提高了扫描速度,实现了多期相动态显示,这对许多实质性器官,如肝脏和肾脏病变的诊断非常有帮助。但骨疾病的血供多而复杂,侧支循环丰富,没有规律可循;骨关节疾病的形态学征象要比血供多寡的诊断意义更大、特征性强,CT增强扫描并不能提供更多的诊断信息。

CT灌注成像在骨病变的鉴别诊断中有价值,以血供是否丰富及灌注的高低对骨肿瘤进行分类可以缩小鉴别诊断的范围,例如低灌注的恶性骨肿瘤仅见于软骨肉瘤,其余几乎均为良性骨肿瘤。观察高灌注骨肿瘤的内部灌注是否均匀一致,可以明确诊断骨肿瘤的良、恶性。良性骨肿瘤表现为均匀灌注,而恶性骨肿瘤为不均匀灌注,周边区域为相对高灌注,中央区域为相对低灌注。CT灌注成像还可以判断骨肿瘤周围软组织肿块是肿瘤侵犯或水肿。

4. 后处理图像的诊断价值　传统的骨关节CT诊断是X线片诊断的一种辅助手段,在X线片检查后需要进一步检查时进行。随着高效图像后处理技术的发展和应用,CT在骨关节疾病中的诊断地位有所强化。目前常用的图像后处理技术包括多平面重组、最大密度投影和容积再现重组。这些技术在骨关节病变的诊断中具有不同的价值,其中多平面重组是最常用的后处理技术能从不同平面显示骨骼的病变,弥补了常规横断面CT的不足,也能较好地显示病变与周围组织关系;最大密度投影技术可用于评价骨折邻近的血管损伤;容积再现技术可显示靶容积内的骨骼;对比增强CT还能显示骨骼与邻近血管的毗邻关系。在诊断中灵活选用上述技术,可使检查信息得到最大化应用。

(二)骨关节CT检查的主要特点、价值与适应证

骨关节的CT检查不如其他系统中应用普遍,X线片是目前临床上常用的行之有效的检查方法,临床常用的骨关节疾病的诊断方法是结合X线片、MRI及病理诊断作出最终诊断。但对于一些早期、不典型病例或复杂的解剖部位的病变,CT具有高分辨率、无重叠、图像后处理等优点,可以准确判断病变组织内的气体、脂肪、液体、软组织和钙化等成分,从而有助于诊断或鉴别诊断。

(三)骨及关节病变的CT诊断与鉴别诊断

骨转移的CT征象是局部病理和病理生理改变的反映,有规律可循,这些规律也是诊断骨转移的出发点。

1. 骨质破坏　骨质破坏是骨转移瘤最常见的表现形式之一,是指正常骨组织被病理组织取代。CT可显示骨质破坏区内的组织学特性,破坏区内为软组织成分破坏区无明确边缘。

CT可清楚显示病变的边缘情况但不如X线片完整,运用后处理技术可以弥补其不足。骨质破坏的边缘形态与病变的性质、生长方式、生长速度以及治疗反应有关,一般表现为3种形态:①边界清楚锐利伴有硬化缘;②边界清楚锐利不伴有硬化缘;③边缘模糊不清。边缘清楚锐利伴有硬化缘的病变提示病变生长缓慢,正常骨组织对病变组织产生修复性成骨反应,提示病变的生物学活性低,良性可能性大,如良性肿瘤、肿瘤样病变或慢性炎症。一般病程越长,成骨反应越明显,硬化带越宽,反之则硬化带窄,如骨化性纤维瘤、单纯性骨囊肿、软骨黏液样纤维瘤、慢性骨脓肿、慢性低毒性感染，几乎均表现为清楚锐利的较宽的硬化边缘。边缘清楚无硬化者说明病变生长较快，但生物学活性低，通常提示为良性病变。若病灶位于骨干，仅能在骨皮质见凹陷改变。病变边缘模糊不清者说明病变生长速度快，病变的生物活性高，周围骨组织无成骨性修复反应，多见于浸润性生长的恶性肿瘤、早期骨髓炎、骨结核等；有时甲状旁腺功能亢进性骨病也出现边缘模糊。大多数情况下 CT 显示病变边界和硬化带较 X 线片更为清楚，有时 X 线片上无硬化而 CT 则可显示硬化。恶性骨肿瘤在放疗或化疗后，病变周围也可出现或部分出现硬化带，说明经过治疗肿瘤的生物学活性降低。若病灶边缘部分清楚部分模糊或原先清楚继而模糊，说明病变进展或应考虑恶性病变的可能。生长极快的肿瘤侵犯松质骨时，瘤组织迅速侵入骨小梁间隙，破坏成骨细胞、破骨细胞及血管，使其功能完全丧失，骨代谢终止，CT 图像上仅表现为轻微的骨小梁稀疏改变，甚至看不到结构变化，更看不到破坏边缘。此时应选用其他检查技术，如 MRI、核素检查。

2. 骨膜反应　骨膜反应的形态也是判断病变生物学活性的重要征象，但在 CT 横断面成像上，其表现不如 X 线片典型，利用图像后处理技术（如多平面重组技术）可有效弥补。尽管骨膜反应的形态没有特征性，但一般而言，连续、密实的骨膜反应常常提示病变生长缓慢，生物学活动性低，多见于良性病变；任何骨外形的不规则增宽也应考虑是骨膜反应所致。中断、疏松的骨膜反应常常提示病变的生物学活性大，生长快，多见于恶性病变。X 线片上显示的骨膜反应可分为许多类型，通过骨膜形态可粗略了解病变性质。CT 显示的骨膜反应有以下几种类型：①实性骨膜反应：表现为致密而边缘清楚锐利，镜下为新骨形成，多不伴有邻近的骨质破坏。骨膜反应可与骨皮质完全相连接而表现为骨皮质增厚，有时实性骨膜反应的边缘不光滑表现为波浪状。此型骨膜反应提示病变为起源于骨髓腔或邻近软组织的慢性病变，如骨样骨瘤、朗格汉斯细胞组织细胞增生症、低毒性感染、长期静脉曲张、肺性骨关节病、慢性淋巴水肿、骨膜炎等。②层状骨膜反应：骨膜反应表现为分层状，高低密度相间，越靠近软组织侧，骨膜成骨越活跃、钙化越明显。层状骨膜反应在肿瘤和非肿瘤病变中均可出现，常见于恶性肿瘤，如尤因肉瘤、骨肉瘤等；良性病变常见于急性骨髓炎、应力性骨折、肺性肥大性骨关节病、朗格汉斯细胞组织细胞增生症等。有时层状骨膜反应也可见于正常生长的长骨，原因不明。有人认为单层骨膜反应主要出现在良性病变中，在鉴别诊断中可作为参考。③放射状骨膜反应：骨膜反应的刺形骨针垂直于病变区骨干，或相互平行，或呈放射样，多见于肿瘤，特别是恶性肿瘤，如骨肉瘤、尤因肉瘤、成骨性转移瘤、颅骨血管瘤等。但也见于非肿瘤性病变，如球蛋白生成障碍性贫血、梅毒、肌炎、增生性骨膜肥厚综合征等。④骨膜反应中断：病变区破骨活动增加，使骨膜反应破坏或不能形成骨膜反应所致，一般见于恶性程度较高的原发性肿瘤，如骨肉瘤。中断性骨膜反应常见于转移瘤。

3. 肿瘤基质　所谓肿瘤基质是指肿瘤间叶细胞产生的细胞间质，包括骨样组织、软骨样组织、黏液样组织和胶原组织。确定肿瘤基质有利于判断肿瘤的组织起源并对肿瘤进行分类诊断，CT 较 X 线片更容易区分肿瘤的基质。①骨样基质：表现为弥漫性钙化，呈烟雾状、云朵状或象牙状。许多情况下，正常骨小梁仍可存在，小梁间隙被钙化的瘤基质充填，运用高分辨率 CT 可显示这种征象。②软骨性肿瘤基质：表现为斑点状、绒毛状、丝线状或环状的钙化。③纤维性基质：表现为完全透亮的区域，较少有钙化点，成纤维细胞成骨则表现为均匀一致的磨玻璃样改变，如骨纤维异常增殖症，纤维骨沉积越多密度越高，但多没有局限性的钙化存在。

4. 骨质增生　硬化骨质增生硬化是由于成骨细胞活动增加所致。转移性肿瘤的成骨活动 CT 表现为骨松质或骨皮质周围均匀致密的无结构的高密度区，CT 值 >100HU，骨质硬化边缘多清楚锐利，可以是单骨或多骨性、弥漫性或局限性，正常骨质可保留或完全为骨质硬化所取代。需要鉴别的是弥漫性骨质硬化，后者多见于代谢性疾病和转移性肿瘤，如甲状旁腺功能低下、镰状细胞贫血、骨髓纤维化、氟骨症、骨斑点症、骨蜡油症、畸形性骨炎、等。

5. 死骨　死骨在 CT 上表现为高密度的无结构区,边界清楚,内部密度均匀一致,常与骨质破坏合并出现。转移瘤罕见。

(四) 脊柱转移瘤

1. 临床与病理　脊椎转移瘤是最常见继发性脊柱肿瘤。30%~70% 的恶性肿瘤患者可发生脊椎转移,10%~20% 的癌症患者以脊椎转移瘤为首发症状。原发肿瘤中以乳腺癌、肺癌、前列腺癌、肾癌和甲状腺癌最为常见,10% 的病例原发灶不详。脊椎转移瘤最常侵犯椎体和椎弓根,以腰椎最多见,其次为胸椎、颈椎和骶椎。溶骨性转移的原发肿瘤常为肾、肺、乳腺、甲状腺和胃肠道的恶性肿瘤;成骨性转移的原发肿瘤一般为前列腺的恶性肿瘤。

疼痛是脊椎转移瘤患者最常出现的症状,多为进行性持续性加剧。约 70% 的患者以疼痛为首发症状。由于脊柱转移瘤主要位于椎体,往往从前方压迫锥体束和前角细胞,故患者常出现病变水平以下运动功能损害。当出现局部神经根病时,患者可伴有带状感觉减退、感觉过敏、肌萎缩和反射消失等症状。

2. CT 表现　CT 可清晰显示骨小梁和骨皮质的破坏和周围软组织肿块,以及邻近组织受侵犯的情况。脊柱转移瘤根据主要 CT 表现可以 3 型:溶骨型(80%)、成骨型(8%)和混合型(12%)。椎体和附件最常受累,附件中以椎弓根受累最为典型,转移瘤可突破骨皮质形成软组织肿块,增强扫描有不同程度强化。有报道认为椎体合并附件破坏约者 83% 是转移瘤导致的。椎间盘往往不受侵犯,椎间隙常保持正常。

(1) 溶骨型转移瘤:单个椎体或多个椎体内的虫蚀状、融冰状骨质破坏,表现为单个或多个不规则形或类圆形低密度区,范围大小不等,边缘清晰或不清,可伴有软组织肿块。椎体可发生病理性骨折、椎体压缩。

(2) 成骨型转移瘤:多见于椎体,主要累及骨松质,附件受累少见;主要表现为斑点状、斑片状高密度影,或多个椎体内孤立的密度增高影,边界清晰或不清晰。

(3) 混合型转移瘤:椎体内的骨质破坏与骨质增生同时存在

3. 鉴别诊断

(1) 脊柱结核:主要侵犯椎体前中部,多表现为骨质破坏间杂骨质增生,骨破坏区内可见大小不等的死骨。常累及椎间盘,椎间隙变窄,椎弓根破坏相对少见,常伴有椎旁寒性脓肿。

(2) 脊柱骨髓瘤:椎体内的多灶性、虫蚀状或穿凿状溶骨性骨质破坏为主要表现,附件破坏较少见。软组织肿块较少见,常伴有骨质疏松。尿检中本 - 周蛋白阳性。骨髓及实验室相关检查有助于确立诊断。

(3) 骨质疏松性压缩骨折:附件骨质多完整,没有软组织肿块,增强扫描一般无强化。

(4) 淋巴瘤:主要表现为大片状骨质破坏和软组织肿块,一般不伴有骨质硬化。增强扫描软组织肿块轻至中度强化,一般无明显坏死液化。

(五) 胸部骨转移

胸骨、肩胛骨、肋骨等扁骨也是胸部骨发生转移的常见部位,影像学表现和鉴别诊断可参考脊柱转移瘤。

第三节　CT 扫描在胸部术后的应用

一、术后并发症

1. 支气管吻合口漏及支气管胸膜瘘　是肺癌手术后出现的较严重的并发症。薄层 CT 扫描及多平面重建往往能直接发现漏(瘘)口,但有时只能依靠间接征象结合临床表现及生化检查来判断,如患侧肺组织内出现大片浸润影或实变病灶、支气管残端周围出现厚壁空洞形成气液平面、胸腔内分层气液平面形成等均提示瘘形成可能。

2. 胸内出血　肺野内或胸腔内出现不规则团状高密度影,且密度不均,增强扫描无强化,邻近肺组织受压不张,或胸腔积液密度不均匀增高,提示胸内出血可能。

3. 肺不张及感染　患者余肺扩张不良,呈条片状致密影,残腔内积气、积液偏多,提示肺不张存在。两肺散在不规则结节、斑片、条片状渗出性病灶,边界模糊,提示合并感染可能。

4. 乳糜胸　术后顽固性胸腔积液,且积液 CT 值偏低,为负值,需警惕乳糜胸可能。

5. 肺动脉栓塞　患者术后突然出现胸闷、胸痛、咳嗽、气急等症状,需行 CT 增强扫描观察有无急性肺动脉栓塞可能。CT 横断及曲面重建图像能清晰显示肺动脉主干及主要分支内的低密度血栓。

6. 吻合口狭窄　食管术后部分患者出现吻合口狭窄,X 线钡餐造影能动态观察狭窄的部位、范围、狭窄程度,CT 扫描则进一步明确是否单纯性术后狭窄,或因肿瘤复发、周围淋巴结肿大压迫引起。

二、随访

定期 CT 随访检查能及时发现肺内肿瘤复发征象,及肺内结节样转移瘤,增强扫描能敏感地发现两侧肺门、纵隔、颈根部、锁骨区和腋下淋巴肿大情况。同时,也需要定期行头颅及腹部 CT 或 MRI 检查排除有无远处转移。

(陈群惠　叶晓丹)

参考文献

1. Lee HJ, Goo JM, Lee CH, et al. Predictive CT findings of malignancy in ground-glass nodules on thin-section chest CT: the effects on radiologist performance. Eur Radiol, 2009, 19: 552-560.

2. Travis WD, Brambilla E, Noguchi M, et al., International association for the study of lung cancer/american thoracic society/european respiratory society international multidisciplinary classification of lung adenocarcinoma. J Thorac Oncol, 2011, 6 (2): 244-285.

3. 张善华, 陈志军, 王和平, 等. 磨玻璃密度小肺癌 CT 表现与病理类型相关性研究. 医学影像学杂志 2009, 19 (8): 970-972.

4. 张国桢, 张杰. 细支气管肺泡癌的影像、病理特征与识别. 临床肿瘤学进展, 2010, 7 (3): 27-28.

5. 范丽, 于红, 刘士远, 等. 3cm 以下肺恶性局灶性磨玻璃结节与实性结节螺旋 CT 征象对照. 中华放射学杂志,

2010, 44 (1): 16-19.

6. 陈群慧, 叶晓丹, 江一峰, 等. 磨玻璃密度肺小腺癌病理亚型的 ULTRA-HRCT 分析. 中国医学计算机成像杂志 2011, 17: 307-312.

7. Nakata M, Sawada S, Yamashita M, et al Objective radiological analysis of ground-glass opacity aimed at curative limited resection for small peripheral non-small cell lung cancer. J Thorac Cardiovasc Surg, 2005, 129, 1226-1231.

8. Yanagawa M, Kuriyama K, Kunitomi Y, et al. One-dimensional quantitative evaluation of peripheral lung adenocarcinoma with or without ground-glass opacity on thinsection CT images using profile curves. Br J Radiol, 2009, 82: 532-540.

9. 刘士远, 陈起航, 吴宁, 等. 实用胸部影像诊断学. 北京: 人民军医出版社, 2012.

10. Sakao Y, Nakazono T, Sakuragi T, et al. Predictive factors for survival in surgically resected clinical IA peripheral adenocarcinoma of the lung. Ann Thorac Surg, 2004, 77 (4): 1157-1161.

11. Tuchida M, Aoki T, Hashimoto T, et al. Intentional limited resection for small adenocarcinoma with ground-glass opacity component more than 50 on computed tomography. Kyobu Geka, 2004, 57 (1): 38-43.

12. Ikeda K, Awai K, Mori T, et al. Differential diagnosis of ground-glass opacity nodules: CT number analysis by three-dimensional computerized quantification. Chest, 2007, 132: 984-990.

13. Nomori H, Ohtsuka T, Naruke T, et al. Differentiating between atypical adenomatous hyperplasia and bronchioloalveolar carcinoma using the computed tomography number histogram. Ann Thorac Surg, 2003, 76: 867-871.

14. 林学德, 张晶. 肺癌骨转移的临床特点分析. 中国肿瘤临床与康复, 2000, 7 (5): 40-41.

15. 汤成华. 老年骨肿瘤学. 北京: 人民卫生出版社, 1993: 152-153.

16. Clezardin P, Teti A. Bone metastasis: pathogenesis and therapeutic implications. Clin Exp Metastasis, 2007, 32: 599-608.

17. Coleman RE. Clinical features of metastatic bone disease and risk of skeletal morbidity. Clin Cancer Res, 2006, 12 (20 Pt 2): 6243s-6249s.

第十章　超声在胸外科的应用

超声是众多影像学检查中的一门重要学科，有其他学科无法比拟的优点：无电离辐射、实时、经济、可行床旁检查。一直以来作为首选检查广泛应用于腹部实质脏器、妇产科及浅表器官（例如甲状腺和乳腺等），取得了令人鼓舞的成绩。然而胸部超声一直以来都在扮演次要或者辅助的角色，这是因为99%以上的超声波在胸膜肺表面都被反射，致使声能量无法传递下去。那么，超声无法在胸部除心脏以外的学科应用吗？结果显然是否定的，大家一定熟悉胸腔积液超声检查吧？至于其他方面，本节内容将参考近30年来国内外文献及笔者个人经验与广大读者做一下交流。

超声在胸外科术前的应用其实分为两大部分，即胸部病变直接超声征象与胸外病变间接征象。由于篇幅有限，这里我们将重点描述胸部病变的超声征象。

胸部病变的超声影像分为胸膜、肺部、胸壁、纵隔、食管五部分进行描述。

第一节　胸膜腔疾病的诊断

一、胸膜腔解剖概要

胸膜是一对完全封闭的浆膜囊，分别位于胸腔的左右两侧。胸膜的壁层贴于胸腔的四壁（胸壁内面、膈肌上面、纵隔侧面和第1肋骨以上的颈部），较坚韧而略厚。胸膜脏层包被于肺表面，较薄。一般认为正常胸膜厚度不超过3mm，且胸膜显示为线状高回声，随呼吸胸膜脏层与壁层之间可见相对移动。

在正常状态下，两层胸膜之间相贴近，仅还有微量浆液，约10~15ml，以保持接触面之润滑，目前超声尚无法检测出。左右两个胸膜腔互不相通。有气体或液体积聚时，两层胸膜分离。胸膜腔的有些部位即使在深吸气时，亦不为肺所充填，该处称胸膜隐窝。如在腋中线处，肺下缘达第八肋，而胸膜腔底部则达第10肋，所存留的这一部分胸膜间隙即称为肋膈隐窝。由于其位置最低，当有少量液体时，一般多聚积于此。所以在超声探测时，应特别予以重视，不可遗漏。

二、仪器和频率

1. 仪器　无特殊要求，目前市场上的超声仪器均可使用。

2. 频率　胸腔往往使用2~5MHz的凸阵探头，胸膜病变有时需要7~14MHz的高频线阵探头。

三、探测方法

（一）探测前准备

不需要特殊准备。如有X线片和CT片，应携带。

（二）体位和方法

1. 坐位　常规采用的探测体位。患者骑跨坐在椅子上，两臂向前交叉平放在椅背上，上半身略向前倾。操作者先将探头置于背部及腋中线处做纵切面检查，当见到积液后，再将探头从该区域上缘逐肋间斜向切面观察,以了解积液的范围及最大深度。这种体位不但探测时工作方便,易于两侧对比,而且定位与胸腔穿刺时体位一致。笔者认为无论是否使用穿刺探头,胸腔积液均可以得到满意的穿刺效果。

2. 卧位　适合体弱病重和不宜坐立的患者使用。患者将两手置于头侧,先于腋中线及腋后线做冠状位检查,然后沿肋间做横切观察,从肝脏与脾脏上缘处逐一向上观察,直至液体消失出现肺的强回声处。

(三)胸腔积液的诊断

超声在胸部应用最为广泛也最为大家认可的就是胸腔积液的诊断。胸膜腔积液可分为渗出性和漏出性两种。渗出性积液可以是炎性的,从稀薄的浆液性渗出液到稠厚的脓性液体;也可以是胸膜原发或转移性肿瘤所引起的血性胸腔积液,或是因淋巴管或乳糜管阻塞、破裂,使乳糜液流入胸腔而形成乳糜性胸腔积液;也可因胸膜损伤引起血胸、乳糜胸等;漏出性积液多是由于心脏病伴右心衰竭、肾脏病变、肝脏病变或血浆蛋白水平过低而引起。此外,膈下病变如肝脓肿、原发性肝癌、膈下脓肿、急性胰腺炎等可引起反应性胸腔积液,卵巢纤维瘤时也可引起胸腔积液。

1. 游离胸腔积液声像图

(1)少量胸腔积液:首先积聚于胸腔的底部,X线常不易察觉,超声显像时可通过侧、后肋膈角观察,一般可见在肺部的强烈回声,与膈肌之间呈现小区长条形或近似三角形的无回声区,其范围及形态可随呼吸运动而稍有变更;由于其呼吸的动态变化,利用彩色多普勒超声可在无回声内出现彩色信号,该点可以与胸膜增厚相鉴别。在日常工作中,液体是典型的无回声区,那么在一些不典型的病例中,以下两个征象可能会提供更大的帮助:一个是静态的"刀锋征"(the sharp sign),表示胸腔积液被一个四边整齐、锐利的边界所包围,它们分别是胸膜线、上下肋声影及深部的肺组织;另一个是动态的"正弦征"(the sinusoid sign),它反映的是在 M 型超声上随呼吸而产生的肺组织与胸壁之间的距离变化。上述两个征象同时存在,诊断胸腔积液的特异度是 97%(图 2-10-1)。

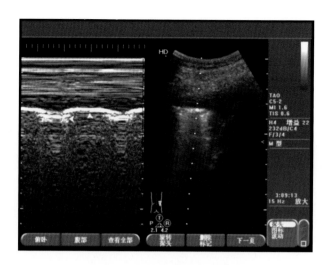

图 2-10-1　胸腔积液"正弦征"

(2)中等量胸腔积液:胸腔积液暗区上界不超过第 6 后肋水平,胸腔积液超出肋膈窦向上扩展。坐位纵切扫查积液暗区呈上窄下宽分布。肺下叶受压,呼吸及体位变动,液性无回声区的深度和范围也随之改变。当积液较多时,由于液体的压力,肺组织向肺门处退缩,积液上缘由内侧向上、向外呈弧形连至腋部。在声像图上,纵切探测时,无回声区呈上窄、下宽的三角形;横向沿肋间探测时,则呈片状无回声区,探头愈向内下方倾斜或愈向下移动,液体愈多,无回声区的范围也愈广,往往可弥漫平铺在整个膈面之上。

(3)大量胸腔积液:液性区上界超过第 6 后肋水平,甚至液体可达肺尖处,整个胸腔均呈一大片无回声。肺被压缩,膈肌下移,心脏向健侧移位。呼吸和体位改变,对胸腔积液无回声区深度影响不大或变化甚微。

2. 局限性胸腔积液声像图　包裹性积液声像图包裹性胸腔积液可局限于胸壁、叶间、纵隔、肺底等处,往往为多量的胸腔积液局限化后形成。在声像图上常在肺的强烈回声与胸壁间显示半圆形或扁平状无回声区,内部往往可见多少不等、粗细不均的条带状高回声,近胸壁处基底较宽;如不全面探测,常易漏诊;有时不易与胸膜肿瘤鉴别。下面列出几个部位特殊的包裹性积液(图 2-10-2)。

(1)肺底积液:肺底积液多为单侧性。为胸腔积液积聚于肺底与横膈之间所形成。从剑突下及肋缘下探测时,可见肺底与膈之间呈条带状或扁平状的无回声暗区,凸向膈上,上下缘之间的距离远

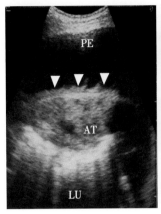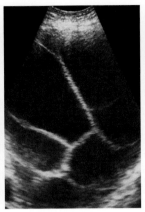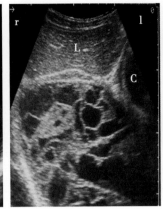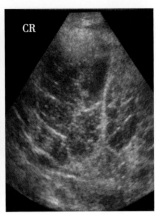

图 2-10-2　包裹性积液(内部呈蜂窝状)

较肋间探测时为宽,而两侧端处之上下距离较中间部位为短,边缘清楚,肺侧边缘回声增强。从肋间探测可以显示上下范围很窄的扁平片状无回声区,有时较难与膈下脓肿鉴别。膈肌强回声与肝、脾回声紧密相贴而不分离,可与膈下脓肿作出鉴别。

(2) 肺叶间积液:肺叶间积液如其外侧缘抵达胸壁,可通过扇形探头或凸弧形探头于肋间斜切时显示外窄内宽的无回声区。

(3) 纵隔积液:在纵隔区呈现无回声区,形态不规则。当其与部位胸腔积液同时存在时,尚易诊断。如为单纯纵隔积液,常不易与纵隔囊肿鉴别。

3. 脓胸与血胸声像图　胸腔积脓称为脓胸,积血称为血胸。因此,脓胸和血胸均是特殊类型的胸腔积液。脓胸可分为慢性脓胸和急性脓胸,急性脓胸可为肺部炎症或胸壁外伤后引起;慢性脓胸大多为结核性所致。脓胸时,胸腔积液呈混浊黏稠脓状,不透明。在无回声区内多有漂动的散在高回声点,随体位变动和剧烈振动而移动。脓汁稠厚处,则呈分层征,转动体位,分层现象消失,代之以弥漫性弱回声,且有漂浮和翻滚现象。随着患者静息而见其再度逐渐下沉,并恢复到原来的分层现象。壁、脏层胸膜呈不规则性增厚,回声增强。血胸亦为一般胸腔积液表现,仅凭超声检查,鉴别诊断困难,诊断时必须结合临床,血胸多有外伤史。

4. 临床意义　超声在胸腔积液的诊断中有着非常高的敏感性与特异性。具有简便、易行、准确的优点,并有助于检测是否有少量积液存在。自20 世纪 60 年代初,应用超声定位、确定最佳穿刺点和穿刺方向,具有很大的临床应用价值。在实时

超声引导下,通过穿刺探头定位,对胸腔内少量积液和局限性包裹性积液的穿刺和抽吸,具有更好的效果。超声引导下抽吸化验胸腔积液的性质,可以准确判断疾病。例如:在肺癌患者中,胸腔积液中是否有癌细胞将影响肿瘤的分期以及是否采用外科手段切除肿瘤。另外,对于混合性复杂脓胸因分隔成大小不一的脓腔,应用 B 超介入引流、冲洗是安全、有效的手段。

(四) 胸膜增厚和胸膜钙化

1. 声像图　由于胸膜炎或胸腔积液引起纤维素性渗出物沉着,并有纤维化或有肉芽组织增生而引起。胸膜增厚可为局限性或广泛性,声像图上常可见到胸壁与肺组织间为一片回声增强区,密度尚较均匀,盖于肺强烈回声的表面,类似包膜回声,回声增强区的厚薄与胸膜增厚程度相应。当同时合并有胸腔积液时,则在胸膜高回声与肺部强烈回声之间出现相应的无回声区,有时并可见在积液的无回声区中有条索状或尖带状稍强回声在漂浮,并能观察到与胸壁的粘连关系,粘连处基底常较宽,回声亦增多、增强。X 线片对胸膜增厚与大量胸腔积液不易鉴别,也难以判断是否同时伴有胸腔积液,而声像图上二者表现完全不同。胸膜钙化则表现为胸壁与肺组织间强回声团后伴声影,诊断较易。而在实时超声下,"肺滑动征(lung sliding)"消失在诊断胸膜粘连中有较高的准确率(图 2-10-3)

2. 临床意义　超声显像不受胸膜增厚的影响,可以同样获得较快而准确的诊断,因此在 X 线片呈现大片、模糊、难以鉴别是否有胸腔积液存在时,超声显像可鉴别诊断大量胸腔积液、胸膜增厚

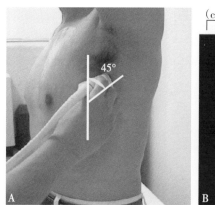
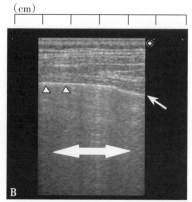

图 2-10-3　术前检查胸膜是否粘连

A:左侧腋中线第七肋间多角度观察;B:长箭头示高回声胸膜,三角箭头示
胸膜某一点在深呼吸后移动的距离

或两者同时存在。

目前,随着胸腔镜手术的日益增多,术前如何准确判断胸膜情况以及胸膜粘连直接影响到手术的方式,因为当胸膜粘连严重时,外科医生不得不放弃腔镜手术,从而避免手术风险。在此方面其他影像方法均无法与超声相比。

(五)气胸和液气胸

1. 气胸声像图　系因胸膜受损伤破裂,空气进入胸膜腔所形成,可为外伤性,也可为自发性。长期以来,医学界一直认为超声不能用于含气脏器的诊断,不可能诊断气胸。而近年来国外的研究发现超声可以诊断气胸,且具有很高的敏感性和准确度,优于常规的床旁胸部 X 线片。当胸膜腔内充以气体时,在病变局部通过二维灰阶超声及彩色多普勒超声无法看到"肺滑动"现象,而利用该征象对气胸的阴性预测值达 100%。另外在 M 型超声中,正常肺部的"海岸征(the seashore sign)"消失,取代海岸征的是一系列平行线,但肺滑动的消失,不仅仅出现在气胸,如大范围的肺不张、急性胸膜粘连、膈神经麻痹等也会出现该征象。Lichtenstein 提出"肺点(the lung point)"的概念,认为肺点是肺滑动现象存在与否的分水岭。这点的出现可以认为肺滑动现象的消失是真正存在的,而不是由于操作中的失误所造成。当发生包裹性气胸时,双肺点征出现。最近,国内外学者通过超声"肺滑动征"和"彗尾征"(comet-tail artifacts)消失以及"肺点"的出现对

ICU 患者气胸的诊断应用越来越广泛(图 2-10-4,图 2-10-5)。

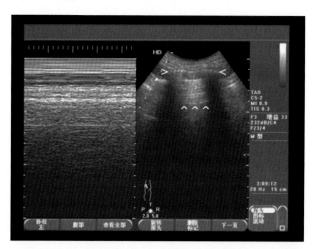

图 2-10-4　正常肺组织声像图(图左"海滩征",图右"蝙蝠征"及 A 线)

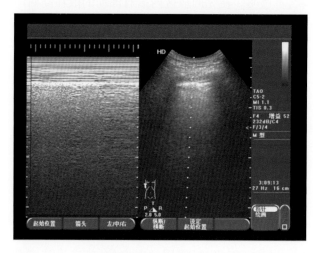

图 2-10-5　气胸声像图,箭头所示为肺点(箭头左侧为"海滩征",箭头右侧为"平行征")

2. 液气胸声像图　胸腔内同时存在空气和液体,常常发生于外伤或手术后。根据图像可分为以下三型。

(1) 液气平面:空气在上部,积液在下部。在坐位纵切声像图上,近膈肌处呈液体无回声区,近头侧呈强烈的气体回声,两者交界处出现液平面(图 2-10-6)。

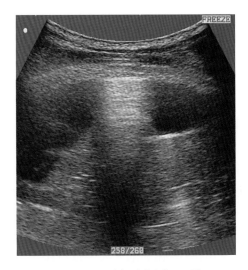

图 2-10-6　液气胸(液气平面)

(2)"窗帘征"(curtain sign)的出现:当探头位于肋间横切时,吸气时无回声液性区被气体遮盖,而呼气后液性区重新露出(图 2-10-7)。

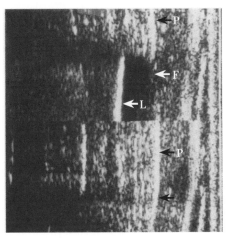

图 2-10-7　液气胸(气液平面—窗帘征)呼气后见液气平,吸气后该现象消失

(3)"气泡征"(polymicrobullous sign):在液性无回声内弥漫者气泡短线状强回声,可随呼吸或者心脏跳动而翻滚(图 2-10-8)。

3. 临床意义　在胸外科急诊中(如外伤、重症

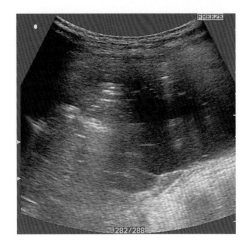

图 2-10-8　液气胸(气泡征)　无回声的胸腔积液内见散在短线状强回声

监护患者等),由于条件所限无法行 CT 诊断时,床边超声是一项非常重要的检查手段。临床医师可以根据超声结果迅速、准确排除患者是否出现气胸并估测气胸的量,最后给予定位引流。

(六) 胸膜实质性病变的诊断

胸膜来源于胚胎的中胚叶,是由纤细的带弹性的结缔组织所构成,表面为一薄层间皮细胞。胸膜原发性肿瘤较少见,主要为间皮瘤;胸膜良性肿瘤也较罕见(约占 5%),如纤维瘤、脂肪瘤和血管瘤等。

1. 胸膜间皮瘤　是原发于胸膜间皮组织或胸膜下间质组织的一种少见肿瘤。临床根据肿瘤生长方式,分为局限性胸膜间皮瘤和弥漫性恶性间皮瘤两类。前者为良性和低度恶性;后者为高度恶性。

(1) 局限性胸膜间皮瘤

1) 病理特征:常起自脏层胸膜和叶间胸膜,多为单发,呈圆形和椭圆形,坚实灰黄色结节,边缘光滑,呈轻度分叶,有包膜;结节生长缓慢、大小不等;瘤体与胸膜接触面宽,自胸膜凸向胸腔;少数有短蒂,改变体位肿块可移动。

2) 超声特征:①直接征象:肿瘤呈块状或类圆形,有完整的包膜,内部为较均匀的弱回声;表面凹凸不平,突向肺内,易误诊为肺周围型肿瘤;恶性者一般表面不平,呈乳头状,基底较宽,回声欠均匀。②间接征象:多无胸腔积液;极少数有胸腔积液,也是少量。

(2) 弥漫性恶性胸膜间皮瘤

1) 病理特征:常起自壁层胸膜,呈灰白结节覆

盖在胸膜上,生长发展迅速,常融合成大片,呈"厚皮"样,无包膜。肿瘤可延伸入叶间裂,包绕肺脏及心包,使心脏受压。晚期经淋巴及血液播散到肺、肝、肾上腺等脏器。

2）超声特征:①直接征象:弥漫性恶性间皮瘤位于胸壁与肺之间,自胸膜向胸腔内突起,并与胸壁相连或分界不清;肿瘤多呈广泛胸膜增厚,呈片状或结节融合状,边界不规则;肿瘤内部以弱回声多见,亦可呈不均匀等回声,无气体或支气管结构;发生坏死、出血时可有局限性无回声;肿瘤侵及肋骨可见块中有弧形强回声团及声影。②间接征象:常伴有中、大量胸腔积液,纵隔向健侧移位。在胸腔积液无回声区内呈现由胸膜向外突起的团块状较强回声,需注意与转移性癌肿鉴别。

2. 胸膜转移性肿瘤　恶性肿瘤转移至胸膜而发生胸腔积液。转移到胸膜的常见原发肿瘤有肺癌、乳腺癌等。在声像图上可见单侧或双侧胸腔内有积液的无回声区,无回声区的范围与病程及转移程度有关。在积液的无回声区内可见有自胸膜向腔内突起的较强回声区,呈基底较宽的结节状、块状或带蒂的乳头状图像。因此,当疑为恶性肿瘤胸腔转移时,一定要仔细寻找原发病灶,有助于诊断。大量胸腔积液时,心脏、横膈均可受压而移位;当胸腔积液由初期的澄清渗出液转变为血性时,声像图上可以观察到胸腔积液内有漂移的低回声光点,患者静息片刻后,胸腔积液深部出现较浅部为多而密的低回声,偶可出现分隔的液平线。

3. 临床意义　因胸膜范围广,且背部胸膜因背部肌肉较厚超声显示困难,纵隔两侧胸膜亦不易为超声显示,因此,胸膜肿瘤无论单发或多发,若非弥漫性胸膜增厚,超声均不是首选的影像检查法。超声检查在胸膜肿瘤诊断中的意义在于,当X线发现有胸膜占位性病变时,通过超声显像可以观察到转移癌肿生长的部位、大小、形态和数量,并在超声引导下穿刺,行细胞学或组织学检查,获取病灶的病理诊断和肿瘤分期。

第二节　肺部疾病的诊断

近十多年来,随着人民健康意识的不断普及和CT扫描技术与分辨率的不断提高,肺部结节的检出率也在相应增加。超声诊断在这方面受其声学原理的影响——即肺组织是一个充满气体的脏器,人体软组织与气体的声阻抗差别极大,声束难以穿透肺组织而在表面出现近似全反射的强回声,使得超声对肺部疾病的诊断有很大的局限性。其实,肺部疾病的超声诊断早在20世纪50年代已有研究,但近十多年来进展加快,包括对肺部病变二维灰阶超声诊断、彩色多普勒超声诊断、超声造影诊断、超声弹性诊断以及超声引导下细胞及组织学检查。

一、肺脏解剖概要

肺脏为不规则的半圆锥体,上为肺尖,突出于胸廓上口,底向下,依附膈肌。肺脏左右各一,正常肺组织较松软,富有弹性,左肺高而窄,右肺低而宽。左肺由左侧斜裂将其分为上、下两叶,右肺则由斜裂将其分为上叶与下叶,并以横裂将中叶与上叶分开。肺组织由各级支气管和同气体交换的大量肺泡所构成,因肺泡内含有大量气体,比重仅为0.345~0.746。

二、仪器和频率

1. 仪器　目前尚无专用的肺部探测超声成像仪,常规采用的彩色超声诊断仪均可用于肺部的二维及彩色血流评估。

2. 探头及频率　检测肺内病变以较低频率为佳,常规2~5MHz凸阵探头即可,若检查胸膜及胸壁有时需要高频线阵探头,频率7~14MHz。

三、探测方法

1. 探测前准备　不需要作特殊准备,但应带好相关胸部影像学检查片。

2. 体位　根据探测要求与病灶部位而定。如病灶靠近前胸壁者,一般采取仰卧位;靠近后背者,则多采取俯卧位。

3. 探测途径和方法　检查时根据病灶所在叶段先行在大致目标区域扫差,寻找到目标后冻结图像测量大小:长（mm）×宽（mm）×厚（mm）;根据回声强弱记录（与周围不张的肺组织比较）强回声、高回声、等回声、低回声、无回声。根据回声分布判断均匀与不均匀。

4. 彩色血流分型　病灶血流信号的丰富程度根据周围型肺肿块的血流信号大小，数量及形状依次分为 4 个等级：①0 级，无血供，彩超示肿块无血流信号；②Ⅰ级，血供不丰富，彩超示肿块周边仅见 1~2 个点状或细短棒状血管；③Ⅱ级，血供较丰富，彩超示肿块内部见 3~4 个点状血管或 1 个较长血管；④Ⅲ级，血供很丰富，彩超示肿块内多条异常彩色血流，呈多个点状、网状或片状。

5. 测量动脉收缩期最大峰值流速（peak systolic velocity，Vp）、阻力指数（resistive index，RI）和搏动指数（pulsatility index，PI）　同一根血管测量时，尽量避开两端，在 1/3、2/3 处分别测量一次，取平均值作为血流参数值。适当调节彩色增益，声束与血流夹角 <60°。

四、正常肺组织声像图

由于肺组织是含气脏器，超声在肺表面大量反射，因此通过肋间观察时，可见壁层胸膜后方呈一片强回声，有时也可见由多次反射引起的逐渐减弱的横条状回声带，从声像图上不能显示出肺裂和正常肺内血管。在胸部纵切面，上下两肋与胸膜线构成的特征性图像——蝙蝠征（the bat sign）。另外，还有三个同样重要的征象可以观察到：第一个是肺滑动征，由呼吸运动时肺与胸壁发生相对运动而产生；第二个是在 M 型超声检查时，肺滑动现象所产生的特有征象——海岸征；第三个是超声 A 线，即从胸膜线开始可以观察到与胸膜线平行、重复的数条高回声线，其间距等于皮肤到胸膜线的距离。

五、肺实变

据报道 98.5% 的肺实变发生在邻近胸膜的位置处，这为超声检查提供了良好的先决条件。虽然超声研究肺实变已不是一个新的课题，但是总体来说，超声仍很少应用于肺实变诊断中。Lichtenstein 报道以 CT 作为金标准，超声对肺实变的敏感度为 90%，特异度为 98%。等同于胸腔积液，肺实变除了明显的基本征象（病变区呈类似于肝组织的等回声）以外，也有重要的静、动态征象。静态征象表现为等回声病变区内出现点线状高回声——支气管充气征，等回声深部边界是不光整不锐利的（仅

当整个肺叶被累及时，可以出现整齐的深部边界）。动态征象表现为 M 型超声时不出现"正弦曲线征"，因为此时由肺门向胸壁这一轴线上的呼吸运动是消失的，这一点与胸腔积液的动态图像相鉴别；在二维超声上可出现肺实变内的残余气体所产生的高回声随呼吸有着离心式的移动——动态支气管充气征（图 2-10-9）。

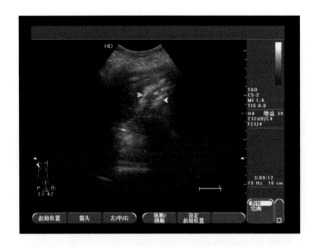

图 2-10-9　肺实变，箭头所示为支气管充气征

肺实变可分为回缩性肺实变（肺不张）和非回缩性肺实变（肺炎），动态支气管充气征对非回缩性肺实变有 100% 的特异度，因此可对二者进行鉴别。所谓肺搏动征（the lung pulse），即肺组织丧失呼吸运动时将心脏搏动传至肺表面，是一个早期就能表现出来的征象。在一项研究中，肺搏动征对单肺不张的敏感度达到 90%。

上述两种肺部疾病正是由于放射诊断给出了笼统的高密度影，才使得超声有了随后的应用价值，从而得以区分它们。

六、肺间质性病变

尽管 10 年前就有相关的超声报道，但至今对许多医务工作者来讲仍充满着新鲜感。如前所述，该疾病的超声征象也是通过伪像来鉴别的，那就是超声 B 线，也称彗尾征（comet-tail artifact），即胸膜线垂直发出的窄条、激光束样的高回声条，直达屏幕边缘。通过一幅超声图像上大量 B 线的出现，超声诊断肺间质病变的敏感度和特异度均达到 93%，正常肺部扫查时，B 线仅出现在侧胸部最后一个肋间，在一个扫描切面内 B 线的数目不超过 3 个，多

见于卧床患者,也可见于正常人群。但超声工作者必须严格区分与B线相似的E线和Z线。E线是由皮下气肿引起的,所以该伪像不是从胸膜线产生;而Z线是边界不清,在未达到屏幕远段即消失且不会掩盖A线的一种垂直于胸膜线的伪像,广泛地存在于80%左右肺疾病患者的声像图中。与X线相比,其实超声B线相当于大家所熟悉的Kerley B线(图2-10-10)。

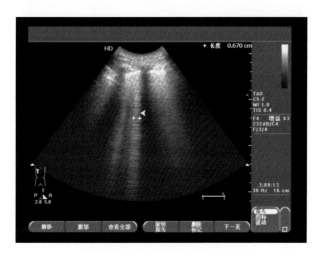

图2-10-10 箭头所示为超声B线

七、肺气肿声像图

肺气肿常为肺泡过度充气膨胀所引起,常见于COPD。X线片诊断较为简单方便。在声像图上呈现肺部回声强烈,其后方形成彗星尾状多次反射。从肋缘下斜切及肋间斜切时,可见横膈有相应的下降,膈肌运动减弱,肝脏位置下移,在肋缘下可探测到肿大的肝脏。

八、肺栓塞声像图

肺栓塞患者常突然起病,有胸痛、呼吸困难、发热、咯血等症状。在声像图上,小的梗死超声无法显示;大块肺梗死时,常显示有三角形楔状不规则较强回声区,尖朝肺门,底向胸膜,有时还可伴有胸膜腔积液的无回声区。因此,当超声检查显示肺部有上述形态的实质病变时,应考虑有肺梗死可能,目前超声造影的应用使得肺梗死的诊疗准确率大大提高,其表现为无灌注的肺部病变。另外,急性肺栓塞的超声检查分为超声心动图与周围血管超声两部分。急诊情况下,实时动态超声心动图检

查可从直接征象和间接征象两方面为肺栓塞的诊断提供依据。急性肺栓塞的超声心动图直接征象主要是直接显示肺动脉于及其左、右分支的栓塞,或是右心血栓的发现。一旦获得直接征象,结合临床即可明确肺栓塞的诊断。及时的诊断为尽早采取内科溶栓治疗或外科肺部栓子剥脱术赢得时间,以挽救患者生命。急性肺栓塞的超声心动图间接征象为肺动脉高压与右心负荷过重的表现,超声心动图特征为:①右房、右室扩大,伴有室间隔运动异常,典型患者胸骨旁左室短轴观上,左室呈D形,此为右心压力负荷过重较特异性表现;②由于右室压力急剧增高及心肌缺血缺氧加重,出现右室壁运动普遍下降,而左室心尖部运动几乎正常,呈较特殊的节段性室壁运动异常,仔细观察,可与冠心病的节段性室壁运动异常相鉴别;③下腔静脉扩张;④彩色和多普勒频谱可发现不同程度的三尖瓣反流,肺动脉压力升高。周围血管超声检查主要是检查下肢深静脉有无血栓,因为下肢深静脉血栓是肺栓塞的主要基础疾病,据报道70%~80%的肺栓塞患者就诊时已有下肢深静脉血栓形成。超声可根据下肢静脉内有无异常回声、管腔是否可以压瘪以及彩色血流信号的有无综合评价。

九、肺占位性病变声像图

(一)肺恶性肿瘤

在胸壁、胸膜后方与肺组织强回声之间呈现形态不规则或分叶状轮廓的病变,内侧缘往往为虫蚀样或伪足样改变,部分病灶内部可见点状或短线状气体样强回声。中央型肿块往往在不张的肺组织内可见异常低回声,有球体感及占位效应。有时可见支气管充液像;血流信号多表现Ⅱ级以下且为低阻血流速度曲线。在周围型中,超声实时观察可对结节是否侵犯壁层胸膜做出判断,若病灶随呼吸与壁层胸膜之间出现相对运动,则表示壁层胸膜尚未受累及;若不随呼吸而移动,则要考虑壁层胸膜已经受累。另外,通过二维超声可直观发现周围型病灶对胸壁肌层及肋骨的侵犯,表现为肋间肌不均质低回声、增厚、肌纹理消失、肋骨的强回声皮质连续中断、骨质破坏等。彩色血流发现肺部肿块出现胸壁来源的动脉血流(图2-10-11)。

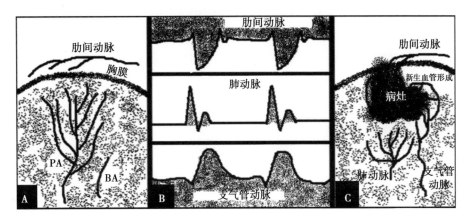

图 2-10-11 肺部病灶血供模拟图

A. 正常肺组织动脉分布图;B. 肋间动脉(IA)血流波形,肺动脉(PA)血流波形,支气管动脉(BA)血流波形;C. 周围型肺癌侵犯胸壁,新生的肿瘤血供来源于支气管动脉及肋间动脉

（二）肺结核

1. 病理特征 肺结核是常见的肺部疾病,结核病灶以慢性增生、渗出和肉芽肿性病变为特征,继之发生干酪样变、液化及空洞形成。可继发胸膜炎和其他器官结核。结核球是一种被纤维膜包围的干酪样病灶。病灶直径常大于 2cm。多呈圆形或椭圆形,偶尔亦可分叶状,边界清晰,有纤维组织产生的类似包膜回声。

2. 超声特征

（1）结核球多为不均匀实质性团块,呈圆形或椭圆形,亦可呈小分叶状。

（2）结核球边界较清晰,边缘光整,周边回声较强,病灶中央部分的干酪样物质常呈现高回声,当有液化时,出现无回声或弱回声。在液化区与周壁之间有低回声的厚壁,可与肺癌的液化空洞相鉴别。当结核球与支气管相通时,也可出现气液平面。有钙化时,可出现强回声伴后方声影。

（三）肺炎性假瘤

1. 病理特征 肺炎性假瘤为肺内炎性增生性疾病,可发生于任何年龄,但 40 岁以下患者多见。病因可能是肺部细菌或病毒感染后引起的局限性非特异性炎症病变。多包含多种炎症细胞和间质细胞,并有许多血管成分;常表现为单个孤立性病灶,呈圆形或椭圆形,直径约 3cm。肿块中等硬度,有假包膜,与周围正常肺组织分界清楚。

2. 超声特征

（1）炎性假瘤可发生于任何肺叶,但以位于肺周围邻近胸壁者可被超声发现。

（2）一般为单个圆形或椭圆形结节,边界清,一般较平整或表面有凹陷。

（四）先天性肺囊肿

1. 病理特征 又称先天性囊性支气管扩张,是在胚胎发育过程中由远端肺实质的一小堆细胞和肺芽脱离,单独发育而成。位于纵隔内、食管旁、气道旁、气管隆嵴附近及肺门。囊肿呈圆形或椭圆形,大小不一;囊壁厚薄不同,内覆假复层柱状纤毛上皮;囊内可光滑,也可有网状小梁;囊壁外层为结缔组织、弹力纤维、黏液腺和平滑肌等;囊肿有时可与支气管相通。

2. 超声特征

（1）相应部位探及圆形或椭圆形的无回声暗区,边界清,有包膜,后方有增强效应。

（2）由于周围肺组织产生的强回声,囊肿侧壁往往不能显示。

（3）当囊肿与支气管相通时,在囊肿内呈现液平线,线上方为气体强回声,下方为黏液的无回声。

（五）肺脓肿

1. 病理特征 肺脓肿是由化脓性细菌所引起的肺实质炎变、坏死和液化所致。可以是单发,也可为多发;右肺较左肺多见,好发于上叶后段及下叶背段。

2. 超声特征

（1）肺脓肿内部回声不均匀,脓肿周围回声一般较弱,与正常肺组织及脓肿内的回声强度不同。

（2）当脓肿完全液化时，则显示为低弱回声，其周围则为较高回声。

（3）如脓肿内坏死物被部分咳出，并有空气进入时，可见脓肿区出现液平线，声像图显示其上方为气体的强回声，下方为坏死液化的低弱回声。

（六）肺棘球蚴病

肺棘球蚴病（肺包虫病）较少见，多发生在我国西北和内蒙古等地。当病变靠近胸壁者，超声检查显示病变区呈无回声区，内部可见子囊的圆形小无回声区。

十、临床意义

利用超声可以准确判断在 X 线片中胸部高密度影像究竟是胸腔积液还是实变不张的肺组织。利用单纯二维声像图鉴别病灶的良恶性意义并不大，因为图像的特异性并不高。相对而言，在评估肿瘤对壁层胸膜（T_2）及胸壁（T_3）的侵犯上，超声图像比 CT 或 MRI 更敏感、更准确。

另外，彩色多普勒超声在鉴别肺部囊实性肿块以及良恶性结节中也被认为是一种有效的方法。首先，对于无血流信号的无回声病灶基本可以断定为囊性病灶；而对于充满血流信号的囊性病灶，根据血流色彩及血流速度曲线可以判断其为动脉瘤或动静脉瘘。另外，对于恶性肿瘤，多个研究都表明有较低的阻力指数和搏动指数，而良性病灶的两者参数值更高。上海市胸科医院对 126 例原发性肺癌中不同类型与大小血流参数的研究结果表明，NSCLC 与 SCLC 的血流参数比较显示，两者的 Vp 比较差异无统计学意义（$P>0.05$）；但 SCLC 的 RI（0.83）显著大于 NSCLC 的 RI（0.66），差异有统计学意义（$P<0.05$）；同时，肿瘤直径 <50mm 的肺癌患者（47 例）与肿瘤直径 >50mm 的肺癌患者（79 例）血流参数比较，两者的 Vp 比较差异无统计学意义（$P>0.05$）；但前者的 RI（0.74）显著大于后者（0.63），差异有统计学意义（$P<0.05$）（图 2-10-12 和图 2-10-13）。

十一、超声新技术在肺部疾病中应用

近年来由于介入超声、超声造影及弹性超声等新技术的发展，也陆续出现一些该方面的报道。

（一）超声造影的原理及现状

超声造影（contrast enhanced ultrasound，CEUS）是近年来在国内、外发展起来的超声新技术，该技术通过外周静脉注射超声造影剂，来增强人体器官、组织、病变的血流散射信号，实时动态地观察组织的微血管灌注信息，以提高病变的检出率并对局灶性病变的良恶性进行鉴别，是超声医学一次划时代的飞跃。该检查过程在常规超声检查的基础上，约 5~8 分钟即可完成，是一项简便、实时、无创、无电离辐射的新型影像学技术。

超声造影的特点在于它的实时动态显示，可观察到病灶的整个血流灌注过程，这有助于医生对病灶进行鉴别诊断以及发现更多更小的病灶（尤其亚厘米级的肿瘤病灶）。如就目前应用最为成熟的肝

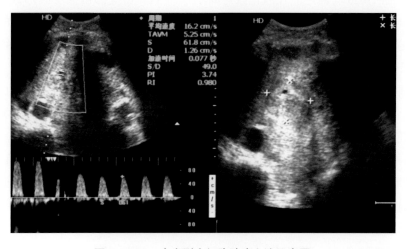

图 2-10-12　中央型小细胞肺癌血流示意图

左下肺中央型小细胞肺癌伴肺不张，瘤体大小为 40mm×36mm×36mm，Vp=61.8cm/s，RI=0.98

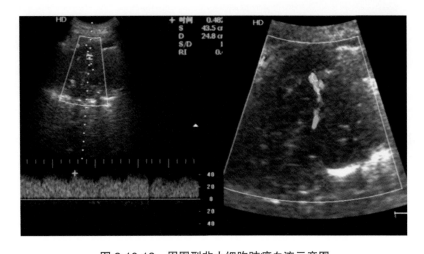

图 2-10-13　周围型非小细胞肺癌血流示意图

右下肺周围型非小细胞肺癌,瘤体大小 64mm×58mm×60mm,Vp=43.5cm/s,
RI=0.48

脏方面,超声造影与增强 CT 或 MRI 有着很好的诊断一致性。

超声造影不需要像 CT 事先设定固定扫描时间,其可全程动态观察病灶增强过程,避免信息遗漏,减少了病灶的误诊和漏诊,肿瘤定性更准确。患者就诊当天即可作出明确诊断。

国内目前常规使用的超声造影剂声诺维(英文名 SonoVue,第二代超声造影剂),该超声造影剂作为血池示踪剂,其平均直径为 2.5μm,90% 的微泡直径 <6μm(与单个红细胞相似),因此,超声造影能观察脏器的血流动力学情况,包括大血管及微小血管的分布和灌注,敏感度和特异度均高于多普勒成像。目前,这类超声造影剂在美国、加拿大、一些欧洲国家、日本和中国已成功应用于心肌灌注成像和肝脏、肾脏、乳腺等多种肿瘤显像。Gorg 等在 2005—2007 年陆续报道了超声造影应用在肺和胸膜病变,讨论了不同肺胸膜病变超声造影的增强表现,得到了有价值的信息。

(二)超声弹性成像的相关原理及现状

超声弹性成像(ultrasonic elastography,UE)的概念最早是由 Ophir 等在 1991 年提出,但直至 2004 年才出现可以在超声仪上使用的设施与软件。国内外学者通过其在人体多个脏器及血管等领域进行了有益探索。弹性是人体组织的基本物理特性之一,不仅正常人的各种组织弹性有很大差别,就是同一脏器的正常组织与病理组织结构的弹性模量具有较大不同。超声弹性成像就是应用超声手段测定组织弹性参数的技术。其基本原理就是对组织施加一个内部或外部的激励,使被测组织以位移、应变、速度的再分布方式产生一个响应,从而可根据所测组织内部应变的大小或弹性参数来判定组织的硬度,即所测组织内部应变若较小,提示组织较硬;所测组织内部应变大,则提示组织柔软。此时结合数字信号处理或数字图像处理的技术,分析组织受压时组织形变前后超声或射频信号的变化,就能测得该组织内部应变,弹性模量等力学参数。弹性成像也可用磁共振技术获取。

超声弹性成像是一种对组织力学特征成像的新技术。从原理上来说,超声弹性成像可以应用于任何可用超声探测成像的、可以接受静态或动态压力的组织系统。作为一种全新的成像技术,它扩展了超声诊断理论的内涵,拓宽超声诊断范围,弥补了常规超声的不足,能更生动地显示、定位病变及鉴别病变性质,使现代超声技术更为完善,被称为继 A、B、D、M 型之后的 E 型(elastography)模式,在临床实践中逐渐显现出的独特的应用价值,有着广阔的应用前景。目前多运用于甲状腺、乳腺、肝脏和前列腺等方面。

(三)仪器和频率

1. 仪器　需配有造影软件及弹性软件的高档超声诊断仪。

2. 探头及频率　同前。

(四)探测方法

1. 探测前准备　同前。

2. 体位 同前。

3. 造影方法 对常规超声发现的肺部病变进行大小、部位、特征和检查体位的记录,开始造影前对入选患者知情同意并训练患者适当配合呼吸。准备工作完成后,首次经肘前静脉团注射 2.4ml 造影剂,随后快推 5ml 0.9% 氯化钠注射液(注射全过程 <2 秒),所有患者知情同意。注射造影剂后即刻用实时灰阶谐波超声成像扫查病灶,连续观察病灶持续 5 分钟并存储图像。然后,对储存图像回放分析,观察目标区域的开始增强时相、模式和程度。

(1) 研究内容:对 CEUS 诊断各种肺癌准确性的研究。观察目标区域的开始增强时相、模式和程度。观察记录目标区始增时间(time to enhancement,TE):注射造影剂后感兴趣区内出现第一个微泡的时间;达峰时间(time-to-peak,TTP):注射造影后感兴趣区内增强强度达最大时所需时间;开始消退时间(regression time,RT):达峰后局部病灶增强强度明显减低为准。

(2) 超声造影增强:将肺部超声造影实时增强过程分为两个时相:①肺动脉期:注射造影剂后 6 秒内;②气管动脉期:注射造影剂 6 秒以后。

1) 增强模式根据造影剂分布情况分型:①I 型(均匀增强型);②II 型(不均匀增强型);③III 型(周边增强型)。

2) 增强模式根据造影剂增强程度分型:①I 型(高增强型);②II 型(低增强型);③III 型(无增强)。

4. 弹性评分 目前弹性评分尚无统一,各个研究者以硬组织色阶所占的百分比分为 4~8 分,但常用 5 分制,3 分以上代表恶性。

(五) 肺结节超声造影

1. 肺恶性肿瘤 由于肺结节的超声造影研究报道较少,各研究组在入选患者及病理类型的差异,使得造影参数在各个研究组之间仍有差异,但可以达成一致的是恶性结节较良性结节 TE 时间普遍长。Gorg 等研究发现恶性肿瘤 TE 时间大于 6 秒,这是因为恶性结节大多数是支气管动脉供养,而良性病灶多是肺动脉供养。笔者曾对两例肺恶性肿瘤进行超声造影,其中 1 例为鳞癌,1 例为肉瘤,TE 时间分别为 13 秒和 9 秒,符合上述结论(图 2-10-14)。

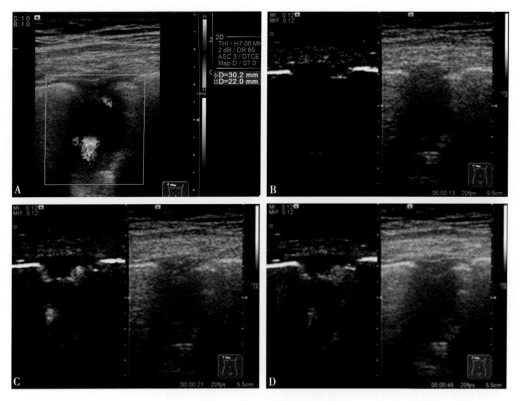

图 2-10-14 肺鳞癌的超声造影表现

A. 病灶内的彩色血流分布;B. 超声造影后病灶内 13 秒出现微泡;C. 21 秒时病灶内造影剂达峰值;D. 45 秒时造影剂消退

2. 肺结核 解放军 309 医院的曹兵生教授报道了 21 例近胸膜的结核造影结果,发现 12 例出现环状增强,5 例均匀增强,4 例不均匀增强,但这组结核的 TE 时间平均为 14 秒(图 2-10-15)。

3. 支气管囊肿 该疾病造影结果为增强程度 Ⅲ型(即无增强),是囊肿内部无血液供给所致。

(六)肺部疾病超声造影的临床意义

超声造影已经在肺结节血流灌注方面做出了一定贡献,但由于研究较少,在各项造影参数之间还有一定差异,尚无一致的疾病参数 cutoff 值供临床使用,但这将是今后研究的方向。当然,造影可以明确显示坏死区与非坏死区,从而指导穿刺活检,提高穿刺取材的成功率与准确率,减少不必要的重复穿刺;同时也可以快速显示肿瘤消融的完全性及鉴别肺梗死与肺实变。

(七)肺结节的弹性成像及临床意义

目前肺部结节的超声弹性经验极少,Sperandeo 等于 2014 年报道经胸超声弹性成像评估肺结节。61 个直径 2~5cm 的肺恶性结节中,通过弹性硬度 5 分制评分,鳞癌的硬度(4.67 ± 0.492)高于其他类型肺癌,也高于肺炎(均 $P<0.05$)。作者认为当前弹性在区分肺部肿瘤中还有局限性,但能提供肺结节的硬度信息,并佐证肺穿刺病理的准确性。同年,Adamietz 等报道了 18 个常规超声无法显示的肺内转移瘤(最大径 <3cm 的)的弹性情况,令人兴奋的是该组病变均可以通过高频下弹性超声发现结节轮廓。可以想象,今后弹性超声会在肺部占位性病变、肺纤维化以及术中定位小结节中有更为广泛的天地(图 2-10-16)。

(八)超声引导下肺部穿刺活检

1. 仪器和频率

(1)仪器:无特殊要求,如需要在超声造影下引导穿刺该设备需配备造影软件。

(2)探头及频率:同前,部分操作者习惯用配有穿刺指引架的专用探头。

2. 探测方法

(1)探测前准备:带好相关胸部影像学检查片。患者术前常规检查血常规、出凝血时间,感染四项,包括乙型肝炎病毒表面抗原(HBsAg)、丙型肝炎病毒抗体(抗 -HCV)、人类免疫缺陷病毒 HIV-1+2

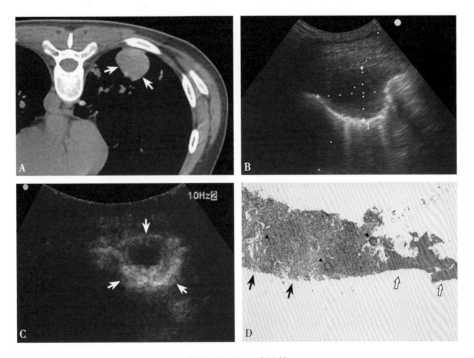

图 2-10-15 肺结核

A.CT 提示右下叶外周型结节;B. 二维超声示 38mm×25mm 的低回声结节胸膜线消失,提示壁层胸膜累及;C. 注射造影剂后 22 秒时病灶显示周围强化型;D. 超声引导下穿刺病理结果[HE 染色,低倍镜下(×40)显示]白色箭头代表病灶中央区为广泛的干酪样坏死组织,病灶周围区域黑色长箭头及短箭头分别代表肉芽肿性炎症和朗格汉斯细胞

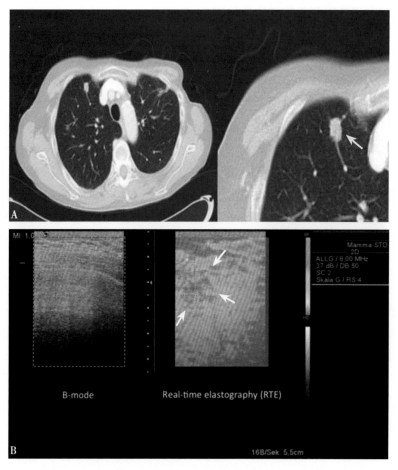

图 2-10-16　肺部小结节弹性声像图表现

A. CT 示肺部小结节 (乳腺癌病史);B. 二维灰阶超声未显示病灶,而弹性超
声显示病灶呈红色编码结节 (箭头),红色代表硬物质

型抗体(抗 -HIV)及梅毒螺旋体抗体(抗 -TP)。有以下情况列为禁忌:①不能控制咳嗽或不配合者;②有出血倾向的患者;③拟穿刺部位周围有肺大疱;④患有严重的肺动脉高压者;⑤肺内阴影怀疑棘球囊肿、动脉瘤或动静脉畸形者;⑥其他,如心肺储备功能极差的垂危患者等。

(2)体位:同前。

(3)穿刺设备:穿刺用针根据病灶大小和患者情况,尽量使用组织枪,否则可采用细针抽吸。

(4)超声引导下肺结节穿刺和临床意义:从大量文献报道及笔者自身肺穿刺经验认为,肺结节穿刺是一项安全、准确、经济、无辐射的诊断方式。超声引导下肺穿刺其气胸、咯血等并发症远低于其他影像引导技术,尤其对于特殊部位,如膈肌上、肺尖部等更是作为首选方式。其意义在于准确了解病灶的性质,从而确定下一步治疗的方式。另外,对

于小结节合并少量胸腔积液的患者,还可以对于胸腔积液进行超声引导下抽吸化验,从而间接推测小结节性质并且给予恶性小结节准确分期,指导外科医生进行下一步治疗方案。

第三节　胸壁疾病的诊断

超声在胸壁肿块的诊断中往往需要彩色多普勒超声仪及 7~14MHz 的高频线阵探头。根据患者病灶的位置灵活采取相应的体位检查。总的来说,超声在胸壁的检查中分为肌肉软组织和胸肋骨两部分。

一、胸壁脓肿

1. 超声表现　胸壁脓肿表现为胸壁内异常低或无回声区,外形多不规则,边界欠清,向外可达皮下组织,向内可穿破胸膜与胸腔相通。脓液黏稠时,

内可见点状或线状回声漂浮;冷脓肿内还可见强回声团伴声影,脓肿后方可有增强效应。

2. 超声的意义 超声不仅可显示很小的胸壁脓肿,而且可准确定位脓肿在胸壁中的位置及其对胸壁各层的浸润情况,但脓肿尚未液化时,声像图表现与胸壁肿瘤相似,鉴别困难。此外,仅凭声像图亦不能鉴别冷脓肿和热脓肿,必须结合临床进行诊断。一旦确诊为脓肿,可在超声引导下穿刺抽脓、冲洗、注射药物及置管引流。

二、胸壁肿瘤

1. 超声表现 常见为皮下脂肪层中高回声的脂肪瘤以及呈梭形生长的低回声神经纤维瘤或神经鞘瘤。发生于壁层胸膜的胸膜间皮瘤亦属于胸壁肿瘤,其超声表现如前所述。多数胸壁软组织肿瘤表现为胸壁内低回声结节,良性者边界清,内回声均匀;恶性者边界多不清,内回声不均质,后方可见回声衰减,并可侵及肋骨。

2. 超声的意义 胸壁浅层的肿瘤因位置表浅,常向皮下突起,因此,超声较易显示。但胸壁深层并向胸腔突起而皮下突起不明显的肿瘤,因胸壁范围较广超声定位较难,但经 X 线定位后,超声在发现病灶处扫查,除可了解肿瘤的大小、形态、内部有否坏死等情况外,还可了解肿瘤向胸壁的浸润情况,肋骨是否破坏,胸膜是否增厚、粘连及是否伴有胸腔积液等,对于手术切除范围给予最佳的术前评估方案。另外,由于肿瘤位置表浅,超声引导下穿刺活检操作简便,是鉴别诊断胸壁良恶肿瘤的首选方法。

三、浅表淋巴结肿大

1. 超声表现 腋下及锁骨上淋巴结体积增大,其短径往往大于 7mm。根据淋巴结的良恶性不同超声表现也不同。恶性淋巴结多表现为:圆形(纵横比 <2)、不均质低回声、出现融合、淋巴结偏心或消失、血流分布呈周缘型或混合型、超声造影表现灌注不均匀强化、弹性分级以 3 分以上多见。反应性增生淋巴结多表现为:椭圆形、较均质低回声、淋巴结居中、血流分布呈淋巴门型、超声造影表现灌注呈均匀性强化、弹性多为 1~2 分。

2. 超声的意义 超声在诊断及区分浅表淋巴结肿大上是首选检查,可以非常准确的区分良恶性淋巴结,尤其在运用超声引导下穿刺活检后病理的取得成为淋巴结诊断的金标准,在肺癌及食管癌的分期中有着重要的意义。

四、肋骨及胸骨疾病

1. 骨折 正常肋骨皮质显示为两条平行的强回声带,新鲜肋骨骨折显示肋骨骨皮质强回声光带回声中断,并可见横行或斜行的低回声骨折线,高频超声分辨率较高,能诊断长度为 0.5mm 以上的肋骨骨折。骨折错位时可见成角及断端重叠现象,有时在探头接触处加压有明显的疼痛及骨擦感,有的可显示明显的骨皮质下血肿。正常肋软骨在纵切时显示为以表面光滑、边缘回声稍强的条带状回声,其后方略有声衰减,发生钙化时可见斑片状强回声。肋软骨发生骨折时,可见肋软骨表面不光滑,皮质不连续,断面整齐,多有明显的错位改变(图 2-10-17)。

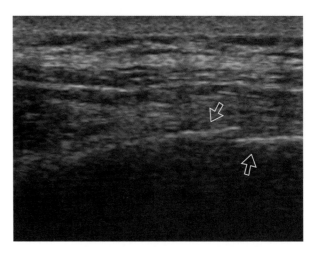

图 2-10-17 高频超声显示肋骨骨折,肋骨高回声皮质连续性中断

2. 骨肿瘤 多见恶性肿瘤的肋骨转移,表现为骨皮质破坏、软组织肿块影、较丰富血流信号。超声引导下取得病理组织证实是金标准。

在 X 线拍片时由于胸部前后距离大,组织结构重叠多,细微的骨折线容易被遮盖,缺乏对比而不能显示。超声对胸肋骨的骨折比 X 线片更敏感。另外,在急诊创伤(如地震、战争)中便携式超声在骨折及其并发症(如血胸及血气胸)的诊断有着无可替代的优势。

第四节　纵隔疾病的诊断

纵隔前有胸骨,后有胸椎,两侧为肺组织,超声或被吸收衰减、或被反射而难以穿透,所以不作为超声首选检查。而超声在肿块囊、实性的鉴别诊断上明显优于 X 线片;后上纵隔的肿块绝大多数为神经源性肿瘤,在其诊断上 X 线片较超声更具特征性;肺门淋巴结肿大不明显时,超声常难以显示:胸骨后甲状腺病变,超声可通过胸骨上窝进行扫查,并能明确提示其与颈部甲状腺的关系;婴幼儿纵隔增宽,常见的原因有淋巴管囊肿、胸腺瘤等,超声检查不仅较易显示,而且能迅速了解肿块的物理特性,对婴幼儿无损伤,因而十分适合婴幼儿纵隔疾病的诊断。

随着超声诊断技术的不断发展,经食管超声及经气管超声在纵隔肿块的定性诊断上有较高价值,主要表现在超声引导下纵隔肿块的穿刺活检上,此外,经食管超声在判断纵隔肿瘤对周围组织的浸润情况方面有一定优势。多数作者认为,超声引导下细针穿刺活检在纵隔肿块的定性诊断上安全、可靠。

一、纵隔解剖概要

纵隔是位于胸部正中,两侧纵隔胸膜之间的解剖间隙。前为胸骨,后为脊柱胸椎前缘,上为胸廓上口,下为膈肌。纵隔上窄下宽,内含有许多重要器官如心脏、大血管、气管、食管、胸腺及胸导管等,并有丰富的淋巴、神经、脂肪及结缔组织。纵隔内含有多种组织和器官,胎生结构来源复杂,胚胎发育过程中,遗留于纵隔内的残存肉芽,纵隔外的组织异位种植于纵隔内,或某一组织在促成突变条件下而增生瘤变,均可发生各种各样的肿瘤。除了原发性肿瘤之外,纵隔也可以发生转移性肿瘤,如肺癌、食管癌的纵隔淋巴结转移等。为了便于临床和影像学诊断,人为地将纵隔划分为几个区域,简单的划区法是以胸骨角与第 4 胸椎下缘的水平连线为界,把纵隔分为上、下两部。下纵隔又以气管、心包为界分为前、中、后三部分。在气管、心包前面的间隙称为前纵隔;在气管、心包后方的,包括食管和脊柱旁纵隔称后纵隔;将含有很多重要器官的纵隔间隙,称为内脏纵隔,即中纵隔。

二、仪器和频率

1. 仪器　以采用凸阵弧形探头或扇形探头为宜,食管探头能获得较全面、完整和更满意的图像。

2. 频率　从 2~3.5MHz 超声探头均可进行探测,必要时可采用 5MHz 探头。

三、探测方法

(一)探测前准备

一般不需作特殊准备。应携带胸部透视或胸部 X 线片检查报告或 X 线片及 CT 片,供超声检查时参考。如若进行气管内超声或食管内超声检查需空腹禁食(该内容见相关章节)。

(二)体位及方法

1. 检查体位　患者可采取坐位、仰卧位、患侧向上的侧卧位及俯卧位,参考胸部 X 线片及胸部 CT、MRI 提示的肿块位置,尽可能避开肺气和胸骨的影响,选取距离病变区最近的胸壁探查。

2. 超声检查纵隔肿瘤的探测路径　经胸骨旁左右第 2~4 肋间斜切及胸骨旁纵切对前纵隔进行扫查;经胸骨上窝探查上纵隔病灶;对后下纵隔病灶,可采取剑突下斜向后纵隔复合扫查;从经脊柱旁肋间隙探查后纵隔病灶。

3. 观察内容　当发现病灶后,变换探头角度行多切面观察,测量病灶的大小,观察肿块的形态、边界、内部回声特点及肿块与周围组织器官和大血管的关系,以及彩色多普勒血流特征、频谱形态等情况并记录。

4. 注意事项

(1)在行超声检查前应仔细阅读胸部 X 线片或胸部 CT 片,以便找出最佳检查部位和范围。

(2)手法上应注意顺序扫查,先在胸骨旁或胸椎旁进行纵切扫描,了解病变的部位,然后沿患侧肋间逐一横切扫描,并与对侧进行对比,以了解肿瘤的全貌及与周围脏器的关系。

(3)必要时令患者双手抱头,于呼气后屏气配合,以增宽肋间隙,减少肺气遮挡。

（4）对于病变较小，位置靠近胸骨后或椎体后的肿瘤应采用凸阵探头和扇形探头相结合使用，可较全面观察病变的特点。

（三）超声引导下纵隔肿瘤穿刺活检方法

1. 超声引导纵隔肿瘤穿刺的适应证与禁忌证　原则上，凡需明确病理诊断的且能清晰显示病灶并有安全的穿刺路径的纵隔占位性病变均可以行超声引导下穿刺组织学活检。但由于存在发生并发症的可能，甚至对患者造成生命危险，故必须严格掌握适应证和禁忌证。

（1）适应证：①胸部放射性影像学检查示纵隔弥漫性增宽或局限性肿块，经临床与实验室检查及纤维支气管镜检查等均不能确诊的病例，且患者一般情况良好，心肺功能基本正常，凝血三项正常；②经超声检查确定有近胸壁的纵隔肿物，但病变性质不明而又排除血管性病变者；③开胸禁忌或拒绝外科手术者，尚需要病理学诊断指导治疗；④已确诊或疑诊肺癌伴有纵隔肿块，需明确肿块性质者；⑤取活细胞做组织培养，研究免疫、放射、化学药物的敏感度。

（2）禁忌证：①严重肺气肿、肺淤血、肺动脉高压，严重心肺功能不全者，较易发生气胸者不宜穿刺；②声像图上病灶显示不清或高度怀疑病灶为血管性病变，如动脉瘤、动静脉瘘患者；③伴有肺或胸腔的化脓性疾病者；④患者有明显出血倾向；⑤患者有剧咳或不能配合者。

2. 术前准备　术前检测血常规，必要时查凝血酶原时间及活动度。向患者本人及家属交代病情，签字备案。

3. 操作方法　患者取适宜体位，对照胸部X线片、CT或MRI结果在病灶区对应胸壁处经皮超声检查，清楚显示并记录病变特点及毗邻结构，观察病灶内部及周边血流状况，选择穿刺进针入路，即避开血管及含气部分而穿刺最可疑病变处的入路。常规穿刺区域及探头消毒、铺巾，再次确定活检目标及穿刺途径，进针点处2%利多卡因局部麻醉，选择适当的穿刺活检针（通常使用16G），安装于自动活检枪上，超声引导下迅速进针至拟取材病变前缘（进针时嘱患者屏住呼吸），触发扳机后迅速退针，观察针槽内组织的颜色、质地和长度，置于消

毒滤纸片上，放入4%多聚甲醛溶液固定后送病理科。通常依所取标本满意情况及穿刺针粗细取材2~3次，组织条长度1.5~2.2cm。如认为取材不满意，可改变进针方向或深度重复进行，但一般不超过3次，完成后皮肤局部敷料覆盖。

4. 注意事项

（1）为了避免产生胸膜反应，减少疼痛，局麻要充分，即麻醉要深达胸膜，以保证穿刺顺利进行。

（2）为了防止气胸及出血的发生，操作手法要轻柔，切忌粗暴或盲穿，尽可能选择从较宽的胸骨旁肋间穿刺，并在屏气下进针。

（3）术后嘱患者勿剧烈咳嗽及活动，注意观察有无气胸及出血情况，如呼吸困难、呛咳、咯血等，并观察患者脉搏、血压情况，30分钟无异常即可离开。

四、正常纵隔声像图

正常纵隔除胸骨和肺组织强回声外，常可显示大血管和心脏的图像。在右胸上部沿胸骨缘斜向内侧探测时，可显示部分上腔静脉和无名静脉声像图；在左胸上部可显示主动脉弓声像图。

胸腺由左右两叶组成，呈扁平锥体形，表面有纤维被膜，位于前纵隔上部、胸骨后方和气管及大血管的前方。胸腺在青春期后逐渐萎缩，所以正常成人的胸腺体积甚小，完全为胸骨所遮挡，超声无法显示。在婴儿期，偶亦在儿童期，可有一叶或两叶增大，因而常可在胸骨两侧显示境界清楚的、有包膜回声的均匀低回声区。

五、纵隔常见肿瘤的诊断

纵隔肿瘤因其组织来源不同，大多有各自的好发部位。前纵隔常见的肿瘤有胸腺瘤、畸胎瘤、胸内甲状腺肿、胸腺囊肿等；中纵隔常见的肿瘤有淋巴瘤、淋巴结增生及转移等；后纵隔最常见的肿瘤是神经源性肿瘤。各种肿瘤的发病情况在不同的文献中报道也不同，国外文献报道以神经源性肿瘤或胸腺瘤最多见，国内的文献报道则以畸胎类肿瘤和胸腺瘤最常见，神经源性肿瘤和恶性淋巴瘤次之，而胸内甲状腺居第三位。纵隔肿瘤良性者较多见，约占75%，恶性较少，约占20%~30%。纵隔肿

瘤可发生于任何年龄,发生率男女大致相似,某些组织类型的病变有明显年龄和性别差异,例如畸胎瘤多见于30岁以下的青年,多为良性病变(良性畸胎瘤占儿童畸胎瘤的70%,占成人畸胎瘤的60%),恶性者男性占绝大多数。儿童则以神经源性肿瘤多见。

(一) 纵隔内囊肿

相对多见于胸内甲状腺囊肿、胸腺囊肿、囊性淋巴管瘤、心包囊肿、支气管囊肿、食管囊肿及纵隔内动脉瘤。均表现为无回声病灶,其中除了动脉瘤内部可见涡流样血流信号以外,其他均无血流信号。病变往往根据所在部位及与周边组织的关系做出大致判断。如甲状腺囊肿往往可见由颈部甲状腺延伸而来;心包囊肿附着于心包。

(二) 纵隔实质性或囊性肿瘤的诊断

1. 前纵隔肿瘤

(1) 胸内甲状腺肿瘤:除少数来自迷走甲状腺外,大多为颈部甲状腺肿大或甲状腺肿瘤向胸骨后的延伸,可通过超声显像进行观察。胸内甲状腺肿瘤的超声图像表现与颈部甲状腺肿瘤相一致。需注意检查气管旁淋巴结有无肿大,如有气管旁肿大淋巴结,其声像图表现类似颈部转移淋巴结,有助于对本病的诊断和鉴别诊断。

(2) 胸腺增生:因不同年龄者的胸腺重量不一致,因此胸腺增生的诊断不是根据腺体的体积和重量,而必须根据组织学检查进行诊断。胸腺增生多见于重症肌无力、甲状腺功能亢进、艾迪生病等。胸腺增生声像图表现为:在胸骨一侧或两侧有境界清楚的均匀弱回声区,分布较均匀,不随呼吸影响而改变。

(3) 胸腺瘤:胸腺来源的肿瘤为成年人最常见的纵隔肿瘤,约占原发性纵隔肿瘤的1/4~1/5,男女发病率基本相等,可发生于任何年龄。

1) 良性胸腺瘤:约占胸腺瘤的30%,临床上常有表现为重症肌无力,可有胸痛、咳嗽、胸闷、气短等症状,多在常规X线胸部检查时发现。声像图表现:多呈圆形、椭圆形,有时亦可呈分叶状,轮廓整齐,境界较清晰,常可见明显的包膜回声。内部回声偏低,多呈弱回声或低回声,分布尚较均匀;有时可见小片无回声区,也可见有粗大钙化强回声,

伴声影,远侧回声多无明显改变。

2) 恶性胸腺瘤:约占胸腺瘤的30%,其余40%为潜在或低度恶性。声像图表现:不规则形,包膜回声消失或呈断续现象,边缘不规则、不整齐,境界尚清楚。内部回声强弱不一,分布不均匀;侧回声可略减弱。常可探及胸腔积液的相应无回声区。彩色多普勒超声检查:胸腺肿瘤常可见血流增多,有的则较丰富,良性肿瘤多以静脉血流为主,恶性肿瘤血流分布走向紊乱,高速搏动性动脉血流显示较多,这常有助于两者的鉴别诊断。

(4) 畸胎类肿瘤:可分为囊性畸胎瘤和实质性畸胎瘤,在纵隔肿瘤中较常见,仅次于神经组织来源的肿瘤。大多位于前下纵隔近心包底部,偶见于后纵隔。生长缓慢,以20~40岁者多见,常见症状有胸闷、胸痛、咳嗽、气促等。

1) 囊性畸胎瘤(包括皮样囊肿):包含外胚层及中胚层来源的组织,囊壁为纤维性组织,常可有钙化。囊内容物为黄褐色液体,混有皮脂、胆固醇结晶及毛发、平滑肌、软骨和骨等。声像图表现:肿瘤切面略呈圆形、椭圆形,偶亦见分叶状,边缘清楚、光滑整齐,包膜完整,向纵隔一侧突出。内部呈无回声区、微弱低回声,或多个球体状高回声。通常呈单房性,亦可为双房或多房性。远侧回声常增强,部分可有侧壁声影,并呈蝌蚪尾征。当有囊壁钙化或有骨组织时,则呈强回声伴明显声影。

2) 实质性畸胎瘤:来自三种胚层的各种组织,内部除含有皮脂样液体外,可有汗腺、毛囊、毛发、横纹肌、平滑肌、骨、软骨、牙齿、淋巴样组织等。实质性肿瘤恶性变的倾向性较大。声像图表现:肿瘤区间以大小不等的低回声区、不规则团块状较强回声以及伴有声影的反射区。如见有形态尚较规则的低至中回声区,常提示有肌肉及脂肪组织可能;有时也可见多个大小不一的无回声区。

(5) 纵隔精原细胞瘤:多见于中青年男性。

1) 原发性精原细胞瘤:多发生于胸腺,易误认为胸腺瘤。常呈实质无包膜肿瘤,内部出血常见,囊性变少见。声像图表现:呈低-中回声,境界清楚;内部回声分布略欠均匀,也可呈较均匀或不均匀,有时可见出血或囊性变引起的小片弱回声区或无回声区。彩色多普勒检查见血流明显增多。

2) 继发性精原细胞瘤：为原发于睾丸精原细胞瘤的纵隔淋巴结转移，当有罹患本病病史时，除探测纵隔病变外，应在腹部沿腰椎两侧探测有无呈弱 - 中回声的肿大淋巴结，亦应探测未手术侧睾丸及阴囊。

2. 中纵隔常见肿瘤的诊断

（1）恶性淋巴瘤：原发于纵隔的恶性淋巴瘤，少见，常是恶性淋巴瘤全身性病变的纵隔表现，以非霍奇金淋巴瘤为主。肿瘤生长迅速，质较软，常融合成块。非霍奇金淋巴瘤主要发生在前纵隔和中纵隔，后纵隔少见。原发于纵隔的霍奇金病多见于儿童和青年女性，多为结节硬化型。霍奇金病亦可累及胸腺，或局限于胸腺而不累及纵隔（为胸腺霍奇金病）。病变内有纤维组织分隔肿瘤结节。临床症状：主要为发热、消瘦、盗汗、浅部淋巴结肿大或伴有肝脾肿大。纵隔肿块迅速增大压迫周围组织时，可引起胸闷、气急、呼吸困难等气管受压症状及上腔静脉压迫综合征，有时亦可伴有胸腔积液或心包积液。声像图表现：无论霍奇金病或非霍奇金淋巴瘤，在声像图上的表现基本相似，均以弱回声为主，有时亦可呈无回声或低回声。常与病期密切相关。早期淋巴结较小时，因其位于肺门气管或支气管周围，受肺组织气体的影响，超声难以穿透而无法显示。随着病程进展，肿块增大，上纵隔增宽时，常在气管两侧可探及病变的部分图像。当淋巴结肿大明显或融合成团块时，图像显示清晰且较典型。在纵横切面图上，肿块呈圆形、椭圆形、分叶状或不规则形，轮廓清楚，可呈波浪状。内部为分布较均匀的微弱回声或无回声区，少数可呈低回声区，多无侧壁声影；远侧回声可稍有增强。如并发胸腔积液或心包积液时，可于相应部位探测到积液的无回声区。若在声像图上发现病变内部回声较强或分布不均匀时，常提示网状细胞肉瘤的可能性大。彩色多普勒超声检查，在病变周边处及病变内部血流大多较丰富，并可测及搏动性高速动脉血流。

（2）淋巴结结核：一般多见于儿童和青年期，常伴有肺结核史。声像图表现：病变区略呈圆形、椭圆形或结节形，轮廓尚清楚、整齐，大多位于右上纵隔气管及上腔静脉旁。内部回声较低，越近中间部分越微弱，远侧回声可稍有增强。如发现有较强回声，并伴有声影，常提示有钙化灶存在，诊断较为肯定，有助于与恶性淋巴瘤鉴别。

（3）纵隔巨大淋巴结增生：又称血管滤泡性错构瘤，或血管性淋巴样错构瘤，为好发于纵隔的良性病变。原因不明，常无症状，可发生在纵隔淋巴结部位，也可发生在无淋巴部位，如颈部、腋窝、肩部软组织、腹部等处。发生于纵隔者，受累淋巴结常沿气管、支气管分布，以后纵隔及肺门处淋巴结多见。声像图表现：常呈单个圆形病变，包膜完整清楚，内部回声呈较均匀的弱 - 低回声，分布较均匀；如为多个病变融合而成巨块，轮廓可呈不规则分叶状，内部回声以低 - 弱回声为主，间有低 - 中回声不完整间隔。从声像图上，单发者不易与恶性纤维组织细胞瘤鉴别；融合者较难与恶性淋巴瘤鉴别；如内部见有钙化的点状强回声或高回声并伴声影时，需注意与淋巴结结核鉴别。

（4）淋巴结转移性癌：转移到纵隔的恶性肿瘤，在临床上和 X 线片表现方面都很像原发性恶性肿瘤。身体其他部位的恶性肿瘤，如支气管肺癌、乳腺癌以及来自甲状腺、鼻咽、肾、前列腺、睾丸等恶性肿瘤均可转移到纵隔淋巴结，食管、气管、胸膜等恶性肿瘤可直接浸润至纵隔。较小、较深的纵隔内淋巴结转移灶，常难以通过超声显示。较大的淋巴结转移灶常呈类圆形或不规则形，轮廓常较模糊、不整齐。内部回声视不同原发病灶而有一定差异，可呈无回声、弱回声、低回声、强弱不一回声，分布不均匀，远侧回声多不增强。对原发性恶性肿瘤患者，超声检查发现纵隔有上述声像图表现时，诊断并不困难。

3. 后纵隔常见肿瘤的诊断　神经源性肿瘤在后纵隔肿瘤中最为常见，其发生率占纵隔肿瘤的近30%。主要来自交感神经系统的肿瘤和外周神经系统的神经鞘瘤，绝大多数神经源性肿瘤发生在后纵隔脊柱旁沟的神经组织。纵隔神经源性肿瘤有的可伴有其他部位的多发性神经纤维瘤病。发病年龄常与肿瘤类型有关：1 岁以内的儿童好发神经母细胞瘤，10 岁以前好发交感神经系统肿瘤，20岁以后好发节细胞神经瘤和神经鞘瘤。

（1）神经母细胞瘤：来自交感神经系统。儿童多见,恶性程度高。肿瘤常较巨大,质地实性而偏软,常无包膜,呈浸润性生长,切面呈黄色或黄褐色,常有明显的坏死、出血及钙盐沉着。声像图表现:肿瘤常较大,可在胸骨两侧探测到。形状常不规则,边缘不平整,境界尚清楚,无包膜回声。内部呈低-中回声,分布欠均匀,常可见小片形态不规则低-弱回声,偶见无回声区,亦可见有钙化的粗大强回声,伴声影。彩色多普勒超声检查:肿瘤内血流较少,但较粗短,且可探及动脉型血流。

(2) 神经节细胞瘤:多见于青少年及成年人。为交感神经系统肿瘤中最常见的良性肿瘤,多位于后纵隔。肿瘤包膜完整光滑,切面呈灰白色或灰黄色,纤维呈交织状结构,间有囊性变及脂肪变,坏死少见。声像图表现:病变区呈低-中回声,分布欠均匀;有完整包膜回声,境界清楚。内部有时可见小片状弱回声区。彩色多普勒超声检查:病变内外血流稀少。

(3) 神经纤维瘤:来自外周神经的外膜、束膜和神经束小隔等结缔组织,肿瘤有的可长得很大。切面呈漩涡状,色白而发亮,变性较少;可单发,也可为神经纤维瘤病的一部分。声像图表现:肿瘤多呈圆形、椭圆形或分叶状,巨大者亦可呈不规则形;边缘清楚,轮廓光滑整齐,无完整的包膜回声;内部回声低-中,分布较均匀。后壁及远侧回声可略有增强。彩色多普勒检查:血流较稀少而散在,主要为静脉型血流。超声显像诊断本病并不困难。

(4) 神经鞘瘤:较为多见,起源于外周神经的施万细胞。肿瘤大小不一,切面呈灰白色漩涡状,间有不规则黄色坏死区,可有出血及囊性变,少数可大部分或完全囊性变,内含水样液体或胶冻样物。声像图表现:病变常为一侧性,呈圆形、椭圆形、哑铃状或分叶状,有球体感;轮廓光滑、整齐、境界清楚,有明显而较厚的包膜回声;病变内部呈稍不均匀的低-中回声,间有短线样回声及不规则片状无回声小区;有时可见有境界清楚、间隔整齐,但大小、形态不一的单个或多个无回声;远侧回声增强不明显。

(5) 恶性神经鞘瘤:较少见,可以是新发生的,也可由神经纤维瘤恶变而来。肿瘤境界清楚,沿神经出现多个大小不等的肿块。切面呈明显漩涡状,

灰色,有出血、坏死。声像图表现:肿瘤形态不规则,境界尚清楚,无包膜回声;内部呈低-中回声,分布不均匀,常可见间有不规则形态的小片无回声区。彩色多普勒检查:病变内外血流稀少。

六、超声引导下穿刺活检

超声引导经皮穿刺活检技术自 1976 年应用于胸部病变,由于其操作简单、诊断迅速、微创痛苦小、安全且避免了操作时暴露于射线中,目前已广泛应用于临床,成为临床术前获取纵隔病变病理诊断的主要手段之一。实时彩色多普勒超声显像可在动态下观察肿瘤的部位、大小、内部结构特点以及与心脏和大血管的关系,因而超声引导穿刺近于在直视下操作,故能准确掌握穿刺点、进针方向及深度,值得注意的是应选择肿瘤边缘进针以免穿到肿瘤中心坏死区,确保了穿刺结果的准确。基本方法是根据影像检查所示病灶部位,选择靠近病变区的肋间隙行超声扫查,在显示肿块后,从不同角度作全面扫查,再自上而下沿每一肋间隙逐一扫查,了解病灶范围、形态、内部结构及与周围脏器和血管的关系,决定穿刺部位,在荧光屏监视下将针尖刺入肿瘤,然后作连续吸引或者切割取材。超声引导穿刺纵隔肿瘤和许多新技术一样也有其自身的局限性,如图像清晰度受肥胖、气体因素影响,特别对于后纵隔肿瘤位于心脏后方且受胸骨和脊椎遮挡,穿刺难度较大,不易找到最佳穿刺点。

七、临床意义

超声检查纵隔肿瘤,具有方法简便、费用低廉、无创伤、可的特点,不但能动态观察肿瘤的形态、界限、包膜、内部结构,对鉴别肿瘤的实质性和囊性有重要意义,而且能清楚显示肿瘤与脏器、血管的关系。另外,超声还能根据声像图特征及彩色血流丰富的程度对部分肿瘤做出良、恶性判断。虽然超声诊断纵隔肿瘤有很多优越性,但是也存在一定的局限性,对少见的、不典型的、结构复杂的肿瘤还不能做出定性、定位诊断,常需依赖病理学诊断及其他辅助检查。由于在治疗中不同的病理直接影响到疾病的处置方式及预后,因此最大可能得到病理组织是十分重要的。因此,目前实时超声引导下纵隔

肿瘤的穿刺活检起着十分重要的作用。另外,超声造影的应用更是提高了活检取材的一次成功率。

另外,超声在纵隔肿瘤对心脏及大血管的浸润情况的评估也起着十分重要的作用。术前及术中超声检查在判断肿瘤与血管的关系上有其独特优势:①超声可以动态地观察肿瘤与大血管的关系,观察的内容包括与肿瘤相贴的血管壁是否有正常的波动;推移肿瘤时,血管与肿瘤之间能否滑动,若与肿瘤相邻的管壁波动消失,推移肿瘤时血管随之移动,这两个征象常提示肿瘤侵犯管壁较为严重,血管不可游离;血管外膜回声是否清晰,内膜回声是否连续,若外膜强回声消失说明肿瘤已侵犯血管外膜,内膜回声不连续常提示肿瘤可能已侵及内膜。②可以全方位、多角度地探查,对肿瘤与血管的关系提供一个立体、综合的判断,从而在判断肿瘤侵犯肺血管的范围和程度方面更加准确,一般认为当肿瘤与血管的接触面积超过受累血管的 1/2 时,血管就不可游离。③可以测量出游离的正常血管长度(包括心包内部分),有助于判断术式。④可以在手术过程中随手术进程重复探查,直到获得满意为止。

第五节　食管疾病的诊断

食管疾病的检查长期以来主要依赖于 X 线钡剂造影和内镜检查。由于超声波本身的物理特性和有效分辨力的限制,以及受胸骨、肋骨、脊柱和含气肺组织的影响及干扰,致使超声对食管检查的应用受到限制。近年来,随着技术的发展和进步、仪器性能的改进、临床研究的深入、诊断经验的积累和新技术的不断应用,极大地拓展了超声对食管疾病检查和诊断的应用,提高了超声的临床价值,人们对超声检查食管疾病的意义愈益重视。超声检查食管的方式共有两种,一种为经体表超声方式,另一种为食管腔内超声方式。本节就经体表超声方式的应用现状交流如下。

一、检查方法及正常表现

经体表超声检查食管是应用常规超声成像仪,将普通探头置于体表进行扫查,从而对食管进行显示的一种超声检查方式。经体表超声(以下简称超声)检查食管主要依据食管所在的部位、解剖毗邻关系和走行路径来决定检查的途径。食管为一长管状的肌性器官,上与咽相连,下续于胃的贲门,全长约 25cm。由于食管位置深在,行程较长,因此对食管的三个部分,即食管颈部、食管胸部和食管腹部进行检查的路径也就不同,其各部分的声像图表现也不完全相同。

1. 颈部食管　食管颈部起于环状软骨下缘水平,止于胸骨柄上缘水平,长约 5cm。其位置表浅,前方为气管,后方为脊柱,由于食管颈部于下行中逐渐向左移位,因此,超声检查食管颈部的主要途径为经颈部左侧。检查时使用线阵高频探头效果最好,探头频率取 7.5~14MHz,受检者垫高肩部仰卧,头转向右侧,将超声探头置于左侧颈部进行横切和纵切扫查,便于于甲状腺左叶的后方显示食管颈部的图像,横切图示食管断面大部分位于气管左侧,呈前后略扁的扁圆形,纵切则呈上细下粗的长管状。但由于受气管的影响,使得经此途径检查时,食管颈部的右侧壁往往无法显示。为此,改从经气管的右侧进行检查往往可获得满意的效果。纵行的气管和食管并非总是固定不动,它们在左右方向均可有一定的活动度。如果将气管从右向左推移,这时的食管实际上已滑到了气管的右后方,所以,当探头置于右侧颈部将气管向左推移并适当加压探查时,便可于甲状腺右叶的后方显示食管颈部及其右侧壁,从而彻底解决了食管颈部右侧壁的显示问题。有些人气管和食管的活动度甚大,当头转向左侧时,即使不用加压探头推移气管,食管就已经滑到了气管的右后方,而当头转向右侧时,食管又会滑回气管的左后方,故这些人从两侧均易获得满意的图像。可见,经气管右侧也是超声检查食管颈部的重要途径。正常食管颈部在声像图上表现为肌性的管状结构,横切呈前后略扁的扁圆形,纵切呈上细下粗的长管状。平时食管管腔前后壁相贴,使管腔呈不太光整的扁圆形或线状的强回声,但也可呈含有点状强回声的低回声区,视食管腔内所滞留的含气黏液量的多少而定。食管颈部的壁厚2.1mm,管壁多呈 5 层回声结构,层次清晰,从内向外呈 3 层强回声与 2 层弱回声相间排列,分别代表黏膜层界面反射、黏膜、黏膜下层、肌层及外膜界面反射，少数人管壁可呈 7 层回声结构，即相当于肌层的弱回声层中又可多显示出一层强回声层，此为肌层内的结缔组织分隔所致。食管腔呈强回声，吞咽运动或大笑后，食管壁可短暂性增厚，且吞咽运动后食管腔内还可见含气强回声自上而下的运动过程。彩色多普勒血流显像（colour Doppler flow image，CDFI）检查，食管颈部管壁很少能测得血流信号。

2. 食管胸部　食管胸部为食管颈部的向下延续，上起自胸骨柄的颈静脉切迹水平，下止于膈肌的食管裂孔，全长约 18cm。因食管胸部位于胸腔内，周围有脊柱、胸骨、肋骨及两肺包绕，极大地限制了超声对食管的检查，使超声检查在食管胸部的应用长期以来几乎处于停滞状态。但最近的研究表明，食管胸部的超声显示并不像以往认为的那样困难，除了位于左支气管后方的一小段食管无法显示外，超声可显示食管胸部的大部分。通过以胸骨上窝和胸骨左旁区作为检查途径，分别对食管胸部的上段和中下段进行检查，均可获得满意的超声图像，其超声显示率分别达到 95.8% 和 90.8%。检查时使用凸阵探头效果较好，探头频率取 3.5~5.0MHz。正常食管胸段在声像图上表现为长管状的结构，横切呈前后略扁的扁圆形，形似纽扣状，纵切呈略向后弯曲的长管状，位于左心房的后方，沿胸主动脉的右前方下行，其两侧和深部常为肺气和脊柱呈强回声，但有时在食管胸段的右后方尚可见奇静脉的回声，呈较细的静脉样管状无回声区，根据其部位、管腔大小及血流特性等不难与胸主动脉相鉴别。食管胸部上段的回声与食管颈部相同，多数呈 5 层回声结构，少数为 3 层。食管胸部中下段的回声均呈 3 层结构，壁厚 4.1mm。管腔回声多样化，当食管前后壁紧贴时，两者的内壁可相互融合而显示为一条带状强回声，管腔回声不融合时，则显示为 2~3 条平行排列的强回声带，呈连续的带状或断断续续的串珠状。吞咽运动后，食管胸部管腔内可见含气强回声自上而下的运动过程。CDFI 检查，食管胸部管壁不能测及血流信号（图 2-10-18）。

3. 食管腹部　食管腹部为食管胸部的向下延续，上起自膈肌的食管裂孔水平，下止于胃的贲门，长约 2cm，位于肝左叶后缘的食管沟内，其长轴走

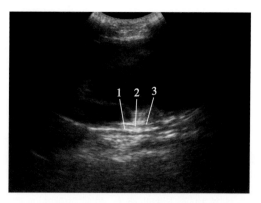

图 2-10-18　胸段食管超声表现

管壁分高 - 低 - 高三层，从内到外分别代表黏膜层、肌层以及外膜

向呈一定的角度向左下方斜行。食管腹部的前方与肝左叶相邻，后方为腹主动脉和脊柱，左侧是胃底，右侧为肝尾状叶及肝右叶。超声检查的主要途径为经剑突下。由于其成像深度小、扫查视野宽阔，故经剑突下途径可获得较清晰的图像。但由于此途径是以肝左叶作为超声检查的透声窗，故临床上当肝左叶较小时，往往导致其显像困难乃至显像失败。为了避免肝左叶较小时所造成的影响，有学者试图寻找新的检查途径。研究发现，经右肋间以肝右叶和尾状叶为透声窗也可以显示食管腹部，此途径的显示率略低于经剑突下途径，但两途径的显像效果和超声测值却是一致的，故特别适用于肝左叶过小者。食管腹部的超声检查以使用凸阵探头、频率取 3.5~5.0MHz 为宜。正常食管腹部横切呈扁圆形，纵切呈"鸟嘴"状，管壁呈三层结构，壁厚 3.1mm，管腔为强回声，且有变性。吞咽运动后管腔内也可见含气强回声自上而下的运动过程。CDFI 检查，食管腹部管壁不能测及血流信号。

二、食管常见疾病的诊断

1. 食管癌　是常见的恶性肿瘤之一，以食管中段最多见，下段次之，上段最少。其超声表现为食管壁呈局限性增厚，病变部呈弱回声，欠规则，较大肿瘤呈不均质回声，边缘不平整，食管短轴切面呈中心或偏心状的"靶环"征；管腔回声不平整、不连续、中断、内腔线细窄。当有周围组织器官侵犯时，可见肿瘤与周围组织分界不清；当合并有周围淋巴结转移时，可见周围组织中有肿大的淋巴结，

呈类圆形、边缘清晰、回声弱而不均的结节。超声可实时观察食管壁厚度、层次结构、管腔及内膜变化、肿瘤侵犯长度以及周围组织的浸润情况，可发现食管旁的淋巴结转移，并可同时检查远处的淋巴结，能够为手术的选择提供有价值的参考资料。

2. 食管失弛缓症　是食管神经肌肉功能障碍所致的一种疾病。由于各种病因引起食管下端丧失了正常的弛缓功能，致使食管下端管腔狭窄，渐而近段食管扩张、增宽、延长、弯曲。其超声表现为食管胃连接部呈对称性狭窄，外观呈鸟嘴状，近段食管扩张，其内可见食物潴留，吞咽运动后观察，食管腔内回声多无反应，食管蠕动消失或呈无效蠕动。由于超声能显示食管壁的厚度及层次结构，故对于食管癌所形成的假性失弛缓症则可进行鉴别。

3. 食管静脉曲张　门脉高压时，门静脉与胃底食管之间的静脉通路开放，致使食管静脉增粗迂曲。研究表明，食管静脉曲张表现为无回声区，呈卵圆形、圆形及管形，分布于管腔强回声的周边或食管的壁内，走向与食管长轴一致；患者的食管下段管壁增厚、管径增粗；严重曲张者，无回声区呈迂曲蚯蚓状或蜂窝状，广泛分布于食管壁、食管腔内及食管周围，使食管境界不清而无法分辨管壁和管腔回声。CDFI 检查，少数病例可于曲张的血管内检出静脉彩色多普勒血流信号。

4. 反流性食管炎　含有胃酸与胃消化酶的胃液通过胃食管连接部反流入食管，长期反复地刺激食管黏膜可引起食管下段黏膜的炎症。其主要原因为食管下端括约肌功能及膈肌裂孔钳闭作用减弱，食管胃之间锐角变钝甚至消失，食管排空功能及食管黏膜防御机制下降等。许多研究结果表明，超声实时观察可见含气泡的强光带或大量微细光点从胃经贲门流入食管，下段食管腔内充满了代表胃内容物的微细光点，反流量多而持久，消退慢，甚至可见来回运动；睡眠检查时也可见反流；严重时，可见局部食管壁不规则增厚，内壁毛糙。CDFI 检查，食管腔内可见少量彩色流动信号通过胃食管连接部，反流时可突然出现不规则的频谱波幅。

三、临床意义

目前食管疾病的诊断还是以钡餐、食管镜、CT 等为首选，体表超声在食管中的应用，目前仍然局限在食管癌颈部淋巴结转移与否的评估及颈段肿瘤对食管壁的浸润深度的评估，而腔内超声的应用相比体表超声有更为广阔的运用前景。

第六节　小结

超声在胸外科术前评估中往往起到辅助诊断的作用，这很大程度程度是由于肺气及胸肋骨的遮挡。但实时、无辐射、便捷始终是其他影像设备所无法比拟的，尤其在超声实时引导下对特殊部分的肿瘤穿刺、淋巴结穿刺、胸腔积液的穿刺引流目前作为首选，同时，超声对腹部实质脏器例如肝、脾、肾上腺等的检查以及心脏功能的评估也是术前必不可少的步骤。随着超声影像技术的发展，我们有理由相信在各学科的合作下超声必将在胸外科发挥更大的作用。

（王雷　吴尉华）

参考文献

1. 周永昌,郭万学.超声医学.第4版.北京:科学技术文献出版社,2003:851-852.

2. Bugalho A,Ferreira D,Dias SS,et al. The diagnostic value of transthoracic ultrasonographic features in predicting malignancy in undiagnosed pleural effusions:a prospective observational study. Respiration,2014,87:270-278.

3. Kreuter M,Mathis G. Emergency ultrasound of the chest. Respiration,2014,87:89-97.

4. Reuss J. Sonography of the pleura. Ultraschall Med,2010, 31:8-22.

5. Lichtenstein D.Ultrasound in the management of thoracic disease. Crit Care Med,2007,35:250-261.

6. Lichtenstein D,Hulot JS,Rabiller A,et al.Feasibility and safety of ultrasound-aided thoracentesis in mechanically ventilated patients. Intensive Care Med 1999,25:955-958.

7. Görg C,Restrepo I,Schwerk WB.Sonography of malignant pleural effusion. Eur Radiol,1997,7:1195-1198.

8. Wei B,Wang T,Jiang F,et al. Use of transthoracic ultrasound to predict pleural adhesions:a prospective blinded study. Thorac Cardiovasc Surg,2012,60:101-104.

9. Sasaki M,Kawabe M,Hirai S,et al. Preoperative detection of pleural adhesions by chest ultrasonography. Ann Thorac

Surg, 2005, 80:439-442.

10. 王雷, 陈明. 床旁超声在肺部疾病诊断中的应用. 同济大学学报:医学版, 2010, 31(增刊):76-78.

11. Reissig A, Kroegel C. Accuracy of transthoracic sonography in excluding post-interventional pneumothorax and hydropneumothorax. Comparison to chest radiography. Eur J Radiol, 2005, 53:463-470.

12. Targhetta R, Bourgeois JM, Chavagneux R, et al. Ultrasonographic approach to diagnosing hydropneumothorax. Chest, 1992, 101:931-934.

13. Ianniello S, Di Giacomo V, Sessa B, et al. First-line sonographic diagnosis of pneumothorax in major trauma: accuracy of e-FAST and comparison with multidetector computed tomography. Radiol Med, 2014, 119:674-680.

14. Volpicelli G, Boero E, Stefanone V, et al. Unusual new signs of pneumothorax at lung ultrasound. Crit Ultrasound J, 2013, 5:10.

15. Shostak E, Brylka D, Krepp J, et al. Bedside sonography for detection of postprocedure pneumothorax., J Ultrasound Med, 2013, 32:1003-1009.

16. Husain LF, Hagopian L, Wayman D, et al. Sonographic diagnosis of pneumothorax. J Emerg Trauma Shock, 2012, 5:76-81.

17. Herth F. Diagnosis and staging of mesothelioma transthoracic ultrasound. Lung Cancer 2004; 45S:S63-S67.

18. Lichtenstein D, Meziere G. Ultrasound diagnosis of atelectasis. Int J Intensive Care, 2005, 12:88-93.

19. Hasan AA, Makhlouf HA. B-lines: Transthoracic chest ultrasound signs useful in assessment of interstitial lung diseases. Ann Thorac Med, 2014, 9:99-103.

20. Reissig A, Görg C, Mathis G. Transthoracic Sonography in the Diagnosis of Pulmonary Diseases: a Systematic Approach. Ultraschall in Med, 2009, 30:438-458.

21. Sripathi S, Mahajan A. Comparative Study Evaluating the Role of Color Doppler Sonography and Computed Tomography in Predicting Chest Wall Invasion by Lung Tumors. J Ultrasound Med, 2013, 32:1539-1546.

22. 王雷, 陈明, 谢晓奕, 等. 彩色多普勒超声对原发性肺癌的诊断价值. 上海交通大学学报:医学版, 2010, 30(6):745-747.

23. Claudon M, Cosgrove D, Albrecht T, et al. EFSUMB study group. Guidelines and good clinical practice recommendations or contrast enhanced ultrasound (CEUS)-update 2008. Ultraschall in Med, 2008, 29:28-44.

24. Choi BI, Kim TK, Han JK, et al. Vascularity of hepatocellular carcinoma: assessment with contrast-enhanced second harmonic versus conventional power Doppler US. Radiology, 2000, 214:381-386.

25. Owen DR, Shalhoub J, Miller S, et al. Inflammation within carotid atherosclerotic plaque: assessment with late-phase contrast-enhanced US. Radiology, 2010, 255:638-644.

26. Albrecht T, Blomley MJK, Burns PN, et al. Improved detection of hepatic metastases with pulse-inversion US during the liver-specific phase of SHU 508A: multicenter study. Radiology, 2003, 227:361-370.

27. Görg C, Bert T, Kring R. Contrast-enhanced sonography of the lung for differential diagnosis of atelectasis. Ultrasound Med, 2006, 25:35-39.

28. Görg C, Bert T, Kring R. Contrast-enhanced sonography for differential diagnosis of pleurisy and focal pleural lesions of unknown cause. Chest, 2005, 128:3894-3899.

29. Görg C. Transcutaneous contrast-enhanced sonography of pleural-based pulmonary lesions. Eur J Radiol, 2007, 64:213-221.

30. 罗建文, 白净. 超声弹性成像的研究进展. 中国医疗器械信息, 2005, 11(5):23-31.

31. Ophir J, Cespedes I, Ponnekanti H, et al. Elastography: a quantitativemethod for imagingthe elasticity of biologicial tissues. Ultrasonic Imaging, 1991, 13:111-134.

32. Fleury Ede F, Assunção-Queiros Mdo C, Roveda D Jr. Breast carcinomas: variations in sonoelastographic appearance. Breast Cancer (Dove Med Press), 2014, 6:135-143.

33. Huang ZP, Zhang XL, Zeng J, et al. Study of detection times for liver stiffness evaluation by shear wave elastography. World J Gastroenterol, 2014, 20:9578-9584.

34. Cao BS, Liang YM, Li XL, et al. Contrast-Enhanced Sonography of Juxtapleural Pulmonary Tuberculoma. J Ultrasound Med, 2013, 32:749-756.

35. Moon HJ, Kim EK, Yoon JH, Kwak JY. Clinical implication of elastography as a prognostic factor of papillary thyroid microcarcinoma. Ann Surg Oncol, 2012, 19:2279-2287.

36. Dudea SM, Giurgiu CR, Dumitriu D, et al. Value of ultrasound elastography in the diagnosis and management of prostate carcinoma. Med Ultrason, 2011, 13:45-53.

37. Sperandeo M, Trovato FM, Dimitri L, et al. Lung transthoracic ultrasound elastography imaging and guided biopsies of subpleural cancer: a preliminary report. Acta Radiol, 2015, 56(7):798-805.

38. Adamietz BR, Fasching PA, Jud S, et al. Ultrasound elastography of pulmonary lesions - a feasibility study. Ultraschall in Med, 2014, 35:33-37.

39. Liao WY, Chen MZ, Chang YL, et al. US-guided transthoracic cutting biopsy for peripheral thoracic lesions less than 3cm in diameter. Radiology, 2000, 217: 685-691.

40. Kendirlinan R, Ozkan G, Bayram M, et al. Ultrasound guided fine-needle aspiration biopsy of metastases in nonpalpable supraclavicular lymph nodes in lung cancer patients. Multidiscip Respir Med, 2011, 6: 220-225.

41. 李艳丽, 张荣. 高频超声对肋骨及肋软骨骨折的诊断价值探讨. 中国医学创新, 2012, 9 (7): 87-88.

42. 李厚波, 杨慧琴, 王丽侠. 高频超声诊断肋骨骨折的临床价值. 蚌埠医学院学报, 2013, 38 (10): 1337-1339.

43. Wu TT, Wang HC, Chang YC, et al. Mature mediastinal teratoma: sonographic imaging patterns and pathologic correlation. J Ultrasound Med, 2002, 21: 759-765.

44. Cao BS, Wu JH, Li XL, et al. Sonographically guided transthoracic biopsy of peripheral lung and mediastinal lesions: role of contrast-enhanced sonography. J Ultrasound Med, 2011, 30: 1479-1490.

45. 骆峰, 朱尚勇. 经体表超声在食管疾病诊断中的应用. 广西医学, 2003, 25 (12): 2443-2445.

46. Zhu SY, Liu RC, Chen LH, et al. Sonographic demonstration of the normal thoracic esophagus. J Clin Ultrasound, 2005, 33: 29-33.

47. Schreurs LM, Verhoef CC, van der Jagt EJ, et al. Current relevance of cervical ultrasonography in staging cancer of the esophagus and gastroesophageal junction. Eur J Radiol, 2008, 67: 105-111.

48. Cwik G, Dabrowski A, Skoczylas T, et al. Imaging of the cervical and abdominal lymph nodes in a combined treatment of squamous cell oesophageal carcinoma. Pol Przegl Chir, 2011, 83 (2): 95-101.

第十一章 纵 隔 镜

第一节 纵隔镜技术的发展史

1954 年，Harken 等首先在《新英格兰医学杂志》上发表论文，阐述了关于局麻下应用 Jackson 喉镜经双侧锁骨上切口探查并活检上纵隔淋巴结的经验。这是现代纵隔镜技术的起源标志。这一技术是 1949 年 Daniels 应用于锁骨上淋巴结活检技术的扩展。1959 年，瑞典医生 Carlens 在总结前人经验的基础上首次正式确立了颈部纵隔镜检查术。其特点是在全身麻醉下经单一胸骨上切迹切口用特制的纵隔镜进行双侧上纵隔淋巴结的探查和活检。1966 年，McNeill 和 Chamberlain 撰文报道了经前胸纵隔镜检查术，即前纵隔切开术。通过左侧前胸切口探查和活检主动脉前、主肺动脉窗及左侧肺门淋巴结，以及左前纵隔肿瘤的诊断性活检。用来弥补颈部纵隔镜不能探查这一区域淋巴结的缺陷。同时该技术也可应用于右侧用来探查右前纵隔肿瘤、右侧肺门及上腔静脉前淋巴结。1987 年，Gingsberg 等报道了一种扩大的颈部纵隔镜技术，通过在无名动脉及左颈动脉间建立的"隧道"，使左上叶肺癌患者能够通过单一的颈部切口完成主动脉前、主肺动脉窗及双侧上纵隔淋巴结的活检。 在我国，纵隔镜检查技术虽然起步早，但由于历史及经济的原因发展较为缓慢。1964 年，傅尧箕医师在我国首先开展了纵隔镜检查。其后直至 1978 年原上海医科大学肿瘤医院谢大业等采用自制的纵隔镜开展了纵隔镜检查。随后这一技

术在我国才逐步发展起来。1982 年，梁雁等报道了选择性纵隔镜检查术对肺癌的诊断价值。1998 年，中山医科大学肿瘤医院吴一龙等报道了他们将 Carlens 纵隔镜术应用于纵隔疑难疾病的鉴别诊断的经验。以后国内相继出现了大宗的纵隔镜检查的文献报道。

第二节 纵隔镜检查术的
适应证与禁忌证

一、诊断性适应证

纵隔镜的诊断性适应证包括对纵隔肿大淋巴结和原因不明的纵隔占位疾病的诊断，以及胸膜腔病变的检查。主要应用于肺癌、纵隔内转移癌、头颈部癌的淋巴结活检；肉芽肿性疾病（结节病、结核、尘肺等）、前纵隔与上中纵隔肿瘤的诊断性活检。其中最主要的诊断学意义在于肺癌的术前淋巴结分期。

1. 肺癌分期的诊断 肺癌的分期是影响 NSCLC 预后的最重要的因素。同时肺癌的分期对治疗方式的选择也有决定性意义。有 N_2、N_3 淋巴结转移的 NSCLC 患者通常需要一个整合的多学科的治疗方案，包括全身系统性的化疗和区域性的针对肿瘤的治疗如手术、放疗等。无淋巴结转移的患者或仅有汇总区域淋巴结转移的患者（Ⅰ、Ⅱ期），如无心肺功能禁忌或其他健康状况禁忌应首选手术治疗，术后根据病理结果安排相应的放化疗等综合

治疗。因此,在开胸手术前明确患者的 N 分期有着不言而喻的重大意义。

随着诊断技术的革新与发展,如今肺癌的术前分期是一个真正的多学科诊治过程,包括影像学、超声内镜学以及外科手术的多种方法。综合的检查结果将决定患者是否是早期 NSCLC,以及是否需要首选直接手术切除。

随着影像学技术的发展进步,CT 对肿瘤 T 分期的判断越来越精确,对肿大的淋巴结也能明确检出。但如何解读影像学上淋巴结肿大的意义一直是个难题,因为病理学检查已经发现小淋巴结中有可能存在转移的肿瘤,而肿大的淋巴结也有可能是良性增生。常规的方法是测量淋巴结的最短径,≥10mm 的考虑转移可能性大。Silvestri 等的荟萃分析结果显示:按上述标准,CT 对纵隔淋巴结转移诊断的敏感度为 51%(95%CI 47%~54%),而特异度为 85%(95%CI 84%~88%)。由此可见,CT 上无肿大淋巴结并不能除外纵隔淋巴结转移的可能性。De Leyn 等在研究中还发现,对 235 例 CT 上无肿大纵隔淋巴结且有潜在手术可能的 NSCLC 患者进行颈部纵隔镜检查后,47 例(20%)出现阳性结果,即有纵隔淋巴结转移。且随着 T 分期越高则出现纵隔淋巴结转移的概率越大(T_1 期 9.5%;T_2 期 17.7%;T_3 期 32%)。由此可见,与其用术前的 CT 检查来判断纵隔淋巴结转移,不如用 CT 来检出那些适合进行组织活检的可疑淋巴结。

近十年来,在 NSCLC 的影像学检查中最重要的进步就是 FDG-PET。由于肿瘤组织能高度摄取 FDG,全身 FDG-PET 检查能鉴别那些传统影像学中的可疑转移病灶并发现一些传统影像学无法发现的转移病灶。对于 N 分期的判断,PET 影像的代谢信息是明显优于 CT 的。荟萃分析显示,PET 对淋巴结转移诊断的敏感度为 74%(95%CI:69%~79%)而特异度为 85%(95%CI:82%~88%)。整合后的 PET/CT 检查对 N 分期的判定则更优于单独的 PET 检查或 CT 扫描。因为其既能提供淋巴结的准确解剖学位置信息,又能提供淋巴结的代谢信息。但必须要指出的是,在某些情况下 PET 可能会出现 N_2 假阴性的结果,即中央型肺癌或汇总区转移淋巴结的 FDG 摄取可能会掩盖其附近的

纵隔转移淋巴结。由于 FDG 的摄取主要取决于局灶的糖代谢水平而非肿瘤特异性,因此假阳性结果也是难免的,这一点在炎症中尤其多见。因此,临床上 FDG 摄取阳性的纵隔淋巴结也应尽可能进行组织学活检鉴别。而 PET 检查优于纵隔镜的方面主要在于 PET 不仅能对 N 进行分期,还能对 M 进行分期。

近年来,内镜下超声检查的发明使得我们可以获得黏膜外、纵隔内的超声影像,其中对肺癌术前分期来说最重要的就是能获得与食管、气管、主支气管毗邻的淋巴结影像,这一技术大大提高了内镜下纵隔淋巴结活检的准确率。经支气管的超声内镜检查(endobronchial ultrasonography, EBUS)能明确定位上纵隔的 2R/L、4R/L,下纵隔的第 7 组淋巴结以及肺门和汇总区支气管开口处的 10、11、12 组淋巴结。在实时超声显像控制下,EBUS 能准确地定位淋巴结并实施经支气管细针针吸活检(transbronchial needle aspiration, TBNA)。EBUS-TBNA 的淋巴结活检范围与标准颈部纵隔镜检查相同。经食管的超声内镜检查(esophageal ultrasonography, EUS)辅之以超声显像实时控制下的细针针吸活检(fine needle aspiration, FNA)能准确地定位 3p、4L 以及下纵隔的 7、8、9 组淋巴结。由于气管解剖位置阻隔的原因,4R 组淋巴结通常是 EUS-FNA 的盲区。但通过 EUS-FNA 对 8、9 组淋巴结进行活检是这一技术对 EBUS-TBNA 或纵隔镜检查的下纵隔淋巴结活检盲区的重要补充。

最近发表的荟萃分析显示,EUS-FNA 和 EBUS-TBNA 的汇总的敏感度分别为 90% 和 94%。目前,EBUS-TBNA 尚无假阳性的报道。仅有一篇文献报道了 EUS-FNA 的假阳性,该假阳性的出现是由于活检过深进入了中央型肺癌的病灶内所导致。虽然 EUS-FNA 和 EBUS-TBNA 对转移的纵隔淋巴结的敏感度高,但是需要特别指出的是其不太乐观的阴性预测值。EUS-FNA 的假阴性率为 19%,而 EBUS-TBNA 的假阴性率接近 28%。因此,超声细针针吸活检阴性的淋巴结通常需要外科的活检手段来证实。

标准颈部纵隔镜检查能直接对上纵隔的 2R/L、4R/L,下纵隔的第 7 组淋巴结以及右肺门处的第

10 组淋巴结进行探查活检。扩大的颈部纵隔镜检查及前纵隔切开径路的纵隔镜检查能直接对第 5、6 组淋巴结进行活检探查。检查的敏感度约 80%，更为重要的是大部分研究指出纵隔镜检查的阴性预测值高于 90%。这一结果是明显优于 PET 扫描或超声内镜活检的。因此，纵隔镜如今仍是对临床早期（Ⅰ/Ⅱ期）肺癌患者的上纵隔淋巴结分期判定的核心手段。在影像学上显示为中央型肺癌或临床 N_1 的患者，即使其纵隔淋巴结在 CT 或 PET 检查中表现为阴性也存在肿瘤转移的可能。ACCP 的指南特别指出对此类患者术前要进行创伤性的纵隔淋巴结活检分期。导致纵隔镜检查出现假阴性的主要原因之一是，在颈部纵隔镜检查中部分 5、6、7 组淋巴结由于其位置过深，直视困难。且供应此处淋巴结的支气管动脉常较大，易出血，致使手术医师不敢盲目钳夹所致。而导致颈部纵隔镜在判断 N_2 转移时出现假阴性的另一个重要原因是，第 8、9 组淋巴结在纵隔镜检查下是无法探查活检到的。纵隔镜检查相对于 EBUS/EUS 的优势还在于能清楚区分病变是位于淋巴结外还是淋巴结内，并能直视探查肿瘤对纵隔组织有无直接侵犯。

综上所述，各创伤性技术的活检淋巴结范围如表 2-11-1 所示。目前没有任何一种分期诊断方法能单独应用于所有的肺癌患者。PET/CT、EBUS-TBNA 和 EUS-FNA 等新技术已显示出良好的应用前景。在许多患者中，由于阳性的细针针吸活检结果避免了创伤性的外科纵隔镜检查，这样既减少了患者的痛苦，也降低了诊断所需的医疗费用。但在细针针吸活检结果为阴性时，必须充分警惕其阴性预测值是低于纵隔镜检查的。因此，为了避免不必要的开胸手术，通过纵隔镜检查确诊是有必要的。

2. 纵隔占位性疾病的诊断 纵隔内结构复杂，组织来源多样，包括 3 个胚层来源的多系统组织结构。现已知的纵隔内原发的良恶性肿瘤已达 10 余种。纵隔是人体结构中发生肿瘤类型最复杂的区域，且解剖位置特殊，除了一些常见的纵隔肿瘤，如胸腺瘤、畸胎瘤、神经源性肿瘤等有一定的好发部位和影像学特征易于临床诊断外，其他类型的肿瘤仅依靠影像诊断有一定困难。尤其是诊断结果可能直接影响患者的治疗和预后时，治疗前明确的病理诊断就显得尤为重要。如结节病患者需服用糖皮质激素治疗，纵隔淋巴结结核需抗结核治疗，淋巴瘤需化疗和放疗，气管囊肿或畸胎瘤等需手术治疗。因此，对于那些仅凭影像学无法明确诊断的纵隔疾病，应在治疗实施前尽可能取得病理学诊断，防治误诊和漏诊的情况发生。CT 引导下的经皮穿刺细胞学诊断由于可以直接取到组织细胞，在一定程度上为明确诊断提供了较可靠的依据。但由于该方法获取的组织少，加之纵隔肿瘤组织细胞学多样性的特点，其准确性远不能令人满意。纵隔镜检查术提供了一种极有价值的诊断手段。纵隔镜手术是通过颈部切口或前纵隔切开直接观察并获取组织，较之 CT 引导下的经皮穿刺标本量大，病理检查结果可靠。与开胸探查或胸腔镜检查相比，它的优点是创伤小、费用少，尤其适合气管周围肿物的探查与活检。但纵隔镜检查也是一种创伤性检查，有一定的风险，尤其是对合并严重上腔静脉综合征的患者，应严格掌握适应证。其次，在增强 CT 上表现为血运丰富且有血管瘤可能的纵隔占位，活检时也应慎重。盲目的无准备的活检可能会导致无法控制的大出血。刘向阳等报道的 60 例纵隔肿物患者，有 58 例获得明确的病理诊断，其中恶

表 2-11-1 不同创伤性活检技术的活检淋巴结范围

淋巴结组别	EUS-FNA	EBUS-TBNA	标准颈部纵隔镜	前纵隔切开
2R	+/-	+	+	-
2L	+/-	+	+	-
4R	-	+	+	-
4L	+	+	+	-
5	+/-	-	-	+
6	-	-	-	+
7	+	+	+	-
8	+	-	-	-
9	+	-	-	-
10R	+/-	+	+	-
10L	+/-	+	-	-
11R/L	-	+	-	-

性病变占 51.7%(30/58),良性病变占 48.3%(28/58);在 28 例良性病变中,有近 90% 的患者术前第一诊断为恶性淋巴瘤或淋巴结转移癌,纵隔镜检查的结果避免了不必要的放疗或化疗。吴一龙等对胸部疑难病例行纵隔镜检查术,总确诊率为 85.71%。纵隔镜在纵隔疑难疾病诊断中的应用适用于:①胸部 CT 或 MRI 显示中纵隔及前纵隔肿物和肿大淋巴结,未发现肺及其他器官、部位病变者②;纵隔病变同时伴有肺部病变,但其他检查(如痰细胞学检查、纤维支气管镜检查、经皮肺穿刺或纵隔穿刺)未能明确诊断者。

3. 胸膜腔病变的诊断　电视纵隔镜的出现有效地弥补了传统纵隔镜术野狭小、仅能单手操作等诸多不足。Wolf 电视纵隔镜的镜管像"鸭嘴式"内窥器,镜管下叶可以打开,以便更好地显露纵隔内结构,也可以直接从镜管内伸入微创器械进行操作。管状纵隔镜及其下叶可以打开的结构特点,使其对术中肺萎陷的依赖程度减少,更便于在单腔管气管插管双肺通气下完成手术。因此,对于某些胸腔疾病可以应用电视纵隔镜对胸膜腔病变进行活检(图 2-11-1)。

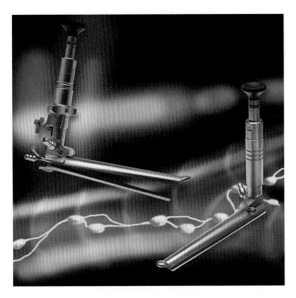

图 2-11-1　纵隔镜

常规的胸腔镜活检术能全面检查胸膜腔,观察病灶大体形态特征、分布范围及邻近器官侵犯情况,且能在直视下多处活检。因此,胸腔镜活检术的确诊率高,肿瘤临床分期较准确,且具有创伤小、操作简易、手术时间短、疗效确切、住院时间短等优点,但须在胸部做 2~3 个 0.5~1.0cm 的小切口。电视纵隔镜活检术同样能全面检查胸膜腔,观察病灶大体形态特征、分布范围及邻近器官侵犯情况,并可在直视下行多处活检。整个活检术,仅需做 1 个 1.5~2.0cm 的小切口,患者易于接受。因此,对于胸膜腔病变的检查,可以根据具体条件和术者的偏好,采用任何一种腔镜技术。

二、治疗性适应证

纵隔镜手术虽然主要应用于纵隔疾病的诊断,但也可应用于某些疾病的治疗。目前已有报道的治疗包括纵隔囊肿摘除、肿大淋巴结摘除、胸骨后甲状腺肿瘤切除、抽吸或排除纵隔积液(如血肿、乳糜液或脓液)、重症肌无力患者的胸腺切除、纵隔镜辅助食管癌拔脱切除术、恶性胸腔积液的诊断和治疗以及胸交感神经链切断治疗多汗症。多数是探索性的小宗报道,成功实施取决于疾病的实际情况和术者本人的综合手术能力。

三、纵隔镜手术的临床应用禁忌证

一般认为纵隔镜检查无绝对禁忌证,以往认为上腔静脉综合征被列为禁忌证,但随着纵隔镜的广泛开展,操作技术的不断熟练,以及仪器设备的更新,对某些上腔静脉综合征患者纵隔镜也可作为综合检查手段之一。目前,大多数学者认为纵隔镜检查有以下禁忌证:①主动脉瘤;②心、肺功能不全;③严重贫血或有出血倾向;④严重颈关节炎,颈椎强直不能后仰者;⑤小儿或身材矮小者,其颈纵隔隧道不能置入纵隔镜;⑥气管切开造口者;⑦以往曾行纵隔放疗、纵隔镜手术及正中胸骨劈开者。

第三节　纵隔镜检查术的操作

一、标准颈部纵隔镜手术的操作

患者在经口插管全身麻醉后取肩背抬高仰卧位,口插管偏于一侧。保持充分颈过伸,并在头部两侧适当固定,以防术中转动。手术床应保持头高脚低位,这样既有利于降低颈部静脉压力,也有利于术者坐在患者头侧进行直视操作。手术的消毒铺巾范围按照正中切口的要求进行,以备术中万一发生严重出血时可以及时中转为正中切口开胸止血。颈部纵隔镜手术体位与必备器械见图 2-11-2 和图 2-11-3。

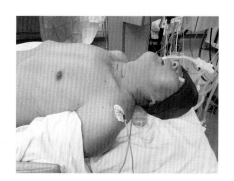

图 2-11-2 颈部纵隔镜体位

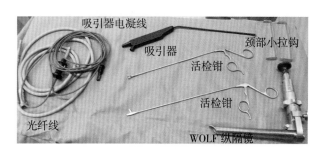

图 2-11-3 纵隔镜必备器械

颈部切口位置位于胸骨上切迹上一指颈部正中皮纹内,切口为弧形,约 3~4cm。逐层横行切开皮肤、皮下及颈阔肌层。通过手指的按压明确气管的位置后在其上方正中纵行切开胸骨舌骨肌与胸骨甲状肌的中间白线,并用甲状腺拉钩向两侧拉开充分暴露气管前壁。沿气管前壁向头侧游离甲状腺使其能略向上牵拉以利暴露。此时应注意保护甲状腺下静脉,影响视野时也可以结扎或电凝断离此静脉。环形切开气管固有鞘前壁并用 Allis 钳夹持后提起。用示指伸入鞘内后紧贴气管前壁向下钝性游离气管前间隙,并沿环形的气管软骨向气管的两侧扩展游离范围,直至整个示指均进入气管前间隙。在游离的过程中通过指尖的直接触诊,可基本探查出纵隔的肿大淋巴结、前纵隔的肿物以及纵隔受侵犯的情况。如果钝性游离中发现纵隔内纤维化严重或纵隔已被侵犯,应避免强行钝性游离推进,否则可能导致严重的血管撕裂出血。颈部纵隔镜隧道的建立见图 2-11-4、图 2-11-5 和图 2-11-6。

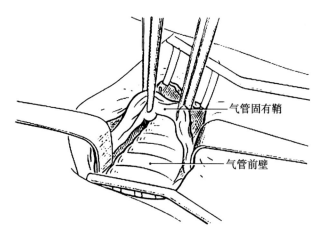

图 2-11-4 颈部游离层面

气管固有鞘
气管前壁

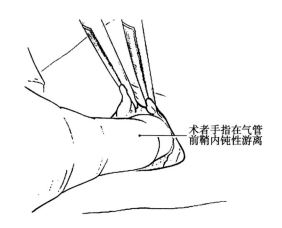

图 2-11-5 手指游离隧道

术者手指在气管前鞘内钝性游离

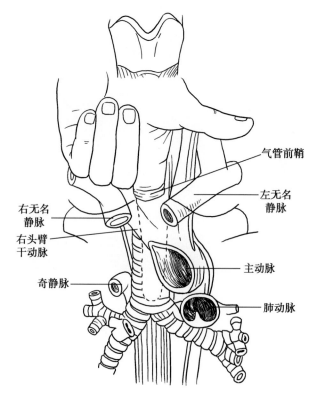

图 2-11-6 颈部纵隔镜隧道

气管前鞘
左无名静脉
右无名静脉
右头臂干动脉
主动脉
奇静脉
肺动脉

退出示指后将纵隔镜经颈部切口导入示指钝性游离后的气管前间隙,在直视或屏幕观察下逐步向气管隆嵴方向推进。在推进中用附带电凝的金属吸引器作为深入解剖游离气管前间隙的工具,并在推进中结合术前 CT 表现观察气管周围的结构与淋巴结的病变情况。通常情况下,淋巴结因为有炭末沉着而呈灰黑色,活检时需要与静脉作鉴别;实在难以鉴别时,可使用细针穿刺法以排除血管的可能性后再进行活检(图 2-11-7)。

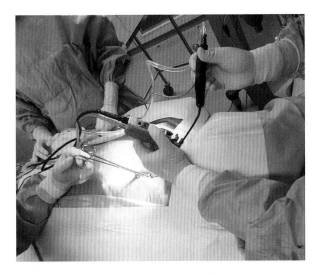

图 2-11-7 颈部纵隔镜的操作

上纵隔第 2R、2L、4R、4L 及 3a 组淋巴结位于气管固有鞘的外侧。在活检时,需要先用附带电凝的金属吸引器打开淋巴结表面的固有鞘;然后,沿淋巴结的包膜略行游离后再进行活检。如果淋巴结不是很大且包膜完整无外侵表现,则可以充分游离淋巴结后行整个切除活检。这样既能保证足够的标本量,也能保持淋巴结标本本身内部结构的完整性。不能做到也不必强求,可以用活检钳一块一块地咬下部分淋巴结组织送病理,因为只要取得足够的标本量就是活检的目的。活检后淋巴结创面的止血,用附带电凝的金属吸引器顶端电凝所形成的电火花烧灼止血即可。第 7 组淋巴结虽然位于气管固有鞘内,但是由于固有鞘在气管隆嵴下方前后壁并拢形成隆嵴悬韧带,因此活检第 7 组淋巴需在隆嵴前部位打开一层较为致密的筋膜层后才能充分暴露(图 2-11-8)。活检结束后充分电凝止血创面,并塞入干纱布紧密压迫止血 10 分钟,取出纱布后观察无明显出血可直接逐层关闭切口,不需要放置引流。

二、扩大颈部纵隔镜手术的操作

扩大颈部纵隔镜手术是在标准颈部纵隔镜术的基础上,为了弥补其不能活检主肺动脉窗区域淋巴结的缺陷而设计的方法。其优势在于通过一个切口完成了 1~7 组淋巴结的活检。该术式的切口与标准颈部纵隔镜术相同。在标准颈部纵隔镜术完成后,退出纵隔镜重新伸入示指在胸骨后方探清无名动脉、左颈总动脉与主动脉弓的位置。探清后,用示指向下深入钝性分开无名动脉与左颈总动脉之间的筋膜间隙,顺此间隙进入左无名静脉后方、主动脉弓前外侧的无名血管三角区,并进行适当游离。退出示指,重新将纵隔镜导入刚才游离出的活

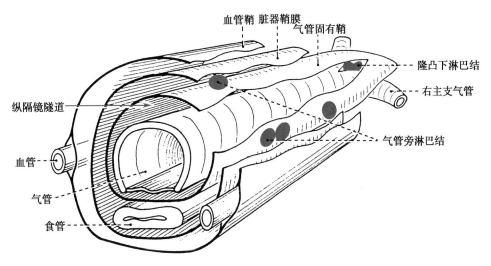

图 2-11-8 纵隔淋巴结的分布层次

检通道,在直视或屏幕观察下进行主动脉旁淋巴结的游离活检。淋巴结的活检方法同标准颈部纵隔镜术。需要特别注意的是,若在术前影像学中提示该区域有主动脉壁钙化或动脉粥样硬化斑块,应视为该区域活检手术禁忌(图2-11-9)。

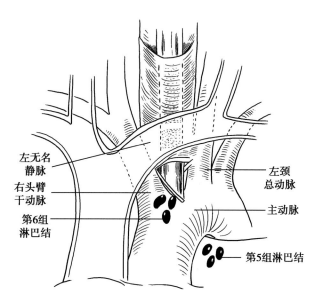

图2-11-9　扩大颈部纵隔镜操作示意图

（图中标注：左无名静脉、右头臂干动脉、第6组淋巴结、左颈总动脉、主动脉、第5组淋巴结）

三、前纵隔切开术的操作

前纵隔切开术又称前路纵隔镜手术或Chamberlain法纵隔镜。其最初的手术目的就是为了活检颈部纵隔镜术无法探查的主动脉弓旁与弓下的淋巴结。后来这一术式也被扩展应用于右侧用来探查活检右前纵隔的占位及肿大的淋巴结。对于一些前纵隔的巨大占位也可不用纵隔镜而在切开直视下活检。

患者全身麻醉插管成功后取仰卧位,术侧肩部下垫一小枕。对于部分前纵隔巨大占位的活检也可以在局麻下进行。因为在这种情况下全身麻醉会加重肿瘤对气管的压迫导致术中通气困难。传统的切口位于胸骨旁第2肋骨及肋间的表面,术中需游离切除部分第2肋软骨以利暴露。现代逐渐被胸骨旁第2肋间横行3~5cm切口所替代,可以不必切除第2肋软骨。逐层横行切开皮肤、皮下组织及胸壁肌层后,小心的切开第2肋间肌暴露肋间肌下的乳内动静脉,通常位于胸骨旁开1cm位置。尽量保留乳内血管向内侧牵开,在直视下用示指伸

入胸骨后方,钝性向外侧游离纵隔胸膜的反折。将纵隔胸膜向外侧推开,示指钝性分离推进至主肺动脉窗。通过指尖的直接触诊探查肿大的淋巴结、前纵隔的肿物以及纵隔受侵犯的情况。如果在游离过程中发生胸膜破损进入胸膜腔,则需在关闭切口时临时留置一根细管,嘱麻醉师充分鼓肺,在持续鼓肺和关闭胸膜腔的同时拔除细管。如术中同时进行了肺的活检或术中有肺实质的损伤,则需另外留置胸腔闭式引流。示指游离完毕后把纵隔镜导入示指游离后的活检通道,在直视或屏幕观察下进行淋巴结或纵隔占位的活检,活检方法同颈部纵隔镜术。需要注意的是在活检时要辨析清晰膈神经与迷走神经的走向,不要误损伤(图2-11-10)。

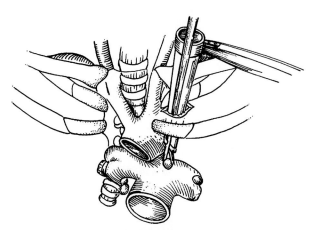

图2-11-10　前纵隔切开术示意图

有时主肺动脉窗内的淋巴结位置比较深,从颈部或胸骨旁途径均不宜显露。此时可联合前胸和颈部径路,从胸骨旁和颈部各伸入一示指对该区域进行双指联合扣诊游离后再活检(图2-11-11)。

四、斜角肌淋巴结活检的手术操作

之前所述的纵隔镜淋巴结活检的对象都是N_2组的淋巴结。斜角肌淋巴结即锁骨上淋巴结是N_3组淋巴结,其阳性的意义将直接导致ⅢA到ⅢB的升期,对患者的预后与治疗模式的选择有重要意义。该区域内淋巴结针吸活检阴性并不能除外转移的可能性,切开活检是判断的金标准。

需采用纵隔镜行斜角肌活检的患者通常均有纵隔活检指征,因而先行标准颈部纵隔镜检查。标

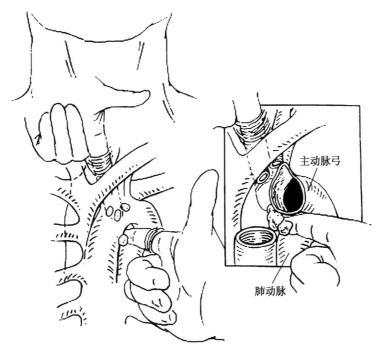

主动脉弓

肺动脉

图 2-11-11　弓下淋巴结的双合诊

准颈部纵隔镜检查后,将纵隔镜从纵隔内退出。向前牵开胸锁乳突肌的胸骨端,手指扣及其后方的颈血管鞘,用手指从血管鞘后方向外后钝性游离至锁骨上窝。从颈部切口插入纵隔镜,若切口影响操作,可向外侧延长 1~2cm。将纵隔镜旋转至颈血管鞘之后,并进入锁骨上窝。锁骨上淋巴结就位于前斜角肌表面的脂肪垫内。淋巴结的活检方法同前。需要注意的是膈神经就位于脂肪垫的背面,活检时切忌过深,以免误伤膈神经。

第四节　纵隔镜检查术的并发症及其处理

　　由经验丰富的胸外科医师实施纵隔镜手术的并发症发生率相当低,大部分文献报道的总并发症发生率仅为 1%~3%,但是仍然有可能出现灾难性大出血并发症。1989 年 Puhakka 报道的 2021 例纵隔镜手术的并发症发生率是 2.3%,无死亡病例。只有 10 例(0.5%)可被认为是严重并发症,包括 4 例出血,3 例气管破裂,3 例切口感染。1974 年 Basca 报道了来自 15 个不同的临床中心的 11 623 例纵隔镜手术。其中需要中转手术止血的只有 0.1%,气胸的发生率为 0.5%,喉返神经损伤的

发生率为 0.4%。在另一项报道的 1000 例手术中,来自多伦多大学的 Luke(1986)报道的并发症发生率为 2.3%,其中只有 3 例被认为是严重并发症,分别为 2 例出血和 1 例的气管损伤;轻微并发症包括 6 例气胸,5 例伤口感染,9 例其他并发症;无喉返神经损伤发生。

　　纵隔镜手术的严重并发症主要发生在双侧的气管支气管角区域。在右侧,右上叶根部附近的奇静脉与右肺动脉的尖前支最易受损伤。奇静脉常易被误认为炭末沉着的淋巴结而被活检。手术经验以及在活检前的细长针穿刺鉴别有助于避免此并发症的发生。在此区域内的淋巴结经常致密粘连于右肺动脉的尖前支,因此过于深入的活检或牵拉常会导致肺动脉尖前支的破损出血。而且过于向前上方置入纵隔镜也有可能导致右肺动脉的尖前支的牵拉伤,轻则出现血肿,严重者可导致大出血。在左侧的气管支气管角区域,喉返神经紧贴于主肺动脉窗淋巴结旁,如果在活检时不注意保护,很容易导致该神经的损伤。需要再次指出的是,该区域的淋巴结活检无完整取出的必要,因为喉返神经就紧贴在淋巴结旁。该区域活检时的出血最好用小方纱填塞压迫止血而不要盲目的用电凝止血,否则也会导致喉返神经的热损伤或电灼伤从而出

139

现喉返神经麻痹。

在纵隔镜手术中发生比较严重的出血时，应首先迅速采用纱布填塞压迫的止血方式控制出血，并同时进行积极备血及中转开放术式止血的准备。当压迫 10 分钟且手术组已做好中转开放术式止血的准备时可轻柔的取出填塞的纱布。在许多情况下，经压迫后出血一般会减缓，从而使手术医师能在纵隔镜下找到出血点并判断进一步的处理方式。如果当取出纱布时出血仍然很汹涌，则需立即回填纱布并当即决定是中转正中还是后外切口的开放术式止血。术式的选择取决于如何才能更好地暴露并控制出血点。正中劈开胸骨的术式是最常用的，因为其能暴露并控制绝大多数的出血部位，并且在紧急情况下能通过该切口迅速建立体外循环，控制因大血管损伤造成的大出血。正中术式的不便之处在于一旦出血得到控制且需要行肺叶切除术时，该切口的操作会给术者带来诸多不便。

纵隔镜术中的食管损伤较为罕见。由于食管位于气管隆嵴下淋巴结的正后方，绝大多数食管损伤均发生在探查及活检隆嵴下淋巴结时。食管损伤在术中不易及时发现，通常在术后患者出现纵隔炎症表现并行食管造影才能明确诊断。患者在术后早期出现颈部或纵隔积气、气胸或胸腔积液时，外科医师需警惕这一并发症的可能性，并及时进行进一步的检查确诊。一旦确诊处理原则和食管穿孔处理相同。

纵隔镜术中气管支气管的损伤也相当少见。由于漏气的原因损伤通常在术中都能及时发现。Puhakka(1989) 的报道中指出，这类小的损伤通常通过在术中于损伤处填塞可吸收的纤维素纱布而治愈。出于谨慎的缘故，也可以在损伤区域留置引流，但引流管尖端应与破口略保持适当距离，以便周围组织对破口进行附着、贴合和粘连。术中由于机械正压通气的原因，任何小的气管支气管壁损伤都会表现得似乎很严重，其实当患者术毕拔管并恢复自主呼吸后，这些小的损伤绝大多数会自行闭合。如果损伤确实很大，则需要及时中转开放术式进行一期修补缝合。

（林凌）

参考文献

1. Harken DE, Black H, Clauss R, et al. A simple cervicomediastinal exploration for tissue diagnosis of intrathoracic disease; with comments on the recognition of inoperable carcinoma of the lung. N Engl J Med, 1954, 251 (26): 1041-1044.

2. Daniels AC. A method of biopsy useful in diagnosing certain intrathoracic diseases. Dis Chest, 1949, 16 (3): 360-367.

3. Carlens E. Mediastinoscopy: a method for inspection and tissue biopsy in the superior mediastinum. Dis Chest, 1959, 36: 343-352.

4. McNeill TM, Chamberlain JM. Diagnostic anterior mediastinotomy. Ann Thorac Surg, 1966, 2 (4): 532-539.

5. Ginsberg RJ, Rice TW, Goldberg M, et al. Extended cervical mediastinoscopy. A single staging procedure for bronchogenic carcinoma of the left upper lobe. J Thorac Cardiovasc Surg, 1987, 94 (5): 673-678.

6. 梁雁. 纵隔镜检查术. 白求恩医科大学学报, 1982 (1): 37.

7. 吴一龙, 黄植蕃. 胸部疑难疾病的纵隔镜检查. 中华胸心血管外科杂志, 1998, 14 (1): 26-28.

8. Silvestri GA, Littenberg B, Colice GL. The clinical evaluation for detecting metastatic lung cancer. A meta-analysis. Am J Respir Crit Care Med, 1995, 152 (1): 225-230.

9. De Leyn P, Vansteenkiste J, Cuypers P, et al. Role of cervical mediastinoscopy in staging of non-small cell lung cancer without enlarged mediastinal lymph nodes on CT scan. Eur J Cardiothoracic Surg, 1997, 12 (5): 706-712.

10. Silvestri GA, Gould MK, Margolis ML, et al. Noninvasive staging of non-small cell lung cancer ACCP evidenced-based clinical practice guidelines. Chest, 2007, 132 (3 Suppl): 178S-201S.

11. Micames CG, McCrory DC, Pavey DA, et al. Endoscopic ultrasound-guided fine-needle aspiration for non-small cell lung cancer staging: A systematic review and metaanalysis. Chest, 2007, 131 (2): 539-548.

12. Gu P, Zhao Y, Jiang L, et al. Endobronchial ultrasound-guided transbronchial needle aspiration for staging of lung cancer: a systematic review and meta-analysis. Eur J Cancer, 2009, 45 (8): 1389-1396.

13. Detterbeck FC, Jantz MA, Wallace M, et al. Invasive mediastinal staging of lung cancerACCP evidence-based clinical practice guidelines. Chest, 2007, 132 (3 suppl): 202S-220S.

14. 刘向阳, 张大为. 纵隔镜在纵隔肿物诊断中的临床价

值 . 中华肿瘤杂志,2000,22(3):238-240.

15. Puhakka HJ. Complications of mediastinoscopy. J Laryngol Otol,1989,103(3):312-315.

16. Bacsa S,Czako Z,Vezendi S. The complications of mediastinoscopy. Panminerva Med,1974,16(11-12):402.

17. Luke WP,Pearson FG,Todd TR,et al. Prospective evaluation of mediastinoscopy for assessment of carcinoma of the lung. J Thorac Cardiovasc Surg,1986,91(1):53-56.

•第十二章 胸外科术前准备和术后处理

第一节 术前评估

一、病史采集

胸外科手术涉及诸如循环、呼吸和消化等诸多方面,尽量详细地了解患者的现病史和既往史是每个胸外科医生必须重视的环节。

病史采集包含专科病史和既往病史。对于肺部疾患患者,专科病史应该了解患者的起病时间,有无发热、咳嗽、咳痰(痰液的颜色、性状、气味、痰量、与体位的关系、静置是否分层等)、痰血,有无咯血(咯血量、与体位的关系等),有无胸痛(钝痛还是刺痛、有无固定点、是否吸气痛等),有无乏力、盗汗、低热,有无异物吸入史等。对于食管疾病患者应该了解患者的起病时间,目前饮食状况(普食、半流或流质等),进食梗阻是否持续性加重抑或受情绪波动影响,有无胸背疼痛,有无声音嘶哑、呛咳脓痰,有无呕血黑便,有无胸闷气急,有无反复发作哮喘肺炎等。对于纵隔疾病应该了解患者的起病时间,有无咳嗽、咳痰、痰血,有无胸痛、心悸、呼吸困难,有无头面部逐渐肿胀病程,有无肢体疼痛和运动障碍,有无异常血压增高史,有无严重乏力、睁眼无力伴复视和吞咽困难,有无急躁、怕热、心动过速等。对于一些特殊外伤病例应该了解患者的起病时间(精确到小时),是否进食,受伤当时状况和环境,是否施救以及方式,有无休克表现、严重感染表现等。

既往史应该按系统回顾详细询问。要了解患者既往是否存在 COPD,是否存在心脏疾患,是否存在凝血异常,了解患者是否有内分泌疾患诸如糖尿病、甲亢、肾上腺皮质功能紊乱等,以此判断患者的手术耐受能力及决定术前术后特殊处理。对于既往手术史,食管疾病特别要了解腹部手术史和手术方式,这对于本次手术方式选择很重要。拟行胸腔镜手术的患者特别要了解术侧胸腔是否有外伤手术史,用以判断胸腔粘连程度,腔镜手术的可操作性等。

二、全面的体格检查

体格检查首先要从全面大体的角度观察患者的精神状态、营养状况、体力状况,借此初步判定患者对手术的耐受程度。然后按照系统检查逐一进行,不可遗漏。

专科检查主要是触摸患者双侧锁骨上区和颈部淋巴结是否肿大、固定。观察患者气管位置是否居中,双侧胸廓活动度是否对称,肋间隙是否增宽或变窄,触觉语颤是否正常,叩诊情况以及两肺听诊呼吸音是否存在干湿啰音、哮鸣音(吸气相及呼气相)或呼吸音异常减低、杂音等。对于胸腺肿瘤患者要详细检查患者眼睑是否下垂,必要时进行"动眼疲劳试验"。对于年轻男性患者怀疑纵隔生殖源性肿瘤的,应该扣诊患者睾丸。

三、物理和生化检测

胸外科手术创伤大、风险高,在手术前必须对患者进行全面的理化检查以排除隐匿性疾病。

生化检查应包括血、尿、粪三大常规,肝肾功能,血糖,血气分析和电解质,凝血功能,肝炎全套,梅毒和艾滋病血清检测,血清肿瘤标志物等。纵隔肿瘤需检测血 LDH、α-FP 和 β-HCG。对于纵隔肿瘤伴有药物难以控制严重高血压者,应检查尿液儿茶酚胺含量,以排除是否患有嗜铬细胞瘤。

物理检查包括一周内的胸部 X 线片、胸部增强 CT、心电图、肺功能检测以及心脏彩超(年龄>60 岁者),对于肺癌患者还应该包括腹部 B 超,头颅 MRI 和全身骨扫描显像等。如果肺部肿瘤侵犯胸顶部大血管和臂丛神经,应进行局部 MRI 扫描,必要时行血管造影。纤维支气管镜检查往往是必需的,有时需要进行 E-BUS 检查来了解纵隔淋巴结转移状况。对于食管癌患者还应包括胃镜检查和病理活检,上消化道吞钡造影,颈部淋巴结 B 超,腹部增强 CT 等。如果怀疑是食管良性肿瘤还需要进行食管超声内镜检查,但不宜取活检。食管贲门功能性疾病需要做食管压力测定、24 小时食管 pH 监测和食管闪烁照相检查等。后纵隔肿瘤累及锥孔或侵犯臂丛神经者需行局部 MRI 检查。上腔静脉综合征者可行上腔静脉造影检查以了解肿瘤侵犯范围和侧支循环建立情况。怀疑有冠心病患者需行平板运动试验、冠状动脉 CT 或冠状动脉造影等检查。对于心律失常患者需行心脏电生理检测,以判断是否需要消融治疗或起搏器安置。

四、系统评估

在所有的询问和检查结束后,应该结合患者的理化检查指标、患者的教育程度、生活背景和患者的体能状态来判断手术对于患者的真正有益之处。系统评估需要回答三个问题:"是否需要手术?""能否承受手术?"和"手术价值何在?"

第二节 术前准备

一、术前生理准备

(一) 循环系统

由于胸外科手术会干扰患者的呼吸和循环,所以在手术前必须对循环状态有一个全面的了解,充分纠治不良状态。

高血压是最常见的状态,凡静息状态下收缩压超过 160mmHg,舒张压超过 95mmHg 者手术前都需要口服降压药使血压降至接近正常水平,以减少围术期心脑血管并发症可能。若从未服药者,通常建议服药 1~2 周,使血药浓度达到稳定状态。

非发绀型先天性心脏病(房缺、室缺、动脉导管未闭等不伴有右向左分流)、风湿性心脏瓣膜病和高血压性心脏病等,手术前必须通过心脏超声评定心脏功能,LVEF≥50% 同时不伴有严重心律失常情况时,手术是较为安全的。轻、中度主动脉狭窄患者,术前和术中通过药物使其心率维持在 80 次/分左右对心室充盈极为有利。重度主动脉狭窄患者,由于存在心搏骤停猝死可能,为手术禁忌。轻、中度主动脉关闭不全患者,手术耐受性较主动脉狭窄者为好,术前和术中通过药物使心率维持在 90 次/分左右,轻度降低后负荷将十分有助于增加心脏射血。二尖瓣狭窄患者,术前和术中通过药物使其心率维持在 80 次/分左右,维持或适当增加前负荷,有助于维持左心室充盈,血压维持在正常水平即可,术前适当吸氧有助于降低肺血管阻力。二尖瓣关闭不全患者往往有阵发性房颤,术前和术中通过药物使其心室率维持在 90 次/分左右,降低后负荷对改善心排血量有利。

缺血性心脏病患者手术风险较高,轻度冠状动脉供血不足患者,术前应该使用硝酸酯类、钙通道阻滞剂、β 受体阻滞剂等扩张冠状动脉,适当降低心率的药物。中重度冠状动脉供血不足患者,必要时手术前需要行冠状动脉支架手术,支架手术后通常建议口服氯吡格雷 1 个月后再进行手术。对于术前使用肠溶阿司匹林、氯吡格雷等抗血小板药物的患者,术前需停药 1 周,必要时可改用低分子肝素。也有胸外科手术同期行冠状动脉搭桥手术报道,但总体风险较高。急性心肌梗死患者手术耐受性较差,6 个月内不宜进行胸外科手术,6 个月后无心绞痛发作,在严密监护和评估下可施行规模可控的手术。

心律失常患者手术风险性依据其是否同时罹患器质性心脏病而不同。例如室性早搏(期前收缩)频发,如果是由于缺血性心脏病引起则手术风险性显著增加。对于恶性室性早搏(频发室性早搏、重复性室性早搏或室性心动过速病史等),在胸外科手术前必须进行药物干预,心脏电生理检查是单一起源的频发室性早搏也可以采取射频消融治疗。房颤患者除了需要寻找原因,例如是否有甲状腺功能亢进外,还需要通过药物降低其心室率或采取射频消融治疗。缓慢型心律失常如病窦综合征、二度Ⅱ型和三度房室传导阻滞患者,手术前建议安装永久或临时心脏起搏器以确保手术和术后安全。

(二) 呼吸系统

胸部外科手术后,患者在短时间内肺功能处于急剧减退的状态,如果患者在手术前伴有阻塞性或限制性通气功能障碍,则手术后发生呼吸衰竭的概率大大增加。所以在胸外科手术前呼吸系统的准备显得异乎寻常的重要。

戒烟是首当其冲的,通常要求胸外科手术前绝对戒烟2周。

术前培养和训练患者有效的咳嗽、咳痰,有效的深呼吸是必需的,同时要求患者进行可能的心肺功能锻炼,最简单有效的方法就是早晚各一次的登楼锻炼(标准楼层5楼)。

对于肺功能正常、没有肺部感染的患者,没有资料表明术前使用抗生素会使患者从中获益。但是对于术前胸部 CT 提示肺部感染,阻塞性炎症、COPD 或慢性支气管炎的患者,手术前使用敏感的抗生素,对其是极其有利的。

对于 COPD、慢性支气管炎的患者手术前应进行支气管解痉平喘治疗,研究表明术前进行此项治疗对改善肺功能有利。通常使用 β_2 肾上腺能激动剂促使支气管扩张,建议气道给药,可以结合超声雾化吸入,协助排痰。糖皮质激素的应用尚有争议,如有必要建议短期使用。对于支气管扩张的患者,如果术前痰量较多,必须给予体位引流指导,并结合痰细菌学培养结果选用敏感的抗生素,在每日排痰量少于 100ml 时为手术时机。

对于术前血气分析表现为氧分压较低患者,在排除右向左分流的疾患后,单纯因为肺部因素造成低氧的,可以给予低流量吸氧,以增加患者术前的氧储备,并改善全身氧合状态。

(三) 消化系统

手术前要详细检查肝脏功能和了解既往病史,

因为肝硬化患者不仅因为凝血因子缺乏手术中及手术后容易出血,而且手术的创伤打击还会诱发肝衰竭,产生排毒和代谢障碍,术前如果发现肝功能异常,应进行必要的保肝治疗。既往有胃溃疡病史,术前应口服制酸剂,以防术后溃疡出血穿孔。食管手术患者,由于消化道是污染的空腔脏器,特别是结肠代食管手术,术中污染机会大,手术前必须进行必要的消化道准备。对于胃代食管手术患者,术前需口服甲硝唑 1 周,术前 1 天进食流质,术前一晚清洁灌肠 1 次。对于结肠代食管手术患者,术前需口服甲硝唑 1 周,术前 3 天进食流质,术前 1 天禁食,同时口服甘露醇导泻,并清洁灌肠一次。对于手术前严重梗阻患者,术前禁食 3 天,并置胃管冲洗,以保证手术时食管腔内相对清洁。

(四) 血液系统

胸外科手术风险较大,手术时间长,对于患者的凝血功能有较高的要求。术前检验血常规和凝血全套时要特别注意血小板的含量、红细胞和血红蛋白的数量,以及出凝血时间、凝血酶原时间等。还要详细询问患者有无异常出血史,以了解是否存在先天性或是获得性凝血因子缺乏。对于贫血患者,主要为缺铁性贫血和各种先天性或后天性溶血性贫血。中度贫血者,术前经补充铁剂、叶酸和维生素 B_{12},一般纠正尚无困难,必要时术前给予小量多次输新鲜血,纠正较迅速。巨幼红母细胞性贫血多见于恶性贫血和叶酸缺乏,手术宜推迟,待叶酸和维生素 B_{12} 得到纠正,一般需 2 周后方能手术。

(五) 免疫及内分泌系统

对于胸外科患者来说,有一些特殊的免疫异常,手术以前必须加以重视和控制。

重症肌无力是一种特殊的病症,对于胸腺肿瘤合并重症肌无力患者手术以前必须对肌无力症状加以控制,通常使用两种药物协同:抗胆碱酯酶药和皮质类固醇。多数用溴吡斯的明治疗,用药期间必须仔细观察患者表现,谨防"胆碱能危象"发生。皮质类固醇在术前两周开始使用,常用泼尼松 20~30mg、每天 1 次口服,但约有 8% 患者在开始激素治疗初期,特别是在第 4~8 天重症肌无力可短暂加重。血浆置换可以迅速去除患者血液中的抗乙酰胆碱受体(anti-acetylcholine receptor, AChR),目

147

前认为血浆置换疗法配合皮质类固醇使用对于手术前改善患者症状最为迅速有效,但是血浆置换疗法疗效较短,适用于重症和术前短时间准备。

对于胸内甲状腺肿合并甲状腺功能亢进(简称甲亢)患者,手术前对于甲亢的控制甚关重要。降低基础代谢率是术前准备的重要环节。常规使用碘剂与普萘洛尔合用术前准备,普萘洛尔是一种肾上腺 β- 受体阻滞剂,它能短时期内控制甲亢的代谢亢进症状,以利于进行甲亢手术,但对甲状腺激素的过度分泌并无作用。服用剂量是每次 40~60mg,每 6 小时 1 次。一般在 4~6 天后心率即可接近正常,甲亢症状得到控制后,可以进行手术。由于普萘洛尔在体内的有效半衰期不满 8 小时,所以最后一次用要于甲亢手术前 1~2 小时给予,手术后仍需继续用要 5~7 天。特别应注意手术前后都不能使用阿托品,以免引起心动过速。哮喘病和心力衰竭是使用普萘洛尔的禁忌证。

糖尿病也是胸外科患者常见的合并症,糖尿病患者手术耐受力差,手术前应有一定的准备时间,术前应适当控制血糖,纠正体液和酸碱平衡失调,改善营养状态。接受口服降糖药物或长效胰岛素治疗患者,要停用或改用胰岛素以便调整胰岛素用量。一般视空腹血糖而异,血糖浓度≥16.7mmol/L,术前皮下注射胰岛素 18~24U/d;血糖浓度<16.7mmol/L 者,胰岛素用量为 8~16U/d。对老年患者,术前不应长时间禁食,术日晨测血糖,并用胰岛素全日量的 1/2 皮下注射,上午手术者可静脉滴注葡萄糖代替早餐。经过积极术前准备,应达到以下标准:糖尿病症状得到控制,空腹血糖浓度 10mmol/L 以下,尿酮体阴性。

嗜铬细胞瘤患者必须做专门的术前准备,包括:术前数天开始服用盐酸酚苄明,适当配用 β 受体阻滞药以控制高血压和心律失常,应用适量地西泮(安定)以控制焦虑,术中做到及时补充血液和白蛋白以尽快恢复血容量。做到这些措施,往往就可完全避免术后顽固性低血压并发症;肾上腺皮质功能不全患者,术前必须至少两天输注生理盐水,并口服氟氢化可的松 0.2mg,手术当天还需至少每 6 小时肌注可溶性磷酸氢化可的松或半琥珀酸盐可的松 50mg;尿崩症患者,应在术前每 4 小时肌内注

射抗利尿激素 10~20U 或静脉滴注 5% 葡萄糖溶液 1000ml,待血浆渗透压降至正常后再施手术。

(六)体能支持

胸外科手术时间长、创伤大,手术导致的负氮平衡等都对患者的体能提出较高的要求,特别是对于老年患者。体能本身并不是一蹴而就的,不可能在短时间内获得大幅度的提升,但是在较短时间内改善患者的营养状态和能量储备,在较短时间内通过心肺功能锻炼来提升患者的耐受力还是可行的。

术前心肺功能锻炼被证实对于降低术后心肺并发症是有效的。临床医生应该指导患者术前进行有效的深呼吸,有效的咳嗽并进行适当的运动以提高机体加大耗氧的耐受力,临床标准是患者缓慢登 5 楼后没有明显的心动过速(心率≤130 次 / 分)和明显的呼吸频率加快(≤30 次 / 分)。

营养状态的评估对于手术患者相当重要,许多胸外科患者,特别是长期慢性消耗性疾病患者及无法正常进食的食管贲门肿瘤患者,存在严重的营养不良,巨大的手术创伤对于他们来讲无疑是致命的打击。对于体重≤80% 平均值,尿肌酸酐 / 身高指数(urinary creatinine/height index,CHI)≤80%, 血白蛋白水平≤3.5g/L 等营养不良的患者手术以前必须加以重视,给予必要的营养支持。饮食调整是最直接有效安全的模式,但许多营养不良的状况往往是由于患者由于消化道疾病不能正常进普食造成的,在这种情况下就需要采取多种营养—能量补充的途径,包括肠内及肠外营养支持。肠内途径可以采用鼻胃管和鼻十二指肠管营养液灌注,极端方法可以采用胃造瘘或空肠造瘘方式,肠外途径可以采用深静脉营养支持 TPN 输注。术前营养支持的目标是患者体重增加,体力改善,血清白蛋白水平上升到正常值。

二、术前心理准备

(一)缓解恐惧情绪

胸外科手术创伤大,对患者的生理功能在短时间内会产生较大影响,加之可以预见的疼痛和呼吸不适会对患者术前产生严重的恐惧情绪。引起患者紧张不安、忧虑和恐惧情绪的因素还包括:对于肿瘤疾病预后的担心、对于手术可能造成生命威胁

的担心、对于手术后机体运动障碍的担忧、对于高昂医药费用的担心,以及对于手术者能力疑虑等。

术前对患者进行必要的心理疏导,缓解焦虑恐惧情绪,使之积极配合术后康复至关重要。必要时可以在术前适当使用镇静剂,例如苯二氮䓬类、丁酰苯类药物,以缓解患者紧张情绪,促进睡眠。

(二) 加强医患沟通

胸外科手术风险高,手术及术后意外较多,为了相互理解以利于更好的治疗,所以医患良好的沟通显得尤为重要。首先要建立医患之间相互信任感,使患者对医生采取的所有治疗措施毫不质疑。其次主管医生同患者及其家属要形成良好的互动,使治疗不单纯是自上而下命令型,整个治疗过程主管医生、患者本人、患者家属都应该积极参与。治疗效果应该实事求是,不应夸大效果,使患者产生过高的期望值,最后产生巨大的落差。最后对待患者态度要和蔼可亲,使患者得到一种尊重感,快速适应病房环境,调整心理状态,为手术做好充分的心理准备。

第三节 术后处理

一、全面的术后评估

胸外科手术风险大,对患者的呼吸循环影响严重,特别是对于全肺切除患者、气管肿瘤患者、巨大胸内肿瘤手术患者、老年患者等手术经过复杂,生理干扰严重的患者,全面的术后评估显得尤为重要。

首先,手术结束后必须有麻醉师、手术组医生和手术室护士亲自护送患者到达监护病房,并同监护室医生和护理人员现场床边交班,内容包括患者基本情况、诊断、术前生理状态及合并症、手术大致状况和特殊情况、术中生命体征变化、引流管的安置位置和作用及术后特别注意点等。

其次,患者进入监护室后,医护人员应该立即给予患者必需的生命监护措施,包括心电监护、有创桡动脉检测、无创袖带血压检测、中心静脉压(central venous pressure,CVP)检测、指端血氧饱和度检测、呼吸频率检测等。同时必须将患者身上的各个管道重新检查,包括口插管(记录刻度)、深静脉穿刺管、桡动脉穿刺管、Swan-ganz 导管、胸腔引流管、鼻胃管(记录刻度)、鼻十二指肠营养管(记录刻度)、造瘘管等,整理并安置妥当,检查所有管道接口并牢固固定。

再次,在患者生命体征稳定的情况下,医生必须对患者做必要的物理检查。要判断患者神经和精神状态,判断患者意识是否清醒,麻醉是否完全苏醒,肢体运动是否存在障碍。要听诊双侧呼吸音,了解是否存在气胸、肺不张、肺水肿等状况。要听诊心音,初步了解心脏功能情况。要仔细观察胸腔引流管的连接和胸腔积液引流量及颜色,以防患者在从手术室搬运至监护室路途中出现的意外,诸如胸管脱开或胸内大出血等紧急情况。

最后,在结合患者病史、手术状况、手术效果、术后早期的物理和生化检查结果,来判断患者是属于高危患者(呼吸或循环需较长时间支持)、关注患者(呼吸或循环需短时间支持)或普通患者,以此来决定给予患者干预治疗的强度和频率。比如对于肺部巨大肿瘤侵犯胸壁的患者,手术施行肺叶切除并较大范围胸壁切除,此类患者手术后容易出现胸部反常呼吸、出血、痰潴留肺不张等意外情况,此类患者应属于高危患者,术后应特别注意呼吸支持和呼吸道处理以及循环的支持,要经常吸痰,必要时需要呼吸机辅助呼吸,此类患者的治疗强度和频率往往超出一般。而对于一般情况良好的肺叶切除患者,则属于普通患者,其治疗强度和频率则明显降低,只要给予必要的拍背咳痰和适当的补液支持,静待其生理功能自然恢复即可。

二、生理状态的监测

胸外科手术对患者的呼吸循环功能影响较大,不同于一般手术,特别是术后早期容易出现心律失常、低氧、二氧化碳潴留等危及生命的不良事件,及早发现异常并早期干预对降低术后潜在致死事件是十分重要的。

(一) 内环境稳定

临床能够监测的内环境状态,主要是指血浆酸碱度、渗透压、电解质浓度、血浆蛋白含量、血氧和二氧化碳分压、血糖浓度，以及肝、肾功能指标等。动脉血气分析是了解胸外科手术后患者内环境状态最直接的手段，通过动脉血气分析，可以了解患者是否存在缺氧、二氧化碳潴留、体内酸碱平衡是否紊乱等情况。通常患者在手术结束，在麻醉苏醒室拔出经口气管插管之前会有一次血气分析检测，以了解患者自主通气是否足够，内环境是否稳定，是否达到拔管指征。在患者进入术后监护室即刻，应该再次进行一次血气分析检测，通过与在麻醉苏醒室拔口插管之前的血气指标进行动态比较，再次确认患者通气功能的恢复情况，因为麻醉药的体内蓄积作用，特别是在人体脂肪组织内的堆积缓慢释放效应，有时会出现苏醒回监护室的患者，因为麻醉药对中枢的抑制及肌松未完全消除，患者会逐渐出现缺氧和二氧化碳蓄积，尤其是由于术后患者往往由于面罩供氧，指端血氧饱和度往往表现正常，但其血液二氧化碳浓度却已经上升到很高的程度，临床上往往容易忽视，甚至患者出现昏迷才被发现。胸外科患者手术后第二天清晨也必须进行一次血气分析检测，用以了解患者经过一整夜的生理恢复，体内环境稳定状态。对于胸外科患者术后恢复过程中出现的呼吸急促、意识障碍、心律失常等临床表现，在判断其病因时血气分析也是必需的监测指标，通过了解血液的酸碱失衡和电解质紊乱的程度，可以大致判断患者的异常状态是否由于呼吸因素造成，抑或存在代谢性紊乱因素。

血浆电解质的变化也是反映内环境稳态的一个重要指标，对于胸外科术后患者，在体内起关键作用的电解质主要是钾、钠、镁、钙等。

脱水也是一种内环境严重紊乱的病理生理现象。特别是胸外科食管重建手术后，患者如果术后出现吻合口漏，长期十二指肠高营养素而同时又补水不足时，极易发生脱水。

（二）体温波动

胸外科手术后由于手术创伤，体内炎症介质的释放和胸腔液体的吸收均会导致体温的上升。但在一些病理的状态下，体温就会出现异常的波动，有相当的临床价值，如食管手术后第 7 天或进食后出现高热，往往意味着可能出现吻合口漏的情况；又如胸外科手术 5 天后出现体温升高达 38~39℃，

维持几天而且每天体温都不能回归正常值以下，往往提示有局灶性感染，最常见的是伤口液化或感染等；胸外科手术 7 天后出现体温升高达 38~39.5℃，伴或不伴寒战，维持几天而且每天体温都能回归正常值以下，往往提示深静脉穿刺污染可能等。所以密切观察术后患者体温的变化趋势，往往能够提示机体异常和判断治疗是否有效。

临床上往往可以看到外科严重并发症终末期患者出现持续高热或超高热，是预后不佳的标志。

发热的病因复杂，大概有这几个范围：感染、无菌性组织坏死和破坏（如损伤、肿瘤变性、血管阻塞引起组织坏死）、产热和散热异常（如甲状功能亢进等）、大量失血和失水、生物制剂和药物反应、中枢神经调节异常及其他原因不明发热等。

（三）循环血流动力学

胸外科手术过程中，由于会对心脏产生一定的不良刺激，特别是手术中电凝刀和氩气电刀在心包表面的使用，另外肺切除特别是全肺切除手术会产生暂时性肺高压，从而影响右心功能，还有胸外手术后由于开胸手术创伤、缺氧、补液等因素引起的肺水肿造成左心功能减退，以及术后潜在的出血风险、心律失常风险，所以加强循环血流动力学的监测具有极其重要的临床意义。循环血流动力学检测还可以对于患者基本循环状态、液体复苏和药物治疗有效性进行客观的评价。

血流动力学监测可分为无创伤性和创伤性两大类，有创伤性测量法通常是桡动脉穿刺测压，也有采用足背动脉和肱动脉穿刺测压的。

由于手术当天患者的生理功能受到了前所未有的打击，生命体征尚不稳定，往往存在大出血或心血管意外可能，故通常胸外科手术当天需要保留桡动脉穿刺，以备实时监测血压动态变化，如果手术后第 2 天患者一般情况稳定可以撤除桡动脉穿刺，以利于患者活动。对于一些危重患者和复杂手术有大出血的、严重低血压休克需要反复测量血压，并需要使用血管活性药物治疗的、反复抽取动脉血气分析的、心搏骤停经过心肺复苏的患者需要保留较长时间桡动脉穿刺测压。桡动脉测压和袖带测压的数值常常会有所不同，据对比观察的结果，收缩压在 100~150mmHg 范围之间，两者结果

相仿;超过或低于此范围就有差别。不过一般认为桡动脉测压比袖带测压略高,收缩压常常会高出5~20mmHg,在休克、低血压和低体温患者,由于血管收缩,此种差别还会增加。如果由袖带测压测得的压力大于桡动脉测压时,多数系由于压力监测系统发生故障或操作欠妥而引起误差,包括监测仪零点的偏移。此时如果发现动脉压力波幅降低,呈现阻力,提示导管系统有问题,最常见的原因是气泡、凝血块、机械性阻塞或连接部分松动脱开等。假如动脉波形正常,则应检查用作间接测压的臂袖带大小是否适当、放置部位是否有误等。

CVP是指上下腔静脉和右心房交界处的压力,是反映右心前负荷的指标,它受右心泵血功能、循环血容量及体循环静脉系统血管紧张度三个因素影响。测定CVP对了解有效循环血容量和右心功能有重要意义,CVP的正常值为5~10cmH₂O(表3-12-1)。

补液试验:取等渗盐水250ml,于5~10分钟内经静脉滴入,如血压升高而CVP不变,提示血容量不足;如血压不变而CVP升高0.29~0.49kPa(3~5cmH₂O),则提示心功能不全。

CVP与动脉压不同,不应强调所谓正常值,更不要强求输液以维持所谓的正常值而引起输液过量。作为反映心功能的指标连续测定观察其动态变化,比单次的绝对值更有指导意义。CVP仅反映右心室的功能情况,当左心室由于疾病、缺氧和毒素等影响而功能不全为主时,患者出现肺水肿而CVP可仍正常甚或偏低,但此时肺毛细血管楔压已有相应的升高,因此用CVP判断、预防肺水肿颇受限制。

肺毛细血管嵌顿压(pulmonary capillary wedge pressure,PCWP)反映肺静脉压状况,一般情况下肺循环毛细血管床阻力较低,故PCWP能较准确地反映左心室舒张末期压力(left ventricular end diastolic pressure,LVEDP),从而反映了左心室前负荷大小。PCWP的正常值为0.80~1.60kPa(6~12mmHg)。

随着Swan-ganz导管的应用越来越广泛,对于肺循环阻力的检测越来越精细化。通常胸外科手术不会涉及PCWP的测定,但对于肺移植手术,对于重症患者要了解其左心室功能、估计疾病的进程,诊断和治疗心律失常,ARDS的诊治,鉴别各种原因的休克,区别心源性和非心源性肺水肿,帮助评估氧供需平衡时,PCWP是一个很好的预测指标。

患者左心室功能不全为主时,CVP不能反映左心室的功能情况,此时应作肺动脉压或PCWP监测。研究表明PCWP在18~20mmHg,肺开始充血,21~25mmHg肺轻至中度充血,26~30mmHg中至重度充血,>30mmHg开始出现肺水肿。临床和影像学检查提示有肺水肿的患者,PCWP均上升,并超过20~25mmHg。

PCWP<6mmHg时,提示容量严重不足;PCWP<12mmHg时,仍提示容量不足;PCWP为12~15mmHg时,提示容量正常或容量不足伴左心功能不全;PCWP>15mmHg时,提示容量过多或伴左心功能不全,有发生肺水肿的危险。

心脏排血指数(cardiac index,CI)的正常值为2.6~4.0L/(min·m²)。

经体表面积化后排除了体重不同对心输出量的影响,更准确地反映了心脏泵血功能。CI>2.5L/(min·m²),PCWP>2.0kPa(15mmHg),治疗目标为降低PCWP,可应用利尿剂、静脉扩张药;CI为2.0kPa(15mmHg),治疗目标为提高CI、降低PCWP,使用血管扩张剂、利尿剂,必要时加用正性肌力药物;CI为4.0kPa(30mmHg),治疗目标为提高CI、降低

表3-12-1 中心静脉压与血压监测的临床意义

中心静脉压	血压	原因	处理原则
低	低	血容量不足	加速输液
低	正常	血容量相对不足	适当输液
高	低	心功能不全	减慢输液,用强心药
高	正常	容量血管过度收缩	用扩血管药物
正常	低	心功能不全、血容量相对不足	补液试验后用药

PCWP,以正性肌力药及血管扩张药为主。

目前还有一项技术,即脉波指示剂连续心输出量监测(pulse indicator continuous cardiac output,PICCO),可以较为全面可靠地充分评估围术期的血流动力学变化,为指导临床治疗提供更好的证据。通过经肺热稀释法可测量心输出量、心脏指数、胸内容量指数、全舒张末容积指数、血管外肺水指数、肺血管通透性指数。同时对动脉脉搏轮廓初次校正后,可以连续监测脉搏轮廓心输出量、心率、每搏输出量、平均动脉压、容量反应(每搏输出量变异性、脉搏压力变异性)、系统性血管阻力指数、左心室收缩力指数(dPmax)等

PICCO 是可以对血管外肺水(extravascular lung water,EVLW)进行量化监测的一种方法。EVLW 在胸腔内血容量中所占比例,亦即肺通透性指数(permeability index,PBI),正常值为 20%~30%,PBI 升高则为通透性水肿。EVLW 与液体容量相关,可用来预测肺水肿的发生,鉴别心源性呼吸困难和非心源性呼吸困难。EVLW 与存活率显著相关,是一个独立的预测因素。临床上常采用胸部 X 线片来间接判断 EVLW,但其影响因素多、准确性差,经肺热稀释技术能较为敏感、准确地监测到 EVLW 的改变,这些在肺移植患者治疗中甚为重要。

另外还有一些周围循环监测指标包括:毛细血管充盈时间(正常值为 2~3s)、体温(中心温度与足趾温度相差≤2℃)、尿量(正常值为每小时 30ml)。

(四)呼吸稳态

胸外科手术患者由于开胸时肌肉的切断、肋骨的离断、肺的切除,术后的疼痛不敢深呼吸、痰阻塞肺不张、支气管痉挛、肺间质水肿等因素会造成术后呼吸功能减退,严重时会造成缺氧和二氧化碳的蓄积,产生致死性并发症。所以加强术后呼吸稳态的监测,对于医生评价患者呼吸功能状态、判断患者呼吸衰竭类型、了解呼吸治疗的效果具有十分重要的临床意义。

1. 临床观察　胸外科手术后的患者,要特别注意临床观察其可能涉及呼吸状态的一系列表现。要注意观察患者的神志表现,因为在缺氧或二氧化碳蓄积时患者会出现神志模糊、嗜睡、异常兴奋烦躁不安的表现。要注意观察患者的口唇,甲床有无苍白或发绀等缺氧表现。要注意观察患者的肺呼吸音变化,有没有存在呼吸音异常降低、干湿啰音、喘鸣音等。要注意观察患者的呼吸运动节律、呼吸频率或有无反常呼吸(特别是对于胸壁切除的患者)。有经验的外科医师往往通过对患者呼吸频率和氧合指标的观察就可以对患者可能存在的呼吸问题有一个大致的判断。

2. 动脉血气分析　一般根据 pH、$PaCO_2$、BE(或 AB)判断酸碱失衡,根据 PaO_2 及 $PaCO_2$ 判断缺氧及通气情况。pH 超出正常范围提示存在失衡。但 pH 正常仍可能有酸碱失衡。$PaCO_2$ 超出正常提示呼吸性酸碱失衡,BE 超出正常提示有代谢性酸碱失衡。但血气和酸碱分析有时还要结合其他检查,结合临床动态观察,才能得到正确判断,动脉血气分析的临床意义如表 3-12-2 所示。

(五)消化系统

对于胸外科术后患者,我们必须了解他们的饮食状况,判断患者的胃肠功能恢复状况,虽然肺切除手术并没有累及消化道,但是患者由于术后较长时间卧床,同时手术过程中可能损伤迷走神经,患者在手术后经常会出现胃肠运动障碍,出现进食少、食后饱胀甚至出现反流误吸,便秘甚至导致粪块阻塞引起肠梗阻。大手术后有时也会发生应激性溃疡出血穿孔等意外事件,要注意鉴别。

对于常规胸外科手术患者,术后一周内应检测一次肝功能指标。对于重症患者、术后有并发症长期静脉高营养或肠内营养支持患者、严重感染患者、长期呼吸机支持患者、长期使用抗生素患者等,应该每周检测肝功能指标。

对于食管手术患者,每天要仔细观察胃管引流量,每天胃管引流维持在 100~300ml 淡绿色胃液,尚属正常。如果每天胃液引流量达到 600ml 以上,特别是 800ml 以上在排除出血时要高度怀疑胃潴留的发生。

(六)血液系统

手术后对于血液系统的监测通常是血常规的检查,用以了解血白细胞、红细胞、血红蛋白等的状况。对于血红蛋白要特别注意它的动态变化,如果出现短时间内进行性下降,必须及时查找原因。临床上往往会出现一些不易察觉的潜在出血,比如三

表 3-12-2　动脉血气分析的临床意义

指标	参考值	临床意义
动脉血氧分压（PaO_2）	正常值：10.6~13.3kPa（80~100mmHg） <10.6kPa（80mmHg）：缺氧	判断机体是否缺氧及程度 （1）PaO_2<60mmHg：呼吸衰竭 （2）PaO_2<40mmHg：重度缺氧 （3）PaO_2<20mmHg：生命难以维持
动脉血二氧化碳分压（$PaCO_2$）	4.67~6.0kPa（35~45mmHg）	1. 结合 PaO_2 判断呼吸衰竭的类型和程度 （1）PaO_2<60mmHg、$PaCO_2$<35mmHg：Ⅰ型呼吸衰竭 （2）PaO_2<60mmHg、$PaCO_2$>50mmHg：Ⅱ型呼吸衰竭 2. 判断是否有呼吸性酸碱平衡失调 （1）$PaCO_2$>50mmHg：呼吸性酸中毒 （2）$PaCO_2$<35mmHg：呼吸性碱中毒 3. 判断是否有代谢性酸碱平衡失调 （1）代谢性酸中毒：$PaCO_2$ 可减至 10mmHg （2）代谢性碱中毒：$PaCO_2$ 可升至 55mmHg 4. 判断肺泡通气状态二氧化碳产生量（VCO_2）不变，$PaCO_2$ 肺泡通气不足，$PaCO_2$ 下降，肺泡通气过度
动脉血氧饱和度（SaO_2）	95%~98%	—
血液酸碱度（pH）	7.35~7.45	1. pH<7.35：失代偿性酸中毒（酸血症） 2. pH>7.45：失代偿性碱中毒（碱血症）
碳酸氢根（HCO_3^-）		
实际碳酸氢根（AB）	22~27mmol/L	1. 呼吸性酸中毒：HCO_3^- 升高，AB>SB 2. 呼吸性碱中毒：HCO_3^- 下降，AB<SB
标准碳酸氢根（SB）	是动脉血在 38℃、$PaCO_2$ 5.33kPa、$SaO_2$100% 条件下，所测的 HCO_3^- 含量。AB=SB	3. 代谢性酸中毒：HCO_3^- 下降，AB=SB< 正常值 4. 代谢性碱中毒：HCO_3^- 升高，AB=SB> 正常值
全血缓冲碱（BB）	是血液（全血或血浆）中一切具有缓冲作用的碱（负离子）的总和，正常值为 45~55mmol/L	1. 代谢性酸中毒：BB 下降 2. 代谢性碱中毒：BB 升高
二氧化碳结合力（CO_2CP）	22~31mmol/L	临床意义与 SB 相同
剩余碱（BE）	± 2.3mmol/L	临床意义与 SB 相同 1. BE 为正值时，缓冲碱（BB）上升 2. BE 为负值时，缓冲碱（BB）下降

注：1mmHg=0.133kPa

切口胃代食管术后腹腔出血，虽然比较少见，但在临床上患者往往表现为进行性血压下降，但胸腔引流却量少色清，如果发现血红蛋白进行性下降，往往提示腹腔可能存在出血情况，需要做诊断性腹穿。另外比如食管癌手术患者，胃代食管是通过胸骨后途径，胃在通过胸骨后上提到颈部的过程中，胃网膜血管结扎线可能被撕脱造成术后胸骨后出血，患者往往表现为低血压，但胸部 X 线片往往仅提示纵隔略增宽，这时如果动态随访血红蛋白，就可以发现其动态下降趋势，用以判断是否有剖胸探查指征。

另外，胸外科手术患者如果手术中发生过大出血或手术后存在胸腔活动性出血，大量输血病史，必须监测患者凝血功能状态，临床发现这类患者会出现凝血功能障碍，表现为血小板下降、纤维蛋白原缺乏等情况，这类患者已经进入恶性循环，胸腔出血不止，即使反复进行剖胸探查止血都收效甚微，这时及时补充血小板、冷沉淀、钙、纤维蛋白原和凝血酶原复合物才会真正有效。机体的止血功能是由血小板、凝血系统、纤溶系统和血管内皮系统等的共同作用来完成的。

（七）内分泌系统

由于胸外科基本上属于老年外科，肿瘤患者发病年龄都较大，所以内分泌代谢紊乱，特别是糖尿病和隐匿性糖尿病患者占相当比例。术后对于血糖的监测十分重要。业以确认,在患者人群中,糖尿病患者的预后相对不良;在非糖尿病患者中,住院期间高血糖症是多种不良临床预后的独立危险因素。手术后早期高血糖症往往是由于手术创伤应激、胰岛素抵抗、外源葡萄糖摄入、周围灌注,葡萄糖利用和血管活性药物应用(肾上腺素促进糖原分解及酵解,故增加血糖及血中乳酸,这是由于肾上腺素活化肝脏与肌肉中的磷酸化酶所致)等因素造成,而高血糖直接导致的不良改变是免疫球蛋白糖基化、巨噬细胞及中性粒细胞功能下降、高血糖环境下胶原酶活力增强和渗透性利尿等病理现象,从而造成患者术后内环境紊乱,免疫功能下降,细菌易感性和伤口不愈合。对于胸外科手术后无糖尿病基础的患者,建议术后 2 天监测空腹血糖,若正常者可每周检测一次。有糖尿病基础术后使用静脉胰岛素泵患者,应每 2 小时监测一次血糖,血糖波动大者缩短监测时间。对于术后继发严重感染、长期禁食依靠静脉营养或长期鼻饲高要素饮食的患者,由于存在糖代谢障碍危险因素,此类患者即便是没有糖尿病基础,也必须每天一次监测血糖指标。空腹血糖正常值为 3.9~6.0mmol/L。最近的 NICE-SUGAR 研究公布的数据表明对于外科术后患者和 ICU 重症患者,血糖控制目标是 7.8~10.0mmol/L,虽然有证据显示更好的血糖控制对患者更加有益,但是由于将血糖控制在 3.9~6.0mmol/L 会导致更多危及生命的低血糖事件的发生,所以术后患者血糖控制目标是比正常值略高的水平。定期血糖监测不仅是针对高血糖,有时候也是用来判断危及生命的低血糖事件。有一些外科手术患者,术后莫名出现全身出汗,心率增加,在排除其他因素时,应该怀疑低血糖的发生。

其他的一些内分泌指标包括患有甲亢的胸内甲状腺患者血液 FT_3、FT_4 的测定,特别是一些隐匿病史的患者,术后不明原因的心率增加,必要时需要检查甲状腺功能。

(八) 肾脏泌尿系统

胸外科手术患者,由于手术创伤大、术中、术后出血多,术后缺氧发生率高,感染以及药物的使用都会对患者的肾功能产生一定的负面影响,所以术后都应该常规监测肾功能,包括 24 小时尿量、血尿生化检查等。

尿量是肾滤过率的直接反映,因此少尿是急性肾衰竭最明显的临床表现,通常成人 24 小时尿量约 0.8~2.0L。一昼夜尿量 >2500ml 为多尿,<400ml 为少尿,<100ml 为无尿。但由于尿量受到多方面影响,特别是手术后机体抗利尿激素的影响,会产生暂时性少尿,这时就需要通过尿液比重来进行判断。由于浓缩尿液是肾脏最重要的功能之一,而肾性肾衰竭恰恰又常是肾小管受损,因此,尿比重测量的诊断价值很大。无论尿量多或少,尿比重 >1.020 的高比重尿提示肾灌注不足则为肾前性肾衰竭;反之,比重 <1.010 的低比重尿则为肾性肾衰竭。无论是肾前性或肾性肾衰竭,真正完全无尿是少见的。一旦发生,应首先排除尿路梗阻或损伤除外尿管位置不当或阻塞。血尿素氮和血肌酐测定是肾功能检查比较常用的检查项目。正常的血尿素氮浓度为 1.7~8.3mmol/L,血肌酐浓度为 44~133μmol/L,当各种严重的肾脏疾病引起肾功能不全时增高。上消化道出血、严重感染和饮食中蛋白质过多时,均可使血尿素氮暂时性升高。血肌酐浓度受饮食等因素影响比较少,明显升高时提示预后差。

(九) 神经精神系统

由于胸外科手术患者老年人居多,往往伴有一些基础疾病,诸如高血压、糖尿病、高血脂、动脉粥样硬化等,加之术中或术后血压的巨大波动,一些脑血管意外事件随时可能发生。另外,由于患者缺氧或二氧化碳潴留造成患者意识障碍,患者较长时间在重症监护病房与家人隔绝产生心理疾病甚至产生躁狂表现,这些都会对患者的疾病恢复产生不良影响。所以胸外科手术后对于患者的神经精神监测极其重要。

对于胸外科重症呼吸机辅助镇静的患者,原则上应每天唤醒一次以了解患者意识状态,判断脑功能状态,切忌为图治疗方便,持续镇静,结果不知患者何时进入昏迷状态。

总之,胸外科术后患者出现脑功能障碍的原因很多,包括脑栓塞、脑出血、蛛网膜下腔出血、缺血缺氧性脑病、代谢性脑病和精神障碍等。

三、一般性术后管理

(一) 液体管理

1. 液体管理目标　近年来,随着微创外科及麻醉技术不断进展、手术适应证的相应宽泛,与传统普胸外科术式相比,手术创伤已今非昔比。但患者的高龄化及高难度、大范围、体外循环辅助手术的常规开展仍为术后早期液体管理提出挑战。 在普胸外科术后早期,因手术创伤、应激及失血等综合病理状态,结合各术式的特殊情况,术后液体管理仍以持续保持全身重要器官良好灌注,并尽可能维护液体分布及诸内环境指标至生理范围为最终目标。

在禁食患者,必须参考患者年龄、体重及胃肠营养总量,按患者生理需要合理安排 24 小时热量及液体摄入总量,严格避免医源性脱水及内环境紊乱的发生。

(1) 临床监测指标的特点:①结合患者病情综合判断患者容量状态,而不可迷信单一指标;②充分预计指标可能存在的误差,着眼于指标的连续动态变化而非指标的绝对值;③应结合触诊、问诊等综合手段掌握患者病情动态,而不主张仅关注指标,治疗"数字"而非患者本身。

在患者处于持续较大量出血、大量胶体丢失、心泵功能不全、毛细血管渗漏明显、心外梗阻、内环境危象时,如何早期迅速恢复灌注,挽救重要器官功能,阻止休克进一步发生是临床医师综合处置能力的重大考验。

(2) 术后处理

1) 术后持续多量出血(>1200ml/d):此类患者需要精确的液体管理,在老年患者,如处理不当往往造成进一步的重要器官功能受损。患者可因大量失血发生循环不稳,儿茶酚胺的持续静脉应用亦将混淆容量治疗的效果,患者虽宏观血压尚可,但重要脏器灌注仍可受损。除每小时精确累及外科引流外,需结合观察多次胸部 X 线片估计患者失血总量;血总蛋白含量、血细胞比容及血红蛋白的动态变化亦可辅助判断患者失血量。由于血浆胶体等比例丢失,为维持胶体渗透压,天然胶体的应用至关重要,可由血液生化检测指导胶体补充剂

量。除非紧急情况,一般不考虑每日人工胶体的使用。为防止液体单位时间过度负荷,每搏量的监测可有效减少不必要的输液。可简单多次通过触诊肢端躯干了解外周灌注。

2) 体外循环辅助术后:在体外循环辅助术后即期,因存在血液稀释,胶体渗透压下降,第三间隙液体增多,患者整体处于水钠过负荷状态,体重可较术前有 5%~10% 的增加。同时,由于低温、麻醉药物扩血管作用残留,患者外周血管张力的神经 - 体液自主调节能力低,循环状态对容量相当敏感,可简单通过晶体或人工胶体维持患者最适容量状态。在心功能良好的患者,第三间隙向血管内的液体回流术后即可出现,表现为尿量的额外增多。而不加限制的液体输注将造成显著的血管内容量过负荷。一般术后 48 小时以不超过 $25ml/(kg \cdot d)$ 为宜。而在心泵功能受损的患者,毛细血管渗漏明显,水钠潴留更甚,液体回流建立迟缓,需精确限制液体术后摄入,除正性肌力药物外,缩血管药物的持续应用亦可帮助减少患者的容量需求。可简单多次通过触诊了解患者复温状态,尽早恢复自主血管张力;在体外循环后早期患者,血压对前负荷敏感,可测量上腔静脉压比较液体给予前后前负荷变化。在判断容量状态时,应注意低的静脉压(0~2mmHg)并非直接的容量不足标志,在循环不稳的患者,低的静脉压往往仅指示患者循环状态可能被液体治疗纠正。而过高的静脉压往往意味存在其他的循环问题,且此循环不稳可能无法由液体复苏纠正。相对于液体负荷试验,简单的抬腿试验亦可获得明确的结论。

3) 高龄患者术后:高龄患者重要生命器官功能储备差,对低灌注损害敏感,营养状况差、术前血浆胶体含量低、因术中 / 术后失血等综合情况,易因液体管理失当发生术后并发症。此类患者需精确的液体管理。在术后早期,高龄患者的水钠过负荷依靠自身调节回流缓慢,尿量偏少。对于术后早期难以通过自身调节达到液体平衡的患者,我们主张在内环境稳定的前提下限制液体摄入,积极应用天然胶体及利尿药物。在某些术式,因大范围淋巴清扫可导致淋巴回流受阻,肺水增加,以上情况在高龄患者尤甚。合理的设置液体摄入总量,胶体及

利尿的应用,严密的出量监测是防止高龄患者肺部并发症的关键。高龄病患液体管理的原则同样适用于双肺移植患者。

4) 术后急性大出血:急性术后胸腔内大出血是普胸外科术后早期最凶险的并发症,常见于胸内较大血管急性破裂。当值医师应毫不犹豫动员科室所有力量进行抢救,并在第一时间开胸探查止血。液体复苏、建立人工气道供氧、开胸准备必须同时进行。在血制品暂未获得时,应首先选择黏滞度较低的人工胶体进行快速液体复苏。可令护士以两人一组,手执 50ml 注射器连接三通切换器,急速连续推注进行液体复苏。严密观察患者循环及脉搏变化,随时准备给予肾上腺素推注以维持连续的心泵功能。开胸止血成功后,可进一步应用天然胶体及利尿药物,加速排出第三间隙水钠负荷。

2. 常见液体种类及选择　在毛细血管基膜完整时,无论输注何种液体,短时间内该液体仅分布于与其渗透压相等的体液间隙。

(1) 5% 的葡萄糖液体可迅速分布全身,过度输注可致全身水肿。

(2) 平衡盐类及生理盐水的分布范围为血管内及细胞外液,1.5 小时后其在血管腔内的容量仅约 20%,其扩容作用有限。

(3) 人工胶体、天然胶体及可停留于血管腔内数小时,是较满意的容量补充液体。

(二) 感染治疗策略

胸外科术后感染直至今日仍是最重要的术后并发症之一。胸外科手术多属二类切口手术,2%~5% 的患者会发生手术部位感染(surgical site infections,SSIs),包括手术切口、手术入径以及手术脏器的感染。严重的感染本身病死率较高,因其本身常可诱发其他并发症,或者作为多种并发症的组成部分而同时发生。因此,有效的抗感染策略是保障手术成功,减少不良事件的重要环节。

术后感染的治疗主要措施是感染灶(外科因素)的处理、改善机体的营养、增强机体的免疫力以及抗生素的使用。

1. 各部位感染灶的处理　胸腔感染(脓胸)常见原因包括术中污染、术后胸腔积血或积液、术后并发胸腔内空腔脏器穿孔(如肺切除术后支气管胸膜瘘、食管术后的吻合口漏等)。影像学检查、超声检查对于脓胸的诊断有很大帮助,可以显示胸腔积液(脓)的位置和程度,有无分隔及包裹,还可为胸腔穿刺或胸腔闭式引流提供定位。

(1) 肺部感染:肺部感染的发生不仅与患者术前的基础疾病以及手术本身的创伤有关,而且与术后呼吸道的处理有着密切的关系。有效的呼吸道管理不仅可以咳痰引流,更可以起到减轻呼吸负荷,改善氧合的作用。对于自主呼吸较弱的患者积极使用呼吸机加压面罩供氧,辅以气管镜吸痰常可获得较好的效果。对于感染严重的患者早期行气管切开能够更有效地进行呼吸道管理,改善预后。

(2) 腹腔感染:常见原因包括术中污染、术后腹腔内空腔脏器穿孔(如空肠造瘘口漏、应激性溃疡穿孔和肠血供受损所致肠穿孔、坏死)、术后胸腔感染波及腹腔。腹腔感染由于感染细菌的毒力、患者的营养状况以及有无其他并发症等情况,可局限化而成为局限性腹膜炎甚至腹腔脓肿,亦可扩散发展成为弥漫性腹膜炎。CT 和超声检查对局限性腹腔脓肿的诊断与穿刺定位有很大帮助,体积较小的腹腔脓肿可保守治疗,待其吸收,体积较大则应引流或手术处理。弥漫性腹膜炎诊断确立后,应行开腹手术,对引起腹腔感染的原发因素如胃肠道的穿孔行妥善处理,并行腹腔引流。

(3) 胸壁感染:主要是手术切口的感染。常见原因多与手术处理不当有关,如胸壁组织止血不彻底,关胸时未能全层缝合组织而留有腔隙等。胸壁感染的初期,可能仅有局部组织的炎性浸润,可行抗生素应用及局部理疗。若已有化脓表现则应敞开切口引流,必要时行清创术。

(4) 纵隔感染:较少见。多系正中切口纵劈胸骨行纵隔手术造成的前纵隔感染。诱发或易感因素包括术中污染、术中胸骨机械创伤重、关胸时胸骨缝合固定不牢发生移动等。纵隔感染的引流常采用对口冲洗引流,即由胸骨上窝与剑突下相向分离纵隔,再分别置入硅胶管行冲洗引流。若纵隔感染累及胸壁,应敞开切口引流。胸骨哆开在感染期不宜缝合固定,为保持胸廓完整性,宜采用胸带加压包扎的方法。

(5) 心包感染:常在心包腔积脓后方显现并得

到确诊。胸部 X 线片检查对心包感染的诊断有一定的限制,须较大量的心包积液(成人一般需在 300ml 以上)才能有心影增大呈烧瓶样或梨形的表现。彩色多普勒超声检查对心包积液较为敏感,亦可为穿刺定位提供协助。心包感染时应依照急性化脓性心包炎的治疗原则及时引流。

(6) 泌尿系统感染:多为急性膀胱炎和尿道炎。对于此类患者,若仍留置导尿管的则应及早拔除,选用经肾排泄而尿中浓度较高的抗生素。

(7) 血管内导管感染:首先应拔除导管并取导管尖端送细菌培养,然后选用敏感的抗生素静脉注射。

2. 抗生素的应用 对于抗生素使用而言,目前据国内外文献报道,临床多选用第二代头孢菌素,β- 内酰胺类过敏者选用万古霉素或克林霉素。抗生素的首剂使用时间多于术前 30 分钟,以保证整个手术过程中达到有效的血药浓度,对于手术时间过长(>3 小时)可于术中增加 1 剂,对于没有术后感染危险因素的患者术后持续用药并不能够进一步减少感染,因此美国胸科学会(ATS)推荐的预防用药时间是术后 24~48 小时。

目前国内外的研究显示,胸外科手术的 SSIs 菌落:革兰阳性杆菌主要有金黄色葡萄球菌、凝固酶阴性葡球菌等,革兰阴性杆菌主要有铜绿假单胞菌、肠道杆菌等。因此,在进行 SSIs 的经验性治疗时,应根据可能的病原体进行使用,并要注意考虑细菌的耐药情况。近年来大量使用第三、四代头孢菌素可以使产 β- 内酰胺酶的革兰阴性杆菌耐药率增高,使用了抗菌增效剂(舒巴坦钠及他唑巴坦钠)可竞争性的、不可逆地抑制 β- 内酰胺酶,可使抗生素增效并降低耐药率。然后再根据细菌培养和药敏结果及时调整。此处值得一提的是应用纤维支气管镜吸痰、支气管肺泡灌洗液行细菌学检查,其结果更可靠。

肺移植手术后由于免疫抑制,因此除了应用广谱抗生素预防或治疗感染,其他如曲霉菌感染常选用伊曲康唑、伏立康唑;念珠菌常选用氟康唑;巨细胞病毒感染则常选用更昔洛韦等相应的药物治疗(详细内容请参见第四篇第十九章第十节肺移植相关内容)。

(三) 循环系统管理

胸外科手术中术侧胸腔负压消失对患者循环功能产生不可避免的影响,加之手术操作引起的牵拉、压迫等机械性刺激,麻醉及其药物的不良反应,术中血容量的急剧变化等因素,都会使得循环系统发生明显的生理改变。手术期间的循环系统生理改变可延续至术后,在此期间若再合并有其他系统并发症出现,则循环系统易出现相应的并发症。

常见的循环系统并发症如下:

1. 血压不稳定

(1) 高血压:造成胸外科术后高血压的原因很多。对于术后高血压的防治,均应针对其诱因着手,如满意的镇静、镇痛,纠正容量负荷的超标,纠正低氧血症和二氧化碳潴留以及适当保暖避免寒战反应等。多数患者经上述处理,术后高血压可得到缓解。对于严重高血压患者,为避免由此而引起的其他并发症,则应使用血管活性药物。以选用短效、速效、强效药物为宜,这样降压效果易于控制和维持,亦利于药物的撤除。

(2) 低血压:低血压的治疗应针对病因着手。一般术后早期出现的低血压,则最多见于血容量不足所造成。在纠正低血容量时,不能单纯把血压的高低作为唯一的监测指标,还必须同时监测 CVP 的变化、尿量以及周围末梢循环的改善情况。若考虑低血压的原因有外周血管张力因素时,则应使用血管活性药物来纠正。为了改善和恢复受损害的心脏功能,可使用正性肌力药物,但使用时需注意所选择药物需不仅能增加心排血量,而且又能降低心肌氧耗量。补充血容量和使用血管活性药物后,若低血压的状态仍得不到满意纠正,则注意分析有无胸腹腔内出血、张力性气胸、急性心脏压塞以及心脏疝等外科因素存在。若存在此类情况,再次手术是唯一有效的方法。

2. 心律失常 胸外科术后患者心律失常多见,有报道显示平均发生率约为 20%。其诱发因素有多种:缺氧和(或)二氧化碳潴留,体循环压力的改变,电解质、酸碱平衡失调,血容量的急剧变化,麻醉药物的影响等。此外,术前即有心脏疾病史,高龄,全肺切除术后等亦是高危因素。因此对于术后心律失常的处理,首先需理解术后心律失常实际上是这些诱发因素或并发症的表现形式之一,且多非单一因素作用的结果。处理术后心律失常时需注意首先需要准确判断可能造成心律失常的诱因或并发症,尽快纠正解除之。

(1) 窦性心动过速:一般均由术后切口疼痛、血容量不足、体温升高、缺氧或二氧化碳潴留等诱因造成,多不会引起血流动力学的明显变化,一般在上述诱因解除后可自行缓解。当相应的诱因解除过后,心动过速仍持续存在,特别是出现血流动力学改变时,应当警惕循环系统其他并发症发生的可能。

(2) 房性期前收缩(房性早搏):胸外科术后出现的房性早搏,一般在解除诱发因素后多可自行缓解。但若房性早搏频发,患者自觉明显不适,或频发房性早搏可能进一步诱发其他严重心律失常时应积极处理。

(3) 心房颤动:最常见于老年患者。房颤患者心排血量减少,可造成显著的血流动力学改变。术前即有房颤患者,由于已建立代偿机制并已适应,故可能不会引起严重后果。对于术后新发房颤患者应及时处理。

1) 控制心室率:这是处理快速房颤首先应该采取的措施,理想目标是使室率在安静时保持60~70 次 / 分,轻度活动时不超过 100 次 / 分。可选用洋地黄类制剂、β 受体阻滞剂等。

2) 恢复窦性心律:可采用同步直流电复律和药物复律。对合并出现心绞痛、心力衰竭以及血压降低甚至休克的患者,同步直流电复律应为首选的方法,复律后使用药物维持。

(4) 室性期前收缩(室性早搏):若无心脏器质性基础病变,原则上不需要特殊治疗。对于多形性室性早搏、短阵室性心动过速、心肌缺血或心肌梗死后出现的频发室性早搏,应积极处理,以免诱发更为严重的室性心律失常。

(5) 心室颤动(室颤):室颤系非常危急的心律失常,已属心搏骤停而须心肺复苏的范畴。一旦发生室颤,应立即实行直流电电击除颤,这是终止室颤最有效的方法。

3. 术后急性心功能不全　外科术后患者所发生的心力衰竭,一般均为急性心力衰竭(心力衰竭),且多为心室收缩性心力衰竭。常分为左心力衰竭、右心力衰竭以及全心力衰竭。

(1) 急性左心力衰竭:胸外科术后急性左心力衰竭患者,往往以肺水肿的表现显示,常有频繁咳嗽,咳粉红色泡沫样痰,端坐大汗,烦躁,发绀,脉搏细弱,心率增快,血压下降。心音听诊可发现第一心音减弱,舒张期奔马律。肺部听诊可及双肺弥漫中细湿啰音。胸部 X 线片检查可显示肺水肿表现。急性左心力衰竭一旦发生,即应积极治疗,在此主要强调强心、利尿、扩血管的药物应用。

(2) 急性右心力衰竭:胸外科术后右心力衰竭患者,可因左心力衰竭继发而来,但更多是由于病肺切除手术所引起。其病理生理基础在于肺组织的切除将直接造成肺血管床容积的减少,造成余肺循环容量负荷增大,而容量负荷的增大则反射性地引起余肺内的小肺动脉痉挛收缩,从而进一步致肺循环阻力负荷增大,肺动脉压力增高。右心后负荷增大,右心泵功能减退,继而发生右心力衰竭。

右心力衰竭患者临床表现常见:由于静脉系统淤血而导致食欲缺乏、恶心、呕吐、腹胀、少尿、颈静脉怒张、水肿以及胸、腹水等。胸部 X 线检查可示肺淤血、胸腔积液等征象。右心力衰竭的治疗与左心力衰竭相似,需要强调的是,肺切除手术对右心功能产生的不利影响非短时间所能消除,右心功能需有一个过程来适应以代偿,因此治疗措施应持续对右心功能进行辅助。强心、利尿、扩血管的药物使用与左心力衰竭基本相同。

4. 休克　胸外科手术后发生的休克以失血性休克与感染性休克为最常见。休克的发病原因虽有不同,但其治疗的基本程序仍然是恢复血流动力学的稳定性与保证组织的氧合血流灌注。休克的治疗原则:①恢复血液循环正常功能,改善器官与组织毛细血管灌注,恢复与维持机体正常的氧输送能力,纠正组织缺血缺氧。②改善机体反应状态,保证内环境稳定平衡,预防炎性介质的激活,预防缺血再灌注引起的细胞损伤。③消除引起休克的原发疾病。

(四)氧疗和呼吸支持

胸外科手术后由于肺组织切除、胸壁肌肉切断、神经损伤、胸腔积液、肺不张、肺水肿、心脏负荷加重、感染等因素,都会对患者的呼吸功能产生巨大的影响,从而产生呼吸困难,缺氧伴或不伴二氧化碳蓄积。所以术后给予患者一定程度的吸氧对于纠正低氧血症、改善组织的氧合、维持器官功能有着重大的意义。

影响氧代谢的因素:呼吸道炎症时呼吸管道分泌物增多、支气管阻塞、肺活量减低、肺不张、肺炎等;当血红蛋白量减少时影响氧的运输;血氧分压与组织氧分压差异大时氧释放多,差异小时释放少,当毛细血管处于痉挛状态时,血流不通畅将影响氧的释放利用;组织细胞利用氧多,氧分压低,氧释放多。

缺氧可以分为四大类:低张性缺氧(气道阻塞)、循环性缺氧(缺血或淤血)、血液性缺氧(低血红蛋白)和组织性缺氧等。

1. 氧疗 氧疗最直接的作用就是可以纠正低氧状态,因为缺氧的改善,患者的呼吸频率和幅度会逐渐下降,减少呼吸的做功,避免因为缺氧造成呼吸运动加剧,引起进一步缺氧的恶性循环。因为缺氧的改善,患者因为缺氧而引起的心血管代偿现象诸如心率加快、血压上升等加重心脏做功的反应会逐渐趋于平和。

(1) 呼吸障碍引起的缺氧可分三级:①轻度缺氧:发绀轻度,呼吸困难不明显,血氧分压 50~70mmHg,二氧化碳分压 <50mmHg。②中度缺氧:发绀明显,呼吸困难明显,血氧分压 35~50mmHg,二氧化碳分压 50~70mmHg。③重度缺氧:发绀较显著,呼吸困难严重,血氧分压 <35mmHg,二氧化碳分压 >70mmHg。

(2) 给氧浓度:吸氧浓度一般根据吸入氧流量计算,即吸氧浓度(%)=21×4 氧流量(L/min)。吸氧浓度可根据患者缺氧程度和导致缺氧的病因综合考虑。吸氧分为低浓度(24%~35%),中浓度(36%~60%),高浓度(>60%)。

(3) 根据缺氧程度确定给氧浓度:①轻度缺氧:吸氧浓度 25%~29%,氧流量 1~2L/min。②中度缺氧:吸氧浓度为 29%~37%,氧流量 2~4L/min。③重度缺氧:呼吸支持,加压给氧。

(4) 氧疗的注意事项:氧疗过程必须注意加温和湿化,呼吸道内保持 37℃ 和 95%~100% 湿度是黏液纤毛系统正常清除功能的必要条件,故吸入氧应通过湿化瓶和必要的加温装置,以防止吸入干冷的氧气刺激损伤气道黏膜,致痰干结和影响纤毛功能。

氧疗过程中必须注意到氧气也是一种药物,临床上使用氧气时不仅要注意其"治疗剂量",也应该注意其"中毒剂量"。通常氧疗的浓度不应超过50%,高浓度的吸氧产生会对组织细胞有害的氧自由基,具有强的氧化作用,能直接或间接损伤组织细胞。对脑、心、肺、肾、胃肠、胰腺、眼均有毒害作用,尤其对肺和眼的损伤更为严重。高浓度的吸氧后,肺泡内氮气被大量置换,一旦支气管有阻塞时,其所属肺泡内的氧气被肺循环血液迅速吸收,引起吸入性肺不张。II型呼吸衰竭者,由于 $PaCO_2$ 长期处于高水平,呼吸中枢失去了对二氧化碳的敏感性,呼吸的调节主要依靠缺氧对周围化学感受器的刺激来维持,吸入高浓度氧,解除缺氧对呼吸的刺激作用,会使呼吸中枢抑制加重,甚至呼吸停止。

(5) 氧疗的基本目标:是改善患者的缺氧状态,所以在氧疗的过程中必须仔细观察患者氧疗效果,如患者神志、发绀、呼吸节律、幅度、心率、血压等变化。一旦发现患者氧疗效果不佳,呼吸困难持续加重,必须寻找原因,同时要求呼吸支持技术,以暂时改善呼吸状态,为寻找病因提供充足的时间。

2. 呼吸支持 呼吸支持技术包括无创的加压面罩呼吸机辅助呼吸和人工气道建立呼吸机辅助呼吸。

对于患者在经过常规氧疗后,缺氧改善不明显,呼吸频率加快,幅度加深或幅度极浅,口插管拔除的患者呼吸仍然较为费力时可考虑无创通气。有创通气中应用的所有通气模式均可用于无创通气。持续气道正压(CPAP)、双水平气道正压(BiPAP),压力控制通气(PCV)、比例辅助通气(PAV)等较为常用。其中,BiPAP 是无创通气最常用的模式。BiPAP 的工作方式相当于有创通气中的PSV+PEEP,呼吸机通过感知管路内的压力或者流量变化来进行触发,其参数调节简单,仅需要设定高压(PS)和低压(PEEP)。

(1) 无创通气:①优点:患者易接受、避免了局部创伤、较少需要镇静剂、通气机相关肺炎发生少、患者可自主排痰、不影响进食与声带功能。②缺点：气路难以密闭、吸氧浓度不易精确调节、气道湿化与引流不够充分、一般缺少完整的监测装置、有误吸的危险及面部受压、皮肤损伤。

无创通气时建议给患者安置鼻十二指肠营养管，以防饮食后因为加压面罩正压通气造成的胃反流误吸。

在无创通气效果不佳时，应果断建立人工气道呼吸机辅助通气。临床上往往可以看到一些医生对于给患者气管插管瞻前顾后、犹豫不决，殊不知这样往往会耽误最佳治疗时机，越早改善氧合，降低患者呼吸功，对减少肺损伤都大有裨益。

（2）人工气道建立的指征：①呼吸道梗阻：比如胸内甲状腺手术后气管软化、塌陷；颈部、上纵隔手术后局部出血血肿压迫；气管内新生物；过敏引起的喉头水肿等。②气道分泌持续增多：如术后严重肺部感染排痰量增加，患者无法自咳并氧饱和度下降；术后发生较严重的误吸；肺水肿影响氧合等。③气道保护性反射消失：如昏迷或神志不清者，无法自主排痰者；心搏骤停复苏者；双侧喉返神经受损患者等。④无创通气无效：患者在无创通气治疗后，呼吸困难持续加重，或不能耐受无创通气的；行NIPPV后2小时内若患者呼吸困难症状无缓解，呼吸频率、心率、血气分析指标无改善甚至恶化，出现呕吐、严重上消化道出血，气道分泌物增多，排痰困难，低血压、严重心律失常等情况时亦应及时考虑建立人工气道，改为有创通气。

临床上是否存在缺氧并非是建立人工气道唯一标准，指端血氧饱和度尚可的患者，如果呼吸急促，频率 >35 次 / 分，预见即将有缺氧发生或是休克患者存在严重酸碱平衡紊乱，从复苏角度来说建立人工气道也是最佳选择。关键在于医生对患者疾病严重性的判断，从某种角度来说插管可能面临的是过度治疗，而不插管可能面临的是患者死亡的风险。笔者认为口插管的指征可以适当放宽，这对于减少医疗不良事件的发生有益。

（3）气管切开适应证：①喉及气管上段阻塞：由喉部、气管上段肿瘤、外伤、异物等引起的严重阻塞；②下呼吸道分泌物潴留：严重肺部感染经短期治疗痰液持续增多需频繁吸痰、长期昏迷患者；

③双侧喉返神经损伤、反复误吸；④需长时间机械通气；⑤预防性气管切开：术中发现气管软化。

气管切开的时机，个人掌握不同，笔者认为预计机械通气时间在 2 周之内的，可以选择气管插管。如果预计时间超过 2 周以上的，建议早期切开。但是在预计时间的把握上确实很难。Griffiths 等荟萃分析提示：早期气管切开可降低机械通气时间和住院时间，但不改变肺炎的发生率和病死率。

（4）有创呼吸支持：是最有力的手段，当然也不可避免产生一些不良后果，诸如呼吸机相关肺炎、气压伤（气胸）、肺纤维化、氧中毒、呼吸机相关的呼吸肌失用、循环影响、人工气道建立产生的相关并发症（出血、狭窄等）。

（5）机械通气：应遵循个体化模式，切忌所有患者不论其通气模式定容或定压，压力支持、峰流速等都采用同一种模式，临床上往往给予患者小潮气量定容通气，这样能保持患者的分钟通气量，但通常会产生一定的气压伤，这对于胸外科手术后，特别是支气管袖形切除或是肺表面有漏气的患者，或是怀疑有支气管胸膜瘘的患者来说是不适合的，这时就需要根据患者的个体病情采用定压模式，以保证减少气压伤，但定压模式使用有一定风险，要求医护人员十分关注患者，如果患者呼吸道分泌物增多，则必须及时彻底清除，不然患者很有可能造成分钟通气量不足，导致患者缺氧或二氧化碳蓄积。另外，机械通气应遵循动态调整原则，参数的设置不是一成不变，动态观察血气分析，动态观察内源性 PEEP，动态观察患者呼吸监测参数，动态观察患者的自我感觉结合心率、呼吸频率、呼吸幅度、出汗等现象来调整呼吸机参数。机械通气也应遵循尽早撤离原则，呼吸机通气尽管能模拟人类呼吸，但呼吸机相关肺损伤随机械通气使用的时间延长而不断加重，在可能的情况下，要鼓励患者尽早脱机，以保护肺组织。

（五）改善营养状态

胸外科手术创伤大，患者因为术后卧床、疼痛、药物反应、禁食、缺氧等因素，饮食往往不足。另外严重感染、呼吸机辅助呼吸等因素造成的严重的负氮平衡。所以营养支持对于外科患者的恢复，尤其是重症患者的恢复，降低其病死率极为重要。

营养支持的原则是尽量经口进食,额外适当补充,早期肠内营养。对于危重患者为允许性低热量营养支持原则。

一般胸外科非消化道手术患者,术后通过自身饮食调节,通常能够获得足够的能量、蛋白质、脂类、水分、维生素、电解质和微量元素。

需要讨论的是禁食患者、严重感染患者、重症患者的营养提供。合理的热量供给是实现重症患者有效的营养支持的保障。有关应激后能量消耗测定的临床研究表明:合并全身感染患者,能量消耗(REE/MEE)第1周为25kcal/(kg·d),第2周可增加至40kcal/(kg·d)。创伤患者第1周为30kcal/(kg·d),某些患者第2周可高达55kcal/(kg·d)。大手术后能量消耗为基础代谢率(basic matabolism rate,BMR)的1.25~1.46倍。但这并非是急性应激状态的重症患者的能量供给目标。不同疾病状态、时期以及不同个体,其能量需求亦是不同的。应激早期合并有全身炎症反应的急性重症患者,能量供给在20~25kcal/(kg·d),被认为是大多数重症患者能够接受并可实现的能量供给目标。即所谓"允许性低热量"喂养。其目的在于避免营养支持相关的并发症,如高血糖、高碳酸血症、淤胆与脂肪沉积等。值得注意的是,对ICU患者来说,营养供给时应考虑到危重机体的器官功能、代谢状态及其对补充营养底物的代谢、利用能力。在肝肾功能受损情况下,营养底物的代谢与排泄均受到限制,供给量超过机体代谢负荷,将加重代谢紊乱与脏器功能损害。肥胖的重症患者应根据其理想体重计算所需能量。

临床营养支持途径分为肠外营养支持(parenteral nutrition,PN)(通过外周或中心静脉途径)与肠内营养支持(enteral nutrition,EN)两种。荟萃分析结果提示,PN与感染并发症的增加有关,而早期EN可降低感染并发症发生率和缩短住院时间等。有关外科重症患者营养支持方式的循证医学研究表明,80%的患者可以完全耐受EN,另外10%可接受PN和EN混合形式营养支持,其余的10%胃肠道不能使用,是选择TPN的绝对适应证。EN应是重症患者首先考虑的营养支持途径,只要患者肠道还保留一定的功能,就应尽量应用EN。与PN相比,

EN有助于维持小肠黏膜的完整性和屏障功能,还可以抑制各种前炎症介质的释放,增加内脏血流,使代谢更符合生理需要,并可减少肝、胆并发症的发生。但应该指出,重症患者EN不耐受的发生率高于普通患者,此时需要进行积极的PN支持。

1. 热量　正常人体热量需要可根据Harris-Benedict公式计算:

男性:66.473+[13.7516×体重(kg)]+[5.0033×身高(cm)]-(4.6756×年龄)。

女性:665.095+[9.5634×体重(kg)]+[1.8496×身高(cm)]-(4.6756×年龄)。

应激因素下应乘以校正系数C:无并发症的大手术为1.0~1.1;中等创伤、中等腹膜炎为1.25;严重创伤、感染或器官衰竭为1.3~1.6;烧伤面积≥体表面积40%为2.0;肌肉做功活动为1.1~1.25;发热为1.05~1.10/℃。呼吸衰竭患者体能消耗增高,应乘以校正系数C(男性为1.16,女性为1.19)。

碳水化合物:35%~70%的非蛋白热量,<7g/kg

脂肪:20%~30%的非蛋白热量,应激状态可达50%,<2g/kg

正确地估计热量供给十分重要,尤其对肺部损害的患者,因为过高的热量会引起机体糖代谢异常、肝脏的脂肪浸润等。当疾病还在发展时,维持平衡是主要目标,不要求丢失的营养物质与组织的复原。

2. 蛋白质、脂肪与碳水化合物的构成

(1) 蛋白质需求量:无应激并具有一定的器官功能[0.8g/(kg·d)];代谢需求增加(2.0g/kg·d)。

(2) 水需求量:成人30~40ml/kg或1.0~1.5ml/kcal。

体内CO_2主要来自营养物质的氧化,从脂肪到糖CO_2的产生量为70%~100%,如果摄入营养过高且以糖类为主,将导致大量CO_2产生,而正常生理状况下肺排泄CO_2的能力约为12 000mmol/d,超过此限即可造成CO_2潴留。故食物中蛋白质、脂肪与碳水化合物的构成要视患者肺功能而定,如患者有急或慢性呼吸衰竭,其呼吸贮备低时,碳水化合物在氧化中会比蛋白质与脂肪产生更多的二氧化碳,增加呼吸负荷。尽管临床证明,较高水平的蛋白质摄入可增加呼吸功,导致呼吸肌疲劳。但蛋白质摄入不足会导致体内蛋白水平的缺乏,不利于

疾病的康复,实际中推荐供给量维持在 1g/(kg·d)。实验证明,对肺部疾病患者用较高的脂肪代替糖供给热量更稳妥些,故食物中脂肪可占总热量的 30%~50%。另外需注意补充电解质如钙、磷等以及维生素等。

谷氨酰胺(glutamine,Gln)是一种特殊的营养物质,已引起人们普遍关注,成为研究热点。Gln是体内含量最丰富的非必需氨基酸,约占总游离氨基酸的 50%,是合成氨基酸、蛋白质、核酸和许多其他生物分子的前体物质,在肝、肾、小肠和骨骼肌代谢中起重要的调节作用,是机体内各器官之间转运氨基酸和氮的主要载体,也是生长迅速细胞的主要燃料。近年来,越来越多的动物实验和临床研究均证实,Gln 强化的营养支持具有改善机体代谢、氮平衡,促进蛋白质合成,增加淋巴细胞总数,改善机体免疫状况,并能维持肠道功能的效果。

EN 不利之处在于存在误吸风险,所以建议采用鼻十二指肠营养管,减少反流。EN 患者出现经常会出现呕吐、腹胀、腹泻,究其原因通常是营养液渗透压过高、输注速度过快、脂肪含量过高、脂肪过敏或不耐受、营养液温度过低、营养液受污染、抗生素相关性肠炎、低蛋白血症等。因此,大量研究支持 EN 输液泵持续输注优于重力滴注和传统注射器分次推注,可以降低腹泻、低血糖、吸入性肺炎、恶心、呕吐发生率,为吸收力受限的患者提供最大程度的营养支持。

对于术后早期不宜肠内营养,不能耐受肠内营养的危重患者、消化道出血患者、严重腹泻患者可以选用完全肠外营养(total parenteral nutrition,TPN),或 PN+EN。完全肠外营养的非蛋白热量的供给以 30~35kcal 为宜,葡萄糖的输入速度不宜超过 5mg/(kg·min),至于脂肪建议使用长链甘油三酯(long chain triglycerides,LCT)和中链甘油三酯(median chain triglycerides,MCT)的混合制剂,因为 LCT 进入线粒体需要肉碱,在高代谢状态下,肉碱内源合成不足,LCT 利用有障碍,特别在有肝损害时,使用 LCT/MCT 的混合制剂可以减轻肝脏的负担。蛋白质可以增加到 2~3g/kg 体重,最好选用高支链氨基酸和低芳香族氨基酸的氨基酸溶液,在营养治疗的同时给予各种维生素和矿物质。临床医

生要注意患者营养物质的全面供给,笔者曾遇到过一位病患长期 PN,由于未补充 B 族维生素,结果导致患者昏迷,患上 Wernike 脑病,经充分补充 B 族维生素才得以清醒。

营养支持的常见并发症:血糖水平异常、高渗性非酮症昏迷、血脂水平异常、低白蛋白血症和电解质紊乱等。

四、胸外专科术后管理

(一) 外科引流的处理

胸外科手术后通常会有一根或多根胸腔引流管,手术结束时胸腔引流管应该连接到水封瓶,应保持 –0.29~–0.50kPa 的负压。全肺切除后,水封瓶水柱波动通常调节在 5cm 左右。每天应注意观察胸管引流通畅与否,如果水封瓶水柱波动很小甚至消失,除非是肺扩张极佳,一般往往是胸管阻塞,需仔细检查胸管是否折叠、扭曲,是否被血块阻塞。如果水封瓶水柱波动很大,甚至有气泡溢出,通常是肺扩张不佳,肺组织表面漏气或支气管胸膜瘘,同时也要检查是否是水封瓶连接处存在漏气。每天要观察胸腔积液引流量、颜色和胸腔积液是否澄清,判断是否存在出血、感染、乳糜胸等病理状态。对于拔出胸管的标准,因人而异。对于常规手术,每日胸腔积液量在 200ml 以下,胸腔积液颜色澄清,颜色淡红,咳嗽时无持续气泡产生,听诊呼吸音清晰,胸部 X 线片提示肺扩张好,即可拔出胸管。对于曾经水封瓶持续漏气,经过引流不再漏气的患者,必须夹闭胸管 24~48 小时后,复查胸部 X 线片肺扩张佳者,可拔出胸管。对于手术中怀疑胸腔污染者,手术后胸管安置时间应适当延长。对于术后存在胸腔感染、支气管胸膜瘘、胸内食管胃吻合口漏患者则应长期保留胸腔引流管,直到疾病恢复,感染局限为止或改开放引流,逐步退出。对于一些手术后胸腔积液持续增多,颜色清亮,在排除感染、出血、乳糜胸的情况下,在充分补充白蛋白的基础上,可予夹闭胸管,使胸内压力超过静水压,从而达到减少渗出的目的。

食管重建手术后胃管拔出的时机也是因人而异。通常在术后患者肛门排气后,胃液量 <200ml,且颜色淡绿或淡黄后可予拔除胃管。但不同的术

式也不尽相同,比如胃代食管手术,胃行走于胸骨后者,由于患者咳嗽时胃内压力较高,会对吻合口产生不良影响,建议胃管引流放置较长时间(7~9天)。对于术后胃潴留患者,胃管应该持续引流,直至胃肠动力恢复,机械梗阻消失。对于食管胃吻合口漏的患者,特别是在颈部吻合口漏较大的患者,建议胃管保留较长时间,因为过早拔出胃管后,在吻合口愈合过程中,漏口可能被肉芽组织长闭,给后期食管扩张带来麻烦。

胸内甲状腺手术后颈部引流负压小球,在引流液色淡量少后即可拔除。食管胃颈部吻合手术后,颈部皮片的拔除通常是在术后48小时。

(二) 剖胸探查止血指征

胸外科手术后,由于胸腔负压的原因,往往胸腔引流量较多,但我们这里指的是胸腔内出血的状况。手术后如果患者胸腔引流颜色鲜红或暗红类似静脉血样,引流量>300ml,连续3小时;或引流量150~300ml,连续5小时即有剖胸探查指征。但是,何时决定剖胸并非拘泥于此。如果患者表现为扩容后但心率持续加快、血压不稳、血红蛋白水平进行性下降,胸部X线片提示胸内较大量积血,即便胸腔积液引流量达不到"标准",也应该毫不犹豫地剖胸止血。如果患者胸腔积液引流达到"标准",但患者生命体征平稳、四肢温暖、呼吸平稳、没有任何休克代偿表现的,在充分扩容、应用止血药的基础上,可予继续观察。胸内有较多量凝血块,对肺组织产生压迫者是否需要再次剖胸止血,也是根据实际情况判断。笔者认为如果患者在短时间内胸腔出血停止,随访血红蛋白不再持续下降,则不必再次剖胸,可以在出血停止3天后用尿激酶冲洗胸腔融化凝血块,效果很好,肺大多能完全复张。如果患者在短时期内胸内出血不断,即便是量少者,因为无法用尿激酶冲洗胸腔,时间久后血块机化,肺表面纤维膜形成,今后肺很难复张,容易产生胸腔感染和肺部感染,通常建议再次剖胸探查止血并清除凝血块。

对于手术后怀疑心脏压塞的患者,表现为心率增快、血压下降、脉压缩小者,不必等待心超结果,因为此类患者随时有心搏骤停的风险,果断剖胸探查。

对于术后突然胸管内涌出大量鲜红色胸腔积液的患者,血压不稳者,必须立即夹闭胸管,不宜搬动患者,立即床边开胸,方能挽救生命。

(三) 肺不张的处理

胸外科手术后,肺不张是较为常见的并发症。肺不张首先要判断患者是压迫性肺不张还是阻塞性肺不张。压迫性肺不张通常是由于胸腔大量积液、肺表面纤维板形成或是气胸造成。胸腔积液和气胸患者只要在合适的位置安置胸腔引流即可。肺表面纤维板形成的患者如果肺不张明显的,需要再次剖胸行纤维板剥脱术才可以解决问题。阻塞性肺不张通常是由于痰液或血块阻塞支气管造成。通过定期给患者拍背咳痰、雾化吸入、痰培养调整抗生素、鼻导管吸痰、纤维支气管镜检查吸痰往往可以使肺复张,如果肺仍然扩张欠佳,则可以使用呼吸机加压面罩,给予正压通气加速肺扩张。另外,还有一种肺不张的形式,它是由于肺组织在胸腔内受到脓液或化学性液体刺激引发的肺不张。比如食管癌手术后胸内吻合口漏患者,再没有胸腔引流管的情况下,患者肺组织受到脓液和胃酸化学性液体刺激,产生的肺不张,胸部X线片仅仅表现为肺扩张不佳,胸腔积液量也不多,纤维支气管镜吸痰也不多,这类患者必须自胸腔引流后肺组织才会慢慢复张。

(四) 术后肺漏气的处理

胸外科肺切除后持续漏气的原因通常是肺表面的粗面不愈、肺泡胸膜瘘和支气管胸膜瘘。共同的处理原则是保持胸腔引流的通畅,静待其愈合,很少有需要再次手术治疗者。当然对于支气管胸膜瘘的处理有所不同(见下述)。对于肺表面的粗面不愈的患者可以尝试抽自体血液注入胸腔,使之在肺表面形成凝血块,产成纤维膜封堵肺粗面破口。也可尝试胸腔内注入粘连剂,比如红霉素类产生强烈胸膜刺激的药物,注射后嘱患者翻滚活动,然后水封瓶接负压吸引,使肺扩张与胸壁产生粘连,使之愈合。肺泡胸膜瘘患者一部分会导致脓胸发生,则需要按照脓胸处理。

(五) 肺栓塞的处理

肺栓塞(pulmonary embolism,PE)是由于肺动脉的某一支被栓子堵塞而引起的严重并发症,最常见的栓子是来自静脉系统中的血栓。当栓塞后产生严重血供障碍时，肺组织可发生坏死，即称肺梗死。PE 也是近年来出现的越来越多的并发症。由于胸外科是老年外科，患者较长时间卧床，术后因为出血也使用了较多量的止血药物，肿瘤患者本身处于高凝状态，所以静脉栓子脱落造成肺动脉栓塞的发病逐渐为医生认识。

PE 常见为多发及双侧性，下肺多于上肺，特别好发于右下叶肺，约达 85%，这无疑是与血流及引力有关。

1. PE 的临床症状和体征　常常是非特异性的，且变化颇大，与其他心血管疾病难以区别。症状轻重虽然与栓子大小、栓塞范围有关，但不一定成正比，往往与原有心肺疾病的代偿能力有密切关系。

（1）急性大块 PE：表现为突然发作的重度呼吸困难、心肌梗死样胸骨后疼痛、晕厥、发绀、右心衰竭、休克、大汗淋漓、四肢厥冷及抽搐，甚至发生心脏停搏或室颤而迅速死亡。

（2）中等大小的 PE：常有胸骨后疼痛及咯血。当患者原有的心肺疾病代偿功能很差时，可以产生晕厥及高血压。

（3）肺的微栓塞：可以产生成人呼吸窘迫综合征。因微栓塞引起肺血管阻力增高，通透性增强，导致通气 - 灌注比例失调、肺内分流，产生严重的缺氧型呼吸衰竭。

（4）肺梗死：常有发热、轻度黄疸，体温一般37.8~38.3℃，如高于 39℃应考虑伴感染。

术后 PE 患者往往是久卧床起身后突发的胸闷不适，呼吸困难，早期听诊呼吸音没有特异改变，胸部 X 线片通常没有特殊表现，但患者表现极度缺氧，血气检查肺血管床堵塞 15%~20% 即可出现氧分压下降，$PaO_2 < 80mmHg$ 者发生率为 88%，有 12%的患者血氧正常。Cvitanic 等发现急性 PE 患者中76% 有低氧血症，93% 有低碳酸血症，86%~95%P（A-a）O_2 增大，后两者正常可能是诊断 PE 的反指征。实验室检查血浆 D- 二聚体含量异常增高对诊断 PE 的敏感度在 90% 以上。本测定的主要原理是多数 PE 患者有进行性内源性纤维蛋白溶解，某些纤维蛋白降解为 D- 二聚体。尽管血浆 D- 二聚

体增高对 PE 的诊断很敏感，但是非特异性的，至少术后 1 周患者的 D- 二聚体含量升高，心肌梗死、脓毒症或几乎所有的其他全身疾病也增加。因此，血浆 D- 二聚体的测定最好用于疑似 PE 而不合并急性周身疾病的患者。D- 二聚体浓度 <500μg/L强烈提示无急性 PE，有排除诊断的价值。另外，结合心超检查和 CT 检查可以协助判断 PE 的存在。

2. PE 的治疗

（1）一般治疗：本病发病急，需作急救处理。应保持患者绝对卧床休息，吸氧，镇痛，纠正急性右心衰竭及心律失常。抗休克常用多巴胺 200mg 加入 500ml 葡萄糖液内静脉滴注，开始速率为 2.5μg/（kg·min），以后调节滴速使收缩压维持在 12.0kPa（90mmHg）［10~25μg/（kg·min）］。右旋糖酐可作为主选扩容剂，而且还具有抗凝、促进栓子溶解、降低血小板活性作用。

（2）抗凝疗法

1）肝素：凡临床一经确诊或高度可疑急性PE，又无抗凝绝对禁忌证者，应立即开始肝素治疗。肝素使用方法如下。①持续静脉内滴注：适用巨大 PE，首次应用大剂量肝素（10 000~20 000IU）静脉内冲入，这样抑制血小板黏附于栓子上。2~4小时后开始标准疗法，每小时滴入 1000IU，由输液泵控制滴速。每日总量 25 000IU。②间断静脉内注射：每 4 小时（5000IU 肝素）或每 6 小时（7500IU肝素）静脉内给肝素一次，每日总量为 36 000IU。③间断皮下注射：每 4 小时（5000IU）或每 8 小时（10 000IU）或每 12 小时（20 000IU）皮下注射一次肝素。

2）华法林：肝素一般连续使用 9~10 天，当栓塞危险因素消失，移动患者没有发生 PE 症状，此时可合用口服华法林，待起效时即可停用肝素。

（3）溶栓治疗

1）UK：20 000IU/kg，2 小时静脉滴注。

2）rt-PA：50~100mg，2 小时静脉滴注。

3）SK：负荷量 500 000IU，后以 10 000IU/h 持续静脉滴注。

溶栓治疗的适应证：①广泛型急性 PE；②非广泛型急性 PE 合并重症心肺疾病，抗凝疗法无效；③深静脉血栓形成。

（六）肺水肿的处理

肺水肿是肺脏内血管与组织之间液体交换功能紊乱所致的肺含水量增加。肺水肿是胸外科手术后较为常见的病理生理现象。

1. 胸外科手术后肺水肿的原因

（1）肺毛细血管内压增高：见于各种原因引起的左心衰竭、输液过量等，肺毛细血管内压力增高致血管内液外渗产生肺水肿。

（2）肺毛细血管通透性增高：肺部感染、误吸等。

（3）血浆胶体渗透压降低：低蛋白血症等。

（4）淋巴循环障碍：乳糜胸或纵隔淋巴结充分清扫后由于淋巴管被大量结扎，肺内淋巴回流受阻。

（5）复张性肺水肿：短时间内除大量胸腔积液均可使肺内压骤降形成肺组织负压和对毛细血管产生吸引作用因而发生肺水肿。

（6）原因不明急性呼吸窘迫综合征。

2. 临床表现　肺间质水肿期，患者常有咳嗽、胸闷，轻度呼吸浅速、急促。查体可闻及两肺哮鸣音，心源性肺水肿可发现心脏病体征。PaO_2 和 $PaCO_2$ 均轻度降低。肺泡水肿期，患者可表现为面色苍白、发绀、严重呼吸困难，以及咳大量白色或血性泡沫痰，两肺满布湿啰音。血气分析提示低氧血症加重，甚至出现 CO_2 潴留和混合性酸中毒。

胸部 X 线片表现根据病程，起先为肺纹理的增多增粗，肺门部位的结构不清。发展到后期表现为两肺满布斑片状影。

3. 治疗方法

（1）去除病因：减慢补液速度，防止误吸，控制感染，加强心脏功能，去除过敏因素等。

（2）加强利尿：呋塞米 40~100mg 或布美他尼 1mg 可迅速利尿、减少循环血量和升高血浆胶体渗透压，减少微血管滤过液体量。

（3）适当镇静：吗啡可减轻焦虑，并通过中枢性交感抑制作用降低周围血管阻力，将血液从肺循环转移到体循环；还可松弛呼吸道平滑肌，改善通气。

（4）呼吸支持：必要时无创或有创呼吸机辅助通气，迅速改善氧合。

（5）扩张血管：静脉滴注硝普钠 15~30μg/min 可扩张小动脉和小静脉，减轻后负荷。

（6）强心药物：主要适用于快速心房纤颤或扑动诱发的肺水肿。

（7）糖皮质激素应用：甲泼尼龙可以减少肺水的渗出。

（七）支气管胸膜瘘的处理

支气管胸膜瘘是肺切除手术后较为少见的并发症。肺切除术后患者出现水封瓶持续漏气或是咳嗽时出现胸腔积液样痰，随体位变化而改变，一般向健侧卧位时痰量明显增加，术侧卧位时明显减少。有时候晚期发生支气管胸膜瘘患者首发表现为口腔里呼出恶臭的气味伴大量脓痰。

支气管胸膜瘘一旦确诊，首先是给予充分引流，避免脓液或胸腔积液灌入肺组织造成进一步损伤。对于再次手术治疗必须持有谨慎的态度，除非发现及时，在胸腔还没有明显污染时，可予谨慎的再次手术修补或余肺切除。一般一旦证实胸腔已经有较明显的急性感染，则再次手术修补或是余肺切除往往都会失败，因为感染的胸腔会造成二次手术支气管残端的不愈合，此时患者遭受双重打击，往往预后不佳。这时往往通过长时间的胸腔引流，瘘口会逐渐愈合，关键是要消灭残腔，使肺扩张。全肺切除术后发生的支气管胸膜瘘较难愈合，再次手术失败的可能较大，患者往往需要终身带胸管。

（八）消化道吻合口漏的处理

颈部吻合口漏处理较为简单，一旦发现颈部存在感染或吻合口漏，应该及时将颈部伤口完全打开，彻底清理坏死组织，以过氧化氢溶液（双氧水）冲洗伤口，每日换药直至愈合。

胸内吻合口漏一旦发现，在 24 小时内可以再次手术进行修补。超过 24 小时，胸腔污染已经十分严重，只能采用充分引流的方法，必要时在 CT 或 B 超定位下放置引流。同时调整抗生素和加强营养支持，保持胃管引流。值得注意的是，如果发现是胸胃穿孔的患者，胃穿孔往往是由于胃壁血运不佳，胃壁坏死，较难愈合，建议再次手术修补或残胃切除，分期结肠代食管手术。

（吉春宇）

参考文献

1. Stratton RJ，King CL，Stroud MA，et al. "Malnutrition

Universal Screening Tool" predicts mortality and length of hospital stay in acutely ill elderly. Br J Nutr,2006,95(2): 325-330.

2. Valero MA,Díez L,El Kadaoui N,et al. Are the tools recommended by ASPEN and ESPEN comparable for assessing the nutritional status？ Nutr Hosp,2005,20(4):259-267.

3. Raslan M,Gonzalez MC,Dias MC,et al. Comparison of nutritional risk screening tools for predicting clinical outcomes in hospitalized patients. Nutrition,2010,26(7-8): 721-726.

4. Oliveira MR,Fogaa KC,Leandro Merhi VA. Nutritional status and functional capacity of hospitalized elderly. Nutr J, 2009,8:54.

5. Schiesser M,Müller S,Kirchhoff P,et al. Assessment of a novel screening score for nutritional risk in predicting complications in gastrointestinal surgery. Clin Nutr,2008,27 (4):565-570.

6. McClave SA,Martindale RG,Vanek VW,et al. Guidelines for the provision and assessment of nutrition support therapy in the adult critically Ill patient:society of critical care medicine(SCCM)and American society for parenteral and enteral nutrition. J Parenter Enteral Nutr,2009,33:277-316.

7. Bankhead R,Boullata J,Brantley S,et al. Enteral nutrition practice recommendations. J Parenter Enteral Nutr,2009, 33:122-167.

8. SymptJanuel JM,Chen G,Ruffieux C,Symptomatic in-hospital deep vein thrombosis and pulmonary embolism following hip and knee arthroplasty among patients receiving recommended prophylaxis:a systematic review. JAMA.2012, 307(3):294-303.

9. Herrera S,Comerota AJ. Embolization during treatment of deep venous thrombosis:incidence,importance,and prevention.Tech Vasc Interv Radiol,2011,14(2):58-64.

10. Boots RJ,George N.Double-heater-wire circuits and heat-and-moisture exchangers and the risk of ventilation-associated pneumonia.Crit Care Med,2006,34(3):687-693.

11. Michael Z,Rolando B. Tracheostomy in the critically ill patient:who,when,and how？ Clin Pulm Med,2006,13: 111-120.

12. Protopapas AD,Baig K,Mukherjee D,et al. Department of Surgery and Cancer,Imperial College London,United Kingdom. Pulmonary embolism following coronary artery bypass grafting.J Card Surg,2011,26(2):181-188.

13. Qaseem A,Chou R,Humphrey LL,et al. Clinical Guidelines Committee of the American College of Physicians. Venous thromboembolism prophylaxis in hospitalized patients: a clinical practice guidelinefrom the American College of Physicians.Ann Intern Med,2011,155(9):625-632.

14. SymptJanuel JM,Chen G,Ruffieux C. Symptomatic in-hospital deep vein thrombosis and pulmonary embolism following hip and knee arthroplasty among patients receiving recommended prophylaxis:a systematic review. JAMA,2012,307(3):294-303.

15. Herrera S,Comerota AJ. Embolization during treatment of deep venous thrombosis:incidence,importance,and prevention.Tech Vasc Interv Radiol,2011,14(2):58-64.

16. Lepelletier D,Perron S,Bizouarn P,et al.Surgical-site infection after cardiac surgery:incidence,microbiology,and risk factors.Infect Control Hosp Epidemiol,2005,26(5): 466-472.

17. McNeil K,Foweraker J,Wreghitt T. Infectious complications of lung transplantation.In:Banner NR,Polak JM,Yacoub MH.Lung Transplantation.Cambridge,UK:Cambridge University Press,2003:250-260.

18. Dupertuis YM,Michael M,Meguid MM,et al. Advancing from immunonutrition to a pharmaconutrition:a gigantic challenge. Curr Opin Clin Nutr Metab Care,2009,12(4): 398-403.

19. Btaiche IF,Chan LN,Pleva M,et al.Critical illness, gastrointestinal complications,and medication therapy during enteral feeding in critically ill adult patients. Nutr Clin Pract,2010,25(1):32-49.

20. Liesching T,Kwok H,Hill NS. Acute applications of noninvasive positive pressure ventilation. Chest,2003,124: 699-713.

第十三章　胸外科手术切口选择

胸部手术切口既要求手术野充分暴露便于操作，又应考虑尽可能减少损伤正常组织和更多地保留组织功能，同时还要选择便于在紧急情况下延长切口以利复杂情况时手术处理。根据胸部的解剖特点，依据病变部位正确选择手术切口开胸，对胸部外科手术操作安全有效地顺利进行至关重要。胸部切口的发展与胸外科手术和麻醉技术的发展密切相关，进入 21 世纪以来，随着气管插管和单肺通气等麻醉技术的发展，胸外科手术，尤其是微创胸腔镜外科和机器人技术应用于心、肺、食管和纵隔等手术中，大量新术式才得以开展，从传统的大切口显露好，到现在要求保留完整肋骨、肌肉，以孔和洞形式的微创切口为主，切口更小，创伤更轻，大大减少胸部切口对患者呼吸功能等创伤，而且皮肤切口美观，加快术后康复时间。

胸部外科的手术切口，应遵循以下原则，以达到最佳手术效果：

1. 切口必须提供良好的手术显露。对于一些特殊病例，术前要充分预计到术中可能遇到的困难和延长切口的可能。

2. 切口的大小、部位和方向，应根据手术的器官和组织的位置而定。如作胸部小切口，则切口应能直达下部病变。

3. 充分保护胸壁的功能和形态。不应过多地造成组织损伤，皮肤切口应顺皮线，应尽量保留肌肉、肋骨，保护肋间神经血管束，不过分扩张、牵引肋骨和胸骨。

4. 关胸时保持胸廓稳定性并分层缝合。肋骨和胸骨的浮动可增加呼吸做功，呼吸道分泌物滞留，增加伤口疼痛和伤口感染、裂开等并发症。严格遵守分层缝合原则，肌肉缝合错位可影响切口愈合和功能恢复，即使是不重要的组织如筋膜也要分层缝合，浅表感染就不致向深层发展引起纵隔炎或脓胸。

第一节　后外侧切口

一、手术指征

适用于肺、气管、食管、贲门、中后纵隔肿瘤、胸壁肿瘤及心脏和一些大血管等手术，包括各种肺叶切除术、各式袖状肺叶切除、全肺切除和气管隆突

全肺切除、气管中下段切除环状端 - 端吻合术、支气管成形术、胸廓成形术、胸膜纤维板剥离术、食管手术、各种类型的膈疝修补术、动脉导管未闭切断和结扎术、主动脉缩窄纠治术、降主动脉瘤切除人造血管移植术等。后外侧切口可为手术部位提供良好显露，适用于多种手术，是胸外科最常用的切口之一，故临床上称之为标准剖胸切口。后外侧切口原则上可以从第 3 肋到第 10 肋均可进胸，最常用是第 4~7 肋间或经肋床进胸。具体手术操作时要依据病变部位选择正确的肋间进胸，例如行肺尖部病变，可选第 3 肋间；上叶肺切除术及上纵隔病变可选第 4 肋间；全肺切除和中下叶切除可选第 5 肋间；食管和经胸裂孔疝修补以第 6 肋间切口为佳。目前，胸外科医师多倾向在下一肋骨的上缘，从肋间进胸以避开肋间血管和神经。如上叶肺切

除术可沿第5肋骨上缘进胸后，根据患者年龄、胸腔深浅等选择是否切断第5后肋骨以利切口显露和手术操作。如进入错误肋间，则会因手术野显露不良而过分撑开使邻近肋骨骨折；切口疼痛；切断肌肉，运动受限；对肺功能有不良影响；麻醉双腔气管插管单肺通气技术可以使术侧肺萎缩，胸腔获得更佳显露。

二、体位

患者取90°侧卧位，术侧在上，健侧腋部用软枕适当垫高，使肋间隙增宽、也预防腋动脉以及臂丛神经受压。健侧下肢伸直，术侧下肢髋、膝关节屈曲，两下肢之间垫软枕，在腰部置支撑架，骨盆前方耻骨联合处和后方骶尾部分别以海绵软垫垫稳固定。两上肢伸直放于支架上。用2条宽布带横跨臀部和下肢上方固定患者于手术台上。电灼用电极板应放在小腿的外侧部。将麻醉架、器械架及与患者连接各种管线放置妥当。常规消毒皮肤，消毒范围：上界至颈部和上臂上1/2处，下界达腋中线季肋缘，前界至胸骨旁线，后界过脊柱达对侧腋后线。铺手术巾，先用2块双层手术巾分别垫于术野下方手术台和患者之间，用手术巾4块以先上（头侧）后下（腹侧），再前胸后背顺序铺于切口四周，使切口充分暴露，在其上覆盖大单（图3-13-1）。

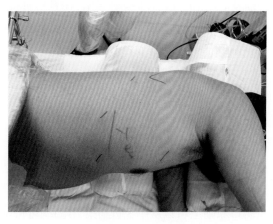

图3-13-1　侧卧位

三、手术操作

切口呈弧形，沿背部肩胛骨内侧缘与脊柱之间中线，平肩胛冈间下绕过肩胛下角（约距肩胛下角2~3cm），向外前至腋前线。女性切口前部应切向乳房下缘。切开皮肤、皮下组织达于肌层，出血点一

般电凝止血即可。切口下第一层肌肉为斜方肌和背阔肌，第二层为菱形肌和前锯肌。在肩胛骨下角筋膜三角处（听诊三角区）切开，该区组织较薄血管少，与胸壁易于分离。用肩胛骨拉钩将肩胛骨抬起，手掌伸入肩胛骨下，手指沿胸壁外筋膜向上触及最高位置的一根肋骨即为第2肋骨，由此向下数清要进入胸腔的肋间，用电刀烧灼标记预定切除的肋骨。然后沿肋骨方向向前切开背阔肌和前锯肌，向后切开斜方肌和菱形肌直达骶棘肌。通过后外侧切口有四种方法进入胸膜腔：

1. 经肋床切除肋骨　用电刀切开骨膜，后用骨膜剥离器进行骨膜剥离。因肋间纤维的行走方向是由后上方斜向前下方，骨膜剥离器剥离在肋骨上缘由后向前剥离，下缘则由前向后剥离。用肋骨剪切断肋骨，其断端要平整，不应留有骨刺，以免刺破肺。

2. 经肋床保留肋骨　仅剥离上缘肋骨膜，保留肋骨，从肋床进胸。

3. 肋间　沿下一肋骨的上缘，用电刀切开肋间肌进入胸腔，可避免损伤肋间神经血管束。切断一根或多根一小段（1cm）后肋，可获更大显露。

4. 中断肋骨剖胸切口　前上型中断肋骨剖胸切口适用于下胸部手术，在中断线前部剥离下方骨膜，中断线后部剥离上方骨膜，于腋中线处由后上向前下斜形45°切断肋骨。前下型中断肋骨剖胸切口适用于上胸部手术，在中断线前部剥离上方骨膜，中断线后部剥离下方骨膜，于腋中线处由前上向后下斜形45°切断肋骨。也有保留胸壁肌肉的后外侧切口，术中切开听诊三角筋膜后，显露斜方肌、背阔肌及前锯肌，充分游离上述肌群，将斜方肌向后牵拉，背阔肌及前锯肌向前牵拉，在第5或第6肋骨上缘切开肋间肌进胸。胸外手术时，胸膜粘连是比较常见的情况，为避免分离或处理不当造成肺破裂漏气、出血等损伤，因此在进胸时，先将胸膜切开一小口，如胸内无粘连，肺即萎陷，用手指引导将胸膜电凝切开。如胸膜有粘连，应将肺用小方纱布稍向下压，夹起肋间肌于近胸壁处在壁层和脏层胸膜之间用电凝进行锐性分离或手指和小方纱布进行钝性分离，在分离切口上下两个肋间的粘连，然后放入撑开器将胸廓撑开，要防止发生肺脏撕裂

和肋骨骨折。视野显露后,继续逐一分离上下粘连,如遇致密粘连可行部分胸膜外剥离,注意邻近纵隔血管神经、食管、气管等解剖结构损伤。

手术结束时胸腔内常规放置胸腔引流管1~2根。如肺上叶切除后放置2根胸管,而中下叶切除后放置1根胸管即可。下胸管放于胸腔最低位相应的肋间,一般在腋中线第7~8肋间皮肤作一小切口引流,胸腔内保留胸管以侧孔在内2cm左右。放置褥式皮肤缝线缚于引流管,拔除胸管后结扎,闭合切口。引流管远端接水封瓶。如要放上胸管时,从切口内肌层下的第2、3肋间腋前线处插入胸腔,不须另做皮肤切口。

缝合切口:一般放置4道7号双粗丝线,绕过上下肋骨间断缝合,用肋骨合拢器将肋骨拉拢,然后一一结扎,将胸膜和肋间肌及上下肋骨骨膜间断缝合。缝合肌肉层时,应将肩胛骨推回原位,再将切断之各层肌肉逐一缝合,要防止交错对合,其间勿留残腔。后按常规间断或可吸收线连续缝合皮下组织和皮肤。

第二节　前外侧切口

一、手术指征

适合于前纵隔肿瘤、肺上、中叶切除术,肺移植以及心脏手术,如左或右侧径路闭式二尖瓣交界分离术、上腔静脉和肺动脉分流术、心包剥离和开窗引流术及心搏停止紧急开胸术等。前外侧切口优点为切口小,此处肌肉少,不须切除肋骨,损伤组织轻,容易快速进胸。

二、体位

仰卧位,手术侧肩背及臀部软枕垫高约30°~45°,术侧上肢外展伸直放在支持板上或上臂前举,肘关节屈曲90°悬挂于手术台投架上。对侧上肢仍平放在身体旁边,稍向后,并用宽布带固定在手术台上(图3-13-2)。

三、手术操作

以胸骨柄体交界为解剖标志,相当于第2肋间水平,一般在第4或第5肋间进胸。自选定的肋间部位从胸骨缘开始向下外做弧形皮肤切口,男性应于乳头下约2cm,女性应绕过乳房下缘,向后上至腋中线。切开皮肤、皮下组织,在乳腺组织和胸大肌筋膜之间游离疏松的结缔组织,将皮肤与乳腺向上翻转,显露选定的肋间。切断胸大肌、胸小肌及部分前锯肌,从第4或第5肋间隙肋骨上缘切开肋间肌和壁层胸膜,进入胸膜腔,放入撑开器撑开切口。注意切开肋间隙近胸骨缘时不要损伤胸廓内动静脉,一旦损伤应严密结扎止血。如手术暴露较差,可将上或下1肋软骨切断。有些手术如恶性纵隔肿瘤、心包剥离术,手术野要继续扩大,可以向内延长切口并横断胸骨,注意勿将对侧胸膜剪破,向外侧可切断前锯肌,并牵开背阔肌前缘以扩大手术野。

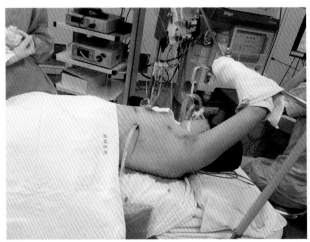
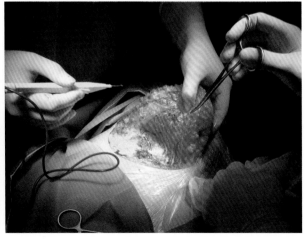

图 3-13-2　乳房前外侧切口

手术结束时,胸腔放置引流管,方法同前。多道双粗丝线间断缝合拉拢肋骨。前外侧切口肋间呈弧形,张力高,不易用肋骨合拢器闭合,特别是软骨处,可用大毛巾钳将肋间合拢。要确保牢固、可靠的多层肌肉和软组织缝合,以防切口裂开。

第三节　胸骨正中切口

一、手术指征

常用于心脏直视手术,也适用于前纵隔肿瘤,如胸腺瘤、胸内异位甲状腺瘤等许多下颈部及胸内纵隔器官手术和同期双侧肺部病变手术。部分和全部胸骨正中劈开,可用于下颈部手术包括气管肿瘤或气管狭窄切除端-端吻合术、甲状腺肿块和甲状旁腺瘤切除术、下颈部淋巴结清扫和颈段食管肿瘤切除等。由于对心脏和大血管显露极佳,胸骨正中切口已成为许多心脏手术的金标准切口,尤其是需要体外循环的病例。胸骨正中切口还可显露双侧肺、肺门和胸膜腔,可适用于肺叶切除、双侧肺减容术和双侧肺转移性肿瘤切除。上海市胸科医院对部分冠心病合并肺部肿瘤患者采用此切口,同期施行心脏搭桥术和肺叶切除术。对于再次肺叶切除术,尤其是全肺切除,肺门粘连较轻,也可采用胸骨正中切口。胸骨正中切口的优点有:可快速并良好地显露心脏、大血管和前纵隔;可显露双侧肺、肺门和胸膜腔;如果不进入胸膜腔,则对呼吸影响较

小;手术安全,切口愈合快,尤其是部分胸骨劈开,切口疼痛轻。缺点为垂直皮肤切口不美观,对下部胸腔和后纵隔显露差,术后可出现胸骨不固定、胸骨肋软骨炎和纵隔炎等(图 3-13-3 和图 3-13-4)。

二、体位

仰卧位,肩背部垫以薄枕抬高,使胸骨向前突出。两上肢仍平放在身体旁边伸直,置长条软枕并用宽布带固定于手术台。

三、手术操作

消毒范围上至颈颌部及上臂上 1/3 处,下界至脐部,左右至双侧腋后线。如为再次心脏手术需股动静脉插管,则消毒范围应扩大至腹部、耻骨联合部、会阴部和大腿上 1/3 处。

切口自胸骨切迹下一指至剑突下 2cm 做直切口,纵行切开皮肤。牵引胸骨上端皮肤,剥离胸骨甲状肌的胸骨附着处,尽可能以钝性分离显露胸骨切迹上凹,避开或切断颈横静脉。用直角血管钳或示指紧贴胸骨后伸入,分离肌筋膜,使无名静脉与胸骨完全分开。下端显露剑突,用直粗剪刀剪开剑突,并紧贴胸骨用手指钝性分离胸骨后组织,注意尽量不要损伤两侧纵隔胸膜。沿两侧胸大肌纤维接合处用电刀切开肌层和骨膜,可保证切口居中线,较手指触摸肋间隙更准确。根据术者习惯用胸骨电锯沿正中线由下而上或由上而下地纵行锯开胸骨。切线必须保持中线位置,边向上提起,边向

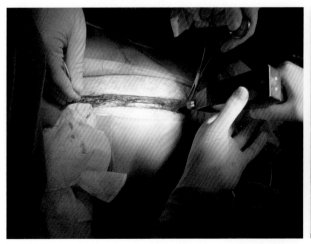
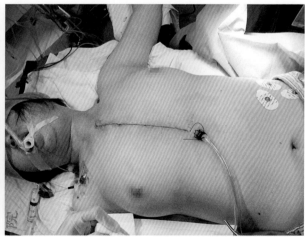

图 3-13-3　胸骨正中切口

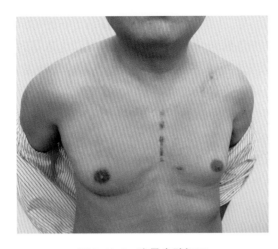

图 3-13-4　胸骨半劈切口

前锯开胸骨。较少情况下，也可用胸骨刀劈开胸骨。锯开胸骨时应请麻醉师暂时停止鼓肺，以免造成双侧胸膜破裂。胸骨切缘用电灼止血，骨髓腔用骨蜡涂封止血。应用叶片可滑动旋转的双叶胸骨撑开器，可使胸骨切缘受力均匀，减少胸骨损伤。撑开器不宜放置过高，扩张过大，以免引起颈丛神经和无名静脉损伤。将胸膜推向二侧，即可显露前纵隔胸腺、心包等。再次心脏手术胸骨正中劈开增加手术病死率，与再次开胸引起心脏、大血管损伤和破裂出血密切有关。正确的方法是：松开原来的钢丝但不拔除，用直钳夹住向上提起，应用摇摆锯锯开胸骨至钢丝层，然后拔除钢丝，用骨髓腔拉钩轻轻提起胸骨，用电刀或剪刀锐性分离胸骨后粘连。胸骨撑开器不宜放入过早撑开过大，因瘢痕牵拉可造成心肌撕裂出血。

对于前纵隔体积较小的肿瘤及异位甲状腺和上段气管肿瘤或狭窄等手术，仅需要显露前纵隔上部，不必要行胸骨完全劈开。前胸正中切口设计上方基本同于胸骨正中切口，下端可根据病变需要止于第 2、3 或 4 肋间平面，在选定横断肋间处紧贴胸骨侧缘分离肋间肌，然后用电锯横断胸骨。放入小号胸骨撑开器显露术野。我们体会，如需在第 2 肋间水平横断胸骨，术后胸骨上下两端缝合钢丝较困难，如有出血不易止血，可仅给予纵行劈开胸骨左右钢丝缝合固定，术后早期虽然有胸骨轻微移动，因胸骨上缘有锁骨连接相对稳定，再用胸带辅助固定，不会影响后期切口愈合。而在第 3、4 肋间水平，我们认为可以根据肿瘤位置而采取胸骨 1/2 部分

横断，仍可良好暴露术野，以利术后胸廓稳定。

手术结束时，放置纵隔引流管，如切开心包或心脏手术需缝合心包，放置多孔心包引流管，经腹横筋膜、腹直肌及其前鞘从上腹壁穿出。有些心脏手术如：冠状动脉搭桥术、法洛四联症等，心包可不予缝合。如胸膜破损时，较小者可予以胸膜缝合，大者可扩大破口，放置胸腔引流管，但心包腔内仍需放置引流管。胸骨可用钢丝间断固定，上部穿过胸骨体，下部经肋间，一般缝合 5~6 道，也可采用 8 字钢丝缝合。对于胸骨劈离中线、骨折或骨质十分疏松患者，可采用 Robicsek 方法，经肋间来回放置水平褥式钢丝，再在纵行钢丝外放置间断钢丝，使应力均匀分布于一侧胸骨。密切缝合两侧腹直肌鞘膜，防止术后切口疝形成。胸壁肌层、皮下和皮肤的缝合按常规方法。对于一些危重患者，如果术后血流动力学不稳定、出血、心律失常、心脏水肿和植入心室辅助装置，可保持胸骨敞开，创面覆盖以手术塑料贴膜，待患者病情稳定后再作延迟关胸。

第四节　双侧前胸切口

一、手术指征

双侧前胸切口（clamshell），此切口适用于双肺移植，两侧局限肺部病变双侧肺减容术，巨大前纵隔肿瘤手术，双径二尖瓣狭窄交界扩张分离术等。此种手术切口暴露较好，但对组织损伤较大，同时对呼吸系统功能影响也较明显（图 3-13-5）。

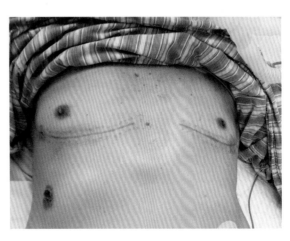

图 3-13-5　双侧前切口

二、体位

仰卧位,背部垫软枕,上肢外展,固定在手术支持板上。

三、手术操作

沿着两侧乳腺下缘做弧形切口,一般在胸骨缘第4肋间相互连接,两端达腋中线。女性患者则于乳房下缘作两弧形切口,向后上至腋中线。切开皮肤、皮下组织,在乳腺组织和胸大肌筋膜之间游离疏松的结缔组织,将皮肤与乳腺向上翻转,用粗丝线缝合向上牵拉暴露视野,显露选定的肋间。切断双侧胸大肌、胸小肌及部分前锯肌,根据预先选定(如第4肋)肋间隙肋骨上缘切开肋间肌和壁层胸膜,进入胸膜腔,放入撑开器撑开二侧切口。在胸骨缘左右两侧分别游离两侧胸廓内血管,在左右胸廓内动脉上下二侧分别给予缝合结扎后切断。用胸骨锯在同一肋间横行切断胸骨,胸骨切缘用电灼止血,骨髓腔用骨蜡涂封止血。分离前纵隔结缔组织,显露双侧肺、纵隔、心包和心脏。根据手术操作需要前外侧切口在两侧相同肋间胸骨横断或不横断,上海市胸科医院对 COPD 等因肺气肿可致肋间隙增宽、胸腔较大、术野显示良好、无明显肺动脉高压、手术中不需要体外循环的患者,在行肺移植手术时可以不断胸骨采用序贯式双肺移植;而在特发性肺纤维化等病变时,由于患者肺纤维化萎缩致肋间隙缩窄导致胸腔较小,有较明显肺动脉高压,术中需要体外循环者,横断胸骨更有利显露和手术操作。也可以根据病变部位采用左侧第5肋间、右侧第4肋间进胸,胸骨不横断。胸内手术操作结束时,笔者为使肺早期扩张和引流充分,关胸前要放置双侧各上下两根胸腔引流管。横断胸骨的上下两端用两根钢丝固定,再逐层缝合肋间肌、胸壁肌层和皮肤切口。

第五节　颈、胸和腹部三切口

一、手术指征

适用于食管中上段癌肿切除术,颈部食管胃吻合术。中、上胸段食管在胸部略偏于右侧,尤其肿瘤位于气管隆嵴部位或主动脉弓及以上水平时,经右胸径路能获得良好显露,可提高肿瘤切除率和气管隆嵴及上纵隔区淋巴结清扫。右胸径路有右前外侧切口和右后外侧切口两类,传统多以右前外侧切口进胸,术中患者不需改变体位,术者在探查胸部食管肿瘤可以切除后,手术可以分两组同时进行腹部胃的游离和颈部食管胃的吻合,以缩短手术时间。近年来研究证实,食管癌转移的主要途径是淋巴结转移,手术时淋巴结清扫是食管癌根治性手术的重要组成部分,胸段食管癌有颈、胸、腹三区淋巴结转移的特点。随着外科医师对食管癌手术清除淋巴结重要性认识的提高,胸、腹部二野和颈、胸、腹选择性三野淋巴结清扫手术广泛开展,右后外侧切口对食管和纵隔淋巴结显露明显优于前外侧切口,有利于原发性食管肿瘤的根治性切除和胸部纵隔淋巴结的彻底清扫。此术式为先行右后外侧切口根治性切除肿瘤及胸段食管,清扫胸部上至右喉返神经旁淋巴结、左侧喉返神经旁淋巴结、奇静脉旁淋巴结等,下达气管隆嵴、左右主支气管旁和食管下段旁淋巴结等。胸部手术完成后,需变换到平卧位,头偏右侧进行二次消毒铺巾。 目前,上海市胸科医院对中、上段食管癌手术多采用经右胸后外切口径路谓之"翻身三切口"手术(图 3-13-6)。

二、体位

1. 传统体位　仰卧位,右胸软枕垫高 20°~30°。头部向右旋转,右上肢上抬屈曲固定在手术架上,左上肢平放或外展伸直在支持板上。

2. 翻身三切口体位　患者取 90° 左侧卧位,右侧在上同后外侧切口体位,胸部手术结束时,体位变换至仰卧位,头偏向右侧。两上肢仍平放在身体旁边伸直,置长条软枕并用宽布带固定于手术台。

三、手术操作

右胸切口,采用右前外侧切口,在第4肋间进胸;右后外侧切口则可在第5肋间进胸,打开纵隔胸膜,将食管和奇静脉游离。左颈部切口一般沿胸锁乳突肌的前缘进行,上至该肌肉中部,下段止于胸骨柄。切开皮肤、皮下组织、颈阔肌深筋膜。将

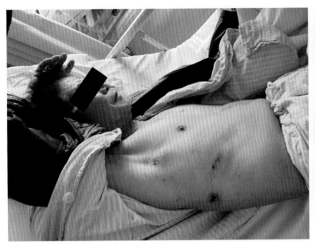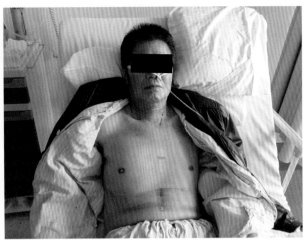

图 3-13-6　三切口微创切口

胸锁乳突肌及颈动脉向外牵拉,将胸骨舌骨肌、胸骨甲状肌等带状肌群向内牵拉。沿气管及甲状腺外缘向后解剖至椎体前缘,一般可见有甲状腺中静脉予以结扎切断血管,食管即可显露于椎体前方。腹部切口采用正中上腹直肌切口,上切缘在剑突处,下切缘在脐上,由于超声刀应用,切口大小以伸入一手为宜,明显缩小切口长度。进腹腔后游离胃,一定要保留胃网膜右动脉和尽量保留胃右动脉,胃经直线切割器适当裁剪做好管状胃,其上提至颈部一般有两种路径,根据术者经验和习惯选择经纵隔食管床径路或经胸骨后径路。如果食管肿瘤切除术后需行食管床放射治疗者,应选择经胸骨后径路将胃管上提至颈部,最后将胃和颈部食管残端在颈部切口处进行吻合。颈部放置皮片或负压小球引流,胸腔置胸管闭式引流,逐层缝合切口。

第六节　右胸、上腹二切口

一、手术指征

右胸、上腹二切口(IVOR-LEWIS)适用于胸部中下段食管癌,手术根治性切除和淋巴结清扫均优于经右胸前外侧切口和左胸后外侧切口,手术创伤小于颈、胸、腹三切口。

二、体位

先仰卧位,腹部手术结束后,变换为左侧卧位。

三、手术操作

1. 腹部操作　上腹正中切口,游离胃大部,一定要保留胃网膜右动脉和胃右动脉,胃左血管要双道结扎和缝扎,胃短血管可结扎或超声刀等离断。清扫胃周围全部淋巴结,胃游离下达幽门,上至贲门上方食管,同时用手指钝性或用电刀扩大膈肌食管裂孔达三指宽。根据患者身体状况选择十二指肠营养管或空肠造瘘术。完成腹部胃游离和淋巴结清扫后,止血关腹,更换为左侧卧位。

2. 胸部操作　右后外侧第5或第6肋间进胸后,打开纵隔胸膜游离食管大部分,广泛切除肿瘤和清扫纵隔淋巴结。经膈肌裂孔提出胃至胸部,选择适当位置,若病变位置较高,可于胸腔内将食管向下牵拉,其吻合口位置几乎相当于颈部吻合,但颈部无切口,减少损伤。根据术者经验行手工或吻合器食管胃胸顶端-侧吻合。此切口胸腔术野显露好,直视下操作方便,对喉返神经、胸导管损伤少,如病变晚期肿瘤外侵累及胸导管,可于膈肌上行胸导管结扎。常规放置二根胸部引流管,关闭胸部切口。

第七节　胸腹联合切口

一、手术指征

此切口可用于上腹部和下胸部手术,适用于食管下段、贲门和胃、脾、左侧横膈和降主动脉等手术,如食管下段癌累及贲门或贲门癌累及食管下段手术、全胃切除术、胸腹主动脉瘤及胸腹联合损伤等手术。此种切口术野开阔暴露广泛,兼有开胸开腹之优点,能彻底切除癌灶以上足够长的食管及彻底清扫下段食管旁淋巴结,减少上切缘癌残留率;能在直视下清扫腹腔动脉周围淋巴结,有利于腹腔淋巴结的清扫和腹腔联合脏器的切除;能在直视下切除膈肌脚处受累的膈肌,并进行修补;在胸腹联合切口下,解剖与吻合均在直视下完成,提高了手术安全性。由于切断肋弓损伤较大,切断处肋软骨易发生感染不愈合、肋弓不稳定、切口疼痛会影响术后患者的咳嗽排痰和术后发生膈疝等。

二、体位

仰卧位,右侧45°卧位,左侧胸部抬高,臀部和肩部用软枕垫稳,上肢抬高弯曲固定在麻醉架上。

三、手术操作

自肩胛骨下2cm向剑突与脐连线中点作斜切口,如果是恶性肿瘤,可先剖腹探查,明确肿瘤能否切除,再延长切口。用电刀切开背阔肌,在肋骨附着点分离前锯肌,从上向下数清肋骨。根据手术种类决定进胸位置,通常为第7肋间。进胸后切除一小段肋弓,沿着食管裂孔方向放射状切开膈肌,保留膈神经分支,将切开膈肌两侧用7号线数针悬吊于切口两侧,增加术野显露。切开腹外肌和腹直肌。如需要,可按后外侧切口向外延长,或沿腹中线向下延长。放置引流,间断缝合膈肌,8字缝合固定肋弓、肌层,皮下和皮肤按常规缝合。

第八节　颈、胸前径路L形切口

一、手术指征

主要对肺尖部癌根治性手术,包括肺部病灶及肺门纵隔淋巴结、邻近胸壁和胸廓上口受累软组织及血管、神经等结构的整块切除。1993年Dartevelle首次应用经颈、胸前径路L形切口根治性肺尖部肿瘤切除术。此术式可以很好显露胸廓上口处的结构,尤其在锁骨下血管受侵或累及臂丛神经时,更有利

于肿瘤根治性切除(图3-13-7和图3-13-8)。

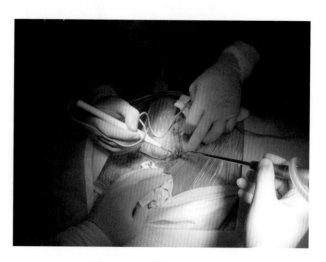

图3-13-7　前径路L形切口

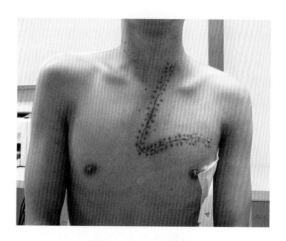

图3-13-8　L形切口

二、体位

患者取仰卧位,肩背部垫软枕使头颈部后仰,头偏向健侧,患侧上肢外展。消毒术野,其范围上至乳突,下至剑突平面,内侧至健侧锁骨中线,外侧至腋中线。

三、手术操作

手术切口应L形从颈部沿着胸锁乳突肌前缘向下,延伸至锁骨内侧端,劈开部分胸骨并延至前胸切口,锁骨内侧在锁骨中线处可以切断,以利术野显露,但术后影响功能和外形。目前倾向于保留胸锁关节,对斜角肌脂肪垫行标准切除,同时结扎颈内静脉。如果锁骨下静脉受到侵犯,需对其整块

切除而不需要重建。当进行左侧手术时,需仔细寻找并结扎胸导管;如果斜角肌受到侵犯,需切除其在第1肋结节附着处以上部分。术中尽量保护膈神经和迷走神经防止损伤。沿着锁骨下动脉行外膜切除,结扎乳内动脉。如果一小段锁骨下动脉受到侵犯,可以人造血管替换(6~8mm)。左侧肿瘤由于靠近锁骨下动脉,人造血管可从前方置于主动脉弓上。更广泛的侵犯需替换锁骨下动脉及颈内动脉,同时需要后外侧开胸,从主动脉近端处结扎锁骨下动脉。由于臂丛神经从斜角肌旁发出,直视下从外向内松解神经效果更好。前径路手术可切除第一肋的颈端及T_1神经根,也可完成颈动脉鞘内侧的椎体切除。胸壁切除自第1肋骨和软骨连接处切断,第2肋自肋弓中部切断,第3肋沿其上缘向肋脊角方向剥离,后部肋骨自第1、2或3椎体横突处离断,将气管和食管向一旁牵拉,电刀切开椎体前筋膜,从肿瘤的前内侧进行截骨手术、上肺叶切除、第1至第4肋的胸壁切除及淋巴结清扫。放置上、下胸腔引流管,颈部切口乳胶管负压小球引流,缝合胸锁乳突肌后逐层闭合颈部切口。

第九节　微创切口

一、指征

微创手术是20世纪90年代开展的新技术,优点为手术切口小,创伤小。术后疼痛轻,出血输血少,恢复快。住院周期短,降低了医疗费用。由于胸腔镜和机器人等设备的不断进步,微创技术可用于各类胸部手术,如肺大疱切除、各类肺叶切除、食管病变切除、纵隔肿瘤切除、心脏瓣膜替换或成形术、先天性心脏病纠治术、冠状动脉搭桥术,甚至升主动脉瘤切除术等。

二、体位

根据术式不同,可以采用侧卧位、仰卧位、斜卧位、侧俯卧位等。如肺手术多用侧卧位,颈部切口或经胸骨部分劈开切口,则取平卧位,如作肋间小切口或胸骨旁切口,则切口侧肩背抬高30°~45°,食管手术可采用侧俯卧位以利术野空间显露等(图3-13-9)。

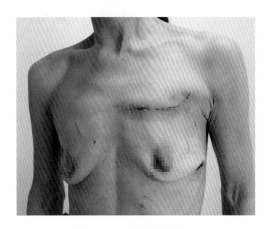

图3-13-9　前胸微创切口

三、切口

(一)切口的位置选择

根据手术方式不同而变化,目前多以全胸腔镜或胸腔镜辅助小切口为主。胸腔镜切口位置选择以切口呈三角形分布为原则,结合具体手术操作灵活变化。胸腔镜切口第一是观察孔,约1~2cm。由于患者的身高和体重不同,其膈肌高度也不同。临床一般根据胸部X线片选择平膈肌顶高度,通常在腋中线第6~8肋间,可以在此肋间先行手指叩诊为鼓音时再行切口,以免位置偏低损伤腹腔器官。其次是操作孔,约3~5cm,在腋前线处第3~5肋间,此切口长度根据手术肿瘤或肺叶标本大小、胸腔粘连程度等决定。第3切口一般在肩胛线下一个肋间做一个约1~2cm切口。估计需要辅助小切口者,第2和第3切口之间距离在10cm左右为佳,当要延长切口的时候,将两者之间切开即可。制作胸腔镜切口时,应保持健侧单肺通气,使术侧肺萎陷避免器械进入胸腔时损伤膨胀肺。切开皮肤、皮下组织及肌层,在肋骨上缘电刀游离切开至合适大小,用血管钳于肋骨上缘分离后插入胸膜腔。再将胸腔镜套管插入。选择切口位置时牢记第1切口的观察孔位置不可过低,以免伤及腹部器官。操作孔之间不可太近,一般孔间距在10cm,以免操作器械互相碰撞,切口与病灶呈倒三角形状有利于手术操作。根据手术操作需要,可在平观察孔的肩胛下线约第9肋间处加做一个约0.5cm的辅助孔,其角度更利于腔镜手术器械的放入使用。图3-13-10为胸腺微创切口,图3-13-11和图3-13-12为胸骨上小

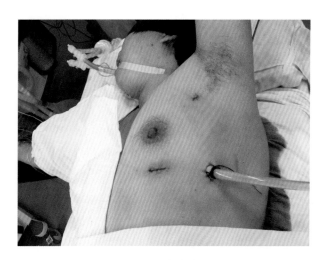

图 3-13-10　胸腺微创切口

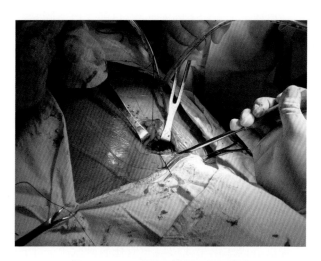

图 3-13-11　胸骨上横切口切除胸腺

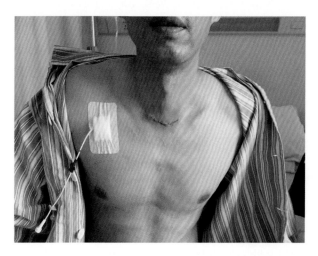

图 3-13-12　胸骨上横切口切除胸腺切口示意图

切口取出胸腺。

（二）微创手术的操作

微创手术径路包括颈部横切口、胸骨上端和下端部分劈开、前胸肋间小切口和胸骨旁小切口，手术切口长度一般为 3~8cm。

1. **胸骨上端部分劈开**　此切口可对位于前上纵隔，尤其在左右无名静脉处纵隔肿瘤切除有良好显。该切口也可较好地显露升主动脉、主动脉瓣和右心房，通过右心房 - 房间隔 - 左心房顶切口可较好地显露二尖瓣，可提供多数微创心脏手术显露，而且与胸骨横断相比，胸骨稳定性比较好，容易愈合，术后疼痛也较肋间和胸骨旁小切口要轻。切口自胸骨切迹下 1~2 指至第 3~4 肋间，切开骨膜后，用直角钳分离胸骨顶端背面的无名静脉，以及右侧第 3~4 肋间胸骨旁的胸廓内动脉，用小头胸骨电锯或摇摆锯切开胸骨，根据肿瘤位置于第 3~4 肋间向右或左部分横断胸骨，置入小儿胸骨撑开器后，行纵隔肿瘤切除。如心脏微创切口，可在第 4 肋间向右部分横断胸骨，撑开显露后，主动脉插管采用特制的直弹簧螺旋插管或经股主动脉插管，静脉引流管为 46~48F 单根双节扁平静脉管，占据术野较小空间。如需上下腔静脉分别插管，上腔静脉则采用直角插管直接插入上腔静脉，下腔静脉采用一般性腔静脉插管，在上腔静脉部分体外循环心脏排空后插入下腔静脉右心房入口。在剑突下作胸腔引流管切口，于胸骨后引入长弯钳，收紧下腔套带，术毕可利用此长弯钳将胸引流管从胸骨后自剑突下引出。Cosgrove 主动脉阻断钳可弯曲伸入切口。关闭胸骨切口时，胸骨部分横断处采用常规钢丝缝合。

2. **胸骨下端部分劈开**　可较好地显露右心房、右心室及右心室流出道，通过房间沟切口显露二尖瓣，可提供多数微创先天性心脏病和二尖瓣手术显露。手术切口自第二肋间至剑突，直角钳分离胸骨旁和胸骨后组织，向右部分横断或横断胸骨，向下牵拉升主动脉进行插管，腔静脉插管按常规，关胸与胸骨上端部分劈开。

3. **胸骨旁小切口**　根据肿瘤位置，在左或右第 2~4 肋间距胸骨旁 2~3cm 做一直切口，切开皮肤、皮下组织，沿胸大、小肌肌纤维分离达肋骨，切断或切除一小段左或右第 2~3 肋软骨进胸,行肿瘤活检。如心脏手术插管技术同胸骨上端部分劈开。缺点为局部有反常呼吸,切口疼痛明显,有可能损伤胸廓内动脉。

4. 前胸肋间小切口　于左第 4 肋间前外侧作一弧形切口,沿胸大、小肌肌纤维分离达肋骨,经肋间进胸,若需改善显露可切除一段第 4 肋软骨。一般用于微创冠状动脉旁路移植手术(minimally invasive direct coronary artery bypass graft,MIDCABG),将左乳内动脉与左前降支作吻合。

5. 颈部横切口　可行气管切开、造瘘,纵隔镜检查和纵隔肿瘤全胸腺切除等手术。患者在经口插管全麻后取肩背抬高仰卧位,口插管偏于一侧。保持充分颈过伸并在头部两侧适当固定以防术中转动。手术床应保持头高脚低位,这样既有利于降低颈部静脉压力,也有利于术者坐在患者头侧进行直视的操作。手术的消毒铺巾范围按照正中切口的要求进行,以备术中万一发生严重出血时可以及时的中转为正中切口开胸止血。颈部切口位置位于胸骨上凹切迹上一横指,颈部正中皮纹内,切口为弧形,约 3~4cm。逐层横行切开皮肤、皮下及颈阔肌层。通过手指的按压明确气管的位置后在其上方正中纵行切开胸骨舌骨肌与胸骨甲状肌的中间白线,并用甲状腺拉钩向两侧拉开充分暴露气管前壁。沿气管前壁向头侧游离甲状腺使其能略向上牵拉以利暴露。此时应注意保护甲状腺下静脉,影响视野时也可以结扎或电凝断离此静脉。环形切开气管固有鞘前壁并用 Allis 钳夹持后提起。用示指伸入鞘内后紧贴气管前壁向下钝性游离气管前间隙,并沿环形的气管软骨向气管的两侧扩展游离范围,直至整个示指均进入气管前间隙。可显露胸腺上极,然后行全胸腺切除。术毕可放置负压小球管引流,如果止血满意也可不放引流,逐层缝合颈部。

（曹克坚）

参考文献

1. 顾恺时.顾恺时胸心外科手术学.上海:上海科学技术出版社,2003.

2. Matthew G. Blum,Willard A. Fry:Thoracic Incision. In Shields TW,editor. General Thoracic Surgery.7th ed. Philadelphia:Williams-Wilkins,2009.

3. Frank W. Sellke,Pedro J.del Nido,Scott J. Swanson. Sabiston & Spencer Surgery of the Chest. 8th ed. Philadelphia:Saunders-Elsevier Inc.,2010.

4. Eric Vallières. Apical Axillary Thoracotomy. Operative Techniques in Thoracic and Cardiovascular Surgery,2003,8(2):58-61

5. Komaki R,Putnam JB Jr,Walsh G,et al. The management of superior sulcus tumors. Semin Surg Oncol,2000,18. 152-164.

6. Komaki R,Roth JA,Walsh GL,et al. Outcome predictors for 143 patients with superior sulcus tumors treated by multidisciplinary approach at The University of Texas M. D. Anderson Cancer Center. Int J Radiat Oncol Biol Phys,2000,48:347-354.

7. Komaki R,Roth JA,Walsh GL,et al. Multidisciplinary approach for 143 patients with superior sulcus tumors treated at The University of Texas M. D. Anderson Cancer Center. J Jpn Soc Ther Radiol Oncol,2000,12:110.

8. Komaki R,Cox JD,Putnam JB Jr,et al. The management of superior sulcus tumors. J Jpn Soc Ther Radiol Oncol,2001,13:131-138.

9. Walsh GL. Invited commentary:superior sulcus tumor resection:posterior approach//In:Nesbitt J,Wind G,eds. Thoracic Surgical Oncology:Exposures and Techniques,2003:179-181.

10. Kjaergard HK,Trumbull HR:Bleeding from the sternal marrow can be stopped using vivostat patient-derived fibrin sealant. Ann Thorac Surg,2000,69:1173.

11. Seth Force,G. Alexander Patterson. Anterolateral Thoracotomy. Operative Techniques in Thoracic and Cardiovascular Surgery,2003,8(2):104-109

12. Koniaris LG,Spector SA,Staveley-O'Carroll KF. Complete esophageal diversion:A simplified,easily reversible technique. J Am Coll Surg,2004,199:991-993.

13. Garrett L. Walsh. Posterolateral Approaches to the Superior Sulcus. Operative Techniques in Thoracic and Cardiovascular Surgery,2003,8(2):94-103

14. 王春生.胸心外科手术彩色图解.江苏:江苏科学技术出版社,2013.

15. Forshaw MJ,Gossage JA,Ockrim J,et al. Left thoracoabdominal esophagogastrectomy:Still a valid operation for carcinoma of the distal esophagus and esophagogastric junction. Dis Esophagus,2006,19:340-345.

第十四章　胸外科的术后ICU管理

第一节　胸外科术后感染

一、肺部感染

胸外科相对老年患者多,手术时间长,创伤大,肺部感染是胸外科常见和严重的术后并发症之一。国内报道肺癌术后肺部感染发生率3.8%,70岁以上高达25%。食管癌术后肺部感染的发生率8.0%~15.3%,病死率3.0%~10.9%。国外文献报道,食管癌术后肺部感染的病死率为3.5%~20.0%。

(一)胸外科术后肺部感染危险因素

1. 术前　胸外科患者以肺癌、食管癌等癌症患者居多,年龄大,有吸烟病史,术前肺功能欠佳。有些肿瘤患者有化疗、放疗病史,免疫力低下。食管癌患者术前进食欠佳、营养不良。

2. 手术、麻醉　胸外科手术时间长、创伤大,肺叶甚至全肺切除,食管手术也需打开胸腔,常挤压肺脏,切开膈肌,胸腔胃挤占胸腔位置都会影响肺功能。全麻手术、气管插管、术中侧卧体位,不利于气道分泌物引流。

3. 术后　胸外科手术创伤大,住ICU时间长,因伤口疼痛,胸管刺激胸膜,喉返神经损伤等原因自主咳痰差,气道分泌物排除困难等易导致术后肺部感染。术后患者卧床时间长,食管反流等因素致消化液及食物误吸导致肺部感染尤其应当引起重视。Berry等报道食管癌术后早期误吸的发生率为16%,有相当一部分为隐性误吸。年龄大、食管癌颈部吻合、损伤喉返神经、术后脑梗等发生误吸概率大大增加。

(二)胸外科术后肺部感染临床表现与诊断

由于胸部手术的特点,患者术后肺部感染的诊断并不容易,以下几点可参考:①发热(体温>38℃),术后由于无菌渗液的吸收,术后发热并不能说明一定有感染。②咳嗽、咳脓痰。胸外科手术创伤大,通常有胸管,加之可能存在的喉返神经损伤,患者通常咳嗽能力减弱,因此术后肺部感染也可能无明显咳嗽、咳痰。③肺部体征可闻及干湿啰音。患者开胸术后,由于呼吸运动减弱、胸膜增厚或痰液阻塞等因素,肺部感染后也可能只存在呼吸音减低而无明显干湿啰音。④白细胞计数$>10\times10^9/L$,中性粒细胞百分比升高。⑤胸部X线片显示新出现或者进展的肺部浸润影。胸部手术后由于存在胸腔积液、肺不张、胸腔胃等情况,肺部感染后胸部X线片浸润影可能不明显。因此,动态随访胸部X线片,以及必要时胸部CT检查诊断术后肺部感染十分重要。

吸入性肺炎(aspiration pneumonia,AP)是指口咽部分泌物、胃内容物或消化液被吸入下呼吸道,吸入同时可将咽部寄殖菌带入肺内,先是引起化学性肺炎或损伤,后继发细菌性肺炎。症状可轻可重,决于胃内容物的酸碱度、吸入量和颗粒物,若pH<2.5,吸入量>0.3ml/kg,可导致严重的肺部损伤,但最近的研究表明,误吸的颗粒本身也会引起炎性细胞的聚集,也会对呼吸道造成损伤。误吸后即可出现呼吸困难,呼吸频率快,但胸部X线片可能起初没有表现,24~48 小时后才出现浸润影。右侧发生概率较左侧大,仰卧位发生的误吸,浸润阴影常发生于上叶后段,下叶背段;坐直或直立位,发生于下叶基底段为主。

病原学检查虽然不能很快出结果,但是对于指导以后抗生素调整十分重要。需要在应用治疗性抗生素之前正确的留取标本。指导患者口腔漱口后,正确的咳嗽,留取气道深部痰液,而非唾液,这也可通过痰涂片镜检低倍镜下每个视野 <10 个上皮细胞,>25 个多核白细胞来判断所送标本是否合格。若患者咳痰乏力,及时行床旁纤维支气管镜吸痰,留取的标本则更为可靠。

还有一些其他血清学检测手段协助诊断感染如 C 反应蛋白(CRP)、降钙素原(PCT)、G 实验、GM实验等。

血清 CRP 是急性时相反应蛋白的一个指标,但除了细菌感染,病毒感染,应激反应,组织损伤,非感染性炎症等均会上升。其对感染诊断的灵敏度,特异度均不高。因其易于开展,若实验条件不高的医院可结合其他指标一起诊断感染性疾病,PCT 是无激素活性的降钙素前肽物质,半衰期 25~30 小时,体外稳定性好,健康人血浆 PCT 含量极低(<0.1ng/ml)。PCT 灵敏度、特异度、阳性预测值及阴性预测值高于 CRP 及血白细胞等传统炎症指标,不受外伤(手术创伤)、慢性炎性,自身免疫病影响,严重细菌感染或脓毒症时血清 PCT 水平升高明显,真菌及寄生虫感染增高不明显,病毒感染及局部感染不增高。PCT 浓度 >0.5ng/ml 被认为是检测感染性疾病诊断的分界值。在感染后 2 小时后即可检测到,在感染后 12~24 小时达到高峰,增高程度与感染的严重程度及预后相关。PCT 持续升高提示预后不良及治疗无效,而当 PCT 水平持续下降,则提示感染得到有效控制病情好转。

在胸外科 ICU 中由于广谱抗生素的应用以及肿瘤患者术前放疗、化疗,因此术后真菌感染正日趋增多,深部真菌感染确诊比较困难。目前有两个血清学检查可以协助诊断。

G 实验(1,3-β-D 葡聚糖)是酵母菌、丝状真菌细胞壁特有成分,细菌、人和动物组织基本不含该成分,深部真菌感染时真菌经吞噬细胞处理

后,1,3-β-D 葡聚糖被持续释放,可在血液和其他体液中含量增高。可检测除隐球菌和接合菌以外的侵袭性真菌,敏感度为 64.4%~78%,特异度为 84%~98.4%。G 实验有助于早期诊断肺部真菌感染,它的升高比发热、咳嗽、气急等临床表现早,也早于高分辨率 CT 发现感染征象。但输注白蛋白、球蛋白,以及血液透析、输注抗肿瘤的多糖类药物、外科术后早期,标本接触某些纱布可能会造成假阳性。

GM 实验(血清半乳甘露聚糖抗原)曲霉菌细胞壁上一种多聚糖抗原,有助于侵袭性曲霉菌的诊断,敏感度 80.7%,特异度 89.2%。血清、脑脊液、胸腔积液、BALF 均可检测。新生儿或者儿科患者、异体骨髓移植者、自体抗体阳性者、使用 PIP/TAZ 或 AM/CL 者可能出现假阳性。

二、胸外科术后肺部感染治疗

胸外科术后患者由于胸部引流管的存在或是有喉返神经损伤,或是有胸壁部分切除等因素,普遍存在咳嗽能力减弱。因此,一旦出现肺部感染更因重视呼吸道管理,如加强气道雾化吸入化痰解痉类药物,护士或者家属协助拍背咳痰。若排痰不畅,必要时可予气管镜吸痰,可以更有效地吸除痰液,解除支气管阻塞缓解肺不张,更清楚地了解气道或是肺泡分泌物的性状颜色及分布情况,有助于肺部感染及其严重程度的诊断,可以通过气管镜吸痰送检合格的微生物学标本,指导临床抗生素的调整。若低氧严重或者存在二氧化碳潴留时,及时给予无创或者有创机械通气。若肺部感染严重、痰液多、短时间内无法脱机者应及时气管切开,减少通气无效腔,能更好地清除痰液,患者相对舒适,更易耐受机械通气。

如果发生急性 AP,建议立即行纤维支气管镜支气管吸引,吸出食物残渣,减少大颗粒阻塞气道导致肺不张的可能。必要时行支气管灌洗,但吸入单纯液体或胃酸,则不主张灌洗。对于急性 AP,目前不提倡常规应用肾上腺皮质激素;但如果有严重的支气管痉挛、严重的脓毒血症、ARDS,可考虑短期给予中小剂量的糖皮质激素。

在上海市胸科医院胸外科 ICU 中,肺部感染患

者痰培养检测出的病原菌主要为鲍曼不动杆菌、铜绿假单胞菌、嗜麦芽假单胞菌、肺炎克雷伯菌、凝固酶阴性葡萄球菌、黏质沙雷菌、大肠埃希菌、产气肠杆菌、奇异变形杆菌、脑膜脓毒金黄杆菌、白假丝酵母菌、热带念珠菌等，以革兰阴性杆菌为主，少数合并革兰阳性球菌及真菌。如为院内发生的 AP，国外报道厌氧菌与需氧菌的代混合感染约占 50%，单纯厌氧菌所致者约 17%，其余为需氧革兰阴性菌感染。常见的厌氧菌有消化球菌、消化链球菌、梭形杆菌、脆弱类杆菌等。

胸外科术后患者出现肺部感染在留取微生物学标本后，可首选第三代头孢菌素、β- 内酰胺类 + 酶抑制剂或者碳青霉烯类药物经验性治疗。若为误吸引起的 AP，美国胸科学会（American Thoracic Society，ATS）推荐应用：β- 内酰胺 /β- 内酰胺酶抑制剂、克林霉素或碳青霉烯类。为加强抗厌氧菌感染，可加用甲硝唑、替硝唑、奥硝唑或左旋奥硝唑。

在 ICU 入住时间长，应用广谱抗生素后经常会出现耐药菌。多重耐药（multi drug resistant，MDR）指有至少三类抗生素耐药。泛耐药（extensively drug resistant，XDR）指仅对 1~2 种抗生素敏感，通常对多黏菌素敏感。全耐药（pan drug resistant，PDR）则对包括多黏菌素在内的所有抗生素耐药。在 ICU 中最常见的耐药病原菌为鲍曼不动杆菌、铜绿假单胞菌、嗜麦芽窄食单胞菌。两种或三种耐药菌同时检出的现象也时常发生，耐药程度高、治疗困难，必需抗生素联合用药。

1. 鲍曼不动杆菌　为不动杆菌属中最常见的一种，当耐药程度不高时，可根据药敏选择敏感的 β- 内酰胺类或其他抗生素，而多重耐药时则根据药敏选择含舒巴坦的 β- 内酰胺类或者碳青霉烯类药物。若为泛耐药或者全耐药可选择含舒巴坦的 β- 内酰胺类联合米诺环素 / 多西环素 / 利福平 / 氨基糖苷类 / 碳青霉烯类，或者含舒巴坦的 β- 内酰胺类联合米诺环素 / 多西环素以及碳青霉烯类。若碳青霉烯类药敏中介，可以选择大剂量碳青霉烯类延长时间输注可能可以改善治疗 MDR 鲍曼不动杆菌的效果。在美国替吉环素已被 FDA 批准治疗肺炎，在体外试验中替吉环素协同亚胺培南、多黏菌素、左氧氟沙星或阿米卡星治疗耐药鲍曼不动杆

菌的疗效鼓舞人心，但仍需临床大规模研究进一步证实。在我国替吉环素治疗鲍曼不动杆菌因耐药率高目前不推荐单药治疗。

2. 铜绿假单胞菌　以往又称绿脓杆菌为 ICU 常见细菌，致病力强，感染后病死率高，目前耐药趋势越来越明显。上海市胸科医院 2010 年 271 株铜绿假单胞菌药敏显示敏感率 >50% 的抗生素依次为：多黏菌素 B、头孢哌酮 / 舒巴坦、哌拉西林 / 他唑巴坦、美罗培南、哌拉西林、亚胺培南、阿米卡星、庆大霉素、头孢他啶、环丙沙星、氨曲南等。但单药治疗通常效果不佳，且极易诱导耐药，特别是亚胺培南。因此，初始治疗就适合联合用药，例如头孢哌酮 / 舒巴坦或哌拉西林 / 他唑巴坦联合环丙沙星或者阿米卡星等。

3. 嗜麦芽窄食单胞菌　为一种非发酵、无孢子、需氧革兰阴性杆菌，为条件致病菌，常与其他细菌一起混合生长。当培养出嗜麦芽窄食单胞菌时，应结合临床判断是否为定植菌。若临床上有感染症状、体征，且培养为此单一细菌，应考虑感染。嗜麦芽窄食单胞菌感染患者之前通常有广谱抗生素特别是亚胺培南的应用史。对多种广谱抗生素耐药，对碳青霉烯类天然耐药。治疗可根据药敏选择头孢哌酮 / 舒巴坦联合或不联合氟喹诺酮类、SMZ/TMP。

三、胸外科术后肺部感染预防

根据胸外科术后肺部感染的危险因素我们可以采取以下措施预防肺部感染：

1. 术前　戒烟：虽然长期吸烟患者等发现疾病再戒烟对肺功能改善有限，但术前至少 2 周能戒烟能减少气道分泌物，同样能减少术后肺部感染发生概率。

2. 术中　加强气道管理，拔除气管插管前仔细清理气道。术中注意尽量避免损伤喉返神经，减少对肺脏的挤压。胃代食管癌手术，采用管状胃，留置胃管，放置十二指肠营养管或者空肠造瘘减少术后食管反流。

3. 术后　胸部外科属清洁 - 污染手术，我国目前采用术中、术后应用第一、二代头孢菌素预防感染。国外文献表明，肺叶切除术后肺部感染以

肠杆菌、金黄色葡萄球菌、嗜血杆菌为主,头孢唑林84%有效。胸部外科术后需充分镇痛,卧床时尽量采用半卧位,减少反流及误吸。呼吸训练、化痰及解痉药物雾化吸入,家属及护士协助拍背,指导患者正确有效地排痰;实在无法自主排痰者,尽早气管镜吸痰。加强营养支持。如果使用呼吸机者,口插管者尽早拔管,气管切开患者可采用声门下可吸引套管,减少气切套管气囊上方分泌物积聚,减少肺部感染发生。无创机械通气患者,进食后0.5~1小时避免使用呼吸机,保持坐位,采用胃肠动力药物减少胃潴留发生。若脱机困难者,建议通过十二指肠营养管进食。国外研究食管癌术后患者进食前应用电视透视吞咽评估(video fluoroscopic swallowing study,VFSS)以及纤维内镜评估(fiberoptic endoscopic evaluation of swallowing,FEES)观察吞咽的过程、有无气道的误吸,以及患者对误吸的反应。如果有误吸,则需进行口腔护理、吞咽训练后再次评估,无误吸及吻合口漏再进食,能减少AP的发生。

四、脓胸

胸膜腔受化脓性病原体感染,产生脓性渗出液积聚,称为脓胸。若脓液积存于肺与胸壁或横膈或纵隔之间,或肺叶与肺叶之间,称包裹性脓胸。病程在4~6周以内为急性脓胸,早期以大量渗液为主;若能排除渗液,控制感染,脓胸可获得治愈,肺可获良好复张。若渗出液未能清除,大量纤维蛋白沉积,形成纤维素膜进入到纤维化脓期,继而纤维素膜机化形成纤维板并钙化,则进入脓胸机化期,称为慢性脓胸。目前胸外科术后脓胸的并发症<1%。

(一)胸外科术后脓胸原因

脓胸的感染途径主要有胸廓、肺及邻近气管的感染直接向胸膜腔蔓延。而胸外科术后脓胸多与支气管胸膜瘘或食管吻合口漏合并发生,单纯性脓胸较少,发生的原因可能有术中肺脓肿破溃,挤压了继发感染的癌性空洞,冲洗胸腔不彻底。肺段切除或者肺楔形切除中支气管肺泡分泌物污染了胸腔;或为术后切口感染穿入胸腔所致。

术后脓胸中食管手术后更为常见,因为食管癌手术术中绝大多数需要行胃、食管切开及吻合等操作,胸腔有可能被胃肠道内容物污染,且食管癌术后可能发生胸内吻合口漏或胃穿孔。肠道细菌多为革兰阴性菌及厌氧菌,移位于胸腔,加上术后胸膜渗出液中富含蛋白为细菌的培养基,为细菌的生长繁殖创造了良好的条件。

在波兰一项研究947名肺切除术后患者中脓胸的发生率为7%,分析其原因:胸腔血肿29.8%,伤口感染26.8%,支气管胸膜瘘46.2%,这些并发症单独或合并发生于73.1%的患者,4.5%为术中感染,19.4%脓胸原因不明。病原学分析只有26.9%为单一细菌感染,73.1%有2种或3种细菌感染。

(二)胸外科术后脓胸诊断

术后早期胸管未拔时,出现发热、胸腔积液混浊,应考虑脓胸可能。若已无胸管,患者术后发热、胸痛、气急,患侧胸部语颤减弱,叩诊浊音,听诊呼吸音减弱或消失,血常规示白细胞计数增高,中性粒细胞在80%以上。胸部X线检查,少量胸腔积液可见肋膈角消失;积液量多呈外高内低的弧形阴影;大量积液使患侧胸部呈一片均匀模糊阴影,纵隔向健侧移位;积液局限于肺叶间,或位于肺与纵隔、横膈或胸壁之间时,局限性阴影不随体位改变而变动,边缘光滑,有时与肺不张不易鉴别。B超探测胸腔积液比X线更灵敏,尤其是少量胸腔积液或包裹性积液。在B超定位下胸穿抽得脓液即可确诊,脓液作细菌培养和药敏试验可以指导临床抗生素应用。

若无法确定是否为脓性胸腔积液可将胸腔积液送检常规生化。胸腔积液比重>1.018,pH<7.1,白细胞数计数>500×10⁶/L,蛋白定量>25g/L,葡萄糖浓度<40mg/L,乳酸脱氢酶LDH>1000IU/L可诊断为脓胸。有恶臭气味,说明含厌氧菌感染,

食管术后患者在脓胸证实后,应立即口服稀释的亚甲蓝,胸腔积液中有蓝色则存在吻合口漏或者胃穿孔,否则是单线性脓胸,以便采取准确治疗。

(三)胸外科术后脓胸治疗

发现脓胸应尽早行胸腔闭式引流术,注意选用质地、口径合适的引流管,保证引流通畅,尽可能排尽脓液,促使肺脏扩张。若为包裹性胸腔积液,应在超声定位下放置胸管。待脓腔缩小至50ml以

下时即可剪断引流管改为开放引流,至脓腔缩到10ml左右即可更换细管,逐步剪短直至完全愈合。若脓胸分隔严重,无法充分引流,肺脏扩张不全,可考虑予尿激酶25万IU加入100ml生理盐水胸腔冲洗。尿激酶直接作用于内源性纤溶系统,能催化裂解无活性的纤溶酶原成为有活性的纤溶酶,使纤维蛋白水解,使稠厚的脓液变为稀薄的液体,利于引流。或者经胸腔镜手术治疗,相比单纯胸腔引流能减少引流时间,缩短住院天数。

除了胸腔脓液引流之外,尽早恰当的经验性全身抗感染治疗对预后影响重大。国外院内获得性脓胸最常见的致病菌为:金黄色葡萄球菌,草绿色链球菌,肠杆菌科细菌,厌氧菌等。国内报道4890例食管贲门癌手术后脓胸发生率0.86%,发现时间为4~18天(平均8.5天),致病菌主要有金黄色葡萄球菌、大肠埃希菌、铜绿假单胞菌等。胸外科术后脓胸多数合并厌氧菌感染,虽然由于实验条件限制检出率低,初始治疗时无论是否闻及恶臭味仍建议覆盖厌氧菌,之后根据胸腔积液培养的微生物结果和药敏来调整抗生素。

脓胸患者因其高代谢常常营养不良,应重视全身支持治疗,给予高蛋白、高热量、高维生素饮食,尽可能肠内营养,提供35~45kcal/(kg·d)热量,必要时可输注血浆和白蛋白补充胶体丢失。严重感染周围组织可能存在胰岛素抵抗,注意监测和控制血糖。

(四)胸外科术后脓胸预防

在术前改善患者特别是食管癌患者的营养状况,纠正低蛋白、贫血、水电解质紊乱,若有高血压、糖尿病者控制好血压和血糖,以利于增强抵抗力,减少术后并发症发生的概率。

术中重视引流管的放置,选择合适引流管,不能太软(以免在胸腔内折叠);不能太细(以免胸腔内凝血块或絮状物阻塞);引流管内口尽量剪1~2个侧孔,术毕大量温生理盐水冲洗胸腔,在合适位置放置,尽量减少引流盲区。

术后经常挤压管子保持引流管通畅,患者应尽早半卧位及下床活动,避免胸腔渗出液在侧后方集积,加强咳嗽、深呼吸,肺膨胀充分有利于胸腔积液排出。食管术后患者保持胃肠减压管通畅,不宜过早拔除,胃液潴留致吻合口张力大,容易发生吻合口漏。

五、血流感染

血流感染(blood stream infection,BSI)是由各种细菌,真菌等病原微生物从某处感染灶侵入血液而引起。败血症(septicemia)系指病原菌侵入血液循环,并在血中生长繁殖产生大量毒素和代谢产物,引起具有毒血症的全身性感染综合征。若侵入血流的细菌量少,无明显毒血症症状时则称为菌血症(bacteriemia)。败血症和菌血症统称血流感染。

(一)危险因素

病原菌侵入血流最常见的侵袭途径是通过感染患者体内的原发细菌感染病灶,如皮肤黏膜、呼吸道、消化道、泌尿生殖系统感染等。胸外科术后因手术创伤免疫力降低,多数有留置深静脉管路、胸管、胃管、导尿管等,因此,血流感染的也是胸外科ICU常见感染。

术前有放疗、化疗史免疫力低下,长期入住ICU,基础疾病严重。深静脉留置管,机械通气、留置尿管、体腔引流管,长时间使用全胃肠外营养,使肠黏膜屏障功能破坏,肠道细菌移位导致感染。其中最重要的危险因素为深静脉导管。因皮肤表面定植多种细菌,细菌沿导管移行容易引起血流感染。ICU内常见的深静脉置管位置为颈内静脉、股静脉和锁骨下静脉。引起导管相关性血流感染的概率是股静脉>颈内静脉>锁骨下静脉。

(二)诊断

血培养是诊断血流感染的最重要的指标,2007年美国临床实验室标准化委员会(Clinical and Laboratory Standards Institute,CLSI)基于众多临床研究数据发布一个血培养指南,指南中强调应该在寒战、发热时立即做血培养,不要等到体温升到很高再做,热峰过后血培养病原菌阳性检出率会降低。同时要抽至少2个部位2套血培养,因为1套血培养阳性率为65%,2套和3套血培养阳性检出率分别为80%和96%。采血量也是提高灵敏度的重要环节,每套血培养2个培养瓶(需氧、厌氧),每个瓶需抽血8~10ml。厌氧菌瓶除了检测厌氧菌外还能提高兼性厌氧菌如葡萄球菌、肠杆菌等的检出率,避免漏诊。

(三) 治疗

卫生部(现国家卫生计生委)全国细菌耐药监测网2010年1月1日至12月31日在129所医院收集的血标本来源,临床分离非重复病原菌22 747株,其中革兰阳性菌占49.9%;革兰阴性菌占50.1%。最常见细菌依次为凝固酶阴性葡萄球菌、大肠埃希菌、肺炎克雷伯菌、金黄色葡萄球菌及鲍曼不动杆菌。

凝固酶阴性葡萄球菌是人体皮肤的正常菌群,污染率较高,因此凝固酶阴性葡萄球菌菌血症应当依据临床、流行病学及微生物学3个方面的资料来判定。目前监测未发现对万古霉素和利奈唑胺耐药葡萄球菌属,鉴于对万古霉素已有耐药报道,为防止VISA和VRSA的出现,医院应监管万古霉素治疗用量,延缓耐药菌株的产生。

当出现血流感染怀疑导管相关性感染时,应尽早拔除中心静脉导管。若为铜绿假单胞菌感染因其易于产生细菌生物被膜(细菌黏附于接触表面,分泌多糖基质、纤维蛋白、脂质蛋白等,将其自身包绕其中而形成的大量细菌聚集膜样物)致感染难以控制,也应及时拔除中心静脉导管。

(四) 预防

美国导管相关性血流感染(catheter related blood stream infection,CRBSI)每年发生在ICU为8万例,整个医院可达25万例。为进一步降低CRBSI的发生率,改善患者预后,降低医疗费用,美国疾病预防控制中心医院感染控制顾问委员会于2011年发布了新的导管相关性血流感染的防控指南,主要内容如下。

1. 成人中心静脉置管应尽量选择锁骨下静脉,避免股静脉和颈内静脉,减少污染的可能。血液透析的应避免锁骨下静脉以免造成静脉狭窄。

2. 尽量选用能满足患者需要者治疗所需的最少接口数或腔体数的中心静脉导管在放置或更换中心静脉导管时,应进行最大无菌屏障措施,包括佩戴帽子、口罩、无菌手套,穿无菌手术衣,使用覆盖患者全身的无菌布。在进行中心静脉置管、周围动脉置管和更换敷料前,应用含氯己定浓度 >0.5% 乙醇溶液进行皮肤消毒。

3. 短期中心静脉导管(central venous catheter, CVC)置管应每2天更换纱布敷料,应至少每7天更换透明敷料

4. 使用2%氯己定每日清洁皮肤1次以减少CRBSI。

5. 使用免缝合装置固定导管以降低感染率。

6. 不推荐常规更换深静脉置管来预防CRBSI。

7. 对相关医疗人员进行教育,包括血管内导管的使用指征、血管内导管置管及其护理的规范化操作、防止血管内导管相关感染的最佳感染预防措施。

第二节　胸外科术后低氧血症与机械通气

术后低氧血症是胸外科手术并发症的常见表现。在围术期,患者常见的低氧血症原因包括肺不张、肺水肿、肺部感染、支气管痉挛、呼吸衰竭甚至ARDS、慢性肺疾患加重等。研究显示,各种因素导致胸外科术后低氧血症的发病率高达35%,其中肺部感染占16.6%、支气管炎占15%、肺不张和PE各占1.7%。术后肺部感染通常为院内获得性肺部感染,其病死率高达10%~30%。术后肺部并发症导致住院时间平均延长1~2周。如伴有COPD等呼吸道疾病时,围术期支气管痉挛的发生率增加。有哮喘病史患者术中支气管痉挛发生率为10%左右,胸外科手术患者支气管痉挛的发生率则高于其他手术。目前随着胸外科患者的老龄化越来越明显,尤其是老年人基础疾病较多甚至合并多脏器功能的不全,加上手术打击增加导致了术后低氧血症甚至肺部感染的增加,术后低氧血症诱发的呼吸衰竭导致自然病程较长且预后较差,增加了住院天数和经济费用。如何做到有效的术后纠治低氧血症,减少术后感染的发生率及病死率,改善患者术后肺部并发症是目前胸外科术后面临的重要问题。

一、发生机制

胸外科手术后肺功能的最常见变化就是由于胸廓活动和形状、和(或)胸腔内因容量改变所致的FRC下降,以及肺血管不均匀的收缩或扩张,这两

者的变化均直接导致了通气血流比 V/Q 异常,通气血流比 V/Q 异常是导致低氧血症的根本原因。

1. V　代表外呼吸即通气功能,通气功能由通气容量和呼吸做功及通气功能储备三者组成。由 MV、FVC、MMEF、FRC、顺应性、气道阻力、呼吸功等肺功能指标检测。所有影响以上指标的因素均会影响到 V。

2. Q　广义上代表内呼吸和血液循环及氧输送,氧耗量,氧摄取有着关联,狭义上指参加气血交换的血流量。当流经肺泡的血流量增大时,V/Q 数值减少出现低氧血症。当流经肺泡的血流量减少时有时也会引起低氧血症,因为肺血管是一个整体,当有部分血管收缩或闭塞,其他的血管则会相应的扩张并造成 V/Q 数值减少,从而形成一种类似于肺内动静脉分流的结果。

3. T　在这个 V/Q 公式中,还有一个重要符号"/",/ 代表时间 T,不是通气时间而是指血流流经肺泡的气血交换的单位时间,也就是通常说的弥散功能。这就解释了肺间质水肿时为什么出现低氧血症。当肺间质水肿时,通气量正常,血流量也正常。就是因为弥散距离的增加,导致了气血交换时间的不足,造成单位时间内气血交换不足,导致了低氧血症。

二、引起胸外科围术期低氧血症的主要危险因素

(一) 吸烟

吸烟可导致呼吸道纤毛摆动功能紊乱、分泌物增加。试验证实,吸烟者肺部并发症的相对危险是未吸烟者的 1.4~4.3 倍。即使在无慢性肺疾病的患者中,吸烟也可增加肺部并发症的危险。术前戒烟 3 周以上可以降低术后并发症的发生。

(二) 总体状况不良

美国麻醉医师协会病情估计分级(ASA 分级)是术后肺部并发症的重要预测因素。ASA 分级越高,术后肺部并发症发生的风险越大。术前营养不良、低血浆蛋白导致肺水增加者,发生肺部并发症的概率明显增加。

(三) 基础肺部疾病

COPD 并非任何胸外科手术的绝对禁忌。

Dunne 研究证实,COPD 患者的术后肺部并发症发生危险升高。肺功能检查是 COPD 诊断的金标准,对于症状和气流受限及运动耐量等未得到有效改善的 COPD 患者,应在术前给予积极的治疗;对于择期手术的患者,如果 COPD 发生急性加重,应延期手术。

(四) 年龄

随着年龄的增大,肺实质发生改变、纤维结缔组织增加、肺弹性减弱、肺泡塌陷,导致肺的顺应性下降、呼吸阻力增加而引起肺通气和换气功能减退。年龄≥65 岁,每增加 1 岁,无论男女,术后并发症发生风险增加 0.3%~0.5%。

(五) 肥胖

肥胖患者仰卧位时肺顺应性显著降低,通气 / 血流比例失调;同时,肥胖患者由于胸椎后凸,腰椎前凸,腹内脂肪过多,膈肌抬高导致胸廓及其活动度减小,因而常存在低氧血症和高碳酸血症,典型病例可见于睡眠暂停综合征患者。

(六) 糖尿病

研究表明,肺组织也是糖尿病损害的靶器官。糖尿病可导致肺弹性降低、肺通气功能障碍、肺弥散功能降低。2 型糖尿病患者年龄越大、病程越长、微血管并发症越多时肺弥散功能受损的可能性越大。此外,糖尿病还会影响到肺局部防御功能。糖尿病合并自主神经病变患者气道防御反射和黏液纤毛清除作用减弱。糖尿病是下呼吸道感染以及其感染严重程度的独立危险因素。严格术后血糖控制是消除这一独立危险因素的唯一办法,目前研究表明血糖控制在 9mmol/L 左右是安全有效的。

(七) 手术部位

胸部和上腹部手术是最主要的手术相关危险因素。研究显示,手术部位对肺部感染影响的程度依次为头颅 > 胸腔 > 上腹部 > 下腹部 > 其他。

(八) 麻醉

麻醉类型、药物选择、操作方式均为手术相关危险因素。全身麻醉气管插管可破坏呼吸屏障,甚至可诱发支气管痉挛;膈肌上抬,功能残气量(functional residual capacity,FRC)减少,可导致肺不张;机械正压通气可致胸腔内负压消失,生理无效腔和分流增加,机械通气不当可导致肺气压伤,多

见于大潮气量、高气道压机械通气时；长时间吸入高浓度氧可导致肺膨胀不全；吸入麻醉药会减弱肺缺氧性肺血管收缩反应，改变通气 / 血流的比值，肺泡表面活性物质减少，严重影响患者术中肺功能，增加术后肺部并发症的发生率。

（九）手术操作

开胸后，该侧胸腔开放，胸内负压所致的肺牵拉扩张作用消失，导致肺泡萎缩，肺泡通气面积锐减（甚至减少 50% 左右），同时肺循环阻力增加。术中对胸壁、支气管和肺组织的损伤，造成呼吸运动减弱；挤压或牵拉肺组织过度，则损伤健康肺组织。开胸手术可因胸壁软化、膈神经损伤、胸腔积液积气、疼痛、敷料包扎过紧等限制呼吸运动幅度，影响患者的通气功能。

（十）手术时间

术中肺脏可能长时间受到挤压和捻搓，开胸侧肺组织存在不同程度的肺水肿或肺间质水肿，影响肺泡弥散功能即 T 受到影响。如手术持续操作时间 >3 小时时，肺部并发 ARDS 或肺部感染风险则更高。

（十一）体液失衡

胸外科手术期间，总体失血量可能不大，却潜在短时间内发生大量失血的危险；手术操作可能压迫或牵拉心脏及胸腔内大血管，对循环干扰大。此外，术中补液量及补液速度控制不当，导致液体入量过多，肺水增加甚至肺水肿，导致弥散障碍。胸外科术后液体出入平衡目前越来越受到重视，对于已经发生液体入量过多，无法用利尿药物解决时，可以积极使用床边滤过治疗，上海市胸科医院 ICU 2003 年至 2006 年观察了 20 例胸外科术后低氧血症伴有急性肾损伤者行连续性血液滤过，分别比较治疗后 8 小时、24 小时、72 小时内监测肺血管阻力指数（pulmonary vascular resistance index，PVRI）、PaO_2、平均动脉压（mean artery pressure，MAP）、血清肌酐（Cr），结果患者应用连续性血液滤过治疗后氧合明显改善。

（十二）镇痛

1. 镇痛不完善　疼痛影响患者睡眠休息，导致疲劳和体力下降；同时令患者不敢深呼吸和用力咳嗽不利于呼吸道分泌物的排出，可导致肺膨胀不

全和坠积性肺炎。

2. 镇痛过度　患者嗜睡，呼吸道敏感性下降，咳嗽反射减弱，发生呕吐时容易发生误吸。

三、引起胸外科围术期低氧血症的主要原因

1. 术后气胸、肺不张　气胸、肺不张是胸外科术后常见并发症，气胸多由于术后剧烈咳嗽或呼吸机造成的气压伤，也可由于肺大疱破裂、吻合口漏气造成，只要诊断及时处理还是比较简单。肺不张主要由于术前长期吸烟，往往伴有慢性支气管炎，造成气道分泌增多，加上术中镇静剂、肌松剂的使用造成术后排痰困难，导致术后肺不张，肺不张患者容易诱发肺部感染。

2. 肺部感染　患者本身的基础情况差、COPD、手术时间长、手术创伤大等诸多因素均会引起术后肺部感染，也是胸外科术后引起低氧血症最主要的危险因素，同时低氧血症又会加重肺部感染，两者形成恶性循环。

3. 吻合口漏　胸外科术后感染中各种吻合口漏引起的感染约占 10%。除了积极控制感染和营养支持以外，还要满足机体成倍增长的氧耗量。

4. PE　近年来，PE 由于术后老龄患者的增多及发生后引起的高病死率越来越引起注意。从 V/Q 的角度看，PE 引起的低氧血症是由于大面积的肺动脉血管被阻塞，从而引起的无效通气所导致。由于 PE 时大部分血管被阻塞，从右心排出的血量只能从少数未被阻塞的血管通过，就使这些血管的血流量急剧增大，而通气量明显不足，导致 V 减少、Q 增大、V/Q 失调引起低氧血症。

5. ARDS　急性首发低氧血症为特征（$PaO_2/FIO_2 \leq 200$），没有其他明确病因的与肺水肿一致的浸润性放射性胸部 X 线片表现。ARDS 的本质就是各种因素引起的非左心功能不全性肺间质水肿或肺水肿。ARDS 作为 MODS 的一部分在围术期的病死率很高，欧美共识会议报道肺切除后 ALI/ARDS 的总体患病率为 2.2%~4.2%，病死率为 52%~65%。其中以全肺切除病死率最高，因较大容量肺切除和淋巴引流的大大减少可能是全肺切除术后 ALI/ARDS 较高病死率的原因。

6. 误吸　长期卧床呼吸肌肌力减退,使咳嗽无力,小气道狭窄并易塌陷,导致分泌物潴留;咽喉部黏膜退化、感觉迟钝、吞咽反射随年龄增大而减退,使咽喉部细菌易吸入或呛入下呼吸道引起肺炎。对于误吸最好的干预就是预防,如何预防误吸的发生首先要判断患者是否容易发生误吸,一旦患者具有发生误吸的高危因素,则积极预防。放置鼻胃管及应用营养液输注泵,减少无创加压面罩的使用这几个方面是主要预防措施。

四、低氧血症的机械通气治疗

(一) 无创通气模式

胸外科术后患者出现低氧血症后为了避免气管插管带来的不利因素,我们首选经鼻或经面罩无创通气。理论上说,目前的任何正压通气呼吸机均可以使用无创通气模式。Benditt 的研究表明每日 3~6 小时间断使用无创通气对于改善术后低氧血症的作用是肯定的,尤其是老年 COPD 患者。与传统的高浓度($FiO_2 \geq 60\%$)氧疗相比较,无创通气具有以下优势:①对抗内源性 PEEP 以减少呼吸做功;②避免了高浓度氧对于呼吸中枢的抑制作用;③无创通气在不使用 PEEP 仅使用 PS(压力支持)的情况下对循环没有影响;④用于脱机困难的患者,可以用无创序贯模式进行过度式脱机。

前面讨论过 V 代表通气容量和呼吸做功及通气功能储备这三方面内容,治疗措施就是围绕着这三个方面进行。改善通气容量就是保护患者现有通气量和增加已失用的通气量,保护现有通气量可通过鼓励患者自行咳痰,床边纤维支气管镜吸痰解决患者气道阻塞问题,合理运用抗生素治疗肺部感染保护了患者现有通气容量。从而又会减少患者的通气容量。上海市胸科医院 ICU 总结了 2010 年 1 月至 8 月胸外科术后 40 例患者出现低氧血症后不同时间内予以加压氧面罩的治疗效果。1 小时内使用加压氧面罩的患者对比转出 ICU 例数、转为有创通气例数、ICU 平均住院时间、再次转入 ICU 例数、死亡例数等指标,优于其他超过 1 小时使用加压氧面罩的患者。

(二) 无创通气联合纤维支气管镜模式

患者在接受无创通气的同时,由于气道分泌物无法自行咳出或分泌物增加需要多次的纤维支气管镜的吸痰这种模式叫做无创通气联合纤维支气管镜模式。这种模式的优势为:①免有创通气的不良后果,同时又有效延长了无创有通气;②保留了患者的自主呼吸;③有利于纤维支气管镜反复检查气道;④避免镇静剂及肌松剂的使用。

无创加压氧面罩虽然具有一定优势,但也会增加患者误吸的风险和腹胀的发生以及影响患者的自主咳痰。

(三) 有创通气模式

当患者在以上两种模式中出现严重的二氧化碳潴留($PaCO_2 \geq 65mmHg$,$pH \leq 7.2$),严重低氧血症($FiO_2 \geq 60\%$,$SaO_2 \leq 90\%$)、血流动力学不稳定、意识障碍等情况时应该及时改为有创通气模式。对于出现的严重低氧血症如 ARDS,有创机械通气改善 ARDS 氧合的主要手段如下。

1. 高 PEEP($\geq 15cmH_2O$)　在不影响循环的前提下,高 PEEP($\geq 15cmH_2O$)与低 PEEP 相比较除了改善氧合以外并可以降低 3% 的病死率。

2. 小潮气量　即允许高碳酸血症,6~8ml/kg,允许 $PaCO_2 \leq 70mmHg$,以降低高平台压带来的气道伤。

3. 肺开放策略　吸气相时用吸气峰压(peak inspiratory pressure,PIP),并在吸气相保持一段时间以使塌陷的肺泡再次复张。由于患者的个体差压大,复张效果与操作者的经验及患者的情况有关。

气管切开主要起到是引流分泌物的作用,而更有利于呼吸道的清理。对于术后肺部感染或由于并发症引起的感染更具有治疗优势。虽然气管插管和气管切开都增加患者的呼吸机相关性肺炎生和术后脱机困难等世界性难题,但是患者一旦出现需要及时气管切开的情况应该及时的切开。上海市胸科医院比较了 2003 年至 2007 年胸外科术后 160 例患者并发肺部感染行早期气管切开与延迟气管切开的感染治疗效果,结果发现早期气管切开对于术后肺部感染的治疗效果优于延迟气管切开。

第三节　胸外科术后围术期液体管理

随着手术、麻醉水平的不断提高以及人均寿命的增加，普胸外科手术的适应证变得更加宽泛，因此患者术后围术期的液体管理变得更为复杂，需要根据每个患者的病情制定理想的补液计划进行个体化的治疗。

一、液体管理的目的和影响因素

普胸外科手术围术期液体治疗的目标是维持和恢复血管内容量并保证足够的器官灌注（即提供足够的氧输送）同时避免出现过量的液体负荷。

维持液体平衡应特别重视体内发生的第三间隙损失，指液体存在于体内但不参与血管内容量，而且损失量可能一时难以察觉，多见于食管手术以及手术时间较长体液丢失严重的胸部手术，因此对于这部分患者术后简单的恢复血容量可能是不充分的。另一个可能影响临床液体治疗效果的是患者的年龄和心肺肾功能状况。手术本身相关的并发症（吻合口漏、脓胸、乳糜胸等）也密切影响着临床液体治疗的效果。对于容量的准确判断，特别是危重患者的容量负荷，迷信目前任何一个指标参数都是片面的，也不是粗略的计算当日患者的出入量就能判断出，必须动态连续的观察，并结合临床治疗的效果。

二、普胸外科围术期的液体平衡

（一）肺叶和局部肺切除以及纵隔肿瘤手术

对于非老年、体型正常以及无心肺肾功能不全的患者，实施简单的肺叶切除术、部分肺切除以及纵隔肿瘤切除术，由于手术时间短、创伤较小，因而没有明显的第三间隙液体丢失，术后根据外科引流情况补充少量液体即可，大多数肺叶切除患者可在术后第一天恢复正常饮食，并且不再需要特别精确的液体管理，但仍应在维持电解质酸碱平衡的前提下保证出入量平衡。

（二）全肺切除术后的血流动力学改变

全肺切除术后的血流动力学改变首先表现为心率、平均动脉压以及肺动脉压升高，可能的机制为：①肺切除术后肺血管床面积减少，余肺血流量增加，肺动脉压增加；②余肺呼吸面积减少，创伤、疼痛引起的缺氧使肺血管收缩以及术后应激状态，交感神经兴奋，儿茶酚胺分泌增多，使心率、平均动脉压以及肺动脉压升高。

右心功能受损是全肺切除术后血流动力学另一改变。随着后负荷（肺动脉压增加）的加重，室壁张力增加，心肌收缩力随之降低，同时平均动脉压的升高可引起右心室舒张末期压力增加，从而增加冠状动脉血流，使心肌耗氧超过供给，从而导致心急缺血，引起右心功能不全。

（三）全肺切除术后肺水肿的发生与液体管理

基于上述血流动力学改变的特点，全肺切除术患者比行肺叶切除术患者更容易因液体输入过量而引起并发症（特别是心肺功能方面）。液体输入过量和肺毛细血管静水压升高被认为在全肺切除术后肺水肿的发病机制中起驱动作用。某些实验结果提示全肺切除术后剩余的一侧肺需接纳全部回心血量，而回心血量又可因术后儿茶酚胺的释放、手术应激和入量过多而增加，从而使肺毛细血管压、液体渗透压增加，最终导致肺水肿和 ARDS。

因此，建议全肺切除患者在禁食个体维持 1.5ml/（kg·h）液体输入（能经口进食的患者则静脉入量不应超过 1500ml/d），严格控制单位时间入液量（30 滴 / 分），并强调匀速输入。如果出现非外科问题引起的血压降低，可给予适当的缩血管药物，而不是给予过量的液体负荷。

（四）食管癌或贲门癌手术

食管癌或者贲门癌患者因术前进食可能受影响，体液或多或少地处于负平衡状态，加之手术创伤大，术中和术后水从血管内流失到第三间隙（小肠、大肠、周围体腔），上述两个因素决定了食管癌或贲门癌术后早期机体必然会出现液体分布和容量的改变。如何正确地认识和进行液体治疗，对于此类患者至关重要。

1. 食管癌和贲门癌术后液体分布的特点　外科大手术可以引起严重的应激反应和全身炎症反应综合征，造成毛细血管渗漏、功能性细胞外液向第三间隙转移，因此，术后早期必须给予足量的液体以维持相对正常的血压和尿量[(1.0ml/(kg·h)],临床表现为总液体入量大于总液体出量,即液体的正平衡;随着病情恢复和应激源的去除,全身炎症反应消退,血管通透性恢复,组织间隙液体回流进入功能性细胞外液,临床上表现为即使输入较少的液体也会出现明显的尿量增加,液体总入量小于液体总出量,即液体的负平衡。

2. 限制性补液是否适合食管癌患者　由于大多数食管癌患者术前体液处于负平衡状态。加之手术难度大、时间长,对机体影响大,临床上还多沿袭着传统的观念和措施进行液体治疗。即术后早期通过大量输入晶体液来补充血容量。往往会出现大出大入的局面,导致术后体重增加、组织水肿等。随着循证医学的发展,一些传统的临床常规受到了质疑和挑战,逐渐形成了外科患者体液治疗的现代概念。2003 年,丹麦 Brandstrup 一项随机对照研究表明,以不改变体重为目标的限制性围术期静脉补液方案减少了选择性直肠切除术后的并发症。2008 年,Shenhai 等进行的一项食管癌、贲门癌围术期液体平衡的研究中提示术后早期的液体平衡情况与术后并发症的发生具有明显相关性。尽管一些小范围的临床试验提示食管癌术后限制性补液可能减少心律失常、呼吸道分泌物及肺水肿等的发生率,但目前仍缺乏足够的食管癌围术期液体平衡和并发症、病死率的相关性研究。

由于食管癌术后液体分布的特点,术后早期在机体尚未进入液体回流阶段需要给予相对多的液体以维持机体的生理需要,但应控制在保证脏器灌注及内环境稳定的最低液体需求,因此建议按照 40ml/kg 控制总的入液量,并强调匀速输入。对于老年或者有心肺肾功能不全的患者则要求严格控制液体总量及补液速度,积极利尿,补充白蛋白,保证术后早期液体的负平衡(详见下文)。

3. 早期肠内营养和传统肠外营养相比更具优势吗? 食管癌患者术前多合并营养不良,术前禁食以及手术的创伤都导致患者术后处于高分解代谢状态,因此术后早期营养支持显得尤为重要。

目前,对于 EN 相比 TPN 是否能够降低食管癌术后并发症率仍未有明确的定论。美国和欧洲的大量临床研究显示,TPN 组的术后并发症率明显高于 EN 组,儿童和成人肠内营养使用指南明确指出"胃肠道手术后早期阶段不应常规使用 TPN"(证据评级 A)。但在日本最近一项调查显示使用 TPN(35.8%)和 EN(37.8)的比例十分接近(还包括 25.9% 未决定的受调查者),2010 年日本的 Junichi 进行了一项针对食管癌术后 EN 和 TPN 比较的临床研究,结论显示无论是术后并发症发生率或者白蛋白、CRP 以及 TH1/TH2 水平,两组患者均未有明显差异。

我们认为食管癌术后行全肠外营养会使大量高浓度营养物质直接进入外周组织,使多种消化酶分泌减少,化学杀菌作用减弱,肠道的化学屏障受到破坏。而长时间禁食,肠黏膜屏障能力减弱,容易引起肠道菌群的异位。而早期肠内营养能够有效地改善患者的营养状况、促进肠道功能的早期恢复,保护肠道屏障功能,但患者可能会出现腹胀、腹泻,从而导致部分患者单纯依靠肠内营养很难达到营养需要量。

因此,对于食管癌术后患者我们主张早期通过空肠造瘘或十二指肠营养管给予肠内营养,初始速度为 10~20ml/h,仍予以适量的肠外营养补充细胞外液和含氮量的不足,在随后几天可根据患者胃肠道情况逐渐增加至达到患者需要的最小热量需求[(1kcal/(kg·h)],然后静脉输液可成比例减少,为提高胶体渗透压可补充适量白蛋白。当患者进入液体回流的恢复期,液体摄入量减少,可给予温和的利尿剂帮助利尿。

对于由于各种原因引起的较长时间仍不能恢复进食,需要依赖空肠造瘘或十二指肠营养的患者,在输注肠内营养液的同时应注意补充适量水分,并定期监测电解质情况,防止高浓度的肠内营养液引起的高渗性脱水等并发症。

三、高危重症患者的液体管理

胸部手术中麻醉诱导以及创伤应激等影响,全身血管扩张,毛细血管通透性增加,肾上腺皮质激素分泌上升,水钠潴留,功能性细胞外液向第三间隙转移,为维持重要脏器的灌注,术中给予的容量负荷必然是相对正平衡。其次,较大范围的淋巴结清扫可能影响术后淋巴回流,导致胸内容量负荷的增加。

普通患者术后可通过自身调节恢复到术前容量水平,但老年或存在心肺基础病变的患者术后早期体内细胞外液含量多于普通患者且依靠自身调节排出较慢,如果细胞外液"回流期"液体出入平衡未能得到良好控制,细胞外液持续增多,相应肺水含量增高,肺血管阻力增加,则会严重影响呼吸功能,出现"相对性肺水肿"表现,如不及时处理极易导致呼吸衰竭,从而导致以呼吸、循环为主的功能性并发症增加。

Alam 等发现围术期输液量增加是 ALI 的危险因素,因此,对于此类患者主张在维持内环境稳定前提下的限制性输液,匀速输入并控制单位时间入量,严格保证出入量的负平衡,对于尿量偏少,无法靠自身调节达到液体负平衡的患者积极的给予白蛋白、利尿剂治疗。上海市胸科医院方文涛教授进行的一项包括 293 例优化老年患者胸部手术围术期管理策略的研究显示,术后严格控制液体出入平衡以及其他一系列优化管理策略(包括术前功能筛选、术中保护性通气,术后及时介入性呼吸循环支持治疗),使老年患者的术后功能性并发症发生率和病死率明显降低。

第四节　纤维支气管镜在胸外科监护室中的应用及进展

胸部外科手术主要包括肺、食管、纵隔等手术,与其他手术比较,开胸手术时间长、创伤大、输血量多、胸部切口及全身麻醉对术后心肺功能影响明显、术后心肺并发症尤为突出,特别是全肺手术、食管癌根治术、高龄患者中更为明显,术中、术后处理不当均有可能危及患者的生命。目前胸部肿瘤的发病率逐渐低龄化,然而在高龄患者中,无论有否合并其他基础疾病,由于全身脏器储备功能减退,术后肺部并发症的发生率和病死率相对更高。

一、支气管镜在胸外科监护室中的应用

危重患者常因咳嗽无力、咳嗽反射减弱或消失致排痰困难、气道阻塞而发生呼吸衰竭、危及生命。常规吸痰术在神志清醒患者因吸痰管很难通过声门进入下呼吸道故而吸痰效果很差;建立人工气道者行机械通气后常由于湿化不够、气道干燥,气道分泌物黏稠,引流不畅而致气道阻塞、通气阻力增大、人工通气效果不佳。一些患者存在脓性分泌物黏稠,痰难以咳出,全身用药时局部药物浓度低而不易渗入内部发挥有效作用;慢阻肺患者,由于年老体弱,痰液黏稠,分泌物潴留于支气管内不易咳出,亦使感染和气道阻塞难以控制。吸痰管虽可经套管直接进入下呼吸道,但仍为盲目吸引,部位及深度均难以掌握,疗效亦差。此时用纤维支气管镜行气道管理,不仅可在直视下了解气道阻塞之部位、程度,更可以直接明确阻塞之病因,迅速、准确解除气道阻塞,通畅气道,使不张的肺叶很快复张,纠正呼吸衰竭,挽救患者生命,其疗效明显优于常规吸痰术。因此,充分引流是改善治疗的关键。

上海市胸科医院胸外科近几年在临床工作中发现,使用纤维支气管镜行气道清理的使用率逐年上升,结合胸外科特点,具有以下特点的患者术后出现呼吸功能不全的概率较高,须考虑纤维支气管镜辅助管理气道:

（一）术前因素

1. 高龄　年龄 >70 岁。

2. 吸烟史　术前吸烟史长,术前戒烟时间短或未戒烟。有资料提示烟龄 >7 年者,其肺功能较烟龄 <7 年者有明显减退,指标包括 FVC、FEV_1 及 MBC 等。

（1）术前肺功能不全:包括中度以上限制性 / 通气性通气障碍。

（2）术前营养状况差:包括恶病质、BMI 为 20~35、术前存在低蛋白血症(除外乳糜胸等导致大量蛋白丢失的疾病)。

（二）术中因素

1. 手术时间长。

2. 手术创面大　包括气管及隆嵴部手术、食管癌根治术(三切口颈胸腹联合切口、二切口弓上 / 下切口)以及全肺手术。

3. 手术后复苏延迟　包括因呼吸功能不全致二氧化碳过高或低氧而延迟拔管或其他因素。

（三）术后因素

1. 术后疼痛　由于体位关系及创口疼痛影响

咳嗽及排痰。

2. 手术中喉返神经受损致声带麻痹,无有效的咳嗽反射。

(1)胃潴留导致的误吸:食管癌术后,由于管状胃或代食管结肠残腔内残留血块,胃肠减压引流效果差,残腔液体潴留压迫左右两侧肺叶;或者同时存在咳嗽反射减弱,消化道内容物反流极易造成误吸,如不积极使用纤维支气管镜气道清理,则必然造成肺部感染,影响预后。

(2)气管插管时间>48小时,或拔管后再插管次数>2次,致气道损伤或呼吸机相关性肺炎的发生。

(3)术后并发脑血管意外(脑梗死或脑出血等),引起肢体偏瘫,呼吸中枢受影响,不能引出正常的生理咳嗽反射,有统计资料显示脑血管意外后并发肺部感染较正常者至少提高15%。

鉴于此,临床工作中使用纤维支气管镜可以迅速、有效、安全的达到以下目的:①气管插管者明确口插管位置;②联合无创通气以帮助患者改善氧合。

由于气道痰液引流不畅、术中血块堵塞导致呼吸道通气障碍,有部分患者经彻底的纤维支气管镜清理及反复肺泡灌洗后,仍存在呼吸窘迫、氧合无改善或者并发气管痉挛等。此时由于患者气道阻力高、呼吸中枢加强、肺动态过度充气形成内源性呼气末正压(intrinsicpositiveendexpiratorypressure,PEEPi)和呼吸肌疲劳,常需要使用呼吸机无创通气供氧以解除。其治疗后各项指标,包括血 pH、PaO_2、SaO_2、$PaCO_2$、氧合指数、呼吸频率及节律等均有明显改善。

(四)辅助液体管理治疗

心胸外科手术创伤大,术后48小时内液体重新分布,对于术前低蛋白血症、术中失血量大,以及术后并发乳糜胸、低氧、低灌注时间长等,造成患者血压持续偏低,有效血容量相对不足,胶体渗透压降低(全肺患者存在静脉压过高),使得肺间质水肿,增加了呼吸膜的厚度,严重阻碍呼吸弥散功能,此时极易造成低氧血症及液体正平衡,不利于恢复。经纤维支气管镜检查可以鉴别气道水肿的程度,判定患者第三间隙液体是否存在潴留,对于术后ICU

液体管理有关键性作用。

二、纤维支气管镜治疗的并发症

1. 麻醉药物过敏 一般在纤维支气管镜治疗前常规用 1% 利多卡因喷雾剂进行口咽及鼻腔的表面黏膜局部麻醉,可减轻咳嗽反射,减少喉、支气管痉挛的发生。麻醉药物过敏主要表现为呼吸困难、气短、面色苍白、血压急骤下降、心律失常、四肢抽搐、气管痉挛等。此类并发症虽然临床工作中发生率极低(<0.1%),但是一旦出现则危及生命。此时应立即停止用药,给予吸氧、保持呼吸道通畅、肾上腺素、激素等抗过敏抢救,必要时气管插管。

2. 出血 目前纤维支气管镜介入口径可选经鼻腔、经口腔或经气管插管/气管切开等,由于技术限制,纤维支气管镜仍属坚硬器械,鼻腔、口腔黏膜脆弱;麻醉不佳,咳嗽剧烈;操作粗暴;患者自身有凝血机制异常等,操作过程中时常发生鼻出血、口腔黏膜出血或者气道出血等,如清理不及时,导致气道阻塞、呼吸困难甚至窒息等。此类并发症在临床中较常发生,对于操作医生技术要求较高,术前评估及术中操作均应慎重。临床紧急处理应迅速清理气道,撤出纤维支气管镜,同时完善术前准备(充分的局部麻醉、纠正凝血功能等),操作中切忌使用暴力,动作轻柔。术前则应询问患者既往史,特别是鼻出血、鼻中隔偏曲等,选择通畅的鼻腔作为入口。如出血量大,则可以局部肾上腺素注射、输血治疗,甚至急诊手术。

3. 低氧 此并发症在临床工作中最常见,发生率 90% 以上,纤维支气管镜检查中或者治疗中会出现 PaO_2 明显下降(较术前下降 >20mmHg)。对于术前存在 COPD、哮喘;术中手术范围大;术后应激、肺部感染等则更易发生,严重者可因低氧导致心搏骤停。临床工作中,对于术前动脉血氧分压 <60mmHg、呼吸机高参数维持者应谨慎处理。上海市胸科医院对于此类并发症有一定经验,术中保证持续供氧(鼻腔、口腔或呼吸机辅助),氧流量可调至 8~10L/min,操作必须迅速有效,患者因气道刺激及气道痉挛持续憋气等可暂缓操作,提高氧流量或者撤离纤维支气管镜,待患者氧合改善再行治疗。

4. 心律失常 主要表现为窦性心动过速、窦性心动过缓、房性/室性期前收缩、室上性心动过速,甚至心搏骤停等。临床中多见室上性心动过速,主要由于患者紧张、纤维支气管镜进入气道时的刺激,或者咳嗽反应剧烈引起,此时可停止操作,不作特殊治疗,以氧疗为主,患者多数情况下能够改善。在本科室中,由于使用 24 小时心电监护,此类并发症均能有效控制,统计中未发现有心搏骤停等致死性并发症的发生。

三、纤维支气管镜对胸外科术后常见并发症亦有特殊价值

1. 肺不张　肺不张一般多发生于术后 1~2 天,为一渐进发展过程。可分为阻塞性(支气管内阻塞、管外压迫、本身病变)、压缩性(胸腔积液、气胸、脓胸、血胸、乳糜胸、膈疝)、神经性(迷走神经)、其他(镇静剂过量、肥胖、疼痛、老年、吸烟、COPD、仰卧位造成小气道无效腔增加)。其中多以右肺中叶最容易肺不张,这与右肺中叶的解剖密切相关。右中叶不张占全部肺不张 39.06%,其次是右肺上叶、左肺上叶、左全肺、左肺下叶、右全肺、右肺下叶。国内有研究显示右肺不张与左肺相比约为 2.2∶1。而因痰栓或脓性分泌物阻塞引起的肺不张,据粗略估计纤维支气管镜气道吸引后复张率可达 85%,血块堵塞引起的肺不张,可在纤维支气管镜吸引的同时反复是用生理盐水冲洗能达到较满意的效果。

Benova 等报道 35 例胸外科术后患者,其中 95% 为机械通气者,所有患者均接受 BAL 治疗。其中 19 例(54%)在纤维支气管镜下可见大量痰栓阻塞,经过气道清理后 73% 得到改善(在此术后改善的定义为纤维支气管镜处理后 6 小时内 PaO_2 提高 10% 或者胸部 X 线片提示肺复张)。其余 16 例病例镜下未见痰栓阻塞气道,但经清理后也有 43% 得到改善。在所有 35 例患者中,16 例胸部 X 线片提示有肺不张,在纤维支气管镜处理后有 9 例(56%)得到明显改善。即使胸部 X 线片未有提示,其改善率仍能达到 63%。国内有学者统计一年半内收入 27 例 ICU 患者,经胸部 X 线片诊断为术后肺不张,行纤维支气管镜治疗行气道清理共 52 次,结果显示肺复张 24 例(88.9%)。其中 4 例为单纯痰栓堵塞引起;1 例为血块堵塞导致全肺不张,需

分 2 次纤维支气管镜吸痰;余 19 例为感染痰栓引起,其中 8 例需反复 3 次或以上多次治疗方能复张。

Holmgren 等报道了 54 例因肺不张需要纤维支气管镜治疗的儿童患者,纤维支气管镜气道清理后经胸部 X 线片判定:完全复张 34 例(41%),部分复张 28 例(34%),无变化 21 例(25%),总体有效率达 75%。西班牙学者在其所在儿外科监护室收集了 536 例患者,其中术后肺不张占 166 例,147 例接受支气管肺泡灌洗术(bronchoalveolar lavage,BAL)治疗,结果显示肺复张有效率达到 79.2%。

2. 气道狭窄　先天性气道狭窄是一种非常少见的难治性疾病,主要发生于气管隆嵴部。法国专家报道将纤维支气管镜应用于该疾病的治疗,如球囊扩张、电凝或植入支架等,可达到较满意的预后效果。

在胸外科监护室中,较多见的气道良性狭窄的病因包括气管插管后、气管切除或吻合术后、术前放疗以及炎症反应,对于此类气道狭窄也可使用纤维支气管镜介入治疗。韩国专家报道在纤维支气管镜引导下作气管隆嵴狭窄 Y 型支架植入术,可获得良好效果,该研究入选 11 例气管狭窄患者,均由于缺氧、咳嗽、咳痰等检查发现有气管狭窄,植入单根管状支架不能获得满意效果,在植入 Y 型支架后,上述症状可明显改善。此外第一秒用力呼气容积(forced expiratory volume in one second,FEV_1)也有显著提高。Y 型支架的植入需要在局麻下用专业的纤维支气管镜引导,操作必须轻柔,不可用暴力扩张狭窄部分。日本专家在纤维支气管镜引导下行 Y 型支架的植入,研究囊括了 3 例老年患者,包括良恶性的支气管狭窄,均可获得良好的临床效果,且其安全性及有效性得到肯定。

此外,肺移植术后出现吻合口狭窄的发生率较高,患者多以气急、低氧不能改善为临床表现,纤维支气管镜下可观察到吻合口由于痰痂黏稠,黏膜向内生长,导致环形狭窄,造成通气功能明显受阻。目前纤维支气管镜下引导植入支架可起到一定的治疗效果。

3. 支气管胸膜瘘　胸外科手术后,特别是肺部手术,支气管胸膜瘘(bronchopleural fistula,BPF)的发生率在 1.5%~28%,肺叶切除术后 BPF 的发生

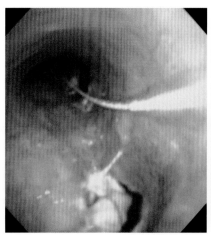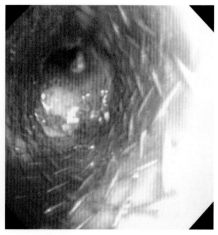

图 3-14-1 右全肺术后支气管胸膜瘘,支架植入术前后对比

率为 0.5%,但是病死率可高达 67%。由于其病死率非常高,且住院时间显著延长,在外科重症监护中一直是个棘手的难题。对于此类并发症,目前外科手术仍是治疗的金标准,虽然再次手术不可避免高风险的感染率。

临床中纤维支气管镜可以帮助 BPF 的诊断及治疗。如 BPF 瘘口较小,常规诊治手段困难或瘘口显示不清,可利用纤维支气管镜向支气管残端注入 3~5ml 碘油造影剂,经胸部 X 线检查以明确。

支气管食管瘘在食管手术后发生率约为 5%,但预后极差,大多数病例在几周或几月内即死亡,在临床工作中一直是个难题。国外有学者报道在纤维支气管镜直视下用封堵器封闭瘘口(类似于心脏外科封闭动脉导管未闭的封堵器),其疗效初步得到肯定。

上海市胸科医院胸外科 2010 年收治一例右全肺术后支确诊为气管胸膜瘘患者,在纤维支气管镜引导下行支架植入术,手术成功,临床症状得到有效控制(图 3-14-1)。

4. 气管撕裂 气管插管由于是有创操作,特别对于气道困难者,极易造成气道直接损伤,导致气管撕裂伤或断离,常见于气管后壁的正中或偏右侧。如不及时处理,严重者可立即死于呼吸道阻塞或胸腔重要器官功能衰竭,如纵隔气肿、气胸、心包空气填塞等。在重症监护科中,紧急插管、再插管等屡见不鲜,所以气道损伤不容忽视,插管过程中的手法、体位以及肌松药物的配合应用及其重要。一旦发生气管撕裂等损伤情况,治疗手段必须及时

有效。有报道显示,纤维支气管镜下行气管撕裂修补术(气管插管后并发症)虽然手术时间较长,但预后较好,临床可供参考。该手术采用 12mm 纤维支气管镜修补 5cm 气管撕裂,手术时间 105 分钟,手术期间用呼吸机采用喷射通气供氧,9 天后撕裂处完全愈合(图 3-14-2 和图 3-14-3)。

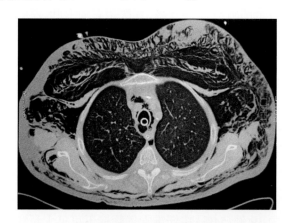

图 3-14-2 纤维支气管镜直视:气管撕裂处,黏膜充血

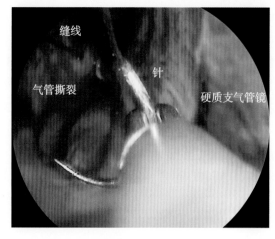

图 3-14-3 胸部 CT:气管撕裂修补后

四、纤维支气管镜在临床应用中的新进展

常规的纤维支气管镜检查尽管相对安全,但是对于检测周围型肺癌的筛查率仅有 30%。电磁技术的引进为内镜带来新的生机,由电磁引导的新型纤维支气管镜已应用于临床,且其检出率可高达 80%~85%。

慢性阻塞性肺气肿是呼吸系统的常见病,常引起呼吸功能减退,通气、换气功能障碍,发生不同程度的低氧血症和高碳酸血症;既往有 COPD 史,在手术后并发肺气肿,往往会在短时间内引起呼吸困难。最近纤维支气管镜下肺减容术已逐渐应用于临床,如纤维支气管镜下蒸气消融术。此外,尚有报道利用自体血液进行肺减容的方法达到满意效果。纤维支气管镜距今已有 100 多年的历史,从应用于临床开始,已逐渐受到各方面的重视。从最初辅助诊断、肺泡灌洗到如今电磁引导及新型治疗手段,内镜的技术更新使得纤维支气管镜的应用空间愈加广阔。

特别是在胸心外科监护中,由于胸部手术创伤大,术前合并高龄、长期吸烟、基础肺部疾病、营养状况差等,术后肺不张的发生率极高,可能由单纯性痰栓、感染性痰栓、手术创面血性分泌物或者异物等引起,因此使得术后的纤维支气管镜进行呼吸道管理显得尤为重要,对术后并发症的发生率及预后均有举足轻重的作用。但是综合国内国外的数据表明,对于术后肺不张应用纤维支气管镜辅助治疗,虽然有效率高且具有一定安全性,但是临床样本均较局限,对于成人重症监护方面亟待大样本的报道。

第五节 胸外科术后的镇痛镇静

一、概述

ICU 的镇痛、镇静是保护患者安全的重要手段,也是抢救极度危重患者的必备步骤,在上海市胸科医院 ICU 中 70% 的患者存在焦虑,50% 的患者经历烦躁不安,同时对于胸部手术后的患者,由于手术创伤一般较大、手术复杂,术后需要机械通气支持及产生各种并发症的概率也大大增加,有时会面对顽固的低灌注和低氧合状态,一时很难纠正,此时可以通过镇静镇痛等措施将患者的代谢消耗降至最低,待其他病理生理因素得到改善后,再逐渐降低镇痛镇静强度,直至停止治疗。

二、疼痛及躁动焦虑的危害

胸部手术由于位置特殊性,往往切口较一般手术长,术中切断或切除肋骨以及使用撑开器,术后长时间放置引流管都会造成患者术后疼痛。70% 以上的 ICU 患者,特别是 ICU 滞留时间超过 3 天的患者均会出现不同程度的焦虑。焦虑以及药物不良反应、休克、低氧血症、低血糖、机械通气不同步等均会导致躁动。据统计,最易引起焦虑躁动的原因依次为疼痛、失眠、经鼻及口腔的插管、失去自身活动自由的恐惧以及各种管道限制活动。疼痛 - 焦虑 - 躁动是患者自身机体对外界的一种应激反应,造成并导致一系列神经内分泌代谢改变,最终可导致患者与呼吸机对抗,耗氧量增加,引起意外拔管及危害生命的情况。参考上海长征医院的数据,在躁动患者中意外拔除气管插管占 13.99%,拔除胃管 32.60%,拔除动静脉导管占 27.80%。由于疼痛是最主要的诱因,近年来多中心的研究提示危重病镇静镇痛的趋势,应该转变为镇痛为先,镇静为次,即基于镇痛的镇静(analgesia-based sedation)。

三、ICU 镇痛和镇静的目的

1. 消除或减轻患者的疼痛及躯体不适感,减少不良刺激及交感神经系统的过度兴奋。

2. 帮助和改善患者睡眠,诱导遗忘,减少或消除患者对其在 ICU 治疗期间病痛的记忆。

3. 减轻或消除患者焦虑、躁动甚至谵妄,防止患者的无意识行为。

4. 降低患者的代谢速率和氧耗、氧需,使得机体组织氧耗的需求变化尽可能适应受到损害的氧输送状态,并减轻各器官的代谢负担。

四、镇静的分类

1. 舒适性镇静　缓解患者焦虑、躁动、疼痛不适、恐惧、谵妄(特别是影响治疗或有潜在危险时)。

2. 治疗性镇静　降低患者应激反应。代谢速率和氧耗氧提高机械通气患者带机顺应性,消除人机对抗便于进行特殊治疗操作控制癫痫或惊厥状态,解除破伤风肌强直降低颅内压亚低温辅助用药。

五、过度镇静的危害

虽然镇静对于危重患者有不少优点,但反之过度镇静则会延长机械通气、ICU留住和住院时间,特别是对于连续静脉镇静的患者。早在十多年前国外学者已提出此观点,同时还会引起意识障碍,使患者不能表达病情、不能判断意识状态、导致瞳孔变化,容易掩盖病情;抑制生理反射,纤毛运动减弱,加重肺部感染、呕吐、肠梗阻;抑制呼吸循环和免疫抑制。

六、机械通气患者的镇静

上海市胸科医院监护室都是胸部手术患者,机械通气在危重患者中十分常见,是危重患者及重伤员重要的生命支持设备。在机械通气患者中,发生躁动的比例也大大上升,如何合理有效地对此类患者进行镇静直接影响患者的预后,一般可以采取以下步骤。

1. 镇静评分　镇静目标可参照RASS镇静评分法。

2. 药物选择　正如之前所说,由于胸部伤口特殊性及各种胸腔引流管的留置,疼痛是多数患者躁动的原因,因此首先需要良好的镇痛。国外研究表明,小剂量短效阿片类药物静脉使用可以明显改善机械通气患者的预后并减少其他镇静药物的使用,近几年推荐使用瑞芬太尼。

其次,根据以往经验镇静首选药物还是丙泊酚(异丙酚),紧急情况可临时快速小剂量推注之后静脉持续输注,镇静负荷剂量0.25~1mg/kg,维持0.4~4mg/(kg·h)。其主要优点是易于短期调整,较咪达唑仑可维持更满意、充分的镇静,并更快脱离

呼吸机,参考《中国重症加强治疗病房患者镇痛和镇静治疗指导意见(2006)》。丙泊酚多用于急性躁动、需要快速苏醒,以及短期镇静的患者。当然,由于其对肝脏和脂肪代谢的影响,长期使用患者需监测甘油三酯水平。在上海市胸科医院的ICU中,由于胸部术后患者有时因出血、利尿剂的使用以及扩血管药物使用或感染引起血管扩张等因素导致绝对或相对有效的循环血量不足,此时丙泊酚可导致患者收缩压下降,经统计在此类危重患者中约60%会出现血压一过性的下降,往往需增加液体输入或联合多巴胺等血管活性药物维持循环平稳。2008年有学者提出丙泊酚静脉注射引起毛细血管流量减少影响微循环可能导致组织器官灌注不足,但2009年德国一项研究表明在血流动力学稳定的患者长时间使用并不对微循环造成明显影响,至于对血流动力学不是很稳定患者的影响还在进一步研究中。

有一部分患者异丙酚并不能达到有效镇静,此时可联合咪达唑仑使用,其优点对收缩压影响较小,患者对不愉快经历有顺行性遗忘,但同时需注意其镇静蓄积作用,导致清醒延迟从而延迟脱机和拔管,据观察在老年患者身上更为明显,如不是需要长期镇静的患者应尽量减少其用量。

右美托咪定也是目前常用的药物,其优点是呼吸抑制轻微,减少麻醉药和镇痛药物的需要量同时具有镇静、抗焦虑和镇痛作用,减少氧消耗和氧需求,减少寒战。根据上海市胸科医院ICU观察,在不给予负荷量的前提下直接给予$0.3~0.5\mu g/(kg\cdot h)$维持量可减少需长期镇静患者的丙泊酚和咪达唑仑用量,但是单一使用效果不明显,最大的不良反应还是血压下降和心率减慢,据观察约有50%患者产生一过性低血压,但对于躁动严重导致心率增快血压升高的患者则有良好的效果。有学者提出若右美托咪定剂量$>0.7\mu g/(kg\cdot h)$还未有明显效果则不需要再继续加大剂量。此外,有研究表明在败血症患者中使用右美托咪定与劳拉西泮作比较发现:右美托咪定在此类患者中可以明显减少神经系统并发症及缩短患者机械通气时间,随着更多临床应用及美国一项多中心回顾研究提示右美托咪定在ICU镇痛、镇静中的地位已逐步上升。

3. 每日唤醒　ICU 患者长时间连续镇静会延长机械通气时间和住院时间,过度镇静会影响患者的预后。研究表明,每日唤醒可明显减少此类危害,推荐方法每天上午停用所有镇静剂,待患者完全清醒、回答指令问题后重新给予镇静(剂量以原剂量的 1.5 倍开始,达到理想镇静程度后减至原剂量,再逐步减至半量)。若患者神志较差,不能完全清醒,则以生命体征变化如血压增高、脉搏加快或不自主运动增多为唤醒目的。对于机械通气患者只要没有其他严重并发症,每日唤醒后继而进行自主呼吸试验(spontaneous breathing trail,SBT)可缩短患者的机械通气时间,减少 ICU 住院天数,降低 ICU 获得性并发症发生率,改善预后。

4. 镇静期间的监测　由于长时间使用镇静药物对循环呼吸影响最大,一般在治疗期间对患者的呼吸循环进行严密监测。呼吸方面一般密切观察患者的呼吸频率、幅度、节律、呼吸周期比和呼吸形式,常规监测脉搏氧饱和度,酌情监测呼气末二氧化碳,定时监测动脉 PCO_2 和 $PaCO_2$,对机械通气患者定期监测自主呼吸潮气量、分钟通气量等。镇痛镇静不足时,患者可能出现呼吸浅促、潮气量减少、氧饱和度降低等;镇痛、镇静过深时,患者可能表现为呼吸频率减慢、幅度减小、缺氧和(或)二氧化碳蓄积等,应结合镇痛、镇静状态评估,及时调整治疗方案,避免发生不良事件,使用无创机械通气患者尤其应该引起注意。

循环方面严密监测血压(有创血压或无创血压)、CVP、心率和心电节律,尤其给予负荷剂量时,应根据患者的血流动力学变化调整给药速度,并适当进行液体复苏治疗,力求维持血流动力学平稳,必要时应给予血管活性药物。镇痛和镇静不足时,患者可表现为血压高、心率快,此时不要盲目给予药物降低血压或减慢心率,应结合临床综合评估,充分镇痛,适当镇静,并酌情采取进一步的治疗措施。

七、非机械通气患者的镇静

非机械通气患者多数在有效镇痛下并不会产生焦虑烦躁等情况,除非合并其他并发症,特别是胸部术后患者,一般首先选择用阿片类镇痛药,吗啡对持续镇痛患者效果明显,持续给药时以 1~3mg/h 维持,短期镇痛则可间断给药,但对于血流不稳定及肾功能受损患者需谨慎,此时可考虑芬太尼。须注意的是芬太尼大量或长时间使用有蓄积作用,还会有迟发性呼吸抑制,在非机械通气患者中有一定危险性。根据经验在轻、中度疼痛患者中联合小剂量非甾体抗炎药可减少阿片类用量。

八、谵妄

(一)定义

谵妄是一种以兴奋性增高为主的高级神经中枢急性活动失调状态,是在意识清晰度降低的同时,表现有定向力障碍,包括时间、地点、人物定向力及自身认识障碍,并产生大量的幻觉、错觉。幻觉以幻视多见,内容多为生动、逼真而鲜明的形象,如看到昆虫、猛兽、鬼神、战争场面等。在 ICU 中谵妄是一种十分常见的并发症。

(二)诊断要点

谵妄的最初症状,可以从患者的一些非特异性症状表现出来,如焦急、抑郁、易激动、注意集中困难、健忘、噩梦或言语散漫,有时首先出现自言自语,像是在与人对话,伴有不安宁或一天的睡眠障碍是最初信号。推荐使用 ICU 谵妄诊断的意识状态评估法(CAM-ICU)。

(三)病因

1. 素质因素　一般认为随着年龄的增长,大脑神经细胞的衰亡或退行性病变,使大脑功能降低等,老年人常见,特别是年龄 >65 岁者。

2. 药物因素　利尿剂、镇静催眠剂、止痛剂、抗抑郁剂、抗精神病药以及其他具有抗组胺、抗胆碱作用等药物的不合理使用,特别是大剂量使用均可导致谵妄。

3. 疾病因素　躯体疾病及中枢神经系统疾病。

4. 心理因素　严重的心理创伤合并严重的躯体疾病时,极易发展为谵妄。

5. 其他　如睡眠剥夺与感觉剥夺,亦可引起谵妄。

(四)治疗

1. 病因控制　去除引起谵妄的病因。根据上海市胸科医院的 ICU 观察,积极抗感染,纠正低氧

状态及酸中毒,纠正电解质紊乱可减少谵妄的发生

2. 控制症状　良好的镇痛、改善睡眠可控制谵妄症状。

3. 支持治疗　保持足够的热量和营养供应,加强护理,可适当给予改善脑循环及脑的能量供给,促进脑细胞功能的恢复药物如胞磷胆碱等。

4. 精神症状严重者的控制　可根据临床表现给予小剂量不良反应少的抗精神病药,国内国外指南都推荐首选氟哌啶醇 5~10mg 静脉推注。之后尽可能保持周围环境安静,一般对此类患者往往转至单间并由家人陪伴,1~2 天后多数患者即可恢复正常。

5. 意识障碍为主者强调支持疗法　应避免应用对意识、呼吸有影响的苯二氮䓬类药物和苯巴妥类安眠药物,对已经连用弱安定剂或巴比妥类药物的患者,不要急速减量或骤停该类药物,必须缓慢减量,否则会加重谵妄。

九、肌松药在 ICU 中的运用

一般肌松药在 ICU 中很少运用,因其本身可掩盖患者的镇静状态,有时反而造成患者极度恐惧与紧张,同时长时间神经肌肉阻滞可增加患者压疮和深静脉血栓(deep vein thrombosis,DVT)形成风险,在上海市胸科医院 ICU 中除紧急插管或患者强烈而持续惊厥发作,肌肉强直抽搐以及极个别运用反比通气和严重"人机对抗"的患者外,很少使用肌松药。即使使用也只有在充分镇痛和镇静治疗的基础上,方可考虑使用肌松药物。近两年,很多中心研究报道在 ARDS 患者中早期使用 48 小时持续肌松药可明显改善患者预后,降低病死率,虽然在上海市胸科医院 ICU 中还没有形成常规,但个别此类患者使用小剂量肌松药后 24 小时内氧合情况有明显改善,可以作为参考。

十、纤维支气管镜中镇静药物的使用

在上海市胸科医院 ICU 中,纤维支气管镜使用率非常高,也是治疗和诊断患者病情的一项重要措施。但由于此项操作的特殊性,部分患者可能不耐受而导致躁动和不配合,影响治疗效果和对疾病的判断,此时给予小剂量丙泊酚(异丙酚)推注后可明显减少这类情况发生,且对患者呼吸循环无明显影响。国外研究也证实丙泊酚在纤维支气管镜操作中可使患者更耐受而无明显不良反应。

根据临床工作经验,小剂量镇静药物在纤维支气管镜治疗前使用,可以减轻患者紧张情绪、减少气道高反应性、增加纤维支气管镜治疗中患者的耐受性,对于心率、血压、呼吸频率可起到稳定的作用。使用方法以静脉小剂量推注为主,根据患者应答及心电监护判断镇静深度,以镇静深度评分(Ramsay 评分)2 分左右最佳,此时患者可耐受纤维支气管镜进入声门时引起的刺激,且可以按照指令动作进行有效的咳嗽,配合治疗。

(一)丙泊酚

临床作用主要为镇静、抗焦虑及短暂记忆缺失。目前本科常规以静安 1% 浓度 0.2g(20ml)为主,在纤维支气管镜进入气道前 2 分钟使用,基本剂量为 0.02g(2ml)静脉推注,可按体格大小酌情调整。该药起效快,半衰期短,一般 1 分钟内可达到满意镇静效果,能有效稳定心率、血压及呼吸频率,操作完成患者亦能立即恢复术前意识状态。有研究显示,相对经典镇静方案,丙泊酚具有减轻患者痛苦、减少窒息及减轻咳嗽反射的优点。

(二)右美托咪定

以上海市胸科医院的经验,其负荷剂量为 0.01μg/kg 静脉推注,起效时间短,镇静效果及安全性不亚于丙泊酚,特别是合并有高血压者更明显。

据初步统计,2011 年上海市胸外科手术约 5000 余例,需要纤维支气管镜介入诊断及辅助气道清理的约 800 人 / 次(16%),其中由于痰栓、气道分泌物黏稠、血块堵塞等需要纤维支气管镜反复清理的约 320 例(40%)。纤维支气管镜治疗后氧合改善率可达到 75%(改善标准为纤维支气管镜处理后 6 小时内 PaO_2 升高 10%);纤维支气管镜相关并发症发生率低,包括室上性心律失常、短暂氧饱和下降、麻醉药物过敏、心搏骤停等不足 1%;需要纤维支气管镜辅助诊断手术吻合口漏、支气管胸膜瘘、支气管食管瘘等约 200 例(约 4%),诊断阳性率可达 80%。

第六节　胸心外科术后早期血糖控制

在 ICU 内,手术及危重病状态均与应激性高血糖的发生相关,表现为一过性血糖浓度升高而无论其是否为糖尿病患者。在成人非糖尿病患者,危重病状态下的瞬时血糖浓度升高一度被认为有益,至少无害。直至 2001 年,比利时 Van den Berghe 等在外科 ICU(样本数 1500 例)首次应用强化胰岛素治疗(intensive insulin therapy,IIT),表明严格控制血糖浓度(4.4~6.1mmol/L)可显著降低外科 ICU 患者院内病死率(4.6% vs 8%,$P<0.04$)和多种并发症的发生率。这项里程碑式的研究及其后在各个危重病亚群体开展的 RCT 研究使 ICU 内患者血糖浓度控制及 IIT 获得了全球医学界的空前关注,推动了世界各地 ICU 纷纷将 IIT 纳入标准治疗内容的热潮。随后的一些研究继续证实 IIT 带来的益处,但均未能再现 Van den Berghe 研究中那样显著而广泛的阳性结果。

为进一步验证 IIT 的效应,十多年来对不同疾病谱的 ICU 患者都相继加强了对于 IIT 控制血糖的实践与研究,多个国际多中心、大小不等的随机对照试验(randomized controlled trial,RCT)研究也陆续完成,但研究结论并不完全相符。值得指出的是,应用 IIT 导致的低血糖事件的明显增多已日益受到关注。

VISEP 研究(The Efficacy of Volume Substitution and Insulin Therapy in Severe Sepsis)在德国 18 个医疗中心开展,入选 488 例患者,评价严重感染和感染性休克患者液体复苏时液体种类的选择及 IIT 的效应和安全性,判断指标为病死率和器官功能障碍评分,因 IIT 组低血糖的发生率高,导致该试验提前终止。IIT 组和对照组病死率、两组平均序贯器官衰竭估计(sepsis-related organ failure assessment,SOFA)评分和亚组的 SOFA 评分、急性肾衰竭发生率、肾替代治疗率、儿茶酚胺的使用、机械通气的时间无统计差异。IIT 组严重低血糖发生率显著升高,且低血糖事件是患者病死率的独立风险因素。

2005 年,欧洲的 Glucontrol 研究在 21 个医疗中心开展,计划纳入 3500 例内外科 ICU 患者,比较 IIT(血糖浓度 4.4~6.1mmol/L)与常规治疗(血糖浓度 7.8~10mmol/L)对患者存活率的影响,由于低血糖发生比例高及临床未能完全遵循试验方案而提前终止。在入选的 1101 例患者,两组病死率及其他重要评价亦无差异,但 IIT 组低血糖发生率高(8.7% vs 2.7%)。

迄今为止,规模最大的 IIT 临床试验(NICE-SUGAR)研究在 42 个医疗中心开展,6104 例患者入选,随机分成强化控制组(血糖浓度 4.4~6.0mmol/L)与常规治疗组(血糖浓度≤10mmol/L)。常规治疗组当血糖 >10mmol/L 时静脉应用胰岛素,维持血糖浓度≤10mmol/L,研究显示两组患者 ICU 滞留时间及住院时间、机械通气率、肾替代治疗率及红细胞输入量等均无差异。但强化血糖控制组发生严重低血糖的比例明显增高(6.8% vs 0.5%,$P<0.001$)。结论提示,严格血糖浓度控制增加 ICU 患者的病死率,控制血糖浓度≤10mmol/L 与 4.4~6.0mmol/L 相比病死率下降。基于 NICE-SUGAR 研究结果,拯救全身性感染运动于 2009 年亦发布有关严重全身性感染血糖控制的声明:随机对照临床试验尚未提供充分资料确定严重全身性感染患者血糖的最佳目标范围。

推荐对于严重全身性感染患者,不应通过静脉胰岛素治疗将血糖控制在(80~110mg/dl)范围,在危重病阶段试图通过静脉胰岛素将血糖水平控制在此范围将导致低血糖发生率显著升高,除非获得新的资料,否则在实施血糖控制时应当参照 NICE-SUGAR 试验中对照组的方法,即在血糖水平超过 180mg/dl 时考虑开始胰岛素治疗,目标血糖为接近 150mg/dl。

同样,美国临床内分泌医师协会(AACE)和美国糖尿病学会(ADA)于 2009 年联合发布住院患者糖尿病与血糖控制的共识声明,建议如下:

1. ICU 危重患者血糖持续 >10mmol/L 时,应启动胰岛素治疗。

2. 大多数危重症患者的血糖应控制在 7.8~10mmol/L 之间。

3. 胰岛素静脉输注是控制和维持危重患者血糖的理想治疗方案。

4. 推荐采用行之有效和安全的胰岛素输注方案,以降低低血糖的发生率。

5. 必须密切监测血糖,以达到最佳的血糖控制效果并避免发生低血糖。

可见,数项指南条款的温和回调说明血糖控制的相关讨论目标已不仅各个病人群最适血糖目标本身,为使患者达到满意血糖范围而尽可能减少低血糖不良事件,也对 IIT 实施的安全性提出质疑。

2011 年 2 月,美国医师学会(ACP)发表于《内科医学年鉴》的住院患者 IIT 血糖控制实践指南总结了 IIT 控制血糖与患者健康转归的相关性,指南继续肯定未获良好控制的血糖与不良临床转归的相关性,同时表明住院患者的最适血糖目标目前仍不确定,但已明确不再推荐 IIT 控制血糖,三项建议如下:

建议 1:无论是否合并糖尿病,对于非外科 / 内科 ICU 患者,ACP 均不推荐采用强化胰岛素疗法严格控制血糖(推荐等级:强烈;证据级别:中级)。

建议 2:无论是否合并糖尿病,对于 SICU 和 MICU 患者,ACP 均不推荐采用 IIT 使血糖正常化(推荐等级:强烈,证据级别:高级)。

建议 3:若 SICU 或 MICU 患者采用胰岛素治疗,ACP 推荐的目标血糖浓度为 7.8~11.1mmol/L(140~200mg/dl)(推荐等级:弱,证据级别:中级)。

有鉴于各类研究证据,在临床实践中考虑综合科室力量及技术设置,胸心外科术后早期患者的血糖控制范围于 2009 年起调整为 126~180mg/dl(7~10mmol/L)。通过胰岛素等级滴定方案,在血糖单次测定 >10mmol/L(180mg/dl)时给予静脉胰岛素治疗。在术后连续 2 次测定血糖浓度 >12mmol/L 时开始胰岛素静脉持续注射。以下即简述上海市胸科医院危重病科通用的血糖控制滴定方案(表 3-14-1)。

【补充规定】

(1)>10mmol/L 及 <6mmol/L 的血糖测值不可接受,必须给予临床关注。

(2)所有接受胰岛素持续静脉注射的患者必须同时具备持续葡萄糖输注或 TPN 或肠内营养,否

表 3-14-1 上海市胸科医院危重病科通用的血糖控制滴定方案

起始剂量			
血糖水平(mmol/L)	Bolus 胰岛素静注	胰岛素持续泵入	复测时间
10~12.9	4IU	0	2 小时
h13~15.9	6IU	2IU	1 小时
16~19.9	10IU	3IU	1 小时
≥20	10IU,通知 ICU 医师	3IU	30 分钟
胰岛素滴定控制方案,控制目标为 130~180mg/dl(7.2~10mmol/L)			
血糖水平(mmol/L)	调整		复测时间
<3.5	停止胰岛素泵,立即给予 G50% 40ml 推注,呼叫 ICU 医师。		20 分钟
3.6~4.5	停止胰岛素微泵		20 分钟
4.6~5.9	停止胰岛素微泵		1 小时
6.0~6.9	胰岛素泵下调 1ml/h		1 小时
7.0~7.9	继续目前速度		2 小时
8.0~9.9	继续目前速度		2 小时
10~11.9	上调 1ml/h,推注 RI 4IU		2 小时
12~13.9	上调 1ml/h,推注 RI 4IU		1 小时
14~16.9	上调 1ml/h,推注 RI 6IU		1 小时
17~18.9	上调 2ml/h,推注 RI 8IU		30 分钟
>19	上调 2ml/h,推注 RI 10IU,呼叫 ICU 医师		30 分钟

则应仅接受胰岛素单次注射。

（3）所有接受胰岛素持续静脉注射的患者如治疗中中断持续葡萄糖输注或 TPN 或肠内营养，期间应每隔 1 小时复测血糖。

（4）与前次测值比较，血糖浓度下降≥4mmol/L，则：①本次血糖浓度 >10.0mmol/L，免除持续剂量上调及额外 RI 推注；②本次血糖浓度 7.0~10.0mmol/L，减半胰岛素持续剂量，1 小时内复测；③次血糖浓度 <7.0mmol/L，停止胰岛素持续注射，1 小时内复测。

（5）严重感染、水肿、感染性休克、大量失血患者因通过静脉或动脉采血测定血糖，循环稳定外周灌注良好患者可通过指尖采血测值。

（6）在怀疑或已证实发生严重低血糖（<2.2mmol/L）的患者，应采用动脉采血测定血糖。

（7）如 ICU 内患者因辅助检查需离开 ICU，必须停止持续胰岛素注射。

【附录定义】

化胰岛素治疗（intensive insulin therapy，IIT）：通过静脉应用胰岛素，通过多次血糖测定及胰岛素剂量调整达成目标血糖控制水平。

严重低血糖：ICU 内患者血糖测值 <2.2mol/L（40mg/dl）。

第七节　肺栓塞

1856 年 Rudolph Virchow 首次报道了 11 例致死性源于髂静脉血栓的肺栓塞（pulmonary embolism，PE），并提出了血栓栓塞的三个基本因素：血管内皮损伤，血流状况及高凝状态。多年的研究认识到 PE 是内源性或外源性栓子堵塞肺动脉或其分支引起肺循环障碍的临床和病理综合征。其栓子主要来源于 DVT，与 DVT 栓塞症是同一种疾病的不同表现。我们通常提到 PE 多指的就是肺血栓栓塞症，约占 PE 的 90% 以上，也是胸外科最常见的类型。因为缺乏临床特征性表现，因而诊断困难而且容易误诊。

一、流行病

Richard 总结美国 20 世纪 90 年代以来的多个研究，通过年龄、性别校正后认为美国初次发生有症状的静脉血栓病例在 71/10 万 ~117/10 万，而通过尸检发现 PE 所反映的比例更高。美国 PE 病死率居人口死因第三位，仅次于冠心病和肿瘤；法国的发生率同心肌梗死。70% 以上严重肺梗死被漏诊，未被治疗者病死率约 30%，经充分治疗可降至 2%~8%。

2011 年，英国帝国理工学院 Protopapas 统计了 13 个关于心脏搭桥术后并发 PE 的研究报告，研究跨越 34 年，发现其发生率为 1.3%（111/8 553）；Januel 的 meta 分析 1996—2011 年 47 个研究 44 844 病例，膝关节和髋关节成形术后静脉栓塞发生率分别为 1.03%（95%CI 0.85~1.33%）和 0.53%（95%CI 0.35~0.70%）；深静脉栓塞发生率分别为 0.63%（95%CI 0.47~0.78%）和 0.26%（95%CI 0.14~0.37%），PE 发生率分别为 0.27%（95%CI 0.16~0.38%）和 0.14%（95%CI 0.07~0.21%）。美国加州大学 Smith 报道了 2 189 例普外科手术后发生 DVT 者 35 例，占 1.6%，其中 PE 仅 1 例（1/35，11.4%）。发病趋势在我国呈迅速增高趋势，上海市胸科医院 2007 年 6 月至 2008 年 10 月胸外科约 2600 例手术中发生 8 例 PE，均为肺血栓栓塞症。

二、诊断

胸外科术后发生 PE 的诊断较为困难，原因在于①缺乏特异性的临床表现；②往往伴有严重的呼吸、循环功能衰竭而难以进行完善的检查，如螺旋 CT 造影检查，因而常常需要结合病因学、临床表现及相应的辅助检查综合判断并作出相应的处理。结合胸外科的特点，需要从以下几个方面来综合判断。

（一）常见诱因

下肢或盆腔静脉血栓或血栓性静脉炎，出现一侧下肢肿胀；术后较为衰弱卧床不活动；恶性肿瘤；较长时间卧床后起床活动时，尤其是憋气大便时。

（二）常见症状

呼吸困难常突然发生，可以是憋闷、气促或肺心病样表现，常常原因不明，无气道堵塞及胸腔积液、积气；胸痛（胸膜受累所致）较为少见；咯血更为少见；以上为肺梗死三联症，临床典型患者不足

1/3，多数仅此 1~2 个症状，以原因不明的呼吸困难最常见。另外可能的表现为晕厥、猝死，后者往往难以逆转，易导致死因不明；慢性栓塞性肺高压表现为渐进性右心力衰竭和呼衰，较为少见。

（三）辅助检查

包括实验室检查和影像学检查。

1. 心电图变化缺少特异性，不能确诊 ①S I Q Ⅲ T Ⅲ（Ⅰ导联 S 变深 >1.5mm，Ⅲ导联出现 Q 波和 T 波倒置）；②TⅡ Ⅲ aVF V_1V_2 倒置；③顺钟向转位电轴右偏；④CRBBB 或 ICRBBB；⑤有时只有 SV_1~V_3R~V_5R 粗钝、挫折。急性肺梗死心电图改变是一柄双刃剑，用得好有助于肺梗死的诊断，反之可误诊为其他心脏病，而且常随着病程的发展演变而呈动态变化。

2. 动脉血气分析　$PaCO_2$ 降低，pH 升高，伴有或不伴有 PaO_2 下降，均有利于肺梗死的诊断。有报道 $PaCO_2$ 和 $P(A-a)O_2$ 均正常可作为排除急性 PE 的重要依据。

3. 血清 D- 二聚体　此指标为非特异性，仅凭其水平升高不能诊断，但结果阴性（<500μg/L）有助于除外 PE。一项研究发现 D- 二聚体 <1500μg/L 对 3 个月病死率的阴性预测值可达 99%。

4. 心肌损伤标志

（1）肌钙蛋白：研究显示 PE 患者入院时肌钙蛋白阳性的病死率可达 44%，而阴性时只有 3%，即使在血流动力学稳定的患者中，肌钙蛋白升高也可增加病死率。

（2）脂肪酸结合蛋白：近来报道心肌损伤的早期标志物心脏型脂肪酸结合蛋白（heart-type fatty acid-binding protein，H-FABP）在 PE 危险分层中优于肌钙蛋白。H-FABP 浓度 >6ng/ml 对早期 PE 相关病死率的阴性预测值及阳性预测值分别可达到 23%~37% 及 96%~100%。

5. 影像学检查

（1）X 线片：单一的 X 线片难以确诊或排除 PE，可能出现的变化有区域性肺血管纹理稀疏、纤细、部分消失；患侧膈肌抬高；胸腔积液或肺不张；右下肺动脉干增宽或伴有截断征；肺动脉段膨隆以及右心室扩大征。典型的表现为膈上外周楔形致密影，为 PE 后出现梗死表现。X 线片更多的作用是筛查除外其他疾病或治疗后复查。

（2）超声心动图（尤以食管超声最清晰）：①直接征象：肺动脉主干和（或）左右分支栓塞；②间接征象：右心室扩大，室间隔左移，左心室变小，右心室运动减弱，肺动脉增宽，肺高压，三尖瓣反流。

（3）放射线核素：肺通气 / 灌注（V / Q）扫描，肺灌注显像可见放射性缺损，而肺通气显像示不匹配（正常应两者相似）。作为较敏感的筛选方法，出现变化比普通 X 线片早。有研究其阳性预测值为 92%，阴性预测值为 88%。

（4）螺旋 CT：可清楚显示血栓的部位、形态、与血管壁的关系及内腔受损的情况，与肺动脉造影对比研究，对中央型 PE 诊断的敏感性特异性均为 100%，累及肺段者敏感性平均为 98%（91%~100%），特异性平均为 97%（78%~100%），可鉴别诊断胸肺疾病，对中央型 PE，可代替肺动脉造影。对肺段以下 PE 诊断尚困难，但肺段以下外围肺梗死机会仅占 6%。到目前为止，对肺动脉栓塞的诊断螺旋 CT 血管造影明显优于 MRI，因其创伤小、快速，有逐渐取代肺动脉造影的趋势。

（5）肺动脉造影：是诊断的金标准，因病情紧急，常无法进行，目前仅用于复杂疾病的鉴别诊断及获得血流动力学资料。

（四）预后评估

Geneva 和 Wells 评分系统可以很好地通过临床表现和危险因素预测 PE 发生的可能（表 3-14-2）。诊断的同时应进行危险分层及制定治疗决策。危险分层的步骤：进行血流动力学状态的评估，出现休克或持续性低血压（SBP<90mmHg 或者是血压 15 分钟下降≥40mmHg 以上且非心律失常、低容量或败血症所致）或难以纠正的低氧血症均诊为高危。

右心功能不全表现包括超声心动图显示右心扩大、运动减弱或压力负荷过重，螺旋 CT 显示右心扩大，B 型利钠肽或 N 端 B 型利钠肽原升高，右心导管置入术示右心室压力增大。心肌损伤标志物变化包括心脏肌钙蛋白 T 或 I 阳性。在血压正常的非高危 PE 中，若伴右心室功能障碍和（或）心肌损伤标志物阳性为中危，且二者均为阳性的危险性更大，血流动力学稳定且二者均阴性为低危。

表 3-14-2　Geneva 校正分数和 Wells 分数

变量（易患因素）	Geneva 校正分数	变量（易患因素）	Wells 分数
年龄 >65 岁	+1	既往深静脉血栓或 PE	+1.5
既往深静脉血栓或 PE	+3	近期手术或制动	+1.5
1 个月内外科手术或骨折	+2	癌症	+1
恶性肿瘤活跃期	+2		
症状		症状	
单侧下肢痛	+2	咯血	+1
咯血	+3		
临床体征		临床症状	
心率 75~94 次 / 分	+3	心率 >100 次 / 分	+1.5
心率 ≥95 次 / 分	+5	深静脉血栓临床体征	+3
下肢深静脉触痛和单侧水肿	+4	临床判断	
临床概率		PE 外的其他诊断选择	+3
低	0~3	临床概率（3 级）	
中	4~10	低	0~1
高	≥11	中	2~6
		高	≥7
		临床概率（2 级）	
		非 PE	0~4
		PE	>4

（五）治疗策略

1. 高危 PE　首选溶栓治疗，包括心源性休克和（或）动脉低压以及难以纠正的低氧血症患者；纠正体循环低血压以预防右心室心力衰竭的进展；合并低血压的 PE 患者推荐使用血管活性药；不推荐大量扩容；低氧患者应进行氧疗，包括无创或有创的机械通气；高危 PE 但溶栓绝对禁忌或溶栓失败可进行外科取栓术；高危 PE 但溶栓绝对禁忌或溶栓失败可选择导管取栓碎栓术。

2. 非高危 PE　临床疑似的 PE 患者在确诊的同时应进行抗凝治疗；非高危患者推荐使用低分子肝素及磺达肝癸钠（fondaparinux）作为初始抗凝治疗；出血风险高且合并急性肾功能不全时，初始治疗推荐使用普通肝素且维持 APTT 在正常值的 1.5~2.5 倍；普通肝素、LMWH 及磺达肝癸钠治疗 5 天且 INR 至少连续 2 天达到 2.0 时可使用 VKA 代替。不推荐非高危患者常规使用溶栓治疗，但部分中危 PE 患者亦可考虑溶栓。

3. 低危 PE　不应溶栓治疗。

三、治疗

美国内科医师学会指南推荐：首先评估住院患者血栓栓塞和出血风险，再考虑采用如肝素类药物预防，不建议采用弹力袜类的机械方式预防。DVT 和 PE 推荐的常规治疗是抗凝治疗，药物包括普通肝素、低分子肝素、磺达肝癸钠（fondaparinux）（一种新型人工合成的间接 Xa 因子抑制剂）、维生素 K 拮抗剂如华法林。

（一）溶栓

快速疏通阻塞的肺动脉可在血流动力学方面显著获益，在症状发作的 48 小时内进行溶栓获益最大，但症状持续 6~14 天内溶栓仍有效。溶栓治疗具出血风险，研究显示出血的累积发生率是 13%，近来研究显示致命性出血较罕见。溶栓治疗的绝对禁忌证与急性心肌梗死患者相同。溶栓是高危患者的一线治疗方案，中危患者在充分考虑出血风险的前提下可选择性使用,低危患者不推荐。

(二)肺动脉取栓术

对于高危的 PE 患者,若溶栓禁忌或溶栓失败,肺动脉取栓术是有价值的治疗手段。上海市胸科医院 2009 年行 3 例高危的 PE 在体外循环下行肺动脉切开取栓术,2 例痊愈。

(三)经皮导管取栓术及碎栓术

经皮导管取栓术及碎栓术在溶栓禁忌、溶栓失败或外科手术不能立即施行时仍不失为一种治疗方法,血流动力学得到改善后应立即停止操作而不需参照造影结果。国外有关报道通过经皮导管取栓术及碎栓术治疗 DVT,术前经过谨慎评估,并不会增加 PE 的风险,上海市胸科医院尚无相关经验。

(四)抗凝治疗

初始的抗凝治疗可降低病死率,预防复发,因此在诊断疑似 PE 的同时即可开始进行。初始的抗凝剂可选用维生素 K 受体拮抗剂(VKA),如华法林加上肝素,研究证实单独使用 VKA 抗凝复发 VTE 的风险可增加 3 倍。后续的普通肝素治疗剂量应根据部分凝血酶原时间(APTT)来调整(APTT 时间应延长至 1.5~2.5 倍)。严重肾功能不全(Cr<30ml/min)时应使用静脉给药(其不通过肾脏代谢),出血风险高时也应使用静脉给药(抗凝作用逆转快),在其他的急性 PE 患者中,低分子肝素可代替普通肝素,但不推荐用于血流动力学不稳定的高危患者。使用 LMWH 时不需要监测抗 2Xa 活性,但应测血小板计数以预防肝素诱导的血小板减少症(HIT)。亦可使用选择性的 Xa 因子抑制剂磺达肝癸钠代替低分子肝素且不需要监测抗 2Xa 活性,对 2213 例无溶栓适应证的急性 PE 患者研究发现,磺达肝癸钠治疗的 VTE 复发率及出血风险与静脉肝素相当,且未发现有磺达肝癸钠引起 HIT 的报道,因此不需要监测血小板计数,肌酐清除率 <20ml/min 时禁用磺达肝癸钠。普通肝素、LMWH 及磺达肝癸钠的抗凝治疗至少应该持续 5 天,若连续 2 天 INR 在 2.0~3.0,则应停用抗凝剂。华法林初始剂量在老年患者及住院患者应使用 5mg,后续治疗应使 INR 维持在 2.5 左右(2.0~3.0)。

长期抗凝治疗主要针对易复发 VTE 并可能有致命危险的患者。一过性因素所致的 PE,VKA 治疗 3 个月;PE 合并肿瘤,应使用 LMWH 3~6 个月,然后长期使用 VKA 或 LMWH 直至肿瘤治愈;PE 患者进行 VKA 治疗时,INR 保持在 2.5 左右(2.0~3.0)。

第八节　胸外科术后急性肾损伤及肾脏替代治疗

一、流行病学

急性肾损伤(acute kidney injury,AKI)的核心定义是短时间内肾脏滤过功能突然或迅速下降。2004 年,美国急性透析质量指导组(The Acute Dialysis Quality Initiative Work Group,ADQI)提出新的定义和分类系统,即 RIFLE 分类标准,并将急性肾衰竭(acute renal failure,ARF)改为 AKI。AKI 是严重威胁危重病患者生命的常见疾病,是影响和决定 ICU 危重患者预后的关键性因素。

2003 年美国每年 AKI 发病率高达 1811//100万,近期增至 2000/100 万 ~3000/100 万。Pruchnicki 报道心脏手术后 ARF 发生率为 1%~26%、肝移植 ARF 发生率为 17%、创伤 ARF 为 31%,总体病死率 4%~83%。

在 ICU 中,AKI 的发病率逐渐增加,随着诊疗技术的进步,病死率已经由 40.4% 下降至 20.3% 左右。ADQI 的研究资料显示,AKI 的病死率 14%,并且随 RIFLE 分级增加而递增。一项在 23 个国家 54 个中心的有关 ICU 中 ARF 的研究显示,ICU 中 ARF 的发病率为 5.7%,4.2% 的患者需要肾脏替代治疗,总院内病死率为 60.3%,其中 52% 的 ARF 患者于 ICU 治疗期间死亡,13.8% 的存活患者出院后需要长期透析治疗,院内病死率的独立风险因素包括使用血管活性药物、机械通气、感染性休克、心源性休克和肝肾综合征。

2004 年 ADQI 的研究治疗显示,48% 的患者病因为全身性感染。Uchino 等的多中心大样本研究中观察了将近 3 万例 ICU 患者,AKI 患者的最常见病因是感染性休克,占 47.5%,其他原因包括大手术(34%)、心源性休克(27%)、低血容量(26%)、药物(19%)、肝肾综合征(5.7%)。Mehta 等的研究显示败血症与低血压是最常见的病因,同时指出慢性肾衰竭、心血管疾病、糖尿病、慢性肝病是常见的危险因子。

二、危险因素

包括低血压或休克、充血性心力衰竭、全身性感染、糖尿病、氨基糖苷类抗生素应用、造影剂应用、高胆红素血症、机械通气、外科大手术、肾移植等。

(一) 全身性感染

全身性感染是 ARF 患病最重要的独立危险因素。Brivet 的研究显示，ARF 的主要患病因素中，48% 为全身性感染。

(二) 肾毒性药物的应用

药物的肾毒性是重要的独立危险因素，常见的有氨基糖苷类药物、万古霉素、两性霉素 B、造影剂、重金属对肾小管有直接损害作用；环孢素、丝裂霉素 C、雌激素等可致肾毛细血管内皮细胞损伤；其他还有葡聚糖、甘露醇、利尿剂、血管紧张素转换酶抑制剂、非甾体抗炎药等。

(三) 重大手术

重大手术是 ARF 患病的高危因素之一，主要与下列因素有关：①患者具有糖尿病、高血压、血管性疾病、充血性心力衰竭等慢性疾病，导致患者肾脏功能储备降低，基础肾小球滤过率下降；②麻醉和手术应激导致肾小球入球小动脉收缩，肾小球滤过率降低；③术后并发全身性感染、休克、心力衰竭等并发症，或者应用肾毒性药物，或二次手术，构成对肾脏的二次打击，极易导致 ARF。

三、临床诊断

(一) AKI 的诊断

ARF 理想的诊断标准应既能实现 ARF 早期诊断，又能准确反映其严重程度或阶段。目前仍缺乏统一的 ARF 诊断标准。

2004 年由危重病和肾脏病专家组成的急性透析质量控制倡议组织提出了 ARF 的共识性分层诊断标准，包括 AKI 危险 (risk)、急性肾损伤 (injury)、急性肾衰竭 (failure)、肾功能丧失 (loss) 和终末期肾功能丧失 (end-stage kidney disease)，即 RIFLE 分层标准。

2005 年 9 月，急性肾损伤网络 (acute kidney injury network, AKIN) 工作组，在 RIFLE 基础上对 AKI 的诊断及分级标准进行了修订。有研究表明，AKIN 相对于 RIFLE 在敏感性、特异性、系统稳定性及预后评估方面并没有显著性差异，还需研究。

两项大样本、多中心、不同人群的研究表明，RIFLE/AKIN 标准是敏感的，与临床密切相关的，能很好地预测预后，进一步验证了 RIFLE/AKIN 标准作为定义 /min 层诊断系统的所具有的良好的稳定性。但不是完美的，存在一定的局限性，仍然存在分层错误的较多可能，需要不断改进和完善。

(二) 血肌酐与肌酐清除率

目前可采取检测清晨空腹血及取血前后共 4 小时全部尿量进行肌酐清除率测定。正常值：成人 80~120ml/min；新生儿 40~65ml/min。

Cockcroft 推算法：$C_{Cr}=(140 - 年龄) \times 体重(kg)/72 \times S_{Cr}(mg/dl)$ 或 $C_{Cr}=[(140 - 年龄) \times 体重(kg)]/[0.818 \times S_{Cr}(\mu mol/L)]$，女性按计算结果 ×0.85。

血肌酐和肌酐清除率是反映急性肾脏改变，特别是肾小球滤过率的重要临床指标，但是许多因素影响血肌酐和肌酐清除率的结果，导致检验结果与肾功能改变并不同步。以血肌酐和肌酐清除率评价 ARF 肾脏功能的改变，存在不少问题。

四、预防和治疗

(一) AKI 患者的液体管理

文献一致认为，以患者入院时的体重为基准，净显性液体入出量差超过体重的 10%，应视为液体超负荷。一旦单用利尿剂不能达到利尿效果时，为成功地维持液体入出平衡或负平衡，即应给予血液净化治疗。PICARD 研究表明 CRRT 能有效纠正 AKI 的液体超负荷。如单靠利尿剂和 CRRT 而不控制摄入水量，最终仍然达不到目标。为此，一旦血流动力学稳定，就应该依据出量限制水摄入，保持水钠入出平衡，甚至负平衡。

(二) 围术期的积极预防

麻醉药物的使用使大量液体积聚于血管内，若同时伴有心功能不全、射血分数低下、医源性补液过多，则极易发生术后充血性心力衰竭，从而引起肾血流量 (RBF) 和肾小球滤过率 (GFR) 下降，影响肾功能;使肺顺应性下降,影响肺气体交换和肠道营养物质吸收且容易并发全身性感染,造成呼吸衰竭。

麻醉与手术中需管理血流动力学容量状态,维持肾实质氧供需平衡,同时避免肾毒性药物的使用,保证没有肾后性梗阻。通常认为麻醉对肾功能的影响是暂时的可逆性抑制,而手术对肾功能的影响往往较麻醉为显著,一些特别的外科手术带来的相关生理及病理改变,直接导致了外科术后 ARF 的发生和发展,但大多病例术后可完全恢复。

(三)药物治疗

1. 呋塞米(呋塞米) 一种襻利尿剂,并具有轻度血管扩张作用,是 ARF 治疗中最常用的利尿剂。主要作用:防止肾小管阻塞,促进少尿型肾衰转变为多尿型肾衰,但并不改变肾衰竭的病程。大剂量应用呋塞米有明显不良反应,主要表现为耳毒性。呋塞米的使用剂量应逐步增加。初始剂量 20mg,1 小时后无效,40mg 静脉推注,1 小时后仍无效,200mg 静脉推注,每小时 1 次,连用 3 次。尿量仍无明显增加,则可改为呋塞米持续静脉泵入,剂量为 1~4mg/min,可持续使用 2~3 天。

2. 多巴胺 研究认为每分钟 1μg/kg 多巴胺具有肾脏血管扩张作用。每分钟 3~5μg/kg 多巴胺对肾脏血管并无扩张作用,甚至有轻度缩血管作用。小剂量多巴胺能增加患者的尿量,但并不增加肌酐清除率。荟萃分析显示小剂量多巴胺既不能预防危重患者发生 ARF,也不能降低 ARF 患者的病死率,也不能使透析时间缩短,不能改善患者的预后。而多巴酚丁胺能增加肌酐清除率,改善肾脏灌注。多巴胺剂量过高将导致肾脏血管痉挛,使肾脏灌注减少,进一步加重肾缺血和肾损伤。因此在 ARF 的防治中,肾脏剂量的多巴胺不应常规使用。

3. 去甲肾上腺素 在严重感染的情况下,去甲肾上腺素能够明显改善感染性休克患者的肾小球滤过率,并增加尿量,且前瞻性研究显示,去甲肾上腺素组的病死率明显低于多巴胺组。不过,目前尚缺乏去甲肾上腺素对感染性休克 ARF 预防效应的直接证据。

2012 年改善全球肾脏病预后组织(Kidney Disease:Improving Global Outcomes,KDIGO)关于 AKI 的指南中有:①不推荐用利尿剂预防 AKI(1B),不建议用利尿剂治疗 AKI,除非为了管理容量负荷(2C);②不推荐用小剂量多巴胺预防或者治疗 AKI(1A);③不建议用心房利钠肽预防(2C)和治疗(2B)AKI;④不推荐用重组人胰岛素样生长因子-1 防治 AKI(1B)。

五、血液净化与肾脏替代治疗

(一)肾脏替代治疗的时机

1. 开始时机 ARF 患者进行肾脏替代治疗的适应证和最佳时机,至今仍无统一标准。目前仍然推荐,早期肾脏替代治疗尤其是在出现并发症之前进行治疗,有助于改善 AKI 患者的肾功能、降低病死率。当然,也必须权衡肾脏替代治疗的利弊,考虑 CRRT 能否改善临床病情以及实验室指标的趋势,而不是根据单一的血肌酐或尿素氮指标。早期或预防性 CRRT 能更好地控制水、电解质及酸碱平衡,促进肾功能恢复,改善复杂性 ARF 的预后。

(1)肾脏替代治疗指征:①急诊治疗指征:高钾血症、酸中毒、肺水肿、尿毒症并发症(心包炎、出血等);②控制溶质水平、清除液体、调节酸碱和电解质平衡。

(2)肾脏支持治疗指征:①容量管理:急性心力衰竭时清除液体;心肺旁路时清除液体与炎症介质;MODS 时的液体平衡;②营养支持;③药物清除;④调整酸碱平衡和电解质平衡状态:急性呼吸窘迫综合征(ARDS)时纠正呼吸性酸中毒;⑤溶质调整:肿瘤溶解综合征时清除尿酸和磷;脓毒症时调节细胞因子平衡,重建机体免疫内稳状态;

2. 终止时机 重症 ARF 患者 CRRT 治疗终止时所考虑的指标除肾脏恢复清除溶质外,还应考虑血流动力学状态、全身性炎症反应、后续营养支持及是否需持续清除容量与溶质。多器官功能障碍综合征(multiple organ dysfunction syndrome,MODS)的 ARF 患者,当炎症反应改善,对机械通气的需求及对肠外营养支持的需求降低,肾功能已恢复或部分恢复清除溶质,机体能自我调节容量平衡,就是停止 CRRT 的指征。

Uchino 等对 23 个国家的 54 家 ICU 的 1006 例 CRRT 的 AKI 患者进行了前瞻性观察性研究,发现患者尿量增加、代谢紊乱纠正、容量负荷过多改善、尿素氮或血肌酐水平下降及血流动力学稳定等均是临床考虑停止 CRRT 的指征。在无利尿剂干预的情况下 24 小时尿量 >400ml 或在利尿剂干预下 24 小时尿量 >2300ml 的患者中，约 80% 能够成功撤离 CRRT。

(二) 肾脏替代治疗的剂量

治疗剂量，指 CRRT 过程中净化血液的总量。对于筛漏系数为 1 的小分子溶质来说，置换液流速接近血浆清除率，因此临床上以置换液(或置换液 + 透析液)速率间接反映单位时间 CRRT 治疗剂量，以 ml/(kg·h) 表示。肾脏替代治疗的剂量与 ARF 患者的预后密切相关。CRRT 治疗 ARF 的剂量一直有争议。2000 年，Ronco 将 425 例患者分至三个剂量组，分别是 20、35、45ml/(kg·h)，得出了 35ml/(kg·h) 作为常规剂量的分水岭的结论。自从 Ronco 于 2000 年发表了具有划时代意义的研究文章后，目前普遍认为 35ml/(kg·h) 为治疗标准剂量。

(三) 抗凝剂

临床上常用的抗凝剂有标准肝素、低分子肝素、前列腺素、枸橼酸盐等。肝素易获得、抗凝效果容易监测、价格低廉，且鱼精蛋白的拮抗作用可靠，因此临床应用较多。

全身标准肝素抗凝法，适用于无出血风险的患者。负荷量:25~30IU/kg，维持量:5~10IU/(kg·h)，可监测部分凝血活酶时间(APTT)或活化的凝血时间(ACT)，APTT 一般控制在正常值的 1~1.4 倍，并根据患者的出凝血情况调整剂量，过量时用鱼精蛋白迅速中和。最常见的并发症是出血，有报道发生率为 5%~30% 不等;若血小板计数下降，还应警惕肝素引起的血小板减少。

枸橼酸钠用于局部抗凝时，一般采用 4% 枸橼酸钠溶液，将其输注入体外管路动脉端，在血液回流到体内前加入钙离子，为充分拮抗其抗凝活性，应使滤器后血液的离子钙浓度保持在 0.25~0.4mmol/L。

最近一个 meta 分析显示枸橼酸盐和肝素在 CRRT 中的抗凝效果是相似的。然而，枸橼酸盐抗凝在不显著增加代谢性碱中毒事件的同时降低了出血的风险。因此推荐需要 CRRT 而有高出血倾向的患者使用枸橼酸盐作为抗凝剂。需要注意的枸橼酸盐应用后引起的低钙血症。

六、肾脏替代治疗与严重感染和 MODS

2008 年发表了《拯救严重脓毒症与感染性休克治疗指南》，用于指导临床医师，改善脓毒症与感染性休克患者的预后，从循证医学的角度提出了很多重要的建议，但目前重症感染及其导致的 MODS 病死率依然很高，是危重病患者重要的病死原因。严重感染致 ARF 者约 58%~70% 需肾替代治疗，伴 ARF 病死率为 53%~73%。20 世纪 90 年代后期，CRRT 用以治疗重症感染和 MODS，Ronco 等针对该类技术也提出过多器官功能支持治疗(multiple organ support therapy，MOST)的概念。

(一) CRRT 的优势

随着认识的深入和技术的发展，CRRT 越来越广泛地应用于危重患者救治。2008 脓毒症指南(Surviving Sepsis Campaign，SSC)推荐血流动力学不稳定的脓毒症患者使用 CRRT 来管理液体平衡。对于重症感染和 MODS 等危重患者，CRRT 具有比其他肾替代模式明显的优越性。

1. 控制容量、稳定血流动力学　CRRT 持续性超滤对溶质清楚速度较慢，血浆晶体渗透压改变慢，细胞外液容量变化也较小，体外血流速度较慢，使 CRRT 对循环干扰较小。

2. 清除中分子物质和炎症介质　CRRT 滤器膜通透性较高，可清除中分子物质和炎症介质，并对炎症介质具有吸附效应。

3. 稳定低灌注时的酸碱平衡　CRRT 能较快控制电解质和酸碱状态，而且能通过调节液体出入量，保证营养液的供给。

4. 改善心脏病患者的心力衰竭。

总之，CRRT 更适合于全身情况较差、血流动力学不稳定的重症感染和 MODS 等危重患者，即使血流动力学稳定的患者，CRRT 也具有高热时可持续控制体温，液体渗漏时避免器官转移性水肿等优势。

(二) 剂量

目前认为常规剂量或低容量血液滤过(low-volume hemofiltration，LVHF)或称肾脏剂量为

35~50ml/(kg·h);高容量血液滤过(high-volume hemofiltration,HVHF)或称严重感染剂量为50~100ml/(kg·h)。

CRRT治疗重症感染和MODS的剂量不同于ARF的"肾脏剂量",为增加毒素和炎症介质清除,增加超滤量(治疗剂量)成为近几年研究的热点。根据Ronco在2000年时的前瞻性研究结果,考虑35ml/(kg·h)的超滤量可能是治疗危重患者的感染治疗剂量。关于感染剂量的进一步研究表明,CRRT能够明显的改善感染性休克患者的血管张力,降低血管活性药物的使用,使部分顽固性的休克得到逆转,不过并没有证实CRRT能降低血浆炎症介质浓度以及预防感染性休克和MODS的发生。

一项RCT研究表明,早期常规剂量CVVH[25ml/(kg·h)]不利于重度脓毒血症患者的早期恢复,有可能提高病死率(54% os. 44%),亦不能有效清除炎症介质。而已有较多研究证实HVHF能改善脓毒血症的预后。Bellomo等专家提出,高流量血液滤过可以显著改善感染性休克患者的血流动力学和提高生存率,认为HVHF是全身感染、感染性休克和MOF的辅助治疗手段。

(三)CRRT的疗效

有荟萃分析得出结论,认为在脓毒症引起的AKI患者的RCT研究中,CRRT的高剂量对比低剂量不能改善患者的存活率和存活患者的肾功能恢复,而且对ICU住院时间也无影响。根据现有的研究结论,尚不能以存活率来评估CRRT治疗严重感染和多器官功能衰竭的疗效。CRRT在临床上的疗效主要体现在:调整体液平衡;稳定血流动力学;清除溶质和纠正酸碱紊乱;改善组织水肿和呼吸功能。

Honore提出了一个床边CRRT"优化治疗"基本方案:首先,为维持滤过分数<25%,血滤置换量须达到35ml/(kg·h),血流速度需达到180ml/min,导管应选用稍大型号(13.5Fr或14Fr),最佳穿刺地点为右颈静脉,股静脉通路次之,不应该选用锁骨下静脉;第二,最佳的置换液组成应该为缓冲碳酸盐;推荐使用生物相容性好、交换面积大(1.7~2.1m²)的合成滤器;推荐置换前液体加温或直接加温;最后要保持动脉压力在120mmHg以上,防止早期的机器故障和管路问题;而且如果使用高通量血滤还

要调整抗生素的剂量,避免治疗不足。特别是针对儿茶酚胺耐药性的脓毒症休克,无论是低动力还是高动力,都需要使用高通量血滤治疗。

七、血浆置换治疗重症肌无力

血浆置换是把血抽出沉淀后,去掉血浆再把红细胞和相应的电解质输回体内。现代技术可以选择性分离出血浆中某一种成分。目前血浆置换疗法的疾病已达200多种,普胸外科常见适应证为重症肌无力及其危象。主要机制是排除体内致病因子(已知有很多疾病的致病因子是不能用药物抑制和排出的)。但是血浆置换不是病因治疗,临床必须进行积极的病因治疗。

重症肌无力(myasthenia gravis,MG)是由乙酰胆碱受体抗体(acetylcholine receptor antibody,AChRAb)介导、有补体参与、细胞免疫依赖的自身免疫性疾病,其病理生理基础是AChRAb对神经肌肉突触后膜乙酰胆碱受体(acetylcholine receptor,AChR)的破坏。通过血浆非选择性分离,清除血浆中的抗体、激活免疫反应的介质、免疫复合物,将体内含有乙酰胆碱受体抗体的血液去除,再将去除血浆后的血液有形成分及所需补充的白蛋白(或血浆)、平衡液输回体内,达到辅助治疗的目的。对于无论是胸腺瘤还是胸腺增生引起的重症肌无力能够迅速缓解症状。

血浆分离的方法有离心式血浆分离法和膜式血浆分离法。前者根据血液中各种成分比重差异调整不同的离心速度,从而分离出不同的血液成分;后者通过中空纤维滤器,利用不同膜孔径的滤过器可将不同分子量的物质分离出。

血浆置换的并发症包括:①低血容量和低血压;②高血容量和心功能不全;③低钙血症;④心律失常;⑤发热反应;⑥感染;⑦血栓;⑧出血;⑨过敏反应;⑩溶血。

第九节 普通胸部外科手术后心律失常

心律失常是普通胸部外科手术后的常见并发症。国内、外大部分研究报道,术后心律失常主要

发生在术后 3 天内,往往都是一过性,且不影响血流动力学。高龄患者,合并高血压、冠心病或慢性肺部疾病,水、电解质的改变和药物的影响以及手术中心包切开行肺叶切除等操作,使得胸外科术后患者的心律失常发生率高,有报道为 20%~50%。上海市胸科医院曾报道开胸肺切除术后常规心电监护 72 小时,总体术后心律失常的发生率为 16.3%。Roselli 等报道,与未发生心律失常者相比,肺癌术后发生心律失常者存在更高的围术期病死率、术后并发症发生率及住院费用等。

一、房性心律失常

(一) 流行病学及病因

房性心律失常是最常见的并发症,不能维持窦性心律会减少心排血量,降低冠状动脉、肾动脉和脑动脉血流。表现为心房颤动、心房扑动和室上性心动过速。通常在术后 1 周内出现,也可在术后 2~3 天并发。对 2588 例普胸外科手术患者的研究发现,房颤总的发病率为 12.3%,病死率增加 7.5%。食管癌术后房颤发病率大约 17.2%。电视胸腔镜和传统开胸肺切除术后房颤的发病率无显著差异。

相关危险因素包括年龄,男性,充血性心力衰竭,心律不齐或周围血管疾病史,手术史。老年患者、肺水肿或全肺切除后肺间质有浸润阴影的患者较易出现此并发症,其与术前肺功能无明显关系,右心扩张是术后心律失常发病的一个因素。全肺切除后增加右心室后负荷,减少心排血量和降低左心房压力。

室上性心动过速多由于疼痛、发热、贫血、低血容量、低氧血症及迷走神经损伤等因素所致。即使伴有心律不齐和心率加快,临床上多数患者无任何症状。少数患者由于失去房性收缩和房室不同步表现为低血压、胸痛、不适感及心率增快而引起心悸,重者可发展成心力衰竭而出现相应症状和体征。

(二) 房颤治疗新理念

1. 降低病死率　房颤治疗目的应直指病死率的降低,而非单纯改善临床症状(缓解症状、改善心电图指标)。所谓"三降三升"的治疗目标是指降低病死率、住院率和脑卒中率,提升患者的生活质量、心功能和活动耐量。房颤治疗的三大策略转变为

抗凝、率/律治疗和上游治疗。其中,抗凝治疗减少脑卒中的发生是降低房颤患者病死率的直接措施,因而抗凝治疗跃居治疗策略的首位。

2. 上游治疗　2010 年欧洲心脏病学会(ESC)房颤指南首次将上游治疗正式确定为治疗策略之一。房颤的"上游治疗"这一名词为既往"非抗心律失常药物的抗心律失常作用"的另一名称,其本质为房颤的一、二级预防,具体指医生应用血管紧张素转换酶抑制剂(ACEI)、他汀、血管紧张素Ⅱ受体拮抗剂(ARB)等药物,治疗可引发房颤的高危疾病,进而预防新发房颤,同时避免已发生房颤者的房颤复发和病情发展。多项循证医学研究证实,上游治疗可明显降低房颤新发和复发率,延缓病情进展,且可降低心律失常患者的住院率和病死率。

3. 宽松控制心室率　迄今为止最大规模的房颤转归临床试验——达比加群长期抗凝治疗的随机评估研究(RE-LY)表明,既往医生对房颤患者心室率的控制明显存在过度医疗的情况。2006 年,房颤心室率控制的目标为房颤患者静息心室率为 60~80 次/分,轻至中度活动后的心室率<110 次/分。2010 年,ESC 房颤指南将心室率"严格"控制改为"宽松"控制,即房颤患者的静息时心室率<110 次/分即可。但要指出,宽松心室率控制策略不适用于心力衰竭和心律失常性心肌病患者的治疗。宽松心室率控制可进一步降低心血管事件发生率,并且可减少抗心律失常药物的联合应用率,从而进一步减少缓慢心律失常性猝死的发生。有助于改善预后,避免过度医疗。

(三) 治疗总则

对术后患者应积极寻找和纠正触发心律失常的因素,如纠正严重的低氧血症、电解质紊乱(低钾血症)或低血红蛋白;对那些胸部 X 线片提示肺不张或肺炎的患者,应采取积极治疗。心律失常的急症和治疗方式取决于心律失常引起的血流动力学障碍程度。新发作的房性心律失常的患者有事会出现严重的循环障碍,需要紧急处理。这些患者电复律的成功率接近 90%,但需要在短暂的全麻下施行。

(四) 药物治疗

1. 窦性或室上性心动过速　去除病因之外,

常用的药物有：血钾正常时可考虑予毛花苷丙(西地兰)0.4mg 静脉注射，每 4~6 小时一次，达到饱和剂量 1.2mg，以后每日给 0.2mg 维持量。肾功能欠佳的患者应逐渐减量。原拟做肺叶切除而术中改为全肺切除的病例，也按上述方法给药。拟做全肺切除的患者，可在术前洋地黄化，手术日达到饱和剂量。做全肺切除的病例应予以心电及血氧饱和度监测 3 天以上。

血压稳定时可予普罗帕酮(心律平)70mg 或维拉帕米 5mg，缓慢静脉推注，并严密监测血压和心率。顽固性室上性心动过速而血压正常者，服用美托洛尔 12.5~25.0mg，常能收到良好的效果。

2. 心房颤动　治疗急性房颤伴快速心室率的目标是恢复窦性心律或控制心室率。如果转复为窦性心律是不可能的，第二个目标是缓慢的心室率，通常 <100 次 / 分。血压正常且无症状的患者可用地高辛治疗以减慢房室传导且不损害心肌收缩力(正性肌力药物)。有循环障碍(低血压、头晕、心绞痛)或心室率 >160 次 / 分的患者需要紧急药物治疗，静脉给予钙通道阻滞剂，如维拉帕米和地尔硫䓬可以有效地快速减慢心室反应。钙通道阻滞剂较地高辛更直接作用于房室结，静脉给予钙通道阻滞剂能更好地控制房性心律失常。维拉帕米静脉应用的初始剂量是 2.5mg，每 10~15 分钟重复一次，最大剂量 15mg。也可应用 β 受体阻滞剂(普萘洛尔，艾司洛尔)，这些药物的不良反应是可引发严重的支气管痉挛。β 受体阻滞剂或钙通道阻滞剂可能会造成额外的低血压。

对某些患者也可以尝试药物复律，通常对于新近发生(>48 小时)的房颤更为有效。胺碘酮对房颤的转换率高达 80%。需要注意长期使用胺碘酮的肺毒性。报道另一个Ⅲ类药物伊布利特的转换率在 50%~70%，甚至在胺碘酮转换失败的病例，伊布利特仍然可以成功。

通常应在监护的条件下给予药物治疗房性心律失常，应在心脏病学专家的指导建议下处理心律失常。

另外，近期心房颤动患者应行心脏彩超检查，监测有无心房血栓形成，必要时给予抗凝治疗。由于发生血栓栓塞的危险较高，包括转复为窦性心律的所有患者都应该接受抗凝治疗。大多数医师在出血的危险性最小时(通常 48~72 小时后)开始使用肝素抗凝。华法林治疗应该维持 3~6 个月，推荐国际标准化比值为 2.0~3.0。

大多数转复为窦性心律的患者可用地高辛或钙通道阻滞剂减慢心室率。即使出院也应坚持服用地高辛或地尔硫䓬 8~12 周。

3. 心房扑动　ICU 内患者发生心房扑动的紧急治疗取决于临床表现，如果患者出现急性血流动力学崩溃或充血性心力衰竭，则行紧急同步直流电复律。50J 能量可以使大部分心房扑动转成窦性心律。药物复律方面，静脉注射伊布利特转换率为 38%~76%，静脉注射索他洛尔的转换率为 20%~40%。

二、心动过缓及室性心律失常

普胸外科术后患者出现心动过缓和恶性室性心律失常发病率少于 1%。通常为孤立的室性期前收缩，不需要治疗可以自行缓解。

(一)心动过缓

高钾血症及长期缺氧、洋地黄过量等均可引起房室传导阻滞或病态窦房结综合征。治疗上应立即停用抑制心脏传导和心肌兴奋性的药物，如钾、洋地黄类药物、胺碘酮等。可应用阿托品 1~2mg，肌内注射。或血压好时予异丙肾上腺素 1mg 入液静脉滴注或微泵持续静脉输注，根据心率调整液体速度。高钾时可应用 $NaHCO_3$、葡萄糖酸钙、高渗性葡萄糖加胰岛素以及利尿药治疗。必要时安放心脏起搏器。

(二)室性期前收缩、室性心动过速

室性期前收缩多由于低钾血症、低氧血症及洋地黄中毒所致。频发性室性期前收缩(每分钟 5 次以上)或 R on T 时，易发生室性心动过速或心室颤动，须立即治疗。可予利多卡因 1~2mg/kg 静脉注射，无效时 30 分钟可重复。心律恢复后，利多卡因 400mg 入 500ml 液体持续静脉滴注或冲入微泵持续静脉输注。或者胺碘酮 5 分钟内给予 150~300mg，一天总量 1050mg。可以口服给药者，予胺碘酮 200mg，3 次 / 天，1 周后改为 200mg，每天 2 次维持。疑为洋地黄中毒引起的室性期前收缩

二联律,首选药物为苯妥英钠 2mg/kg 静脉注射。

(三) 心脏停搏

心脏停搏包括心室颤动、心室停搏或心室自身节律缓慢以及心脏电与机械活动分离等,心电图表现为水平线或颤动波。术毕拔除气管插管后,护送患者返回病房的过程中,或者在病房内,少数患者可发生心搏骤停。表现有意识丧失,呼吸停止,心音消失,血压、脉搏测不到,瞳孔散大,外周发绀等,是最严重、最危险的心律失常。高龄合并器质性心脏病患者、严重的低氧血症及二氧化碳蓄积、严重的酸中毒及电解质紊乱、围术期心肌梗死等均可导致心脏停搏。

1. 常见病因 ①患者呼吸功能未恢复,拔除气管插管过早,麻醉尚未足够苏醒,呼吸肌尚处于麻醉状态;呼吸道的各种分泌物堵塞气管,使患者严重缺氧。②血容量不足,缺血缺氧,引起心动过缓而骤停。③肺切除术后,特别是全肺切除术后,粗暴搬动患者会造成心脏扭转。

2. 防治 心脏停搏导致心脏排血功能丧失,组织严重缺氧而致细胞新陈代谢停止,必须立即进行抢救。心肺复苏包括人工呼吸和保持气道通畅,紧急气管插管,保证氧供;心脏按压重建人工循环;电击除颤,恢复室上性心律;迅速建立静脉通路,保证抢救药物的使用。心肺复苏时要保证脑灌注压和脑氧供。

胺碘酮是除颤失败时首选的药物。低镁血症可诱发顽固性室颤,并能阻碍细胞内钾的补充。镁通常不被归类为抗心律失常药物。但长久以来,众所周知,紧急情况下给予 1~2g 硫酸镁有助于抑制危及生命的室性心动过速,并且被认为是安全的。

拔管后,必须坚持待患者完全清醒,不吸氧 5 分钟,其血氧饱和度仍保持≥94%、呼吸循环稳定后才能离开手术室。否则,也应送至麻醉苏醒室进一步观察,待其恢复。护送肺切除患者返回病室的途中,应能持续给氧。途中应有心电和血氧饱和度的监测和备好强心剂,途中要不断唤醒患者进行深呼吸。要由有经验的医师送返病室,一旦发现呼吸减慢和心动过缓,应及时按心肺复苏程序进行抢救。

(四) 心肌梗死

年老合并心脏病的患者,肺切除后由于减少有效肺容量,术后较长时间处于低血压状态,易引起心肌梗死,发生率约占肺切除病例的 1%,其病死率高达 80%。防止缺氧和补足血容量是预防此并发症的重要措施。

患者主诉有心前区疼痛不适发作,在除外胸部伤口疼痛的可能性以后,心电图监测显示 ST 段压低是心肌缺血的表现。应行全导联心电图检查。ST 段的抬高、T 波倒置以及异常 Q 波的出现提示围术期心肌梗死的可能。可以根据各导联心电图的不同表现判断心肌缺血的具体部位,前间壁梗死心电图改变多表现在 V_1、V_2、V_3 导联;前壁心肌梗死为 V_3、V_4、V_5 导联改变;下壁心肌梗死为 Ⅱ、Ⅲ、aVF 导联变化最明显;侧壁心肌梗死的表现为 Ⅰ、aVL、V_5、V_6 导联心电图改变。同期取血进行心肌酶谱的监测更具诊断意义。

心肌梗死的处理原则:首先予镇静、止痛,使患者安静,充分休息,适量吸氧。特殊治疗包括扩张冠状动脉、抗凝、控制心率等,在外科无活动性出血的情况下,早期可联系内科溶栓治疗。

(祝敏芳 杨敏 吴乾 沈轶 张伸
李赛琪 余开颜 张海)

参考文献

1. Jean SS, Hsueh PR. Current review of antimicrobial treatment of nosocomial pneumonia caused by multidrug-resistant pathogens. Expert Opin Pharmacother, 2011, 12(14): 2145-2148.

2. Gajdos C, Hawn MT, Campagna EJ, et al. Adverse effects of smoking on postoperative outcomes in cancer patients. Ann Surg Oncol, 2012, 19(5): 1430-1438.

3. Radu DM, Jauréguy F, Seguin A, et al. Postoperative pneumonia after major pulmonary resections: an unsolved problem in thoracic surgery. Ann Thorac Surg, 2007, 84(5): 1669-1673.

4. Daoud E, Guzman JQ. Are antibiotics indicated for the treatment of aspiration pneumonia? Cleve Clin J Med, 2010, 77(9): 573-576.

5. Guillon A, Montharu J, Cormier B, et al. New insights into the pathophysiology of aspiration pneumonia. Br J Anaesth, 2011, 106(4): 608-609.

6. Berry MF, Atkins BZ, Tong BC, et al. A comprehensive

evaluation for aspiration after esophagectomy reduces the incidence of post-operative pneumonia. J Thorac Cardiovasc Surg, 2010, 140 (6): 1266-1271.

7. Tada A, Miura H. Prevention of aspiration pneumonia (AP) with oral care. Arch Gerontol Geriatr, 2012, 55 (1): 16-21.

8. Meyer CN, Rosenlund S, Nielsen J, et al. Bacteriological aetiology and antimicrobial treatment of pleural empyema. Scand J Infect Dis, 2011, 43 (3): 165-169.

9. Kacprzak G, Marciniak M, Kołodziej J, et al. Post-pneumonectomy empyemas: causes, clinical course, management. Pneumonol Alergol Pol, 2003, 71 (1-2): 24-30.

10. Metin M, Yeginsu A, Sayar A, et al. Treatment of multiloculated empyema thoracis using minimally invasive methods. Singapore Med J, 2010, 51 (3): 242-246.

11. Nielsen J, Meyer CN, Rosenlund S. Outcome and clinical characteristics in pleural empyema: a retrospective study. Scand J Infect Dis, 2011, 43 (6-7): 430-435.

12. 马序竹, 吕媛, 薛峰. 2010 年度卫生部全国细菌耐药监测报告: 血流感染细菌耐药监测. 中华医院感染学杂志, 2011, 21 (24): 5147-5151.

13. Cherry-Bukowiec JR, Denchev K, Dickinson S, et al. Prevention of catheter-related blood stream infection: back to basics? Surg Infect (Larchmt), 2011, 12 (1): 27-32.

14. Gunst M, Matsushima K, Vanek S et al. Peripherally inserted central catheters may lower the incidence of catheter-related blood stream infections in patients in surgical intensive care units. Surg Infect (Larchmt), 2011, 12 (4): 279-282.

15. Vanholder R, Canaud B, Fluck R, et al. Catheter-related blood stream infections (CRBSI): a European view. Nephrol Dial Transplant, 2010, 25 (6): 1753-1756.

16. Velasco E, Soares M, Byington R, et al. Prospective evaluation of the epidemiology, microbiology, and outcome of bloodstream infections in adult surgical cancer patients. Eur J Clin Microbiol Infect Dis, 2004, 23 (8): 596-602.

17. Abraham E, Yoshihara G. Cardio respiratory effects of pressure controlled ventilation in severe respiratory failure. Chest, 2009, 98: 1445-1449.

18. Graig C, Rutten AJ, Collins DV, et al. Effect of inspiratory flow pattern and inspiratory to expiratory ratio on nonlinear elastic behavior in patients with acute lung injury. Respir Crit Care Med, 1981, 167: 702-707.

19. Kent BD, Mitchell PD, McNicholas WT. Hypoxemia in patients with COPD: cause, effects, and disease progression. Int J Chron Obstruct Pulmon Dis, 2011, 6: 199-208.

20. Katsenos S, Constantopoulos SH. Long-Term Oxygen Therapy in COPD: Factors Affecting and Ways of Improving Patient Compliance. Pulm Med, 2011, 2011: 325-362.

21. Ehrenfeld JM, Funk LM, Van Schalkwyk J, et al. The incidence of hypoxemia during surgery: evidence from two Institutions. Can J Anaesth, 2010, 57 (10): 888-897.

22. Guinard N, Beloucif S, Gatecel C, et al. Interest of a therapeutic optimization strategy in severe ARDS. Chest, 1997, 111 (4): 1000-1007.

23. Corrado A, Renda T, Bertini S. Long-term oxygen therapy in COPD: evidences and open questions of current indications. Monaldi Arch Chest Dis, 2010, 73 (1): 34-43.

24. Neri M1, Melani AS, Miorelli AM, et al. Long-term oxygen therapy in chronic respiratory failure: a Multicenter Italian Study on Oxygen Therapy Adherence (MISOTA). Respir Med, 2006, 100 (5): 795-806.

25. Lin SK, Bogen DK, Kuna ST. Validation of a novel device to objectively measure adherence to long-term oxygen therapy. Int J Chron Obstruct Pulmon Dis, 2008, 3 (3): 435-442.

26. Cullen DL, Stiffler D. Long-term oxygen therapy: review from the patients' perspective. Chron Respir Dis, 2009, 6 (3): 141-147.

27. Ries AL, Bauldoff GS, Carlin BW, et al. Carlin et al. Pulmonary rehabilitation: joint ACCP/AACVPR evidence-based clinical practice guidelines. Chest, 2007, 131 (5 Suppl): 4S-42S.

28. Tiep B, Carter R. Oxygen conserving devices and methodologies. Chron Respir Dis, 2008, 5 (2): 109-114.

29. Dunne PJ. The clinical impact of new long-term oxygen therapy technology. Respir Care, 2009, 54 (8): 1100-1111.

30. Murgu SD, Pecson J, Colt HG. Bronchoscopy during noninvasive ventilation: indications and technique. Respir Care, 2010, 55 (5): 595-600.

31. Oshima K, Kunimoto F, Hinohara H, et al. The evaluation of hemodynamics in post thoracic esophagectomy patients. Hepatogastroenterology, 2008, 55 (85): 1338-1341.

32. Foreulis CN, Kotoulas CS, Kakouros S, et al. Study Oil the late effect of pneumoneetomy on right heart pressures using Doppler echocardiography. Eur J Cardio Thorac Surg, 2004, 26 (3): 508-514.

33. De Paulis R, De Matteis GM, Nardi P, et al. Opening and closing characteristics of the aortic valve after valve-sparing procedures using a new aortic root conduit. Ann Thorac Surg, 2001, 72 (2): 487-494.

34. Brandstrup B, Tonnesen H, Beier-Holgersen R, et al. Effects of intravenous fluid restriction on postoperative complications I comparison of two perioperative fluid

regimens l a randomized assessor--blinded multicenter trial. Ann Surg, 2013, 238(5): 641-648.

35. Sakr Y, Vincent JL et al. High tidal volume and positive fluid balance are associated with worse outcome in acute lung injury. Chest, 2005, 128(5): 3098-3108.

36. Wei S, Tian J, Song X, Chen Y. Association of perioperative fluid balance and adverse surgical outcomes in esophageal cancer and esophagogastric junction cancer. Ann Thorac Surg, 2008, 86(1): 266-272.

37. Seike J, Tangoku A, Yuasa Y, et al. The effect of nutritional support on the immune function in the acute postoperative period after esophageal cancer surgery: total parenteral nutrition versus enteral nutrition. J Med Invest, 2011, 58(1-2): 75-80.

38. Alam N, Park BJ, Wilton A, et al. Incidence and risk factors for lung injury after lung cancer resection. Ann Thorac Surg, 2007, 84(4): 1085-1091.

39. Fan g W, Kato H, Tachimori Y, et al. Analysis of pulmonary complications after three-filed lymph node dissection for esophageal cancer. Ann Thorac Surg, 2003, 76: 903-908.

40. 方文涛, 茅腾, 徐美英, 等. 优化老年患者胸部手术围手术期管理策略的临床研究. 中华外科杂志, 2009, 47(14): 1048-1050.

41. Fan J, Wang XJ, Jiang GN, et al. Survival and outcomes of surgical treatment of the elderly NSCLC in China: a retrospective matched cohort study. Eur J Surg Oncol, 2007, 33: 639-643.

42. Hanna N, Brooks JA, Fyffe J, et al. A retrospective analysis comparing patients 70 years or older to patients younger than 70 years with non-small-cell lung cancer treated with surgery at Indiana university: 1989-1999. Clin Lung Cancer, 2002, 3: 200-204.

43. Mery CM, Pappas AN, Bueno R, et al. Similar long-term survival of elderly patients with non-small cell lung cancer treated with lobectomy or wedge resection within the surveillance, epidemiology, and end results database. Chest, 2005, 128: 237-245.

44. Barrera R, Shi W, Amar D, et al. Smoking and timing of cessation: impact on pulmonary complications after thoracotomy. Chest, 2005, 127: 1977-1983

45. David P, Sreekumar S, Edward R, et al. Impact of smoking cessation before resection of lung cancer. Ann Thorac Surg, 2009, 88: 362-371

46. Stolz D, Kurer G, Meyer A, et al. Propofol versus combined sedation in flexible bronchoscopy: a randomised non-inferiority trial. Eur Respir J, 2009, 34(5): 1024-1030.

47. Clark G, Licker M, Younossian AB, et al. Titrated sedation with propofol or midazolam for fl- exible bronchoscopy: a randomised trial. Eur Respir J, 2009, 34(6): 1277-1283.

48. Benova A, Dimitrov N, Stoilova M, et al. Effect of fiberoptic bronchoscopy (FOB)with bronchoalveolar lavage (BAL) on gas exgange in patients after cardiac surgery. Khirurgiia (Sofiia), 2005, (6): 24-27.

49. Ho1mgren NL, Córdova M, Ortúzar P, et al. Role of flexible bronchoscopy in the re-expansion of persistent atelectasis in children. Arch Bronconeumol, 2002, 38(8): 367-371.

50. Pérez-Ruiz E, Pérez-Frías J, Martínez-González B, et al. Pediatric fiberoptic bronchoscopy. Analysis of a decade. An Esp Pediatr, 2001, 55(5): 421-428.

51. Jeanne-Marie P, Thierry J, Yoann T, et al. Endoscopic management of idiopathic tracheal stenosis. Ann Thorac Surg, 2011, 92: 293-301.

52. Jaillard S, Nseir S, Metois D, et al. Extensive corrosive injuries of the upper airways and gastrointestinal tract. J Thorac Cardiovasc Surg, 2002, 123: 186-188.

53. Hae-seong N, Sang W, Won-Jung K, et al. Clinical application of the natural Y stent in the management of benign carinal stenosis. Ann Thorac Surg, 2009, 88: 432-439.

54. Ernst A, Majid A, Feller-Kopman D, et al. Airway stabilization with silicone stents for treating adult tracheobronchomalacia. Chest, 2007, 132: 609-616.

55. Abdullah V, Yim AP, Wormald PJ, et al. Dumon silicone stents in obstructive tracheobronchial lesions. Otolaryngol Head Neck Surg, 1998, 118: 256-260.

56. Dumon JF. A dedicated tracheobronchial stent. Chest, 1990, 97: 328-332.

57. Martinez-Ballarin JI, Diaz-Jimenez JP, Castro MJ, et al. Silicone stent in the management of benigntrachial stenose. Chest, 1996, 109: 626-629.

58. Ernst A, Feller-Kopman D, Becker HD, et al. Central airway obstruction. Am J Respir Crit Care Med, 2004, 69: 1278-1297.

59. Cavaliere S, Venuta F, Foccoli P, et al. Endoscopic treatment of malignant airway obstructions in 2008 patients. Chest, 1996, 110: 1536-1542.

60. Wood D E, Liu YH, Vallieres E, et al. Airway stenting for malignant and benign tracheobronchial stenosis. Ann Thorac Surg, 2003, 76: 167-174.

61. Masahide O, Hideo S, Chiyoe K, et al. Silicone Y-stent placement on the carina between bronchus to the right upper lobe and bronchus intermedius. Ann Thorac Surg,

2009,87:971-974.

62. Lois M,Noppen M. Bronchopleural fistulas:an overview of the problem with special focus on endoscopic management. Chest,2005,128:3955-3965.

63. Hollaus PH,Lax F,El-Nashef BB,et al. Natural history of bronchopleural fistula after pneumonectomy:a review of 96 cases. Ann Thorac Surg,1997,63:1391-1397.

64. Lin J,Iannettoni MD. Closure of bronchopleural fistulas albumin-glutaraldehyde tissue adhesive. Ann Thorac Surg, 2004,7:326-328

65. David A,Green MD,William B,et al. Closure of a broncho-to-neoesophageal fistula using an amplatzer septal occluder device. Ann Thorac Surg,2010,89:2010-2012.

66. Stefan W,Jan J,Thomas K,et al. A new endoscopic technique for intraluminal repair of posteriortracheal laceration. Ann Thorac Surg,2010,90:686-688.

67. Gildea TR,Mazzone PJ,Karnak D,et al. Electromagnetic navigation diagnostic broncoscopy:a prospective study. Am J Respir Crit Care Med,2006,174:982-989

68. Eberhardt R,Anantham D,Herth F,et al. Electromagnetic navigation diagnostic bronchoscopy in peripheral lung lesions. Chest,2007,131:1800-1805.

69. Markis D,Scherpereel A,Leroy S,et al. Electromagnetic navigation diagnostic bronchoscopy for small peripheral lung lesions. Eur Respir J,2007,29:1187-1192.

70. Toma TP,Hopkinson NS,Hillier J,et al. Bronchoscopic volume reduction with valve implants in patients with severe emphysema. Lancet,2003,361:931-933.

71. Ingenito EP,Berger RL,Henderson AC,Reilly JJ,Tsai L, Hoffman A. Bronchoscopic lung volume reduction using tissue engineering principles. Am J Respir Crit Care Med, 2003,167:771-778.

72. Reilly J,Washko G,Pinto-Plata V,et al. Biological lung volume reduction:a new bronchoscopic therapy for advanced emphysema. Chest,2007,131:1108-1113.

73. Gregory I,Peter H,Glen W,et al.A feasibility and safety study of bronchoscopic thermal vapor ablation:a novel emphysema therapy. Ann Thorac Surg,2009,88:1993-1998.

74. Snell GI,Holsworth L,Borrill ZL,et al. The potential for bronchoscopic lung volume reduction using bronchial postheses:a pilot study. Chest,2003,124:1073-1080.

75. Emery MJ,Couteil LL,Coad JB,et al. Lung volume reduction(LVR)by bronchoscopic thermal vapour ablation (BTVA). Chest,2007,132:439.

76. Ingenito EP,Berger RL,Henderson AC,et al. Bronchoscopic lung volume reduction sing tissue engineering principles. Am J Respir Crit Care Med,2003, 167:771-778.

77. Reilly J,Washko G,Pinto-Plata V,et al. Biological lung volume reduction:a new bronchoscopic therapy for advanced emphysema. Chest,2007,131:1108-1113.

78. Soichiro K,Hideo K,Kazuo M,et al. Bronchoscopic blood injection reducing lung volume in lymphangioleiomyomatosis. Ann Thorac Surg,2009,87:1266-1268.

79. Futier E,Chanques G,Cayot Constantin S,etc al. Influence of opioid choice on mechanical ventilation duration and ICU length of stay. Minerva Anestesiol,2012,78(1):46-53.

80. Koch M,De Backker D,Vincent JL,et al. Effects of propofol on human microcirculation. Br J Anaesh,2008, 101(4):473-478.

81. Jung C,Rödiger C,Lauten A,et al. Long-term therapy with propofol has no impact on microcirculation in medical intensive care patients. Med Klin(Munich),2009,104(5): 336-342.

82. Jones GM,Murphy CV,Gerlach AT,et al. High-dose dexmedetomidine for sedation in the intensive care unit:an evaluation of clinical efficacy and safety. Ann Phamacother, 2011,45(6):740-747.

83. Pandharipande PP,Samders RD,Girard TD,et al. Effect of dexmedetomidine versus lorazepam on outcome in patients with sepsis:an a prioridesigned analysis of MENDS randomized controlled trial. Crit Care,2010,14(2):R38.

84. Wunsch H,Kahn JM,Kramer AA,et al. Dexmedetomidine in the care of critically ill patients from 2001 to 2007. Anesthesiology,2010,113(2):3863-3894.

85. Kress JP,Gehlbach B,Lacy M,et al. The long-term psychological effects of daily sedative interruption on critically ill patients. Am J Respir Crit Care Med,2003,168 (12):1457-1461.

86. Girard TD,Kress JP,Fuchs BD,et al. Efficacy and safety of a paired sedation and ventilator weaning protocol for mechanically ventilated patients in intensive care. Lancet, 2008,371(9607):126-134.

87. Pandharipande P,Shintani A,Peterson J,et al. Lorazepam is an independent risk factor for transitioning to delirium in intensive care unit patients. Anesthesiology,2006,104:21-26.

88. Needham CJ,Brindley PG. Best evidence in critical care medicine:The role of neuromuscular blocking drugs in early severe acute respiratory distress syndrome. Can J Anaesth, 2012,59(1):105-108.

89. Papazian L, Forel JM, Gacouin A, et al. Neuromuscular blockers in early acute respiratory distress syndrome. N Engl J Med, 2010, 363 (12): 1107-1116.

90. Clouzeau B, Bui HN, Guilhon E, etc al. Fiberoptic bronchoscopy under noninvasive ventilation and propofol target-controlled infusion in hypoxemic patients. Intensive Care Med, 2011, 37 (12): 1969-1975.

91. Dungan KM, Braithwaite SS, Preiser JC. Stress hyperglycaemia. Lancet, 2009, 373: 1798-1807.

92. Umpierrez GE, Isaacs SD, Bazargan N, et al. Hyperglycemia: an independent marker of in-hospital mortality in patients with undiagnosed diabetes. J Clin Endocrinol Metab, 2002, 87: 978-982.

93. Van den Berghe G, Wouters P, Weekers F, et al. Intensive insulin therapy in critically ill patients. N Engl J Med, 2001, 345: 1359-1367.

94. Vora AC, Saleem TM, Polomano RC, et al. Improved perioperative glycemic control by continuous insulin infusion under supervision of an endocrinologist does not increase costs in patients with diabetes. Endocr Pract, 2004, 10 (2): 112-118.

95. Carr JM, Sellke FW, Fey M, et al. Implementing tight glucose control after coronary artery bypass surgery. Ann Thorac Surg, 2005, 80 (3): 902-909.

96. Lecomte P, Van Vlem B, Coddens J, et al. Tight perioperative glucose control is associated with a reduction in renal impairment and renal failure in non-diabetic cardiac surgical patients, Crit Care, 2008, 12 (6): R154.

97. Brunkhorst FM, Engel C, Bloos F, et al. Intensive insulin therapy and pentastarch resuscitation in severe sepsis. N Engl J Med, 2008, 358: 125-139.

98. A prospective randomised multi-centre controlled trial on tight glucose control by intensive insulin therapy in adult intensive care units: the Glucontrol study. Intensive Care Med, 2009, 35 (10): 1738-1748.

99. NICE-SUGAR Study Investigators, Finfer S, Chittock DR, et al. Intensive versus conventional glucose control in critically ill patients. N Engl J Med, 2009, 360 (13): 1283-1297.

100. Griesdale DE, de Souza RJ, van Dam RM, et al. Intensive insulin therapy and mortality among critically ill patients: a meta-analysis including NICE-SUGAR study data. CMAJ, 2009, 180 (8): 799-800.

101. Wiener RS, Wiener DC, Larson RJ. Benefits and risks of tight glucose control in critically ill adults: A meta-analysis. JAMA, 2008, 300: 933-944.

102. Qaseem A, Humphrey LL, Chou R, et al. Use of intensive insulin therapy for the management of glycemic control in hospitalized patients: a clinical practice guideline from the American College of Physicians. Ann Intern Med, 2011, 154: 260-267.

103. Protopapas AD, Baig K, Mukherjee D, et al. Pulmonary embolism following coronary artery bypass grafting. J Card Surg, 2011, 26 (2): 181-188.

104. Herrera S, Comerota AJ. Embolization during treatment of deep venous thrombosis: incidence, importance, and prevention. Tech Vasc Interv Radiol, 2011, 14 (2): 58-64.

105. Qaseem A, Chou R, Humphrey LL, et al. Venous thromboembolism prophylaxis in hospitalized patients: a clinical practice guideline from the American College of Physicians. Ann Intern Med, 2011, 155 (9): 625-632.

106. Januel JM, Chen G, Ruffieux C, et al. Symptomatic in-hospital deep vein thrombosis and pulmonary embolism following hip and knee arthroplasty among patients receiving recommended prophylaxis: a systematic review. JAMA, 2012, 307 (3): 294-303.

107. 急性肺血栓栓塞症尿激酶溶栓(栓复欣抗凝)治疗多中心临床试验协作组. 急性肺血栓栓塞症血气分析的临床意义. 中国循环杂志, 2004, 1 (5): 367-369.

108. Le Gal G, Righini M, Roy PM, et al. Prediction of pulmonary embolism in the emergency department: the revised Genevas core. Ann Intern Med, 2006, 144 (3): 165-171.

109. Torbicki A, Perrier A, Konstantinides S, et al. Guidelines on the diagnosis and management of acute pulmonary embolism: the Task Force for the Diagnosis and Management of Acute Pulmonary Embolism of the European Society of Cardiology (ESC). Eur Heart J, 2008, 29 (18): 2276-2315.

110. Kearon C, Kahn SR, Agnelli G, et al. Antithrombotic therapy for venous thromboembolic dis ease: American College of Chest Physicians Evidence-Based Clinical Practice Guidelines (8th Edition). Chest, 2008, 133 (6 Suppl): 454S-545S.

111. Hunt JM, Bull TM. Clinical review of pulmonary embolism: diagnosis, prognosis, and treatment. Med Clin North Am, 2011, 95 (6): 1203-1222.

112. Ali T, Khan I, Simpson W, et al. Incidence and outcomes in acute kidney injury: a comprehensive population-based study. J Am Soc Nephrol, 2007, 18 (4): 1292-1298.

113. Uchino S, Kellum JA, Bellomo R, et al. Acute Renal Failure in Critically Ill Patients: A Multinational, Multicenter Study JAMA, 2005, 294 (7): 813-818.

114. Bagshaw SM, George C, Bellomo R. A comparison of the RIFLE and AKIN criteria for acute kidney injury in critically ill patients. ANZICS Database Management Committe. Nephrol Dial Transplant, 2008, 23 (5): 1569-1574.

115. Lopes JA, Fernandes P, Jorge S, et al. Acute kidney injury in intensive care unit patients: a comparison between the RIFLE and the Acute Kidney Injury Network classifications. Crit Care, 2008, 12 (4): R110.

116. Ricci Z, Cruz D, Ronco C. The RIFLE criteria and mortality in acute kidney injury: A systematic review. Kidney Int, 2008, 73 (5): 538-546.

117. Bagshaw SM, George C, Dinu I, et al. A multi-centre evaluation of the RIFLE criteria for early acute kidney injury in critically ill patients. Nephrol Dial Transplant, 2008, 23 (4): 1203-1210.

118. Bouchard J, Soroko SB, Chertow GM, et al. Program to Improve Care in Acute Renal Disease (PICARD) Study Group: Fluid accumulation, survival and recovery of kidney function in critically ill patients with acute kidney injury. Kidney Int, 2009, 76 (4): 422-427.

119. Brochard L, Abroug F, Brenner M, et al. An Official ATS/ERS/ESICM/SCCM/SRLF Statement: Prevention and Management of Acute Renal Failure in the ICU Patient: an international consensus conference in intensive care medicine. Am J Respir Crit Care Med, 2010, 181 (10): 1128-1155.

120. Uchino S, Bellomo R, Morimatsu H, et al. Discontinuation of continuous renal replacement therapy: a post hoc analysis of a prospective multicenter observational study. Crit Care Med, 2009, 37 (9): 2576-2582.

121. Vargas Hein O, Kox WJ, Spies C. Anticoagulation in continuous renal replacement therapy. Contrib Nephrol, 2004, 144, 308-316.

122. Swartz R, Pasko D, O'Toole J, et al. Improving the delivery of continuous renal replacement therapy using regional citrate anticoagulation. Clin Nephrol, 2004, 61 (2): 134-143.

123. Payen D, Mateo J, Cavaillon JM, et al. Impact of continuous venovenous hemofiltration on organ failure during the early phase of severe sepsis: a randomized controlled trial. Crit Care Med, 2009, 37 (3): 803-810.

124. Joannes-Boyau O, Rapaport S, Bazin R, et al. Impact of high volume hemofiltration on hemodynamic disturbance and outcome during septic shock. Asaio J, 2004, 50 (1): 102-109.

125. Ratanarat R, Brendolan A, Piccinni P, et al. Pulse high-volume haemofiltration for treatment of severe sepsis: effects on hemodynamics and survival. Crit Care, 2005, 9 (4): R294-R302.

126. 潘旭峰, 沈宇舟, 方文涛, 等. 开胸肺部手术后心律失常分析. 上海医学, 2007, 30 (3): 200-202.

127. Roselli EE, Murthy SC, Rice TW, et al. Atrial fibrillation complicating lung cancer resection. J Thorac Cardiovasc Surg, 2005, 130 (2): 438-444.

128. Park BJ, Zhang H, Rusch VW, et al. Video-assisted thoracic surgery does not reduce the incidence of postoperative atrial fibrillation after pulmonary lobectomy. J Thorac Cardiovasc Surg, 2007, 133 (3): 775-779.

129. Ho KM, Lewis JP. Prevention of atrial fibrillation in cardiac surgery: time to consider a multimodality pharmacological approach. Cardiovasc Ther, 2010, 28 (1): 59-65.

130. Amar D. Prevention and management of perioperative arrhythmias in the thoracic surgical population. Anesthesiol Clin, 2008, 26 (2): 325-335.

131. Tagawa T, Nakao K, Nakamura A, et al. How to treat arrhythmias in thoracic surgery. Kyobu Geka, 2008, 61 (8 Suppl): 715-720.

132. Trappe HJ. Treating critical supraventricular and ventricular arrhythmias. J Emerg Trauma Shock, 2010, 3 (2): 143-152.

133. Walsh SR, Tang T, Wijewardena C, et al. Postoperative arrhythmias in general surgical patients. Ann R Coll Surg Engl, 2007, 89 (2): 91-95.

第十五章 胸外科手术麻醉前评估、术中麻醉管理、术后镇痛

第一节 胸外科手术麻醉前评估

随着医学的发展,越来越多既往高难度的手术或合并内科疾病的患者赢得了手术机会,但这类患者的麻醉挑战也在日益增加,研究发现3.1%~11%的围术期不良事件与术前评估不足相关,因此麻醉前对患者进行全面的术前评估和管理非常有必要,这不仅有助于提高手术麻醉的安全性和改善预后,更可提高患者的满意度。

胸外科手术麻醉前访视应包括面见患者询问病史(包括所用的药物、过敏史、合并症及曾经经历过的手术),查看病史记录,体征,及各项检查。正确理解患者术前心电图、超声心动图、胸部X线片、肺功能、心导管造影、核素显影、各项生化检验指标等的含义,对病情及麻醉手术风险有个全面的了解,并针对不同的疾病进行相关的麻醉前检查并记录(对麻醉前访视单上要求检查的项目必须进行检查和记录),认真填写麻醉前访视单。对病史初步了解后应对患者进行体格检查,对于有重要价值而又可能随病情改变的体征如血压、心率、呼吸音等,麻醉医师尤其应注意再次亲自复查,此外还应注意对麻醉操作有重要价值的检查,如口腔、气管、脊柱以及动静脉穿刺等部位的检查。对于手术的方式及部位、大致时间也应有充分的了解,在此基础上对患者的器官代偿功能及手术耐受能力作出判断,

对患者进行麻醉术前评级(美国麻醉医师协会分级,即ASA分级,见表3-15-1)。如现有的检查或治疗存在欠缺,应对主管外科医师提出建议是否应予补充检查或补充用药,病情复杂或新开展手术应与主管外科医师联系,了解手术对麻醉的特殊要求。完成评估后应与患者或家属进行术前谈话。应主动向患者解释麻醉医师的职责,简介麻醉方案和计划,耐心与患者及其家属交流,解答他们的疑问与顾虑并获取其主动参与合作,获得手术麻醉的知情同意。

表3-15-1 ASA健康状况分级

分级	健康状况
Ⅰ级	体格健康,发育营养良好,各器官功能正常
Ⅱ级	除外科疾病外,有轻度并存病,功能代偿健全
Ⅲ级	并存病情严重,体力活动受限,但尚能应付日常活动
Ⅳ级	并存病严重,丧失日常活动能力,经常面临生命威胁
Ⅴ级	无论手术与否,生命难以维持24小时的濒死患者

此外,根据病情和麻醉的需要,开列麻醉术前医嘱,包括麻醉术前用药及现有治疗用药的调整。麻醉术前用药主要包括抗焦虑药如咪达唑仑、减少胃液分泌或提高胃液pH的药物如西咪替丁、雷尼替丁等,此外还可使用抗胆碱能药及镇静镇痛药物等。现有治疗药物也常需调整,如将糖尿病患者的

口服降糖药物改为胰岛素,停用高血压者的 ACE I 类药物等,如有必要应于术日晨再次复查患者的相关指标,以确认得到良好控制。麻醉计划制定后即可开始相关物品的准备,如气管肿瘤手术即应提前将各型号台上及台下气管插管备妥,大型手术应协助落实血制品(如血小板等)并提前领好准备使用

的相关药品。遇有疑难病例应及时汇报上级医师,并进一步讨论麻醉计划,如有必要,应做出相应修改,还可在科内开展病例讨论,探讨疑难问题,使术前准备更加详尽充分。为保证术前访视和评估的系统性,可按照麻醉前访视流程图来执行访视(图 3-15-1 和图 3-15-2)。

上海市胸科医院麻醉前访视记录

姓名_____ 床号_____ 住院号_____ 手术日期_____年___月___日择期/急诊

术前诊断_____ 拟施手术_____

(一)经查阅病史及体检后,目前病人情况:

年龄_____ 性别_____ 血型_____ 普青_____

体重_____ kg 血压_____mmHg 心率_____次/分

脉搏_____次/分 呼吸_____次/分 体温_____℃

意识 清醒/嗜睡/昏迷

系统病史及治疗药物:_____

过去病史	术前心肺功能		术前化验			术前检查	术前治疗	
心衰史 有 无	咳嗽 有 无	% VC	Hb	pH	BP	X线:	地戈辛 有 无	
高血压 5 10 20 无	气息 有 无	% MBC	Hct	PCO$_2$	R	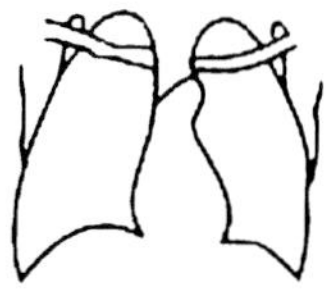	支气管扩张药 有 无	
糖尿病 5 10 20 无	咯血 有 无	% FEV$_1$	K$^+$	PO$_2$	HR		术前雾化 有 无	
心律失常 有 无	肺部感染 有 无	% FEV$_2$	血糖	HCO$_1$	EKG		抗高血压药 有 无	
心肌损害 有 无	紫绀 有 无	% FEV$_3$	PIL	BE	CTR			
吸烟史 10 20 30 无	端坐呼吸 有 无	正常,阻塞/限制	SGPT	SaO$_2$		心肺听诊:		
手术史 有 无	头颈部异常 有 无	弥散性障碍	AKP	Na$^+$	EF %			
过敏史 有 无	张口 指	心功能分级	尿素氮	Cl$^-$				
	牙齿松缺义	┼	肌酐	出凝血时间		凝血酶原时间:		

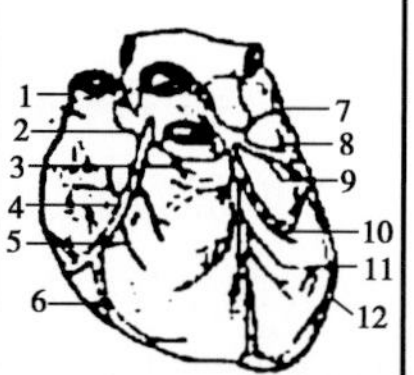

肌力及感觉:上/下肢体 1. 无异常 2. 左/右感觉异常 3. 左/右肌力减退

外周静脉:好/不良 Allen's试验 左_____ 右_____

脊柱状况:未见异常/左、右侧弯畸形/其他_____

其他实验室检查异常:_____

ASA病情估计分级: I Ⅱ Ⅲ Ⅳ Ⅴ (E)

冠脉病变

(二)根据目前病情,麻醉方式选择

全麻 硬膜外阻滞 脊麻 骶管阻滞 神经阻滞 联合麻醉

(三)术中困难估计及防范措施_____

医师_____

201 年 月 日

图 3-15-1 麻醉前访视单

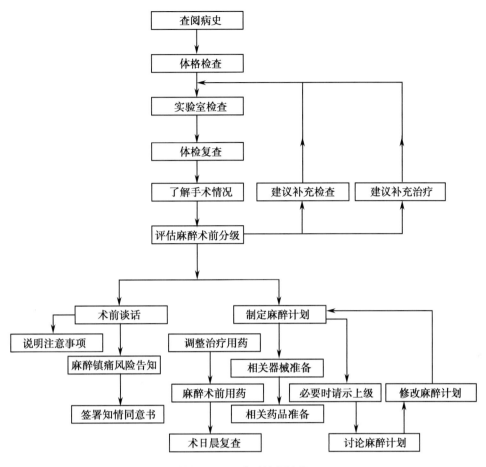

图 3-15-2　麻醉访视流程

一、麻醉前评估的目的和要点

麻醉前评估的主要目的是了解患者的病情、手术方式,完善相关检查,调整相关用药,制定相应的麻醉计划。

(一)麻醉前评估要点

1. 患者的一般情况　年龄、身高、体重、血压、心率、体温等参数,可用于计算麻醉药物用量,气管插管选号和深度的判断。

2. ASA 分级系统病史回顾　包括治疗经过和治疗药物;开列麻醉前医嘱,调整必要的治疗药物过去史,包括心力衰竭、高血压、糖尿病、心律失常、心肌损害、吸烟史、手术麻醉史、过敏史;是否采取正规治疗及治疗的有效性;评估术前心、肺、脑、肝、肾等器官的功能,包括有无咳嗽、气喘、咯血、肺部感染、发绀、端坐呼吸等;心功能分级;肺功能检测项目。

(二)警惕高风险因素

当存在以下高风险因素时,要引起警惕,如充血性心力衰竭、心脏杂音、放置心脏起搏器及可植入心律转复除颤器(implantable cardioverter defibrillators,ICD)、糖尿病、控制不佳的高血压、肝脏和肾脏疾病、药物滥用、高龄。术前常用的实验室检验指标:血常规、血生化;出凝血检查;术前辅助检查:心电图、胸部 X 线片、CT、心脏超声、冠状动脉造影等麻醉操作相关评估;气道和气管插管评估;如果患者肥胖、阻塞性睡眠呼吸暂停史,常常存在困难气道的风险。此外,还要通过 CT 及胸部 X 线片了解肺部病变是否压迫或侵犯气道,对气管插管是否产生影响等;桡动脉 Allen 试验,以防尺动脉代偿不良时进行桡动脉穿刺造成手掌缺血;脊柱情况:有无外伤史、脊柱侧弯、强直性脊柱炎等;如需行硬膜外阻滞或椎旁神经阻滞还应注意拟穿刺局部皮肤有无感染,肢体感觉和肌力等胸科手术单肺通气的耐受性评估;手术体位和耐受性评估;术前难以解释的症状、体征和辅助检查结果需要进行进一步的专科评估或会诊。

二、麻醉前评估的主要内容

（一）病史

大部分肺癌患者有吸烟史,可能有一定程度的慢性支气管炎和肺气肿。因此了解术前的吸烟史很重要,否则术前感染和活动性气道疾病可能造成术后呼吸道并发症。理想的戒烟时间是 4~8 周,戒烟不足 4 周的患者常常呈现围麻醉期气道高反应性,小气道分泌物过多,通气阻力增加;也可诱发支气管痉挛,造成单肺通气时的低氧血症。此外,还应了解和评估患者的运动耐受能力,了解患者的心血管和肺脏的储备功能。

（二）体格检查

观察呼吸频率和模式有助于了解患者的肺功能储备,听诊有无哮鸣音和干湿啰音,如有杵状指改变常提示有慢性缺氧或肺癌,气管移位提示纵隔肿瘤、血胸、气胸或纤维胸。麻醉医师应该评估患者对仰卧位的耐受性,如果不能耐受,常提示有充血性心力衰竭或纵隔肿物压迫气道。

（三）辅助检查

胸科手术的辅助检查包括实验室检查(如血常规、血生化、出凝血功能、肝炎抗体和其他免疫学检查等项目)、心电图、心脏超声、胸部影像学、肺功能(或血气分析)以及纤维支气管镜检查等。实验室检查对于病史和体征检查的结果是一项有益的补充,例如血常规检查,如果红细胞增多可能提示长期吸烟和缺氧,白细胞增多提示感染;肝、肾功能和内分泌检查,如甲状腺功能、血糖等检查对麻醉前综合了解患者的病情有益。

1. 心电图　是最常用、最基本的心脏评估筛查手段,可以发现心肌缺血、心律失常和肺心病等疾病状态,提示是否需要进一步检查。普通心电图上发现心律失常的,有时可能需要进行 24 小时动态心电图检查,以明确心律失常发生的频率、强度和类型;提示心肌缺血的可能需要做平板运动实验或冠状动脉相关检查以明确潜在的冠心病,或通过心脏彩超来明确有无结构性心脏病变和心功能情况。虽然基于节约医疗费用方面的考虑,心脏超声不是必需的常规检查,但对于 60 岁以上的老年人,以及怀疑风湿性、高血压性或缺血性心脏病的患

者,术前实施心脏超声检查对明确心脏疾病显然是有益的。

2. 放射影像学检查　除了发现肺、气管、食管、纵隔等异常,还可显示肿瘤与周围器官的关系。

（1）与气道的关系:有无气道侵犯或受压梗阻和气管移位,肿瘤侵犯气管或支气管的,可能会影响到麻醉气管插管的选择和放置,累及气管又有平卧呼吸困难症状的,考虑使用清醒镇静下插管,纤维支气管镜引导;累及气管隆嵴和主要支气管的,可能插管后也无法正常通气,需借助特殊的体位或迅速开胸解除压迫后才能维持通气。

（2）某些巨大肿瘤与心脏和大血管的关系:可能会在麻醉诱导给予肌肉松弛剂后压迫心血管系统而造成血压的剧烈波动;另外,肿瘤侵犯上腔静脉系统时需要考虑特别的静脉通路设计,达到既能维持快速输血补液又能监测静脉压的目的。对于重要影像学发现需要在麻醉访视时加以重视,表 3-15-2 为某些对麻醉有特殊意义的影像学改变。

胸科手术需要在术前对患者进行肺功能储备的评估,以估计对开胸手术和肺切除的耐受能力,一般采用肺量测定法进行肺功能评估,对于因各种原因无法准确实施肺量法肺功能检测的,可以测定动脉血气评估。肺量测定法是一种有效廉价且无创的测定肺功能储备和预测肺功能的方法。其结果中提示术后肺部并发症风险增加的异常指标包括 FCV< 预测值 50%、FEV_1<2L 和 FEV_1/FCV<50%。其他有预测性的测量值包括最大自主通气量(maximum voluntary ventilation,MVV)和肺一氧化碳弥散量(diffusing capacity of lung for carbon monoxide,DLCO)。MVV 需要患者尽可能快且尽可能深地呼吸 6~12 秒,是力量依赖性的,反映的是整个心肺系统的情况以及患者的合作程度。DLCO 对肺切除患者是重要的风险预测指标,当 DLCO< 预测值的 50%~60% 时提示术后死亡和呼吸衰竭的风险高,可能需要进行分侧肺功能检查,例如肺放射性核素通气扫描、灌注扫描等。以预测肺切除后对术后肺功能的影响,有时受累非组织对现存肺功能贡献较小,切除这部分非组织后不会引起进一步的肺功能恶化,经过特定的评估后可能一部分初始检查结果认为不适合手术的患者在经过特异性

表 3-15-2　对麻醉策略有影响的重要影像学改变

影像学异常表现	麻醉方面的临床意义
气管移位	插管困难
	病因鉴别：纵隔肿瘤、甲状腺肿瘤、主动脉瘤、转移瘤及其他
纵隔肿物	插管困难
	即使插管成功仍然通气困难（巨大纵隔肿瘤压迫气管隆嵴和气管）
	上腔静脉综合征和梗阻症状
	心脏和血管受压
胸膜渗出，胸膜腔积液	肺心病，充血性心力衰竭
	需明确是心源性还是肺源性，心源性的需心脏超声进一步评估
	对于引起心肌抑制的麻醉药物要慎用
肺大疱	正压通气时要限制通气压力，以防止肺大疱破裂和张力性气胸，气管插管后要低压通气或尽早单肺通气肺隔离；双侧肺大疱者，必要时提前放置胸腔引流管
	可能存在无效通气、无效腔，影响通气血流比值
脓肿、支气管扩张	及早实行妥善的肺隔离，及时吸引，防止脓液或痰液污染健侧肺

的评估后是可以接受手术的。动脉血气分析是肺量法肺功能检测的一种有效补充，有时患者因理解方面的原因或因病情原因不能配合肺量法检测时，血气分析可以提供有益的参考，$PaCO_2>45mmHg$ 提示术后并发症的风险较高，应尽力纠正支气管痉挛和感染等情况。相反低氧血症并不总是风险增加的标准，开胸和肺切除后动脉血氧分压的改变各有差别，有时肿瘤组织阻塞了支气管和肺的血液供应，相当于造成了"功能性肺切除"，此时切除肿瘤周围肺组织不一定出现氧合作用进一步减弱，反而有可能通过提高通气/灌注比而增加氧合。除肺功能和血气分析外，6 分钟步行试验和爬楼梯试验等也是简单有效的心肺功能储备评估方法。

纤维支气管镜检查不仅对于明确气管肿瘤和支气管、肺部肿瘤有重要意义，而且对于评估麻醉气管插管的选择有参考价值，对于气管肿瘤需要明确肿瘤的位置、大小、长度、性质、气管阻塞程度、是否容易脱落或出血，以决定合适的麻醉插管方式和策略。

三、胸外科患者系统评估和常见内科合并症的术前准备

（一）心血管疾病

心血管风险是胸科手术围术期最常见和最主要的风险因素之一，合并心血管疾病的患者实施

胸外科手术时在询问病史时要注意了解心脏病病史，例如心绞痛史、不稳定冠状动脉综合征、心肌梗死史、失代偿心力衰竭、明显心律失常和严重瓣膜病，是否安装心脏起搏器或植入心脏除颤器等，注意鉴别心血管疾病症状，明确心脏病患者近期症状变化、目前治疗药物和剂量，明确围术期心血管风险因素，有无吸烟史、饮酒史、应用违禁药物史，检查生命体征（双臂血压）、颈动脉搏动和杂音、有无颈静脉怒张和搏动、肺部听诊、心前区触诊和听诊、腹部触诊、四肢水肿和周围血管的情况，实验室检查中应注意贫血增加心血管系统应激、加重心肌缺血、心力衰竭恶化，应注意在术前及时纠正，一般对有心脏合并症的患者，Hct>28% 较为安全。

心脏病患者实施非心脏手术时，一般遵循美国心脏病学会（ACC）和美国心脏协会（AHA）共同制定的心脏病患者非心脏手术围术期心血管危险评估指南，该指南从 1996 年起在 Circulation 杂志上定期发布，并定期做修正和更新，目前主要参照的是 2007 年修订版。评估的主要目的是了解目前心脏疾病和治疗的状态，能否进行手术和麻醉，评估围术期风险，制定相应的围术期处理方案。

评估指南的内容可以概括为"两大因素、三张表格和五步评估法"，即在评估围术期风险时考虑患者因素和手术因素；评估手段主要参照三张表格即临床风险分级表（表 3-15-3）、心肺储备功能分级

219

表（表 3-15-4）、手术风险分级表（表 3-15-5）；五步评估法即评估时的具体步骤分为五步（图 3-15-3）。

表 3-15-3　心脏病患者非心脏手术临床风险分级表

临床风险分级	风险因素
活动性心脏病（高风险因素）	不稳定型冠状动脉综合征
	不稳定型心绞痛或严重的心绞痛
	近期心肌梗死
	失代偿性心力衰竭
	明显的心律失常
	严重瓣膜疾病
临床风险（中危因素）	缺血性心脏病病史（心肌梗死史或病理性 Q 波）
	失代偿心力衰竭或以前出现的心力衰竭病史
	脑血管疾病史
	糖尿病
	肾功能不全
低危风险因素	高龄（≥70 岁）
	异常心电图（左心室肥大、束支传导阻滞、ST-T 改变）
	非窦性心律（房颤、起搏心律）
	未控制的高血压

表 3-15-4　心肺储备功能分级表

等级	代谢当量（MET）
优	>10
良	7~10
中	4~6
差	<4

注：代谢当量（metabolic equivalent，MET），例如一名 40 岁体重 70kg 的男性在休息状态下基础性氧耗量是 3.5ml/(kg·min)，即为 1MET，可以采用运动或平板法测定

表 3-15-5　手术风险分级表

分级	手术类型
血管手术（心脏风险 >5%）	主动脉或其他大血管手术
	外周血管的手术
中危手术（心脏风险在 1%~5%）	腹部和胸腔手术
	颈动脉内膜剥脱术
	头颈部手术
	矫形外科手术
	前列腺手术
低危手术（心脏风险 <1%，通常不需要进一步的术前心脏检查）	内镜手术
	浅表部位手术
	白内障手术
	乳房手术
	门诊手术

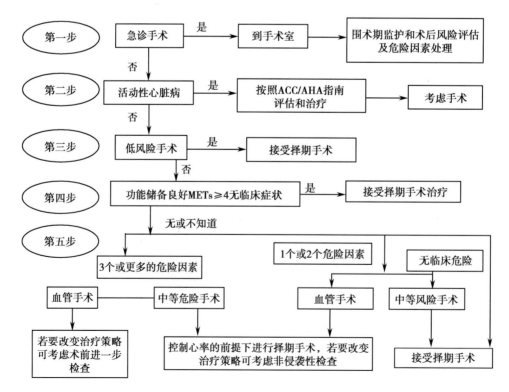

图 3-15-3　心脏病患者非心脏手术时的五步评估法

1. 评估围术期风险时的参考因素

（1）患者的一般状况：是否能够生活自理、下床活动，以及 ASA 健康分级等，一般情况差的围术期风险高。

（2）患者的临床风险分级：按风险高低依次分为活动性心脏病（高危）、独立临床风险因素（中危）和低风险因素（低危）。

1) 常见的活动期心脏病（高危风险）（表 3-15-6）：①不稳定型冠状动脉综合征，即不稳定型或严重的心绞痛（CCA 心绞痛分级Ⅲ或Ⅳ级）、急性心肌梗死（1 周以内）或近期心肌梗死（1 周至 1 个月），同时伴有心肌缺血的危险因素；②失代偿性心力衰竭，纽约心功能分级（NYNA）心功能 4 级或急性心力衰竭；③严重心律失常，如高位房室传导阻滞（AVB）、二度Ⅱ型 AVB、Ⅲ度 AVB；有症状的室性心律失常、室上性心律失常（包括房颤）伴无法控制的室性心率（静息状态下室性心率 >100 次 / 分）、有症状的心动过缓、新出现的室性心动过速；④严重瓣膜病，如严重的主动脉瓣狭窄（平均压力梯度 >40mmHg、主动脉瓣口面积 <1.0cm² 或有明显的临床症状，严重的二尖瓣狭窄（进行性加重的劳累性呼吸困难、劳累性晕厥或心力衰竭）。合并活动期心脏病的患者无论手术与否，围术期死亡风险都很高，所以在需要择期手术时应推迟手术进一步评估，先治疗活动期心脏病。

2) 中危的独立临床风险因素如下：①缺血性心脏病：心肌梗死史、运动试验阳性史、使用硝酸甘油、继发于冠状动脉缺血的胸痛或 ECG 有异常 Q 波，②充血性心力衰竭：心力衰竭病史、肺水肿、夜间阵发性呼吸困难、外周水肿、双肺啰音、第三心音 S3 增强或 X 线显示肺血流重新分布；③脑血管疾病：短暂脑缺血发作或卒中病史；④术前使用胰岛素治疗的糖尿病；⑤肾功能不全：术前肌酐 >170μmol/L（正常值 40~120μmol/L）。存在一种或以上较大的临床风险的活动性心脏病，可能需要推迟或取消手术，但急诊手术除外。

3) 低危风险因素：高龄（≥70 岁）、左心室肥大、束支传导阻滞、ST-T 改变等异常心电图，无血流动力学明显影响的非窦性心律（房颤、起搏心律），未控制的高血压等因素，一般不必推迟手术。

（3）患者的心肺储备功能：即使高龄或存在冠心病的无症状患者，如果每天可跑步 30 分钟的，仍然提示心肺储备功能良好，可以手术，而对于无心血管疾病病史但存在临床高风险因素的不活动患者，应进行进一步评估心肺储备功能，如心肺联合运动试验、平板法测定等。假定一名 40 岁体重 70kg 的男性在休息状态下基础耗氧量（metabolic equivalents，METs）是 3.5ml/（kg·min），如储备功能不足 4 个 METs 则提示心肺储备功能下降，围术期风险高。表 3-15-7 给出了日常生活活动能力于心肺储备的对照表。

2. 对非心脏手术术前某些特定心血管疾病的

表 3-15-6　可能需要延期手术，进行术前进一步评估和治疗的活动性心脏病

疾病	实例
不稳定型冠状动脉综合征	不稳定型或严重的心绞痛（CCA 心绞痛分级Ⅲ或Ⅳ级）
	急性心肌梗死（1 周以内）或近期心肌梗死（发生心肌梗死 1 周到 1 个月）同时伴有心肌缺血的危险因素
失代偿心力衰竭	NYNA 心功能 4 级；急性心力衰竭
严重心律失常	高位房室传导阻滞，二度Ⅱ型 AVB，三度 AVB
	有症状的室性心律失常
	室上性心律失常（包括房颤），伴无法控制的室性心率（静息状态下室性心率 >100 次 / 分）
	有症状的心动过缓
	新出现的室性心动过速
严重的瓣膜病	严重的主动脉瓣狭窄（平均压力梯度 >40mmHg，主动脉瓣口面积 <1.0cm² 或有明显的临床症状
	严重的二尖瓣狭窄（进行性加重的劳累性呼吸困难，劳累性晕厥或心力衰竭）

表 3-15-7　心肺储备能力对照表

代谢当量（MET）	活动状态	代谢当量（MET）	活动状态
1	照顾自己 吃饭、穿衣、上厕所 屋内散步 在平地上以 2~3km/h 的速度步行 1~2 个街区	4	上楼梯或爬小山 平地 4km/h 速度行走 短距离跑步 在屋内进行重体力活动，如擦地板，搬动重家具
4	在屋内进行轻体力活动，如打扫卫生或洗碗	10	参加中等强度娱乐活动，高尔夫、保龄球、跳舞 参加剧烈体育活动，游泳、壁球，网球、足球、篮球、滑冰

处理原则

(1) 高血压患者：对于高血压患者，术前应了解其高血压分期（注意心、脑、肾功能及眼底检查），明确有无继发性心、脑、肾重要脏器并发症，必要时内科会诊协同准备，将血压控制在理想水平（血压低于 140/90mmHg）。根据 WHO（1993 年）推荐，正常成人收缩压应低于 140mmHg，舒张压应低于 90mmHg；舒张压如超过 90mmHg，无论收缩压是否正常，都看作是高血压。围术期治疗高血压的目的不仅有利于降低心肌氧耗、减轻心脏负担，且对预防围术期心、脑血管意外具有重要意义。无论是高血压性心脏病还是缺血性心脏病伴有高血压，主管医师与麻醉医师应掌握患者高血压的程度、病程、对重要脏器的损害程度、治疗用药的种类及效果，并对平时诱发患者血压增高的原因及处理对策有所了解。对术前控制良好的高血压患者，其治疗用药应持续至手术日晨，对血压控制不甚满意的患者应调整用药，必要时延迟手术使高血压治疗达到理想水平。多数抗高血压药物可以延用到手术当日，但作为外科医师和麻醉医师应熟悉其抗高血压药物的作用机制及对麻醉可能产生的影响，在麻醉选择和管理上应谨慎，避免致循环过度抑制。根据手术大小选择麻醉方案，仅在浅表小手术选择局部麻醉，胸外科手术可选用硬膜外阻滞或椎旁神经阻滞联合全身麻醉，硬膜外或椎旁导管可沿用至术后镇痛，这对高血压患者术后血压的控制是非常有利的，但在术中对联合麻醉所致的相对血容量不足应及时补充，以免造成严重低血压。术前用药宜适当增加镇静、镇痛药的剂量，避免因紧张、恐惧使血压

升高，如发现患者入手术室后血压增高，应在充分镇静下观察，必要时用抗高血压药物治疗后再进行麻醉。1 级或 2 级高血压并不是围术期心血管并发症的独立危险因素，确诊高血压的患者，抗高血压药物在围术期应继续使用。对于 3 级高血压的患者（适度镇静情况下，收缩压≥180mmHg，舒张压≥110mmHg），应该权衡推迟手术接受抗高血压治疗；对舒张压在 110~130mmHg 的患者，如之前没有心肌梗死史、不稳定型或严重的心绞痛、肾衰、妊娠导致的高血压、左心室肥大、冠状动脉重建、主动脉狭窄、心律失常以及卒中的患者可以手术，但手术麻醉风险明显增高。术前高血压患者比非高血压患者更有可能出现术中低血压，而术中低血压比术中高血压有更高的围术期心脏和肾脏并发症发生率，特别在使用血管紧张素转化酶抑制剂（angiotensin converting enzyme inhibitors，ACEI）或血管紧张素 II 受体阻滞剂（angiotensin II receptor blocker，ARB）的患者更容易出现低血压，可能与血容量下降有关，建议手术当天早晨应停用 ACEI 和 ARB。

(2) 不同类型和严重程度的心脏病患者：对于先天性心脏病中的房间隔缺损和室间隔缺损，如果心功能仍在 I~II 级，或既往无心功能不全者，接受胸外科手术并不会增加手术的危险性；但对于房间隔缺损和室间隔缺损已伴有肺动脉高压或有严重肺动脉狭窄、主动脉缩窄的患者，除非急症，一般应先矫正心脏畸形后再行胸外科手术。

(3) 心脏瓣膜疾病患者：麻醉安危主要取决于病变性质及心功能损害程度。麻醉前应注意瓣膜

病变是以狭窄为主还是以关闭不全为主,对血流动力学造成的影响及对肺循环的影响。严重主动脉瓣狭窄对非心脏手术最为危险,可造成明显的心肌缺血,如有症状,择期非心脏手术通常应取消或推迟;对于限期手术,择期手术前患者应行主动脉瓣置换术。如主动脉瓣狭窄严重但无症状,近1年未行瓣膜评估者应取消或推迟手术完成评估,如患者换瓣手术风险大或因严重的内科疾病不宜做换瓣手术,可作经皮穿刺主动脉瓣球囊扩张术,为患者创造非心脏手术的机会。二尖瓣轻度或中度狭窄时,应控制好围术期心率:因左心室舒张末期充盈的减少伴有心动过速,可致肺充血;非心脏手术前一般不推荐外科手术纠正二尖瓣狭窄,除非二尖瓣狭窄严重,高风险手术前可行二尖瓣球囊扩张或换瓣。永久或持续房颤的患者具有血栓栓塞的高风险,考虑术前和术后静脉注射亚剂量的肝素或皮下注射低分子肝素抗凝。主动脉瓣反流应注意容量控制和减轻心脏后负荷,严重主动脉瓣反流心率不能过慢,因为舒张期的延长会增加反流量。如胸外科手术在瓣膜置换术前进行,术前应维持其内科治疗用药,如术前已用洋地黄类药物应继续应用至术日,以增强其心功能,但需注意检查与维持水电解质的平衡,尤其要注意防止低钾血症。术前用药应加强镇静、镇痛,以防焦虑、紧张所致急性心功能不全。对严重二尖瓣或主动脉瓣狭窄的患者术前禁忌用阿托品,以防心率增快使每搏量进一步下降致低血压,甚至心力衰竭。主动脉瓣狭窄或关闭不全的患者,均易发生心肌缺血。术前应注意观察,对年龄>60岁的患者宜进一步查明有无伴有冠心病。

(4)冠心病或既往有心肌梗死病史的患者:术前应了解其心功能分级、目前治疗用药及效果、心绞痛发作频度及治疗对策。急性充血性心力衰竭(acute congestive heart failure,CHF)是围术期最危险的因素,既往认为心肌梗死3~6个月内发生围术期再梗死的危险性很大,近期资料将急性心肌梗死30d作为急性期,认为在心肌梗死6~8周之内行手术危险性增加,因此,在此期限内应避免择期手术。非侵袭性应激试验是预测冠心患者非心脏手术心脏风险的重要手段;血管扩张剂和肾上腺素能激动剂的药理学应激结合放射性核素检查或超声心动图检查,可以为不能接受运动试验的患者预测其围术期发生心脏病的风险。对可疑冠心病或不稳定型心绞痛的患者术前常规行动态心电图和超声心动图检查,以明确是否存在心肌缺血和心律失常及其严重程度,心脏超声检查不仅可明确各心腔的大小、室壁运动情况,还可测定心脏的射血分数(ejection fraction,EF),是术前心脏功能评估时的重要指标之一。对检查有严重问题的患者可进一步行放射性核素造影检查,必要时应考虑冠状动脉造影及治疗。值得注意的是不应进行对围术期患者管理无关的心导管检查,以避免增加不必要的危险和医疗费用。

(5)在胸科手术前,一般认为存在以下情况时需要考虑先行冠状动脉血运重建:左冠状动脉主干狭窄,如果其伴随稳定型心绞痛,3支血管病变;稳定型心绞痛,2支血管疾病,同时伴有明显的左前降支的狭窄,EF<0.5或应激实验证实心肌缺血存在;伴有高风险的不稳定型心绞痛或非ST段抬高的心肌梗死患者;急性ST段抬高的心肌梗死患者。冠状动脉旁路移植术(coronary artery bypass grafting,CABG)的长期效果良好,但在CABG术前必须考虑CABG术前检查和手术本身的代价(费用和发病率)。胸外科患者中多见恶性肿瘤,是一种限期手术,应考虑肿瘤手术时机,权衡利弊,甚至同期手术。冠状动脉病变的范围和严重程度是又一重要因素,如广泛的冠状动脉疾病或明显的左前降支病变,其CABG又在可接受的危险范围内,在非心脏手术前施行CABG手术对于改善远期效果,降低非心脏手术时致命的或非致命的围术期心肌梗死是有利的,尤其是在左心功能受抑制的情况下,改善心肌血供的意义更大。

(6)术前经皮冠状动脉成形术(percutaneous transluminal coronary angioplasty,PTCA)的价值尚未确定:一些研究显示在心血管手术前预防性行PTCA后其心血管并发症很低,但当考虑PTCA作为高危患者行非心脏手术前的一个预防措施时,PTCA的安全性较累计费用则是更为首要考虑的问题。PTCA术后有30%~40%的血管再闭塞及非心脏手术后的一些因素,如免疫系统、凝血系统和纤维蛋白原的激活可促使早期冠状动脉闭塞,更容易诱发术后心脏并发症。如果未来12个月需要实施非心脏手术，建议放金属裸支架，并进行4~6周的双重抗血小板治疗。如果已经接受了药物洗脱支架植入的患者，通常至少需要双抗1年以上，如果必需实施急诊手术，应停止噻吩吡啶(氯吡格雷)，但阿司匹林应继续治疗，术后尽快恢复使用。限期手术停氯吡格雷5天以上，阿司匹林手术当天停药。稳定型冠心病以及术前多巴酚丁胺应激超声检查有5个以下节段室壁运动异常的，裸支架6周内(42天)，药物洗脱支架12个月内不建议择期手术，超出这个时间段的可以手术，但阿司匹林和氯吡格雷需停药；冠状动脉球囊扩张术后2~4周内不宜择期手术；非心脏手术术前PCI并不能预防围术期心血管事件，尤其是急性冠状动脉综合征实施PCI者。

(7) 对于必须急症手术的心血管疾病患者：原则上无绝对手术禁忌。因为需要手术治疗的原发病或病理状态如不能及时解除，不仅加重患者的痛苦，而且可加重原有内科疾病，甚至诱发急性心肌梗死或脑血管意外。对于此类患者术前应请心内科医师和麻醉科医师共同会诊，通过会诊由内科医师明确心血管疾病的严重程度、心功能状态及今后的治疗方向；由麻醉科医师对患者的全身及心功能状态做出进一步的评估与分级，确定围术期的危险程度，制定术中麻醉管理及术后监测治疗方案并实施。

(8) 对术前长期心功能不全的患者：术前给予GIK溶液(10% 葡萄糖、胰岛素、氯化钾)静脉滴注，另外可补充镁离子、ATP、辅酶A、维生素C等，不但可补充钾、镁，而且可增加心肌能量，增强心肌收缩功能，同时减少围术期心律失常与洋地黄中毒的发生。

(二) 呼吸系统疾病

术前对急、慢性呼吸系统疾病或呼吸功能减退患者进行充分的评估与准备，可显著降低围术期呼吸系统并发症和病死率。

手术患者如术前并存急性呼吸系统感染(如上呼吸道感染、支气管炎、肺炎)，不仅增加气道敏感性，成为围术期支气管痉挛的诱因，而且可增加术后肺炎、肺不张的发生率，对幼儿或老年患者甚至

造成严重的后果。因此，择期手术应在呼吸系统感染治愈后1~2周进行。如为急症手术则在术前取咽部分泌物或痰行培养的同时应用抗生素治疗，并作好术后呼吸系统并发症处理的准备。

随着老年化社会的到来，吸烟、COPD和慢性支气管炎的患者增多，对这些患者行中等以上手术术前应常规行肺功能检查和动脉血气分析，对 FEV_1 和最大呼气容量(maximum breathing capacity, MBC) < 预计值的50%，残气和肺总量比值(RV : TSC)>50%，高碳酸血症的患者说明肺功能明显受损，手术的危险性增大，术后容易发生呼吸问题。术前进行适宜的治疗、加强术中和术后的呼吸管理对术后呼吸功能的恢复甚为重要。术前常规准备应包括控制呼吸道感染、戒烟、祛痰、扩支气管治疗，并让患者进行深呼吸及咳嗽锻炼。关于择期手术前戒烟的理想状态是术前戒烟大于半年，但在临床上往往难以做到。一般戒烟后12~24小时血中碳氧血红蛋白(carboxy-hemoglobin, COHb)及尼古丁水平下降；48 小时后 COHb 水平恢复正常；48~72 小时后支气管黏膜纤毛功能开始提高。戒烟1~2周后痰液分泌开始减少；4~6周后肺功能有所改善；6~8周后免疫功能恢复正常；8~12周后吸烟对术后肺部并发症的影响完全消失。因此，要降低吸烟患者术后肺部并发症，至少戒烟8周是不充。但在戒烟24小时后，COHb 水平下降。COHb可使心电图上的 ST 段下移，增加围术期心脏并发症，因此，更强调高危心脏病患者术前短时间内戒烟。术前短时间内糖皮质激素治疗(泼尼松，40mg/d×2 天)可明显改善 COPD 或哮喘患者的全身状况。虽然区域麻醉改善肺功能预后的证据有限，但明显肺部疾病患者硬膜外麻醉及延续至手术后的镇痛治疗技术有利于避免全身吗啡类药物所致的呼吸抑制。对高危、高龄患者术前设计好手术方案，选派操作熟练的外科医师施行手术，尽可能缩短手术时间、减少手术创伤、出血、减少输血，对降低术后肺部并发症甚为重要。此外，术后应尽早恢复患者的自主呼吸，鼓励患者深呼吸，自主呼吸不能满足机体需要时应尽早行呼吸支持，避免发生缺氧。此外，积极维持循环功能对维护术后呼吸功能甚为重要。肺动脉导管可用于评估肺切除术后心

血管功能。阻断拟切除肺叶的肺动脉后 PaO_2 不应低于 45mmHg，平均肺动脉压力（pulmonary artery pressure，PAP）不应高于 35mmHg，否则手术应慎重。肺功能检查评估患者对开胸手术的耐受性具有重要的参考价值。表 3-15-8 列出了非切术手术的肺功能参考指标。

（三）内分泌疾病

1. 糖尿病患者　糖尿病是最常见的内分泌疾病之一，麻醉手术应激反应可明显加重糖尿病患者业已存在的代谢紊乱，血糖过高可降低白细胞趋化与吞噬功能，增加术后感染率和并发症。因此，对糖尿病患者术前应充分评估和积极控制血糖。不但要明确其有无心、脑、肾、神经系统并发症，还应对这些重要脏器进行功能评估。长期糖尿病可引起神经系统脱髓鞘病变，造成自主神经系统功能紊乱，患者可表现为直立性低血压，对阿托品及 β- 肾上腺素能受体阻滞药较少引起心率变化，胃排空延迟，尿潴留，甚至发生无症状性心肌梗死。躯体神经受累表现在夜间下肢感觉不适，甚至感觉丧失，小创伤后溃疡长久不愈，运动神经病变可致肌肉萎缩。糖尿病患者的术前准备在于治疗糖尿病所致的代谢障碍，改善全身情况，防治其并发症，提高患者对手术的耐受性及降低术后并发症。对糖尿病患者术前必须经内科正规治疗控制血糖浓度在 8~10mmol/L 以下。既往要求口服降糖药治疗的患者在术前 2~3 天改用胰岛素治疗，以防术中低血糖，近年来随着血糖监测技术的普及，已不再强行要求。对术前口服降糖药控制良好的患者，可继续口服药物治疗至术日前一天。手术最好安排在第 1 台手术，术中根据血糖监测值调整胰岛素治疗。

对于糖尿病患者的急症手术，应急查血糖、电解质、血气分析、尿酮、尿糖，争取时间做必要的准备和处理。如果血糖浓度 >12mmol/L，或有酮症酸中毒，应尽快注射胰岛素、补充液体和电解质，使血糖浓度控制在 8~10mmol/L。术中再根据血糖监测结果调整胰岛素用量，并及时纠正酸碱、水电解质紊乱。此外，糖尿病患者伴有严重酮症酸中毒时，可因严重脱水，伴有腹痛及压痛，应与急腹症鉴别，酮症酸中毒纠正后，腹痛可缓解甚至消失。

2. 肾上腺皮质功能不全或长期应用激素治疗的患者　对于此类患者应请专科会诊，明确肾上腺皮质功能不全原因及药物治疗的目的，制定适宜患者个体需要的围术期激素治疗方案。一般在术前和术中需要补充糖皮质激素，以增强机体对麻醉手术的耐受性。

术前测定患者的身高与体重，可依据简便公式推算患者是否属于肥胖。正常人的标准体重（kg）可按身高（cm）-100 推算。体重超过标准体重的 10%~15% 即为肥胖，超过 15%~20% 为明显肥胖，超过 20%~30% 为过度肥胖。对于肥胖患者首先区分其肥胖的类型，是属于营养过度所致的单纯性肥胖，还是因内分泌紊乱如下丘脑疾病、肾上腺疾病所致的继发性肥胖，还是由遗传所致的家族性肥胖。不论病因如何，拟行手术的肥胖患者会增加麻醉和手术的难度。无论是在术前还是在术后，保持肥胖患者呼吸道通畅、维护其心、肺功能需要医护人员特别地处理。对于需行气管内插管的肥胖患者，术前麻醉医师应充分检查其上呼吸道结构，做好器具及技术力量的准备，必要时采用保留自主呼吸下气管内插管或经纤维支气管镜引导插管；拔管后也要慎防因舌后坠造成上呼吸道梗阻，致呼吸意外事件发生。肥胖患者的通气功能减退，术前应常规检查肺功能和血气分析，并让患者进行深呼吸锻炼，不仅有利于术中呼吸管理，也有利于减少术后呼吸系统并发症。肥胖患者常伴有糖尿病、高脂血症、高血压、冠心病等，应在术前充分评估并准备，

表 3-15-8　肺切除的肺功能指标

肺功能试验（PFT）	正常	全肺切除	肺叶切除	肺段楔形切除	无法手术
MVV	>80%	>55%	>40%	>35%	<35%
FEV_1>2L	>2L	1L	>0.6L		<0.6L
$FEV_{25\%~75\%}$>2L	>1.6	0.6L	>0.6L		<0.6L
上楼梯上 2 层	2 层	1 层 <1 层			

根据手术需要选择必要的术中与术后监护治疗。

（四）肝脏疾病

肝脏是人体最大的实质性腺体器官，具有很大的储备和再生能力。肝脏的生理功能复杂而且重要，包括营养物质和能量的代谢贮存、胆汁形成、水和电解质的代谢、酶系统的调节、凝血等，还有分泌、排泄和解毒功能。许多麻醉药（包括全身麻醉药和局部麻醉药）都要经过肝脏转化和降解，对肝功能有一定的影响，但如能根据患者的病情，合理选择用药、维持良好的血流动力学、保证充分的氧供，尚不至于对肝脏造成明显损害；相对而言，过度的手术创伤、失血、低血压、低氧血症、高碳酸血症及长时间应用缩血管药物则可使肝血流量明显下降而损害肝功能。肝脏损害的程度与其缺血、缺氧程度及时间明显相关，已有肝脏疾病的患者对缺血、缺氧的耐受性更差。因此，麻醉管理技巧较单纯药物对肝功能的保护作用更为重要。

1. 对肝脏疾病患者及肿瘤患者术前化疗造成的肝脏损伤　术前应明确其病因、病程（急性和慢性）和严重程度（肝功能检查），拟行外科手术治疗的疾病对肝功能的影响等。急性肝损害的患者（如急性病毒性肝炎、药物中毒等）除非其外科疾患威胁生命，一般不宜行择期手术。慢性实质性肝疾病、多种原因所致的肝硬化、门脉高压等，可伴有不同程度的肝功能损害，最终导致肝衰竭。患者对手术的耐受性现常用 Child-Pugh 分级法来评估（表3-15-9），A 级的手术危险性较低，对麻醉和手术的耐受力影响不大；B 级肝功能不全或濒于失代偿，对麻醉和手术的耐受性明显减退，术后容易出现腹水、黄疸、出血、伤口裂开、肾功能不全甚至昏迷等严重并发症；C 级麻醉和手术的危险性极高，除了急症抢救性手术外，禁忌手术。

表 3-15-9　Child-Pugh 修正标准

项目	A 级	B 级	C 级
胆红素（mg）	<2.5	2.0~3.0	>3.0
白蛋白（g/L）	>35	35~30	<30
腹水	无	易于消退	不易消退
脑病	无	轻度	高度
营养	优良	中等	不良

2. 肝功能障碍对其他重要脏器及代谢影响的程度在术前也应予以评估

（1）中枢神经系统功能障碍：肝功能不良可导致肝性脑，主要表现为睡眠障碍、扑翼样震颤，甚至昏迷。肝性脑病患者的血氨浓度通常增高，但与预后或疾病的严重程度并不一致。严重的低钠血症或对其过度处理，可导致致命的中心性脑桥髓鞘破坏综合征。患者意识改变对镇静、镇痛药的敏感性增加，术前用药应慎重。腹水患者因其腹腔内压增高，加之肝脏患者消化不良，容易发生误吸，术前应再次检查其禁食时间，以防意外。

（2）心血管系统：肝脏疾病所致的低蛋白血症、醛固酮和抗利尿激素分泌增高，使体内总的体液量增加（如腹水和水肿），但有效循环血量减少；对血儿茶酚胺的敏感性降低，使体血管阻力下降。若伴有门脉系统高压，则可使腹腔内脏淤血，增加胃肠道静脉曲张和胃炎出血的危险。

（3）呼吸系统：肝肺综合征的患者气体交换功能受损，大量腹水（膈肌活动受限）、胸膜渗出和缺氧性肺血管收缩功能下降，导致通气血流比（V/Q）失调，加之胸膜动静脉瘘，可产生严重的低氧血症。

（4）泌尿系统：血管内有效循环血量的下降可引起肾缺血而致肾前性氮质血症，但因肝脏将氨合成尿素的能力下降，故血尿素氮水平下降。肝肾综合征的特征为肾血管阻力增加、少尿和肾衰竭伴有肝衰竭。肾内血流（尤其是肾皮质）减少，导致钠潴留。前列腺素代谢异常可能是诱发肝肾综合征的原因，患者容易在应用非甾体抗炎药后诱发肾功能不全，因此，此类患者非甾体抗炎药应慎用。因肝功能障碍所致的肾功能不全，在肝功能恢复后肾功能可随之恢复。

（5）凝血功能异常：肝功能不全时，因凝血因子合成障碍，可发生凝血异常。胆汁淤积使脂肪和脂溶性维生素（维生素 A、维生素 D、维生素 E、维生素 K）的吸收减少，参与凝血因子 Ⅱ、Ⅶ、Ⅸ和 Ⅹ 合成的重要辅助因子维生素 K 缺乏，使这些因子明显减少。此外，门脉高压所致的脾功能亢进、乙醇诱发的骨髓功能下降和凝血因子消耗，均可导致血小板减少症，造成凝血异常。对有明显凝血异常的患者，术前应经肠外途径补充维生素 K，按需补充冻干血浆或凝血因子。对这类患者不宜选用椎管内麻醉，以防不测。术前应备血，麻醉前先确保足够粗的静脉通路，以备快速输血用。围术期在有创血流动力学监测下指导输血、补液。

（6）代谢异常：严重肝功能损害患者糖原储备减少，糖原异生能力下降，围术期应常规进行血糖监测。肝脏蛋白合成能力下降，可致低蛋白血症，使药物的游离浓度增加，肝门静脉血流量减少和肝清除能力下降超过药物游离部分增加的影响，最终可导致许多药物的清除半衰期延长。脑内 GABA 受体增加，使患者对镇静药的敏感性增加，麻醉性镇痛药诱发的呼吸抑制作用可更加严重。长期应用利尿药者，容易造成水电解质失衡，多见低钠血症（但体内总钠量过多）、低钾血症和代谢性碱中毒。术前应常规检查并予以调整。

肝功能障碍的患者经过一段时间的保肝治疗，可使肝功能明显改善而增加患者对麻醉和手术的耐受性，因此，对肝功能不全的患者术前准备应行保肝治疗，保肝治疗的内容包括高碳水化合物、高蛋白饮食，以增加糖原储备和改善全身情况，必要时每日静脉滴注 GIK 溶液。低蛋白血症时，间断静脉输注 25% 白蛋白溶液。多次少量输注新鲜血或血浆，以纠正贫血或凝血因子缺乏；补充维生素；改善肺通气功能，如有胸腔积液、腹水或水肿应限制钠盐，应用利尿药和抗醛固酮药，必要时放出胸腔积液或腹水，但必须注意少量、分次、缓慢引放，监测并维持机体水电解质和酸碱平衡。根据术前检查结果，注意其他重要脏器功能的维护。

（五）肾脏疾病

老年人或并存动脉硬化、高血压、糖尿病、严重肝病、血管外科患者多合并有肾脏疾病，动脉粥样硬化可累及肾动脉使肾功能下降，糖尿病性肾病也相等普遍。术前要充分了解肾脏功能，并排除其他泌尿系统如肾炎、尿路感染、肾囊肿等疾病。对术

前肾功能不全者，应请内科会诊协助治疗，必要时尽早行腹膜或血液透析治疗，术后继续进行。对肾脏功能异常的患者，应尽可能避免使用对肾脏有毒性的药物或过多的 X 线造影检查。维持肾功能不全患者围术期血流动力学稳定，对肾功能保护具有重要意义。术前应行充分的思想解释工作，予以适当的镇静药，避免紧张造成过度应激；术中维持适度的麻醉深度，避免低血容量和低血压；术后给予良好的镇痛。这些措施可防止肾血流的进一步减少，以避免麻醉和手术对肾功能的进一步损害。此外，术前对术中、术后所需用药要慎重选择，尽可能选择对肾脏无毒性或较少影响的药物。肾功能损害的临床评估见表 3-15-10。

（六）血液系统疾病

对贫血的患者，首先应查明其原因，是外科原因丢失还是由于产生减少。中度贫血者，术前经过补充铁剂、叶酸和维生素 B_{12}，容易纠正。术前只要能维持足够的血容量，使血红蛋白浓度维持在 80g/L 以上，并不增加麻醉的危险性。对急症手术的贫血患者术前可通过输注红细胞悬液来纠正。巨幼细胞贫血多见于恶性贫血和叶酸缺乏，应补充叶酸和维生素 B_{12}，待贫血症状改善后手术。镰刀状细胞贫血时，容易发生栓塞并发症，特别是 PE，尤其是在缺氧或酸中毒时。镰刀状细胞增多，更容易发生栓塞，麻醉和手术的危险性很大。对这类患者术前应输新鲜全血，至血红蛋白水平恢复正常后再手术。输注全血还有相对稀释镰刀状细胞，阻止其堆积成柱而堵塞小血管的功能。血小板只要保持在 $(30\sim50)\times10^9$/L，即可有正常的凝血功能。如血小板计数 $<30\times10^9$/L，或伴有血小板功能减退时，可出现皮肤、黏膜出血征象，手术时创口可呈广泛的渗血和凝血功能障碍。对这些患者术前应常规进行血小板计数及聚集功能、凝血酶激酶时间、凝血酶原时间、激活部分凝血活酶时间（APTT）及凝血酶时

表 3-15-10　肾功能损害程度表

测定项目	正常值	损害程度		
		轻度	中度	重度
肌酐清除率（ml/min）	80~100	51~80	21~50	<20
血尿素氮（mmol/L）	1.79~7.14	7.50~13.28	14.64~25.00	25.35~35.7

间(TT)等检查。异常时应由血液科医师会诊进一步明确诊断,准备并采用针对性治疗进行围术期成分输血,如适当补充凝血酶原复合物、浓缩血小板、新鲜冰冻血浆等。缺血性心脏病患者长期使用阿司匹林治疗可影响机体的血小板功能,一般手术要求在术前14天停用阿司匹林,改用低分子肝素治疗。如术前血小板计数低于$30×10^9$/L,术前应输注血小板,对一名70kg体重的患者,每输注2~5单元的血小板,即可纠正凝血异常;每输注1单元的血小板,可使血小板增高$(4~20)×10^9$/L。

四、胸科手术的术前准备

1. 禁烟 长期吸烟者部分血红蛋白变成碳酸血红蛋白,运氧能力下降,氧离曲线左移,禁烟12~24小时血中一氧化碳和尼古丁水平下降,48小时后碳氧血红蛋白水平恢复正常术后排痰能力下降;禁烟48~72小时后支气管黏膜纤毛功能开始提高。临床资料表明,术前8周内吸烟者,术后肺部并发症高达57%,停止吸烟8周以上,肺部并发症降低至15%。禁烟1~2周后痰液分泌开始减少,4~6周后肺功能有所改善,6~8周后免疫功能恢复,8~12周后吸烟对术后肺功能的影响才完全消失。因此,术前停止吸烟8周以上才有意义,短时间戒烟对降低肺部并发症效果不明确。

2. 治疗肺部感染 积极治疗肺部感染是降低术后肺部并发症重要的一环。支气管哮喘者不仅存在气管平滑肌的痉挛,而且气管内存在炎症使支气管平滑肌处于高敏状态。

3. 控制气管与支气管痉挛 降低支气管平滑肌的敏感性。哮喘占术中支气管痉挛的4.1%,术中支气管痉挛与术后并发症无明显联系。预防哮喘发作的措施包括:全身性用激素、避免使用有组胺释放作用的药物、术中用利多卡因或氯胺酮减轻气道敏感性、术中用支气管扩张药、减少对气道的刺激。

4. 胸部理疗与体位引流 对于支气管扩张的患者尤其需要注意每日痰量和体位引流。

5. 呼吸训练 深呼吸、腹式呼吸或胸式呼吸与咳嗽能力锻炼,每天3次,每次15分钟,有助于增加肺活量;也可用呼吸锻炼器进行锻炼以提高兴趣、增强信心;如患者体力允许登楼或其他体能训练。使患者在术前能够熟悉术后配合呼吸的方法,增强患者的体能,有助于降低术后肺部并发症

6. 纠正营养不良及水电解质紊乱,提高机体免疫力。

7. 化疗患者的术前准备 肿瘤患者术前化疗常为肿瘤综合治疗的内容之一,由于化疗药物对心血管、呼吸、肝肾系统特有的损害系统,在麻醉处理中应予重视。化疗药物对心血管系统的影响:抗癌药物的直接心肌毒性作用(如多柔比星、柔红霉素),可造成心功能损害,有时可合并心律失常,甚至心力衰竭。对心功能减退者,应加强监测(包括PA及CO监测)。化疗药物的肺毒性作用可导致肺炎与肺纤维化(如甲氨蝶呤、博来霉素),使肺功能下降,处理上维持正常通气与水电平衡,防止水负荷过重,避免进一步使肺功能下降。大多数抗癌药物(如甲氨蝶呤、5-FU、巯嘌呤、阿糖胞苷、多柔比星、环磷酰胺、卡莫司汀、顺铂均可导致肝损伤。术前应追问有无肝炎、输血或接受血浆代用品史。检查肝功能及凝血功能,忌用对肝脏有损害的药物。多数抗癌药物有一过性肾功能损害(尤其是用药量大、输液量少时,可引起严重肾功能损害)。术前检查,术中充分水化,给予平衡液,有助于维持适宜的肾血流和肾小球滤过。避免使用肾毒性的麻醉药。化疗药物对中枢神经系统及自主神经系统的影响:抗癌药物氮芥、长春新碱、顺铂和其他药物可导致中枢神经系统和周围神经损害,表现为指(趾)端麻木、腱反射减退甚至消失、感觉异常,少数可发展成感觉消失、垂足肌肉萎缩和麻痹、直立性低血压、膀胱张力减退、便秘或麻痹性肠梗阻、肌无力等,但要注意与骨、脊髓转移等相鉴别。停药后恢复需要1~2个月甚至更长。化疗对血液系统的影响:对骨髓造血系统有抑制作用,可造成贫血、白细胞、血小板等下降,处理上对针处理。化疗对免疫系统的影响:呈免疫抑制状态,应严格无菌技术,避免医源性感染。对消化系统的影响:造成消化道不良反应,引起食欲缺乏、恶心、呕吐、电解质紊乱。化疗药物的其他不良影响:烷基类药物(尤其是5-FU、氮芥、环磷酰胺等具有抗胆碱酯酶的作用,延长去极化肌肉松弛药的作用时间。化疗药物与麻醉药物的相

互作用:术前化疗药物增强镇静药物的作用,常规剂量可能引起抑制过度。癌症本身和某些抗癌药物可使化疗患者血清胆碱酯酶活性下降,应慎用去极化肌肉松弛药。免疫抑制药降低非去极化既然松弛药的作用。应用丙卡巴肼(甲基苄肼)可发生单胺氧化酶抑制作用,与巴比妥类药物、抗组胺药物、吩噻嗪类药物、麻醉性镇痛药和三环类抗抑郁药有协同作用,麻醉中应减量。术中应用麻黄碱可使血压骤升,与氯丙嗪伍用除使血压明显升高外,还可加重锥体外系症状。

8. 放射治疗患者的术前准备 肿瘤放射治疗是利用放射性核素所产生的 α、β、γ 射线,X 射线治疗机和各类加速器所产生不同能力的 X 射线以及电子束、质子束、中子束等照射肿瘤,利用射线的生物效应抑制肿瘤生长,甚至使细胞变性、坏死,达到治疗的目的。

(1) 术前放射治疗的目的:①缩小瘤体,增加手术机会;②减少癌细胞入血的机会(放射治疗后小血管和淋巴管内皮细胞增生,使管腔变小或闭塞,因而减少因手术使癌细胞进入血液的机会);③减少转移,术前放射治疗使部分瘤细胞死亡,部分活性降低,使手术时进入循环无增殖能力,从而减少了血行转移和术时种植的概率。

(2) 放射治疗对各个系统的影响

1) 呼吸系统:肺癌患者放射治疗 80% 发生肺损伤。主要是肺泡Ⅱ型细胞损伤和死亡,使肺泡易于萎陷。放射治疗 3~4 周,发生急性炎症、炎症进展:①炎症吸收→肺功能逐渐恢复;②损伤严重或持续时间长→血管硬化,肺组织结构被纤维化和增生的结缔组织所取代→通气功能减退或丧失。

2) 心血管系统:引起心包、心肌、心内膜的毛细血管内皮细胞损伤,毛细血管闭塞,小血管壁增厚,管腔狭窄,微循环障碍,局部缺血,继之发生炎性渗出;心包淋巴管闭塞可引起淋巴回流障碍,产生心包炎;多见于放射治疗后 2 周。

3) 放射治疗后对肝功能的影响:主要作用于肝血管系统尤其是静脉系统,小叶中心血管内皮细胞肿胀,管壁内纤维素沉着,管腔变狭窄,最后导致血管闭塞,门脉高压;肝内血管系统功能紊乱,导致肝细胞萎缩、坏死及肝小叶结构破坏,最终导致肝功能损害。

4) 放射治疗对脊髓的损伤:发病率 1.2%~25%,主要表现为感觉异常或轻微感觉减退以及典型的 Lhermitte 综合征。一般发生在放射治疗后 2~4 个月,可能是由于放射性抑制髓鞘的形成使感觉神经暂时性脊髓脱髓鞘所致。放射性脊髓病常有数月及至 1~2 年的潜伏期,轻者出现闪电样感觉异常,重者出现肢体瘫痪、大小便失禁等脊髓横断性损伤表现。急性放射性脊髓病在 1~2 年潜伏期后可突然发病,几小时或几天内突然从无症状迅速发展为截瘫或全瘫,重者可致死。应与术中椎管内麻醉并发症相鉴别。因此,放射治疗后的患者应避免选用椎管内阻滞。

5) 放射性脑损伤:脑微小血管的内皮细胞产生血管炎和血管周围炎,导致血管闭塞,供血不全或缺血,发生缺血性脑梗死、脑软化。多在放射治疗后数月或数年起病,有报道最短 2 个月,最长 25 年。

6) 放射治疗后其他不良反应:内分泌腺因局部放射治疗而受累,功能下降。表现为垂体功能低下、肾上腺功能低下、甲状腺功能低下,使围术期处理复杂化。

经过放射治疗、化疗的患者大多了解自己的病情,常常存在情绪低落、精神压抑,对治疗失去信心。术前访视时对患者的心理疏导与保护尤为重要。围术期处理中加强对心、肺、肝肾功能的保护,加强无菌操作技术,提高机体免疫力甚为重要。

第二节 胸科手术术中麻醉管理

一、概述

胸外科手术主要包括气管、肺、纵隔(胸腺)、胸骨后甲状腺和食管等胸腔内的手术,其麻醉处理主要取决于疾病及手术对呼吸、循环系统功能的影响。主要麻醉技术包括肺隔离和单肺通气技术、开胸手术患者的液体容量管理、体温管理、常用麻醉技术、特殊胸科手术的麻醉。

(一)胸部手术的特点

1. 开胸后对肺的呼吸功能、心脏和大血管的影响较大。

2. 胸腔纵隔内丰富的交感神经与副交感神经可因神经反射致呼吸、循环功能改变。

3. 原有胸腔内疾病（如 COPD、支气管扩张等）对呼吸、循环功能的影响，开胸后对原有器官功能的影响更为加重。

（二）开胸对机体生理功能的影响

1. 对呼吸功能的影响　①开胸侧肺萎陷→肺泡通气面积下降→肺泡 V/Q 异常→缺氧、CO_2 蓄积。②纵隔移位及摆动→纵隔移向健侧，吸气期明显，呼气期移向开胸侧；随呼吸纵隔摆动，大血管扭曲，回心血量下降→CO 浓度下降→血压下降。③反常呼吸与摆动气→肺内气流吸气开胸侧入健侧，呼气期健侧入开胸侧，形成无效腔通气→肺泡 V/Q 异常→缺氧、CO_2 蓄积。

2. 对循环功能的影响　①开胸侧由负压变为正压→回心血量下降→CO 浓度下降→血压下降；②开胸后机械压迫→CO 浓度下降→血压下降→心肌缺血，心功能减退，甚至心律失常。

3. 体位对呼吸的影响　肺、食管手术多取侧卧位手术，腹腔内脏器将膈肌推向胸腔内，约上升 4cm，肺功能残气量（functional residual capacity, FRC）减少 0.8L，全身麻醉使侧卧位患者的 FRC 进一步减少 0.4L。

全身麻醉侧卧位后，由于肌肉松弛，上侧肺的通气较下侧肺好，而血流较少，→ V/Q 上升→通气效能下降，上侧肺因手术操作、压迫等又可引起部分肺不张→ V/Q 下降→通气效能下降，下侧肺因体位及纵隔移位压迫 + 腹腔内压增加，通气受限，血流较多→ V/Q 下降→通气效能下降，由此看出，胸科手术麻醉对呼吸、循环功能的管理尤为重要。

二、肺隔离和单肺通气技术

（一）概述

开胸手术最常使用的技术是肺隔离技术，其适应证分为绝对适应证和相对适应证（表 3-15-11）。

1. 绝对适应证　①防止病肺漏气如支气管胸膜瘘；②防止侧卧位后病肺分泌物或血液向健侧肺倒灌如肺脓肿、大咯血等；③防止健侧肺术后感染等。

2. 相对适应证　既往主要为外科显露目的，现在也包含了避免手术操作对肺直接的机械性损伤的目的，包括食管、胸主动脉瘤等。

近年来随着外科手术的进展，尤其是微创外科和机器人技术应用于胸腔内心、食管和肺的手术中，使得传统意义上两种适应证的分类变得模糊。许多新的手术有赖于麻醉医师提供安全、可靠的肺隔离和单肺通气技术。单肺通气时低氧血症的发生率已从早期的 20%~25% 下降到如今的 1% 以下。这主要归功于两大技术在胸科麻醉中的应用：第一是纤维支气管镜作为肺隔离（无论是双腔支气管插

表 3-15-11　肺隔离和单肺通气的适应证

分类	肺隔离和单肺通气	适应证
1. 绝对适应证	（1）两侧肺隔离，防止倒灌，确保有效通气	① 感染（肺脓肿、感染性肺囊肿） ② 大咯血
	（2）防止病肺通气时漏气	① 支气管胸膜瘘 ② 肺挫裂伤 ③ 巨大肺囊肿或肺大疱 ④ 气管破裂
	（3）单侧或双侧肺灌洗	
2. 相对适应证	（4）手术区域显露	① 胸腔镜手术 ② 胸主动脉瘤 ③ 肺切除术 ④ 食管手术 ⑤ 支气管管口肿瘤

管还是支气管阻塞导管)定位的常规;第二是在单肺通气中应用保护性肺通气策略。

(二)肺隔离的方法

主要有三项技术用于肺隔离,包括单腔支气管插管、双腔支气管插管(double-lumen endobronchial tube,DLT)和支气管阻塞导管。

1. 单腔支气管插管　有左、右支气管导管,可插入健侧支气管内,气囊充气后行健侧通气。优点是可用于儿童的单肺通气,例如无适宜的双腔支气管导管或支气管阻塞导管可供选用时。主要局限性:当插入右支气管时,可能引起右上肺叶支气管开口堵塞;正确定位较难,且患侧肺在手术后清除分泌物时易引起分泌物堵塞气道的危险。由于技术上难于达到精确定位,临床效果不满意,现已较少使用。

2. 双腔支气管插管

(1) Carlen 和 White 双腔支气管插管:Carlen 双腔支气管插管是左支气管导管型,可插入左支气管,而 White 是右支气管型,插入右主支气管,两种均为橡胶制品。管腔截面呈 D 字形,带有隆凸小钩可跨在隆凸部。但由于管腔小,带有小舌钩,插管操作时可引起声门损伤、小钩断裂和脱落可造成意外,现在已经很少使用(图 3-15-4)。

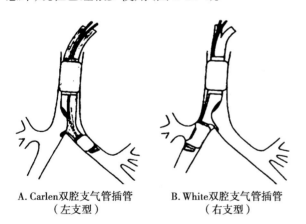

A. Carlen双腔支气管插管　　B. White双腔支气管插管
（左支型）　　　　　　　　（右支型）

图 3-15-4　Carlen 和 White 双腔支气管插管

(2) Robertshaw 双腔导管:由聚氯乙烯(polyvinylchloride,PVC)制成,D 形管腔大而光滑,无小舌钩,有左、右型(图 3-15-5)。外径型号有 26(内径 4mm)、28(内径 4.5mm)、35(内径 5.05mm)、37(内径 5.55mm)、39(内径 6.05mm)、41(内径 6.55mm)六种。这种插管的优点:①无小舌钩,插管容易;②管腔

为"D"型,易通过呼吸管;③支气管气囊为蓝色(图 3-15-6),光纤维支气管镜定位识别方便;④X 线可显示导管位置;⑤透过透明塑料管可观察呼吸时湿化的气体在管腔内来回移动,清除气管分泌物可以方便观察;⑥右支型设计更为妥帖、合理,可保证右上肺叶通气(图 3-15-7 为右支双腔气管导管实物图),套囊设计为 S 形,侧方有开口可方便右上叶通气(图 3-15-5~ 图 3-15-7)。

3. 插管实施

(1) 导管选择:一般常规推荐男性选用 DLT 35~41F,女性 DLT 35~37F(表 3-15-12)。上海市胸

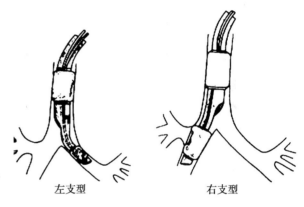

左支型　　　　　　　　右支型

图 3-15-5　Robershaw 双腔支气管导管示意图

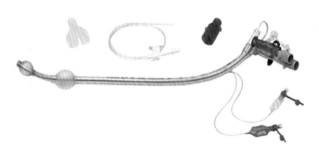

图 3-15-6　Robertshaw 双腔支气管插管(左支型)实物照片(Portex)

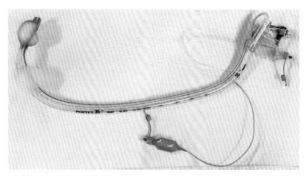

图 3-15-7　右支双腔支气管插管实物图

表 3-15-12 气管和支气管直径和所推荐的 DLT 的尺寸

性别	身高(m)	DLT 尺寸(F)
女性	<1.6	35
	≥1.6	37
	<1.5	32
男性	<1.7	39
	≥1.7	41
	<1.6	37

科医院通过 4 万余例的应用发现男性 DLT 37、女性 DLT 35 多可满足肺隔离的需求,且便于 DLT 方便插入、减少插管并发症。

(2) 插管前检查 DLT:包括气囊是否漏气,气管的气囊可注气 15~20ml,支气管气囊注气 3ml 做检查。然后在导管外涂润滑剂,根据个人患者解剖及个人插管习惯,将 DLT 变弯曲至所需角度,但不宜更改导管前端自身的塑性。

(3) 插管:左手置入喉镜,暴露声门后,右手握导管送入声门下(蓝色套囊已进入声门下),即可拔气管导芯,并缓慢旋转导管,使其支气管腔朝向目标支气管送入,深度为 29~31cm,平均(29±3)cm,按照上海市胸科医院的经验,可参照身高计算深度为:身高 /10+12.5(cm),例如身高 170cm,按照经验公式计算深度为 170/10+12.5=29.5cm,或采用深插后退管法定位,插管时遇到阻力提示导管尖端已进入气管。在插管过程中如果遇到阻力较大时切忌使用暴力,一定要查明原因再作进一步决定,如更改插管方向、更换小一号 DLT、更换单腔气管导管

联合使用支气管阻塞导管。

(4) 通气:双腔支气管插管完成后,将气管和支气管套囊充气,开始手法通气,双侧肺膨胀均衡,双侧都可听到呼吸音,而且不漏气。

4. 双腔支气管插管的定位方法

(1) 初步听诊定位的方法

1) 核对气管导管的位置:①DLT 插入后,将导管气囊充气;②迅速用手控人工呼吸,可见呼气末 CO_2 波形,两侧胸廓活动良好,两肺呼吸音清晰;③如果发现两侧肺呼吸音不一致,气道阻力大,估计 DLT 插入过深,DLT 的气管腔开口可能在主支气管或隆凸部,则将导管退出 2~3cm(图 3-15-8A)。

2) 核对左侧支气管导管的位置:①钳夹右侧接口通气连接管,并移去帽盖;②支气管气囊缓慢注气,直至左肺不出现漏气,注气量一般不超过 3ml;③重新松开右侧钳夹,盖好帽盖;④听诊二肺呼吸音清晰,吸气压不超过 20cmH_2O,表示支气管气囊无部分或全部堵塞对侧气管、主支气管腔(图 3-15-8B)。

3) 核对双侧通气情况:①钳夹右侧连接管,应显示左肺呼吸音良好,右肺无呼吸音,且气道压不超过 30cmH_2O;②钳闭左侧通气连接管,情况则相反(图 3-15-8)。

4) DLT 位置侧听诊鉴别:以左侧为例,两肺呼吸音变化见表 3-15-13。

(2) 纤维支气管镜的定位:采用纤维支气管镜进行 DLT 定位是胸外科单肺通气技术的一大进步。研究报道采用一般听诊法 DLT 插管技术,其精确

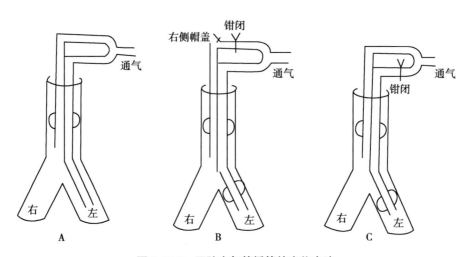

图 3-15-8 双腔支气管插管的定位方法

表 3-15-13　左侧双腔管位置的听诊鉴别

位置不当	进入左支气管过深	未进入左支气管	进入中支气管
大小气囊均充气钳闭右侧	左肺有呼吸音	左右肺均有呼吸音	右肺有呼吸音
大小气管均充气钳闭左侧	呼吸音全无或极低	呼吸音全无或极低	呼吸音全无或极低
小气囊放气钳闭左侧	左肺有呼吸音	左右肺均有呼吸音	右肺有呼吸音

定位率仅 50%~70%;而采用纤维支气管镜定位,则精确程度大大提高,现在很多医院麻醉医生已将纤维支气管镜定位作为常规。

具体操作方法如下:如使用左支型 DLT,在按常规方法插入后,再将纤维支气管镜(推荐使用直径≤3.6mm)引入气管腔,可见到隆嵴部,蓝色的支气管气囊上缘与隆嵴平齐(图 3-15-9),然后纤维支气管镜通过支气管腔检查,应见到左上叶开口。当使用右支型 DLT 时(图 3-15-10),一定要注意右上叶开口,以保证右上叶通气。

(3) 避免 DLT 插管中的气道创伤:DLT 插管操作不当可造成医源性创伤,多见于体形小、女性、食管手术、既往有放疗史的患者。在选择气管插管型号时需要注意:胸部 X 线检查或 CT 上气管和支气管的直径,有无气道解剖异常的证据。在插管操作时应避免暴力,尽可能用最低的容量充气支气管套囊以获得肺的隔离,如果有条件应监测支气管套囊压力 <35~40cmH$_2$O,并尽可能缩短肺隔离的时间;避免应用一氧化二氮(N$_2$O),70% 的 N$_2$O 在术中可使支气管套囊内的气体从 5ml 增加到 16ml;如果

术中发现气道阻力增加必须用纤维支气管镜检查。

(三) 支气管阻塞导管

是将带套囊的支气管阻塞导管经气管导管置入一侧主支气管(左或右),然后气囊充气封闭支气管,达到肺隔离的目的。目前有以下三种常用的方法。

1. Arndt 支气管阻塞器(美国,Cook 公司)　Arndt 支气管阻塞器包含引导尼龙丝的支气管阻塞器和多孔的气道连接器(图 3-15-11)。在放入气管内导管后,通过连接器的阻塞孔放入支气管阻塞器,通过引导尼龙丝形成的环将纤维支气管镜放入气管或支气管内。纤维支气管镜应有足够长度使支气管阻塞器能够顺势放入主支气管内,一旦支气管阻塞器的套囊位于支气管内,则拔出纤维支气管镜,再将套囊充足气(采用恰好封闭支气管的方法);改变患者体位后重新应用纤维支气管镜检查套囊位置并使其准确定位(图 3-15-12)。

2. Coopdech 支气管阻塞导管　现常用的 Coopdech 支气管阻塞导管为日本大研医器株式会社)生产,外径 3mm,可用于 F6 以上的气管导管(图

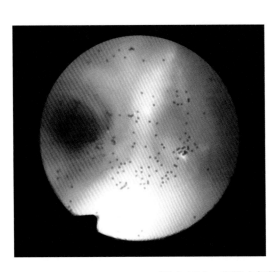
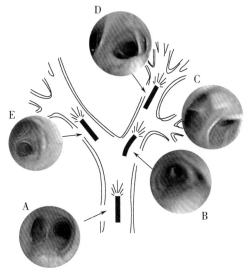

图 3-15-9　纤维支气管镜定位双腔气管插管

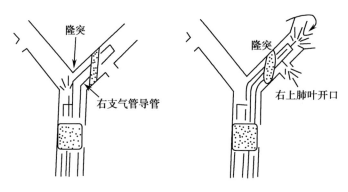

图 3-15-10 纤维支气管镜在 DLT 定位的应用

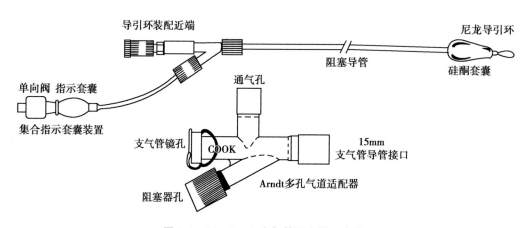

图 3-15-11 Arndt 支气管阻塞器示意图

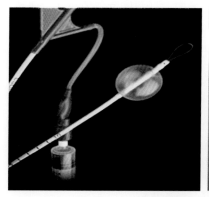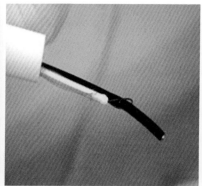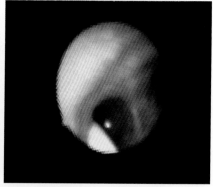

图 3-15-12 检查套囊、尼龙导引环套住气管镜前端、阻塞一侧支气管

3-15-13)。与 Arndt 支气管阻塞器相比,该导管的置入比较方便,不需要通过纤维支气管镜放入气管或支气管内,故也无引导尼龙丝的装置。导管尖端角度的设计符合解剖结构,操作者可通过旋转导管外部即可将套囊精确放置在目标支气管内。套囊有两种外形,即圆柱形和小纺锤形,注气量分别为5.25ml 和 7.33ml。圆柱形套囊旨在最小化对支气管黏膜的损伤,小纺锤形套囊在未充盈时可减少气道阻力。两种气囊注气后囊内压力分别为 5.06kPa

和 13.64kPa,对气管壁黏膜的压力分别为 3.05kPa和 1.85kPa,均可达到对低压囊的要求,降低支气管黏膜损伤的风险(图 3-15-13)。

3. Univent 单腔支气管阻塞器导管系统 特点是在主导管前壁上有凹槽,凹槽内有一空腔为支气管导管通过,支气管导管空腔直径为 2.0mm,其远端有一个套囊,可充气 5ml 左右(图 3-15-14)。充气后发挥支气管阻塞的作用。对伸出主导管末端约 8cm,有两个开口,一个为充气囊接口,另一个是

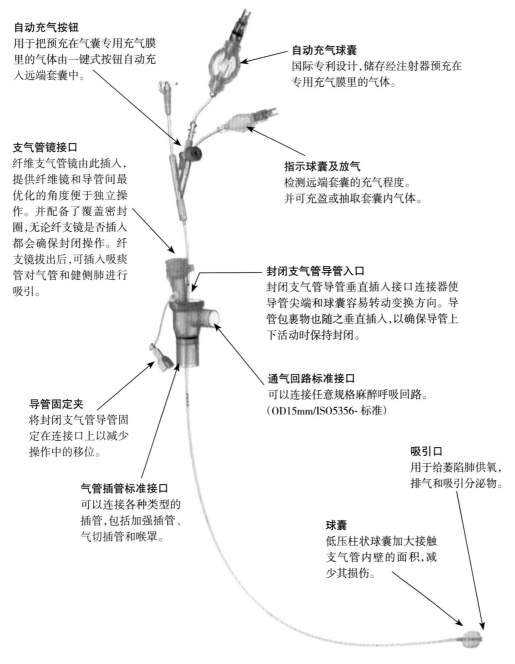

自动充气按钮
用于把预充在气囊专用充气膜里的气体由一键式按钮自动充入远端套囊中。

自动充气球囊
国际专利设计,储存经注射器预充在专用充气膜里的气体。

支气管镜接口
纤维支气管镜由此插入,提供纤维镜和导管间最优化的角度便于独立操作。并配备了覆盖密封圈,无论纤支镜是否插入都会确保封闭操作。纤支镜拔出后,可插入吸痰管对气管和健侧肺进行吸引。

指示球囊及放气
检测远端套囊的充气程度。并可充盈或抽取套囊内气体。

封闭支气管导管入口
封闭支气管导管垂直插入接口连接器使导管尖端和球囊容易转动变换方向。导管包裹物也随之垂直插入,以确保导管上下活动时保持封闭。

通气回路标准接口
可以连接任意规格麻醉呼吸回路。
(OD15mm/ISO5356- 标准)

导管固定夹
将封闭支气管导管固定在连接口上以减少操作中的移位。

气管插管标准接口
可以连接各种类型的插管,包括加强插管、气切插管和喉罩。

吸引口
用于给菱陷肺供氧,排气和吸引分泌物。

球囊
低压柱状球囊加大接触支气管内壁的面积,减少其损伤。

图 3-15-13　Coopdech 支气管阻塞导管

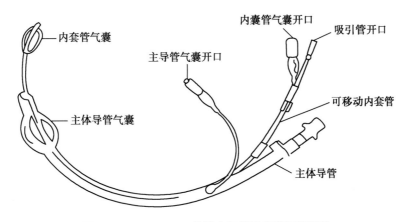

内套管气囊

主体导管气囊

主导管气囊开口

内囊管气囊开口

吸引管开口

可移动内套管

主体导管

图 3-15-14　Univent 单腔支气管阻塞器导管系统

可供氧和高频通气,并能进行吸引。外伸出导管有固定帽,当可移动支气管导管进入支气管后,气囊充气固定于正确部位。其主要优点为:①插管方法简便;②年龄适应范围大,也可用于小儿;③支气管导管可供氧及进行高频通气和分泌物吸引;④手术结束,患者需进行机械通气,不需要换管;⑤支气管导管气囊为蓝色,使纤维支气管镜容易辨认;⑥双侧通气转换到单肺通气,只需气囊充气即可。尽管有以上优点,但临床应用仍存在一些问题,如不宜用湿肺、肺脓肿及支气管扩张,大咯血患者。

(四)单肺通气的呼吸管理

单肺通气的呼吸管理主要注意两个问题:一是未经通气的去氧饱和血液分流引起动脉血氧分压下降,二是非通气侧肺萎陷及通气侧肺正压通气所致的肺损伤。因此,在麻醉处理上要尽可能减少非通气侧肺血流以减少肺内分流、降低低氧血症的发生率;其次,在单肺通气时要采用保护性通气策略,以减轻对通气侧和非通气侧肺的损伤。

1. 低氧性肺血管收缩(hypoxic pulmonary vasoconstriction,HPV) 是指肺泡缺氧时,肺动脉中的前毛细血管平滑肌的血管收缩反应,是一种广泛存在的维持体内平衡的反应,HPV通过调节通气/血流比例和减少分流来改善全身PO_2。这种现象由Von Euler等于1946年首次记载,对麻醉医师尤其是胸科麻醉非常重要。肺不张或吸入氧含量低的混合气体引起的低氧血症,会导致局部血管收缩,从而使肺血流转到通气更好或者不缺氧的肺段,改善通气/血流比值。HPV有两个阶段,最初(几分钟)快速发生,然后(几个小时)缓慢增加。HPV尽管受血管内皮调节,其核心作用在于平滑肌细胞。有关机体缺氧而产生HPV的机制尚未阐明,有研究表明,肺低氧直接与间接地作用于肺组织细胞,例如血管内皮细胞、肥大细胞、血小板等,其合成与释放多种血管活性物质,引起肺动脉收缩,肺血管阻力增加。体液机制对HPV的影响主要包括前列腺素、前列环素、白三烯、血小板激活因子、心房利钠肽及血管内皮细胞释放的因子。HPV机制的氧化还原理论认为活性氧以及电压门控的钾通道、钙通道参与了其机制。

2. 单肺通气期间低氧血症的发生机制　单肺通气时低氧血症的发生率为9%~21%,其主要机制如下:

(1)仰卧位时:开胸侧萎陷的肺无通气,而肺血流未相应减少,V/Q<0.8。单侧萎陷肺的血流未经氧合而进入循环,造成静脉血掺杂,PaO_2下降,非通气侧肺内分流量可达40%~50%,在单肺通气20~30分钟内下降最严重。随后因缺氧而产生HPV,使非通气侧血流减少,静脉掺杂缓解,非通气侧肺内分流减至20%~25%。但产生HPV反应缓慢,需历时1小时以上,吸入全麻药、扩血管药均有抑制HPV反应。

(2)侧卧位时:受重力影响,下肺血流多于上肺,但剖胸后,下肺受纵隔与心脏重力所压,加上横膈抬高,下肺顺应性比上肺差,形成通气不足,血流偏多,V/Q<0.8,导致PaO_2下降。因此在单肺通气时,必须给予充足的通气量,以改善V/Q异常之比。

(3)心排血量减少:开胸后胸腔负压消失,回心血量减少,手术操作压迫,低血容量、心律失常等因素使心排血量减少。

3. 单肺通气期间影响PaO_2降低的因素

(1)手术部位:右肺体积较大,接受肺血流灌注的55%。右侧开胸肺内分流量比左侧开胸时大,单肺通气时PaO_2约低70mmHg。

(2)术前因素:术侧肺血流灌注明显减少者,DLV时PaO_2下降较少。

(3)术前肺功能:术前FEV_1和FEV_1/VC比值较好者,DLV期间易出现低氧血症,可能与通气肺FRC难以维持及HPV反应较弱有关。胸内非肺手术比肺手术患者易出现低氧血症。

(4)双肺氧合功能:侧卧位双肺通气PaO_2值较高者,DLV期间PaO_2值亦较满意。右侧开胸以FiO_2为1.0行双肺通气时$PaO_2<400mmHg$者,DLV期间可能会出现严重低氧血症。

(5)麻醉:虽然所有的吸入麻醉药均能抑制HPV,增加肺内分流,但与恩氟烷(安氟醚)和氟烷相比,异氟烷、地氟烷、七氟烷对HPV的抑制作用非常弱,临床在≤1MAC时,其作用与静脉麻醉药相似。静脉麻醉药与阿片类麻醉镇痛药对HPV无明显影响。

4. 单肺通气期间低氧血症治疗

(1)首先排除供氧不足(低F_iO_2)或通气障碍

(DLT 位置不当)等因素。

(2) 核实 DLT 位置,确认肺隔离,并以纤维支气管镜纠正,在右支型 DLT 时,必须保证右上叶通畅。

(3) 在确定 DLT 位置正常时如仍存在低氧血症,则可对非通气侧行 CPAP。在 CPAP 前应将萎陷肺膨胀,大多数患者 PaO_2 可望恢复正常,$5cmH_2O$ CPAP 较适宜,如 CPAP 达到或超过 $10cmH_2O$ 的 CPAP 则可能影响手术操作;因此,必要时可采用非通气侧肺高频喷射通气(HFJV)的方法。

(4) 对通气侧行 $5cmH_2O$ 的 PEEP,可增加 FRC,改善下肺的 V/Q 之比,增加氧合,提升 PaO_2。

(5) 上述两种方法同时应用结合,非通气侧肺用 $5cmH_2O$ 的 CPAP 或 HFJV,通气侧肺用 $5cmH_2O$ 的 PEEP,可提升 PaO_2。

(6) 当上述方法均无效时,则停止单肺通气,改用双肺通气,待情况改善后,再施行单肺通气。如施行全肺切除,宜及早结扎肺动脉,使分流减少,从而终止低氧血症。

5. 单肺通气期间保护性肺通气　由于单肺通气期间容易发生低氧血症,过去多以提高吸入氧浓度至 100%,加大潮气量的方法来提高 PaO_2,这些措施虽然达到了提升 PaO_2、避免全身缺氧的目的,但是纯氧可引起吸收性肺泡萎陷、活性氧损伤,此外,加大潮气量所致的肺容量伤和气压伤越来越得到人们的重视。为了降低术后急性肺损伤,甚至 ARDS,且避免单肺通气中低氧血症的发生率,宜采用保护性肺通气策略。

保护性肺通气策略即在实施机械通气时,既考虑患者氧合功能的改善和二氧化碳的排出,同时又注意防止机械通气负面影响的通气策略。保护性肺通气策略的目的就是避免机械通气对肺的损伤(容量伤、气压伤)、减轻机械通气对循环的干扰。在实施单肺通气时尤其要建立保护性肺通气的概念。具体措施如下。

(1) 术前呼吸锻炼:良好积极的心态、正确的呼吸方法、体能训练、术前戒烟。

(2) 麻醉开始即实施肺保护

1)插管的无菌技术、纤维支气管镜准确定位与肺隔离。

2)避免纯氧吸入:双肺通气选用 <60%,单肺通气选用 <80%,必要时 $5cmH_2O$ 的 CPAP 或 HFJV（$0.5\sim0.8kPa$、100 次 / 分）于非通气侧,$5 cmH_2O$ 的 PEEP 于通气侧肺;如果术中出现 SPO_2 下降,应增加吸入氧浓度、检查导管位置,气管导管的移位往往是低氧血症的首要原因。

3)采用容控呼吸时:设定双肺通气时潮气量 $6\sim8ml/kg$,呼吸频率 $12\sim14$ 次 / 分,监测气道峰压宜 $<20cmH_2O$;单肺通气时潮气量和呼吸频率不变,监测气道气道峰压宜 $<25cmH_2O$,通气功能障碍者气道峰压 $<30cmH_2O$。

4)如果容控呼吸不能达到理想的通气效果,可改容控为压控呼吸,以在相同的气道压力下获得更大的潮气量。一般在双肺通气时气道压力设定不超过 $25cmH_2O$,单肺通气时气道压力设定不超过 $30cmH_2O$。

5)如果经过上述措施仍不能达到理想的通气效果,可以采用允许性高碳酸血症,需要注意的是只要无严重的酸血症,患者可以较好地高碳酸血症,但患者对缺氧的耐受性较差。

6)肺泡复原策略:即在每通气 30 分钟,扩张萎陷的肺,维持气道峰压 $>35cmH_2O$ 持续 $7\sim10$ 秒;而萎陷侧肺完成手术主要步骤后,经典的复张方法是维持大约 $35mmHg$ 的持续压力作用 30 秒以上以膨胀肺组织,但实际操作时可能对循环有一定影响,对于不能达到膨肺时间的可以采用分次膨肺或应用 PEEP 的方法来补偿。

7)吸入气加温、加湿改善麻醉气体质量,也是肺保护的策略之一。其机制是吸入气加温、加湿,有利于①气管和支气管纤毛运动;②使分泌物变得稀薄,容易排出;③预防微小肺不张;④预防支气管痉挛,从而降低术后肺部并发症。

8)有效的液体控制:维持满足有效灌注的最低容量,避免肺脏液体过度负荷而致肺损伤。

9)良好的术后镇痛:采用有效的静脉或硬膜外镇痛,有利于术后维持良好的肺扩张,从而降低术后肺部并发症。

三、开胸手术中的液体容量管理

胸科手术由于其特殊的术野位置,手术操作干扰及前负荷调控不当容易出现呼吸、循环功能障碍,甚至导致死亡。因此,正确评估前负荷,调整血容量和血管活性药物使心脏前、后负荷与心泵功能更相适宜,以达到理想的脏器和组织灌注,避免肺水肿是非常重要的。

(一) 胸科手术中常用的前负荷监测方法

临床上常用的前负荷监测方法包括 CVP、肺动脉楔压(PAWP)、经食管超声心动图(TEE)及经肺热稀释测定技术(PiCCO)已逐渐用于胸科手术中前负荷的评估,但这些方法均有一定的局限性。肺动脉导管被公认为是肺动脉高压患者的基本监测手段,但和 CVP 一样,其作为前负荷的评估是建立在假定压力(PAWP- 左心房压 - 左心室舒张末压)与容量(左心室舒张末容量)相一致的情况,但是这种假设在胸科手术中因所受干扰因素太多而往往并不成立。它不仅受许多内在因素包括心血管顺应性、心肌舒张模式的影响,同时也受到非固有因素如患者的体位、外科手术开胸、特殊的机械通气模式及胸膜腔内压改变的影响。这些因素在特定的情况下影响对心脏前负荷的精确评估。用这些方法的适应证与不良反应也始终存有争议。在实验条件下,Frank-Starling 曲线显示在心肌收缩力和后负荷不变的情况下,心室舒张末压力与每搏量或心输出量呈正相关。而在临床实践中,这种相关性受多种因素的影响而不成立。首先,PAWP 测量方法的精确程度尚有许多值得怀疑的地方。除了技术问题,许多临床因素干扰 PAWP 反映左心室舒张末容量的可靠性(如肺静脉阻塞、二尖瓣狭窄、左心室顺应性降低)。而胸科手术患者(尤其是高龄患者)经常存在左心室顺应性改变,使左心室舒张末压和左心室舒张末容量的相关性改变,从而导致对前负荷的判断发生偏差。此外,心室间的依存关系也影响左心室的压力 - 容量曲线,在右心室后负荷增加的情况下(如急性肺动脉高压)也损害左心室的顺应性。PAWP 的可靠性还有赖于导管漂浮所至的区域,尤其是在侧卧位的情况下。在胸科手术麻醉中,机械通气和开胸手术均可改变 PAWP 的数值,从而影响心脏前负荷的判断。此外,在临床上心脏充盈和每搏指数的关系不能反映心肌收缩力和后负荷。所有影响心肌收缩力(如正性肌力药物)和右心室或左心室后负荷的因素均可对此产生干扰。

由于这些原因,在胸科手术中 PAWP 不能直接提示左心室前负荷。而术中经食管超声(TEE)监测不仅需要昂贵的仪器设备,而且其准确性有赖于操作者的经验,可重复性较差,限制了其临床应用。根据物体(红细胞)移动的速度和已知频率超声波的反射频率成正比的原理设计的 Hemosonic™100,及用肺热稀释测定技术设计的 PiCCO 监测,可间接或直接得出前负荷容量的数据,但其临床应用经验有待积累。PiCCO 系统是用单次指示剂稀释技术用于评估患者的动脉心脏指数,全舒张末容量指数、同时评估血管内血容量指数(ITBVI),计算得出血管外肺水。ITBVI 已被提示作为容量改变的指示物,其对心脏前负荷改变的敏感性较高。

心肺相互干扰是危重患者中经常会遇到的问题,有时会得到截然相反的结果。这些相互作用的生理学基础通常不容易从临床观察中获得。通气能够损害血流动力学,当肺容量或胸腔内压变化时可影响血流动力学。机械因素、神经反射机制(自主神经张力)和体液心血管活性物质均可造成血流动力学变化。右心室后负荷反映了与肺血管阻力相关的右心室舒张末容量和右心室收缩压功能。在阻塞性肺疾患肺过度膨胀,用大潮气量和高水平呼气末正压时可增加肺血管阻力。如果增加肺泡内氧浓度或使萎陷的肺泡再扩张可降低肺血管阻力。正压通气对右心室功能的影响有赖于静脉回流(前负荷)减少和肺血管阻力(后负荷)增加的程度。此外,人工通气可因减少全身静脉血回流而降低左心室舒张末容量,当右心室因肺血管阻力增加而代偿性扩张时因受心包束缚限制,使室间隔向左移位。不同机制可造成中隔移位、心包制约、人工心肺相互作用(扩张的肺压迫心脏),这些因素均降低左心室舒张的顺应性,对容量增加心排血量的机制是一挑战。人工呼吸因无自主呼吸胸腔内负压对左心室的影响,可改善具有适宜前负荷心脏的左心功能。降低心室射血的后负荷压力。前负荷和后负荷对血流动力学的影响和测定既往已有报告,在收缩压参数变化之后是脉搏血氧饱和度的变化然后是每搏量的变化。

(二) 胸科手术对前负荷的影响及调控措施

胸科手术中众多原因可导致患者术中和术后

呼吸、循环功能不稳定。单肺通气中缺氧性肺血管收缩所引起的肺血管阻力增加、肺或肺叶切除后肺血管床减少所致的肺血管阻力增加均可造成右心室后负荷增加。此外,肺微血管栓塞或肺血管顺应性下降等也可造成右心室后负荷增加;此时,右心室必须增强收缩力克服增加的肺血管阻力才能满足左心室充盈,即维持适宜左心室前负荷的需求。右心室往往首先出现代偿性右心室扩张,但其程度有限。伴随着右心室扩张与右心室射血阻力增加,右心室容量增加导致 CVP 增加,而右心室 EF 降低,右心衰竭的治疗和左心不同。治疗措施应根据肺血管阻力(PVR)的变化和右心室功能进行调控。值得注意的是因为右心室的扩张是增加右心室收缩性的最大代偿机制,虽然扩充容量是治疗的基本措施,但在胸科手术中应注意肺切除术后肺血管容积减小的特殊性,因此,补充容量应慎重,当 CVP>10mmHg,而 CO 并不增加时,或 RVEDV 增加而 RVEF 不变或下降时,即应停止补充容量。保持 CVP/PCWP<1,若 CVP=PCWP,提示左心室舒张期充盈受限,即使提高 PAWP 也不能增加肺静脉容量。当右心室扩大而无顺应性时,心房收缩对右心室充盈很重要,此时应维持窦性心律或使用心房起搏。应选用正性肌力药物,以增强右心室的收缩功能。

(三) 单肺通气对前负荷的影响

在单肺通气期间,正压机制使非通气肺血流减少,外科手术操作和肺血管结扎导致手术侧血流明显减少。单肺通气激活缺氧性肺血管收缩(HPV),增加膨胀不全肺的肺血管阻力(PVR),促使血流流向正常或过度通气的肺,以最大限度地降低 Qs/Qt。麻醉选择中应考虑药物对氧合和 HPV 的影响。吸入麻醉的血管作用一个重要的方面是影响通气/灌注分布,可能损害缺氧性肺血管收缩,被认为是全身麻醉中导致氧合降低的主要原因,但事实上其确切机制尚未被证明,在单肺通气期间使用静脉麻醉是一种较好的选择。

(四) 肺切除术后肺水肿

在过去的 50 年中,已有间歇地报道肺切除术后肺水肿引起死亡的病例。1995 年 Slinger 总结肺切除术后肺水肿主要的原因包括心力衰竭、误吸和液体超负荷。但肺切除术后肺水肿是一特殊的综合征,并不能直接归因于这些因素中的任何一个原因。由于这一并发症的发生率太低,以致无法确定研究其病因学,动物模型也不完全可靠。基于最近的信息(内皮损伤和过度充气的潜在作用)可能成为制定麻醉管理和围术期限制液体以减少并发症的理由。

四、术中体温管理

传统的胸科手术由于创伤较大,长时间胸腔暴露可能引起体热丢失,而麻醉状态下体温调节能力受限,可引起潜在的围术期低体温,尤其是食管癌根治术常采用胸腹或胸腹联合颈部径路行癌肿切除,手术时间长,引起围术期低温的概率更高。一般将中心温度在 34~36℃ 称为围术期轻度低体温,围术期低体温可引起药物体内代谢减慢、苏醒时间延长、苏醒期寒战、免疫抑制、血浆儿茶酚胺升高及心血管不良事件增加,其次低体温导致的不适感容易引起苏醒期躁动。因而近年来体温管理越来越受到临床上关注。研究发现,采用目前临床常规的覆盖保温方式术中低体温的发生率高达 56%,而且这种低体温在麻醉诱导后 1 小时就已发生;因此全身麻醉时间 >30 分钟或手术超过 1 小时的患者均应进行体温监测,并采取合理的体温保护来提高麻醉质量。目前上海市胸科医院临床常用的保温方式有三种。

1. 变温毯保温　多用于体外循环心脏手术的辅助保温,缺点是开胸手术多数采用侧卧位,患者与变温毯接触面积较小,保温效果欠佳。

2. 输液加温　包括温箱加热术中补液或胸腔冲洗用液体,输液加温器加温,缺点是需要较大的液体容量,而胸科手术相对液体输注量较少,所以其效果仍不显著。

3. 充气加温毯　是目前临床上公认的一种良好的体温管理系统,覆盖在患者躯体表面,一方面可以减少体热的丢失,另一方面还可以主动调节温度设置给予患者加温,并且简单安全,可应用于开胸开腹等大手术维持患者术中的正常体温。而使用充气加温毯保温组患者术中体温均在正常范围。采用诱导前预加热 20 分钟联合术中加温的方法,可提高了患者诱导前的热能储备,又减少了中心-外周的体温差,降低麻醉诱导后所引起的中心体温到外周的重分布。由于胸腔手术的特殊体位及手术操作的需要,加温毯只能覆盖在双下肢及下腹部,成人双下肢的面积占体表面积的46%,加热四肢比躯干更为实用,术中加温时应密切监测体温,避免局部和全身过热的发生。

五、麻醉技术

尽管单独使用区域阻滞麻醉可以进行胸科手术,但是大多数胸部手术需要在全身麻醉和控制通气下进行,临床上常使用单纯全身麻醉或复合麻醉的方式,采用硬膜外或其他区域阻滞麻醉以减少术中麻醉剂的用量,有利于早期拔除气管导管和有效地实施术后镇痛。术后保留硬膜外导管作镇痛治疗,有效地减少术后肺部并发症的发生率。但联合应用硬膜外阻滞可增加血容量不足、低血压的发生。

(一)全身麻醉

根据患者的具体情况决定麻醉药物的种类和剂量,麻醉前可使用抗胆碱药物减少分泌物,但可能会引起患者主观不适,如口干,现在已较少使用。麻醉药物的主要组成分为镇静、镇痛、肌肉松弛三大部分。镇静药物包括吸入性麻醉药、静脉麻醉药如丙泊酚、咪达唑仑,镇痛药包括常用的阿片类药物如芬太尼、舒芬太尼、瑞芬太尼等,肌肉松弛剂包括去极化肌松药琥珀胆碱(目前已较少使用),和非去极化肌肉松弛剂罗库溴铵、维库溴铵、顺阿曲库

铵等。

1. 麻醉诱导

(1)根据患者情况选用传统诱导方式:如丙泊酚(1.5~2.0mg/kg)+ 芬太尼(5μg/kg)+ 肌松药,应注意的是胸科手术多采用双腔气管插管,插管刺激大于普通单腔管,应维持足够的麻醉深度,口咽利多卡因喷雾,必要时使用血管活性药物减少插管时的心血管反应。

(2)新型给药方式:如靶器官控制给药。靶控输注(target controlled infusion,TCI)是指在输注静脉麻醉药时,以药代动力学和药效动力学原理为基础,通过调节目标或靶位(血浆或效应室)的药物浓度来控制或维持适当的麻醉深度,以满足临床麻醉的一种静脉给药方法。常用的有丙泊酚靶控、瑞芬太尼靶控等,使用最多的丙泊酚靶控一般按照年龄、体重等因素,设定血浆靶浓度4μg/ml诱导,维持麻醉期间浓度为2.5~4μg/ml,插管的血流动力学参数较为平稳。此外,新型的麻醉辅助药右美托咪定是一种中枢性的 α_2 受体激动剂,可显著减少手术应激,减少麻醉药物的用量,目前已得到越来越多的应用。

2. 气管插管 目前麻醉插管除了采用经典的麦氏喉镜插管外,更多运用于困难气道的插管工具逐渐走向前台,虽然这些插管工具初始并非为胸科手术双腔气管插管而设计,但随着技术的发展和研究的深入,越来越多的新型插管工具已经运用于双腔气管插管。例如视频喉镜、Airtraq喉镜(图 3-15-15),而"可视化"技术的发展不仅推进了麻醉临床

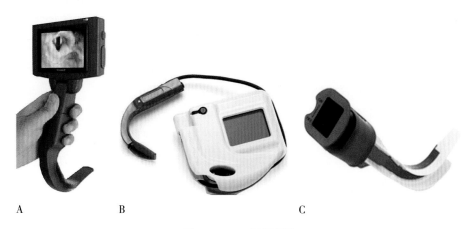

图 3-15-15 视频喉镜

A. 简易可视喉镜;B. glidescope 可视喉镜;C. airtraq 可视喉镜

的进步,也带动了麻醉教学模式的改变。

3. 麻醉维持

(1) 采用吸入麻醉药:如七氟烷(七氟醚)、地氟烷(地氟醚)复合非去极化肌松药。

(2) 静吸互补麻醉:芬太尼混合液,或静脉滴注丙泊酚(异丙酚)辅助吸入低浓度七氟烷。

(3) 全凭静脉麻醉(靶控或微泵控制输入速度):适用于有气胸或湿肺需要反复吸引气管内分泌物。

(二) 区域麻醉

硬膜外麻醉,椎旁神经阻滞、肋间神经组织或区域阻滞偶尔也可以单独作为一种麻醉方式应用于某些胸科手术。已有报道患者清醒实施胸部硬膜外阻滞成功进行开胸和胸腔镜手术,术中患者无明显反常呼吸或呼吸困难。但值得注意的是硬膜外麻醉胸腔镜手术虽然是传统方法的新尝试,完成手术没有问题,但在呼吸循环的管理上需要更多的精力和注意,一旦术中出现问题可能需要同时处理呼吸和循环问题,这种麻醉方式的成功依赖于以下因素:①患者配合,对手术、麻醉医师的依从性好;②外科医生、麻醉医师的熟练协作;③镇痛完善,患者感觉舒适;④给予术前用药剂镇静,避免出现过度镇静或过度兴奋的隐患;⑤一旦患者出现气短,马上面罩加压给氧;⑥手术操作要轻快、轻柔。

(三) 硬膜外阻滞复合全身麻醉

全麻复合硬膜外麻醉技术常常联合使用已发挥各自的优点,减少各自方式的麻醉用药,硬膜外阻滞可以提供良好的术后镇痛,减轻后负荷和抑制应激反应。缺点是神经阻滞需要一定的时间、硬膜外感染和血肿的风险、术中液体需要量可能增加。硬膜外阻滞可选择中胸段($T_4 \sim T_9$)或下胸段($T_9 \sim T_{12}$),目前没有研究证实何者更佳,但依据上海市胸科医院经验中胸段 T_7 水平置管可为胸部或腹部手术提供良好的条件,通常应避免更高水平的胸段置管,否则硬膜外间隙的局部麻醉药向头端蔓延有可能阻断膈神经。下胸段途径适合于胸腹联合部位的手术如食管手术(图 3-15-16)。

Prince-Henry 疼痛评分法:①0 分,咳嗽时无疼痛;②1 分,咳嗽时才有疼痛发生;③2 分,深度呼吸时即有疼痛发生,安静时无疼痛;④3 分,静息状态下即有疼痛,但较轻,可忍受;⑤4 分,静息状态下即有剧烈疼痛,难以忍受。

(四) 麻醉期间呼吸、循环的管理

1. 监测　从麻醉诱导前开始实施,包括术中监测,胸科手术患者应将监测延续至术后。常规监测项目为心电图、无创血压、脉搏血氧饱和度(SpO_2)、潮气末二氧化碳($P_{ET}CO_2$)。重危患者酌情增加有创动脉压(ABP)、体温、CVP、尿量、心输出量(CO)、血细胞比容(HCT)、混合静脉血氧饱和度(SvO_2)呼吸功能和血气及术中食管超声监测等。

2. 呼吸循环的管理

(1) 确保气道通畅,避免麻醉期间缺氧和高碳酸血症:侧卧位开胸手术气管导管容易移位、扭折、脱出或被患侧肺、支气管内痰液、分泌物、血液倒流等的堵塞,造成支气管阻塞或肺不张,引起气道不畅。术中密切注意呼吸机的动作,气道压力,及时肺部听诊,注意 SpO_2 和 $P_{ET}CO_2$ 的变化及时发现低氧和二氧化碳增高。胸腔内存在气胸、肺囊肿或肺大疱等密闭腔时,一氧化二氮吸入后可能进入腔内,致腔内压力增高而形成张力性气胸或囊腔、泡腔破裂,应禁用一氧化二氮和高压氧治疗。

(2) 避免麻醉期间支气管痉挛及气道阻力增加:麻醉期间支气管痉挛是引起胸膜腔内压增加的重要因素。术中支气管痉挛的原因:①麻醉过浅或肌松不足产生呼吸机不同步。此时,气道内压增加影响肺通气与回心血量致低血压,应加深麻醉。②慢性炎症或过敏性因素,及时应用解除支气管痉挛药物,必要时应用激素如地塞米松。

自体 PEEP(auto-PEEP),1982 年 Marini 和 Pepe 描述机械呼吸时(尽管未用呼气末正压)而呼气末由于气体陷闭在肺泡内产生正压及胸内正压称为自体 PEEP 或内源性呼气末正压(intrinsic PEEP)。其特点是呼气时间不足,呼气末结束之前,下一次吸气已开始,致呼吸道内为正压。自体 PEEP 常见于呼衰患者,控制呼吸和麻醉期间正常自体 PEEP 应为 0 或 <2cmH_2O。麻醉过浅或肌松不足产生呼吸肌不同步亦可产生自体 PEEP。

呼吸功能监测仪:可连续监测呼吸各项参数指标,观察压力 - 容量环、容量 - 流量环、CO_2 曲线图形,可及时反映通气流量、通气量、肺顺应性、气道

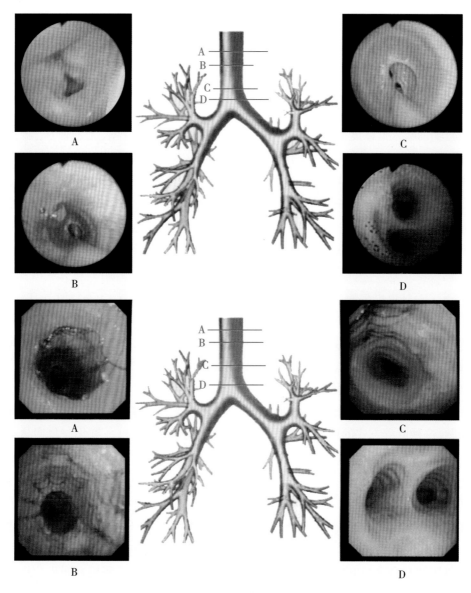

图 3-15-16　食管手术

压力、呼气末 CO_2 等的动态变化,以便及时处理异常情况。

（3）维持适当的麻醉深度与足够的肌松:防止患者突然苏醒或躁动,循环波动或咳嗽影响手术操作。吸入药维持间断加用芬太尼,同时吸入 50%~60% 一氧化二氮,减少吸入麻醉药的 MAC 与用量,降低吸入氧的浓度,吸入麻醉药对肌松药有加强作用。术中应选用麻醉气体浓度监测和神经肌肉阻滞监测。

（4）机械通气时预先设置好呼吸参数,维持良好的通气状态:潮气量（tidal volume,TV）8~10ml/kg,频率 12~14 次/分,吸:呼比为 1:1.5~1:2.0,合适的通气压力 1~1.5kPa（10~15cmH₂O）以保持下肺的充分膨胀。

开胸后为避免上肺通气不足与血流比例异常以及 HPV 采取的措施:①嘱术者尽量将术肺压缩,以减少 V/Q 不均造成静脉血掺杂增加。②在不影响手术操作的情况下每 30 分钟膨肺一次,以防长时间肺压缩导致术后肺不张。注意膨肺时过度加压 CO_2 排出过多造成的低 CO_2 综合征及低血压。③关胸前证实萎陷肺泡充分膨胀,闭胸后胸腔引流接水封瓶,加压膨肺至胸腔内无气泡排出,水柱随呼吸而上下波动,恢复胸腔负压。

开胸手术采用双腔支气管插管行分侧肺通气,即下肺用间歇正压通气（intermittent positive pressure ventilation,IPPV）,上侧肺静止间断通气或高频喷射通气(high frequency jet ventilation,HFJV)或轻度 PEEP 通气方法。

(5) 麻醉术中行心电和心律监测,随时注意开胸手术操作刺激或探查纵隔、肺门时发生的反射性心律失常、血压下降等严重情况。常规开放两路静脉,行中心静脉穿刺插管监测 CVP,及时寻找心律失常或低血压的原因,尽快纠正异常。

(6) 输血、输液的掌握:血液稀释的概念适用于胸腔内手术,对循环功能稳定而非严重贫血的病例,在失血量不多(200~300ml)的情况下,可先行充分补充功能性细胞外液而不一定输血;如出血较多,也可在充分补充功能性细胞外液及胶体液的基础上,适量补充全血或进行"成分输血"。动态 CVP 监测为液体的使用提供依据,但需注意体位、手术操作牵拉等对 CVP 的影响。全肺手术,由于肺血管床骤然大量减少,在肺组织循环钳闭后,输血输液均应适当减速减量,以免发生急性肺水肿。

3. 意外损伤的防止　卧位时上臂过度伸展或放置肩垫等不当引起臂丛神经损伤的防止。使用肌松药后四肢固定不当引起骨折等损伤的防止。电灼电凝电极板放置不当引起皮肤烧伤的防止。

六、常见胸外科手术的麻醉处理

(一)胸腔镜手术

微创外科是现代外科的潮流和方向,随着外科技术的发展和电子仪器设备的技术进展,胸腔镜手术得到了很大的发展和重视,在胸部手术的比例也越来越高,其应用已经显著扩大到各种诊断和治疗性操作(表 3-15-14),对胸腔镜手术患者的麻醉处理同直接开胸手术类似,尽管可以保留自主呼吸镇静下对患者成功实施小型的胸腔镜手术,主流的麻醉方式仍然是在全身麻醉放置双腔气管插管实施单肺通气的条件下进行。因为只有足够的肺隔离和手术侧肺萎陷才能保证清楚地暴露术野。相比双腔气管插管,支气管阻塞器引流管腔细,有时难以达到满意的肺萎陷效果,尤其是在实施右侧胸腔手术时,有些患者有阻塞性肺疾病,妨碍无通气侧肺的被动排气,影响视野,为促进肺内气体排出,可能需借助负压吸引,彻底清除气道内分泌物,使用 100% 纯氧通气去氮,在切皮前开始单肺通

气。单肺通气时可采用小潮气量较高频率通气的方式保证分钟通气,使非手术侧肺(下侧)的膨胀减小,防止纵隔过度上移影响术野。如果视野显露仍不够满意,可采用 CO_2 气体吹入术侧胸腔改善,但注意此时可能造成静脉回流障碍,对循环产生影响,产生低血压或高碳酸血症。与常规开胸比,胸腔镜手术的优点是创伤小,止痛药物需要量和住院时间降低,联合使用非甾体抗炎药(nonsteroidal antiinflammatory drugs,NSAIDs)或肋间神经阻滞可提供足够的术后镇痛,一般不需放置硬膜外导管镇痛。

常见胸腔镜手术的麻醉注意事项如下。

1. 胸腔镜肺大疱切除术　术前要全面了解患者气胸、胸膜粘连的情况及肺大疱的位置、大小及其对周围组织的压迫,了解术后可保留的肺实质情况;对疑有胸膜粘连的患者,术前一天行人工气胸实验,向患侧胸膜腔注气 200~400ml,使肺压缩 20% 左右;对持续漏气和张力性气胸患者,术前先行有效的胸腔闭式引流,以保证手术和麻醉的安全;术前控制感染,禁烟 1 周以上。术中采取双腔气管导管插管全身麻醉,术毕注意缓慢张肺,避免

表 3-15-14　胸腔镜手术的适应证

部位	手术方法
肺	肺活检(楔形切除)
	肿瘤切除(如肺叶切除,淋巴结清扫)
	大疱切除
	肺减容成形术
胸膜	诊断性评估
	胸膜固定术
心包	心包引流
	心包切除术
心脏	放置可植入式自动心脏除颤器、消融治疗心房颤动、放置起搏器
纵隔	淋巴结活检
	纵隔肿物的活检和切除
	迷走神经切断术
食管手术	全腔镜食管肿瘤根治术、食管裂孔修补、胸导管结扎
其他	交感神经切断术、椎间盘切除术

肺膨胀不全及复张性肺水肿。

2. 胸膜活检术 单纯行胸膜活检术,可在肋间神经阻滞(第3~10肋间)并辅以局部浸润麻醉下进行,操作方法简单,但患者术中处于自主呼吸状态,人工气胸对呼吸循环干扰大,故对心肺功能不良或胸内情况较为复杂的患者慎用。对复杂的胸膜活检术,采用双腔气管导管插管全身麻醉,行单肺通气。此类手术的特殊为患者多存在胸膜粘连,在分离时,可能会出血较多,损伤大血管时止血困难。

3. 胸膜固定术 是治疗自发性气胸、恶性胸腔积液、乳糜胸等疾病的方法。术前患者大量胸腔积液或积气,呼吸困难严重,术前应行胸腔穿刺抽气、抽液改善呼吸功能。一般采用双腔气管导管插管全身麻醉,对单纯行滑石粉胸膜固定术者可采用单腔气管导管插管或肋间神经阻滞麻醉(切口上下2个肋间)。应注意的是滑石粉可能会造成肺动脉高压和肺毛细血管通透性增高,偶可引起急性肺炎、ARDS、急性肺水肿等。

4. 肺活检术 一般采用双腔气管导管插管全身麻醉,呼吸功能损害严重,不能耐受单肺通气者可用单腔气管导管插管,术中行低潮气量通气,小儿因无合适的支气管导管型号,亦可采用健侧单腔管支气管插管全身麻醉。对术前肺功能极差者,术后可给予吸氧,必要时呼吸机辅助呼吸。

5. 小儿胸腔镜手术 较小的儿童不能插入双腔气管导管,可行单腔气管导管健侧支气管插管,或选择性支气管堵塞法。<4岁的儿童由于功能性残气量较小,难以耐受单肺通气,对于此类患儿,全麻插管和保持自主呼吸的方法也可达到患肺相对萎陷,小儿支气管细且韧性差,插管时须小心进行气囊充气,以免过度充气而撕裂支气管膜部。

(二) 肺叶切除和一侧全肺切除

肺叶切除是胸外科最常见的手术,根据病变的部位可以采用开放手术或腔镜手术的方式完成,麻醉方式前文已有详述,一般采用全静脉麻醉,双腔气管插管、单肺通气,监测桡动脉压和CVP,术中保护性通气,适度控制液体的入量。肺叶切除后对呼吸、循环等生理影响相对全肺切除较小。而一侧全肺切除后,换气面积为原来的一半,而肺血流增加一倍,V_A/Q比值明显下降,术侧胸腔内空洞无物,

纵隔及健侧肺将向手术侧明显移位,可能会严重影响心肺功能,甚至搬动体位、转运患者时可出现心搏骤停,一般麻醉外的特殊处理要注意以下问题。

(1) 切除全肺前支气管导管退回至气管内,退出肺动脉内测压管如漂浮导管等。

(2) 全肺切除后适当减小通气量及通气压力,定时检查血气。

(3) 严密观察健侧肺的充盈情况。

(4) 在术侧前胸上部放置胸腔引流管,禁用负压引流装置。

(5) 术中术后全面监测,相对严格地控制液体量。

(三) 支气管内镜检查与治疗的麻醉

气管内手术包括硬质气管镜和纤维支气管镜手术,可以用于诊断气道内新生物和炎症、取出气道内异物,放置气道内支架治疗等,麻醉的最大困难是手术占用气道,支气管镜下检查与治疗患者的麻醉管理需要手术医师、麻醉医师、护士和辅助人员的共同配合和通力协作。术前麻醉评估包括对患者气道疾病病理生理学评估和对其他与麻醉管理相关的并存疾病现状的评估。进行支气管镜下手术治疗的麻醉方法取决于阻塞性损害局部的解剖、气道危害的严重程度及治疗方法。并存疾病对麻醉管理的影响和麻醉医师对喉镜检查术和气管插管难易的评估是决定麻醉诱导、维持的方式及控制呼吸和氧合及术后是否需要呼吸支持等。支气管镜检查的麻醉方法,一般纤维支气管镜多选用局部表面麻醉下进行,而硬质支气管镜检查则多需要在全身麻醉下进行。

1. 纤维支气管镜 可以单独在局部麻醉下完成,采用雾化或表面喷注利多卡因的方式,随着"舒适化"医疗的推进,更多的患者选择所谓无痛气管镜的方式,即麻醉镇静下完成气管镜诊治。一般可选择的麻醉方式是右美托咪定清醒镇静+局部麻醉或丙泊酚麻醉保留自主呼吸,放或不放置喉罩通气,少数患者因治疗过程较为复杂可采用气管插管全麻的方式。一般在给予镇静剂、止涎剂和足够的局部麻醉药后才能进行清醒纤维支气管镜检查,如果药物给予不充分或不完善,患者会感觉不适、出现呛咳和体动从而引发创伤。如果采用全身

麻醉气管插管或插入喉罩通气的,可连接带单向塞的接口,方便纤维支气管镜置入时的通气。需注意的是,此时通气的有效内径减少,通气阻力增加,应选择适合患者的最大导管。

2. 硬质气管镜检查　硬质气管镜是中空的金属管,远端末梢成钝性斜面,能在微小创伤下插入气道,近侧末端用于观察气道、维持气体交换和置入手术器械,近端侧臂有连接呼吸回路的接口,可用于给氧和机械通气,硬质气管镜壁内是一系列通道用于照明、观察和抽吸分泌物及血液,硬质气管镜最常见的用途是取出较大的异物,对支气管肿瘤进行评估和切除、找到出血部位及对气道全麻评估。麻醉可以通过静脉注入镇静、镇痛药或与强效吸入麻醉药如七氟烷等联合使用来维持麻醉,但使用吸入麻醉药的缺点是使工作人员暴露在逸出的麻醉气体中,所以一般多用于小儿七氟烷吸入诱导,而静脉注射瑞芬太尼和丙泊酚则可提供令人满意的麻醉状态,起效迅速,无明显残余镇静作用,利多卡因局部麻醉可以用于抑制咳嗽反射和防止支气管痉挛,对进行硬质气管镜检查的患者也可给予肌肉松弛剂,以防止突然产生的体动或呛咳使患者受到损伤。硬质气管镜检查时可以将通气侧口与标准的麻醉环路相连,以给予间歇正压通气,但应注意的是,支气管镜与其关闭之间存在间隙泄漏,为补偿泄漏应增大新鲜气体流量和流速,必要时喉头和后咽部填塞纱布防止漏气。长时间使用硬质气管镜时可采用喷射通气的方式,使外科医生不需要连接目镜也能从容地进行观察和手术,但应注意血液和其他碎屑进入气管支气管分支,高频喷射通气法通过 Venturi 现象把气体带入支气管镜,实施时应注意观察胸壁起伏,调整参数保证足够的通气量,可以通过测定血气分析或二氧化碳来判断通气有效性。

硬质气管镜与软的纤维支气管镜相比,会导致更多创伤,拜访体味或放置气管镜时可引起牙齿损伤或喉、气管、支气管的黏膜创伤,这些创伤可能引起纵隔气肿、气胸和食管穿开,放置硬质气管镜时需要颈部过伸,可引起颈椎损伤、出现迷走神经反射和因椎动脉闭塞而引起小脑缺血。低氧血症和高碳酸血症时硬质镜检查常见的并发症,在全麻醉下操作快结束时应放置单腔气管插管,对肺进行充分的吸引,使用大潮气量使肺复张。此外、缺氧、高碳酸血症、血管迷走神经反射等因素存在时还可出现短暂的心律失常。

3. 支气管镜介入治疗患者的麻醉　支气管镜下介入治疗患者的术中管理是麻醉医师面临的最具有挑战性的问题之一。气道损害中以恶性肿瘤为最多见的损害,许多时候手术只是姑息性措施并不能治愈疾病。典型病例多为伴随气道损害和呼吸储备功能处于边缘状态的老年患者,常有吸烟史和缺氧引起的改变,感染、反应性气道疾病和 COPD 多见。许多患者同时还合并有心血管疾病。为了在支气管镜下行疾病的诊断和治疗,包括支气管镜下激光治疗、近距离放射疗法、冷冻疗法、球囊扩张或气管或支气管内支架置入。对这些患者无标准的麻醉方法,麻醉管理需要注重个体化。

麻醉管理的目标是为支气管镜下介入手术治疗提供理想的手术条件而又能最大限度地限制麻醉、手术喉镜、支气管镜、激光应用等相关的并发症。术中、术后并发症有低氧血症、局麻药毒性反应、高血压、心动过速、心肌缺血、心律失常、出血、气胸、纵隔气肿、气体栓塞、食管瘘、呼吸道烧伤、支气管痉挛、喉痉挛、肺炎、术中知晓甚至死亡等。经支气管镜下电灼或激光治疗要注意热能损伤、局部组织穿孔、烧伤,此外还应注意眼损伤、气体栓塞,触电和火灾等。麻醉管理实施可用包括静脉麻醉药和吸入麻醉药,这些药物对心血管系统均有明显的抑制作用。这类手术时间短,期望从麻醉中快速苏醒,因此,应尽可能采用强效、短效的麻醉药和肌肉松弛药来达到这一目的。气道管理可采用喉罩通气、气管插管通气等方式,根据手术和麻醉的需要来个体化选择。

(四)胸壁手术

根据患者全身情况、手术范围的大小、深浅可选择局部麻醉、肋间神经阻滞麻醉、硬膜外麻醉和全身麻醉。单纯不涉及胸膜腔的胸壁手术可在硬膜外麻醉下手术,由于其穿刺部位高(一般 $T_5 \sim T_2$),容易阻滞膈神经,因此,应使用低浓度局部麻醉药,以阻滞感觉神经而保留运动神经的功能。为了消除患者的紧张情绪,在局部麻醉时常需应用镇静、镇痛药,在硬膜外麻醉的基础上应用镇静、镇痛药物可呈现其呼吸抑制作用,术中应严密监测呼吸功能,加强呼吸管理,吸氧状态下脉搏血氧饱和度可维持正常,但应注意通气不足所致的高碳酸血症,必要时予以辅助呼吸;此外要防止胸膜腔受损,备有胸膜腔受损后的治疗措施。

1. 麻醉选择

(1) 胸壁小手术:局部浸润、区域阻滞或肋间神经阻滞。

(2) 胸廓成形术:患者特点为慢性化脓性胸膜疾患或肺结核,体弱,呼吸功能减退,部分有肺切除术史,粘连厉害,术中易出血,结核病灶活动者有感染扩散的可能。

2. 麻醉处理

(1) 患者行气管内插管、全麻,体质好,呼吸循环功能稳定,估计手术不进胸的亦可选用肋间神经阻滞及胸段硬膜外阻滞。

(2) 需切除多根肋骨或第二期手术者,双侧分别通气法有助于胸壁软化后的反常呼吸。

(3) 作好快速大量输液输血的准备。

3. 胸壁恶性肿瘤切除术　估计手术有扩大的可能性,以气管内插管、全麻为宜。

(五)食管手术患者的麻醉

吞咽困难是食管疾病最常见的症状,因其持续时间长,可能导致显著的体重下降,出现脱水,低蛋白血症、贫血和免疫功能抑制。反流性食管炎的患者伴有餐后胃部灼热感或烧心感,这些症状可能因为体味改变、运动或呃逆诱发,有上述症状的患者需须做 X 线透视或钡餐检查或食管镜活检。

1. 食管镜检查　用于组织活检明确诊断以及食管异物取出、食管狭窄扩张、食管静脉曲张硬化治疗、食管出血性损伤的诊断和治疗、食管恶性狭窄的支架植入等。食管镜检可通过硬式或软式食管镜来进行,硬式食管镜在食管异物取出术和大量食管出血的检查和处理方面有优势,但刺激较大,尽管也能用于一些清醒或轻度镇静的患者,一般推荐还是在全身麻醉气管插管和应用肌肉松弛剂的情况下进行,术中应用抗胆碱药物来减少腺体分泌、并抑制操作时的迷走神经反射。许多患者因为食管憩室、食管狭窄和阻塞有反流误吸的风险,所

以麻醉诱导时应该压迫环状软骨,采用清醒插管右美托咪定适度镇静也是可供选择的方法之一。置入食管镜过程中必要时可以将气管导管套囊暂时放气,食管镜操作过程中的并发症包括出血、心律失常、反流性肺炎、食管穿孔等。而食管穿孔又可导致气胸、纵隔气肿、气腹和皮下气肿,操纵结束后应保留气管导管至保护性反射恢复。软式食管镜检查上消化道操作较为舒适,通常采用清醒或轻微镇静复合口腔和咽部表面麻醉,之前要给予抗胆碱药物抑制腺体分泌,患者术后数小时应禁食禁饮。

2. 食管癌手术　食管恶性肿瘤常出现营养不良,术前应尽量改善其营养状况,以降低伤口感染率和围术期发病率和病死率,全胃肠外营养的指征包括术前不能进食,体重下降 10% 以上,血清白蛋白浓度 <30g/L,恶病质及应激功能低下、白细胞计数减少和转铁蛋白下降。目前一般要求患者血红蛋白浓度在 80g/L 以上,伴有心肺疾患的患者血红蛋白浓度宜在 90g/L 以上。血浆总蛋白浓度要求在 60g/L 以上。对幽门梗阻的患者,术前应常规洗胃;对食管癌的患者应在患者清醒状态下插入胃管并到位。所有患者术后均应常规行胃肠减压。拟行急诊手术的患者,由于其腹腔脏器病变影响消化功能,使胃肠排空延缓,或因胃肠疾病刺激使大量消化液积聚在胃肠道内,潜在呕吐、误吸的危险。因此,均应按急症饱胃处理。麻醉前留置胃管,术前用药可加用组胺受体(H_2)拮抗药,以降低胃液 pH。甲氧氯普胺(胃复安)不适用于有梗阻的患者。

部分食管癌患者手术前已经进行过化疗,可表现为贫血、白细胞减少、血小板减少。麻醉医生需要考了解化疗药物的毒性,如心脏毒性可表现为室上性和室性心律失常、传导异常和 ST-T 改变。有些化疗药物如博来霉素和丝裂霉素有肺毒性、早期症状包括咳嗽、呼吸困难和啰音,影像学表现与呼吸窘迫综合征类似,之后出现肺纤维化,麻醉访视时要充分了解和评估。

(1) 食管手术的策略:一般食管下 1/3 的肿瘤可通过左侧开胸或经食管裂孔行食管胃切除术,然后餐位与胸腔内食管吻合;中段 1/3 病变多采用腹部切口联合右胸切口切除病变;食管上 1/3 病变则多数需腹部、胸部、颈部三切口手术食管胃切除和

结肠代食管,一般采用第一阶段左侧卧位开右胸食管胃切除,第二阶段转成平卧位开腹部和颈部。麻醉方式可选择单纯全身麻醉,或全麻联合硬膜外麻醉,联合硬膜外麻醉可发挥硬膜外阻滞镇痛完善、肌肉松弛、可延续应用于术后镇痛,以减少全身麻醉药及肌肉松弛药的用量,加快术后恢复等优势。其潜在的缺点为增加输液量,增加液体管理上的难度。麻醉管理上应注重容量、血流动力学调控。如果在食管手术中计划开胸,一般选择左支双腔气管插管或单腔管 + 右侧支气管阻塞器的方法来实现单肺通气。无论是左开胸还是右开胸,都提倡插左侧双腔管,因为这样更容易将双腔管放到合适的位置,并且少有堵塞上叶支气管的危险。在非肺部疾病进行开胸手术的患者,非手术侧肺通常无异常,对于维持正常呼吸功能有很大作用。有趣的是与肺部疾病开胸手术相比,在非肺部疾患行开胸手术时单肺通气更容易发生低氧血症,这可能是由于肺部疾病的患者原先健侧肺已经存在一定程度的代偿,而食管手术中则需多依赖单肺通气时的缺氧性肺血管收缩来调节通气血流比值。双腔管与支气管阻塞器这两种插管方法各有利弊,双腔管吸引方便,肺萎陷满意;而支气管阻塞器 + 单腔管则具有食管周围组织张力小,便于外科组织分离和淋巴结清扫。在经胸、腹、颈联合切口食管切除手术时,血流动力学波动会频繁出现。麻醉管理时应当建立有创动静脉压监测,一般选择左手桡动脉和右颈内静脉置管。

颈部淋巴清扫和颈部食管游离时,因为刺激颈动脉窦,心率慢和低血压经常发生,可使用抗胆碱药物如阿托品,处理这些血流动力学波动。血流动力学不稳还见于经膈食管裂孔钝性游离食管时,用手分离食管时以及将胃沿后纵隔向上提时容易出现高血压,而游离组织时静脉回流受阻和心房受牵拉时心排量下降则会导致低血压出现。心脏功能严重受损的患者可能不能耐受这些操作,术中需严密监测及时提醒外科医师。因为术中可能骤然出现大出血,所以留置大口径的静脉内留置导管非常必要。其他并发症包括气道损伤和喉返神经麻痹,在不开胸经膈行食管切除和开胸游离食管中1/3 段时气管损伤有一定的发生率。

(2) 食管胃切除术:广泛涉及内脏器官、分泌物排除困难、如果患者高龄体弱、心肺功能受损,则术后可能需要带气管导管回 ICU 机械通气。术后患者有更多的液体需要量,CVP 监测对液体治疗有指导作用。术后并发症包括胸膜渗出、切口感染、肺炎、吻合口漏及继发的纵隔感染、败血症、胸腔积液、积脓等。受肺部手术操作、麻醉残余作用和术后切口疼痛的影响,肺功能下降、气道闭塞、肺不张、低氧血症也是术后常见的并发症。有效地治疗术后疼痛可以帮助患者深呼吸,用力咳嗽,排除气道分泌物,促进患者参加术后肺部物理治疗和早期下床活动。术后镇痛有效的办法是胸部硬膜外导管或椎旁神经阻滞,但必须注意术后硬膜外导管和椎旁留置导管的护理。

(3) 食管癌微创技术:是近年来才兴起的手术方式,虽然食管腔镜手术起步较晚,但是其具有微创、出血少、疼痛轻、术后并发症少及恢复快等独特优势,在不少单位,食管良性疾病和早期食管癌的腔镜微创治疗已成为首选。腔镜下食管癌切除术可分为全腔镜下操作和部分腔镜下操作。前者为胸腔镜联合腹腔镜技术,后者为胸腔镜 + 开腹手术或者腹腔镜 + 开胸手术,常用的胸腔镜下食管癌切除术分为三步:①患者取侧卧/俯卧位,胸腔镜游离胸段的食管,同时清扫纵隔淋巴结;②患者取仰卧位,清扫胃周淋巴结,制管状胃;③游离颈段食管,行胃 - 食管吻合。麻醉处理上可见前文所述胸腔镜的麻醉,有时为改善外科术野,需要在腹腔或胸腔注入一定压力的 CO_2,此时有可能造成高碳酸血症,也有可能造成静脉回流受限、血压下降;或者通气阻力增大、气道压增高等,麻醉中应根据具体情况对症处理。此外,全腔镜食管手术的体位在各个医院、不同的外科医生之间可能略有不同,腹腔镜下经膈裂孔食管切除术与传统经膈裂孔食管切除术体位相似,前者为膀胱截石位,后者为仰卧位。胸腔镜游离食管的体位,国内大多数医生采用左侧卧位,也有医生报道尝试用俯卧行胸段食管操作,取得良好效果,在俯卧位手术时要注意气管导管的固定,以及翻转体位时各种导管和监测线路的安全性。

(六) 肺大疱切除和肺减容手术的麻醉

1. 肺大疱手术　肺大疱是肺实质内充满气体

的腔隙,当大疱扩大时,其余肺的容积减少,有时肺大疱破裂引起气胸,都会造成呼吸困难。手术目的是切除病变肺,使得受压迫的,有功能的肺泡再次膨胀并促进膈肌功能。年轻人肺大疱破裂自发性气胸麻醉管理相对容易,此类患者一般健康、爱运动,无肺疾患史、无肺切除史。而中老年人肺大疱往往存在其他内科并发症,肺功能较差,手术野内炎症粘连的可能性大,手术相对时间延长。自发性气胸的手术治疗包括胸膜部分切除术和化学胸膜固定术。手术治疗的指征:①通过胸引管引流和抽吸,气胸不能消散,这说明支气管胸膜瘘形成,②同侧第2次或对侧第1次出现发性气胸;③如果患者的生活方式使得气胸复发会导致生活极为不便或威胁到生命安全(自发性气胸的复发率为10%~25%)。巨大肺大疱易破裂发生张力性气胸,影响呼吸与循环,已发生气胸者,术前应行胸腔闭式引流,麻醉要点:①麻醉诱导力求平稳。②可用单腔支气管插管或双腔管,辅助或人工呼吸压力不宜过高,潮气量不宜过大。气道压 $<1.96kPa$(15cmH_2O),尤其注意两侧肺大疱患者。③维持足够麻醉深度与肌松,防止支气管痉挛或咳嗽使胸膜腔内压增加导致肺大疱破裂。④保持气道通畅及充足的呼气时间。⑤监测 $P_{ET}CO_2$。

2. 肺减容手术　是通过手术清除过度膨胀的气肿性肺而使正常肺膨胀的手术方式,已有研究证明这种手术对孤立肺大疱患者的效果,但对有肺大疱性肺气肿的患者切除病变周围的肺组织其效果如何仍不确定。手术方式可能有单侧手术,术中翻转体位双侧依次手术,正中胸骨切开双侧手术。可通过胸腔镜或直接开胸的方法,正中胸骨切开术不需要重新摆体位,可通过使用吻合器来完成肺大疱切除和周围肺组织切除。术后肺出面和缝合线处持续漏气是影响术后恢复的主要因素。麻醉建议:准备行肺大疱切除术或肺减容术的患者肺脏储备功能较差,麻醉诱导,单肺通气和拔管对麻醉医生都有挑战,其中有些重症患者具有行肺移植术的指征,但是因为年龄因素或者合并有其他疾患而被排除,他们的心肺状态较差,需要谨慎地使用任何苯二氮䓬类药物或麻醉性止痛药。应通过有创动脉压监测和定期血气分析来评估围术期氧合状态。

无论直接开胸术还是胸腔镜手术,均需要全身麻醉和单肺通气,全身麻醉联合硬膜外镇痛,能够减少术中麻醉药用量,从而减少术后残余镇静作用。终末期肺气肿患者因低氧血症和高碳酸血症,患者长期处于缺氧应激状态,体内内源性儿茶酚胺增加但血容量相对不足,在全身麻醉诱导后有出现低血压的风险,需要提前准备血管活性药物和适度补液。应避免使用一氧化二氮这些增加肺大疱体积的麻醉气体,否则可导致肺大疱进一步压迫邻近肺组织或引起肺大疱破裂、张力性气胸等。双肺大疱的患者麻醉中单肺通气或通气压力过高时可发生大疱破裂,张力性气胸,此时可能其他临床表现被麻醉掩盖,只表现为血压急剧下降。这时应快速放置胸引管或粗针排气,使用低压通气膨肺,吸气压 $<25cmH_2O$,如果已经放置了双腔气管插管的应关闭张力性气胸漏气侧。大部分肺大疱切除的患者在手术结束时可以拔除气管内导管。 与肺大疱切除术相比,肺减容成形术的患者在术后可能需要呼吸支持。如果术后需要机械通气,应将气道正压减至最小,以降低缝合线破裂引起气胸的可能性,气体持续渗漏,可改变通气模式为压力控制模式,将气道峰压降低,避免胸引瓶过高的抽吸压力。手术的有益效果并不能在手术后立即出现。肺减容手术后通常由于胸部手术和术后疼痛造成的肺功能下降,可能导致患者的肺功能失代偿。对残余镇静作用也更敏感,而镇痛药、残余的肌松药和高碳酸血症等均有加重呼吸抑制的风险。拔管的标准包括意识清醒,可以按照指令动作,恢复节律规则的自主呼吸,肌力恢复,血气指标正常等。

(七)纵隔手术的麻醉

1. 纵隔镜检查的麻醉

(1)纵隔镜检查手术:主要用于肺癌的诊断和分期,判断是否可以手术切除,这样操作可以检查气管旁、主动脉下以及支气管淋巴结,判断肺癌转移扩散的情况。肺的淋巴引流最先到主动脉下和气管旁,然后到气管两侧,再到锁骨上和胸导管。纵隔镜手术活检部位的选择主要是基于病变可能的局部转移和播散途径,颈部纵隔镜检对于右上叶和右中叶肿瘤有较高的阳性率,对于左下叶则阳性率较低。而前纵隔镜检推荐用于可疑左上叶肿瘤的患者。纵隔镜检时,患者的体位处于仰卧、颈部过伸位,切口在胸骨上窝位置,钝性分离气管前方和稍偏侧方成一隧道直至纵隔,将硬质纵隔镜置入,经无名动脉和主动脉后方,到达气管隆嵴下区域,因此纵隔镜操作时可能会损伤邻近的组织,造成大出血,有大血管解剖异常的患者风险会增大。

(2)麻醉管理:术前应评估是否有气道阻塞和气道扭曲、上腔静脉出口综合征、副肿瘤综合征(paraneoplastic syndromes),是否有脑血管疾病。麻醉宜选用短效和强效的静脉麻醉药物以便于快速苏醒,有些病例可以在局部麻醉辅助镇静下完成,但由于胸腔内负压和自主呼吸增加了静脉开放造成气栓的风险,另外外科医师在患者头部操作,纵隔镜体位及操作时为了妥善地控制气道,一般还是建议采用全身麻醉气管插管和机械通气,部分患者有可能损伤胸膜时,可以放置双腔气管插管。肌肉松弛剂的使用有利于气管插管,控制通气,避免术中患者突然出现体动反应或咳嗽导致手术损伤。纵隔镜操作可能压迫无名动脉,降低流向右上肢和右侧颈总动脉的血流,使得右侧脉搏氧监测没有波形,右侧上肢血压测不出,我们推荐在患者的左上肢用无创袖带测血压,而右侧上肢桡动脉穿刺测压和连接脉搏氧饱和度,这样可以及时可以发现无名动脉被压的情况。

纵隔镜检查有可能造成气管、支气管、食管、喉部神经和无名动脉的损伤,其中最常见和最危险的并发症是大出血、心脏压塞和气体栓塞。出血也可能来源于肺动脉和胸主动脉的损伤。所以有创动、静脉压和中心静脉导管仍然建议使用,外周静脉使用大号的静脉留置针。临床上侧支血流增加的情况,如上腔静脉综合征和主动脉缩窄,使患者更容易出血,也是纵隔镜检查的相对禁忌证。一旦发生大出血应当加压止血并紧急开胸。在有上腔静脉综合征的患者,应该在下肢开放股静脉,这样可以避免胸部静脉血管扩张,减轻出血的风险。

纵隔静脉撕裂增大了气栓的风险。气栓表现为突然出现的呼气末CO_2下降,血压降低、心率过快、食管听诊或胸前区多普勒检查会发现心音改变。颈部过伸压迫椎动脉成者无名动脉影响心颈总动脉血供可以引起中枢神经系统并发症,气管撕

裂可能导致纵隔气肿和有效通气量不足,如果怀疑有气管撕裂,应该使用纤维支气管镜确认具体位置,引导气管导管深入,超过撕裂门。纵隔肿物长期压迫导致的气管软化更容易发生急性的气管损伤和气管塌陷,拔管时应加以警惕。纵隔镜检并发气胸,可以是单侧的或者双侧的,此时正压通气有可能增大气胸范围,导致血流动力学不稳定。如果术中患者出现气道压力上升、低血压、心律失常、气管移位、一侧呼吸音消失,应该想到气胸的可能。如果时间允许,可以拍摄胸部 X 线片确诊,如果出现血流动力学不稳,应该迅速行胸腔置管闭式引流。术后早期阶段可能出现呼吸困难,术后出血和水肿可以造成气道压迫,特别是有气管软化的患者,应当在麻醉恢复室充分观察,当拔管后出现呼吸困难时可能需要重新插管。术后体位应将床头摇高,改善呼吸运动、促进静脉回流、减轻水肿。术后喉返神经损伤要到气管拔管后才能有所表现。如果怀疑喉返神经损伤,应该在患者自主呼吸恢复后并直视声带下拔除气管导管。单侧喉返神经损伤不伴有气道梗阻者可以保守处理,双侧损伤则必须再次气管插管预防气道梗阻。这种情况下的喉返神经损伤有 50% 的患者将是永久性的。

2. 纵隔肿瘤患者手术的麻醉

(1)围术期并发症:纵隔分为上纵隔和前、中、后纵隔,前纵隔最常见的肿瘤有胸腺瘤、间质细胞瘤、皮样囊肿、甲状腺肿瘤、甲状旁腺肿瘤和淋巴瘤。在中纵隔和后纵隔,肿瘤病理学方面包括心包囊肿、支气管源囊肿、淋巴瘤、神经源性肿瘤和主动脉瘤。纵隔肿瘤可能累及包括远端气管和支气管,导致其受压造成进行性气道梗阻,也可引起肺容积的减少,肺动脉和心脏受压、上腔静脉阻塞、纵隔内神经系统重要成分受累(如喉返神经和交感神经干)、后纵隔内神经源性肿瘤压迫脊髓等。围术期并发症总体来说与纵隔肿瘤的大小以及胸腔内病变的范围有关。临床表现包括:①咳嗽和疼痛;②体重减轻和发热;③呼吸困难和吞咽困难;④上腔静脉阻塞;⑤气管移位;⑥ Homer 综合征;⑦脊髓压迫;⑧发绀,纵隔增宽,声音嘶哑。20% 的患者没有症状,一般患者术前没有呼吸功能受损的症状,胸部 X 线片也没有气道受压的表现,但仍要高

度警惕纵隔肿瘤相关的风险,在既往手术的意外事件中,与纵隔肿瘤相关的事件并不少见。

(2) 术前评估:无论有无症状,术前都应该对患者进行认真的评估,可以根据胸部 X 线片和 CT 来判断肿瘤的部位以及与周围组织器官的关系,做好相应的准备。纤维支气管镜检查是动态检查气道阻塞程度的手段,但有些患者可能无法耐受。此外,还应评估在胸内压力和患者体位变化情况下气道的功能性解剖以及气道的反应性。

有症状和无症状的患者都可能在全身麻醉诱导后发生严重的威胁生命的并发症。婴儿和年龄较小的儿童因为本身气道内径较小,病变造成的气道内径减小所引起的呼吸道阻力增加更为明显,因此,小儿气道梗阻症状可能较成人出现得更早。为了避免全身麻醉固有的风险,可以选用其他诊断技术,包括经皮肺门及纵隔穿刺活检、纵隔开术和胸腔镜活检对于某些有呼吸困难症状的巨大纵隔肿瘤,麻醉具有相当的挑战,在术前访视和会诊时应明确体位对呼吸循环的影响,制订合理的麻醉计划,一般需要备用纤维支气管镜,多路深静脉(例如颈内静脉 + 股静脉,可在股静脉放置粗的鞘管以便快速补液),此类患者在麻醉诱导体位变动时、应用正压通气时、给予肌肉松弛剂、气管插管后、苏醒及拔管后都可能出现气道困难。外科医师必须提前到场,以便一旦出现呼吸循环问题能及时进胸解除肿瘤压迫。麻醉方式应该选择慢诱导、分阶段、步步为营的方式,确保呼吸道安全。诱导可能开始采取半卧位,甚至坐位,慢慢到平卧位。可采用表面麻醉辅助镇静下清醒气管插管,也可使用吸入麻醉诱导,不用肌肉松弛剂,当麻醉到达一定深度后尝试控制通气,一旦出喘鸣或通气困难,应使患者迅速恢复自主呼吸。如果必须使用肌肉松弛剂,那么宜选择超短效肌肉松弛剂。麻醉管理方面,应该选择短效药物,避免推注大剂量药物。即使气管插管成功也并不能确保不会发生通气困难,有时肿瘤压迫气管隆嵴和气管支气管树,梗阻发生在导管远端,则需借助体位和外科解除压迫才能缓解,因此在外科开胸前不使用肌松药是安全的选择。大多数严重呼吸系统症状的患者都有气道横截面积的显著下降,但患者术前是否存在呼吸受累的症状及

其严重程度可能不一定完全预测与麻醉中遇到的呼吸困难问题。平卧位增加了中心循环血量,可使肿瘤体积进一步增大;手术活检产生的水肿、出血和瘤体内血肿都可能使气道损伤进一步加剧。巨大纵隔肿瘤还可能因患者体位、麻醉 诱导、肿瘤对心脏和肺动脉的重力效应等原因造成肺动脉和心脏受压,对主肺动脉的压迫相对少见,部分是因为主动脉的保护性作用。对肺动脉干或一侧肺动脉的压迫可能导致突然发生低氧、低血压甚至心搏骤停。麻醉期间可在局麻下做好相应的动静脉穿刺后再行麻醉诱导,同时备好除颤设备。

某些肿瘤还可能引起上腔静脉综合征,上腔静脉梗阻造成上肢和头部血液回流障碍,临床表现为呼吸困难、语言困难、喘鸣,上胸部静脉和颈静脉充血扩张。临床表现的严重性与上腔静脉堵塞的速度有关。缓慢发生的堵塞症状和体征轻微,而严重的临床表现多见于迅速发生的静脉堵塞。临床表现的严重程度也与静脉堵塞的范围、位置(奇静脉上还是奇静脉下)奇静脉系统是否完整以及侧支回流等情况有关。

患有上腔静脉综合征的患者进行麻醉管理时,因为肿瘤水肿或外科操作引起急性喉痉挛、支气管痉挛和气道水肿,可导致气道危象的风险增加。体位变化(平卧位和头低位)和上肢静脉滴注 可以加剧静脉怒张的程度和静脉梗阻症状,所以静脉通路都成该放到下肢,但颈静脉放置一根中心静脉导管监测压力,可向头端放置,反映脑回流情况,如果阻断上腔静脉,行上腔静脉重建术,可以从颈内静脉放血回收入血液保存袋,以减轻脑血流回流障碍的问题,重建完毕后可经静脉回输血液。留置动脉导管用以监测血气和动脉血压。静脉充血增大了气道并发症、出血和低血 压等意外发生的风险,对患者的术前评估应该包括对气道风险的认真评估。口咽、喉以及气管的水肿比外部的水肿和面颈部的水肿危害更大,静脉充血和肿瘤可能累及喉返神经或从外部压迫气道。这些患者应该与纵隔肿瘤患者同样对待。术前药物只用止涎剂,患者运送过程中保持半坐位,以降低气道水肿,促进静脉回流。如果存在严重气道水肿,应该半坐位诱导,必要时采用纤维支气管镜引导插管。术后可能患者需要

带气管导管,直到气道和咽喉部水肿消失。

(八)气管肿瘤切除和气管支气管重建手术的麻醉

1. 气管切除术

(1)适应证:①气管肿瘤,多数为恶性;②气管隆嵴肿瘤或者侵犯到隆嵴的支气管癌;③侵犯到气管的甲状腺癌;④创伤性气管和支气管破裂,可能是钝器伤、贯通伤、医源性操作损伤、尖利的异物误吸所致;⑤长期插管或创伤后瘢痕所致气管狭窄;⑥需要手术切除气管、主支气管或两者都要切除的患者。此类患者为麻醉管理提出了特殊的难题。大的气管内肿物或隆嵴肿物的患者在诱导过程中发生气道完全梗阻,另外此类手术通常时间较长,通气不足可能难以避免,麻醉医师与外科医生之间的沟通非常关键,重点是手术每一阶段的通气策略。

(2)麻醉处理的要点:①术前纤维支气管镜检查,了解肿物的部位、大小及阻塞气管的狭窄程度。②了解患者何种体位下通气最适宜,作为插管方法及通气方式的参考;③气管导管能否通过狭窄部位,选择快速诱导插管或清醒插管,必要时气管切开,应有气管外科分段通气麻醉的准备(气管支气管成形或隆嵴再造术)。这些操作挑战性的方面在于切除气管和重建呼吸道时,如何能够设置有效的通气方法,以维持足够通气和氧合,又不干扰手术野的暴露。缝线邻近的套囊充气和正压通气可能妨碍伤口愈合或导致吻合口破裂,所以术毕应该尽早让患者恢复自主呼吸,在手术室内或者恢复室早期拔管。

2. 气管和支气管手术方式　通常采用右开胸,可避免碰到主动脉弓,当肿瘤侵犯左侧主支气管或者需要切除左肺,也可能会左侧开胸。手术操作需要细致地游离肺门、移动双肺,可能还会行心包切开。也有可能用大网膜、前锯肌和肋间肌包裹吻合口或者覆盖气管、支气管树的薄弱部位。有时可以用心包来修补肿瘤侵及的肺动脉,术中应注意患者保温。术后,为了减低气管吻合口张力,需要将患者下腭皮肤和软组织缝合至前胸,以保持患者颈部屈曲位。此时拔管需要非常小心,一方面要尽早拔管减少吻合口张力,另一方面头低位拔管万一

有麻醉残余作用影响呼吸,则呼吸道控制较为困难,所以要求患者清醒而又镇静下无呛咳下拔管,准备好视频喉镜或气管交换导管以备再次插管的需要。若有指征,应在麻醉苏醒前用纤维支气管镜彻底吸引气管支气管分泌物,万一需要再插管时也可以经纤维支气管镜引导插管。

术前评估和准备术前必须对患者的气道开放性及心肺储备能力进行评估。除非气道梗阻情况危急需要急诊手术,都必须行肺功能检查,此类患者绝大多数伴有严重的潜在肺部疾病,可能加重术中和术后的气体交换障碍。对影响肺功能的、但可以纠正的疾病应在术前运用抗生素及支气管扩张剂进行治疗。术前应测定动脉血气值,术前类固醇及利尿剂的运用有利于改善黏膜水肿导致的气道梗阻。桡动脉穿刺置管,以便连续监测动脉压和反复进行动脉血气分析。麻醉诱导方式类似于纵隔肿瘤的麻醉,选择快诱导还是慢诱导取决于患者平卧时能否正常通气,估计肌松剂使用后仍能正常通气,无明显气管插管困难的可以使用快诱导,否则使用慢诱导或清醒镇静下插管。通气方式的选择主要基于病变的部位和阻塞程度。气道管理的方法取决于病变的位置和与气管隆嵴的距离。

气管支气管重建手术的传统通气方法:术中准备好几个大小型号不同的加强型气管导管或普通气管导管,其中有一部分无菌气管导管用于台上外科医师在手术无菌区的气管支气管远端插管,还要准备长的无菌螺纹管呼吸回路,以备术中连接呼吸机通气。

(1)高位气管病变切除术:如果梗阻轻微,气管导管可以通过梗阻部位的一般都要求通过梗阻部位安全的机械通气。可以经纤维支气管镜引导通过狭窄部,或者在手术中气管切开后,由手术医帮助把气管导管送过狭窄部位。如果导管不便通过狭窄或梗阻,则全身麻醉诱导后插入单腔气管导管到病变的上部,当气管横断切开后,由外科医生将无菌气管导管插入病变远端的支气管,然后这根气管导管再通过无菌螺纹管和Y形管与麻醉机相连,推荐使用加强气管导管以防导管扭曲堵塞。如果气管远端较短,可以剪去套囊远端的导管,这样

导管依然在气管隆嵴上。高位气管病变修补通常选择颈部切口,可以联合正中切开胸骨。气管病变切除和气管后壁缝合好之后,远端气管导管或支气管导管从气管拔出,将近端气管导管向前送(可以提前用牵引线悬吊上方气管插管以便引导)通过吻合线,插管外接口重新与麻醉回路相连然后完成吻合。

(2) 低位气管病变的切除:通常采用右开胸行气管病变切除,在高于病变部位的气管中放置一根单腔气管插管。如果气管远端距离切除部位足够长,可以将无菌单腔气管导管由手术医师置入并固定,尽量放在气管隆嵴部位以上,以避免单肺通气,如果远端气管太短,则须将台上导管插入(通常是左侧)支气管。如果氧合不良,可以暂时夹闭右肺的肺动脉,以减少分流。当气管的后壁吻合完成之后,将远端支气管内导管拔出,将原先的口插管向远端送过缝线,完成前壁吻合,退回导管,尖端位于吻合口上方。

对于气管隆嵴成形术可先插单腔管,当气管隆嵴切开后,外科医师将台上无菌插管插入左侧的支气管,连接螺纹管左侧单肺通气,右肺萎陷,右侧支气管与主气管吻合,吻合完毕后将口插管送至右主支气管,可剪掉这根导管的尖端以防止右侧上叶支气管开口堵塞,然后拔出左侧导管,将左侧支气管与气管端 - 侧吻合。吻合完毕,将气管导管后退到吻合口上方,纤维支气管镜检查。这些步骤有赖于麻醉科医师和外科医师的熟练配合。

另外,可供选择的方法是低频喷射通气/间断低频高流量通气的方法。即通过一根穿过气管导管的细管,以 10~20 次/分的频率和 40~60psi 压力间歇地将氧气喷射入双肺,调节压力以获得足够的肺膨胀和适当的氧合。当吻合结束后,拔出喷射管,使用位于吻合口之上的气管导管行传统通气。而高频正压通气(high frequency positive pressure ventilation,HFPPV)通常使用容量转换呼吸器以 60~100 次/分的频率进行正压通气,高频喷射通气(high frequency jet ventilation,HFJV)使用 100~400 次/分的喷射频率,依赖于气体卷吸作用,这两种通气方式吸气是主动的,呼气是被动的。研究报道这两种通气方式都可成功用于气管

支气管重建术。

(九)胸部创伤和急诊患者麻醉

1. 胸部创伤患者的特点 ①可能存在不同程度的呼吸功能障碍;②可能存在严重的循环障碍;③很有可能存在其他部位创伤和脏器创伤。

在麻醉处理上主要的要点是:①尽速全面粗略了解全身受伤情况,采取初步快速应急措施;胸部外伤处理:张力性气胸——麻醉前胸腔闭式引流,心脏压塞——心包腔穿刺引流或麻醉后心包切开减压,创伤性膈疝、饱胃者——胃肠减压。②快速气管内插管保持呼吸道通畅和有效通气,插管时避免呛咳,以免增加创伤出血。③迅速建立静脉通道,积极输液输血,心脏压塞未引流或肺大面积撕裂伤或爆震伤者,输血(液)速度应适当控制。④全麻应偏浅,宜选用对心血管抑制轻微的麻醉药。⑤全面监测循环和呼吸等各个参数。

2. 急诊大咯血症患者 系指 24 小时内咯血达 200ml 以上或 48 小时内咯血 600ml 以上并引起急性呼吸道阻塞或严重低血压的急症病例。多见于空洞性肺结核、支气管扩张或外伤,偶见于呼吸道恶性肿瘤、肺脓肿及肺包虫囊肿并发感染。患者特点:可能已存在低血容量休克;呼吸道易被血液或凝血块堵塞,低氧血症,有急性窒息的危险;出血部位不明确。

麻醉处理要点:①迅速做好紧急插管准备与供氧,快速诱导下插管,发生大咯血立即插管并吸引;②最好选用双腔导管插管。出血部位不确定可用普通气管导管,便于消除血液及供氧;③麻醉维持以静脉麻醉为主,反复吸引不影响麻醉深度;④术中应有良好的静脉通路,及时补充失血,维持循环稳定。

(十)肺移植手术麻醉

肺移植是救治终末期肺疾病患者(即在最佳的药物治疗情况下病情渐趋恶化、难以维持生命 1~2 年)的一种方法。终末期肺疾病有以下表现:患者呈氧气依赖生存,不能耐受运动,丧失自主生活能力,伴有或不伴有 CO_2 蓄积及红细胞增多,药物治疗失败或不再有药物治疗的方法可供选择,估计生命不超过 2 年,由于患者术前存在严重的缺氧或二氧化碳蓄积,肺功能极差,肺移植麻醉对麻醉医师

来说是最大的挑战。

术前检查包括近期心、肺功能,尤其是心电图、超声心动图和(或)放射性核素扫描、肺功能测试、近期血液常规、生化检查及血气分析等。测定其生理基础值、判断近期运动试验耐受力及近期静息状态下症状,判断患者对手术应激、麻醉药物的耐受程度;其他包括患者的饮食营养、激素及与吸氧相关性问题,以对围术期用药、呼吸机使用做出预案。如患者有严重肺动脉高压,焦虑可进一步增加肺动脉压使右心功能恶化,在术前适宜的心理疏导下缓解患者的焦虑状态,对高度紧张患者有时需在监护下适量应用镇静药物,值得注意的是在许多终末期肺疾病患者,慢性缺氧和二氧化碳蓄积增加交感神经系统的敏感性,因此镇静容易增加呼吸和循环系统的危险性。严重阻塞性肺疾患的患者对镇静药非常敏感,镇静药可引起明显的呼吸抑制,通气不足可快速发展为威胁生命的肺动脉高压和(或)呼吸暂停。

由于供体肺来源的缘故,肺移植是一个急诊型手术,常需快速了解病情,迅速做好准备,单肺移植一般采用标准的侧卧位并使上肢伸展或者采用胸廓切开术体位。术中可先试行阻断肺动脉,如果能够耐受肺动脉阻断(通过监测肺动脉压、动脉压 5 分钟及经食管超声监测右心室功能来判断),则结扎肺动脉并切断;然后分离肺静脉和主要的支气管分支,切除受体的病肺。在吻合肺动脉和静脉之后吻合支气管,在完成血管吻合、开放阻断钳前,给予 500mg 甲泼尼龙,以缓解超急免疫排斥反应并改善支气管循环。在阻断开放后,经吻合的支气管缓慢膨肺以检查吻合口是否漏气。完成止血后如无其他并发症(如血管扭曲、漏气等)逐层关胸。

如需要双肺移植(double lung transplant,DLT),序贯性双肺移植(double sequence lung transplant,BSLT)是应用最多的方式。手术体位一般是仰卧位、双臂上举前臂交叉与胸廓呈 90° 固定于头架上。外科医师行横端的胸廓胸骨切开,切开第 4 或第 5 肋间。切除病肺,并用单肺移植相同的方法进行肺移植。一般先移植肺功能较差的一侧,在第一个肺移植后,采用小潮气量,低浓度氧逐步扩张的方式

使移植肺膨胀,需要使用两台呼吸机对双侧肺分别通气,如有条件最好做到呼吸机同步。在生理状态稳定后再切除另一个肺并进行移植。BSLT 主要的优点是可避免体外循环(cardiopulmonary bypass,CPB),避免相应的出血和炎症损伤风险。该技术的主要问题是其通气和氧合有赖于新移植的肺,新移植肺不同程度的再灌注损伤可引起肺泡 - 动脉氧差增大及肺的顺应性下降,不能耐受低氧时可能需要 CPB 的辅助。

虽然众多的肺移植并不需要 CPB,但是应备用 CPB。当肺动脉压显著升高(尤其是患者先前存在肺动脉高压)或有右心功能障碍的证据时(包括心肌收缩力降低、右心室扩张)可能需要 CPB 辅助。也用于持续低血压或持续不能满足氧合需要时。CPB 的建立可用股动静脉插管,虽然 CPB 是挽救患者生命的措施,但由于其中性粒细胞激活和释放化学趋向素,诱发术后肺水肿、增加移植器官功能障碍而不作为常规方法。

麻醉方法的选择与麻醉诱导和维持:因患者术后需要快速免疫抑制因此必须小心谨慎地注意无菌操作。因患者对镇静药物的特殊敏感性,术前用药受到限制,麻醉药物必须精确滴定。因肺无储备能力更容易发生缺氧。应用药物时应考虑其生理学效应。麻醉诱导包括用镇痛药(阿片类药物类芬太尼、舒芬太尼)、麻醉药(依托咪酯或丙泊酚)和不释放组胺的非去极化肌肉松弛药(维库溴铵、罗库溴铵)。患者多数半坐位吸氧下入手术室,术前处于缺氧、应激、血容量不足状态,使患者不能耐受过多的麻醉药物,必须在监测下小剂量、分次用药,从半卧位逐渐置于平卧位时,可能有大量积在双下叶的痰液流,因此可以先插单腔气管导管充分吸痰,然后再换双腔气管插管(一般选择左支),并用纤维支气管镜精确定位向。通常麻醉需建立桡动脉穿刺和股动脉双路动脉压力,放置三腔深静脉导管以及漂浮导管,肺高压的患者需要在提前准备伊洛前列素(万他维)雾化吸入。通气模式有赖于基础病理生理的变化,限制性肺疾病通常需要更长的吸 / 呼比,更低的潮气量和更高的呼吸频率。阻塞性肺疾患要求更低的吸 / 呼比,麻醉监护除了全身麻醉常规监测心电图(ECG)、

无创血压（NIBP）、脉搏血氧饱和度（SpO$_2$）、体温（T）、潮气末二氧化碳（EtCO$_2$）、尿量外，有创动脉压（IBP）、CVP、肺动脉压（PAP）、肺动脉嵌压（PAWP）、心输出量（CO 或 CCO）血气分析（BGA）监测当属必需。有条件时倡导使用经食管超声心动图监测心功能和前负荷。纤维支气管镜用于双腔支气管插管的定位和支气管吻合口的检查。一般将肺动脉漂浮导管置于肺动脉主干，在切断肺动脉时提醒外科医生检查肺动脉，避免导管被切断。对肺动脉导管获取的数据应结合病情慎重解释，肺切除术的干扰及严重的肺疾患均可造成数值上的偏差，但动态观察，尤其是在移植后提供左心室功能的参考数据是适当的。

由于手术操作对心肺功能干扰较大，麻醉医师的努力目标是尽力维持血流动力学与呼吸稳定以避免 CPB，因此，麻醉医师应熟悉外科手术方法，其处理必须与每一手术步骤相适应。在早期单肺通气时常伴有气道阻力增加，这时需要更好地调整通气模式。

支气管吻合后经纤维支气管镜检查吻合口，可直接观察以排除任何黏膜或分泌物阻塞、破裂或缺血信号，以避免盲目吸痰管吸引对吻合口造成损伤。在肺动脉开放前即刻成人预输注 400ml 容量，并给予单次剂量的激素（一般成人用甲泼尼龙 500mg），逐渐轻柔地用空气或 FiO$_2$<50% 的皮囊膨胀肺，并检查气管吻合口有无漏气。受体肺通气开始用较小的潮气量，并增加 5~10cmH$_2$O 的 PEEP 以降低肺内分流，逐渐增加至正常的潮气量和通气频率，通常需要双肺分别通气：对移植的肺采用保护性肺通气策略，以减轻对新植入肺的损伤，逐渐增加通气量至正常的通气频率和潮气量，而对自身的肺则需要低潮气量以防止自身 PEEP 的产生。此时需要两个呼吸机来维持通气。根据动脉血气的氧合状况，尽可能降低吸入氧浓度。在手术结束后应将双腔支气管插管更换为单腔气管插管，并尽可能用大号的气管导管以便于纤维支气管镜检查和呼吸道管理。对于脏器保护类同于其他大手术，如在麻醉诱导时应用抗酸药预防应激性溃疡，应用抑肽酶或乌司他丁减轻全身炎性反应综合征及进行血液保护等。

第三节 胸科手术麻醉复苏及术后疼痛管理

一、麻醉复苏

1. 气管内导管的拔除

（1）条件：自主呼吸完全恢复，潮气量符合生理要求，肌松药作用完全消失，生理反射恢复（咳嗽、吞咽），循环稳定。

（2）注意事项：①拔管前继续机械通气或辅助呼吸，直至拔管；②拔管前尽量吸净呼吸道内分泌物及血液，加压通气以配合术者建立术侧胸膜腔正常负压；③支气管内插管或双腔管插管患者拔管前应把支气管导管退到气管内，或在双腔导管插管患者中改插单腔气管内导管；④估计病重不能及时拔管或需较长时间辅助呼吸的患者，可在术后改双腔支气管插管为单腔气管插管，口腔插管为鼻腔插管和在诱导时直接鼻插管。

2. 患者清醒后 如仍需侧卧位，一般手术侧在上，以利于术侧余肺膨胀，向下可加剧缺氧，但全肺切除的患者，手术侧应向下。

3. 术后镇痛以改善呼吸和全身其他状况 可给予麻醉性镇痛药，硬膜外连续镇痛等。

4. 常规给氧，避免全麻药的残留影响、胸痛、气管内插管刺激、呼吸道分泌物增加、手术操作所致肺充血等使患者 SpO$_2$ 下降。

5. 麻醉恢复期处理

（1）维护气道通畅：适时清理呼吸道并注意吸引技巧，采用吸氧 - 吸引（必要时应用纤维支气管镜）- 膨肺的方法防治肺不张。

（2）调整肺泡 V/Q 比。

（3）等待麻醉和肌松药物作用消退：当 T4/T1>50% 应用新斯的明以拮抗残余肌松药作用，促进呼吸运动恢复。

（4）拔管前再次确认呼吸运动恢复、循环功能稳定、引流量 <100ml/h，按需选用完全清醒下拔管或麻醉下拔管（在麻醉下拔管必须确认无意识状态下呼吸道通畅）。

（5）拔管后用无菌面罩继续吸氧，鼓励咳嗽，观察四肢运动与末梢循环、进行镇痛评分、必要时调整用药,继续观察。

(6) 待完全清醒、定向力恢复、呼吸循环功能稳定,再转运;整个麻醉恢复及转运过程应始终保持呼吸道通畅与供氧,避免缺氧。

二、术后镇痛

(一) 镇痛的意义

开胸手术因涉及多层肌肉组织,肋骨切除,术后患者呼吸时因胸壁运动可产生剧烈疼痛、抑制术后深呼吸及咳嗽能力、妨碍早期活动。应在患者全身麻醉苏醒前就采取镇痛措施。疼痛本身可以抑制患者麻醉及术后的恢复能力,但不适当的镇痛也可能促进肺部并发症的发生。开胸手术后伤口留有后遗痛十分常见,25%~60% 左右的患者伤口周围残留数月至数年不等的疼痛,有时疼痛涉及同侧腋下、肩部或上腹部,此为开胸手术后疼痛综合征(post-thoracotomy pain syndrome,PTPS)根据国际疼痛研究协会(International Association for the Study of Pain,IASP)对其下的定义为:胸部手术后 1 周以后仍然残留并持续 2 个月以上的疼痛,疼痛的感觉广泛遍及伤口周围。病因主要为手术中直接或间接的肋间神经损伤及损伤后神经修复不良,由于开胸手术中肋间神经损伤是必然的,因此最新理论更倾向于肋间神经损伤后修复不良。PTPS 的治疗以往以硬膜外镇痛为金标准治疗方法,目前以椎旁阻滞及肋间神经阻滞,以镇痛及促进神经修复为主,不主张神经破坏。

(二) 常用的术后镇痛方法

1. 口服

(1) 优点:简单。

(2) 缺点:不能用于禁食及消化吸收功能尚未恢复者。

(3) 适用范围:①门诊小手术;② PCA 泵撤除后仍存在轻度疼痛的患者。

(4) 常用药物:甾体类解热镇痛药、阿片类缓释剂、曲马多等。

2. 肌内注射

(1) 优点:简单,起效快,易于迅速产生峰作用,可按需分次给药。

(2) 缺点:肌注吸收后个体差异大(效果与起效时间),基于体重或体表面积计算的镇痛药物剂量并不准确,因此,存在镇痛不全或药物过量。

(3) 常用药物:阿片类镇痛药(哌替啶、布桂嗪)。

3. 静脉注射

(1) 优点:起效快。

(2) 缺点:单次间断静脉注射后药物浓度曲线十分陡峭,不易掌握,镇痛效果个体差异大。护士工作量增加。

(3) 常用药物:阿片类镇痛药(哌替啶、吗啡)

4. 患者自控镇痛(patient controlled analgesia,PCA)　综合了连续给药的优点和电脑应用技术。其技术特点在于由医师根据患者的具体需要调节用药的剂量。

(1) 优点:综合了连续给药的优点和电脑应用技术。其特点在于由医生根据患者的具体需要给予一个背景的剂量(连续用药),因个体差异不同,患者可根据自身需求,在需要用药时及时、迅速地得到增加的最适宜 1 次药量(单次用药),即由医生设定后由患者自己给药,从而获得最佳的镇痛效果并最大限度减少用药过量的意外。由于给药由患者操作,也减少了术后护理的工作量。PCA 无肌内注射的痛苦,并具有高质量镇痛的镇痛效果,患者满意率提高。PCA 需要专门的 PCA 设备来实施(电子或机械镇痛泵),它包括三个部分:①注药泵;②带按钮的自控装置;③带单向活瓣的输注管道。

使用前由医生根据患者需要调节好单次给药的剂量及锁定每次给药的间隙期。管道与静脉连接,按钮由患者控制。当患者感到疼痛要求用药时,就按 1 次按钮启动治疗机将一个单次剂量注入自己体内。如果预定的剂量等不适宜,医生就应根据每个患者的具体情况及时加以调节。

(2) 目前 PCA 主要有两种给药途径:经静脉 PCA 即 PICA,或经硬膜外 PCA 即 PECA。

(3) 镇痛的不良反应:①尿潴留:与用药的种类和剂量相关。②呼吸抑制:与镇痛药剂量呈正相关,因此术后必须监护。硬膜外吗啡镇痛延迟性呼吸抑制发生率较高;③恶心、呕吐:与用药种类有关,必要时可用甲氧氯普胺及中枢性镇吐药处理;④皮肤瘙痒:多在女性患者发生,用抗组胺药物治疗。

5. 冷冻镇痛法　用针状冷冻探头于关胸前,通过迅速释出液氮针冷冻(探头尖温度约 −75℃,神经温度 −20℃),探头直接接触肋间神经,造成神经组织与功能的可逆性损伤,从而达到镇痛的目的。镇痛作用可持续 1~3 个月。能促进患者对术后治疗的合作性和减少阿片类药物的需要。主要缺点是镇痛强度不完全,且比硬膜外应用阿片类药物差。与肋间神经阻滞或用阿片类药物相比,其改善肺功能作用不明显。并有引起神经、肋间动脉和脊髓不可逆性损伤的可能,选用应慎重。

6. 经皮电刺激神经方法　优点是费用低,操作和使用简便,无不良反应。但镇痛效能弱,一般仅作为胸部手术后镇痛治疗的辅助措施。

7. 胸部手术最常用的镇痛方法　①硬膜外镇痛;②肋间神经阻滞或冷冻治疗;③胸膜腔内给药镇痛;④静脉镇痛;⑤椎旁神经阻滞等。

三、并发症及防治

(一)支气管膜部损伤

支气管插管时,型号不符,或小儿因支气管细且韧性差,进行气囊充气时极易损伤或撕裂支气管膜部,因此插管过程中选择合适的导管、动作轻柔、避免进行气囊充气过度。

(二)复张性肺水肿

凡气胸、血气胸、肺萎陷 72 小时以上的患者容易发生术后肺水肿。对此类患者术中应间断对患肺通气;抽吸胸腔积气时要注意保持患肺胸腔与外界大气相通,避免胸腔内负压过低;术后不应过度通气,应使患侧肺缓慢或分次膨胀;控制液体入量及输液速度;预防性应用吗啡或糖皮质激素等;同时密切观察病情,一旦发生肺水肿及时处理。

(三)肺不张

术后麻醉药物的残余作用;手术影响使患者 FRC 降低,部分肺泡通气不足或萎陷;术后疼痛使潮气量减少,呼吸频率加快并抑制自发呼吸,疼痛抑制咳嗽反射使分泌物不易咳出等均影响肺泡通气导致肺不张。术后管理的要点是预防肺不张,为此可对患者施行肋间神经阻滞,或服用抗炎镇痛药行术后镇痛(对呼吸功能不全的患者阿片类药物镇痛应慎用以防过度呼吸抑制);鼓励患者咳嗽、深呼吸,尽早开始雾化吸入、拍击患者胸壁协助其排痰,以清除呼吸道分泌物;对呼吸功能不全的患者必要时术后可进行一段时间的机械通气。

(四)心脏疝出

心脏疝出非常罕见,但如果不能及时诊断和处理将是致命的并发症。该并发症经常发生于右侧肺切除术后。术中为了更好地处理肺部血管,心包曾被打开。心脏疝出也可以发生在为治疗心包积液而进行心包开窗术后,这种并发症与患者体位变化有关(从侧卧变为平卧或者手术侧肺转向下),也与肺切除术后胸引管吸引或用力咳嗽后导致的胸腔内压力变化有关系。

心脏疝出的临床表现为急性循环系统衰竭、上腔静脉堵塞表现(颈静脉怒张、面部充血水肿)、心电图显示电轴改变;胸部 X 线片心影膨隆和肺动脉导管位置异常。鉴别诊断包括气胸、心脏压塞、心律不齐、肺栓塞、大出血。这些患者需要紧急手术处理,但是通过变为侧卧位,手术侧肺向上有时也能使患者的病情得到稳定。即使心脏没完全回到正常位置,变换体位也会缓解主动脉腔静脉等大血管的扭曲,提高心排血量。降低潮气量,停用 PEEP,降低任何可能导致纵隔移位的风险,停止负压吸引胸引管,可以考虑胸引管内推注气体以对抗心脏的移位。确切有效的治疗是再开胸修补心包。可以简单缝合心包或自身组织移植修补或者人工材料修补。

(五)心律失常

发生在胸科手术后的室上性心律失常主要是窦性心动过速、心房颤动和心房扑动,这些心律失常可能术后并发症发生率上升相关。重要的风险因子包括男性、高龄、充血性心力衰竭和心律失常病史和手术类别(例如全肺切除术)。病灶肺的操作处理认为是诱发心房颤动的风险因子。其他原因有淋巴结清扫时的牵拉,术后镇痛不全导致的交感神经张力增加,术后呼吸和代谢失衡(低氧、高二氧化碳血症、呼吸性酸中毒、电解质紊乱)。有趣的是,术前应用他汀类药物可以降低发生术后心房颤动风险,但是其机制还不清楚。

(六)大出血

术后需要外科止血的情况不常见,术后出血表现主要是低血容量的表现（心率过快、低血压、呼吸改变）。大多数大出血来源于肺血管结扎线的滑脱。当壁层胸膜与脏层胸膜之间粘连的血管被分开时，胸膜的新鲜创面可能出血。其他可能出血的部位有支气管和肋间动脉，虽然胸管引流可以提示出血的程度，但是胸管引流没有血液并不能说明没有出血。胸引管位置不好或者开口被凝血块堵塞，都可能掩盖胸腔出血的存在。如果怀疑胸腔出血，变换患者体位或者拍胸部X线片，都可以确认是否有严重的胸腔血液渗出。

（七）其他并发症

如气栓、高碳酸血症、低氧血症、术后出血及漏气，应提高警惕，以便能够及时发现和处理。

（徐美英　吴镜湘）

参考文献

1. 庄心良,曾因明,陈伯銮. 现代麻醉学. 第 3 版. 北京:人民卫生出版社,2003:1204-1220.

2. David E. Longnecker. Anesthsesiology,2008:1213-1218.

3. Miller RD. 米勒麻醉学. 第 7 版. 邓小明,曾因明,主译. 北京:北京大学医学出版社,2011:1833-1900.

4. Ashley EA,Vagelos RH. Preoperative cardiac evaluation:mechanisms,assessment,and reduction of risk. Thorac Surg Clin,2005,15:263-275.

5. Katz RI,Cimino L,Vitkun SA. Preoperative medical consultations:impact on perioperative management and surgical outcome. Can J Anaesth,2005,52:697-702.

6. Maurer WG,Borkowski RG,Parker BM. Quality and resource utilization in managing preoperative evaluation. Anesthesiol Clin North America,2004,22:155-175.

7. Practice Advisory for Preanesthesia Evaluation. A report by the Society of Anesthesiologists Task Force on Preanesthesia Evaluation. Anesthesiology,2002,96:485-496.

8. Schmiesing CA,Brodsky JB. The preoperative anesthesia evaluation. Thorac Surg Clin,2005,15:305-315.

9. Thakar CV,Arrigain S,Worley S,et al. A clinical score to predict acute renal failure after cardiac surgery. J Am Soc Nephrol,2005,16:162-168.

10. 卡普兰. 卡普兰心脏麻醉学. 岳云,等译. 第 5 版. 北京:人民卫生出版社,2008:237-298.

11. Eagle KA,Guyton RA,Davidoff R,et al. ACC/AHA 2004 Guideline update for coronary artery bypass graft surgery:summary article. Circulation,2004,110:1-9.

12. Lan KY. Reduction of ischemia during off-pump coronary artery bypass graft surgery. J Cardiothorac Vasc Anesth,2005,19:667-677.

13. Nalysnyk L,Fahrbach K,Reynolds MW,et al. Adverse events in coronary artery bypass graft(CABG)trials:a systematic review and analysis. Heart,2003,89:767-772.

14. Shrager JB,Deeb ME,Mick R,et al. Transcervical thymectomy for myasthenia gravis achieves results comparable to thymectomy by sternotomy. Ann Thorac Surg 2002,74:320-326.

15. Verrill D,Barton C,Beasley W,et al. The effects of short-term and long-term pulmonary rehabilitation on functional capacity,perceived dyspnea,and quality of life. Chest,2005,128:673-683.

16. Iqbal M,Multz AS,Rossoff LJ,et al. Reexpansion pulmonary edema after VATS successfully treated with continuous positive airway pressure. Ann Thorac Surg,2000,70:669-671.

17. Sabanathan S,Mearns AJ,Bickford Smith PJ,et al. Efficacy of continuous extrapleural intercostal nerve block on post-thoracotomy pain and pulmonary mechanics. Br J Surg,1990,77:221-225.

18. Bertrand PC,Regnard JF,Spaggiari L,et al. Immediate and long-term results after surgical treatment of primary spontaneous pneumothorax by VATS. Ann Thorac Surg,1996,61:1641-1645.

19. Ochroch EA,Gottschalk A,Augostides J,et al. Long-term pain and activity during recovery from major thoracotomy using thoracic epidural analgesia. Anesthesiology,2002,97:1234-1244.

20. Scawn ND,Pennefather SH,Soorae A,et al. Ipsilateral shoulder pain after thoracotomy with epidural analgesia:the influence of phrenic nerve infiltration with lidocaine. Anesth Analg,2001,93:260-264.

21. Tan N,Agnew NM,Scawn ND,et al. Suprascapular nerve block for ipsilateral shoulder pain after thoracotomy with thoracic epidural analgesia:a double-blind comparison of 0.5% bupivacaine and 0.9% saline. Anesth Analg,2002,94:199-202.

22. McCoskey EH,McKinney LM,Byrd RP Jr,et al. Re-expansion pulmonary edema following puncture of a giant bulla. J Am Osteopath Assoc,2000,100:788-791.

23. Marujo WC,Takaoka F,Moura RM,et al. Early perioperative death associated with reexpansion pulmonary edema during liver transplantation. Liver Transpl 2005,11:1439-1443.

24. Sakao Y, Kajikawa O, Martin TR, et al. Association of IL-8 and MCP-1 with the development of reexpansion pulmonary edema in rabbits. Ann Thorac Surg, 2001, 71:1825-1832.

25. Nakamura M, Fujishima S, Sawafuji M, et al. Importance of interleukin-8 in the development of reexpansion lung injury in rabbits. Am J Respir Crit Care Med, 2000, (3 Pt 1): 1030-1036.

26. Suzuki S, Niikawa H, Shibuya J, et al. Analysis of edema fluids and histologicfeatures of the lung in reexpansion pulmonary edema during video-assisted thoracoscopic surgery. J Thorac Cardiovasc Surg, 2002, 123:387-389.

27. Iqbal M, Multz AS, Rossoff LJ, et al. Reexpansion pulmonary edema after VATS successfully treated with continuous positive airway pressure. Ann Thorac Surg, 2000, 70:669-671.

肺 部 疾 病·

第十六章 肺应用解剖学

第一节 肺的位置和形态

肺是呼吸系统最重要的器官,位于左右胸腔内,借肺根和肺韧带固定于纵隔两侧。肺表面覆盖着光滑的胸膜脏层,胸膜可以分泌少量浆液起润滑作用,肺在胸膜腔内不断进行呼吸运动。透过胸膜脏层,可观察到肺的轮廓,肺的颜色随年龄、职业、生活环境的不同而有所差别。在婴幼儿期呈鲜嫩的粉红色;随年龄的增长,由于大量尘埃和炭末颗粒的吸入和沉积,肺表面的色泽由淡变深,可由淡灰、深灰而至灰黑色;长期大量吸烟者,肺可变成黑褐色接近于黑色。并混有很多黑色斑点。肺内含有空气,呈海绵状,质地柔软。一般成人的肺重量约为其体重的 1/50,胎儿肺约为体重的 1/70,成年男性平均为 1000~1300g,女性平均为800~1000g。左右肺重量之比男性为 9:10,女性为 7:8;肺的容积,健康成年男性两肺最多可容纳空气 5000~6500ml,女性略小。

由于肺泡内充满气体,故使肺组织如海绵,松柔而富有弹性。肺舒张时,则更显得松软,其弹性也增加。

如因外伤、疾病、手术而致胸膜腔与外界相通时,胸膜腔内负压消失,肺即发生萎缩;在胸膜腔恢复正常负压后,肺即重新舒张。手术时,肺处于收缩状态,以手触诊,可触测到肺内肿块、囊肿、异物和瘤变组织的大致情况。

肺在充盈程度的形态一般为近似半圆锥形。

每侧肺都分为上部的肺尖,下部的肺底(膈面),外侧的肋面和内侧的纵隔面及三个面交界处的前、后、下三个缘。肺尖部呈钝圆形,充实或密贴于左、右胸膜腔顶部。肺的肋面:与胸廓的前壁、外侧壁和后壁内的壁层胸膜紧密贴附。肺的膈面:即肺的底部,为肺的最下部,与膈穹紧贴,略向上凸。

由于膈右侧部位较高,故右肺短而左肺长。由于心脏和主动脉的位置偏左,则左肺较右肺狭长。右肺与左肺体积之比约为 11:10(图 4-16-1)。

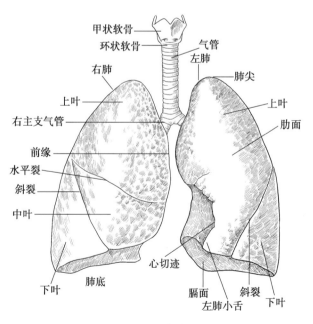

图 4-16-1 肺的形态

第二节 肺叶与支气管肺段

每个肺叶根据支气管和血管的分布可分为若

261

干肺段,每一肺段均有各自独立的支气管和血管。在解剖学上,肺段是一个完整和独立的单位。肺叶和肺段的划分是以各自的支气管为基础的。

一、肺裂与肺叶划分的关系

(一) 肺裂

肺裂是肺叶之间存在的裂隙,右侧肺以及左侧肺均存在肺裂。肺裂将肺分隔成几个不同的肺叶,肺裂的两侧面均被以完整的纵隔胸膜。肺裂不完全导致肺叶部分融合的情况很常见。

左肺由斜裂分为上、下两叶;右肺又被斜裂和水平裂分为上、中、下三个叶。水平裂:为水平方向行走之横行裂隙,又称横裂,前方始于第4肋的肋骨软骨交界处,后行至腋中线附近,水平裂将右肺内侧部分分隔为上叶和中叶。斜裂:由右肺之后上方向前下方走向,约对第5肋;后肋靠近第3肋间,前端近于第6肋平面。

1. 不完全肺裂　右肺下叶背段和基底段之间,常有不全的额外肺裂。

(1) 横裂:左肺上叶有形如舌状的舌叶,两者一般相互连接而无分隔。有时在上叶可有浅而分隔不全的小横裂,将舌叶和上叶的其他部分隔开,因而使左肺形成3个肺叶;相当于右肺的上、中、下三叶,舌叶相当于中叶。

(2) 额外小裂:左肺下叶间或会发生额外小叶,此多与肺段无关。

2. 左侧肺裂　左侧肺只存在单一而完整的肺裂。

3. 斜裂　由左肺后上方走向前下方,其位置与右肺斜裂相近。将左肺分隔成两叶,即前上方的上叶和下后方的下叶。

肺裂对肺部外科学相当重要,发育良好的肺叶,使肺叶切除变得顺利。所有的肺叶切除几乎全由肺裂部进行解剖和分离;尤其对肺血管的暴露和解剖,须在肺裂的深部解剖(图4-16-2)。

(二) 肺的分叶

1. 右肺的分叶　分为上、中、下三叶。

(1) 上叶:位于肺的前外和后部。肺尖部为钝圆锥形,充填于胸膜腔的顶部;前外和后部依横裂和斜裂分别与中叶和下叶分隔。上叶气管开口于

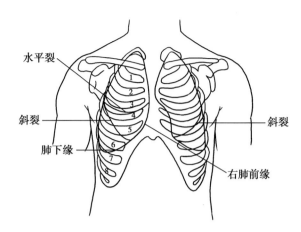

图 4-16-2　肺的体表投影(前面)

右主支气管之外侧,距气管隆嵴约 1cm。

(2) 中叶:位于右胸前外和内后方。其前上面依横裂与上叶分隔,后下面依斜裂与下叶隔离。中叶为三叶中体积最小者。中叶支气管开口于右主支气管之前上方,与下叶背支气管口相对。

(3) 下叶:位于下外和后侧方。依斜裂之走向,于上后方与上叶分离,内前方与中叶相接。其体积较大,与上叶接近。底部贴于膈肌之上。肋面的四周深陷于肋膈角的凹内。下叶支气管背支开口于中叶管口的对侧,其基底支均分别开口于支气管远段。

2. 左肺的分叶　分为上下两叶。有时由上叶分出舌叶,则相当于右肺之三叶。

(1) 上叶:位于肺的上前外后,肺尖部亦为钝圆锥形,充填于胸膜腔顶部;前外和后依斜裂的走向与下叶分隔。在上叶下部的前内侧肺组织如同舌状,称为舌叶。在上叶之前有时有分裂不全的小横裂,将舌叶自上叶分离出,成为游离的舌叶;左肺形成三个肺叶。上叶支气管开口于左支气管的前外侧壁,距气管隆嵴约 5cm 处。

(2) 下叶:位于下后和外侧方,体积较上叶稍大。依斜裂之走向,于上后和外前方与上叶分隔。其底部与膈肌密贴,膈面四周深陷于肋膈角内。下叶背支开口于上叶开口下方 1.0~1.5cm 处的后壁,各基底支气管开口于左主支气管口的远段。

二、肺段

(一) 肺段的组成

肺段在解剖学上是一个完整和独立的单位,是

每一肺段支气管及其分支分布区的全部肺组织的总称,亦是肺部外科的解剖单位。支气管肺段呈圆锥形,尖端朝向肺门,底朝向肺表面,每一肺段除有肺组织外,还有相关的支气管和动静脉相伴而行。

肺段由肺组织、支气管和血管组成。肺段与其相邻的肺段连接处称肺段间平面,其间无明显的支气管通往,但有极小动静脉和支气管相互交通;因此,有着侧支循环和侧支呼吸的存在,但在肺段切除时无影响。各个肺段的大小不等,形态各异。各肺段的大小不等,形态各异。各肺段间由一层菲薄的纤维包膜分割。肉眼不易分辨。沿肺段间行走的小静脉称为段间静脉,可作为找寻段间平面之标志。

(二)肺段的划分

肺段的划分是以支气管的分布和走向为基础的。正常人支气管肺段的数目也会有一定的差异,对其分类与命名也不尽一致。一般将右肺分为10段,左肺分为8段。

1. 右肺的肺段　共10段。

(1)上叶:分3段,即尖后前段。

(2)中叶:分2段,即外段和内段。

(3)下叶:分5段,即背段、内基底段、前段、外段和后段。

2. 左肺的肺段　共8段。在解剖结构上,由于支气管分叉的不同,左肺上叶的尖支与后支合而成尖后支,下叶的前基底支与内基底支合而为前内基底支;故左肺的肺段分为8个肺段。

(1)上叶:共4段,即尖后段、前段、上舌段和下舌段。

(2)下叶:共4段,背段、前内基底段、外段和后段。

肺段的表面界线一般不易辨认。手术时,除认清沿段间行走的小静脉作为标志外,凭手术者的经验按肺段血管的排列和走向,亦可进行区分(图4-16-3和图4-16-4)。

三、肺门与肺根

(一)肺门与肺根的关系

1. 肺门　位于肺纵隔面中部的凹陷,为支气管、肺动静脉、支气管动静脉、神经及淋巴管进出肺

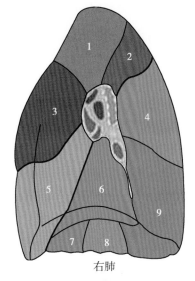

右肺

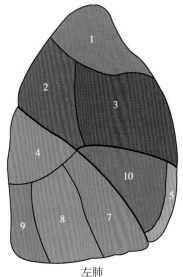

左肺

图4-16-3　肺叶与肺段

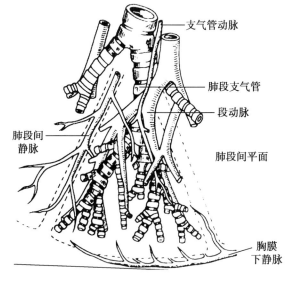

图4-16-4　肺段内的结构以及段间静脉

263

的门户。

2. 肺根　为出入肺门各结构的总称,外包以胸膜。肺根的主要结构的位置关系有一定的规律,这些结构借结缔组织相连并被胸膜包绕形成肺根。此处胸膜由脏层向壁层反折,呈宽松的袖状,上部包绕肺根,下部前后两层相贴形成肺韧带。两肺根各结构的位置关系由前向后相同,即肺上静脉、肺动脉、主支气管和肺下静脉。由上而下,右、左略有不同,左肺根为肺动脉、支气管、肺静脉。右肺根为上叶支气管、肺动脉、中下叶支气管和肺上肺静脉和肺下静脉。左、右肺下静脉位置最低,在肺手术切断肺韧带时,应注意保护。此外,肺门处尚有数个支气管肺淋巴结。

两肺根前方有膈神经和心包膈血管,后方有迷走神经,下方有肺韧带。右肺根前方尚有上腔静脉、部分心包和右心房,后上方有奇静脉勾绕;左肺根上方尚有主动脉跨过,后方有胸主动脉。

(二) 右肺门和左肺门

1. 右肺门　右主支气管是右肺门最上、后的结构,在奇静脉弓的下方,穿出纵隔后进入肺门。右肺动脉在上腔静脉后方穿出心包,进入肺门。右肺门处,右肺动脉位于支气管的前下方。右肺动脉的第一分支——前干,在右肺动脉到达肺门之前发出。肺上静脉从肺实质穿出,位于肺动脉的前方和前干的下方。此处,肺上静脉与肺动脉的叶间部重叠,两者不易区分。肺上静脉接收 4 个属支,3 个属支引流肺上叶的静脉。第一支,是尖段肺静脉,在其下方是前段静脉,后者引流前段下面的静脉。在肺实质的深面和后面的是后段静脉,主要引流右上叶后段的静脉;最下方的静脉是右肺中叶静脉。肺下静脉位于肺上静脉的后下方,有两个属支:背段静脉和基底静脉干。在肺门的前方、上腔静脉和心包的表面是右膈神经。

从后方观察右肺门,其上界是奇静脉。右主支气管膜部在奇静脉弓的下方进入肺门后,分为右上叶支气管和中间支气管。中间支气管的后下方是肺下静脉。食管和右迷走神经位于右肺门的后方。在右肺上叶上方,奇静脉呈弓形越过右主支气管(图 4-16-5)。

2. 左肺门　左主支气管长约 4~6cm,在主动

脉弓的下方行向左下到左肺门,在左肺门处,左主支气管前方是肺上静脉,后上方是肺上动脉,下方是肺下静脉。左肺动脉是左肺门处最上方的结构。动脉韧带位于肺动脉分叉处。左喉返神经在动脉韧带左侧勾绕主动脉弓。左肺动脉离开心包,弓形跨越左主支管的前上方进入肺。左肺动脉第一分支,在左肺动脉跨越左上叶支气管之前从肺动脉发出,供应左上叶前段。左肺上静脉位于动脉的前下方,由 3 个属支汇成:尖后支、前支和舌支。肺下静脉位于肺上静脉的后下方。从后面观察左肺门,上界是肺动脉和主支气管,下界是肺下静脉。食管和迷走神经位于左肺门的后方(图 4-16-6)。

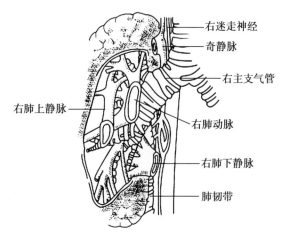

图 4-16-5　右肺门

右迷走神经
奇静脉
右主支气管
右肺上静脉
右肺动脉
右肺下静脉
肺韧带

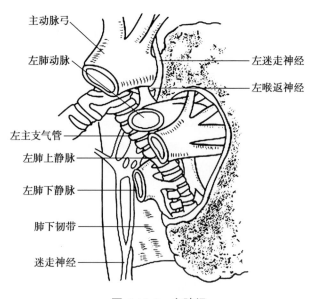

图 4-16-6　左肺门

主动脉弓
左肺动脉
左迷走神经
左喉返神经
左主支气管
左肺上静脉
左肺下静脉
肺下韧带
迷走神经

四、肺的血管、淋巴和神经

肺的血管根据功能和来源可分为组成肺循环的肺动、静脉以及属于体循环的支气管动、静脉。前者为肺的功能血管,进行气体交换;后者为肺的营养血管,供给肺氧气和营养物质。

五、肺动脉

肺动脉干起于右心室,长约 4~5cm,直径约 2cm,在升主动脉左侧上行,于主动脉下方,在左右支气管前方,平第 4 胸椎高度分出左、右肺动脉,至肺门,与支气管支伴行入肺,随支气管分支而分支。

左肺动脉:左肺上叶动脉分支的变异性较大,有 2~7 支,以 4 支较为常见。前段动脉多为 1 支,常于支气管前方发出;尖后段动脉多为 2 支,于支气管上方发出;舌段动脉 2 支,分别至上、下舌段。

左肺下叶动脉系叶间动脉的延续。叶间动脉发出背段后称为基底干,一般分为前内基底支、外基底支和后基底支。背段动脉多为单支,发出点可高于舌段动脉,亦可为 2 支。前内基底支是基底干的第一分支,外基底支是基底干的最末分支之一,但有时和后基底支共干。

右肺动脉:右肺动脉较左肺动脉粗且长,斜向右下,经升主动脉和上腔静脉后方,奇静脉弓下方入肺门。左肺动脉较短,横跨胸主动脉的前方,经左主支气管的前上方弯向左上进入肺门。右肺动脉较长,在升主动脉和上腔静脉的后方,奇静脉弓的下方进入肺门,分为上下两支。上支进入右肺上叶,下支进入右肺中、下叶。右肺动脉达肺门前先发出上支进入右肺上叶,主干继续走向外下方,称为叶间动脉,叶间动脉在叶间裂处分为中叶和下叶动脉。右肺上叶动脉的分支与段支气管伴行。尖段动脉多为 1 支,前段动脉常为 1~2 支,二者均由前干发出。后段动脉常为 1 支,多由叶间动脉发出。

右肺中叶动脉在斜裂和水平裂的内侧交接处发自叶间动脉。分为上、下两支,分别分布于内侧段和外侧段,称为内侧支和外侧支。

右肺下叶动脉系叶间动脉的延续,进入下叶后称为下叶动脉。右肺下叶动脉发出背段动脉后称为基底干。基底干发出基底段动脉支。右肺下叶

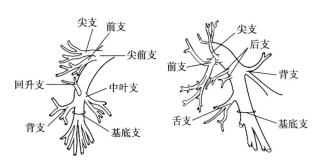

图 4-16-7　肺动脉系统

动脉与其同名的支气管伴行(图 4-16-7)

六、肺静脉

每侧两条,分为肺上、下静脉,由肺泡周围毛细血管逐级汇集而成。肺上静脉在主支气管和肺动脉下方行向内下,平第 3 肋软骨高度穿心包注入左心房;肺下静脉水平向前,平第四肋软骨注入左心房。

左肺上静脉紧位于左肺动脉的前下方,由 3~4 支组成,引流左肺上叶。第一分支为尖后静脉,由尖支和后支组成。第二分支为前静脉,可能由 3 支组成,即上支、下支和后支。第三支为舌叶上静脉。第四支为舌叶下静脉,约半数第三、四支合并为总干。舌叶静脉亦可注入下肺静脉。左肺下静脉位于上肺静脉的后下方。有 2 个分支,即下叶背段静脉和基底总静脉。总静脉由上、下基底静脉组成,收集下肺各基底段的静脉回流血液。左肺静脉的变异较右侧大。

右肺上静脉由右肺上叶以及右肺中叶静脉汇集而成,收集右肺上中叶的血液,常由 4 个主要分支组成。前 3 个分支由上向下引流,分别为尖前支、前下支和后支。后支收集上肺中部和肺叶间部分血液。第 4 个分支为最下支,引流中叶血液,一般由 3 支组成。虽然中叶静脉经常注入上肺静脉,但偶尔进入心包直接注入左心室;更少见者注入下肺静脉。右肺下静脉由右肺下叶各段静脉汇集而成,收集右肺下叶的血液。位于右上肺静脉的下后方。分为 2 个主干。第一干为下叶背段静脉,第二干为基底总静脉,由上基底和下基底静脉组成,其变异较大。左右肺各两支肺静脉出肺门,以上 4 条静脉均穿过心包壁层直接注入左心房,从而完成肺循环。

七、支气管动脉

一般每侧 1~3 支,大多数起自胸主动脉或右肋间后动脉。细小,伴肺根结构入肺,分布于各级支气管壁、血管壁和脏胸膜等处,其毛细血管与肺动脉系的毛细血管互相吻合,汇集成支气管静脉,最终回流至右心房。

支气管支与肺动脉终末支之间存在吻合,一般在支气管入肺后第 4~8 级分支处,共同分布于肺泡壁,有一定规律性。两动脉的吻合使体循环与肺循环互相交通。当肺动脉狭窄或阻塞时,动脉间吻合扩大,支气管动脉则起代偿肺动脉的作用,成为气体交换血管。当肺发生慢性疾病时,通过血管吻合,支气管动脉的高压血流进入肺动脉系,加重肺动脉高压。

八、肺的淋巴

肺的淋巴管丰富,可分为浅、深两组。浅组为分布于肺脏胸膜深面,深淋巴管位于肺内各级支气管周围。两组淋巴管在肺内较少吻合,但在肺门处明显吻合,最后注入支气管肺淋巴结。肺的淋巴结有位于肺内支气管周围的肺淋巴结和位于肺门的支气管肺淋巴结。

九、肺的神经

神经:由迷走神经的肺支和胸交感干的分支在肺门前、后组成肺丛,随肺根入肺。神经进入肺实质,形成动脉周围丛或支气管周围丛。动脉周围丛仅由无髓纤维构成,有髓纤维和无髓纤维围绕支气管形成支气管周围丛。迷走神经纤维在支气管周围丛换元后,节后纤维分布到支气管平滑肌。由交感神经节后纤维构成的动脉周围丛发出分支到动脉壁平滑肌。肺内的感觉纤维分布于支气管、呼吸上皮细胞之间、肺间质细胞直至肺泡。支气管成形术、肺移植、肺门切除有时会导致肺去神经支配。支气管腺体及支气管平滑肌和动脉去神经支配无临床意义。由于去神经支配引起的咳嗽反射需引起注意。

迷走神经的传出纤维(副交感纤维)支配支气管的平滑肌收缩和腺体分泌。交感神经的传出纤维则使支气管平滑肌舒张,腺体分泌减少。迷走神经的传入纤维分布于支气管的黏膜、肺胸膜和肺的结缔组织,形成呼吸反射弧的传入部分。

(孙益峰)

参考文献

1. 柏树令 . 系统解剖学 . 第 7 版 . 北京:人民卫生出版社,2007:140-145.
2. 蒋耀光 . 周清华 . 现代肺癌外科学 . 北京:人民军医出版社,2003:7-21.
3. Rice TW. Pearson's Thoracic and Esophaeal surgery. 3rd edition. New York:Churchill Livingstone,2009:401-413.
4. 丁嘉安,姜格宁,高文 . 肺外科学 . 北京:人民卫生出版社,2011:20-48.

第十七章　良性肺部疾病

第一节　肺部良性肿瘤

一、肺部良性肿瘤概述

肺部良性肿瘤可发生在肺实质内、支气管或者脏层胸膜。肺良性肿瘤较少见，包括肺炎性假瘤、错构瘤、支气管平滑肌瘤、支气管软骨瘤、乳头状瘤、肺脂肪瘤、肺纤维瘤、神经源性肿瘤、肺良性透明细胞瘤等；瘤样病变包括先天性或感染等因素引起的，临床上酷似肿瘤的病变，如肺囊肿、肺错构瘤、肺炎性假瘤、肺硬化性血管瘤、肺假性淋巴瘤等。支气管、肺良性肿瘤及瘤样病变虽较肺癌及肺结核少见，但国内屡有报道。近年来由于检查手段的提高术前诊断率较前明显提高，因而在肺部手术中支气管肺良性病变的病例较前下降，约占肺部肿瘤的2%和孤立性肺结节（solitary pulmonary nodule，SPN）的8%~15%。

肺良性肿瘤在肺肿瘤中较为少见，吴松昌等报道在10 898例肺原发肿瘤中肺良性肿瘤426例占3.9%。

许多肺良性肿瘤可以没有任何临床症状，仅在体检或因为其他疾病就诊时发现，只有当肿瘤发展到一定大小，足以刺激支气管或压迫支气管，造成支气管狭窄或阻塞时或患者有慢性支气管炎、肺炎等病史时，才出现咳嗽、胸痛、发热、气短、血痰，甚至咯血等临床症状及相应的体征。多数患者就诊时肿瘤已经达到一定体积。

（一）肺部良性肿瘤的诊断

多数肺部良性肿瘤术前诊断有一定难度，误诊为恶性肿瘤的概率较高。这主要是因为如炎性假瘤、错构瘤等以实体为主的病灶与肺癌特别是周围型肺癌临床上难以区分，多为患者年龄偏大，临床出现咳嗽、胸痛、咯血，且X线上如果出现边缘不规则的块影或分叶、毛刺或伴有肺门影增大、肺不张等，均容易误诊为肺癌，有时甚至在术中进行肿瘤切除时都难以做出明确诊断；而且肺良性肿瘤，如炎性假瘤、错构瘤都有可能恶变。笔者认为，下列几点有助于诊断。①年龄：良性肿瘤相对于肺癌发病年龄要低。②病程：良性肿瘤病程长且症状反复，肿瘤可长期无进展。③影像学检查：良性肿块为圆形或椭圆形，除部分炎性假瘤和并发感染外一般边缘光滑，块影密度高而均匀，肺门一般不肿大；典型的肺错构瘤X线片可呈爆花米样改变即病灶中央聚集钙点。肺癌显示块影密度不均匀，有分叶，边缘可有短毛刺，癌块大时可见偏心空洞。④纤维支气管镜及痰找脱落细胞检查：良性肿瘤以炎症改变为主或正常；而肺癌可见新生物，痰检或活检刷片找到癌细胞的概率要高。⑤经皮肺穿刺检查：可明确诊断，但肺穿刺有可能造成癌细胞播散及形成血气胸。良性肿瘤也易误诊为结核球，一般肺结核多发于上叶尖后段及下叶背段，常有"卫星"病灶及钙化，部分肺结核患者痰中可找到结核分枝杆菌且结核菌素阳性。

（二）手术适应证

对于肺部存在实质性占位，应及早剖胸探查，手术适应证:①肺部良性肿瘤很难与早期肺部恶性肿瘤相鉴别;②良性肿瘤可以逐渐增大压迫或阻塞支气管腔,易导致相应的肺叶炎症或肺不张产生感染、出血等并发症;③肺部良性肿瘤有恶变可能。

手术时,根据肿瘤的部位决定手术方式,原则是切除肿瘤,最大限度地保留正常肺组织。可首先楔形切除肿物,送快速病理检查以明确诊断,随即决定是否需要进一步手术。术中扪及肺内肿物能活动的,正好在脏层胸膜下、有突出感觉的,可切开肺组织做单纯的肿瘤摘除。若肿瘤固定在肺边缘,可施行楔形切除或肺段切除;若固定在肺实质内位置深、病变范围大,肿瘤远端经常发生慢性感染的肺组织,应对病肺做肺叶切除,尽可能不做全肺切除。

电视胸腔镜手术(video-assisted thoracoscopic surgery,VATS)是很好的诊疗手段。肺良性肿瘤绝大多数临床表现为 SPN,有时难与恶性肿瘤鉴别,传统开胸手术创伤大。如在电视胸腔镜下及时地诊断及手术治疗,不仅提高了诊断水平,同时进行了彻底的手术治疗,患者也易接受。

(三) 肺部良性肿瘤的分类

支气管、肺良性肿瘤和瘤样病变的分类,意见尚不一致。目前,肺部良性肿瘤按胚胎组织起源分类(表 4-17-1)。

(四) 肺部良性肿瘤的临床特征

肺部良性病变很少发生恶变,其中极少恶变和从未见恶变者包括错构瘤、纤维瘤、黏液瘤、脂肪瘤、肺血管瘤及动静脉瘤、硬化性血管瘤、肺良性透明细胞瘤等。

肺部良性肿瘤通常无临床症状或症状轻、病程长,常在体检时发现,肺部良性肿瘤根据其生长部位的不同,其临床症状有所不同,仅有 40% 的肺部良性肿瘤有临床症状。患者可主诉有咳嗽、胸痛或支气管阻塞的症状,例如气喘。当出现支气管阻塞后,患者有反复发作肺炎、支气管扩张或肺脓肿的病史。咯血较少见,且常表明病变位于气管或支气管内。

肺部良性肿瘤多在常规胸部 X 线片检查时发现,X 线表现与其病理特征具有相关性。肺部良性肿瘤发展缓慢且多数周边有完整包膜,X 线表现大

表 4-17-1 肺部良性肿瘤的分类

良性肿瘤的名称	组织起源
上皮肿瘤	神经源性肿瘤
乳头状瘤	肺内神经鞘膜瘤
支气管腺瘤	
息肉	发育性或起源不明肿瘤
良性多形性腺瘤	血管瘤
中胚层源性肿瘤	畸胎瘤
脉管瘤	化学感受器瘤
血管性肿瘤	克拉克细胞
硬化性血管瘤	胸腺瘤
血管瘤,动静脉瘘,肺球瘤	
血管内皮细胞瘤,毛细血管瘤	炎性或其他假瘤
淋巴管瘤	浆细胞肉芽肿
淋巴血管肌瘤病	假性淋巴瘤
支气管肿瘤	黄瘤
平滑肌瘤	淀粉样蛋白沉着(糖瘤)
纤维瘤	气管支气管病
软骨瘤	囊状纤维性骨炎
脂肪瘤	
黏液瘤	同时性多发性肺良性肿瘤
颗粒细胞瘤	

多数为周围型,边缘光滑或有小分叶。复习以前的胸部 X 线片有助于确定肺部结节的生长类型和是否具有恶性潜能。肺部良性肿瘤的倍增时间通常大于 400 天。将当前 X 线片与过去的 X 线片比较病灶稳定或有钙化,常提示为良性病变,并可给予一段时间的观察。如病灶内呈现斑点状及爆米花样钙化,加上瘤体呈大分叶状改变,常是诊断软骨型错构瘤的重要 X 线征象。若肺内呈现"半月征"样特点,并有血管与肺内相连则要考虑肺硬化性血管瘤。腔内型肿瘤如支气管乳头状瘤,常发生在支气管的黏膜上,呈乳头状突起于支气管腔,易引起支气管腔阻塞,形成阻塞性肺炎或肺不张。以上肺良性肿瘤所显示的病理特点为其 X 线表现的基础。

(五) 肺部良性肿瘤的诊断和治疗方法

肺良性肿瘤确诊率低,往往通过术后病理来确诊,随着影像学发展,确诊率逐年增高,CT 和 MRI 对诊断肺良性肿瘤有一定的价值,病灶大可通过胸

壁穿刺、支气管镜下活检、超声引导下支气管镜下穿刺活检（EBU-TPNA）、纵隔镜下取活检和电视胸腔镜下病灶切除活检。正由于它的低阳性率，大多数作者主张经直接行剖胸或胸腔镜外科探查以免遗漏早期恶性肿瘤的治疗，术中快速冷冻检查应列为常规。

PET/CT 不仅能充分展现病变的形态学特征，而且能提供病变的生化代谢信息，两者联合，极有利于肺部病变的定位性诊断，尤其是对 SPN 的诊断及鉴别诊断提高至新的水平。笔者的经验是对于肺结节病变的病例，作 PET/CT 检查，如 SUV 值 <2.5 的病例作随访，1、3、6、12 个月复查 CT，观察结节的变化；对于 SUV 值 >2.5 的病例行电视胸腔镜活检。如为中央型的则作支气管镜活检。

电视胸腔镜在临床上主要有诊断和治疗方面的用途，目前在诊断方面主要用于胸膜活检、肺癌分期、弥漫性肺浸润性疾病。肺部包块的诊断：治疗方面有脓胸和血胸、自发性气胸、交感神经切除、心包开窗术、良性食管疾病、良性纵隔肿瘤切除、解剖学肺叶切除术、肺减容术、胸腺切除术、食管癌根治术、肺癌根治术和周围性肺结节等。肺良性病变是行 VATS 手术的绝对适应证。随着经验的积累，VATS 技术日益成熟，应用范围也在不断扩大，已广泛应用于胸部疾病的诊断和治疗。对于一些小肿块，术中较难确定部位，可于术前在 CT 定位下置一倒钩针，便于术中迅速确定肿块位置。

VATS 活检可最大限度地减少创伤和并发症的发生，对患者的生理功能干扰小，易于被患者接受，对某些病例还可同时完成治疗，并可达到与开胸手术相同的结果。

大多数病例，SPN 应当外科切除，并作组织学检查以除外恶性病变。多数肺部良性病变的治疗是行保留性肺切除，并经病理证实组织学诊断。还有一些病变可行支气管腔内病灶切除治疗。

二、肺部良性肿瘤

（一）肺错构瘤

错构瘤一词源自希腊语的"错误"和"肿瘤"。1904 年德国病理学家 Albrecht 首次使用错构瘤一词来描述某一器官的正常组织成分异常混合而形成的肿瘤样病变，这种异常包括量、排列和分化程度的异常。肺错构瘤的致病原因和发病机制尚不清楚，尽管有人认为肺错构瘤可能起源于胚胎残余，属先天畸形或发育异常，但大多数学者认为肺错构瘤起源于具有向多种成熟间叶成分分化能力的原始的支气管间叶组织，属特殊类型的良性肺肿瘤，由良性中胚叶组织和上皮组织成分构成。

肺错构瘤通常界限清楚，切面呈分叶状白色软骨样组织。组织学上，肺错构瘤通常是由不定数量的脂肪、纤维结缔组织、平滑肌、软骨、骨和上皮成分等混合构成，非肿瘤性反应性支气管上皮形成分支状裂隙。肺错构瘤可以根据其主要成分分为若干亚型，如软骨瘤型、平滑肌瘤型、淋巴血管肌瘤型、腺纤维瘤型、纤维平滑肌瘤型等。大多数肺错构瘤是由纤维黏液基质中成熟的透明软骨和上皮细胞包绕的脂肪组织混合构成，灶状钙化的软骨被纤维性条带分割，裂缝样结构中被覆有扁平的呼吸道上皮。

1. 发生率 Rubin 1952 年报道 8800 例成人尸检中，有错构瘤 0.3%；Arrigoni 等 1970 年报道肺错构瘤占全部肺良性肿瘤的 77%，如以肺原发肿瘤计算则错构瘤仅占 1%~3%。由于尸检或手术病例材料来源不同，文献中报道的发生率也不相同。肺错构瘤主要在 40~70 岁间患者中多见，但也有少数发生在青少年甚至新生儿的报道。男女之比为 2∶1~4∶1，这可能与男性肺部疾患较女性多发有关，一般肺错构瘤以中年多发。肺错构瘤可见于肺的各个部位，多数位于外周，极少数位于肺门部。支气管内肺错构瘤据报道占 3%~20%。绝大多数肺错构瘤为单发性，表现为肺外周带结节影。多发性肺错构瘤非常少见，至目前为止全球一共报道 17 例。肺错构瘤主要由软骨和腺样组织构成。肿瘤被外周延伸而来的连接组织构成的分隔分成小叶状。肿瘤一般无明显包膜，但有清楚的分界。恶性肺错构瘤非常罕见，仅有几例报道。大多数肺错构瘤患者临床症状并不一致，只是在进行胸部 X 线检查时偶然发现。据报道有 1/3 的患者有肺部症状，但很难确定所有这些症状均由肺部病变引起。肿瘤如在支气管腔内生长，造成管腔阻塞可以引起肺不张、肺部感染，在个别患者还可导致咯血。

Karasik 等根据 1960 年至 1975 年间 52 例肺错构瘤患者的手术结果(4 例并发肺癌其中 2 例为与肺错构瘤同时发现),最早认为肺错构瘤与肺癌之间的联系并非偶然,患有肺错构瘤的人群中肺癌的发病率是一般人群的 6.3 倍。Ribet 等观察到的结果也与 Karasik 等接近。Higashita 等报道 1 例右上肺包块待查患者,经手术楔形切除病变后,病检结果为右上肺腺癌合并肺错构瘤。由于肺错构瘤似乎伴有致癌因素,因此必须对患有肺错构瘤的患者进行全面的评估和经常的随访,以及时发现包括肺癌在内的肺错构瘤伴发的恶性病变。Kato 等报道多发性肺错构瘤术后复发 1 例,表明少数肺错构瘤具有潜在恶性倾向。

错构瘤是正常组织异常组合排列而成的瘤样肿物,在肺良性肿瘤中发病率最高。肺错构瘤的病因尚不明,有人认为其是先天性的,但也有认为其是后天性的,因为该病常见于中年以上患者,发病前多年胸部 X 线片未见异常,而发病后动态观察肿瘤有逐渐增大趋势。Bateson 认为应将肺错构瘤划为真性肿瘤类。肺错构瘤的来源和发生机制尚未完全明了,有人提出胚胎发育过程中,将要发育成支气管的一部分组织,因某些原因发生脱落、倒转等发育异常,被正常的肺组织包裹,逐渐发展成瘤样结构。

2. 病理特征 肺错构瘤是肺正常组织的不正常组合所构成的瘤样畸形,是最常见的肺良性肿瘤。国内报道约占肺内球形病灶的 8%。过去认为肺错构瘤是由正常肺组织不正常发育形成的瘤样畸形,属肿瘤样病变,而非真正肿瘤。但目前认为该病变仅见于成年,从未见于婴幼儿或新生儿,病变极有可能来源于支气管未分化间质细胞,因此属于良性间叶性肿瘤。肺错构瘤由纤维结缔组织、软骨、脂肪、平滑肌、腺体等组成,纤维结缔组织为其主要成分。依据其内部成分不同,建议将肺错构瘤分为软骨性错构瘤、软骨性腺瘤,软骨瘤和间质瘤等。女性多见,肿物大小以 3cm 左右较多见。肺错构瘤临床上分为两种类型:①肺内型,即肺实质型,最多见,原发于肺表浅部位;②管内型,即支气管内型,较少见,文献报道约占 10% 左右。多发型肺错构瘤罕见。

周围型肿瘤多呈圆形,边界清楚,表面光滑,分叶状,有薄层纤维包膜,易自肺剥离。切面色白带黄,半透明,质硬而脆,少数伴有钙化或骨化,但均为斑点状,可用刀剖开,部分有黏液。腔内型肿瘤大部为息肉状,表面光滑有宽窄不一的蒂与支气管黏膜相连,一般不侵及支气管壁,肿瘤在腔内呈半阻塞或全阻塞状态,造成相应的继发性病变。

最近,德国学者对肺错构瘤患者的基因突变进行了深入研究,结果发现高迁移率族蛋白(high mobility group protein,HMG)表达异常和 6p21 基因突变较多见。这些蛋白质和基因的检测是否可以用于临床对肺错构瘤的诊断和鉴别诊断值得深入研究。

3. 临床表现 多数周围型错构瘤一般无症状,多数于体检作 X 线检查时被发现。少数患者可以有咳嗽、咯血和胸痛等症状。气管、支气管腔内的错构瘤随着瘤体大小和部位不同,而具有不同症状。气管内,气管隆嵴部的错构瘤可有喘鸣,严重者可产生呼吸困难和发绀,可被误诊为哮喘而采取长期药物治疗。症状可因体位变化和分泌物梗阻而加重,如有部分梗阻和狭窄,可表现为慢性肺化脓症状,并反复发作引起继发支气管扩张产生阻塞性肺气肿;如有完全性支气管梗阻,则有肺不张和感染症状。在此类患者,继发症状往往成为主要问题。多发性肺错构瘤甚为少见,该肿瘤好发于女性,年龄在 20~50 岁之间,可伴有子宫肌瘤或其他器官平滑肌瘤。该病例的病理检查为软骨及钙化成分,未见平滑肌及其他软组织结构。1976 年,Becker 曾报道多发性肺错构瘤,主要由平滑肌纤维构成,而无软骨,故称为肺平滑肌瘤性错构瘤,是两种不同类型的错构瘤。临床上无明显症状,肿瘤生长缓慢,为无恶变倾向的良性肿瘤。多发性肺错构瘤罕见,大多为纤维平滑肌瘤型,不包含软骨,临床上易与肺转移瘤相混淆。Takuji 等 1999 年报道,全世界报道的多发性软骨瘤型肺错构瘤病例仅 15 例,其发病平均年龄(34.3 岁)小于孤立肺错构瘤,复发率高达 40%,发病至复发的时间间隔较长(平均 12.7 年,最短 5 年)。多发性肺错构瘤可见于 Canley 三联症,包括软骨瘤型肺错构瘤、胃上皮样平滑肌肉瘤、功能性肾上腺外副神经节瘤,同时出现或间隔较长时间,对于年轻的女性多发性软骨瘤型肺错构瘤患者,需要进一步检查其他部位特别是消化道和神经系统。

肺错构瘤的恶变问题仍有争议,大多数病理学家认为肺错构瘤发生恶变的危险极小或不存在,少数文献报道肺错构瘤可能发生癌变或肉瘤样变,但难以排除这些病变在本质上不同于普通肺错构瘤的可能性。Karasik 等的研究显示肺错构瘤患者发生肺恶性肿瘤的风险较正常人群增加 6.3 倍,而 Salminen 的研究显示肺错构瘤患者发生肺恶性肿瘤的风险不增加,两项研究均显示肺错构瘤患者发生肺外恶性肿瘤的风险不增加。肺错构瘤的复发罕见。

4. 诊断 肺错构瘤发病年龄以 40 岁以上居多,男性多于女性。临床症状轻微,多为体检时发现。但如肿瘤位于支气管内或靠近肺门、大支气管,则会发生支气管刺激症状或支气管阻塞、感染及压迫症状,而出现咳嗽、发热、痰血、胸痛等。术前诊断主要依靠 X 线表现、CT 征象结合病史综合分析,但由于本病往往缺乏典型的临床症状及影像学特征,故术前诊断率较低。CT 对肺错构瘤的诊断价值:肺错构瘤是指包含肺的所有正常组织成分,但构成成分数量异常、排列异常或分化程度异常等所形成的肿瘤样畸形。肺错构瘤是肺部最常见的良性肿瘤,据统计占肺部良性肿瘤的 75% 左右,1982 年世界卫生组织肺肿瘤组织分型中将其归类为肺肿瘤样病变,多发生于中年人,平均年龄为 40~50 岁,男性多于女性。多数患者无明显症状或不适,常因其他疾病检查或常规体检发现,部分患者出现症状多为非特异性呼吸系统症状,如胸痛、咳嗽、胸部不适等。

CT 扫描是肺错构瘤的主要影像学检查手段,肺错构瘤的 CT 表现为边缘光滑、整齐的结节或肿块性病变,无深分叶征及毛刺征,无卫星病灶。部分病例可出现钙化,其中典型的"爆米花"样钙化是肺错构瘤特征性表现。肿块内含有脂肪岛时,CT 表现为局部低脂肪样密度,对错构瘤的确诊有一定价值。肺错构瘤中的主要间叶成分为呈小叶状排列的软骨,这些软骨团常有钙化或骨化。肺错构瘤另一具有特征性的 CT 征象是含脂肪密度,肺

错构瘤中的间叶成分除了呈小叶状排列的软骨外,还含有脂肪及呼吸道上皮被覆的管状分支或其他间叶组织分隔。Sieglman 报道 CT 扫描可在约半数错构瘤中检出脂肪,认为至少要在 8 个像素以上的区域检出 CT 值在 –40~–120HU 的低密度,才能符合诊断脂肪成分的要求。病灶内可出现钙化(其中典型的爆米花样钙化)及含有脂肪密度是肺错构瘤特征性表现,对鉴别肺错构瘤与周围性肺癌具有一定的价值。

对于不含脂肪和钙化的错构瘤的诊断及其与边缘光滑的周围型肺癌的鉴别诊断困难,除结合其平扫形态学改变外,动态增强扫描有助于两者的鉴别。国内外学者先后提出肺结节的强化值<20HU,强化峰值出现晚,多为良性结节;强化值在 20~60HU 之间,强化峰值出现早,强化持续时间长,多为恶性结节。理论上,结节的强化程度取决于对比剂进入血管外间隙的数量及结节的富血管度。肺错构瘤主要由支气管组织、软骨、纤维结缔组织、平滑肌、腺体、脂肪等组成的,血管含量少,血供不丰富,故强化不明显,最大 CT 强化值出现较晚。POTENTE 等的研究也发现呈间隔样强化的肺错构瘤,其强化间隔为含丰富血管成分的疏松结缔组织。因此,结合 CT 平扫和动态增强 CT 扫描有助于错构瘤的诊断。周围性肺癌的动态 CT 增强具有最大 CT 强化值较高,且出现时间较早等特点,主要是与肿瘤内丰富的供血小动脉、间质和实质内丰富的微血管及不成熟血管高渗透性有关,动态增强 CT 有助于周围性肺癌与错构瘤的鉴别。

作为肺部最常见的良性肿瘤,肺错构瘤由于其特有的病理成分,其 CT 征象具有一定的特点,病灶内钙化,其中典型的"爆米花"样钙化及局部脂肪样密度是肺错构瘤特征性表现,有助于与边缘整的周围性肺癌鉴别。对于不含脂肪和钙化的错构瘤的诊断及与边缘光滑的周围型肺癌的鉴别诊断,动态增强 CT 具有一定的价值。

错构瘤生长缓慢,X 线随访可以长期无显著变化。X 线片显示多为圆形、椭圆形,瘤体可以有大分叶,边界锐利,肿块内一般有分布均匀的钙化点,如病灶内呈现斑点状及爆米花样钙化,加上瘤体呈大分叶状改变,常是诊断软骨型错构瘤的重要

X线征象。支气管内膜肿瘤在X线片上难以发现，大多在病灶远端出现肺实变、肺不张、反复性或持续性肺部感染，此时行支气管镜检查及活检才明确诊断。周围型错构瘤可采用经皮作肺内针吸活检，Hamper认为其诊断率可高达85%，故对一般胸部X线片和CT发现软骨及脂肪密度而拟诊为错构瘤者使用。

80%以上肺错构瘤单发，呈类圆形或卵圆形，边缘光滑无毛刺，可有分叶，无胸膜凹陷征及卫星灶。肿块内脂肪及爆米花样钙化为本病影像特征。但并非所有肺错构瘤都可以发现脂肪和钙化。错构瘤T_1加权像（T_1 weighted image，T_1WI）上以等信号为主，散在斑片状脂肪高信号影，T_2WI呈不均匀高信号中混杂分隔样低信号结构。肿块中钙化在各序列均呈低信号，脂肪抑制成像是发现病灶内脂肪的最佳方法。肺错构瘤血供不丰富，常呈轻度或无强化。

由于肺错构瘤症状的非特异性，影像学诊断对于肺错构瘤患者有重要意义。不少学者认为病灶内钙化可作为肺错构瘤的特征性表现，但应该注意到钙化同样也可存在于肺癌和结核病变中，故钙化并不能作为诊断肺错构瘤的唯一依据。对位于支气管腔内的肺错构瘤，纤维支气管镜检查有重要的临床意义。

在过去的几十年里，经皮穿刺肺活检使许多患者免于开胸探查，但这种具有较高的敏感性和特异性的检查手段对医务人员临床经验要求较高。据报道有20%~30%的患者在经皮穿刺肺活检后发生气胸。

本病需要与结核球、硬化型血管瘤、肺癌等鉴别。结核球与错构瘤均可含有钙化，但前者多发生于上叶尖后段和下叶背段，肿块毛糙，内无脂肪成分，可见细小空洞，周围散在卫星病灶。硬化型血管瘤也可以出现钙化，但瘤内无脂肪成分，明显花斑状强化是与肺错构瘤鉴别的重要特征。肺癌虽也可发现肿块内钙化与脂肪，但具有短小毛刺、空泡、胸膜凹陷、纵隔淋巴结增大及远距离转移等恶性征象，且肺癌强化程度明显高于肺错构瘤（图4-17-1）

5. 肺错构瘤的外科治疗 关于肺错构瘤的治疗原则，有学者认为手术仅适用于病变持续增大，有肺部症状或是不能排除恶性病变的患者。我们的观点是，类似的肺部包块在未明确诊断的情况下均需手术治疗。即使已经明确诊断为肺错构瘤，由于肺错构瘤确有增大倾向及复发可能，同时局部慢性刺激可能是恶性病变发生的基础，因此手术切除应该是最佳选择。

肺错构瘤一经发现仍以手术治疗为宜，特别是近期内肿块长大较快或不能与恶性肿瘤相鉴别者，应及时手术。手术方式以楔形切除及单纯摘除为主。对于术前已确诊，可选择VATS。对于下列情况，也应及时手术：①包膜不完整；②很难与恶性肿瘤相鉴别；③支气管腔内型；④直径>5cm；⑤位于中心靠近。也有学者认为大多数肺错构瘤生长缓慢，可以保守处理，在影像学诊断和细针穿刺细胞学病理证实后，可以密切影像学随访观察。具有以下情况者可以考虑手术切除：①孤立性病变直径>2.5cm者；②精神心理负担过重者；③具有增大和复发倾向者；④肺部症状对药物治疗无效者；⑤不能除外恶性可能者。肺切除术是肺错构瘤最有效的治疗方法，手术方式主要为剜出和楔形切除。肺叶切除和全肺切除见于以下情况：①肺错构瘤位于

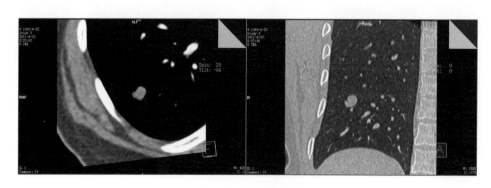

图4-17-1 右下肺错构瘤

肺叶的深部且与肺门结构严重粘连者;②远处肺组织失去功能者;③多发或巨大肺错构瘤使得局部切除不能者。为避免忽略可能的恶性病变,强调术中冷冻确诊。

一般来说诊断不明确者也需手术治疗,这是因为:①诊断不明确者不易与肺部恶性肿瘤相鉴别;②部分患者,尤其是支气管内型错构瘤有明显的局部和全身症状;③患者心理负担较重;④肺错构瘤与肺癌是否有因果关系尚不清楚。

许多学者认为临床上肺错构瘤的发病原因尚不明确,一旦确诊后应及时进行手术治疗。越早摘除肿瘤,可以保留越多的正常肺组织;降低由于肿瘤增大导致支气管腔压迫和肺叶炎症;进一步明确诊断,可以防止对肺癌的误诊和漏诊。在胸腔镜的帮助下,医生可以根据肿瘤的大小和位置选择个性化的切口,尽量避免全肺切除,进行快速病理切片。小切口对患者身体的损伤较小,效果明显优于常规手术切口。如果肿瘤位于肺表面较为浅显的部位,并有完整的纤维包膜包裹,可以直接进行摘除,如果患者的肿瘤在肺的实质中,则要根据具体的情况采用肺段切除术或者楔形切除术。

通过术前X线片和CT的定位,及术中胸腔镜的帮助定位,医生可以及时找到较为合适的个性化切口,并能在直视及胸腔镜视野下安全快速地完成手术。胸腔镜下个性化切口治疗肺错构瘤有以下几项优点:标本切除后经小切口就近取出,极大地减少了术野的污染;术野暴露全面,采用直视及胸腔镜双重引导手术,能使医生更为全面的了解患者病变部位的情况;及时有效的处理大出血情况。

综上所述,胸腔镜下个性化切口治疗肺错构瘤具有切口小、疗效快、术后并发症少的优点,将成为肺错构瘤患者外科手术治疗的发展方向,值得在临床上进一步推广使用。值得注意的是医生在术前,必须从患者的具体情况出发,对症治疗,才能达到事半功倍的效果。

大多数病例采用肺部病灶的楔形切除和摘除术,仅对病变位于肺实质深部近肺门处,与大血管粘连较重,同时远端肺组织失去功能或肿瘤巨大多个,肺楔形切除难以完全切除病变的病例采用了更大范围的肺叶切除或全肺切除。目前,VATS已广泛开展,在VATS下行肺错构瘤切除术相对于常规开胸手术具有切口小、损伤少及较美观等优点,但应强调术中行快速冷冻病理切片检查是必不可少的。部分学者倡导对肺错构瘤采取肺段或肺叶切除以避免楔形切除或摘除术后病变经病理检查证实为肺癌或脓肿。我们的观点是肺错构瘤手术应遵循的原则是尽可能多的保留正常肺组织,肺错构瘤患者行病灶楔形切除术是比较安全的。临床上一旦诊断为肺错构瘤,应进行手术治疗。虽然错构瘤术前有一定的诊断率,但与早期周围性肺癌的鉴别诊断存在一定的困难,为防止对早期肺癌的漏诊,因而多主张对中、老年人肺部孤立性病变疑为肺错构瘤而又无法完全除外肺癌者应行剖胸手术探查,切除病灶。大多数肺错构瘤病例可采用肿瘤摘除术。对于周围性肺错构瘤可采用VATS下作肺楔形切除术,其优点在于创伤小,出血少,恢复快,尤其是肺功能不能适应普通开胸的周边性肺错构瘤患者是最好的适应证。手术方式:肺部肿块能活动的,在脏层胸膜下与周围肺组织有明显界限,可切开肺脏层胸膜作单纯肿瘤摘除,若肿瘤位于肺的边缘,固定在肺组织内,可行肺楔形切除或肺段切除。若肿瘤固定在肺实质内,位置深,病变范围大,结合临床上经常发生慢性感染的肺组织,提示支气管腔内梗阻,应对病肺进行肺叶切除,若病灶在支气管腔内,根据气管镜检查情况,累及管壁周径未超过50%者,可采用切开支气管壁,作直视下肿瘤切除,若已累及周径2/3以上或邻近黏膜异常时,作袖形切除,或肺叶切除。若肿瘤位于肺门,体积巨大,或与肺门支气管、血管不易分离,或已造成远端组织的不可逆病理改变时,可行肺叶切除术或袖状切除术,很少需作全肺切除。无论是肿瘤摘除或肺叶切除,术后均无复发。

小开胸剜除技巧:紧邻胸膜下者切开脏胸膜即可脱落;位于肺实质内一定深度者,用手指从后方顶起瘤体至尽量贴近脏胸膜,在最薄处切开胸膜和肺组织剜除错构瘤,边切开边用血管钳钳夹出血点及细支气管断端,逐一仔细缝合,最后对拢缝合肺创面,可避免血肿、继发感染等并发症。

错构瘤尚未完全阻塞支气管时,如支气管镜见光滑瓷白色质硬带蒂肿物,内镜下使用电刀圈套器或 YAG 激光或氩气电凝刀切除,微创且并发症少,可作为 EH 的初始治疗。如无法内镜下彻底切除或随诊复发则需开胸切除,在蒂部切开支气管摘除肿瘤,而无蒂或基底很宽者应行肺叶袖式切除,已引起肺实变损毁时需行肺叶切除。

由于肺错构瘤无典型的临床症状,特殊性影像学表现并不多见。因此,病理学改变在诊断中起关键作用。但肺错构瘤多为肺外周小肿物,常规病理学检查如痰细胞学检查,胸腔穿刺肿物活检对其诊断阳性率不高。开胸探查创伤较大,而利用微创外科技术楔形切除肺部病灶其诊断准确率和可靠率均为 100%,并发症少,恢复快且具有治疗作用,无疑是最佳的选择。我们认为肺错构瘤手术应遵循的原则是完全切除病灶,尽可能保留正常肺组织。手术的方式:肿块于脏层胸膜下有突出,与周围肺组织有明显界限,可切开肺脏层胸膜作单纯肿瘤摘除。若肿物固定在肺组织内且位于肺的边缘,可行肺楔形切除或肺段切除。若病变位于肺实质深部,与大血管邻近或粘连较重,同时远端肺组织失去功能,或肿瘤巨大难以完全切除病变的病例,应采取更大范围的切除。

近年来,已有文献报道电视胸腔镜微创技术可应用于 SPN 的诊断与治疗。许多学者认为对于肺内型错构瘤,应用胸腔镜微创外科诊治是非常合适的:①正确、适当的切口及操作孔位置的选择是手术成功的前提。术中于腋中线第 7 或第 8 肋间置入胸腔镜,通过镜像观察,明确病变的具体部位及其毗邻关系后作其余操作孔。各操作孔间保持一定的距离,以免相互影响。②肺内型错构瘤多为肺外周结节,术中应结合影像学检查并运用各种手法,明确定位,设计最佳的楔形切割线,以最大限度地保留正常的肺组织。③胸腔镜下楔形切除多使用直线切割缝合器,使用前应注意及时更换,避免切割时错钉等情况的发生。同时肺错构瘤多见于中老年患者,术中肿物切除后注意检查肺组织切缘是否漏气,如有必要则予 Prolene 线缝合创面。④由于楔形切除并不是按肺段解剖结构进行的,肺内小血管被切断后收缩到肺内可致肺内血肿,或因血流到气道阻塞气道,引起手术后长时间的痰中带血或刺激性咳嗽。因此,术中应与麻醉师配合,手

术过程及术后复苏均需进行气道内吸痰,以了解气道内有无血性分泌物,术后结合病情予以相应的对症治疗。⑤因肺内肿物的性质术前均未能明确,所以术中切除的标本均应装入内镜标本袋(可用医用橡胶手套代替)从操作孔或辅助切口取出。⑥对术前肺内未能确诊的病灶,术中均应行活检切除术,以进一步指导手术的合理进行,避免漏诊或误诊。⑦对合适的病例,应充分利用 5mm 微型腔镜开展微创外科诊治,其创伤更小,同时也有达到良好的效果。⑧若术中病理诊断为恶性肿物,应适当延长切口以行肺叶切除及淋巴结清扫术。

综上所述,肺错构瘤的微创外科诊治应以安全性和根治性为原则,对适合的病例应积极采用微创治疗,减小创伤。微创技术的临床应用为其提供了最明确的诊断和治疗,其创伤小效果好,手术效果是相当满意的,值得推广。

6. 随诊及预后 Gjevre 等随访 215 例完整切除错构瘤患者均无复发恶变,指出手术可达治愈,且错构瘤不是肺癌的危险因子。Coslo 等报道 23 例 EH 行内镜下切除术后 4 例复发。Trahan 等报道 1 例复发性非软骨型错构瘤恶变为高分化脂肪肉瘤,并发现 20% 的错构瘤基质细胞和 90% 的脂肪肉瘤细胞中存在染色体 12 q14~q15 带 MDM2 和 HMGA2 基因扩增,且先于肿瘤形态学变化,认为是恶变的分子生物学机制。

综上所述,深入认识错构瘤,结合多种影像学手段有助于术前确诊及制订合理的手术方案,可减少无谓创伤,预后良好。VATS 为最适宜 IH 的,有效而微创的诊疗方法。EH 难以术前确诊且常引起症状均应切除,主张内镜下切除,但阻塞支气管造成肺不可逆病损时,需行肺叶切除。

(二)硬化性血管瘤

1956 年由 Liebow 等首先报道,1980 年世界卫生组织将其命名为肺硬化性血管瘤,1999 年世界卫生组织的肺和胸膜肿瘤新分类中将其列为混杂性肿瘤。是一种少见的肺部良性肿瘤。系肺炎症后发生纤维化,故命名为肺硬化性血管瘤。

1. 病因及病理 肺硬化性血管瘤多为单发性,直径多在 3.0cm 以下,界限清楚,有或无包膜,切面可实性或呈海绵状外观,质柔软或如橡皮样。

光镜下肺硬化性血管瘤实质主要有 2 种基本的组织学形态：一是由肺泡上皮增生形成的乳头状结构；二是位于肺泡上皮或乳头状上皮下间质中明显增生的单核细胞。由于肺间质内瘤细胞的数量不同，构成了肺硬化性血管瘤组织的复杂多样性，形成实性区、乳头状区、血管瘤样区及硬化区 4 种特征性结构形式，大部分的肺硬化性血管瘤包含其中 2 种以上结构形式混合存在，相互移行，只是各占比例有所不同，无肺硬化性血管瘤为单一结构组成。

肺硬化性血管瘤的病因及发病机制尚不十分清楚。有人认为可能为肺毛细血管内皮细胞产生的良性内皮瘤，与遗传性毛细血管扩张相同，患者可有家族史。但大多数电镜研究表明，其细胞来源为上皮细胞。亦有报道为内皮细胞和间皮细胞或间质细胞。

PSH 的肿瘤细胞来源曾经引起争论，随着免疫组织化学技术的发展，新抗体的不断应用，越来越多的学者支持上皮细胞源这一观点。在 Liebow 和 Hubbel 引入"硬化性血管瘤"的名字之前，它就一直被归为炎性假瘤之列，在国内，PSH 在较长的时间内也被称作为乳头瘤型炎性假瘤，但"上皮来源"的学者们认为其本质为肿瘤。有学者通过用聚合酶链反应（PCR）方法检测，从分子生物学角度证实了 PSH 的肿瘤性质。

肺硬化性血管瘤为肺实质性肿块，国内、外资料显示大多为单发，生长缓慢，好发于女性，男女比例约为 1∶4，发病年龄跨度大，平均发病年龄约为 40 岁。临床症状轻微，一般无症状，少数伴有咳嗽、胸痛等症状，常有咯血。常在体检时发现，胸部 X 线片和 CT 是发现的重要手段。胸部 X 线片多表现为边缘光滑的圆形或类圆形的孤立结节或团块影，大小不等，其内密度较均匀，边缘光滑、规则，与周围组织分界清，无卫星病灶。CT 表现为类圆形结节阴影，边缘清楚，多无分叶，无毛刺，无卫星灶，密度均匀，偶有钙化，增强扫描见明显强化，少数呈囊性化表现。虽然肺硬化性血管瘤是良性肿瘤，但可出现纵隔淋巴结转移，MRI 表现为 T_1WI 信号高于肌肉，T_2WI 为高信号，均夹杂部分点状低信号，动态增强峰值出现于 2.5 分钟，静态增强见均匀、

中等强化。本组患者均符合以上特点，且随访过程中（1~4 年）均未发现肿瘤复发和转移。

由于构成肺硬化性血管瘤的组织成分复杂，对其性质及组织发生的认识分歧较多。有人强调其出血、机化和慢性炎症反应特征，而将其归属于肺炎性假瘤范畴；但多数学者认为其为肺内良性肿瘤而非炎性假瘤。由于瘤内增生的小血管往往呈血管瘤样结构且管壁增厚及玻璃样变明显，同时又有致密的纤维组织硬化区存在，故命名为肺硬化性血管瘤。肺硬化性血管瘤病理组织特征如下：①实性细胞团及黏液样基质内散在有白细胞；②血管瘤样增生伴有管壁硬化倾向；③增生的小血管呈乳头状突向气腔内；④存在出血与硬化区。此外，尚可见脂肪及含铁血黄素向组织间质内浸润并向肺泡内蔓延。

随着电子显微镜和组织化学、免疫组织化学方法在肿瘤诊断上的应用，肺硬化性血管瘤的诊断已逐渐明确。1972 年，Hill 等报道了肺硬化性血管的超微研究结果，认为病变起源是上皮细胞而非内皮细胞。

2. 组织起源　有内皮细胞、间皮细胞、间叶细胞、上皮细胞和神经内分泌细胞等几种学说。1956 年，Liebow 和 Hubbell 第一次描述了 SHL 的病理特征，由于其组织结构类似于皮肤硬化型血管瘤，当时认为增生的细胞是内皮细胞。但后来，电镜观察增生的细胞内并未见到内皮细胞特有的 Weibel-Palade 小体，免疫组织化学显示圆形细胞及立方细胞Ⅷ因子、UEA-1 及 CD34 等内皮细胞标志物均是阴性，不支持内皮起源，原来认为的内皮细胞有可能是受挤压的肺泡上皮细胞。电镜和免疫组织化学研究的结果也不支持间皮细胞和间叶细胞起源的观点。CK5/6 是新近用于标记间皮细胞较特异的标志物，有学者利用电镜及免疫组织化学技术发现，93% 多角形细胞胞质内见到神经内分泌颗粒，直径 73~1056nm，双膜，具有高电子密度核心。86% 和 100% 的 CgA 和 NSE 阳性，73%~93% 有 2~4 种激素表达，而表面被覆的肺泡上皮细胞则无神经内分泌标志物表达。因此，认为 SHL 是肺的良性神经内分泌瘤。Mojgan 等的研究显示，多角形细胞对神经内分泌标记呈阴性反应，认为极

少量阳性反应细胞可能是陷入的正常神经内分泌细胞或是上皮向神经内分泌细胞分化现象。1995年 Leong 等首次报道了 PR 和 ER 在 SHL 中的表达,阳性表达分别为 20/25 和 13/25。Mojgan 等发现 PR、ER 仅在多角形细胞中表达,表达率分别为 61% 和 7%。文献报道有 PR、ER 表达的患者几乎都是女性,并且显示病灶为多发性倾向。有学者认为,PR、ER 可能在多角形细胞的分化中起重要作用,参与了肿瘤的发生发展过程。

Kenedy Hill 等首次通过电镜证明 SHL 的上皮分化,提出肿瘤细胞具有肺泡细胞特征,肿瘤细胞很可能是被覆在乳头表面、血管瘤间隙的立方细胞。随后的免疫组织化学研究表明,多角形细胞对 PE10、CK、EMA 和 CEA 等抗体呈阳性反应;电镜及免疫电镜发现,占主导地位的多角形细胞是分化差的肺泡细胞,因此认为 SHI 可能起源于不成熟的肺泡细胞,且具有向肺泡细胞、Clara 细胞及支气管上皮细胞分化的能力。Mojgan 等发现,多角形细胞和立方细胞共同表达 TTF-1 和 EMA,多角形细胞不表达 pancytoker-atin、表面活性蛋白 A 和 B 以及 Clara 细胞抗原,神经内分泌标记极少阳性(3%)。因为正常 TTF-1 只在发育早期的呼吸上皮表达,提示 SHL 可能起源于原始呼吸上皮,具有向肺泡上皮、Clara 细胞和支气管上皮细胞分化的潜能。肿瘤中的肺泡呼吸上皮和神经内分泌细胞代表原始呼吸上皮成分的不同表型,或非肿瘤性的陷入或增生成分在瘤细胞分化中起作用。

3. 组织性质　尚不完全明了。目前大多数学者认为 SHL 属良性肿瘤。依据是肿瘤组织结构和细胞形态异型性很低,病灶与周围组织分界清楚,

瘤细胞大小一致,核分裂象极少见,并且很少复发或转移。但也有学者发现,尽管肿瘤界限清楚,但有时可见其向周围间质或支气管浸润。肿瘤细胞 C-myc 表达及 p53 突变,均高于对照的淋巴细胞。已有立方细胞表达 CEA 和 2 例淋巴结转移的报道,因此认为 SHL 是低度恶性肿瘤。我们的研究发现,尽管 SHL 在影像学和巨检标本上显示肿块境界较清楚,但在组织学上,肿瘤无包膜或有不完整假包膜,1/3 以上病例境界欠清或不清,部分显示瘤细胞向周围组织浸润性生长,其中浸润达血管外膜和支气管软骨外膜者分别占 30.2% 和 9.3%,23.3% 有肺泡和(或)呼吸上皮浸润,41.9% 瘤组织内有呼吸上皮残留;以乳头和(或)实体型为主缺乏硬化型和出血型时,很难与典型类癌鉴别。一般学者认为,这部分肿瘤可能属于交界性病变,临床应注意随访观察。考虑到部分 SHL 有浸润性生长倾向,我们建议外科手术治疗时宜行肿瘤切除,避免肿块剥离,以免复发。

有学者总结了目前常用有鉴别意义的免疫组织化学标志物,其中 TTF-1 和 EMA 对 PSH 的诊断价值最为突出(表 4-17-2)。

4. 临床表现　肿瘤多位于肺的周围,边界清楚、质软;灰黄色的切面间有灰红色区域,组织学上它有一个特征性淡染核仁的多角形细胞,浅染细胞(pale cells)、混以外被覆立方细胞的乳头状、结节状结构所构成。组织结构主要有 4 种类型:乳头区、实变区、出血区和硬化区。大多数肿瘤是上述结构不同程度的混合存在,少见单独存在。Devouassoux-shisheboran 等对 100 例 PSH 的研究发现,乳头区占 5%,硬化区占 95%,实变区占 94%,

表 4-17-2　PSH 中的蛋白表达

研究者	EMA		TTF-1		Surf		CAM5.2		SMA		Pan-K		ER		PR	
	SC	RC	SC	RC	SC	RC	SC	RC	SC	RC	SC	RC	SC	RC	SC	RC
Yoo	+	+	+	+	n/a	n/a	−	−	n/a	n/a	+	+	−	n/a	n/a	−
Nicholson	+	+	+	+	−	−	n/a	n/a	−	−	+	−	n/a	n/a	n/a	n/a
Illei	+	+	+	+	+	+	+/−	+/−	n/a	n/a	+	+	n/a	n/a	n/a	n/a
Kim	+	+	+	+	n/a	n/a	n/a	n/a	n/a	n/a	+	+	−	−	n/a	n/a
Devouassoux-Shisheboran	+	+	+	+	+	−	+	+/−	n/a	−	+	−	n/a	+/−	n/a	+

出血区占 86%，此外还有慢性炎症区(98%)、巨细胞区(82%)、黄色瘤或组织细胞区(79%)，其他类型少见，肿瘤都表现为混合型。

肺硬化性血管瘤多发于中年以上，女性多见，由于病灶好发于肺叶周边，病灶较小，病变生长缓慢，大多数患者无症状；有症状者临床表现无特异性，其最常见的症状为咳嗽、痰中带血及胸痛，几乎所有患者均无阳性体征。少数病例有咳嗽、咳痰(多为泡沫样或黄黏液样)、痰中带血、胸痛、胸闷、个别患者有间歇性低热病史。

5. 诊断　胸部 X 线片或 CT 影像学表现以单发圆形或类圆形的阴影多见，多位于肺野外周，边缘光滑规整，密度均匀，钙化极少见。由于肺硬化性血管瘤病理表现复杂，由多个病理结构区混合组成，而各个区又具有生长不平衡性，因此，部分肺硬化性血管瘤的胸部 X 线片或 CT 可呈浅分叶或分叶状，不易与周围型肺癌鉴别。肺硬化性血管瘤为一种富含血管病变，因此注射对比剂后有明显增强。增强 CT 检查发现肺硬化性血管瘤早期明显增强，且持续时间长是其最大特点。部分患者可见点、条状血管与病灶边缘相贴，肺硬化性血管瘤为良性肿瘤可挤压周围血管，从而形成聚拢、包绕等现象，CT 早期增强先于周围病灶，并与肺动脉增强程度相近。这一影像表现有助于肺硬化性血管瘤与其他肺部肿块的鉴别。此外，少数肺硬化性血管瘤边缘可见空气新月征，表现为病灶边缘新月形或半月形无肺纹理区。虽然该征象不是肺硬化性血管瘤常见表现，但是其特征性表现。因此，对于成年女性肺叶周边 SPN 或肿块。CT 检查早期增强应考虑到本病可能(图 4-17-2 和图 4-17-3)。

纤维支气管镜检查对本病诊断意义不大，但可作为与肺癌等疾病鉴别诊断的重要方法。尽管做肿块细针穿刺涂片检查可使部分患者获得确诊。但对性质未明的肿块是否进行穿刺活检尚存在争议，因对恶性肿瘤穿刺有增加肿瘤细胞种植转移的风险。

鉴别诊断：在病理上，术中冷冻病理误诊率较高，有研究显示 15 例中 7 例误诊。主要包括：①炎性假瘤(2 例)，由于其组织成分复杂，包括增生的血管、纤维间质、组织细胞、慢性炎性细胞等，以及

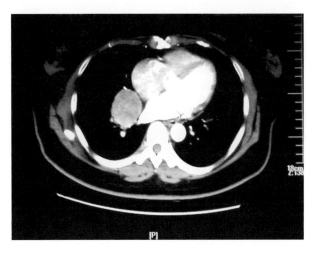

图 4-17-2　硬化性血管瘤

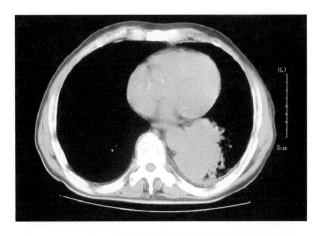

图 4-17-3　左下肺硬化性血管瘤伴左下肺阻塞性肺炎

其良好的预后，故易与炎性假瘤混淆。炎性假瘤缺乏特征性一致的多边形细胞、血管瘤样和乳头状区域。②类癌(1 例)，细胞形成巢，并常呈 Grime Lius 阳性。③恶性间皮瘤，有不同的大体外观，缺乏大小一致的分化较好的细胞以及硬化和血管瘤样区域。④肺泡腺瘤(alveolar adenoma,2 例)，被认为是良性硬化性肺细胞瘤的一种亚型，因为两者临床特征、大体表现和行为特征相似。镜检：肿瘤由被覆扁平或立方上皮的腔隙构成，与硬化性肺细胞瘤的血管瘤样区域相似；但其间质由胞质红染、大小一致的梭形细胞构成，并有灶性黏液变等特点可与之鉴别。

临床上易引起误诊的原因：硬化性血管瘤与肺癌表现非常相似，而其本身发病率低，广大医务工作者对其认识不够，术中冷冻切片病理误诊率较高，临床上易引起误诊、误治。本组患者术前诊断

正确的仅为2例,而诊断为肺恶性肿瘤13例,其中诊断肺癌为9例;术中冷冻病理学诊断正确仅8例。因此,应提高临床医师尤其是病理科医师对本病的认识。

人们对肺硬化性血管瘤的实质已有了较明确的认识,世界卫生组织就肺和胸膜肿瘤分型(1999年)提出PSH为上皮性肿瘤,并归入混杂性肿瘤一类。但对其发生的分子生物学基础、女性好发的原因,以及与肺内其他肿瘤的关系等问题还有待进一步研究。

6. 外科治疗 是治疗肺硬化性血管瘤的唯一有效方法。术中快速冷冻切片检查可快速明确病变良恶性,有助于具体式式的决定。对于术中冷冻切片明确为良性者,尽可能保留健康肺组织。行肿块楔形切除或摘除术。肺硬化性血管瘤多位于肺周边部位且肿瘤较小,较适宜行VATS手术。术后住院时间及恢复日常生活所需的时间均明显短于传统开胸手术,尽管有国外文献报道肺硬化性血管瘤可发生淋巴结转移,但其发生率极低。纵隔淋巴结肿大,往往是反应性增生。肺硬化性血管瘤经手术切除后,绝大多数患者无复发和远处转移。

手术切除瘤体是PSH唯一有效的治疗措施。PSH术前与恶性肿瘤鉴别困难,对于有症状或肿块增大迅速的患者,如无禁忌宜尽早手术。PSH有局部复发报道,为免肿瘤残余,不主张肿瘤摘除。术中应争取作肺楔形或肺段切除,并行术中冷冻病理检查,争取术中确诊,以减少切除范围,保留有功能的肺组织。瘤体巨大、靠近肺门、良恶性难以判断、腔内型或为多发瘤等是肺叶切除的指征。PSH有四种组织类型,镜下形态多样化,并可表现为细胞丰富、增生活跃;受到取材部位或切片厚薄不一的影响,术中冷冻病理难与恶性肿瘤鉴别。因此,应努力提高术中冷冻病理鉴别PSH的水平,以减少不必要的肺叶切除。

PSH是VATS手术的良好适应证,外周型病变可行VATS肺楔形切除,靠近肺门或肿块较大者,可行VATS肺叶切除。手术时间主要取决于术中冷冻病理的结果,本研究表明VATS组手术时间与开胸组无差别,VATS组术中损伤和术后恢复优于开胸组。

术中是否清扫淋巴结尚无定论。Low等报道PSH存在淋巴结转移;PSH伴淋巴结转移极少见,且不影响预后,不推荐常规清扫纵隔淋巴结。

虽有文献报道部分PSH存在恶性生物学行为,如淋巴结转移、胸膜转移、局部复发等,但并不影响其预后;局部复发经再次手术切除仍能取得良好效果。

手术是目前临床对肺硬化性血管瘤疾病进行治疗的最有效方法,也是对病情进行准确诊断的一项重要依据。在实际临床治疗过程中可以根据患者的病灶实际大小和具体部位,选择手术治疗的具体方式,由于肺硬化性血管瘤与正常肺组织具有非常清晰的界限,故在手术操作过程中原则上应采用最大限度保留健康肺组织的术式进行治疗,临床上应用比较多的包括肿瘤摘除、肺楔形切除术,必要时也可以进行肺段、肺叶切除术处理,手术进行过程中均应常规进行快速冷冻组织病理检查。由于肺硬化性血管瘤的病灶大多数位于肺周的边部,VATS也具有一定的优势,但对仪器和技术的要求较高。肺硬化性血管瘤患者通常会伴发多处淋巴结转移现象,但临床实践证明,淋巴结转移现象的出现并不会对疾病的预后造成影响。本次研究中对治疗组患者实施了肺切除术治疗,结果发现该组患者的治疗有效率较对照组显著升高,且病情好转时间和住院时间较对照组明显缩短,不良反应发生率得到了有效的控制,由此可知,因近几年小切口微创技术以及电视胸腔辅助手术在临床上得到了广泛的应用,行肺叶切除术时,使得对肺硬化性血管瘤的治疗效果更加理想,患者术后恢复时间短,预后效果好。

对本病的良恶性目前仍有争论。多数学者认为本病属于良性肿瘤。理由是:①本病很少复发和转移,预后良好;②病灶与周围组织界限清楚;③镜下瘤细胞大小一致,核分裂象少见。少数学者认为本病是一低度恶性肿瘤。理由是:①有学者发现本病的瘤细胞c-myc表达及p53突变均高于对照的淋巴细胞;②少数患者发生淋巴结转移;③也有学者发现尽管本病瘤细胞在低倍镜下界限清楚,但高倍镜下可见其向周围浸润。因此,建议手术不能过于保守,尽可能行肺叶切除或解剖肺段切除,慎用楔形切除和肿瘤剜除术。术中诊断困难者,应行冷冻切片病理检查,作为决定式式的依据。此外,应强调对肺硬化性血管瘤患者作长期的追踪随访。

（三）支气管乳头状腺瘤

支气管乳头状瘤属于呼吸系统肿瘤,为支气管单发或多发的良性肿瘤,可恶变,但极少见。

1. 病因　慢性炎症可能是支气管乳头状瘤的病因。肿瘤常发生在支气管近端,突出于支气管腔,呈息肉样,有短蒂附着于支气管壁。镜检肿瘤由结缔组织基质所构成,表面被覆纤毛柱状上皮和鳞状上皮细胞。肿瘤附着的支气管壁有慢性炎症改变。肿瘤生长于终末细支气管者,常蔓延至邻近的肺泡腔。常见的症状为咳嗽;若肿瘤阻塞支气管,肺部继发感染,则可咳脓痰。

2. 外科治疗　较大支气管壁上的肿瘤,可通过支气管镜摘除;若并发肺不张及支气管扩张,应做手术切除。目的是切除局部病灶,保持气道通畅。在气管镜下可对局部病灶进行圈套烧灼和激光治疗,但可能会造成隐藏于病灶基底部癌变的漏诊。故行腔内切除后,常需要多次进行残余病变组织清除和长期气管镜及胸部影像学检查监测,以及时发现可能出现的病灶恶变,一旦发现病灶则需行外科手术切除。对腔内孤立性肿瘤,不影响远端肺组织者,可采用切开支气管壁作直视下肿瘤切除,或袖形切除。若肿瘤已梗阻管腔,引起远端肺组织不可逆性病变时,应同肺切除。术后应预防复发,定期随访。

（四）支气管息肉

支气管息肉是肺部极为罕见的一种良性疾病,病因常与肺部感染有关,由于使用更有效的抗生素治疗,其发病率正在降低。该息肉好发于较大支气管口,息肉最大直径为1.5cm,质软,附着于支气管黏膜突入管腔内可造成阻塞,出现肺不张等症状,表面覆以柱状纤毛上皮,有的上皮鳞状上皮化,或者肉芽组织形成的纤毛上皮。本病属良性,腔内手术切除预后良好。

（五）肺良性混合瘤

混合瘤(mixed tumor)指肿瘤含有上皮和间质两种成分,可发生在支气管或肺实质内。两种细胞成分可均为良性,有的上皮或间质,也可都为恶性。

涎液腺型支气管内良性混合瘤(即支气管腺的多形性腺瘤)多为良性,且位于肺的中央,其他性质的混合瘤组织成分与其发生部位无一定关系。此瘤非经手术切除病理检查难以确诊。

（六）肺血管瘤

血管瘤(hemangioma)是肺部少见的良性肿瘤,由增生性薄壁血管及间质组成,形成许多乳头样突起,伸入气管。血管壁常增厚,部分发生透明性变。发生肺血管瘤的年龄较广,从3~62岁,多发生在40~50岁的女性。硬化性血管瘤的临床症状和体征较少,部分患者可有轻微的呼吸系统症状,如咳嗽、胸部不适、血丝痰等。此类症状又酷似肺或支气管炎症,常不为患者和医生重视,往往于体检胸透时偶然发现。此肿瘤可发生于两肺任何部位,直径1~9cm不等,但通常体积较小。

实验室检查对诊断此病无帮助。由于临床症状少,X线表现仅为肺实质的球形病灶,因此诊断较为困难,往往误诊为恶性肿瘤或结核。若高度疑为肺恶性肿瘤,或有胸痛、痰血鉴别诊断困难者,应尽早做手术治疗。经手术切除者预后良好,文献中未见复发或转移的报告。在能排除肺癌的情况下,可密切观察病灶变化,而不急于手术。

如有下列指征之一者,应行手术治疗:①阴影直径在3cm以上的患者;②与早期肺恶性肿瘤不易鉴别,且患者思想负担较重者;③阴影直径≤3cm,伴有咳嗽、胸痛、咳痰中带血、气短等症状之一者;④阴影直径≤3cm,观察中阴影突然增大者;⑤诊断明确的动脉或动静脉瘘者、输入动脉直径≥15mm者与输入动脉直径<15mm(可先行血管栓塞术)、经栓塞治疗后栓子脱落或复发者。非手术观察的肺动静脉瘘患者病死率可高达50%,有时出现严重并发症,如大咯血或自发性血气胸、肺部感染等。因此,对诊断明确的肺动静脉瘘,除了两肺多发、广泛分布的病变不能手术以外,一般均应手术切除。手术中一定要行瘤体冷冻切片检查,以利于尽量保存健康肺组织。对于瘤体位于肺表浅部位,术中冷冻切片诊断明确或诊断为良性病变者宜行肿物摘除术或肺楔形切除术;对于肿物位于肺实质深部者,可行肺叶切除术。手术切除后预后良好。

（七）肺毛细血管瘤

临床上有胸痛、咳嗽、气急等症状，肿瘤呈息肉状，直径1cm左右，表面光滑，有蒂与支气管黏膜相连，肿瘤表面被覆呼吸上皮，瘤组织为毛细血管构成，血管内皮细胞呈片块状增生，排列紧密，分化成熟，管壁菲薄仅有一层内皮细胞和基底膜，瘤内有少量纤维组织，但无纤维化，肿瘤良性，预后好。

（八）肺球瘤

肺球瘤是肺部极为少见的良性肿瘤，该肿瘤起源于特殊动静脉瘘Sucquet-Hoyer管的细胞。肺球瘤应与血管瘤、类癌或嗜铬细胞瘤等相鉴别。

（九）支气管、肺平滑肌瘤

支气管平滑肌瘤（intrabronchial leiomyoma）起源支气管平滑肌，部分来自肺组织内血管壁的平滑肌和胚胎迷走的平滑肌良性肿瘤，很少见。支气管平滑肌瘤女性多发，约为男性的1.5倍。发病年龄可自婴幼儿到60岁以上老人，中年人较为多见。肿瘤常位于肺外周，直径多为2~6cm。肿瘤从支气管黏膜下的肌层组织生长，向支气管管腔突出。

支气管平滑肌瘤大多无症状，当肿瘤部分或完全阻塞支气管后，可出现咳嗽、胸痛、发热、反复发作的局限性肺炎、肺不张，以及支气管扩张等症状。

1. X线片检查 外周病变表现为单个结节。X线体层摄片及支气管倾斜断层可见肿瘤向支气管管腔突出。发生在肺段支气管时，可阻塞管腔引起肺不张和阻塞性肺炎。位于肺的平滑肌瘤表现为肺实质肿物，边界清楚，质地均匀、致密，罕有空洞或钙化。痰细胞学检查对诊断无帮助。支气管检查可看到肿瘤，并可进行活检组织检查。

2. 外科治疗 平滑肌瘤为良性瘤，以手术治疗为主，可行肺叶部分楔形切除，肺叶切除或气管袖式切除，以最大限度保留肺组织。少数支气管内病灶，无远端肺实质病变者可通过纤维支气管镜摘除或大部分摘除后行激光治疗。由于支气管、肺平滑肌瘤的临床、X线和支气管镜检查所见，往往与肺癌及其他支气管肺肿瘤相似，故多需术中冷冻切片明确诊断，再行肿瘤局部切除术。手术切除预后良好。

（十）肺纤维瘤

肺纤维瘤（fibroma of lung）是肺部极为少见的

一种良性肿瘤，可发生在气管、支气管壁，或发生在外周肺组织。病变呈白色块状，与邻近的血管和支气管不相连。患者多无症状，常在X线检查时偶然发现，表现为边缘整齐的圆形致密阴影。支气管管腔内纤维瘤可引起阻塞性肺炎或肺不张。手术切除为根治疗法。切除标本经病理检查才能确诊。

孤立性纤维瘤临床上相对少见，以往认为是间皮瘤的一个类型，然而近年来根据其分化来源，加之许多非间质性部位的报道，现已一致认为为间质原性肿瘤，起源于树突状间质细胞。在临床表现上，常是无症状的，多见于中年人，没有明显性别差异，通常表现为缓慢生长的肿块。随着肿瘤的增大会出现相应部位的压迫症状，如咳嗽、疼痛、呼吸困难、肺性骨关节病等，少数情况下可引起副瘤综合征，如产生胰岛素样生长因子而出现低血糖等。

孤立性纤维瘤CT表现有一定特点：胸腔内实质性肿块，与胸膜宽基底相连，肿块最大径9cm以上，孤立性、边缘清楚光整、浅分叶、密度均匀或伴有坏死；肿块向胸腔内突起，胸壁相应部位肋骨未见异常改变；增强后一般中等度强化，肿瘤内扭曲血管影及"假包膜征"等较具特征性。

巨大孤立性纤维瘤需与肺癌、肺肉瘤及肺内良性肿瘤鉴别。肺癌多见于40岁以上，有吸烟史，影像学检查肿块可呈分叶状，有毛刺，常有胸膜凹陷征，肺不张，阻塞性肺炎。肺肉瘤患者多在40岁以下，在肺实质内膨胀性生长，很少侵犯或突破支气管黏膜，影像学表现为实性肿块，直径多在5cm以上，肿块内可有钙化、空洞形成，多为局限性胸膜侵犯。肺良性肿瘤多发生于青壮年，常无明显症状，一般为单发圆形或类圆形阴影，生长缓慢，密度均匀，不侵犯周围组织，与胸膜无密切关系，增强后CT常无强化。

孤立性纤维瘤有较高复发率和肿瘤相关病死率，但完整手术、密切术后随访以及其后积极治疗仍能保证约70%患者的长期生存，复发多发生在初治后24个月内，而一旦出现转移则预后不佳。

（十一）支气管软骨瘤

呼吸系统软骨性肿瘤（chondroma）均来源于气管、支气管和细支气管的软骨，称为支气管软骨瘤（bronchial chondroma），属于罕见的良性肿瘤。

软骨瘤在支气管内生长缓慢,临床症状多不明显;当肿瘤增大影响支气管分泌物引流时,可造成阻塞远端的肺组织继发性感染。

在胸部 X 线片上,肺软骨瘤与错构瘤两者均有钙化点,借助于支气管镜也难以鉴别。

手术治疗:肺内、气管、支气管管腔内良性肿瘤和恶性肿瘤在临床上不易区别,如经多种手段反复检查仍不能明确诊断时,多主张采取积极手术治疗。

(十二) 肺脂肪瘤

肺脂肪瘤(lipoma of lung)是肺部脂肪组织形成的良性肿瘤,极少见。肺脂肪瘤可发生于肺实质、气管支气管和胸膜。

男性多见,发病年龄 20~80 岁,平均发病年龄为 56 岁,脂肪瘤多发生在正常脂肪较多、较大的支气管,如左右总支气管和肺叶支气管,支气管脂肪瘤约占肺脂肪瘤的 80%。部分肿瘤在支气管黏膜下组织,部分向管腔生长,其表面覆盖完整的黏膜,形成哑铃状。

1. X 线表现　肿瘤较小时胸部 X 线片可正常,发生在较大支气管的脂肪瘤常表现为肺门区小圆形阴影,发生于肺实质、胸膜下和支气管内的脂肪瘤,可呈结节影。胸膜表面或胸膜下的脂肪瘤可用诊断性人工气胸术,经 X 线摄片而查见。

2. 外科治疗　生长在较大的支气管腔内的脂肪瘤,可通过支气管镜摘除。或通过支气管镜电灼、激光烧灼治疗;反复发生支气管、肺部感染,并发支气管扩张或肺不张者,应作肺切除术,切除后可治愈。

(十三) 肺黏液瘤

黏液瘤(myxoma)的组织学结构颇似原始的间皮(primitive mesenchyme),含有黏蛋白基质,多见于皮下组织、骨、骨盆或泌尿生殖器。发生于肺脏者极少见。肺黏液瘤,我国罕见报道。

肺黏液瘤临床症状多不明显。我国报告的 1 例发生于左肺下叶基底段,无症状。黏液瘤 X 线征象为圆形,边缘整齐,轻微分叶的块状阴影。切除标本病理诊断明确的肺黏液瘤手术治疗效果佳;若切除不干净,有复发倾向。

肺黏液瘤的组织学结构颇似原始的间皮,含有黏蛋白基质,多见于皮下组织、腱膜组织和肌肉组织、骨、骨盆或泌尿生殖器,发生于肺脏者极少见。

1. 病理特征　大体病理标本呈光滑、轻度分叶的肿块,深藏于肺组织中,表面有极薄的包膜,切面呈棕黄色胶冻样物质。镜检下肿瘤与肺组织分界清楚,由致密的胞质及粗突的星状细胞所构成,核呈卵圆形,有细小规则的染色体及核仁。在星状细胞间,含有多量黏性、细胞颗粒状的嗜碱物质,未见核分裂。肿瘤呈浸润或膨胀式生长,但不转移。

2. 临床症状　多不明显,发生于右肺下叶或左肺下叶基底段无症状。黏液瘤 X 线征象为圆形,边缘整齐,轻微分叶的块状阴影。肿块较小时,周围组织无压迫性肺膨胀不全;肿块较大时,可见周围肺组织有不同程度肺膨胀不全,增强 CT 扫描肿块囊性部分无强化,肿块边缘强化明显,周围肋骨有压迫性骨质破坏。

(十四) 颗粒细胞瘤

该瘤多发生于较大支气管,过去称为粒细胞成肌细胞瘤,亦称粒细胞肿瘤。起源于组织细胞或 Schwann 细胞,常发生在较大支气管管壁呈无蒂息肉样肿瘤,表面光滑,虽可呈结节样周围型病灶,但经常因位于支气管内而引起阻塞性病症。颗粒细胞瘤由卵圆形或多角形细胞组成,这些细胞含有丰富的嗜伊红细胞质。手术原则为切除肿瘤及其受累肺组织,手术效果好。

(十五) 神经源性肿瘤

肺神经源肿瘤较罕见。肺神经源肿瘤包括神经瘤、神经纤维瘤和神经鞘瘤。神经源肿瘤起源于支气管,可通过肺叶切除治疗,亦可通过支气管镜切除。临床上常见为神经鞘瘤。

(十六) 肺内神经鞘膜瘤

神经鞘膜瘤是来源于神经上皮的肿瘤,包括神经鞘瘤和神经膜瘤(神经纤维瘤)。

1. 病理特征　神经鞘膜瘤在身体很多部位都有可能发生,在胸内多见于后上纵隔,而气管、支气管和肺内很少见。所谓肺内的实际上往往来源于小支气管。肿瘤多为良性肿瘤,但可恶性变,切除不彻底可局部复发。位于气管、支气管管壁的向腔内外生长,腔内部分少,腔外部分大,多有蒂,根在膜状部。肿瘤有包膜,光滑、结节状,色白有光泽。

神经鞘瘤主要由神经鞘细胞组成;神经纤维瘤组成成分较复杂,由神经膜细胞、神经鞘细胞和神经纤维组成,以神经膜细胞的增生为主。

2. 临床表现　部分患者有胸闷、咳嗽、气急。腔内型肿瘤有蒂与支气管壁相连,有不同程度阻塞。因肿瘤的大小和所在部位不同,出现的症状也各不相同,肿瘤位于小支气管、周围型,多是在体检时胸部 X 线片发现;位于气管一侧主支气管的则有呼吸道梗阻、喘鸣、部分梗阻,导致慢性肺化脓感染等症状。支气管镜检查能得到病理诊断。支气管碘油造影可以发现病变轮廓的所在部位,均对治疗有很大帮助。

3. 治疗　根据肿瘤大小和所在部位决定治疗方案。如腔内肿瘤远端肺组织尚好时,可单纯肿瘤摘除或局部切除,气管、支气管开窗切除,恢复气管支气管的通气功能而保留正常的肺组织。肿瘤位于脏层胸膜下,或腔内肿瘤阻塞远端组织,已有不可恢复性改变,则需行病肺切除。

(十七)肺内畸胎瘤

肺内畸胎瘤(teratoma of lung)是指纵隔无畸胎瘤而原发于肺内者,是罕见的肺良性肿瘤。近年我国已有数例报告。肺内畸胎瘤可能是迷走的胚性组织,沿支气管下行,为肺胚基包绕形成的肿瘤。肺内畸胎瘤位于肺实质内,或位于支气管管腔内,多为圆形实质性或囊性肿块,大小不等。患者年龄多在 30 岁以上,男性和女性发病率相近,无咯血、乏力、消瘦、胸痛等症状,常因继发感染而就诊,可有杵状指。胸部 X 线检查发现多为继发性病变,如肺脓肿、支气管扩张、肺不张等。

肺畸胎瘤应手术切除,病灶位于肺内者,可行肺叶切除术,切除后无复发。极少数肺内恶性畸胎瘤者可在手术后出现血行转移。

(十八)肺化学感受组织肿瘤

肺化学感受组织肿瘤(pulmonary chemodectoma)为良性肿瘤,体积细小,偶在尸检时发现,我国曾报道 2 例。

肿瘤呈多发性,直径极少超过 2cm。我国报道的 1 例,最大的一枚圆形结节直径达 3cm。肿瘤常发生于慢性心血管疾病或肺疾病,尤其是肺脏有瘢痕组织形成者。病变位于胸膜下或肺实质。X 线

征象:肿瘤数目极多者可表现为粟粒样浸润,或大小不等的结节状阴影。治疗方法主要为手术切除。肺化学感受器肿瘤是非嗜铬性副神经节瘤,常可在邻近肺静脉的肿瘤组织中发现有化学感受器组织和密集的神经丛。肺化学感受器瘤体积细小,偶在尸检发现。肿瘤呈多发性,直径极少超过 2cm。在组织上,化学感受器瘤由呈单层或巢状排列的柱状或圆形细胞组成,其间由结缔组织或扩张的血管分隔。肺化学感受器瘤多为肺部孤立性病灶,并不断长大,极像肺类癌。通常采用肺切除治疗肺化学感受器瘤,大的肺化学感受器瘤通常需要行肺叶切除术。

(十九)肺良性透明细胞瘤

肺良性透明细胞瘤是肺部罕见的良性肿瘤。1963 年,Liebow 和 Castleman 首先报告。肺良性透明细胞瘤可见于任何年龄,一般出现在 30~70 岁,无明显症状,或仅有支气管阻塞征。肿瘤生长缓慢,胸部 X 线片可见 SPN,直径 1.5~6.5cm,多呈圆形,密度较高。这类肿瘤仍被普遍认为是良性,但国外也有报道患者死于肺部透明细胞瘤转移。

该肿瘤与转移性肾细胞癌在显微镜下表现极为相似。组织学、免疫组织化学和超微结构特点进行病理学区分。透明细胞瘤特征是被大量纤维血管基质分隔开排列成片状和索条状的多角形细胞。"透明细胞"可能确实有一种透明细胞质,但常有颗粒嗜伊红细胞质。基于它们有周期性 Schiff 酸强阳性表现,这些颗粒更可能是糖原。当有大量的颗粒出现时,细胞质的嗜伊红现象表现更明显。细胞核无特殊特点,大小不一,通常没有有丝分裂。染色质细颗粒状,偶尔可以看到细胞核内细胞质嵌入。肿瘤尽管没有明显的包膜,可是很容易从周围肺组织中剔出来。病变通常位于周围肺组织中,而且一般直径在 2cm 以下。现在用免疫组织化学分析可明确地诊断肺透明细胞瘤,而且可与肾细胞癌区别开来。

因本肿瘤的症状、体征、X 线片表现常难与肺癌及其他肺部肿瘤相鉴别,应做手术切除。术后多无复发,预后良好。

(二十)肺胸腺瘤

肺内胸腺瘤可起源于异位胸腺组织,病变可位

于肺门和外周肺。肺内胸腺瘤可伴发重症肌无力，保留性肺切除可获长期生存。

（二十一）浆细胞肉芽肿

浆细胞肉芽肿，亦称组织细胞瘤或者浆细胞质瘤，其特征是有大量的淋巴细胞和浆细胞浸润，成纤维细胞和胶原成环状排列。这类肿瘤较罕见，好发于青年人。浆细胞肉芽肿可表现为 SPN 病灶，也可表现为全身性疾病，如血浆蛋白异常或非特异性局部炎性反应。在少数患者，可表现为全身多发性骨髓瘤或其他恶性肿瘤。对于多数患者，外科切除可达到治愈。

（二十二）肺炎性假瘤

肺炎性假瘤是一种肺实质非特异性炎性增生性肿瘤样病变，是由肺内慢性炎症产生的肉芽肿、机化、纤维结缔组织增生及相关的继发病变形成的肿块，并非真正肿瘤。肺炎性假瘤占肺部良性肿瘤的第一或第二位。

1. 病因　肺炎性假瘤的病因目前尚不太清楚，可能是由于细菌或病毒感染引起非特异性炎症，若肺部炎性病变迁延不愈则致结缔组织增生机化，进而局限化形成瘤样肿块。肺炎性假瘤是由各种炎症细胞及间叶组织构成，其中包括浆细胞、淋巴细胞、组织细胞、肥大细胞及梭形间叶细胞。这些不同类型的细胞在不同的病变中的数量不等，甚至在同一病变的不同区域，其细胞成分也不相同。

2. 临床特征　肺炎性假瘤患者多数年龄在 50 岁以下，女性多于男性。1/3 的患者没有临床症状，仅偶然在 X 线检查时发现，2/3 的患者有慢性支气管炎、肺炎、肺化脓症的病史，以及相应的临床症状，如咳嗽、咳痰、低热，部分患者还有胸痛、血痰甚至咯血，但咯血量一般较少。

肺炎性假瘤一般位于肺实质内，累及支气管的仅占少数。绝大多数单发，呈圆形或椭圆形结节，一般无完整的包膜，但肿块较局限、边界清楚，有些还有较厚而缺少细胞的胶原纤维结缔组织与肺实质分开。少数肺炎性假瘤可以发生癌变。

3. 病理特征　肺炎性假瘤的病理特征是组织学的多形性，肿块内含有肉芽组织的多寡不等、排列成条索的成纤维细胞、浆细胞、淋巴细胞、组织细胞、上皮细胞以及内含中性脂肪和胆固醇的泡沫细胞或假性黄瘤细胞，因此许多作者根据细胞占有的优势而定出不同的名称和类型，如假乳头状瘤型、纤维组织细胞瘤型、浆细胞瘤型、假淋巴瘤型等。

4. 诊断　肺炎性假瘤的诊断存在一定的困难，患者的临床症状较难与慢性支气管炎及肺部恶性肿瘤鉴别。胸部 X 线检查为圆形或椭圆形，边缘光滑锐利的结节影，有些边缘模糊，似有毛刺或呈分叶状，与肺癌很难鉴别。肺炎性假瘤在肺部无明确的好发部位，大小为 1~16cm，多数在 4cm 以下。这些都给诊断造成了困难。

（1）辅助检查

1）X 线检查：肺炎性假瘤可发生在两肺的任何部位。球形瘤体一般边缘光滑锐利，直径多在 1~4cm，密度比较均匀，周围肺野清晰。团块样的瘤体一般境界不清，边缘模糊。部分病灶密度浓淡不匀，如多次并发急性炎症可造成"瘤"影扩大，在其周围恰似炎性浸润的片状影。因此假瘤边缘清楚与否取决于肿块周围的病理变化。境界面清楚者，瘤体周围一般有假性包膜，若病灶处于急性阶段时，假瘤周围显示炎性，渗出在瘤体周围多呈模糊影亦无假包膜形成。

2）CT 检查：CT 图像把假瘤与肺的境界面显示得非常清楚，即使胸部 X 线片表现为大片状或团块状模糊影，但在 CT 图像上则表现为境界清楚的块影。CT 扫描比胸部 X 线片更容易发现小空洞的存在，这种小空洞可以单发，也可以多发。除此以外，CT 图像上显示肿块周围长毛刺胸膜增厚粘连征象对本病诊断有着重要意义。

3）纤维支气管镜检查：纤维支气管镜经皮肺穿刺和术中冷冻病理检查对本病的诊断和鉴别诊断有非常重要的意义。

（2）诊断要点

1）病史症状：多有呼吸道感染病史，可无临床症状或有间歇发作的发热、咳嗽、咳痰等表现，偶有咯血。

2）体检发现：多数无阳性体征，有呼吸道感染时，可有发热，肺部听诊有干或湿性啰音。

3）辅助检查：胸部 X 线片及 CT 扫描，有直径 1~6cm 圆或椭圆形孤立影，中等密度，质地均匀，边缘不甚清楚，少数可有胸膜粘连影，多数在肺的外周。诊断有困难或不能除外恶性者,应行开胸或经胸壁肺活检。

(3) 鉴别诊断:肺炎性假瘤在诊断上很难与肺癌、肺结核瘤、错构瘤等相鉴别,这给治疗带来很大的困难。

1) 肺癌:在临床上,最重要的是与肺癌相鉴别,这直接关系到治疗的方法及手术切除的范围。①从病史上看,炎性假瘤患者年龄一般较轻,多无长期吸烟史,全身情况多无明显变化,可有一过性发热史,无持续的痰中带血,无肺外症状;②从影像学上看,炎性假瘤一般位于肺的周边,呈孤立肿块影,也可呈多发病灶、大小不等,肿块密度多均匀,可有钙化、空洞,但这种情况少见;③大部分病例肿块周围可见斑点状影;④纵隔淋巴结肿大并不能肯定肿块就是癌,肺癌的肿块多呈分叶状,边缘毛糙不光滑,密度不均匀,坏死区密度更低,这可能与肿瘤组织生长较活跃有关,可伴胸腔积液、肺门及纵隔淋巴结转移较多。放射性核素显像检查对于判定肿块性质有一定帮助,阴性可大致排除肿瘤,但阳性患者确定肿瘤要谨慎,约有 10% 的患者可出现假阳性。通过以上几点,可大致判断肿块的性质。与肺癌的鉴别要点是:①肺炎性假瘤临床症状轻或无症状;肺癌症状明显,且逐渐加重。②肺炎性假瘤的瘤体增长缓慢或无增长;而肺癌的肿块倍增时间短、发展快。③ CT 扫描可见假瘤内单个或多个小空洞,甚至呈蜂房样透亮;肺癌的空洞一般呈偏心性厚壁空洞,空洞内有癌结节,很少在一个癌灶内呈蜂房样低密度影。④肺炎性假瘤在痰的检查、支气管镜活检中查不到癌细胞。

2) 结核球:与结核球的鉴别要点如下。结核球易发生在肺的上叶尖后段或下叶背段,密度均匀,可有钙化,病灶周围可有卫星灶;肺癌易发生在上叶前段,瘤体呈分叶、脐凹、短毛刺等征象有利于与假瘤鉴别。

3) 其他疾病:本病还需与慢性支气管炎和肺部恶性肿瘤、肺良性肿瘤及胸膜间皮瘤等占位病变鉴别。

5. 外科治疗原则 由于肺炎性假瘤术前很难确切诊断尤其难与肺癌区别,又偶有癌变的可能,因此一般主张及早手术治疗。术中需要送病理冷冻切片检查,以明确诊断。确定良性性质后,手术以尽量保存正常肺组织为原则。处于肺表面的炎性假瘤,可以作肺楔形切除。位于肺实质内的炎性假瘤可以行肺段切除或肺叶切除,除巨大肿块及已侵及主支气管的以外,一般不做全肺切除。肺炎性假瘤为肺内增生性炎症改变,抗感染治疗效果不佳,临床与早期肺癌不易鉴别,只要患者自身无特殊手术禁忌证,多数主张早期手术治疗,术中最好做冷冻活组织检查确诊,再决定手术方式,表浅有包膜者行假瘤剔除,年轻患者进行性生长的肿块大,位置较深并侵犯邻近组织时,尽可能广泛性切除,手术预后良好,一旦复发亦可再切除。手术切除者预后良好。

第二节 肺结核的外科治疗

结核病是由结核分枝杆菌(*Macobacterium tuberculosis*,MTB)引起的慢性传染病,可侵及许多脏器,以肺部结核感染最为常见。排菌者为其重要的传染源。人体感染结核菌后不一定发病,当抵抗力降低或细胞介导的变态反应增高时,才可能引起临床发病。若能及时诊断,并予合理治疗,大多可获临床痊愈。

MTB 是引起人类结核病的主要病原体,它在人体中引起的疾病是多种多样的,但肺脏是受感染最频繁的器官。MTB 传播是通过肺结核患者排出痰液这种特有途径来实现的。实际上,感染了 MTB 的人群中只有相当少的比例(大约 10%)发展成临床上的结核病。外科治疗肺结核已有近百年的历史,其中肺萎陷疗法曾经被广泛应用。自从 1882 年 Koch 确定 MTB 为肺结核的病原菌,使有效的药物治疗成为可能。到 20 世纪后半叶,多种抗结核药物得到发展,药物的相互结合以及新的治疗策略使结核病得到有效的治疗,外科手术逐渐退居次要地位。当前,耐多药肺结核(multi-drug resistant pulmonary tuberculosis,MDR-PTB)的出现以及艾滋病患者的增多使得肺结核的治疗再次成为全球性的难题,外科手术这一传统而有效的手段又逐步为人们所重视。每年全世界大约有 900 万例新增病例,并且有 200 万例死于肺结核,非洲撒哈拉以南地区 22 个高发病率国家、前东欧国家、拉丁美洲和亚洲占每年新发病例的 80%。非洲撒哈拉以南地区大约 1/3 的肺结核患者合并艾滋病，使该地区因肺结核导致的病死率居高不下。2005 年世界卫生组织报道了全世界范围 880 万新肺结核病例，其中 740 万例在亚洲和非洲撒哈拉以南地区。目前，手术治疗有增加的趋势，肺结核外科治疗最常用的手术方法仍然是肺切除术，它是消灭慢性传染病源，预防复发和治疗各种严重并发症的有效手段。萎陷疗法目前已极少采用。

一、病因

结核菌属于放线菌目，分枝杆菌科的分枝杆菌属，为有致病力的耐酸菌，主要分为人、牛、鸟、鼠等型。对人有致病性者主要是人型菌，牛型菌少有感染。结核菌对药物的耐药性，可由菌群中先天耐药菌发展而形成，也可由于在人体中单独使用一种抗结核药而较快产生对该药的耐药性，即获得耐药菌。耐药菌可造成治疗上的困难，影响疗效。

肺结核是由 MTB 侵入人体后引起的一种具有强烈传染性的慢性消耗性疾病，人体许多器官、系统均可罹患结核病，其中以肺结核最为常见。肺结核的传播 90% 是通过呼吸道传染的。结核分枝杆菌侵入人体后是否发病，不仅取决于细菌的量，更取决于人体的免疫力，在机体的抵抗力低下的情况下，入侵的结核分枝杆菌不能被机体防御系统消灭而不断繁殖，引起结核病。

二、临床表现

有较密切的结核病接触史，起病可急可缓，多为低热（午后为著）、盗汗、乏力、食欲缺乏、消瘦、女性月经失调等；呼吸道症状有咳嗽、咳痰、咯血、胸痛、不同程度胸闷或呼吸困难。

三、诊断

（一）肺结核的分型和分期

1. 分型

（1）原发性肺结核（Ⅰ型）：肺内渗出病变、淋巴管炎和肺门淋巴结肿大的哑铃状改变的原发综合征，儿童多见，或仅表现为肺门和纵隔淋巴结肿大。

（2）血型播散型肺结核（Ⅱ型）：包括急性粟粒性肺结核和慢性或亚急性血行播散型肺结核两型。急性粟粒型肺结核：两肺散在的粟粒大小的阴影，大小一致密度相等，分布均匀的粟粒状阴影，随病期进展，可互相融合；慢性或亚急性血行播散型肺结核：两肺出现大小不一、新旧病变不同，分布不均匀，边缘模糊或锐利的结节和索条阴影。

（3）继发性肺结核（Ⅲ型）：本型中包括病变以增殖为主、浸润病变为主、干酪病变为主或空洞为主的多种改变。

1）浸润型肺结核：X 线片常表现为云絮状或小片状浸润阴影，边缘模糊（渗出性）或结节、索条状（增殖性）病变，大片实变或球形病变（干酪性 - 可见空洞）或钙化。

2）慢性纤维空洞型肺结核：多在两肺上部，亦为单侧，大量纤维增生，其中空洞形成，呈破棉絮状，肺组织收缩，肺门上提，肺门影呈"垂柳样"改变，胸膜肥厚，胸廓塌陷，局部代偿性肺气肿。

（4）结核性胸膜炎（Ⅳ型）：患侧胸腔积液，小量为肋膈角变浅，中等量以上积液为致密阴影，上缘呈弧形。

2. 分期

（1）进展期：新发现的活动性肺结核，随访中病灶增多增大，出现空洞或空洞扩大，痰菌检查转阳性，发热等临床症状加重。

（2）好转期：随访中病灶吸收好转，空洞缩小或消失，痰菌转阴，临床症状改善。

（3）稳定期：空洞消失，病灶稳定，痰菌持续转阴性（1 个月 1 次）达 6 个月以上；或空洞仍然存在，痰菌连续转阴 1 年以上。

（二）影像学检查和实验室检查

1. 胸部 X 线表现　渗出性病灶是 MTB 侵袭肺组织后引起的急性渗出性炎症，往往表现为密度较淡或中等密度的大小不等的斑片状影，境界模糊；增殖性病灶为渗出性病灶吸收后好转，病灶缩小，病理上主要为结核性肉芽肿形成，胸部 X 线片表现为密度稍高，境界清楚的结节状影；干酪样病灶是发生在渗出病灶或增殖性病灶基础上的坏死，形似干酪，病灶边缘可清楚或模糊；空洞病变为病灶坏死液化通过引流支气管排出后形成；纤维化和钙化是结核病变愈合后的表现,纤维化在胸部X线片上表现为索条状影,钙化表现为与肋骨密度近似的高密度影等。

(1)原发性肺结核:原发性肺结核可为原发综合征及支气管淋巴结结核,两者是同一疾病过程中的两种表现。肺内原发病灶在X线表现为边界模糊的片絮状影,境界模糊,病灶可大可小,当机体发生明显变态反应时,原发病灶周围反应明显,病变可成大片状阴影甚至占据一个肺叶;原发病灶与肺门间的淋巴管炎可表现为数条索条状影;肺门及纵隔淋巴结肿大在肺门形成肿块影。胸内淋巴结结核胸部X线片肺内未见明显病灶或仅残余索条及硬结灶,肺门及纵隔淋巴结肿大,肺门肿块影,纵隔增宽,纵隔局限突出向肺内的肿块,与肺交界面境界清楚。气管隆嵴下淋巴结肿大可见左右主支气管分叉角度变大,当肺门及纵隔淋巴结结核侵及支气管壁可形成支气管淋巴瘘,并在肺内形成播散病灶,表现为肺实质内呈肺叶或肺段分布的点片状影,境界一般较模糊;当肿大淋巴结明显压迫气管或支气管时在对比度良好的胸部X线片上可见突出于气管或支气管的结节状影,并致管腔狭窄,严重时引起肺不张。

(2)血行播散性肺结核:包括急性、亚急性及慢性血行播散性肺结核。急性粟粒性肺结核胸部X线片表现为肺内弥漫分布的"三均匀"粟粒灶,即粟粒灶分布均匀、密度均匀、大小均匀。粟粒灶直径约1~3mm,境界可清楚或模糊。一般在发病初期胸部X线片上往往难以显示粟粒病灶,两周后可在胸部X线片上显示,先表现为肺实质透光度降低或呈广泛磨玻璃改变,缺乏明确粟粒结节,随着病变进展逐渐在胸部X线片上表现出明确粟粒样病灶。亚急性及慢性粟粒性肺结核胸部X线片病灶以上中肺野分布为著,新旧病灶共存,粟粒灶可分布不均,既有境界清楚的粟粒结节,也有境界模糊的粟粒灶,结节可大小不等,也有部分粟粒灶可融合成小斑片影。

(3)继发性肺结核:主要包括浸润性肺结核、纤维空洞性肺结核和干酪性肺炎。

1)浸润性肺结核:好发于上叶尖后段,下叶背段,尤以锁骨下区多见。胸部X线片表现形式如下。①斑片状和絮状阴影:胸部X线片显示为大小不等的斑片状阴影,境界模糊,中心密度高于周围,病灶中心可有溶解空洞。②增殖性阴影:病变多见于上肺,特别是肺尖和锁骨下区,胸部X线片上多为直径3~5cm的梅花瓣形小结节病灶,密度较高,分界清楚,无融合趋势,常合并有钙化及索条状阴影存在。③结核性空洞:多呈圆形,空洞壁薄,内壁一般规则,有时可呈厚壁不规则空洞。④结核球:直径≥2cm,可呈圆形、椭圆及分叶状。结核球内可出现边缘环状钙化或斑点状钙化影。周围可见小斑片、结节或索条影,常称卫星灶。结核球内的干酪样坏死物质液化并经引流支气管排出后可形成空洞,以向肺门侧的偏心性空洞多见,常为新月形,少部分结核球可在实质内形成裂隙状含气空洞。⑤硬结钙化及索条影:病灶密度较高、边缘锐利,实质部分或完全钙化,钙化形态可大小不等,圆形或不规则,呈骨样密度(图4-17-4)。

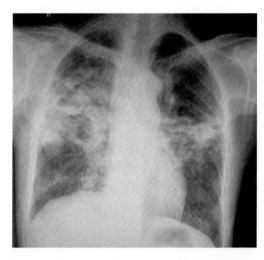

图4-17-4 患者男性,咳嗽、低热3个月,抗结核治疗2个月,浸润性肺结核,痰菌阳性

2)干酪性肺炎:胸部X线片表现为整个大叶或肺段呈致密实变影,严重时可累及一侧肺叶,其中有大小不等的密度减低的半透光区,为无壁空洞,多发且形态不规则。

3)慢性纤维空洞性肺结核:胸部X线片表现为单侧或双肺上中部多发慢性纤维空洞,空洞壁有较厚的纤维组织包裹。肺叶内有广泛纤维变性及支气管播散病灶,同时见数量不等、大小不一的渗出干酪性病灶。

(4)结核性胸膜炎:可分为干性胸膜炎及渗出

性胸膜炎,临床以渗出性多见,常为单侧胸腔渗液,偶尔两侧胸腔渗液,一般为浆液性,偶为血性。

1) 干性胸膜炎:胸部X线片多无异常发现,有时可见患侧膈肌运动幅度减少。

2) 渗出性胸膜炎:最主要的表现为胸腔积液,根据胸腔积液量的多少、有无包裹形成及积液的部位不同,X线表现为游离积液及局限性积液。游离积液量超过200ml时在正位胸部X线片上表现为肋膈角变钝;当液体覆盖整个膈面以上并达到第4肋间隙时,为中等量胸腔积液。当胸腔积液上缘达到第2前肋间隙或更高时,称为大量胸腔积液。局限性胸腔积液分为包裹性积液:胸部X线片上表现为局限略高密度阴影,没有确切的境界,透过该阴影尚可看到肺纹理;肺底积液:从前胸壁延伸至后背贯穿全部胸腔,形成致密而均匀的阴影;纵隔胸膜腔积液:上纵隔胸膜腔积液在正位胸部X线片上表现为纵隔向一侧增宽,当后下纵隔积液时,正位片可见纵隔旁呈尖端向上、基底向下的三角形致密影,位于心影之内,形似下叶肺不张。前下纵隔积液,可见似心缘增大表现或心包积液。

(5) 气管、支气管结核:当支气管结核局限于气管、主支气管黏膜或黏膜下层时,胸部X线片可无异常发现。当病变突破黏膜层引起支气管管腔狭窄、管壁不规则时,可以在气管和支气管对比度较好的胸部X线片上或断层摄影片上显示出来,严重时可产生管腔阻塞而导致肺不张。

2. CT检查

(1) 原发性肺结核

1) 原发综合征:胸部CT能清楚地显示原发病灶和肿大淋巴结。

2) 气管、支气管淋巴结结核:胸部CT表现为纵隔淋巴结结核可为一组或几组淋巴结受累,最常见部位是右侧气管旁区,其次是右侧支气管区、气管隆嵴下区。受累的淋巴结可为孤立性、部分融合性或完全融合成单一的软组织块,肿大的淋巴结内可有钙化。

(2) 血行播散性肺结核:急性血行播散性肺结核在CT及胸部X线片上表现为"三均匀",即阴影大小均匀、分布均匀、密度均匀,与支气管走行无关(图4-17-5)。

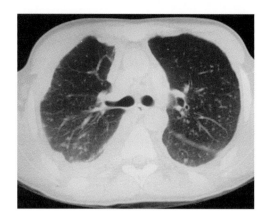

图4-17-5　患者男性,反复发热3个月,加重伴头痛3周,粟粒样肺结核伴双侧结核性胸膜增厚

(3) 继发性肺结核:胸部CT肺窗示云雾状、片状、斑片状、斑点状阴影,并能清楚地显示胸部X线片不能发现的空洞;纵隔窗部分或大部分病灶消隐,仅留下少部分密度较高的病灶。

1) 慢性纤维空洞型肺结核:①肺部同时可有渗出、干酪、纤维、空洞、胸膜增厚、钙化等不同的病变;②患侧肋间隙变窄,纵隔、气管阴影向患侧移位;③患侧肺门上提,肺纹理呈垂柳状,膈肌上升;④对侧肺呈代偿性肺气肿,心影变小呈滴状心,膈肌下降;⑤有支气管播散病灶、胸膜增厚粘连,膈肌可呈幕状;⑥可见到明显的支气管扩张、肺纤维化、肺不张等表现(图4-17-6)。

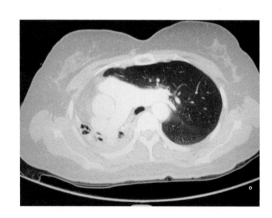

图4-17-6　患者女性,右肺结核伴全肺不张20余年,反复发热伴黄痰2个月,右侧结核性毁损肺

2) 干酪性肺炎:在CT片上呈密度较高且均匀的大片阴影,CT值50~60HU,其中可见多个溶解区或有钙化点,并可见典型的支气管充气征,还可清楚地显示空洞壁的厚薄、空洞周围情况、空洞内容

物以及与引流支气管的关系。

3) 结核球:CT表现有以下特点:①好发于上叶尖、后段及下叶背段,右肺多于左肺;②直径 2~4cm 者多见,直径 >5cm 者不超过 5%;③以圆形及椭圆形为多见,亦有长圆形、多边形及分叶形等;④多为中等密度,大多密度不均,可有钙化,钙化灶呈点状、块状、星状、分层状或同心层状排列,多量钙化对结核球的诊断有重要价值;⑤多为单个,也有多个,多发者通常为 2~4 个,偶尔可达 10 个;⑥部分结核球可液化后形成空洞,其形状可呈半月状或镰刀状、圆形、长圆形,多为偏心性或向心性(即靠近引流支气管侧),中央性及离心性的较少见;⑦其周围可有散在的结节状、片状或条状卫星灶,对结核球的诊断有一定价值;⑧结核球外围轮廓一般整齐,边缘光滑,仅少数可有分叶,但分叶不深、不明显,也可见毛刺,且毛刺多粗长,与肺癌的细短毛刺不同;⑨周围胸膜可有粘连增厚,呈条状、线状或幕状阴影,但无胸膜凹陷征;⑩结核球在 CT 增强后不强化或仅有轻度强化,是与肺癌鉴别的重点之一(图 4-17-7 和图 4-17-8)。

3. MRI　肺结核基本病变包括渗出性、增殖性和变质性病变。结核病灶中三种病变并存,但往往以其中一种病变为主。

(1) 渗出性病变:与肺炎渗出的 MRI 相似,呈中等 T_1 和较长 T_2 信号。

(2) 增殖性病变:包括结节状增生病灶及不规则纤维条索状增生。结节状增生在 MRI 上表现为圆形和类圆形病灶,边缘较清楚,表现为中等信号小结节影。病灶好转结节病灶逐渐变小,形态可变

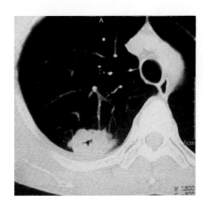

图 4-17-7　患者男性,抗结核 8 个月,咳嗽 1 个月,空洞性肺结核

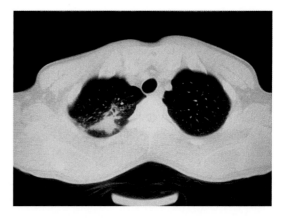

图 4-17-8　患者男性,抗结核 7 个月,咳嗽 1 个月,右肺上叶结核

为不规则,边缘凹凸不平,周围可见条索状影。增殖结节直径在 1.0cm 左右,如病灶较大,一般称为结核球,其内常存在干酪样坏死和钙化,周围大量纤维组织增生,边缘清晰、规则,MRI 上常见病灶质地不均匀。纤维条索增生病灶常为结节状增生病灶吸收好转后遗留改变,MRI 上多呈低信号,走行不规则,且粗细不均匀,病变纹理呈牵拉状,常伴小结节或星状病灶。

(3) 干酪性病灶:为结核特有,表现各异,可呈斑片状或大片状,呈肺小叶、肺段、肺叶分布。斑片状的干酪样坏死灶多存在于结核球或浸润性肺结核空洞形成前。干酪坏死灶 T_2WI 一般呈高信号,周围纤维组织多为低信号带。

(4) 空洞性病灶:结核空洞多种多样,急性空洞为大片干酪坏死后出现的多发小空洞,慢性空洞最多见,可为厚壁、薄壁空洞、无壁空洞、张力性空洞和慢性纤维性空洞。其中以薄壁空洞最多见,空洞内常无液 - 气平面。

(5) 纤维性病变:结核性类上皮细胞萎缩,代之以成纤维细胞,产生胶原纤维,形成纤维病灶,是结核趋向愈合的征象。随着治疗的进展,纤维化的比例增高,完全纤维化呈很低信号。

(6) 钙化性病变:是结核愈合过程中钙盐沉积形成,分布于增殖灶、干酪灶和纤维性病灶中。完全钙化病灶 MRI 呈很低信号。

4. 细菌学诊断　细菌学检测是结核病诊断的金标准。结核病细菌学检验主要包括涂片染色镜检、分枝杆菌分离培养、分枝杆菌药物敏感试验、分

枝杆菌菌种鉴定。

5. 免疫学诊断　结核病体液免疫学诊断包括三个方面：结核抗体测定、结核抗原测定、循环免疫复合物测定。

6. 分子生物学诊断　主要包括 DNA 测序、DNA 探针技术、DNA 指纹图谱分析和聚合酶链反应（PCR）等。

7. 活组织诊断　经气管镜活检病理、刷检涂片找抗酸杆菌、支气管冲洗物涂片、培养以及术后痰涂片培养可显著提高肺结核的诊断阳性率。而支气管镜肺活检、经支气管针吸活检、支气管肺泡灌洗术等也助于肺结核及纵隔淋巴结结核的诊断。胸腔镜是一种有创的诊断方法，应用于经各种无创伤和创伤较少的诊断方法后未能得到确诊的病例。可用于原因不明的胸腔积液及胸膜肿块的病因诊断，还可用于弥漫性肺部病变或边缘性肺部病变的病因诊断。纵隔镜检查是一种比较安全、可靠的检查手段，可用于纵隔淋巴结结核的活检以及与肺癌、肺结节病患者的鉴别诊断，近年来，经气管镜超声引导纵隔淋巴结穿刺（EBUS）的应用大有取代纵隔镜检查的趋势。经皮针刺胸膜活检术是指使用特制的胸膜活检细针经皮穿刺进入胸膜，针吸或切割小块的胸膜组织送检，为胸膜病变的性质提供病理学诊断依据，也可行细菌学培养及分子生物学诊断。

四、肺结核的药物治疗

药物治疗的主要作用在于缩短传染期、降低病死率、感染率及患病率。对于每个具体患者，则为达到临床及生物学治愈的主要措施，合理化治疗是指对活动性肺结核坚持早期、联用、适量、规律和全程使用敏感药物的原则。

1. 早期治疗　一旦发现和确诊后立即给药治疗。

2. 联用　根据病情及抗结核药的作用特点，联合两种以上药物，以增强与确保疗效。

3. 适量　根据不同病情及不同个体规定不同给药剂量。

4. 规律　患者必须严格按照治疗方案规定的用药方法，有规律地坚持治疗，不可随意更改方案或无故随意停药，亦不可随意间断用药。

5. 全程　指患者必须按照方案所定的疗程坚持至满疗程，短程通常为 6~9 个月。一般而言，初治患者按照上述原则规范治疗，疗效高达 98%，复发率低于 2%。

五、肺结核的手术治疗

肺结核的手术治疗是指采用手术方法切除抗结核药物不能治愈的病肺，以达到彻底消灭病灶的目的。

（一）肺结核的手术指征

肺结核的手术指征主要包括：①已局限、持久的空洞型肺结核；②已毁损的肺叶或一侧全肺；③支气管狭窄、支气管结核；④大咯血；⑤合并恶性肿瘤。由于结核病是一种全身性疾病，手术治疗是综合治疗的重要组成部分，术前正规的抗结核治疗是手术成功和降低术后并发症的基本要求。由于大多数 MDR-PTB 患者对包括利福平和异烟肼等三类以上抗结核药物产生耐药，故依据每位患者不同的药物敏感试验结果和既往用药史选择至少 3种以上敏感或未曾使用过的抗结核药物联合使用，作为术前抗结核治疗方案连续应用 2~3 个月，术后的抗结核治疗应继续术前的有效抗结核治疗方案至少 18 个月，避免因频繁更换治疗方案而产生新的耐药现象。选择耐多药结核（multi-drug resistant *tuberculosis*，MDR-TB）患者的手术时机至关重要，但很难把握，同济大学附属上海市肺科医院的经验是在应用有效抗结核治疗方案后约 3 个月，使痰结核菌数降至最低且病灶进一步局限化，此时手术治疗效果最佳。下面对肺结核手术的适应证、禁忌证、手术方式、并发症以及预后等方面进行详细阐述。

（二）肺结核手术的适应证

1. 开放性空洞，痰菌阳性　经 3~6 个月药物治疗无效，应建议手术；已局限、持久的空洞型肺结核洞壁厚度 >3mm，经抗结核药物规则治疗 18 个月，空洞无明显变化或增大者，特别是耐药病例；空洞病变伴发感染、反复咯血，治疗无效者；不排除癌性空洞；非典型抗酸杆菌空洞。此类病灶往往是肺结核播散和咯血的根源，近半数（46.5%）患者痰菌阳性，抗结核药很难到达空腔内并对其中的 MTB

产生作用,空腔内含有很高数量的病原微生物,每个空腔可检出 $10^7\sim10^9$ 个病原微生物,故切除已形成空腔的空洞型肺结核病灶和毁损肺是抗结核综合治疗中的重要手段,并已成为外科治疗肺结核的首要适应证。手术方法以肺叶切除术或全肺切除术为主,对于局限在一个肺段内的病灶,可考虑肺段切除术(图 4-17-9 和图 4-17-10)。

坏死组织内无血管分布,周围又被以纤维包膜,药物难以渗入,经抗结核治疗 18 个月,痰菌阳性,有咯血者;病灶直径 >3cm 者;不排除肺癌者,则需手术治疗。尽管有研究表明,此型肺结核患者术前痰标本的菌阳率只有 20%,但肺切除标本有近半数查见抗酸杆菌。因此,规则抗结核后若无吸收倾向,应尽早手术(图 4-17-11~ 图 4-17-13)。

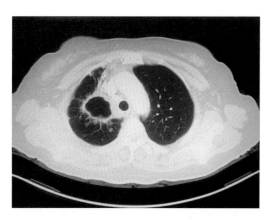

图 4-17-9　患者男性,抗结核 4 个月,痰菌阳性,右肺上叶结核空洞

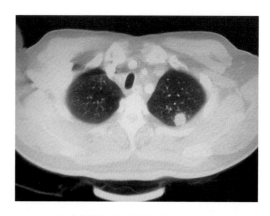

图 4-17-11　患者男性,咳嗽伴间断发热 2 周余,左肺上叶结核球(行上叶尖段切除)

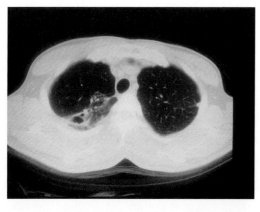

图 4-17-10　患者女性,抗结核 1 年,痰菌阳性,右肺上叶结核性空洞

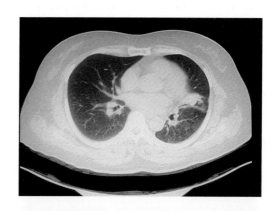

图 4-17-12　患者女性,左侧胸闷伴咯血 4 天,左肺舌叶干酪灶(左肺舌段切除)

2. 结核球和干酪灶　结核球是一圆形或椭圆形的干酪样坏死组织或结核肉芽组织,周围绕以纤维组织,一般与支气管不相通,治疗意见尚不一致。小的结核球经长期抗结核治疗后,一般可逐渐吸收、纤维化或钙化,终至愈合。故对小的结核球,只要痰菌持续阴性,不一定急于手术。较大的结核球(直径 2cm 以上)有时会溶解液化,形成空洞。将切下的病灶做病理检查,即使术前某阶段痰菌阴性,89% 的也含有抗酸杆菌。此外,考虑到较大结核球

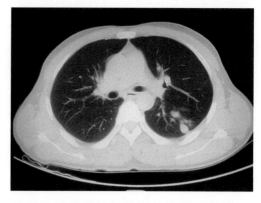

图 4-17-13　患者男性,体检发现左下肺结核 1 年余,左下叶浸润性肺结核(行胸腔镜左肺下叶背段切除)

3. 气管、支气管结核伴有以下指征 气管、支气管的治疗近年来应用经支气管镜介入治疗结节性、瘢痕性疾病取得了较好的效果,但仍然不能代替手术治疗。①支气管瘢痕样狭窄超过管腔周径2/3,合并远端肺组织反复感染,或呈现肺毁损、支气管扩张等不可逆改变者;②支气管结核性狭窄合并远端肺结核,有顽固性呼吸道症状,经抗结核治疗无效者;③支气管结核性狭窄合并顽固性咳嗽、咳痰、痰血、咯血等症状,经正规抗结核治疗无效者;合并严重呼吸困难,有窒息先兆者。肺结核合并支气管结核为良性病变,好发于壮年人,若治疗不正规多发展为支气管狭窄,远端合并肺不张或毁损肺(图4-17-14)。

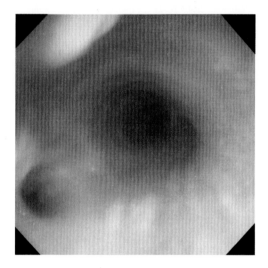

图4-17-14 患者女性,咳嗽、发热3个月,抗结核治疗2个月,左主支气管内膜结核伴狭窄

4. 结核性支气管扩张反复排菌及大咯血者。

5. 肺结核合并支气管淋巴瘘持续排菌者。

6. 肺结核合并急性大咯血者 大咯血对患者是一重大威胁,引起窒息、低血压甚至死亡。在垂体后叶素、纤维支气管镜下止血等治疗无效,出血部位明确时,应急诊作肺切除手术,以挽救生命。

7. 毁损肺经规则治疗仍排菌,或反复咯血及继发感染者 由于MDR-PTB患者的数量逐年增多,毁损肺患者也相应增多,而这是结核病防治最失败之处。作为难治性肺结核,肺叶切除术甚或全肺切除术有时是唯一选择(图4-17-15和图4-17-16)。

8. 结核性脓胸 部分选择性的结核性脓胸经内科治疗无效,应考虑施行手术。①结核性脓胸伴

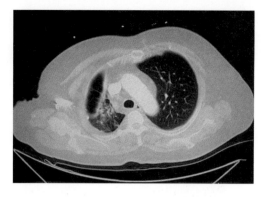

图4-17-15 患者女性,咳嗽、胸闷、食欲缺乏20天,右肺上叶结核性毁损肺

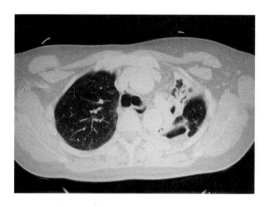

图4-17-16 患者女性,间断反复咯血10余年加重1个月,左肺上叶结核性毁损肺

肺内空洞者可行脓胸剥脱术合并肺叶切除术;②结核性脓胸伴肺内多个空洞或毁损肺可行胸膜外全肺切除。

9. 细菌学培养证实对多种抗结核药物耐药者。

10. 肺结核合并肺癌 肺癌和结核的关系目前还未有明确结论,但是多数学者认为两者不仅仅是简单的伴随关系。推测有以下两种关联:①结核诱发恶性肿瘤,局部因素可能是干酪灶的反复刺激,全身性的因素可能为结核患者全身免疫力下降;②马乔林溃疡,国内外有少量报道发现部分结核病情稳定的患者,在短期内肺内纤维灶突然增大或者空洞内壁出现新生物,手术治疗证实在原有陈旧性结核病灶基础上合并恶性肿瘤,推测可能是由于瘢痕内部的致癌物质得不到有效清除以及在瘢痕形成过程中细胞过度生长造成。因此,在结核患者的长期随访过程中,如果发现结核病患者病灶发生形态学变化则需要警惕恶变的可能。手术治疗同肺癌的手术治疗(图4-17-17)。

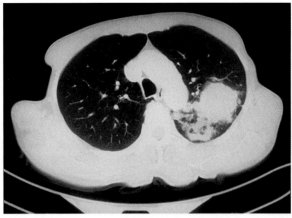
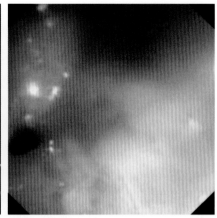

图 4-17-17　患者男性,咳嗽伴痰血 2 周,发热 1 天,左肺上叶鳞癌伴结核($T_2BN_0M_0$Ⅱa 期),气管镜下见左肺上叶尖后段支气管新生物

11. 累及全肺的结核病变　如慢性纤维空洞型肺结核;毁损肺或合并支气管结核而导致广泛性支气管狭窄又弥漫性支气管扩张,对侧肺健康或仅有少许播散性病灶,但病变稳定在 3 个月以上,呼吸功能代偿良好者,应行全肺切除术。

12. 一侧结核性脓胸或合并支气管胸膜瘘,肺内也存在较重的结核病灶,对侧肺正常可行患侧胸膜肺全切除术。

13. 肺结核合并大咯血,肺部病变广泛但局限于一侧,引起呼吸道梗阻窒息者,应行全肺切除术。

(三) 肺结核手术的禁忌证

1. 肺结核患者的一般手术禁忌证

(1) 结核病活动期,对侧肺或同侧其他肺叶有浸润性病变,痰菌阳性,体温、脉搏及红细胞沉降率异常,均应先行药物治疗,以免术后发生血行播散。

(2) 心功能不全,有严重的心脏病、冠心病、近期有心肌梗死病史者。

(3) 有严重呼吸系统慢性疾病、哮喘及重度肺气肿、肺功能不全、不能耐受手术者:一般而言,肺活量、FEV_1、最大通气量等占预计值的 80% 以上,应能耐受肺叶切除甚至全肺切除;占预计值的 60%,可以耐受肺叶切除,全肺切除应慎重考虑,特别是右全肺切除;占预计值 40% 以下的,一般肺部手术均不能耐受。

(4) 全身一般情况差,严重营养不良,伴有其他肝、肾功能异常,经内科治疗不能改善者。

(5) 儿童肺结核病,药物治疗大多能治愈;老年患者,心肺功能较差者,手术应全面衡量,需十分慎重,尽量避免作肺切除术。

(6) 有明显出血倾向或凝血功能障碍者。

2. 肺结核预计全肺切除术者的禁忌证　对于预计要实施全肺切除术的患者需认真评估,明确手术禁忌证,主要包括以下几个方面。

(1) 结核病的自身情况:结核病正在扩展或特别活跃、无化疗、对侧或手术部位以外有结核病灶未稳定、有全身中毒症状者禁忌手术。

(2) 全身重要器官的功能情况:术前全身重要器官检查有不适合行全肺切除者禁忌手术(同一般全肺切除术)。

(3) 合并其他特殊疾病:如糖尿病、甲亢、高血压、贫血、白细胞减少、凝血机制不良等,需在疾病控制、稳定或减轻后再考虑手术。

(4) 其他情况如肿瘤、脑血管意外、严重的低蛋白血症、切断处支气管黏膜有急性病变、妊娠期等禁忌手术。

3. 肺结核患者的术前准备

(1) 由于多数患者已经长期应用多种、量大的抗结核药物治疗,因而需要详细询问、统计、分析后定出初步手术时机和方案。有耐药性的患者,应采用新的抗结核药物作术前准备,必要时静脉滴注。

(2) 痰菌阳性者应作支气管镜检,观察有无支气管内膜结核。有内膜结核者应继续抗结核治疗,直到控制稳定。

(3) 术后继续抗结核治疗 6~12 个月。若肺切除后有胸内残腔,而余肺内尚有残留病灶,宜考虑同期或分期加作胸廓成形术。

(四)肺结核的手术方式

肺结核的手术方式包括肺的楔形切除、肺段切除、肺叶切除、全肺切除以及胸廓成形术、带血管蒂大网膜胸内移植术、带血管蒂肌瓣填充术等。

1. 肺段切除术(segmentectomy) 是一种高选择性的解剖学肺切除术,即在靶肺段支气管起始处离断段支气管以及相应的动脉、静脉,完整切除所属的淋巴引流系统及肺实质。与肺叶切除术相比,肺段切除术的技术难度大,但可最大限度保留有功能的肺实质。钉合器(stapler)的应用使肺段切除术较以往更加安全有效而较楔形切除术更具优势。首先,解剖学肺段切除可将结核病灶及其引流支气管、区域淋巴结完全切除,而楔形切除术有残留可能;其次,解剖学肺段切除深达肺门,段支气管在肺段起始处切断,而楔形切除术有可能留下较长的支气管残端,而靶段支气管常常表现为支气管扩张,所有这些特点为支气管胸膜瘘和脓胸埋下隐患。因此,在需要兼顾保留肺功能和完全切除病灶时,肺段切除术往往成为外科治疗肺结核及其并发症的最佳之选。目前,应用胸腔镜技术使肺段切除术变得更加安全可靠(图4-17-18)。

(1)术前准备:①检查胸部CT,确定病灶是否完全局限于肺段切除术的靶区之内。右肺适合解剖学切除的肺段有上叶尖段、后段、前段和下叶背段、内基底段,右肺中叶因太小而很少考虑段切。左肺适合解剖学切除的肺段有上叶尖后段、前段、舌段和下叶背段、前内基底段。基底段也可作为一个整体切除,保留相应下肺的背段。②术前支气管镜术与影像学检查:明确有无解剖变异、靶肺段口有无段切禁忌证。如果段支气管有严重变异或显著外压等异常,应慎重考虑段切方案。如果支气管镜术在靶肺段口发现新生物或黏膜异常,应予活检、刷检、灌洗等,明确有无肿瘤、感染。

(2)手术要点:常规开胸手术:首先探查病灶、评估段切可行性,然后解剖肺门结构、打开靶肺段邻近的叶裂,处理肺段动脉和支气管。在右侧胸腔,肺门结构的最后部分是支气管、最上部分是右上肺动脉。如果切除右上叶尖段或前段,首先解剖肺门上部;如果切除右上叶后段、下叶背段或基底段,则解剖水平裂与斜裂的交汇处。清楚辨认靶肺段的支气管与动脉,分别结扎、切断。先断支气管可减少靶肺段内感染性分泌物污染正常肺的概率,但处理次序也要考虑到解剖学特点。切除右上叶尖、前段时,先处理动脉、然后拉起远端的动脉残端,可清楚暴露段支气管;如果切除右上叶后段,则先断支气管相对容易,尤其当后段动脉在叶裂处位置较深、从前面不易游离时。在左侧胸腔,肺动脉由后向前跨越左主支气管上方,占据肺门结构的最后和最上部。左上叶尖后段、前段动脉支位于肺门前上部,一支单独的后段支通常见于肺门后部、恰在肺

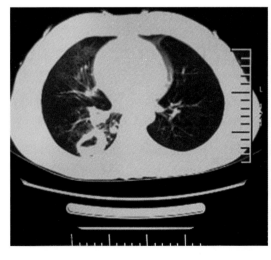
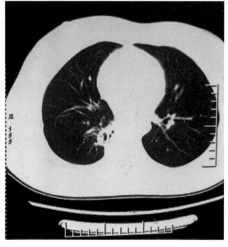

图4-17-18 患者女性,右肺下叶背段结核,经抗结核治疗15个月;病灶缩小,但未完全消退(行胸腔镜右肺下叶背段切除)

裂处或稍上方一点。舌段和下叶的动脉分支在解剖叶裂后可清楚显露。处理靶肺段的动脉支之后，位于肺门结构中部的段支气管就容易暴露了。处理肺段静脉时，先从肺门解剖、深入到肺实质，尽可能显露肺静脉较细的属支。大多数肺段静脉容易辨认，标准方式结扎、切断处理。下叶内基底段、前内基底段静脉较难辨认，可用钳子将远端支气管残端拉起，仔细辨认来自靶肺段肺实质的静脉属支。根据气管切断前通气状况、特别是肺段间界面上肺静脉走向，分割肺实质。传统方法是撕裂法，用钳子牵拉靶肺段的远端支气管，同时用手指沿肺段间界面钝性分离，个别小血管或细支气管可结扎切断或烧灼处理。如果解剖平面恰当，肺粗面仅些许肺泡瘘，肺膨胀后干纱布按压5~10分钟则出血自止。这种方法可获得最大限度的解剖学切除效果，但操作麻烦、且技术要求高。如果解剖结构辨识不佳，撕裂后可发生较严重的肺粗面出血和漏气，术后长时间漏气也颇为常见。任何小支气管瘘都必须妥善处理，必要时覆盖胸膜片或将邻近肺段组织缝在一起，但过多的缝扎修补则会加重术后持久残腔问题。目前，多数外科医生更喜欢用钉合器分割肺实质，简便易操作、术后漏气问题也不严重。缺点是靶肺段组织不易准确切分、肺段间界面常被扭曲，切除范围过大则邻近正常肺段受损、易致术后残腔问题，范围过小则切割线可能穿越感染区域、易致感染性并发症。此外，与撕裂法分割后剩余肺段自然舒展状态不同，钉合后剩余肺段组织的皱缩不仅损失部分肺功能、也易致术后胸膜残腔问题。如果钉合器选择不当，还会有机械故障引起的并发症，如成钉高度小于拟切割组织的厚度则恢复通气后钉合处易崩裂而漏气不止，反之则钉合处血管可能因组织挤压力度不够而出血不止。

2. 肺楔形切除术　将适当大小的病灶连同周围少量肺组织直接从肺实质中切除下来的手术方法称为肺楔形切除术。它不是解剖性的肺切除，对于肺内怀疑肺结核的孤立结节，或者已明确为结核病灶，一般单一病灶邻近胸膜，周围无卫星病灶，直径在3cm以下可施行肺楔形切除术。

(1) 开胸肺楔形切除术的方法和要点

1) 切口：麻醉采用常规插双腔管、单肺通气并置于健侧卧位。肺楔形切除术没有标准切口，选择哪种切口取决于病灶的部位、大小、数目和手术目的以剖胸活检为目的，可能中转为肺叶切除术的病灶一般取后外侧标准切口；体积较大，位于上叶后段和外基底段的病灶，也以后外侧切口为宜。位于上叶前段、舌段、右肺中叶和前内基底段的病灶可采用前外侧切口。直径 <2cm、单发性的小病灶也可运用局部肋间小切口完成手术。

2) 手术方式：进胸后先对全肺进行探查，通过触诊确定病灶部位和深度，用手指将病灶固定并将肺表面轻轻提起，将正常肺组织向四周对抗推离，使病灶向肺表面微微隆起，切割缘距病灶有1.0~1.5cm 的间距。传统切割方法使用血管钳直接钳夹肺实质，于钳子一侧切下病灶。V 形切除往往不能保证病灶最大横径处有足够切缘，健肺组织可能损失较多，以 U 形切除更为合理。较大的病灶需要多次钳夹，肺断面采用褥式交锁缝合，针距1.0cm 左右，针距过大肺皱缩过度不利于余肺扩张且止血不可靠。楔形切除还可采用专用的肺裂切割器，直接将病灶楔形切下，不仅操作快捷，止血止漏效果亦更加可靠。

3) 主要并发症。①出血：出血主要来源于两种可能，一是术中分离粘连所造成的创面，另一则是楔形切除术后肺创面，两种可能在保守治疗无效且胸腔内已经出现血肿情况下，应在补充血容量的情况下积极剖胸止血，清除血块，防止并发结核性脓胸和血块机化严重影响肺功能。②肺瘘和脓胸：由于肺楔形切除术不是解剖性手术，因此肺的创面较大，如切缘残留结核病灶可影响愈合造成肺漏气不止，而长时间的肺瘘不愈可能会造成 MTB 播散入胸腔进而引起结核性脓胸，后者是较为严重的并发症。一般肺瘘可以术中创面予以胸膜包盖或者加固缝合等减少其概率，晚期肺瘘一般可能为创面结核病灶残留引起，一般需要充分引流，必要时行胸腔灌洗，留置胸管。在积极抗结核治疗的同时加强支持治疗。如肺瘘进展成结核性脓胸，则需积极按照结核性脓胸处理。

(2) 胸腔镜下肺楔形切除术：决定采用 VATS 行肺结节切除前，应仔细分析患者的 CT 片，以评价是否适合应用胸腔镜手术。通常病灶直径 >1cm

且位于肺外周 1/3 的结节多易于识别定位。即使距离胸膜较远，直径 1 cm 以上的结节已足够达到胸腔镜探及的能力。不足 1cm 的结节如距离胸膜较近，仍易于探及。另一些似乎深在于肺内的结节，经高分辨率 CT 辨别后发现邻近于肺裂，这些结节仍易于探及。而一些直径 <1cm、深度大于 1cm 的结节，用以上传统方法往往定位困难，需要使用术前胸 CT 引导下经皮肺穿刺病灶置入带钩导丝定位等方法。

1）术前导丝定位：定位使用的带钩导丝及其置入器，该导丝头端带有一个 10mm 长的倒钩，末端附一根 50cm 金属线。术前将患者送至 CT 室，置于适于穿刺的体位。在 CT 引导及局麻下将定位导针经皮穿刺接近结节。经 CT 证实位置满意后用推进器推出导丝。此时带钩导丝已脱离置入器，缓慢退出置入器。然后，再用 CT 证实导丝位置满意。留置于体外的金属线松弛盘曲并用无菌纱布覆盖。为避免标本的破坏，通常情况下不将导丝插入结节，只需将导丝插入紧邻结节的位置就能达到寻找结节的目的，术后立即将患者送至手术室。因为穿刺可能导致气胸，所以应尽量缩短穿刺与手术的间隔时间。也有报道放置导丝 4~12 小时后再进行手术，安全性也较满意。如发生气胸，多不需放置胸腔引流管，除非出现张力性气胸或患者耐受力很差的情况。在术中肺萎陷时插入胸腔镜探查时，就可在胸内发现定位导丝。直接牵拉导丝可能会导致导丝脱落，因此可用器械抓持靠近导丝外的肺组织。上述方法可对 95% 以上的结节给予满意的定位，并可对多发结节分别定位。但该方法不适用于肺尖及膈面的结节。

一般情况下，导丝定位是一种较为安全的手术，其可能出现的并发症包括气胸、肺内出血、空气栓塞及定位失败等。Shuichi 报道导丝定位的并发症发生率：无症状性气胸为 32.1%，肺内出血为 14.9%，胸腔出血为 0.6%，术中术后无明显疼痛及其他严重并发症。导丝脱落多由于穿刺过浅所致。

2）切口：应根据患者的具体病灶部位，个体化地灵活决定切口位置。一般采用腋中线第 6 或第 7 肋间、腋前及腋后线第 5 或第 6 肋间的标准切口安排，这种安排能够满足大多数部位楔形切除术的要求。也有人认为应将切口尽量安排在靠前的位置，以利用前部较宽的肋间隙方便操作，并减少术后慢性疼痛的发生。应避免在肩胛骨后方安排切口。切口的安排虽然要根据结节的部位个体化地决定，但仍应采用相对固定的模式为基础，即摄像头与闭合器以相同的方向近乎平行地指向病灶，方便手术操作。

3）术中定位及手术方式：在切口完成以后，即放置套管，可直接通过胸腔镜观察肺表面寻找胸膜改变，累及脏层胸膜的结节可很容易被发现。有一些开始未能发现的结节，在肺充分萎陷后方才显现。这是由于吸收性肺不张后，肺结节周围的肺组织萎陷，使位于胸膜下的肺结节得以突现。如视诊未能发现结节，可改用器械触诊，使卵圆钳等钝性器械在肺表面滑动，通过触觉及视觉寻找细微的改变。通过反复体会，就能发现结节与其周围肺组织之间质地的差异，从而找到该结节。术前仔细研究其 CT 片能够将目标锁定在一个较小的范围内，从而减小寻找的难度。手指触诊也是较实用的探查方法之一，用示指通过与结节最近的套管切口进行触摸，可定位结节。同样，术前对结节位置的仔细判断对手指定位的成功也起着重要的作用。可将第二个套管口直接选在估计结节所在的位置，手指可通过该切口触摸其附近的肺组织寻找结节。由于前胸壁肋前隙较宽且胸肌较薄，故应用此法对于靠前、靠下的结节较易探及。对于难以触及的部位，有两种方法可供选择，以使肺移近手指：一是使用卵圆钳由另一套管进入将肺移近手指，此法适用于活动度较大的舌叶及前基底段；二是请麻醉师适当膨肺，虽暂时影响视线，但可达到探及目标区域的目的。此法对于肺中部以及肺裂内的深在区域较难探及。定位完成后，在卵圆钳的协助下，放置切割缝合器，激发完成第一次切割缝合。应保证结节距切缘至少有 1cm 的距离。之后可根据情况交换器械的插入位置，从不同的套管插入器械。当切割缝合难以从相对方向进行时，也可以从相同方向连续进行。器械的设计允许缝钉交叉。标本切除后应使用标本袋取出标本。注水膨肺，在证实无漏气后，关胸。术后如无漏气，查胸部 X 线片示肺完全膨胀后可立即拔除胸腔引流管；如仍有漏气，可继续放置胸管直至漏气停止,漏气通常在24~48小时内自行停止。深部结节的楔形切除,对于开胸手术也具有相当的难度,胸腔镜手术的难度也相应进一步增大。一般建议采用开胸手术仔细探查。

4) 并发症及处理:VATS某些并发症可能由于手术技术原因导致,也可能是由于患者自身的原因如其他基础疾病或心肺功能较差所致。闭合器并发症是一类常见的并发症,尤其是病灶部位较深时,更易导致闭合失败。闭合器放置不当、闭合钉装载不当均可导致切割缝合线的残缺。闭合器的设计均有其适宜的闭合组织厚度,因此如待闭合组织较厚,可在闭合前用直血管钳适当压榨,使闭合组织达适当厚度。也可以适当力度用直血管钳夹住待闭合组织,以估计其厚度。如发生闭合缘裂开,可立即导致较多的出血,此时应立即夹闭肺切缘,并于原闭合线近侧进行重新闭合。高度水肿的肺组织质地脆弱,钉合线容易撕裂,此时开胸控制漏气及出血效果更佳。其他并发症与开胸手术相似,而一般来讲,当出现复杂情况或者微创技术难以达到手术要求时,及时地中转开胸能够有效避免严重并发症的发生。应向所有患者在术前交代中转开胸的可能,并且应把中转开胸当作微创手术中的正常现象,而不是当作并发症对待。

3. 肺叶切除术 肺切除范围要根据病变的性质、部位和累及肺组织的多寡而定,遵循"病变切除要彻底,尽可能保留肺组织"的原则。

(1) 肺叶切除术的术式

1) 单纯肺叶切除术:病变限于1个肺叶内,余肺良好或有轻微稳定性病灶,估计术后不能留有残腔者。该式式是一种传统的经典术式,具有病变切除彻底,疗效确切等优点,但应用本术式的患者功能损失较多,有发生支气管残端瘘和胸腔感染的危险。一次性手术治愈率达95.38%。孤立的感染病灶以右肺上叶多见;空洞型肺结核的病灶多局限于肺叶内,肺叶切除是应用最多的术式。由于肺结核可以引起肺门及肺叶间淋巴结纤维化与钙化,可采用一侧肺动脉阻断术,有效避免了肺叶动脉破裂出血,部分患者施行全肺切除术时,可发现有纤维化硬化后的肺门淋巴结侵犯了肺动、静脉血管鞘,强行分离肺门血管会导致肺血管破裂出血,可行心包

内处理肺门血管切除病肺,一般都可取得成功。肺叶切除中如遇到伴有肺门淋巴结结核病变纤维硬化后使肺叶动脉与支气管粘连紧密,分离或缝扎时易导致肺血管破裂出血,可采用一侧肺动脉阻断术,游离一侧肺动脉总干,结扎病肺肺叶静脉,然后阻断肺动脉总干,将病肺从肺叶根部离开肺动脉干处切断,移出病肺后沿支气管壁钝性将肺叶动脉各支残端修剪出结扎,或用无损伤线连续缝合后再开放肺动脉血流,可有效地避免肺叶动脉破裂出血。

2) 袖式肺叶切除术:气管、支气管结核是发生于气管、支气管黏膜或黏膜下层的结核病变,好发于叶或主支气管,长期不愈可形成结核性肉芽肿和瘢痕,造成支气管狭窄,纤维支气管镜检查可确诊。对于大多数支气管结核性狭窄的病例,袖式肺叶切除术是其首选的手术方式,对于局限、小的病灶可行支气管节段性切除。

3) 肺叶切除术追加胸廓成形术:病灶主要存在一个肺叶内,余肺有散在较稳定的播散病灶,并且有相当多肺功能存在,估计肺叶切除术后余肺膨胀不良,术侧留有残腔者首先考虑此种术式。对于肺叶切除术后胸腔受到污染、术后可能或已经出现脓胸者以及发生支气管残端瘘的患者,也需要作胸廓成形术。因此,我们总结对于肺叶切除术中是否行同期改良胸廓成形术,有以下指征者:①术中痰菌阳性;②术前有支气管胸膜瘘;③术中多处污染的胸腔;④预计术后存在残腔问题。应同期行改良胸廓成形术。但对于下叶切除及肺段切除者,多不需要加用此方法。此种术式不但能将主病灶彻底切除,解决长期排菌、咯血及反复感染这一难题,还能最大限度地保留余肺功能,增加手术的安全系数。

4) 大咯血而实施急诊外科手术:咯血引起窒息先兆、窒息或低血压,以及造成失血性贫血而急诊手术,术前正确判定出血部位是此类手术成功与否的关键,出血早期肺部听诊湿啰音有助于出血部位的判定,确定出血部位有困难时应术前作支气管镜检查,如有条件可使用硬质支气管镜,以避免血块堵塞纤维支气管镜而影响检查效果。检查应尽量在咯血间歇期进行,如果频繁咯血则应严格控制支气管镜检查。手术方法以肺叶切除为宜。流

行病学调查结果显示,肺结核合并大咯血患者的病死率极高,经内科止血药物治疗其病死率可高达50%,而经外科方法治疗其病死率为23%。疾病过程中随时出现的大咯血均可导致患者出现死亡,其死亡原因主要为窒息。引起大咯血的常见原因如下:①肺组织周围血管被结核病灶直接侵蚀而遭到破坏;②已形成纤维瘢痕化的结核组织牵拉和破坏肺组织周围血管;③合并有严重的支气管扩张表现;④肺结核空洞内动脉瘤发生破裂;⑤肺组织结核病灶周围存在丰富的侧支循环表现。

以往研究认为肺组织残留血块可导致患者术后出现严重的肺部感染现象,因此临床多主张切除已发生血行播散的肺组织。近些年来抗生素、抗结核药得到广泛的应用,积血肺叶不应行预防性切除治疗,尽量避免全肺切除。当肺组织出现血行播散情况时,手术过程中除了出血肺叶外,其他肺叶也可见到血液流出现象,应加以鉴别。临床中同时出现两个以上肺叶大咯血的情况极为少见,故缺乏准确证据时不应盲目扩大肺组织的切除范围。患者进入 ICU 后采用呼吸机、抗生素等治疗措施,肺组织内残留血块可完全排出体外或被逐渐吸收。若出血肺叶外存在活动性干酪样结核病灶或者合并有肺脓肿时,可能在术后造成严重的后果,患者身体情况允许下可行肺组织扩大切除,但仅限于出血肺叶切除。此外,肺组织出血部位的准确判断是外科手术治疗成功与否的关键。对双侧均有肺结核病灶进行出血部位判断时应格外谨慎,此时采用纤维支气管镜可准确判断出血部位,在支气管内膜结核以及继发感染检查等方面均可以起到显著性的作用。术后患者应继续采取正规足量的抗结核药物治疗,也是影响疾病愈后的主要因素。肺结核病变较为广泛而未切除病灶者,因抗结核治疗不规范则极易产生耐药现象,故应做好细菌药物敏感试验,及时调整抗结核药物治疗方案。

综上所述,肺结核合并大咯血患者行外科手术治疗应及早实施,并谨慎选择肺组织的切除范围,以肺叶切除作为首选方法,术前需对患者病情予以准确评估,术后应正确处理各种并发症,可明显提高患者的生存率。

(2) 肺叶切除术的注意事项

1) 术前肺功能测定:是评价肺切除术风险性的重要依据。多数学者认为,中重度肺功能异常的患者行剖胸手术的风险远大于肺功能正常者,术前作出手术适应证和安全性的正确评估十分重要。过量的肺组织切除和手术创伤的影响可使患者术后肺功能显著降低,往往导致严重并发症甚至死亡,或因肺功能减退而生活能力低下;而对手术过于保守则可能使部分患者失去治愈机会。

2) 术后呼吸衰竭的处理:术后呼吸衰竭的发生与否依次与肺功能障碍程度、手术切除范围、术前合并症的多少、营养状况、术前开胸手术史、术前是否应用抗生素等密切相关。肺切除术对肺功能可以产生不同影响。对于所切除肺叶呈肺不张、毁损肺、广泛大疱性肺气肿或者肺叶严重感染、机化的患者,切除无功能的肺组织,可以改善肺泡通气、血流比率,消除炎症或肿瘤病灶对机体的影响,或通过松解粘连、解除压迫而提高余肺顺应性;术后肺功能可获得改善或保持稳定,心肺功能并发症风险相应减低。对低肺功能的肺结核患者,术前应多方面综合评价手术的风险性,除常规测定肺通气功能外,还进行弥散功能测定、右心功能测定和运动耐受测试。根据影像学、纤维支气管镜检查资料,以及心、肝、肾等重要器官功能情况,正确判断肺部病变所占肺功能的比例,掌握好手术指征,选择适当的手术方式,术后给予积极妥善处理,以减少术后急性呼吸衰竭的发生及围术期死亡。

3) 围术期内呼吸功能的维护:术后因麻醉药物的后遗效应、伤口疼痛、胸带包扎、胸廓顺应性降低、肺泡通气不足、支气管分泌物增多、咳嗽无力、气道不畅等因素,术后肺功能可有不同程度下降。若这种恶性循环不能中断,必然导致急性呼吸衰竭,这是低肺功能患者胸部手术死亡的主要原因。因此,围术期内呼吸功能的维护极为重要。对呼吸功能不全患者术后呼吸功能维护应防患于未然,采取积极、主动、安全、有效的措施。可根据患者的自主呼吸、血气分析或无创末梢血氧饱和度的检测等指标,考虑是否保留气管导管、人工呼吸机辅助呼吸。机械通气能够改善患者的通气和换气功能,缓解呼吸肌疲劳。呼气末正压通气(positive

end expiratory pressure,PEEP)可以避免小气道和肺泡塌陷,促进肺泡渗出吸收,从而减少呼吸阻力并促进气体在肺内的均匀分布。但对于术后肺残面或肺泡漏气的患者,应控制较低的气道压,以免漏气、长期不愈甚至形成支气管胸膜瘘。

4)肺切除术中应避免病灶污染术野。

5)术前有效抗结核药物的选择:可参照患者不同的药敏试验结果以及既往相关用药史,选出至少3种以上敏感或未曾使用过的抗结核药物,联合使用2~3个月。可供选择的药物有氧氟沙星、左氧氟沙星、丙硫异烟胺、对氨基水杨酸钠、对氨基水杨酸/异烟肼、阿米卡星、卷曲霉素、环丙沙星、利福布汀、莫西沙星、阿莫西林/克拉维酸钾等。

6)术后相关治疗:①保留胸腔闭式引流管1周以上,可直接观察术后漏气和支气管残端愈合情况。②抗结核治疗应继续术前的有效抗结核治疗方案,至少18个月,避免因频繁更换治疗方案而产生新的耐药现象。术前和术后有效的抗结核治疗,对 MDR-PTB 患者的治愈起决定作用。③控制并发症,特别合并有糖尿病的患者,应及时控制。

7)肺结核合并肺癌的可能性:近年来,有关肺结核合并肺癌的报道随着世界各地病例的增多,日益受到人们的重视。据文献报道,肺结核尤其是近20年曾患肺结核是肺癌的一个危险因素。肺结核高发年龄在老年,而肺癌好发年龄在40岁以上。这样,随着肺结核发病年龄的提前,与肺癌高发年龄趋于接近;又因两者均属常见病、多发病,所以二者并存概率有增加的趋势。通常认为在下列情况下应高度警惕两病并存的可能:①老年男性患者,有长期吸烟史。②有刺激性干咳,反复痰中带血,不规则发热,消瘦明显,症状与胸部X线片不符,且进行性加重。③稳定的结核病灶在短期内扩大,或出现新阴影,或肺某一部位浸润病灶吸收,而其他部位出现新病灶,尤其是当肺内病灶扩大而反复查痰菌阴性者,这是因为有些已静止的结核病变可因并存肺癌而重新活动;活动期排菌患者也可因肿瘤阻塞支气管而使痰菌转阴。④病灶阴影轮廓不清呈分叶状,边缘不规则呈毛刺状,或空洞型肺结核抗结核治疗过程中空洞内出现岛屿样阴影或洞壁明显增厚呈块状,原有空洞为偏心型。⑤肺结核

患者在肺结核好发部位,如肺上叶前段、舌段或下叶基底段出现浸润病灶影,周围无卫星灶或钙化灶者。⑥颈部出现无痛性淋巴结肿大或肺门、纵隔出现肿大的淋巴结,肺不张或胸腔积液迅速增长及呈血性变化者。⑦肺结核患者经正规抗结核治疗3个月以上,结核病灶未见好转甚至出现进展者(除短程化疗中暂时恶化现象)。肺结核合并肺癌患者的免疫功能低下,使患者的生存期缩短。治疗上应首先力争手术切除肿瘤,术后辅助放、化疗及抗结核治疗。

(3)肺叶切除术常见并发症的预防及处理:肺结核术后并发症与营养状况、病灶的程度范围及稳定程度、手术方式及操作技术有关,术后胸内残腔处理不当是主要原因,残腔的发生率一般为20%~30%。常见并发症及预防处理如下:

1)术后胸内出血:分离粘连应根据先易后难的原则,术中务必仔细操作,手法要轻柔,不要人为造成过多失血,止血要严密,不可图快。这类患者一旦出现胸内大量出血,再次剖胸探查时应按顺序检查胸壁、纵隔、血管结扎残端、心包切开处等。如发生胸壁广泛、弥漫性渗血,可采用温盐水混合肾上腺素压迫止血,效果好。另外,输入新鲜血液,补充纤维蛋白原和钙离子。胸内出血是可以预防的,术前应对病情病变预分析,特别是对于即将行全肺切除的患者非常重要,这类肺结核患者由于病程长、发展缓慢、继发感染等原因,在病灶部的肺与壁层胸膜之间可形成许多侧支循环,在胸壁上可听到连续性的血管杂音,称为胸壁粘连杂音,术前应注意这种杂音,可估计术中的出血程度。如术前合并有糖尿病等合并症,则术中更应仔细操作:分离胸壁粘连时要避免损伤肋间动静脉;分离胸顶部粘连时,要注意勿损伤锁骨下动静脉;分离纵隔面粘连时,右侧以上、下腔静脉为标志,左侧以主动脉弓和胸主动脉为标志,毁损肺往往与这些大血管粘连;分离膈面应注意勿损伤膈肌。全肺切除术后附加改良胸廓成形术有利于止血。

2)支气管胸膜瘘:是肺切除术后严重并发症之一,其发生率已较20世纪50年代明显降低。目前结核性毁损肺、抗药性结核病肺叶切除术后的支气管胸膜瘘发生率可达5%~10%。以支气管病变

最高(16.2%),结核球与干酪灶较少。长期临床实践表明,支气管胸膜瘘的发生主要与残端闭合技术、支气管残端病变残留及残端血供等影响残端愈合的诸因素有关,尤为重要的是残端闭合技术,而支气管残端内膜病变残留和残端血供也是影响支气管残端愈合不可忽视的重要因素。支气管残端病变残留患者肺切除术后支气管胸膜瘘的发生率明显升高,因此,对残端病变残留而肺功能不能耐受扩大切除的患者,选择适宜的残端闭合技术对预防支气管胸膜瘘的发生非常重要。选用的原则是操作方便、缝合严密、不易污染和不影响血运。水平褥式缝合加间断缝合法操作简单,残端处理牢固,抗压性强,术后鼓励患者咳嗽排痰无残端漏气之虞,不影响残端血运,是一种较理想的预防残端病变残留发生瘘的方法。同时,应从影响残端愈合的诸因素综合考虑,积极预防。如术前及时纠正贫血和低蛋白血症,控制感染,结核患者正规抗结核治疗 6 个月以后再手术;术中支气管残端消毒,电凝烧灼残端内膜以杀死癌细胞、MTB 等;胸腔冲洗以减少污染;残端闭合后应用胸膜瓣、心包等组织包埋;术后及时有效地处理胸腔积液,预防肺部和胸腔感染,协助患者咳嗽排痰,早期下床活动,体质弱者适当给予营养支持治疗等措施均有利于残端瘢痕性愈合(图 4-17-19)。

3) 心力衰竭和呼吸衰竭:是肺术后早期死亡的主要原因,术前一定要对此类患者的心血管系统和呼吸系统准确评估。由于各种原因,部分患者常需要机械通气进行辅助呼吸提供呼吸支持,以保证

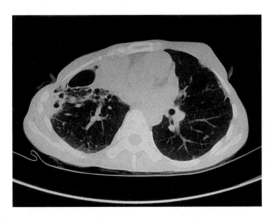

图 4-17-19 患者女性,反复咳嗽、咯血 18 年,加重 3 年,右肺上叶结核性毁损肺伴曲菌感染(行右肺上叶切除术后并发支气管胸膜瘘)

基本的气体交换度过危险期。结核性毁损肺行全肺切除手术治疗的患者中,大多都因长期慢性疾病的消耗,营养差及体质瘦弱,术前肺功能减退,加之麻醉及手术打击等因素,术后易出现呼吸功能不全,应及时予机械通气辅助呼吸;部分患者术后虽已苏醒,但由于麻醉药物后效应等因素,自主呼吸乏力、咳嗽及吞咽反射弱、排痰能力差,即使没有出现呼吸衰竭的迹象,也可预防性应用机械通气。

4) 结核播散和余肺结核恶化:是一种严重并发症,可进一步加重患者的呼吸功能不全,严重者可引起呼吸衰竭。多是在结核病未完全控制下贸然手术所致,余肺内存在的不稳定病灶术后活动;术中过度挤压使含菌分泌物倒灌入健康肺内未及时清除;术后并发支气管胸膜瘘等。一旦发生,应积极抗结核治疗,选择未曾用过的药物,加强营养。预防主要是严格把握手术指征,对痰菌阳患者,术中先闭合支气管,术后正规抗结核治疗,及时排痰。

5) 术后脓胸:常见的原因如下:①术中胸腔受污染;②术后胸管引流不畅,胸内积液积血,继发感染;③术后余肺膨胀不全,留有较大残腔。一旦脓胸发生,应及时引流,处理支气管胸膜瘘,加强抗结核治疗,根据细菌培养及药敏,选择敏感强力的药物以及综合的支持疗法。

4. 全肺切除术 肺结核治疗中的全肺切除术手术难度大,术后并发症高,对患者术后生活质量影响较大,应做重点说明。全肺切除术多适用于中央型肺癌、主支气管内膜结核或毁损肺患者。应尽量采取支气管袖式切除和肺动脉袖式切除,尽量避免全肺切除。全肺切除因为对心肺功能的影响较大,术前应行仔细的心肺功能检查。对于肺通气功能的要求,一般认为 FEV_1 在 2.0L 以上可行全肺切除术。术前合并肺部感染的应给予抗感染治疗;术前应行纤维支气管镜检查以明确病变的部位和性质、确定手术方式。全肺切除术后应加强抗感染和营养支持;控制静脉补液的总量和速度,避免肺水肿的发生。全肺切除后应避免早期下床,减少纵隔摆动的发生。

(1) 全肺切除术的术式

1) 右全肺切除术:①右胸后外侧切口,第5或

第6肋床进胸,先分离肺与胸膜和膈肌的粘连;确定病变所在部位和性质,以确定作右全肺切除术。②将右下叶肺向上牵拉,显露并切断肺下韧带至肺下静脉处。环绕肺根部剪开纵隔胸膜,并向肺侧钝性分离,即可显露出肺门血管。③将右肺上叶向后牵拉,显露肺动脉上干,提起并剪开血管鞘膜,并沿血管纵轴方向近心端游离,显露右肺动脉总干。钝性游离并剪开右肺动脉总干周围的鞘膜,直角钳探过肺动脉的后方,绕以双4号线在近心端结扎,在远心端用两把无损伤血管钳钳夹并在中间剪断,分别予以双4号线贯穿缝扎。右肺动脉的结扎线和缝扎线必须牢固,并留有较长的残端,避免滑脱。④将右肺上叶向后牵拉,打开前肺门,即可显露肺上静脉,沿血管前壁剪开鞘膜并游离肺上静脉,直角钳探过上叶静脉后方,双4号线结扎其近心端,远端血管钳把钳夹并在中间剪断,近端予以双4号线缝扎,远端予双4号线连续缝合。同样游离并处理肺下静脉。⑤将右上叶肺向后牵拉,将奇静脉弓向上推开,显露右主支气管。游离并切断周围结缔组织,游离并结扎支气管动、静脉。在距气管隆嵴1.5cm处用气管直角钳夹闭合主支气管,在远端切下右全肺组织。然后,在直角钳下方边剪开边缝扎支气管残端或用闭合器闭合,用支气管周围纵隔胸膜缝盖残端。⑥当患者呼吸道分泌物较多,双腔管定位不满意时可考虑先处理右主支气管,然后处理肺动脉和肺静脉。⑦操作注意点:当肺动脉或静脉在心包外的长度较短而不易处理时,打开心包后控制血管是必要的,可以增加可处理血管的长度;如果血管仍然较短而不易处理,可以用无损伤血管钳或心房钳钳夹血管近心端,切断后连续缝合。

2)左全肺切除术:①左胸后外侧切口,第5肋间或第6肋床进胸,先分离肺与胸膜和膈肌的粘连;确定病变所在部位和性质,以确定作左全肺切除术。②将左下叶肺向上牵托,显露并切断肺下韧带至肺下静脉处,环绕肺根部剪开纵隔胸膜,并向肺侧钝性分离,显露肺门血管。显露肺门上部,于主动脉弓下剪开肺门胸膜,即可暴露左肺动脉,提起并剪开血管鞘膜,游离左肺动脉总干,直角钳探过肺动脉的后方,绕以双4号线在近心端结扎,在远心端用两把无损伤血管钳钳夹并在中间剪断,分

别予以双4号线贯穿缝扎。③将左肺上叶向后牵拉,显露肺上静脉,沿血管前壁剪开鞘膜并游离肺上静脉,直角钳探过上叶静脉后方,4号线结扎其近心端,远端血管钳把钳夹并在中间剪断,近端予以双4号线缝扎,远端予双4号线连续缝合。同样游离并处理肺下静脉。④将左上叶肺向后牵拉,显露左主支气管。游离并切断周围结缔组织,游离并结扎支气管动、静脉,气管直角钳钳夹闭合主支气管,在远端切下右全肺组织。在直角钳下方边剪开边缝扎支气管残端或闭合器闭合,用支气管周围纵隔胸膜缝盖残端。张肺检查支气管残端,确保残端无漏气。⑤操作注意点:当肺动脉或肺静脉较短时,可打开心包以增加可处理血管的长度。由于左主支气管较长,在处理主支气管时应尽量分离至其根部,避免支气管残端过长。

3)心包内处理肺血管全肺切除术:少数肺结核患者,肺内病变广泛而严重,如慢性纤维空洞型肺结核,肺根部严重粘连,解剖关系不清或变异较大,如盲目强行分离;可能导致致命性大出血。遇此情况,可经心包内处理肺血管,优势如下:一是游离肺血管比较容易,可延长肺血管的游离长度,增加安全系数;二是可提高切除率。具体方法是:在膈神经前方一处纵行切开心包,于心包内游离,结扎加缝扎有关血管,如肺动脉干或肺上、下静脉,同时将大血管根部附近的心包组织连同病肺一并切除,然后疏松缝合心包。如果缺损较大,亦可不予缝合。总之,需要强调的是,缝合不可过紧,以免引起心脏受压。

4)胸膜肺切除术:肺结核合并慢性脓胸或并存支气管胸膜瘘,胸膜多被肺部病变所累,纤维结缔组织增生,形成较厚的纤维板,与胸廓及肺粘连紧密,严重地限制及束缚了肺组织的膨胀和胸廓的运动。手术难度较大,可采用胸膜外剥离而使患肺游离。剥离、切除壁层及脏层纤维板时,往往渗血严重,需用1:1000肾上腺素热盐水纱布垫压迫止血或将出血点逐一电灼,必要时可采用缝扎止血。术中应注意及时补足失血量,防止低血容量休克。当壁层纤维板剥脱后,将脏层纤维板连同病肺一并切除。术后遗留感染的胸内残腔,可先行引流,然后再择期进行局部胸廓成形术。胸膜肺切除可增

加渗血及感染机会，除应严格控制手术指征外，在强化抗结核药物治疗的同时，宜加用有效的广谱抗生素并补充凝血剂。如全身情况欠佳或心肺功能低下，多难耐受此种手术，应格外慎重。

（2）注意事项：①结核病全肺切除术，尤其是胸膜全肺切除术创伤大、渗血多，应严格掌握手术适应证，不宜轻率应用；②术前必须认真进行全面检查，对侧肺要有足够的代偿能力，其他重要器官如心肺、肝、肾等无明显器质性病变；③右全肺切除术较左侧更应严格掌握手术适应证；④术中对肺门解剖必须清楚，对大血管，如术侧肺动脉干及上、下肺静脉的处理，应倍加小心，结合缝扎务必牢靠，以免发生致命性大出血；⑤主支气管残端必须妥善缝合，并用带蒂胸膜片严密包盖，以防发生支气管残端瘘；⑥全肺切除术后巨大残腔的处理至关重要，恰当地应用胸腔引流可以调节纵隔的位置，术后密切注意胸腔积液情况，必要时胸穿胸腔积液检查；⑦常规应用有效广谱抗生素，以防胸腔内感染；⑧加强抗结核治疗，静脉使用抗结核治疗药物强化治疗。

（3）常见并发症及预防处理

1）胸腔内出血：发生率约为2%，及时发现、诊断和处理能取得良好的效果。术前注意出凝血时间，及时发现出血倾向；备血要多，新鲜血液更佳；术中粘连尽量结扎或使用超声刀和结扎术；关胸前严密止血，并在创面使用凝血药品；术时尽可能输新鲜血液；术后加强止血药的应用。

2）支气管残端瘘：结核病手术的支气管残端瘘发生率要比一般肺切除手术高，发生率在2%~6%，处理更加困难，一般发生在术后1~2周内。术前强化抗结核治疗，术中仔细操作，提高支气管残端缝合和包埋技术，术后积极加强支持治疗，纠正低蛋白血症，注意胸腔积液的变化，及时处理，可有效减少其发生率。一旦发生，及时胸腔置管引流，手术后早期，如患者情况允许可行手术修补。

3）胸腔感染及脓胸：有报道示全肺切除术后其发生率为2%~10%，脓胸患者的病死率为16.6%，因此需高度重视。胸腔感染和脓胸一般发生在全肺术后3~7天内，常见发热、胸痛、白细胞计数升高等。一旦确诊，需马上行低位胸腔闭式引

流，尽量引流脓液，以免引起支气管胸膜瘘，严重的可行开窗引流术。加强抗感染治疗，局部胸腔内冲洗。经久不愈的可考虑行胸廓成形术或肌瓣移植、填充术。

4）其他：全肺切除术后并发症的发生率明显高于肺叶切除手术，所以一定要慎重。其他并发症如呼吸功能不全、心血管系统并发症、消化系统并发症在全肺切除患者中时有发生，术前严格检查、术中仔细操作、术后密切观察尤为重要，处理同一般肺切除手术。

5. 胸廓成形术　该术式是治疗肺结核术后支气管胸膜瘘以及结核性脓胸的一种较好的方法。临床上较常用的是改良的 Heller 胸廓成形术，手术要点：术中根据脓腔的范围，充分切除脓腔的肋骨，所切除的肋端一定超过脓腔边缘 2cm 以上，以使胸壁彻底塌陷，达到消灭脓腔的目的。同时，彻底清除脓腔中的脓液、干酪样坏死组织，保留肋间肌和壁层增厚的纤维板，充分填塞脓腔。在胸廓成形术同期修补瘘十分关键。对肺表面糜烂性漏气，用附近健康的、血运好的肋间肌组织覆盖，而明显的细小支气管瘘口应在局部清除松解、缝合、关闭瘘口后用肋间肌或带蒂胸壁游离肌瓣填塞。叶或主支气管残端瘘口的处理是较为困难的，由于手术及术后炎症，肺门局部支气管、血管的界限已完全不清，且组织充血、变脆。因此，寻找及游离残端瘘口技术要求极高，术前纤维支气管镜检查了解瘘口部位，术中在纤维支气管镜辅助下，经气管插管置入细尼龙管或亚甲蓝着色均为寻找瘘口提供方便。胸廓成形术是一期还是分期完成，主要依据患者的全身状况、脓腔大小、引流量及术中出血而定。但由于胸廓成形术的破坏性大，创伤重，出血多，永久性的胸廓畸形造成永久性肺功能减低，所以应慎重选择，除肺切除后和（或）支气管胸膜瘘以及其他手术失败者，尽量不用。近年来采用带蒂网膜充填及覆盖均是较成功及简便补瘘的方法（图 4-17-20）。

6. 带血管蒂大网膜胸内移植术　大网膜血运丰富，再生能力强，又有很强的抗感染及吸收炎性渗出物的能力。

（1）适应证：①不能行胸膜剥脱的各部位和各类型的慢性脓胸患者；②胸廓成形术、胸膜剥脱术

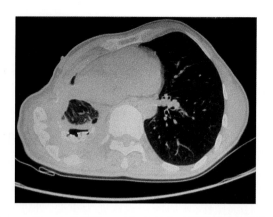

图 4-17-20 患者男性,45 岁,右肺上叶结核性毁损肺伴曲菌感染,行右肺上叶切除术。术后 BPF,胸腔闭式引流半年后行胸膜纤维剥脱术 + 胸廓成形术

失败者;③年老体弱、心肺功能差,不能耐受胸廓成形术或肺切除术者;④肌瓣填充脓腔不足,用网膜移植加强消灭残腔的补充材料之用;⑤无腹腔疾病史(包括结核性腹膜炎),无上腹部手术史者。

(2)注意事项:术中应特别注意将脓腔隔离,更换手术器械和手套,在行腹部操作时,要防止腹腔污染。如有多处肺泡瘘或支气管残端瘘,则可以大网膜覆盖,并缝合几针固定。由于大网膜受体表面积、性别、营养状况等因素影响,只能充填 75~95ml 的脓腔,若不能达到脓腔容量的 1/3~1/2 时,则应附加小胸廓成形术。

7. 带血管蒂肌瓣填充术 早在 1910 年由 Ahrasharoff 首先采用,但应用于感染创口有顾虑。目前,抗生素不断更新,可有效控制感染,才使该术式得以广泛引用。该术式的优点为一期完成手术,填充材料为自身组织,无异物反应。可作填充的肌瓣主要有背阔肌、前锯肌、胸大肌及胸小肌、腹直肌,并具有良好的血液供应及神经支配,从而改善残腔壁的营养,促进其闭合。根据手术和尸检材料测量各肌瓣的大小,背阔肌、前锯肌、胸大肌和腹直肌充分游离后分别可充填单侧胸腔的 30%~40%、10%~15%、20%~30% 和 5%~15%。

(1)适应证:①原发性局限性脓胸或胸廓成形术后失败的局限性脓腔;②胸膜下胸廓成形术的基础上合并应用肌瓣填充术,可以减少肋骨的切除范围。

(2)注意事项:手术应根据脓腔的大小和位置,切取带血管蒂肌瓣植入脓腔,并固定几针,若合并

支气管胸膜瘘者,可选择血运良好的肌瓣封闭瘘口并缝合固定。一般小的局限性脓腔,仅用肌瓣即可消灭。如果脓腔较大,应根据具体情况,切除部分肋骨,以达到消灭脓腔的目的。肌瓣移植后一期缝合,再用胸管负压吸引 7~10 天。手术前后均应给予敏感抗生素。术后 3~4 种化疗药物联合应用,连续用药 9~12 个月并定期复查。对于脓液 MTB 培养阴性、肺内无明显活动性病灶的患者,术后给予抗结核药物治疗的必要性值得商榷;而对于培养阳性或痰菌阳性的患者,术后对于初治患者应常规给予异烟肼、利福平、吡嗪酰胺、乙胺丁醇方案抗结核治疗半年以上。对于复治患者加用硫酸链霉素,治疗半年以上。治疗 MDR-TB 主要根据 MTB 敏感试验结果来确定化疗方案,应选择 3 种以上敏感药物联合化疗,疗程至少一年半以上。

8. 肺结核灶定点清除术 与传统的肺结核手术病灶粘连较重,术中出血较多。而与微创外科技术无缘。尽管有人尝试用现代微创的小切口或 VATS 等方法切除病灶,以治疗肺结核,但效果不太理想。肺叶切除术虽然是治疗局限性空洞型肺结核和肺结核球的经典外科手术,但该方法不可避免地出现渗血过多、残腔感染等问题,而能否将治疗脊柱结核的病灶清除术用于空洞型肺结核、结核球或其他肺外结核病的病灶清除,其适应证需要探讨。

大多数学者认为,结核病外科手术与肿瘤和炎症等不同之处在于,根据病变形态不同,手术方式不同,大致可分为引流术、病灶清除术和切除术三类。其中结核病灶内定点清除术可以比喻为"斩首"清除术,其理论依据为:当肺结核患者的机体免疫力与结核分枝杆菌毒力达到相对制衡状态时易形成纤维厚壁空洞。病理学检查结果表明,纤维空洞内的坏死组织和坏死层中存在结核分枝杆菌,纤维层和肺不张层无结核分枝杆菌。此类患者的抗结核治疗时间较长,坚厚的空洞壁阻挡了药物进入空洞内有效杀灭结核分枝杆菌。在这种病变相对静止的状态下,清除局部病灶而不过多切除正常肺组织,可防止结核病继续恶化,缓解咯血、排菌和发热等临床症状。现代肺结核治疗理论认为,痰结核分枝杆菌转阴才是肺结核治愈、停药的指征,影

像学表现不是停药的指征。因此，病灶内定点清除术不仅清除了病变，促使痰结核分枝杆菌转阴，而且相对于肺叶切除术等也最大限度地保留了肺功能，这不仅符合外科治疗肺结核的原则，而且其创伤小、出血少和术后恢复快，也具有现代微创外科的特点，并符合现代肺结核以痰菌转阴为标准的治疗原则。肺外结核的病灶清除术来源于脊柱结核的病灶清除术，对肝结核、胰腺结核和纵隔淋巴结结核等具有包膜的结核病灶同样效果显著。

手术时机的选择也很重要，无论是肺结核还是肺外结核，病灶稳定性多根据影像学、细菌学及全身结核中毒症状来判定。如病灶在治疗3个月内有好转、吸收或仍有明显的结核病中毒症状，则暂时不要进行手术；对周边局限性肺结核患者，用敏感抗结核药物连续治疗3个月后，影像学改变不明显者，可以考虑手术；但对连续治疗3个月病情恶化的肺结核患者，则不建议手术；对肺外（脊柱、肝和胸壁）结核患者可以考虑引流术和病灶清除术。

空洞型肺结核病患者行病灶清除后，有时可见残腔内有细小支气管，冲洗时可见气泡，虽然病变距肺门较远，但这种支气管残端的处理仍需谨慎。清除病灶后分别用过氧化氢、5%碳酸氢钠和生理盐水冲洗。再用碘酊和酒精消毒，找到支气管残端后将其提起，先行单纯结扎，再用周围组织缝扎包埋残端。可采用带血管蒂肋间肌瓣填塞，并用正常的肺组织紧密包裹，术中如发现小的肺动脉分支，应分别结扎缝合。肺叶切除是治疗MDR-PTB的经典方法，但对于单侧不同肺叶多个空洞或双侧空洞的MDR-PTB患者，经典的肺叶切除术是彻底切除病变肺叶，而定点病灶清除术则是高度选择性清除病变。

在清除纵隔淋巴结结核时，很多学者建议最好采用标准切口，因为合并支气管淋巴瘘患者的粘连较重，大切口容易进行分离。另外，最好对纵隔淋巴结结核进行液化后再行手术，这样做的手术风险较小，且适用于病灶内清除。大多数学者不建议切除淋巴结。术后用带血管蒂肋间肌瓣填塞包埋纵隔面残腔，病灶内放置引流管用于引流或注药。肝结核和胰腺结核的病灶内清除术要注意动作轻柔，关腹前要彻底止血，并结扎小血管。

病灶内定点清除术的特点是：术前经CT或B超定位选择切口，病灶内清除病变，最大限度保留正常组织，且具有创伤小、安全、恢复快、住院时间短、费用低等优点，符合结核病外科治疗原则和微创外科治疗原则，但需谨慎选择病例。

9. MDR-PTB的外科治疗　MDR-PTB的高发病区广泛分布在非洲、亚洲及俄罗斯地区，合并艾滋病是其主要死亡原因，国内以中西部地区，特别是西藏、新疆、西南等地为主，合并艾滋病和其他并发症是致死原因。

（1）MDR-PTB致病原因：①治疗方案不合理；②药物联合不合理、不恰当；③用药剂量不足，服药方法不当；④疗程不足或间断用药；⑤对失败和复发病例处理不当；⑥其他社会因素等。

（2）MDR-PTB愈后不良的主要因素：①既往治疗史（包括术前未接受正规治疗，疗程较短或方案不合理等）；②双肺病变；③体质量指数（BMI）偏低等。

（3）MDR-PTB的治愈率：国内常按标准短程化疗方案治疗MDR-PTB，治愈率为35.5%~60.45%，其中初诊患者治愈率为46.7%~74.2%，复治患者治愈率为29.0%~42.0%。国外报道单纯药物组治愈率43%，病死率45%。2012年世界卫生组织报告MDR-PTB的药物治疗总体效果不佳。

关于MDR-PTB临床治疗治愈率和并发症发生率的报道很多，结论不尽一致，可能与纳入研究的病例数量、手术指征、BMI、术后化疗、营养状况、随访时间等因素相关。目前国内外学者一致认为，病灶局限的MDR-PTB患者，无论痰中MTB是否阳性，均应积极手术治疗。MDR-PTB病灶（如空洞组织）在耐药性获得和加重方面起重要作用，早期手术结合药物治疗治愈率高。

（4）MDR-PTB的首选治疗方案：①初诊患者，根据药敏试验选择对MDR-PTB敏感或相对敏感的药物，内科治疗2~3个月后行病肺切除手术，同时结合药物化疗并加强随访。②内科治疗无效的患者通常病程长，胸膜粘连严重且合并多种并发症，即使具备肺叶切除手术指征，手术方式也难统一。同时，内外科医师对手术适应证的认识不同，患者的最佳手术时机选择尚需进一步研究证实。

MDR-TB 的出现,使结核病这一长期威胁全球人类健康并一度为人类所控制的传染病得以死灰复燃,对全世界结核病控制工作是一个新的挑战。MDR-TB 在世界各国的发生率为 0.14%~2.7%,MDR-TB 感染者病死率显著高于单药耐药的结核病患者。

(5) MDR-PTB 的手术指征:外科手术是 MDR-PTB 综合治疗的重要组成部分。手术指征:①已局限、持久的空洞型肺结核;②已毁损的肺叶或一侧全肺;③支气管胸膜瘘;④支气管狭窄、支气管内膜结核;⑤大咯血。就空洞型肺结核和毁损肺而言,是形成 MDR-PTB 的重要病理学基础之一,手术方法以肺叶切除术或全肺切除术为主,其理论基础为:抗结核药很难到达空腔内并对其中的 MTB 产生作用,并且在空腔内有很高数量的病原微生物生存,每个空腔可检出 10^7~10^9 个病原微生物,故切除已形成空腔的空洞型肺结核病灶和毁损肺,是抗结核综合治疗中的重要手段。空洞型肺结核的病灶多局限于肺叶,应以肺叶切除术为主;毁损肺的病变范围较广泛,多累及一侧肺,以全肺切除术多见,但术前一定要对此类患者的心血管系统和呼吸系统准确评估,因心力衰竭和呼吸衰竭是肺切除术后早期死亡的主要原因,支气管胸膜瘘的诊断并不困难,必要时可向胸膜腔内注入亚甲蓝 1~2ml 后,如患者咳出蓝色液体即可确诊。外科处理可以先行胸腔闭式引流术,并以 0.25% 新霉素或 0.2% 碘伏冲洗 1~2 周,待引流胸腔积液清亮后,部分患者的胸腔积液培养结果呈阴性,瘘口闭合,可拔除引流管避免行胸廓成形术;但大多数患者由于支气管胸膜瘘的存在,常合并混合感染,往往需要更为复杂的外科处理,对于脓腔严重感染患者,采用胸壁开窗引流术(即切除脓腔下部 3 或 4 段肋骨,切口皮肤内翻缝合),每天局部应用有效药物,经过 1~2 个月,创面清洁,有时小的瘘口可以愈合,全身状况改善,根据病情考虑胸膜肺切除或胸膜内胸廓成形术,并瘘口修补术,必要时以胸壁肌瓣或大网膜填塞术消灭残腔;对于肺结核术后早期的支气管胸膜瘘可直接手术修补瘘口,手术时应将支气管残端修整重新缝合,并以附近的组织(如胸膜、肋间肌或胸壁肌等)包埋加固残端。气管、支气管结核是发生于气管、支气管黏膜或黏膜下层的结核病变,好发于叶或主支气管,长期不愈可形成结核性肉芽肿和瘢痕,造成支气管狭窄,纤维支气管镜检查可确诊,如有以下指征可行手术治疗:①气管狭窄合并严重呼吸困难,有窒息先兆者;②支气管瘢痕样狭窄超过管腔周径 2/3,合并远端肺组织反复感染,或呈现肺毁损、支气管扩张等不可逆改变者;③支气管结核性狭窄合并远端肺结核,经抗结核治疗无效者;④支气管结核性狭窄合并顽固性咳嗽、咳痰、痰血、咯血等症状,经正规抗结核治疗无效者。对于大多数支气管结核性狭窄的病例,袖式肺叶切除术是其首选的手术方式,对于局限、小的病灶可行支气管节段性切除。因咯血引起窒息先兆、窒息或低血压,以及造成失血性贫血而急诊手术,术前正确判定出血部位是此类手术成功与否的关键,出血早期肺部听诊啰音有助于出血部位的判定,确定出血部位有困难时应术前做支气管镜检查,如有条件可使用硬质支气管镜,以避免血块堵塞纤维支气管镜而影响检查效果,检查应尽量在咯血间歇期进行,如果频繁咯血则应严格控制支气管镜检查。手术方法以肺叶切除为宜。

术前和术后有效的抗结核治疗,对 MDR-PTB 患者的治愈起决定作用。术前有效抗结核药物的选择,可参照患者不同的药敏试验结果以及既往相关用药史,选出至少 3 种以上敏感或未曾使用过的抗结核药物,联合使用 2~3 个月,可供选择的药物有氧氟沙星、左氧氟沙星、丙硫异烟胺、对氨基水杨酸钠、对氨基水杨酸/异烟肼、阿米卡星、卷曲霉素、环丙沙星、利福布汀、莫昔沙星、阿莫西林/克拉维酸钾等。术后的抗结核治疗应继续术前的有效抗结核治疗方案,至少 18 个月,避免因频繁更换治疗方案而产生新的耐药现象。

选择 MDR-PTB 患者的手术时机至关重要,但很难把握,我们的经验是在应用有效抗结核治疗方案后约 3 个月,使痰结核菌数降至最低且病灶进一步局限化,此时手术治疗的效果最佳。国外采用每周监测患者痰涂片荧光染色抗酸杆菌和分枝杆菌计数(阳性分级),当抗酸杆菌阴性以及分枝杆菌计数达到最低值时,即分枝杆菌计数下降后再次上升之前为手术最佳时机。

外科手术是 MDR-PTB 综合治疗的一个重要辅助手段,对于确诊 MDR-PTB 的患者,如果患者有已局限化的病灶,并形成持久的空洞或毁损肺、大咯血、支气管胸膜瘘、支气管狭窄、支气管内膜结核可考虑外科手术治疗。手术前后必须以有效抗结核治疗为基础,以提高 MDR-PTB 的治愈率。

绝大多数学者认为,早期外科手术是提高 MDR-PTB 患者治愈率,降低并发症和病死率的关键,手术结合化疗综合治疗效果优于单纯药物化疗。

10. 空洞性肺结核的外科治疗 空洞性肺结核是临床上较为常见的肺结核型,在我国发病率较高,由于治疗效果的机体免疫的高低,病灶有吸收修补、恶化进展等交替发生,而成慢性纤维空洞型肺结核。大部分结核病经抗结核治疗可以痊愈,但少数久治不愈的病例,支气管排出肺组织干酪坏死后的液化物,形成空洞。造成不良后果,第一患者变成传染源,另外患者一旦发生大咯血很可能危及患者生命。因为近年多种抗药菌株的出现,使得内科疗法难以根治空洞,所以现在有效的治疗肺结核空洞方法是进行外科手术。其手术时间的选择因人而异,手术方式也不同。不能完全排除为耐药菌株感染或癌性空洞,治疗无效者;厚壁空洞,张力空洞,多发纤维空洞,肺下叶空洞,特点是支气管不能顺畅引流,导致空洞难以闭合;痰菌阴性,但不停咯血或继发感染,内科疗法难以缓解;痰菌阳性,经 2~5 个月常规抗结核治疗,空洞病情无显著改善者应尽早进行手术。手术方法:手术的原则是宁小勿大,尽量为患者多保留肺组织,以提高患者出院后的生活质量。肺结核患者由于胸腔内粘连严重,以往手术多采用标准的后外侧切口,创伤大、影响美观、术后恢复较慢。近几年,随着微创外科的发展,基本上采取小切口手术,不需要切除肋骨,有时连胸壁肌肉也不需断开。对胸腔粘连比较轻的患者可以采用胸腔镜进行手术,很大程度上保留了胸廓的完整性和呼吸功能。肺切除的方法以往多采用肺段、肺叶、复合肺叶或全肺切除为主,随着强而有效的二代、三代抗结核药物的使用,肺结核病灶清除和空洞折叠缝合术得以广泛应用。非大咯血危及生命的患者,一般情况下均采用择期手术。术后护理:肺不张、肺内感染,是因术后创口疼痛,咳嗽无力使支气管内分泌物不能顺利排除,引起肺部感染及支气管堵塞。患者感觉呼吸不畅,听诊时肺部分呼吸音弱或消失,气管可能转向患侧。术前应让患者保持良好生活习惯,不吸烟,有咳嗽发热等呼吸道感染症状,及时治疗,控制感染;并让其做腹式呼吸锻炼,术前行练习的患者,术后肺部并发症发生率明显降低。术后应经常鼓励并协助患者做有效咳嗽,帮助排出堵塞支气管的带血浓痰。若此法不可行,可用鼻导管,轻轻刺激气管黏膜,使患者发生反射性咳嗽,将痰咳出。由于本手术为择期手术,要选择在患者全身状况较好状况下进行。抗结核治疗半年以上之后,定期复查病情,开始时每个月 1 次、每 3 个月 1 次;6 个月以后,每 6 个月 1 次。综上所述,结核药物和伴随症状的控制、合适的手术方式是手术成败的关键,对于肺功能差、合并症多的患者有着重要的临床试用价值。

六、肺结核外科治疗的疗效评价

由于抗结核药物的不断发展,手术前后有效抗结核药物的应用、麻醉及术后监护技术的进步、手术经验不断积累、以肺切除术为主的手术操作日臻完善,以及更趋合理地选择手术适应证等因素,使肺结核外科手术的治疗效果逐年有所提高。总的来说目前肺结核手术治疗的安全性增加,手术病死率明显降低。关于肺结核手术疗效优劣的评价,通常以近期疗效(指 1 年以内)和远期疗效(指 1 年以上)来衡量。疗效一般应注重从治愈率(病灶完全消失、痰菌阴转)、好转率(原有病灶吸收缩小或稳定、痰菌阴转)、并发症(脓胸、支气管残端瘘、原有病灶恶化、播散、菌阳性等)以及病死率等多项指标的高低综合判定。

另外,影响手术疗效的主要因素如下:

1. 病变性质 以结核球及干酪灶疗效最佳,毁损肺疗效最差。上海市 1376 例肺切除术报告中,结核球与毁损肺的病死率分别为 0(0/241)和 12.7%(8/63)。

2. 并发症 耐药性痰菌阳性者术后并发症明显升高,耐药者更为突出。Sweetman 报告了 1061 例肺结核肺切除术患者,耐药者 44 例,其并发症为全组平均值的 4 倍。

3. 手术技巧 术中任何环节的不慎都会导致并发症甚至死亡,尤其支气管断端的闭合,可能导致支气管胸膜瘘。

4. 切除范围 肺叶切除术近期疗效最佳,术后并发症为 4.1l%~13.46%,病死率为 0.71%~1.92%,一次性手术治愈率达 95.38%。全肺切除术疗效最差,并发症为 6.52%~20.0%,病死率为 1.25%~20.0%,一次性治愈率达 88.45%。亚肺叶切除术尤其是胸腔镜肺段切除术,由于刚刚起步,目前尚无大样本的数据可以引用,但只要严格掌握适应证,相信疗效应该与肺叶切除术相近。

5. 手术时机 手术过早则病变不稳定,过晚又会增加耐药性。抗结核疗程关系到病灶的稳定与否,短于 3 个月或长于 12 个月对疗效都有一定影响,术后抗结核治疗一般 9~12 个月,严重者可延长到 18~36 个月。MDR-PTB 痰菌阴转率及治愈率为 84% 和 62%,与痰菌阴性肺结核的治愈率 97.44% 相比差异无统计学意义。

6. 术前准备和术后处理 术前准备和术后处理在胸部结核外科治疗中占有重要地位。术前准备工作草率,不注意提高患者整体素质及改善心、肺功能,将会给手术带来风险和麻烦。术前应用抗结核药物时间过短,由于麻醉及手术创伤,极易导致原先稳定的复合结核灶重新活动或出现播散。术后严密观察病情变化并及时正确处理也十分重要,假如一侧全肺切除特别是右全肺切除术的患者,短时间内输液过快、过多,极易导致急性肺水肿和左心功能衰竭而危及生命;术后胸腔积血、积液未能及时引流,不但易引起胸腔感染,而且浸泡、腐蚀支气管残端容易导致支气管残端瘘。上述所列都直接影响到手术疗效和患者的预后,需要认真对待。

7. 难治性术后支气管胸膜瘘的治疗 胸廓成形术、大网膜移植、胸壁局部肌肉填充有一定的复发率和局限性,而自体肌皮瓣移植治疗对传统治疗是一个很好的补充。其缺点是治疗周期长,术前需在院外进行 3~6 个月的换药、定期随访、查视伤口。同时,这类手术的量比较少,还需要随着手术的增多不断完善。1992 年 Hallok 首次报道了这一术式,

同济大学附属上海市肺科医院于 2007 年在国内首次报道,均取得良好效果。

总之,结核性毁损肺、巨大或多发空洞、MDR-TB 等结核病变使肺组织不可逆病变,导致通气血流比例失调,甚至肺功能障碍乃至衰竭。反复感染、咯血、痰菌反复阳性者均需要借助外科手术切除病肺,并且联合术前、术后规范的抗结核治疗,达到消灭病灶、缩短疗程、减少并发症,最终治愈的效果。外科治疗是肺结核综合治疗的一种不可或缺的重要手段。

第三节 支气管胸膜瘘

支气管胸膜瘘(bronchopleural fistula)是支气管与胸膜间形成的异常通道。可由多种原因引起,如结核性脓胸、大叶性肺炎、肺脓肿及术后感染等。其形成是由于慢性脓胸的脓液腐蚀邻近肺组织后穿破支气管,或因肺内病灶直接侵袭胸腔或破溃至胸膜腔形成瘘管,也有因胸腔穿刺或手术切除脓腔感染造成。脓液可从支气管咳出,严重时大量脓液被吸进支气管,可使患者窒息而死。

一、流行病学

支气管胸膜瘘是肺切除术后最严重的并发症之一。大的瘘口可因浆液血性液体淹没余肺的支气管而引起致命后果。除很小的瘘以外,均引起胸膜腔继发感染而以后必须作胸廓成形术闭合残腔。近年来肺切除术后发生支气管胸膜瘘已很少见,总发生率在 1% 左右。非结核性肺切除术后发生率已降到 1% 以下,肺结核术后发生率约为 3%,全肺切除术后的发生率约为 5%。该并发症常一般发生在肺切除术后 7~10d,也有极少数发生在术后 1 个月以上的晚期支气管胸膜瘘。

二、病因

1. 手术操作不当 如缝合线结太密、太宽、缝合不严、残端的两角未完全闭合或线结松脱、应用支气管自动闭合器时过度挤压支气管残端等。

2. 肺切除时剥离支气管用力过大 支气管残端组织剥离太光,缝合过密、结扎过紧、使支气管残

端血液供应受阻,影响愈合。

3. 支气管残端过长　分泌物容易积聚于盲端支气管内,导致支气管残端感染形成溃疡,最终导致支气管残端破裂,形成支气管胸膜瘘。

4. 支气管残端遗留病变或有炎症存在　如残留肿瘤组织或支气管内膜结核,多次放疗引起局部充血水肿,晚期形成瘢痕,影响血运和愈合等。

5. 术后脓胸处理不当　术中胸内止血不彻底或有残腔存留导致胸腔积液,继发感染。未能及时引流,支气管残端长期浸泡在积液或积脓中,影响支气管残端的愈合。

6. 患者长期消耗,营养状况差,低蛋白血症,术前未能及时纠正,围术期处理不够完善。

三、病理生理

支气管胸膜瘘一旦发生,即可出现开放性气胸,胸膜腔内负压消失,肺被压缩萎陷,纵隔向健侧移位,使胸内气管、血管扭曲,健肺受压,膨胀不全,再加上纵隔移位对神经的刺激,直接影响呼吸和循环功能。如短期内自瘘口吸入多量的胸内积液(特别是全肺切除术后),可导致广泛的支气管痉挛,引起气道梗阻、肺泡水肿,导致窒息、呼吸衰竭而死亡。如吸入量不多,可引起吸入性肺炎、肺水肿、支气管内膜出血、呼吸道炎性分泌性阻塞、弥散性肺不张,导致肺通气量降低、弥散功能降低、肺泡和动脉血氧分压差增大。肺泡水肿,积液易导致肺泡通气量降低,无效腔量增大,肺内右向左分流增加引起氧合衰竭。由于支气管内的分泌物不断涌入胸膜腔内,很快并发感染,引起脓胸。

四、临床症状

支气管胸膜瘘临床表现可以是急性、亚急性和慢性的。急性表现如张力性气胸,此外,还有刺激性咳嗽、咳脓痰、胸腔积液样痰、呼吸困难、皮下气肿、纵隔及气管移位,以及已形成的胸腔渗出液液平面下降。亚急性和慢性支气管胸膜瘘的临床表现与感染关联并隐匿起病,可表现为轻微咳嗽、发热,顽固性呃逆有时可能是支气管胸膜瘘的特异性表现之一,因感染的胸腔积液刺激膈肌所致。

支气管胸膜瘘的第一个征象是在术后出现淡红的或红色泡沫样痰,早期瘘时可见胸腔引流瓶内突然增加漏气。如瘘口很小,则仅在患者平卧或向健侧卧位时引起咳嗽及咳出血性痰,因此体位时液体易于进入气管;如瘘口较大,其最初的症状往往是从口腔或鼻孔中涌出血性液体,并伴有严重的呼吸短促,一般在患者躺下或试行坐起时发生,咳水样稀痰、有咸腥味。肺部可出现啰音及患侧胸部震水音等体征。体检可有患侧胸腔气胸或液气胸等,均伴有发热。

支气管胸膜瘘的后期临床表现主要是胸膜腔脓液经支气管瘘口进入呼吸道,引起频发性咳嗽、咳脓性痰,其程度除了与瘘口大小和胸膜腔脓液量多寡有关外,体位改变常影响症状的轻重。凡促使脓液经瘘口流入支气管的体位,均使咳嗽及咳脓性痰的症状加重。然而,由于脓液外排,发热等全身性感染症状会相应减轻。

五、检查方法

诊断支气管胸膜瘘的检查方法包括胸部 X 线片、CT、纤维支气管镜、支气管造影、胸腔内或经支气管镜向支气管残端内注入亚甲蓝,吸入一氧化二氮和高浓度氧气,然后测量胸腔内一氧化二氮和氧气的含量等。图 4-17-21 显示了 CT 影像下的支气管胸膜瘘的表现。

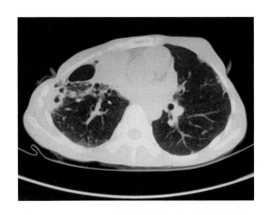

图 4-17-21　支气管胸膜瘘的 CT 下形成脓腔

肺切除术后如果出现上述症状、体征,即应考虑支气管胸膜瘘,立即行胸部 X 线检查,胸部 X 线片显示手术侧胸腔内有一新出现的气液平面。胸腔穿刺可抽出胸腔积液与咳出的淡红色水样痰的性质相一致,由胸穿刺针向胸腔注入亚甲蓝或甲紫

1~2ml，即可见蓝紫色痰液咳出。行支气管镜检查，偶尔可直接窥见较大的残端瘘口，如未见瘘口，可经支气管镜将造影剂注入支气管闭合处，在X线片上可见裂口的部位，即可明确诊断。

全肺切除术后应经常注意用透视或摄片观察患侧残腔中液体的平面。O'Meara等报道了14例全肺切除术后残腔中液体消失的病例，其中11例无不良后果，但另3例有严重并发症，其中2例最后发生了明显的支气管胸膜瘘。全肺切除术后残腔体消失的实际发生率可能还要更高些，因为只有在术后数周内反复多次胸部摄片检查比较时才能发现。

全肺切除术后残腔中液体消失而无症状的患者，可能是由于存在一小而有活瓣性支气管胸膜瘘之故。大部分病例可以自愈而不出现症状，然而，这也可能是形成明显支气管胸膜瘘的预兆。所以，必须对这些患者进行严密的临床和X线片观察，直到残腔重新满意地充填为止。另外，对此种患者宜预防性应用抗生素。

Shamma等指出，全肺切除术后残腔内的液平面下降因很少而被忽略，此种液平面的轻微改变，也可能是因为摄片时吸气深度改变、纵隔移位和液体吸收率较空气为快等因素所致。如液平面明显下降2cm以上，则往往是因为残腔和支气管残端相通，空气由瘘口进入支气管残端，造成残腔内更高的正压，促使液体被纵隔和胸膜吸收。图4-17-22显示了右全肺术后支气管胸膜瘘的气管镜下表现。

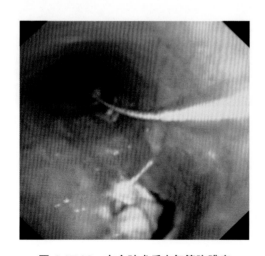

图 4-17-22　右全肺术后支气管胸膜瘘

六、以手术为主的治疗方法

（一）胸腔穿刺

胸腔穿刺术既是诊断支气管胸膜瘘的手段，也是治疗支气管胸膜瘘的手段。罗清泉等对一些轻度支气管胸膜瘘患者，常规胸腔内注入抗生素如庆大霉素或卡那霉素及用5%碳酸氢钠和尿激酶反复冲洗，治愈了部分患者。当患者出现皮下气肿、发热、咯血、咳脓痰、刺激性干咳等临床表现时即使给予胸腔穿刺，胸腔积液颜色大多呈暗红色或者咖啡色，并常规胸腔内注入抗生素，如庆大霉素或卡那霉素，并用5%碳酸氢钠和尿激酶反复冲洗，罗清泉等的研究中有治愈的患者。

（二）胸腔闭式引流

胸腔闭式引流是治疗支气管胸膜瘘的必要手段。闭式引流的目的是将可能感染和已经感染的胸腔积液排出体外，避免支气管残端泡在污染了的胸腔里。有文献报道一旦发生支气管胸膜瘘应迅速行胸腔插管引流，并注意使患者向患侧躺卧，抬高健侧，以防患侧胸腔积液经瘘口流入对侧支气管内使患者淹溺窒息。抬高健侧还利于健侧肺代偿扩张。肺切除术后10天内残端漏气，若无脓胸，应立刻二次手术，直接开胸重新缝合支气管残端，并用血供良好的自体组织或组织黏合剂加固支撑。

（三）开胸窗引流

开放式胸膜腔引流是发生支气管胸膜瘘后早期使用的方法，主要目的是引流脓液，控制胸膜腔内感染。只有极少数支气管胸膜瘘瘘口很小的患者，可以采用此种方式治愈；大部分瘘口较大的患者在此期间可能通过胸膜肥厚和引流使胸膜残腔逐步缩小，为下一步治疗做好准备。对垂危的感染患者行开窗胸腔造瘘术能迅速改善其一般状况。过分虚弱、不能进一步手术治疗的患者需要永久性开胸引流。

1. 胸腔冲洗的治疗方法　对于肺叶切除的患者由于余肺复张，残腔较小，瘘口直径 <2mm，于纤维支气管镜下将2mm导管置于瘘口处，注入造影剂泛影葡胺，立即行CT平扫定位残腔，CT引导下置管引流。对于右全肺切除的患者于患侧腋前线第6肋间置入胸腔闭式引流管，经气管瘘口置管冲

洗,即在纤维支气管镜下将一直径 2mm 导管通过鼻腔经支气管残端瘘口置入胸腔,导管超过瘘口 1.0~1.5cm,经导管向胸腔滴注生理盐水 1000ml,40~60 滴 / 分,每天 2 次;从患侧腋中线第 6 肋间置管充分引流。对于左全肺切除患者于患侧第 2 肋间锁骨中线附近置入冲洗管,于同一腔内低位置管引流;冲洗时患者取坐位或半卧位,冲洗至引流液清亮、细菌培养阴性、引流管无明显气泡溢出,停止冲洗;观察 1 周,患者无咳嗽、发热等症状,即拔除冲洗、引流管。许多学者认为:认为胸腔冲洗及充分引流是治疗支气管胸膜瘘的重要方法,而且安全、方便。

2. 冲洗过程中的注意事项　①残腔应通畅引流,避免冲洗液蓄积胸腔内继发感染,影响瘘口愈合;②冲洗液用量要根据患者耐受情况及其症状进行调节,防止引起呛咳和健侧肺感染;③同时进行抗感染治疗,并加强营养。

3. 经气管置管冲洗的优点　①能比较彻底地冲洗干净瘘口周围的分泌物,有利于瘘口愈合;②减少了呛咳及健侧肺感染等并发症发生的机会;③患者耐受度较高,但对于瘘口直径小(<2mm)的患者,冲洗管固定不佳则难以行精确定位冲洗。

(四) 手术闭合术

支气管胸膜瘘手术治疗的具体方法包括带蒂大网膜 / 肌瓣移植术、胸廓成形术、经胸骨和心包的胸膜外支气管残端闭合术及余肺胸膜切除术等。

1. 带蒂大网膜 / 肌瓣移植术　是目前较常用的治疗支气管胸膜瘘的手术方式之一。由于大网膜具有很强的黏附、吸收和抗感染作用,将大网膜覆盖于瘘口周围后即可发生黏附,起到封堵瘘口的效果。同时,大网膜又具有丰富的血液供应,能吸收胸膜腔的渗出液直至消灭残腔。进行带蒂大网膜移植时应注意避免血管蒂的扭转,以确保大网膜的血供不受影响,这是决定手术成功的关键。哈尔滨医科大学附属第一医院和汕头大学医学院附属第二医院等国内多家医院采用带蒂大网膜移植术治疗肺切除术后的支气管胸膜瘘,均获得较好的疗效。带蒂大网膜移植术的操作简单、创伤小,因此目前应用较为广泛。由于大网膜体积较小,脓腔较大时不能充分填塞残腔,因此有不少学者提倡采用带蒂肌瓣(背阔肌、胸大肌、前锯肌)封闭瘘口、填塞残腔。

Abrashanoff 于 1911 年报道带蒂肌瓣转移治疗脓胸残腔;Deschamps 于 1990 年提出该手术适应证为消除脓胸残腔和修补支气管胸膜瘘后加固支气管残端。肌瓣转移治疗结核性脓胸合并支气管胸膜瘘的成功率近 75%。保证转移到脓腔的组织有活力是手术成功的关键。肌肉的选择不仅取决于肌肉的可用性,还取决于脓腔的部位、大小和形态。我们重点介绍肌瓣、皮肌瓣填塞术治疗慢性脓胸时,应当着重考虑各种组织瓣的特点以及重建手术可能发生的并发症。

(1) 带蒂组织瓣(肌瓣、皮肌瓣)转移治疗慢性脓胸:任何部位的脓腔均可用带蒂组织填充,但必须选择合适的组织瓣,因为组织瓣边缘或蒂的张力过高都会破坏组织瓣的血供,影响组织愈合。同时,手术前必须设计好第二组织瓣,因为仅用一个组织瓣有时不能完全填充残腔,或者第一个组织瓣不合适时可能需要应用第二个组织瓣。

用于填充胸腔前部或前外部残腔可选择的肌瓣最多,包括胸大肌、腹直肌及背阔肌肌瓣或皮肌瓣,有时还可应用前锯肌瓣;填充胸腔外侧部残腔首选背阔肌肌瓣或皮肌瓣,其次是前锯肌和腹直肌瓣或皮肌瓣;填充胸腔后部残腔可选择背阔肌、斜方肌瓣或皮肌瓣。缺损非常巨大需要多个肌瓣才能填满残腔时,也可以应用游离皮肌瓣,要保证游离组织瓣仍可维持合适的动静脉血运。与肌瓣相比,皮肌瓣的优点表现在:①可以填充更大的脓腔;②减少切除肋骨数,从而减轻胸廓变形的程度;③术后皮肌瓣中的皮下组织长期保留,因此皮肌瓣更适用于修补支气管胸膜瘘。

每一个肌瓣有各自一定的旋转弧度及优缺点,需要准确研究每一个肌瓣的血运:成功的肌瓣转移关键在于保护其血运及防止血管蒂及肌瓣边缘出现张力。患者曾经手术或存在某些疾病可能使有些肌瓣无法使用。下面介绍一些常用肌瓣的特点。

1) 胸大肌:由于该肌自主要和次要血管供应,故可以胸肩峰神经血管束或同侧乳内动脉的穿支为蒂进行转移。胸廓成形术往往难以消除位于胸顶的锁骨和第一肋骨之间的空腔,该肌特别适合同侧前上胸膜腔的残腔。如果以正确的方式进行重建,该肌瓣成功率高,少有并发症,除非血管蒂受到损伤或主要血管由于作过肌瓣已被切除。这种情况对于胸肩峰神经血管束作为主要血供来说极为少见,但作为次要血供的乳内动脉来说这种情况并不少见。如果同侧的乳内动脉已被用于冠状动脉搭桥,以次要的乳内动脉为蒂制备胸大肌肌瓣则为禁忌证。

Virkkula 和 Eerola 报道带蒂胸大肌皮肌瓣治疗全肺切除术后脓胸合并支气管胸膜瘘。Pairolero 等成功地用胸大肌肌瓣治疗高位支气管胸膜瘘合并脓胸。这种肌瓣同样也用于修复气管食管瘘,在肌瓣上附加一个皮岛可以用来重建膜部气管,胸大肌肌瓣从后面覆盖已修复了的食管,将皮岛置于气管开放的区域,修复气管膜部。在重建后的胸壁上留下来的肌肉裸露的部位进行邮票式植皮。

2) 腹直肌:该肌肉较大,可携带纵行或横行皮岛组织修复胸壁及胸内缺损。该肌肉的血供特别有利于转移,通常有两个互相联通的血供即腹壁上动脉及腹壁下动脉。止于该肌的肋间动脉成为第三个血运来源:肌瓣可以腹壁上或腹壁下动脉为蒂。巨大缺损可以同时应用两侧腹直肌以及同时以两侧乳内动脉为蒂进行移植。腹直肌可旋转很大的角度,使其本身及皮肌瓣转移至前、前外及侧胸壁的大部分区域。直接来源于乳内动静脉的腹壁内血管是该肌瓣或皮肌瓣转移至前及侧胸的主要血管蒂。由于肌肉中有非常丰富的血管丛,所以整个腹直肌可以腹壁上血管为唯一的蒂向头端移植。显而易见,以前的腹部手术可能损伤该肌肉及其作为肌瓣时的供应血管。旁正中、正中及上腹部横切口均可影响该肌瓣的血供。

肌肉本身可用于闭合胸部低位瘘和缺损,也可被用于填塞胸骨结核所致的胸骨正中的胸壁缺损或胸骨正中切口裂开。在多数情况下,该肌瓣携带横向或纵向的皮肤转移至胸部。横向腹直肌皮肌瓣在重建乳房及修复前胸壁放射性损伤中应用很广。纵向皮肌瓣可用以修复胸骨破坏形成的严重缺损。如果一侧乳内动脉已经用于冠状动脉搭桥,应当以对侧腹壁上血管为蒂的腹直肌皮肌瓣;如果双侧乳内血管均已用于冠状动脉搭桥,则不能用腹直肌修补。

Serletti 等报道用携带横行去表皮皮肤的腹直肌皮肌瓣治疗脓胸取得满意效果。主要并发症是胸腔内形成小的空腔和供体处腹壁疝。Asamura 等报道用腹直肌皮肌瓣修复胸腔缺损后,直接将皮岛与胸壁分两层缝合,可以不必因胸壁皮肤缺损而需要植皮。

3) 背阔肌:带蒂背阔肌肌瓣或皮肌瓣以胸背神经血管束为蒂,转移的角度极大,可用于修复前胸、外侧及后胸的缺损。如果以次要血供为蒂(同侧的第 9~11 肋间动脉及其穿支),该肌可转移的角度明显受限,只适用于后方胸腔内的修复。

Pairolero 等报道,游离该肌后在胸壁作一个小孔,可部分切除第 2 肋骨,长 5cm,以便肌瓣放进胸腔。Katsuragi 等采用去表皮背阔肌皮肌瓣治疗右肺上叶切除术后支气管胸膜瘘合并脓胸,支气管开放部位使用去表皮皮肤而不是肌肉修补。

曾经作过后外侧切口开胸手术,由于肌肉及胸背血管已被切断,所以远端肌肉依靠的是次要血供。如果全部肌肉均以胸背血管为蒂,则瘢痕远端的组织将坏死。因此,不能再将全部肌肉转移用于修复胸壁缺损或转移至胸腔内修复支气管胸膜瘘的胸内病变。采用不切断主要肌肉的开胸手术,这样可保留背阔肌与前锯肌的供应血管,这种不切断主要肌肉的手术切口尤其适合儿科患者。

(2) 游离组织瓣(肌瓣、皮肌瓣)移植治疗慢性脓胸:游离组织瓣比带蒂组织瓣的优越性在于其更容易植入脓腔,适用于带蒂组织瓣不能到达的脓腔,或脓腔周围的胸、腹壁肌肉血运被破坏不能作为转移肌瓣。因为不需要保留胸廓外带蒂组织,组织利用率更高。选择合适转移肌肉取决于残腔的大小和手术时患者的体位。理想的肌瓣应当具备通用性,以及切取简单、快速、安全、创伤小的特点。

常用的游离组织瓣包括腹直肌瓣、背阔肌瓣和股外侧肌瓣。腹直肌的应用通过游离移植及血管吻合技术得以扩展。已有报道应用腹直肌、背阔肌及大网膜的游离移植处理复杂的胸腔内病变。游离肌瓣对于修复支气管胸膜瘘非常有用。腹直肌本身血运非常丰富,通过将腹壁下动静脉与胸背血管吻合,治疗慢性脓胸非常有用。

股外侧肌体积大,容易获取,适合于填塞巨大胸内残腔。股外侧肌血供来自股深动脉的旋股外侧动脉的下行动脉,下行动脉位于股直肌深面,间隔一定距离发出 3 个主要分支,进入股外侧肌肉中段。近端分支最粗,直径 2mm,与下行动脉(直径 2.0~2.5mm)相连。旋股外侧动脉的下行动脉有两支伴行静脉,一道作为血管蒂。

股前外侧去表皮皮肌瓣包括去表皮皮肤、皮下组织、筋膜和股外侧肌。其优点为:①股外侧肌是股四头肌群中最大的一块肌肉(股外侧肌体积 17cm×38cm×3cm,血管蒂长度 12cm),可以同阔筋膜张肌或股直肌一道取下,增加组织瓣体积;②血管蒂长且粗,解剖结构变异步;③供体部位可以一期缝合;④长期随访供体部位没有严重的并发症,尤其是不影响膝关节稳定性;⑤真皮部分更适合与感染的支气管残端缝合。缺点:①供体部位有毛发生长;②手术操作复杂,包括组织瓣的获取和微血管吻合;③如果皮肤缺损面积大于 9cm×9cm,需要植皮;④显微外科并发症,术后需要细致观察组织瓣血运变化。

手术操作方法:皮肤切口从股骨大转子下约 5cm 处至距髌骨上缘 3cm 处,向上游离股外侧肌。旋股侧动脉下行动脉的主要分支通常距股骨大转子 12~15cm 进入肌肉,结扎分布于肌肉远端的下行动脉其他分支和股动脉发出的分支。游离肌肉近端的血管蒂,肌肉游离到近端起始部。运动神经位于下行动脉主要分支的近端 2~3cm。静脉与下行动脉一道游离,血管蒂长 4~6cm。游离肌瓣转移到胸腔,用胸背动脉和静脉作为受体血管,如果胸背动脉和静脉被破坏,也可选择乳内血管。该肌足以填充整个脓腔,并闭合支气管胸膜瘘。由于血管蒂长,管径粗,血管吻合容易而安全。

2. 胸廓成形术　胸廓成形术应用于慢性感染性胸腔的治疗已有百余年历史,20 世纪三四十年代是肺结核外科手术治疗的黄金时期。近半个世纪来,由于抗结核药物的发展及肺切除技术的逐步完善,肺切除术已成为肺结核外科治疗的主要手段,但在结核性脓胸,特别是合并支气管胸膜瘘的治疗中,胸廓成形术仍有其不可替代的作用。该手术依据术中探查脓腔的范围充分切除脓腔外的肋骨,保留骨膜及肋间肌组织,各肋间肌之间做梯形切开,彻底刮除腔壁坏死、无活力、干酪及骨化钙化的组织,切除增厚的壁层脓腔壁,特别是在脓腔顶及反折处切除必须彻底,以求完全消灭脓腔。胸廓成形术是一期还是分期完成,主要依据患者的全身状况、脓腔大小、引流量及术中出血而定。初期,我们对于一侧性大脓胸多采用分期胸廓成形术的方法,一期胸廓成形术常规胸膜外切除第 1~5 或第 1~7 肋骨,充分松解胸膜顶,消灭肩胛下腔,而脓腔内继续引流。待 3~6 周后行二期 Heller 胸廓成形术。自 20 世纪 70 年代以后,部分患者在炎症及日引流量得到有效控制的条件下,一期完成胸廓成形术同样获得良好的效果。

应该提出,在胸廓成形同期修补瘘十分关键。对肺表面糜烂性漏气,用附近健康的、血运好的肋间肌组织覆盖,而明显的细小支气管瘘口应在局部清除松解,缝合,关闭瘘口后用肋间肌或带蒂胸壁游离肌瓣填塞。叶或主支气管残端瘘口的处理是较为困难的,由于手术及术后炎症,肺门局部支气管、血管的界限已完全不清,且组织充血、变脆,因此寻找及游离残端瘘口,其技术要求极高,术前纤维支气管镜(纤维支气管镜)检查了解瘘口部位,术中在纤维支气管镜辅助下,经气管插管置入细尼龙管或亚甲蓝着色均为寻找瘘口提供方便,近年来采用带蒂网膜充填及覆盖均是较成功及简便补瘘方法。

胸廓成形术治疗慢性脓胸已有一百多年历史,目前常采用的术式包括 Heller 梯形胸廓成形术和改良 Eleosor 胸膜内胸廓成形术。与 Heller 梯形胸廓成形术采用肋间肌瓣填塞修补支气管胸膜瘘相比,改良 Eleosor 胸膜内胸廓成形术通过将患侧肩胛骨行冈下次全切除术使胸壁萎陷彻底,填塞血供丰富的肩胛下肌和冈下肌瓣的方法可能更为有效。虽然胸廓成形术的手术损伤大、术后造成患者胸廓畸形、对患者的生理和心理等方面的影响较大,但是目前胸廓成形术仍是治疗支气管胸膜瘘十分有效的方法。

3. 经胸骨、心包的胸膜外支气管残端闭合术　由于手术不经过感染的胸腔,同时闭合的支气管血供良好、无炎症反应及术后不会浸泡于胸腔积

311

液中,因此治疗的成功率较高。国外多个医疗中心已将该术式作为全肺切除术后难治性支气管胸膜瘘的首选治疗方法,但在国内应用较少。经过心包纵隔关闭支气管胸膜瘘的方法:全身麻醉,双腔气管插管。胸骨正中切口,劈开胸骨,纵行切开心包,完全游离升主动脉、主肺动脉和上腔静脉,注意保护喉返神经,置牵引带向两侧牵开升主动脉和上腔静脉,切开两者之间的后壁心包,在肺动脉上方显露气管隆嵴。游离主支气管残端,套带,用支气管残端闭合器在距隆凸 0.5cm 处关闭支气管残端,切除远端主支气管残端。其中 1 例患者因主支气管残端周围粘连较重,出血多,吻合器关闭主支气管残端,远端残端原位留置。彻底止血,放置纵隔引流后关胸。前外侧切口,切除第 4、5 肋骨约 10cm,进入胸腔,刮除胸腔内脓苔,用 1% 碘酊烧灼远端主支气管残端瘘口。碘伏纱布填塞胸腔,切口皮肤内翻缝合于上、下肋缘。

以往临床治疗难治性支气管胸膜瘘多采用经胸支气管残端修补加胸廓成形术;对瘘口小、全身情况差的患者采用经纤维支气管镜黏堵、胸腔引流术等保守疗法,这些方法共同的缺点是在感染的、纤维化的支气管残端关闭瘘口,因此治愈率低、复发率高。1960 年,Abruzzini 首次采用胸骨正中切口经心包纵隔内闭合支气管残端治疗支气管胸膜瘘取得成功,20 世纪 80 年代以来广泛应用于临床,尤其在欧洲的几个胸心外科中心。自 1982 年 1 月至 1996 年 10 月期间,有作者采用本术式治疗支气管胸膜瘘 172 例,认为此手术方法安全、疗效肯定、操作简单、复发率低,但适应证和禁忌证的选择至关重要。

(1) 优点:①避免了在脓腔内处理支气管残端,而是在清洁区闭合主支气管残端,有利于残端闭合;②可游离足够长的支气管残端,在正常的主支气管上闭合残端,减少了支气管胸膜瘘的复发;③重新闭合的支气管残端位于清洁的纵隔内,减少残端感染机会;④避免了在炎症纤维化处游离支气管残端,减少出血及术后渗出,缩短病程;⑤术中解剖清楚,缩短手术时间,减少患者住院时间;⑥经胸壁开窗引流通畅,保持局部干燥,促进脓腔缩小并逐渐消失,不需要再行胸廓成形术。

(2) 缺点:①可能引起感染扩散,诱发纵隔炎;②支气管胸膜瘘病程长,患者大多较虚弱,胸骨正中切口愈合较慢;③正中切口术中显露心脏及牵拉大血管,暴露稍差,需要有足够的心血管手术经验。④如为恶性肿瘤患者,可能引起肿瘤种植转移;⑤喉返神经损伤致声音嘶哑、饮水呛咳。

(3) 适应证:①术前经螺旋 CT 或胸腔内注射亚甲蓝确诊,且纤维支气管检查瘘口直径 >0.5cm。瘘口较小者可试行保守疗法或经纤维支气管镜黏堵;对于瘘口较大,预计经支气管镜黏堵无效者,不应黏堵或烧灼,以免影响手术效果;②支气管残端长度 >1cm,小于 1cm 须行隆凸切除者;③术后早期应立即经胸行瘘口修补术,支气管胸膜瘘合并脓胸慢性期可采用本术式治疗,但术前必须经胸腔闭式引流控制感染中毒症状。

(4) 禁忌证:①心脏手术或经胸骨正中切口行纵隔手术后的患者;②支气管胸膜瘘合并脓胸急性期者;③剩余的一侧肺不能满足手术要求者;④全身状况较差,不能耐受麻醉和手术者。

(5) 手术操作要点:全肺切除术后纵隔向患侧移位,病变侧纵隔胸膜多已增厚,术中应注意充分显露。切开心包后,将上腔静脉和升主动脉分别套带,向两侧牵拉,暴露气管隆嵴部,方可手术。如显露不充分,可解剖患侧肺动脉干,充分游离后结扎、切断,即可暴露肺动脉后的主支气管;也可打开位于升主动脉与上腔静脉之间的心包,进一步显露。对左侧支气管胸膜瘘,将升主动脉牵向右侧,切断动脉韧带,游离并切断左肺动脉残端、左肺静脉残端,即可显露左主支气管残端,且较经上腔静脉和升主动脉间入路显露清楚,操作空间大,损伤较小。气管残端有足够的长度,可用气管吻合器打两排钉子,于中间切断。如主支气管残端较短时,则远端用吻合器关闭,近端切断后用可吸收线间断缝合,先关闭主支气管残端远端的目的在于防止污染,避免再次发生瘘。左主支气管较长,手术较易;右主支气管较短,手术困难,往往需行隆凸切除。

此手术方法是肺切除术后难治性支气管胸膜瘘的较理想方法,由于其安全有效一直受到欧美一些医疗中心的推崇,国际胸心外科杂志屡有报道,但在国内却鲜为人知,少有报道。因此,也致使一些患者不得不终身带着胸腔引流管。肺切除术后支气管残端再手术失败的主要原因,是胸腔纤维化和脓胸使得开胸途径非常困难,分离和修补非常危险,闭合的支气管残端仍然在感染的环境中难于愈合。本术式的入路是"经胸骨正中切口心包途径"(transsternal transpericardial approach),其关键步骤包括心包纵隔内闭合支气管残端、胸壁开窗引流和3周后关闭胸膜腔三部分;其优点是避开了感染粘连严重的胸腔,在非感染区域重新闭合支气管残端,减少了残端再感染和支气管残端瘘复发的机会;同时,胸壁开窗引流避免了致残性的胸廓成形术。据国外报道,此术式手术成功率较高,但应当指出的是,并非所有肺切除术后支气管胸膜瘘均适用于此术式,有些早期瘘或小瘘可通过支气管镜黏堵或常规开胸治愈。本术式主要应用于通过传统常规术式治疗失败的病例或是慢性支气管胸膜瘘并且瘘口较大者。手术的必备条件是支气管残端的长度必须 >1cm,术前要行胸腔闭式引流控制感染和改善营养状况。

4. 余肺胸膜切除术　目前对于支气管胸膜瘘患者采用单纯的余肺胸膜切除术已较少,主要原因如下:①由于该手术创伤大、出血多,而且处理肺门区血管时因长期炎症粘连较困难;②由于余肺胸膜切除术后的残腔容易发生胸腔积液继发感染而造成支气管胸膜瘘复发,常常需要进一步行胸廓成形术或采用带蒂大网膜或肌瓣移植术填塞残腔。

5. 胸腔镜手术　在治疗支气管胸膜瘘中的应用也有零星报道,主要是通过胸腔镜在支气管胸膜瘘的瘘口周围喷洒滑石粉或将纤维蛋白胶涂抹于瘘口局部,使瘘口与周围组织以及胸膜相互粘连从而达到封闭瘘口的目的,但目前采用胸腔镜治疗支气管胸膜瘘的病例还很少,尚无足够的资料证明其有效性,手术适应证等方面也缺乏统一的标准。

6. 手术闭合术　是一种有效的治疗支气管胸膜瘘的方法。采用经原后外侧切口进胸关闭瘘口。如支气管残端较长且周围粘连不重,残端将被游离后重新切除至正常组织后使用闭合器或手工闭合,这是因为正常组织有助于术后愈合。如残端周围粘连较重,即使残端较长,亦不尝试游离重新切除残端,以免损伤周围的大血管和食管,这类残

端将被手工缝合或将肌瓣直接吻合到瘘口周围以达到封闭状态。通常使用肌瓣或者大网膜修补瘘口。肌瓣是一种可植于感染伤口的理想组织,转移肌瓣加固封闭的支气管残端,是防止再瘘的优秀策略。肋间肌瓣具有丰富的血运,足够的长度和良好的旋转性。彭林等认为,适当的切除肋骨,将肋间肌胸壁软组织全部萎陷,是消灭脓腔简便、有效、成功的方法。Chichevatov 等报道,在膈肌成形术中,全层带蒂膈肌瓣是非常有效的,是一种多用途的成形材料,消除残腔常常要靠膈肌升高和肉芽组织增生,对于术前接受放疗的患者,膈肌是最好的包盖组织,当残腔太大用转移肌瓣无法填塞时,则应行胸廓成形术。带蒂肌瓣是支气管胸膜瘘修补和脓腔填塞的理想材料。大网膜有丰富的血供、淋巴组织,较强的吸收和抗感染能力。魏立等报告,胸膜腔移植大网膜治疗肺切除术后支气管胸膜瘘合并脓胸是一种创伤小,安全有效的治疗方法。

大网膜移植手术应注意以下几点:①大网膜剪裁的长度要充分且保护其供血。皮下隧道要宽松,蒂勿扭曲和牵拉过紧。②清除脓腔坏死组织要彻底,脏层胸膜剥脱要彻底。③术前选择敏感的药物治疗,残腔引流物细菌培养连续两次以上阴性,结核性脓胸抗酸染色连续 3 次以上阴性。④修补瘘口加水膨肺实验无漏气后,取组织丰富、血供较好的大网膜用可吸收线将处理后的胸膜瘘口包埋一圈。⑤移植前后,纠正低蛋白血症、贫血及肺部感染、结核等因素至关重要,围术期患者的术前精心准备和术后密切观察病情变化仍是重中之重,否则移植手术再成功也是徒劳。Weissberg 报道,大网膜可塑性大,经适当外科修剪可用于术式并发的支气管胸膜瘘及脓胸的修补。Puskas 等发现使用肌瓣和大网膜的手术成功率分别是 64% 和 92%,说明使用大网膜的效果相对好一些。

7. 全肺切除术后的外科治疗经验　支气管胸膜瘘是肺切除术后一种严重的并发症,全肺切除后主支气管所承受的气道压力大,支气管残端缺乏保护。易受胸腔渗液浸泡。更易导致术后支气管胸膜瘘的发生。Vester 等总结了 2243 例不同方式肺切除术后支气管胸膜瘘的发生率,其中肺叶切除术后为 0.82%,全肺切除术后为 4.5%。右全肺切除

术后支气管胸膜瘘的发生率明显高于左全肺切除术后,比例约为 3∶1。支气管胸膜瘘治疗困难,病死率为 23.6%~71.2%。

(1) 全肺切除术后发生支气管胸膜瘘的主要原因:①术前放化疗会导致支气管血管纤维化形成。管腔闭塞,影响术后支气管残端的血供,从而增加支气管胸膜瘘的发生率。②术前患有糖尿病、低蛋白血症、肺部感染等也可导致术后支气管胸膜瘘的发生。③支气管残端闭合器的广泛使用降低了支气管胸膜瘘的发生率。Takizawa 等使用残端闭合器后,全肺切除术后支气管胸膜瘘发生率降低到 2%。尽管如此,使用残端闭合器的全肺切除术后支气管胸膜瘘的发生率仍在 1%~3%,这可能与使用过程中过度压榨支气管有关。④支气管胸膜瘘的发生还与术中操作、术后感染控制密切相关。

(2) 全肺切除术后早期支气管胸膜瘘治疗模式的转变:虽然肺切除手术技术有了很大改进和提高,支气管胸膜瘘仍是全肺切除术后并不罕见的严重并发症。全肺切除术后早期支气管胸膜瘘的治疗与晚期瘘不同。晚期瘘由于几乎都合并脓胸,治疗原则为充分引流,择期关闭瘘口同时或延期处理残腔。近年来,全肺切除术后早期支气管胸膜瘘的治疗模式已发生明显改变,以往的治疗方式与晚期瘘的治疗基本相同。很多医师采用急诊开胸关闭瘘口结合自体组织包盖残端的方法获得良好效果。高龄是全肺切除术后易发生支气管胸膜瘘的危险因素,且高龄患者一旦发生支气管胸膜瘘,治疗难度更大、病死率高。由于心肺功能储备较差,对是否可以再次手术通常采取比较慎重的态度,多采用保守治疗和引流治疗。而本组病例中,大多数患者采用再次手术治疗仍取得良好效果,因此只要病例选择合适,年老并不是再次手术的禁忌证。以往全肺切除术后合并支气管胸膜瘘的患者常因治疗不及时导致脓胸而不得不接受胸廓成形术,术后胸廓畸形明显,生活质量极差,患者不易接受,故早期发现并早期封闭瘘口十分重要。目前关于支气管胸膜瘘的手术时机,Tayama 等认为:肺切除术后 10 天内残端瘘。若无脓胸应立即二次开胸手术,将支气管近端重新夹闭。切除带瘘的远端支气管,并用自体组织或黏合剂加固。术中麻醉很关键。患者

平卧位时插双腔管可保证双肺完全隔离,若隔离不好。变换体位时患侧胸腔积液极易通过瘘口淹至健侧肺。甚至导致窒息死亡。我们在手术时采用纤维支气管镜引导下插管。确保隔离完全,同时在患侧支气管内留置吸痰管持续吸引。手术过程中若有胸腔积液流出可随时予以吸出。大大降低了健侧肺受污染的可能性。术后有效控制胸腔感染是再次手术获得成功不可或缺的因素,包括放置胸腔闭式引流管,保持胸腔引流管通畅;应用有效抗生素;加强营养支持。在术中常规留置胸腔冲洗管及闭式引流管各 1 根。术后根据胸腔积液的性状、体温、血常规变化情况调整冲洗的液体量,冲洗液的成分及冲洗次数。以胸腔积液细菌培养结果为标准,最终使患侧胸腔达到无菌化。

1) 全肺切除术后支气管胸膜瘘的预防:①对于拟行全肺切除的患者。围术期详细检查可能存在的慢性疾病,改善机体营养,纠正低蛋白血症,是减少支气管胸膜瘘的必备措施。②术中操作时不能过度游离近端支气管,以免破坏残端的血运。③采用器械闭合支气管残端时,防止钉合不严或过度挤压。④切除肺组织后严格检查残端是否漏气是防止支气管胸膜瘘的关键环节。总之,对于全肺切除术后合并支气管胸膜瘘,无明显脓性胸腔积液,心肺功能良好的患者,早期积极手术,确切闭合瘘口,配合术后胸腔持续冲洗,可获得良好疗效。

2) 全肺切除术后再次手术治疗:包括原切口急诊再次手术、胸骨正中劈开经心包纵隔内关闭瘘口、胸腔闭式引流、开窗引流、Clagett 方法、胸廓成形术、肌瓣转移填塞术、带蒂大网膜转移关闭瘘口、内镜下生物胶封闭瘘口,以及上述方法的结合。但没有哪一种方法适用所有患者,需要根据患者的不同情况制订个体化治疗方案。急诊再次手术关闭瘘口是治疗全肺切除术后早期支气管胸膜瘘非常有效的方法,其优点为病死率较低、缩短住院时间、避免胸廓成形术对患者的打击和引起的胸部畸形,但此方法并不适用于所有患者。关于哪些早期瘘可以再次手术,文献报道存在不同看法。有一种观点已经被广泛接受,就是全肺切除术后 10 天或 2 周内发生的不合并脓胸的支气管胸膜瘘应该再次手术关闭瘘口。然而,支气管胸膜瘘发生在术后

3周和4周,或合并胸腔污染但未形成明显脓性胸腔积液的患者是否可以再次手术关闭瘘口并不是很清楚。Wright认为全肺切除术后1个月内发生的支气管胸膜瘘,如诊断及时,胸腔污染较小,患者有足够的心肺储备可以耐受再次手术,均应再次手术关闭瘘口,而不应考虑术后的间隔时间。但是他们报道再次手术的病例均发生在术后19天内,而本组病例再次手术的良好效果证实了他们的观点。11例再次急诊手术的病例,全部手术成功,其中2例发生在术后3周,5例合并胸腔污染但无明显脓汁形成。因此,胸膜腔污染和年老不是再次手术的禁忌证,全肺切除术后1个月内,支气管胸膜瘘不合并明显脓性胸腔积液,只要患者有足够的心肺功能储备,可以耐受手术,均应再次手术关闭瘘口。

8. 经颈纵隔镜修补支气管胸膜瘘 Venissac等采用经颈鸭嘴形纵隔镜关闭左全肺切除术后支气管胸膜瘘,经颈部横切口游离至气管前筋膜,沿气管前壁向下分离,首先偏向右侧,分离右主支气管和右肺动脉;在左侧游离隆凸区域和支气管残端分离左主支气管前壁,暴露气管支气管角,再以支气管残端闭合器封闭支气管,支气管残端至少要有1cm的长度,用于保障支气管闭合器缝切处理。此方法的优点是创伤小,避开了脓腔;缺点是支气管残端及大血管暴露不佳,难以控制意外性出血;未切除感染的残端,存在残端瘘复发的风险;仍需侧胸切口引流脓腔。

(五) 气管支架治疗

1. 支气管内置支架 支气管内置支架是一种治疗术后支气管胸膜瘘有效、可行的方法。其优越性在于:①创伤小,可以安全、快速地封堵支气管残端瘘口,尤其是对肺癌术后患者,可为术后放化疗赢得时间;②为脓胸有效引流和控制感染创造了必需条件,有利于瘘口周围肉芽组织生长;③有助于预防和治疗吸入性肺炎和呼吸衰竭。

2. L形气管支架 与气管支架相比,气管支架不适于隆凸"三角区"的病变,而目前许多支气管胸膜瘘的患者由于手术时行上叶支气管楔形切除或行支气管状切除术,以及隆凸成形术其瘘口的位置较高,气管支架也容易发生移位。曾庆武等提出L形气管支架以下几种优点:①L形支架对另一

侧主支气管则无影响,不会导致该侧支气管出现并发症;②L形气管支架的置入方法简单方便,其适应证为接近隆凸的支气管残端瘘,一侧肺切除术后的支气管残端瘘;③L形气管支架折点不开口,其余支架折点均需要开口;④L形气管支架的疗效明显,无明显并发症。晁栋等认为,对于瘘口<4mm的支气管胸膜瘘,选用经纤维支气管镜医用黏合剂封堵治疗的效果良好;对于直径≥5mm的支气管胸膜瘘,特别是医用黏合剂封堵失败和手术修补失败的患者以及合并气管胸膜瘘者,覆膜气管支架治疗提供了一个较安全、有效的手段。图4-17-23显示了气管支架封堵瘘口。

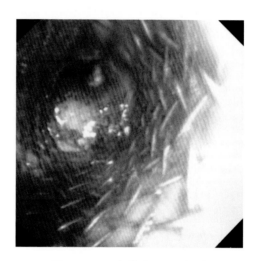

图4-17-23 气管支架封堵瘘口

(六) 纤维支气管镜下治疗

支气管胸膜瘘瘘口较局限,内镜治疗具微创优势:局部麻醉下操作简便,患者耐受性高,可重复治疗;防止肺内播散、吸入性肺炎及呼吸功能衰竭;为有效引流脓胸、胸腔冲洗及控制感染创造条件;为恶性肿瘤患者术后辅助放化疗争取时间;对于合并重症感染或呼吸功能衰竭者,内镜治疗可有效缓解漏气,控制肺内播散,辅助患者过渡到二期治疗。

支气管胸膜瘘的内镜治疗包括:直接封堵、黏膜下注射药物、化学处理、激光治疗、支架置入和支气管封堵器封堵等。

1. 封堵剂直接封堵 材料包括铅粒、组织黏合剂、纤维蛋白胶、吸收性明胶海绵、胶原螺丝钉、自体血及抗生素(四环素、多西环素)等。原理:一期作为栓子,机械性堵塞瘘口;二期诱导瘘口周围

黏膜发生炎症反应,促进局部肉芽增生、纤维化以封堵瘘口。有报道采用生物蛋白胶成功治愈瘘口直径 <5cm 的支气管胸膜瘘。对于直径较大瘘口,胶体由于没有支撑物及气流的干扰,难以形成稳定的塞子,常发生封堵材料的脱落,导致肺不张、肺部感染,堵塞支气管引起呼吸道阻塞或呼吸衰竭等并发症。

2. 支气管黏膜下注射　黏膜下注射的药物主要包括无水乙醇、聚乙二醇或乙氧硬化醇等,成功的关键是将药物注射到瘘口周围的黏膜下层组织。较小的瘘口(≤3mm),经过 1~2 次硬化剂注射有望闭合;较大的瘘口需要多次注射。国内外文献均有关于黏膜下注射硬化剂、浓度硝酸银白蛋白悬浊液等成功治疗支气管胸膜瘘的报道。

3. 激光治疗与化学处理　YAG 激光治疗主要应用于瘘口直径 <2mm 且支气管残端无明显肿瘤累及和感染征象的支气管胸膜瘘,应用激光烧灼瘘口周围黏膜,直至黏膜出现漂白样改变,其原理在于诱导瘘口周围组织水肿,蛋白变性,刺激局部炎症反应逐步以纤维化的形式闭合瘘口。

化学处理采用三氯醋酸或硝酸银处理瘘口,刺激局部黏膜组织水肿及粘连以封闭小瘘口。

4. 支气管支架　封堵瘘口多用于全肺切除术后支气管胸膜瘘,可用于瘘口直径较大者,主要包括侧封堵支架(覆膜柱状支架)和盲端封堵支架(带膜盲端支架)。早年以硅酮支架为主,近年以覆膜金属支架为主,包括 L 形支架、漏斗形支架、韩式支架、盲端支架、Y 形 Dumon 支架和改良 Dumon 支架等,多数是通过覆膜的形式,使支架在膨胀后紧贴支气管残端,达到封堵瘘口的目的。支架的缺点包括支架移位、断裂,长期置入后难以取出,支架置入后气管狭窄,排痰不畅等问题。

5. 支气管封堵器　主要包括硅酮塞、支气管弹簧圈、支气管内活瓣,球囊导管以及 Amplatzer 封堵器等。2008 年,Fmchter 等开始采用镍钛记忆合金制成的 Amplatzer 封堵器治疗大瘘口支气管胸膜瘘。Amplatzer 封堵器广泛用于治疗房、室间隔缺损、动脉导管未闭以及动静脉瘘。既往报道大于 8mm 以上的支气管胸膜瘘,内镜治疗成功率偏低,而 Amplatzer 封堵器具双面伞的结构,有效解决了大瘘口支气管胸膜瘘内镜治疗成功率低的困境。Amplatzer 封堵器为双盘状封堵器,双盘及"腰部"均系镍钛记忆合金编制,两侧的圆盘锚住支气管胸膜瘘的瘘口。内镜下经导丝引导,采用球囊导管测量瘘口的大小,选择合适的尺寸,置入 Amplatzer 封堵器,再用蛋白胶封堵周围,以减少漏气,同时有效引流脓腔。采用 Amplatzer 封堵器治疗大瘘口支气管胸膜瘘,可取得较好结果,但有致死性大咯血的报道,其安全性和长期效果有待观察。

Tao 等在犬模型中,将胶原棒制成螺丝钉样,堵塞全肺切除术后残端瘘口,取得满意的效果。激光焊接技术可有效连接受损的肺组织和气管组织,其张力大于蛋白胶,有望用于小瘘口支气管胸膜瘘的内镜治疗,但目前尚处于动物实验阶段黏膜。

纤维支气管镜下治疗法属于微创、安全、有效的方法。目前在这一方面的研究也是最为活跃的领域。这种方法通常是先用纤维支气管镜定位瘘口然后注射抗生素或者用适当的材料去封堵漏口。1977 年 Hartmann 等首次报道了在纤维支气管镜辅助下成功地应用组织胶封堵了漏口。从那以后出现了很多相关报道。他们都成功地使用了不同的药品或者材料去处理瘘口。例如:组织胶、聚二乙醇、生物蛋白胶、吸收性明胶海绵、螺旋金属圈、银 - 人白蛋白络合物、硝酸银、抗生素、乙醇以及各种技术结合的方法。国内在这一方面也有很多研究成果。王涛等支气管胸膜瘘的治疗中,控制感染、补液、胸腔冲洗、胸腔闭式引流等治疗的基础上应用纤维支气管镜及硬质支气管镜行支气管胸膜瘘填堵术取得了满意的疗效。万黎等提出经纤维支气管镜注射医用生物蛋白胶治疗支气管胸膜瘘是一种微创、安全、有效的方法。虽然这一方面的研究很多,但纤维支气管镜下治疗是否要好于其他方法,因缺乏可供参考的对比研究成果,对于这个问题还没统一的说法。一般来说瘘口≤3mm 者治疗效果良好,而 >3mm 的瘘口特别是 >10mm 者疗效欠佳。

有的学者提出应用 OB 胶来治疗,经验如下:食管 ~ 气管瘘或支气管残端瘘常见于食管癌或肺癌肺切除术后,但此类患者往往一般情况较差,不适宜再次进行手术治疗。也有报道采用食管 - 气管内支架治疗两种瘘,但放置内支架存在一些弊端,如经费昂贵,并存在胸痛、出血、反流性食管炎等并发症。与开胸手术相比,经纤维支气管镜注入OB胶治疗食管气管瘘或支气管残端瘘有如下优点:不需开胸进行手术、无损伤、痛苦小;经济快捷,节约大量经费的同时具有立竿见影的效果,术后2~6小时就可进食;缩短了住院日,甚至可以不住院,安全可靠、无并发症发生。

OB胶具有局部刺激少,固化迅速、胶接强度大和明显抗菌性的特点,非常适合瘘口吻合粘接,OB胶在外科手术中应用较为广泛,但在内科应用较少。

经纤维支气管镜注入OB胶治疗食管气管瘘及支气管胸膜瘘操作中的一些注意事项:①注药管消毒后一定先吸引并保持干燥,避免医用胶在注药管内凝固。②注药管应较纤维支气管镜长8cm,便于注胶涂布,且不损伤纤维支气管镜。③用胶量不宜过多,应均匀涂布。④注药管应随纤维支气管镜一起退出,并注意必须从纤维支气管镜的先端部拔出,以免剩余OB胶将纤维支气管镜管腔阻塞。

经纤维支气管镜注入OB胶治疗食管气管瘘及支气管胸膜瘘是一种有效的治疗手段,值得临床推广使用。

总之,一旦发生支气管胸膜瘘,就会很快感染胸腔而形成脓胸,必须及时作胸腔闭式引流术及全身应用有效广谱抗生素治疗,以控制感染。有人主张不放置引流管,对小的瘘口经过反复胸腔穿刺,抽出所有的胸腔积液,也可胸腔内注入抗生素治疗。此法与胸腔闭式引流相比是不科学的,因为既然已经形成瘘口与大气相通,胸腔内又有合适的温度和湿度,继发感染不可避免,反复胸穿会增加患者痛苦,积液也不能及时彻底排出,还可误伤胸壁肋间血管,不如一次性放置胸腔闭式引流管以避免上述诸多不足之处。一部分小的支气管胸膜瘘,局部组织无结核病变或癌细胞残留,炎症较轻者通过控制感染积极支持治疗往往能自行愈合。在瘘闭合之前,患者应取半卧位,并嘱其不宜向健侧侧卧。较小的瘘口也可经纤维支气管镜检查后在瘘口处涂以硝酸银,进行烧灼或经纤维支气管镜注入适量医用生物胶,使瘘口产生肉芽而愈合。该项技术病

残率低,复旦大学附属中山医院的葛黎等报道19例支气管胸膜瘘采用医用胶多次在纤维镜下注射取得较好的效果。

过去曾尝试再开胸切除未愈合的支气管残端少许组织,重新缝合,但绝大多数的后果是重新感染后形成瘘,目前已很少采用此方法。周思伯仍主张对肺切除术后早期支气管胸膜瘘,在没有明显感染之前应立即开胸再次作残端闭合。晚期的支气管裂开,一般不主张用此方法。较大的瘘口不易自行愈合胸形成局限性脓胸,如果脓腔不大、不深则可采取开放引流方法。使瘘口直接暴露在脓腔底部。此方法需切除覆盖脓腔的肋骨2~3根,长度需超过脓腔直径,即所调大敞口引流方法。如果脓腔深、瘘口大,则可采取带蒂骶棘肌肌瓣填塞瘘口的方法,也可采用大网膜填塞术或胸廓成形术。Burker强调用胸大肌肌瓣覆盖,有80%的瘘口可以愈合,也可行肺叶或全肺切除术,将瘘口和(或)病变一并切除并行胸廓成形术。

全肺切除术后支气管胸膜瘘并发的脓胸残腔常需分期或一期行切除至第8或第9肋的胸廓成形术。因在术中和术后早期内有相当多的失血,故在术中及术后相应输入足量的血液。如有可能,在作胸廓成形术时应避免进入胸膜腔,创口应予引流;如在术中进入了胸膜腔,则胸膜腔和筋膜外间隙均应引流。一般不直接缝合瘘口,成功率低,因围绕瘘口的组织是僵硬的,所以有张力的缝合不可避免地将切割炎性组织。此法一般适用于引流治疗失败者。术前准备包括脓液培养并控制感染、窦道造影、支气管镜检查、增加营养。所采用的肌肉必须有良好的血液供应,足够宽大,以能充填残腔和支气管瘘口,可用肋间肌、前锯肌、背阔肌、胸大肌,一般以胸大肌最好。窦道的切除必须彻底,如支气管残端尚柔软,并没有张力,则可予以缝合,以免早期有液体流入。脓腔壁的感染性肉芽组织亦应清除,应将肌瓣充满所有空隙,肌瓣移植处不加引流,而做切口部皮下引流,术后应用适当抗生素,加压包扎。

然而,对于很衰弱的患者,作胸廓成形术是危险的。Domian重新推荐永久性的开放性胸廓造口术。

总之,一旦发生较大的支气管胸膜瘘,处理较困难,多数不能经一次引流手术解决问题。有的甚至需要多次扩创手术,迁延数日,才最终使瘘口愈合。

七、预防

支气管胸膜瘘的后果严重,治疗困难,对患者的身心健康危害很大,故应注意预防。了解易发生支气管胸膜瘘的因素,对预防有重要意义。

1. 支气管胸膜瘘多见于肺结核肺切除术后,主要是因为支气管内膜结核病变,影响残端愈合所致。肺结核患者的手术时机选择,以痰检3次阴性,红细胞沉降率正常,并经常规抗结核治疗3个月为宜。肺结核患者行肺切除时,如加做局限性胸廓成形术,可减少和预防支气管残端瘘的发生。一般认为活动性结核性、气管支气管炎为切除术的禁忌证。抗结核化疗往往使黏膜治愈,而黏膜下炎症仍然存在,此种病变则与并发症有关。

2. 支气管残端的处理方法是否恰当,对残端愈合也有关系。常用的支气管残端全层细丝线间断缝合,操作简单,效果可靠,是公认的好方法。由于丝线不可吸收,一旦发生支气管残端的炎症或局限性感染,可有线结暴露可能,丝线的刺激性为发生支气管胸膜瘘的重要因素。近年来常规用可吸收线做间断缝合,收到较好的效果。

3. 手术中解剖游离时应保证支气管残端的血液供应,针距要宽窄适中,打结松紧适度,以闭合残端不漏为准。用闭合器或缝合法关闭支气管残端,这种方法要求支气管残端具有一定的长度,并检查是否漏气,残端闭合后,可用胸膜、奇静脉、心包或脂肪组织覆盖残端。

4. 肺切除术中积极预防支气管胸膜瘘,基本措施 ①避免残端过长;②避免过多解剖气管旁组织使组织缺血坏死;③避免残端缝合后张力过大;④应用支气管残端闭合器。以上也是大多数专家的共识。许多专家建议肺切除术后,尤其是全肺切除术后常规应用血运丰富的自体组织包埋加固残端,但仍缺少前瞻性随机分析证明包埋能降低支气管胸膜瘘的发生率。可选用的自体组织很多,包括胸膜、心包、肋间肌、胸廓外肌肉或大网膜等。胸膜

或心包片被证明提供的血供很有限,肌瓣及大网膜的缺点是创伤大,因此,支气管残端是否需常规包埋加固及采用何种自体组织尚无定论。

综上所述,为降低支气管胸膜瘘的发生率,术中应注意:①尽量保护支气管残端的血液供应;②支气管残端要短,尽量减小盲袋,减少分泌物潴留,以免因此感染而穿破支气管残端;③在缝合前先要处理残端,应尽可能将残端的远、近段吸净,残端不宜加钳夹;④缝合应松紧适度,避免引起局部缺血坏死;⑤支气管残端缝合处用带蒂胸膜等组织覆盖,残端愈缩入胸膜后的结缔组织、覆盖愈牢固,则愈安全。

第四节 肺真菌病

一、概述

肺真菌病(pulmonary mycosis 或 fungal disease of the lung):由真菌引起的肺部疾病,主要指肺和支气管的真菌性炎症或相关病变,广义地讲可以包括胸膜甚至纵隔。虽然常与肺部真菌感染混用,但由于存在隐匿性感染,故感染不同于发病,作为疾病状态,肺真菌病较肺部真菌感染定义更严格。真菌性肺炎(或支气管炎):指真菌感染而引起的以肺部(或支气管)炎症为主的疾病,是肺部真菌病的一种类型,不完全等同于肺真菌病。

肺脏是深部真菌感染最常见的靶器官之一。目前尚无肺部真菌感染发病率的确切资料。总体而言,我国肺部真菌感染中绝大多数为条件致病性真菌,以假丝酵母菌和曲霉菌最常见,其次为新型隐球菌和毛霉菌。真菌与细菌不同,前者可像哺乳动物细胞,有细胞核、核膜和染色体,而细菌只有单个染色体,并无真正的细胞核和核膜。真菌可有性或无性繁殖,各种孢子具有其分类学特征。真菌存在于自然界可为一种形状,而在受染宿主内则形态可以异样。放线菌介卡菌抗酸染色像结核菌,而且无细胞结构,对抗真菌药物不敏感,而对噬菌体和抗细菌药物敏感,又像细胞。

有些真菌感染具有地方性差异。种族和内分泌因素也可能有一定影响。健康人体对真菌具有

较强的抵抗力,在下列条件真菌可进入肺部,并引起肺部真菌感染。真菌多在土壤生长,孢子飞扬空气中,可吸入肺部(外源性),例如曲菌、诺卡菌、隐球菌、荚膜组织胞浆菌。有些真菌为口腔寄生菌,当机体免疫力下降(如糖尿病)可引起肺部感染,例如假丝酵母菌为口腔、皮肤、肠道和阴道的寄生菌;放线菌为口腔龋齿寄生菌。体内其他部位真菌感染还可经淋巴或血液循环到肺部,例如颈部、膈下病灶中的放线菌,这些都是继发性肺部真菌病。静脉高营养疗法的中央静脉插管如保留时间长,高浓度葡萄糖虽不适合细菌生长,但白假丝酵母菌能生长,可引起假丝酵母菌败血症。

近年来由于抗生素、激素、细胞毒性药物和免疫抑制剂的广泛应用,肺真菌感染病例有逐渐增多趋势。病理改变可有过敏、化脓性炎症反应或形成慢性肉芽肿。X线片表现多种多样,无特征性,可为支气管肺炎、大叶性肺炎或称慢性小结节,乃至肿块状阴影。诊断主要依靠培养结果的真菌形态学辨认。血清学试验、抗原皮试只供参考。目前尚无很理想的药物,两性霉素B对多数肺部真菌仍为有效药物,但由于其不良反应较多,使其应用受到限制。其他药物尚有氟胞嘧啶、米康唑、酮康唑、制霉菌素等也可选用。临床所见真菌肺炎常继发于大量广谱抗生素、肾上腺皮质激素、免疫抑制剂等的应用,也可因体内留置导管而诱发。因此,医务人员应注意预防,这比治疗更为重要。

二、分类

(一)按宿主免疫状态分类

临床上侵袭性肺部真菌感染的发病率亦呈上升趋势。按发生肺部真菌感染时宿主的免疫状态,可分为以下两种。

1. 原发性肺真菌病　指健康者发生的真菌感染。近年来发现隐球菌属、曲菌属引起的原发性肺真菌病并不少见。患者常无症状,或有轻微发热、咳嗽、咳痰;偶在体检时发现,常因胸部X线片上病灶性质不明而进行支气管镜或肺活检时证实。

2. 继发性肺真菌病　当患者免疫力低下时,真菌可侵入肺部而发生肺炎或肺化脓症。多为医院内感染。病原菌检出率依次为假丝酵母菌属、曲

菌属和隐球菌属,其他菌属少见。临床症状无特征性,常被基础疾病所掩盖,或在尸检时证实。对可疑患者作痰真菌培养,以及检测相关真菌的血清学试验可早期诊断。

(二)其他分类

1. 侵袭性肺真菌病(invasion pulmonary mycosis)　指真菌直接侵犯(非寄生、过敏或毒素中毒)肺或支气管引起的急、慢性组织病理损害所导致的疾病。

2. 播散性肺真菌病(disseminated pulmonary mycosis)　指侵袭性肺真菌病扩散和累及肺外器官,或发生真菌血症,与原发于肺的系统性真菌病(systemic mycosis)大体同义。

3. 深部真菌感染(deep fungal infection)　指真菌侵入内脏、血液、黏膜或表皮角质层以下深部皮肤结构引起的感染,包括局限性的单一器官感染(如肺假丝酵母菌病、上颌窦曲霉病等)和2个及以上器官(组织)受侵犯的系统性真菌感染(如播散性假丝酵母菌病、真菌血行感染等)。与深部真菌感染相对应的概念是浅部真菌感染,指真菌仅侵犯表皮的角质层、毛发和甲板。

4. 局限性真菌感染　是相对于全身感染而言的,只感染特定的器官或组织,可以是浅部或深部真菌感染;若感染侵犯全身多脏器、组织则为全身性真菌感染或称系统性真菌感染,这种严重的感染可以在疾病开始时就形成或因局部病变进一步发展所致。

各主要致病性下呼吸道真菌种类见表4-17-3。

三、不同真菌病的诊治

(一)肺念珠菌病

肺念珠菌病(candidiasis或moniliasis)是由白念珠菌(假丝酵母菌)或其他念珠菌所引起,临床上有两种类型,也是病程发展中的两个阶段。

1. 支气管炎型　有类似慢性支气管炎症状,咳嗽、咳黏液性痰,有时呈乳白色,多不发热。X线片显示两肺中下野纹理增粗。

2. 肺炎型　类似急性肺炎,发热、畏寒,咳白色黏液痰,有腥臭味,亦可呈胶冻状,有时咯血、气急。X线片显示支气管肺炎样阴影,两肺中下野有弥漫点状或小片状阴影,亦可呈大片肺炎阴影,

表 4-17-3　主要致病性下呼吸道真菌种类

菌类	菌属	代表菌种
酵母菌	假丝酵母菌	白假丝酵母菌、光滑假丝酵母菌、克柔假丝酵母菌、热带假丝酵母菌、近平滑假丝酵母菌、葡萄牙假丝酵母菌、季也蒙假丝酵母菌
	非假丝酵母菌	隐球菌属：新型隐球菌
		毛孢子菌属：白吉利毛孢子菌、头形毛孢子菌
		酵母属：酿酒酵母菌
霉菌	曲霉	烟曲霉、黄曲霉、土曲霉、构巢曲霉、白曲霉
	非曲霉	接合菌：毛霉、根霉、根毛霉、犁头霉、小克银汉霉
		暗色孢霉属：外瓶霉、德氏霉、链格孢霉、离蠕孢霉、凸脐孢霉
		青霉属：内菲青霉（属双相型真菌）、橘青霉、产黄青霉、扩展青霉、斜卧青霉、软毛青霉
		镰刀霉属：串珠镰刀霉、增生镰刀霉
		赛多孢霉属：尖端赛多孢霉、多有赛多孢霉
		链格孢霉属：交链孢霉
		拟青霉菌属：拟青霉
双相型真菌	球孢子菌	粗球孢子菌、厌酷球孢子菌
	副球孢子菌	副球孢子菌
	组织胞浆菌	组织胞浆菌
	孢子丝菌	申克孢子丝菌
	芽生菌	皮炎芽生菌
	地霉菌	白色地霉菌
类真菌		肺孢子菌、诺卡菌、放线菌、葡萄状菌

注：接合菌是指接合菌亚门中能够致病的真菌，其中临床最常见的是接合菌纲毛霉目中的毛霉属、根霉属和犁头霉属等。双相型真菌：即因温度、营养等外界环境改变既可呈酵母型（在人或动物组织内）又可呈霉菌型（在自然界环境）的真菌，常见的有组织胞浆菌及球孢子菌等

时有变化起伏，还可有多发性脓肿。少数病例可并发渗出性胸膜炎（图 4-17-24 和图 4-17-25）。

健康人痰中约有 10%~20% 可以查见假丝酵母菌。诊断肺念珠菌病，要求连续 3 次以上痰培养有白假丝酵母菌生长，涂片可以查见菌丝，或经动物接种证明有致病力。在念珠菌败血症时，血、尿和脑脊液培养可阳性。

为了排除寄生于咽喉部的念珠菌污染，留痰标

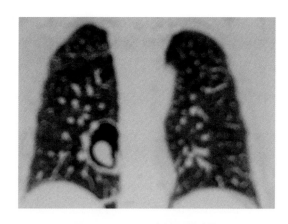

图 4-17-25　感染后形成空洞

本时应先用 3% 过氧化氢含漱数次，不用前面的一两口痰，而是取以后的痰标本，新鲜送作培养。亦可取支气管镜或气管吸出液送检。要注意勿使痰液在室温存放太久，否则亦会有菌丝体生长。

轻症患者在停止诱发本病原因（如广谱抗生素、激素、免疫抑制剂和体内放置的导管）后，常能自行好转。重症则需用两性霉素 B 治疗，先每日

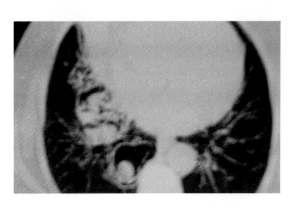

图 4-17-24　右下肺念珠菌感染

0.1mg/kg 溶于 5% 葡萄糖水中缓慢避光静滴,每日增加 5mg,至每日 30~40mg(不超过 50mg),维持治疗 1~3 个月,总剂量 1~2g。滴流中加用肝素有助于防止血栓性静脉炎。药物不良反应有肾、肝功能损害,心律不齐,心痛,消化道不适及寒战、发热等,应注意观察。亦可加用氟胞嘧啶,每日口服 50mg/kg,1~3 个月。不良反应有胃肠道不适,药物热,骨髓受抑制和肝功能损害,单用时白假丝酵母菌容易产生耐药性。氟康唑每日顿服 50mg,必要时可增至每日 100~200mg,亦可先静脉滴注,病情稳定后改为口服。酮康唑每日口服 0.2~0.4g,偶有肝功能减损,较长期服用者应定期检查肝功能。咪康唑亦具广谱抗菌作用,每日 600~1200mg 分 2~3 次溶于 5% 葡萄糖液 250ml 于 1~2 小时滴完。疗程 2~6 周或更长。

(二)肺曲菌病

肺曲菌病(pulmonary aspergillosis)主要由烟曲菌(aspergillus fumigatus)引起。该菌寄生在上呼吸道,只有在慢性病患者机体免疫力降低时才能致病。

空气中到处有曲菌孢子,在秋冬和阴雨季节,当储藏的谷草发热霉烂时更多。吸入曲菌孢子不一定致病,大量吸入才能引起急性气管 - 支气管炎或肺炎。本病常继发于肺部已有疾病,如支气管囊肿、支气管扩张、肺炎、肺脓肿等。

1. 肺曲菌病的分型 曲菌的内毒素使组织坏死,病灶为浸润性、实变、支气管周围炎或粟粒状弥漫性病变,临床上可分为四型。

(1)支气管 - 肺炎型:曲菌丝在支气管黏膜上生长,但不侵入管壁。黏膜炎症轻微,有咳嗽、咳痰(痰可呈棕黄色)、低热等。如侵蚀肺组织,则可引起局限性的曲菌肉芽肿或肺炎、肺脓肿。

(2)变态反应性曲菌病:对曲菌过敏者吸入大量孢子后,阻塞小支气管,引起短暂性肺不张,也可引起远端肺部出现反复游走性浸润。患者畏寒、发热、乏力、有刺激性咳嗽,咳棕黄色脓痰,有时带血。痰中有大量嗜酸性粒细胞和曲菌丝,烟曲菌培养阳性。患者有显著哮喘,周围血嗜酸性粒细胞增多。

(3)曲菌球病:曲菌寄生在肺部慢性疾病所伴有的空腔内(如肺囊肿、支气管扩张、肺结核空洞中)

繁殖、储积,与纤维蛋白和黏膜细胞凝聚形成曲菌球,X 线片可见在原有的慢性空洞内有一团球影,随体位改变而在空腔内移动。曲菌球不侵犯组织,不引起患者全身症状,只有刺激性咳嗽,有时可反复咯血。由于曲菌球与支气管多不连通,故痰不多,痰中亦常无曲菌发现。

(4)继发性肺曲菌病:重病患者(如白血病、淋巴瘤)的终末阶段,以及使用广谱抗生素、免疫抑制药物或各种原因导致机体免疫力低下者,肺部所伴曲菌感染是局限性肉芽肿或广泛化脓性肺炎,伴脓肿形成。病灶呈急性凝固性坏死,伴坏死性血管炎、血栓和菌栓,甚至波及胸膜、脑膜、肝、脾等全身脏器,预后很差。

诊断肺曲菌病除职业史、临床表现和 X 线片检查外,确诊有赖于培养和组织学检查。多次痰涂片或经纤维支气管镜刷检取样,可以见到菌丝和直径约 2~3μm 的圆形棕色或暗绿色孢子,顶端膨大如菊花状。培养出现灰绿色芽生菌落,镜检证实有分孢子和成链的孢子。变态反应型者痰内还可见大量嗜酸性粒细胞。用曲菌浸出液作抗原皮试,变态反应型患者有速发型反应,提示有 IgE 抗体存在。血清沉淀试验(存在 IgE 抗体,Ⅲ型变态反应)或琼脂扩散试验对本病诊断亦有帮助。

治疗化脓性肺炎和血行播散性曲菌病亦采用两性霉素 B,也可采用氟胞嘧啶或羟芪巴脒(hydroxystilbamidine)。变态反应型曲菌病可加用糖皮质激素、支气管解痉剂。曲菌球病灶局限且反复大量咯血者可行手术切除,因抗真菌药物效果不佳。

2. 曲菌病诊断

(1)病史:对诊断至关重要,能够提供重要的线索和诊断依据。

(2)症状和体征:无特异性,不能作为诊断依据。

(3)胸部 X 线片:呈现多样性,多为渗出性改变,如肺纹理增粗、斑片状、云雾状模糊影,可有间质性改变、实变、弥漫性小结节、空洞、胸腔积液等,除典型的肺曲霉球外无特异性(图 4-17-26)。

(4)病原学检查:传统的真菌镜检和培养是肺部真菌感染诊断的重要依据。应尽可能多次、多途

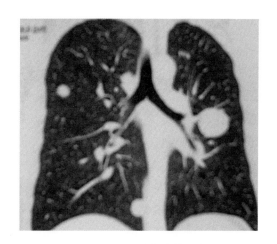

图 4-17-26　肺曲霉菌感染

径采集标本进行涂片和培养。如标本取自肺穿刺活检或细针抽吸、经环甲膜穿刺吸出物或经支气管镜防污染毛刷采样等更具有诊断价值。最近提倡 CT 引导下细针肺穿刺诊断真菌病。痰涂片和培养是诊断最常用的方法，但必须是合格的痰标本。不同真菌感染涂片镜检不同，如白假丝酵母菌直接镜检为圆形或卵圆形芽生孢子，直径 2.5~4.0μm，在痰中发现菌丝即为病理现象，大量菌丝说明处于致病状态；孢子菌直接镜检为革兰阳性长圆形、梭形小体，偶见菌丝；组织胞浆菌为圆形、厚壁，直径 20~80μm 球内充满直径 2~6μm 的内生孢子；新型隐球菌为圆形细胞直径 5~20μm，其外有一层荚膜，用墨汁染色即可见到。反复多次送检可提高阳性率。多次痰培养获得同一种真菌并且菌落数量较多，提示肺部真菌感染。

（5）其他：从体液或血液中监测真菌的可溶性抗原成分如葡聚糖、半乳甘露聚糖、蛋白质等可做出诊断，测定真菌的特异性酶、代谢物也有助于诊断。分子生物学方法已用于真菌的鉴定和分型，如DNA 探针、聚合酶链反应（PCR）和限制性内切酶片段长度多态性分析（RFLP）等。近年来，西欧已广泛应用酶联免疫吸附试验检测体内单克隆抗体技术，其敏感度和特异度均大于 90%。

（6）诊断要点：目前将侵袭性真菌感染的诊断分为确诊、疑似、可能。宿主如出现如下情况应高度警惕本病的可能：①中性粒细胞减少超过 10 天（$<0.5 \times 10^9$/L）。②持续发热 96 小时以上，经恰当的广谱抗生素治疗无效。③体温 >38℃或 36℃，并伴

有以下任意一项：a. 近 60 天内严重的中性粒细胞减少超过 10 天；b. 近 30 天内应用免疫抑制剂；c. 伴有艾滋病（AIDS）症状。④有迹象表明移植物抗宿主反应 2 级以上。⑤近 60 天内应用皮质激素超过 3 周。

（7）结合呼吸道症状和体征：有咳嗽、胸痛、咯血、呼吸困难等症状者应尽早行病原学检查，若取自经皮肺组织穿刺活检标本真菌涂片、培养阳性，有确诊意义；若取自痰、咽拭子或支气管肺泡灌洗液的标本有疑似诊断价值；若仅有以上宿主危险因素而无临床症状和病原学检查支持则视为可能诊断。

3. 曲菌病的治疗　主要是提高机体免疫能力，如纠正低蛋白血症、改善营养状态、纠正贫血和粒细胞减少等；还可应用抗真菌药物治疗，但由于真菌细胞和人类细胞相似，因此抗真菌药物的不良反应较多。常用的抗真菌药物有以下几种。

（1）两性霉素 B：抗菌谱广，几乎对所有的致病性真菌均有良好的作用。在炎症的胸膜、腹膜、关节腔内浓度相当于血浓度的 70%，是治疗严重深部真菌感染的首选药物。同时，由于对动物的细胞膜胆固醇也起作用，使其毒性较大。近年来研制了脂类载体技术，已上市的有两性霉素 B 脂复合物（ABLC）、两性霉素 B 胶质分散体（ABCD）、两性霉素 B 脂质体（L-araB）等。与脂质结合的两性霉素 B 易被单核 - 吞噬细胞系统摄取，如肝、脾、肺，减少了在肾组织中的分布，因而减轻了肾毒性。两性霉素 B 裹于脂质体后更易趋向感染灶，在感染局部浓度甚高，从而增加了抗真菌活性。脂类制剂剂量为常规制剂的 3~5 倍时疗效相仿，适用于经两性霉素 B 常规制剂治疗无效，或不能耐受两性霉素 B 常规制剂的深部真菌感染。

（2）三唑类

1）氟康唑：对人类的细胞色素 P-450 结合力比对真菌要小得多，因此毒性小。氟康唑的抗真菌谱广，耐受性好，可透过血脑脊液屏障，半衰期长，每天 1 次。主要用于假丝酵母菌阴道炎；口咽部及食管假丝酵母菌感染；隐球菌脑膜炎。

2）伊曲康唑：用于治疗深部真菌感染，新上市和即将上市的新剂型有口服液和注射液，均以羟丙

基环糊精为助溶剂,口服液的生物利用度较胶囊大有提高;注射剂适用于粒细胞减少发热患者的经验治疗。口服液尚可用于口、咽部及食管假丝酵母菌感染;注射剂尚可用于治疗皮炎芽生菌病、组织胞浆菌病和曲霉病。

3)伏立康唑(voriconazole):是氟康唑的结构经修饰后产生的抗真菌药,作用机制与其他三唑类一样。在体外对假丝酵母菌属、新型隐球菌的有效浓度低于氟康唑,最低抑菌浓度(minimum inhibitory concentration,MIC)0.001~0.5mg/L;对曲霉属是杀菌剂,最小杀真菌浓度(minimal fungicidalconcentration,MFC)是 MIC 的 2 倍,有效浓度与伊曲康唑和两性霉素 B 相似或更低。对氟康唑、两性霉素 B 耐药的组织胞浆菌、球孢子菌均有效。伏立康唑代谢迅速,口服生物利用度 96%,蛋白结合率 58%,容积分布 4.6L/kg,广泛分布于体液和组织,组织浓度高于血浓度,可透过血 - 脑脊液屏障,脑脊液浓度可达到血浓度。肝脏代谢,尿中排出 80%~90%,其中原型药物小于 1%。不能经透析清除。主要不良反应为视觉障碍:如视物模糊、色觉异常、畏光,多为一过性,可恢复,且与剂量有关。该药已于2001 年上市,适用于侵袭性曲霉病和严重足放线病菌属及镰刀菌感染。其他开发中的新品种还有 posaconazole、ravuconazole、SCH56592。

(3)葡聚糖合成酶抑制剂:是以环状六肽结构为内核的脂肽类抗生素,特异性的抑制 p-D- 葡聚糖合成酶复合物,阻止真菌细胞壁的主要成分葡聚糖的合成。人类细胞没有细胞壁,故此类药物的毒性较低。卡泊芬净(caspofungin acetate)已上市,进入 I、II 期临床试验阶段的有 LY303366、L-743872(MK-0991)和 micafungin(FK-463)。

卡泊芬净为不可逆的 1,3-p-D- 葡聚糖合成酶抑制剂,破坏真菌细胞壁的完整性。口服不吸收,静脉滴注半衰期 9~10h,适于每日 1 次。蛋白结合率 80%~96%,分布容积 9.7L/kg,不透过血 - 脑脊液屏障,肝脏代谢,对肝脏细胞色素 P-450 酶系无影响,代谢产物 40%~50% 尿排出,原型药物少于 3%。具有广谱杀真菌作用,包括假丝酵母菌属(耐氟康唑的白假丝酵母菌亦有效)、曲霉属、组织胞浆菌属、卡氏肺孢子菌。但对隐球菌、皮肤癣菌

无效。128 例免疫功能低下患者合并曲霉感染,应用 50~70mg/d,临床有效率 85%,优于两性霉素 B,不良反应率明显少于两性霉素 B 组(分别为 1.4% 和 15%~22%)。56 例免疫功能低下患者合并难治性侵袭性曲霉病,不能耐受两性霉素 B 或三唑类药物,给予卡泊芬净 70mg 静脉滴注 1 天,继而 50mg/d,临床有效率 41%。因其良好的抗菌活性及安全性,适用于:①侵袭性曲霉感染经其他抗真菌药物治疗无效或不能耐受者;②假丝酵母菌性口、咽炎及食管炎;③粒细胞减少发热患者经验治疗。Micafungin(FK-463)和 anidulafungin 的抗真菌作用机制与卡泊芬净相似,对假丝酵母菌作用强,对近平滑假丝酵母菌作用较差,对新型隐球菌无效。前者已进入 II 期临床,半衰期 10~16 小时,肝脏代谢,尿中排出药物小于 1%。假丝酵母菌感染 50~100mg/d,曲霉感染 50~300mg/d,疗效肯定,耐受性好。后者已进入 III 期临床,可口服或静脉滴注,半衰期 31 小时,首剂 50~70mg,继以每日 25~30mg 静脉滴注。

(4)脂质体制霉菌素:将制霉菌素与多层结构的脂质体结合产生了脂质体制霉菌素,其不良反应明显减低,提高了抗真菌活性,对新型隐球菌、假丝酵母菌、曲霉、毛霉菌等有效。已进入 III 期临床试验。用于经氟康唑治疗失败的假丝酵母菌菌血症患者,有效率达 60%;用于侵袭性曲霉感染有效,耐受性好。

(5)5- 氟胞嘧啶:抗真菌谱窄,与其他抗真菌药物联合应用可提高疗效,减少不良反应;可透过血脑脊液屏障进入脑脊液,炎症时脑脊液浓度可达同期血浓度的 50%~90%;与两性霉素 B 联合治疗隐球菌性脑膜炎。

(三)肺隐球菌病

在免疫功能正常者,孤立的肺隐球菌病如无症状不需要治疗,密切观察约 1/3 的患者可自愈;病灶局限的可考虑手术切除。免疫功能低下、合并中枢神经系统隐球菌病或播散性隐球菌病患者首选两性霉素 B,0.3~0.6mg/(kg·d),5- 氟胞嘧啶 75~100mg/(kg·d)疗程 3~6 周,病情好转后改为氟康唑口服 400mg/d,总疗程至少 3 个月。病情轻者可选用氟康唑 400mg/d,疗程至少 3 个月。难治性肺隐球菌病可选用伏立康唑 2.5~20mg/kg,每日 2

次口服。

（四）肺毛霉菌病

首选两性霉素 B 0.8~1.5mg/（kg·d）静脉滴注总量 3.0g。可合用 5- 氟胞嘧啶。局限性慢性病灶或"毛霉球"可以手术切除。

（五）肺组织胞浆菌病

急性局部肺组织胞浆菌病可不治疗，观察 1 个月如无改善可应用伊曲康唑 200mg/d×6~12 周。免疫低下患者的急性播散型肺组织胞浆菌病可用两性霉素 B 0.7mg/（kg·d）（或两性霉素 B 脂类制剂 3mg/（kg·d），病情好转后口服伊曲康唑 200~400mg/d，总疗程 12 周。慢性肺组织胞浆菌病首选伊曲康唑 200~400mg/d，疗程 12~24 周，治疗 12 周无效选用两性霉素 B 0.7mg/（kg·d），总量 35mg/kg，好转后改为口服伊曲康唑。

（六）肺球孢子菌病

对有症状的急性感染、慢性肺球孢子菌病、病变播散者以及免疫抑制患者应给予治疗。两性霉素 B 疗效最佳，重症患者 0.6~1.0mg/（kg·d），总量至少 35mg/kg，轻症患者氟康唑或伊曲康唑 200~400mg/d，长期维持治疗 12~18 个月。

四、抗真菌药物

1. 多烯类　对于重症真菌感染，脱氧胆酸两性霉素 B 仍是治疗首选，其脂质制剂（脂质体两性霉素 B 和两性霉素 B 脂质复合物）肾毒性较小（AⅡ），推荐用于肾功能不全或同时应用多种肾毒性药物患者（DⅡ）。

2. 三唑类　包括酮康唑、伊曲康唑、氟康唑、伏立康唑和泊沙康唑，因易与其他药物发生相互作用，故对于接受该类药物治疗患者，应监测血药浓度（AⅡ），且对于肾功能不全患者，氟康唑剂量减半（BⅢ）。

3. 棘白菌素类　全新的抗真菌药物，主要通过抑制 1,3-β- 葡聚糖合成酶活性进而破坏真菌细胞壁而起效。目前临床可用的包括卡泊芬净、米卡芬净和阿尼芬净。

五、肺组织胞浆菌病

1. 对于免疫功能健全者，不推荐对肺内结节

和多数支气管结石行抗真菌治疗（DI 和 BⅢ），若合并咯血等可行支气管镜或手术干预（BⅡ）。对于患纤维化性纵隔炎者，可予伊曲康唑（每次 200mg，每天 2 次）治疗 12 周（CⅢ）；若有改善，可延长治疗至 12 个月（CⅢ），不推荐予抗纤维化药物或全身性糖皮质激素（DⅡ）；若有并发症建议放置血管内支架（BⅡ）、行支气管成形术和（或）放置支气管内支架（BⅢ）。

2. 对有症状及病情呈进展性患者，予伊曲康唑（每次 200mg，每天 2 次）治疗 12 周（BⅢ）。对于严重肺组织胞浆菌病患者，建议给予两性霉素 B 0.7mg/（kg·d）至症状好转或累积剂量达 2g（BI），其后给予伊曲康唑（200mg，bid）≥12 周（BⅡ）；对于伴弥漫性肺部浸润或大量肉芽肿性纵隔炎的重症患者，予全身性糖皮质激素辅助治疗（CⅡ）。

3. 对于免疫缺陷宿主，轻、中度患者予伊曲康唑（每次 200mg，每天 3 次），3 天后改为每次 200mg，每天 2 次，治疗 12 个月（CI）；重度进展播散性患者，予两性霉素 B 0.7~1.0mg/（kg·d）至症状好转或累积剂量达 2g（BⅡ），其后予伊曲康唑（每次 200mg，每天 2 次）≥12 个月（CI）。

4. 对于伴进展播散性组织胞浆菌病的艾滋病患者，在 12 个月伊曲康唑治疗后，继续伊曲康唑（每次 200mg，每天 2 次）至有效免疫重建（CD4 细胞 >200 个 /μl）（CⅡ），并每年多次检测尿及血组织胞浆菌多糖抗原水平（BⅢ）。

5. 对于慢性患者，予伊曲康唑（每次 200mg，每天 2 次）12~24 个月（BI），病情严重者，初始治疗首选两性霉素 B（BⅡ）。

6. 对严重肺组织胞浆菌病伴弥漫性肺部浸润的免疫缺陷患者，建议给予全身性糖皮质激素辅助治疗（BI）。

六、外科治疗在肺真菌病中的作用

目前，外科治疗在肺真菌病中的作用较小，绝大多数肺真菌病主要依靠内科治疗，然而有学者报道外科治疗也具有重要的作用。

肺曲菌球是肺曲菌病的一种类型，表现为肺部出现球形霉菌体，多继发于肺部慢性空腔性疾病如肺结核、支气管肺囊肿、慢性肺脓肿、支气管扩张症

等,其中继发于肺结核最为多见。

肺曲菌球较突出的临床症状为反复间断咯血,目前对咯血机制的观点尚不一致,Babatasi 和 Park 等认为:①曲菌球引起空洞壁及其周围肺组织的炎症反应和继发血管病变畸形形成丰富的血管网,甚至血管瘤,被认为是大咯血的病理基础,曲菌球在空洞内机械运动摩擦具有丰富血管网或血管瘤的洞壁引起血管破裂出血。②曲霉菌产生的内毒素和溶蛋白酶致组织血管坏死溶解。③原发病灶出血。肺曲菌球的胸部典型 X 线片表现为空腔性病变中有实质性球形致密阴影,上冠有新月形透光区或透光环,球体随体位变换而发生改变,为本病的特异性诊断依据。CT 对肺曲菌球病的诊断价值优于 X 线断层片和胸部 X 线片。

肺曲菌球多继发于肺部慢性空腔性疾病,抗真菌药物难以透过较厚的空腔壁达到有效的药物浓度,且多数患者有长期使用抗结核药物、抗生素或激素史,故药物治疗效果差。支气管动脉栓塞无法长期控制咯血,更无法消除肺部病灶,常用于急性大咯血的抢救和外科术前准备。Park 等对 11 例肺曲菌球咯血患者进行支气管动脉栓塞,除 1 例外,均复发咯血,提示介入治疗效果较差。由于较高的术后并发症率和病死率,对于肺曲菌球是否进行常规的预防性外科手术治疗,国内外学者均有争议。有学者认为,手术切除仅适用于已严重咯血的患者,并认为胸腔粘连严重、术中失血多、术后并发症发生率和病死率较高,肺切除有较高的危险性。大部分学者认为手术治疗能够消除咯血症状、治疗彻底、不易复发、延长生命,只要条件许可均应手术治疗。我们认为,由于肺曲菌球的药物治疗效果差,咯血发生率高,即使单纯性肺曲菌球也有致命性大咯血的危险。因此,临床上一旦确诊为肺曲菌球,虽无症状也应积极手术治疗。在手术方式上以选择肺叶切除为佳。病变局限者可行肺段或肺楔形切除术,但对此术式应慎重选择,术后易并发支气管胸膜瘘。对肺功能较差,胸膜粘连严重,难以行肺叶切除者可采用空洞切开去除曲菌球,进行肌瓣填塞或加局部胸廓成形术。我们对 3 例病变部位粘连严重、分离困难者采用切开空洞,清除曲菌球 + 胸壁肌瓣填塞及局部胸廓成形术,效果均较满

意,随访无复发咯血。对术后并发支气管胸膜瘘者,可行胸廓成形术,3 例术后并发支气管胸膜瘘者均经胸廓成形术治愈。对合并大咯血需急诊手术而出血部位不确定的患者,手术应慎重,可于全身麻醉下通过气管内插管用纤维支气管镜检查确定出血部位,然后再手术。

肺曲菌球术后并发症发生率和病死率较高是影响积极手术的主要原因,文献报道其术后并发症发生率和病死率分别为 17.9%~33.7% 和 1.1%~5.7%。一般认为术后并发症的发生主要取决于肺部基础病变的性质和严重性,而并非肺曲菌球本身,因此均应手术治疗。通过肺功能检查结合肺灌注和通气显像来评估患者对手术的耐受性,为手术适应证的选择提供客观可靠的依据,这是手术成败的关键。如果病例选择适当,必将减少术后并发症的发生,达到较好的手术效果。此外,手术时仔细分离病变组织、支气管残端包埋及带蒂的肌瓣填塞残腔(胸大肌或背阔肌)等可有效减少术中出血、残端漏气及支气管胸膜瘘的发生。对胸腔粘连较重者最好行胸膜外分离切除,避免用力挤压肺组织,以免病灶溃破污染胸腔及沿支气管播散,这对减少术后并发症、预防复发、提高手术疗效至关重要。一旦发生病灶破溃,则反复以生理盐水冲洗胸腔,必要时加入抗真菌药物冲洗,术后予以抗真菌药物治疗并适当延长拔出胸管的时间。

在肺叶、肺段或肺楔形切除术病例中,术中出血量较少,患者创伤小、痛苦轻、恢复快,术后未发生并发症。一般认为 VATS 适用于病灶孤立、肺基础病变局限、胸膜粘连较轻,尤其是老年体弱、心肺功能欠佳的患者。所以需在手术前进行全面的检查,客观分析患者情况,严格掌握手术适应证,才能充分发挥其优势,达到最佳的治疗效果。

很多学者认为外科手术为治疗本病的首选方法,随着外科手术技术的提高及新手术方法(VATS)的应用,必将最大限度地减少肺曲菌球患者的术后并发症和病死率。对于肿块样肺真菌,应首选手术治疗。胸腔镜或胸腔镜辅助下肺楔形切除是首选的手术方式,术后常规应用有效的抗真菌药物辅助治疗 1~3 个月。

七、预防

加强医院管理、控制广谱抗生素和糖皮质激素的使用、重症监护病房的空气净化、呼吸治疗装置的消毒、化疗患者的层流病房等。可大大降低肺真菌病的发生。对于那些经积极抗生素治疗症状和胸部X线片无好转者，应高度警惕真菌感染，以期早期诊断、治疗。

第五节　肺棘球蚴病(肺包虫病)

一、概述

棘球蚴病(echinococciasis)或称包虫病，是人感染棘球绦虫的幼虫(棘球蚴)所致的慢性寄生虫病。本病的临床表现视包虫囊部位、大小和有无并发症而不同。长期以来，棘球蚴病被认为是一种人兽共患寄生虫病，称为动物源性疾病，近年来流行病学调查表明，其在特定地区多发，故称之地方性寄生虫病；在流行区带有职业性损害的特点，被列为某些人群的职业病；从全球范围讲，棘球蚴病为少数民族或宗教部落所特有的一种常见病和多发病。2004年完成的全国人体重要寄生虫病调查结果表明，我国有囊型和泡型棘球蚴病的流行，棘球蚴病流行区人群平均患病率为1.08%，主要分布在内蒙古、四川、西藏、甘肃、青海、宁夏、新疆等7个省或自治区的牧区和半农半牧区，受威胁人口达6600万人。本病呈全球性分布，主要流行于畜牧地区，在中国以甘肃、宁夏、青海、新疆、内蒙古、西藏、四川西部、陕西为多见，河北省和东北地区亦有散发病例。棘球蚴病的病程较长，晚期肝棘球蚴病患者极度消瘦，或腹胀如鼓，或肝硬如石，出现黄疸、门脉高压及肝腹水等症状；脑棘球蚴病患者癫痫反复发作，病情十分凶险；囊型棘球蚴病病灶出现突然破裂，可致过敏性休克而死亡。根据世界卫生组织的相关资料，未经治疗的泡型棘球蚴病患者10年病死率高达94%，被称为"虫癌"。据农业部门流行病学调查数据推算，全国每年患棘球蚴病的家畜在5000万头以上，因家畜死亡和脏器废弃造成的直接经济损失逾30亿元。棘球蚴病给患者及其家庭带来极大痛苦和沉重经济负担，给畜牧业生产带来巨大损失，是导致我国西部农牧区群众因病致贫、因病返贫的主要原因之一。

二、临床表现

(一)病原学

棘球蚴病(包虫病)是由棘球属(*Echinococcus*)虫种的幼虫所致的疾病。目前被公认的虫种有细粒棘球绦虫(*Echinococcus granulosus*)、多房棘球绦虫(*E. multilocularis*)、伏氏棘球绦虫(*E. Vogeli Rausch*)、少节棘球绦虫(*E. oligarthrus*)，其形态、宿主和分布地区略有不同，以细粒棘球绦虫最为常见。

细粒棘球绦虫长仅1.5~6mm，由一个头节和3个体节组成。成虫寄生于狗的小肠内，但狼、狐、豺等野生动物亦可为其终宿主。虫卵呈圆形，有双层胚膜，其形态与带绦虫虫卵相似，对外界抵抗力较强。当虫卵随狗粪便排出体外，污染牧场、畜舍、蔬菜、土壤和饮水，被人或羊等其他中间宿主吞食后，经胃入十二指肠。经消化液的作用，六钩蚴脱壳而出，钻入肠壁，随血液循环进入门静脉系统，幼虫大部被阻于肝脏，发育成包虫囊(棘球蚴)；部分可逸出而至肺部或经肺而散布于全身各器官发育为包虫囊。狗吞食含有包虫囊的羊或其他中间宿主的内脏后，原头蚴进入小肠肠壁隐窝内发育为成虫(约经7~8周)而完成其生活史。多房棘球绦虫的终末宿主以狐、狗为主，幼虫(包球蚴)主要寄生在中间宿主啮齿动物或人体的肝脏。

(二)发病机制

本病呈全球性分布，主要流行于畜牧地区，在中国以甘肃、宁夏、青海、新疆、内蒙古、西藏、四川西部、陕西为多见。河北与东北等省亦有散发病例。

1. 传染源　本病的主要传染源为狗。狼、狐、豺等虽也为终宿主，但作为传染源的意义不大。在流行区的羊群中常有棘球蚴病存在，而居民常以羊或其他家畜内脏喂狗，使狗有吞食包虫囊的机会，感染常较严重，肠内寄生虫数可达数百至数千，其妊娠节片具有活动能力，可爬在皮毛上，并引起肛门发痒。当狗舐咬时把节片压碎，粪便中虫卵常污染全身皮毛，如与其密切接触，则甚易招致感染。

2. 传播途径　直接感染主要由于与狗密切接触，其皮毛上虫卵污染手指后经口感染。若狗粪中虫卵污染蔬菜或水源，尤其人畜共饮同一水源，也可造成间接感染。在干旱多风地区，虫卵随风飘扬，也有经呼吸道感染的可能。

3. 易感性　人感染主要与环境卫生以及不良卫生习惯有关。患者以农民与牧民为多，兄弟民族远较汉族为多。因包虫囊生长缓慢，一般在儿童期感染，至青壮年期才出现明显症状。男女发病率无明显差别。

（三）临床表现

棘球蚴病可在人体内数年至数十年不等。临床表现视其寄生部位、囊肿大小以及有无并发症而异。因寄生虫的虫种不同临床上可表现为囊型棘球蚴病（单房型棘球蚴病）、泡型棘球蚴病（多房型棘球蚴病）、混合型棘球蚴病，后者是由伏氏棘球绦虫或少节棘球绦虫的幼虫致病，国外见于中、南美洲，国内尚未发现。肺组织较为松弛，故包虫囊生长较快，常有干咳、咯血等症状。2/3 的患者病变位于右肺，且以下叶居多。在无并发症的病例，胸部 X 线检查可见单个或多个圆形、卵圆形或多环形、边缘清晰而光滑的肿块（有继发感染时边缘模糊）。囊肿随呼吸而变形，罕见钙化，大小不一，最大者可占一侧肺野。囊肿穿破囊液完全排出，在 X 线上呈空洞型；囊肿破入胸腔时可发生严重液气胸。约半数患者的囊肿破入支气管，囊液咳出而自愈。偶可因囊液大量溢出而引起窒息。

三、诊断

1. 流行病学资料　本病见于畜牧区，患者大多与狗、羊等有密切接触史。

2. 临床征象　上述患者如有缓起的腹部无痛性肿块（坚韧、光滑、囊样）或咳嗽、咯血等症状应疑及本病，并进一步作 X 线片、超声检查、CT 和放射性核素等检查以确立诊断。

3. 实验室检查　皮内试验的灵敏度强而特异性差。血清学检查中免疫电泳、酶联免疫吸附试验具较高的灵敏性和特异性，但各种免疫诊断的特异性和敏感性除其本身特征外，更受到所有抗原、操作方法、阳性反应标准、皮内试验对血清反应的影响，以及患者包虫囊肿所在位置、感染期限与手术后时间和个体免疫应答性等因素的影响。

本病应与肝脏非寄生虫性良性囊肿、肝脓肿、肠系膜囊肿、巨型肾积水、肺脓肿、肺结核球、脑瘤、骨肿瘤等鉴别，根据各种疾病自身的特点一般不难做出诊断。

四、以外科为主的治疗

（一）外科手术

外科治疗仍是肺棘球蚴病的首选方法，目的是内囊摘除和最大限度地保存肺组织。

1. 肺囊型棘球蚴病的外科治疗方法

（1）内囊穿刺摘除术：内囊穿刺摘除术易掌握，操作简单，仿"无瘤手术操作"原则。用三通穿刺针刺入包虫囊中，迅速吸出囊液，注入杀虫剂，多用于摘除深部囊肿及破裂感染囊肿，此法适用于包虫囊肿无破裂感染、表浅且直径在 3~15cm 的单纯性或单发的包虫囊肿。在囊液吸净后以穿刺针为引导切开肺组织及外囊，摘除内囊皮，否则囊压减低后再切开外囊摘除内囊非常困难。

（2）内囊完整摘除术：即 Barrett 术式，该术式不切除正常的肺组织，赵国华认为该术式最理想的指征是：①包虫囊肿直径 10cm 左右，囊肿太大或太小术中都易破裂；②囊肿生长在肺脏表面或边缘；③内囊没有感染；④囊肿周围没有明显的炎症。手术方法：当外囊仅剩很薄一层时，可等待包虫囊自身的张力将尚未割透的一薄层外囊胀裂。然后以剪刀轻挑起剪开外囊，逐渐扩大切口，钳夹牵开外囊，向外囊壁间滴水，以手指轻柔分离内外囊间的纤维粘连，随着扩大外囊切口牵拉敞开，包虫即可完整地缓缓脱出。

（3）包虫完全切除术：该术式可以完整切除包虫，将包虫内外囊连同周围的肺组织一起切除，适用于：①肺长期受压萎缩失去功能或钙化者；②包虫破裂引起肺内化脓性感染且局限于一个肺段者；③靠近肺表面囊肿直径 <2cm 者；④复杂性肺棘球蚴病，包虫破裂后伴有咯血、咯脓痰考虑有支气管扩张，巨大肺包虫占据整个肺叶或一个肺叶内有数十个小包虫囊肿同时存在者。切除范围根据术中探查可以行肺段、肺叶切除术以及肺楔形切除术。

该术式应严格掌握手术指征,尽量保存有功能肺组织。

以上三种方法在外囊残腔的处理上都必须沿支气管走向对拢缝合闭合残腔。若支气管扭曲缝合,止血不彻底,残腔闭合不全均可造成日后残腔感染导致肺部化脓性感染或支气管扩张。具体处理有两种方法:①将外囊边缘用丝线或肠线做连续性或间断性缝合;②2~3排荷包式内翻式连续往返时缝合,关闭外囊残腔。近年来有人提倡螺旋式缝合,具体方法是在吸出囊液取出内囊后,在囊腔边缘切除纤维囊的表面部分,在纤维囊底斜行进行缝合,并螺旋式缝合囊腔壁,在肺表面做结扎,数道缝线关闭开放的腔隙,外囊深底准确地进行缝线导引是手术的重要步骤,该术式可以使肺实质形状比较平整和完全恢复。

2. 肺泡型棘球蚴病的外科治疗　泡型棘球蚴病在棘球蚴病中极为罕见,最早发现于西伯利亚东北部和白令海岛。在兰州病理活检包虫的检出率为0.1%,而泡型棘球蚴病占全部棘球蚴病的9.5%。泡状棘球蚴和细粒棘球蚴不同,后者是大囊套子囊,子囊套孙囊;而前者囊外向性生长,先是向外生成伪足,后呈串珠状或原生质样条索向周围组织浸润生长,囊蚴全部坏死时周围形成异物性肉芽肿造成大片凝固性坏死,由于泡型棘球蚴病的特殊习性,在治疗上较囊性棘球蚴病复杂,且预后较囊性棘球蚴病差,易复发。目前治疗提倡外科术后至少两年内都要强制性化疗,随访至少要10年。当外科根治不能实施时,姑息性的肺叶、肺段切除也可采用。这些姑息性切除可以缓解疾病的并发症,但术前术后必须辅助以药物,世界卫生组织推荐苯并咪唑类药物(BZD)作为外科手术和介入放射治疗的辅助疗法,且应强制执行。最近倾向于避免外科手术,采用超声引导下的经皮穿刺向泡球蚴囊内注入硬化剂的治疗方法以减少并发症。该方法简单易行、创伤轻微;缺点是需要多次穿刺,且硬化剂有可能破坏周围正常肺组织。另外,姑息性多囊清除引流术也是治疗不能手术的肺泡型棘球蚴病的方法,该方法需强制辅助以药物。

近年来,随着外科微创技术的发展,肺棘球蚴病的外科治疗也出现了新的方法,这些方法一方面减轻了患者的痛苦,另一方面缩短了患者的住院天数,加快了术后恢复,从而节约了医疗开支,下面就新出现的治疗肺包虫的外科微创技术做一简单介绍。

(1) 外科微创技术

1) 包虫囊肿穿刺放液术(percutaneous puncture aspiration injection reaspiration,PAIR):该术式最早报道于18世纪后期,由于当时人们认识不足、器械及设备条件不完善、种植复发率高、过敏、感染等诸多因素,致使该项技术被禁用。随着科学技术及人们认识的发展,该项技术逐渐被用于临床,1984年阿拉伯Mclord-eiisj报道3例肺包虫4次细针穿刺,成功治愈。Akhan等对8例肺包虫患者进行PAIR手术,应用细针在B超监视下经皮穿刺抽吸囊液后,注射25%的高渗盐水,5~10分钟后再进行抽吸,在8~31个月的跟踪随访过程中,没有一例发生过敏性休克和死亡。并通过影像学检查发现包虫囊体积减少到原来的47%~93%,囊内容物呈假瘤样表现,囊液几乎完全消失。该术式的适应证包括:多囊肿患者;无法或拒绝手术患者;妊娠患者及术后复发者。

2) 经皮粗管穿刺吸刮术(percutaneous puncture drainage and curettage,PPDC)

(2) 适用人群:①患者经抗包虫药物治疗后,影像学显示内囊或子囊呈溶解状,内囊>5cm;②单囊多房或单房子囊型;③年老体弱不能耐受开放手术者;④多次手术粘连再手术困难者;⑤术后包虫残腔混合感染并积脓久治不愈者;⑥抗包虫药治疗后内容物吸收不全并积液者。

(3) 操作方法:患者取平卧位15分钟,B超定位包虫顶部,贴近体表及脏器表面较薄处;穿刺点消毒铺巾后在B超引导下传入包囊中心,气囊注气8~9ml;吸出2/3的包囊内容物,注入25%的高渗盐水,略少于吸入量,停留15分钟,彻底吸出内容物,对黏附在残腔壁的子囊碎片,刮匙经穿刺粗管腔内进入包虫残腔反复柔性搔刮,用生理盐水冲洗直至残腔冲洗液清澈为止;穿刺粗管留置残腔,外接负压吸引器。PPDC和PAIR操作简单、花费少、复发率低、易于推广,但必须严格掌握适应证。随着VATS技能的不断进展,适应证逐步扩大,某些单发性、多发性、心包、纵隔、胸膜下包虫和无胸膜粘连者为 VATS 的主要适应证。术前根据各项辅助检查以明确病变部位而确定进镜及操作切口便于手术操作,进胸后仔细分离粘连,为保护胸腔用盐水纱布垫妥,露在肺表面的外囊部分有纤维蛋白层覆盖,无血管分部,湿纱布保护好穿刺点周围,穿刺完毕后应仔细缝扎好残腔,防止出现支气管瘘。术前应至少接受 2 周阿苯达唑类药物治疗。该术式创伤小,术后疼痛较轻,有利于患者手术后咳嗽和呼吸,防止肺部感染及肺不张等并发症。Chowbey 等报道胸腔镜手术平均时间为 (84 ± 6) 分钟,平均住院时间为 2.3 天,大大缩短了治疗时间。但由于胸腔镜适应证的限制,VATS 技术目前仍不能替代传统的开胸手术治疗。近年来,改良小切口开胸肺包虫内囊摘除术也有报道。另外,还有肺包虫囊肿液氮冷冻摘除术,采用液氮将肺包虫囊肿冷冻成冰块,将包虫囊肿整块摘除可防止术中囊液漏所致的过敏性休克及囊液污染所致的复发。

(4) 手术指征:①全身状况(或经治疗)佳,无严重心、肾、脑等重要脏器疾病;②肺功能正常,无中、重度贫血和低蛋白血症、低血糖;③血小板、出凝血及凝血酶原时间正常;④单发单子囊型肺包虫,直径 <6mm,位于肺边缘;单发多子囊型及外囊钙化型肺包虫。手术在全麻下取肋间斜切口,如显露病灶困难时可去肋骨;充分游离肺包虫囊肿与周围粘连;经肺包虫囊肿坚厚的外囊纤维层与正常肺组织薄膜间剥离,逐步结扎病灶周围管道,剔除病原灶,避免肺组织损害因素,防止转移种植、破裂所致过敏或出血等;解除肺组织压迫及支气管的梗阻,遇病理性或医源性支气管损伤,较小的支气管结扎,较大者缝合修补;残余创面常规对边缝合,0.5% 甲硝唑液冲洗,胸腔闭式引流,防止感染。外科手术为根治本病的首选方法,应争取在压迫症状或并发症发生前施行。术时先用细针将囊液抽去(慎防囊液外溢),然后将内囊摘除。内囊与外囊仅有轻度粘连,极易剥离,常可完整取出。肺、脑、骨等部位的棘球蚴病亦应行摘除手术。

在手术摘除包虫内囊之前,向包虫囊内注入 4% 多聚甲醛液以助杀死原头蚴,由于本品对肺部组织具有刺激性和偶有的中毒不良反应,故尤其

不适用于破裂性肺或肝包虫囊肿。国外有人采用西曲溴铵(cetrimide)杀原头蚴,并认为是毒性低、效果好的理想杀原头蚴剂,用于人体包虫囊摘除术前,分两次注入囊内适量的 0.1% 西曲溴铵,每次历时 5 分钟,一组 10 年期间通过 378 例的手术时应用和手术后观察报告表明,无 1 例包虫复发,而未用西曲溴铵以前,术后包虫复发率为 10%。

(5) 胸腔镜手术方法:患侧胸部取 3 个 1.5cm 小切口,患侧第 6 或第 7 肋间为胸腔镜口,另外 2 个切口依据术前影像学资料所示位置而定。在刺入胸腔前行单肺通气,对于胸腔局部粘连者,钝性分离游离胸膜。置入 Trocar 后置入胸腔镜,在胸腔镜监视下取第 2、3 个切口,置 Trocar 并置入器械进行肺棘球蚴病变探查及手术操作。3 个切口以"倒三角形"为宜,但 3 个切口不宜相距太近,否则不利于病变的显露及手术操作。术中用 10% 高渗盐水纱布垫于穿刺点周围以保护胸腔,避免包虫囊液外溢导致胸腔包虫种植。用三通针头在病变最高点刺入囊内,待内囊液抽吸干净后,切开外囊壁,将内囊完整切除并置于标本袋中移出胸腔。用 10% 高渗盐水注入外囊腔并留置 10~15 分钟后吸出,缝闭囊壁上的细支气管形成的支气管瘘,术毕用大量无菌盐水冲洗胸腔以减少感染。

(6) 治疗体会:① VATS 下肺包虫手术需要严格掌握手术适应证,单发、无胸膜粘连的包虫为 VATS 的主要手术适应证。②手术切口的选择很重要,胸腔镜口通常取患侧第 6 或第 7 肋间,根据术中情况调整胸腔镜位置,便于术野显露,利于手术操作,选择第 2、3 切口的位置要合适,切口位置不当不仅影响手术操作,还增加手术难度,且易引起胸腔污染及增加并发症的发生率。③近肺表面处肺包虫外囊壁有纤维蛋白层覆盖,无血管区其呈灰白色,提牵包虫外囊壁使其尽量靠近胸壁切口处,便于操作,高渗盐水纱布垫于穿刺点周围以便保护,减少污染。动作要轻柔,勿用暴力,以免囊壁破裂囊液污染胸腔。向囊内刺入吸引针头时应在最高点,不能刺偏或在边缘穿刺,避免引起出血、过敏或包虫种植,待囊液抽吸干净后,切开外囊壁,将内囊完整摘除,置于标本袋中并移出胸腔,将 10% 或 20% 高渗盐水注入外囊腔并留置 10~15 分钟,以起

到杀灭头节的作用,再用生理盐水反复冲洗囊腔,在此过程中,嘱麻醉师严密观察是否有高渗液及生理盐水进入支气管引起呼吸道不畅,以便及时处理。针对外囊壁上的细支气管形成的支气管瘘,缝闭即可,敞开囊腔以利于外囊内渗液引流,预防残腔及脓肿形成。④检查肺若无漏气、无出血,放置胸腔闭式引流管,术毕用温盐水反复冲洗胸腔及胸壁切口,以防包虫残留、种植,再让麻醉师改双肺通气并膨肺,仔细检查有无漏气,防止术后发生支气管瘘和肺不张,保证术后肺功能的顺利恢复。对于较小的近肺表面的包虫可行肺楔形切除。胸腔闭式引流管拔管时间应适当延长,待引流量 <100ml/d 时拔出,以免再次置胸管或胸穿给患者增加痛苦。

(7)误诊原因:囊肿破裂后易误诊为肺部其他疾病,可能原因有以下几点:①对肺包虫囊肿破裂的临床表现认识不足或缺乏认识:a. 在包虫流行地区对具有典型临床表现者应首先考虑肺包虫囊肿破裂的可能;b. 对既往有肺棘球蚴病史,胸部 X 线片呈现肺脓肿样改变者应高度怀疑肺包虫破裂,并做进一步的检查以明确诊断。②肺包虫囊肿破入胸膜腔缺乏特征性 X 线征象,与渗出性胸膜炎、液气胸极难鉴别,因此在肺包虫流行地区,遇到右胸膜炎或液气胸的患者,应积极抽取胸腔积液或处理液气胸后,再次 X 线片检查有时可发现有意义的影像学资料。结合病史及胸腔积液检查对明确诊断有帮助。③对本地区棘球蚴病流行病学资料重视不够,过多地注意肺结核、肺癌而忽略了本病。④对引起肺包虫囊肿破裂的一些诱因未引起注意,如胸部外伤和大声呼喊致使患者出现突发性呛咳、咳清

水样痰液等。

(二)内科治疗

苯并咪唑类化合物是近年来国内外重点研究的抗包虫药物,在动物实验的基础上试用于临床并取得了一定的疗效。按照世界卫生组织意见,阿苯达唑和甲苯达唑均列为抗包虫的首选药物,有作者认为其适应证如下:①继发性腹腔或胸腔棘球蚴病,多发生于原发性肝或肺囊型棘球蚴病并发破裂之后,亦可因包虫手术时保护不严,或因误操做诊断性穿刺,致使包虫囊液外溢,继发种植扩散,病变遍及全腹腔或全胸腔,手术难以根除。②多发性或多脏器囊型棘球蚴病,或复发性棘球蚴病,患者不愿或难以接受再(多)次手术。③病者年迈体弱或并存重要器官的器质性疾病,手术耐受性差。④经手术探查或不能根治的晚期肝泡球蚴病,或继发肺、脑转移者,药物治疗可缓解症状,延长存活期。⑤无论囊型或泡型棘球蚴病,化疗作为手术前后辅助用药,可减少复发率,提高疗效(图 4-17-27)。

1. 阿苯达唑 阿苯达唑问世后,在治疗棘球蚴病方面有取代甲苯达唑的趋势,阿苯达唑吸收较好,其血清浓度比甲苯达唑高 100 倍。包虫囊液中浓度比甲苯达唑高 60 倍。以治疗囊型棘球蚴病时,其剂量为 10~40mg/(kg·d),分 2 次服,30 天为一个疗程,可视病情连续数个疗程,其疗程优于甲苯达唑,尤以肺棘球蚴病为佳。对泡型棘球蚴病国内有人建议长期较大剂量的阿苯达唑治疗,每日剂量 20mg/kg,疗程 17~66 个月(平均为 36 个月),经长期随访,发现 CT 扫描示病情明显缓解,大部分病例原病变区域全部钙化而获痊愈,有效率达 91.7%。

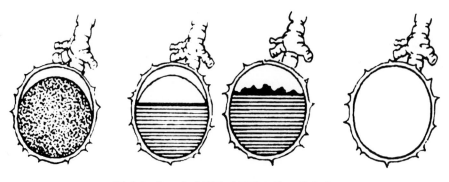

图 4-17-27 包虫囊肿破裂后各种 X 线表现

①外囊破裂,顶部有新月形透亮区;②内、外囊破裂,内有液平面,顶部有两层弧形透亮带;③内、外囊破裂,内囊陷落,呈现水上浮莲征;④囊壁破裂,内容排空,呈囊状透亮影

一般患者对长期治疗均能耐受,未见严重的不良反应,但治疗过程中宜随访肝、肾功能与骨髓;妊娠期妇女忌用。

2. 甲苯达唑　国外采用剂量与疗程不一,剂量为 20~200mg/(kg·d),通常以每日 40~50mg/kg 为宜,分 3 次口服,疗程 1 个月,休息半个月后再进行下一个疗程,一般治疗 3 个月。也有人认为治疗囊型棘球蚴病者需用药 1~6 个月,而治疗泡型棘球蚴病则需延长疗程,久者可达 3~5 年。疗效报告不一,部分囊型棘球蚴病患者可望治愈,肺棘球蚴病的疗效优于肝棘球蚴病。甲苯达唑吸收差,一般空腹服用仅 1% 被吸收,为提高疗效,服药时应配合脂肪餐,药物容易和脂肪一并吸收,据报告脂肪餐伴服时吸收率可为 5%~20%。

（三）综合治疗

目前,从大量的研究及临床治疗证据看,传统单一的手术或药物治疗肺包虫不能明显降低肺棘球蚴病的复发率和提高肺棘球蚴病的治愈率,因此手术联合药物治疗逐渐被人们所重视。荆强等认为单一应用手术或药物治疗棘球蚴病的疗效、治愈率、复发率均有不同,但均无法使复发率进一步降低。因此认为,棘球蚴病的根治在结合患者的实际情况同时,应以综合性治疗为常规治疗手段即:①单纯予以药物;②先药物 + 后手术或穿刺;③先手术或穿刺后 + 药物的各种不同治疗模式。对于包囊直径 <5cm（Ⅰ~Ⅳ型）的肺部包虫（肺部的禁止穿刺）及老人、儿童等体弱不适宜手术或穿刺者,给予药物治疗为主的治疗模式较好;对于直径 5~7cm 的肝、腹腔包虫的单纯型（Ⅰ型）或子囊型（Ⅲ型）,可给予先穿刺 / 手术 + 后药物的模式较好;对于直径 >7cm 的肺部包虫囊肿的根治性治疗,给予先药物 + 后手术的治疗模式较好且禁止穿刺。这几种综合治疗方法由于病例数的限制,疗效有待进一步的验证,但是肺包虫的综合治疗势必会成为以后肺包虫治疗新的研究热点。

综上所述,目前肺棘球蚴病的治疗以手术治疗为主,但尚无一种适用于所有类型肺棘球蚴病的手术方式,需根据情况采用不同的手术方式。手术辅以化疗、西医联合用药、中药方剂等对肺棘球蚴病的治疗及降低复发率等可以取得较好的效果。

五、预防措施

1. 控制传染源　关键是预防犬类感染。广泛宣传养犬的危害性,野狗应予捕杀,牧羊狗、警犬等应予登记、定期检疫;牛羊的内脏应深埋或焚化,严禁用来喂犬。

2. 切断传染途径　重点在于饮食卫生与个人卫生。不喝生水与不吃生菜;凡是与犬接触较多的猎人、牧民和儿童,对其进行卫生宣传,不要用手抚摩犬的皮毛,不让犬舔人的手脸,同时养成饭前用肥皂洗手的习惯。

3. 增强体质,提高人体抵抗力。

4. 综合措施　开展卫生宣传教育。特别是在流行区,让人们了解棘球蚴病的感染途径,严防误吞虫卵。加强犬的处理与管理,定期投放喂药,阻断传染源。

第六节　肺阿米巴病

一、概述

阿米巴类感染是由根足虫纲（Rhizopoda）、阿米巴目（Amoebina）、内阿米巴科（Entamoebidae）、内阿米巴属（*Entamoeba*）下各种内阿米巴所引起的,临床习惯简称阿米巴。其中肠道阿米巴原虫种类虽多,但大多寄生于人体内作为共居生物而无致病能力,唯有溶组织内阿米巴寄生于人体后,在一定条件下可引起疾病,被认为是有致病力的阿米巴。肠外阿米巴病（extraintestinal amoebiasis）可见于许多器官,以肝、肺及脑为常见。

1. 阿米巴肝脓肿　阿米巴肝脓肿是肠外阿米巴病中最常见者。国内临床资料统计,阿米巴痢疾合并阿米巴肝脓肿者为 1.8%~10%,而尸检统计则为 36.6%,甚至高达 60%。肝脓肿大多发生于阿米巴痢疾发病后 1~3 个月内,但也可发生于痢疾症状消失数年之后。阿米巴滋养体系通过侵入肠壁小静脉,经肠系膜静脉、门静脉而到达肝。阿米巴肝脓肿可为单个或多个,但以单个者为多见,且多位于肝右叶（80%）。原因可能是由于肠阿米巴病多位于盲肠及升结肠,其血液流入肠系膜上静脉,经粗短的门静脉时血流快,来不及与肠系膜下静脉流入的血液相混合而大部分进入肝右叶。此外,肝右叶体积远比左叶为大,故受侵犯的机会也较多。

肉眼观察可见:脓肿大小不等,大者可达小儿头大,几乎占据整个肝右叶。阿米巴肝脓肿的内容非一般脓液,而为阿米巴溶解组织所致的液化性坏死物质和陈旧性血液混合而成的果酱样物质,炎症反应不明显,但习惯上仍称为脓肿。脓肿壁上附有尚未彻底液化坏死的汇管区结缔组织、血管和胆管等,呈破絮状外观镜下,见脓肿壁有不等量尚未彻底液化坏死的组织,有少许炎性细胞浸润,在坏死组织边缘的活组织中可查见阿米巴滋养体。慢性脓肿周围可有肉芽组织及纤维组织包绕。

临床上,阿米巴性肝脓肿常表现长期发热伴有右上腹痛及肝大和压痛,全身消耗等症状。阿米巴性肝脓肿可继续扩大并向周围组织穿破。肝右叶脓肿向上穿破时,可在肝和横膈之间形成膈下脓肿。如果肝和膈肌先有粘连,则肝脓肿常破入胸腔、肺,形成脓胸或肺脓肿。阿米巴肺脓肿继而穿破支气管,造成肝 - 支气管瘘或胸膜 - 支气管瘘。肝左叶脓肿如向上穿破,可破入纵隔、左胸腔和心包。肝脓肿向下穿破时,可穿入腹腔及腹腔器官,如胃、肠及胆囊等,引起相应部位的阿米巴性炎症。慢性阿米巴性脓肿常继发细菌感染而与一般细菌引起的脓肿相似,其脓液呈黄色或黄绿色,病情也相应恶化。

2. 阿米巴性肺脓肿 很少见,绝大多数是由肝脓肿穿过横膈直接蔓延而来。脓肿常位于右肺下叶,为单发性,由于横膈被穿破,故肺脓肿常与肝脓肿互相连通。脓肿腔内含咖啡色坏死液化物质,如破入支气管,坏死物质被排出后形成空洞。临床上患者有类似肺结核症状,咳出褐色脓样痰,其中可检见大量阿米巴滋养体。

3. 阿米巴性脑脓肿 极少见,往往是肝或肺脓肿内的阿米巴滋养体经血道进入脑而引起。偶尔直肠的阿米巴病变可直接蔓延至肛周和会阴皮肤,引起边缘也为潜行性的溃疡。阴道、宫颈、精囊腺、前列腺、尿道等器官亦可被侵犯。

二、流行病学

本病见于全世界各地,其感染率的高低是同各地环境卫生和居民营养状况等关系极大。溶组织内阿米巴病在热带、亚热带、温带地区,发病较多,以秋季为多,夏季次之。发病率农村高于城市,男性多于女性,成年多于儿童,幼儿患者很少,可能与吞食含包囊食物机会的多少有关。

1. 传染源 慢性患者、恢复期患者及健康的"排包囊者"为本病的传染源。急性患者,当其粪便中仅排出滋养体时,不是传染源。

2. 传播途径 包囊在土壤中可以生存 8 天以上;在潮湿及凉爽环境内,如粪便中可以生存几个星期。包囊可以通过污染饮水、食物、蔬菜等进入人体。在卫生环境恶劣的地方,水源或食物易被粪便所污染。在以粪便作肥料的地区,未洗净、未煮熟的蔬菜是重要的传播因素。蝇类及蟑螂都可接触粪便,体表携带呕吐物或粪便,使包囊污染食物而成为重要传播媒介。

3. 流行特征 溶组织内阿米巴病在热带、亚热带、温带地区,发病较多,以秋季为多,夏季次之。发病率农村高于城市,男性多于女性,成年多于儿童,幼儿患者很少,可能与吞食含包囊食物机会的多少有关。

三、发病机制

自然寄生于人体肠道内的阿米巴原虫共 6 种,但只有溶组织阿米巴对人体有致病力,可引起人体阿米巴病。滋养体是阿米巴的寄生形式,主要寄生于结肠腔和结肠襞中,在体外不能繁殖。滋养体有两种形式,即大滋养体和小滋养体,其中大滋养体又称组织型滋养体,即致病型;小滋养体又称肠腔型滋养体,是滋养体与包囊的中间过渡类型。包囊是阿米巴的传播形态,单核和双核包囊为未成熟型包囊;四核包囊为成熟包囊,具有传染性,是传播疾病的唯一形态。

当人吞入被四核包囊污染的食物或水后,因包囊囊壁具有抗胃酸作用,包囊顺利通过胃和十二指肠,到达回盲部,此处具有阿米巴生存所需的缺氧环境,再借助于胰蛋白酶的催化作用,囊壁变薄,囊内虫体脱囊而出。初脱囊的虫体具有四个核,因而分裂成四个单核的小滋养体,以肠黏膜细菌等肠内容物为营养,在肠腔内皱襞或肠腺窝间定居下来,以二分裂方式增殖,呈共生状态。在结肠生理功能正常情况下,横结肠以下水分被吸收,营养减少,小滋养体即停止活动,排出内容物,缩小成圆形,进入囊前期,最后形成包囊随粪便排出。在宿主机体抵抗力下降或肠壁损伤或肠道功能紊乱时,小滋养体便依靠其伪足运动和分泌物的作用侵入肠壁,吞噬红细胞和组织细胞,大量增殖,体型增大转变为大滋养体,破坏肠壁组织,致使肠黏膜局部坏死形成溃疡。

阿米巴致病主要通过以下两个机制:①与细胞的黏附:滋养体表面与靶细胞直接接触后,滋养体表面的丝状伪足黏附到靶细胞上;②分泌水解酶:滋养体与宿主接触后,可分泌与虫体侵袭有关的蛋白水解酶,溶解或破坏细胞。

阿米巴原虫侵入肺和胸膜途径多继发于肝脏,阿米巴滋养体由肠道门静脉侵入肝脏形成肝脓肿,肝脓肿可直接溃破到胸腔和肺,引起阿米巴肺脓肿和脓胸。肝脓肿的扩延可使肝、膈、肺间发生粘连,肝脓肿穿破膈肌后直接侵袭肺底部而形成肺脓肿,脓肿可向支气管溃破形成肝支气管瘘。少数由肠道经淋巴、血管播散所致,肠腔内滋养成体侵入肠襞,由肠襞经淋巴管胸导管入上腔静脉或由直肠下静脉入下腔静脉侵入肺脏,往往两肺呈多发性损害。

四、临床表现

(一) 临床表现形式

①畏寒、发热、乏力、咳嗽、胸痛、盗汗、食欲缺乏;②消瘦、贫血和水肿;③咯大量棕红色脓痰,血痰或大咯血;④呼吸困难;⑤右下胸呼吸运动减弱,肝区肋间隙肿胀或压痛,右肺下部叩诊呈浊、实音,呼吸音减弱或有啰音,胸腔积液等体征;⑥合并肝脓肿者,触及肝大且有压痛;⑦慢性患者可见杵状指、趾。

普通型起病一般缓慢,有腹部不适,大便稀薄,有时腹泻,每日数次,有时亦可便秘。腹泻时大便略有脓血痢疾样。如病变发展,痢疾样大便可增至每日 10~15 次或以上,伴有里急后重,腹痛加剧和腹胀。回盲肠、横结肠,尤其是直肠部可有压痛,有时像溃疡病或阑尾炎。全身症状一般较轻微,同细菌性痢疾迥然不同。粪检可有少量或多量滋养体,

大便有腐败腥臭。

阿米巴肝脓肿症状的出现,约在肠阿米巴数月、数年,甚至十几年之后,亦有从未患过肠阿米巴病的。起病大多缓慢,以长期不规则发热与夜间盗汗等消耗性症状为主,在发病前一周至数年间可有类似痢疾样发作史。实验室检查发现,疾病早期白细胞计数显著增加,在 15 000~35 000 之间,中性粒细胞可超出 80%。粪便内如能找到滋养体或包囊,对诊断有助。通过诊断性穿刺,如能抽出典型巧克力样脓液并在其中找到夏科 - 雷登结晶及组织残余,诊断即可确立,如再能检出阿米巴滋养体,诊断更为确切。

(二) 辅助检查

1. 一般检查 急性期白细胞计数和中性粒细胞数增高,红细胞沉降率增快,肝功能可正常,久病者可有贫血和低蛋白血症。

2. X 线表现 表现随传染途径、病变大小、有无继发感染和胸膜受累而不同。肝源性阿米巴肺脓肿几乎均位于右肺下叶,以下叶前基底段最多见。病变部位呈大片密度增高影,肺脓肿周围多有云雾状浸润影,当脓肿与支气管相通时,可见液平面和不规则脓肿壁。膈肌抬高和运动受限,当出现胸腔积液时,提示肝脓肿溃入胸腔,引起脓胸或由于肝脓肿反应性胸膜炎所致。血源性肺阿米巴病则可见两肺呈支气管肺炎样改变或表现为两肺多发性小脓肿,但单侧者也不少见。

3. 超声波检查 可用于确定有无阿米巴肝脓肿和胸腔积液、积液部位和积液量多少,对穿刺定位亦有帮助。

4. 痰液和胸腔积液检查 典型者胸腔积液与痰外观呈巧克力色,早期胸腔积液可为草黄色渗出液,合并感染时可为黄色脓性。从痰或胸腔中可查到阿米巴滋养体,但阳性率较低,仅 15%~20%。检查阿米巴滋养体时标本要新鲜、保温和及时送检,以提高阳性率。合并有阿米巴肠炎者可从粪便或结肠镜取溃疡渗出物检查出溶组织阿米巴滋养体或包囊。

5. 血清学检查 应用已知抗原检测阿米巴抗体,阳性率可高达 90% 以上,因此对难以找到原虫的肠外阿米巴病诊断意义更大。常用的方法如下:

（1）间接荧光抗体试验（IFA）：滴度≥1∶64为阳性，敏感度高、特异性强。

（2）间接血凝试验（IHA）：滴度≥1∶16为阳性，具有较高的敏感度和特异性，易于推广应用，但技术较复杂。

（3）酶联免疫吸附试验（ELISA）：一般以滴度在≥1∶32以上为阳性。具有良好的敏感性、特异性和重复性。

（4）对流免疫电泳（CIE）：有较高的敏感性和特异性，操作简便。

五、诊断

1. 从新鲜粪便标本中查到吞噬有红细胞的滋养体，或从肠壁活检组织中查到滋养体是本病确诊的可靠依据。

2. 从粪便标本中仅查到1~4个核包囊或肠腔型滋养体，应报告为溶组织内阿米巴、迪斯帕内阿米巴感染。此时即使患者有症状，亦不能据此得出肠阿米巴病的诊断，应根据流行病学史、血清抗体检测、粪抗原检测或PCR检测证实感染虫株确属溶组织内阿米巴后，诊断才能确立；否则必须寻找引起腹泻的其他原因。

3. 在有症状患者的血清中若能查到高滴度的阿米巴抗体，亦是本病诊断的有力证据。

对具有上述临床表现的患者，尤其是有阿米巴肝脓肿存在时应首先考虑本病，及时进行相应检查。从痰或胸腔积液中查到阿米巴滋养体即可确诊。当超声检查确定有肝脓肿时应做脓肿穿刺，若脓液为巧克力色或查到阿米巴滋养体，对本病诊断有重要价值。血清学检查阳性高，对诊断有一定帮助，但由于抗体效价在阿米巴病痊愈后可持续数月或数年，难以区分活动性感染和既往感染，故应结合临床与其他检查综合判断，在流行区其阴性结果更有价值，即血清学试验阴性可排除本病。阿米巴感染者一般经过3~5天治疗即可收到明显效果，即试验性治疗有助于确诊。

4. 有的学者认为　①从痰液及胸腔抽出物中检出溶组织内阿米巴滋养体对诊断起决定作用，要注意标本应新鲜，并立即送检。但由于检出率仅10%左右，故未发现阿米巴亦不能否定本病。②典型巧克力色痰或胸腔抽出物是诊断本病的重要线索，但由于本病极易合并细菌感染，典型巧克力色痰并不多见，对长期咳嗽、咯血、发热，肺部病变，一般抗感染治疗无效，立即行抗阿米巴治疗，如有效亦可确诊。③文献报道，本病绝大多数与肝脓肿有关，对胸膜、肺病变，尤其是右侧，均要考虑本病的可能。本组中合并肝脓肿者仅占18%，其原因可能是：阿米巴肝脓肿好发于肝右叶顶部，脓肿以向上肿大为主，下界反而不易触及，特别当肝脓肿向胸腔穿透，大量脓液排入胸腔并经支气管咳出后，使肝脓肿体征更不明显。

六、鉴别诊断

1. 细菌性肺脓肿　细菌性肺脓肿与阿米巴肺脓肿均有发热、脓痰及胸部X线显示肺内脓腔及液平面。但细菌性肺脓肿多位于上叶后段或下叶背段，而阿米巴肺脓肿多见于下叶前段；细菌性肺脓肿的中毒症状更严重，痰为脓性而非巧克力色，很少合并肝脓肿。

2. 细菌性肺炎　阿米巴侵及肺部尚未形成空腔时，与细菌性肺炎相似，但细菌性肺炎为非巧克力色痰，很少合并肝脓肿，抗生素治疗症状很快改善。

3. 细菌性或结核性脓胸　症状较阿米巴病为重，很少合并肝脓肿，胸腔积液为脓性、非巧克力色，胸腔积液细菌培养阳性或抗酸染色阳性，而阿米巴检查阴性。

4. 结核性胸膜炎　阿米巴有时出现反应性胸膜炎，此时胸腔积液可为草黄色，有时误诊为结核性胸膜炎，但结核性胸膜炎中毒症状常较轻，胸腔积液不会转为巧克力色，抗结核治疗有效。血清学检查有鉴别参考价值。

5. 原发性支气管癌　阿米巴肺脓肿可出现血痰或咯血，X线显示脓腔不规则，需要与原发性支气管癌相鉴别，但后者起病隐袭，中毒症状不明显，无巧克力色痰，不合并有肝脓肿，痰脱落细胞学检查、纤维支气管镜检查和肺活检有助于确诊。

七、治疗

（一）抗阿米巴治疗

1. 甲硝唑（metronidazole，灭滴灵）　为首选抗阿米巴药物,对各种形态和部位的阿米巴均有效,适用于肠道和肠外阿米巴病,也可用作无症状感染者,且不良反应小、应用广。成人剂量为0.4g,每天3次,连服7天,必要时可重复一个疗程,也可用甲硝唑0.5g,静脉滴注,每天2~3次,儿童剂量为50mg/(kg·d),分3次服用,连用7天。不良反应主要为消化道症状如恶心、呕吐、腹泻、腹痛等,大剂量可出现乏力、头晕等神经症状,少数患者可发生皮肤瘙痒、荨麻疹等过敏反应,偶见白细胞计数减少。服药期间忌酒,否则会引起精神症状。上述不良反应停药后可消失。本药有致畸作用,妊娠期妇女慎用。

2. 替硝唑(tinidazole,硝磺酰咪唑) 疗效与甲硝唑相似,吸收快,不良反应小。剂量为2g/d,顿服,连用3~5天,病情需要可重复2~3个疗程。

3. 氯喹(chloroquine) 口服全部吸收,在血中浓度较高,肝肺等器官内药物较血浆中高200~700倍,适用于肠外阿米巴病,尤其是体弱者。成人0.6g/d,连用2天后改用0.3g/d,2~3周为一个疗程。大剂量时可有头痛、视物模糊、胃肠道反应、皮疹等,少数病例心电图有T波改变。

4. 其他 卡巴胂、氯碘喹啉、二氯散糠酸酯等对肠外阿米巴效果差,主要用于肠道内阿米巴病,可与肠外抗阿米巴药联合应用,以期根治。

(二) 引流

阿米巴脓胸应在抗阿米巴药物治疗同时进行穿刺排脓或插管引流,穿刺最好在抗阿米巴治疗2~4天后进行,脓液黏稠者可注入少量无菌生理盐水冲洗,有合并感染者可注入适当的抗生素。大量脓胸,穿刺引流不畅,保守治疗无效者应作插管引流。肺脓肿者采用体位引流有利于脓液咳出和脓肿愈合。

(三) 抗生素

有混合感染时,应根据脓液性状与细菌培养等结果选用适当的抗生素全身治疗。另外四环素类能通过抑制肠道共生细菌生长而影响阿米巴原虫的生长繁殖,对肠内阿米巴也有一定疗效。

(四) 对症治疗

急性期应卧床休息,给予高蛋白质、高维生素饮食,注意水电解质平衡,适当给予退热、祛痰、止咳、镇痛等处理,慢性期应注意纠正贫血与低蛋白血症。

(五) 手术治疗

下列情况应作切开引流或肺叶切除:①长期存在肝支气管瘘或胸膜支气管瘘者;②肺脓肿壁出现不可逆的纤维化,保守治疗经久不愈者。对于混合感染或积脓较多的重症患者,外科引流术是较好的辅助疗法,可以较快地减轻中毒症状,缩短病程。但外科引流术要在抗阿米巴治疗的前提下施行,否则可导致阿米巴感染扩散。

(六) 预防

主要措施有:注意个人卫生;加强粪便管理,防止水源污染;彻底治疗患者和带虫者,消灭传染源;消灭苍蝇、蟑螂,防止疾病传播。

八、疗效评价

1. 治愈 症状消失,X线检查肺内病变及胸腔积液吸收,或只留下纤维性病变。

2. 好转 症状消失或减轻,X线检查肺内病变及胸腔积液部分吸收。

3. 未愈 症状未改善,X线检查肺内病变及胸腔积液未吸收。

九、预后

阿米巴病随我国卫生条件的改善和人民生活水平的提高,发病率已经有了非常明显的下降,但在门诊经常看到有患者被诊断,并长期服药达数月、数年之久。更有只有几个月大的婴儿被诊断为阿米巴病并给予抗生素治疗。故在疾病的诊断时一定要注意病史,如婴儿(尤其是城市婴儿)基本没有可能接触到溶组织内阿米巴包囊,除非与之有密切者患有阿米巴病;另外,不是每种阿米巴都是可以致病的,而患儿却因此被给予长期的抗生素治疗,反造成肠道菌群紊乱而导致腹泻加重。胸膜、肺阿米巴病大多是由于肝脓肿直接穿破到胸腔或肺而引起。预防应从饮食卫生着手。对畏寒、发热、胸痛、咳棕红色脓痰者,应考虑肺、胸膜阿米巴病,及早进行相应的检查及治疗。本病预后良好,不必悲观。

第七节　肺大疱

一、概述

肺大疱是由于肺泡高度膨胀,肺泡壁破裂并相互融合而形成,一般是由小支气管的活瓣性阻塞所引起,与肺气肿的形成机制相同,但程度较重。气肿的肺泡直径超过 1cm,发生在肺实质内,常伴有不同的肺部疾病,如慢性支气管炎和支气管哮喘,晚期矽肺(硅沉着病)或结节病,也有些肺大疱见于肺和支气管无疾病的患者。肺大疱继发于肺炎或肺脓肿者多见于婴幼儿,有单发的也有多发的。因有炎性病变,小支气管黏膜有水肿,造成管腔部分阻塞,产生活门作用,空气能进入肺泡而不易排出,肺泡内压力增高,肺泡间隔逐渐因泡内压力增加而破裂,乃形成巨大的含气囊腔,临床上称之为肺大疱。继发于肺结核的则多为单发,亦无明显之肺气肿同时存在。继发于肺气肿者,常为多发,除大疱之外,常伴有多数小疱。

肺大疱分为先天性和后天性两种,由于两种肺大疱临床表现相似,故经常出现病名的混淆,于是在 20 世纪 30 年代给予肺小疱、空气性囊肿和肺大疱不同的定义。

(一)肺小疱

Miller 于 1926 年定义为位于胸膜内的气腔,与肺实质有明显的边界,表面有很薄的脏层胸膜覆盖。肺小疱的体积较小,一般位于肺叶的尖部,呈周围型,也可以延伸至下叶背段或中叶。肺小疱形成的原因是肺泡的弹性纤维超过其耐受程度而发生的胸膜下肺泡的破裂。因此,肺小疱的内层是正常的肺组织,外壁由脏层胸膜构成。

(二)空气性囊肿

Belcher 和 Siddons 于 1954 年对其定义为先天性的上皮性空气腔,不伴有周围肺组织的气肿。本症少见,大多通过纤维带蒂附着于下叶肺上,很难与后天性的肺大疱相鉴别。

(三)肺大疱

肺大疱直径 >1cm 的空腔,继发于肺气肿,周围可有压缩的肺组织阴影。病理学认为,肺大疱的气腔是被一层较薄的脏层胸膜、结缔组织和穿过期间的毛细血管所覆盖。肺大疱的壁是由结构破坏的肺组织形成,其气腔被残留的小叶间隔所形成的纤维条索不规则覆盖。

二、临床表现

较小的、数目少的单纯肺大疱可无任何症状,有时只是在胸部 X 线片或 CT 检查时偶然被发现。有些肺大疱可经多年无改变,部分肺大疱可逐渐增大。肺大疱的增大或在其他部位又出现新的肺大疱,可使肺功能发生障碍并逐渐出现症状。体积大或多发性肺大疱可有胸闷、气短等症状。尤其是体积超过一侧胸腔容积 1/2 的巨型肺大疱,或合并有慢性阻塞性肺病的患者常会有明显胸闷、气短等症状。肺大疱内感染可引起咳嗽、咳痰、寒战和发热,严重时出现发绀。少数肺大疱患者有咯血和胸痛等症状。

三、诊断

(一)胸部 X 线检查

肺尖部肺大疱表现为位于肺野边缘甚细薄的透亮空腔,可为圆形、椭圆形或较扁的长方形,大小不一,较大的肺大疱中,有时可见到横贯的间隔,多个肺大疱靠拢在一起可呈多面状,一般不与较大支气管直接相通,无液平面(图 4-17-28)。

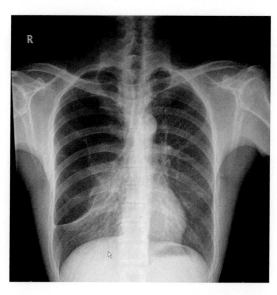

图 4-17-28　患者,男性,58 岁,胸部 X 线片提示右肺多发性大疱

（二）CT 检查

可发现胸膜下有普通胸部 X 线片不易显示的直径 <1cm 的肺大疱。比胸部 X 线片更能清晰地显示肺大疱的范围，也有助于鉴别气胸和肺大疱（图 4-17-29）。

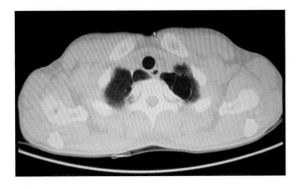

图 4-17-29　患者，男性，59 岁，胸部 CT 提示左肺上叶尖段大疱

（三）肺血管造影

肺血管造影可准确表现肺血管受损的程度，以及肺大疱周围血管被压挤的情况。

肺大疱常需与自发性气胸、肺囊肿等疾病相鉴别。肺大疱最常见的并发症为自发性气胸，其次是感染和自发性血气胸。

四、治疗

（一）手术治疗

1. 手术指征　伴有慢性阻塞性肺部疾病的肺大疱，被认为是弥漫性病变，应持保守态度，适当的内科药物治疗。如患者伴有无功能的压迫周围肺组织的肺大疱存在时，估计手术切除后能够缓解呼吸困难者或者小范围切除能改善肺功能者被认为有外科手术指征。余肺功能改善的可能性和大疱压迫肺的程度是预测手术能否改善临床症状和生理功能恢复的重要因素。因此，必须充分估计肺大疱引起障碍的严重性及余肺气肿的严重程度再作决定有无手术指征。

（1）无呼吸困难的患者：外科手术对治疗反复并发自发性气胸的大疱，肺大疱继发性感染或来源于大疱的咯血较强的手术指征。

肺大疱继发感染较为少见，多因感染的肺大疱与支气管缺乏交通。多数肺大疱内含有的液平

面是大疱周围肺组织炎症所产生的反应，而不是肺大疱本身感染引起。这种液平面的肺大疱并非手术指征范围，可随着周围炎症的消退而被吸收。对真正感染性肺大疱，因手术并发症高应保持保守态度，原则上抗感染治疗 6 周无效后再考虑手术。感染性肺大疱并发咯血或破乳胸膜腔认为有手术指征。对手术切除有高度风险的病例，可经皮做感染性肺大疱引流。

来源于肺大疱内动脉破裂的咯血比感染更为少见。Berry 曾报道 1 例咯血来源于肺大疱纤维壁的肺小血管破裂。因肺大疱很少并发咯血，因此对这类患者采取手术前应该排除肺部其他病变出血的可能性。

Gaenler 和 Witz 认为有胸痛症状的肺大疱病例也有手术指征。胸痛大多位于胸骨后并与活动相关，类似心绞痛样发作。原因是肺大疱在通气时过度膨胀造成纵隔移位而产生，手术切除大疱可缓解症状。

（2）有呼吸困难的患者：对这类有弥漫性肺气肿的肺大疱病例，其手术指征为外科切除大疱后能降低气道阻力，能减少生理无效腔或切除对周围组织造成的严重压迫的大疱。也就是说切除肺大疱后能使患者的肺功能得到改善的病例，才认为有手术指征。

肺大疱周围的肺组织受压从而导致气体交换受限，通气灌注比率下降。如将压缩的肺复张将会改善患者的肺活量及增加血氧饱和度。由肺大疱引起的胸内压增高同样可导致血流动力学的变化。手术切除肺大疱后可部分改善血流动力学和呼吸困难症状。如果肺大疱是高通气低灌注，则手术的目的是减少生理无效腔。Pride 指出，核素通气灌注研究证实绝大部分肺大疱既无通气也无血流灌注，仅是一呼吸无效腔。

术前正确评价肺气肿的严重程度对手术有至关重要的作用。许多作者强调 FEV_1 在预测肺大疱切除后的疗效方面起很大作用。Fitzgerald 指出 FEV_1 术前明显降低术后功能改善将不明显。Nakahara 指出 FEV_1 若低于预计值的 35%，肺大疱切除后无论症状或功能上都不会有改善。对于巨大肺大疱病例的低 FEV_1 可能是大疱的排空受阻而

不是余肺弥漫性其中本身,特别是 DLco 值接近预计值的病例。Hugh-Jopes 和 Whinster 指出当 DLco 和血气分析无明显改变,说明肺大疱切除手术的疗效将会是满意的。对受压肺的再膨胀和术后功能恢复的可能性,可通过局部肺的血管造影和核素检查进行评价。受压肺的足够灌注 Q 对术后功能恢复起主导作用。肺动脉造影不但能显示血管的密集,也可显示受压的肺实质中毛细血管的充盈能力。肺毛细血管变细或破坏提示有弥漫性气肿的存在,手术疗效差。

被压缩的肺的通气功能是很难估计的,但在胸部 X 线片的吸气相和呼气相中比较。每容量的动力通气可从 ^{133}Se(硒)的半衰期中计算出来。Nakahara 认为它能很好地显示局部区域通气的有效性,也是预计术后功能改善的重要依据。

伴有右心衰竭病例手术病死率很高,对这类病例可通过心导管检查了解心功能情况。Harris 指出巨大的肺大疱可压迫肺的血管床而引起肺高压,对这类病例不是手术的禁忌证。

年龄不是手术的绝对禁忌证,虽然老年人肺气肿较年轻人严重,手术并发症高。但近年来随着胸部微创手术的开展,胸腔镜技术的广泛应用,对于那些高龄、肺功能较差的病例手术治疗肺大疱已成为现实。

(3) 术前准备与术后处理:对慢性阻塞性肺疾病患者,因手术属高难度选择性,手术前必须作适当的准备。应该嘱患者严格禁烟,禁烟可使患者获得较好的预后。术前还应辅导患者练习咳嗽,做深呼吸,以提高肺通气量。术前适当应用抗生素,以预防及控制呼吸道感染。可以少量应用解痉药物,必要时可行超声雾化,解除呼吸道痉挛。术前尽可能停用皮质类激素,防止术后组织愈合不良和延长漏气事件。为了预防深静脉血栓形成,自手术之日起,可在皮下注射小剂量肝素(5000U,2 次 / 天)。

肺大疱大多数为慢性阻塞性肺部病变,故术后肺粗面及缝针处有时会出现漏气,多数在术后 2~4 天,也可在 1~2 周后自行闭合。术后宜放置两根胸管引流,负压吸引,促进排气排液,有利于早期肺扩张。术后一般在 1~2 天可将胸腔引流管拔除,使患者早期下床活动以利于肺扩张。术后使用抗生素

少,缩短住院天数,对患者极为有利。

2. 麻醉 麻醉技术应考虑到肺气肿患者的病理特点和特殊并发症如张力性气胸在术中发生的可能性。由于肺气肿病例外周气道阻力的增加,最好使患者在术中大多数时间能保持自主呼吸。自主呼吸可明显增加气体交换,方法可在气管插管麻醉下吸入恩氟烷和氧混合气。一旦手术结束,患者完全恢复意识,根据血气分析报告停止辅助呼吸拔管。

为防止张力性气胸和肺大疱的过度膨胀,应避免使用正压通气。在选择气管插管方面存在分歧,Benumof 认为应用双腔插管比单腔管更安全,特别在有并发症出现时。在应用胸腔镜进行肺大疱切除时更应使用双腔插管,以保证手术侧肺的良好萎陷。

在麻醉诱导时外科医师必须在手术室内,以便在张力性气胸发生时可紧急减压。若发生低血压,通常处理方法是迅速打开胸腔或大疱,排出气体,缓解压迫性引起的血流动力学改变,其次是调节麻醉深度和补充容量。术毕常规吸尽气管内血液和分泌物,以使术后保持呼吸道通畅,减少并发症发生。对衰弱病例,术前后都要给静脉高营养支持。

3. 手术方法

(1) 标准肺大疱切除术:大多数肺大疱手术可通过标准后外切口第 5 或第 6 肋间进胸。也可选择前外切口,优点是对胸壁机械性的干扰少,切口的不舒服感也比后外切口好。缺点是暴露差,尤其对有胸膜粘连者分离粘连和止血都较困难。Lima 报道 4 例通过正中切口作双侧肺大疱切除。对双侧性病变,多数学者主张作分期手术,待一侧手术后功能恢复再进行对侧手术比较安全。

对有蒂的肺大疱,手术操作较简单,可用止血钳钳夹大疱蒂部分后切除大疱,再缝扎或间断交叉褥式缝合处理蒂部。随着外科缝合器的发明与改进,使得肺大疱的手术显得更加简单容易。对弥漫性肺大疱病例可用基底部囊壁折叠法,尤其使用外科器械吻合器更方便。Nelems 介绍手术时把巨大的大疱先纵行切开,从里面暴露空腔。切除腔内纤维膜,用长 Allis 钳从囊腔内夹住基底部中央的相对正常肺实质处胸膜,再把囊壁反转贴附于保留的

肺表面上,用 GIA 缝合器在 Allis 钳(组织钳)以下的肺大疱基底部做缝合。GIA 可多次使用直至整个基底部都被关闭。这种双层胸膜层的缝合可减少和防止缝合边缘的漏气。在无 GIA 的情况下,也可采用手工缝合方法。在缝合边缘应用生物纤维蛋白胶可防止漏气,但大面积应用在肺表面时可限制肺的扩张。Connolly 和 Wilson 报道使用 Teflon 粘片及 Cooper 报道使用牛心包加缝于缝合器边缘可防止缝合缘漏气。Parmar 报道使用 Teflon 片加缝于肺大疱的切缘后再用丝线贯穿全层褥式缝合,术后未见漏气和肺不张。Whitlark 在 GIA 缝合之前将壁层胸膜游离成小片后盖于切缘后缝合也可防止漏气。

　　肺大疱手术切除原则是尽可能切除病变,又要避免切除过多余肺的扩张。有些作者强调肺大疱切除后作部分壁层胸膜切除的重要性。Eschapasse 和 Berthomieu 提倡壁层胸膜切除,不但能预防气胸又能加固肺的周围防止肺大疱复发(图 4-17-30,图 4-17-31)。

　　(2)肺大疱外引流术:Head 和 Avery 报道肺大疱的外引流法,是个简便有效的方法,适用于开胸手术危险性大而又急需缓解症状病例,对大疱继发

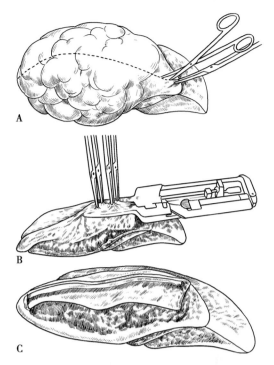

图 4-17-31　肺大疱切除方法示意图,基底部囊壁折叠法:手术时把巨大的大疱先纵行切开,从里面暴露空腔,用长 Allis 钳从囊腔内夹住基底部中央的相对正常肺实质处胸膜,再把囊壁反转贴附于保留的肺表面上,用 GIA 缝合器在 Allis 钳以下的大疱基底部做缝合

感染脓肿形成的病例也适用。引流后在患者情况允许的情况下还可再作肺大疱切除术。手术在局麻下进行,引流的缺点是易伴发张力性气胸。Mac Arthur 和 Fourntain 推荐在肺大疱中央处切除 2.5cm 长的肋骨段,紧密缝合壁层胸膜和囊壁,可防止张力性气胸的发生。(图 4-17-32)

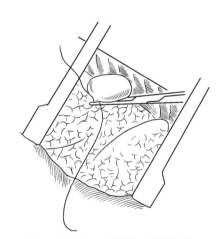

(1)肺大疱用止血钳钳夹后用线缝扎

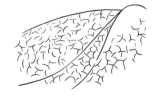

(2)肺大疱切除后缝合

图 4-17-30　局限于肺表面肺大疱,钳夹后结扎或切除后缝扎切除示意图

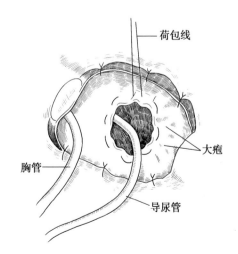

图 4-17-32　肺大疱外引流示意图:大疱中央处切除 2.5cm 长的肋骨段,紧密缝合壁层胸膜和囊壁,置入引流管

（3）胸腔镜下肺大疱切除术：VATS 技术将肺大疱外科引入到胸腔和肺直视下的微创外科。胸腔镜技术扩大了手术指征，对那些在常规认为功能较差无法承受手术的病例带来了福音。内腔镜器械的不断改进使肺的小疱和大疱可用内腔圈套器结扎、缝合，或激光、氩气电凝切割治疗。

Liu HP 认为胸腔镜手术指征是自发性血气胸，肺持续性漏气，肺膨胀不全，双侧性肺疾病，复发性气胸，X 线证实为巨大肺大疱，并且胸膜腔无广泛粘连者。

胸腔镜手术时需静脉复合麻醉双腔气管插管，患者采用侧卧位。通常在胸壁上穿刺 3 个小口。第 1 个穿刺点在腋中线肩胛下角下 3cm 处及第 6 或 7 肋间，为放置胸腔镜之用。然后在腋后线水平，肩胛下角与脊柱连线的中点处穿刺一个小口放置一约 12mm 的胸腔镜用抓钳。个别患者可能出现无法放进抓钳的情况，此时可将切口适当扩大并分离肌肉，不用穿刺器而直接将 Endo GIA 缝合器放进胸腔。一旦发现肺大疱并且其蒂部较容易分离时可用 Endo GIA 将其缝切，再用抓钳夹以纱布在胸腔壁层胸膜上摩擦，促使其产生无菌性炎症利于术后粘连。个别学者采用将部分壁层胸膜切除的办法，但应注意保留肋间筋膜和避免损伤胸导管。近期已有较多应用胸腔镜技术解决肺大疱的报道，Nathanson 报道了 2 例复发性气胸应用向胸腔注入 CO_2 使肺萎陷后将肺大疱结扎技术。Wakabayashi 报道了成功使用电凝技术治疗顽固性气胸的经验。使患者的平均住院天数缩短为 2.1 天。上海市胸科医院胸外科自 1995 年开展胸腔镜手术，在胸腔镜下肺大疱切除方面积累了大量经验，应用 EndoGIA 切除肺大疱缝合肺组织效果良好。肺大疱需在基底部切除，是防止复发的关键（图 4-17-33 和图 4-17-34）。

近年有文献报道，经单侧胸腔跨纵隔行双侧肺大疱切除，术中取患侧抬高 30° 侧卧位，术侧胸壁第 7 肋间腋中线做 1cm 镜头孔，腋前线第 3 和第 5 肋间分别做 2 个 1.0~1.5cm 操作孔。以 Endo-GIA stapler 切除术侧肺大疱。电凝钩打开前纵隔胸膜下薄弱区域纵隔胸膜，做长约 8~10cm 的纵隔胸膜切口，进入对侧胸腔。在麻醉医师配合下萎陷对侧

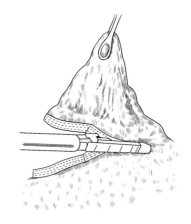

图 4-17-33 胸腔镜下肺大疱切除示意图：使用卵圆钳钳夹肺组织，ENDOGIA 切除肺大疱

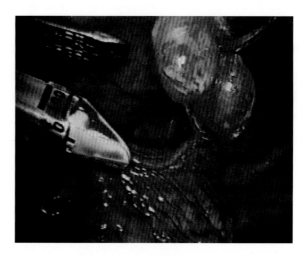

图 4-17-34 胸腔镜下肺大疱切除术：左肺上叶肺大疱，胸腔镜下使用 ENDOGIA 切除肺大疱

肺，术侧肺低流量单肺通气，注意术中患者呼吸及循环参数变化。30° 胸腔镜镜头及长卵圆钳通过纵隔切口进入对侧胸腔探查，行对侧肺大疱切除。双侧肺大疱切除后，经术侧第 3 肋间操作孔置入 Fr 24 胸管 1 根，经纵隔切口放至对侧胸顶，经观察孔置入 Fr 28 胸管 1 根至术侧胸顶，行双侧引流（图 4-17-35）。

Torre 等应用 YAG 激光通过胸腔镜使胸膜腔产生无菌性炎症。其方法是将光导纤维通过切口置入胸腔后用低能量间断发射使肺小疱凝固，未出现并发症和再发气胸。Kaseyda 报道在胸腔镜技术中使用 YAG 激光切除肺大疱后再加用浸有纤维蛋白凝胶的 DEXON 片，术后复发率较低。虽然目前滑石粉被认为是最有效和最便宜的胸膜固定术硬化剂，但是其不良反应较多，常见不良反应是胸痛、

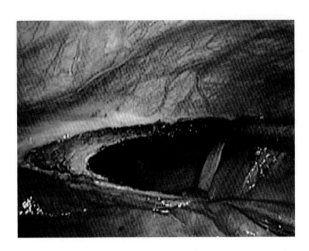

图 4-17-35　经单侧胸腔跨纵隔行双侧肺大疱切除，术中打开纵隔胸膜

发热，严重的甚至发生肺水肿、肺炎、ARDS、哮喘、急性呼吸衰竭，极少数严重者可导致死亡。目前不少作者推荐向胸腔内注入高渗糖的办法，促使胸膜粘连，防止复发。

4. 术后并发症和死亡复发率　肺大疱切除后主要并发症是余肺扩张不全，肺粗面漏气和胸膜腔感染，但大多数病例余肺能再扩张和肺粗面停止漏气。Sakamoto 报道的一组 65 例胸腔镜治疗自发性气胸，仅有 4 例出现复发，均出现在切割缝合器切缘的再发性肺大疱，作者认为加强切缘的力度是预防肺大疱再发的主要关键。肺大疱切除后肺功能可得到改善，气管切开应尽量避免。加强呼吸道处理是减少术后并发症的关键。

影响手术病死率的因素较多，包括病例的选择，手术时的年龄，患者的状况，手术方法和操作技术，有无肺心病和弥漫性气肿的严重程度等。Witz 和 Roeslin 报道一组 151 例，伴有相对正常肺病例，手术病死率为 1.5%，伴有弥漫性肺气肿病例手术病死率达 11%，死亡原因为呼吸衰竭，对侧气胸，胸膜腔或肺部感染。Fitzgerald 报道一组与手术有关的死亡 2 例，占 2.3%，从 20 世纪 80 年代开始有三组报道 66 例，作单纯肺大疱切除或肺叶切除无手术死亡。一般而言手术病死率为 1%~5%。

5. 手术结果　客观手术治疗的改善很难以定量估价，如呼吸困难的解除和肺功能的改善，大多数病例术后肺功能检查改善都不明显。一般而言如有改善可见 FEV_1 上升，动脉血氧饱和度增加，残气量减少，手术后扩展的余肺充满同侧胸腔。

（1）早期结果：约 2/3 病例术后气急症状有明显改善。Capel 和 Belcheer 指出术后 3 个月内科有功能改善，一般术后可维持 2~3 年。决定早期手术疗效，大疱的大小是重要因素。Gaensler 指出大疱小于 1/3 同侧胸腔，术后症状不会有改善。术后疗效改善的界限为肺大疱占据 50% 一侧胸腔。Gunstensen 和 McCormack 指出没有压迫症状的患者，手术后就不会有改善。Fitzgerald（1974）指出被切除肺的功能对术后 FEV_1 的提高有密切关系。如被切除肺的功能小于总功能的 10%，术后 FEV_1 的增加可大于 50%。若被切除的肺功能近于正常，术后 FEV_1 不会有改善。肺大疱折叠术比肺叶切除更能提高 FEV_1 和改善症状。Rogers 调查手术对气道通畅的作用，结果所有作肺大疱切除的患者都可增加气道通畅度，5 例肿瘤患者做肺叶切除的 4 例术后气道通畅度都有减退。影响手术疗效的其他因素为肺大疱内残气量及余肺弥漫性气肿的程度。

（2）后期疗效：虽然大多数病例在术后近期能取得良好疗效，但在第 5 年后呼吸困难症状可逐渐恢复至术前水平，肺气肿的严重程度是影响后期疗效的重要因素。

Witz 报道两组病例，Ⅰ组局限性肺大疱伴几乎正常的肺组织 151 例，术后 70% 疗效满意并能恢复工作。几乎所有病例在随访的几年中疗效持续满意，Ⅱ组伴余肺弥漫性气肿 272 例，50% 在 5 年后疗效仍改善者为 20%。减退的程度决定于肺气肿的严重性。Fitzgerald 把 47 例长期生存者分为三组，平均随访期为 9 年。Ⅰ组 16 例为小的周围型肺大疱病例，均有持续性良好疗效，在长期随访中其功能略低于正常同龄人。Ⅱ组 16 例伴有大的局限性肺大疱，术后良好疗效维持 4~5 年，然后功能逐渐减退，7~10 年后又恢复到术前功能水平。Ⅲ组 15 例伴有弥漫性肺气肿病例，术后每年 FEV_1 平均下降 101ml，功能改善情况仅能维持 1~2 年。对照肺部有慢性阻塞性病变病例，每年 FEV_1 平均下降 80ml，而正常人每年下降 28ml。

从上述资料看，肺大疱伴有弥漫性肺气肿病例作大疱切除仅能维持短期疗效。因此对于这类病例，若胸部 X 线片上无明显产生压迫症的肺大疱，对手术应持慎重态度。

（二）经支气管镜治疗

近年来，也有一些经纤维支气管镜治疗肺大疱的报道，以降低常规开胸手术或胸腔镜手术带来的并发症。Bhattacharyya 等报道一例外科手术禁忌患者经纤维支气管镜下使用穿刺活检针行肺大疱减压治疗，治疗后患者 FEV_1 显著增高。Noppen 等报道一例拒绝外科手术治疗患者使用经纤维支气管镜置入单向阀至左肺下叶基底段，允许靶区肺组织气体逸出而阻断外界气体进入，从而使左肺下叶大疱萎陷，术后 3 个月复查胸部 CT 发现左肺下叶大疱消失。

第八节 肺气肿

一、概述

肺气肿是指终末细支气管远端的气道弹性减退，过度膨胀、充气和肺容积增大或同时伴有气道壁破坏的病理状态。按其发病原因肺气肿有如下几种类型：老年性肺气肿、代偿性肺气肿、间质性肺气肿、灶性肺气肿、旁间隔性肺气肿、阻塞性肺气肿。

阻塞性肺气肿的发病机制尚未完全清楚。一般认为与支气管阻塞以及蛋白酶 - 抗蛋白酶失衡有关。吸烟、感染和大气污染等引起细支气管炎症，管腔狭窄或阻塞。吸气时细支气管管腔扩张，空气进入肺泡；呼气时管腔缩小，空气滞留，肺泡内压不断增高，导致肺泡过度膨胀甚至破裂。细支气管周围的辐射状牵引力损失，使细支气管收缩，致管腔变狭。肺血管内膜增厚，肺泡壁血供减少，肺泡弹性减弱等，助长膨胀的肺泡破裂。在感染等情况下，体内蛋白酶活性增高。α_1 抗胰蛋白酶缺乏者对蛋白酶的抑制能力减弱，故更易发生肺气肿。

二、临床表现

临床表现症状轻重视肺气肿程度而定。早期可无症状或仅在劳动、运动时感到气短。随着肺气肿进展，呼吸困难程度随之加重，以至稍一活动甚或完全休息时仍感气短。患者感到乏力、体重下降、

食欲减退、上腹胀满。伴有咳嗽、咳痰等症状，典型肺气肿者胸廓前后径增大，呈桶状胸，呼吸运动减弱，语音震颤减弱，叩诊过清音，心脏浊音界缩小，肝浊音界下移，呼吸音减低，有时可听到干、湿啰音，心音低远。

三、诊断

根据病史、体检、X 线检查和肺功能测定可以明确诊断。X 线检查表现为胸腔前后径增大，胸骨前突，胸骨后间隙增宽，横膈低平，肺纹理减少，肺野透光度增加，悬垂型心脏，肺动脉及主要分支增宽，外周血管细小。肺功能测定表现为残气、肺总量增加、残气 / 肺总量比值增高（>40%）、FEV_1/FVC 显著降低、弥散功能减低。出现明显缺氧二氧化碳滞留时，血气分析动脉血氧分压（PaO_2）降低，二氧化碳分压（$PaCO_2$）升高，并可出现失代偿性呼吸性酸中毒，pH 降低（图 4-17-36）。

阻塞性肺气肿需与肺结核、肺部肿瘤和职业性肺病的鉴别诊断。此外慢性支气管炎、支气管哮喘均属慢性阻塞性肺病，且慢性支气管炎和支气管哮喘均可并发阻塞性肺气肿。但三者既有联系，又有区别。慢性支气管炎在并发肺气肿前病变主要限于支气管，可有阻塞性通气障碍，但程度较轻，弥散功能一般正常。支气管哮喘发作期表现为阻塞性通气障碍和肺过度充气，气体分布可严重不匀。但上述变化可逆性较大，对吸入支气管扩张剂反应较好。弥散功能障碍变化也不明显。

阻塞性肺气肿的并发症包括：自发性气胸、呼吸衰竭、慢性肺源性心脏病等。

四、治疗

（一）内科保守治疗

1. 适当应用舒张支气管药物 如氨茶碱、β_2 受体兴奋剂。病情需要时，可适当选用糖皮质激素。

2. 根据病原菌或经验应用有效抗生素 如青霉素类、氨基糖苷类、喹诺酮类及头孢菌素类等。

3. 呼吸功能锻炼 作腹式呼吸，缩唇深慢呼气，以加强呼吸肌的活动；增加膈肌活动能力。

4. 家庭氧疗 每天 12~15 小时给氧能延长寿命，若能达到每天 24 小时持续氧疗，效果更好。

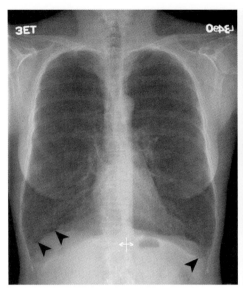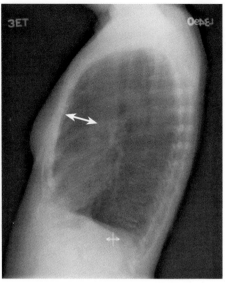

图 4-17-36　患者胸部 X 线片后前位提示横膈低平,肺野透亮度增加,侧位片提示胸骨后间隙增宽,横膈低平

5. 物理治疗　视病情制订方案,例如太极拳、呼吸操、定量行走或登梯练习。

(二) 经支气管镜肺减容术

经支气管镜肺减容术(bronchoscopic lung volume reduction,BLVR)是通过支气管镜引导,将靶区肺组织封堵,使之萎陷和不张,从而达到不切除但类似减容的效果,进而实现与肺减容术相似的改善肺功能疗效。

目前 BLVR 常用 4 种术式:①内塞式气道封堵器置入术(endobronchialblocker or plug system);②活瓣式气道封堵器置入术(endobronchial valve system);③人工气道旁路术(airway bypasssystem);④生物肺减容术(biological remodeling or biologieal lung volume reduction)。在理论上,单向活瓣式封堵器(endobronchial valve,EBV)具有只允许靶区肺组织气体逸出而阻断外界气体进入的优点,从而加速靶区肺组织萎陷的速度。减少了阻塞性肺炎的发生率。因此,活瓣式封堵器问世之后很快替代内塞式封堵器成为 BLVR 研究的主流术式。

(三) 外科肺减容术

外科肺减容术(lung volume reduction surgery,LVRS)是治疗部分重度肺气肿新的有效方法,也是内科治疗的有效补充。该法由 Brantigan 于 1959 年首先提出,1994 年 Cooper 教授对 LVRS 的早期理论与技术作了进一步的改进:使用直线切开缝合器加快肺组织的切割和缝合速度;应用牛心包垫片加固切缘减少肺漏气,提高手术安全性。连续 20 例 LVRS 无死亡病例,且患者肺功能指标和呼吸困难症状均有显著改善。

LVRS 术后肺生理如肺活量、FEV_1、气道阻力、弥散力和肺弹性回缩力均有增加,原因在于 LVRS 去除了无功能的或很少功能的肺组织,剩余的肺实质具有较好的弹性回缩力,肺总量和残气量减少,降低的膈肌上移至较正常的位置。由于减少了外来压迫,剩余的接近正常的肺组织得以膨胀。另一方面也与术后吸气肌作用恢复、神经机械耦合(neuromechanical coupling)增加、肺过度膨胀减少和跨膈压增加相关,而该改变和术后 FEV_1 的变化是直接相关。McKenna 观察 3 例患者术后五年活动证明,气急、肺功能、活动能力和氧饱和度间的关系不一致。肺减容术发展至今已基本被国内外胸外科学术界所认可,并逐渐成为终末期肺气肿外科治疗的标准术式之一。

1. 手术适应证与禁忌证

(1) 病例选择标准:①经积极内科治疗不能控制的愿意接受手术治疗的重度肺气肿患者;②生活质量严重受累;③室内稍事活动,如淋浴、弯腰、提物等,即感气急;④无任何限制生命期限或增加手术危险性的严重合并症;⑤肺功能测定显示严重阻塞性降低和过度膨胀,如 $FEV_1 \leqslant 40\%$ 预计值,肺总量（TLC）>130% 预计值，RV>150% 预计值；⑥不均质的肺气肿征象，CT 示上叶或下叶肺实质严重毁损，但剩余的肺组织较少受累。肺灌注证实肺气肿的不均质征象。一般来说有肺减容手术指征者 CT 示二肺野中不均质肺气肿占 20%，轻度弥漫性肺气肿占 50%，少量肺气肿占 30%。

（2）绝对指征：①根据临床呼吸功能检查明确诊断的肺气肿；②尽管经过充分的内科治疗，仍有持续气急，病情进行性发展；③Hugh-Jones 分级为Ⅲ级或更差；④肺部 CT 和肺核素血流扫描显示病变区呈不均质分布。

（3）相对指征：①无并发症，比如感染（支气管扩张、肺炎等）；②严格戒烟大于 6 个月；③年龄≤75 岁；④无严重心功能不全；⑤无继发于前次开胸术的广泛胸腔粘连；⑥胸部 X 线片显示胸廓明显扩大、膈肌低平。

（4）禁忌证：①病变过轻、过重或病变均一，肺核素血流扫描显示病变区呈均质分布；②FEV_1>50% 预计值；③RV<150% 预计值；④TLC<100 预计值；⑤$PaCO_2$>55mmHg；⑥机械通气；⑦不宜手术或不能耐受手术。如：肺动脉收缩压>45mmHg；平均肺动脉压 >35mmHg；使用肾上腺皮质激素 >10mg 泼尼松 / 天；严重哮喘、支气管扩张或慢性支气管炎伴大量脓痰；既往胸腔手术史及膜腔粘连；胸廓或胸壁畸形等影响手术操作的因素；冠心病及既往充血性心衰病史；精神状况不稳定，不能耐受肺减容手术，或不能按要求完成术前肺及身体康复训练者，或不能配合手术者。

2. 术前准备 肺减容术的对象为肺气肿终末期患者，其肺功能差，呼吸困难症状重，甚至存在低氧血症、高碳酸血症或肺动脉高压，手术风险很大。围术期准备必须充分。

（1）心血管并存症处理：COPD 患者多是高龄，有长期吸烟史，心血管疾患发生率高。然而，由于呼吸功能差、运动受限、劳力性心绞痛等心肌缺血的症状表现不明显，掩盖了合并疾病的存在，使之成为手术的隐患。

（2）纠正营养不良：我国肺气肿患者中有 60%以上存在不同程度的营养不良。反复的肺部感染、长期呼吸肌疲乏、慢性消耗等使患者营养较差，手术风险因此大为增加。

因此，术前所有病例应停止吸烟至少 3 个月并经 6 周以上呼吸康复训练，包括呼吸方法训练、氧疗、运动耐受锻炼、营养支持、心理治疗、呼吸症状控制等，呼吸道细菌培养阴性。

3. 手术方法

（1）单侧（后 / 前外侧切口）或双侧（正中切口）肺减容术：①切口：同常规的开胸手术切口。②切除组织定位：由术前检查结果和术中观察共同决定。一般切除组织应具备下述三个特点：X 线检查，尤其是 CT 显示局部组织的严重破坏，存在大量含气空腔；核医学通气显像显示局部通气不良，灌注显像显示局部血流通量明显减少；术中示病变严重的部位表现为肺组织持续膨胀。③手术步骤：对于双肺减容术，一般先手术病变较重的一侧。完成切口后，单肺通气，切开术侧纵隔外胸膜，松解粘连。辨认病变部位。如肺萎陷后不易显露和操作，或用棉垫置于肺脏背侧，将肺垫起。用带牛心包垫片的直线切开缝合器完成靶肺切除。切除量应根据肺过度充气的程度决定，通常应占一侧肺容量的20%~30%，每侧约 30~110g。一侧手术结束后，胸腔内注入生理盐水，将肺浸于其中复张，检查有无漏气。必须严格处理所有的漏气。最有效的方法是缝合，包括用牛心包或胸膜作垫片加固的线缝合和带牛心包垫片的直线切割缝合器缝合。对于行上叶肺减容术的患者如上叶肺复张后与胸膜顶之间有空腔，可松解肺尖部的壁层胸膜，形成胸膜幕使肺叶形状与胸廓相适应（图 4-17-37）。

（2）胸腔镜肺减容术：①切口位置：胸腔镜与操作孔位置各家不一。如 McKenna 建议取第 10 肋间腋后线为胸腔镜入口，而另取第 8 肋间锁骨中线处及第 4 肋间腋中线处作为操作孔；具体选择由各家习惯而定。②切除组织定位：同胸骨正中切口肺减容术。③手术方法：单肺通气，切开胸壁各层置入胸腔镜，另取操作孔置套管后以分离钳或剪刀松解所有粘连。从后侧操作孔用卵圆钳提起待切除的肺组织，从前侧操作孔用内镜缝合切开器切除。具体胸腔镜肺减容术的切除顺序、切除量、检查漏气的方法及处理同胸骨正中切口肺减容术见图 4-17-38 和图 4-17-39。

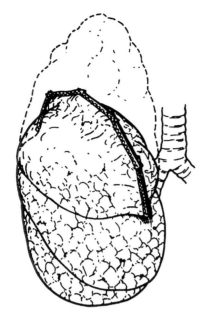

图 4-17-37　肺减容术示意图

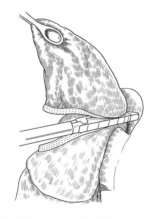

图 4-17-38　胸腔镜上叶肺尖段切除减容术示意图：使用卵圆钳钳夹肺组织，胸腔内切割缝合器械（ENDOGIA）切除病变肺组织

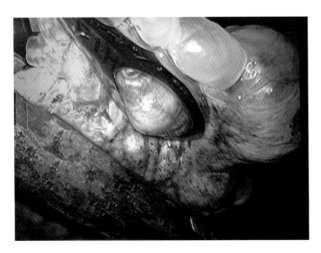

图 4-17-39　胸腔镜左上叶肺尖段切除减容术：使用卵圆钳钳夹肺组织，ENDOGIA 切除病变肺组织

（3）激光治疗：①原理：可应用多种激光源，对肺进行照射，使肺组织皱缩，以达到肺减容的目的。但因激光穿透力有限，只能使肺大疱和位于表面的病变严重的肺组织收缩，尤其用于大泡性肺气肿的治疗更为有效。常用的光源有 Nd：YAG、氩激光和 KTP 激光等。实践证明应用激光治疗肺气肿，其并发症及病死率高于上述缝合器手术，而肺功能改善幅度小于缝合器手术，现基本上已不予采用。②切口：采用胸骨正中切口或胸腔镜，方法见上。③方法：照射的方式为接触与非接触两种，其中 CO_2 激光只可以非接触方式使用。照射功率各家不一，一般脉冲波使用功率 40W，脉冲间隔 0.5 秒。连续波照射多用 KTP 激光或 YAG 激光，功率 8~15W，总能量应在 22 000J 左右。

4. 术后处理

（1）术后监测项目：包括生命体征、中心静脉压、血氧饱和度、动脉血气。应使患者 $PaCO_2$<60mmHg、血 pH>7.30。但对于术前有 CO_2 潴留的患者，调整 $PaCO_2$ 在 55~65mmHg 是维持呼吸动力的保证。

（2）减少漏气的措施：术后应尽早拔除气管插管，减少机械通气的时间；胸腔引流管水封不需另加负压吸引，除非出现 >30% 的气胸或严重的皮下气肿，则加 5~10cmH_2O 的负压。上述两条是减少术后漏气的关键。

（3）良好镇痛：对防止肺部并发症和及早进行功能锻炼极为重要。术后第 1 天使用布比卡因或配合芬太尼硬膜外麻醉，胸腔镜术后可使用布比卡因间神经阻滞。

（4）呼吸系统并发症的防治：包括呼吸道清洁和术后抗生素应用。术后使用抗生素 5 天，并常规查痰培养以提供药敏。

（5）防治肺水肿：尿量和胸管引流量应定时测量，并依此调整输液。对于多数患者，输液可维持在 60~80ml/h，保持轻度液体负平衡，防止术后肺水肿的发生。必要时，静脉滴注白蛋白维持循环血量并利尿。

（6）加强术后积极的理疗：对手术恢复极为有益。运动训练应尽早开始，术后第 1 日开始上肢活动，并逐渐过渡到下地行走。出院后应在医务人员的指导下继续进行一段时间的运动训练，而此后的运动康复则应持续终生。

5. 并发症 接受肺减容术的患者均是终末期肺气肿患者,术前肺功能差,营养不良,呼吸肌不力,又加上肺组织质地差,粘连严重,术后并发症的发生率较高,手术病死率可高达 4%~10%,如手术指征正确、手术技术过关,手术病死率 <5%。正确地预防和处理并发症对于手术的成功和患者的平稳康复就显得格外重要。其各类除一般胸外科手术的并发症外,还有其特殊内容。

(1) 肺漏气:是肺减容术最常见的并发症,也是长期以来困扰胸外科医生,制约该手术推广的重要原因,发生率 40%~50%。术后漏气部位常在切缘的外侧、松解粘连处和置胸腔镜套管部位的肺表面。解决方法是凭借外物如牛心包垫片来加以加固切缘,或增加应用蛋白胶等填堵止漏。对于胸腔持续漏气 3~5 天以上者,给予胸腔注射自体血,是治疗肺持续肺持续漏气的有效方法之一。

(2) 呼吸功能不全:因患者术前肺功能差,多有 CO_2 潴留,并有营养差、呼吸肌疲劳、肺不张、肺炎等因素,术后容易出现呼吸功能不全甚至呼吸衰竭,以致长期机械通气或二次插管。处理方法:术中术后应控制输液,使出入量呈轻度负平衡,防治肺水肿。术后加强呼吸道护理,如鼓励患者咳嗽,积极地拍背吸痰,及时清除呼吸道分泌物。如应用机械通气,则应注意各参数的调节,PEEP 不宜过高。并且根据痰培养结果加强抗感染。

(3) 感染:包括脓胸、肺炎等,其预防同常规肺部手术。

(4) 其他:心律失常、心肌梗死、脑血管意外、肺栓塞、上消化道出血、膈神经麻痹等,同常规处理方案。

(四)肺移植

肺减容术不能替代肺移植术,可作为患者等待肺移植术期间的"桥梁"术式。具体手术方法见肺移植章节。

第九节 肺囊肿

一、概述

肺囊肿(pulmonary cyst),又称肺内支气管囊肿,是胚胎发育异常引起的先天性疾病,其病理分类和命名比较混乱,意见不一,目前比较一致地称其为先天性肺囊性疾病,好发于幼年或青年,其发生率为 0.16%,男∶女为 1∶1,左右两侧发生率相等。可单发或多发。先天性肺组织囊性发育畸形包括囊性腺瘤样畸形、肺隔离症、先天性肺叶气肿、支气管肺囊肿以及先天性囊性支气管扩张。肺的发育过程可以持续至出生后 14 岁,故肺囊肿可以在出生时也可以于出生后 14 岁前形成。

由于肺芽发育障碍的发生时间和部位不同,囊肿可以是单发或多发,如果肺芽索条状组织在尚未分支之前发育障碍则形成单发的、孤立的肺囊肿,如果肺芽发育障碍发生在分支以后,则形成多发肺囊肿,如果一叶或多叶肺组织被蜂窝状的肺囊肿所占据,则称为多囊肺,也有人将其称为先天性囊性支气管扩张。发生在气管或主支气管分支阶段的发育障碍形成的囊肿,大多数位于纵隔内,称为支气管囊肿。最常见位于气管分叉或主支气管附近,囊肿很少与气管直接相通,多半是紧邻气管或二者之间有一软骨瘘管。发生在小支气管分支阶段的发育障碍形成的囊肿,多数位于肺组织内,称为支气管肺囊肿,或肺囊肿,占全部支气管囊肿的 50%~70%。

先天性肺囊肿的囊壁厚薄不一,内层由柱状或假复层纤毛上皮细胞组成,在发生感染时则为扁平上皮所覆盖,部分为炎症肉芽组织;外层为结缔组织,有弹力纤维、平滑肌纤维、黏液腺、软骨等组织。部分肺囊肿找不到黏液腺及软骨,但有柱状及假复层纤毛柱状上皮细胞等组织结构,这是因为囊肿发生在肺泡的末梢支气管的缘故。由于囊肿不参与呼吸,囊壁组织内无炭末色素沉着可与后天性肺囊肿鉴别。

先天性肺囊肿发生感染后,上皮层破坏,容易与后天性肺囊肿混淆。支气管囊肿的囊壁同样是由假复层纤毛柱状上皮、软骨、平滑肌、纤维组织和黏液腺组成。个别的支气管囊肿可发生恶变和发生支气管腺瘤。有些囊肿特别是那些与食管紧密相连的囊肿,含有纤毛上皮、鳞状上皮或胃黏膜,偶有上述四种上皮同在一个囊肿内。

囊肿形成后充满黏液,称含液囊肿,这种液体可以是澄清液或血液或为凝固血块。囊肿可与支气管相通,但通道较细,若有部分液体排出,气体进入囊内,则可形成液气囊肿。若通道较大而畅通,则囊肿内的黏液全部排出,囊内充盈气体,称为气囊肿,如果通道因感染而形成活瓣,则形成张力性囊肿,从而可压迫正常肺组织,可引起明显的临床症状,此时应与气胸相鉴别。

先天性肺囊肿的病理分类争议较大,多数学者认为先天性肺囊肿在病理上可分为以下几型:①支气管型囊肿;②周围肺泡型囊肿;③间皮细胞囊肿;④囊性淋巴管扩张;⑤先天性腺瘤样畸形;⑥肠源性囊肿。

二、临床表现

支气管囊肿可以长期无症状或症状轻微,所以经常被忽略,通常在体检时偶然发现。一旦囊性病变与小支气管沟通,引起继发感染或产生张力性气囊肿、液囊肿、液气囊肿或破溃后产生张力性气胸等压迫肺组织、心脏、纵隔和气管移位时,就可出现临床症状。症状大体分为两大类:一是囊肿本身产生的压迫症状,如压迫支气管和周围的肺组织,出现喘鸣、咳嗽;二是感染症状,包括咳嗽、咳痰、低热,以及少量咯血等。在不同发病年龄,其临床表现也不尽相同。

(一)婴幼儿期

张力性支气管源性囊肿、肺大叶气肿和肺大疱较多见。临床上常呈现胸内张力性高压症状,表现为呼吸急促、发绀或出现呼吸窘迫等症状。体检见气管移向对侧,患侧叩诊鼓音,呼吸音降低或消失。患侧肺囊性病变导致肺不张,纵隔、气管移位,并可呈现纵隔疝和同侧肺不张,病情危急,不及时诊断和治疗,可因呼吸衰竭死亡。

(二)儿童期

较多见的为支气管源性囊肿。临床表现为反复肺部感染。患者常因发热、咳嗽、胸痛就诊。症状类似支气管肺炎。

(三)成人期

常无症状,临床表现均因继发感染出现症状,如发热、咳嗽、脓痰、咯血、胸闷、哮喘样发作、劳累性气促和反复出现气胸等症状。需与肺脓肿、脓胸、支气管扩张、肺结核空洞和肺部肿瘤等鉴别。

三、诊断

纵隔支气管囊肿多位于纵隔内,常为单个单房,内有液体或黏液,一般与支气管树相连,但并不相通。肺囊肿多位于外周肺实质内,单发囊肿更为多见。偶有体积较小的多发肺囊肿,集中在一叶内,称作细支气管囊肿,与囊状支气管扩张难以区分。肺囊肿的诊断主要依据影像学检查以及手术病理检查结果。

(一)X 线检查

肺囊肿 X 线正、侧位胸片所显示的形态,可分为以下四型:

(1)气囊肿型:一般好发于肺野内带、肺门附近或心缘旁,是一个孤立圆形或卵圆形阴影,边缘光滑锐利,密度均匀,壁薄而光滑。

(2)液囊肿型:肺野内呈现圆形或类圆形的致密阴影,边缘完整,密度均匀,周围有轻重不一的炎性改变。

(3)液气囊肿型:肺野内呈现圆或类圆形囊腔,内有液平面,液平面的大小随引流支气管通畅程度的不同而变化;

(4)蜂窝状型:通常局限在一叶肺内,在多发囊肿的空腔内有时有大小不等的小液面,在透光的囊腔间有粗细不等的间隔或小梁存在,其周围正常肺纹理被推挤于囊肿周围。

(二)CT 检查

CT 检查可显示囊肿的密度及解剖关系,纵隔内支气管囊肿一般单发,呈圆形或类圆形,多位于中纵隔气管旁和隆崎下,囊肿密度一般呈均匀低密度,少数呈软组织密度,囊肿对周围组织有一定压迫,肺内支气管囊肿可单发,也可多发,可发生于肺的任何叶段,但以双下肺居多。多发肺囊肿可聚集成堆,合并感染时连成一片,可见多个气液平面堆聚在一起、囊肿可含液、含气,或含气液,囊内容物可发生钙化;含气囊肿可合并曲菌球形成,囊肿壁一般较薄。囊肿反复出血、感染者呈软组织密度肿块影,囊肿壁增厚、不规则,囊肿周围可出现斑片状及索条状浸润影,有时囊肿壁可发生钙化,钙化多为点状或不连续弧线状。

(三)产前超声检查

产前超声波检查可以发现宫内胎儿先天性肺囊性病变,包括肺囊肿,超声波检查诊断准确率可达 70%,如出生后得到进一步证实,可早期及时手术治疗,避免引起致命的呼吸窘迫和严重肺部感染。

肺囊肿需要与先天性囊性腺瘤样畸形、囊状支气管扩张、慢性多房型肺脓肿、肺包囊虫病、小叶中心型肺气肿及肺大疱、肺结核空洞、先天性膈疝、张力性气胸、肺癌等疾病相鉴别。

四、治疗

先天性肺囊肿不能自愈,常导致继发感染增加治疗困难,故一旦诊断成立,无手术禁忌证均应尽早手术治疗,年龄幼小,并非手术的绝对禁忌证。手术时机应视病情轻重及是否有继发感染情况而定。若合并感染者,术前应抗感染及对症支持治疗,待体温及白细胞正常后方可手术。有心、肺功能障碍者,术前应积极纠正,待心肺功能恢复后再进行手术。凡出现呼吸窘迫者,应即行气管插管、机械辅助呼吸,床边摄片如发现液气胸,应行胸腔闭式引流减压,争取急诊手术。如病变广泛,肺功能严重下降,或合并存在严重心、肝、肾等器质性疾病时,应列为手术禁忌。

临床拟诊肺囊肿时,应避免做胸腔穿刺进行确诊,以免引起胸膜腔感染或发生张力性气胸。个别病例表现为严重缺氧、发绀、急性呼吸窘迫,又无条件做急诊手术,可考虑行囊肿穿刺引流,达到暂时性减压、解除呼吸窘迫症状的目的,作为术前一种临时性紧急处理措施。

对无症状的肺囊肿可以择期手术。当囊肿体积占一侧肺约 1/4~1/3 时,则不宜等待,因肺囊肿本身为无效腔空气,不参与气体交换,周围被压缩的肺组织内有静脉血通过,回流到左心形成静脉分流,均对呼吸、循环功能产生不利影响。切除囊肿有利于恢复肺功能,有时囊肿越大手术效果越好。

术前无胸腔引流管者,在麻醉诱导和剖胸前的机械通气过程中,尽可能使用较小的潮气量,以免囊肿破裂,发生张力性气胸。此类患者,开始麻醉时应有外科医师在场,一旦发生张力性气胸,应立即穿刺排气或放置引流管。

手术方式应根据病变部位、大小、感染情况而定,孤立于胸膜下未感染的囊肿,可做单纯囊肿摘除术;局限于肺缘部分的囊肿,可作肺楔形切除术;囊肿感染而致周围粘连或邻近支气管扩张则作肺叶或全肺切除术。双侧性病变,在有手术适应证的前提下,可先作病变严重的一侧。小儿以尽量保留正常肺组织为原则。

典型的无症状的单发肺囊肿,无继发感染,外科手术一般无困难。主要问题是术中定位,肺囊肿的质地与实性肿块不同,术中探查有可能不易找到囊肿所在的肺叶,因此,术前要认真研究影像学资料,明确肺囊肿所在的部位,以便术中明确切除范围。这种肺囊肿一般来说手术处理和术后过程都会比较顺利,预后颇佳。但是肺囊肿合并多次继发感染,会造成囊肿周围界限模糊,肺门淋巴结炎性肿大、粘连,肺动脉解剖层次欠清晰,支气管动脉增粗,尤其是多发性肺囊肿并发长期反复感染,胸膜腔严重粘连,与胸壁形成多发的侧支循环,手术分离粘连就能出上千毫升血,另外,在这种情况下处理肺门也会有相当的难度,术中特别要注意,尽可能将扩张的支气管动脉一一结扎,有时术者用电灼止血,支气管动脉为体循环血管,当血压波动,有可能使结痂脱落,造成术后出血。

肺囊肿有时与肺隔离症难以鉴别,叶内型肺隔离症的肺囊肿,多以感染为表现而就诊的,术前难以有明确的诊断。故肺囊肿尤其是位于下叶后基底段的囊肿,游离囊肿周围组织特别是下肺韧带时需注意有无异常的动脉分支,以防损伤造成大出血。这种异常的来自体循环的动脉分支,被意外切断后可回缩至膈下,难以处理。预防的关键是在进行任何因炎症病变而行肺切除时,尤其是左下肺,应牢记这种异常血管存在的可能性。

肺囊肿一般为良性病变,其切除范围应本着尽可能多地保留肺组织的原则,尽量性局部切除,现在外科器械在临床上应用已经很广泛,无论是开放手术或腔镜下手术,切割缝合器均能有效地封闭局部切除的肺残面,避免术后出血和漏气。在多发囊肿、囊肿合并感染、巨大囊肿的情况下,可以考虑性肺叶切除。

肺囊肿一般无癌变。但也有极少个案报告。这些个案报告中,分不清是肺囊肿合并肺癌,还是囊肿本身癌变。无论如何,如果遇到类似情况,当然应当按照肺癌的外科治疗原则进行相应处理。

成人患者若术前痰量很多,手术时需作双腔气管插管麻醉,避免痰液倒流至对侧。小儿可采用患侧低位的低俯卧位开胸,进胸后先行结扎病肺支气管。对于小儿患者囊肿张力较大时可以先穿刺置管减压后再行手术治疗,以免术中挤压,感染波及对侧肺。术中注意观察余肺收缩功能,对合并有肺叶不张或功能不良者应行肺段或肺叶切除,以免残留较小囊肿(图 4-17-40 和图 4-17-41)。

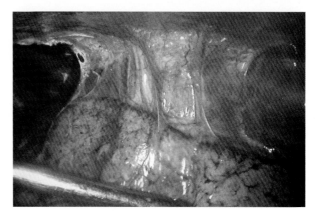

图 4-17-41　该名患者行胸腔镜下肺囊肿切除术:左肺下叶巨大囊肿,与胸壁粘连,锐性游离粘连

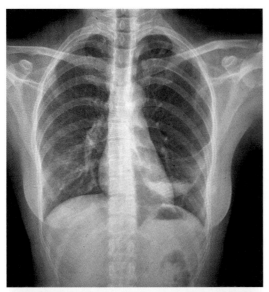

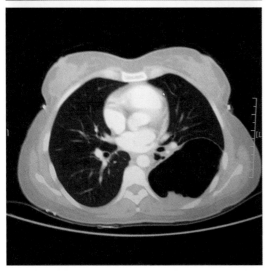

图 4-17-40　患者女性,38 岁,胸部 X 线片发现左肺部囊性病变,内见液平面;胸部 CT 提示左肺下叶空洞伴液平面

第十节　肺隔离症

一、概述

肺隔离症(pulmonary sequestration)是先天性肺畸形之一,是发育异常的一段或一叶肺和正常支气管肺动脉分离,其动脉血供来自体循环,而静脉通常引流入正常肺静脉。1777 年,Huber 首先描述了该病的异常供血血管,1946 年,Pryce 报道了 7 例该类病例,在文中首次采用了"肺隔离症"一词。现在大多认为该病是一种先天性发育异常的肺疾病,指肺在发育过程中形成的无功能的肺组织肿块,和正常的气管支气管树不相通或偶相通,单独发育并接受体循环动脉供血,不具有肺的功能,也称为有异常血供的肺囊肿症。常根据隔离的部位分为叶内型(intralobar sequestration,ILS)和叶外型(extralobar sequestration,ELS)两大类,与正常肺组织包围在共同的脏层胸膜内的为叶内型,有自己独立的脏层胸膜的则为叶外型。该病临床上并不多见,约占先天性肺部疾患的 0.15%±6.4%,约占所有肺部手术患者的 1.1%±1.8%,约占肺叶切除术患者的 7%。肺隔离症的具体病因目前尚不完全明确。

二、临床表现

肺隔离症发病年龄多在 10~40 岁之间,以青少年多见,男性多于女性,左侧多于右侧,叶内型多于叶外型。根据病变肺组织与正常的肺组织是否被同一脏层胸膜包裹而分为叶内型与叶外型,临床表现根据分型的不同有所差异。

（一）叶内型肺隔离症

较多见,左侧多于右侧,90%以上位于左肺下叶,绝大多数位于内基底段和后基底段,脊柱旁。男女发病率相近,左右侧比例约为1.5∶1~2∶1,相关先天性畸形少见,多为食管憩室、膈疝等。病变组织无自身胸膜与正常肺组织相隔离,故异常与正常肺组织间无明显界限,在同一肺叶中共同存在。异常血管多来自胸主动脉下部或腹主动脉上部,相对叶外型的血管来说较为粗大,经下肺韧带到达病变部位,经下肺静脉回流。几乎所有叶内型肺隔离症病变都含有1个或多个囊腔,囊腔大小不等,囊内充满黏液,实质部分较多,常有广泛的纤维化、慢性炎症和血管硬化。镜下表现类似扩张的支气管,有呼吸道上皮,偶有管壁内软骨板。叶内型肺隔离症与正常支气管树可不相通,经长期反复感染,因局部侵蚀和瘘管形成,隔离组织与支气管树之间形成通道,感染时可以出现气液平面。

叶内型肺隔离症,尤其是与支气管相通的,临床特征表现为反复出现的肺部感染,伴有咳嗽、咳痰、咯血和低热,严重者可出现全身中毒症状,与肺脓肿症状相似。经抗感染治疗症状可暂时缓解。炎症消退后,方能表现出囊性的特征,病变大小依其内部气体、液体的量,可随时间有很大变化。

（二）叶外型肺隔离症

较少见,约为叶内型的1/3~1/6,男女之比约为4∶1;左右侧之比大于2∶1,70%以上位于下部胸腔的下叶与膈肌之间,邻近正常肺组织,也可位于膈下、膈肌内或纵隔内。与叶内型相反,50%以上的叶外型患者合并有其他的先天性异常,以先天性膈疝等膈肌病变最为常见,约占30%,其他先天性畸形包括肺畸形如支气管囊肿、心脏畸形如先天性心脏病、先天性食管支气管瘘、肺不发育、异位心包等,也有结肠畸形、异位胰腺等脏器畸形。叶外型肺隔离症有完整的胸膜包裹,常不与支气管相通,感染的机会较少,组织质地柔韧,内含大小不等的多发囊肿,切面呈海绵状黑褐色,伴不规则排列的血管,通常在标本的一端更为显著,镜下表现为正

常肺组织无规律地异常排列,气管数量较少,肺实质组织常发育不成熟。

隔离肺较大时可引起新生儿或婴幼儿呼吸窘迫,大多数在出生后前几个月内出现临床症状,合并有其他畸形者亦常在新生儿时期被发现,如果病变与消化道相通也可出现反复呼吸道感染、乏力、呼吸困难甚至是充血性心功能不全。如病变较小,没有合并其他畸形,可无明显临床症状,直至成年时期因为体检或其他原因方能得以诊断,据报道,约有50%系在尸检、查体或检查其他疾病时意外发现。

此外肺隔离症也可与胃肠道相交通,属于先天性支气管肺前肠畸形。最常见的为肺隔离症的囊腔与食管下段或胃底交通,其右侧多见,约占70%~80%,男女发病率相近,病理特点符合叶内型或叶外型肺隔离症。Gede在1968年首次采用该词描述此类肺隔离症,被归为叶外型,多在1岁前诊断。临床表现为慢性咳嗽、反复发作的肺炎或呼吸窘迫,常见伴随其他畸形。

三、诊断

肺隔离症的症状、体征及常规实验室检查等均缺乏特异性表现,初诊时不易明确诊断。

（一）X线片

胸部X线片表现为囊肿型或肿块型。囊肿型可见一个或多个囊腔,周围有炎性浸润,与支气管相通者内有气液平面,与支气管不相通者,囊肿边缘光滑,周围肺野清晰。肿块型可分为圆形、卵圆形或三角形分叶团块,边缘清晰。大约2/3的隔离肺位于左下叶背部膈肌和脊柱之间的夹角内,其次为右肺下叶后基底段。叶内型的典型胸部X线片表现为均匀密度增加的肿物或下叶基底段弥漫浸润,多在左侧,可有囊性表现,也可有液平面。叶外型可见均匀三角密度增加影附着于纵隔。

（二）CT

隔离肺的主要CT表现为含有气体、液体的囊肿、结节或软组织肿块;病灶周围可伴有局限性肺气肿;支气管扩张;病灶下缘可与膈面相连;囊壁可强化,但囊性病灶及病灶的囊性部分均不强化。肺炎可波及邻近肺组织,掩盖原肺隔离症的表现,炎

症消退后才可发现囊性病变。囊肿性病变CT平扫较易判断,但对密度较高的结节及肿块性病变则易误以为肺癌其他病变。图4-17-42为一例左肺下叶肺隔离症,增强CT扫描可明确显示异常血管(图中箭头所指为隔离肺的供血动脉),图4-17-43为一例右肺下叶肺隔离症,CT扫描未显示异常血管,缺乏典型特征。螺旋CT能显示病变形态、肺实质的改变、异常供血动脉。现在三维重建技术的应用具有明显的技术优势,可以明确显示异常供血动脉的起源、走行、分支及回流静脉,结果准确而直观。

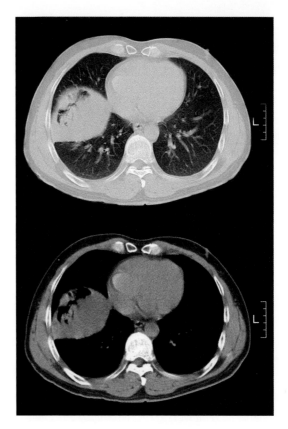

图4-17-43　右肺下叶肺隔离症

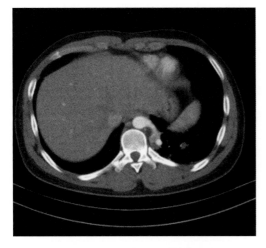

图4-17-42　左肺下叶肺隔离症

(三) MRI

病变在T_1WI及T_2WI均呈较高信号或为含气囊。叶内型的特点是肺叶内异常团块和异常血管相连,叶外型是在正常肺叶外密度增高的团块影,亦和异常血管相连。磁共振能分辨异常肺组织及其与周围脏器的关系,在各个断面尤其横断面上能清楚显示。

(四) 血管造影

主动脉造影可显示异常动脉分支发出的部位、数目、直径甚至静脉回流。随着影像学设备和技术的提高,已逐渐为其他方法所替代。

(五) B超和三维彩色多普勒超声

超声肺隔离症在B超及三维彩色多普勒超声上可同时显示病灶及其异常血管,表现为边界清楚、形态规整的圆形或椭圆形肺内团块,内部可见大小不同的囊性区,如有感染时可见散在的小光点反射,团块周围可见异常血管。其影像表现具有一定的特异性,适用于产前诊断及新生儿诊断。

因肺隔离症的症状、体征及X线缺乏特异性,故需与原发性肺癌、支气管囊肿、肺错构瘤以下疾病相鉴别。遇到以下情况时需考虑到本病的可能:①青少年时期曾有反复发作的肺部感染;②X线摄影显示左肺下叶后基底段囊肿或肿块样病变;③ILS多见于20岁以上的成人,有反复发作的肺炎病史且在同一部位,追问病史首发症状可能出现在10岁以内;④ELS多在半岁以内发病,常在出生第一天就表现为呼吸困难、发绀、喂养困难;⑤隔离肺较大时,常可致新生儿心、膈移位,发生呼吸窘迫,新生儿病死率极高;⑥合并有其他先天畸形。

四、治疗

(一) 外科治疗

目前为止,外科治疗仍是肺隔离症的主要治疗手段。

1. 手术指征　目前观点尚未统一,有部分学者认为除非有反复感染,或者合并有其他畸形以及继发心脏功能障碍的患者,可以不予手术。另外一种观点认为:叶内型肺隔离症多与支气管相通,易于引起肺内反复感染。长期炎症浸润,囊壁间纤维组织增生,可以使附近支气管扩张从而导致血流动力学改变,并且随着年龄的增长而加重,一旦确诊,应积极手术切除患侧肺叶;叶外型可不做特殊处理。综合考虑各种因素,下列情况需要手术治疗:①有明显症状、体征;②合并症可以通过手术治疗取得一定的效果;③患者虽无明显症状体征,但难以与肺癌等需手术治疗的级别相鉴别。

2. 手术禁忌证 ①严重的肺功能障碍;②合并有严重的全身性疾病,如心、肝、肾等功能障碍;③合并有手术无法治愈的先天畸形等其他疾病。

3. 主要手术步骤 一般采用标准的后外侧切口开胸。

(1)叶内型患者

1)病变位于左胸者:找到病变肺叶后,向前牵拉,显露降主动脉外膜并切开,解剖分离由其发出至隔离肺的异常血管,小心向膈肌方向分离,寻找有无其他异常动脉穿过膈肌到隔离肺组织。仔细结扎并缝扎这些血管。全部解剖、分离、结扎、缝扎、切断隔离肺的供血血管后,解剖斜裂。按照肺叶切除术常规步骤解剖、结扎、缝扎并切断肺叶动脉和静脉,然后处理支气管。

2)病变位于右胸者:隔离肺常在心脏后面,在下腔静脉外侧切开纵隔胸膜,在食管的前面解剖分离出异常动脉。血管处理与左胸病变类同。

(2)叶外型肺隔离症:可以只做隔离肺组织切除(图4-17-44)。

4. 手术重点注意事项

(1)术前诊断明确者:开胸后可首先解剖、分离、处理异常血管,防止血管损伤后大出血或者受损的血管退缩回纵隔、腹腔或其他组织内,造成不必要的麻烦。

(2)术前未明确诊断者:在行开胸探查手术时,如发现胸腔粘连较为严重,分离粘连时应谨慎操作,尤其是发现下肺韧带增厚时,应先以手指探查能否触及异常动脉搏动,然后仔细解剖分离,防止损伤异常血管,引起大出血。

(3)无论术前是否明确诊断,术中均应仔细探查,先以手指触摸有无血管搏动,然后再解剖分离。

(4)切忌盲目钳夹和切断:因病肺组织可能因反复感染而造成胸腔广泛紧密粘连,处理血管前需轻柔而仔细地分离粘连。

(5)因异常血管组织质脆且硬,分离异常血管时,不宜过于充分地剥离血管周围结缔组织,否则钳夹时容易造成血管损伤,结扎时容易造成切割,血管断裂、回缩后将会引起大出血。

(6)解剖分离血管前,可先以带线圈套血管,起到一定的防护作用;结扎异常动脉时,打结需松紧适宜,防止打结过紧切割血管壁,过松造成线结滑脱;结扎后,需仔细确认,不宜急于切断血管。

(7)如不能理想地暴露异常血管,或不能明确是否还有其他异常血管时,可使用胸腔镜手术常用的直线切割闭合器,将异常血管与周围的结缔组织

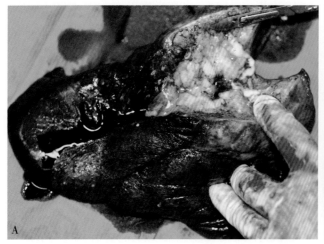
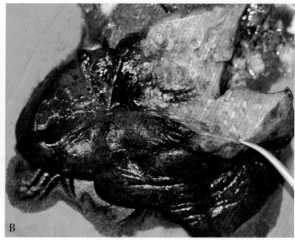

图4-17-44 隔离肺剖面图

一起闭合、切断。

（8）隔离肺与支气管相通时粘连较重，出血较多，不宜做局部切除或楔形切除。

（9）隔离肺有时候可能与食管、胃肠道或肝脏之间有瘘管交通。

5. 手术后并发症的处理　①大出血，术后密切监测血压、呼吸等生命体征，密切观察胸腔积液的量和性质，胸腔引流不畅时，床旁 X 线摄影有一定的辅助诊断价值；②肺功能障碍，处理原则同其他肺叶切除术后并发症。③心律失常等常见胸外科并发症，处理原则同其他肺叶切除术后并发症。

（二）胸腔镜手术治疗

国内外均有将胸腔镜技术应用于肺隔离症治疗的报道。胸腔镜切口多为 3 个或 4 个，也有选择两个切口的报道。胸腔镜对于下肺韧带及各面的显露与探查具有一定优势，但如患者胸腔内粘连严重则难度较大，误损伤血管时处理较为困难，必要时需果断转为常规开胸手术。有小儿外科学者报道约 25% 的儿科患者术中转为常规方式。

（三）介入治疗

介入治疗也是肺隔离症治疗的一种有效的新方法，尤其是介入栓塞治疗，常见方式为经血管碘油化疗物栓塞，该方法在控制咯血方面具有一定的优势，对于内科保守治疗无效且已丧失急诊外科手术机会的肺隔离症所致的急症大咯血或合并有充血性心衰的患者尤为适合。但目前尚缺乏大规模的前瞻性研究，随访资料不足，对其远期疗效和作用机制仍需进一步的探讨。治疗步骤：经股动脉或新生儿脐动脉插管，首先用行胸、腹主动脉造影以明确诊断，同时了解异常血管的数目、位置及走行方向等。然后用 Cobra 管超选择性插入靶血管，必要时可选用 3F 微导管或 4F Angiographic 导管，证实导管进入靶血管后，用栓塞剂对异常供血动脉进行栓塞。如果异常供血动脉管径细，血管过度迂曲，则超选择插管操作难度较高，有导致血栓的治疗风险。

发展这一治疗方式的主要目的之一，是为了减少外科手术所致的异常血管损伤，降低术中病死率。该方法相对简单、安全、有效。术后可以减轻婴幼儿的左向右分流所致的血流动力学变化，治疗后隔离肺的血供中断，病变组织缺血、变性、萎缩，

随后炎症病灶机化、消散、吸收，进而消除肺部感染反复发作的基础。

近来，有部分文章报道在介入治疗中采用蘑菇伞装置栓塞和线圈栓塞，取得了良好的近期效果。术后随访发现，仍有患者术后出现反复感染而不得不行手术治疗，该研究的学者认为，手术可能仍是目前以及以后一段时间内的主要治疗方式。

Wei 等总结了国内文献在 1998—2008 年间发表过的文章中提及的 2625 例肺隔离症，是目前病例数目最多的一项临床研究。结果如下：国内性别比为男 : 女 =1.58 : 1，常见症状为咳嗽、咳痰、发热、咯血、胸痛，13.36% 的患者无明显症状。CT 表现为团块状改变者 49.01%、囊性改变者 28.57%、空洞性改变者 11.57%、炎性病变者 7.96%，病变主要位于下肺，66.43% 位于左肺下叶后基底段，20.16% 位于右肺后基底段。肺内型占 83.95%，肺外型占 16.05%，双侧病变者仅有 3 例。异常血管 76.55% 来自胸主动脉，18.47% 来自腹主动脉。初诊时误诊率高达 58.63%。成人发病率高于小儿。

总之，异常血管的存在是肺隔离症的重要特征，对异常血管的处理也是手术的关键步骤。术中处理异常血管需提高警惕，发现一条异常血管后不能掉以轻心，应该更加仔细分离，观察是否有两条或者多条血管存在的可能。而且由于异常血管肌层较薄，组织弹性较差，同时常常伴有动脉硬化，容易损伤而出血，事实上在 1946 年 Pryce 首次报道肺隔离症后，本病之所以引起胸外科医师的关注，就是因为有一系列关于术中损伤异常血管进而造成大出血的文献报道，故手术时应仔细分离粘连，在处理下肺韧带时尤需谨慎。

第十一节　肺动静脉瘘

一、概述

肺动静脉瘘是因为先天性中胚层血管发育不全，正常分隔动脉和静脉丛的隔膜发育不全而造成的肺动静脉之间的异常交通，产生右向左分流的一种先天性畸形。Tobin（1966）证实，在正常的肺中可以有肺动静脉分流的存在，属于机体正常的血流

动力学防御机制,可在肺动脉高压、肝硬化或慢性阻塞性肺部疾病等病理情况下起重要作用。

根据肺血管系统的胚胎发育,肺动静脉畸形可发生在肺动脉、静脉或毛细血管等不同水平,呈单发性或多发性。1965 年 Anabtawi 根据畸形的性质、部位和大小提出解剖上的分类标准:

Ⅰ:多发性小的动静脉瘘,无瘤样结构。

Ⅱ:大的单个动静脉瘘,有瘤样结构 - 周围型。

Ⅲ$_a$:大的单个动静脉瘘,有瘤样结构 - 中央型。

Ⅲ$_b$:大的单个动静脉瘘伴有异常的静脉回流。

Ⅲ$_c$:多发性小的动静脉瘘伴有异常的静脉回流。

Ⅳ$_a$:大的单个静脉瘤与肺动脉交通。

Ⅳ$_b$:大的单个静脉瘤,无瘘存在。

Ⅴ:异常的静脉回流,无瘘存在。

二、临床表现

先天性肺动静脉瘘多见于女性,为非完全性的显性遗传,可有家族史。通常与遗传性出血性毛细血管扩张症(Rendu-Osler-Weber 病)合并发生,其发生率为 12%~60%。症状的产生由肺动静脉短路造成,轻者可无症状,重度者可出现活动后气急、心悸和易疲劳,约占 50%。症状可始于童年,但多出现于 30~40 岁时,90% 的病例在 40 岁以前发病。伴有 Rendu-Osler-Weber 病者可常可有血痰。肺部听诊可有典型的粗糙连续性杂音,在心脏收缩或深吸气时增强,强弱随体位的改变、病变的大小即分流量的多少和病变距胸壁的远近而改变。若肺动静脉瘘发生破裂,可伴有咯血并出现血胸或脑栓塞、脑脓肿等严重并发症。由于本病的血流动力学改变是右向左分流,故约 20% 病例可出现肉眼可见的发绀、杵状指或红细胞增多症。

三、诊断

胸部 X 线检查病灶可单发也可为多发,单发与多发的比率约为 2∶1。病灶呈结节状,分叶状,边缘清晰,密度较均匀,有时可见病灶与肺门有条索状阴影相连,系扩张的血管阴影。肺动静脉瘘中 80% 病灶位于胸膜下或肺表面,中、下叶多于上叶。透视下病灶呈搏动性,增加胸内压的动作如

Valsalva 时可见阴影变小,肺血流量增加时,病灶搏动同时增强。胸部 CT 显示为肺野结节状阴影,密度均一,无钙化点,注入造影剂前后病变部位 CT 值的显著变化可诊断本病,但肺动脉造影显示的肺动脉静脉短路仍是重要的明确诊断方法(图 4-17-45 和图 4-17-46)。

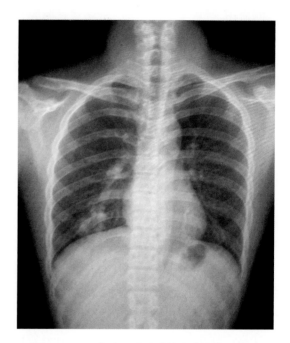

图 4-17-45 右肺下叶肺动静脉瘘胸部 X 线片

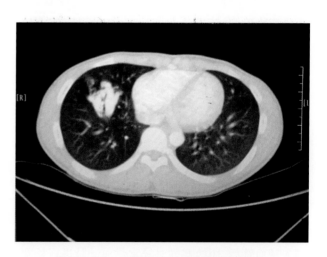

图 4-17-46 右肺下叶肺动静脉瘘胸部 CT

Burke 和 Raftin 主张,对疑有肺动静脉瘘的患者,在肺血管造影前先予无创伤的超声心动图和放射性核素肺灌注扫描检查。检查阴性者可排除右向左分流的存在,即否定本病的诊断,这样即不必再行肺血管造影。检查阳性者可协助本病的诊断,此外放射性核素肺灌注扫描尚可明确右向左分流

量的大小,以便决定进一步治疗。

其他:血常规检查可见红细胞计数升高,动脉血气分析显示血氧饱和度低下。心内压和瘘近端的肺动脉压正常,心搏出量一般正常,但分流量较大时心搏出量可代偿性增加。

四、治疗

有症状的病例是手术或栓塞疗法的指征,为了预防并发症的产生,即使没有症状的病例亦可以考虑积极治疗,对伴有 Rendu-Osler-Weber 病的病例由于严重并发症的发生率高,更应采取相应的治疗。单个或某些多发病灶可选择手术切除,某些多发病灶亦可行手术治疗。对大多数多发病变或双肺病变可以行介入性栓塞疗法。

(一)手术治疗

单个孤立病灶的手术病死率、并发症和复发率均很低,手术疗效满意。若肺动静脉瘘为周围型,位于胸膜下,可以采取楔形肺切除;对中央型病灶或多发病灶位于同一肺叶,可行肺叶切除。应慎重考虑单侧全肺切除,可选择栓塞疗法。若病灶位于双侧,手术治疗科采取正中切口、双侧切口或分期手术。对病灶直径 <1.5cm 而无症状者,若随访中病灶有增大趋势,应积极手术治疗。Dines 主张单个病灶无论大小,若伴 Rendu-Osler-Weber 病,由于病灶会增大,严重并发症的发生率高,应积极手术治疗。若伴有肺动脉高压,由于手术后又病情恶化之可能,Sperling 认为应列为手术禁忌。如果可能,还可采取瘘管切除术,两端血管缝合以彻底闭锁。近年来,有学者提出肺动静脉瘘切除术的观点,即阻断供出血管,仅摘除病变部位。该方法可最大可能保存正常肺组织,但应严格把握手术指征。

肺动静脉瘘的手术操作同其他肺切除术,无特殊。但作肺楔形切除时,最好使用自动吻合器或止血钳钳夹后再切除病肺,亦有报道采用微波组织凝固器,防止出血和血液流入支气管。因病变的供血动脉和回流静脉直径较粗,必须交叉褥式缝合肺粗糙面,最好离开切除边缘稍远处缝合,结扎要可靠,确保肺的切离面均结扎在内,必要时缝合两层,止血可靠,并能防止手术后漏气。

(二)栓塞疗法

自 1978 年 Taylor 等初次报道经导管栓塞术以来,由于其创伤小,对肺功能损伤少,正得到广泛应用。栓子为金属线圈或可脱离的气囊。栓子应在 X 线引导下经导管正确无误放置,若留置在瘘管内易发生其他动脉栓塞。While 指出,大约 79% 的瘘管只有单一的供血动脉支和回流静脉支,容易栓塞,而 21% 病例具有 2 根或 2 根以上供血和回流支,栓塞较困难,Anderson,Hatfield 和 Fried 应用超小型不锈钢线圈成功治疗多发性肺动静脉瘘病例。为避免栓塞治疗中产生血栓和空气栓子,操作应轻柔谨慎,操作前投与肝素。有正确的技术和经验,栓塞术的疗效良好,有些病例在栓塞术后出现胸痛、发热和少量胸腔积液,但可自行缓解。

Walfenhaiyst 报道结合应用手术和栓塞疗法治疗多发性肺动静脉瘘。先使用栓塞疗法治疗小的双侧病变,然后剖胸暂时阻断右肺门血管探及瘘管的供血动脉和回流静脉,予以结扎,再将位于右下肺叶脏层胸膜下的病变切除,最大限度地保留健肺。

Ando 近年报道一组患者使用金属线圈栓塞治疗的长期随访结果,仅 12% 的患者出现复发,全组无重大并发症,认为栓塞疗法可取得与手术治疗相似的效果。

第十二节　肺脓肿

一、概述

肺脓肿是各种致病菌引起肺实质的化脓性感染,因肺组织坏死,液化而形成脓肿空洞。20 世纪后半叶中,由于抗生素广泛应用和不断更新,肺脓肿的发病率和病死率迅速下降,内科药疗的治愈率已达 90% 以上,而真正需要手术治疗者也大幅度减少。上海市胸科医院 1957—1999 年间经手术病理证实的肺脓肿共计 420 例,其中 1958—1968 年间平均每年手术 17 例,而 1969—1999 年间平均每年手术仅为 3 例,仅占本院每年肺切除手术总数的 1%~2%。

致病菌多为混合性感染,抗生素问世前的葡萄球菌、链球菌及肺炎链球菌明显减少，现今常见菌种为抗药性强的金黄色葡萄球菌、大肠类杆菌和假单胞菌等，79% 以上可检出厌氧菌。按发病机制肺脓肿可分为原发性（吸入性）、继发性和血源性三种。继发性以肺癌为多，来自食管、纵隔或脓胸的少见。败血症致血行感染更少见。

吸入性肺脓肿的发病需具备三方面因素：①感染性异物吸入：外界的、口鼻部的或呕吐物等；②神志不清的误吸：以酒醉最多见，其他见于癫痫发作、脑血管意外、外伤或手术后咳嗽受抑制等；③全身或肺局部抗病力下降：如受冷、疲劳、创伤或手术，小儿或高龄者，糖尿病，服用激素或免疫抑制药者。有免疫缺陷疾病等。近 20 多年来由于交叉感染，医院内获得的军团菌、铜绿假单胞菌（绿脓杆菌）和白假丝酵母菌感染在增多。儿童以金黄色葡萄球菌和嗜血流感杆菌多见，薄壁空洞常伴有胸腔积液及气胸。艾滋病患者 30% 有肺部感染，且难以控制。

肺脓肿的病理过程分为急性炎症期、化脓期和脓肿形成期 3 个过程。脓肿的内层为坏死组织，中层为炎性肉芽组织，外层为纤维结缔组织。脓肿周围肺组织有不同程度炎症、纤维化、支气管扩张和邻近胸膜粘连及增厚，其引流支气管及肺门淋巴结亦为炎症改变，来自支气管动脉和肋间动脉的侧支循环血管增多并粗大，慢性病例可呈现肺叶或全肺的毁损。早期由于有效抗生素治疗，可表现范围小、空洞小并最后达到吸收愈合。

二、临床表现

无论是原发性肺脓肿，或者是继发性肺脓肿，病程早期即肺脓肿形成前期，一般均为 2 周时间，患者多有高热、畏寒、咳嗽、有少量黄痰或白痰、胸痛、周围血象白细胞增高等呼吸道重症感染（肺炎）的一组临床症状，少数机体抵抗力极差，尤其是厌氧菌感染的患者，起病症状不典型，仅为低热、咳嗽、胸痛、呼吸困难，周围血象也不一定有核左移，缺乏准确的起病时间。起病 10~14 天后进入脓肿溃破期，脓液溃入支气管，则出现咳嗽加剧、咯脓痰、血痰、咯血等症状。痰液的性质与感染的细菌菌种有密切关系：厌氧菌感染时痰量大，易咳出，有恶腥臭味，每日 300~500ml；葡萄球菌感染则为黄脓痰，无恶臭，痰黏稠，量稍少。支气管引流后患者高热症状往往会缓解，但咳嗽症状会持续不断。若脓液进入周围或对侧肺组织则继发致命性双侧多症灶的肺炎。脓肿破溃进入胸膜腔时，将导致脓气胸的发生，多表现为突然胸痛加剧，再次高热、寒战、呼吸困难。

慢性肺脓肿时患者有持续咳嗽、咯脓痰、咯血、间歇发作发热，患者常伴营养不良、贫血、消瘦等慢性消耗病容体征与肺脓肿的大小和部位、有无并发症关系密切。深部的不太大的肺脓肿，常难发现阳性体征。病变范围较大时可于病变处发现叩诊浊或实变，听诊有呼吸音低、湿啰音。慢性肺脓肿患者可有患侧胸廓塌陷，脊柱向患侧弯曲，可有杵状指（趾）。

三、诊断

（一）实验室检查

1. 血常规检查　外周血的血细胞计数显著增加，总数可达（20~30）× 10^9/L，核左移，中性粒细胞可达 80%~90% 以上。慢性肺脓肿患者白细胞可轻度增高或无明显改变，血红蛋白含量常有明显下量。

2. 痰涂片　革兰染色镜检可确定病原体。

3. 细菌培养　痰液和静脉血做细菌培养包括需氧、厌氧细菌培养、真菌培养。并做药物敏感试验。在 B 超引导下经皮穿刺用细针抽吸活检送细菌培养，成功率可达 94%，小气胸并发症发生率约 6%。

（二）影像学诊断

X 线正侧位胸片是肺脓肿诊断的重要基础，典型的征象是大片致密模糊炎性浸润阴影，边缘不清，分布在一个或数个肺段，与细菌性肺炎相似。脓肿形成后，大片致密炎性阴影中出现圆形、密度更高的阴影，脓肿溃破后的胸部 X 线片可见到脓肿区有透亮区及液平面。后前位与侧位胸部 X 线片上气液平面的宽度相同是肺脓肿的特点，可区别于分隔的液气胸的阴影，后者正、侧位无明显相关性，也就是说分隔的液气胸的前后径和左右径的宽度是不相同的。随着脓痰的咳出和引流及药物的有效治疗脓腔周围炎症逐渐减少，脓腔缩小而至消失。

脓毒败血症患者发热不退且有咳嗽症状时,胸部 X 线片及 CT 显示两肺多发小脓肿可诊断为血源性肺脓肿。

慢性肺脓肿脓腔壁增厚,内壁不规则,肺叶收缩,胸膜肥厚,纵隔的患侧移位。

胸部 CT 可以更好地反映脓肿的变化,定位更加准确,发现脓腔更早,能更好确定细菌性感染、结核和肿瘤(图 4-17-47 和图 4-17-48)。

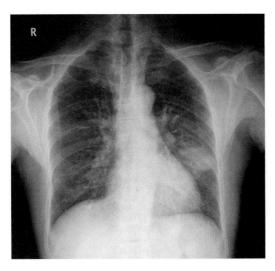

图 4-17-47 患者,男性,60 岁,胸部 X 线片提示左肺下叶肺脓肿

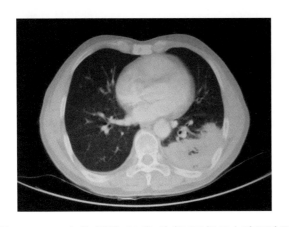

图 4-17-48 患者,男性,60 岁,胸部 CT 提示左肺下叶阴影,内见空洞和液性暗区,考虑诊断肺脓肿

(三) 纤维支气管镜检查

有助于获取病灶处分泌物做细菌培养,得到的细菌种类更可靠。可咬取组织活检,除外支气管肿瘤。

(四) 鉴别诊断

根据病史、临床症状、胸部 X 线片及 CT 结合血常规、细菌培养、诊断肺脓肿并不困难。需要鉴别的疾病主要包括肺炎球菌性肺炎、空洞性肺结核、支气管肺癌和肺囊肿继发感染。

四、治疗

尽管肺脓肿内科疗效很高,但下列情况仍需考虑行肺切除手术:①内科治疗 2 个月以上脓肿空洞不愈合,空洞直径 >2cm 或张力性空洞;②除空洞外,肺叶或全肺呈毁损表现:大片炎症及纤维化,广泛支气管扩张,肺不张等;③并发支气管胸膜瘘、脓胸、食管瘘和反复气胸等并发症;④无法控制的大咯血;⑤不能除外肿瘤者。

术前应控制毒血症,痰量少于 50ml/d,纠正低蛋白血症。

病变范围小的肺脓肿切肺手术同一般肺切除术。对慢性重症肺脓肿手术应重点注意:①防止脓痰或血流向健侧肺,宜采用双腔气管插管,术中采用头低位并勤吸痰,手术者游离肺宜轻柔并尽可能早离断支气管。②由于侧支血管丰富使手术出血量较多,平均用血量达 2000~3000ml 以上,少数可达 10 000~20 000ml 之多。一方面需准备充足血源,方面需仔细止血并尽快切除病肺。③防止胸腔污染,不作肺楔形或段切除术,游离胸膜粘连或叶间裂时注意不损破脓肿或炎症部分肺组织。一旦术中有污染应多次冲洗,并术后用抗生素冲洗胸腔,延期拔胸管。肺脓肿切肺手术结果现今已大有改进,手术病死率低于 3%,并发症 13%~24%。主要并发症有脓胸、支气管胸膜瘘和对侧肺炎症。

对不能耐受肺手术的年老、体弱者,药疗效果不佳时,可采用脓肿引流术,可经肋间或肋床(切除肋骨段)置管引流空洞,部分病例引流后可再次行切肺手术。对儿童亦可采取穿刺,置细管引流治疗。

Sziklavari 等近来报道一例肺脓肿患者于 CT 定位下穿刺置管引流治疗失败后,于基础麻醉下行肺脓肿体表定位切口,使用真空海绵持续引流,患者恢复良好。

2014 年 Schweigert 回顾性分析了 44 例肺脓肿手术治疗患者,其中 7 例行肺段切除,26 例行肺叶切除,11 例行全肺切除,围术期病死率为 15.9%,其认为查尔森基础疾病权重指数 >3 分,胸膜腔积脓、支气管胸膜瘘是预后不良的重要预测因素,而脓毒血症和急性肾衰竭是术后死亡的主要预测因素(图4-17-49)。

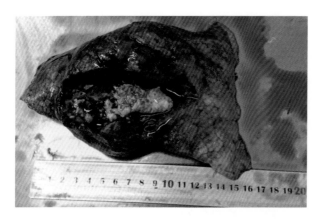

图 4-17-49 患者,男性,60 岁,手术切除左肺下叶,剖面见脓栓,诊断肺脓肿

第十三节 肺栓塞

一、概述

Laennec 早在 1819 年即对肺动脉栓塞作了描述并认识到与深静脉血栓的密切关系,随后医学家对肺动脉栓塞的三大要素即血流淤滞、高凝状态以及血管壁损伤有了更深入的认识,但直至今日肺栓塞症仍是致死和致残的主要因素。

据估计在美国出现症状的肺栓塞患者约为63 000 例,其发病率在 20 世纪 70 年代中期约相当于急性心肌梗死的半数,并为脑血管意外的 3 倍。而由慢性肺栓塞症所导致的肺高压则由于症状不典型而难以估计其发病率。

虽然肺栓塞可由肿瘤、感染性栓塞、心内膜炎赘生物以及包括医源性在内的多种异物所致,但最重要的致病原因是静脉血栓性栓塞。

临床上可分为急性肺栓塞和慢性肺栓塞两大类型。急性肺栓塞患者 10%~20% 在 48 小时内死亡,其余患者则可由各种不同的机制促使栓塞逐渐有不同程度的消散。机体对肺栓塞的反应不仅仅取决于栓子的大小和肺血管床的原先状态和阻力,而且亦受到内分泌和神经反射等因素的影响。在原先无心、肺疾病的肺栓塞造成肺血管床

20% 及以下的阻塞时其临床症状轻微,当急性肺栓塞对肺血管床的阻塞超过 50%~60% 时才影响到心排血量。与慢性肺栓塞不同的是急性肺栓塞由于原先正常的右心室不能产生如在慢性肺栓塞中的右心高压收缩力。因而即使较广泛的急性肺栓塞肺动脉压时能保持正常,而肺动脉平均压升至30~40mmHg 时实际上已有严重的肺高压存在。

慢性肺栓塞症所致的肺高压其确切发病率的估计尚无直接的资料。根据美国每年有 600 000例急性肺栓塞症中约有 500 000 人能获生存来估计大致应在 10 000 人左右。这些患者的预后与肺高压的严重程度密切相关。文献报道肺动脉平均压 >30mmHg 者的 5 年生存率约为 30%,超过50mmHg 者的 5 年生存率仅为 10%。

二、临床表现

急性肺栓塞的临床表现变化较多,症状和体征常缺少特异性。最常见的症状有气促和胸痛。有发绀的不超过 20%。

慢性肺栓塞症的临床表现常可能是隐匿性的,一般发展至晚期超过 50% 的肺血管阻塞后才出现症状,此外其两个主要症状活动后气促和疲劳乏力都是作特异性的,其他可能出现的症状有劳累后胸痛、咳嗽和咯血等。体征亦不恒定,如有血流性杂音常提示肺动脉有狭窄或支气管动脉有血流增多。

三、诊断

对于急性肺栓塞心电图的主要价值在于排除心肌梗死。胸部 X 线片可能有肺血减少和线状肺不张等改变但亦均无特异性,其价值亦在于排除其他胸内病变。目前最有效的诊断是对于情况稳定的患者采用放射性核素肺通气 / 灌注(V/Q)扫描,亦即肺血流图。但有些肺部病变亦可影响肺的灌注,如气胸、胸腔积液、肺淤血、二尖瓣病变等,最确切的诊断方法是肺动脉造影,但在危急情况下难以实现。如较大分支有阻塞存在即应考虑成立肺栓塞的诊断。胸部 CT 检查亦能有助做出诊断。经食管心脏超声检查可显示肺总动脉和大分支中血栓阻塞。临床有症状的肺栓塞症的患者可见到右心室容积、收缩力的异常,亦可能有三尖瓣关闭不

全。最近的血管内超声检查可在床边经静脉径路进行,有助于确诊。

对于慢性肺栓塞,常规检查如胸部 X 线片、心电图的结果难以与非肺栓塞症的肺高压相鉴别。肺动脉段扩大和右心室扩大肥厚可有助于诊断。心超检查的发现与急性肺栓塞症相似即有心脏扩大以及三尖瓣反流。如能观察到近端肺血管有慢性机化血栓,如见于肺总动脉和左、右肺总动脉,则有助于确立诊断。经食管和经支气管的超声检查可提高发现的阳性率。慢性肺栓塞症的诊断可由肺血流扫描图确立。主要需鉴别的是原发性肺高压,其特征是肺血流扫描图属正常。CT 检查可有助于明确诊断,至少能证实肺总动脉和肺叶动脉内有阻塞存在。螺旋 CT、电子束 CT 增强扫描可直接显示肺血管。此外磁共振的应用如自旋回波和梯度回波脉冲系列扫描对肺总动脉和左、心肺动脉主干的栓塞有一定的诊断价值。右心导管检查和肺动脉造影不仅是标准的确诊手段,亦是估计手术风险和手术径路所必需的。肺动脉造影可见血管腔不规则,充盈缺损,或突然中断。采用非离子化造影剂高压注入左、右肺动脉内常可为患者所耐受(图 4-17-50)。

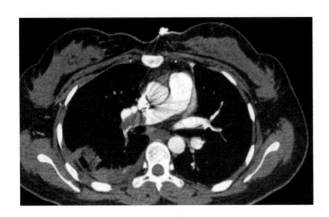

图 4-17-50　胸部增强 CT 提示肺动脉栓塞

四、治疗

(一)急性肺栓塞的预防和治疗

对各种大手术的病例均应考虑预防深静脉栓塞,尤其是老年或有其他高危因素的患者。预防的最有效措施是手术前 2 小时先皮下注射低分子量肝素 5000IU,并在术后每 8 小时重复直至患者能下床活动。这一措施一般可有效防止术后出现深静脉血栓和肺栓塞,而无其他血稀释扩容剂,如右旋糖酐类的不良后果。

急性肺栓塞后患者生存的自然病程取决于栓塞的碎裂和随后的溶解,因而溶栓治疗是合理的措施。临床溶栓治疗后血流动力学常有明显改善以及心超检查有右心室功能改善的表现。一般可先以尿激酶 4400IU/kg 开始,以后每小时再给予 4400IU/kg;亦可采用链激酶 25 000IU 作初始剂量,以后再给予 100 000IU/h。近年亦有报道采用 rt-PA 50~100mg 在 2~6 小时内滴入。

1. 急性肺栓塞肺动脉取栓术　Tredenlenburg 首先于 1908 年经胸施行肺动脉栓塞取出但未获得生存。1962 年,Sharp 再次采用体外循环下取栓术获得成功。

手术指征:对于急性肺栓塞有望获得生存的患者并无手术指征,因患者的血栓溶机制可使栓塞消散,手术适用于血流动力学严重障碍并诊断明确者。此外,对血流动力学不稳定但又为溶栓治疗禁忌者亦应手术取栓。

胸骨正中切口进入心包腔内后上、下腔静脉分别绕带。体外循环转流开始后纵行切开肺总动脉并分别或结合应用镊子、吸引器以及带囊导管取出血栓。有时需短时间阻断升主动脉以利远端肺动脉内的操作。带囊导管虽适用于拉出远端的血栓但应慎重,以免损伤肺动脉。急性肺栓塞取栓术的总病死率文献中报道相差较大,为 10%~80%。而无并发心搏停止者则为 10%~20%,但发生过心搏停止者手术病死率超过 60%。

2. 腔静脉阻隔术(caval interruption)　对于经过介入治疗取栓或手术取栓的患者,有学者主张采用下腔静脉阻隔术并结合抗凝治疗以预防肺栓塞再次发生。其适应证是:①存在再次发生肺栓塞的可能;②慢性肺栓塞症合并肺动脉高压的患者。经过各种不同方法和各种器材临床应用后目前已从下腔静脉结扎、部分缝闭或折叠等逐渐发展改进至腔静脉内滤栓器置入。Einclelter 等首先经静脉置入特制导管可临时预防肺栓塞,随后又有学者设计气囊、夹子以及能达到逐渐闭塞管腔的伞状器材。目前被认为最有效的有 Greenfield 滤栓器,这是一种圆锥形伞状滤栓装置。全长约 4.5cm 置入后不影响静脉内血流,能捕捉 3mm 或稍大的血栓。长期疗效良好通畅率高达 97%,栓塞复发率约 5%。此滤栓器可经颈静脉或股静脉置入。

抗凝治疗极为重要,术后应常规给华法林抗凝。为与术中、术后的早期肝素治疗配合,其覆盖期不应少于 5 天才能停止使用肝素。至于华法林抗凝时间应持续时间一般认为至少 4 个月较为安全。在有诱发肺栓塞因素的患者中则应适当延长。

(二) 慢性肺栓塞的治疗

1. 肺栓塞症肺高压的外科治疗

(1) 适应证:慢性肺栓塞能以手术方法解除阻塞,并且肺血管阻力已超过 225dyn·s·cm^5。根据 Jamiesen 的经验以上适应证并非绝对,随着医学的发展,远端栓塞或肝肾功能损害属可逆性者亦可考虑手术,尤其对一侧肺栓塞无法忍受活动后气促症状者,手术年龄可从 15 岁至 81 岁。

(2) 术前准备:应包括右心导管检查和肺动脉造影,测量肺动脉压和了解肺动脉及其分支的解剖学特点。手术的决定除根据肺栓塞症合并肺高压的诊断确立外尚需考虑全身情况以及症状的严重程度,术前宜先置入下腔静脉滤栓器。开始以华法林抗凝直至手术前,并在术后持续抗凝。

(3) 手术操作:肺栓塞的取栓必须是双侧,这是一个原则性的观念。慢性肺栓塞右心室必然肥厚亦必有肺动脉压显著增高。如采用单侧径路又无

体外循环保护,在钳闭一侧肺动脉时很可能导致血流动力学不稳定,手术风险显著增大。故手术径路已由单侧开胸切口发展至双侧径路,采用正中胸骨切开和体外循环转流作为基本方法。有些学者采用深低温停循环法。切开心包后于升主动脉作高位供血管插入,并作上腔及下腔静脉插管绕带。按常规体外循环转流降温。经右上腔静脉置减压引流管,主动脉根部灌注心肌保护液。为获得静止无血手术野清除肺动脉内血栓及血管内膜剥脱,术中低温宜在中度以下 (20℃),有学者主张使动脉血温与肛门温差保持 10℃ 左右,主要根据手术医师对病变清除时间与难度的估计而定,并无统一标准。血稀释可有助于改善微循环以及低温时血黏度的增加,血细胞比容一般控制在 0.18~0.25,主动脉钳闭后心室颤动发生以前或停心搏以前宜在肺动脉总干内插入减压管。降温的同时将升主动脉与上腔静脉游离,上腔静脉游离至无名静脉并与右肺动脉完全分离。右、左肺动脉的游离均应在心包内进行,避免穿破胸膜。右肺动脉游离至上叶、中叶动脉发出部。牵开升主动脉并在右肺动脉作切开向右延伸直至右下肺动脉根部。将上腔静脉牵向右侧有利显露。应强调肺动脉切口应保持在中线并只能作一个切口,在此中线切口作上叶动脉内膜剥脱较切开上叶动脉更为容易。总的切口远端深及肺下叶动脉的限度应根据缝合的难度决定,以尽可能在最短的切口内完成内膜剥脱为原则 (图 4-17-51)。

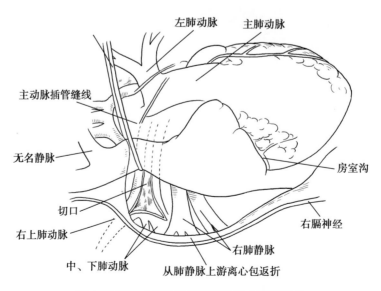

图 4-17-51　右肺动脉切开取栓及内膜剥脱术

先将较松易于取下的血栓摘除,一般在降温过程中可以完成。如支气管动脉侧支循环并不影响操作,一般均能找到内膜剥脱的分离面。如侧支循环量多而影响操作,则作深低温短暂停循环(20分钟以内)。慢性肺栓塞症合并肺高压的治疗不仅仅是摘除松的血栓,亦应作肺血管的内膜剥脱术。早期手术失败的原因之一是仅作血栓摘除而未作内膜剥脱。Jamieson指出肺动脉血管床在切开后直接观察下一般见不到栓塞物,如外科医师经验不足将误认为内膜正常不作进一步内膜剥脱最终影响手术疗效,一旦剥离面找到后逐渐轻柔地牵拉不仅可拉出肺叶动脉、肺段动脉甚至更远端的肺动脉内膜,必需耐心地轻轻牵拉各级动脉内膜直至拉出内膜末端成尖形尾状为止。停循环的时间一般不应超过20分钟,在有经验外科医师操作下单侧肺动脉取栓内膜剥脱术均能在此时间内完成。右侧肺动脉内膜剥脱完成后右肺动脉切口以聚丙烯缝线(5-0)作连续缝合关闭切口。切口必须一次缝妥,如有出血在循环恢复后再作加缝将遇较大的困难和麻烦。如严格控制停循环时间在20分钟以内,辅助性脑保护措施包括逆行灌注并无必要,但两次停循环之间应有15分钟的转流灌注。左肺动脉的取栓及内膜剥脱在心包内切开肺总动脉向上延伸至左上叶动脉根部。取栓与内膜剥脱的方式与右侧相同。左侧内膜剥脱的最困难处理作左下叶动脉内膜剥脱,因其位于左总支气管后方不能在直视下观察进行,如遵循轻柔牵引并根据其行程方向恰当施力亦可凭术者的感觉逐渐全部拉出(图4-17-52)。

内膜剥脱完成后肺动脉切口缝妥后即应恢复转流并升温,升温时仍应保持动脉血温与肛门温度差10℃。复温过程中应切开左心房探查有无血栓存在并观察有无卵圆孔未闭,如有应予缝闭,因术后肺高压下降有一过程;如出现右向左分流将导致低氧血症。至于二尖瓣反流轻度的一般在右心功能改善后均能自行减轻或消失而不需作成形修复术。逐渐停止转流结束手术。

手术切口按常规逐层缝合但需加强心包引流,最好多置一根并留置5~7天。因肺栓塞症患者术后心包渗出液量较多,持续时间亦较长。

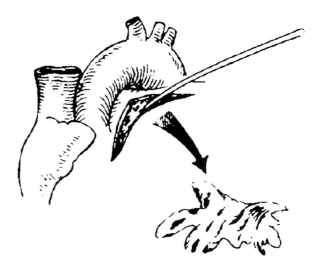

图4-17-52　肺动脉主干切开并向左上肺动脉根部延伸,取栓及内膜剥脱

2. 术后处理　术后开始抗凝治疗在拔除引流管前以双嘧达莫20mg 每4~6小时1次,静脉内给药,可辅以阿司匹林300mg/d口服。以后以华法林口服,维持凝血酶原时间为正常的1.5~1.6或INR 2.0~3.0。术后处理亦直接关系到疗效,除术后血容量的精确控制外,术后右心功能调控、呼吸支持和管理极为重要。如前述术后抗凝治疗外,慢性肺高压持续时间较长的病例其肺高压消退有一过程。虽然大多数患者的肺高压术后即开始消退,一般均在24小时后开始逐渐消退。慢性肺栓塞症在肺动脉内膜剥脱后可并发肺的“再灌注水肿”,严重的甚至可导致死亡(1%~2%)。术后低氧血症一般均可发生仅程度不同而已,这就需依靠呼吸支持和处理直至并发症消失为止。

据加州大学圣迭戈分校医学中心420例治疗总结慢性肺栓塞肺高压的手术病死率为9%,但从1990年以来随着经验的积累和手术方法的改进在最后200例中病死率已降至4%。长期随访,发现患者术后血流动力学和呼吸功能均能保持显著改善,心功能从NYHA Ⅲ级或Ⅳ级改善至Ⅰ级。欧洲的报道亦获得术后心功能明显改善,在术后生存随访的65例中有62例心功能恢复至NYHA Ⅰ~Ⅱ级。

2014年纽约康奈尔大学医学院总结了过去12年内20例肺动脉栓塞手术治疗患者,手术成功率为95%,认为患者即使仅仅出现右室功能不全等非肺动脉广泛栓塞的表现,也应及早手术取栓治疗,对于出现循环不稳定等严重症状的患者,手术同样可取得较好的疗效。

(叶波 施建新 冯键)

参考文献

1. Lee BJ,Kim HR,Cheon GJ,et al. Squamous cell carcinoma arising from pulmonary hamartoma. Clin Nucl Med,2011, 36:130-131.

2. Umashankar T,Devadas AK,Ravichandra G,et al. Pulmonary hamartoma:Cytological study of a case and literature review. J Cytol,2012,29:261-263.

3. Jindal T,Sharma N,Kumar A,et al. Pulmonary hamartoma with tuberculosis masquerading as metastasis. Ann Thorac Med,2011,6:152-153.

4. Yamashita S,Mun M,Kono T. Pulmonary hamartoma treated by thoracoscopic enucleation. Gen Thorac Cardiovasc Surg, 2010,58:30-32.

5. Lu Z,Qian F,Chen S,et al. Pulmonary hamartoma resembling multiple metastases:A case report. Oncol Lett,2014,7: 1885-1888.

6. Huang CC,Sheu CY,Tzen CY,et al. Pulmonary hamartoma mimicking primary bronchoalveolar cell carcinoma. Thorax, 2012,67:187-188.

7. Dragoumis DM,Boudalaki ES,Assimaki AS,et al. Pulmonary hamartoma masquerading lung metastasis in a woman with inflammatory breast cancer. Breast J,2012,18:486-488.

8. Hata Y,Isobe K,Sasamoto S,et al. Pulmonary hamartoma diagnosed by convex probe endobronchial ultrasound-guided transbronchial needle aspiration(EBUS-TBNA). Intern Med, 2010,49:1171-1173.

9. Sakamoto K,Ando K,Noma D. Pulmonary chondromatous hamartoma with pleural dissemination:report of a case. Surg Today,2015,45(9):1197-1199.

10. Fan M,Lin Y,Liu L. Multiple pulmonary chondroid hamartoma. J Thorac Oncol,2014,9:1053-1054.

11. Webb S,Richmond S,Wright C,et al. Laryngeal hamartoma causing polyhydramnios and lethal pulmonary hypoplasia. Aust N Z J Obstet Gynaecol,2010,50:297-298.

12. Madan K,Sharma S,Singh N,et al. Large pulmonary hamartoma with "popcorn" like calcification. Monaldi Arch Chest Dis,2011,75:243-244.

13. Saxena P,Downie S,Amanuel B,et al. Giant pulmonary hamartoma:an interesting clinico-pathologic entity. Heart Lung Circ,2010,19:573.

14. Joshi HM,Page RD. Giant pulmonary hamartoma causing acute right heart failure. Ann Thorac Surg,2014,97: e21-e22.

15. Handa U,Mundi I,Saini V. Fine needle aspiration diagnosis of pulmonary hamartoma. J Cytol,2012,29:250-251.

16. Itoga M,Kobayashi Y,Takeda M,et al.A case of pulmonary hamartoma showing rapid growth. Case Rep Med,2013, 2013:231652.

17. Okazawa S,Kawagishi Y,Inomata M,et al. Synchronous pulmonary hamartoma and lung cancer in a young patient. Nihon Kokyuki Gakkai Zasshi,2011,49:349-354.

18. Matsuda E,Okabe K,Kobayashi S,et al. Pulmonary hamartoma associated with lung cancer. Kyobu Geka,2010, 63:875-878.

19. Sminohara S,Hanagiri T,Kuwata T,et al. Clinical characteristics of pulmonary hamartoma resected surgically as undiagnosed pulmonary nodule. J UOEH,2012,34:41-46.

20. 崔丹,齐凤杰,杨静,等.肺硬化性血管瘤临床病理特点及免疫表型分析.临床与实验病理学杂志,2010,26(2): 200-202.

21. 罗猛,蒲强,马林,等.肺硬化性血管瘤的诊断与治疗. 天津医药,2010,38(10):904-905.

22. 林洪平,彭峰,刘永桥,等.肺硬化性血管瘤的CT影像学特点.放射学实践,2010,25(8):864-867.

23. Salemis NS,Seretis C,Nakos G,et al. Synchronous occurrence of breast cancer and pulmonary sclerosing hemangioma: management and review of the literature. Breast Dis,2013, 34:61-65.

24. Wei S,Tian J,Song X,et al. Recurrence of pulmonary sclerosing hemangioma. Thorac Cardiovasc Surg,2008,56: 120-122.

25. He C,Fang H,Liu Y,et al. Pulmonary sclerosing hemangioma: report of two cases. World J Surg Oncol,2012,10:182.

26. Adachi Y,Tsuta K,Hirano R,et al. Pulmonary sclerosing hemangioma with lymph node metastasis:A case report and literature review. Oncol Lett,2014,7:997-1000.

27. Schiergens TS,Khalil PN,Mayr D,et al. Pulmonary sclerosing hemangioma in a 21-year-old male with metastatic hereditary non-polyposis colorectal cancer:report of a case. World J Surg Oncol,2011,9:62.

28. Lin XY,Zhang D,Zhang Y,et al. In pulmonary sclerosing hemangioma expression of beta-catenin,Axin,and C-myc differs between the two cell types. Virchows Arch,2012, 461:59-65.

29. Lin KH,Chang CP,Liu RS,et al. F-18 FDG PET/CT in evaluation of pulmonary sclerosing hemangioma. Clin Nucl

Med,2011,36:341-343.

30. Chen Q,Wu LJ,Hu H,et al. A case of pulmonary sclerosing hemangioma with low (18)FDG uptake in PET. Oncol Lett, 2012,3:646-648.

31. Oishi H,Kawamura M,Hoshi F,et al. The fluorodeoxyglucose-positron emission tomography (FDG-PET) findings and surgical strategy for pulmonary sclerosing hemangioma. Kyobu Geka,2010,63:769-773.

32. Oka S,Ono K,Kuwata T,et al. Surgical treatment for patients with pulmonary sclerosing hemangioma. J UOEH,2011, 33:41-45.

33. Takao M,Shimamoto R,Shinbo H. Imaging diagnosis:Q & A. Pulmonary sclerosing hemangioma. Kyobu Geka,2009, 62:908-911.

34. Ma S,Sun Y,Du C,et al. Diagnosis and treatment for pulmonary sclerosing hemangioma. Zhongguo Fei Ai Za Zhi,2011,14:674-678.

35. Liu H,Li S,Yang S,et al. (99)Tc(m)N-NOET dual-phase SPECT in differential diagnosis of benign and malignant lung tumors. Zhonghua Zhong Liu Za Zhi,2014,36:48-52.

36. Wu TJ,Shiao JS,Lu JY. A novel Doppler spectral index for differentiating benign from malignant lung tumors. J Clin Ultrasound,2011,39:256-262.

37. 黄志文,高雷山,张红艳,等. CT引导下经皮肺活检诊断肺炎性假瘤临床分析. 山东医药,2010,50(37):54-55.

38. Roth C,Stuckrath I,Pantel K,et al. Low levels of cell-free circulating miR-361-3p and miR-625* as blood-based markers for discriminating malignant from benign lung tumors. PLoS One,2012,7:e38248.

39. 邓克学,韦超,曹东兴. 肺炎性假瘤CT诊断. 中国医学计算机成像杂志,2010,16(3):211-214.

40. Volchegorskii IA,Novoselov PN,Dudarova TP,et al. Stating the need of surgical treatment of the infiltrative lung tuberculosis. Khirurgiia(Mosk),2013:75-82.

41. 李志强. 肺结核空洞继发曲霉菌球的外科诊断及治疗. 广西医科大学学报,2011,28(4):560-561.

42. 王健,王正. 肺结核的外科治疗. 临床医药实践,2010, 19(2):86-89.

43. 白连启. 388例肺结核外科切除病例分析. 中国防痨杂志,2009,31(8):484-487.

44. Rodriguez SA,Martin AJ,Gomez RJ,et al. Bronchial-pancreatic fistula:diagnostic-therapeutic approach. Cir Esp,2013,91:690-691.

45. Mieda H,Nagano Y,Iwasaki E,et al. Two cases of airway stent placement to treat tracheal and bronchial fistula using general anesthesia under spontaneous respiration. Masui, 2012,61:880-884.

46. Akulian J,Pathak V,Lessne M,et al. A novel approach to endobronchial closure of a bronchial pleural fistula. Ann Thorac Surg,2014,98:697-699.

47. Cao DB,Yang SR,Pan RD,et al. Bronchial artery aneurysms and bronchial artery-pulmonary artery fistula. Eur J Cardiothorac Surg,2012,42:e21.

48. Brioude G,D'Journo XB,Reynaud-Gaubert M,et al. Bronchial fistula after lobar size reduction for bilateral lung transplantation in Kartagener's syndrome:a surgical challenge. Interact Cardiovasc Thorac Surg,2013,17:184-186.

49. Basille D,Andrejak M,Bentayeb H,et al. Bronchial fistula associated with sunitinib in a patient previously treated with radiation therapy. Ann Pharmacother,2010,44:383-386.

50. Lindner M,Hapfelmeier A,Morresi-Hauf A,et al. Bronchial stump coverage and postpneumonectomy bronchopleural fistula. Asian Cardiovasc Thorac Ann,2010,18:443-449.

51. Seidelman RA,Seidelman J. Closure of gastro-pleuro-bronchial fistula with polymethyl methacrolate and endoclips:a rare complication of gastric bypass surgery. J Bronchology Interv Pulmonol,2010,17:87-89.

52. Ybarra LF,Ribeiro HB,Hueb W. Coronary to bronchial artery fistula:are we treating it right? J Invasive Cardiol, 2012,24:E303-E304.

53. Rigattieri S,Fedele S,Sperandio M,et al. Coronary-to-bronchial artery fistula in a patient with multivessel coronary disease treated by percutaneous coronary intervention. J Cardiovasc Med(Hagerstown),2010,11:625-627.

54. Yanagida R,Kass R,Czer L,et al. Endovascular repair of arterio-bronchial fistula of the outflow graft of Heart Mate II left ventricular assist device. J Thorac Cardiovasc Surg, 2011,142:710-711.

55. Young JA,Shimi SM,Alijani A,et al. Occlusion of a neo-esophageal-bronchial fistula using the Amplatzer Vascular Plug 2. Diagn Interv Radiol,2013,19:259-262.

56. Cariati A,Piromalli E,Taviani M. Postpneumonectomy bronchial stump recurrence and bronchopleural fistula. Asian Cardiovasc Thorac Ann,2012,20:439-442.

57. 葛棣,卢春来,冯自豪,等. 肺切除术后支气管胸膜瘘的治疗. 中华结核和呼吸杂志,2011,34(3):225-227.

58. 刘建明,刘新民,孙圣华,等. 经内镜注射生物蛋白胶联合微波治疗支气管胸膜瘘8例. 中国组织工程研究与临床康复,2010,14(8):1491-1494.

59. 李静,张宏伟,张建光. 3例肺真菌病影像学分析. 中华医院感染学杂志,2011,21(13):2797.

60. 李勇,卢洪洲.艾滋病合并侵袭性肺真菌病的诊治.中国真菌学杂志,2011,6(4):67-71.

61. 吴伟本,俞同福.肺真菌病的 CT 表现.中华医院感染学杂志,2011,21(21):4512-4514.

62. 曹登攀,吴恩福,郑祥武,等.肺真菌病的 CT 诊断(附49 例分析).实用放射学杂志,2011,27(2):211-213,222.

63. 诸兰艳,陈平.侵袭性肺真菌病 14 例确诊病例临床特点分析.中华结核和呼吸杂志,2010,33(9):697-698.

64. 刘又宁,佘丹阳,孙铁英,等.中国 1998 年至 2007 年临床确诊的肺真菌病患者的多中心回顾性调查.中华结核和呼吸杂志,2011,34(2):86-90.

65. Sokouti M,Golzari SE,Kayhan S,et al. Recurrence following pulmonary hydatid disease surgery. World J Surg, 2014,38:266.

66. Guleria R,Dhaliwal RS,Malik SK.Pulmonary hydatid disease presenting as non-resolving bilateral consolidations. Indian J Chest Dis Allied Sci,1989,31(2):129-131.

67. Kabiri EH,Traibi A,EI HM,et al. Parenchyma sparing procedures is possible for most pulmonary hydatid disease without recurrence and low complications. Med Arch,2012, 66:332-335.

68. Burgess C,Masters IB,Francis P,Grimwood K,Chang AB: Flexible bronchoscopy in managing a child with pulmonary hydatid disease. Pediatr Pulmonol 2012,47:1140-1142.

69. Paksoy N,Ozer D,Tuneli IO. Diagnosis of pulmonary hydatid disease presenting with solid nodule and mimicking malignancy by fine needle aspiration cytology. Cytojournal, 2012,9:13.

70. Herek D,Karabulut N. CT demonstration of pulmonary embolism due to the rupture of a giant hepatic hydatid disease. Clin Imaging,2012,36:612-614.

71. Ozkan ZG,Turkmen C,Sanli Y,et al. Accumulation of F-18 FDG in the infected pulmonary cyst in a patient with hydatid disease. Ann Nucl Med,2011,25:451-453.

72. Daghfous H,Zendah I,Kahloul O,et al. Pleural complications of pulmonary hydatid disease. Tunis Med, 2014,92:6-11.

73. 宋楠,谢东,姜格宁,等.经单侧胸腔跨纵隔 VATS 双侧肺大疱切除术.中华胸心血管外科杂志,2012,28(11):692-693.

74. 张志庸.协和胸外科学.第 2 版.北京:科学出版社,2010.

75. Buyukoglan H,Mavili E,Tutar N,et al. Evaluation of diagnostic accuracy of computed tomography to assess the angioarchitecture of pulmonary sequestration. Tuberk Toraks,2011,59:242-247.

76. Ruan SY,Yang CY,Yu CJ. Cystic form of pulmonary sequestration. CMAJ,2011,183:1050.

77. Wei Y,Li F. Pulmonary sequestration:a retrospective analysis of 2625 cases in China. Eur J Cardiothorac Surg, 2011,40:e39-e42.

78. Misao T,Yoshikawa T,Aoe M,et al. Video-assisted thoracic resection for intralobar pulmonary sequestration. Gen Thorac Cardiovasc Surg,2011,59:718-721.

79. Gonzalez D,Garcia J,Fieira E,et al. Video-assisted thoracoscopic lobectomy in the treatment of intralobar pulmonary sequestration. Interact Cardiovasc Thorac Surg, 2011,12:77-79.

80. Diks J,Schutte PR,Cheung D,et al. Treatment of pulmonary sequestrations by means of endovascular embolization:future or fashion? Case Report Med,2011,2011:173918.

81. Marine LM,Valdes FE,Mertens RM,et al. Endovascular treatment of symptomatic pulmonary sequestration. Ann Vasc Surg,2011,25:696 e611-695.

82. Rodriguez Guerineau L,Suero Toledano P,Prada Martinez F,et al. [Endovascular treatment of pulmonary sequestration with Amplatzer(R)vascular plugs. An Pediatr (Barc),2012,76(5):285-289.

83. Leoncini G,Rossi UG,Ferro C,et al. Endovascular treatment of pulmonary sequestration in adults using Amplatzer(R)vascular plugs. Interact Cardiovasc Thorac Surg,2011,12:98-100.

84. Ando K,Mochizuki A,Kurimoto N,et al. Coil embolization for pulmonary artefiovenous malform ation as an organ-sparing therapy:outcome of long-term follow-up. Ann Thorac Cardiovasc Surg,2011,17(2):118-123.

85. Sziklavari Z,Ried M,Hofmann HS.Vacuum-assisted closure therapy in the management of lung abscess.J Cardiothorac Surg,2014,9(1):157.

86. Huang HC,Chen HC,Fang HY,et al. Lung abscesspredicts the surgical outcome in patients with pleural empyema.J Cardiothorac Surg,2010,5:88.

87. Schweigert M,Giraldo Ospina CF,Solymosi N. Emergent pneumonectomy for lung gangrene:does the outcome warrant the procedure? Ann Thorac Surg,2014,98(1):265-270.

88. Worku B,Gulkarov I,Girardi LN. Pulmonary embolectomy in the treatment of submassive and massive pulmonary embolism.Cardiology,2014,1292):106-110.

89. Lang IM,Madani M.Update on chronic thromboembolic pulmonary hypertension.Circulation,2014,1306:508-518.

第十八章 恶性肺部肿瘤的外科治疗

第一节 原发性肺部恶性肿瘤的外科治疗

一、流行病学

肺癌是当前世界范围内男性和女性致死率最高的恶性肿瘤。在美国,因肺癌死亡的人数多于乳腺癌,前列腺癌和大肠癌死亡人数的总和。世界卫生组织公布的数据表明 2008 年全世界被诊断为肺癌的人数为 1.61 亿人,占恶性肿瘤总发病人数的 13%,居第一位,而其中 55% 在发展中国家。在世界范围内男性肺癌发病率为女性的 2.5 倍,但不同地区男性肺癌发病率的差异达到 20 倍之多,男性的年龄标准化病死率以每年 1~5% 的速度逐年增长,而且女性肺癌的病死率也在快速增加。从我国近年来城乡前 10 位恶性肿瘤构成来看,肺癌已代替肝癌成为我国首位恶性肿瘤死亡原因,占全部恶性肿瘤死亡的 22.7%。且发病率和病死率仍在继续迅速上升。目前我国肺癌发病率每年增长 26.9%,如不及时采取有效控制措施,预计到 2025 年,我国肺癌患者将达到 100 万,成为世界第一肺癌大国。

二、病因

目前认为吸烟是肺癌的最重要的高危因素,和不吸烟者相比,吸烟者的肺癌发病率约是不吸烟者 20 倍。职业接触导致新发肺癌,暴露于石棉,氡,沥青,煤烟,砷,铬,镍等被证实会导致肺癌。空气污染、放射线、饮食习惯也与肺癌有关。

三、病理类型

(一)肺腺癌

目前是肺癌最常见的组织学类型,占所有肺癌的 30%~50%。肺腺癌发病年龄较小,多见于女性,一般生长缓慢,但有时在早期即可发生血行转移,临床治疗效果及预后不如鳞癌。肺腺癌不同的组织亚型在临床、影像学、病理学和遗传学上有很大差异。原来的分类,包括 2004 年世界卫生组织 分类既不能很好地反映肿瘤分子生物学、病理学和影像学的新进展,也不能满足临床治疗和预测预后的需要。为此,国际肺癌研究学会(IASLC)、美国胸科学会(ATS)和欧洲呼吸学会(ERS)于 2011 年 2 月公布了肺腺癌的国际多学科分类(表 4-18-1):①废除细支气管肺泡癌(bronchioloalveolar carcinoma,BAC)诊断术语;②提出原位腺癌(adenocarcinoma in situ,AIS)新概念,并将其与非典型腺瘤样增生(atypical adenomatous hyperplasia,AAH)一并归入浸润前病变;③区分出微浸润性腺癌(minimally invasive adenocarcinoma,MIA),定义为≤3cm 孤立性小腺癌,肿瘤细胞明显沿肺泡壁生长,伴病变内 1 个或多个直径≤0.5cm 的浸润灶;④浸润性腺癌分类中,不再推荐使用混合性亚型浸润性腺癌,并独立列出贴壁状为主的腺癌、微乳头状为主浸润性腺癌的亚型;⑤原黏液性 BAC 依据沿肺泡壁生长还是浸润性生长,分为黏液性 AIS、黏液性 MIA 和

表 4-18-1　肺腺癌的 IASLC/ATS /ERS 分类(2011 年)

浸润前病变
　　非典型腺瘤性增生
　　原位腺癌[≤3cm 原来的细支气管肺泡癌(bronchioloa-
lveolar carcinoma,BAC)]
　　　　非黏液性
　　　　黏液性
　　　　黏液/非黏液混合性
微浸润性腺癌(minimally invasive adenocarcinoma,MIA)
(≤3cm 贴壁状为主的肿瘤,浸润灶≤5mm)
　　　　非黏液性
　　　　黏液性
　　　　黏液/非黏液混合性
浸润性腺癌
　　贴壁状为主(原来的非黏液性 BAC 生长方式,浸润灶
>5mm)
　　腺泡性为主
　　乳头状为主
　　微乳头状为主
　　实性为主伴黏液产物
浸润性腺癌变型
　　浸润性黏液腺癌(原来的黏液性 BAC)
　　胶样型
　　胎儿型(低度和高度恶性)
肠型

浸润性黏液腺癌;⑥浸润性腺癌中其他亚型也稍有变化,黏液性囊腺癌归入胶样腺癌中,透明细胞腺癌和印戒细胞腺癌不作为单独组织学亚型,但若出现,应予以报告其成分和百分比,同时将胎儿型腺癌分为低度恶性和高度恶性两类。

(二)鳞癌

约占原发性肺癌的 20%~35%,多发于 50 岁以上老年男性,并且与吸烟有密切关系。直到 20 世纪后半叶,鳞癌仍然是全世界最多见的肺癌类型,后来腺癌发病率增高超过鳞癌。鳞癌可分为中央型和外周型,其中超过 2/3 为中央型病灶,细胞易脱落,痰找癌细胞可明确诊断。鳞癌生长缓慢、转移较晚,早期侵犯支气管黏膜导致管壁逐渐增厚、管腔狭窄,进而堵塞出现阻塞性肺炎、肺不张、肺实变等表现。10%~20% 的外周型鳞癌会癌灶中央坏死形成空洞。

(三)细胞癌

细胞癌是肺癌中恶性程度最高的病理类型。

SCLC 生长快,早期就有淋巴或者血运转移,仅有少数小细胞癌患者有机会接受外科手术。SCLC 被纳入神经内分泌癌,细胞质中有嗜银颗粒或神经分泌颗粒。SCLC 分两个亚型,一是典型的小细胞癌,细胞内有较多的神经内分泌颗粒和高浓度的多巴脱羧酶,预后较好。另一种是变异的小细胞癌,倍增时间短,预后差,存活时间短。

(四)未分化大细胞癌

发生在肺的末梢支气管和亚段区,多为球形,呈膨胀性生长,中心有坏死,但多无胸膜凹陷。未分化大细胞癌,细胞较大,但大小不一,常呈多角形或不规则形,呈实性巢状排列,常见大片出血性坏死;癌细胞核大,核仁明显,核分裂象常见,胞质丰富,可分巨细胞型和透明细胞型。

(五)肺腺鳞癌

占肺癌的 0.6%~2.3%,肿瘤必须含有至少 10% 的腺癌或鳞癌成分时才能诊断为腺鳞癌,常位于外周并伴有中央瘢痕形成。

(六)类癌

类癌是神经内分泌细胞的低度恶性肿瘤,占所有肺部肿瘤的 1%~2%,分为典型类癌和非典型类癌,后者有更高的恶性组织学和临床表现。典型类癌多为中心型,淋巴结转移少,恶性程度低。不典型类癌约占所有类癌的 10%,多为周围型,易淋巴结转移,预后差。

四、肺癌的转移途径

(一)直接蔓延扩散

癌肿在支气管壁发生后可向支气管腔内生长,导致管腔狭窄或完全阻塞。癌肿向支气管外长大即侵入肺组织,再蔓延扩展侵及邻近的器官组织。中央型肺癌蔓延扩展入肺门、纵隔后即可压迫或侵犯淋巴、血管、神经以及位于纵隔的多种器官和组织。靠近肺边缘部位的周围型肺癌则常侵及胸膜,引起胸膜腔积液和胸壁转移。癌肿尚可穿越肺叶间裂侵入相邻的其他肺叶。巨大的癌肿由于中心部分缺血、组织坏死、液化,形成癌性空洞。

(二)淋巴道转移

淋巴道转移是支气管肺癌常见的主要扩散途径。小细胞癌在较早阶段即可经淋巴道转移,鳞癌

淋巴结转移较晚。淋巴结转移先局部后纵隔。

（三）血道转移

肺癌发生血道转移者病变已进入晚期。小细胞癌可较早呈现血道转移。腺癌经血道转移较为多见。最常见的转移部位有脑、骨骼、肾上腺等，脑转移多为多发转移。

（四）气道播散

少数肺癌病例脱落的癌细胞可经气管扩散植入同侧或对侧其他肺段或肺叶，形成新的癌灶。细支气管肺泡癌较常发生气道播散。

五、临床表现

肺癌的临床表现比较复杂，症状和体征的有无、轻重以及出现的早晚，取决于肿瘤发生部位、病理类型、有无转移及有无并发症，以及患者的反应程度和耐受性的差异。肺癌早期常无症状。中央型肺癌症状出现早且重；周围型肺癌常在体检时被发现，症状出现晚且较轻，甚至无症状。

1. 咳嗽　是最常见的症状，以咳嗽为首发症状者占 24%~68%。长于管径较大、对外来刺激敏感的段以上支气管黏膜时，可产生类似异物样刺激引起的咳嗽，典型的表现为阵发性刺激性干咳，一般止咳药常不易控制。肿瘤生长在段以下较细小支气管黏膜时，咳嗽多不明显，甚至无咳嗽。

2. 痰中带血　亦是肺癌的常见症状，以此为首发症状者约占 30%。由于肿瘤组织血供丰富，质地脆，剧咳时血管破裂而致出血，一般痰血量少持续数日。

3. 胸痛　以胸痛为首发症状者约占 25%。常表现为胸部不规则的隐痛或钝痛

4. 发热　以此首发症状者占 20%~30%。肺癌所致的发热原因有两种，一为炎性发热，中央型肺癌肿瘤生长时，常先阻塞段或支气管开口，引起相应的肺叶或肺段阻塞性肺炎或不张而出现发热，但多在 38℃左右，很少超过 39℃，抗生素治疗可能奏效，但因分泌物引流不畅，常反复发作，约 1/3 的患者可在短时间内反复在同一部位发生肺炎。二为癌性发热，多由肿瘤坏死组织被机体吸收所致，此种发热抗感染药物治疗无效，激素类或吲哚类药物有一定疗效。

5. 胸闷、气急　约有 10% 的患者以此为首发症状，多见于中央型肺癌，特别是肺功能较差的患者。

6. 由于肺癌所产生的某些特殊活性物质（包括激素、抗原、酶等），患者可出现一种或多种肺外症状，临床上以肺源性骨关节增生症较多见。

7. 肿瘤外侵和转移的症状，可出现胸腔积液，心包积液，上腔静脉阻塞综合征，黄疸，消瘦等症状。

六、诊断和肺癌分期

（一）诊断

1. 胸部 X 线检查　是肺癌最基本的检查，由于胸部 X 线正侧位片敏感性为直径 1cm 以上的结节性病变，故对肺癌早期诊断的作用有限。

2. 胸部 CT 检查　对肺内小结节的检出率有较高的敏感性，可以较早发现和清楚显示肿瘤的大小、形态，及和胸膜、胸壁、大血管等关系，评估局部淋巴结及纵隔淋巴结有无转移。在肺门、肺内及纵隔内病变的大小、形状和范围，有助于判断肺癌是否能切除。低剂量 CT 亦用于早期肺癌筛查。

3. 痰细胞检查　通过痰检可使部分肺癌患者获得确诊，有痰血的中央型肺癌患者容易得到诊断。

4. 纤维支气管镜检查　可以获取病理学诊断，对确定病变范围、明确手术指征与方式有帮助尤其是对于中央型肺癌，是不可或缺的诊断方法。

5. 经皮肺穿刺活检　可选用于痰细胞学和支气管镜检查无法获得阳性结果的周围型肺癌，是一种有创性检查。上腔静脉综合征、肺动脉高压、肺囊肿等是禁忌证，可出现气胸、血胸等并发症但不严重。

6. 正电子发射计算机断层扫描（positronemissiontomography，PET）　在肺癌中的应用越来越普遍，PET 利用转化细胞能过度蓄积 ^{18}F 标记二磷酸果糖（FDG）的原理，探测正电子放射核素在机体中的分布状况，提供局部组织代谢的信息，对肿瘤进行定性定位诊断。相对 CT 检查，PET 可以提供更准确的术前分期，肿块的定位定性，有无淋巴结及远处转移。PET 应用于肺癌早期诊断，其敏感度

为 95%，但由于一些炎症细胞也可以蓄积 FDG，特异性仅为 85%。

7. 纵隔镜检查 纵隔镜检查术因其高敏感性和特异性，目前仍是肺癌纵隔淋巴结分期的金标准。

8. EBUS-TBNA 是一种新的肺癌微创诊断分期方法，2004 年首次应用于临床后在各大医学中心普及。EBUS-TBNA 在肺癌诊断以及纵隔淋巴结分期中具有很高的敏感度（89%~99%）、特异度（100%）和准确度（92%~99%），且在超声图像实时监视下穿刺活检大大提高了安全性，目前尚无明显相关并发症的报道。

（二）肺癌的术前分期

肺癌的术前分期对选择治疗方案和判断预后至关重要，常用的无创分期技术包括胸部螺旋 CT、PET-CT、头颅 MRI、上腹部 CT 或超声以及全身骨显像（ECT）等。对于已确诊或高度怀疑肺癌的患者，应常规行胸部及上腹部（包括肝脏和双侧肾上腺）增强 CT 扫描、头颅 MRI 及全身骨显像检查，以除外肺外远处转移。

对于无远处转移的非小细胞肺癌（NSCLC），相比术前 T 分期，术前的淋巴结（N）分期仍具有挑战性。据报道，10%~30% 临床 N0 肺癌患者术后病理分期升级到 N1 或 N2，因此，早期 NSCLC 术前 N 分期有重要意义。肺癌的术前 N 分期主要依靠影像学诊断方法（CT 或 PET-CT）。CT 检查主要依靠淋巴结的大小判断转移，准确性不高但经济易行。PET-CT 在淋巴结分期上优于 CT，文献报道 PET-CT 评价肺癌 N 分期的敏感性和特异性分别为 74% 和 85%。美国临床肿瘤指南（NCCN）已将 PET-CT 作为肺癌术前临床分期非创伤性方法之一。

对影像学怀疑纵隔淋巴结转移的肺癌患者，需进一步行有创性检查。纵隔镜检查术因其高敏感性和特异性，目前仍是肺癌纵隔淋巴结分期的金标准。但纵隔镜需要全身麻醉，检查创伤较大且可能发生严重并发症。EBUS-TBNA 是一种新的肺癌微创诊断分期方法。2011 年 ANNEMA 等报道了这一领域证据可信度级别最高、入组病例数最多的一项多中心随机对照临床研究，对比了内镜超声技术（EUS-FNA 和 EBUS-TBNA）联合外科手术分期（纵隔镜等）与纵隔镜检查术在 NSCLC 纵隔淋巴结分期中的应用价值。结果显示，纵隔镜检查组和单纯应用内镜超声技术组的敏感性（85% vs 79%，$P=0.47$）和阴性预测价值（85% vs 86%，$P>0.99$）相似，不必要的开胸手术率相似（12% vs 18EBUS-TBNA%，$P=0.22$），但内镜超声技术的安全性更高，并发症更少（1% vs 6%，$P=0.03$）；而内镜超声技术联合外科手术分期（内镜超声检查阴性者进一步接受纵隔镜等检查）则可明显提高分期的敏感性（94% vs 79%，$P=0.02$），减少不必要的开胸手术率（7% vs 18%，$P=0.22$）。

由此可见，内镜超声技术（EBUS-TBNA 等）更加微创安全且具有很高的敏感性，可以最大限度地减少外科分期方法的应用，但 EBUS-TBNA 目前无法完全替代纵隔镜等外科手段，对于 EBUS-TBNA 阴性结果的患者尚需进一步行纵隔镜、胸腔镜等外科检查方法。

七、TNM 临床分期

2015 年，国际肺癌研究学会（International Association for the Study of Lung Cancer，IASLC）对肺癌分期系统进行了更新，制定了第八版国际肺癌 TNM 分期标准，目前第八版肺癌分期修订稿已发表于《Journal of Thoracic Oncology》，目前临床应用第 8 版肺癌 TNM 分期系统（表 4-18-2~ 表 4-18-5）。肺癌新 TNM 分期系统如下：

（一）原发肿瘤 T 定义

新分期标准所采纳的数据资料来自 16 个国家的 35 个数据库，包含了自 1999-2010 年间的 94708 例肺癌病例，囊括了回顾性及前瞻性研究数据，其中可用于分析的有效病例 77156 例，非小细胞肺癌（NSCLC）70967 例（92%），小细胞肺癌（SCLC）6189 例（8%）。

①将 T1 分为 T1a（≤1cm），T1b（>1cm 至 ≤2cm），T1c（>2cm 至 ≤3cm）；② T2 分为 T2a（>3cm≤4cm）和 T2b（>4cm 至 ≤5cm）；③重新分类 >5cm 且 ≤7cm 的肿瘤分为 T3；④重新分类超过 7cm 或更大的肿瘤为 T4；⑤支气管受累距隆突 <2cm，但不侵犯隆突，和伴有肺不张 / 肺炎则归为 T2；⑥侵犯膈肌分为 T4；⑦删除纵隔胸膜浸润这一 T 分期术语。

表 4-18-2 IASLC 第八版 TNM 分期

T 分期：

TX：未发现原发肿瘤，或者通过痰细胞学或支气管灌洗发现癌细胞，但影像学及支气管镜无法发现。

T0：无原发肿瘤的证据。

Tis：原位癌。

T1：肿瘤最大径≤3cm，周围包绕肺组织及脏层胸膜，支气管镜见肿瘤侵及叶支气管，未侵及主支气管。

T1a：肿瘤最大径≤1cm，

T1b：肿瘤最大径>1cm，≤2cm；

T1c：肿瘤最大径>2cm，≤3cm；

T2：肿瘤最大径>3cm，≤5cm；侵犯主支气管（不常见的表浅扩散型肿瘤，不论体积大小，侵犯限于支气管壁时，虽可能侵犯主支气管，仍为 T1），但未侵及隆突；侵及脏层胸膜；有阻塞性肺炎或者部分或全肺肺不张。符合以上任何一个条件即归为 T2。

T2a：肿瘤最大径>3cm，≤4cm，

T2b：肿瘤最大径>4cm，≤5cm。

T3：肿瘤最大径>5cm，≤7cm。直接侵犯以下任何一个器官，包括：胸壁（包含肺上沟瘤）、膈神经、心包；同一肺叶出现孤立性癌结节。符合以上任何一个条件即归为 T3。

T4：肿瘤最大径>7cm；无论大小，侵及以下任何一个器官，包括：纵隔、心脏、大血管、隆突、喉返神经、主气管、食管、椎体、膈肌；同侧不同肺叶内孤立癌结节。

表 4-18-3 N 分期

NX：区域淋巴结无法评估

N0：无区域淋巴结转移

N1：同侧支气管周围及（或）同侧肺门淋巴结以及肺内淋巴结有转移，包括直接侵犯而累及的

N2：同侧纵隔内及（或）隆突下淋巴结转移

N3：对侧纵隔、对侧肺门、同侧或对侧前斜角肌及锁骨上淋巴结转移

表 4-18-4 M 分期

MX：远处转移不能被判定

M0：没有远处转移

M1：远处转移

M1a：局限于胸腔内，包括胸膜播散（恶性胸腔积液、心包积液或胸膜结节）以及对侧肺叶出现癌结节（许多肺癌胸腔积液是由肿瘤引起的，少数患者胸液多次细胞学检查阴性，既不是血性也不是渗液，如果各种因素和临床判断认为渗液和肿瘤无关，那么不应该把胸腔积液纳入分期因素）

M1b：远处器官单发转移灶为 M1b

M1c：多个或单个器官多处转移为 M1c

表 4-18-5 第八版肺癌 TNM 分期组合

M0	亚组	N0	N1	N2	N3
T1	Tis（mis）	Ⅰa1			
	T1a≤1cm	Ⅰa1	Ⅱb	Ⅲa	Ⅲb
	1cm<T1b≤2cm	Ⅰa2	Ⅱb	Ⅲa	Ⅲb
	2cm<T1c≤3cm	Ⅰa3	Ⅱb	Ⅲa	Ⅲb
T2	3cm<T2a≤4cm	Ⅰb	Ⅱb	Ⅲa	Ⅲb
	4cm<T2b≤5cm	Ⅱa	Ⅱb	Ⅲa	Ⅲb
T3	5cm<T3≤7cm	Ⅱb	Ⅲa	Ⅲb	Ⅲc
T4	7cm<T4	Ⅲa	Ⅲa	Ⅲb	Ⅲc
M1	M1a	Ⅳa	Ⅳa	Ⅳa	Ⅳa
	M1b	Ⅳa	Ⅳa	Ⅳa	Ⅳa
	M1c	Ⅳb	Ⅳb	Ⅳb	Ⅳb

（二）区域淋巴结 N 定义

第 1 组：上界为环状软骨下缘；下界为双侧锁骨，正中为胸骨切迹上缘，气管中线将此区域淋巴结分为 1R 和 1L。

第 2 组：2R 上界为右肺尖和胸膜顶，中间为胸骨切迹上缘，下界为无名静脉与气管交叉处下缘，内界为气管左侧缘；2L 上界为左肺尖和胸膜顶，中间为胸骨切迹上缘，下界为主动脉弓上缘。

第 3 组：右侧上界为胸膜顶，下界为隆突水平，前界为胸骨后，后界为上腔静脉前缘；左侧上界为胸膜顶，下界为隆突水平，前界为胸骨后，后界为左颈总动脉；3p 上界为胸膜顶，下界为隆突水平。

第 4 组：4R 包括右侧气管旁和气管前淋巴结，上界为无名静脉与气管交叉处下缘，下界为奇静脉下缘；4L 气管左侧缘和动脉韧带之间，上界为主动脉弓上缘，下界为左肺动脉干上缘。

第 5 组：动脉韧带外侧淋巴结，上界为主动脉弓下缘，下界为左肺动脉干上缘。

第 6 组：升主动脉和主动脉弓前外侧淋巴结，上界为主动脉弓上缘切线，下界为主动脉弓下缘。

第 7 组：上界为气管隆突，左侧下界为下叶支气管上缘，右侧下界为中间干支气管下缘。

第 8 组：位于食管表面，除外隆突下淋巴结，上界为左侧为下叶支气管上缘，右侧为中间干支气管下缘，下界为膈肌。

第 9 组：肺韧带内淋巴结，上界为下肺静脉，下界为膈肌。

第 10 组：紧邻主支气管和肺门血管（包括肺静脉和肺动脉干远端），上界为右侧为奇静脉下缘，左侧为肺动脉上缘，下界为双侧叶间区域。

第 11 组：叶支气管开口之间，11s 位于右侧上叶和中间干支气管之间，11i 位于右侧中叶和下叶支气管之间。

第 12 组：紧邻叶支气管淋巴结。

第 13 组：段支气管周围淋巴结。第 14 组：紧邻亚段支气管淋巴结（图 4-18-1）。

提出了转移淋巴结的位置：nN（单站与多站），存在和不存在跳跃式淋巴结转移，pN1a，pN1b，pN2a1，pN2a2 和 pN2b 可能对预后的评价更为精确。

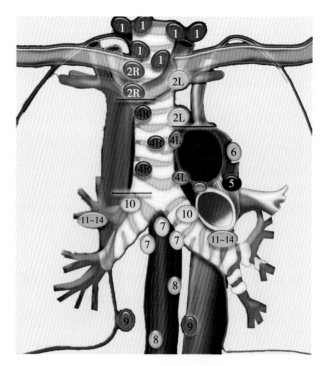

图 4-18-1　内淋巴结分布

（三）远处转移 M 定义

将 M1 分为 M1a，M1b 和 M1c：①M1a 局限于胸腔内，包括胸膜播散（恶性胸腔积液、心包积液或胸膜结节）以及对侧肺叶出现癌结节归为 M1a；②远处器官单发转移灶为 M1b；③多个或单个器官多处转移为 M1c。

八、手术适应证

（一）肿瘤学评估

由于分期决定着 NSCLC 的疗效，因此术前需精确分期。除组织诊断外，分期手段应包括胸（或胸腹）CT、腹（或腹、双锁骨上区）B 超、脑 MRI（或至少脑 CT）、骨扫描（有症状者加做骨 MRI 或骨 CT）、纤维支气管镜，有条件者可加做 PET/CT。怀疑有纵隔淋巴结转移的患者可行支气管超声内镜（EBUS）、纵隔镜明确有无转移。通常 I、II 期 NSCLC 为早期肺癌，大多数据证实手术疗效较好，5 年生存率分别为 I A 期 73%、IB 期 58%、II A 期 46%、II B 期 36%。但 III A 期病变手术疗效则极具争议。

1. N2NSCLC 的外科治疗　III A-N2 NSCLC 的治疗一直存在争议。在 20 世纪 80 年代以前，只要临床病理诊断为 III A-N2 的 NSCLC，并被视为外科手术禁忌证。近十多年来，随着外科技术的发展，以及多学科综合治疗理论和技术在肺癌中的应用，ⅢA-N2 肺癌的治疗观念已经有了很大的改变，已不再被视为外科手术的禁忌证。从临床治疗的角度，ⅢA-N2 NSCLC 包括ⅢA1：即切除标本最后病理学检查偶然发现的 N2 转移；ⅢA2：术中发现的单站纵隔淋巴结转移；ⅢA3：术前分期(纵隔镜、PET/CT 或其淋巴结活检)发现的单站或多站纵隔淋巴结转移；ⅢA4：巨块或固定的多站 N2 淋巴结转移(CT 扫描图上短径 >2cm 的淋巴结)。对于可切除的ⅢA-N2 NSCLC 患者，关键问题是要确定哪一部分患者是属于有潜在可能治愈的病例，哪一部分患者可能对外科治疗无效。此外，还需要考虑的问题是，哪些患者可以先行手术治疗，哪些患者可能需要先行术前新辅助化疗或新辅助放化疗，然后再根据术前新辅助治疗的结果，选择恰当的患者施行外科手术治疗。

可切除ⅢA-N2 NSCLC 主要指ⅢA1、ⅢA2 和部分选择性的ⅢA3。ⅢA1 和ⅢA2 NSCLC 一般无大的争议，这两类患者术前临床诊断为 N0-1 术中或术后诊断为意外 N2，手术效果好，主张先行手术治疗，术后补充辅助化疗和(或)放疗，术后 5 年生存率可达 50%。而对术前临床分期为 N2 的ⅢA3 患者，可在术前行新辅助化疗，其术后 5 年生存率可达 34%，多因素分析显示化疗后分期的降期和单组 N2 是预后良好的预测因子。而对或大块融合 N2 的ⅢA4 患者则因手术疗效较差，5 年生存率低于 20%，应慎重选择手术治疗。

在对局部 T4 但淋巴结无转移或仅有肺门淋巴结转移者(N1)，则在强大的外科多学科团队的支撑下只要达到 R0 切除，即可获得较好的疗效。

2. 对侵犯周围组织或器官(T3 或 T4)的手术根治性评估　目前临床手术切除的决定必须依赖于术前客观可信的检查结果及具有根治性切除的可能性，且需谨记非根治性切除则无手术必要性。胸内其他结构受累常需一并切除。因此，术前手术方案的制订十分重要，需与其他领域，如心血管、骨科及整形科医生进行商榷。

(1) 肿瘤粘连椎体(T3 病变)或者侵犯(T4 病变)椎体：总体来说，与椎旁筋膜关系密切但尚无椎体破坏的肿瘤可被完整切除，然而对肿瘤粘连或侵犯椎体的 NSCLC 而言，外科治疗效果并不理想。当患者出现脊柱区域持续疼痛时，应怀疑相应椎体受侵的可能。胸部 MRI 是判断椎体受侵范围的最佳影像诊断方法，可以分辨肿瘤仅与椎前筋膜粘连，抑或侵犯椎体横突、椎体以及椎间孔。

一般而言，即便肿瘤累及椎体横突或椎体侧方仍然可以根治性切除。然而临床实践中，若肿瘤直接侵犯椎体或累及椎管，对于许多胸外科医师而言已属绝对禁忌证。此类肿瘤的外科治疗需要联合神经外科或骨科医生进行多学科合作，拟定并实施治疗方案。姑息性切除并不能改善预后，并且对于是否有助于缓解症状也无定论。

(2) 气管隆突受侵(T4 期)：多数情况下，由于肿瘤累及气管隆突或气管下段，因而无法行根治性切除，然而，少数情况下肿瘤起源于上叶支气管或主支气管开口，因较局限可以完整切除并重建(图 4-18-2~ 图 4-18-4)。

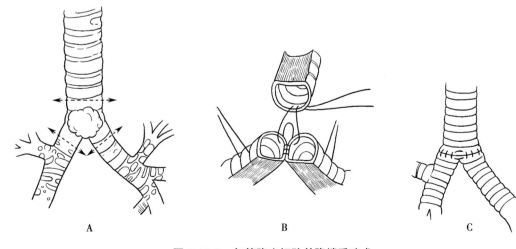

图 4-18-2　气管隆突切除并隆嵴重建术

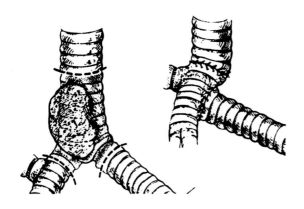

图 4-18-3　切除气管隆突及气管；术中游离右肺门上提右主支气管与气管行端 - 端吻合；左主支气管与右侧中间干支气管行端 - 侧吻合

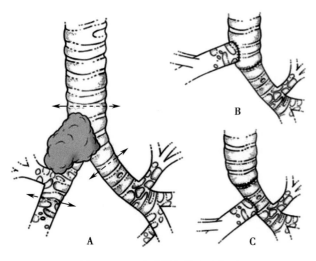

图 4-18-4　肺叶并气管隆突切除

A. 右肺上叶肿物侵犯隆突及气管下段；B. 将右肺中间干支气管于气管与左主支气管吻合口水平以上再次吻合的疗效不佳因此不予推荐；C. 将右肺中间干支气管于气管与左主支气管吻合口水平以下 1cm 处吻合

气管袖状切除并全肺切除是一项操作技术要求较高的手术，存在较高的并发症风险。因此术前通过纤维支气管镜检查确定手术适应证尤其重要。如认为有袖状全肺切除可能时，应对距肿瘤至少 2cm 近端气管黏膜及黏膜下组织进行随机活检；如肿瘤侵犯隆突上气管超过 3cm 或 4 个软骨环，或侵犯对侧支气管超过 1.5cm 则难以完成无张力重建，并且切缘常阳性。

（3）心脏和大血管受侵（T4 期）：若肿瘤直接侵犯心脏，无论是心房还是心室均无法手术切除。此种情况可由术前胸部 CT、MRI 及经食管超声心动图的检查结果综合判断。少数肿瘤沿肺静脉侵犯

部分左心房者，可以切除部分左心房再行成形术。

同样，主动脉受侵通常也为手术禁忌证，个别情况下如仅为主动脉外膜受侵可以将肿瘤剥离下来。这些情况在术前较难判断，通常是在术中将肺及受侵心血管结构完全游离后得以明确。

如术前怀疑心脏或主动脉受侵，决定手术需十分谨慎。手术方案计划需要心脏外科医生参与；心脏受侵大多数是由局部转移淋巴结引起而非原发肿瘤直接侵犯。一般而言，不建议进行创伤性很大的操作，例如心肺转流。

（4）上腔静脉受侵（T4 期）：若右肺上叶前段肿瘤局部侵犯上腔静脉，可尝试以侧壁钳切除部分上腔静脉，或者分别夹闭远、近端，切除一段上腔静脉并行重建以达到根治。然而，这些技术只适用于一些特定的患者，即其上腔静脉受侵是根治性切除的唯一限制因素。大部分情况下，上腔静脉受累是由转移性淋巴结所致而不是原发肿瘤的直接侵犯。

术前通常可通过胸部增强 CT 或上腔静脉血管造影检查以明确。若已经出现上腔静脉综合征则是手术的绝对禁忌证。

（5）食管受侵（T4 期）：单纯侵犯食管的 T4 期肿瘤很少见，个别情况下游离食管周围组织时发现肿瘤固定于食管上。如果肿瘤尚未侵透食管黏膜，可行食管肌层切除。食管全层受侵是手术绝对禁忌证。术前食管受侵通常由食管造影或食管镜明确。

（二）术前全面评估

高龄并非手术禁忌。对于 70 岁以上甚至 80 岁以上的高龄患者，生理年龄小、无严重合并症、心肺功能良好者应尽量争取手术。但应尽量避免全肺切除，Pagni 报道 24 例 70 岁以上患者行全肺切除术后病死率为 12.5%，远高于低龄全肺切除患者 4.3% 的病死率。

虽然评估肺功能的系统很多，但是尚无一项可以精确预测患者的手术风险。因此应综合分析多种不同的肺功能指标，以便为每位患者作出可靠的、可重复的评估结果，将患者的肺功能的好坏分为低风险、高风险、禁忌（表 4-18-6）。常规肺功能检查是剖胸手术前必不可少的检查项目，是对术后是否发生呼吸衰竭等并发症的初步筛选。

表 4-18-6 患者术后并发症及死亡风险的预测指标

肺功能指标	低风险	高风险	极高风险或手术禁忌
双肺功能			
临床因素			
气短(0~4 级)	0~1	2~3	3~4
目前吸烟	0	++	++
排痰量(1~4 级)	0	1~2	3~4
肺活量测定			
FEV_1	>2.0L	0.8~2.0L	<0.8L
FVC	>3.0L	1.5~3.0L	<1.5L
	>50% 预期值	<50% 预期值	<30% 预期值
FEV_1/FVC	>70%	<70%	<50%
支气管扩张剂的效果	>15%	1%~15%	未改善
气体交换			
静息 PO_2(mmHg)	60~80	45~60	<45
静息 PCO_2(mmHg)	<45	45~50	>50
静息 DLCO	>50% 预期值	30%~50% 预期值	<30% 预期值
负荷试验(亚极量试验)			
爬楼梯(层)	>3	≤3	≤1
运动血氧检测			静息氧饱和度 <90% 运动中下降 >4%
极量试验			
运动氧耗(Vo_2max)	>20ml/(min·kg)	11~19ml/(min·kg)	<10ml/(min·kg)
	>75% 预期值		<60% 预期值
分肺功能			
预计 FEV_1	>1.2L	0.8~1.2L	<0.8L
预计 DLCO			<40% 预期值

一般认为,当 VC 占预计值百分率(VC%)<50%、MVV 占预计值百分率(MVV%)<50%、FEV_1<1.0L 或 FEV_1%<50% 时剖胸手术的风险颇大。有人以 MVV 作为通气障碍的指标来判断手术的危险性,认为 MVV%>70% 时无手术禁忌,69%~50% 者应慎重考虑,49%~30% 者应尽量保守或避免手术,30% 以下者为手术禁忌。Miller 等连续分析了 500 例肺癌切肺手术的资料,提出了不同手术切除范围的肺功能指标的要求,即全肺切除需 MVV%>50%、FEV_1>2L;肺叶切除 MVV%>40%、FEV_1>1.0L;楔形或肺段切除 MVV%>40%、FEV_1>0.6L。动脉血气一般要求氧饱和度 90% 以上,$PaCO_2$ 在 50mmHg 一下可考虑剖胸手术。这样可在最大限度地降低术后并发症可能性的同时保证了患者最大的手术机会。

3 个月内有心肌梗死史,房室完全传导阻滞者不宜外科手术。单纯脑转移应先处理脑转移瘤再考虑是否行肺切除术。

(三)肺癌外科手术术式的选择及评价

早期 NSCLC 治疗首选外科手术,通常可获得最佳长期生存率及根治率。根据第 7 版 UICC 肺癌分期系统数据,Ⅰ、Ⅱ、Ⅲ期患者术后 5 年生存率分别达 70%、50% 和 25%。外科治疗首要目的旨在根治性切除肿瘤及区域淋巴结,其评价等级包括:R0 指全部切缘在肉眼及镜下均未见肿瘤细胞;R1 指切缘在镜下可见癌残留;R2 指肉眼可见明显癌残留。常见手术方式包括肺楔形切除、肺段切除、肺叶切除、全肺切除及袖式切除。此外,通过系统性淋巴结切取活检或切除清扫,也有助于对疾病进行准确的病理分期,进而根据分期制定后续治疗及判断预后。

1. 选择手术方式的指征 手术切除范围需要兼顾切缘无残留与保留患者肺功能。评估切缘需要同时重视支气管断端与肺实质边缘。若肺叶切除术后支气管断端显微镜下未见癌残留即可；肉眼难以准确判断切缘；有研究结果表明低倍镜下肿瘤周边半径 1.5cm 范围切缘阴性率为 93%，因此推荐切缘需距离肿瘤边缘达 1.9cm；鉴于腺癌倾向沿支气管远端周围蔓延，而鳞癌更倾向朝支气管近端发展，因而也有学者建议扩大腺癌的切除范围（切缘距离 2cm），而鳞癌则可适当缩小切除范围（切缘距离 1.5cm）。由于肺叶部分切除术（包括肺段切除及楔形切除）可尽可能地保留术后肺功能及生活质量，因此推荐应用于心肺功能代偿能力有限的外周型 NSCLC 患者。

符合以下条件的推荐解剖性肺段切除术：①ⅠA 期肺癌（病灶直径 2~3cm）并且切缘距离超过 1cm；②肺功能代偿能力较差的ⅠA 期肺癌患者；③既往已行肺叶切除术。

符合以下条件的推荐肺楔形切除术：①ⅠA 期肺癌（病灶直径 <2cm）；②病灶直径 2cm 以内的外周型腺癌，并且高分辨 CT 影像具有磨玻璃样特征表现。

2. 肺楔形切除术 选择楔形切除的患者通常心肺功能代偿能力有限，病灶较小且呈周围型分布。胸腔镜辅助肺楔形切除术同传统开胸术比较，患者术后住院时间缩短，而且术后并发症发生率降低。楔形切除术后复发率与肿瘤大小及淋巴结受累情况相关。对于淋巴结阴性的 T1 及 T2 肺癌患者，长期局部复发率范围为 5%~12%，同时远处转移率范围为 7%~30%。而对于 N1 及 N2 患者，局部复发率范围分别为 9%~28% 及 13%~17%，远处转移率分别为 22% 及 61%。总体而言，术后死亡原因更倾向心肺功能恶化而非肿瘤复发。包括术中或术后放疗、^{125}I 粒子植入等降低局部复发率的尝试，尚处于临床探索阶段。

3. 肺段切除术 肺段切除术适合Ⅰ、Ⅱ期 NSCLC 伴肺功能损减，或者同时性或异时性肺癌。回顾性研究结果证实肺段切除与肺叶切除术后生存率相近。常见并发症包括术后长期漏气（发生率

5%~16%）及术后高复发率（11%~16%）。术后复发的危险因素包括切缘距离 <1cm 以及病灶邻近肺门。由于降低了术后肺功能损减程度，肺段切除术后 30 天并发症发生率明显低于肺叶切除（1.1% vs 3.3%）。而且胸腔镜辅助解剖性肺段切除术可进一步有助于患者耐受术后辅助化疗，从而预后较传统开胸术更好。常用肺段切除术式包括保留舌段的左肺上叶切除术、舌段切除术、背段切除术及基底段切除术。上叶前段或后段切除术较少应用。

从外科病理分期角度评价，肺段切除术中也可对肺门、主支气管周围及段支气管周围淋巴结进行切除活检，如活检淋巴结有肿瘤转移则应选择肺叶切除。因而只要切缘距离充分（>2cm 或 > 肿瘤直径），肺段切除也能达到肺叶切除的治疗效果。鉴于 NSCLC 患者每年出现新发肿瘤率为 1%~2%，若对于初治病例行肺段切除，则为第二次手术保留尽可能多的肺功能储备。多次肺切除术后病死率与切除范围有关，研究结果表明全肺切除、肺叶切除、段切除及楔形切除术后再次手术相关病死率分别为 34%、7%、0 及 6%。

4. 肺叶切除术 是治疗肺癌的标准手术方式，但是随着胸腔镜辅助技术问世，胸腔镜肺叶切除得到普及。胸腔镜辅助肺叶切除术具有如下优势：术后疼痛减轻；胸腔引流量减少并且拔管时间提前；术中出血量减少；肺功能损减程度较轻；术后住院日缩短；恢复正常活动速度加快。胸腔镜辅助肺叶切除术与传统开胸肺叶切除术比较，两者治疗Ⅰ期 NSCLC 术后 3 年及 5 年生存率分别为 90% vs 93% 和 90% vs 85%。胸腔镜辅助技术也使得患者术后辅助化疗耐受性进一步提高，推迟化疗率降低（18% vs 58%，P<0.001），全剂量耐受率提高（60% vs 40%，P=0.03）。新近出现的机器人辅助肺叶切除术正在国内数家机构开展，并且同胸腔镜辅助肺叶切除术相比较疗效相近。

5. 全肺切除术 指切除全部左侧或右侧肺脏。术后危险因素包括右全肺切除术、高龄（年龄 ≥70 岁）、医院每年开展全肺切除手术量较少。全肺切除术后长期并发症包括肺动脉高压、肺气肿、右心负荷增加。全肺切除仅当袖式切除技术难以实现时才予以考虑。同肺叶切除术相比，全肺切除

术后并发症及死亡发生率均明显增加,并且长期生存率较差。术前肺功能评估提示弥散功能减低、合并心肺疾病、围术期过度液体输注及术前贫血均是致命的危险因素。

术前新辅助放化疗联合全肺切除的疗效也值得关注。研究结果表明,接受诱导放化疗联合全肺切除术后 30 天和 100 天后病死率分别为 6% 和 10%。新辅助放化疗联合全肺切除术后 1 年和 5 年生存率分别为 74% 和 46%,同比单纯全肺切除术后分别为 72% 和 34%。各项关于全肺切除的临床研究多为回顾性并且受主观因素干扰,因此数据结果迥异。此外,包括胸腔闭式引流方式选择、疼痛管理、激素使用及液体量控制等围术期处理也会对研究结果产生影响。

6. 袖式切除术 支气管袖式肺叶切除术最早于 1947 年由 Clement Price-Thomasin 爵士开创,旨在保证切缘距离充分的前提下,尽可能保留健康的肺组织。肺癌手术过程中需要行支气管成形的占 3%~13%,并且相应地降低了全肺切除率。研究结果表明袖式切除同全肺切除相比,肿瘤学预后未受影响,而术后并发症发生率、病死率及长期生存率均明显改善(病死率为 5.5%,1 年和 5 年生存率分别为 84% 和 42%),因此,袖式切除问世后随即成为全肺切除的替代方法,尤其对于那些肺功能代偿能力有限的高龄患者。支气管袖状切除适用于一侧肺任何叶或段的切除,以避免全肺切除。

术前行纤维支气管镜检查判断肿瘤在气管内的侵犯范围,借此拟定手术方案,还需通过胸部 CT 肺血管重建或肺血管造影以明确是否需要行肺动脉成形。是否行支气管袖状切除通常根据术中情况决定,例如肺叶切除时残端阳性(镜下或肉眼)、气管腔外受侵以及某些情况下的 N1 淋巴结阳性等。尽管术前新辅助化疗可能降低支气管断端周围黏膜血供并导致伤口愈合延迟,但是临床研究结果已证实新辅助化疗后袖式切除术是安全的。

由于支气管成形较肺叶切除术后更容易发生并发症,因此,在术后早期需要格外的重视。早期关注问题包括部分肺不张、肺叶萎陷、肺炎、漏气、血管壁线结周围组织坏死以及暂时性声带麻痹。肺不张的常见原因为积血或黏液阻塞所致,因此术中或术后拔管前需要定期行纤维支气管检查并常规盥洗。鉴于高龄患者术后肺部清除能力低下,需要更积极的物理治疗(例如雾化吸入)支持。

第二节 小细胞肺癌的外科治疗

一、概述

小细胞肺癌(small cell lung cancer,SCLC)是原发性支气管肺癌中恶性程度最高的一种,包括变异性和复合性小细胞癌,占肺癌总数的 15%~20%,大多发生于叶或段支气管黏膜上皮或者黏膜腺内的嗜银细胞,好发于肺门附近的主支气管,多属中央型,仅约 20% 位于肺周围,但近年来 SCLC 的发病率逐渐减少。临床特点是肿瘤细胞倍增时间短、进展快,常伴内分泌异常或类癌综合征,生长迅速,淋巴和血行转移早,确诊时约 2/3 已有远处转移,其恶性程度高,单纯手术效果较差,但对放化疗敏感。

二、病因

通常认为,肺癌的发生是由环境因素单独作用引起,吸烟是确定的肺癌发病相关危险因素,已有研究表明,环境性吸烟(enviromental tobacco smoke,ETS,被动烟草吸入)亦明显增加肺癌的发病风险。一个来自欧洲的前瞻性研究表明,16%~24% 的非吸烟者或戒烟者肺癌患者是由于环境性吸烟引起。最近一项对 22 个研究进行的荟萃分析显示,暴露在工厂被动吸烟环境中的工人罹患肺癌风险会增加 24%,并且该风险与暴露持续的时间密切相关。某些职业,如矿工、石棉暴露、建船和石油冶炼工与肺癌的发病相关密切。此外,饮食调查表明,摄入高水平(含胡萝卜素)的水果和蔬菜较低水平摄入相比,可以降低肺癌的发病风险。虽然最近的试验表明,补充 β-胡萝卜素和维生素 A 添加物不仅不能降低肺癌的发病风险,反而可能增加了肺癌的死亡风险,但另一个超大样本数的荟萃分析表明提高食物中的隐黄素(维生素 A 前体)水平可降低肺癌的发生风险。一部分研究者认为对环境损伤的易感性具有个体差异,现已公认,遗传位点上癌基因或抑癌基因的突变和杂合性缺失参与了肺癌的发生,虽然大部分改变是蓄积在体细胞水平上,但是越来越多的证据表明,某些遗传位点上特定等位基因的变异影响肺癌的易感性,尽管作用可能很小。此外,流行病学证据已经显示,在调整了吸烟和其他危险因素后,肺癌可能具有家族聚集性,而且对肺癌发生易感性的不同可以通过孟德尔遗传方式传递下去。有证据显示,肺癌和吸烟相关的肿瘤通常都有可遗传的基因成分,但是这种基因成分尚未被明确证实。

三、病理生理表现

(一) SCLC 的癌变机制

如前所述,尚无上皮的病变表型被确认为是 SCLC 的病变前体。一项研究比较了 SCLC 和 NSCLC 患者中央支气管正常和轻度异常(增生)上皮中的分子改变(在一些染色体位点 LOH 和微卫星不稳定性),结果发现 SCLC 的支气管上皮较 NSCLC(鳞状细胞癌和肺腺癌)的支气管上皮具有更高的遗传学异常发生率,以上发现表明 SCLC 患者的支气管上皮具有更普遍和更广泛的遗传损伤。这些 SCLC 患者的正常或轻度异常的支气管上皮具有很高的遗传学改变,SCLC 可能直接由组织正常或轻度异常的上皮细胞不经过复杂的组织学改变而直接发生。

(二) 病理特点

SCLC 占所有肺癌的 20%,大约 2/3 的 SCLC 表现为肺门肿块。典型的 SCLC 位于支气管周围浸润支气管黏膜下层和支气管周围组织。1999 年世界卫生组织提出组织学上将 SCLC 分为变异性和复合性小细胞癌两种类型。SCLC 的组织病理学特点与其他类型的肺癌相比,SCLC 的组织细胞学表现较为独特.常呈神经内分泌增生样改变。SCLC 的肿瘤细胞核浆比极高,胞质稀少,核染色质呈细颗粒状。另外常见到肿瘤病灶因生长迅速,被周围的纤维上皮基质分隔形成"巢样"。由于病理压片处理时可能造成的人工伪像或者病灶的广泛坏死,有时难以从普通切片上明确诊断 SCLC,这时可以通过特殊染色鉴别。SCLC 为上皮来源,角蛋白染色呈阳性,其他特殊染色可以发现有神经内分泌颗粒。根据 Vollmer 等进行的形态测量研究,SCLC

的体积,在大的活检标本上看来要大些,因此,固定良好的开放手术中的 SCLC 细胞比在支气管活检标本中的更大。

四、临床表现

SCLC 临床表现的特殊性在于它的高度恶性,往往在肺内原发灶很小时即有转移,有些患者以转移病灶为首发表现。SCLC 易发生血行转移,确诊时约 2/3 已有远处转移,80% 以上为胸腔内转移,胸腔外转移以脑、骨转移多见。

早期多数患者以咳嗽、咳痰、痰中带血、气促、胸痛、胸闷不适、发热等症状常见,晚期表现为胸腔外扩散,以脑转移、骨转移及各种内分泌综合征多见,脑转移多可表现为局部无力、全身或局部抽搐、意识模糊共济失调等;而内分泌综合征大多数以抗利尿激素分泌异常综合征、异味 ACTH 综合征、神经综合征及其他内分泌副癌综合征常见。

五、诊断

SCLC 的治疗效果与其早期诊断密切相关,因此,应该大力提倡早期诊断、及早治疗以提高生存率甚至治愈率。详细采集病史,对 SCLC 的症状、体征、影像学仔细分析,及时进行细胞学及纤维支气管镜等检查,可以使得 SCLC 得到确诊。

(一) 高危因素

有吸烟史并且吸烟指数 >400 支 / 年、高危职业接触史(如接触石棉)以及肺癌家族史等、年龄 45 岁以上者,是肺癌的高危人群。

(二) 详细病史询问和物理检查

咳嗽、气促、痰中带血、胸痛、胸闷不适、发热等症状常见,晚期表现为胸腔外扩散,以脑转移、骨转移及各种内分泌综合征多见。

(三) 影像检查

1. 胸部 X 线检查　胸部 X 线片是早期发现肺癌的一个重要手段,也是术后随访的方法之一。

2. 胸部 CT 检查　胸部 CT 可以进一步验证病变所在的部位和累及范围,也可大致区分其良、恶性,是目前诊断肺癌的重要手段;而 CT 引导下经胸肺肿物穿刺活检是重要的获取细胞学、组织学诊断的技术。SCLC 周围型较少见,CT 表现为肺内原发灶较小、密度较均匀、坏死不明显,可呈类球形、多芽胞或桑葚状,边缘相对光整,较少毛刺,可有深切迹;中央型 SCLC 的 CT 表现为叶支气管管腔不规则狭窄,或管外沿受累支气管走行边界清晰的肿块。

3. 超声检查　主要用于发现腹部重要器官以及腹腔、腹膜后淋巴结有无转移,也用于双锁骨上窝淋巴结的检查。

4. MRI 检查　对肺癌的临床分期有一定价值,特别适用于判断脊柱、肋骨以及颅脑有无转移。

5. 骨扫描检查　用于判断肺癌骨转移的常规检查。当骨扫描检查提示骨可疑转移时,可对可疑部位进行 MRI 检查验证。

6. PET-CT 检查　不推荐常规使用。在诊断肺癌纵隔淋巴结转移时较 CT 的敏感性和特异性高。

(四) 内镜检查

1. 纤维支气管镜检查　纤维支气管镜检查技术是诊断肺癌最常用的方法,包括纤维支气管镜直视下刷检、活检以及支气管灌洗获取细胞学和组织学诊断。上述几种方法联合应用可以提高检出率。

2. 经纤维支气管镜引导透壁穿刺纵隔淋巴结活检术(TBNA)和纤维超声支气管镜引导透壁淋巴结穿刺活检术(EBUS-TBNA)　经纤维支气管镜引导透壁淋巴结穿刺活检有助于治疗前肺癌 TNM 分期的精确 N2 分期。但不作为常规推荐的检查方法,有条件的医院应当积极开展。经纤维超声支气管镜引导透壁淋巴结穿刺活检术(EBUS-TBNA)更能就肺癌 N1 和 N2 的精确病理诊断提供安全可靠的支持。

3. 纵隔镜检查　作为确诊肺癌和评估 N 分期的有效方法,是目前临床评价肺癌纵隔淋巴结状态的金标准。尽管 CT、MRI 以及近年应用于临床的 PET-CT 能够对肺癌治疗前的 N 分期提供极有价值的证据,但仍然不能取代纵隔镜的诊断价值。

4. 胸腔镜检查　胸腔镜可以准确地进行肺癌诊断和分期,对于经纤维支气管镜和经胸壁肺肿物穿刺针吸活检术(TTNA)等检查方法无法取得病理标本的早期肺癌,尤其是肺部微小结节病变行胸腔镜下病灶切除,即可以明确诊断。对于中晚期肺癌,

胸腔镜下可以行淋巴结、胸膜和心包的活检,胸腔积液及心包积液的细胞学检查,为制定全面治疗方案提供可靠依据。

(五) 血液免疫生化检查

1. 血液生化检查　对于原发性肺癌,目前无特异性血液生化检查。肺癌患者血浆碱性磷酸酶或血钙升高考虑骨转移的可能;血浆碱性磷酸酶、谷草转氨酶、乳酸脱氢酶或胆红素升高考虑肝转移的可能。

2. 血液肿瘤标志物检查　目前尚并无特异性肺癌标志物应用于临床诊断,故不作为常规检查项目,但有条件的医院可以酌情进行如下检查,作为肺癌评估的参考。

(1) 癌胚抗原(carcinoembryonic antigen,CEA):目前血清中 CEA 的检查主要用于判断肺癌预后以及对治疗过程的监测。

(2) 神经特异性烯醇化酶(neurone specific enolase,NSE):是 SCLC 首选标志物,用于 SCLC 的诊断和治疗反应监测。

(六) 组织学诊断

组织病理学诊断是肺癌确诊和治疗的依据。活检确诊为肺癌时,应当进行规范化治疗。如因活检取材的限制,活检病理不能确定病理诊断时,建议临床医师重复活检或结合影像学检查情况进一步选择诊疗方案,必要时临床与病理科医师联合会诊确认病理诊断

(七) 其他检查

1. 痰细胞学检查　是目前诊断肺癌简单方便的无创伤性诊断方法之一,连续 3 天留取清晨深咳后的痰液进行痰细胞学涂片检查可以获得细胞学的诊断。

2. 经胸壁肺内肿物穿刺针吸活检术(TTNA):可以在 CT 或 B 超引导下进行,在诊断周围型肺癌的敏感度和特异性上均较高。

3. 胸腔穿刺术　当胸腔积液原因不清时,可以进行胸腔穿刺,以进一步获得细胞学诊断,并可以明确肺癌的分期。

4. 胸膜活检术　当胸腔积液穿刺未发现细胞学阳性结果时,胸膜活检可以提高阳性检出率。

5. 浅表淋巴结活检术　对于肺部占位病变或

已明确诊断为肺癌的患者,如果伴有浅表淋巴结肿大,应当常规进行浅表淋巴结活检,以获得病理学诊断,进一步判断肺癌的分期,指导临床治疗。

（八）临床分期

临床分期评价项目包括病史、体格检查、胸部X线片、血常规、肝肾肺功能、乳酸脱氢酶、电解质的检测、胸腹部 CT 扫描（包括肝和肾上腺）等。对于有转移性症状或体征的患者,应该加做以下检查：骨 ECT、头部增强 CT 或 MRI、骨髓穿刺活检。如果某一种检测方法判定为广泛性病变,可以不进行进一步的分期检查。FDG-PET/CT 联合应用的作用已充分肯定,有利于对某些患者进行精确分期。

由于 SCLC 的预后和治疗并不由原发肿瘤或转移淋巴结的大小或数目决定,而是基于病变是否能被包括在放疗野内及 SCLC 生物学特性,诊断时多为Ⅲ、Ⅳ期,故 TNM 分期应用少,多应用美国退伍军人肺癌协会（Veterans Administration Lung Study Group, VALG）分期：①局限期：病变局限于一侧胸腔、纵隔、前斜角肌及锁上淋巴结,但不能有明显的上腔静脉压迫、声带麻痹和胸腔积液,且能够被纳入一个放疗治疗野内。②广泛期：超出一侧胸腔的病变（明显的上腔静脉压迫、声带麻痹和胸腔积液）,包括恶性胸腔积液或心包积液以及血行转移。

六、鉴别诊断

（一）类癌和不典型类癌

一部分肺小细胞癌误诊为不典型类癌。肺小细胞癌与类癌、不典型性类癌皆属于肺神经内分泌肿瘤,也是肺组织常见的肿瘤。在鉴别诊断上,应注意：① SCLC 是高度恶性肿瘤,而类癌和不典型类癌属于低度恶性和中度恶性；②类癌和不典型类癌呈典型的器官样巢状结构,瘤细胞排列成菊形团、彩带样、条索状、腺管样,瘤细胞较均一,而 SCLC 细胞密集、深染；③SCLC 核分裂异活跃；④SCLC 多有广泛、大片状坏死,而类癌一般无坏死,不典型类癌可呈点状坏死；⑤神经内分泌免疫组织化学检测时类癌、不典型类癌阳性率较 SCLC 阳性高很多。

（二）肺非霍奇金淋巴瘤（NHL）

1. SCLC 具有神经内分泌器官样巢状结构,而NHL 瘤细胞更弥漫、均一,不具有特异性结构。

2. SCLC 瘤细胞排列更为密集,形态更为多样,而 NHL 瘤细胞形态较均一。

3. SCLC 呈大片状广泛坏死、血管壁嗜碱性,而 NHL 无此改变。

4. 临床上 SCLC 发展迅速,很快发生远处转移,而 NHL 发展较慢,多无远处转移。

5. SCLC 以角蛋白和神经内分泌抗体呈阳性,而 NHL 淋巴细胞标记抗体阳性。

（三）小细胞型鳞状细胞癌

小细胞型鳞状细胞癌分化较低、癌细胞较小、核染色质呈颗粒状,细胞形态上与 SCLC 有相似之处。

1. 小细胞型鳞状细胞癌的癌细胞表现为胞质较多、核仁较明显,在癌组织中已找到鳞癌分层结构和细胞内角化,而 SCLC 缺乏上述特点。

2. 小细胞型鳞状细胞癌对上皮标志物普遍强阳性,达 97%~99%；而 SCLC 低分子量 CK 呈阳性,EMA 只有 50% 的阳性。

3. 神经内分泌标记抗体检测,SCLC 与小细胞型鳞状细胞癌比较,阳性率较高,表达也较强。

4. SCLC 临床发展小细胞型鳞状细胞癌快,远处转移也较早。

5. SCLC 对化疗、放疗敏感,而小细胞型鳞状细胞癌治疗首选为外科手术切除。

七、治疗

20 世纪 70 年代以前外科治疗与放射治疗曾作为 SCLC 的主要治疗手段,但疗效令人沮丧,5 年生存率几乎为零。1969 年,英国医学会（Miller 等）报告的一组中心型 SCLC 随机分组的病例,手术组的 5 年生存率仅为 1%；放疗组的 5 年生存率为 4%。其后一些类似的临床治疗报告的发表,使 SCLC 的外科治疗走向低谷,放射治疗逐渐成为 SCLC 的常规治疗手段。20 世纪 70 年代初提出了局限期和广泛期的概念,主要是为了放射野的确定应运而生,以后逐步应用到所有 SCLC 的临床分期。随着新的化疗药物的不断出现和联合用药尝试的进步,疗效逐渐提高,使化疗逐步成为 SCLC 的主要治疗手段之一。人们期待 SCLC 的化疗能像淋巴瘤等一样有效,但结果不尽如人意。20世纪80年代提出的综合治疗理念,使SCLC的治疗水平向前迈进了一大步。放疗与化疗相结合的综合治疗模式,在局限期SCLC的综合治疗中占有一席之地,但Lichter等发现化疗联合放疗治疗SCLC后,仍有28%~47%患者原发部位复发,因而如何控制局部复发成为重要的问题。20世纪80年代中后期,许多学者都报道手术结合化学治疗SCLC取得较好的疗效,并能控制局部复发,外科手术逐渐在治疗SCLC中又开始占有一席之地。近十多年来,随着对SCLC基础和临床研究的深入,一些回顾性和前瞻性研究报告的发表,揭示了外科治疗在这一领域仍有其不可替代的重要价值。一些有外科治疗参与的综合治疗模式,其疗效有了较大幅度的提高,越来越受到专业人士的关注,一些专家学者在总结前人的外科治疗经验和教训后,提出了SCLC外科治疗的三个手术指征:① SPN;②非常局限的中心型病变;③挽救性治疗。

Veteran's Administration(VA)癌症注册中心从1995年至2008年,对8791例被诊断为局限期SCLC的患者进行分析,以年龄、性别、种族、TNM分期、级别和接受治疗种类进行分组,结果发现Ⅰ~Ⅲ期SCLC患者手术均有获益,手术治疗局限期SCLC各期患者的总生存率均高于非手术治疗。

(一)外科治疗

1. 外科治疗的理由　①手术可以治愈某些局限期肿瘤;②手术不但可控制原病灶,还可减少放化疗后原发病灶复发及局部区域淋巴结转移,回顾性研究表明手术联合化疗的多模式治疗的生存期与相同TNM分期的NSCLC的相近;③混合细胞对化疗反应稍差,其晚期复发有可能是非小细胞成分引起。

2. 外科治疗原则　肺癌手术分为根治性手术与姑息性手术,应当力争根治性切除,以期达到最佳、彻底的切除肿瘤,减少肿瘤转移和复发,并且进行最终的病理分期,指导术后综合治疗,应当遵守下列外科原则。

(1) 全面的治疗计划和必要的影像学检查均应当在非急诊手术治疗前完成,充分评估决定手术切除的可能性并制订手术方案。

(2) 尽可能做到肿瘤和区域淋巴结的完全性切除,同时尽量保留有功能的健康肺组织。

(3) 电视辅助胸腔镜外科手术(VATS)是近年来发展较快的微创手术技术,主要适用于Ⅰ~Ⅱ期肺癌患者。

(4) 如果患者身体状况允许,应当行解剖性肺切除术(肺叶切除、支气管袖状肺叶切除或全肺切除术)。如果身体状况不允许,则行局限性切除,即肺段切除(首选)或楔形切除,亦可选择VATS术式。

(5) 完全性切除手术除完整切除原发病灶外,应当常规进行肺门和纵隔各组淋巴结(N_1和N_2淋巴结)切除,并标明位置送病理学检查。最少对3个纵隔引流区(N_2站)的淋巴结进行取样或行淋巴结清除,尽量保证淋巴结整块切除。建议右胸清除范围为:2R、3a、3p、4R、7-9组淋巴结以及周围软组织;左胸清除范围为:4L、5-9组淋巴结以及周围软组织。

(6) 术中依次处理肺静脉、肺动脉,最后处理支气管。

(7) 袖状肺叶切除术在术中快速病理检查保证切缘(包括支气管、肺动脉或静脉断端)阴性的情况下,尽可能保留更多肺组织(包括支气管或肺血管),术后患者生活质量优于全肺切除术患者。

(8) 肺癌完全性切除术后6个月复发或孤立性肺转移者,在排除肺外远处转移情况下,可行复发侧余肺切除或肺转移病灶切除。

(9) 心肺功能等机体状况经评估无法接受手术的Ⅰ期和Ⅱ期的患者,可改行根治性放疗、射频消融治疗以及药物治疗等。

3. 手术禁忌证　外科手术的禁忌证争议较大,目前大部分学者认可的禁忌证包括:①心、肺、肝、肾等重要脏器功能不能耐受手术者;②分期晚于$T_{1-2}N_{0-1}M_0$期的SCLC。

(二)放疗

局限期SCLC经全身化疗后部分患者可以达到完全缓解,但是如果不加用胸部放疗,胸内复发的风险很高,加用胸部放疗不仅可以显著降低局部复发率,而且死亡风险也显著降低。

在广泛期SCLC患者,远处转移灶经化疗控制后加用胸部放疗也可以提高肿瘤控制率,延长生存期。如果病情许可,SCLC的放射治疗应当尽早开始,可以考虑与化疗同步进行。如果病灶巨大,放射治疗导致肺损伤的风险过高的话,也可以考虑先采用2~3周期的化疗,然后尽快开始放疗。

(三)化疗

局限期SCLC(Ⅱ~Ⅲ期)推荐放、化疗为主的综合治疗。化疗方案推荐EP或EC方案。广泛期SCLC(Ⅳ期)推荐化疗为主的综合治疗。化疗方案推荐EP、EC或顺铂加拓扑替康(IP)或加伊立替康(IC)。二线方案推荐拓扑替康,鼓励患者参加新药临床研究。

(四)靶向治疗

目前靶向药物治疗SCLC也进行了广泛的研究,然而包括基质金属蛋白酶抑制剂、伊马替尼、吉非替尼、西罗莫司抑制剂(mammalian target of rapamycin,mTOR)等在SCLC中的应用均为阴性结果。法国的一项沙利度胺联合化疗的Ⅲ期试验结果显示试验组患者中位生存期得到延长,但最近英国学者公布了目前全世界最大的应用沙利度胺联合化疗并以沙利度胺维持治疗SCLC的随机Ⅲ期对照临床试验($n=724$),研究结果显示应用沙利度胺联合化疗并以沙利度胺维持治疗SCLC并没有改善患者的生存和无进展生存(PFS)。其他一些新生血管抑制剂如贝伐单抗、多靶点的靶向药物ZD6474的研究也较多,但结果也在进一步评价中。

(五)综合治疗原则

1. SCLC在确定综合治疗方案前,应力争明确病理学诊断。

2. Ⅰ、Ⅱ应以手术治疗为主,Ⅲa期应争取手术治疗。

3. 术前行1~2个疗程新辅助化疗。

4. 手术尽可能做到根治性切除,包括肺门、支气管及纵隔淋巴结清扫。

5. 有肺门及纵隔淋巴结转移者术后应进行放射治疗。

6. 术后继续辅助化疗3~6个疗程。

7. 预防性全脑照射应酌情实施。

8. 复合性SCLC的治疗方案应同SCLC。

(六)目前仍然存在的分歧及需要解决的问题

对于那些术前没有病理诊断、术后才获得病理诊断为SCLC的患者,术后应行化疗和(或)放疗已无争议。但对于那些在治疗前已获得病理诊断的患者,手术是否对患者有益仍存在较多的争议,以下问题仍然值得进一步研究。

1. 在治疗前即获得病理诊断为SCLC Ⅰ期患者手术治疗已无争论,但Ⅱ~Ⅲa期患者是否适合手术仍存在较大的争议。

2. Ⅱ~ⅢA期甚至ⅢB期患者通过新辅助化疗有效后,进入哪一临床分期才适合手术治疗,特别是部分患者化疗结合放疗后肺部肿块完全消失,但不久又在原发灶处复发,对于这样的患者在复发前是否需要行肺叶切除手术值得讨论。

3. 新辅助化疗虽然能够缩小肿瘤体积,降低临床分期,但术前化疗增加外科手术难度,术前应该进行几个周期的化疗最为合适,这方面的研究很少。

4. 1994年Lad等报道以非铂类化疗药物为基础结合手术进行的前瞻性研究,提出临床分期超过T_2N_0不适合手术,但目前先以一线铂类药物化疗再手术的前瞻性随机对照研究尚无报道。

5. 由于SCLC常常表现为一种全身性疾病,化疗是主导的治疗方法。手术治疗主要目的是切除原发灶,防止复发,减轻瘤负荷,那么楔形手术是否更有利于患者,而不是目前依照NSCLC的方式行肺叶切除及纵隔淋巴结清扫,目前涉及此方面的研究极少。

八、预后情况

一般认为SCLC的不良预后因素包括较差的一般状态(performance status,PS)评分、初诊时即为广泛期患者、体重下降和肿瘤负荷较大等。对于确诊时为局限期小细胞癌的患者,若PS评分较好,或为女性,或年龄<70岁,或乳酸脱氢酶在正常值范围内及分期为Ⅰ期则提示预后较好;若确诊时为广泛期SCLC的患者,乳酸脱氢酶值正常或转移灶为单个病灶则往往提示预后较好。然而,由于肿瘤细胞倍增时间短、进展快,常伴内分泌异常或类癌综合征,生长迅速,淋巴和血行转移早,尽管伴随外科

手术及各种综合治疗的应用,SCLC 治疗缓解率不断提高,可是对患者生存期的改善仍然有限,据统计,局限期和广泛期 SCLC 患者的 5 年生存率仍仅分别为 10% 和 2%。

由于 SCLC 的高复发率、高病死率及不良预后,近几年引起国内外学者对于 SCLC 基础和临床研究的广泛关注,尤其在诊断分期、手术治疗、放化疗顺序、放疗参与综合治疗时间及新的细胞毒化疗药物、靶向药物应用等领域进行了积极有益的探索,并取得了一定的突破。与 NSCLC 相比较,SCLC 在治疗领域并没有取得突破性的进展,但国内外学者在 SCLC 的诊断分期、外科手术指征的选择、化放疗顺序、放疗参与综合治疗时间以及新的化疗药物等方面仍进行了广泛而有益的研究。21 世纪随着人们对肿瘤生物学本质的不断认识、对 SCLC 分子机制及作用靶点的深入研究,诊断技术的不断提高及更多循证医学证据的不断涌现,必将会为 SCLC 患者带来更多的获益。

第三节　肺部毛玻璃样病变的外科治疗

一、概论

随着 CT 技术的普及和在早期肺癌筛查中的广泛应用,肺部磨玻璃影(ground-glass opacity,GGO)的检出率逐渐升高。GGO 是指高分辨率 CT 图像上表现为密度轻度增加,呈局灶性云雾状密度阴影,但其内的支气管及血管纹理仍可显示。其病理基础为肿瘤细胞沿肺泡间隔生长,肺泡壁增厚,但肺泡腔未闭塞,其内可有少量黏液或脱落的肿瘤细胞。GGO 与实变影在影像学上均表现为病变区密度增加,但前者病变区内的支气管及血管纹理可见,而后者病变区的血管纹理不可见(图 4-18-5)。

GGO 征象是一种有特征性而非特异性的影像学表现,可见于肺部多种病变。GGO 在影像学上按照分布范围分为弥漫性和局限性两大类。弥漫性 GGO 常见于过敏性肺炎、肺水肿、肺泡蛋白沉积症、皮肌炎、风湿性关节炎及放射性肺炎等疾病的早期阶段,也可见于肺出血和肺炎消散期。而胸外科医师更关心的是肺内局限性 GGO,多数学者认为局限性肺部磨玻璃影(focal ground-glass opacity,fGGO)是早期肺癌,特别是肺癌的早期表现。本章节针对 fGGO 展开讨论。

二、磨玻璃样病灶的诊断、病理类型及预后

GGO 筛查的最好手段是高分辨率 CT。PET 近年来用于肺癌的诊断和分期,但因 GGO 病灶多较小,且一般恶性程度较低,病灶摄取 Fluorine-18-FDG 少,所以阴性结果较高。有报道 GGO 患者 CEA 水平增高,但尚有争议。

根据高分辨率 CT 上是否同时存在 GGO 和实性组织成分,将 GGO 分成两种类型:单纯 GGO(pure

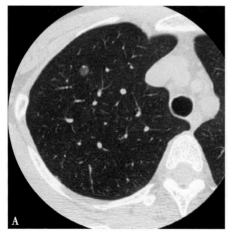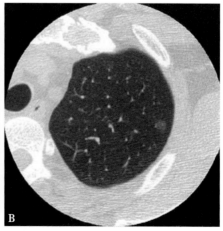

图 4-18-5　单纯性 GGO

A. 术后病理证实为 AIS;B. 术后病理证实为 AAH

GGO,pGGO)、混合型GGO(mixed GGO,mGGO)。pGGO病变完全呈磨玻璃样改变,在CT纵隔窗像不显示,在mGGO病灶中,病灶中央呈实质性,周围为磨玻璃样改变,称之为"煎蛋样表现"。Noguch把手术切除的236例周围型小于2cm的腺癌,分为6类(Noguchi分型A-F)A型局限性细支气管肺泡癌;B型局限性细支气管肺泡癌伴局灶性肺泡萎陷;C型局限性细支气管肺泡癌伴活动性成纤维细胞增生;D型低分化腺癌;E型管状腺癌;F型.乳头状腺癌。大多pGGO属于恶性程度较低的Noguchi A和B,而mGGO多属于后四种类型(图4-18-6)。

大多数pGGO的病理性质是AAH和AIS,且大多数无外侵性增长。有文献报道有pGGO患者随访10年,病灶无明显变化。pGGO的病理特点是Clara细胞和Ⅱ型肺泡细胞沿着肺泡壁生长,不侵犯肺泡间隔,因此认为是一种原位癌,pGGO多发于50~60岁不吸烟女性,可以是多发性。AAH是AIS的癌前病变。多数作者认为pGGO预后良好,一般无淋巴结转移,切除术后5年生存率达100%。

mGGO病理类型多为MIA或AIS,大多mGGO直径大于pGGO,和GGO相比,mGGO恶性程度高、生长速度快、淋巴结转移率高。多数作者认为mGGO中GGO的百分比是判断病灶恶性程度、淋巴结转移情况及预后的重要指标,如果mGGO病灶中GGO所占成分多,病理类型多为BAC或者是高分化腺癌,多无淋巴结转移且预后较好。Nakata

报道:mGGO中GGO成分>50%的,一般无淋巴结转移,3年生存率为97.7%;GGO成分为10%~50%的,淋巴结转移率为20%,3年生存率为86.1%;GGO成分为<10%的,淋巴结转移率为24.4%,3年生存率为78.5%。

三、磨玻璃样病灶的手术治疗

对于早期肺癌,肺叶切除加纵隔淋巴结清扫仍为标准术式,但对GGO的治疗是局部切除抑或肺叶切除?开胸手术还是VATS?是否需要清扫淋巴结?这些问题目前尚均无定论。有作者认为:对于<1cm的pGGO可予以定期CT随访,如有实变或者病灶增大,考虑手术干预,经验做法pGGO随诊3~6个月以上病变不消失,不能除外恶性,考虑行手术探查,而对mGGO应积极手术治疗。

目前使肺亚叶切除特别是解剖性肺段切除治疗早期肺癌越来越得到重视并且得到重新肯定。有较多研究证实肺段切除可以作为心肺功能正常的直径≤2cm的Ⅰa期周围型NSCLC患者的根治性选择,其肿瘤学效果和肺叶切除相仿,而楔形切除治疗上述患者的肿瘤学效果劣于肺段切除。大多作者认为GGO的外科治疗首选VATS下亚叶切除,如肿瘤直径>2cm、GGO成分<50%,或术中冰冻示肿瘤侵袭性强,则建议行肺叶切除加淋巴结清扫。肺亚叶术中需行肺门或纵隔淋巴结冷冻活检,如显示淋巴结阳性则中转行肺叶切除术。

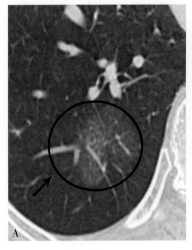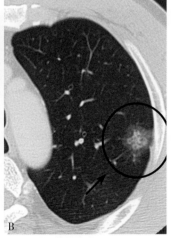

图4-18-6　高分辨CT下GGO的影像学表现
A. 单纯GGO;B. 混合GGO

pGGO 恶性程度低（多为 AAH 或 AIS），无淋巴结转移，且常为多发，因此首选 VATS 局部切除（楔形切除或段切），但对于病灶直径 >2cm，或者术中冷冻活检示 Noguchi C 的 pGGO 则建议行肺叶切除及纵隔淋巴结清扫。Ohtsuka 总结了 26 例单纯性 GGO：其中 AAH 15 例，BAC 10 例，纤维结节 1 例，BAC 均为病灶直径 >1cm，提示病灶直径 >1cm 的 pGGO 恶性可能大，所有患者均无淋巴结转移。作者认为 pGGO 建议首选 VATS 下局部切除。Yamada 报道 39 例直径 <2cm 的 pGGO，除去因病灶较深等技术性原因，均首选 VATS 下局部切除，其中 2 例因术中冷冻活检示 BAC 纤维原细胞增生活跃，属于 Noguchi C 转肺叶切除并淋巴结清扫；12 例行肺门及纵隔淋巴结清扫，但均为阴性。术后均随访 29.3 月，患者均存活且无复发。

mGGO 中建议对于 GGO 成分 >50% 的可考虑行解剖性肺段切除，但须结合年龄、心肺功能、有无合并症、肿瘤大小、肿瘤位置等因素慎重考虑，对于 GGO<50%、病灶直径 >2cm 的患者则建议行肺叶切除加淋巴结清扫。

VATS 肺叶切除已在各大胸外科中心广泛应用于早期肺癌的外科治疗，VATS 肺段切除开展较少。国外多个单中心报道显示 VATS 肺段安全可行，与开放肺段切除取得相仿的临床效果。而国内 VATS 肺段切除仅有零星个案报道。对于有丰富的 VATS 肺叶切除经验的胸外科医师可逐步开展 VATS 肺段切除。

VATS 下 GGO 手术的一大难题是术中病灶难以扪及。与实性病灶不同，GGO 病灶较小，且病灶中 GGO 成分保持其肺泡结构，所以病灶较软，术中难以扪及。对于病灶较小或者位置较深的病灶，即使开放手术仍然难以扪及病灶。有文献报道对 38% 的 GGO 患者术前采用 CT 引导下注射亚甲蓝或钢丝引导等方法辅助术中定位，术中找不到或遗漏病灶的可能性为 0~5%。

第四节　继发性肺肿瘤

肺转移瘤是原发性恶性肿瘤全身性转移的一个独特表现。虽然原发性肿瘤可以用手术或放疗的方法在局部得到控制，但是，治疗全身性转移需要全身型疗法，如化疗或其他疗法即靶向疗法。转移一般采用化疗来作为一种最初的学科治疗，局部控制方法如放疗甚或手术，可用于治疗或缓解转移引起的局部症状，特别是骨转移引起的疼痛。虽然转移往往表示肿瘤全身性生长和肿瘤生长失控，预示疾病进展迅速，但是，局限于肺内转移的患者可能有一个较好的肿瘤生物学。这些患者比起有多器官转移的患者更适合于局部治疗选项或局部和全身相结合的治疗选项，单纯肺转移不应被视为不治之症，所有转移灶完全切除的患者的生存期比留有肺转移灶的患者要长。在所有可切除肺转移患者中，约 30% 患者预期有 5 年以上的长期存活。

然而，大多数肺的转移性病变不可切除，只有少数患者适合进行肺转移灶的完全切除（即物理切除或消融所有能望诊或触诊的异常病灶）。局限于肺的肺转移患者的治疗选择需要在几乎是最简单情况下的多学科评价，局限于肺的单发转移瘤，如果有长期无病间期（>12 个月），切除后可能效果良好。可以考虑化疗与手术的结合，这可能给更多的患者带来对其疾病过程中局部和全身控制的最优潜力。改善生存需要提高局部控制、全身治疗或输送到肺的区域用药。

一、历史展望

早在 19 世纪后期，人们就已经开始了肺转移瘤切除的尝试，肺转移瘤切除在 1882 年是作为原发性胸壁肿瘤切除的一个附带手术，在 1884 年已作为一种计划手术。1939 年，Barney 和 Churchill 首次报道了肺转移瘤切除（转移性肾细胞癌，原发肿瘤为肾上腺样瘤）的长期生存结果。1947 年，Alexander 和 Haight 首次报道了大宗病例，有 25 例因转移性癌肿和转移性肉瘤接受切除，他们认为患者如果能够承受切除且没有其他转移证据，应当接受切除手术。1953 年，Mannix 首次报道了多发肺转移瘤的切除，患者患有胫骨软骨瘤。1971 年，Martini 报道了多次切除或重复性切除，指出骨肉瘤多发转移切除的价值以及多次切除（多次序贯性手术）的相关生存优势。自此，许多外科医生提出了入选标准。然而，Putnam 和 Roth 指出，不可切除性可能是唯一的排除标准。不然的话,切除选择就是主观性的并且因患者而异。在过去的 20 年中,业已切除了由众多原发性肿瘤引起的单发和多发性肺转移瘤,20%~40% 的患者获得长期生存。

尸检研究表明,大约有 1/3 的癌症患者死于肺转移,而一小部分死因仅限于肺的转移。骨肉瘤与软组织肉瘤引起的转移通常只发生于肺,较少的时候,黑色素瘤、乳腺癌或结肠癌所引起的其他实体器官肿瘤患者存在单纯肺转移,但这些转移可能表示肿瘤生物学良好和这类可治疗亚群患者。如果没有胸外转移,单纯且是可切除肺转移瘤患者应接受完全切除,以期延长生存期并可能治愈疾病。即使存在胸外转移,入选的个别完全切除患者也可以具有生存优势。至今还未明确与获益相关的要被切除转移灶的数量限制,然而,切除前 X 线鉴定出的转移瘤数越大,或在手术室触诊出的转移瘤数越大,微转移瘤存在的可能性就越大,病变不能被完全切除的可能性也越大。早期且潜在的强烈复发是可能的。多种方法评估和选择有效的全身治疗在理论上可以治疗微转移病灶,如此诊断后转移的生存率增加了,超出立即切除的生存率。可能仍需要局部控制一个快速扩大的单发转移瘤。多发转移瘤的进展将不可避免地降低肺功能储备。

二、病理

恶性肿瘤可经血行、淋巴和含气途径或通过直接浸润而转移。肿瘤生物学基础和宿主抵抗力决定传播机制、转移部位和生长程度。血行转移最常发现于肺、肝、脑和骨的毛细血管床。转移至肺实质的肿瘤细胞团可能被截留或首先黏附在下面的毛细血管内皮,这些瘤栓大多死亡,然而有些瘤栓可能渗透内皮并且生长。肿瘤细胞可以经淋巴管行走,并在肺实质内离散地占据某些位置,或者它们弥漫性累及整个肺(如乳腺癌淋巴播散或其他转移性腺癌)。肺转移瘤可转移到其他器官。根据原发肿瘤的组织病理(通常与原发性腺癌或原发性鳞癌有关),转移灶可在引流的肺叶、肺门淋巴结或纵隔淋巴结内生长。已经发生转移瘤直接浸润入其他结构,如同转移瘤生长,建议切除肺转移瘤及接壤结构。Putnam 等指出,如果完全切除转移灶

且切缘阴性,扩大性切除可获得局部控制和生存益处。最后,肿瘤由含气途径播散从气管支气管树内的一个地方到另一个地方,这种情况即便有,也非常少见。

三、症状

肺转移瘤很少会发生症状,因此,转移瘤的诊断是根据原发肿瘤切除后常规放射影像检查做出的。患者很少需要缓解疼痛,因为壁层胸膜常不被肺实质转移瘤所累及。切除前必须区分以胸膜为主的转移还是以肺实质为主的转移。少数(<5%)转移患者症状表现为呼吸困难、疼痛、咳嗽或咯血。Bocklage 等指出,血管肉瘤转移患者也会出现这些症状,持续数周到数月。在少数情况下,外周肉瘤性转移患者可以出现因外周肺实质破裂而导致的气胸。有人建议,如果治疗肺转移,应对有原发性恶性肿瘤和气胸患者进行评估。

四、诊断

肺转移瘤可表现为单发或多发结节影以及边界清楚或边界模糊的斑片影,外观上可以是粟粒状或团块状。但是,肺结节患者的影像学表现仍然无特异性,可能表示为范围广泛的良、恶性病程。在这些患者中,外科医生必须考虑其他局部更为相关的诊断,如组织胞浆菌病、肺结核或其他恶性疾病(肺癌)。转移性肿瘤没有特定的放射诊断标准。然而,在已知原发恶性肿瘤患者中,多而小的边界清楚的外周结节很可能是转移瘤。

由于胸部 X 线片可以显示与转移瘤一致的肺实质变化,因此通常在原发性肿瘤切除后进行胸部 X 线检查。常规胸部 X 线片是一种筛查肺转移瘤的有效手段,Fleming 等发现,<1% 的 T_1 原发性肢体软组织肉瘤患者在胸部 X 线片上检出肺转移瘤(带有选择性使用胸部 CT);同时发现,对所有 T_1 肢体软组织肉瘤患者进行常规胸部 CT 并不能有效检测这部分患者中的隐匿性转移灶。Ren 等在一项研究中指出,胸部 X 线片只能发现 48% 转移。Lien 等表示,约半数非精原细胞性睾丸肿瘤患者胸部 X 线片阴性而 CT 扫描发现异常。

胸部 X 线片上已知有转移灶的患者应进行 CT

以确定已知转移灶的精确位置,并识别其他更小的转移灶即潜在的隐匿性转移,CT 能显示 2~4mm 的结节。如果结节在临床上与患者的年龄、既往恶性肿瘤史和前期治疗相关,便可做出肺转移瘤的临床诊断。

胸部 X 线片无转移证据的患者可能 CT 扫描已显示转移。目前,胸部高分辨率 CT 可分辨出直径 2~3mm 的肺部异常,转移瘤可以这个大小出现,但更为常见的感染后遗症如肉芽肿或其他肺实质改变可以产生这些诊断不确定的小病灶。在某些国家的特定区域,组织胞浆菌病引起的肉芽肿病流行,必须对病灶的胸部 X 线片大小、数量、位置、体检特征、放射学特征及性格等临床相关性加以考虑。切除是以最直接方式来评估病理组织;然而,普通人群中良性病因多见。

Margaritora 等指出,胸部螺旋 CT(HCT)比胸部高分辨率 CT(HRCT)更敏感(81% vs. 75%),对直径 <6mm 的病变灵敏度为 48%~62%,胸部 CT 对 <6mm 的病变灵敏度仅 48%。最近,HCT 最大强度投影成像的使用已经显示出方便识别肺小结节。外科医生手术探查有这种发现结果的患者时,必须有准备地仔细触诊这些小病灶,因为它们可能位于肺实质的深部。通常根据 CT 扫描上的连续变化,随访诊断不确定的病变。如果 HRCT 或 HCT 连续显示这些诊断不确定的结节增大,就计划切除或其他治疗。胸部 CT 为肺转移瘤完全切除所需切除范围的术前评估提供了有价值的和前后一致的解剖参考。不过,即便术前成像已经指出了临床可切除病变,仍需要胸部探查和彻底的手工触诊,因为有可能低估 <6mm 结节的数量。

MRI 可以像 CT 一样敏感识别肺转移瘤,但几乎没有增加额外信息,肺转移瘤的 MRI 分辨率没有胸部 CT 那样敏锐。短时反转恢复序列对个别结节提供最好的灵敏度(82%)。MRI 不作为常规推荐用于评估局限于肺实质的肺转移患者,虽然新技术如全身三维(3D)容积呼吸门控 MRI 可能对入选患者是有价值的。Walker 等将 MRI 作为一种筛查工具,成功运用于乳腺癌患者的肺外转移。在计划切除累及后纵隔、神经孔或大血管的转移瘤时,MRI 可以为 CT 提供补充资料。

良性肉芽肿性病变可能酷似转移。然而,对于前期诊断为恶性肿瘤患者,新生和多发性结节最可能是转移灶。细针穿刺或胸腔镜楔形切除可能有助于高危患者肺结节的诊断或分期。临床 I 期或 II 期原发性肺癌可能难以与孤立性转移瘤区分,特别当原发部位肿瘤为鳞癌或腺癌时。对于已明确为这两种组织病理类型或不能排除原发性 NSCLC 的患者,只要患者有足够的肺储备,肺叶切除和系统性纵隔淋巴结清扫术就将是首选术式。对于淋巴管癌症播散和呼吸困难的患者,可能需要活检以诊断肿瘤,从而与感染相鉴别。

FDG-PET 能用于识别转移瘤患者,其价值可能不仅在于鉴别“阳性”或 FDG 高摄入的病变,而且在于一个病变为“阴性”的研究。Lucas 等在 62 例接受治疗的 15 种软组织肉瘤肺转移患者(平均年龄 51 岁)中,评价了 FDG-PET 显像和胸部 CT 检查的结果,对局部复发、远处转移和肺转移灶进行了评价,平均随访时间 3 年。对于局部复发病变,FDG-PET 的敏感度为 73.7%,特异度为 94.3%(14 例真阳性,5 例假阴性),MRI 的敏感度为 88.2%,特异度为 96.0%。作者认为 FDG-PET 可以识别肿瘤的局部、远处复发以及其他转移灶,建议以互补方式采用所有三种方法,便于一开始以及在随访期间发现肿瘤的严重程度。Franzius 等将 FDG-PET 与胸部螺旋 CT 相比,以发现恶性骨肿瘤肺转移灶。FDG-PET 灵敏度若设为 0.50,则特异度为 0.98,精确度为 0.87,而胸部螺旋 CT 灵敏度若设为 0.75,则特异度为 1.00,精确度为 0.94,该作者的结论是,就检测原发性骨肿瘤肺转移而言,胸部螺旋 CT 优于 FDG-PET。Hung 等指出,对癌症复发患者使用 FDG-PET 不但能提供良好的区域外转移信息,也能良好的区域转移信息。这个观察也得到 Lonneux 等赞同,他们认为,对于被评估为结肠直肠癌复发及乳癌复发患者而言,全身 FDG-PET 明显优于常规成像方式。Veronesi 等指出,就各种肿瘤肺转移患者而言,葡萄糖摄取(由 FDG-PET 检测)和血管生成是独立的生物学特性,而这可能暗示未来的抗血管生成疗法。Fortes 等复习了 84 例患者接受 106 次切除的情况,68% 的患者中至少有一个结节是 PET 阳性,所有结节的真阳性率为 66.6%,假阴性率为 33.3%。

外科医生必须选择能提供治疗计划决策所需的必要和完整的临床信息的放射成像或扫描技术。Woodard 等提示可能会影响外科医生选择影像学研究的数个因素,这些因素包括:①肺结节或肺转移灶大小、位置和特征的识别;②原发性 NSCLC 引起的孤立性鳞癌(或腺癌)转移灶特征;③胸外转移病灶(其他血行播散部位、转移到区域淋巴结或其他肿瘤)的评价;④局部浸润潜力的评价。

五、转移性或原发性支气管癌

肉瘤肺转移或其他独特的肺外肿瘤肺转移容易诊断。乳腺癌或结肠癌引起的单发转移癌和头颈部原发性肿瘤引起的单发鳞状细胞癌转移较难以与原发性肺癌相鉴别。2 个以上的肺结节患者可被认为有转移,治疗可能相似。对于没有双侧转移倾向的肿瘤(如非肉瘤性组织病理)而言,单侧入路可能是最佳的。

传统上,使用光学显微镜比较原发性肿瘤和肺结节一直是用于确定肺结节或肺肿瘤起源的唯一方法。电子显微镜或特殊分子遗传特征可能更准确地识别这些肿瘤起源。单克隆抗体可能有助于区别原发性支气管腺癌和转移到肺的结肠癌,Slebos 等指出 K-ras 癌基因表达在原发性结肠腺癌肺转移灶中扩增,在原发肿瘤中也扩增。Flint 和 Lloyd 已在 46 例患者中使用单克隆抗体识别结肠直肠癌,检查取自转移性结肠癌和原发性肺腺癌患者的细胞学样品,然而,单克隆抗体并不能有效地从转移性腺癌中鉴别出原发性肺癌。Nomori 和 Salvati 等已采用流式细胞仪和 DNA 分析以描述原发性肺癌并从转移癌中鉴别出它们。Kandioler 等建议胸外原发性肿瘤和具有类似组织病理的肺结节内相同的 p53 基因突变可能指向肺转移,不同的 p53 基因突变可能提示原发性 NSCLC,而非转移瘤。

为了确定新生肺结节的性质,Lefor 等开发出用于治疗后出现这类结节的头颈部鳞状细胞癌患者的算法。对转移瘤特性和原发性肺癌特性进行考察以图更好地指导后续治疗。但由于恶性肿瘤的基因型并不稳定,因此,还没有准备好能从原发

性肿瘤中鉴别出转移瘤的确定性分子技术,在这些情况下临床判断还是有用的。

六、肺转移瘤的治疗

多数肺转移瘤患者都有多个部位的转移或无法切除的胸膜或肺转移。在这些患者中,治疗目的是全身控制肿瘤和缓解症状。虽然经常使用放疗或化疗,但肿瘤对此不一致的反应很少导致控制或治愈。化疗作为对这些"全身转移"的最初治疗以及切除作为"抢救"措施,可以提供比单独手术更好的结果。如果原发性肿瘤得到控制和转移局限于肺,可以考虑切除所有可望诊或触诊的转移灶。无论原发肿瘤组织病理如何,完全切除局限于肺的肺转移瘤通常都能改善生存。

七、化疗

化疗并没有常规用于治疗可切除肺转移灶。然而,除只有一个转移灶的患者或有数个转移却长期无病间隔的患者以外,隐匿性微转移可能普遍存在。例如,就肉瘤而言,原发肿瘤的控制可以用各种方式来实现;然而,与没有隐匿性转移瘤患者相比,原发灶受控时就已存在的微小转移灶所导致的肺转移晚期会降低生存期。即使多次切除,彻底根除所有微转移也不可能实现。化疗或其他靶向治疗有助于控制微小转移灶,而这对全身性控制可能是有价值的,可以加强因切除而获得的局部控制。当切除被认为是化疗用于肺转移后的抢救措施,用传统方法来测量切除后生存期和切除后无病生存期可能并不适当,一个更为合适的生存期测量方法应指"从含转移的影像学诊断的诊断之时开始计算的生存"。化疗持续时间、反应程度、原发恶性肿瘤史和患者适应性都会影响手术切除时机和潜在长期结果。

在过去的 20 年中,骨肉瘤患者的生存率从 20% 提高至 60%~70%,保肢术式已取代截肢术,已制定了多种药物的新辅助化疗。与单纯手术治疗原发性骨肉瘤相比,采用手术切除及辅助化疗治疗的原发性骨肉瘤患者的肺转移瘤发病率已然大幅下降,Hirota 等观察到新药物正日益被纳入化疗策略。尽管如此,Ferguson 等证实复发仍然是这些患

者的显著问题,在其报告中,37 例患者采用卡铂诱导治疗、随后切除和术后多药化疗,没有患者完全缓解。局限于肺转移的患者比有远处骨转移的患者更易生存。单纯切除对肺转移实施抢救治疗,所产生的精算生存率约只有 30%。抢救化疗加切除能有效延长骨肉瘤肺转移患者的生存期,然而,需要更有效的全身治疗。

审查术前化疗(大剂量甲氨蝶呤、顺铂、多柔比星和异环磷酰胺)加随后手术加术后化疗的结果。Goorin 等发现,依托泊苷与大剂量异环磷酰胺联合作为治疗骨肉瘤肺转移的诱导方案可能有效,尽管有明显的骨髓抑制、感染和肾毒性。据 Bacci 记载,16 位患者接受了化疗加随后同时切除原发性和转移性肿瘤,完成完全切除 15 例,然而,结果有 5 例患者在数月内死于测不到的转移灶。生存期与原发肿瘤及其转移灶内的化疗效果(坏死)密切相关。与历史结果相比,联合方法治疗(化疗加随后的抢救手术)实现了生存率的提高。

单独化疗可能还不够。Jaffe 等检查了 31 例骨肉瘤患者的化疗作用,只有 3 例患者用单纯化疗治愈,而 4 例患者实施了切除,在切除肿块中没有发现有活力的肿瘤细胞。需要更好地治疗骨肉瘤的新疗法,在此之前,需要化疗和局部控制(切除)的联合。据 Glasser 等记载,在对 279 例 II 期骨肉瘤患者的研究中,化疗组织学反应(坏死百分比)是提高生存率的唯一独立预测因子。

根据原发性肉瘤治疗中的化疗作用,转移病灶切除前如何有效利用这样化疗作为计划诱导治疗仍然更为令人难以捉摸。Lanza 等检查了接受术前化疗治疗的软组织肉瘤转移灶的反应,患者被分级为完全反应、部分反应、没有反应或进展,根据单纯化疗反应无法预测生存。

最佳治疗策略可能是联合全身和局部控制,特别是对于那些伴有复发性病变(肺转移)的患者而言。有活性的化疗药物在原发性软组织肉瘤中受到限制。根据 Benjamin 和 Patel 的研究,多柔比星和环磷酰胺是治疗软组织肉瘤最有活性的两个化疗药物,具有正性剂量 - 反应曲线。优化化疗反应后切除肺转移灶可以提高整体的局部和全身控制,从而改善整体生存率和无病生存率。这种治疗模式所提供的协同效益似乎在单独手术或单独立化疗之上。多柔比星和环磷酰胺已被用于剂量加强方式,结果是提高了反应率,减少了疾病进展时间并提高了存活,特别是对于接受治疗的高风险原发性肢体软组织肉瘤患者而言。治疗软组织肉瘤肺转移的这个方案,提供了与治疗其他恶性肿瘤方案类似的生存获益。切除前对化疗有生物反应的患者可能获益于接受术后化疗的相同组合。多柔比星、达卡巴嗪(DTIC)及环磷酰胺失效之后,再也没有其他治疗软组织肉瘤的药物能获得确切的价值。其他有些活性的药物(甲氨蝶呤、依托泊苷和干扰素 -α)约有 10% 的反应率。

其他特性可能会提示建议不同化疗药物的有效或无效。Dhaini 等评估了人类细胞色素 P450 同工酶,特别是有助于致癌物和化疗的代谢以及解毒的 CYP3A4/5,该文作者称,有远处转移的患者比没有转移的患者原发性肿瘤活检标本中的 CYP3A4/5 表达可能更高($P=0.0004$),作者的结论是高水平的这种人类细胞色素 P450 同工酶可能是预测原发性骨肉瘤患者转移或有限生存的一个标志。环氧合酶 II(COX-II)水平与原发性或转移性肿瘤及生存期无关。

一项获得推荐的做法是,考虑为有一、两个局限化肺病变且长期无病生存的软组织肉瘤患者立即手术。对于两个以上病变患者,可以用化疗(多柔比星、环磷酰胺)来评估生物反应。如果实现了最大反应,则实施切除,再继之以化疗。对于不能切除的转移灶,化疗可提供足以允许手术切除的反应,之后还可以考虑化疗;如果化疗不成功,也可以考虑手术来缓解症状;对于化疗只有轻微反应或没有变化的情况尚可的患者,可考虑手术以局部控制转移灶;转移灶偶尔可能会生长成巨型,压迫心脏和纵隔("肿瘤胸"或"肿瘤压塞"),伴有造成相同后果的张力性气胸或张力性血胸,鉴于需要紧急机械干预,化疗对此常没有效果,可能需要犯险切除,可能绝对需要用于心脏减压的心肺转流以及心肺支持以处理胸内或纵隔内肿瘤。

八、放疗

目前,放疗是用来缓解晚期转移(如广泛胸膜受累、骨转移)的症状,放疗很少用于治疗肺转移灶,已对骨肉瘤患者进行预防性肺放疗。Burgers等报道称,预防性肺放疗患者的复发性肺转移的发生率与术后辅助化疗的患者相似。最近,Feigenberg 等提议对骨巨细胞瘤肺转移患者进行全肺放疗。Whelan 等建议,在入选的骨肉瘤或尤因肉瘤患者中,可以考虑对亚临床肺病灶进行肺放疗。除现代标准化疗外,预防性肺放疗的作用仍有待确定。Spunt 等回顾了全肺放疗在对诱导化疗反应不全的尤因氏肉瘤肺转移患者中的作用,只有 8 例患者接受放疗,在接受治疗的人群中,5 年生存率为 37%。没有随机研究表明增加全肺放疗可改善尤因肉瘤患者的结果。

九、手术

在伴有可切除肺转移灶且无胸外转移的入选患者中,完全切除一般与长期生存改善相关,而无论肿瘤组织病理如何。甚至在胸外转移得到控制或切除的严格入选患者中,可以考虑切除局限于肺的肺转移灶以消除所有已知的病变。如果结肠、直肠癌患者曾经接受了肝转移切除而现在发现有肺转移,则胸外科医生可以利用这种局限于肝与肺的转移灶的肿瘤生物学,与那些伴有不能切除转移灶的患者相比,这些患者提高了长期生存。

(一) 对准备切除患者的选择

可选择仅限于肺转移的患者进行切除,已经制订出临床标准来识别和选择可从肺转移切除中最佳获益的患者。

1. 肺转移瘤的切除标准 ①符合转移的肺结节;②原发肿瘤得到控制;③计划手术能切除所有结节;④预计术后有足够的肺功能储备;⑤无胸外转移。

2. 肺转移瘤部分或完全切除的其他指征 ①需要明确诊断;②化疗后切除残余结节;③获取用于肿瘤标记或免疫组织化学研究的组织;④降低肿瘤负荷。

不幸的是,多数有转移瘤患者因为至少一个以上的原因并不能从手术中获益:①以广泛病变为特征的肿瘤的生物行为浸润性强,②介于原发性肿瘤受控与肺转移瘤获得之间的无病间隔时间(DFI)短,③转移瘤生长快速。

对于考虑切除的患者,需要进行体格检查、影像学检查、生理评估以判断切除范围并确定计划手术能否安全执行。强调心肺功能的评估。对于术前化疗或那些预计肺功能尚可的患者,要进行一组肺功能检查,这些检查包括使用和不使用支气管扩张剂的肺活量测定,一氧化碳弥散力(DLCO)和氧耗量检查,超声心动图和运动负荷试验也可能是必要的。

在手术室中,要突出显示胸部 X 线片和胸部 CT 扫描。在支气管镜检查后,安置双腔气管导管并以此进行麻醉气体输送。如果采用正中胸骨切口,每侧肺序贯式放气有助于肺结节的暴露和触诊。所有结节的切除必须带有正常的组织边缘。结节不应被"掐着"切除,因为有活力的肿瘤细胞仍留在切除区域的周围。切缘应该足够。即使边缘阴性,镜下肿瘤细胞仍存。Higashiyama 等前瞻性评估了 51 例肺转移患者,采用术中灌洗细胞学技术检查手术切缘,结果发现 11% 的患者切缘处细胞学阳性,尽管有一个正常组织带。然后,再多切除组织,尽管肉眼所见切缘阴性,但某些患者可能存在局部微小转移灶,而这会导致后续的局部复发。

一般情况下,判断切缘是否足够就是外科医生的事了。切除后,肺实质可能在结节周围变得扭曲,从而给予病理学家以切缘阳性或太近的想象。肺转移瘤很少发生纵隔淋巴结转移,但 2004 年 Ercan 等报道了 70 例患者的治疗经验,这些患者在肺转移瘤切除时进行完整的纵隔淋巴结清扫,结果发现 28.6% 的患者有淋巴结累及,而这种淋巴结累及明显是一个用于说明预后较差的预后因素(无淋巴结受累患者的 3 年生存率为 69%,而有淋巴结受累患者的 3 年生存率为 38%)。

有没有对与生存获益相关的可切除转移灶数进行限制?为解决这一具体问题,一些作者已经按捺不住。一般情况下,仅由胸外科医生所限定的不可切除性应当被视为切除的绝对禁忌。由于转移瘤数量增加,隐匿性微转移病灶的可能性也随之增加。虽然外科医生可以通过望诊和触诊机械地消除所有可识别病灶,但是,外科医生在典型的情况下不能识别或消除镜下病变。转移数过多(但仍然

"可切除")患者的生物学特性没有因切除而改变。平衡因微转移病灶控制之需的机械切除优点,最好在采用属于所有潜在治疗医生的多学科讨论会上完成。全肺切除才可能是机械缓解"肿瘤胸"引起的纵隔压缩的一个考量因素,全肺切除术很少用来切除来自一侧胸腔的多发转移结节。

(二)手术技术及切口

外科切除术式包括单侧开胸切口、双侧分期开胸切口、正中胸骨切口、双侧开胸切口(蛤壳状切口)、用于入选患者的微创技术或其他局部控制技术。双侧转移患者可以采用正中胸骨切口或双侧分期开胸切口获得安全探查,只要切除了所有转移灶,入选切口并不影响患者的生存,各种入路的不同优缺点都是独特的(表4-18-7)。

肉瘤和单侧结节患者常常在手术时发现多发双侧转移。38%~60% 术前单侧肉瘤转移患者可出现双侧转移。正中胸骨切口或双侧分期开胸切口以及完全切除后的切除后生存率相似。正中胸骨切口一开始就用于双侧结节患者的探查和切除,对骨肉瘤或软组织肉瘤肺转移患者或怀疑有原发肿瘤双侧转移患者而言,可以被认为是最初的一种术式,术中需要楔形切除。单侧结节或双侧结节的暴露以及切除可以通过正中胸骨切口来完成。

尽管有之前的讨论,对于某些单侧病变,双侧探查可能是不必要的。高分辨率CT可协助这一判断。Younes 等因对侧无病生存期和总生存率而评估同侧开胸切口对单侧肺转移患者的作用,他们指出,与入院时双侧转移患者相比,对侧肺复发患者的生存率并无显著差异,从而他们认为延迟对侧开胸不影响生存。

(三)激光辅助切除

使用钕:钇铝石榴石(Nd:YAG 激光)激光的激光辅助肺切除术,可能是比外科缝合器更好的切除肺转移灶的手段。使用激光可以提高肺实质的保存,变形却较小。电烧灼器也可以通过切取转移灶而残余肺轻微扭曲(电凝切除术)来保留肺实质。如果出现漏气,可以通过对缝缝合肺实质缺陷或使用纤维蛋白胶来密封它们。激光切除术的缺点可能是操作时间更长和术后长期漏气的可能性。已经开发出新激光技术。Rolle 等描述了一种新的 1318nmNd:YAG 激光,能以更好和更精确的切口进入肺实质,并同时点凝和密封肺实质。实现5mm 组织带的破坏。

Mineo 等进行了一项前瞻性随机试验,在 45例患者中检查使用 Nd:YAG 激光切除肺转移的情况,作者发现激光使用减少了住院天数、漏气和组织丧失;然而,生存优势没有得到证实。对切除肺转移灶,使用激光在肿瘤学上等同于其他技术,具有保留肺组织、最大限度减少相关手术创伤的优点。

表 4-18-7　各种入路的优缺点

术式	优点	缺点
正中胸骨切口	(1) 一个切口暴露两侧胸腔 (2) 患者较少不适	(1) 后侧和内侧(近肺门)的病灶切除可能困难 (2) 肥胖、充血性心力衰竭或慢性阻塞性肺病(胸腔前后径增加)患者的左下叶暴露困难
胸骨横切口或蛤壳状切口	(1) 一个切口暴露两侧胸腔 (2) 左右侧胸腔的各个部位均暴露良好 (3) 左右侧肺门和左下叶入路方便	切口较大患者不适
后外侧开胸切口	(1) 标准入路 (2) 一侧胸腔暴露充分 (3) 两侧转移需要 2 次手术	(1) 患者不适 (2) 每次手术仅能探查一侧胸腔
VSTS	(1) 免疫抑制的可能性较低 (2) 视野杰出 (3) 对脏层胸膜转移暴露充分 (4) 可以鉴别出无法切除的转移灶、胸膜外病灶、胸膜种植等	(1) 无法充分评估肺实质内的转移灶 (2) 胸壁孔晚期复发 (3) 不能检查出隐匿性结节

（四）正中胸骨切口和蛤壳状切口

正中胸骨切口要求患者仰卧,从颈部到脐、侧面到两侧腋前线暴露整个前胸部。切开胸骨,切断两侧肺韧带以完全松解肺。序贯地瘪掉并触诊肺,识别并切除转移灶,然后将瘪掉的肺重新充气。瘪掉的右肺可以完全被带入术野,只通过肺门结构附着。因为心脏罩着,左下叶的暴露可能比其他肺叶更加困难。适当轻柔牵引心包,可以很容易暴露左下叶并将之带入术野。能更好地望诊肺的各种技术都可以使用,如瘪肺肺门后的手术填塞物掀起肺实质或乳内动脉牵开器暴露基底部肿瘤或左下叶后面肿块。在某些情况下,利用视频胸腔镜来补充望诊。正中胸骨切口的相对禁忌证包括肥胖、慢性阻塞性肺病、膈肌升高(尤其左侧)以及心脏扩大。转移灶累及左肺门或左下叶后、内侧的患者可能受益于双侧分期开胸切口而不是正中胸骨切口。正中胸骨切口在这种情况下可能会危及切除的完整性并损伤肺实质,需要比另行规定更大的肺切除。

蛤壳状切口是正中胸骨切口的改良。原来,这个入路是从早期气管隆突手术发展而来并在后来被重新发现用于加强序贯式双侧单肺移植的入路。在乳房或胸大肌下做一曲线切口,掀起胸大肌以获取两侧到第四肋间的入路,于是双侧进入胸腔并将切口带至胸骨。切口最外侧可曲线越向腋部,Gigli锯或摇摆锯在第四肋间水平横断胸骨。左右胸均安置胸部牵开器以打开胸腔,左右胸、肺门及纵隔的暴露极佳。这种入路的优点是更好地暴露左侧肺门后方及左肺下叶,缺点是一个令人痛苦的大切口及胸骨重建和稳定所导致的某些困难。

（五）开胸切口

后外侧开胸切口是一个熟悉而标准的、用于肺癌治疗的肺切除入路。后外侧开胸切口(无论背阔肌保护与否)可为位于左肺门附近更为内侧或更为后侧的转移灶提供较好的暴露。此外,就伴有大块转移患者而言,后外侧开胸切口能为更快切除和肺实质最佳保护提供良好的入路。外科医生通常限于在一侧胸腔内手术。虽然对于入选患者,可以在正中胸骨切口后安全进行左开胸切口,但相同手术时很少对同一患者实施双侧开胸切口。

也可考虑垂直腋下开胸切口。Margaritora 等

介绍了采用分期腋下开胸切口的经验。住院短(3.2天),手术创伤轻微,术后疼痛也轻微。两个分期手术的时间间隔为 24 天左右。

也可以使用双侧前开胸切口。带有视频辅助的双侧小开胸切口已用作为一种其他胸部手术入路的替代方法。

（六）电视辅助胸腔镜手术

采用高分辨率视频成像的电视辅助胸腔镜手术(VATS)可能有助于诊断、分期和转移灶切除,然而其用途有限,因为它一般能识别仅在肺表面或 10%~20% 肺外带的转移灶,这取决于尺寸。采用这技术,肺实质内转移可能探测不到。Landreneau 等在早期一个报道中介绍,在接受 85 次胸腔镜肺切除的 61 名患者中并发症发病率轻微,无病死率;病灶小(<3cm),位于肺实质的外 1/3;本组 18 例患者中的转移灶是通过胸腔镜被切除的,VATS 是在这些患者中进行的唯一术式。胸腔镜可很容易地用于转移性病变的诊断,但其用于转移性病变治疗却比较有争议。McCormack 等前瞻性评估 VATS 切除肺转移瘤的治疗效果,患者用 CT 进行筛选,患者都采用 VATS 进行手术。在相同的麻醉下实施开胸切口或正中胸骨切口;该文作者发现称,开胸切口所找到的结节比 VATS 多。这项研究的限制条件是纳入有多发转移或既往肉瘤史并用旧 CT 进行筛查的患者。VATS 不是切除肺转移灶的标准方法,然而,VATS 可以对根据胸部高解析度(螺旋)CT 诊断的单发结节和非肉瘤组织病理的严格入选患者考虑使用。诊断为肉瘤组织病理的患者往往(40%~60%)有隐匿转移灶,可以在开胸手术中被触诊和切除。

Landreneau 等报道了 80 例接受胸腔镜切除肺转移的结肠直肠癌患者的治疗经验;60 例患者切除单个病灶,20 例患者至少切除 2 个病灶;5 年总生存率为 30.8%;作者要求 CT 诊断出的病灶都要在胸腔镜检查时得到识别,否则将放弃微创方法;如果病变位置危及完整切除,就转换为开胸手术。Nakajima 报道称,准确的高分辨率 CT 对选择患者进行微创手术至关重要,Lin 等指出结果堪比开胸手术的历史业绩。高分辨率螺旋 CT 扫描对于患者选择至关重要。此外,如果不能识别术前病灶或

当手术切缘受到损害时,建议转换成开放手术。

尽量减少胸腔镜创伤外,为平衡肺实质触诊之需,Mineo 等回顾性评估了肺转移 VATS 时两肺跨剑突触诊结果,在 74 例患者中的 65 例进行了双侧触诊,鉴别出 X 线发现不了的 23 例恶性病灶。该文作者建议,该技术可以被认为是一种混合方法,以期在维持肺实质触诊的同时尽量减少胸部创伤。

目前,VATS 可能主张用于诊断、转移瘤范围的分期,或用于在严格入选患者中切除转移灶(即那些被高分辨率螺旋 CT 诊断出的位于周边位置的单发非肉瘤组织)。

对于腺癌或鳞癌实体瘤单发转移患者,必须认真考虑以排除需要肺叶切除及系统性纵隔淋巴结清扫的原发性肺癌,以期获得最佳疗效。VATS 并发症可能包括没有切除所有转移灶、切缘阳性或转移瘤抽取造成的胸膜种植,所有患者需要定期随访,因为复发可能性在一段时间内依然存在。

(七) 肺转移瘤的切除结果

肺转移瘤切除结果需要严格分析可能潜在影响生存的各种因素。结果分析应综合或研究单个原发组织病理(乳腺、结肠、黑素瘤)或类似组织病理(如软组织肉瘤),并根据足够数量的患者做出。对预后指标进行综合,以单独或组合方式评估对肺转移患者切除后生存的影响,这在临床上有助于为切除肺转移灶而介绍合适的患者。可以在术前评估年龄、性别、病理组织、分级、原发肿瘤位置、原发肿瘤分期,介于原发肿瘤切除与转移灶出现之间的无瘤间隔时间、术前影像学研究所反映的结节数、单侧或双侧转移、肿瘤倍增时间(TDT)以及同时或异时转移。术前选择肺转移瘤切除患者时,切除范围、切除技术、淋巴结播散、转移灶数量与位置、再切除、胸部术后无病生存期和总生存期可能也要考虑。

Pastorino 等根据国际肺转移瘤登记处(International Registry of Lung Metastases)的记录回顾了肺转移瘤切除的长期结果。这个国际登记处成立于 1991 年,当时已收集了来自欧洲、北美洲的 5206 例肺转移且接受治疗的患者,以一种还算一致的对照方式回顾性比较各种临床特征,其中 88% 的患者接受了完全切除;2383 例患者切除单发转移灶,

2726 例患者切除多发转移灶。上皮病理组织为主(2260 例),其次是肉瘤(2173 例)、生殖细胞(363 例)和黑素瘤(328 例)。中位随访期 46 个月,5 年精算生存率为 36%,10 年精算生存率为 26%,15 年精算生存率为 22%。不完全切除者的 5 年精算生存率为 15%。多因素分析显示数个有利的预后指标:可切除转移瘤数、生殖细胞肿瘤、≥36 个月的无病间隔时间(DFIs)和单发转移灶。在这一国际性多机构的研究中,总手术病死率为 1%;不完全切除后的病死率为 2.4%,完全切除后的病死率为 0.8%。

最常执行的手术是单侧开胸(58% 的患者),经双侧同期或分期开胸行双侧探查占 11%,经正中胸骨切口行双侧探查占 27%,仅 2% 患者行胸腔镜检查。所实施的手术是楔形切除术(67%)、肺段切除术(9%)、单叶切除术或双叶切除术(21%)和全肺切除术(4%)。仅 26% 的患者转移灶数≥4 个,9% 的患者转移灶数≥10 个,3% 的患者转移灶数≥20 个。肉瘤(64%)、生殖细胞瘤(57%)、上皮肿瘤(43%)和黑素瘤(39%)的多发转移瘤最常受到切除。纵隔淋巴结转移瘤少见。总体而言,3% 再手术,15% 两次手术,4% 三次手术以及 1% 至少四次手术。单个患者最大的切除数为 7 枚。

该文作者制订了一个机制,可以把患者分组成预后分类,它们包括三个参数:①可切除性;②DFI;③转移数。在伴有可切除病灶的患者中,发现 <36 个月的 DFI 及多发转移灶是独立的危险因素。因此,在可切除患者中,三个不同的临床组可得到确认:①无风险因素,DFI≥36 个月,单发转移灶;②一种危险因素,DFI<36 个月或多发转移灶;③两种风险因素,DFI<36 个月且多发转移灶。第 4 组包括所有不可切除的患者。作者指出,第 1 组中位生存期为 61 个月,第 2 组中位生存期为 34 个月,第 3 组中位生存期为 24 个月,第 4 组中位生存期为 14 个月。该模型的判别功效对上皮肿瘤、软组织肉瘤和黑色素瘤是适当的。

这一国际肺转移瘤登记处的价值在于其大量收集患者的特征。针对各种假设,可以重新检查和分析这些临床上可识别的特性。这个登记处的局限性在于未说明这些转移瘤生物学行为的变量,而这种行为变量可以用决定临床特性的分子特性加

以说明。这个临床数据库已经用于评估各种病理组织肺转移的切除价值，以及评估能有效选择患者便于最佳监护其转移瘤的其他临床分子特征。

（八）肺转移瘤的扩大切除

在接受肺转移瘤切除的患者中，<3%需要扩大切除。肺转移瘤的全肺切除或其他扩大切除，可以在与长期无病生存相关的入选患者中安全进行。Putnam等称，全肺切除或肺转移灶连同胸壁或其他胸部结构如膈肌、心包或上腔静脉等的整块切除，已在小部分患者中得到实施并取得了良好效果，19例为全肺切除，19例为其他扩大切除，5年精算生存率为25%，病死率为5%，这些死亡都发生于全肺切除的患者，而全肺切除往往是在多次前期转移灶楔形切除之后进行。

一项法国研究称，42例患者接受肺转移治疗超过了10年，其中29例患者因肉瘤、12例因癌肿和1例因脂肪瘤行全肺切除。多数肿瘤都位于中央，术后死亡2例，4例患者有严重并发症。5例患者（12%）有对侧肺复发。中位生存时间仅为6.25个月，5年生存率为16%。鉴于肺转移手术的标准手术病死率<1%，在计划为位于中央的大型转移瘤患者手术时应考虑全肺切除病死率。虽然肺转移全肺切除病死率与其他病理组织全肺切除病死率相应，仅为16%的5年生存率提示应严格术前选择标准。该文作者建议，那些DFI长且癌胚抗原（CEA）水平正常（对结肠直肠癌转移患者而言）的年轻患者被认为适合因肺转移而行全肺切除。

通过回顾性综合国际肺转移登记处的资料，Koong等也在审视肺转移全肺切除的价值。在1962年至1994年间登记的5206例患者中，有133例（2.6%）因肺转移而行全肺切除术。其中84%的患者接受完全切除，30天病死率为3.6%，完全切除者的5年生存率为20%；不完全切除者的围术期病死率为19%，多数生存期不到5年。该文作者确定的良好预后因素有：①单发转移；②纵隔淋巴结阴性；③完全切除（R0）。作者认为全肺切除可以安全实施，长期生存率良好。

这些研究表明，全肺切除术很少用于肺转移。上述所有治疗组代表了严格入选患者群，虽然结果令人鼓舞，但全肺切除术作为转移性病变的手术治疗，应只用于极少数情况。在建议全肺切除前，如果不是所有也应该是多数预后变量有利。

大型或快速成长的转移瘤可压迫纵隔，位置独特的转移瘤可侵犯或浸润心脏或大血管。心肺转流或其他心血管外科技术的运用可以让这些转移灶的切除达到缓解症状和可能治愈的目的。Vaporciyan等审查了单一机构的非心源性原发恶性肿瘤转移在心肺转流下的切除经验：下腔静脉肿瘤患者不予考虑；9例肉瘤患者因瘤直接侵犯心脏和大血管而需要心肺转流，病死率为11%；在11例带有治愈意图而接受切除的患者中，10例为完整切除。在严格入选患者中可以考虑使用心肺转流，尤其当预期是完全切除时。

经肺静脉肉瘤向心房内的扩散罕见，但还是可以用肺切除术（全肺切除和左心房肿瘤切除）予以安全治疗。术中仔细触诊受累静脉，但过度操作可导致肿瘤栓塞。完全、安全切除需要体外心肺支持。

十、肿瘤的肺转移

（一）骨肉瘤

有多人报道称，骨肉瘤肺转移可发生于高达80%的原发肿瘤治疗后复发患者中，无论他们是否接受辅助化疗。CT通常被用来确定潜在转移的患者。胸部CT的阳性预测值可能受到限制。通常，外科医生绝对可依据胸部术前CT，发现超过两倍于所期望的结节数，在选择最佳治疗策略时，切除作为对单发转移瘤的最初治疗、切除作为多发肺转移瘤化疗后的抢救措施以及多次重复开胸手术都可以予以考虑。

Meyer等报道称，因为骨肉瘤转移往往局限于肺部，切除可以导致大量患者无瘤并提高长期生存率；5年生存率可高达40%，不管何时识别肺转移，患者都可能获益。在一项日本研究中，Tsuchiya等指出，DFI较长与5年生存率改善相关。对于术前化疗或术后化疗时一出现就被定为肺转移患者而言，源自肺转移识别时的2年生存率仍有24%~33%；化疗完成后才出现或得到鉴定的肺转移患者2年总生存率达40%，5年总生存率为31%。然而，在一项小型研究中，Yonemoto等评价了117例肢体骨肉瘤患者，其中9例患者在就诊时有肺转移,接受化疗和积极切除治疗后患者的 5 年生存率为 64%。

人们已经评估了骨肉瘤肺转移患者的生存率和预后因素。在 NIH 资助的一项研究中,Putnam 等对 80 例肢体骨肉瘤患者进行了评估:其中 43 例患者出现肺转移,39 例患者因切除转移灶而接受至少 1 次胸腔探查,5 年生存率为 40%。对各种预后因素分析后发现:最多 3 个结节、DFI 长、可切除转移灶以及得到识别与切除的少数转移灶与开胸术后生存期长有关。如果术前 CT 断层片可以鉴别出 16 结节以上,则切除是不可能的。多变量分析未发现比术前断层片鉴别出的结节数量更能预测的因素组合。据 Heij 等的最近一项研究显示,在 40 例骨肉瘤儿童中发现,切除不完全、原发肿瘤缺乏控制、治疗过程中转移灶出现及进展均为消极预后因素;令人惊讶的是,在可切除患者中,转移灶数、DFI、单侧与双侧转移、术前术后辅助治疗和开胸次数并不是重要的预后因素。

一方面,化疗可以预防或治愈不适合手术的微转移病灶,多数肢体骨肉瘤患者接受新辅助化疗和保肢治疗;另一方面,局部控制后(通常与保肢手术一起)接受辅助化疗的患者将显示出不同寻常的全身复发。同样,这样的治疗方法并没有显示出无瘤生存率的下降。患者均接受 44 周的联合化疗。与直接手术相比,术前化疗(10 周)并未改善无瘤生存率。Voute 等建议联合化疗,如顺铂和多柔比星联合,或顺铂、异环磷酰胺、多柔比星联合对骨肉瘤患者有效。Miniero 等建议,大剂量化疗和自体外周血干细胞移植可被认作是一种很有前途的治疗方案,用于治疗骨肉瘤转移,特别是那些常规化疗没有治愈的骨肉瘤转移。

化疗可能有助于治疗新诊断出的转移性骨肉瘤,对化疗的反应可作为一种生物预后因素,可能会在今后的研究中加以考虑。在骨肉瘤患者中,鉴于这些转移瘤基质钙化,这样的反应可能难以评估。

(二)软组织肉瘤

软组织肉瘤包括起源于肺间质结缔组织的非骨化恶性肿瘤一族,它们可转移至肺。Potter 等表明,软组织肉瘤与骨肉瘤一样,局部复发常见(20%)和转移主要是肺部。

Billingsley 等多因素分析在 Sloan-Kettering 纪念癌症中心得到治疗的 994 例原发性肢体软组织肉瘤患者中,230 例复发;在肿瘤复发病例中,73%(169/230)的复发最早出现于肺内;转移瘤复发后的中位生存期为 11.6 个月;多因素分析把转移灶的切除、无病间隔时间、局部复发的出现和年龄 >50 岁作为重要的预后指标。原发肿瘤特征与肺转移灶切除后的生存没有关系。一般情况下,>6 个月的长无病间隔时间及最多 3 个转移灶与 5 年总生存率高有关。Temple 和 Brennan 回顾了肺转移瘤切除在软组织肉瘤治疗中的作用,Belal 等回顾了接受肺转移瘤切除治疗的 23 例软组织肉瘤,两组均发现 DFI 长(>6 个月)及转移少(最多 3 个)与 5年总生存率高相关。

在一项欧洲癌症研究和治疗组织(European Organization for Research and Treatment of Cancer)的回顾性研究中,软组织肉瘤与骨肉瘤组肺转移完全切除后的 5 年生存率为 38%,切缘阴性、年龄较轻(<40 岁)及肿瘤低度恶性(1 级或 2 级)与生存改善有关,而没有这些特征的患者则不是,这些作者同时建议,在化疗被推荐为附加治疗前还需要更多的研究。

在美国国家癌症研究所接受治疗的病理组织证实为软组织肉瘤肺转移的患者中,Jablons 等指出,生存率提高的重要术前预测因素包括肿瘤倍增时间(TDT)>20 天、术前断层片显示结节数 <4 个和 DFI>12 个月;3 个预后因素综合起来能提供较好预测生存能力,这些患者代表那些对肺转移灶切除有最好反应(即切除后生存期长)的患者。Casson 等在 58 例得到完全切除并随访至死或随访最少 5 年的患者中评估 5 年生存率的决定因素,有利的预后因素包括 TDT>40d、单侧发病、术前断层片上获知的结节数最多 3 个、切除的转移灶最多 2 个及肿瘤组织病理(恶性纤维组织细胞瘤的中位生存期 33个月,其他所有恶性肿瘤的中位生存期 17 个月);采用多变量分析,结节数(≥4 个)是最重要的预后不良指标,肿瘤组织病理(恶性纤维组织细胞瘤)的加入改进了这一模型的预测能力。绝对 5 年生存率为 25.9%(15/58)。

复发性软组织肉瘤肺转移瘤的切除与切除后生存的改善有关,而切除不了的转移灶患者则不然。Pogrebniak 等评价了 43 例接受 2 次以上切除的患者,在切除完全的 31 例患者(72%)中,中位生存期为 25 个月,而切除不完全或不能切除患者的中位生存期仅为 10 个月。DFI 长(≥18 个月)也与无病生存期长有关。复发性肺转移瘤已切除的患者中,年龄大和女性是疾病死亡的风险因素,这与一开始就局限于肺转移瘤不同。Casson 等指出,在 39 例成人软组织肉瘤肺转移瘤复发患者中,已切除的患者和只有 1 个转移瘤的患者具有最好的切除后生存。转移性软组织肉瘤的化疗仍然很差,中位生存期 13~16 个月。然而,联合化疗、手术及追加化疗的多学科治疗方案可给予比单学科治疗好的生存期。对肉瘤荟萃分析合作研究的大型荟萃分析表明,辅助化疗(多柔比星为主)与局部、远处无复发生存期长有关,并且总生存率趋向改善。

(三) 结直肠肿瘤

结肠直肠癌转移瘤通常播散到局部或区域淋巴结,或经门静脉系统播散到肝脏,结肠直肠癌转移瘤也可以一开始作为肺转移瘤而出现。

结肠直肠癌单发转移瘤与原发性 NSCLC 之间的区别通常由组织病理及特异性标记做出。转移瘤或肺癌特有的分子标志可能有助于将转移性肿瘤与原发性肺癌相鉴别,应尽可能完全切除。对所有前期诊断为结肠直肠癌的患者应进行血清 CEA 筛选。虽然 TTF-1 和 SP-A 是 NSCLC 的良好标志物,但需要能反映结肠直肠癌转移到肺的良好标志物。Barbareschi 等评估了核 CDX-2 转录因子,此因子在正常上皮细胞和多数结直肠腺癌中表达,他们发现称这是一个结肠直肠癌转移到肺的敏感而特异的标志物。CD 转录因子在 98%(88/90)的原发性和转移性结肠直肠癌标本中得到确认,但没有在原发性 NSCLC 中得到确认。

结直肠癌肺转移可安全得到切除,发病率、病死率和长期生存率均低。Saito 等称,结肠癌肺转移切除后的 5 年生存率≤39.8%。原发性结直肠癌的年龄、性别、位置、分级及分期的差异与这些转移切除后生存率的改善或恶化均不相关。McAfee 等在梅奥诊所的一个大宗报道中称,有 139 例患者

接受了结肠直肠癌肺转移的切除,手术病死率为 1.4%,5 年总生存率为 30.5%,中位随访时间为 7 年;单发肺转移和那些术前 CEA 水平 <4.0ng/ml 的患者,其开胸术后生存期比其他患者要好。令人感兴趣的是,DFI 长及转移灶直径 <3cm 与改善生存无关。最近,Higashiyama 等称,开胸术后血清 CEA 与生存期关系密切;开胸前血清 CEA 高的患者更可能有胸外转移,该文作者建议要对开胸前血清 CEA 高的患者进行胸外转移的评估。Saito 等评估了切除在 165 例结直肠癌肺转移患者中的作用,5 年总生存率为 39.6%,肺门或纵隔淋巴结转移患者的 4 年总生存率只有 6%,转移瘤复发患者起自第二次开胸时的 5 年生存率为 52%。作者指出,接受过肝转移切除患者的开胸后 5 年生存率类似于肺转移作为第一站转移的患者,作者还证实了开胸前 CEA 正常、无肺门或纵隔淋巴结内转移、切除完全者具有预后优势。

肝转移切除后可以出现肺转移,在这些患者中肺转移瘤完全切除可能与生存期改善有关。Labow 等指出,切除组的 3 年生存率为 60%,非切除组的 3 年生存率为 31%。在这项研究中,患者符合肺转移瘤切除的标准规范,没有同期肺外转移灶。

肺、肝结肠癌转移切除患者完全切除者有生存优势。Robinson 等报道了 48 例肝肺均转移的患者,25 例患者接受切除和 23 例患者未接受切除,最后转移灶(无论是肺或肝)切除后的中位生存期比那些未接受切除的患者长(16 个月 vs 6 个月,P<0.001),他们还指出异时切除患者的存活时间比同时切除的长(中位生存期 70 个月 vs 22 个月,P<0.001);理想的切除人选是 <50 岁、单发肝转移和介于结直肠癌切除与发生肺转移间的间隔有 4 年,最弱的切除患者包括年龄≥70 岁、多发肝转移和同时癌症。在一项法国研究中,Regnard 等检查了 43 例肝转移完全切除且接着出现的肺转移患者,中位生存期为 19 个月,5 年生存率估计为 11%;CEA>0.5ng/ml 的患者生存可能性明显低于 CEA 水平低(<0.5ng/ml)的患者(P=0.0018)。也有人指出,开胸前血清 CEA 正常是一个良好的预后因素,这类患者的随访应包括 X 线检查和血清 CEA。

在结肠直肠癌肝肺均转移的患者中,切除完全通常与生存改善有关。不论肝转移是否率先出现而后肺转移,还是肺转移是否率先出现而后肝转移,只要可能,就需要完全的手术切除。Nagakura等回顾性分析了同时接受肝肺切除的患者,在相继被发现癌转移的患者中,5年累积生存率为44%;在同时被发现肺肝转移的患者中,5年生存率为0。研究者的结论是,同时发现结肠直肠癌肝肺转移的患者不应该接受手术切除。不幸的是化疗改善生存的潜力有限,可切除转移灶的患者应考虑对其转移瘤机械摘除。

其他生存预测因子也已获得研究,Goi等在42例患者中检查了黏附分子CD44变异体9的作用及其与结肠直肠癌肺转移的关系,总生存率为35%。CD44变异9升高的患者,其肺转移发生率(88%)比CD44变异体9正常的高(转移率只有42%)。

在无法完全切除或被拒绝手术的患者中发现生存率较差,因为他们认为其疾病是不可切除的。在结肠直肠癌转移患者的总人口中,肺肝转移可完全切除者只占很小的比例,是那些具有肿瘤"生物学"最有利的患者。外科医生可以利用这种生物学有利的患者群,肺肝两者均转移的序贯且完全切除可能使生存率提高。

(四) 乳腺癌

由于乳腺癌转移多处出现,乳腺癌转移患者的生存很差。化疗或其他疗法的治疗通常是全身性的,否则就是姑息性的。对于少数患者,可以考虑切除局限于肺的转移灶。Patanaphan等介绍了145例(26%,145/558)转移性乳腺癌,主要转移部位是骨(51%)、肺癌(17%)、脑(16%)和肝(6%)。乳腺癌肺转移患者总的中位生存期为12个月,大多数患者接受姑息性化疗、放射或两者兼而有之。Lanza等研究了44例有乳腺癌既往史的女性因新的肺部病变而接受肺切除术的情况,7例患者因是良性结节(3例)或不可切除的转移瘤(4例)而被排除在外;在37例可切除患者中,5年精算生存率为50%,无病间隔时间>12个月,与中位生存期长(82个月)和5年生存率高(57%)有关,而DFI<12个月(15个月中位数,5年生存率为0,$P=0.004$)的患者则不然。雌激素受体阳性状态往往具有较长的开胸术

后生存期($P=0.098$)。其他预后有利因素包括原发性肿瘤受体状态阳性(3年生存率61%,已提高)、受体状态阴性(3年生存率38%)则差。Bathe等介绍了肝肺转移灶消融后失败的远处部位,他们建议,对内脏转移有明显作用的辅助治疗可能会提高生存率。Friedel等称,单发转移瘤切除的5年生存率为35%,≥5转移瘤切除的5年生存率为10%。Simpson等称,选择良好的患者,5年生存率可提高至62%。

Staren等评估了33例接受乳腺癌肺转移手术切除治疗的患者,并与30例接受全身化疗及激素疗法治疗的患者比较,结果发现:与接受药物治疗的患者相比,转移灶切除完全的患者有较长的中位生存期,尤其是在比较单发结节时(58个月对34个月中位生存期);接受某种手术切除治疗的患者,其5年生存率为36%,而仅接受药物治疗的患者,其5年生存率为11%。Bodzin等总结的一篇综述肯定了这些发现。Friedel等回顾了对467例乳腺癌局限于肺的转移灶进行切除的结果,5年生存率为38%,该文作者指出,无病间隔时间≥36个月与45%的5年生存率相关,虽然数据没有统计学上的意义,但单发转移灶患者比那些多发转移灶好。

(五) 睾丸肿瘤

只要胸部X线片或CT上出现新肺结节,就能诊断非精原细胞睾丸肿瘤。最多的时候,转移性睾丸精原细胞瘤被认定为纵隔淋巴结肿大。因此,CT诊断精原细胞转移的准确性高于普通胸部X线片。

为去除残留的转移性病变,可以在化疗后对非精原细胞瘤型睾丸生殖细胞瘤播散患者进行细胞减数外科。如果结节没有进一步减小,说明对化疗的反应已被最大化了。大部分患者需要腹膜后淋巴结清扫术(69%),尽管18%的患者可能需要开胸手术。Kulkarni和Carsky评价了80例生殖细胞肿瘤伴肺转移患者接受化疗及随后的手术治疗情况,结果发现35%(28例)的患者在化疗后完全缓解;45%(36例)部分缓解患者接受手术切除残余转移灶;残余转移灶位于腹部(17例)、肺(15例)或两者兼而有之(4例);75%(27/36)的患者在化疗和手术皆治疗后获得完全反应。Carter等指出广泛肺转移(转移灶无法切除)为治疗最终失败的预测因子;

相反,Gels 等报道化疗和切除腹膜和肺残余肿瘤后的 10 年生存率为 82.2%。手术切除后的并发症发病率微乎其微。

Liu 等评估了 28 年中肺转移瘤切除对治疗睾丸生殖细胞肿瘤的作用。典型特征为患者年轻(平均年龄 27 岁),大多数患者术前肿瘤标志物水平正常,而多发转移患者占多数;约一半患者同时出现转移,一般完全切除是可能的,这些患者大多已接受了化疗;44% 患者存在活跃转移灶,其余患者则没有(畸胎瘤、纤维化或坏死同样没有出现);肺转移切除后 25% 的患者其他部位有转移灶,5 年总生存率为 68%;1985 年后确诊的患者生存率为 82%。该文作者指出,胸外转移(肺外内脏部位)以及在切除标本中肿瘤细胞活跃,表示预后指标不良;肺实质外有转移、肿瘤标志物升高以及肿瘤细胞活跃的患者预后较差。肺实质切除不仅去除了所有可识别病灶,也提供了衡量化疗治疗效果的指标。

Schnorrer 等介绍了 28 例生殖细胞瘤肺转移或睾丸肿瘤肺转移的患者,接受博来霉素、依托泊苷和顺铂治疗,21 例(75%)实现整体完全反应,其中 11 例在单纯化疗后实现完全反应;12 例血清标志物正常患者需要切除残余肿块,残余肿块切除被推荐用于组织病理诊断并可能修正随后的治疗;总治愈率为 89.3%。

在一项有 215 例患者的多机构研究中,Steyerberg 等评估了预测残余肺肿块中坏死、成熟畸胎瘤或癌症的可能性,坏死(54%)和成熟畸胎瘤(33%)占多数,而癌症发生 13%。作者建议,腹膜后淋巴结清扫术(RPLND)应开胸前进行,因为 RPLND 中所发现的病理是一个对开胸手术结果强有力的病理预测。

(六)妇科肿瘤

不同作者讨论了肺切除术以及其他疗法对治疗转移性子宫恶性肿瘤和转移性宫颈恶性肿瘤的作用。麻省总医院的 Fuller 等回顾了妇科肿瘤肺转移的 40 年治疗经验。5 年生存率为 36%,病灶直径 <4cm 和 DFI>36 个月都与长期生存相关。Shiromizu 等证实,转移灶小(平均 2.8cm)、转移灶数少(1~3 个)和无淋巴结转移是重要的有利预后因素。

Levenback 等回顾了 45 例子宫肉瘤肺转移患者。多数患者(71%)为单侧病变,51% 患者只有一个病灶;5 年生存率为 43%。单侧转移或转移灶数较少与长期生存无显著相关性。Leitao 等回顾了 41 例复发性子宫平滑肌肉瘤;远处转移 18 例,局部和远处转移均存在 6 例,局部复发 7 例;13 例患者进行开胸手术;作者指出无病间隔时间和切除完全是生存率提高的预测因素。Kumar 等回顾了转移性妊娠性滋养细胞层病 97 例,化疗是首选治疗;孤立性肺转移的择期开胸减少了治疗时间和进一步积极化疗之需。诊断后整体的 2 年生存率为 65%;DIF<1 年与生存差相关。Barter 等研究 1969 年至 1984 年间 2116 例原发性宫颈恶性肿瘤,发现 88 例(4.16%)肺病变符合转移;单纯化疗者预后差(中位生存期 8 个月),只有 2.3%(2/88)的患者长期存活。Imachi 等确认 6.1%(50/817)的患者因宫颈癌肺转移而接受治疗,81% 的肺转移患者有局部复发或其他转移,均接受了化疗;作者认为无胸外转移的肺转移患者可考虑手术治疗。

有研究者介绍了宫颈鳞癌肺转移的切除。虽然目前还没有治疗转移性疾病的标准化疗方案,但子宫内膜癌治疗中的化疗作用正不断发展。Niwa 等报道了接受紫杉醇和卡铂化疗的患者,6 个疗程后多发肺转移要么消失,要么作为瘢痕而存在,患者 DIF 分别为 28 个月和 7 个月。

(七)肾细胞癌

审视各个治疗组肾癌肺转移的切除价值。所收集的几个治疗组表明转移性肾细胞癌切除的安全性和有效性。Pfannschmidt 等指出,完全切除肺转移、无原发性肿瘤复发和没有其他胸外转移病灶均与 5 年生存率(36.9%)相关;切除完全患者的 5 年生存率为 41.5%,而切除不完全患者的 5 年生存率为 22.1%;多因素分析表明,肺转移瘤数、区域转移瘤的淋巴结受累情况以及无病间隔时间的长度是整体生存预测因素。

Schott 等报道了 938 例肾细胞癌肾切除后有 39 例(4.1%)进行肺转移切除。病灶直径 <2cm 且限于一个部位的肺转移患者,其生存期和 DFI 长,而其他患者则不然。美国国家癌症研究所的 Pogrebniak 等报道了 23 例接受肾细胞癌肺转移切

除的患者,其中 18 例曾接受白细胞介素 -2 为主的免疫疗法;切除(15/23,占 65%)患者的生存期更长(平均 49 个月,未到中位生存期);手术不能切除患者则不同(平均 16 个月,P=0.02)。切除后生存期不依赖于 CT 断层片显示的结节数、切除的结节数或 DFI。在一项有 50 例肾细胞癌转移灶切除的研究中,完全切除后的 5 年生存率为 44%;12 名患者重复切除,第 2 次切除后的 5 年生存率达 42%。完全切除是与 5 年生存率有关的最重要因素。

(八)黑色素瘤

黑色素瘤的整体生物行为无法预测。除其他区域(淋巴结)或内脏部位外,最常见发生肺转移,其整体长期生存较差。在极少数局限于肺的转移灶患者中,切除可能与长期生存相关,现在的 5 年生存率为 4.5%~25%。在一项含有 1521 例美国癌症联合委员会所界定的Ⅳ期黑色素瘤患者的大型研究中,5 年生存率仅为 4%(中位生存期 8.3 个月)。Hofmann 等建议,用于常规随访转移性黑色素瘤的成像程序并不符合成本效益。FDG-PET 扫描对潜在只有肺转移的患者筛查胸外转移可能有效。切除只有影像学上肺转移的患者,5 年生存率为 22.1%;术前接受 PET 扫描的患者,5 年生存率显然较好。Allen 和 Coit 发现,早期复发(1 年内)、多发转移和转移灶切除不完全的患者,其生存期差。

Gorenstein 等评价了 56 例组织病理证实为黑色素瘤肺转移,整体切除后的 5 年生存率为 25%,早期原发性黑色素瘤和肺作为第一站转移的转移患者,其切除后生存期比其他患者要长;既不是原发肿瘤部位、组织病理、厚度、Clark 分级、淋巴结转移、转移瘤倍增时间,也不是原发肿瘤切除类型与切除后生存期提高相关。

Harpole 等评价了 7564 黑色素瘤患者中 945 例肺转移患者。大部分这些患者存在双侧及多发转移,生存多因素预测因子包括完全切除、DFI、化疗、最多两个转移灶、淋巴结阴性和组织病理类型;所有 7564 例的 5 年生存率为 4%,相反,肺转移切除患者的 5 年生存率为 20%。

(九)鳞状细胞癌

呼吸消化道鳞状细胞癌可发生于一个或多个区域。在肺外有原发性鳞状细胞癌患者中,肺转移或单独的原发性肺癌都可以发生。Nibu 等强调切除继发性肺肿瘤可以生存获益;他们发现,切除头颈部原发性肿瘤鳞状细胞癌转移患者的总体 5 年生存率为 32%,单发肺结节与生存期长相关。Finley 等介绍了改善头颈部癌症鳞状细胞癌转移患者生存的有关因素,这些因素包括切除完全、原发灶控制、头颈部原发性肿瘤早期、胸部 X 线片上一个结节和起自原发灶切除的 DFI 长(>2 年);所有恶性肿瘤的完全切除与 29% 的 5 年生存率有关,结节数不是显然与生存期有关;然而,结节数 >18 个的患者中位生存期为 2 年,没有 5 年生存者。因此,切除头颈部原发性鳞状细胞癌多发肺转移灶的好处并不完全清楚。

Tan 等回顾了胸部 CT 筛查在初诊为晚期头颈部肿瘤患者中的作用,指出胸部 CT 并没有增加肺转移或第二肺原发的筛选敏感性。在另一项研究中,Troell 和 Terris 注意到,就检测肺转移瘤而言,胸部 X 线片具有 50% 的灵敏度和 94% 的特异度,建议胸部 X 线片作为一个初筛检查,胸部 X 线片异常者应进行胸部 CT 检查。

当影像学检查在治疗身体其他部位原发性鳞状细胞癌后显示一个单发肺病变,此肺病变的起源仍然值得怀疑。病灶可代表单发转移灶、原发性支气管癌或一个良性病变过程。在 NSCLC 既往诊断的患者中,如果组织病理类似且原发切除在 2 年以内,则病灶会被认为是转移的;否则,如果原发切除 >2 年,则病灶会被认为是一个新的原发性 NSCLC。对于这样一个单发病变,建议的治疗是支气管镜检查、剖胸探查和切除活检。如果确认是鳞状细胞癌,就应当执行肺叶切除和纵隔淋巴结系统性清扫术,特别是怀疑可能为第二原发肿瘤时。对于肺功能尚可的患者而言,可能需要亚叶切除。

Lefor 等试图将头颈部原发癌症与随后出现的肺转移或第二原发性肺癌联系起来。他们使用了一种考虑到了 DFI、组织病理、影像学表现、肺病灶的特征以及纵隔淋巴结肿大鉴别的算法,作者建议诊断不明确的病变当原发性肺癌治疗(如肺叶切除及纵隔淋巴结清扫),因为这提供了最佳的病变局部控制以及治愈的可能性。Leong 等提出了一种将头颈部鳞状细胞癌转移灶从肺原发性鳞状细胞癌中区别出来的一种方法；在 16 例患者中，对染色体臂 3P 和 9P 位点缺失用头颈部原发性鳞状细胞癌和肺部单发鳞状细胞癌进行了比较；相似（协调）的丢失方式表示转移，然而 3 例患者的肿瘤有不同（不协调）的丧失方式，表明是孤立性原发肿瘤。该文作者认为，微卫星分析可应用于多发肿瘤患者以便更加细化明确原发部位，这些知识可能会影响后续治疗。

（十）儿童肿瘤

儿童原发性肿瘤如肝癌、神经母细胞瘤、肝母细胞瘤、骨肉瘤、尤因氏肉瘤和横纹肌肉瘤常播散到肺；然而，其他转移部位也常见（除骨肉瘤以外）。就儿童多点转移而言，化疗仍然是主要的治疗方式。初始或抢救治疗仍需要肺切除转移灶以记录肺的转移，评估肿瘤对化疗的反应或剩余肿瘤的活性并提高可切除转移灶儿童的切除后生存率。

（十一）肝母细胞瘤

约在 44% 患者中，肝母细胞瘤可以转移到肺。肝母细胞瘤患者生存率的提高需要一个多学科治疗方案，包括肝脏内肝母细胞瘤的切除、联合化疗（顺铂为主）和仅限于肺的转移瘤的切除。

多人推荐联合化疗。Perilongo 等介绍了一项术前顺铂和多柔比星治疗表现为神经母细胞瘤转移患者的前瞻性单组研究，转移灶切除随后；在这项由国际儿童肿瘤协会牵头的研究中，20%（31/154）的患儿表现为转移。该文作者建议上述治疗策略用于儿童的全身和局部控制。国际儿童肿瘤协会也报道了 40 例肝细胞癌儿童，转移性肝细胞癌在 31% 的患儿中得到确认并与预后不良有关，肝母细胞瘤则不然。

（十二）肾母细胞瘤

肾母细胞瘤患者在诊断时就可表现为肺转移或在初次治疗后表现为复发，CT 早期诊断可以在高达 36% 患者中识别转移，单纯胸部 X 线片足以诊断或排除肾母细胞瘤患者的肺转移，儿童的肾母细胞瘤肺转移可以安全切除，三家国家肾母细胞瘤研究所之一的工作人员介绍了 211 例患者，其最初复发就是在肺，切除肺转移并没有显示比化疗和全肺放疗更优势的生存（包括手术、放疗和化疗在内的联合疗法可以被应用）。Godzinski 等指出，采用这种疗法治疗肺转移，4 年无病生存率可达 83%。

（十三）尤因肉瘤

儿童中，尤因肉瘤优先转移至肺，能被切除。Lanza 等审查了能被切除的尤因氏肉瘤肺转移患者，这些患者的生存期长（5 精算年生存率 15%，中位生存 28 个月），探查但发现无法切除转移灶患者没有超过 22 个月的幸存者（中位生存期 12 个月，$P=0.0047$）；转移灶≤4 个的患者生存期比转移灶 >4 个的长；肺放疗可能有助于延长生存期。Spunt 等指出 5 年生存率为 37.3%，建议对化疗良好反应的患者全肺放疗。欧洲团体合作尤因肉瘤研究所报道称，114 例尤因肉瘤患者接受了围术期化疗和原发肿瘤局部治疗；75 例患者给予全肺放疗（15~18 Gy），63% 的患者第一复发就累及肺。不利的危险因素包括原发肿瘤的化疗反应不良、双侧转移和未进行肺放疗。

（十四）骨肉瘤

骨肉瘤优先转移至肺，能被切除，这可能与生存获益有关。骨肉瘤肺转移瘤的切除与切除后生存期长有关。辅助治疗如化疗和肺放疗，可能也是有价值的，特别是对微转移灶。Snyder 等曾提示切除后 5 年生存期可高达 39%。Quaglia 发现，临床发现时无远处转移患者中的 80% 能长期生存，治疗方式包括化疗，而在 1970 年前 5 年生存率只有 20%。Kaste 等回顾 32 例同期有原发肿瘤与肺转移的患者，只有 1 例患者有单发骨转移而没有肺转移；CT 用于确认同期肺转移，作者认为转移结节数和累及的肺叶数是生存的预测因素。

（十五）肺转移瘤复发

第一次完全切除后如果肺转移灶再次出现于肺，则重复切除（一次或多次）可以执行。Groeger 等注意到，切除可以再次安全完成，开胸术后生存期长。Kandioler 等报道称，330 例患者实施 396 次手术，其中 35 例亚组患者因肺转移而再次手术，其 5 年和 10 年生存率分别为 48% 和 28%。有利的预后因素包括 DFI>1 年，但没有与组织病理有关的生存优势，无论上皮癌、骨肉瘤，还是软组织肉瘤。在这一患者群中，肺转移瘤重复手术切除的成功和生存优势可能与生物学行为良好有关，但这种生物学行为良好的具体标准尚不清楚。

有好几项研究回顾肺转移灶复发多次切除结果。Rizzoni 等介绍了 29 例软组织肉瘤肺转移瘤复发患者,肺转移灶切除至少 2 次;肿瘤生物学良好的患者(转移灶可切除、TDT 长、结节数≤3 个和DFI>6 个月)生存期较长;无手术病死率,并发症仅 7.5%;中位生存期为 14.5 个月,5 年总生存率为22%,可切除患者的中位生存期为 24 个月。Casson等在 39 例成人软组织肉瘤患者中确认了上述发现,34 例为可切除患者(中位生存期 28 个月,5 年生存率约 32%)。未能切除患者的中位生存期为 7个月,转移瘤孤立性复发切除后的中位生存期为65 个月,结节转移瘤≥2 个的复发患者中位生存期只有 14 个月($P=0.01$)。Weiser 等回顾了局限于肺的转移瘤完全切除后复发的患者,再切除后疾病特异性生存期为 42.8 个月(预计 5 年生存率为 36%),作者指出 3 个与有利结果有关的独立预后因素:1 个或 2 个结节;病灶直径≤2cm;③原发肿瘤组织病理低度恶性。没有良好预后因素的患者,中位疾病特异性生存期为 10 个月。该文作者认为,再探查及肉瘤肺转移复发的切除可能有益于生存期的改善。预后因素不良患者的生存期更差,应考虑替代性治疗或研究性治疗。

肺转移瘤重复切除可以抢救肉瘤性组织病理的亚群患儿。这些小儿肉瘤包括骨肉瘤、非横纹肌肉瘤性软组织肉瘤和尤因肉瘤。美国国家癌症研究所的 Temeck 等报道 1965—1995 年间再手术患者中以骨肉瘤为主(36/70);单个楔形切除是最常见的术式(84%),作者指出病灶完全切除是最重要和最有利的预后因素。与病灶切除不完全的患者相比,病灶切除完全患者的生存期改善,中位生存期为 2.25 年;病灶可切除患者的中位生存期为5.6 年,病灶不可切除患者的中位生存期为 0.7 年($P<0.0001$)。作者认为,在少量转移瘤复发、DFI 长和能获取一次性完全切除能力的患者中,积极手术方式是正当的,与生存期长相关。

十一、预后分析指标

(一) 生存分析

生存期可以是绝对也可以是精算,通常自死亡前或最后一次随访日前实施手术之时开始算起。例如,患者随访至少 5 年(生存者)或随访至死亡前,这就提供了一个绝对的 5 年生存率(存活患者 /所研究的全部患者);使用精算生存曲线可以对随访了不同时间段(即 2~7 年)的患者进行评估。精算生存率和无病生存可以用 Kaplan 和 Meier 方法来评估,被分成至少两组的患者群定义为符合或不符合客观标准,并被用来进行比较以评估生存率差异。可使用广义 Gehan 的 Wilcoxon 检验或时序检验进行单变量分析(组间比较);如果样本量小,可以用 Thomas 正确检验。Cox 比例危险模型用于确定各种生存预后指标的相对效果。单变量分析确定最重要的预后指标,多变量分析评价至少两个预后指标的预测能力以提供其他预后价值。

(二) 预后指标

业已回顾研究用于提高各种肿瘤类型生存率的预测因素,以确定将获益于肺转移瘤切除术的入选患者。这些预后指标是描述转移瘤与患者间生物学交互作用及其与长生存期关系的临床、生物学和分子学标准。这些预后指标可用于识别最可能从肺转移瘤切除中受益的患者。

不同类型肿瘤肺转移患者群体预后指标的分析描述了延长的可切除转移瘤患者生存期。可切除患者、DFI 较长、TDT 较长、转移数较少或单发转移瘤一般是与切除后生存期长有关的预后指标。应该在伴有相同原发肿瘤患者中研究预后指标,以便定义其与切除后生存期的关系。不同原发肿瘤肺转移的特征和这些转移患者的后续生存期存在广泛变异。对相同原发肿瘤预后指标的研究产生了关于切除后生存的最准确信息。年龄和性别通常不影响开胸术后生存期,一般不应被视为预后因素。

(三) 原发肿瘤的位置和分期

切除后生存期通常不受原发肿瘤具体解剖位置的影响。晚期原发性肿瘤患者的切除后生存期通常不同于早期患者。虽然初始阶段或原发阶段可能暗示肿瘤的生物攻击性,但它在对局限于肺的转移患者的后续生存期几乎没有什么影响。

(四) 无病间隔时间

最初的 DFI 是从在肺转移瘤或其他部位转移瘤被检测前原发肿瘤切除之日算起。DFI 短可能表明肿瘤更恶性、预后差。转移灶可能是多个并快速生长。DFI 长可能表示肿瘤生物学行为活性弱，并与切除后生存期长有关。DFI 也可以定义为介乎肺转移瘤切除与肺转移瘤复发或其他部位转移瘤复发间的时间段。DFI>12 个月通常与生存期提高有关。DFI>36 个月是国际肺转移瘤登记处的生存期独立预测因子。

（五）反映在术前影像学研究上的结节数

高分辨率 CT 已取代线性断层片作为对怀疑肺转移患者的首选检查。胸部 CT 为肺转移患者提供了一个敏感而特异的研究。胸部 CT 相当敏感，但比传统的线性断层片或胸部 X 线片特异性差。结节可能代表转移瘤，也可能不代表转移瘤。从理论上讲，早期发现和治疗转移灶可以提高生存率。肺转移瘤偏重一侧（单侧或双侧）并不直接影响切除后生存期；结节数是更为精确的预后指标。

（六）被切除的转移瘤数

被切除的转移瘤数可能与 DFS 和总生存率相关，需要完全切除。在一般情况下，被切除的转移瘤数超过被术前影像学结节研究识别出的结节数。肺实质仔细触诊找出的结节比根据术前研究所怀疑的要多，尤其对骨肉瘤或软组织肉瘤患者而言。这些结节可以是良性的也可以是恶性的，必须被切除以组织学证实转移结节。术前胸部影像学研究所查的结节都不是恶性的。

（七）肿瘤倍增时间

肿瘤倍增时间（TDT）是基于 Collins 等的原创观察和 Joseph 等的计算，被用于分析多种肿瘤类型。TDT 是通过测量类似研究（如系列胸部 X 线片）上反映的相同转移瘤计算而得，检查间隔时间 10~14 天。选中生长最迅速的结节，该结节 TDT 可以通过在半对数坐标纸上绘制肺转移瘤直径的变化很容易计算出，然而，可能存在图形化误差。可以采用一个数学公式来精确计算 TDT：

TDT= 时间 ×0.231/ln（第二次直径 / 第一次直径）

其中时间是指第一直径测量与第二直径测量间的天数差，ln 指自然对数。

TDT 的计算可能发生错误，因为不是所有转移

灶以同样的速度生长。转移瘤结节间不同的生长率可能反映原发肿瘤转移的异质性。TDT 可能间接揭示了转移瘤的基本生物学性质，从而影响患者切除后生存期。

肺转移瘤最初成指数式生长，随着大小的增加，生长速度减弱。Gompertz 所描述的生长动力学（由 Laird1 展开）被认为是，随着时间的推移和转移瘤大小的增大，TDT 逐渐减少。生长率是线性、指数式的，还是"Gompertz 式"可能难以评估，因为 X 线片在两维上显示一种三维结构。在入选患者中，新技术如 3D 肿瘤体积计算可以更好地描述 TDT。此外，过几个星期就测定的生长率只是代表了转移瘤寿命中一个短暂的时期。虽然假定这个生长率为线性，但它不可能总是线性的，TDT 仅反映所测的间隔时间内的生长。

（八）可切除性

就肺转移患者而言，切除完全始终与相关开胸术后生存率有关。如果肺转移不能完全被切除，则开胸术后生存率低于切除完全患者。

（九）支气管内转移或淋巴结转移

肺转移瘤引起的纵隔淋巴结转移少见。Udelsman 等注意到成人软组织肉瘤支气管内转移患者的切除后生存期短，64%（7/11）的支气管内转移患者生存期≤6 个月。Jablons 等发现，软组织肉瘤纵隔淋巴结转移患者的生存期较差，不超过 5 个月；而无淋巴结转移患者最高可达 31 个月）。

（十）预后因素的多变量分析

多变量分析的运用能够使切除后生存期的预测更为准确，能够让患者选择更好。可组合独立的预后变量以提高生存期的预测值。Jablons 等发现，在软组织肉瘤肺转移患者中，DFI、性别、可切除性和原发肿瘤的躯干位置是开胸术后生存期的最佳预测因子。Putnam 等指出，术前全肺断层片得出的 DFI>12 个月、TDT>20 天及结节数≤4 个作为多变量预后指标，对软组织肉瘤肺转移患者而言，是开胸术后存活期的最佳预测因子。Roth 等比较了骨肉瘤患者和软组织肉瘤患者的预后指标，当 TDT、术前全肺断层片显示的转移瘤数量以及 DFI 结合起来时，可提高预测能力，超过任何单一指标或成对指标。

十二、新治疗策略

胸外科医生应该充分利用仅限于肺且可切除的肺转移患者所表现出的独特而偶然的肿瘤生物学。尽管切除技巧更加完善更积极,选定患者数增加及多学科治疗展开,只有少数仅限于肺的转移患者接受手术切除。更好的疗法必须包括肉眼可见病变及隐匿或镜下病变的治疗。

已经提出各种策略以更有效地治疗仅限于肺的转移瘤。联系具体组织病理,讨论全身(静脉注射)化疗。新的实验技术包括分子标志物的识别,这将有助于查明转移灶及其原发器官和他们对全身化疗的可能反应。这些特征的识别可能导致特定的基因替代策略或针对某些基因产物的化疗。可以通过各种途径,包括吸入或分肺或双肺灌注来完成定向区域给药。

(一)靶向治疗的分子特征

在骨肉瘤患者中已经确定与肺转移有关的分子事件。

MDM2 基因(鼠 p53 凝结蛋白质的人类同系物)扩增可以通过灭活蛋白和解除限制或增强肿瘤生长来调节 p53 蛋白功能。Ladanyi 等在一项研究中注意到,在原发性骨肉瘤中没有可检测到的 MDM2 基因扩增,却在 14% 转移瘤中出现。骨肉瘤中的 MDM2 扩增可能与转移和肿瘤进展相关。

Ki-67 活性改变与生存期恶化及肿瘤进展有关,Hernandez-Rodriguez 等评估了 38 例受到免疫组织化学分析的患者。有 Ki-67 表达的 15 例(总病例 17 例)患者出现肺转移并有较高的病死率,作者建议使用 Ki-67 作为骨肉瘤肺转移患者的分子预后标志物。

KAI1/CD82 表达减少与预后差和转移有关。Arihiro 和 Inai 回顾了 KAI1 的作用及其与转移和预后的关系,至少 67% 的良性骨肿瘤和 36% 的骨肉瘤表达这一转移抑制基因。只有 1/4 转移至肺骨肉瘤患者的 KAI1/CD82 阳性。

Pollock 等指出,在软组织肉瘤中,变更(p53 基因即一种肿瘤抑制基因的突变)可以维持细胞生长失控。软组织肉瘤正常 p53("野生型")水平的恢复可能使细胞生长受控更多,甚至使程序性细胞死亡(凋亡)更多。在一项体外研究中,野生型 p53 转导入带有 p53 基因突变的软组织肉瘤改变了肿瘤的恶性潜能;在软琼脂中,转染细胞转导后表达野生型 p53,降低细胞增殖及降低集落形成,在严重的联合免疫缺陷鼠体内,转染细胞在转导后减少了肿瘤形成。在体外软组织肉瘤中和在这些小鼠软组织肉瘤中恢复野生型 p53 功能的能力,最终可能会被认为是用于软组织肉瘤患者的未来疗法。

基因转移的目标可能包括抗化疗肿瘤或转移播散倾向较大的肿瘤。Scotlandi 等指出,MDR1 基因产物 P- 糖蛋白的过度表达是骨肉瘤化疗预后不良的一个重要预测指标。具有高度肺转移倾向的骨肉瘤啮齿动物模型已为 Asai 等所开发,在这种转移性肿瘤模型中,基质金属蛋白酶 -2(MMP-2)的活性增加,如同血管内皮生长因子(VEGF)的信使核糖核酸(mRNA)增加一样。

P- 糖蛋白过度表达(由 MDR1 基因产生的多药转运蛋白)患者表现出对化疗药物的耐药性。在这些患者中,MDR 表型不是再次更为活跃(即转移性更强);然而,与 P- 糖蛋白过度表达有关的 MDR 表型患者的结果较差,而这又与细胞缺乏对细胞毒性药物的反应有关。Kumta 等推荐的多柔比星敏感性测定可能是一个更好的决定因素,P- 糖蛋白更能提高化疗反应及随后的临床结果。Abolhoda 等称,一个抗多柔比星的潜在机制可能在于多柔比星给药后调节 MDR1RNA 水平的能力。

胰岛素样生长因子(IGF)激活的衰减也能提高生存率,IGF-1 受体的激活降低了多柔比星的全身性反应。体外研究表明,IGF-1 受体的激活增强了肿瘤抗多柔比星性。抑制 IGF-1 受体激活可能是一种有效的常规化疗辅助方法。

Onda 等称,ErbB-2 蛋白表达增加或基因扩增业已与骨肉瘤患者的生存期差有关;在他们的研究中,42% 骨肉瘤患者有表达 ErbB-2 并与肺转移早期出现及生存期差相关的转移瘤;因此,ErbB-2 可提高肿瘤生长和促进转移。这些作者建议 ErbB-2 被视为骨肉瘤患者的预后因素。用于骨肉瘤细胞"自杀基因疗法"治疗的鼠模型已为 Seto 等开发。

可能存在骨肉瘤原发灶与转移灶之间的差异。Akatsuka 等在骨肉瘤患者中检查了 ErbB-2 与生存期之间的关系,81 例肢体骨肉瘤患者接受切除和化疗;61% 患者有高水平的 Erb-B2 表达,表达水平高的患者,其 DFS 和总生存期改善;表达水平低的患者预后较差。

已经提出用于转入肺转移瘤的其他基因产物。Benjamin 等已经建议,在对全部有效性较大的化疗方案失效的患者中使用 AD-OC-E1 静脉注射丸剂治疗肺转移瘤。腺病毒载体 Ad-OC-E1a(OCaP1)含有调节腺病毒 E1a 蛋白产物的鼠降骨钙素(OC)启动子。

(二)肺灌注

新颖药物递送系统可以通过增加肺组织的药物浓度和尽量减少这种治疗的全身反应和毒性来提高化疗的治疗效果。在许多患者中,手术可以作为单独治疗或作为最大化疗反应实现后的抢救治疗。全身性毒性可能限制给予个体患者的化疗数量。入肺的区域药物输送尽量减少全身给药,从而防止全身性毒性;然而,这一技术在短时间内极大增加递送到肺的药物。

由 Weksler 等在甲基胆蒽诱发的同基因肉瘤实验性肺转移啮齿类动物中所做的临床前研究显示,可以区域递送到肺组织中化疗药物浓度明显比全身性给药高,所记录的全身毒性轻微到无。在这个模型中,分肺灌注多柔比星安全而有效。在大鼠中进行这一简单的显微外科技术。左侧开胸后,分离并夹紧肺动脉和肺静脉。注入多柔比星前冲洗肺,10 分钟后注入开始。然后,在拔出导管和恢复循环前,用该药物冲洗。255mg/L 的灌注浓度引起比相当全身剂量 75mg/m² 少的全身毒性,提取率为58%,多柔比星的肺组织浓度为全身剂量的 25 倍,证明该技术也是有效的。90%(9/10)受到 320mg/L浓度治疗的植入 MCA 瘤(甲基胆蒽诱发的肉瘤)的动物彻底根除了转移瘤。已使用其他化疗药物,包括美法仑和吉西他滨。Brooks 等已经描述了利用疱疹病毒因子的基因产物体内递送的有效性,证实在肉瘤肺转移模型大鼠上的这种治疗可降低肿瘤负荷。

在卡铂和可降解淀粉微球造成的肺化疗栓塞动物模型中,替代技术已由 Schneider 等进行了研究,这些可降解微球在治疗降解阶段允许进入肺和

肺组织的浓度更高。

由 Pass 和 Johnston 等实施的肺灌注前期临床研究显示,肺组织中药物浓度较高,尽管临床肿瘤反应有好有坏。Johnston 等介绍称,将多柔比星(单肺)肺连续灌注作为一种安全技术并随后应用于临床。采用更高的药物剂量,正常肺和肿瘤的药物浓度普遍增加。25%(2/8)的患者出现严重并发症:1 例患者出现肺炎和胸骨裂开,另 1 例患者肺灌注后第 4 天出现呼吸衰竭;4 例肉瘤患者未发生任何客观反应。采用泵回路进行连续灌注提供了一些理论上的优势,但机械上可能很复杂。Pass 等检查了对未切除肺转移瘤患者采用肿瘤坏死因子 -α、干扰素 -α 及中度热疗的分肺灌注,无住院死亡病例,在 20%(3/15)的患者中结节在短期(<6 个月)内缩小。

其他小型临床研究也有报道。Schroder 等报道了 4 例采用顺铂 70mg/m² 进行分肺灌注热疗(41℃)的肉瘤转移患者,无全身毒性记录;一位患者出现非心源性肺水肿和全身顺铂水平持续偏低。在 I 期研究中,Burt 等检查了采用多柔比星剂量递增进行分肺灌注的作用,发现治疗肺的药物浓度与递送药物有关,没有心脏或全身毒性,药物血液水平轻微或测不到;一例患者在接受 80mg/m² 多柔比星后没有肺的通气或灌注;没有部分或完全反应记录,尽管一例患者的病情稳定了一段时间。作者推荐 40mg/m² 剂量在分肺灌注模型中功效最大。

(三)吸入疗法

吸入疗法或化疗、基因产物或其他生物化合物,如白细胞介素 2(IL-2)的吸入给药一直得到各位作者的积极研究。巨噬细胞活化脂肽 -2 的气管内滴注起到免疫疗法药物抗乳腺腺癌的作用,Shingu 等在小鼠模型中及 Hershey 等犬模型中指出这一点。受雾化脂质包裹的紫杉醇在由 Koshkina等开发出的一种小鼠模型中有效减少肾细胞癌转移,在小鼠模型中用于有效治疗骨肉瘤肺转移的IL-2 基因鼻内递送已经由 Jia 等首创。作者采用聚乙烯亚胺(PEI),一种用于基因产物递送的聚阳离子 DNA 载体,治疗组小鼠比对照组有较少和较小的肺转移。作者记录到了肿瘤区域中的高浓度并观察到了全身毒性最小的区域。Enk 等发现,对黑

色素瘤肺转移患者采用 IL-2 吸入疗法是安全的，可以给予同步化疗。Skubitz 和 Anderson 报道称，IL-2 雾化脂质体也能被充分耐受。

（四）生物调节剂

脂质体包裹的胞壁酰三肽（L-MTP-E）激活巨噬细胞，变得具有肿瘤杀伤性。这种策略对化疗耐受肿瘤患者可能是有价值的。治疗后，血浆细胞因子水平升高，单核细胞介导的细胞毒性也增加了。Kleinerman 等称 L-MTP-E 疗法在治疗上可能有效，Whitmore 等所做的 DOTAP［胆固醇脂质体、硫酸鱼精蛋白及质粒 DNA 构建体（LPD）］研究显示，脂质多肽单独以及 LPD 提高了抗肿瘤活性，作用机制表明是全身致炎细胞因子应答。

（五）射频消融

射频消融（radio frequency ablation，RFA）使得肿瘤或其他组织的热破坏可控。RFA 已应用于恶性肝肿瘤、恶性肾肿瘤和恶性肺肿瘤，在重复创建正常肺实质热损伤的临床前模型中，检查治疗肺肿瘤的 RFA 具有使用安全性和有效性。Putnam 等指出这些病灶受经空气、血流及支气管传导热损失的影响。RFA 技术是一种用于肺转移瘤局部控制的实验性技术。RFA 对肺转移的局限包括：潜在伤及血管或支气管结构、产热必须散发、未能控制或消融全部有活性的肿瘤。

Yang 等报道了一项小型原发性肺肿瘤和转移性肺肿瘤的 RFA 一期研究，肺转移瘤具有变异一贯性，可能难以用必须承载消融齿的大针穿透。Yan 等的另一份报道中介绍了 55 例接受 RFA 治疗的结直肠癌肺转移"非手术"患者，入选标准包括结节数 <7 个（30 例为单发），结节不能邻近于支气管或肺血管、原发癌必须受到控制；原发癌到肺 RFA 的中位时间间隔 25 个月，仅 4 例患者体力状态不佳；平均年龄为 62 岁，每例患者所消融的中位肺转移数为 2 个；24% 的患者重复 RFA；42% 的患者出现并发症，其中 16 例气胸，9 例需要胸管；经过 24 个月随访，38%（21/55）的患者表现出局部进展；2 年总生存率仅为 34%，有肺门病灶或病变 ≥3cm 的患者生存期超过 24 个月。但目前这种技术仍然是实验性的。

（仲晨曦　黄平）

参考文献

1. Ginsberg RJ, Rubinstein LV. Randomized trial of lobectomy versus limited resection for T1 N0 non-small cell lung cancer. Lung Cancer Study Group. Ann Thorac Surg, 1995, 60(3): 615-622.

2. Boffa DJ, Allen MS, Grab JD, et al. Data from the Society of Thoracic Surgeons General Thoracic surgery database: The surgical management of primary lung tumors. J Thorac Cardiovasc Surg, 2008, 135(2): 247-254.

3. Nakamura K, Saji H, Nakajima R. A phase III randomized trial of lobectomy versus limited resection for small-sized peripheral non-small cell lung cancer (JCOG0802/WJOG4607L). Jpn J Clin Oncol, 2010, 40(3): 271-274.

4. Okada M, Nishio W, Sakamoto T, et al. Effect of tumor size on prognosis in patients with non-small cell lung cancer: the role of segmentectomy as a type of lesser resection. J Thorac Cardiovasc Surg, 2005, 129(1): 87-93.

5. Sienel W, Dango S, Kirschbaum A, et al. Sublobar resections in stage IA non-small cell lung cancer: segmentectomies result in significantly better cancer-related survival than wedge resections. Eur J Cardiothorac Surg, 2008, 33(4): 728-734.

6. Mery CM, Pappas AN, Bueno R, et al. Similar long-term survival of elderly patients with non-small cell lung cancer treated with lobectomy or wedge resection within the Surveillance, Epidemiology, and End Results database. Chest, 2005, 128(1): 237-245.

7. Nakamura H, Saji H, Ogata A, et al. Lung cancer patients showing pure ground-glass opacity on computed tomography are good candidates for wedge resection. Lung Cancer, 2004, 44(1): 61-68.

8. Martin-Ucar AE, Nakas A, Pilling JE, et al. A case-matched study of anatomical segmentectomy versus lobectomy for stage I lung cancer in high-risk patients. Eur J Cardiothorac Surg, 2005, 27(4): 675-679.

9. Okada M, Koike T, Higashiyama M. et al. Radical sublobar resection for small-sized non-small cell lung cancer: a multicenter study. J Thorac Cardiovasc Surg, 2006, 132(4): 769-775.

10. Noguchi M, Morikawa A, Kawasaki M, et al. Small adenocarcinoma of the lung: histologic characteristics and prognosis. Cancer, 1995, 75(12): 2844-2852.

11. Kondo D, Yamada K, Kitayama Y, et al. Peripheral lung

adenocarcinomas：10mm or less in diameter. Ann Thorac Surg，2003，76(2)：350-355.

12. El-Sherif A，Fernando HC，Santos R，et al. Margin and local recurrence after sublobar resection of non-small cell lung cancer. Ann Surg Oncol，2007，14(8)：2400-2405.

13. Kilic A，Schuchert MJ，Pettiford BL，et al. Anatomic segmentectomy for stage I non-small cell lung cancer (NSCLC) in the elderly. Ann Thorac Surg，2009，87：1662-1666.

14. Sienel W，Stremmel C，Kirschbaum A，et al. Frequency of local recurrence following segmentectomy of stage IA non-small cell lung cancer is influenced by segment localisation and width of resection margins—implications for patient selection for segmentectomy. Eur J Cardiothorac Surg，2007，31(3)：522-527.

15. Zhong C，Fang W，Mao T，et al. Comparison of thoracoscopic segmentectomy and thoracoscopic lobectomy for small-sized stage IA lung cancer. Ann Thorac Surg，2012，94(4)：362-367.

16. Asamura H. Role of limited sublobar resection for early-stage lung cancer：steady progress. J Clin Oncol，2014，32(11)：2403-2404

17. Roviaro G，Varoli F，Vergani C，et al. Long-term survival after videothoracoscopic lobectomy for stage I lung cancer. Chest，2004，126(14)：725-732.

18. Solaini L，Prusciano F，Bagioni P，et al. Videoassisted thoracic surgery (VATS) of the lung：Analysis of intraoperative and postoperative complications over 15 years and review of the literature. Surg Endosc，2008，22(1)：298-310.

19. Walker WS，Codispoti M，Soon SY，et al. Long-term outcomes following VATS lobectomy for non-small cell bronchogenic carcinoma. Eur J Cardiothorac Surg，2003，23(9)：397-402.

20. Yim AP，Izzat MB，Liu HP，et al. Thoracoscopic major lung resections：An Asian perspective. Semin Thorac Cardiovasc Surg，1998，10(6)：326-331.

21. Flores RM，Park BJ，Dycoco J，et al. Lobectomy by video-assisted thoracic surgery (VATS) versus thoracotomy for lung cancer. J Thorac Cardiovasc Surg，2009，138(2)：11-18.

22. Handy JR Jr，Asaph JW，Douville EC，et al. Does video-assisted thoracoscopic lobectomy for lung cancer provide improved functional outcomes compared with open lobectomy? Eur J Cardiothorac Surg，2010，37(12)：451-455.

23. Kirby TJ，Mack MJ，Landreneau RJ，et al. Lobectomy Video-assisted thoracic surgery versus muscle-sparing thoracotomy. A randomized trial. J Thorac Cardiovasc Surg，1995，109(15)：997-1001.

24. Villamizar NR，Darrabie MD，Burfeind WR，et al. Thoracoscopic lobectomy is associated with lower morbidity compared with thoracotomy. J Thorac Cardiovasc Surg，2009，138(4)：419-425.

25. Whitson BA，Andrade RS，Boettcher A，et al. Video-assisted thoracoscopic surgery is more favorable than thoracotomy for resection of clinical stage I non-small cell lung cancer. Ann Thorac Surg，2007，83(11)：1965-1970.

26. Jang HJ，Lee KS，Kwon OJ，Rhee CH，et al. Bronchioloalveolar carcinoma：focal area of ground-glass attenuation at thin-section CT as an early sign. Radiology，1996，199(8)：485-488.

27. Asamura H. Minimally invasive approach to early，peripheral adenocarcinoma with ground-glass opacity appearance. Ann Thorac Surg，2008，85(6)：701-704.

28. Noguchi M，Morikawa A，Kawasaki M，et al. Small adenocarcinoma of the lung：Histologic characteristics and prognosis. Cancer，1995，75(18)：2844-2852.

29. Kim EA，Johkoh T，Lee KS，et al. Quantification of ground-glass opacity on high-resolution CT of small peripheral adenocarcinoma of the lung：Pathologic and prognostic implications. AJR Am J Roentgenol，2001，177(15)：1417-1422.

30. Takashima S，Maruyama Y，Hasegawa M，et al. Prognostic significance of high-resolution CT findings in small peripheral adenocarcinoma of the lung：a retrospective study on 64 patients. Lung Cancer，2002，36(3)：289-295.

31. Yamada S，Kohno T. Video-assisted thoracic surgery for pure ground-glass opacities 2cm or less in diameter. Ann Thorac Surg，2004，77(6)：1911-1915.

32. Abolhoda A，Wilson AE，Ross H，et al. Activation of MDR1 gene expression in human metastatic sarcoma after *in vivo* exposure to doxorubicin. Clin Cancer Res，1999，5：3352-3356.

33. Akatsuka T，Wada T，Kokai Y，et al. ErbB2 expression is correlated with increased survival of patients with osteosarcoma. Cancer，2002，94：1397-1404.

34. Alexander J，Haight C. Pulmonary resection for solitary metastatic sarcoma and carcinoma. Surg Gynecol Obstet，1947，85：129-146.

35. Allen PJ，Coit DG. The role of surgery for patients with metastatic melanoma. Curr Opin Oncol，2002，14：221-226.

36. Anderson TM，McMahon JJ，Nwogu CE，et al. Pulmonary resection in metastatic uterine and cervical malignancies.

Gynecol Oncol,2001,83:472-476.

37. Ang KL,Tan C,Hsin M,et al. Intrapleural tumor dissemination after video-assisted thoracoscopic surgery metastasectomy. Ann Thorac Surg,2003,75:1643-1645.

38. Arihiro K,Inai K. Loss of KAI1/CD82 expression in bone and soft tissue tumors is not associated with lung metastasis. Pathol Res Pract,2001,197:627-633.

39. Asai T,Ueda T,Itoh K,et al. Establishment and characterization of a murine osteosarcoma cell line (LM8) with high metastatic potential to the lung. Int J Cancer, 1998,76:418-422.

40. Bacci G,Briccoli A,Picci P,et al. Metachronous pulmonary metastases resection in patients with Ewing's sarcoma initially treated with adjuvant or neoadjuvant chemotherapy. Eur J Cancer,1995,31A:999-1001.

41. Bacci G,Mercuri M,Briccoli A,et al. Osteogenic sarcoma of the extremity with detectable lung metastases at presentation. Results of treatment of 23 patients with chemotherapy followed by simultaneous resection of primary and metastatic lesions. Cancer,1997,79:245-254.

42. Bacci G,et al. Pattern of relapse in patients with osteosarcoma of the extremities treated with neoadjuvant chemotherapy. Eur J Cancer,2001,37:32.

43. Bains MS,et al. The clamshell incision:an improved approach to bilateral pulmonary and mediastinal tumor. Ann Thorac Surg,1994,58:30.

44. Barbareschi M,Murer B,Colby TV,et al. CDX-2 homeobox gene expression is a reliable marker of colorectal adenocarcinoma metastases to the lungs. Am J Surg Pathol, 2003,27:141-149.

45. Barney JD,Churchill EJ. Adenocarcinoma of the kidney with metastasis to the lung cured by nephrectomy and lobectomy. J Urol,1939,42:269.

46. Barter JF,Soong SJ,Hatch KD,et al. Diagnosis and treatment of pulmonary metastases from cervical carcinoma. Gynecol Oncol,1990,38:347-351.

47. Barth A,Wanek LA,Morton DL. Prognostic factors in 1521 melanoma patients with distant metastases. J Am Coll Surg, 1995,181:193-201.

48. Bathe OF,et al. Metastasectomy as a cytoreductive strategy for treatment of isolated pulmonary and hepatic metastases from breast cancer. Surg Oncol,1999,8:35.

49. Beech DJ,Perer E,Helms J,et al. Insulin-like growth factor-I receptor activation blocks doxorubicin cytotoxicity in sarcoma cells. Oncol Rep,2003,10:181-184.

50. Belal A,Salah E,Hajjar W,et al. Pulmonary metastatectomy for soft tissue sarcomas:is it valuable? J Cardiovasc Surg, 2001,42:835-840.

51. Belli L,Scholl S,Livartowski A,et al. Resection of pulmonary metastases in osteosarcoma. A retrospective analysis of 44 patients. Cancer,1989,63:2546.

52. Belshi R,Pontvert D,Rosenwald JC,et al. Automatic three-dimensional expansion of structures applied to determination of the clinical target volume in conformal radiotherapy. Int J Radiat Oncol Biol Phys,1997,37:689-696.

53. Benjamin R,Helman L,Meyers P,et al. A phase I/II dose escalation and activity study of intravenous injections of OCaP1 for subjects with refractory osteosarcoma metastatic to lung. Hum Gene Ther,2001,12:1591-1593.

54. Benjamin RS,Wiernik P,Bachur N. Adriamycin:a new effective agent in the therapy of disseminated sarcomas. Med Pediatr Oncol,1975,1:63-76.

55. Billingsley KG,Lewis JJ,Leung DH,et al. Multifactorial analysis of the survival of patients with distant metastasis arising from primary extremity sarcoma. Cancer,1999,85: 389-395.

56. Bocklage T,Leslie K,Yousem S,et al. Extracutaneous angiosarcomas metastatic to the lungs:clinical and pathologic features of twenty-one cases. Mod Pathol,2001, 14:1216-1225.

57. Bodzin GA,Staren ED,Faber LP. Breast carcinoma metastases. Chest Surg Clin North Am,1998,8:145.

58. Bouros D,Papadakis K,Siafakas N,et al. Natural history of patients with pulmonary metastases from uterine cancer. Cancer,1996,78:441-447.

59. Branscheid D1,Krysa S,Wollkopf G,et al. Does ND-YAG laser extend the indications for resection of pulmonary metastases? Eur J Cardiothorac Surg,1992,6:590-596.

60. Brooks AD,Ng B,Liu D,et al. Specific organ gene transfer in vivo by regional organ perfusion with herpes viral amplicon vectors:implications for local gene therapy. Surgery,2001, 129:324-334.

61. Burgers JM1,van Glabbeke M,Busson A,et al. Osteosarcoma of the limbs. Report of the EORTC-SIOP 03 trial 20781 investigating the value of adjuvant treatment with chemotherapy and/or prophylactic lung irradiation. Cancer, 1988,61:1024-1031.

62. Burt ME,Liu D,Abolhoda A,Ross HM,et al. Isolated lung perfusion for patients with unresectable metastases from sarcoma:a phase I trial. Ann Thorac Surg,2000,69:1542-1549.

63. Cǎrsky S,Ondrus D,Schnorrer M,et al. Germ cell testicular tumours with lung metastases:chemotherapy and surgical treatment. Int Urol Nephrol,1992,24:305-311.

64. Carter GE,Lieskovsky G,Skinner DG,et al. Reassessment of the role of adjunctive surgical therapy in the treatment of advanced germ cell tumors. J Urol,1987,138:1397-1401.

65. Carter SR,Grimer RJ,Sneath RS,et al. Results of thoracotomy in osteogenic sarcoma with pulmonary metastases. Thorax,1991,46:727-731.

66. Casson AG,Putnam JB,Natarajan G,et al. Efficacy of pulmonary metastasectomy for recurrent soft tissue sarcoma. J Surg Oncol,1991,47:1-4.

67. Casson AG,Putnam JB,Natarajan G,et al. Five-year survival after pulmonary metastasectomy for adult soft tissue sarcoma. Cancer,1992,69:662-668.

68. Chauveinc L,Deniaud E,Plancher C,et al. Uterine sarcomas:the Curie Institut experience. Prognosis factors and adjuvant treatments. Gynecol Oncol,1999,72:232-237.

69. Coakley FV,Cohen MD,Johnson MS,et al. Maximum intensity projection images in the detection of simulated pulmonary nodules by spiral CT. Br J Radiol,1998,71:135-140.

70. Collins VP,Loeffler RK,Tivey H. Observations on growth rates of human tumors. AJR Am J Roentgenol,1956,76:988.

71. Cox DR. Regression models and life-tables. J R Stat Soc B,1972,34:187.

72. Curley SA. Radiofrequency ablation of malignant liver tumors. Ann Surg Oncol,2003,10:338-347.

73. Czauderna P,Mackinlay G,Perilongo G,et al. Liver Tumors Study Group of the International Society of Pediatric Oncology:hepatocellular carcinoma in children:results of the first prospective study of the International Society of Pediatric Oncology group. J Clin Oncol,2002,20:2798-2804.

第十九章 肺切除术

第一节 概论

有文字记载的肺组织切除术始于 1821 年。1883 年东普鲁士年轻外科医生 Block 经过动物实验证实肺切除可行后,为一名女性肺结核患者施行了肺切除术,不幸的是术后患者死于缺氧和休克。这位肺切除术的先驱迫于社会舆论压力和内心的谴责饮弹自尽。现代胸外科起源是 1918 年首次解剖第二肺门结扎血管缝合支气管残端的肺叶切除术。1928 年发明青霉素以及随后的抗结核药物的发明使胸外科手术更加安全有效。到 20 世纪 80 年代末兴起的 VATS 技术将胸外科带入一个新的时代。在现代胸外科手术中常规应用的各种技术是无数医学先驱经过不懈的努力才逐渐积累、发展而来。

第二节 肺切除术的体位与切口

胸部手术切口的基本要求,在于可清晰地显露手术野。切口的位置与方向应根据手术的器官位置以及手术操作最困难的位置而定。作为手术的第一步操作,切口选择的正确与否将在很大程度上影响手术的进程,甚至会关系到手术的成败。在术前制定手术方案的时候要通盘考虑到诸多因素。

手术切口的选择要保证需要手术的脏器得到最佳暴露。对于不同手术来讲,充分的暴露含义不同,但是毋庸置疑,如果手术野暴露不满意,任何医生都会感到手术做起来很费力。手术切口基本要求是:①暴露充分,有利于手术操作;②尽可能少地损伤组织,尽量保持肌肉功能,减少疼痛;③切口的部位、方向和大小应根据手术的需要而定。

胸外科切口的选择与手术操作和手术效果有着密切关系。常用的胸部切口有:后外侧切口、前外侧切口、胸骨正中劈开切口、Pancoast 前径路 L 形切口、不切断肌肉切口、腋下切口、蚌壳式切口、胸腹联合切口、胸腹二切口和颈、胸、腹三切口。

一、后外侧切口

后外侧切口是最常用的剖胸切口之一。其优点为手术野暴露良好,胸外科绝大多数手术都可以经此切口完成,故临床上称之为标准剖胸切口。

(一)适应证

1. 各种肺切除术,尤其是高位或后位肺部病变的手术。

2. 胸廓成形术。

3. 胸膜纤维板剥脱术。

4. 支气管成形术。

5. 食管贲门手术。

6. 膈疝修补术。

7. 纵隔肿瘤切除术。

8. 部分胸内大血管手术。

(二)体位

患者取 90° 侧卧位,术侧朝上。双上肢前伸,下面的手臂可以放在与手术台呈直角的臂架上,固定稳妥。上面的手臂可以转向前、向上,这样可以使肩胛骨转向前方。两腿用软垫隔开,上面腿的膝关节和髋关节弯曲,下面的腿伸直放在软垫上,用沙袋支撑背部和腹部保持体位,用宽条胶带经髋部把患者固定在手术台上。为了增加肋间隙增宽,方便于进入胸膜腔,在患者胸腔下方,靠近腋窝处放置沙袋,并可使手术台呈头低脚低位。手术中还可根据需要将手术台升降转动以取得最佳手术视野(图4-19-1)。

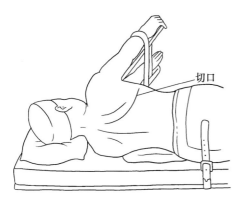

图4-19-1 胸部体位机切口

(三) 手术操作

1. 切口 常规消毒及铺手术巾后,摸清楚肩胛下角,肩胛冈、肩胛骨脊柱缘,以这些体表标记为指导,沿下面肋骨方向做一弧形切口。标准切口是沿背部肩胛骨内侧缘与脊柱之间中线,绕过肩脚下角(约距肩脚下角2~3cm),向外前至腋前线,切口前部沿肋骨走行,切口长度视手术需要而定。较低肋间的切口,因为肩胛骨已不在切口上,切口可以完全沿肋间走行(图4-19-2)。

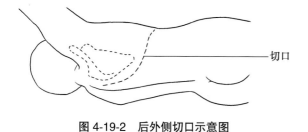

图4-19-2 后外侧切口示意图

2. 切开肌肉 向下切开皮下组织及浅筋膜,切口下第1层肌肉为斜方肌和背阔肌,第2层为菱形肌和前锯肌。电刀切断背阔肌及其筋膜,切开背阔肌后于肩胛角下后方肌层最薄弱区找到听诊三

角,切开筋膜抵达肋骨及肋间外肌表面,手指伸入前锯肌深面挑起该肌,向前切开前锯肌。如果需要扩大暴露,斜方肌可能也要切断。作高位胸后外侧切口时,斜方肌、大菱形肌、背阔肌、前锯肌均需切断。

值得提出的是:①应注意皮肤与肌肉的切口勿紧靠肩胛骨下角,以免术后的瘢痕组织限制肩胛骨活动。②用于肺上沟瘤手术的后外侧切口,要求显露更加充分,切口的后端须高达第7颈椎脊突水平,大菱形肌与斜方肌的下部需切断,使肩胛骨肌与腋窝组织全部显露,剪开脊椎旁肌肉和筋膜以暴露1、2、3肋骨横突,由第4或5肋间进胸,探查肿瘤切除的可能性,以及胸椎、臂丛、肺门淋巴结是否已受侵犯。有时须在肿瘤的前、内侧切除第1、2、3肋骨,结扎、切断同行的肋间神经血管,用手保护胸顶部的大血管和臂丛神经,切开肋锁骨韧带,拉开第1肋前半充分暴露胸顶部结构,便于将肿瘤切除。

3. 进胸 后外侧切口可以从第3~10肋的任何一肋进胸。进胸位置取决于病灶位置以及手术操作最困难区域。进入胸腔可经肋间切口或经肋床切除肋骨切口。可以用肩胛骨拉钩牵开肩胛骨,手伸入肩胛骨下,手指触及最高处为第2肋骨,由此确定并暴露准备进胸的肋间。

从肋间进胸一般是用电刀紧贴下一肋骨上缘切断肋间肌,这样可以避开神经和血管。具体可分为切除一根肋骨,切除后段1cm左右肋骨和不切断肋骨3种肋间进胸方法。如果要切除一根肋骨,先用骨膜刮离器将肋骨骨膜的上下缘剥开,在肋骨上缘向后、向前剥离,下缘则由前向后剥离,小心不要损伤肋间内肌与最内肋间肌之间肋沟中的神经血管束。剥离后面的肋骨骨膜可以用骨膜剥离器,肋骨骨膜剥离后,即可用肋骨剪剪断。断端可以用咬骨剪再进一步剪短。

笔者在不增加肋骨骨折的情况下,尽量采用不切断肋骨的方式,以增加关胸后的胸腔密闭性和减少渗血。要注意的是:使用肋骨撑开器时要缓慢并逐步撑开,否则容易造成肋骨骨折,增加术后疼痛。

进胸时显露壁层胸膜,如无胸内粘连可见肺在胸膜下随呼吸而移动,如肺与胸膜有粘连,长的粘连束,用电刀烧断,如果粘连束内有血管,则有结扎的必要。疏松的纤维膜状粘连,可用小方纱或吸引器头钝性剥离,但要尽量避免剪破肺组织,必要时可由胸膜外绕过最难剥离的部位。

4. 关胸　术毕检查肺不漏气,创面无渗血,彻底用温盐水冲洗胸腔,在腋中线和腋后线之间的相应肋间水平另作一皮肤戳口,置入胸腔闭式引流管,以利术后排出胸内渗血。在腋前线,从切口处胸廓外第 2 肋间进胸置管,也可从切口下另作一切口置管,管端位于胸顶部,以利术后排气,促使肺膨胀。

经肋骨床进胸者,以 7 号线间断缝合肋骨骨膜及壁层胸膜,缝合时尽量勿将肋间神经缝合在内,以防止术后切口疼痛。

经肋间隙进胸者,以双股 7 号丝线跨肋缝合,进针时下缘要避开肋间血管,上缘应紧贴肋骨上缘,切口全长预置 4~5 针,用肋骨合拢器拉拢切口后一起打结。脊柱肌束可缝合于肋间肌上,加固切口后端的密闭性。已切开的胸壁肌肉须准确对位,分层间断缝合,最后缝合皮下组织与皮肤。

二、前外侧切口

前外侧切口不必切除肋骨,且此处肌肉少,损伤小,容易快速进胸可用于多种胸外科手术。

（一）适应证

1. 肺上、中叶切除术及数肺段切除,尤其是中叶切除。

2. 前纵隔肿瘤切除术。

3. 整个胸段食管切除。

4. 心搏停止时的紧急开胸术。

（二）体位

患者仰卧,术侧背部用沙袋垫高 30°~45°,然后用宽条胶带经髋部把患者固定在手术台上以保持体位不变。术侧肘部抬高,前臂悬于额上手术台支架上（图 4-19-3）。

（三）手术操作

1. 切口　自胸骨缘开始向下外做弧形切口,男性沿胸大肌下缘绕过乳头下 2cm 弧形向后上,女性沿乳房下皮肤皱褶顺肋骨向后外侧延伸,切开达腋中或腋后线。

2. 切开肌肉　切开皮肤,皮下组织及浅筋膜,

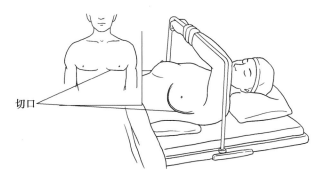

图 4-19-3　前外侧切口

直到暴露出胸大肌和前锯肌筋膜用电刀切断肋间切口上方的胸大肌及其筋膜,在切口外侧端切断胸小肌。为达到更好的暴露有时要沿前锯肌纤维方向切开部分前锯肌。女性可能需要把乳腺下部自胸大肌和胸小肌筋膜上游离下来,以暴露准备开胸的肋间。

3. 进胸　切开肋间肌时偏向下一肋的上缘,以免伤及大的肋间血管、神经。先在一处显露胸膜,见肺在胸膜下移动,说明壁、脏层胸膜无粘连,用刀柄戳破胸膜,其余肋间肌用电刀切开,注意不要损伤胸廓内动脉,一旦损伤应严密结扎止血。有时为充分显露,可在切口前缘切断胸肋关节,也可在乳内动脉的外侧切断相应肋软骨。如果要更好地暴露纵隔,需要向前越过中线水平横断并牵开胸骨,由于胸廓内动脉位于肋软骨后方,距离胸骨缘 1cm,因此,要在切口的前端结扎切断胸廓内动脉。

4. 关胸　在切口后下方的腋前线和腋中线之间作一皮肤切口,放置胸管。可用双股 7 号线跨肋缝合 3~4 针,肋间肌不需要缝合,但对胸大肌、前锯肌要严密缝合,术后须保持胸管通畅以防皮下气肿。

三、胸骨正中切口

胸骨正中切口在心脏直视手术中用得最多,也是胸外科的常用切口。这个切口很久以来就用于胸腺切除。对于大多数巨大胸腔肿瘤严重压迫纵隔的病变,选择正中切口也是明智之举。

（一）适应证

1. 前纵隔肿瘤。

2. 气管肿瘤或气管狭窄。

3. 双侧肺大疱。

4. 同时进行肺与心脏的手术。

（二）体位

仰卧位,肩背部垫以窄枕,使胸骨向前突出。右上肢外展,可供插入中心静脉压测压管和桡动脉测压管,左上肢外展或沿侧胸壁固定于手术台上测血压。

（三）手术操作

1. 切口　胸骨正中切口是沿中线从胸骨切迹到剑突下 2cm。沿胸骨正中线用电刀切开皮下组织、浅筋膜,胸大肌胸骨起点处的胸大肌筋膜,以及腹白线,最后切开骨膜。于胸骨上方切开锁骨间韧带,于剑突下切开腹直肌鞘剑突附着点,手指沿胸骨柄后和剑突后钝性分离,推开纵隔结缔组织和左右纵隔胸膜。胸骨上间隙中以及剑突软骨上部都有一条静脉横过,为防止意外出血,操作到这两处时要小心(图 4-19-4)。

2. 进胸　医生用双手握电锯,把卡头紧卡在胸骨柄后面,然后向上提,打开电源,即可沿骨膜上的电刀切口向下切开胸骨。用电锯劈开胸骨时,一定要尽量沿正中线。以前从未做过胸骨正中切口

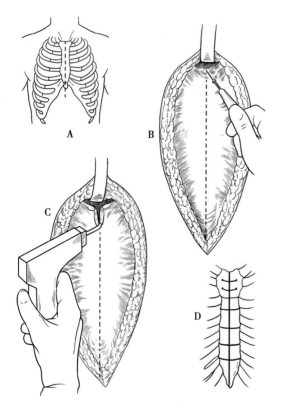

图 4-19-4　胸骨正中切口
A. 胸骨正中切开位置;B. 切开皮肤皮下组织;C. 电锯劈开胸骨;D. 钢丝缝合固定胸骨

或肿物并未造成纵隔脏器明显移位的患者,如果保证把锯尖卡头紧紧卡在胸骨后面,电锯是切开胸骨的安全工具。在切开胸骨时要停止正压通气,以减少切开胸膜腔的可能性。用电锯有时会切开右侧胸膜腔,那就需要在手术结束前修补胸膜破口或者在右侧胸腔安放引流管。

如果患者以前做过胸骨正中切开或肿瘤直接位于胸骨下方,可能用振动胸骨锯更好,可以更准确地控制胸骨切口的深度。使用振动胸骨锯逐渐切开胸骨内板后,充分游离双侧粘连。胸骨牵开器缓缓张开,以免发生意外。

胸骨切开后,可以用骨蜡塞紧骨髓腔防止出血。胸骨上下的骨膜出血,用电凝止血。胸骨撑开器者多种,可以把胸骨撑开很大,获得良好的暴露。最好用叶片宽而浅的撑开器,可以避免叶片卡进胸骨两层骨板内造成损伤。在胸骨能宽阔地撑开之前,常需要切断膈肌前方的一些纤维。

3. 关胸　如果胸膜腔有破损,那就需要在手术结束前修补胸膜破口或者在术侧胸腔安放引流管。如曾切开心包,应在心包腔内和胸骨后分别置剪有侧孔的橡皮管,由切口下端两侧另作小切口引出体外,连接负压吸引瓶。用 4~6 针钢丝间断缝合胸骨,钢丝缝合前,去除两肩胛间的垫枕,胸骨下面可置纱布条,可防止钢丝缝针损伤切口下组织,以及误缝胸骨后的胸管。钢丝缝合时,每针均应穿通胸骨,其中胸骨柄部二针必须可靠缝合。确保钢丝针眼和胸骨后无渗血,自下而上依次拧紧钢丝,拧紧第一根钢丝时助手将其余钢丝同时拉紧合拢胸骨,尽量保证第一针在不受张力情况下拧紧。随后逐一向上拧紧所有钢丝。剪断多余钢丝,钢丝残头不宜过长,用钳子逐一拧紧所有钢丝头,拧动过度易使钢丝断裂,不足易使胸骨固定不良影响愈合,以胸骨断面刚好紧密闭拢为度。钢丝残头要向下,不要向上翘起。骨质疏松患者钢丝易切割撕裂胸骨,可采用跨胸骨缝合法,从胸骨旁左右肋间隙穿过钢丝缚紧胸骨,缝合时避免误伤胸廓内动脉和对侧纵隔胸膜。

四、腋下切口

腋下切口具有对上肢功能影响小,切口疼痛

轻,皮肤切口较隐蔽等优点。

(一)适应证

1. 交感神经切除术。

2. 较为简单的肺叶、全肺切除术和剖胸活检术。

3. 第1肋骨切除术。

(二)体位

术侧手臂从肩部外展90°角,垂直向上轻轻牵引上臂,肘部弯曲,固定在主架上。以利对腋窝手术野的显露又不损害臂丛神经[注意避免过度外展或伸张(超过90°)]。固定手臂时要使肩胛骨和肩关节保留一定的活动度,以满足手术暴露的需要,并避免牵拉可能造成的损伤(图4-19-5)。

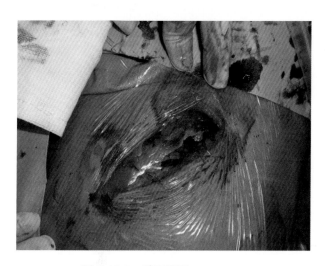

图4-19-5 腋下切口

(三)手术操作

1. 皮肤切口 在胸大肌后缘与背阔肌前缘之间皮肤切口可以是垂直或水平方向,长度取决于手术暴露的需要。用垂直切口,由腋中线第3肋水平向尾端延深,可至第8或第9肋附近。水平切口,切口前端不越过腋前线,后端止于肩胛角下方,在第3、4或第5肋水平,如果需要加宽暴露,向前延伸至乳头水平,向后延伸至肩胛骨的边上。这两种切口在需要时很容易延伸。

2. 切开肌肉 切口通过皮下脂肪及浅筋膜,直到前锯肌。在胸壁中层肌肉浅面与浅筋膜之间解剖,游离出整块组织瓣,直到看到前方的胸大肌和后方的背阔肌。不要解剖出皮瓣,以避免术后发生血清。应当小心保护肋间臂丛神经和胸长神经。

向后上牵开背阔肌,暴露出前锯肌。于切口中部沿肌纤维方向用电刀分开前锯肌显露肋间隙,有时要切断前锯肌下半部纤维,以暴露得更好。然后切开肋间肌和筋膜,打开胸腔。

3. 进胸 从哪一肋间进胸取决做什么手术。第3肋间进胸对交感神经链、肺尖病变以及动脉导管未闭手术最好;第4肋间切口用于楔形肺切除、上叶肺切除、胸膜剥脱以及纵隔病变活检或切除;第5肋间切口运用于肺叶切除或全肺切除,而经胸裂孔疝修补则是通过第6肋间切口。

4. 关胸 切口下方放置胸管1~2根。根据切口长度,用1~3针双7号丝线跨肋骨缝合肋间隙。缝合前锯肌裂口,放松背阔肌使其复位,常规缝合皮下层及皮肤,背阔肌与皮肤间的分离面为避免术后发生血清肿可以考虑置皮下引流管一根接负压吸引。

五、经颈前入路方式

Dartevelle等提出的经颈前入路方式目前逐渐成为累及胸廓上口的标准术式,包括非支气管源性肿瘤(例如第1肋骨骨肉瘤、臂丛肿瘤)以及脊柱外科中上段胸椎前外侧面暴露方式。

(一)适应证

本切口由于把前外侧切口与上段胸骨正中切口结合起来,可以很好地暴露上纵隔和胸廓上口处,所以适用于肺上沟瘤的手术,尤其是锁骨下血管受累的肺上沟瘤切除。由于胸廓出口显露满意便于锁骨下动脉的重建。

(二)体位

患者取仰卧位,双手臂放在身体两侧。颈部轻度后伸,头下垫好椭圆形头垫。有些医生喜好把患者的头偏向非手术侧(图4-19-6)。

(三)手术操作

切口从胸骨切迹上方4~6cm,手术侧胸锁乳突肌前缘处开始,沿胸锁乳突肌前缘下行至胸骨柄,再沿中线在胸骨体前面下行至第2或第3肋间水平向侧面延伸至腋前线。

在颈部切开颈阔肌直至暴露覆盖胸锁乳突肌的颈深筋膜。胸骨前面及肋间的切口向下深入到胸浅筋膜。切开颈深筋膜及胸浅筋膜,小心不要损

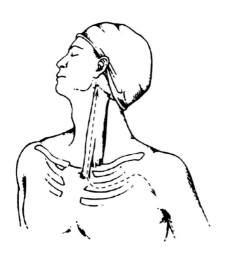

图 4-19-6 前入路切口，L 形切口

伤颈前静脉，它沿胸锁乳突肌前缘且胸骨上间隙中的颈弓走行。用电刀切开胸大肌，切开胸壁深层组织，按照前外侧切口的方法切开胸膜进入胸腔。游离乳内血管并以 2-0 丝线结扎之。切开胸骨柄与胸骨体前方骨膜至肋间切口水平。用电刀切断锁骨间韧带，然后用胸骨锯从胸骨切迹开始沿中线垂直锯开胸骨至肋间切口水平、再向侧面切开至胸骨侧缘与肋间切口相接。

此切口形成一个大的组织瓣，包括部分前胸壁、上肢带及颈部肌肉，可以牵开暴露上纵隔结构和胸廓上口处。

六、不切断肌肉的切口

多数胸外科手术并不需要完全标准的后外侧切口。随着手术技术的提高以及麻醉技术的进步，尤其是单肺通气的运用，多数手术可以安全地通过局限性切口完成。应当仔细计划好切口，以便尽可能少地切断肌肉和肋骨，又能够容易接近手术部位，并且还可以有一个安全的手术野。不切断肌肉的切口的优点有：①减少胸壁损伤；②对肺功能明显减退者手术的危险性比较小；③对多种胸外科手术可以提供足够的暴露；④愈合后瘢痕较小比较美观。

有许多种保留肌肉完整令人满意的切口，主要有不切断肌肉的后外侧切口或不切断肌肉的腋下切口。每一种都有优点和缺点，但还没有一个最好的切口。应当根据病变情况选择合适的局限性的

开胸切口，如果术中需要扩大暴露时，再安全地加以延长。

七、蚌壳式切口（经胸骨双侧开胸）

（一）适应证

在为创伤较小的胸骨正中切口取代之前，经胸骨双侧开胸是早期心脏直视手术的标准切口。现在这种切口用于双肺移植，双肺转移病变的切除，此切口的优点是两侧肺病变可一次完成手术。缺点为手术损伤大，对呼吸功能的影响大，疼痛较严重。

（二）体位

仰卧位，两上肢外展，肩胛间部垫一薄枕，使胸部稍向前突，以利于胸腔切口的显露（图 4-19-7）。

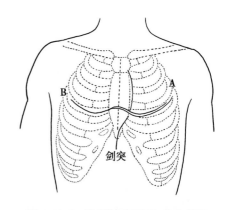

图 4-19-7 胸部蚌壳切口，由 A 到 B

（三）手术操作

切口从双侧腋中线开始，沿第 4 肋间经乳腺下方的前胸壁，横过胸骨前方。皮肤切开至胸大肌浅面，胸骨前方及切口两侧端前锯肌浅面的胸浅筋膜。切开浅筋膜和胸大肌，如果需要可以沿肌纤维方向撕开前锯肌。暴露第 4 肋间胸壁深面，切开肋间肌和胸膜，注意勿损伤肺。在胸骨缘左右两侧外 2cm 处显露胸廓内血管，双重结扎其上、下两端后切断。

平第 4 肋间用电刀切开胸骨骨膜，从胸骨后面用电锯锯开胸骨。胸骨可锯成斜面以便缝合起来更稳固。把胸骨锯呈 45°锯开胸骨，断端即成斜面、对合后就会减少不稳定性。胸骨缝合后不稳定有时是这种横切口的一个麻烦的并发症。如胸骨正中切开一样，用骨蜡封闭胸骨切缘，对骨膜上的出

血点用电刀止血。用开胸器缓慢撑开前胸壁。

手术后,两侧胸腔都应冲洗干净,分别安放闭式引流管。胸骨用不锈钢丝缝合,胸壁组织按层缝合。

八、胸腹联合切口

(一) 适应证

此切口适用于上腹部和下胸部手术,如贲门食管手术、全胃切除术、胸腹联合损伤及左侧横膈等手术。此术式的优点是暴露好,可进行广泛的胸腹手术;缺点是损伤大、切口疼痛、肋弓不稳和膈疝等。

(二) 体位

患者取右侧卧位,采用后外侧切口,臀部和肩部用软枕垫稳,上肢抬高弯曲固定在麻醉架上。如果联合颈部切口则需要消毒左上肢以备用。

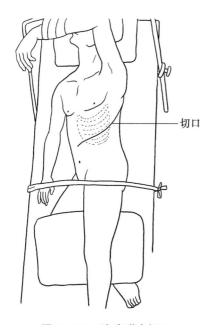

图 4-19-8　胸腹联合切口

(三) 手术操作

切开皮肤、皮下及浅筋膜,暴露背阔肌、前锯肌及腹外斜肌筋膜。显露并切开腹外斜肌腱膜及腹直肌前鞘,沿肌纤维方向切开腹外斜肌。如果需要的话切口后缘,可以部分切断背阔肌和前锯肌。

暴露并切开腹内斜肌及腹直肌后鞘,根据胸内操作的需要选择好进胸的肋间,通常是经第 7 肋间进胸,如果胸腹联合切口联合颈部切口,则从第 6

肋间进胸。从腋后线开始越过肋弓直到中线。切断肋间肌及胸膜,切开胸膜时要注意勿伤及肺。进胸后探查胸腔,认为有切开腹腔的必要时,可以延伸胸部切口。在切口前部,垂直肌纤维方向切断腹内斜肌,即显露出下面的腹横肌。

沿切口方向切断肋弓。切开腹横肌、腹直肌后鞘及腹膜,打开腹腔。用开胸器撑开肋骨打开胸腔显露膈肌。膈肌切开,一般从肋弓周边部位向食管裂孔方向剪开膈肌,避免损伤膈神经。

术毕缝合膈肌的全层(包括膈胸膜、膈肌层及膈腹膜),膈肌边缘用 1~2 针褥式缝合,固定于切口两侧的胸壁上。膈肌缝合应严密。切除长一段 2~3cm 的肋弓,防止术后由于断端摩擦产生不适感觉。

九、胸、腹二切口与颈、胸、腹部三切口

(一) 适应证

此切口适用于上、中段食管癌切除术,优点为手术显露优良,左颈部切口易于与食管胃吻合,腹部切口便于胃的游离,右胸切口适于奇静脉和食管中上段的游离及暴露;而且手术可以分组进行,有利于缩短手术时间,但损伤较大。

(二) 体位

胸、腹二切口的手术,先平卧,再行左侧卧位;颈、胸、腹三切口先左侧卧位再平卧。腹部切口消毒范围:上达胸骨柄平面,下达大腿上 1/3,左右达腋前线。胸部切口消毒范围:上界至颈部和上臂上 1/2 处,下界达腋中线季肋缘,前界至胸骨旁线,后界过脊柱达对侧腋后线。

(三) 手术操作

采用胸、腹两个切口(不切断肋弓)。先做腹部正中切口,便于游离胃、网膜,处理结肠或空肠。腹内手术完成后,将患者翻向左侧 90° 卧位,另行右侧剖胸,由第 5 肋间后外侧切口进胸(亦可切除肋骨由肋床进胸)。结扎切断奇静脉,剪开纵隔胸膜,在肿瘤上下游离食管正常部分,并置带牵引,然后分离肿瘤。完成食管切除手术后,用示指扩大膈肌食管裂孔,将胃引进胸腔行弓上食管胃吻合术,吻合口位于胸腔。

此切口亦可改为右胸前外侧(第4肋间进胸)一腹正中二切口。手术可分胸、腹两组同时进行,优点在于不必变更体位、手术时间缩短、创伤小;缺点是游离食管时暴露较差,必要时可将手术床向左侧倾斜,以改善术野显露。

颈、胸、腹部三切口手术是在进行食管中、上段癌肿切除,颈部食管-胃(有时用结肠)吻合术时采用。优点是便于奇静脉和食管中、上段的显露;腹部切口有利于胃或其他器官的游离;左颈部切口便于颈部食管-胃吻合术,术中如需改为仰卧位,可在胸部手术结束后将胸部切口缝合再改变体位。

头部半面向右转,以适合左颈部手术。左侧卧位时,行右后外侧切口,经第6肋床或第5肋间进胸暴露右胸腔,切开纵隔胸膜,结扎切断奇静脉,游离食管胸部手术完成后,关胸,患者改为平卧位再做腹正中切口。游离胃的全部,扩大食管裂孔(亦可通过横膈切口)做颈部斜切口,将胃引上到颈部,在颈部进行食管-胃吻合术。

此切口亦可改为左颈-右胸前外侧(第4肋间进胸)一腹正中三切口,颈部切口应沿胸锁乳突肌前缘,上起自甲状软骨上缘,下至胸骨上切迹,切开舌骨肌群显露甲状腺右叶,结扎、切断甲状腺中静脉,向两侧牵开甲状腺左叶和颈总动鞘,在气管后显露颈段食管。优点是:①可以较彻底地切除高位食管癌;②一旦发生吻合口漏,多数经短期交换敷料即可愈;③颈部吻合较胸顶吻合操作容易。

术毕胸腔内置胸管2根,缝合前外侧或后外侧的胸部切口;颈部切口置皮片后疏松缝合颈部肌肉及皮肤切口,有利于观察颈部吻合口愈合情况;腹部切口予严密缝合腹膜和腹白线,恰当缝合皮下脂肪组织,防止过于严密造成组织坏死,脂肪液化,过于稀疏,影响愈合。

需要注意的是如果食管位于胸骨后,已在腹膜外,故缝合腹部切口时,不需要完全关闭切口上部腹膜,需留有一定的空隙。

第三节 肺切除的基本操作

肺叶切除是肺手术中最常用的术式。肺叶切

除的成功完成,有赖于对肺叶解剖知识的掌握,熟悉肺动脉、肺静脉和支气管之间的相互关系,是成功完成肺叶切除手术的关键。胸外科手术并无成规。相反,在熟练掌握基本技巧和充分理解局部解剖关系以及确保安全的前提下灵活地变通手术步骤,快速安全有效地完成手术是成熟外科医生的特征。右肺门的前缘以膈神经为界,前上方为上腔静脉后缘。奇静脉弓为肺门上缘的标志,右主支气管的膜部构成右肺门的上后缘,下肺韧带构成肺门的下界。右肺动脉刚进入肺门即发出第一分支称为尖前支动脉或右肺动脉上干多数为单干,有时分为2支。右肺动脉发出尖前支动脉后进入肺裂,称为叶间动脉或右肺动脉下干动脉部分跨过中间支气管。肺裂内叶间动脉发出上叶后段动脉,行走在上叶支气管的下缘。在上叶后段动脉同一平面,或者稍上或稍下平面,叶间动脉向前内侧发出1支或2支中叶动脉,中叶动脉发出处一般位于斜裂和水平裂相交处。叶间动脉在上叶后段动脉的下方向后发出下叶背段动脉,本干向下延续为下叶基底动脉干。左肺门前方以膈神经为界,后方以降主动脉为界。主动脉弓跨越左主支气管和左肺动脉干构成左肺门的上界。下肺韧带构成肺门的下缘。左肺动脉干位于门最上偏前部位,进入肺实质即发出前段动脉,然后绕过左主支气管上方和上叶支气管的前方进入斜裂内下行,入斜裂之前发出尖后段动脉和前段动脉,在斜裂内由前壁发出2支舌段动脉,由后壁发出下叶背段动脉,与舌段动脉处于同一水平或高于舌段动脉的起始部。左肺动脉发出上叶舌段动脉后向下移行为下叶基底段动脉。左上叶动脉分支变异较多,一般为4~6支,以4支多见。右上肺静脉位于右肺动脉的前面稍下方,由上叶静脉和中叶静脉汇合而成,右下肺静脉位于上肺静脉的下后方,通常由背段静脉和基底静脉干汇合而成。左上肺静脉位于肺门前方中部,其后上缘紧邻左肺动脉的前下壁,部分掩盖肺动脉的前面分支,左下肺静脉与右侧相同。右上叶支气管自右主支气管的外侧壁垂直发出,然后右主支气管向下延续,称为中间支气管,其周围分布有较多的淋巴结群,称为汇总区淋巴结或淋巴池。中间支气管远端前面发出中叶支气管,在其开口稍下方,后壁发出下叶背段支气管,然后延续为下叶基底段支气管。左上叶支气管自左主支气管的前外侧面发出,左上叶支气管再分为固有上叶支气管和舌段支气管,左上叶支气管开口远侧约 0.5cm 处发出下叶背段支气管,然后延续为下叶基底段支气管。各种肺叶切除手术都可以通过胸部后外侧切口完成,前外侧切口适用于一般情况下的右肺中叶切除。肺叶切除时,通常按照肺静脉→肺动脉→支气管这样的切断顺序完成肺叶切除,但是根据患者的具体情况可以调整切断动脉、静脉和支气管的顺序。对于肺癌患者的叶切除,为了避免手术操作导致瘤细胞脱落进入血液循环,可以先行结扎切断肺静脉;对于肺化脓症和大咯血患者的肺叶切除,可以先行结扎或切断支气管,预防分泌物灌入健侧肺(图 4-19-9~ 图 4-19-12)。

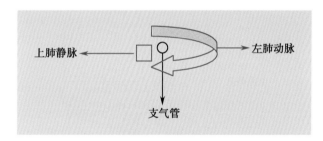

图 4-19-9　左肺上叶动静脉、支气管解剖示意图

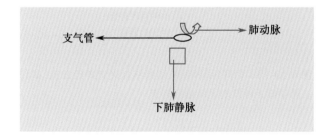

图 4-19-10　左下叶解剖示意图

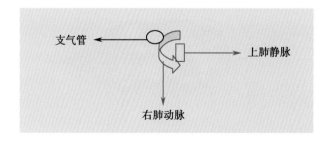

图 4-19-11　右上叶解剖示意图

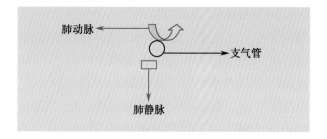

图 4-19-12　右下叶解剖示意图

第四节　肺叶切除

一、右肺上叶切除术

(一)基本操作方法

全麻,双腔气管插管。左侧卧位,取右胸后外侧切口经第 5 肋间进入胸腔,必要时切断第 4 或 5 肋后端。解剖肺门显露肺动、静脉,将上叶向后、下牵拉,奇静脉下方切开纵隔胸膜,向前在膈神经后方延至肺门前,显露右上肺静脉向后在右迷走神经前方延至上叶支气管下缘。处理上叶静脉将上、中叶肺向后牵拉,显露肺门前侧,游离上肺静脉。上叶静脉一般接收尖前段静脉和后段静脉,锐、钝结合游离上叶静脉,肺动脉位于上叶静脉的后方。于斜裂和水平裂相交处剪开叶间胸膜,显露叶间肺动脉,用电刀向上切开斜裂上端,将上叶后段与下叶背段分开,解剖显露叶间动脉诸分支。

(二)其他处理方法

1. 当遇到斜裂上端发育不全时,可以采用下述之一方法处理:沿上叶后段与下叶背段的分界线,前后两面分别用电刀切开表面的脏层胸膜,手握纱布用力钝性分开上叶后段和下叶背段,遇到血管结构时钳夹、切断、结扎。该方法分开斜裂上端常常导致下叶背段断面肺泡漏气。首先在斜裂和水平裂相交处解剖叶间肺动脉,显露上叶后段动脉和下叶背段动脉,在两动脉支之间向后分离一隧道,然后将上叶肺向前牵拉在肺门后面解剖,在上叶支气管与中间支气管之间向前分离,与肺裂间的隧道贯通,分别用两把长血管钳沿肺裂在隧道中穿出钳夹,两钳之间切断,保留侧肺断面用 4 号丝线间断、重叠、水平褥式缝合。

2. 有条件时,也可以应用自动切割缝合器,按前述方法一次性缝合切断斜裂上端肺裂间肺动脉各分支。处理上叶尖、前段动脉将上叶向后、下牵拉,在上叶支气管的前下方解剖尖、前段动脉。尖、前段动脉近心端号丝线结扎,拟切断处近、远端分别钳夹,切断后近心端号丝线缝扎,远端结扎。有时尖、前段动脉分别由右肺动脉干单独发出,需分别处理。处理上叶后段动脉将中叶肺向前拉压,下叶背段向后拉压,于斜裂和水平裂相交处显露叶间肺动脉并剪开动脉鞘,提起上叶肺,于上叶支气管的前下方游离上叶后段动脉,近心端 7 号丝线结扎,拟切断处近、远端分别钳夹,切断后近心端 4 号丝线缝扎,远端结扎。极少数人上叶后段动脉起源于下叶背段动脉,在处理上叶后段动脉时要辨认清楚,避免损伤下叶背段动脉。

3. 当肺裂发育不全,解剖游离上叶后段动脉发生困难时,可以采用逆行切除法:上叶尖、前段动脉处理完毕后,将上叶肺向前下牵拉,游离上叶支气管,在解剖上叶支气管下缘时,要注意避免撕裂上叶后段动脉,可用示指从上叶支气管上缘插入,紧贴管壁钝性分离至上叶支气管下缘,切断上叶支气管,将远端提起并轻柔地向内侧牵拉,显露出叶间肺动脉及上叶后段动脉,按前述方法处理上叶后段动脉。处理上叶支气管提起上叶肺,锐、钝结合游离上叶支气管,剪断走向上叶的迷走神经分支,在上叶支气管根部,钳夹上叶支气管,请麻醉师胀肺,证实中、下叶肺膨胀不受影响。离右主支气管 0.5cm 处切断上叶支气管移去病肺,支气管动脉出血时可予缝扎,断端用可吸收线往返连续缝合。有条件时,可采用自动缝合器闭合支气管残端。胸腔内倾注温生理盐水或蒸馏水,请麻醉师加压胀肺(2.94~3.92kPa, 即 30~40cmH$_2$O),证实支气管残端无漏气,用胸膜包埋支气管残端。

4. 处理水平裂上叶切除时,常常需要对发育不全的水平裂进行处理,可以采用下述之一方法处理:①沿上叶前段叶的分界线,前后两面分别用电刀切开表面的脏层胸膜,手握纱布用力钝性将上叶前段与中叶分开,遇到血管结构时钳夹、切断、结扎。该方法分开水平裂常导致中叶断面肺泡漏气。②显露肺门前方,在上叶静脉与中叶静脉之间、肺

动脉干的前面用血管钳向肺裂方向游离一隧道,在水平裂与斜裂交接处、中叶动脉的上方穿出,用两把长血管钳沿水平裂钳夹切断,保留侧肺断面用 4 号丝线间断、重叠、水平褥式缝合。有条件时,也可以应用自动切割缝合器一次性缝合切断水平裂。上叶支气管切断后,用 Allis 钳提起上叶支气管的远侧断端,左手用纱布顶住下叶肺根部使下叶肺动脉减少受力,右手用力将上叶肺撕离开水平裂,中叶的创面用干纱布压迫数分钟止血,出血点再电凝止血,漏气明显处 "8" 字缝扎。该方法分开水平裂常导致中叶断面肺泡漏气。水平裂发育不全的处理切断下肺韧带为了使余肺不受限制,扩张良好,以缩小及消灭残腔,应该将下肺韧带切断,至下肺静脉下缘。安置上、下胸闭式引流管于锁骨中线外肋间或胸大肌外缘肋间安置上胸闭式引流管,腋后线第 7 或 8 肋间安置下胸闭式引流管,分别固定于胸壁(图 4-19-13)。

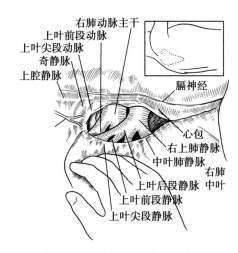

图 4-19-13　切开纵隔胸膜,切断结扎迷走神经分支,显露右肺动脉上叶及右上肺静脉各支

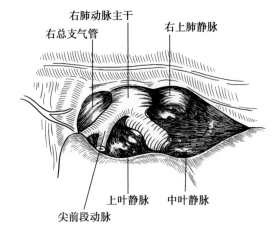

图 4-19-14　分别结扎、切断右上肺静脉各支

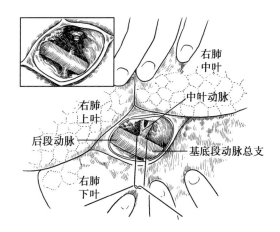

图 4-19-15　分别结扎、切断右肺动脉上叶尖前段各分支及主干

二、右肺下叶切除术

(一) 基本操作方法

1. 体位与切口　全麻,双腔气管插管。左侧卧位,取右胸后外侧切口,经第 5 肋间或第 6 肋间进入胸腔,必要时切断第 5 或第 6 肋后端。

2. 处理下叶背段动脉和基底段动脉　将中叶向前牵拉,下叶向下压拉,于斜裂和水平裂相交处剪开叶间胸膜和叶间肺动脉鞘,锐、钝结合解剖叶间肺动脉,显露下叶背段动脉。

3. 基底段动脉和中叶动脉　由于下叶背段动脉起源与中叶动脉起源几乎处于同一水平,或高于中叶动脉起源,为避免损伤或误扎中叶动脉,应该分别处理下叶背段动脉和基底段动脉,方法如前所述。右肺下叶动脉各分支切断斜裂上端有利于下叶背段动脉的显露。当遇到斜裂上端发育不全时,可以按右肺上叶切除中描述的方法处理。

(二) 其他操作方法

有时斜裂下端不全亦需要分离,可以采用下述之一方法处理。

1. 沿中叶与下叶的分界线,前后两面分别用电刀切开表面的脏层胸膜,手握纱布用力钝性分开中叶和下叶基底段,遇到血管结构时钳夹、切断、结扎,由于下叶基底段动脉走行靠近沿肺裂,在钝性分离肺裂时要避免损伤。该方法分开肺裂可导致中叶肺断面肺泡漏气。

2. 首先在肺裂间解剖叶间肺动脉,显露中

叶肺动脉和下叶基底段动脉,在两动脉支之间向前下分离一隧道,然后将下叶肺向后牵拉,在上肺静脉与下肺静脉之间向肺裂分离,与肺裂间的隧道贯通,分别用两把长血管钳沿肺裂在隧道中穿出钳夹,两钳之间切断,保留侧肺断面用 4 号丝线间断、重叠、水平褥式缝合。有条件时,也可以应用自动切割缝合器,按前述方法一次性缝合切断斜裂下端。斜裂下端发育不全的处理。

3. 处理下肺静脉　将下叶向上牵拉,用拉钩将膈肌向下压拉,显露出下肺韧带,用电刀沿肺边缘由下向上切断韧带,当下肺韧带内有异常血管时要注意止血,向上遇到淋巴结时即为下肺静脉下缘的标志,分别在前、后面剪开肺下静脉表面的纵隔胸膜,显露肺下静脉上缘,用示指在下叶支气管与下肺静脉之间钝性分离,游离下肺静脉,下肺静脉干近心端套 7 号丝线结扎,拟切断处近、远端分别钳夹,切断后近心端及远心端分别缝扎。当下肺静脉解剖游离困难时,可以先行切断下叶支气管,最后处理下肺静脉。

4. 关胸检查肺动、静脉结扎、缝扎是否牢靠,肋间肺动静脉及肋骨断端有否出血,肺与胸壁粘连分离处有否出血,仔细止血。清点纱布器械无误后,缝合切口。先用粗的可吸收缝线跨切口的上、下肋间缝合 3~4 针,闭合肋间切口,然后逐层缝合肌肉、皮下和皮肤(图 4-19-16~ 图 4-19-19)。

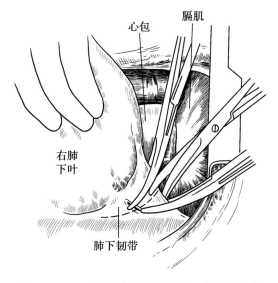

图 4-19-16　右下肺韧带切开后寻找右下肺静脉

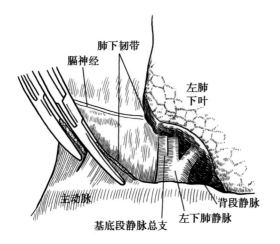

图 4-19-17　处理右下肺静脉

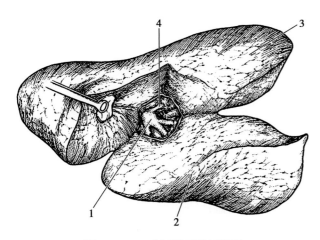

图 4-19-18　右下肺动脉示意图

1. 叶间肺动脉；2. 右肺下叶；3. 中叶；4. 中叶动脉

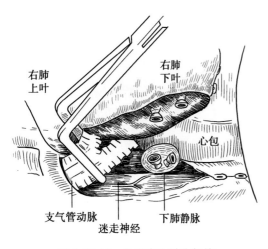

图 4-19-19　处理右下肺支气管

三、右肺中叶切除术

1. **体位与切口**　全麻，双腔气管插管。左侧卧位，取右胸后外侧切口，经第 5 肋间进入胸腔，必要时切断第 5 或第 6 肋后端。

2. **处理中叶动脉**　将中叶拉向前方，下叶向后下压拉，在水平裂和斜裂相交处剪开叶间胸膜，显露叶间动脉，剪开动脉外鞘游离中叶动脉。中叶动脉多为一主干发出后再分为内、外两支，亦有内、外两支分别从叶间肺动脉发出，解剖时要仔细辨认，分别单独处理。动脉近心端 7 号丝线结扎，拟切断处近、远端分别钳夹，切断后近心端 4 号丝线缝扎，远端结扎。显露叶间动脉，剪开动脉外鞘游离中叶动脉，当叶间裂显露困难时，可采用逆行性切除。先行处理中叶静脉，然后切断中叶支气管，最后结扎、切断中叶动脉。

3. **处理中叶静脉**　将中叶和上叶肺拉向后方，在肺门前、膈神经后方剪开纵隔胸膜，显露上肺静脉，解剖游离中叶静脉，注意仔细辨认上叶静脉避免损伤。中叶静脉近心端套 7 号丝线结扎，拟切断处近、远端分别钳夹，切断后近心端及远心端分别缝扎。肺门前面处理中叶肺静脉，注意避免损伤上叶肺静脉。中叶肺静脉切断后显露中叶支气管，当中叶动脉显露困难时，可以先行处理中叶静脉，然后切断中叶支气管，最后处理中叶动脉。

4. **处理中叶支气管**　提起中叶肺，锐、钝结合游离中叶支气管，在中叶支气管根部钳夹，离中叶支气管下缘 0.5cm 处切断中叶支气管移去病肺，支气管动脉出血时可予缝扎，断端用可吸收线往返连续缝合或贯穿缝扎。胸腔内倾注温生理盐水或蒸馏水，请麻醉师加压胀肺（2.94~3.92kPa 即 30~40cmH$_2$O），证实支气管残端无漏气。

当水平裂发育不全时，可以采用下述之一方法处理：①显露肺门前方，在上叶静脉与中叶静脉之间、肺动脉干的前面用血管钳向肺裂方向游离一隧道，在水平裂与斜裂交接处、中叶动脉的上方穿出，用两把长血管钳沿水平裂钳夹切断，保留侧肺断面用 4 号丝线间断、重叠、水平褥式缝合。有条件时，也可以应用自动切割缝合器一次性缝合切断水平裂。②切断中叶支气管后,沿上叶前段与中叶的分界线,前后两面分别用电刀切开表面的脏层胸膜,提起中叶支气管的远端适当施力向上牵拉,手握纱布用力钝性将上叶前段与中叶分开,遇到血管结构时钳夹、切断、结扎。该方法分开水平裂常导致上叶前段断面肺泡漏气。

5. 安置胸闭式引流管　于腋后线7或8肋间安置胸闭式引流管,固定于胸壁。

6. 关胸检查肺动、静脉结扎、缝扎是否牢靠,肋间肺动静脉及肋骨断端有否出血,肺与胸壁粘连分离处有否出血,仔细止血。清点纱布器械无误后,缝合切口。先用粗的可吸收缝线跨切口的上、下肋间缝合3~4针,闭合肋间切口,然后逐层缝合肌肉、皮下和皮肤(图4-19-20~图4-19-22)。

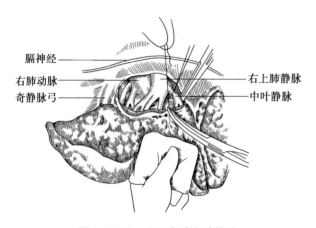

图4-19-20　处理右肺中叶静脉

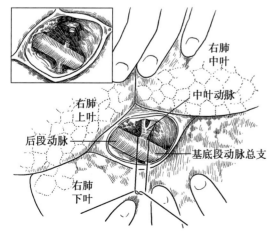

图4-19-21　处理右中叶动脉

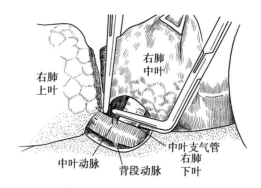

图4-19-22　处理右肺中叶支气管

四、左肺上叶切除术

1. 体位与切口　全麻,双腔气管插管。右侧卧位,取左胸后外侧切口,经第5肋间进入胸腔,必要时切断第5或第6肋后端。游离中叶支气管,切断后闭合残端。

2. 解剖肺门　将上叶肺向前下方牵拉,剪开主动脉弓下方的纵隔胸膜,暴露左肺动脉干,仔细辨认膈神经和左迷走神经的走行。沿膈神经后方向前剪开纵隔胸膜显露左上肺静脉。在左迷走神经前方向后剪开纵隔胸膜至上叶支气管下缘水平。在动脉干跨过上叶支气管处中间,剪开动脉外鞘,沿动脉干向肺裂方向解剖游离,显露叶间动脉及其分支。

(1) 遇斜裂上端发育不全时,可采用下述之一方法处理:①沿上叶尖后段与下叶背段的分界线,前后两面分别用电刀切开表面的脏层胸膜,手握纱布用力钝性将上叶尖后段与下叶背段分开,直至显露叶间肺动脉,遇到血管结构时钳夹、切断、结扎。该方法分开斜裂常导致保留的下叶背段断面肺泡漏气。②首先在斜裂中部解剖叶间肺动脉,显露下叶背段动脉,然后将上叶肺向前下牵拉从后面显露肺门,在肺动脉进入裂间处剪开动脉鞘,沿肺动脉向前分离一隧道,在叶间肺动脉外侧、下叶背段动脉上方穿出,用两把长血管钳沿斜裂钳夹切断,保留侧肺断面用4号丝线间断、重叠、水平褥式缝合。有条件时,也可以应用自动切割缝合器一次性缝合切断斜裂上端。

(2) 遇斜裂下端发育不全时,可采用下述之一方法处理:①沿上叶舌段与下叶基底段的分界线,前后两面分别用电刀切开表面的脏层胸膜,手握纱布用力钝性分开上叶舌段与下叶基底段,遇到血管结构时钳夹、切断、结扎,由于下叶基底段动脉走行靠近肺裂,在钝性分离肺裂时要避免损伤。该方法分开肺裂可导致保留的下叶基底段肺断面肺泡漏气。②首先在斜裂中部解剖叶间肺动脉,显露上叶舌段动脉和下叶基底段动脉,在两动脉支之间向前下分离一隧道,然后将下叶肺向后牵拉,在上肺静脉与下肺静脉之间向肺裂分离,与肺裂间的隧道贯通,分别用两把长血管钳沿肺裂在隧道中穿出钳夹,两钳之间切断,保留侧肺断面用 4 号丝线间断、重叠、水平褥式缝合。有条件时,也可以应用自动切割缝合器,按前述方法一次性缝合切断斜裂下端。

3. 安置上、下胸闭式引流管 于锁骨中线外第 2 肋间或胸大肌外缘第 3、4 肋间安置上胸闭式引流管,腋后线 7 肋间安置下胸闭式引流管,分别固定于胸壁。

4. 关胸 检查肺动、静脉结扎、缝扎是否牢靠,肋间肺动、静脉及肋骨断端有否出血,肺与胸壁粘连分离处有否出血,仔细止血。清点纱布器械无误后,逐层缝合切口。先用粗的可吸收缝线跨切口的上、下肋间缝合 3~4 针,闭合肋间切口,然后逐层缝合肌肉、皮下和皮肤(图 4-19-23、图 4-19-24)。

五、左肺下叶切除术

1. 体位与切口 全麻,双腔气管插管。右侧卧位,取左胸后外侧切口,经第 5 肋间或第 6 肋间进入胸腔,必要时切断第 5 或第 6 肋后端。

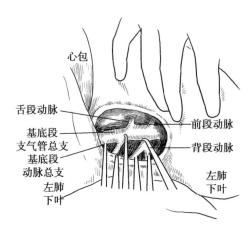

图 4-19-23 左肺上叶叶间动脉示意图

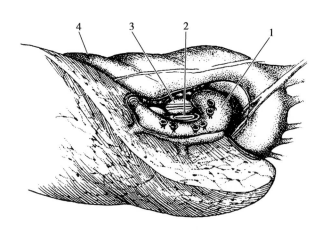

图 4-19-24 左上肺动脉暴露
1. 肺动脉;2. 支气管;3. 上肺静脉;4. 心包

2. 处理下叶背段动脉和基底段动脉 将下叶肺向后下牵拉,上叶肺压拉向前方,剪开叶裂胸膜显露叶间动脉干,提起并剪开动脉外鞘,沿肺动脉干解剖游离下叶背段动脉和基底段动脉,由于多数情况上叶舌段动脉起源低于下叶背段动脉,因此需要单独处理背段动脉和基底段动脉。动脉近心端分别用 7 号丝线结扎,拟切断处近、远端分别钳夹,切断后近心端 4 号丝线缝扎,远端结扎。遇斜裂上端和(或)下端发育不全时,可按左肺上叶切除中描述的方法处理。

3. 处理下肺静脉 将下叶向上牵拉,用拉钩将膈肌向下压拉,显露出下肺韧带,用电刀沿肺边缘由下向上切断韧带,当下肺韧带内有异常血管时要注意止血,向上遇到淋巴结时即为下肺静脉下缘的标志,分别在前、后面剪开下肺静脉表面的纵隔胸膜,显露下肺静脉上缘,用示指在下叶支气管与下肺静脉之间钝性分离,游离下肺静脉,下肺静脉干近心端套 7 号丝线结扎,拟切断处近、远端分别钳夹,切断后近心端及远心端分别缝扎。当下肺静脉解剖游离困难时,可以先行切断下叶支气管,最后处理下肺静脉。剪开叶裂胸膜显露叶间动脉干及其分支,分别结扎处理下叶背段及基底段动脉。

4. 处理下叶支气管 将下叶肺向外拉紧,锐、钝结合游离下叶支气管,在下叶支气管根部钳夹,离上叶支气管下缘 0.5cm 处切断下叶支气管移去病肺,支气管动脉出血时可予缝扎,断端用可吸收线往返连续缝合。有条件时,可采用自动缝合器闭合支气管残端。示指在下叶支气管与肺下静脉之间钝性分离,解剖游离下肺静脉,解剖游离下叶支气管,胸腔内倾注温生理盐水或蒸馏水,请麻醉师加压胀肺(2.94~3.92kPa 即 30~40cmH₂O),证实支气管残端无漏气。

5. 安置胸闭式引流管　于腋中线 7 肋间安置胸闭式引流管,固定于胸壁。避免过低位安置胸闭式引流管,因为膈肌抬高后受引流管刺激将会导致下胸及上腹部疼痛。

6. 关胸　检查肺动、静脉结扎、缝扎是否牢靠,肋间肺动、静脉及肋骨断端有否出血,肺与胸壁粘连分离处有否出血,仔细止血。清点纱布器械无误后,缝合切口。先用粗的可吸收缝线跨切口的上、下肋间缝合 3~4 针,闭合肋间切口,然后逐层缝合肌肉、皮下和皮肤。

第五节　袖状肺叶切除

支气管袖式肺叶切除术最早于 1947 年由 Clement Price-Thomasin 开创,旨在术中保留健康肺脏。随后 Allison 首先实施了治疗支气管源性肿瘤的袖式肺叶切除术。手术过程中需要行支气管成形的占 3%~13%,并且相应地降低了全肺切除率。手术初衷是在保证切缘距离充分的前提下,尽可能保留健康的肺组织。研究结果表明袖式切除同全肺切除相比,肿瘤学预后未受影响,而术后并发症发生率、病死率及长期生存率均明显改善(病死率为 5.5%,1 年和 5 年生存率分别为 84% 及 42%),因此袖式切除问世后随即成为全肺切除的替代方法,尤其对于那些肺功能代偿能力有限的高龄患者。另外,对于肿瘤侵及左侧或右侧上叶支气管开口、主气管或左肺下叶支气管近端开口的病例而言,袖式切除术是重要的选择。尽管忌于术前新辅助化疗可能降低支气管断端周围黏膜血供并导致伤口愈合延迟,但是临床研究结果已证实新辅助化疗后袖式切除术是安全的(图 4-19-25)。

确定切除范围后,通常需完整切除肿瘤连同部分气道。术中需要送检快速冷冻病理分析以确保切缘阴性。吻合方式多采用端 - 端吻合,并且周

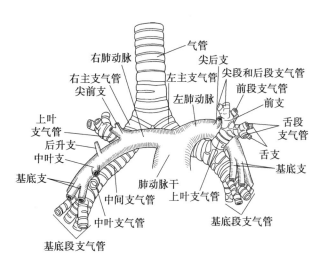

图 4-19-25　支气管及血管之间的关系

围包绕胸膜或心包组织以防止线结周围组织坏死。最常见的袖式切除部位为右肺上叶。

由于支气管成形较肺叶切除术后更容易发生并发症,因此在术后早期需要格外重视。早期关注问题包括部分肺不张、肺叶萎陷、肺炎、漏气、血管壁线结周围组织坏死以及暂时性声带麻痹。肺不张的常见原因为积血或黏液阻塞所致,因此术中或术后拔管前需要定期行纤维支气管检查并常规盥洗。鉴于高龄患者术后肺部清除能力低下,需要更积极的物理治疗(例如雾化吸入)支持(图 4-19-26)。

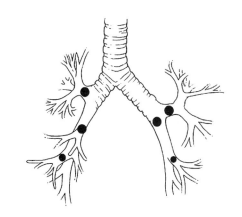

图 4-19-26　可以实行袖状切除的病变部位

一、手术过程

以经典右上肺袖状切除为例简述手术过程:

1. 双腔气管插管或采用较长的单腔管插至对侧健肺,全身麻醉,麻醉配合非常重要,左侧卧位,

取右后外侧切口。常规消毒,铺无菌手术巾,经第4肋间或第5肋间进胸。

2. 进胸后,分离肺粘连,切断下肺韧带,并向上游离至下肺静脉处。

3. 切除右肺上叶:切断结扎右肺上叶动静脉后,从隆凸开始,充分游离并显露右主支气管及中间支气管,分别用缝线带牵引标志,支气管切线的上下方都缝好牵引线,向前牵引肺血管,按预定切线切断支气管,把右肺上叶及一段右主支气管一并切除。修剪右主支气管和右中间支气管残端,尽可能减小吻合口两端口径差距。

4. 右主支气管与右中间支气管断端吻合:可用3~0尼龙线或3~0无创伤可吸收线间断缝合,先缝合后壁,第一针从气管软骨部与膜部交界处开始,针距3~4mm,间断全层缝合软骨部,缝合后一起打结,线结均打在支气管腔外。气管膜部可连续缝合。吻合完毕后,用温盐水或蒸馏水做漏气试验。

二、有关袖状肺叶切除的几个观点

实践证实,每一肺叶都可以进行袖状切除(图4-19-27)。

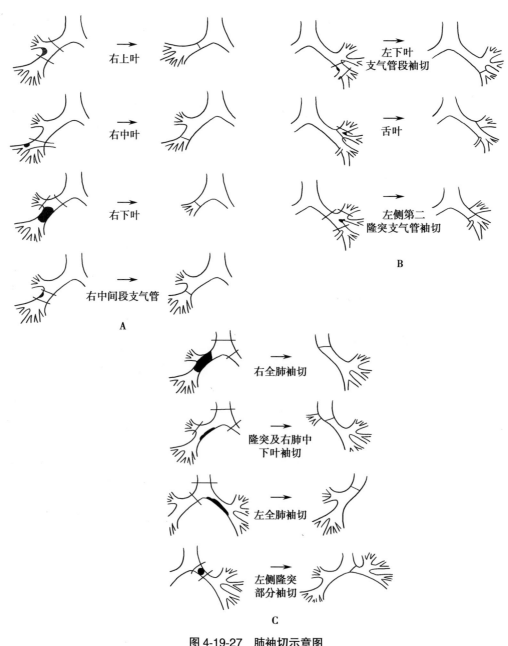

图 4-19-27　肺袖切示意图

（一）袖状肺叶切除的手术顺序

1. 手术

（1）右肺中央型肺癌手术：解剖的关键位置是上叶支气管下缘与中间支气管起始部位。解剖清楚该部位对整台手术顺利进行起关键作用。切断中间支气管和右总支气管，向前上方提起离断的气管可以清晰显示右上肺尖前支肺动脉。由后向前逐一处理各支肺动静脉后即可切除右上肺。对右中下肺中央型肺癌切除术也可以先切断中间支气管起始部。切断后其前方的中间干肺动脉就可以显露出来，以便进一步处理。如果中、下叶肿瘤侵犯气管范围较大，可以考虑齐平右上叶段支气管间嵴处切断上叶支气管。切除肿瘤后将右上叶支气管与右总支气管吻合。

（2）左侧中央型肺癌袖状切除术：该手术难度比较大。也可以先向气管隆嵴方向游离左总支气管，并在病灶范围以外予以切断。再在肺门前方舌端支气管远侧解剖出上下叶支气管分叉并切断。视肿瘤侵犯范围，左上叶中央型肺癌可以考虑切除背段，左下叶中央型肺癌可以一并切除舌端。将左基底段支气管（左上叶中央型肺癌切除）或左固有段支气管（左下叶中央型肺癌）与左总支气管吻合。

2. 吻合方法　支气管吻合连续缝合有一定优势。连续缝合支气管的对侧壁（即深侧）。连续缝合的长度约占吻合口全周的 1/3~1/2，这样，在切除支气管长度较长的情况下拉拢吻合口的两端时拉力分布均匀，不会有缝合线切割气管壁的情况发生，也可以避免间断缝合时所有的缝合线就位后一起打结时出现的错乱。在吻合口较深一侧连续缝合结束并拉拢吻合口两端后，应及时更改为间断缝合。尽量避免全周连续缝合，以预防术后吻合口因局部愈合不良而导致整圈缝合线松脱。

吻合口两端口径的差异可以在缝合过程中通过调整吻合口两侧的针距（即保持吻合口两侧缝合的角速度一致）来处理。

（二）袖状肺叶切除术后吻合口并发症的处理

文献报道袖状肺叶切除术后吻合口漏的发生率为 1.2%~2.0%。气管吻合口漏是严重的术后的并发症，致死率极高。需要及时发现，及时给予积极处理。吻合口漏发生的原因有以下几点：①切除气管长度较长导致吻合口张力大。术中将患者颈部固定于颈前屈位是有效地的缓解吻合口张力的方法，建议常规实施。②术中清扫纵隔淋巴结范围大，破坏了气管和支气管的血液供应。③术后患者免疫力下降、咳痰发力等原因导致吻合口远端肺组织严重感染，甚至形成肺脓肿。感染灶侵蚀吻合口导致吻合口漏。

术后需要严密观察患者病情。大手术后，患者往往有严重的负氮平衡，应进行及时的支持治疗。动态观察患者体温、胸部 X 线片。术后常规做痰培养检查，出现持续体温升高，有脓性痰等表现及时使用有效抗生素。吻合口漏标志性临床表现为咳出胸腔积液样痰液。观察治疗过程中应该反复进行支气管镜检查，清理呼吸道吸出痰液的同时可以直观地检查吻合口的愈合情况。明确术后吻合瘘的诊断有赖于支气管镜检查。动态观察胸部 CT 的变化，及时发现、充分引流吻合口漏导致的脓胸。辅以强力支持治疗和有效的抗生素治疗，部分患者能够逐渐愈合。

漏口较大的患者往往伴有术侧余肺的严重感染。经过积极治疗病情仍持续加重、呼吸功能衰竭持续加重、脓毒血症，甚至即将发展成感染性休克或健侧肺也出现感染征象。此时不应继续拖延，应积极尽快下决心进行二次手术切除余肺。余肺切除后支气管残端予以间断缝合后再连续往复缝合加固一次，可以用带蒂肋间肌包埋支气管残端。术后适当延长麻醉状态，使患者充分休息，帮助患者平稳渡过手术应激期。吻合口漏患者在保守治疗期间出现大咯血是最为凶险的并发症。出血原因可能是瘘口附近的脓性病灶侵蚀肺动脉造成肺动脉出血，也有可能是病肺脓肿内部出血。咯血往往有阶段性，最初咯血量不大，生命体征稳定，此时就应该给予高度重视，做好一切应急准备；一旦病情加重立刻进行双腔气管插管，气管远端插入健侧支气管，防止大量血液进入健肺导致窒息；同时尽快进行手术准备，切除余肺。

1. 伴右肺上叶或右肺上中叶切除的气管隆嵴切除肺血管的处理　按肺切除的技巧，切断、结扎右肺上叶或肺上中叶所属的肺动、静脉。

2. 中间支气管的切断 在病变的远侧切断中间支气管,吸尽右侧所保留支气管内的痰液,暂时封闭中间支气管的近侧断端,可用 Allis 钳夹闭。

3. 经手术野插管通气 在左主支气管近段的内侧壁缝一针牵引线,然后在此线的近侧切断左主支气管,在对应的外侧壁再缝一针牵引线,经手术野插入支气管导管,助手一边拿着这两根牵引线,一边持着此支气管导管,维持通气,要随时取出此经术野支气管导管吸痰并调整此导管位置,保持气道的通畅。

4. 标本的切除 在气管的右侧壁吊一针牵引线,退出经口气管导管少许以不影响气管的切断;在经口气管导管的头端吊一缝线以备引导之用,在病变上方切断气管。用 Allis 钳拽住要切除的中间支气管端进行剥离,一体切除含病变的肺组织及气管隆嵴。

5. 气管与左主支气管的端 - 端吻合(以间断缝合为例) 按壁外→壁内→壁内→壁外的进针顺序,将气管断端与左主支气管断端均匀挂线,先挂左侧壁,最后为右侧壁,可采用过度通气后拔出经手术野支气管导管缝上 1~2 针,然后再用通气的方法完成整个一圈的吻合口挂线。注意最好用血管钳分组系之,以免结扎时乱线。请麻醉医生屈曲患者颈部并保持此体位,拔出经手术野支气管导管并恢复经口通气,按左侧壁→前壁→后壁(环部)→右侧壁的顺序结扎,完毕后进行漏气试验以确保此吻合口封闭。

中间支气管与左主支气管的端 - 侧吻合(以间断缝合为例)。距气管 - 左主支气管端 - 端吻合口的下方至少 1cm,在左主支气管的内侧壁做一与中间支气管管口形状大小相仿的椭圆形开口;行中间支气管 - 左主支气管端 - 侧吻合。分辨好中间支气管管口方向,用纱布堵住此开口经口过度通气,或者经此开口左主支气管内插管过度通气,边开放此开口边缝针。因左主支气管的位置较深,故进针方向是从左主支气管内侧壁开口的软骨壁到右中间支气管端口的软骨壁,一半缝线排列于头侧,一半缝线排列于尾侧;接着,后壁缝线是从左主支气管内侧壁开口的膜部到右中间支气管端口的膜部来进行安置。吸尽气道内分泌物和血液,吊起左主

支气管,下压右余肺,使左主支气管、中间支气管彼此凑近,先环部后膜部结扎此端 - 侧吻合口的缝线。端 - 侧吻合完成后,用生理盐水检查吻合口是否漏气,需要时加针。

三、单纯的气管隆突切除

如果没有肺叶切除,则直接进行行气管隆突切除。

1. 建立经手术野通气 靠病变切断左主支气管,经手术台行左主支气管插管并保持通气,暂停经口气管插管通气,使右肺萎陷。

2. 切除标本 靠病变切断右主支气管,然后切断气管,移去标本。

3. 隆突的重建 根据气管切除的长度和病灶位于左右哪侧,按图描述的隆突重建类型相应的端 - 端吻合和端 - 侧吻合。张右肺,检验此吻合口是否漏气,如有漏气则加针。如果气管与右侧支气管端 - 端吻合,则保留经手术野支气管内插管直到隆突重建完成;如果气管与左侧支气管端 - 端吻合,则经手术野支气管内插管保留到此吻合口完成。无论属于哪种端 - 侧吻合,进针方向总是从左侧(即深的一侧)主支气管到右侧(即浅的一侧)进行,完成气管与右主支气管的端 - 端吻合。具体操作可见上节"伴有右肺上叶或右肺上中叶切除的隆突切除"。

四、特殊情况

1. 经心包入路 全胸骨切开后,暴露前纵隔,剥离胸腺,在上腔静脉与主动脉之间纵向打开前心包以及开后心包(虚线);用带子绕过头臂动静脉向上牵引,切断动脉韧带后,分别向两侧牵开腔静脉和主动脉,向下牵开肺动脉,暴露四边形区域,可见气管下段和隆突。操作某一侧时,可以以该侧的牵开为主。

2. 左后外侧切口入路 经左后外侧切口实施气管隆突重建,关键是翻起主动脉弓,暴露隆突区域。具体操作如下:打开食管上三角,剥离降主动脉起始段,剥离左锁骨下动脉,用带子绕过此两动脉;剥离出右侧上 1~3 根肋间动脉并切断,从而使主动脉弓翻起,显露手术区域。

五、气管隆突全肺切除术（气管隆突余肺切除术）

气管隆突切除后气道的重建无法形成左右分叉，因此，气管隆突全肺切除术可作为气管隆突重建术的终止措施。由于气管隆突全肺切除术比隆突重建术少一个端-侧吻合，其适应证比气管隆突重建术多一条，即能满足全肺切除者；而其禁忌证比气管隆突重建术也多一条，即患者要能耐受全肺切除者。术前及确定要实施气管隆突全肺切除术者，一般为侵犯主支气管根部或气管隆突的支气管肺癌，如果前期实施过肺组织切除的，则称为"气管隆突余肺切除术"。气管隆突余肺切除术的另一适应证是含主支气管切除的袖状肺叶切除术后出现吻合口漏且无法修补者。

气管隆突全肺切除术的手术步骤类似气管隆突重建术。如果术前预计实施者，全肺的血管处理可能更困难，往往需要心包内处理，气管隆突余肺切除者尤其如此。

六、术中意外的处理

手术中如果肿瘤脱落，可手动加大进气力量，使肿瘤进入一侧的主支气管，从而保障另一侧的肺通气。与此同时，迅速切开气管隆突处的气道，用硬质吸引头吸出脱落的肿瘤，恢复成较为正常的通气。如，中间支气管-左主支气管端-侧吻合口张力太大，则需要采用备选方案，行右余肺切除，这就成了隆嵴全肺切除术。有时由于术中发现气管支气管树的质地太硬弹性不足，可能导致气管-左主支气管端-端吻合口或左支气管-右主支气管端-侧吻合口张力太大，而当时左肺门并未游离，应暂停该侧手术，翻身行左肺门松解（微创）。然后再翻身继续左侧手术，切勿硬来，须知气管隆嵴手术留给我们的余地很小。气管隆嵴全肺切除术（气管隆嵴余肺切除术）中的全（余）肺切除一般难度大，对于术中肺动脉意外出血，一般是用手指按压后打开心包进行处理。

七、术后处理

所有吻合完成后，应行纤维支气管镜检查，确认吻合满意并吸出分泌物后才进入术后处理。由于患者的深部分泌物可能未尽排出，为防止深部分泌物喷薄而出，故可暂缓拔除气管导管，患者因阻塞解除，常可耐受；一般日间拔管。术后定时超声雾化吸入及胸部理疗以克服纤毛运动不足，鼓励患者咳嗽；由于患者常排痰困难，需要多次纤维支气管镜吸痰。当患者的肺功能储备处于临界状态且不够配合时，可暂时性气管造口以降低呼吸道生理无效腔，方便吸痰。根据术前痰培养结果，调整抗生素用药。对于吻合张力大的患者而言，保持颈部屈曲，术毕移动患者，需要专人负责。留置保护性下颌缝线与支撑枕垫2周，注意保护性下颌缝线勿缝在皮肤松弛处，下颌距前胸壁至少2.5cm。

最致命的并发症是非心源性肺水肿，它通常发生在术后72小时内，原因不明，据认为手术时呼吸机诱导的创伤和过多的输液是其主要危险因素。另一些危险因素是术前酗酒、无症状性术后误吸和（或）淋巴引流的中断。一旦出现，几乎没有患者能恢复。限制补液、利尿、多次支气管镜检查及无创伤性通气偶尔有助于避免再次插管并治疗好它。

支气管胸膜瘘是另一个潜在的致命并发症。预防措施是对气管支气管吻合口的早期并比较频繁的监控，如果吻合口裂开，可以安置带膜支架封堵裂口。面对气管隆嵴全肺切除的患者出现支气管胸膜瘘这种高风险的情况时，最好的预防和宽慰措施是附加一个小型胸廓成形手术并填充带蒂的背阔肌和前锯肌。

患者出院前，应行纤维支气管镜检查以排除小的吻合口问题。其余处理同一般胸外科手术。

八、结果

气管隆突处的肿瘤非常罕见，而能实施气管隆突重建术的医疗机构很少，各治疗组单纯的气管隆突重建术病例很少，大多不到20例，不难想象，气管隆突重建术选择性很强，这就使得我们难以得出有效的结论。

如同肺癌那样，淋巴结转移对支气管癌的预后影响至深，所以有人提倡对怀疑纵隔淋巴结转移的患者实施纵隔镜检查,并把伴有这个淋巴结转移的支气管癌列为禁忌证。问题是支气管癌的淋巴结分组能像肺癌一样吗?显然不是!但由于病例数奇缺,令人无法得出精确的结论。显然,疾病本身的属性对预后有决定性的影响,例如腺样囊性癌的预后就好,类癌的预后更好,因此,依术式决定预后是不全面的。评价气管隆突重建术的效果需要很长的一段时间。

九、小结

经过半个多世纪的努力,只要选择了合适的病例,气管隆突重建术就是一种安全的手术。这种安全性既是胸外科医生对气管 - 支气管树的理解所致,也是术中与麻醉师协调、术后及时处理所致。鉴于纵隔淋巴结转移对支气管癌预后的影响,术前纵隔镜检查必不可少。由于气管松解和血供对吻合口愈合至关重要,因此,纵隔镜检查最好安排在手术前即刻进行。

十、气管隆突重建术刍议

气管隆突手术经历了这个过程。先是切除后原位修补,由于其并发症发生率高,Grillo确定了异位气管隆突重建的范式,目前人们又试图进行原位气管隆突重建了。尽管并发症高,但最后总能找到合适的办法加以解决,恰如远端胃大部切除后是采用 Billroth I 式还是采用 Billroth II 式一样,在手术安全性得到保障之后,对生理功能的追求必将成为趋势,笔者深信原位气管隆突重建将是所有术式的首选。事实上,Grillo 对于个体化气管隆突重建也提示了这种可能。

需要提醒的是欲从事气管隆突重建手术的胸外科医生,必须对整个气管外科手术有一个全面的认识,气管隆突重建术比其他的普胸外科手术退路要少得多,容不得半点差池。熟知对降低吻合张力的措施和保护气管主支气管血供的操作措施是重中之重。

气管隆突重建术对于下段气管肿瘤而言,是个救命的方法,有时它作为亚急症手术进行。如果患者气道阻塞严重,可以暂缓拔除气管导管,以免远侧气道内潴留的分泌物一下涌出,引起窒息。

第六节 全肺切除术

全肺切除指切除全部左侧或右侧肺脏。术后危险因素包括右全肺切除术、高龄(年龄≥70 岁)、医院每年开展全肺切除手术量较少。全肺切除术后长期并发症包括肺动脉高压、肺气肿和右心负荷增加。全肺切除仅当袖式切除技术难以实现时才予以考虑。同肺叶切除术相比,全肺切除术后并发症及死亡发生率均明显增加,并且长期生存率较差。术前肺功能评估提示弥散功能减低、合并心肺疾病、围术期过度液体输注及术前贫血均是致命的危险因素。

术前新辅助放化疗联合全肺切除的疗效也值得关注。研究结果表明接受诱导放化疗联合全肺切除术后 30 天及 100 天后病死率分别为 6% 及 10%。新辅助放化疗联合全肺切除术后 1 年和 5 年的生存率分别为 74% 及 46%,同比单纯全肺切除术后分别为 72% 和 34%。各项关于全肺切除的临床研究多为回顾性并且受主观因素干扰,因此数据结果迥异。此外,包括胸腔闭式引流方式选择、疼痛管理、激素使用及液体量控制等围术期处理也会对研究结果产生影响。

右全肺并气管隆突切除是最常见的气管隆突切除术式。切断奇静脉后,仔细游离并切开气管支气管分叉。切开部位选择气管下段前面,同时尽可能保留侧面血供。牵引带将气管远端及对侧主支气管牵开。将肺门与食管分开后,食管向后牵开。若上腔静脉未受累,则可在心包外夹闭并切断肺动、静脉,仅留肺附着于主支气管。随后开始启动"经术野气管插管系统"。气管及对侧主支气管断开后,切缘送检冷冻病理检查。为获得无张力吻合,气管远端及左主支气管切除长度应限制在 4cm 以内。若切缘阳性,则需要行扩大切除并同时兼顾无张力吻合的必要性。气管隆突下肿大淋巴结应予以清扫,但同时也应保留周围软组织以提供尽可能充分的血供及对侧肺淋巴引流。当吻合完成后,退出气管插管并保证距离吻合线足够距离,避免气管插管边缘损伤到吻合口,另外还需要检查吻合口气密性并利用周围组织包绕吻合口。

若计划行上腔静脉部分切除,则应先于气管隆突切除成形术之前行血管切除成形术。于头臂静脉汇合处近端与上腔静脉-右心房交界远端之间夹闭上腔静脉,切开上腔静脉后有助于显露进而在主动脉-腔静脉间沟内切断右肺动脉。上腔静脉重建需要置入18号或20号聚四氟乙烯(PTFE)人工血管,操作过程中需要将PTFE人工血管浸泡碘伏以避免气管隆突重建过程中的可能污染。

一、肺叶并气管隆突切除

当肺癌侵及气管下段、气管隆突及右肺上叶时,需要类似右全肺并气管隆突切除术沿叶间裂分开肺叶,于切开气管下段及左主支气管之前结扎并切断右肺上叶血管。右肺中间干支气管在右肺上叶支气管以下横断。完成气管与左主支气管吻合后,右肺中间干支气管于第一吻合口下方1cm与左主支气管行端-侧吻合。由于将右肺中间干支气管于第一吻合口水平上方吻合效果不佳,因此不予推荐。为获得无张力吻合需要游离右侧下肺韧带及右肺门结构。少数情况下若吻合张力适度,也可考虑将右肺中间干支气管与气管侧壁行端-侧吻合。

二、左全肺并气管隆突切除

由于主动脉弓遮挡明显影响了左全肺并气管隆突切除的手术视野,因而也增加了手术技术难度。通常推荐分两期手术,先行近端左全肺伴切缘阳性,2~3周后行右侧开胸或胸骨正中劈开气管隆突切除术。

经胸骨正中入路显露气管隆突及主支气管需要术中打开心包。于前方垂直切开心包并沿周边游离降主动脉及主动脉弓,随后套系牵引带并向左侧牵开。为获得满意术野显露,经胸骨正中入路需要广泛游离降主动脉、主动脉弓及动脉韧带。随后将上腔静脉向右侧牵拉,右肺动脉主干向后牵拉以显露气管及隆突。之后于心包后方垂直切开以增加双侧主支气管的活动度。

沿左侧胸骨旁线打开左侧胸膜并进入左侧胸腔。解剖左肺门以显露左肺动脉及双侧肺静脉。

从正面及后面打开心包解剖肺门有助于显露并结扎肺动、静脉。需要注意打开心包位置尽量邻近肺门,并且应在手术结束时缝合关闭以防止心脏疝入左侧胸腔。当完成气管远端及右主支气管横断后随即移出左肺标本,然后行气管与右主支气管端-端吻合,最后关闭左侧胸膜腔。吻合口周围可以周围组织及前面部分心包包裹。术后左侧胸膜腔及心包腔应分别行闭式引流。

三、吻合技术

气管-支气管吻合方法首选端-端吻合方式。常用方法是采用4/0聚对二氧环己酮(PDS)线连续缝合气道深层面。例如,对于右全肺并气管隆突切除而言,深层面指气管管壁左侧面及左主支气管。从两个方向以两针PDS线分别连续缝合并将线结打在管腔外面,然而选用3/0 PDS线或3/0薇乔(VICRYL)行间断性缝合完成吻合。若选择端-侧吻合方式,则需要在气管侧壁首先制作卵圆形孔,并且孔径与支气管相符。开孔位置选择距离第一吻合口至少1cm的气管或支气管软骨部分,这样可有效避免吻合口周围毛细血管坏死所导致的吻合口漏,并且可使得端-侧吻合牢固度更强。同样方法,以4/0 PDS线连续缝合后侧面,3/0 PDS线或3/0 VICRYL线间断性缝合前侧面完成吻合。

仔细切开并精确吻合可有效减轻组织损伤并避免吻合口周围毛细血管坏死。另外,气管隆突水平的气道切除长度应控制在4cm以内,尤其是右全肺并气管隆突切除,左主支气管再与气管远端行端-端吻合时,由于受到主动脉弓限制,因而左主支气管游离度比有限,容易导致吻合口张力过大。

四、游离方法

通常为减低吻合口张力需要解剖切开气管前间隙(可在纵隔镜辅助下完成)。于心包前侧行U形切口,在上肺静脉水平绕过膈神经,向下至下肺静脉水平以下,并于下肺静脉后侧沿心包后侧向上反折至肺动脉水平。上述方法可增加肺门结构游离度达2cm,从而降低了吻合口张力。围绕肺门血管完全切开心包可获得更多的游离度。

五、术后管理

术中完成吻合后推荐纤维支气管镜下检查确认并清除气道内分泌物。所有患者均可在手术室或麻醉恢复室拔管。术后镇痛可选择硬膜外麻醉或可控式镇痛泵。气管隆突切除术后常出现余肺呼吸道上皮纤毛运动减弱,但是术后早期积极行物理治疗或反复行纤维支气管镜吸痰处理后可逐渐恢复。必要时行气管切开术可有效减少生理性呼吸无效腔,当预期残存通气功能到达警戒值或患者依从性降低时,此法均有助于术后管理,并且适宜于术后早期实施以避免可能的并发症。

气管隆突切除治疗支气管源性肿瘤的疗效日益提高。近期系列研究结果显示,在经验丰富的医疗中心,气管隆突切除术是相对安全并且可使部分患者获得较好的长期生存。中位手术病死率低于7%,并且中位术后 5 年生存率可达 43.3%。

由于纵隔淋巴结转移是预后不良因素,因此也是气管隆突切除的潜在禁忌证,同时也提示术前纵隔镜检查的必要性。推荐在气管隆突切除手术当日行纵隔镜检查,既可以避免术后瘢痕或粘连增加手术难度,又可以兼顾在纵隔镜术中游离气管以降低吻合口张力。

经胸骨正中进入纵隔,在上腔静脉与主动脉之间垂直打开心包前侧面。同法打开心包后侧面,牵拉上腔静脉及主动脉以显露气管下段及隆突。右肺动脉即位于气管隆突以下,套系牵引带并牵拉可获得更佳显露。

第七节　同期双肺切除

由于最近影像学上的进步,包括薄层 CT 和 PET 的广泛应用,同时发现双肺结节的患者逐渐增多。根据文献报道在 1990 年至 1999 年 PET 广泛应用前同时发现双肺结节的患者占 1%,而近 10 年上升为 0.3%~4.6%。对于肺癌患者而言,同时发现对侧结节常使医生感到棘手,对侧的结节可能是多发的原发性肺癌(multiple primary lung cancer,MPLC),或者是原发肺癌的肺内转移(肺是肺癌血运转移的最常见部位)。MPLC 最早由 1924 年 Beyreuther 提出。但是在临床工作中很难区别多发的原发性肺癌或原发肺癌的肺内转移。1975 年 Martini 和 Antakli 提出以下同期发现的多发肺癌的诊断标准。

Martini 标准:

1. 肿瘤的物理性状具有各自的特征并且独立存在。

2. 组织学类型　①组织学不同;②组织学相同,但位于不同的肺段,肺叶或者肺野,并且 a. 均起源于原位癌;b. 共同的淋巴转移途径无癌转移;c. 诊断时无肺外转移。

Antakli 标准:

1. 不同的病理类型。

2. 相同的病理类型,具备以下 2 条或以上:①解剖位置不同;②与癌前病变相关;③无远处转移;④无淋巴结转移;⑤不同的 DNA 倍体。

对同时发现的双肺结节如何处理、手术指征、手术时机及手术方式目前尚无定论。有学者对比研究了同期发现的双肺肺癌患者进行双侧手术,或一侧手术一侧保守治疗(包括放疗或化疗),结果发现行双侧切除手术者的生存率高于一侧手术一侧保守治疗者。文献报道对于双侧病灶均为 1、2 期肺癌,无淋巴结转移(N0)的患者可以取得良好的效果。多发的原发性肺癌目前同时双侧肺癌可能病理结果相同也可不同。文献报道显示同期双肺手术的患者中约一半患者双侧病理类型相同。而在缺乏基因和分子标志的情况下,如何区别多原发还是转移性病变以及辅助治疗方案仍具有较大困难。

一、患者的选择和术前评估

双肺结节患者可能一侧结节为良性,所以切勿认为双肺结节即为手术禁忌,文献报道 42 例双肺结节而行同期双肺手术的患者中,6 例为一次良性结节。双侧肺癌患者发现时可能有远处转移可能,文献报道大约 1/4 的患者因远处转移或心肺功能低下而无法选择手术。而且多数文献报道有淋巴结转移患者(N2 和 N1)手术效果差,所以准备行同期双侧肺切除的患者术前需除外远处转移及精确的纵隔淋巴结分期。建议可常规采用 PET-CT 检查,但 PET 敏感度高达 80%~100%;而特异度较低,为 40%~100%。对病灶直径 <1cm 的肺癌,PET 也常为假阴性。目前,对于 PET 对双侧肺癌患者的分期尚无报道,但 PET 可以排除远处转移。对于 PET 检查阴性的直径 >1cm 的肺结节,建议予以随访而先处理对侧病灶。有学者认为双侧肺癌患者术前需常规行颈部纵隔镜活检以明确纵隔分期,也有行气管镜下超声穿刺淋巴结活检,但是有假阴性率达 28%(图 4-19-28)。

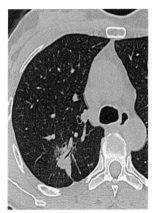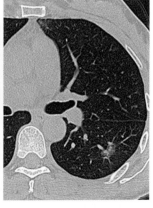

图 4-19-28 同期右上肺后段和左下叶背段肺癌,同期行 VATS 右肺上叶切除合并左肺下叶背段切除,术后病理均为 MIA

二、手术方式的选择

同期双肺手术是治疗双肺原发性肺癌,从肿瘤学角度是理想的手术方式。手术可开放或行 VATS,但同期双肺手术创伤较大,因此,多建议选用对呼吸功能影响较小的胸部正中切口或 VATS,但需注意胸部正中切口行下肺手术相对困难。因同期双侧肺叶切除手术创伤大,病死率高,如果双侧肺癌病灶均需要行肺叶切除,目前多建议间隔 4~6 周分期手术保证安全。对心肺功能较好、能根治性切除病灶,且手术范围小于双侧肺叶切除的患者可考虑行同期手术。

肺叶切除合并纵隔淋巴结清扫仍然是肺癌的标准术式。大量小结节病灶的出现使肺亚叶切除特别是解剖性肺段切除的临床地位越来越受到重视,并且得到重新肯定,但需综合考虑患者的年龄、肿瘤大小、病理类型、影像学表现、病变位置等因素严格挑选病例。对严格挑选的早期肺癌患者行肺亚叶切除可以取得和肺叶切除相同的根治性效果。文献报道同期双肺切除手术中 40% 采用肺段切除或楔形切除,而肿瘤学效果不劣于肺叶切除术。目前认为,对于直径 ≤2cm 的 IA 期周围型 NSCLC 患者行肺段切除可以取得与肺叶切除相同的肿瘤学效果。而楔形切除多建议用于单纯性 GGO 病灶,特别是直径 <2cm 的病灶,因其一般无淋巴结转移,可以取得根治性效果。

解剖性肺切除一般应该行系统性淋巴结清扫。多数作者认为半实性 GGN 中 GGO 的百分比是判断病灶恶性程度、淋巴结转移情况及预后的重要指标。半实性 GGN 中 GGO 成分 >50% 的或单纯性 GGO,一般无淋巴结转移,可以不行清扫。

在双肺同期手术中,应首先选择病灶较大的一侧,即在确保病灶较大的一侧根治性切除后再行多侧手术。手术可开放或行 VATS,也有报道行胸部正中切口下双肺同期手术。手术方式应尽量避免行全肺切除,可选择肺段切除或楔形切除。

三、手术效果

对于术前严格选择的患者,同期双侧肺切除可取得良好的远期生存率,而且手术并发症发生率和病死率均在可接受范围。根据 2009 年第 7 版肺癌 TNM 分期,同期双肺肺癌被纳入 IV 期(M1a)。因 AJCC 分期中纳入的同期双肺肺癌只有 2% 接受手术治疗,而本节所讨论的为接受同期根治性手术的双侧肺癌患者。文献报道双侧肺癌同期双侧切除的中位生存率为 49 个月,而 5 年生存率为 38%。Marseille 报道了 125 例多发性肺癌患者的同期外科治疗,5 年总生存率为 34%;而其中 31 例同期双侧肺切除患者的 5 年生存率也达到 35%。

双肺磨玻璃样病灶目前逐渐增多,且多发于女性,肺泡细胞癌因多发而且可行根治性局部切除,对此类患者行同期双肺根治性切除可以取得更好的手术效果。Munn 报道了 19 例同期双侧肺切除患者的 5 年生存率也达到 76%,而 19 例患者中 8 例患者为双侧肺泡细胞癌,19 例患者中

9 例患者为单侧肺泡细胞癌。因肺泡细胞癌因多发而且可行根治性局部切除。因为双肺磨玻璃样病灶易复发,文献报道 24% 的双肺磨玻璃样病灶接受同期双侧根治性手术后随访发现新病灶而视为复发,所以此类患者虽然生存率较高,但 5 年无瘤生存率仅为 47% 左右。同期双侧根治性手术后出现新发病灶是个难题,可以选择内科治疗或再次手术。易瑞沙等靶向治疗药物可能有效。

第八节　胸腔镜手术治疗肺部疾病

早在 1910 年瑞典内科医师 Jacobaeus 报道了采用硬质胸腔镜行胸腔粘连松解术获得成功,之后这种硬质胸腔镜被广泛应用于结核病的治疗,但随着有效抗结核药物的陆续开发,胸腔镜技术逐渐被淘汰,此后的整个胸腔镜外科发展水平处于停滞不前的阶段,传统的胸腔镜还只用于胸部疾病的诊断。1991 年,Nathanson 和 Lewis 分别报道了 VATS 治疗肺大疱和恶性胸腔积液,这是现代 VATS 的开端。与任何新技术一样,VATS 也经历了一个逐渐走向成熟的过程,随着技术的发展、设备的改善、电视影像的广泛应用以及经验的积累,出现了 VATS 并得到了迅猛发展和普及。VATS 以创伤小、痛苦轻、恢复快、疗效确实、安全可靠以及切口符合美容要求等诸多优点而深受患者和胸外科医生的欢迎。十多年来,VATS 也从早期单纯的用于诊断胸部疾病发展为一门治疗性技术,成为胸外科常用的手术方法之一。VATS 已被普遍认为是自体外循环问世以来胸外科领域的又一重大技术革新。目前,胸腔镜在世界上已广泛地应用于治疗各种胸部疾病,特别是早期肺癌的治疗。

一、胸腔镜的设备

电视胸腔镜设备包括成像系统和手术器械两大部分。成像系统包括胸腔镜、冷光源、摄像系统、监视器和图像录制系统。胸腔镜手术常用的手术器械包括套管、抓钳、分离钳、内镜手术剪、打结器、电钩、超声刀、钛夹以及直线切割缝合器。胸腔镜

的手术器械基本与腹腔镜相同,不同之处在于因胸壁较为固定,需要一种可弯曲套管(trocar)。由于胸腔镜手术不像腹腔镜手术那样需要在气腹条件下进行,因此在手术中可以采用常规开胸手术的器械,在某些情况下可添加辅助小切口协助完成手术。

胸腔镜手术的术前准备同一般常规开胸手术,由于胸腔镜手术创伤小,对患者的肺功能影响较小,因此进行胸腔镜手术的患者对肺功能要求比剖胸手术低。由于不像开胸手术那样可以方便地在术中用手进行探查,因此更强调术前 CT 定位诊断的必要性。

胸腔镜手术必须在气管内双腔插管全麻下进行。双腔插管可以保证手术侧肺充分萎陷,提供足够的手术操作空间,保证对侧肺有足够的通气量,以使手术能安全进行。胸腔镜手术时,置入胸腔镜的套管针穿刺点一般选择在腋中线第 6 或第 7 肋间。用血管钳作肌层钝性分离,用手指探查胸膜腔。如整个胸腔均为紧密粘连,则应该考虑作剖胸手术。如果无胸膜腔闭锁等情况则可置入胸腔镜,在胸腔镜监视下,根据病变部位以及将要施行的手术情况,再确定置入手术器械的穿刺点。选择穿刺点的基本原则是穿刺点之间呈三角形或立体锥形分布,以保证术野的充分显露和手术操作。

此外,有学者提出采用胸腔镜辅助小切口手术,根据手术的需要,在胸壁上作一个 6~8cm 的辅助小切口经肋间进胸。此法主要用于胸腔镜下肺叶切除等复杂手术。经胸壁辅助小切口,可以用常规剖胸手术器械作肺血管和支气管的解剖、游离等操作,并经切口取出切下的肺叶组织,更利于胸外科医师的手术操作,保证手术的安全性,并明显降低了手术费用。

二、胸腔镜手术的临床应用

(一)自发性血气胸和肺大疱治疗

自发性气胸和肺大疱是最早应用胸腔镜治疗的疾病之一,也是迄今为止胸腔镜技术应用最广泛、临床经验最丰富的领域。一般认为,由于肺大疱破裂或肺粘连索带断裂造成的自发性血气胸,凡

具备开胸手术指征者,均是胸腔镜手术的适应证。一项随机对照的临床试验比较了胸腔镜手术和开胸手术的效果,结果显示两者在气胸治愈率和术后复发率上相似,但胸腔镜治疗组的术后疼痛明显减轻、住院时间大大缩短、术后对肺功能的影响更小。由于胸腔镜手术治疗自发性气胸具有创伤小、有效率高和安全可靠的优点,因此,多数学者认为应该扩大胸腔镜手术治疗自发性气胸的适应证,如以往胸腔闭式引流下肺持续漏气时间 >7 天的气胸作为开胸手术的指征,而目前多数学者认为漏气时间 >3 天即可考虑进行胸腔镜手术。对于同期双侧气胸,传统开胸手术考虑到手术创伤问题一般选择分期手术治疗,而胸腔镜手术创伤小可施行同期双侧手术治疗。因此,目前胸腔镜手术已基本取代开胸手术,成为外科手术治疗自发性气胸的首选措施。

胸腔镜手术方法:肺大疱破裂引起的自发性气胸,通常用直线切割缝合器将肺大疱切除,此外也可采用套扎等方法处理较小的肺大疱。对于肺粘连索带断裂造成的自发性血气胸,可在胸腔镜下行电凝止血或钛夹钳夹止血。大多数学者推荐在处理肺大疱或粘连索带后进行胸膜固定术,以减少气胸的复发率。

(二)肺楔形切除术

据 Shields、Lewis 等 396 例 VATS 肺局部楔形切除的经验,归纳 VATS 肺楔形切除的适应证如下。

1. 未定性的单个肺结节 Lillington 等报道 335 例行肺局部切除的单个肺结节性病灶,认为 VATS 的适应证如下:①直径 <3cm 的无钙化结节;②常规检查包括纤维支气管镜、肺穿刺活检等无法定性的单个肺结节;③病灶位于肺外围 1/3;④没有支气管内播散。

Mack 对胸腔镜在诊断肺部孤立小结节的作用进行了一项多中心的研究,共有 242 例肺部孤立小结节患者接受全身麻醉下胸腔镜切除活检。240 例患者顺利完成胸腔镜肺楔形切除活检,仅 2 例患者由于技术原因中转开胸活检。所有患者均得到明确的诊断,诊断的敏感度和特异度均为 100%,其中 127 例(52%)为良性病变,115 例(48%)证实为恶性病变,包括 51 例原发性支气管肺癌和 64 例转移性肺癌。所有患者均康复出院,无围术期死亡发生。仅进行胸腔镜切除活检的患者中仅 3.6% 发生术后并发症。

2. 弥漫性肺间质或浸润性疾病 包括处于稳定期的肺部机会菌感染,真菌病、病毒及支原体感染,淋巴播散恶性肿瘤,特发性肺纤维化等。上述疾病纤维支气管镜灌洗或活检往往阳性率较低。在 VATS 下行局部切除,可以获取较大的材料,容易得到明确诊断。国外将此法称为肺"闭式活检"(closed biopsy)。

3. VATS 楔形切除原发性 NSCLC 尽管标准的肺叶切除及淋巴清扫术已被公认为肺癌手术治疗的定型方法,但近年来报道对直径≤2cm 的 I A 期周围型 NSCLC 考虑行肺亚叶切除(包括非解剖性楔形切除或解剖性肺段切除)患者的外周型 NSCLC 可考虑行楔形或肺段切除,其 5 年生存率与肺叶切除相同。VATS 肺楔形切除是非解剖性切除,无法清扫局部淋巴结及肿瘤的引流淋巴管,楔形切除的肿瘤局部复发率明显高于肺叶和肺段切除术。相比较肺楔形切除,同位肺亚叶切除术的解剖性肺段切除可以取得更好的肿瘤学效果。Sienel 报道了 I A 期 NSCLC 患者行楔形切除或肺段切除,结果显示楔形切除患者的局部复发率明显高于肺段切除(55% vs 16%,$P=0.001$),而肺段切除术的无瘤 5 年生存率显著高于楔形切除术(71% vs 48%;$P=0.016$)。由此得出,对直径≤2cm 的 I A 期周围型 NSCLC 考虑行肺亚叶切除的患者,应优先考虑行肺段切除。VATS 楔形切除仅优先适用于高危的早期肺癌患者和直径≤2cm 的无实性成分的周围型单纯 GGO 病灶。

VATS 肺楔形切除特别适用于肺功能临界、高龄的高危早期肺癌患者。MERY 报道对于年龄 >75 岁的早期肺癌患者,楔形切除和肺叶切除可取得相同的生存率,5 年生存率达到 35%。

对于心肺功能正常的早期肺癌患者,选择 VATS 楔形切除需非常谨慎,需结合高分辨率 CT 和术中探查结果。VATS 楔形切除仅优先适用于直径≤2cm 无实性成分的周围型单纯 GGO 病灶,由于肺泡细胞癌的较低的生物学恶性和多发性可能,部分医生建议可行 VATS 楔形切除,但术中需行肺门或纵隔淋巴结冰冻活检,如显示淋巴结阳性则中转行肺叶切除术。Nakamura 等报道了 27 例影像学表现为单纯性 GGO 的肺泡细胞癌患者行 VATS 楔形切除术,病灶直径为(9.3 ± 3.5)mm,术后平均随访 32 个月,术后无局部复发和远处转移,作者提出对于影像学表现为单纯性 GGO 的肺泡细胞癌患者因恶性程度低,镜下无微血管及淋巴结侵犯,且多无淋巴结转移,行 VATS 楔形切除是最适合的方法。

(三) 肺叶切除术

肺叶切除加纵隔淋巴结清扫是肺癌手术的"金标准"。VATS 微创手术最早出现于 20 世纪 90 年代初,在最近 10 年 VATS 肺叶切除迅速得到普及。大多数国内外胸外科报道 VATS 肺叶切除最适用于临床 I 期患者。国际癌症及白血病防治联盟(Cancer and Leukemia Group)将 VATS 肺叶切除标准化为一个 4~8cm 的切口、两个 0.5cm 的操作孔、不撑开肋骨、进行解剖性肺叶切除和淋巴结清扫。目前多数学者的意见认为胸腔镜治疗 NSCLC 适应证为早期肺癌,一般认为临床 I 期肿瘤是最合适的。胸腔镜肺癌手术治疗的禁忌证包括:①肿瘤直径 >6cm;②术前放化疗后;③肿瘤侵犯胸壁或纵隔组织;④纵隔淋巴结转移的患者;⑤中央型肺癌需行袖式切除的患者;⑥自身一般情况不允许耐受单肺通气、近期心肌梗死和严重出血倾向等;⑦严重的胸腔粘连不宜行 VATS。

在胸腔镜手术开展的早期,胸腔镜肺叶切除术的安全性问题常受质疑,但随着胸腔镜技术的发展,多数研究中心的资料显示在经选择的患者胸腔镜肺叶切除术是安全的。与开放手术相比,VATS 肺叶切除手术安全可靠,术中出血量减少,术后并发症和病死率降低,术后胸管留置时间和住院时间缩短,术后疼痛减轻,术后炎症反应率降低,术后恢复快,可比开放肺叶切除术患者更早接受化疗。McKenna 等总结了 1315 例胸腔镜肺叶切除术,其中 9 例(0.8%)死亡(无术中死亡及出血死亡患者)。932 例(84.7%)术后没有出现并发症。1100 例患者中有 45 例(4.1%)需输血。中位住院时间 3 天,平

均住院时间 4.78 天。180 例(20%)患者于术后第 1 天或第 2 天出院。28 例(2.5%)患者术中转为开胸手术。作者认为,在胸腔镜下可完成解剖意义上的肺叶切除,且并发症率和病死率较低。而且 VATS 肺叶切除患者术后炎症反应低于开放肺叶切除,术后血浆中 C- 反应蛋白、白细胞介素水平明显低于传统手术组;而 VATS 组体内细胞免疫指标(CD4 细胞和自然杀伤细胞 NK 细胞)水平高于开放手术,说明接受胸腔镜肺叶切除术的患者术后炎症反应水平更低、免疫力受损小,患者的免疫状态也可部分解释 VATS 肺叶切除术后结果优于开放手术。

与开放手术相比,VATS 肺叶切除可以取得和开放手术类似甚至更好的肿瘤学效果,胸腔镜肺叶切除是符合肿瘤学治疗标准的,并且是当前治期支气管肺癌的理想术式。Sugi 等发现胸腔镜术后 I A(T_1N_0)期的肺癌患者 5 年生存率为 90%,开胸术后 5 年生存率为 85%。Flores 等报道胸腔镜术后 I 期的肺癌患者 5 年生存率为 79%,开胸术后 5 年生存率为 75%。

在胸腔镜肺癌手术的纵隔淋巴结清扫问题上存在一定争议,有学者对胸腔镜下纵隔淋巴结清扫的彻底性存有疑问。但根据笔者的经验,胸腔镜下可以基本达到开胸手术纵隔淋巴结的清扫程度。大部分文献也认为在清扫淋巴结数目及术后复发率方面 VATS 组并不逊色于传统开胸组。日本的一项研究比较胸腔镜手术和常规开胸手术清扫纵隔淋巴结的情况。结果显示,对于右侧纵隔淋巴结胸腔镜手术可清扫 40.3 枚,左侧可清扫 37.1 枚,仅比常规手术切除的纵隔淋巴结少 1.2 枚。该研究的结论认为胸腔镜手术在技术上可以做到纵隔淋巴结的系统清扫。近期越来越多的文献证实,临床 I 期患者行 VATS 下纵隔淋巴结清扫安全可行,不增加术后并发症的发生率,且清扫的淋巴结组数和个数与开放肺叶切除相仿。

据此,目前大多数学者认为胸腔镜手术可以作为 I 期非小细胞型肺癌的一种常规治疗手段,有希望取代传统的后外侧开胸,但有待更多、更长时间的大规模前瞻性临床研究。随着手术技巧的提高,一些学者开始尝试采用胸腔镜手术治疗 II 期以及

ⅢA 期的肺癌,甚至有学者行胸腔镜支气管袖式肺叶切除术或支气管成形术,但目前还处于临床试验阶段,其手术安全性和根治性以及生存情况还有待进一步的验证(图 4-19-29~ 图 4-19-33)。

(四)肺段切除术

亚肺叶切除手术包括解剖性肺段切除术和非解剖性楔形切除术,肺段切除术始于 1939 年,最初用来治疗肺结核、支气管扩张等良性病变。1973年,Jensik 提出肺段切除术治疗早期 NSCLC 的根治性效果和肺叶切除术相近,并且提出肺段切除可以替代肺叶切除来治疗 Ⅰ 期 NSCLC 患者,由此展开了亚肺叶切除(包括肺段切除和楔形切除)和肺叶切除治疗早期 NSCLC 患者孰优孰劣的争论。

为了比较肺叶切除与亚肺叶切除的治疗效果,北美肺癌研究组(Lung Cancer Study Group)于 1982年设计、实施了一个前瞻性多中心大样本临床研究对比肺叶切除和亚肺叶切除治疗早期 NSCLC,1995年最终结果显示亚肺叶切除不能降低术后并发症、病死率和改善术后远期肺功能,两组 5 年生存率虽无统计学差异,但是亚肺叶切除的局部复发率和肿瘤特异性病死率明显增加。该里程碑式研究确定了肺叶切除是 ⅠA 期 NSCLC 的标准术式,而亚肺叶切除被视为早期肺癌治疗的备选方案,仅建议用于心肺功能低下无法耐受肺叶切除的肺癌患者。亚肺叶切除(肺段切除和肺楔形切除)特别适用于肺功能临界、高龄或有严重合并症的高危患者。Mery报道对于年龄 >75 岁的早期肺癌患者,楔形切除和肺叶切除可取得相同的生存率,5 年生存率达到35%。文献报道对肺功能低下($FEV_1 < 40\%$)的 Ⅰ 期NSCLC 行肺段切除(17 例)和肺叶切除(17 例)的配对对比研究,术后复发率(均为 18%)和生存率(肺叶切除为 64%,肺段切除为 70%)无统计学区别,但是肺段切除的术后肺功能优于肺叶切除。

但由于北美肺癌研究组研究中亚肺叶切除中包括较多非解剖性楔形切除,而楔形切除术后的复发率明显高于解剖性肺段切除,而且该研究中有1/3 患者病灶直径 >2cm,因此,该研究在一定程度上掩盖了肺段切除的优越性。近年来,随着胸部低剂量螺旋 CT 筛查出大量肺毛玻璃样病灶(ground-glass opacity,GGO)和肿瘤较小的早期肺癌(直径

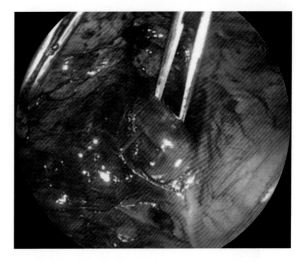

图 4-19-29 VATS 右肺上叶切除中,打开肺门纵隔胸膜和上肺静脉血管鞘膜后小直角钳通过上叶静脉

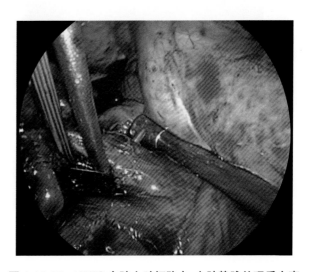

图 4-19-30 VATS 右肺上叶切除中,上肺静脉处理后小直角钳通过右肺动脉尖前干

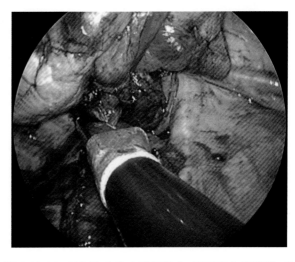

图 4-19-31 VATS 右肺上叶切除中,处理完上肺静脉,尖前支动脉和后升支动脉后,处理右上肺支气管

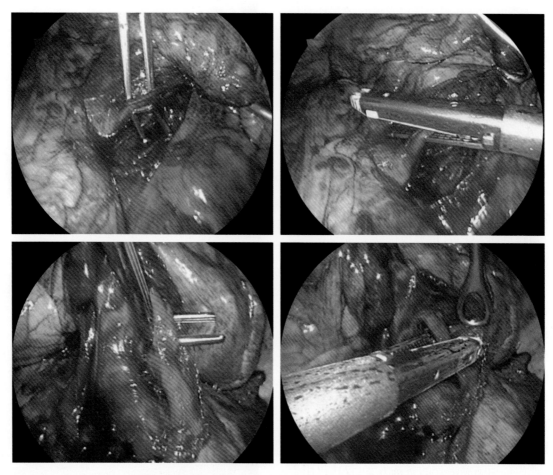

图 4-19-32　VATS 左肺舌段切除术中,分离及直线切除器处理舌段静脉后处理舌段动脉

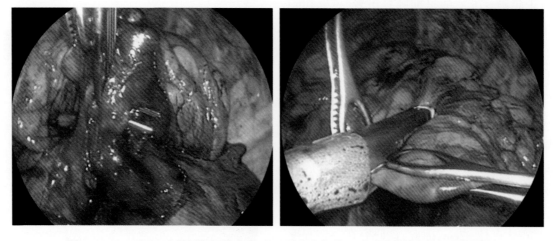

图 4-19-33　VATS 左肺舌段切除术中,处理舌段支气管后,直线切割器处理舌段肺裂

≤2cm),使亚肺叶切除特别是解剖性肺段切除的临床地位越来越得到重视并且得到重新肯定。最近有较多研究证实肺段切除可以作为心肺功能正常的直径≤2cm的ⅠA期周围型NSCLC患者的根治性的治疗选择,而楔形切除治疗上述患者的肿瘤学效果劣于肺段切除。随着电视胸腔镜的普及,胸腔镜下肺段切除也逐渐开展起来,但由于胸腔镜下解剖性肺段切除对胸腔镜操作技术以及对镜下解剖要求较高,而且胸腔镜下解剖性肺段切除还有手术时间延长、术后肺漏气、清扫淋巴结不彻底、术后复发率高等顾虑,所以只在少数医学中心开展。较多文献报道显示胸腔镜肺段切除安全可行,有丰富胸腔镜手术经验的外科医生可逐渐开展胸腔镜肺段切除术,对经过严格选择的患者,胸腔镜肺段切除可以取得和胸腔镜肺叶切除相仿的肿瘤学效果。

肺段切除是解剖性亚肺叶切除,切除一个或多个肺段,解剖处理相应肺段的静脉、动脉、支气管,伴局部淋巴结和纵隔淋巴结的清扫。肺段切除最早用于肺结核等良性病变。

三、肺段切除的手术指征

(一)肺段切除术在高危患者中的应用

早期肺段切除仅用于心肺功能低下无法耐受肺叶切除的肺癌患者。心肺功能低下的患者行肺段切除安全,并且取得和肺叶切除相仿的肿瘤学效果。Mratin报告对肺功能低下(FEV$_1$<40%)的Ⅰ期NSCLC行肺段切除(17例)和肺叶切除(17例)的配对对比研究,术后复发率(均为18%)和生存率(肺叶切除为64%,肺段切除为70%)无统计学区别,但是肺段切除的术后肺功能优于肺叶切除。

(二)肺功能正常患者行肺段切除的手术指征

对严格挑选的早期肺癌患者行肺段切除可以取得和肺叶切除相同的根治性效果。对于直径≤2cm的ⅠA期周围型NSCLC患者可考虑行肺段切除,患者选择需综合考虑肿瘤大小、病理类型、影像学表现、病变位置等因素严格挑选。

1. 肿瘤大小 是影响肺癌预后和决定外科治疗计划的独立预测因素。目前大量文献证实对于病灶直径≤2cm的ⅠA期周围型NSCLC患者,肺段切除可以取得类似于肺叶切除的肿瘤学效果;而

对于病灶直径2~3cm的肺癌患者,肺叶切除和肺段切除术的手术效果尚有争议,但对于病灶直径>3cm的肺癌患者,建议行肺叶切除。

Okada等复习了1272例完全切除的NSCLC患者的临床结果,结果显示对于直径≤2cm的早期肺癌患者,肺叶切除和肺段切除的5年无瘤生存率(87.4% vs. 84.6%)比较差异无统计学意义。Okada等总结了1992年至2001年期间多中心直径≤2cm早期周围型NSCLC患者行亚叶切除和肺叶切除的对比研究,其中305例行亚叶切除(30例为楔形切除,其余为肺段切除),262例行肺叶切除。所有患者中90%为腺癌,平均肿瘤直径为1.5cm,所有患者随访均超过5年,两组患者5年生存率均超过90%。亚叶切除术和肺叶局部和远处复发率分别为5%和9%;肺叶切除术组局部和远处复发率分别为7%和10%。肺亚叶切除组的术后肺功能优于肺叶切除组,作者指出对于直径≤2cm的早期肺癌患者,肺段切除是一个好的选择。目前,在研的多中心大样本前瞻性对比直径≤2cm早期周围型NSCLC患者肺叶切除和亚叶切除的疗效研究的课题有CALGB-140503。

2. 病理类型和影像学表现 病理类型也是选择手术方式的重要依据。Noguchi等研究了236例手术切除的≤2cm周围性腺癌的标本,按照肿瘤生长类型分成6种。A型:局部性BAC;B型:局部性BAC伴局部肺泡萎陷,出现肺纤维化;C型:局部性BAC伴有局部成纤维细胞增生;D型:低分化腺癌;E型:管状腺癌;F型:乳头状腺癌。其中A、B型是原位癌,无淋巴结转移,5年生存率为100%。在影像学表现上,单纯性GGO或GGO成分>50%的患者多为Noguchi A型或B型,GGO成分<50%的患者多为C、D、E或F型。Kondo等的研究结果提示,Noguchi A型或B型可以进行亚叶切除,其他类型需要进行标准肺叶切除。

目前认为单纯性GGO病灶建议行楔形切除,而对于GGO成分>50%的病灶建议行解剖性肺段切除,GGO成分<50%的病灶建议行肺叶切除。

3. 肿瘤切缘 早期文献报道和肺叶切除相比,亚叶切除有较高的复发率。有文献报道肺切缘距肿瘤的距离是肺段切除术后肿瘤复发的重要预测因子。大多数学者认为肺段切除手术应确保切

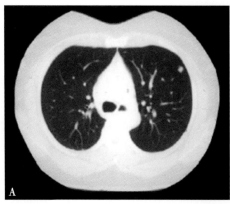
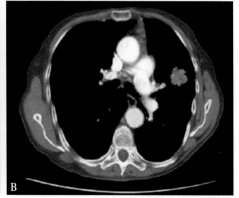

图 4-19-34

A. 图显示早期小病灶周围型肺癌,适合行亚叶切除;B. 图显示肿块较大较靠近肺门,无法行肺段切除,建议行肺叶切除

缘 >2cm 以减少复发风险。所以对病灶位置位于肺段交界处,无法确保切缘 >2cm 的情况下,不应勉强行肺段切除,应该行肺叶切除或多段切除术。

4. 年龄 高龄患者(>75 岁)行肺叶切除的病死率和并发症发生率明显增高。而对高龄患者行解剖性肺段切除可降低病死率和术后并发症。Kilic 等比较了年龄 >75 岁的高龄 I 期 NSCLS 患者行肺叶切除(106 例)和肺段切除(78 例)的手术结果,结果肺段切除病死率(1.3% vs. 4.7%)和术后并发症(29.5% vs. 50.0%)均明显降低,随访 21 个月局部复发率(6% vs. 4%)和总生存率(49.8% vs. 45.5%)差异无统计学意义。大量文献证明,对于高龄早期肺癌患者,肺段切除比肺叶切除更为安全,且可获得相同的肿瘤学效果和生存率。

5. 肿瘤位置 Sienel 报道了 49 例肺段切除患者,术中确保切缘 >1cm,8 例局部复发(局部复发率 16%),其中 7 例出现在上叶尖、后、前段($S_1~S_3$)的肺段切除术后,作者提出上叶尖、后、前段($S_1~S_3$)的肺段切除术后局部复发率高于其他肺段(7 例),应尽量避免上叶尖、后、前段($S_1~S_3$)的肺段切除,关于肿瘤位置和局部复发率的关系尚需大样本前瞻性研究(图 4-19-34)。

四、展望

电视胸腔镜技术自 20 世纪 90 年代诞生至今,在这相当短的时间内已经在胸外科领域得到了迅猛的发展,从胸膜固定、胸膜活检、气胸治疗等简单手术发展到目前肺叶切除等手术,胸腔镜治疗技术迅速发展,VATS 逐步得到临床医师的认可和肯定。目前已有报道在电视胸腔镜下行肺叶袖式切除和肺动脉成形手术,手术指征日益扩展。但在胸腔镜快速发展的同时,要注意胸腔镜治疗的规范化,在腔镜技术为患者减轻痛苦的同时,要注意对疾病治疗效果的及时总结和比较,尤其是对于恶性肿瘤患者胸腔镜外科治疗效果的评价尚待大规模临床试验的结果验证。

第九节 达芬奇机器人 辅助肺切除术

一、概述

内镜技术的出现乃至被广泛应用对外科而言是一种革命,其大大改变了传统开放的外科手术方式,不仅创伤小、恢复快、疼痛少和美观,还为外科医生在手术时提供了良好的手术视野,相比开放手术可以更清晰地观察解剖结构,帮助医生更精确地切除目标组织并减少误伤周围器官,但作为一项技术仍有它的不足。例如,二维视野的局限性:二维视野使主刀医生在手术时不能很好地判断纵深上的组织,或者不能直接达到目标位置,或者可能误伤目标。这是腔镜设备物理上的局限,只能通过丰富的经验和手感来弥补。器械操作的局限:胸腔镜器械的操作受到切口大小的限制,并且与传统操作不同的是腔镜器械操作时外科医生的手术操作方向并非与器械 - 组织接触点相同,而是以切口作为支点的反向运动。这使得某些区域的操作难度增加。为了弥补这些缺点,同时伴随人工智能技术的发展,外科手术辅助机器人系统应运而生。

事实上,这些机器人并不是真正意义上的自动化机器人,它们不能自己进行手术,但是它们向手术提供了有用的机械化帮助。这些机器人仍然需要外科医生来操作并对其输入指令进行远程操作。目前有三种手术机器人:①AESOP(自动化内镜定位)机器人系统;②ZEUS(宙斯)机器人手术系统;③Da Vinci(达芬奇)手术系统。

由 Computer Motion 公司于 1994 年发布的 AESOP 是 FDA 批准使用的第一台可以用于手术室协助手术的机器人。AESOP 比达芬奇系统和 ZEUS 系统要简单得多。AESOP 基本上只是一个机械臂,用于医生定位内镜—— 一种插入患者体内的外科照相机。脚踏板或声音软件用于医生定位照相机,这就让医生的手空出来继续进行手术。后来还为其添加了声控功能。ZEUS 系统得到了自动化内镜定位(AESOP)机器人系统的协助。宙斯与达芬奇的不同之处在于宙斯的 AESOP 部件可进行声控。比如,一个外科医师如果说:"AESOP 向右移"。定位手臂就会一直向右移动直至医师下达"停止"指令。宙斯系统是被许可用于抓紧、握住和移去某些东西,而不是用于切开和缝合伤口。2001 年 10 月,FDA 许可 ZEUS 系统宙斯系统可在腹腔镜检查和胸腔镜检查手术中帮助控制钝的解剖器、牵引器、抓握器(graspers)和稳定器。而德国医生已经使用此系统进行了冠心病搭桥手术。

2000 年 7 月 11 日,美国食品和药物管理局(FDA)批准了达芬奇手术系统作为内镜器械控制系统(endoscopic instrument control system)用于腹腔手术中,例如胆囊切除和抗反流手术,使其成为美国第一个可在手术室使用的机器人系统。2001 年 3 月,FDA 许可达芬奇用于普通胸外科手术中—— 这些手术涉及肺、食管和取胸廓内动脉(internal thoracic artery),2001 年 6 月 FDA 许可达芬奇用于腹腔镜的前列腺切除术。

达芬奇机器人手术操作系统包括三个部分:①操作平台(surgeon control);②手术机械臂系统(Patient side cart);③图像处理系统。达芬奇机器人使用的操作平台包括:三维显示器、与机械臂联动的带指环的手柄、脚踏板。手术机械臂系统则是由 EndoWrist 仿真机械手臂组成,包括 2~3 支仿真机械臂以及 1 支扶镜臂。该套机器人手术操作系统具有特有的 Instutive 技术,借助计算机的辅助技术,机械臂可以过滤到人手的正常生理震颤。此外,Da Vinci 机器人特有 3D 成像系统,克服了腹腔镜手术只具有 2D 平面的手术视野,还原给术者一个更真实的视野。

二、机器人辅助胸外科手术

目前,在国内外将机器人辅助胸腔镜技术应用于心外科、泌尿外、普外科等领域的报道较多,但用于普胸外科手术的报道较少。上海市胸科医院在 2009 年 5 月 11 日成功完成一例机器人辅助胸腔镜下的肺癌切除手术。随后开展了机器人辅助食管癌、纵隔肿瘤、全胸腺切除等手术。目前共完成 6 例纵隔肿瘤及胸腺切除手术,8 例肺叶切除手术及 1 例食管癌切除手术。所有 15 例患者均成功运用达芬奇机器人顺利完成手术,无一例中转开胸。15 例患者手术平均耗时 120.9 分钟,术中平均失血 75.3ml,平均住院天数 7.8 天,术后 1 例出现支气管胸膜瘘,术后第 16 天行支气管瘘修补术,修补成功后出院。患者平均随访时间为 22 个月,除 1 例肺癌ⅢA 期患者于术后 14 个月死亡,其余 14 例患者均未见复发或远处转移。

肺叶切除手术:所有病例采用后外切口体位,双腔插管,健侧单肺通气。机器人手术系统一般放置于患者头侧,与患者纵轴约成 45°角,机器人腔镜臂与主机横轴线保持垂直。PORT 位置与传统胸腔镜相同:腋中线第 7 肋间为腔镜切口;腋前线第 4 肋间为长度约 4cm 的主操作孔、机械臂、胸腔镜切割器、吸引器及标本可由此进出。肩胛下角线第 6 肋间为辅助操作孔,另一机械臂由此置入。如选择 4 孔法,则可以选择在腋后线第 8 或第 9 肋间作一辅助孔,用于吸引器的置入、腔镜切割缝合器的置入等。也可将该孔作为 2 号机械臂的操作孔,而将肩胛下角处作为辅助操做切口,这样的好处是可以由助手来牵拉肺,而主刀的两个机械手可以完全用来执行电切割、分离、缝合及打结等操作。肺叶切除过程详见肺切除术章节。

三、评语

虽然到目前为止,机器人辅助胸外科手术还远远不能代替传统手术,甚至不能代替胸腔镜手术,但它的确有其不可替代的优势。主要的优势在于:①手术监视和操作的稳定性;② EndoWrist® 智能机械腕;③ 10 倍放大及真三维的腔镜视野;④远程手术的可能性。

在平时的胸腔镜手术中,往往需要一名专业的扶镜医生,在某种程度上要比第一助手更为重要,在机器人辅助胸外科手术中,这将不再成为问题,主刀医师可以灵活的改变腔镜视野的远近和位置,且一旦锁定不会产生人为因素的抖动,为手术的安全和流畅打好了第一道基础。在机器人技术中,可以过滤操作者细微的颤动,保证了操作臂的稳定性,此外主刀医师的双肘和前臂搁于操作台上,较传统腔镜的双臂悬空减少了术者的疲劳,更有助于手术的安全性。EndoWrist® 智能机械腕是一项革命性的技术,它模拟了人手腕的灵活动作,甚至比人手腕的活动度更大,不但规避了传统胸腔镜手术中器械因切口所限而带来的不便,甚至比开放的手术更加操纵自如。例如在胸腔镜下缝合和打结相对困难,而在机器人辅助下,拥有良好的视野和 EndoWrist® 智能机械腕的帮助,缝合、打结都不再困难。2010 年 Kim 报道了 21 个患者采取俯卧位,用机器人辅助胸腔镜食管切除颈部吻合。值得一提的是主刀医生都是没有胸腔镜经验的肿瘤外科医生,平均切除淋巴结 38 枚。说明机器人辅助的胸腔镜手术比传统胸腔镜手术更为简单易学,学习曲线明显缩短,甚至对于没有腔镜经验的外科医生而言也不再成为壁垒。作为一项优秀的技术,有一个共同的特点就是应该更简单的被大多数人学会。有了 EndoWrist® 智能机械腕,胸外科医生可以在胸腔镜下做"开放"的手术。拥有 10 倍放大倍率和真三维成像的监视系统,使得胸腔镜手术不再"平面化",操作臂可以轻而易举的准确地到达目标位置,在处理血管时更加游刃有余。最后,由于主刀医师并不真正"临床",手术台上只需要一名助手和一名器械护士,主机的操作转换为数字信息传送到机械臂系统,这就使远程手术变为可能,主刀医生可以在异地通过网络来遥控手术,不论在战时或医疗水平不均衡发展地区使执行高难度的胸外科手术变为现实。

对于具体胸外科手术的优势,主要集中在:①血管的处理;②重要组织器官的显露。在胸腔镜肺叶切除手术中,外科医生最担心的是肺静脉、肺动脉处理时的血管破损导致的大出血,在机器人辅助系统中,借助良好的视野和 EndoWrist® 智能机械腕,可以安全地分离血管鞘膜、肺动静脉间的间隙而不损伤血管,使手术更加安全。

然而,机器人辅助手术系统也并非十全十美,目前在技术上还有一定的局限,主要表现在:①操作环缺少精细的力反馈;②主刀医生远程操控时,术中患者一旦出现意外,台上助手可能缺乏处理及应变能力。目前的技术可以做到当机械臂一旦遇到大的阻力时,该阻力可以反馈到操纵者,但是精细的力反馈目前还无法做到。在常规开放或胸腔镜手术中,外科医生的操作很多情况下是依靠"手感",所谓手感其实是器械给人手的力反馈,这种力反馈变化为机体的深感觉传递到大脑,由人脑来判断该动作是否可以继续、是否存在风险,这也是开放手术中外科医生可以用手来体会血管周围间隙的优势。当不存在这种反馈时,这种判断失去了深感觉的支持,纯粹依赖视觉和以往经验带来的虚拟感觉,这给机器人辅助手术带来了一些不安全的因素。在机器人辅助胸外科手术时,术中大出血、心搏骤停等情况仍然有可能发生,如系远程手术,那么台上助手的应急能力就成为抢救患者成功的关键,是否需要转开胸、转开胸时机等的判断则异常重要。这对远程手术是一个挑战。

此外,这项技术开展时间尚短、经验有限,设备和使用的费用昂贵、主刀医生和手术室相关人员必须接受特定的培训、设置设备需要额外时间,机械手器械有限等问题都还有待解决。机器人辅助胸外科手术在治疗胸部肿瘤上的局部复发率和远期效果更是有待更多病例的积累和随访。即使这样,机器人辅助外科手术系统作为传统手术的补充,前景值得期待。

第十节　肺移植术

肺移植是治疗良性终末期肺病的唯一有效方法,其手术方式大致包括四种:单肺移植、双肺移植、心肺移植和活体肺叶移植。手术方式的选择受到许多因素影响,包括受体的基础疾病、年龄、病情严重程度、移植中心的经验、供体的稀缺性等。近几年的统计数据显示双肺移植所占的比例逐渐上升,良好的预后和优于单肺移植的生活质量,使其已经替代后者成为最为青睐的肺移植手术方式。然而心肺联合移植的数量逐渐减少,相对于全世界每年 2000~3000 例的单肺和双肺移植数量,心肺联合移植每年仅几十例(图 4-19-35)。

一、单肺移植

除了感染性肺部疾病,从原则上来说,其他良性终末期的肺部疾病都可以采用单肺移植。但是对于原发性肺高压和存在自体肺过度膨胀的情况,建议还是采用单肺移植。单肺移植的一大优点就是能够把另外一侧的肺脏提供给其他需要的患者,从而增加供体的利用。其他优点还有手术时间较短、恢复较快等,另外如果存在早期严重的移植物失功能的情况,自体肺脏能够提供气体交换。有一些文献报道对特发性肺纤维化患者,尤其是不存在继发性肺动脉高压的患者实施单肺移植能够获得更好的生存。近来也有文献报道年龄 >60 岁的 COPD 患者实施双肺移植的存活情况较单肺移植仅略微提高。因此,对于每一例患者的肺移植手术策略需要因人而异,必须结合潜在的肺部疾病情况、年龄和术前合并症等。

对于单肺移植,一般选择肺功能较差的一侧,可用核素灌注扫描进行术前判断。限制性肺疾病的患者胸腔过小、继发性肺高压心脏增大的患者心脏往往占据左侧胸腔的大半部分,前外侧切口显露左侧肺门就显得较为困难,此时我们可以选择标准

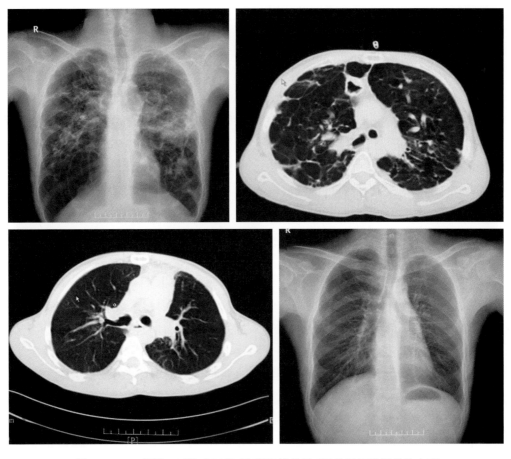

图 4-19-35　男性 32 岁,COPD,胸部 X 线片及 CT 均显示弥漫性肺大疱

439

后外侧切口,第5肋间进胸。如果右肺移植并准备采用体外循环时常选择第4肋间进胸以利于升主动脉插管。

二、受体全肺切除

受体肺脏的切除通常在供体到达手术室时才开始进行。在切除病肺时一定要充分游离胸腔粘连,并彻底止血。特发性肺纤维化和感染性肺疾病胸腔粘连往往非常严重,而肺气肿和原发性肺动脉高压大多没有严重的粘连。分离粘连注意不要损伤肺门前方的膈神经,在游离下肺静脉、解剖肺门、阻断血管和进行牵拉的时候都存在损伤膈神经的可能。另外注意不要损伤肺门后方的迷走神经,尤其是左侧迷走神经绕过肺动脉韧带发出喉返神经。左侧喉返神经在解剖左肺动脉干时容易受损,注意电刀功率不要设置过高。

肺动脉和肺静脉的处理尽量在远端切断。通常结扎和切断上叶动脉的各个分支并不困难,这有利于增加肺动脉的长度和缩小肺动脉口径。右肺动脉可以选择在上叶第一支动脉远端1cm处切断,左肺动脉可以选择在左上叶第二支动脉的远端切断,对肺动脉高压的患者减小肺动脉口径非常重要。用缝合器或者用丝线结扎并切断肺静脉,以后再要打开心包暴露左心房,以利于心房吻合。支气管的离断在上叶与主支气管分叉处用电刀切断,注意不要过分游离气管隆嵴下淋巴结和周围组织,切除完毕后创面充分止血,出血的支气管动脉用钛夹仔细处理止血,如果在完成吻合后再进行止血则暴露相对困难,而且容易损伤吻合口。一旦取出病肺后用刀片和剪刀修剪支气管,大约保留支气管长度为据气管隆嵴3~4个软骨环水平。

三、移植肺的植入

将冰盐水湿纱布卷包裹的供肺放入胸腔,移植过程中要随时注意低温保护供肺。吻合的顺序一般为由后向前:支气管、肺动脉和心房。可以用丝线在受体支气管前壁缝针作为牵引线牵拉,把支气管壁从纵隔里面迁出以充分暴露。供体和受体后壁的支气管周围组织连续缝合,这样有利于供体和受体前后壁对位,然后从环膜交界部开始连续缝合

支气管膜部,前壁软骨部可以间断缝合或者"8"字缝合。吻合完毕后用支气管周围组织、带蒂心包或胸腺脂肪覆盖支气管吻合口,也有人使用大网膜包裹(图4-19-36)。

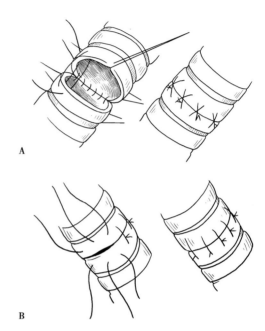

图4-19-36　支气管吻合方法
A. 采用后壁连续,前壁"8"字缝合;B. 采用间断缝合

接下来需要吻合肺动脉,受体的肺动脉总干用Satinsky钳阻断,钳夹的时候注意勿将Swan-Ganz导管夹住。修剪供肺肺动脉和离断受体肺动脉时,注意吻合处的肺动脉口径相仿。供体肺动脉和受体肺动脉要进行充分修剪,保证肺动脉长度不要过长和扭曲。肺动脉吻合时用5-0聚丙烯丝线连续缝合,肺动脉吻合时进针点与动脉边缘的距离不能过远,否则会引起吻合口狭窄。最后进行心房吻合,把肺静脉残端往外牵拉,用Satinsky钳夹住受体的左心房,切除上下肺静脉的残端,用剪刀剪断上下肺静脉的脊,以形成受体的心房袖口,然后用丝带固定以减少后面牵拉钳子造成的移位和脱落。心房的吻合用4-0聚丙烯丝线连续缝合,内翻褥式缝合有利于内膜对合良好,并利于减少术后栓塞的风险。在前壁最后完成吻合打最后线结之前,使肺轻微充气,同时暂时略微半松开肺动脉钳,经开放的左房吻合口排气。半松开心房阻断钳,确认吻合满意没有明显漏血时松开阻断钳,否则在吻合不满意

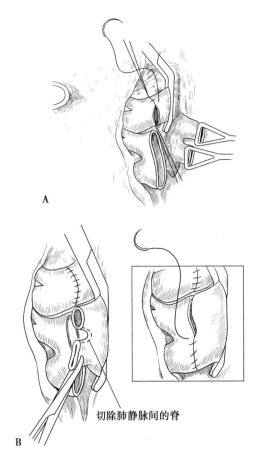

图 4-19-37　肺动脉和肺静脉的缝合方法

A.肺动脉用 5-0 聚丙烯丝线连续缝合;B.肺静脉用 4-0 聚丙烯丝线连续缝合

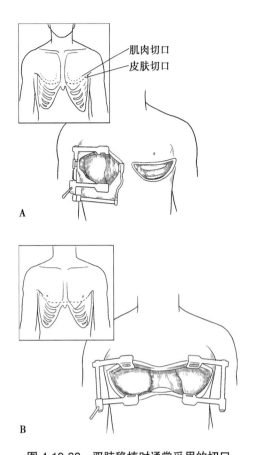

图 4-19-38　双肺移植时通常采用的切口

A.双侧前外侧开胸切口,不横断胸骨;B. clamshell 切口,横断胸骨

处加针缝合(图 4-19-37)。

四、双肺移植

如果患者行双肺移植,则对侧的处理顺序和技术同单肺移植。相对而言,单肺移植较少采用体外循环,对于肺动脉高压的患者、儿童肺移植、肺叶移植及双腔插管有困难的患者,需要体外循环辅助。一般情况下肺移植时,需要体外循环时刻准备,对于术前判断极有可能需要体外循环辅助的患者,可在麻醉诱导后进行股动静脉游离,并准备好插管管道和各项准备工作,以随时进行ECMO 转流。双肺移植通常选用双侧前外侧开胸切口或者 clamshell 切口(双侧前外侧开胸 + 胸骨横断),后者能够提供更佳的暴露,但是有引起胸骨不愈合的风险,现在较少选用 clamshell 切口(图 4-19-38)。

五、活体肺叶移植

活体肺叶移植由于牵涉受体的安全,一直受到器官移植伦理争议的困扰,因此只在少数国家小规模的开展。一般情况下只有在受体病情非常危重,不能等到供肺时才考虑活体肺叶移植。活体肺叶移植的手术包括 3 个同时进行的手术:两个供体的肺叶切除、受体的双侧全肺切除和肺叶移植。手术要求尽量避免受体出现并发症和死亡,同时为受体移植吻合提供足够的吻合组织边缘。

(一) 供体右肺下叶切除

一般选择右后外侧切口体位,第 4 肋间或者第 5 肋间进胸,仔细检查以排除可能存在的疾病。游离下肺静脉后,打开肺门周围的胸膜,对叶裂进行解剖确定血管是否存在变异情况以及确定右下肺动脉和右中叶动脉,下叶背段动脉和中叶动脉须彻底暴露。通常存在两支中叶动脉,较细的一支通常在下叶背段动脉的远端,在这种情况下这支中叶动脉需要结扎处理。理想的情况下中叶动脉和下叶动脉间能够有足够的距离(至少有一把血管钳钳夹的距离),这样才能为之后吻合提供足够血管吻合距离以及为供体处理血管提供安全距离。打开右下肺静脉处的心包,确认中叶静脉,游离足够的距离,保证供体有足够的血管袖口以利于之后的静脉吻合。在血管解剖游离完毕之后,叶裂用切割器进行处理。在静脉注入 5000~10 000IU 肝素及 500mg 的甲泼尼龙之后,肺立刻进行复张和维持通气 5~10 分钟以利于药物充分进入肺循环,然后肺再次萎陷。接下来开始摘取肺脏,为了防止移植物静脉淤血,首先钳夹肺动脉,然后钳夹肺静脉,动静脉要留有足够的袖口以利于吻合,而且保证供体的安全距离。然后暴露右下肺支气管,支气管周围的组织不要游离以保存周围血供。确认右中叶支气管后,切断右下叶支气管,切断的方向沿着右下叶背段支气管的上缘向着右中叶支气管开口的下方。对于肺血管和支气管的解剖和游离必须非常熟练,尽量减少热缺血时间。当供肺取下后立刻用冷的湿纱布包绕后进行保存。供体的肺动脉和肺静脉连续缝合以关闭,支气管用间断可吸收缝线关闭,缝合支气管时避免中间支气管和中叶支气管的狭窄和闭塞。支气管残端用胸膜覆盖并与肺动脉隔离。术后胸腔常规放置上下胸管各一根(图 4-19-39)。

(二)供体左下肺切除

同样选择左后外侧切口,第 4 或者第 5 肋间进胸,仔细检查肺脏以确认是否存在潜在病变。游离下肺静脉,打开肺门处胸膜,然后从叶裂确认肺动脉,仔细辨认左下叶背段动脉和左上叶下舌段动脉之间的关系,如果下舌段动脉过细并且与背段动脉距离过远则可以牺牲并结扎处理。左下肺动脉解剖游离长度最好使其能够在背段动脉近端留有放置血管钳的足够距离。左下肺静脉周围心包环形打开充分游离,叶裂最好用切割器处理以避免漏气和漏血。当解剖游离完毕后,如前面所述,肺重新复张通气 5~10 分钟,同时应用肝素和甲泼尼龙。然后再次萎陷供肺,切断肺动脉和肺静脉,暴露确认舌段支气管,支气管切断的水平从舌段支气管的下方向左下叶背段支气管的上方,取下肺叶后进行保存(图 4-19-40)。

(三)受体全肺切除

受体的手术在第三个手术室进行,术者仰卧位,选择 clamshell 切口以利于暴露和心脏的插管。一般都选择体外循环辅助情况下进行移植,一方面是由于患者病情严重,另一方面可以减轻肺水肿,特别是当一侧肺叶移植后肺动脉开放时,这一侧的肺叶负担整个心脏的血供,而在体外循环辅助下可以同时开放双侧肺动脉以减轻肺水肿程度,另外也可以控制灌注流量。肺门的解剖和粘连分离要在全身肝素化和体外循环之前进行。对于囊性肺纤维化的患者需要用抗生素和抗真菌药进行彻底清

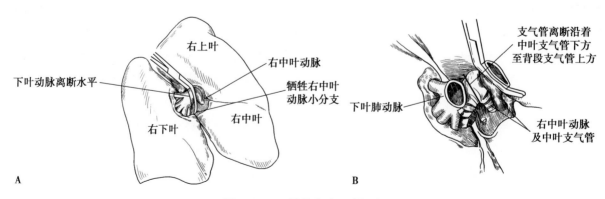

图 4-19-39 供体右肺下叶切除

A.解剖斜裂,在中叶动脉和背段动脉之间离断动脉,注意供受体均有足够安全距离;B.支气管离断沿着中叶支气管下方至背段支气管上方,注意供受体足够安全距离

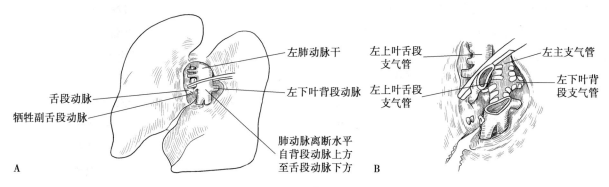

图 4-19-40 供体左下肺切除

A.牺牲左下舌段动脉,在背段动脉和舌段动脉之间切断肺动脉,注意两者均保留足够的安全距离;B.支气管切断的方向沿着背段支气管上方至舌段支气管下方,注意两者均保留足够的安全距离

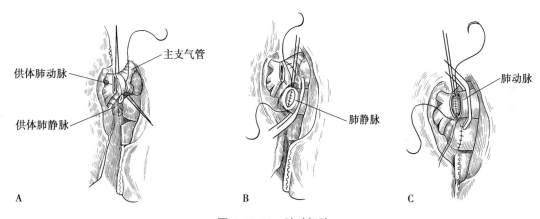

图 4-19-41 肺叶切除

A.供受体对位后,用 4-0 的聚丙烯缝线连续缝合行支气管吻合;B.支气管吻合后用 5-0 聚丙烯缝线连续缝合肺静脉;C.肺静脉吻合后用 5-0 聚丙烯缝线连续缝合肺动脉

洗胸膜腔。肺动脉和肺静脉的解剖和游离需要留有足够的长度以利于吻合。在解剖和游离肺血管并建立体外循环之后进行肺血管的离断。支气管的离断之处在上叶开口处水平。

（四）肺叶移植

肺支气管吻合口用 4-0 的 PDS 线连续缝合,注意不要过多游离支气管周围组织。支气管吻合后供体的肺叶静脉与受体的上肺静脉互相贴近,静脉的吻合口用 5-0 聚丙烯缝线连续缝合。肺动脉的吻合亦用 5-0 的聚丙烯缝线连续缝合。吻合完毕后肺动脉缓慢开放,当肺静脉有灌注液流出后打紧肺静脉缝线的线结,然后进行通气。麻醉过程中持续使用 NO 吸入及间断性使用支气管扩张剂。吻合口完成后需要用食管超声检查血管吻合口情况,以及使用气管镜检查支气管吻合口情况（图 4-19-41）。

肺移植的手术技术经过几十年的发展已经日趋成熟,全球范围内采用最多的仍然是单肺移植和双肺移植,而肺叶移植和心肺移植数量较少。尽管双肺移植的数量和占比逐年上升,但是单肺移植仍然具备手术时间较短、患者恢复较快,较少采用体外循环辅助,以及最大限度地利用供体肺脏等优点。如何选择手术方式,需要综合评估患者的基础疾病、年龄状态、恢复潜能、手术风险等方面。

第十一节 肺移植术后处理

肺移植的难度不仅仅体现在手术技术、术中麻醉的复杂、围术期的管理,更是需要外科、感染科、呼吸理疗科、营养科等共同参与。肺移植围术期管理主要集中在免疫抑制、移植物排斥、外科手术相关并发症、感染、液体管理等方面,任何一方面的缺陷都可能导致肺移植的失败。

免疫抑制方案通常包括免疫诱导和免疫维持方案。标准的免疫诱导方案包括兔或者马的抗胸腺细胞免疫球蛋白(ATG)、鼠的单克隆抗CD3细胞的抗体(OKT3)、抗白细胞介素-2受体药物。目前临床应用的免疫诱导方案是抗白细胞介素-2受体(巴利昔单抗),术后第1天和第4天使用,同时应用激素或者抗组胺药物以抗过敏反应。之后的免疫维持方案通常包含三种药物:钙调酶抑制剂(环孢素或者FK506)、细胞周期抑制剂[硫唑嘌呤或者吗替麦考酚酯胶囊(骁悉)]以及激素(泼尼松)。上海市胸科医院目前选用的是FK506+骁悉+激素的三联疗法。FK506和骁悉术后第1天起经胃管注入,并逐渐增加剂量,FK506受到饮食和各种药物的影响,特别是术后常用的抗真菌药物对于其浓度影响很大,须检测血药浓度。吗替麦考酚酯使用过程中需特别注意白细胞的检测。激素(泼尼松)的起始剂量为0.5mg/(kg·d),并逐渐减量。

肺移植术后都会出现不同程度的肺水肿,出入量的管理在围术期尤其重要。术后早期我们通常维持液体的出量大于入量,在保持足够尿量、氧合和血压的同时尽可能维持肺毛细血管楔压处于低水平。缩血管药物、强心药和利尿剂通常需要结合使用以维持这个平衡。术后血红蛋白通常维持于100mg/L左右,早期的容量补充一般使用胶体液替代晶体液。液体管理的好坏可以影响移植物的功能状态。

缺血再灌注损伤在移植术后早期的发生率为10%~15%,中重度的缺血再灌注损伤通常伴随着氧合受损、肺顺应性降低、肺动脉压增高及胸部X线片浸润影。缺血再灌注损伤是原发性移植物衰竭的主要原因。国际心脏和肺移植协会对于原发性移植物功能不全的分级建议如下:①Grade 0:PaO_2/FiO_2>300,且影像学正常;②Grade 1:PaO_2/FiO_2>300,且胸部X线片存在散在浸润影;③Grade 2:PaO_2/FiO_2在200~300之间;④Grade 3:PaO_2/FiO_2<200。文献报道Grade 3级移植物功能不全与术后90天内病死率增高相关(17% *vs.* 9%),而发生Grade 3级移植物功能不全的危险因素有供体年龄过大、200支/年以上的供体吸烟史、受体肺动脉高压及移植原发疾病。有文献报道给严重的缺血再灌注损伤患者吸入一氧化氮可以稳定血流动力学和改善通气/血流比,吸入依前列醇(前列环素)也有类似的报道(图4-19-42)。

肺移植患者术后需要常规带管回ICU,呼吸

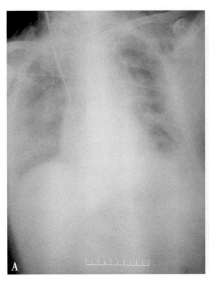 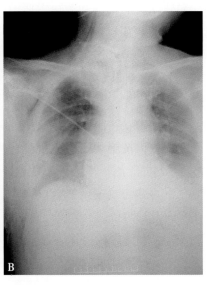

图4-19-42 双肺移植术后胸部X线表现

A. 双肺移植术后第2天,缺血再灌注损伤高峰期,肺野可见片状渗出影;B. 双肺移植术后第7天,缺血再灌注损伤较前好转,渗出影减少

机辅助通气至能够拔管。当患者动脉血氧分压超过 70mmHg 及氧饱和度超过 90% 时,可以逐渐降低氧浓度以减少氧中毒的风险,术后 24 小时内氧浓度可以逐渐降为 30%~40%。除接受单肺移植的 COPD 患者,一般潮气量设置在 12~15ml/kg 即可,并可给予 5.0~7.5cmH$_2$O 的 PEEP。COPD 单肺移植术后,不使用 PEEP,因为会造成自体肺过度膨胀而产生气压伤。对于呼吸功能良好的患者术后数天甚至数小时内就可以试行脱机。个别患者如果早期出现供体肺功能不全、排异、感染或者肌力不足需要延长机械通气时间,尽早采用气管切开术,方便气道管理并可以经口进食。

肺移植术后出血是常见的并发症。肺移植患者,特别是感染性疾病的患者,术中往往存在严重的胸腔粘连,从而增加了出血的机会。另外,体外循环的患者使用肝素抗凝也大大增加了出血的概率。通常在受体肺脏切除时我们就要对胸腔进行仔细止血、牢靠处理各出血点。因为一旦吻合口吻合完毕,将很难完成充分暴露,各种牵拉也会对吻合口造成损伤。另外,麻醉过程中抑肽酶的应用能够减少严重胸腔粘连及体外循环辅助患者手术中间和手术后出血的可能性。

双侧开胸胸骨横断(clamshell)切口对于肺门和胸腔暴露非常好,但是据文献报道此类切口胸骨愈合较差,Brown 等报道,clamshell 切口胸骨裂开不愈合的概率为 36% 左右。深部胸骨感染也是非常难处理的并发症,通常需要再次手术清创并且需要延长抗生素使用时间和住院时间,甚至造成患者死亡。我们目前使用改良切口,双侧开胸不横断胸骨,这在大部分情况下也能获得良好的暴露。

胸腔严重的粘连会增加出血和膈神经和左侧喉返神经损伤的风险,特别是支气管扩张或者囊性肺纤维化的患者粘连程度往往非常严重。另外,对于 COPD 既往行肺减容手术的患者也要非常重视膈神经损伤,在一项多中心的研究中发现既往行肺减容手术的 35 例患者行肺移植术后有 2 例发生膈神经损伤,发生率为 5.7%。通常膈神经黏附于肺减容手术后的钉缘上,在分离过程中尽量不要使用电凝,有时分离时可以残留一小部分肺组织以避免神经损伤。如果膈神经受损几乎没有什么补救措施,双侧膈神经损伤是致命的,而单肺移植后的膈神经损伤也会大大降低手术后移植肺的功能。

术后持续的肺高压和无法解释的低氧可能会由于肺动脉吻合口狭窄而引起。核素灌注显像往往显示单肺移植术后,核素分布低于预期或者双肺移植术后两侧血流分布不均,有时经食管超声检查可以看到狭窄的血管吻合口。对于怀疑有血管吻合口狭窄的患者最好进行血管造影。心房吻合口的狭窄可以造成肺静脉回流障碍,从而肺静脉压力增高导致同侧肺水肿,此时肺动脉压力增高、移植物血流减少。经食管超声及血管造影可用来观察吻合口的狭窄和血流情况,严重时需要手术拆除重建吻合口。

原发性移植物功能不全是肺移植术后最为常见的并发症之一,是早期死亡的主要原因之一。原发性移植物失功能的主要原因是缺血再灌注损伤,缺血再灌注损伤是以移植后数小时以非心源性肺水肿和进行性肺损伤为主要特征,严重的缺血再灌注损伤病理表现为弥漫性肺泡壁损伤。还有许多原因如供肺保存技术不完善、缺血时间过长、供肺潜在疾病(肺挫伤、肺血栓和误吸)与原发性移植物功能不全的发生相关。另外,有文献报道原发性移植物失功能的发生与原发疾病也密切相关,在原发性肺动脉高压患者中发生率最高,在 COPD 患者中发生率最低。原发性移植物失功能的发生率约 23%,有报道患者并发移植物失功能后病死率为 28.8%,而对照组的病死率仅为 4.2%。超急性排异较少,但是对于早期发生的严重肺损伤需要考虑到其发生的可能性。对于原发性移植物失功能的早期诊断和鉴别非常重要,如果在手术中间发生可以立刻取移植物标本进行病理检查。另外,血清学检测抗人类白细胞抗原的抗体对超急性排异也有一定的提示作用。近年来,严重的缺血再灌注损伤已经不是很常见,这与肺保存技术的提高也有一定关系。无论是实验室还是临床中都发现低钾溶液保存供肺明显优于高钾溶液。另外,避免肺过度膨胀在供体肺的获取和保存中也非常重要,每一个因素对于缺血再灌注损伤发生都起到一定的作用。

支气管吻合口的并发症包括狭窄、断裂、气管软化等,而吻合口狭窄是最常见的并发症。气道并发症是肺移植术后并发症和死亡的主要原因之一;供体支气管血供差是气道并发症的重要原因之一。供体支气管的血供在术后几天内依赖肺动脉血供,缩短供体支气管的长度能够减少术后支气管缺血的可能性。通常要求供体支气管离断水平在上叶开口处两个软骨环的近段主支气管,这样能够有效减少供体支气管的缺血部分并大大降低气道并发症的发生率。气道并发症可以通过一系列手段进行确诊,常规应用支气管镜术后监测吻合口的情况能够早期发现气道并发症,偶尔情况下由于一些其他的原因行 CT 检查也可以发现气道狭窄和断裂等并发症。在临床工作中,发现 CT 对于诊断和评估气道并发症非常有用。气道狭窄通常伴随着呼吸困难、喘鸣及 FEV_1 的下降,支气管镜检查可以明确诊断。正常的支气管吻合口可以看到完整的吻合口缝线以及完整的上皮,偶尔会看到上皮片状的浅坏死,一般不会造成任何问题。膜部的缺损在保守治疗下一般都会愈合,而软骨部的缺损通常会造成后期气道狭窄。严重支气管断裂(周径 >50%)一般需要干预以保证气道的完整和通畅。偶尔情况下,严重断裂造成支气管腔与胸膜腔相通而导致气胸和严重漏气。如果肺充分扩张胸腔充分引流,一般瘘口都会最终愈合,而且一般都不会有狭窄。也有支气管断裂后直接与纵隔相通而导致严重的纵隔气肿,如果肺充分扩张可以通过纵隔镜在吻合口处放置纵隔引流管,通常也会导致吻口满意愈合而不留狭窄。有文献报道早期应用西罗莫司的移植患者吻合口裂开的发生率较高,因此,移植术后早期应用西罗莫司需要谨慎。另外,吻合口容易发生真菌感染。白假丝酵母菌和曲霉菌是对于吻合口可能造成致命感染的潜在致病原。Nunley 等统计了 61 例支气管吻合口真菌感染的患者,发现绝大部分感染源是曲霉菌。吻合口真菌感染后并发气道狭窄的概率为 46.7%,显著高于无真菌感染组。真菌感染后引起的特异性吻合口并发症包括支气管狭窄、支气管软化和大出血。气管腔内支架、球囊扩张、电烧灼、激光等在气道并发症的处理中有一定作用。如果支气管镜检查吻合口存在假膜等情况,需要马上进行活检排除真菌感染。

一旦确诊,通常情况下需要用全身和局部雾化抗真菌药物,雾化抗真菌药物可以使药物直接到达病灶处。

肺移植术后患者容易发生病原菌感染。细菌感染是围术期感染最常见的病原菌,感染的主要部位是肺脏,肺炎发生率为 33%~66%。通常情况下,术后发生细菌感染的致病菌存在一定规律:术后早期 1 个月内通常是供体或者受体本身携带的细菌感染或者是术后常见的一些医院内感染菌;术后 1~6 个月通常是一些机会菌感染;术后 6 个月以后患者逐渐恢复和免疫抑制水平不断降低,患者可以受到许多细菌的感染,如肺炎球菌、军团菌等。随着围术期预防性使用抗生素,术后早期肺部感染的发生率也逐年下降,特别是肺囊性肺纤维化患者术后感染发生率较以前有很大下降。抗生素的选用需要考虑到受体和供体可能感染的细菌,并在药敏结果出来后及时调整。通常最为常见的细菌是革兰阴性菌,特别是铜绿假单胞菌,另外还有阳性的金黄色葡萄球菌,经验性用药通常选用的广谱抗生素需要能够覆盖这两种细菌。通常肺部细菌感染常见的症状有发热、咳嗽、咳痰、气促及胸部 X 线片浸润影。如果患者术后胸部 X 线片上出现浸润影,需要及时进行支气管镜检查并且冲洗液行革兰染色和行细菌培养和药敏。有时肺部感染的症状被免疫抑制药物掩盖,有时与移植物急性排异相混淆,此时准确地评估和判断非常重要,因为两者的治疗方案完全不同。如果感染和排异不能区别,气管镜活检对于两者的鉴别有一定的作用,但有时感染和排异可以共同存在。除了肺部感染,菌血症也是常见的并发症,发生率为 25%,最为常见的病原菌是金黄色葡萄球菌和铜绿假单胞菌,假丝酵母菌为最常见的真菌致病菌。深静脉置管的患者菌血症的发生率非常高。供体和受体结核菌感染可以使得患者在移植术后免疫抑制的情况下发生结核感染,Kesten 等报道结核菌感染的概率近 4%,传统抗结核治疗通常有效。病毒感染中最常见的是 CMV 病毒感染,CMV 病毒感染与 OB 的发生密切相关。当供体 CMV 抗体阳性而受体 CMV 抗体阴性时最容易发生 CMV 病毒感染。对于 RCMV(-)/DCMV(+)患者术后常规应用 6 个月缬更昔洛韦预防病毒感染,对于 RCMV(+)使用 3~6 个月缬更昔洛韦。CMV 肺炎常见症状有全身乏力、气促、咳嗽、发热等,确诊需要依据支气管肺泡灌洗液或者活检标本中 CMV 的分离。CMV IgM(+)说明患者近期有感染,CMV IgG 抗体滴度 4 倍以上的升高对于诊断也有一定的参考价值。近来发现支气管肺泡灌洗液检查病毒负荷是比较快速、新颖的检查之一。另外,可以发生单纯疱疹病毒感染、EB 病毒感染、腺病毒感染、流感病毒感染等,EB 病毒感染会引起术后淋巴细胞增生性疾病,建议术后每年进行流感疫苗接种。真菌感染最常见的是曲霉菌和假丝酵母菌感染。通常情况下,白假丝酵母菌是定植菌不会引起感染,一旦发生感染会引起严重的并发症和病死率。假丝酵母菌是菌血症、吻合口感染和纵隔炎的常见病原菌,治疗通常选择氟康唑、伊曲康唑和两性霉素 B。许多患者也有曲霉菌定植,然而曲霉菌定植往往会发展成为侵袭性感染。近年来,随着预防性雾化吸入两性霉素 B 和伊曲康唑,曲霉菌感染的概率正在下降。曲霉菌感染在肺移植患者病例上最为常见的表现是气管支气管炎、肺炎和播散性疾病。诊断气管支气管曲霉菌病主要依靠气管镜下看到黏膜红斑、假膜和溃疡,同时还需要组织病理学诊断或者真菌培养。对于曲霉菌性气管支气管炎或者侵袭性曲霉菌,首选伏立康唑,静脉两性霉素、卡泊芬净和米卡芬净都可以作为治疗用药。对于气管支气管曲霉菌病患者,除了全身使用伏立康唑外,最好还需要雾化吸入两性霉素;对于气管阻塞的患者,需要在内镜下对坏死组织或者假膜进行清理,以保持气道通畅性(图 4-19-43 和图 4-19-44)。

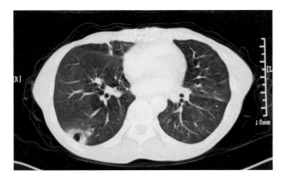

图 4-19-43 肺移植术后 1 年半,CT 示右下肺空洞,痰培养显示曲霉菌

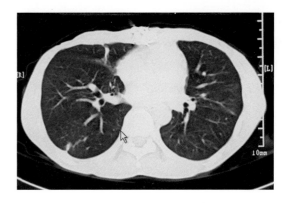

图 4-19-44 伏立康唑口服 1 个月后复查 CT 显示空洞性病变消失

急性排斥反应在肺移植发展中是一个非常重要的问题,直到环孢素的出现才使移植术后急性排异发生率大大下降,这也是 20 世纪 80 年代人类肺移植获得成功的直接原因。急性排斥反应通常在肺移植术后前几个月发生率最高,随着时间的推移发生率逐渐降低。急性排异是淋巴细胞主导的血管和气道周围的炎症反应。体液免疫在急性排异中的作用还存在争议,一些证据显示毛细血管炎是有体液免疫介导,抗 -HLA 抗体可能在中间起到非常重要的作用。抗体介导的排斥反应对于激素治疗无效,往往需要一些其他的治疗:如血浆置换、静脉丙种球蛋白及利妥西单抗等。急性排异的临床表现不具备特异性,主要症状包括低热、气短、咳嗽、低氧、白细胞增多、肺功能下降等。影像学表现显示:肺门周围有浸润影、肺间质水肿、胸腔渗出都是早期急性排异的表现,但是也不具备特异性。依靠临床表现区别急性排异和肺部感染非常困难。当移植术后患者出现感染或者排异的症状时,许多临床肺移植中心采用支气管镜检查肺泡冲洗或者经支气管镜肺活检的方法进行进一步区别和证实,这种有创检查的特异度在 69% 左右。移植后期发生的急性排异在影像学上没有特异性表现,许多移植中心建议患者出院后利用家庭肺功能测量仪来监测移植物功能,一旦移植物功能稳定后每天的测量数据变异在 5% 之内,而 FEV_1 和 FVC 下降 >10% 超过 2 天,提示存在感染或者排异的可能性。肺移植术后移植物排异的诊断还需要结合支气管镜活检,因此建议患者术后 1、3、6、12、18 和 24 个月进行常规的经气

管镜肺穿刺活检。活检一般需要取到 3~5 块较好的组织块。一般情况下，对于双肺移植和心肺移植的患者只需活检一侧的移植肺就可以，但是活检的部位通常选择不同的肺叶和肺段。对于影像学上异常的患者，活检和灌洗主要集中于病变区域。目前也有许多研究致力于移植物排异的无创方法，但是尚没有获得满意的效果。有研究报道呼出气体的 NO 检测对于肺移植术后排异的检测非常敏感，也有相关报道显示血清中肝细胞样生长因子的升高与早期排异密切相关，但是这些报道在进行大规模的临床应用之前还需要进一步证实。对于急性移植物排异的治疗主要根据临床症状和严重程度，通常 A3、A4 级的严重排异需要治疗，对于 A1~A2 级是否需要治疗依据各个移植中心的经验而异。上海市胸科医院的通常做法是：对于 A1 级没有临床症状的患者，维持原先免疫治疗方案；对于 A2 级没有临床症状的患者，维持原先免疫治疗方案的同时 3~8 周内再次活检监测；对于 A3~A4 级以及有临床症状的患者，需要进行医学干预。对于进行排异的药物治疗通常是选用大剂量激素冲击，甲泼尼龙 500~1000mg/d，连用 3 天。通常在用药 24~48 小时后临床症状得到缓解，肺功能也在数周之后恢复至基线水平。之后，泼尼松改为 0.5~1mg/(kg·d)，数周之后改为维持量口服（图 4-19-45、图 4-19-46）。

从国际心脏和肺移植协会发布的数据来看，近

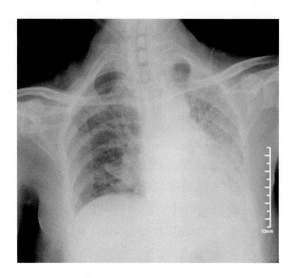

图 4-19-45 左肺移植术后 20 天，发热、咳嗽、气急，胸部 X 线片显示左侧肺门渗出影，高度怀疑急性排异

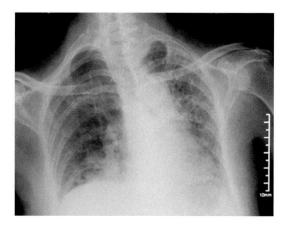

图 4-19-46 大剂量甲泼尼龙冲击后，胸部 X 线片显示左肺透亮度明显提高

年来肺移植术后的早期存活率（1 年之内）明显升高，但是长期生存曲线还与以往相仿没有获得明显改善，这也说明慢性排异是肺移植术后影响患者长期生存最为主要的因素。慢性排异病理学上主要分为慢性血管排异和慢性气道排异，慢性血管排异是慢性排异较少的表现形式，表现为肺血管的硬化。慢性气道排异是相对常见的一种情况，组织学上表现为闭塞性细支气管炎（obliterative bronchiolitis，OB）。OB 在肺移植术后很常见，早期病理学上表现为黏膜下淋巴细胞性炎症以及小气道上皮的断裂，然后发生纤维黏液样肉芽组织增生并阻塞气道管腔。关于 OB 的病因学还有争论，目前认为病因有以下几种可能：急性排异、巨细胞病毒感染、原发性移植物失功能、胃食管反流和肺移植类型等。OB 相关的临床症状具有非特异性，疾病早期往往出现刺激性干咳、活动后呼吸困难，影像学表现尚正常，肺功能检查呈阻塞性改变，特别是中期流速的降低，痰检结果（−），肺部没有异常体征。疾病晚期往往出现咳嗽、咳痰，影像学上出现过度充气或者支气管扩张的表现，肺功能呈现严重的阻塞性通气障碍，痰检可见铜绿假单胞菌，肺部可听见异常体征。通过经支气管镜病理活检诊断 OB 比较困难。有报道经支气管镜活检的诊断敏感度只有 17%，特异度达到 94.5%。尽管活检的诊断效率不是很高，但是很多移植中心仍然常规进行组织学检查，因为经气管镜活检能够使部分患者有可能得到早期诊断和早期治疗；组织学检查也可以排除一些引起移植物功能恶化的其他疾病。另外，如支气管肺泡灌洗

液中 IL-12 增高、呼出气体的 NO 含量增多、气道高反应性等对 OB 的早期诊断价值也有相关报道。临床上对于出现 OB 相关症状但是没有直接病理证据的统称为 OB 综合征。OB 的治疗有以下几种方法：改变免疫抑制剂、体外光疗法、全身淋巴组织照射、血浆置换、吸入环孢素等，但是到目前为止没有一项非常有效的方法来治疗和逆转 OB。目前来说，对于肺移植术后 OB 最好的建议是预防为主，特别是移植后早期加强免疫抑制，减轻急性排异的程度。对于肺移植术后 OB 是否需要移植目前仍有争论，早期的经验提示再移植患者的预后比首次移植差很多，而且有文献报道 OB 在再移植病例上发展程度比初次移植病例上发展得更加剧烈（图 4-19-47）。

肺移植患者的围术期管理是一项非常复杂的工程，外科、呼吸科、感染科、营养科、ICU 医生都在患者的恢复中起着非常重要的作用。液体管理、感染的预防、免疫浓度的监测、气道并发症的处理都是影响肺移植成功率的关键。

（陈勇　仲晨曦　潘旭峰　施建新）

参考文献

1. Hattori A, Suzuki K, Matsunaga T, et al. Is limited resection appropriate for radiologically "solid" tumors in small lung cancers? Ann Thorac Surg, 2012, 94:212-215.

2. Wisnivesky JP, Arciniega J, Mhango G, et al. Lymph node ratio as a prognostic factor in elderly patients with pathological N1 non-small cell lung cancer. Thorax, 2011, 66:287-293.

3. Wisnivesky JP, Henschke CI, Swanson S, et al. Limited resection for the treatment of patients with stage IA lung cancer. Ann Surg, 2010, 251:550-554.

4. Suzuki K, Koike T, Asakawa T, et al. A prospective radiological study of thin-section computed tomography to predict pathological noninvasiveness in peripheral clinical IA lung cancer (Japan Clinical Oncology Group 0201). J Thorac Oncol, 2011, 6:751-756.

5. Date H. The impact of complete lymph node dissection for lung cancer on the postoperative course. Thorac Surg Clin, 2012, 22:239-242.

6. D'Amico TA, Niland J, Mamet R, et al. Efficacy of mediastinal lymph node dissection during lobectomy for lung cancer by thoracoscopy and thoracotomy. Ann Thorac Surg, 2011, 92:226-231, 231-232.

7. Lardinois D, Suter H, Hakki H, et al. Morbidity, survival, and site of recurrence after mediastinal lymph-node dissection versus systematic sampling after complete resection for non-small cell lung cancer. Ann Thorac Surg, 2005, 80:268-274, 274-275.

8. Hughes MJ, Chowdhry MF, Woolley SM, et al. In patients undergoing lung resection for non-small cell lung cancer, is lymph node dissection or sampling superior? Interact Cardiovasc Thorac Surg, 2011, 13:311-315.

9. Meacci E, Margaritora S, Cesario A, et al. Surgical treatment of non-small cell lung cancer: mediastinal lymph node dissection. Rays, 2004, 29:423-429.

10. Toker A, Tanju S, Ziyade S, et al. Alternative paratracheal lymph node dissection in left-sided hilar lung cancer patients: comparing the number of lymph nodes dissected

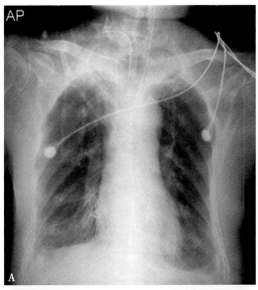

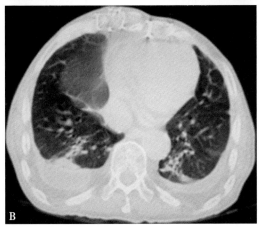

图 4-19-47　肺移植术后 BOS 综合征的影像学表现

A. 肺移植术后 BOS 综合征，胸部 X 线片显示双肺过度充气；B. 肺移植术后 BOS 综合征，CT 显示肺底纤维条索伴支气管扩张，少量胸腔积液

to the number of lymph nodes dissected in right-sided mediastinal dissections. Eur J Cardiothorac Surg,2011,39: 974-980.

11. Doddoli C,Aragon A,Barlesi F,et al. Does the extent of lymph node dissection influence outcome in patients with stage I non-small-cell lung cancer? Eur J Cardiothorac Surg,2005,27:680-685.

12. Matsumura Y,Hishida T,Yoshida J,et al. Reasonable extent of lymph node dissection in intentional segmentectomy for small-sized peripheral non-small-cell lung cancer:from the clinicopathological findings of patients who underwent lobectomy with systematic lymph node dissection. J Thorac Oncol,2012,7:1691-1697.

13. Benhamed L,Bellier J,Fournier C,et al. Postoperative ischemic bronchitis after lymph node dissection and primary lung cancer resection. Ann Thorac Surg,2011,91:355-359.

14. Shimizu K,Otani Y,Ibe T,et al. Late-onset chylothorax after pulmonary resection and systematic mediastinal lymph node dissection for lung cancer. Jpn J Thorac Cardiovasc Surg,2005,53:39-41.

15. Zhou W,Zhang P. The principles and methods in surgical treatment of lung cancer patients with lymph node dissection. Zhongguo Fei Ai Za Zhi,2009,12:805-810.

16. Nomori H,Watanabe K,Ohtsuka T,et al. *In vivo* identification of sentinel lymph nodes for clinical stage I non-small cell lung cancer for abbreviation of mediastinal lymph node dissection. Lung Cancer,2004,46:49-55.

17. Miyoshi S,Yoshino I. Mediastinal lymph node dissection at surgery of a cancer affecting the right lung. Kyobu Geka, 2010,63:110-111.

18. Nomori H,Ohtsuka T,Naruke T,et al. How can sentinel navigation surgery abbreviate mediastinal lymph node dissection for lung cancer? Gan To Kagaku Ryoho,2004, 31:1125-1129.

19. Aokage K,Yoshida J,Ishii G,et al. Subcarinal lymph node in upper lobe non-small cell lung cancer patients:is selective lymph node dissection valid? Lung Cancer,2010,70:163-167.

20. Sioris T,Jarvenpaa R,Kuukasjarvi P,et al. Comparison of computed tomography and systematic lymph node dissection in determining TNM and stage in non-small cell lung cancer. Eur J Cardiothorac Surg,2003,23:403-408.

21. Bolukbas S,Eberlein MH,Schirren J. Role of mediastinal lymph node dissection in non-small cell lung cancer. Front Radiat Ther Oncol,2010,42:78-86.

22. Margaritora S,Cesario A,Porziella V,et al. Mediastinal lymph-node dissection in the surgical treatment of non-small cell lung cancer. Is it still worthwhile? Lung Cancer, 2003,39:109-110.

23. Ishiguro F,Matsuo K,Fukui T,et al. Effect of selective lymph node dissection based on patterns of lobe-specific lymph node metastases on patient outcome in patients with resectable non-small cell lung cancer:a large-scale retrospective cohort study applying a propensity score. J Thorac Cardiovasc Surg,2010,139:1001-1006.

24. Shimizu K,Yoshida J,Nishimura M,et al. Treatment strategy for chylothorax after pulmonary resection and lymph node dissection for lung cancer. J Thorac Cardiovasc Surg,2002,124:499-502.

25. Misthos P,Sepsas E,Kokotsakis J,et al. Prognosis of stage pⅢA non small cell lung cancer after mediastinal lymph node dissection or sampling. J BUON,2009,14(1):45-49.

26. Watanabe S,Asamura H. Lymph node dissection for lung cancer:significance,strategy,and technique. J Thorac Oncol,2009,4:652-657.

27. Thomas P,Doddoli C,Yena S,et al. VATS is an adequate oncological operation for stage I non-small cell lung cancer. Eur J Cardiothorac Surg,2002,21:1094-1099.

28. Roviaro GC,Varoli F,Vergani C,et al. State of the art in thoracospic surgery:a personal experience of 2000 videothoracoscopic procedures and an overview of the literature. Surg Endosc,2002,16:881-892.

29. Nagahiro I,Andou A,Aoe M,et al. Pulmonary function, postoperative pain,and serum cytokine level after lobectomy: a comparison of VATS and conventional procedure. Ann Thorac Surg,2001,72:362-365.

30. Forster R,Storck M,Schafer JR,et al. Thoracoscopy versus thoracotomy:a prospective comparison of trauma and quality of life. Langenbecks Arch Surg,2002,387:32-36.

31. Dieter Jr RA,Kuzycz GB. Complications and contraindications of thoracoscopy. Int Surg,1997,82:232-239.

32. Onnasch JF,Schneider F,Falk V,et al. Five years of less invasive mitral valve surgery:from experimental to routine approach. Heart Surg Forum,2002,5:132-135.

33. Nifong LW,Chu VF,Bailey BM,et al. Robotic mitral valve repair:experience with the da Vinci system. Ann Thorac Surg,2003,75:438-442.

34. Tewari A,Peabody J,Sarle R,et al. Technique of da Vinci robot-assisted anatomic radical prostatectomy. Urology, 2002,60:569-572.

35. Giulianotti PC,Coratti A,Angelini M,et al. Robotics in general surgery:personal experience in a large community

hospital. Arch Surg,2003,138:777-784.

36. 黄佳,罗清泉,方文涛,等. 机器人外科手术系统辅助治疗纵隔肿瘤的初步经验. 上海医学,2011,34(1):47-50.

37. Schurr MO,Arezzo A,Buess GF. Robotics and systems technology for advanced endoscopic procedures: experiences in general surgery. Eur J Cardiothorac Surg, 1999,16(Suppl 2):S97-S105.

38. Eadie LH,Seifalian AM,Davidson BR. Telemedicine in surgery. Br J Surg,2003,90:647-658.

39. Schmid T. Editorial to:main topics:robotic surgery. Eur Surg,2002,34:155-157.

40. Sagawa M,Sato M,Sakurada A,et al. A prospective trail of systematic nodal dissection for lung cancer by video assisted thoracic surgery:can it be perfect? Ann Thorac Surg,2001, 73:900-904.

41. Yim AP. Thoracoscopic thymectomy:which side to approach? Ann Thorac Surg,1997,64:584-585.

42. Mack MJ. Video-assisted thoracoscopy thymectomy for myasthenia gravis. Chest Surg Clin N Am,2001,1:389-405.

43. Luketich JD,Alvelo-Rivera M,Buenaventura PO,et al. Minimally invasive esophagectomy:outcomes in 222 patients Ann Surg,2003,238:486-495.

44. Kumar A,Kumar S,Aggarwal S,et al. Thoracoscopy:the preferred approach for the resection of selected posterior mediastinal tumors. J Laparoendosc Adv Surg Tech A, 2002,12:345-353.

45. Bodner,H. Wykypiel,G. Wetscher,et al. First experiences with the da Vincie operating robot in thoracic surgery. Eur J Cardiothorac Surg,2004,25(5):844-851.

46. Lanfranco A,Castellanos A,Dasai J,et al. Robotic Surgery: a current perspective,Ann Surg,2004,239:14-21.

47. 茅腾,方文涛,罗清泉,等. 机器人外科手术系统辅助食管癌切除术一例. 上海医学,2011(34)1:85-86.

48. Cuschieri A,Shimi S,Banting S. Endoscopic oesophagectomy through a right thoracoscopic approach. J R Coll Surg Edinb. 1992,37:7-11.

49. Kernstine KH,DeArmond DT,Karimi M,et al. The robotic, 2-stage,3-field esophagolymphadenectomy. J Thorac Cardiovasc Surg,2004,127:1847-1849.

50. Bodner JC,Zitt M,Ott H,et al. Robotic-assisted thoracoscopic surgery(RATS)for benign and malignant esophageal tumors Ann Thorac Surg,2005,80:1202-1206.

51. Hillegersberg VR,Boone J,Draaisma WA,et al. First experience with robot-assisted thoracoscopic esophagolymphadenectomy for esophageal cancer Surg Endosc 2006,20:1435-1439.

52. Braumann C,Jacobi CA,Menenakos C,et al. Robotic-

assisted laparoscopic and thoracoscopic surgery with the da Vinci system:a 4-year experience in a single institution. Surg Laparosc Endosc Percutan Tech. 2008 Jun,18:260-266.

53. Kernstine KH,DeArmond DT,Shamoun DM,et al. The first series of completely robotic esophagectomies with three-field lymphadenectomy:initial experience. Surg Endosc, 2007,21:2285-2292.

54. Kim DJ,Hyung WJ,Lee CY,et al. Thoracoscopic esophagectomy for esophageal cancer:feasibility and safety of robotic assistance in the prone position. J Thorac Cardiovasc Surg,2010,139:53-59.

55. Eisold S,Mehrabi A,Konstantinidis L,et al. Experimental study of cardiorespiratory and stress factors in esophageal surgery using robot-assisted thoracoscopic or open thoracic approach. Arch Surg,2008,143:156-163.

56. Hardy JD,Webb WR,Walton NC,et al. Lung homotransplantation in man. JAMA 1963,186:1065-1074.

57. Toronto Lung Transplant Group. Unilateral lung transplantation for pulmonary fibrosis. N Engl J Med,1986,314:1140-1145.

58. Patterson GA,Todd TR,Cooper JD,et al. Airway complication after double-lung transplantation. Toronto Lung Transplant Group. J Thorac Cardiovasc Surg,1990, 99:14-20.

59. Meyers BF,Lynch JP,Trulock EP,et al. Single versus bilateral lung transplantation for idiopathic pulmonary fibrosis: a ten-year institutional experience. J Thorac Cardiovasc Surg,2000,120:99-107.

60. Prekker ME,Nath DS,Walker AR,et al. Validation of the proposed International Society for Heart and Lung Transplantation grading system for primary graft dysfunction after lung transplantation. J Heart Lung Transplant,2006, 25:371.

61. Daud SA,Yusen RD,Meyers BF,et al. Impact of immediate primary lung allograft dysfunction on bronchiolitis obliterans syndrome. Am J Respir Crit Care Med,2007,175:507.

62. Huang HJ,Yusen RD,Meyers BF,et al. Late primary graft dysfunction after lung transplantation and bronchiolitis obliterans syndrome. Am J Transplant,2008,8:2454.

63. Meyers BF,de la Morena M,Sweet SC,et al. Primary graft dysfunction and other selected complications of lung transplantation:A single-center experience of 983 patients. J Thorac Cardiovasc Surg,2005,129:1421.

64. Amital A,Shitrit D,Raviv Y,et al. Development of malignancy following lung transplantation. Transplantation,2006,81:

547.

65. Vasiliadis HM, Collet JP, Poirier C. Health-related quality-of-life determinants in lung transplantation. J Heart Lung Transplant, 2006, 25:226.

66. Arnaoutakis GJ, Allen JG, Merlo CA, et al. Impact of the lung allocation score on resource utilization after lung transplantation in the United States. J Heart Lung Transplant, 2011, 30:14.

67. Vasiliadis HM, Collet JP, Penrod JR, et al. A cost-effectiveness and cost-utility study of lung transplantation. J Heart Lung Transplant, 2005, 24:1275.

68. Davis SQ, Garrity ER Jr. Organ allocation in lung transplant. Chest, 2007, 132:1646.

69. Iribarne A, Russo MJ, Davies RR, et al. Despite decreased wait-list times for lung transplantation, lung allocation scores continue to increase. Chest, 2009, 135:923.

70. Yusen RD, Shearon TH, Qian Y, et al. Lung transplantation in the United States, 1999-2008. Am J Transplant, 2010, 10:1047.

71. Russo MJ, Iribarne A, Hong KN, et al. High lung allocation score is associated with increased morbidity and mortality following transplantation. Chest, 2010, 137:651.

72. Meyer DM, Edwards LB, Torres F, et al. Impact of recipient age and procedure type on survival after lung transplantation for pulmonary fibrosis. Ann Thorac Surg, 2005, 79:950.

73. Blondeau K, Mertens V, Vanaudenaerde BA, et al. Gastro-oesophageal reflux and gastric aspiration in lung transplant patients with or without chronic rejection. Eur Respir J, 2008, 31(4):707-713.

74. Titman A, Rogers CA, Bonser RS, et al. Disease-specific survival benefit of lung transplantation in adults: a national cohort study. Am J Transplant, 2009, 9:1640.

75. Liu V, Zamora MR, Dhillon GS, et al. Increasing lung allocation scores predict worsened survival among lung transplant recipients. Am J Transplant, 2010, 10:915.

76. Berezne A, Ranque B, Valeyre D, et al. Therapeutic strategy combining intravenous cyclophosphamide followed by oral azathioprine to treat worsening interstitial lung disease associated with systemic sclerosis: a retrospective multicenter open-label study. J Rheumatol, 2008, 35:1064-1072.

77. Morrell MR, Despotis GJ, Lublin DM, et al. The efficacy of photopheresis for bronchiolitis obliterans syndrome after lung transplantation. J Heart Lung Transplant, 2010, 29:424.

78. Christie JD, Sager JS, Kimmel SE, et al. Impact of primary graft failure on outcomes following lung transplantation. Chest, 2005, 127:161.

79. Date H, Aoe M, Sano Y, et al. Improved survival after living-donor lobar lung transplantation. J Thorac Cardiovasc Surg, 2004, 128:933.

80. Bowdish ME, Barr ML, Starnes VA. Living lobar transplantation. Chest Surg Clin North Am, 2003, 13:505.

81. Trulock EP, Edwards LB, Taylor DO, et al. Registry of the International Society for Heart and Lung Transplantation: twenty-second official adult lung and heart-lung transplant report--2005. J Heart Lung Transplant, 2005, 24:956.

82. Christie JD, Sager JS, Kimmel SE, et al. Impact of primary graft failure on outcomes following lung transplantation. Chest, 2005, 127:161.

83. Bowdish ME, Pessotto R, Barbers RG, et al. Long-term pulmonary function after living-donor lobar lung transplantation in adults. Ann Thorac Surg, 2005, 79:418.

84. Wells WJ, Barr ML. The ethics of living donor lung transplantation. Thorac Surg Clin, 2005, 15:519.

85. Yasufuku K, Heidler KM, Woods KA, et al. Prevention of bronchiolitis obliterans in rat lung allografts by type V collagen-induced oral tolerance. Transplantation, 2002, 73:500-505.

86. Kent MS, Luketich JD, Irshad K, et al. Comparison of surgical approaches to recalcitrant gastroesophageal reflux disease in the patient with scleroderma. Ann Thorac Surg, 2007, 84:1710-1715, discussion 1715-1716.

87. Patterson GA: Living lobar lung transplantation: Is it a necessary option? Am J Transplant, 2004, 4:1213.

88. Mason DP, Rajeswaran J, Murthy SC, et al. Spirometry after transplantation: how much better are two lungs than one? Ann Thorac Surg, 2008, 85:1193.

89. McCurry KR, Shearon TH, Edwards LB, et al. Lung transplantation in the United States, 1998-2007. Am J Transplant, 2009, 9:942.

90. Keshavjee S. Retransplantation of the lung comes of age. J Thorac Cardiovasc Surg, 2006, 132:226.

91. Hachem RR, Yusen RD, Chakinala MM, et al. A randomized controlled trial of tacrolimus versus cyclosporine after lung transplantation. J Heart Lung Transplant, 2007, 26:1012.

92. Vos R, Vanaudenaerde BM, Ottevaere A, et al. Long-term azithromycin therapy for bronchiolitis obliterans syndrome: divide and conquer? J Heart Lung Transplant, 2010, 29:1358.

93. Kawut SM, Lederer DJ, Keshavjee S, et al. Outcomes after lung retransplantation in the modern era. Am J Respir Crit

Care Med,2008,177:114.

94. Verleden GM,Lievens Y,Dupont LJ,et al. Efficacy of total lymphoid irradiation in azithromycin nonresponsive chronic allograft rejection after lung transplantation. Transplant Proc,2009,41:1816.

95. Iacono AT,Johnson BA,Grgurich WF,et al. A randomized trial of inhaled cyclosporine in lung-transplant recipients. N Engl J Med,2006,354:141.

96. Snell GI,Valentine VG,Vitulo P,et al. Everolimus versus azathioprine in maintenance lung transplant recipients:an international,randomized,double-blind clinical trial. Am J Transplant,2006,6:169.

97. Strueber M,Fischer S,Gottlieb J,et al. Long-term outcome after pulmonary retransplantation. J Thorac Cardiovasc Surg,2006,132:407.

98. Shuhaiber JH,Kim JB,Hur K,et al. Survival of primary and repeat lung transplantation in the United States. Ann Thorac Surg,2009,87:261.

99. Gottlieb J,Szangolies J,Koehnlein T,et al. Long-term azithromycin for bronchiolitis obliterans syndrome after lung transplantation. Transplantation,2008,85:36.

100. Finlen Copeland CA,Snyder LD,et al. Survival after bronchiolitis obliterans syndrome among bilateral lung transplant recipients. Am J Respir Crit Care Med,2010,15,182:784-789.

101. Fisher AJ. Azithromycin and bronchiolitis obliterans syndrome after lung transplantation:is prevention better than cure? Eur Respir J,2011,37:10-12.

第二十章　胸壁和胸膜应用解剖

第一节　胸壁与胸廓的应用解剖

一、概述

胸壁由胸部的软组织和骨骼组织构成。按层次分包含皮肤、浅筋膜、深筋膜、肌肉组织、神经、血管组织、骨性胸廓及胸内筋膜等。按部位分可分为胸前区、胸前外侧区和胸背区。胸壁的肋骨，肋软骨、前面的胸骨和后面的胸椎骨和肋间肌等一道构成一个圆筒形的笼状骨架，形成骨性胸廓（图5-20-1）。成年人胸廓的前后径较左右径为短，两者的比例约为1:1.5；小儿和老年人胸廓的前后径略小于左右径或几乎相等，呈圆柱形。胸廓有上、下口和前、后、侧壁（图5-20-1）。

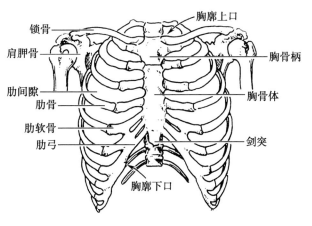

图 5-20-1　骨性胸廓

锁骨

肩胛骨

肋间隙

肋骨

肋软骨

肋弓

胸廓上口

胸骨柄

胸骨体

剑突

胸廓下口

1. 胸廓上口　较小，其平面稍向前下倾斜，由胸骨柄上缘、第1肋和第一胸椎围成，是胸腔与颈部的通道。

2. 胸廓下口　宽而不整，由第12胸椎，第12、11对肋，肋弓和剑突围成。横径较宽并向后下倾斜，由膈肌封闭成胸腔底。

3. 前壁　最短，由胸骨、肋软骨、肋骨前端构成。

4. 后壁　较长，由全部胸椎和肋角内侧的肋骨部分构成。

5. 外侧壁　最长，由肋骨体构成。

胸廓具有一定的弹性和活动性，其主要作用除了支持和保护胸腔脏器避免外力损伤外，同时还起着协同发挥重要生理功能的作用。其中最主要的作用是参与呼吸运动，吸气时胸廓各径均增大，其前后径和横径增大是肋骨和胸骨运动的结果，垂直径的增大是膈肌收缩、膈穹下降的结果。肋骨的运动，吸气时肋颈沿自身长轴向后旋转肋体上提，并将其前端的胸骨推向前上，肋骨两侧外翻，所以胸廓的前后径、左右径加大，呼气时做相反方向的运动，使胸腔容积减少。由于胸廓的协调运动形成了特有的胸膜腔的负压发生变化，除了是肺能完成呼吸运动外，同时还使得上下腔静脉血回流右心房，并促使胸导管内的乳糜液向上回流至无名静脉。

胸廓的内面覆盖有胸内筋膜和壁层胸膜，后者移行至肺表面形成脏层胸膜，两层胸膜之间形成天然的胸膜腔。

二、应用解剖

(一) 胸壁的软组织

胸壁的软组织包括皮肤、浅筋膜、深筋膜、肌肉组织、神经、血管组织以及胸内筋膜和壁层胸膜。按层次分,可分为胸壁浅层组织、深层组织和内层组织三层组织结构。

1. 胸壁的浅层软组织结构

(1) 皮肤:胸前区、胸外侧区皮肤较薄,尤以腋窝、胸骨表面、锁骨下面和乳头区等处最薄。胸前部皮肤面积大,颜色、质地与颌面部接近,可用于颌面部损伤的修复。胸部许多区域的皮肤都可找到特定的皮动脉,制成带血管蒂的皮瓣。

(2) 浅筋膜:内含脂肪、皮神经、浅血管、浅淋巴管和乳腺。

1) 皮神经:胸前区、胸外侧区皮神经来自颈丛和上部的肋间神经的分支,主要包括:①锁骨上神经:3~4支,属于颈丛的皮支,分布于胸前区上部和肩部皮肤。②肋间神经的外侧皮支和前皮支:肋间神经在腋前线处发出外侧皮支,分布于胸外侧区和胸前部外侧部皮肤,在胸骨两侧发出前皮支,分布于胸前区内侧部皮肤。

肋间神经的分布具有两个特点:①节段性和带状分布,第2肋间神经皮支分布于胸骨角平面;第4肋间神经皮支分布于乳头平面;第6肋间神经皮支分布于剑突平面;第8肋间神经至肋弓平面。根据皮神经的节段性分布,可判断麻醉平面和脊髓损伤节段。②重叠分布相邻的三条皮神经互相重叠,共同管理一带状区的皮肤感觉。

2) 血管:主要是胸廓内血管、肋间后血管和腋血管的分支,与肋间神经的皮支伴行,分布于胸壁的皮肤,肌肉和乳房等浅层组织。

2. 胸壁的深层软组织结构

(1) 深筋膜:胸前、外侧区深筋膜分浅、深两层,浅层覆盖于胸大肌表面,向上附着于锁骨,向内侧与胸骨膜相续,向下、向后分别与腹部和胸背部深筋膜延续。深层位于胸大肌深面,上端附于锁骨,向下包裹锁骨下肌和胸小肌,其中张于喙突、锁骨下肌与胸小肌上缘之间的部分称为锁胸筋膜(图5-20-2)。胸肩峰动脉的分支、胸内外侧神经穿出该

筋膜至胸大、小肌,头静脉与淋巴管则穿过此筋膜进入腋窝(图5-20-2)。

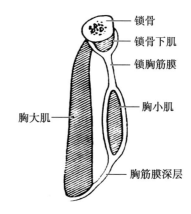

图 5-20-2 锁骨筋膜

(2) 肌层:胸前、外侧区肌层由浅至深可分四层,第一层为胸大肌、腹外斜肌和腹直肌上部;第二层为胸小肌、锁骨下肌和前锯肌;第三层为肋间肌;第四层为胸横肌。胸背区肌层主要由斜方肌、背阔肌和菱形肌等组成。

1) 胸大肌:为前胸重要肌肉组织。起自锁骨内侧半、胸骨前面和第1~6肋软骨以及腹直肌鞘前壁上部,止于肱骨大结节嵴。胸部手术时,常被用于行肌皮瓣转移进行胸壁缺损等修补或被用于胸廓成形术时进行组织填充消灭残腔。

2) 胸小肌:位于胸大肌深面。起自第3~5肋之前和肋间肌表面之筋膜,止于肩胛喙突。

3) 前锯肌:为大扁形肌,呈锯齿状,起自第1~9肋骨之外侧,纤维向后行走,越过胸廓侧壁和后壁,止于肩胛骨内侧缘,胸后外切口进胸时,常需切断此肌肉。

4) 斜方肌:一侧呈三角形,左右两侧相合成斜方形。起于枕外隆凸、上项线、项韧带、第7颈椎及全部胸椎棘突。纤维分上、中、下三部分,分别止于锁骨外侧1/3、肩胛冈和肩峰。

5) 背阔肌:是背部最宽阔的肌肉,位于腰背部和胸部后外侧皮下。起于第7~12胸椎及全部腰椎棘突、骶正中嵴、髂嵴后部和第10~12肋外侧面,止于肱骨小结节嵴,由胸背神经支配。胸部手术时也是常被用于作为修补和填充的肌组织。

6) 菱形肌:位于斜方肌深层,居于胸背部上方脊柱两侧,呈菱形。起自第6、7颈椎和第1~4胸椎

棘突,止于肩胛骨内侧缘。

(3) 肋间隙:肋间隙的宽窄不统一,上宽下窄、前宽后窄,其内有肋间肌、肋间血管和神经。

1) 肋间肌:肋间隙内有三层肌及其延续的腱膜,肌与腱膜附着于肋骨的上、下缘的骨膜,肋骨有肌肉附着,骨折时不易移位,愈合较快。手术中切除肋骨时,应沿肌肉附着方向剥离骨膜,肋上缘由后向前剥离,下缘由前向后剥离,如此操作较为容易,不致撕裂肌纹。①肋间外肌:位于肋间隙外层,起自上位肋的下缘,肌纤维斜向前下,止于下位肋的上缘。其范围后方始于肋间节,前方近肋软骨处延为腱性的膜,称肋间外膜直至胸骨侧缘。②肋间内肌:位于肋间外肌之深面,起自上位肋骨下缘,肌纤维向后下方斜行,止于下位肋骨之上缘。自胸骨侧缘向后至肋角处接肋间内膜,后者向内侧与脊柱相连。③肋间最内肌:位于肋间内肌深面,肌纤维方向与肋间内肌相同,二肌间有肋间血管神经通过。该肌薄弱不完整,仅存在于肋间隙中1/3部,而前、后部无此肌,故肋间血管神经直接与其内面的胸内筋膜相贴,当胸膜感染时,可刺激神经引起肋间神经痛。

带蒂的肋间肌在胸外科手术中,常被用于进行胸廓改良术时进行残腔填充,以及用于支气管胸膜瘘,气管食管瘘等修补术。

2) 肋间血管、神经:①肋间前动脉:发自胸廓内动脉,每一肋间隙上下缘各有1支,于腋中线之前与肋间后动脉吻合。②肋间后动脉:共12对,第1、2肋间后动脉发自锁骨下动脉之上肋间动脉,其余肋间动脉发自降主动脉,每肋间各有1支。在肋骨角的内方斜行于肋间肌中部,至肋骨角部进入肋骨沟,在肋间隙里贴着上位肋骨的下缘前行于肋间内肌与肋间最内肌之间,其下方为肋间神经,上方为肋间静脉。于腋中线之前,分为2支,贴着肋间隙上下缘与肋间前动脉分支吻合(图5-20-3)。③肋间静脉:和肋间动脉并行,也分为肋间前与后静脉。肋间浅静脉汇入乳内静脉,肋间后静脉左侧汇入半奇静脉,右侧汇入奇静脉。临床行胸膜腔穿刺操作时,在肋角外侧和腋中线之间于下位肋的上缘进针,而在腋中线和胸骨之间的前胸壁,穿刺进针点应选择在上下肋间隙的中间部位,以避免损伤

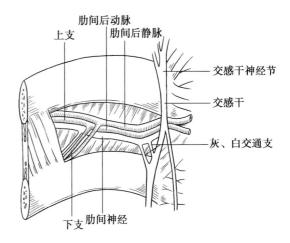

图 5-20-3　肋间后动脉

肋间血管引发血胸等并发症。④肋间神经:共12对,为胸脊神经之分支。1~11对行走于肋间隙之内,最后1对行走在第12肋下,称之为肋下神经。第1肋间神经细小,无皮支。第2肋间神经外皮支称之为肋间臂神经,穿过腋窝后支配上臂后内部分皮肤,损伤时可引起上臂后内侧皮肤麻木。第3~6肋间神经支配胸壁组织,第7~11肋间神经和肋下神经分布于胸壁和腹壁组织,损伤后可引起腹部疼痛。第7~10肋间神经同时分布于膈肌的外三分之一部,膈肌外侧部病变可表现胸壁和腹壁疼痛。

3. 胸壁的内层软组织结构　主要由胸内筋膜和壁层胸膜组成。

(1) 胸内筋膜:为一层致密的结缔组织膜,被覆于肋和肋间隙内面。胸内筋膜与壁层胸膜之间有疏松结缔组织,手术时,将手或器械伸入此层,可使壁层胸膜与胸壁分离。位于脊柱两侧的胸内筋膜较厚,临床可经此处剥离壁层胸膜,施行后纵隔手术。筋膜向下覆盖于膈的上面,称膈胸膜筋膜或膈上筋膜。向上覆盖于胸膜顶上并增厚,称胸膜上膜,即Sibson筋膜。此筋膜起自第7颈椎横突,向下方外侧呈扇形附着于第1肋内缘。此层筋膜对胸膜顶起着保护作用,使其与斜角肌、锁骨下血管、膈神经等隔离。行胸膜肺尖松解术时,必须将其分断。

(2) 壁层胸膜:是胸壁组织最内层的软组织,贴附于胸内筋膜,壁层胸膜分四部:颈根、膈、纵隔和肋部,颈根部最表浅。壁层胸膜各部间移行反折处又形成了三个狭窄区(隐窝),即肋膈隐窝、肋纵隔隐窝和膈纵隔隐窝,肋膈隐窝最低。胸腔积液时常

以此处最为明显。

（二）胸壁的骨性组织

1. 胸骨 位于前胸正中部位，由三部分骨性组织和相关的两处纤维连接构成，从上到下依次为胸骨柄、胸骨体和剑突，其两侧与左右锁骨、肋骨和肋软骨相连共同组成骨性胸廓（图 5-20-4）。

（1）胸骨柄：位于胸骨的最上部位，上宽下窄，呈现类似六角形的骨性组织。胸骨柄上方中部微凹处为颈静脉切迹，其后方左右侧有左右颈静脉紧贴着经过，从上方分离胸骨柄后方时需紧贴胸骨以免损伤颈静脉。胸骨柄左右两侧上方切迹为锁骨切迹，与左右锁骨的胸骨头连接构成胸锁关节，其下方柄侧缘为第1肋切迹，与左右第1肋软骨连接。胸骨柄和两侧相连的锁骨和第1肋共同组成胸廓上口的骨性结构，以此固定胸廓上部。

（2）胸骨体：胸骨体扁而长，呈长方形，两侧有第2~7肋软骨相连接的切迹。上部与胸骨柄下部紧密连接融合，下部逐渐变窄，至腹直肌上端处与剑突相连。左右侧的肋骨切迹分别与两侧的肋软骨和肋骨弓紧密连接。

胸骨柄与胸骨体有纤维软骨连接成微隆起的部分，又叫 Louis 角。在体表可以看到和触摸到，常作为胸外科手术时的重要体表标记，其两侧分别与左、右第2肋软骨相连，以此作为前胸壁计数肋骨的标志。胸骨角部位又相当于左、右主支气管分叉处，主动脉弓下缘水平、心房上缘、上下纵隔交界部，并与背部第4、5胸椎相对应。

（3）剑突：为胸骨体下端突出部分，扁而薄，呈三角形，底部与胸骨体相连接，下端游离，其位置较深，常埋藏于上端腹直肌鞘内。剑突形状多变，位居左右肋弓之间，青少年时为小片状软骨组织，成年后逐渐骨化，但有人终生保持软骨形式。剑突在临床上无特殊的生理功能，外科手术需要时可予以切除。剑突与左肋弓之夹角处，临床上常作为自腹上部穿越膈肌进行心包穿刺的进针部位。

胸骨的血供主要来自于胸廓内血管的分支，其左右缘外侧约1cm处，胸廓内动脉行走其间，手术行胸骨横断或行胸骨旁纵隔肿瘤穿刺活检时，需注意防止其损伤。胸骨的后面为纵隔器官，两者之间为疏松组织形成潜在间隙，术中容易分离，食管癌手术行替代器官颈胸径路之一即经此间隙。

2. 肋骨 共有12对，左右对称，后端与胸椎关节相连，前端仅第1~7肋借软骨与胸骨相连接，称为真肋；第8~12肋称为假肋，其中第8~10肋借肋软骨与上一肋的软骨相连，形成肋弓，第11、12肋前端游离，又称浮肋。

肋骨的一般形态：后端稍膨大，叫肋头，有关节面与胸椎体的肋凹形成关节，从肋头向后外变细，

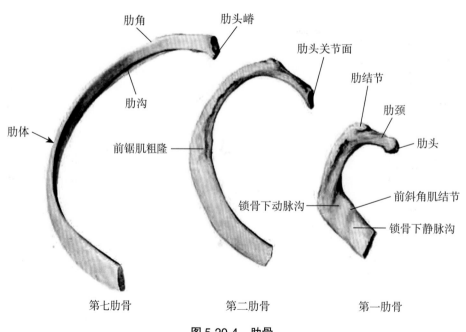

图 5-20-4 肋骨

叫肋颈,再向外变扁成肋骨体,颈与体结合处的后面突起叫作肋结节,有关节面与胸椎横突肋凹相关节。肋体向外转为向前的转弯处叫肋角,肋体下缘内面有容神经血管经过的肋沟。肋骨体前端粗糙,与肋软骨相连接,肋软骨为透明软骨,与胸骨侧缘相关节。

第1肋骨短小而弯曲,头和颈稍低于体,肋骨体可分为上、下两面和内、外两缘。上面内缘处有前斜角肌附着形成的前斜角肌结节,结节的前、后方各有浅沟,是锁骨下静脉和锁骨下动脉的压迹。下面无肋沟,前端借肋软骨直接与胸骨相结合。

第2肋比第1肋稍长,其结构形态介于第1肋和其他肋骨之间,中部外侧缘有以肋骨粗隆,是前锯肌附着的部位。

第3~9肋,形状结构和功能相近,结构具备肋骨的一般特征。

第10肋是构成胸廓的最下方一根固定肋骨,第11、12肋无肋结节,体直而短,末端钝圆,前端游离,无肋软骨与胸骨相连接,此肋在临床上无特殊意义,需要时可予以切除。

肋骨后部与胸锥形成关节,并以周围纤维韧带固定,前部通过肋软骨与胸骨相连,具有一定的缓冲作用,中部肋骨缺少保护,受到暴力后易于形成骨折,肋骨角处是最易发生骨折的部位。

3. 肋软骨　第1~10肋骨前端均与肋软骨相连。第1~7肋软骨,内端分别于胸骨上相应之肋骨切迹相连。第1对肋软骨与胸骨柄直接连接形成一种特殊的不动关节,第2~7对肋软骨与胸骨侧缘相应的切迹形成胸肋关节相连。第8~10肋软骨的内端与其上之肋软骨相互融合,形成一整块肋软骨弓。

肋软骨为白色不透明之软骨组织,其骨膜血供很少,因此对感染的抵抗能力甚弱,一旦发生细菌感染后很难愈合,常需进行软骨切除或肋软骨弓全长切除。

第二节　胸膜和胸膜腔的应用解剖

一、胸膜

胸膜是一层薄而光滑的浆膜,具有分泌和吸收

等功能。可分为互相移行的内、外两层,内层被覆于肺的表面,称为脏胸膜;外层被覆于胸腔壁内面,称为壁胸膜。

(一)壁层胸膜

壁层胸膜是胸壁的最内面,位于胸内筋膜的深面,覆盖于整个胸廓的内表面,依其所贴附的部位不同可分为四个部分。

1. 胸膜顶部　位于胸顶部,包被在左右肺尖上方,呈穹隆状突入颈部,高出锁骨内侧1/3上方2~3cm。行颈内静脉置管或颈部手术时需注意避免损伤而引起气胸。

2. 肋胸膜　紧贴着两侧胸壁各肋骨和肋软骨的内面,上接胸膜顶,下方与膈胸膜相连接,内侧则与纵隔胸膜相连。

3. 纵隔胸膜　前后肋胸膜向内侧覆盖移行于肺的脏层胸膜,期间覆盖于纵隔面即为纵隔胸膜,覆盖于心包、纵隔血管、气管、食管、膈神经、迷走神经等重要器官组织。两侧纵隔胸膜于肺门处包绕肺根后移行于脏胸膜。在肺根的下方,纵隔外侧面与肺内侧面之间的脏、壁层胸膜移行部形成双层的胸膜皱襞,称之为下肺韧带。

4. 膈胸膜　胸腔两侧的肋胸膜和纵隔胸膜向下移行覆盖于膈肌表面并与之贴合,此层胸膜称之为膈胸膜。膈胸膜和膈肌表面贴合紧密,不易剥离,胸膜病变行胸膜全层切除术时常需一并切除膈肌。肋胸膜和膈胸膜相交处为胸腔的最低点呈三角形锐角,称之为肋膈角。

(二)脏层胸膜

脏层胸膜被覆于肺的表面,与肺紧密结合,并伸入叶间裂内,因此,很难将胸膜与肺泡进行分离。

1. 肺叶胸膜　脏层胸膜在左右肺门部于壁层胸膜汇合后,覆盖于全部肺组织表面,将肺严密包裹于脏层胸膜内。由于胸膜在肺表面的反折走向,将左右肺分隔成独立的肺叶,右肺分为上、中、下三叶,左肺则分为上、下两叶,每个肺叶的表面均覆盖完整的胸膜。

2. 叶间胸膜　左右两肺的各肺叶之间,脏层胸膜随着肺的分叶进入其间隔,直至肺门根部,肺叶和肺叶之间的胸膜称之为叶间胸膜。两肺叶之间的脏层胸膜相互贴连,但不黏着,在肺叶和肺叶

之间形成肺间裂隙,称之为肺裂。左右肺上下叶之间、右肺下叶和中叶之间,由后上方向前下走向各有一个斜裂;右肺上叶和右中肺之间有一个水平方向的由外向内行走的横裂,称之为水平裂。临床进行肺叶切除术时,可由肺裂处进行解剖和分离肺的血管和支气管。

（三）胸膜的血管、淋巴和神经

1. 血管　壁层胸膜的血液供应主要来自肋间后动脉、胸廓内动脉和心包膈动脉的分支,脏层胸膜则来自支气管动脉和肺动脉的分支。静脉与同名动脉伴行,最终注入上腔静脉和肺静脉。

2. 淋巴　胸膜的淋巴管位于间皮深面的结缔组织中。脏层胸膜的淋巴管与肺的淋巴管吻合,注入支气管肺淋巴结。壁层胸膜各部的淋巴管回流不同,分别注入胸骨旁淋巴结、肋间淋巴结、膈淋巴结、纵隔前后淋巴结和腋淋巴结。壁层淋巴管与胸膜腔相通,实验表明,若将炭粒注入胸膜腔作为淋巴引流标记,随后发现黑炭粒被壁层胸膜而不是脏层胸膜的淋巴组织所摄取。

3. 神经　脏层胸膜由肺丛的内脏感觉神经支配,肺丛位于肺根前、后方。脏层胸膜对触摸、温度等刺激不敏感,定位不准确,但对牵拉敏感,故肺手术时可在肺根进行局部麻醉,以阻滞肺丛的传入冲动。壁层胸膜由脊神经的躯体感觉神经支配,肋间神经分布至肋胸膜和膈胸膜周围部,膈神经分支分布至膈胸膜中央部、纵隔胸膜和胸膜顶。壁胸膜对机械性刺激敏感,痛阈低,定位准确,胸膜炎时,常可引起牵涉性痛,如出现胸腹部痛或颈肩部痛等。

（四）胸膜的位置

胸膜各部互相反折部位在体表的投影,有实用意义者为胸膜前界和下界(图5-20-5)。

1. 胸膜前界　为肋胸膜前缘与纵隔胸膜前缘的反折线。两侧起自锁骨内侧1/3上方2~3cm处,向内下方经胸锁关节后面至第2胸肋关节高度两侧靠拢,在中线偏左垂直向下,右侧直达第6胸肋关节移行为下界,左侧至第4胸肋关节高度略转向外下,在胸骨外侧缘2.0~2.5cm下行,达第6肋软骨中点处移行为下界。两侧胸膜前界在第2~4胸

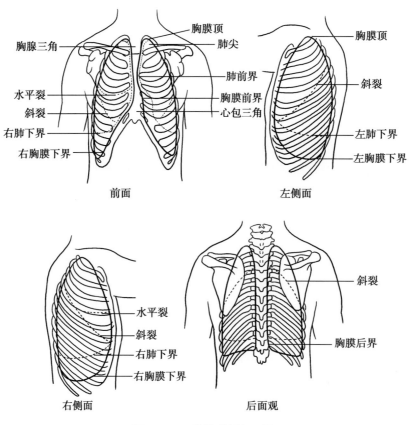

图 5-20-5　胸膜前界和下界

肋关节高度靠拢,向上、下分开,形成两个三角形无胸膜区。上方者为上胸膜区,又称胸腺三角,内有胸腺。下方者为下胸膜区,又称心包三角,内有心和心包。

2. 胸膜下界　为肋胸膜下缘与膈胸膜的反折线。右侧起自第6胸肋关节后方,左侧起自第6肋软骨中点处,两侧均向外下行,在锁骨中线与第8肋相交,在腋中线与第10肋相交,在肩胛线与第11肋相交,近后正中线处平第12胸椎棘突,右侧胸膜下界略高于左侧。

二、胸膜腔

位于肺的周围,是脏层胸膜与壁层胸膜在肺根处相互转折、移行,形成密闭的潜在性的腔隙,内有少量浆液,起润滑作用。腔内呈负压。

壁层胸膜与脏层胸膜之间大部分互相贴近,故胸膜腔是潜在的腔隙,但在壁层胸膜各部相互转折处,肺缘不能伸入其内,这些部位的胸膜腔称为胸腔隐窝。主要有肋膈隐窝和肋纵隔隐窝。

1. 肋膈隐窝　位于肋胸膜下缘与膈胸膜转折处,呈半环形,自剑突向后下至脊柱两侧,后部较深,是胸膜腔的最低点,深吸气时肺缘不能伸入其内,胸膜腔积液首先积聚于此处。胸膜腔穿刺时,刺针进入此隐窝内。

2. 肋纵隔隐窝　位于肋胸膜前缘与纵隔胸膜前缘转折处下部,以左侧较为明显,在胸骨左侧第4~5肋间隙后方,心包前方,肺的心切迹内侧。

胸膜腔内的压力,不论吸气或呼气时,总是低于外界大气压,故称负压。这是胸壁向外扩张和肺弹性回缩造成相反方向力所形成的结果。正常人在平静吸气末时胸内压力为 $-8 \sim -4cmH_2O$,呼气末时为 $-4 \sim -2cmH_2O$。胸膜腔内仅有少量浆液,可减少呼吸时摩擦,正常情况下,胸腔积液量约为0.3ml/kg,为低渗性(含蛋白 10g/L)。生理性胸腔积液是在胸顶区由壁层胸膜产生,而在胸腔基底区横膈面和纵隔面的壁层胸膜上的淋巴管微孔重吸收。正常情况下,脏层胸膜对胸腔积液的产生和吸收几乎不起作用。据测定,人胸腔积液每小时交换量约为 0.15ml/kg,最大胸膜淋巴流量约为 30ml/h,约相当于 700ml/d。

(付士杰)

参考文献

1. 顾恺时. 顾恺时胸心外科手术学. 上海:上海科学技术出版社,2003.
2. 钟世镇. 临床应用解剖学. 北京:人民军医出版社,1998.
3. 黄国俊. 胸部应用解剖学 // 吴英恺. 胸部疾病. 北京:人民卫生出版社,1959.
4. 俞森洋. 胸膜和胸膜腔的解剖和生理功能的研究. 中华结核和呼吸杂志,2001,24(1):13-15.
5. Willianms PL,et al. Gay's Anatomy.38th ed. London:Churchill Livingstone,1995.
6. Geoffrey MG,Muhammad N. The anatomy of the ribs and sternum and their relationship to chest wall structure and function. Thorac Surg Clin,2007,17:473-489.
7. Joseph I,Miller Jr. Muscles of the chest wall. Thorac Surg Clin,2007,17:463-472.
8. Erino AR,Anna MC,The intercostal space. Thorac Surg Clin,2007,17:491-501.
9. Gray H. Gray's anatomy:the anatomical basis of medicine and surgery. 39th edition. London:Churchill Livingstone,2002.
10. Horrigan TP,Snow NJ,Thoracoplasty:current application to the infected pleural space. Ann Thorac Surg,1990,50:695-699.
11. Babu VN,Pala BR. Relevant surgical anatomy of the chest wall. Thorac Surg Clin,2010,20:453-463.
12. Gradner G. Thoracic wall. Feline soft tissue and general surgery,2014:495-505.
13. Steven EW,Barbara AC,Jess M. Anatomy and physiologic aspects of neural,muscular and chest wall interactions with the lung. Principles of Pulmonary Medicine(six edition),2014:224-233.

第二十一章　胸壁畸形

胸壁畸形（chest wall deformities）一般是因胸壁先天性发育障碍引起部分胸壁外形及解剖结构异常，这类病变中严重危及生命的病例不多，常见的病变包括以下几种：①漏斗胸；②鸡胸；③Poland综合征；④胸骨裂；⑤其他病变包括胸椎-肋骨畸形（Jarcho-Levin综合征）、肋骨发育异常等。

第一节　漏斗胸

一、概述

漏斗胸是相对常见的胸廓畸形，占胸廓畸形总数的90%。发病率0.1%~0.3%，男女比约为4:1。因主要表现为下段胸骨、两侧部分肋（软）骨包括剑突向内弯曲凹陷，呈漏斗状而得名。漏斗胸通常在出生后1年内出现，占86%，随着年龄增长畸形日益明显，至青春期加剧，有些婴幼儿前胸壁凹陷伴反常呼吸。漏斗胸经常发生不对称凹陷，右侧凹陷较左侧深而明显，胸骨亦随之旋转右偏，造成胸椎右突和腰椎左突的脊椎侧突畸形占26%。轻则因胸廓外观不佳对患者心理产生不良影响，重则可伴发心、肺及脊柱压迫症状影响心肺功能。

二、病因

漏斗胸可为单一疾病也可为某些综合征（如Marfan综合征、Prune-belly综合征等）临床表现的一部分。其病因尚无定论，可能与多种因素相关。

Brodkin提出膈肌中心腱缩短牵拉胸骨和肋软骨使之向后凹陷，从而形成漏斗胸畸形；Gilmartin等则认为漏斗胸的形成与呼吸道阻塞后迫使患者用力呼吸和肺容量的增加有关。但漏斗胸的形成是因为胸骨和肋软骨发育障碍，过度向后方错位生长，形成胸骨体及其邻接肋软骨极度凹陷，继而造成胸骨和肋软骨生物力学性能下降的理论得到目前较为广泛的认可。当然，漏斗胸骨及软骨生成不良常合并骨骼肌肉系统疾病，如脊柱侧弯、后凸等，提示漏斗胸的形成与结缔组织异常有一定关系；而微量元素参与体内多种酶的合成代谢，与骨的发育也密切相关，缺乏钙、磷、维生素D等物质也可能导致漏斗胸。另外，漏斗胸有一定的遗传因素，据报道11%~37%的患者有家族史。

三、病理生理

漏斗胸为中下段胸骨及相应肋软骨（多为第3~7对肋软骨）向后凹陷。因胸腔容积的减少导致患者潮气量，肺总容量和最大通气量不同程度减少。

Shamberger和welch通过研究证实漏斗胸患者术后症状、通气弥散功能改善表明术前肺功能确有损害。同时患者双侧膈肌明显下降，影响肺内气体交换，容易引起呼吸道感染。胸骨凹陷导致心脏受压可迫使心脏转位、移位，影响心搏量。Peterson等应用心血管放射性核素扫描证实术后左右心室的容积、心搏量有明显的增加，说明胸骨上抬后确实减轻了心脏压力。

四、临床表现

(一) 症状

轻度漏斗胸除胸廓外形改变外多无临床症状,中重度患者因肺受压可出现呼吸系统的症状,表现为不喜运动,运动耐量降低,易患呼吸道感染,反复发生肺炎者达80%,多见左下叶或右中叶,但伴哮喘者少见。严重者运动后常感疲惫、心悸、气喘,甚至口唇发绀;因为心脏受压、心排血量在运动时不能满足需要,心肌缺氧引起心前区疼痛,有些患者还可以出现心律失常。另外,患者的心理症状也不容忽视,由于胸廓畸形导致的自卑、精神抑郁而出现心理障碍。漏斗胸的患者常常合并其他肌肉骨骼的异常如脊柱侧弯、Marfan综合征、哮喘、关节脱位、关节形成不全、腹股沟疝、心脏畸形等疾病。

(二) 体征

中重度漏斗胸患者多体型瘦小,可有两肩前倾,后背弓起,前胸壁凹陷,腹部膨隆,低位肋骨边缘的突起,深吸气时可呈现胸骨反常凹陷的典型漏斗胸体征。有的漏斗胸患者因心脏压迫导致心律失常,临床上可闻及II~IX级收缩期喷射样杂音者占57%~92%。

(三) 实验室检查

1. 血液检查　血微量元素检测,部分患者可有血钙、血铜浓度降低,但缺乏特异性,不能作为诊断标准和病情严重程度的指标。

2. 心电图　心电图可以表现为V_1导联的P波倒置或双向,也可以有右束支传导阻滞、心室肥厚、窦性心律失常、T波改变或心肌劳损等。

3. 心脏超声　Fonkalsrud报道漏斗胸患儿的左心结构及收缩功能有不同程度的损害。Ghory等研究结果表明,心功能受损程度与漏斗胸畸形程度无明显相关,而与年龄密切相关,即年龄增大,漏斗胸患儿心功能损害程度加重。

4. 肺功能　有研究表明漏斗胸患者存在一定程度限制性通气功能障碍,与漏斗胸程度以及年龄有关。肺功能检查中肺活量可减低25%~30%,最大通气量下降50%。

(四) 影像学表现

1. 胸部X线片　胸部X线片检查可以显示肋骨的后部平直,前部向前下急倾斜下降;心脏左移与主动脉、肺动脉圆锥一起同脊锥形成狭长三角形;心脏右缘与脊椎相齐。年龄较大的患者脊柱多有侧弯;侧位胸部X线片可以看到胸骨体明显向后弯曲,胸骨下端呈特征性凹陷,胸骨后与脊椎前间隙距离明显缩短,严重者几乎接触,胸椎侧弯,正常生理后弯消失,骨性胸廓前后径明显缩短(图5-21-1)。

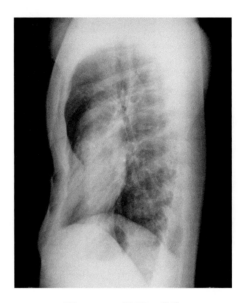

图 5-21-1　胸部 X 线片

2. 胸部CT　CT图像可显示漏斗胸的畸形范围与程度以及心脏受压移位程度,还可测量心脏的旋转角、Haller指数等描述漏斗胸的畸形程度及其对心脏的影响,为手术做参考。因骨性胸廓的改变,下段胸骨体和剑突在CT横断面上胸廓呈类似哑铃状表现;同时还伴有胸骨的倾斜,部分患者肋软骨不对称膨大,使两侧胸腔的形态、大小均不对称。同时胸廓畸形凹陷,压迫肺血管和支气管,间接影响了气道的通气功能,一方面可引起该区域的肺过度充气表现,另一方面因支气管排痰引流不畅,易出现肺部炎性反应(图5-21-2)。

五、诊断

漏斗胸具有胸廓特征性畸形外观,在临床上诊断不难。但关键的是确定漏斗胸的严重程度,并对其影响进行充分评估。

漏斗胸畸形大小范围的评估方法主要有下列3种。

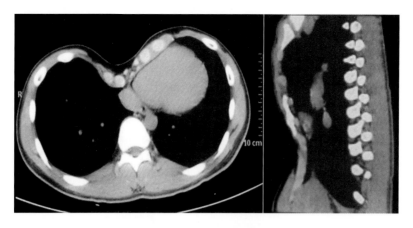

图 5-21-2　CT 影像

（一）漏斗胸指数

根据前胸壁与凹陷畸形大小的比例，作为手术指征的参考漏斗胸指数 $= \dfrac{a \times b \times c}{A \times B \times C} > 0.2$ 具有手术指征。（图 5-21-3）

（二）胸脊间距

根据 X 线胸部侧位片测算，胸骨凹陷深处后缘与脊椎前缘间距表示漏斗胸畸形的程度。如胸脊间距 >7cm 为轻度；5~7cm 为中度；<5cm 为重度，较为实用。

（三）Haller 指数

胸部最大内横径与同层面最小前后深度之比。

六、治疗

漏斗胸治疗目的在于整复前胸壁畸形，改善外观、解除对呼吸循环系统的压迫。故手术是唯一有效的选择。

（一）手术指征和禁忌

因有些婴幼儿前胸壁凹陷在 2~3 岁之际可自行消退称之为假性漏斗胸，故手术整形不宜过早进行，但 3 岁后前胸壁凹陷畸形日益明显者，可以考虑手术矫治。Martinez 首先报道入学前患儿作漏斗胸矫治术后胸廓发育不良，经动物实验也观察到切除过多肋软骨后胸壁发育明显减退。Haller(1996) 指出漏斗胸手术对 4 岁以下的幼儿做 5 根肋软骨以上切除的胸壁整形术后阻碍胸壁的生长发育，产生呼吸功能减退，难以忍受跑步等运动，提出手术最佳时期选择 6~8 岁以后进行，以免婴幼儿早期因接受广泛前胸壁手术而阻碍胸壁发育，影响心肺功能。Nuss 认为漏斗胸最佳手术时机为 6~12 岁，目前一般认为可放宽至 5~15 岁，大龄患者亦可进行手术治疗，但手术效果较差同时手术并发症相应升高。

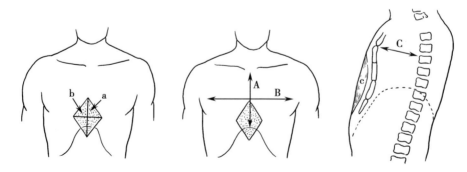

图 5-21-3　漏斗胸指数测定法

a.漏斗胸凹陷外口纵径长度；b.漏斗胸凹陷外口横径长度；c.漏斗胸凹陷外口水平线至凹陷最深处长度；A.胸部 X 线片（后前位）胸骨长度（胸骨柄上缘至剑突间长度）；B.胸部 X 线片（后前位）胸部横径（两侧腋前线间长度）；C.胸部 X 线片（侧位片）胸骨鲁氏角后缘至脊椎前缘间长度

临床上,经常发生上呼吸道感染或者劳累发生疲乏倦怠者,根据畸形程度、胸脊间距和漏斗胸指数作为分级依据,供手术指征之参考(表5-21-1)。

(二)手术方法

自1911年Meryer及1920年Sauerbruch最早提出手术治疗漏斗胸以来,设计出的漏斗胸手术方式较多,效果不一,各有利弊。概括来讲分为微创漏斗胸矫正术(Nuss手术)和传统手术(胸骨翻转术、胸骨抬举术及其衍生术式)。

1. 微创漏斗胸矫正术(Nuss手术) 由于传统手术切口大、出血多,创伤大,美国医师Nuss基于少年儿童胸廓骨骼可塑性大的原理,自1987年开始不断尝试,1998年系统报道新式的微创漏斗胸矫正术。经胸腔镜辅助下矫形板置入胸骨后抬举术,该术式在欧美国家已经广泛开展,我国亦有数千例报道。其优点在于切口小、创伤小、不需要截骨,保持了胸廓的完整性和稳定性、出血少、能同时纠治胸廓外观和有效改善心肺功能,术后预后良好(图5-21-4,图5-21-5)。

(1)术前准备:用软尺在胸廓表面测量经胸廓凹陷最低点两侧腋中线的距离减以2cm为备选支架长度,据此选用与其相等或稍短的矫形板,用折弯器将支撑钢板塑形,弯曲成形的弧度与预设抬举的高度相一致。

(2)标记:全麻气管插管,仰卧位,胸背部稍垫高,双上肢外展,一般以胸廓凹陷最低点或稍上方水平作为支撑钢板通过平面,标记胸骨最低点、与其相平的两侧肋骨最高点(作为矫形板穿入和穿出胸腔处),以及切口(腋前线和腋中线间的相应肋间隙)(图5-21-6,图5-21-7)。

(3)手术路径:切口标记处行2cm横切口,分离皮下组织和肌肉,一般至两侧肋骨最高点。单肺通气(如单腔管可临时停止肺通气),于同一切口偏下第1~2肋间置入胸腔镜,在电视胸腔镜监视下,从切口将引导器在预选的肋间隙由凹陷边缘刺入胸腔,紧贴胸壁分离胸骨后间隙,缓慢通过胸骨预定支撑点,越过纵隔至同一水平左侧胸腔凹陷边缘标记点处穿出(图5-21-8,图5-21-9)。

表5-21-1 漏斗胸分级和手术指征

级别	胸骨凹陷	心肺受压	胸脊间距	漏斗胸指数	手术指征
Ⅰ(轻度)	稍为明显	−	>7cm	<0.2	−
Ⅱ(中度)	显著	+	5~7cm	0.3或>0.2	+
Ⅲ(高度)	更为显著	显著	5~7cm	>0.2~0.3	++
Ⅳ(重度)	严重	更显著	<5cm	>0.3	+++

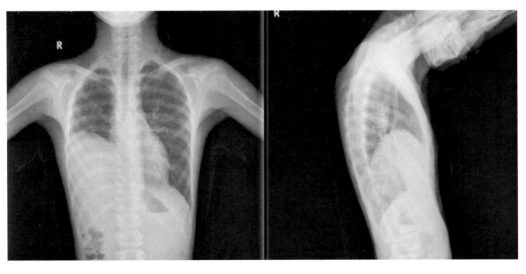

图5-21-4　漏斗胸Nuss纠治术前

467

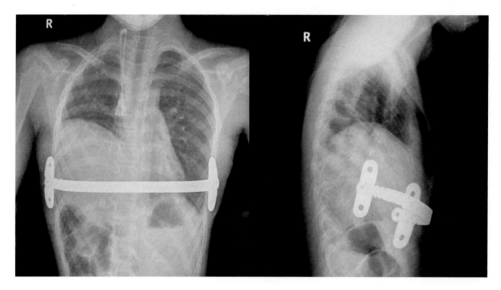

图 5-21-5　漏斗胸 Nuss 纠治术后

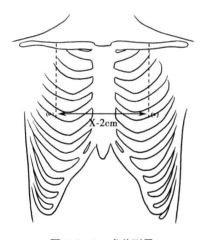

图 5-21-6　术前测量

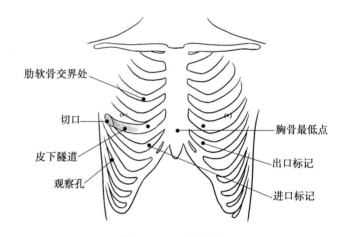

图 5-21-7　手术标记

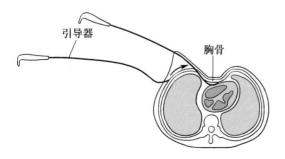

图 5-21-8　引导器通过胸骨

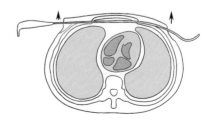

图 5-21-9　引导器对侧胸腔穿出

（4）引导器：把支撑接骨板用粗线连到导引器上，引导支撑接骨板凸面朝后通过胸骨后隧道。支撑接骨板到位后，用翻转器将其翻转180°，将胸骨顶起，从而使胸壁达到预期的形状（图5-21-10）。

打结，可置或不置引流管。

（7）手术注意点：术中引导器穿越胸骨最低点如无胸腔镜监视，应注意紧贴胸骨后壁以免损伤心脏，同时应密切观察心电监护，避免因压迫心脏引起的严重心律失常甚至停搏。

2. 胸骨上举术　1965年Ravitch的三点固定胸骨抬高法，被全球广泛应用于不同性别和各年龄段的所有漏斗胸患者，使漏斗胸不论在胸廓外的矫正、心肺功能的改善和心理障碍的消除等方面都取得了满意的效果。

（1）手术切口：根据骨性体征选择手术切口（前胸正中切口或乳房下横切口均有采用），充分显露胸骨和肋软骨凹陷畸形区，离断胸大肌附着胸骨部分（图5-21-12，图5-21-13）。

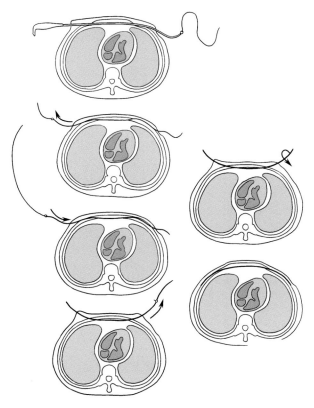

图5-21-10　导引器引导支撑接骨板通过胸壁隧道后翻转

（5）固定：支撑接骨板套入固定器，将固定器缝在肋骨骨膜上，再把固定器、支撑接骨板与胸壁肌肉缝在一起（图5-21-11）

（6）缝合：检查胸内无出血后，胸腔镜置入口处细丝线缝合数针，嘱麻醉医生膨肺排出胸腔气体后

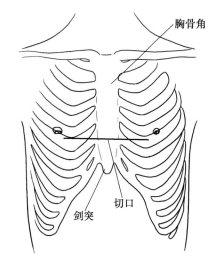

图5-21-12　标记切口

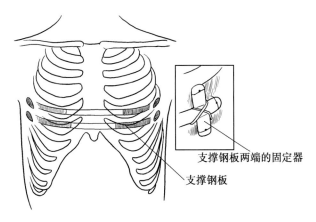

图5-21-11　固定器固定支撑接骨板

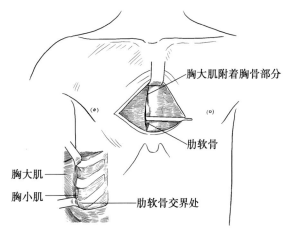

图5-21-13　暴露肋软骨

（2）在肋软骨骨膜下将畸形的肋软骨游离出来，在胸骨两侧附近切断第3~6肋软骨，切断附着于胸骨下部肋软骨的腹直肌肌束，游离出剑突，剪断与胸骨相连部分（图5-21-14，图5-21-15）。

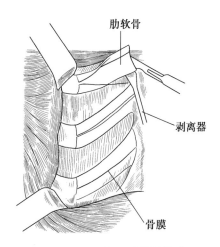

图 5-21-14 打开肋软骨骨膜

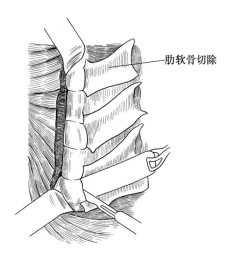

图 5-21-15 切除过度生长的肋软骨

（3）游离胸骨体，在胸骨柄斜行楔形切开，以示指推开胸骨后间隙与两侧胸膜返折，同时沿胸骨两侧分离附着于胸骨缘的肋间肌和肋软骨膜，自下而上的分离胸骨后直至第2肋软骨水平，可充分将游离后的胸骨抬起，用巾钳把肋软骨向前上方牵拉，使向前下方斜行的肋骨肋软骨上移到正常的肋骨走行部位，即可使凹陷的胸骨下部能抬高上举的位置下，缝合固定两侧各相应的肋软骨断端，务使胸廓前后径增大，由于两侧肋软骨向上牵拉的合力，可将凹陷的胸骨抬起保持上举前挺的位置，适用于骨质较为柔软的小儿畸形（图5-21-16，图5-21-17）。

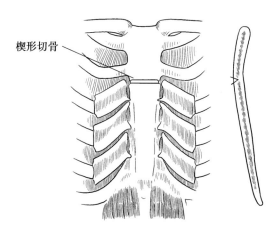

图 5-21-16 胸骨部分楔切

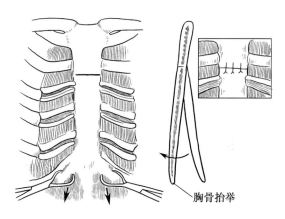

图 5-21-17 胸骨上抬并缝合

为取得更佳胸骨抬举效果有外科医师将双侧胸大肌于胸骨后缝合但支撑力仍有限，部分大龄骨质较硬患者远期效果不佳。Shamberger 和 Welch 楔形切除部分胸骨前壁后植入支架或克氏针于肋骨固定以抬高胸骨，再将双侧胸大肌于胸骨前缝合，Fonkalsrud（2000）报道疗效满意率达92%（图5-21-18，图5-21-19）。

（4）手术注意点：不对称漏斗胸的胸骨多向右旋转，可在胸骨柄斜行切开整形基础上，再在胸骨体右侧介于第2、第3肋软骨之间作斜向楔形切开，有利于胸骨体进一步扭转与抬高胸骨前举位置，再用合成线作褥式缝合固定。

3. 胸骨翻转术 胸骨翻转术是1944年 Nissen 首先进行尝试，后经不断发展，Schener（1957）考虑效果与肋软骨整块骨瓣游离后的血供，在剑突下腹直肌不切断保留腹壁上动静脉提供游离胸肋软骨瓣的血供，当翻转骨瓣时两侧腹直肌蒂虽有交叉亦不影响血管通畅。Taguchi（1975）改良上述方法，

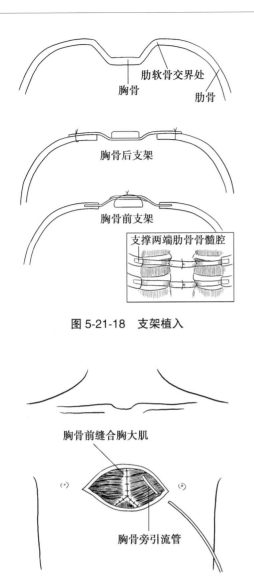

图 5-21-18 支架植入

图 5-21-19 切口缝合

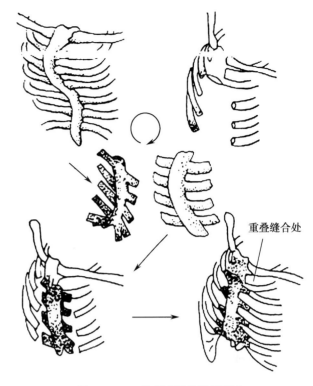

图 5-21-20 胸骨翻转和重叠缝合

采取广泛游离胸廓内血管或作胸廓内动脉重建提供胸肋骨瓣的血源。主要是防止翻转术的骨坏死与窦道形成。但由于此术式创伤大,出血多,常常需要输血,胸骨缺血坏死和伤口感染等严重并发症多,胸骨翻转术仅在日本应用较多,现已基本弃用。

该技术使胸骨及其邻近肋软骨作为游离骨瓣作360°翻转后固定在相应的胸骨柄和肋骨软骨交界处(图 5-21-20)。

(三) 手术并发症及其处理

传统手术并发症:一般在5%~8%之间。气胸较为多见,常在剥离软骨膜时易于发生。较小的胸膜破损可在术中修补,很少需用闭式引流,胸骨坏死、伤口感染是比较危险的并发症。微创漏斗胸矫正术(Nuss 手术)的并发症主要是接骨板移位或旋转、气胸、血胸、肺不张、胸腔积液、心包炎、心包及心脏损伤等。Shamberger 和 Welch 报道传统漏斗胸手术术后复发畸形总发生率为5.7%,其中严重复发约占40%,多需要进行二次手术。Nuss 微创手术开展时间不长,尚缺乏术后复发畸形长期随访结果。

作为漏斗胸的手术治疗,胸骨翻转术已基本弃用,而微创纠治术(Nuss 术)广泛开展,但其纠治系统材料价格不菲,且手术往往需要胸腔镜辅助,无法覆盖经济情况差的患者和基层医院,同时 Nuss 术对于严重的不对称漏斗胸疗效欠佳,故而各种改良型的胸骨抬举术仍在应用发展。我们认为,微创纠治术(Nuss 术)不损伤胸廓,故手术时机可以提前,但低龄儿童术后管理困难,一般仍建议在5~15岁时手术。虽大龄患者骨骼可塑性差,但有报道18岁以上的成人接受 Nuss 手术预后仍佳,或可放宽手术年龄指征。Nuss 手术是否需要胸腔镜辅助尚存争议,但无胸腔镜监视,盲操作的确存在损伤心脏血管、出血、气胸、胸腔积液等并发症较多,所以如有条件,胸腔镜辅助手术更为安全。由于漏斗胸多压迫心脏左移,而传统的 Nuss 手术引导器多由右胸径路进左胸径路出且胸腔镜也是右侧径路,引导器通过胸骨最低点后不再能监视容易损伤心脏,不少临床医师提出左胸径路进右胸径路出,优势在于可以直视下避免损伤心脏,但也存在引导器压迫心脏的问题。为减少矫形板滑脱概率,矫形板应放于骨性平面避免剑突平面,最好放于胸骨最低点水平的略上方,这样可以有效避免矫形板滑脱。

第二节　鸡胸

一、概述

鸡胸为胸骨突出畸形(pectus carinatum,pigeon chest,chicken breast),早在希波克拉底时代已有描述该畸形与胸廓或脊椎畸形有关。目前认为鸡胸属于胸廓发育异常范畴内,为前胸壁第二种常见的畸形。约占胸壁畸形的6%,男:女约为3:1,一般多见于年长儿及青少年时期。Shamberger(1987)手术矫治鸡胸152例中,男孩119例,女孩33例,其中一半以上为11岁以后才发现。伴有家族史者26%,脊椎侧突者12%,骨骼肌肉异常者22.3%。按解剖和不同畸形可分为三种类型(图5-21-21)。

1. Ⅰ型　对称性鸡胸最常见,占90%。胸骨中下部与其两侧软骨对称性隆起突出,剑突向后弯入,亦称龙骨胸(keel chest)。属下凸型。若双侧肋软骨下陷,则可使胸腔容量减小。

2. Ⅱ型　不对称性鸡胸不常见,占10%,单侧肋软骨隆起突出。胸骨在正常部位,但胸骨纵轴向对侧方向扭转,对侧肋软骨正常或凹陷。亦有一至数根肋骨与肋软骨交界处隆起,胸骨正常。称之为混合型鸡胸。

3. Ⅲ型　胸骨柄肋软骨突出型,在胸骨柄与体交界处,相当第2前肋水平的胸骨向前隆起突出,在胸骨中下方的体部凹陷,剑突向前,从侧面看呈弓形,常有胸骨骨化线的早期骨化,此种胸骨角骨化隆起,被称为“胸骨成角性骨连接”。Shamberger和Weleh(1988)在13年手术矫治179例鸡胸中,该类型仅有5例。

二、病因学

鸡胸的发生与其他先天性胸壁畸形一样,尚不清楚。一般认为鸡胸发病多与钙、磷代谢有关,Shamberger和Weleh复习了152例鸡胸发现26%有家族史。目前认为膈肌附着胸骨的中央腱发育不全等原因,造成胸骨异常是次要的,主要是肋软骨过度生长,向内后生长为漏斗胸,向外前生长为鸡胸。这两种畸形着重表现在下胸部及上腹部,当婴儿时期,腹部饱满隆起,下胸壁凹陷易于在早期发现。待儿童成长后,腹部外形退缩,胸骨隆起突出,因而鸡胸出现较晚,均在少年和青年时期。

三、病理生理学

鸡胸的生理影响,主要是胸骨前突和脊椎背突,使胸廓前后径增加,肺组织弹性减退,导致呼吸幅度减弱,但无严重心肺功能减退症状。

四、临床表现及诊断

鸡胸具有胸部畸形的特征性胸骨突出畸形表现,影像学亦有特征表现,诊断不难,因患者自卑情绪,行走或端坐时多有上身前弯、双肩下垂,更加重畸形特殊外形(图5-21-22)。

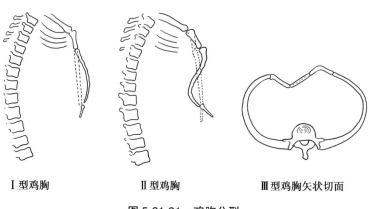

Ⅰ型鸡胸　　　　Ⅱ型鸡胸　　　　Ⅲ型鸡胸矢状切面

图5-21-21　鸡胸分型

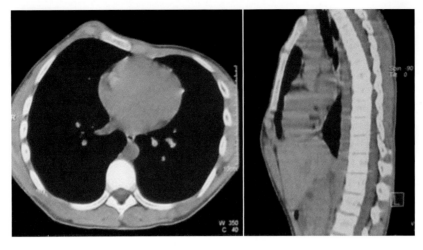

图 5-21-22　胸部 CT(冠状面、矢状面)

五、手术治疗

(一) 术前准备

详细检查胸部血管以及其他系统和脏器有无合并多发畸形,产生功能或精神上影响。对体表畸形均应有摄影记录可作为术后疗效比较的重要资料之一。

(二) 手术指征

有学者认为鸡胸过早手术有复发可能.且部分轻度的鸡胸在发育过程中尚偶有自行纠正的能力,建议手术在青春期后进行。但也有研究认为进行早期手术后长期随访未见有畸形复现(Robcisck 1979,Shamberqer 1987)。而且待发育成长后胸骨突出畸形,往往伴有脊椎畸形并且精神意识的忧郁相当严重,同时年幼者手术,操作简易,易于矫形,术后恢复快。所以对外观畸形较重、对心肺功能有影响者,心理影响大情绪不稳,患者家属强烈要求手术者应予手术,手术年龄可根据具体情况掌握。一般学龄期儿童即可考虑手术。

(三) 手术方法

女性以乳房下横切口较为适当,两侧至乳头与腋前线之间,一般以纵形直切口、胸骨正中切口较为常用,因有利高位横断突出显著的第 2 肋软骨水平的胸骨。切口长度可随畸形范围而定。用电刀游离皮瓣,自胸骨中线向两侧分离胸大肌和前锯肌,离断与剑突相连的腹直肌,充分显露胸骨及两侧肋软骨的畸形区域。

按前述三种鸡胸类型,采取下列手术操作。

1. Ⅰ型对称性鸡胸　骨膜下切除畸形肋软骨并缩缝肋软骨骨膜,前凸胸骨楔形截骨,适当切除过长胸骨,但切除应在 2cm 以内。将被分离的剑突重新缝合在胸骨下端,凭借腹直肌牵引力,制约胸骨回弹。

2. Ⅱ型不对称性鸡胸　根据具体畸形行 2 次胸骨楔形截骨,手术步骤同Ⅰ型对称性鸡胸。亦有同时植入接骨板纠治畸形。

3. Ⅲ型胸骨柄肋软骨突出型　手术时除从骨膜下切除畸形肋软骨后,在胸骨成角最高点行横向楔形截骨,缝合胸骨断面,矫正胸骨的旋转(图 5-21-23)。

所有鸡胸矫治手术完成后,缝合软组织与皮肤之前,最好先用巾钳将两侧瓣对合,观看和感觉胸壁表面,是否光整和外形正常;否则,可将遗留的畸形及早修整。此方法简便易行,使本手术更臻完美而为患者所乐意接受。

4. 微创 Nuss 手术　自 1998 年 Nuss 提出微创手术治疗胸壁畸形,该方法亦用于鸡胸治疗。手术于胸壁最前凸处的两侧腋前线与腋中线之间分别做 2cm 横切口,显露相应部位肋骨。在一侧已暴露的肋骨浅面钝性潜行游离肌肉深面,直至游离的隧道到达前胸壁最前凸处(一般在胸骨浅面),再同样于对侧以同法游离出肌肉深面的隧道,形成一条贯通前胸壁突起畸形最明显处的完

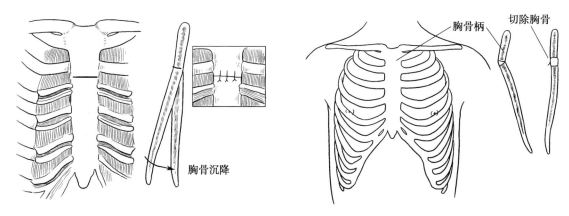

图 5-21-23 切除畸形肋骨、胸骨成形

整肌肉下隧道。再用导引器经已贯通的隧道穿过,将已事先根据患儿胸壁轮廓预制成形的 Nuss 接骨板系于导引器头端,回拖导引器将 Nuss 接骨板一端穿过此隧道拖至另一皮肤切口端,用翻转器将 Nuss 接骨板翻转。两端分别置入相应的固定器插口内。经突起的前胸壁正中表面(置接骨板部位)逐渐下压畸形的前胸壁,直至前凸的前胸壁被矫正至一个比较满意的位置,维持此位置,再以医用不锈钢钢丝将 Nuss 接骨板及固定器捆绑固定。两侧固定完毕则可见胸壁的前突畸形已被矫正。

5. 手术注意要点 应根据鸡胸不同类型作针对性手术方案。术中近胸骨端的畸形肋软骨先离断。胸骨下端具剑突隆起,可楔形切除另行固定。胸骨复位后,双侧肋弓的隆起显著,可切除第6、7肋软骨较长处矫正。胸骨复位后双侧残留软骨膜与肋间肌横向缝缩后达到固定胸骨在正常位置的胸壁外形。

六、手术并发症和预后

手术主要并发症为气胸、胸腔积液或创口感染、术后反常呼吸等,总的发生率低于4%。且易于用引流、加压包扎或抗生素治疗所控制。术后复发较为少见,Shamberger 和 Welch 统计152例只有3例复发需要再次手术,均为附加低位肋软骨切除术。

传统鸡胸手术治疗方式较为成熟,新近开展的微创 Nuss 手术国内外已有报道,但开展时间不长,例数也少,长期疗效有待观察。

第三节 Poland 综合征

一、概述

Alfred Poland(1841)首先报道的一系列骨骼肌肉系统的发育畸形综合征,主要表现为一侧胸大小肌缺如或形成不全,并指畸形,乳房、乳头发育不良,胸廓畸形等。较为罕见,发病率仅约为1/30 000。

二、病因和病理生理

目前认为 Poland 综合征发育障碍原因可能与胎儿缺氧或胚胎早期锁骨下动脉供血不足有关,畸形包括胸大、小肌缺失或形成不全,同侧手、前臂发育不良,指骨短缩、并指畸形、腕骨融合、前臂尺桡骨短缩、缺手畸形等,乳房、乳头发育不良或缺失,同侧肋骨、肋软骨、锁骨畸形或部分缺损,严重者影响胸部运动,甚至有肺组织疝出。有个别报道 Poland 综合征伴有先天性室间隔缺损、肾发育不良、脊柱侧弯畸形、尿路异常、膈疝、下睑外翻、背阔肌缺损等。

三、临床表现和诊断

多数病例均有一侧上胸壁缺少软组织及胸大肌,患侧显得较健侧胸壁塌陷,或有乳房发育不全等畸形,且有损于美观。有50%~60%见于男性,66%发生在右侧。1989年 Garcia 等报道一例双侧畸形病例。伴乳房结构发育不全等畸形占60%。伴有手或肢体畸形占56%。有的表现为胸骨及肋软骨的广泛畸形,甚至同侧第 2~4 肋骨缺如;须行肋骨整形手术的占 25%。青春期患者均有不同程度心肺功能减退。但多数病例在临床上仅有畸形显著,患侧上肢功能略为减弱,而功能减退程度并不显著,多数患者能在日常生活中活动自如。

四、治疗

(一)手术适应证

凡局限性胸大小肌的胸肋头发育不全或缺如,但功能影响不显著者,不必手术。女青年或中年妇女为了乳房发育不全或缺失而影响美观,需进行乳房再造的整形手术。如前胸壁肌群发育不全引起一侧胸壁上部塌陷,并伴有第 2~4 前肋骨和肋骨和肋软骨缺如,不仅影响美观,且引起反常呼吸而影响心肺功能者,均需矫形手术。

(二)手术方法

手术取右侧(或患侧)前胸弧形切口,内侧起自胸骨鲁氏角,向下弧形至腋前线向上弯向外上方至肱骨头为止。应根据肌群累及的程度与范围,制定针对性矫形手术。如胸大小肌群缺失引起前胸壁塌陷,选用背阔肌较为合适;如伴有第 2~4 肋骨和肋软骨缺如,选用对侧部分肋骨片移植,予以整形。下组织在原来胸大肌的肋胸部分仅留一层薄盘膜,如第 2~4 肋骨前方和肋软骨缺如时,亦无肋间骨残端,作为肋骨片移植时固定备用。此时,作对侧相应的弧形切口,选用第 3~5 肋的肋骨片,在骨膜下用电锯锯开肋骨下缘一半的骨片(与患侧缺失相应

长度)2~3 片作为移植至患侧的缺失部位,两端钻小孔作为一端与肋骨残端,另一端与胸骨作固定。从背阔肌的肱骨着落点分离,将该肌瓣向前移植,固定在同侧锁骨及胸骨上;有助于患侧自然腋窝皱襞形成,不影响美观。如背阔肌发育不全或缺失时,可选腹直肌上方肌瓣充填,但此术对年轻患者的活动略有影响,应慎重。有时可选用涤纶片代用品作为覆盖。对并发肋骨和肋软骨畸形,则可按 Garcia (1989) 方法,先去除畸形肋骨或肋软骨,胸骨扭转时,可作斜形截骨使之矫正,将胸骨前举。此时再将对侧取下的肋骨移植,固定在肋骨缺失的残端与相应部位的胸骨,借以稳定胸壁。皮下安置多孔引流管作为术后负压吸引(图 5-21-24)。

有报道采用特制的柔软固体硅橡胶假体置入修复 Poland 综合征胸壁畸形,其不存在破裂的风险,术后外形满意,柔软度接近于健侧,方法不会造成人体其他部位的破坏,手术痛苦较小。但大块硅橡胶假体的充填,可增加局部的反应。

第四节　胸骨裂

胸骨裂是罕见的胸壁发育畸形。正常胸骨起源于中胚叶侧板,胚胎发育至第 6 周时形成两侧胸骨索,胚胎发育至第 10 周时在腹面自上而下地相互融合。当胚胎发育至第 8~9 周时,两侧胸骨索延缓靠合或难以相互融合,出生后即成为不同程度胸骨裂。单纯的胸骨裂分为上部胸骨裂、下部胸骨裂

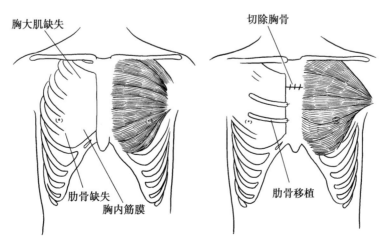

图 5-21-24　畸形肋骨切除,胸骨楔形截骨成形

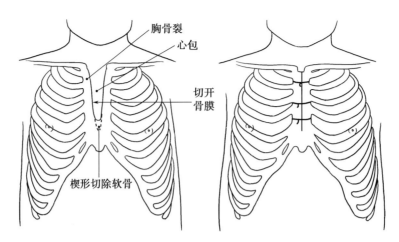

图 5-21-25　胸骨裂手术缝合

和完全胸骨裂。上端裂多于下端裂,完全胸骨裂更为罕见。

上部胸骨裂呈 U 形或 V 形,手术修复方法是在胸骨前作纵切口,充分游离胸骨的两半及胸肌,分离胸骨后与心包之间的粘连,使心脏复位。在裂开处切骨造成新的创面,整形后拉拢、对合,以钢丝缝合固定。注意不使心脏受压,引起血液循环障碍。复杂的胸骨裂常合并许多严重畸形,如胸骨缺损、膈肌缺损、腹壁中线缺损或脐膨出、心包缺损及心脏畸形、异位等,治疗难度极大。在此情况下主要是以皮瓣或医学修复材料覆盖心脏,保护和防止感染(图 5-21-25)。

下部胸骨裂为 Cantrell 五联症之一(还包括腹腔膨出、膈肌腹侧缺损、膈部心包缺损和先天性心脏病)。手术切口在胸骨裂下方,缝合膈肌、心包缺损,将膈肌缺损边缘缝合至肋弓边缘,用腹直肌前鞘筋膜修补缺损。完全胸骨裂多有心包、膈肌缺损,伴或不伴先天性心脏病,手术为修补心包、缝合腹直肌肌鞘关闭腹腔、人工材料修补胸骨裂等。

(付士杰)

参考文献

1. Redlinger RE Jr, Wootton A, Kelly RE, et al. Optoelectronic plethysmography demonstrates abrogation of regional chest wall motion dysfunction in patients with pectus excavatum after Nuss repair. J Pediatr Surg, 2012, 47(1):160-164.

2. Becmeur F, Ferreira CG, Haecker FM, et al. Pectus excavatum repair according to Nuss: is it safe to place a retrosternal bar by a transpleural approach, under thoracoscopic vision? J Laparoendosc Adv Surg Tech A, 2011, 21(8):757-761.

3. Robicsek F, Watts LT. Surgical correction of pectus excavatum. How did we get here? Where are we going? Thorac Cardiovasc Surg, 2011, 59(1):5-14.

4. Park HJ, Lee S Y, Lee CS, et al. The Nuss procedure for pectus excavatum: Evolution of techniques and early results on 322 patients. Ann Thorac Surg, 2004, 77(1):289-295.

5. Angstman KB, Myszkowski MR. Pectus excavatum: review of therapeutic measures and case presentation. Clin Pediatr (Phila), 2010, 49(9):889-892.

6. Pilegaard HK, Grosen K. Postoperative pain location following the Nuss procedure--what is the evidence and does it make a difference? Eur J Cardiothorac Surg, 2010, 38(2):208-209.

7. Masaoka A, Kondo S, Sasaki S, et al. Thirty years' experience of open-repair surgery for pectus excavatum: development of a metal-free procedure. Eur J Cardiothorac Surg, 2012, 41(2):329-334.

8. Robicsek F. Repair of pectus excavatum. Are we doing it better just to make it look better? Eur J Cardiothorac Surg, 2012, 41(5):1067-1068.

9. Dean C, Etienne D, Hindson D, et al. Pectus excavatum (funnel chest): a historical 10. Watanabe A, Watanabe T, Obama T, et al. The use of a lateral stabilizer increases the incidence of wound trouble following the Nussand current prospective. Surg Radiol Anat, 2012, 34(7):573-579.

11. Vegtmta RK, Pacheoo PE, Wallace U, et al. Complications associated with the Nuss procedure: continued evolution of the learning curve. Am J Surg, 2008, 195:313-316.

12. Nuss D. Minimally invasive surgical repair of pectus exeavatum. Semin Pdiatr Surg, 2008, 17:209-217.

13. Abramson H, Agostino J, Wuscovi S. A 5-year experience

with a minimally invasive technique for pectus carinatum repair.J Pediatr Surg,2009,44(1):118-123.

14. 肖现民,刘文英,郑珊.临床小儿外科学 - 新进展·新理论·新技术.上海:复旦大学出版社,2007:229-234.

15. Shamberger R,Welch K. Sternal defects. Pediatr Surg Int,1990,5:156-164.

16. Nuss D,Kelly RE Jr,Croitoru DP,Katz ME. A 10-year review of a minimally invasive technique for the correction of pectus excavatum. J Pediatr Surg,1998,33:545-552.

17. Kelly RE Jr,Shamberger RC,Mellins RB,et al. Prospective multicenter study of surgical correction of pectus excavatum:Design,perioperative complications,pain,and baseline pulmonary function facilitated by internet-based data collection. J Am Coll Surg,2007,205:205-216.

18. Huddleston CB. Pectus excavatum. Semin Thorac Cardiovasc Surg,2004,16:225-232.

19. Malek MH,Berger DE,Marelich WD,et al. Pulmonary function following surgical repair of pectus excavatum:A meta-analysis. Eur J Cardiothorac Surg,2006,30:637-643.

20. Guntheroth WG,Spiers PS. Cardiac function before and after surgery for pectus excavatum. Am J Cardiol,2007,99:1762-1764.

21. Fonkalsrud EW. Current management of pectus excavatum. World J Surg,2003,27:502-508.

22. Saxena AK,Willital GH. Valuable lessons from two decades of pectus repair with the Willital-Hegemann procedure. J Thorac Cardiovasc Surg,2007,134:871-976.

23. Shamberger RC,Welch KJ. Surgical repair of pectus excavatum. J Pediatr Surg,1988,23:615-622.

24. Mansour KA,Thourani VH,Odessey EA,et al. Thirty-year experience with repair of pectus deformities in adults. Ann Thorac Surg,2003,76:391-395.

25. Jaroszewski DE,Fonkalsrud EW. Repair of pectus chest deformities in 320 adult patients:21-year experience. Ann Thorac Surg,2007,84:429-433.

26. 徐忠诚.胡延泽.刘史英,等.改良手术方法重建鸡胸胸壁的疗效观察.中华修复重建外科杂志,2005,19(4):304-305.

27. De Ugarte DA,Choi E,Fonkalsrud EW. Repair of recurrent pectus deformities. Am Surg,2002,68:1075-1079.

28. 庄岩,王克来,谭国华.胸骨裂一例.中华小儿外科杂志,2006,27(1):41.

29. Miller KA,Ostlie DJ,Wade K,et al. Minimally invasive bar repair for "redo" correction of pectus excavatum. J Pediatr Surg,2002,37:1090-1092.

第二十二章　胸壁肿瘤

第一节　概述

胸壁肿瘤一般指胸壁深部软组织和骨骼组织的肿瘤。胸壁肿瘤可分为原发性和继发性两大类。继发性胸壁肿瘤多为身体其他部位恶性肿瘤转移至胸壁组织，或邻近胸壁的肺或胸膜恶性肿瘤直接浸润所致。原发性胸壁肿瘤较为少见，其中80%发生于肋骨，大多数为良性，约有20%发生于胸骨，而胸骨部位的肿瘤则恶性多见。肋骨肿瘤好发于前胸壁及侧胸壁，发生于后胸壁较为少见。

原发性胸壁肿瘤占人体全部原发性肿瘤的2%，其中原发性胸壁恶性肿瘤占所有胸部恶性肿瘤的5%。在原发性胸壁恶性肿瘤中，胸壁软组织恶性肿瘤最为常见，占手术治疗病例的50%左右，胸壁骨骼肿瘤在治疗中也占有重要地位。恶性纤维组织细胞瘤（malignant fibrous histocytoma，MFH）、软骨肉瘤（chondrosarcoma）和横纹肌肉瘤（rhabdomysarcoma）是常见的原发性恶性胸壁肿瘤，而且需要外科手术治疗；软骨瘤（cartilaginous tumor）、硬纤维瘤（desmoid）以及骨纤维发育不良（fibrous dysplasia）则是最为常见的良性胸壁肿瘤。骨纤维发育不良又称为纤维异样增殖症或称为骨纤维结构不良。

自从1898年Parham首次报道胸壁骨性肿瘤的外科手术切除以来，胸壁肿瘤切除术后的胸壁重建（chest wall reconstruction）有了很大发展，广泛的手术切除使多数原发性胸壁肿瘤有了治愈的可能。

第二节　临床表现

一、症状

胸壁肿瘤的临床表现可根据病变的不同出现各种症状，也有部分病例无明显临床症状。约20%的良性胸壁肿瘤无明显临床症状，而在进行胸部X线检查时被发现。多数胸壁肿瘤生长缓慢，表现为逐渐增大的无症状肿块。但是随着肿瘤的不断生长和发展，尤其是恶性胸壁肿瘤患者都会出现程度不同的疼痛，常被误认为神经性或肌肉（骨骼）疼痛；如肿瘤生长迅速，可伴有出血、坏死破溃、感染；晚期患者可有胸腔积液、转移相应部位症状、恶病质等。良性肿瘤有胸痛的病例约为2/3，有的病例或有发热，但因胸痛为主诉而来就诊的患者约占25%~50%。

二、体征

进行性增大的胸壁肿块是胸壁肿瘤最常见的体征，以偶然扪及胸壁肿块为主诉的占胸壁肿瘤患者约70%。但应注意少数病例如原发性肋骨肿瘤在查体时并无肿块。

三、影像学检查

1. X线检查　包括胸部正侧位片、切线位片、体层片及多轴透视等。原发于骨骼的胸壁肿瘤主要位于肋软骨与肋骨的交界处和肋骨头处，也可见于胸骨和锁骨。X线片检查可见局部骨质膨大、骨质破坏等X线征象。良性骨骼肿瘤一般为圆形、椭圆形,骨皮质无断裂。恶性骨骼肿瘤主要为侵蚀性骨破坏,呈筛孔样、虫蚀样,可有溶骨或成骨性改变,边缘较毛糙,骨皮质缺损、中断或病理骨折。胸壁软组织肿瘤在X线片上显示密度不高,其内缘清晰、锐利,外缘较模糊;切线位片上瘤体中心位于侧胸壁,瘤体与胸壁成钝角,基底紧贴胸壁,长轴与胸壁一致,不能分开,瘤体两端可见胸膜反褶线(图5-22-1)。

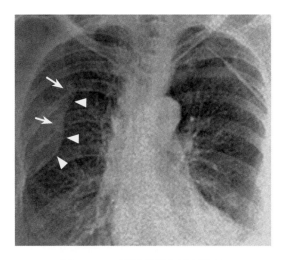

图 5-22-1　恶性纤维组织细胞瘤

2. CT检查　有助于判断瘤体的部位、大小、范围及有无转移、鉴别胸壁肿瘤为实体瘤抑或囊性病变、显示骨质受累的情况、显示胸壁软组织、胸膜、纵隔内结构以及肺受肿瘤侵袭的情况。明确肿瘤是在胸壁还是在肺内,对胸内器官侵犯的情况及有无纵隔转移等(图5-22-2,图5-22-3)。

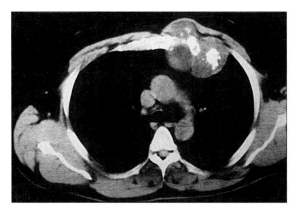

图 5-22-2　软骨肉瘤

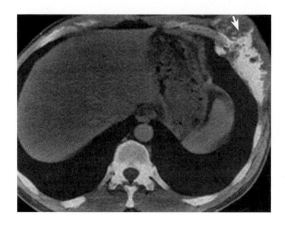

图 5-22-3　骨肉瘤

3. MRI检查　可从矢状位、冠状位和横断面上显示所有的血管结构,了解脊椎和胸部大血管是否受累,但对绝大多数胸壁肿瘤临床价值不大。

4. ECT和PET检查　骨显像对转移性骨肿瘤的诊断有很高的灵敏度。可较X线片或CT提早3~15个月发现病灶。但存在一定假阳性。

四、超声检查

实质性肿瘤(少数为液性)向内凸者,内面呈弧形并有双侧锥形边回声、壁层胸膜回声线完整连续,脏层胸膜回声线光滑、呼吸运动时肿瘤随胸壁同步活动,多为胸壁肿瘤。高频超声还能清晰地显示胸壁各层软组织、胸膜及肺表面回声。对于肿瘤的胸壁内定位,可判定其大小、范围、回声性质、肿瘤内面的边缘形态及其与胸膜和肺的关系;有利于准确引导穿刺进行组织学或细胞学检查,提高定位的准确性。

五、实验室检查

广泛骨质破坏的恶性胸壁肿瘤,血清碱性磷酸酶可升高。骨髓瘤患者,尿中本周氏蛋白可呈阳性。但检查缺乏特异性。

第三节　诊断与鉴别诊断

胸壁肿瘤有时需要与周围型肺癌及其胸壁浸润、局限性胸腔积液和胸膜增厚以及胸壁慢性炎症如胸壁结核等进行鉴别。一般而言,胸壁恶性肿瘤生长较快,患者多有胸痛或呼吸系统功能障碍等症状,影像学检查常能发现肋骨、胸骨或胸椎骨质有侵蚀破坏征象,或有其他部位的远处转移现象。但胸壁的恶性肿瘤可以发生在原有良性肿瘤的基础上,如软骨肉瘤可起源软骨瘤,增加了诊断的难度。胸壁的转移瘤大部分为多发性病变,通过检查可以在其他部位发现其原发瘤。骨髓瘤通常为多发性,亦可见于胸部以外的其他骨骼。依靠病史、体征和影像学检查,多能进行临床诊断。

如对胸壁肿瘤的诊断仍有怀疑或要求术前明确其组织细胞学诊断,经皮肿瘤穿刺活检为推荐的方法,确诊率约50%。如仍不能确诊可行切开活检,待病理报告确诊为恶性后再行广泛切除。但 King (1982 年)等提出,由于部分肿瘤如软骨肉瘤可能存在不同区域组织学良恶性成分不同,活检可能导致错误的病理诊断。

第四节　治疗

一、治疗原则

胸壁肿瘤的主要治疗是外科手术,其手术原则如下:

1. 胸壁良性肿瘤可行肿瘤局部切除,但某些具有易复发及恶性倾向的良性肿瘤如纤维瘤、软骨瘤、骨软骨瘤、骨巨细胞瘤等应适当扩大切除范围,除切除病变肋骨外,尚应切除上下各一正常肋骨。

2. 胸壁恶性肿瘤必须行广泛的胸壁大块组织切除,对肋骨的恶性肿瘤应包括肌层、病肋及其上下各一根正常肋骨及肋间肌、壁层胸膜整块组织切除,切除范围应超过肿瘤边缘5cm,并行局部淋巴结清扫,如肿瘤已侵及肺,应同时行肺切除。

3. 胸壁大块组织缺损必须修补,其目的是闭合胸膜腔及维持胸壁的稳定。

恶性胸壁肿瘤手术切除后,应联合放射治疗及化疗,以期提高治疗效果。

二、手术肿瘤切除

1. 切口　对于累及皮肤和浅层肌肉的患者,

应在肿瘤外缘4cm处行梭形切口以便切除相应皮肤和浅层肌肉。对于未累及皮肤和浅层肌肉的患者,可于肿瘤相应部位行直或弧形切口(图 5-22-4)。

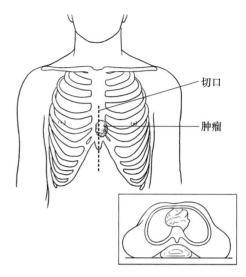

图 5-22-4　胸骨肿瘤切口选择

2. 探查　逐层显露肿瘤后,在距离肿瘤边缘4~5cm处肋间进胸,在胸腔内探查肿瘤的范围、是否累及胸腔内组织器官如肺等,以便决定切除范围。

3. 切除范围　对胸壁转移瘤、良性肿瘤以及低度恶性的原发性骨肿瘤(如肋软骨肉瘤),无瘤切缘2cm已经足够,但对原发性胸壁恶性肿瘤而言(如恶性纤维组织细胞瘤和骨肉瘤等),无瘤切缘2cm是不够的,因为肿瘤细胞将通过骨髓腔或组织切缘(如胸骨边缘或壁层胸膜边缘)发生播散。由于切除范围对于原发性胸壁肿瘤患者的长期生存率影响很大,大部分外科医师认为,所有证实为原发性胸壁恶性肿瘤者,在进行胸壁肿瘤切除术时切缘距正常组织至少为4cm;高度恶性的胸壁肿瘤,应将受累的肋骨或胸骨完整切除。发生于肋骨的恶性肿瘤,切除范围除了切除受累的肋骨之外,还应切缘肿瘤上、下缘的各一段肋骨,以预防术后肿瘤复发,附着于肋骨上的任何组织,诸如肺组织、胸腺、心包或胸壁的肌肉,亦应该切除而不能保留。原发于胸骨的恶性肿瘤,外科治疗的切除范围要包括受累的胸骨,而且要切除与之相应的肋弓(图 5-22-5~ 图 5-22-7)。

对于胸壁放射性坏死和溃疡患者,由于创口

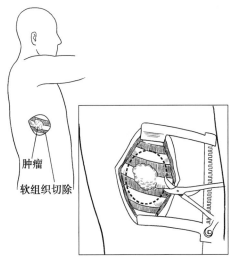

图 5-22-5　肋骨肿瘤切除

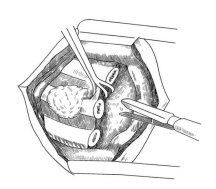

图 5-22-6　受累的肺组织楔形切除

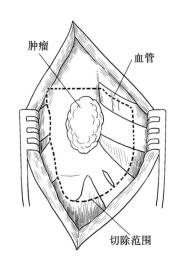

图 5-22-7　胸骨肿瘤切除范围

卫生处理非常棘手,手术切除是唯一的合理方法,目的在于切除局部的肿瘤坏死组织,使创口得以愈合。虽然患者的生存期不能延长,但其生活质量可

得到一定程度的提高。

4. 切口缝合　良性肿瘤、胸壁转移瘤及恶性度较低的原发性肿瘤只需肿瘤外缘 2cm 切除,因术后缺损不大一般可直接缝合;骨性胸壁小范围缺损(直径 <5cm)不用重建,可直接缝合或局部肌皮瓣转移覆盖;高位后胸壁缺损(直径 <10cm)因有肩胛骨保护也可不必修复;肩胛下区为防止上肢运动时肩胛下角突入胸腔应注意重建修复。恶性肿瘤往往切除范围广泛,缺损范围较大需骨性重建。

三、胸壁重建

在胸壁缺损的重建中,要全面分析与胸壁重建有关的许多因素,诸如缺损的部位、大小、患者全身情况以及胸壁局部组织的情况或条件等。其中最重要的因素是胸壁缺损的部位和大小,只要有可能,同期完成胸壁重建是最为理想的选择。如果胸壁的缺损属于部分而非全层组织缺损,而且缺损范围不大,就应该用皮瓣予以修复;胸壁的放疗性坏死,则宜选择大网膜转移及皮瓣进行修复。若需要全层胸壁组织的重建,则需要考虑两个问题,一是胸廓结构的稳定性问题,二是缺损处软组织的覆盖问题。这两个问题关系到胸壁重建的成败。

1. 骨性胸廓重建　胸壁重建材料包括自体材料和人工材料。自体组织常用的有肋骨条、腓骨、髂骨条、阔筋膜和肌瓣等,其与人体组织亲和性较好,但支持力较弱、取材数量大小受限,且手术操作较复杂、额外增加手术伤口等缺点而逐渐被淘汰。人工材料有金属(网、丝、板等)、有机玻璃、涤纶布(polyster fibre cloth)、Marlex 网,Gore-tex 补片等。早期采用的接骨板、有机玻璃板、钢丝网等,组织相容性差、不易塑形及裁剪、金属材料特别是金属板会影响术后 X 线检查及放疗;钛合金材料组织相容性好、抗弯曲强度比肋骨大、操作简便,术后不影响日后的 CT、MRI 检查及阅片,但难于固定、易松动、对 X 线片的阅片有影响、不利于肿瘤术后放疗,近年使用已经渐少。

目前国内较常用的是涤纶布,价廉、取材方便、塑形缝合容易,但胸壁坚韧度尚不尽如人意。1960年由 Graham 首先使用的 Marlex 网及近年来使用的 Gore-tex 片是较为理想的人工材料。Gore-tex 补片的优点:①具有较高的张力强度,能够保证修复胸壁的稳定性和坚固性,能防止胸壁浮动和反常呼吸;②组织相容性较好,异物反应小,并有一定的抗感染能力;③切割、塑形及缝合方便,能适用于不同大小及形状的胸壁缺损的修复,而且缝合固定后不容易发生脱落或滑脱;④无致癌作用;⑤能透过 X 线,不影响术后的 X 线检查、B 超检查以及放疗;⑥多孔网眼结构,易于纤维组织形成,促进血管的形成、生长(图 5-22-8,图 5-22-9)。

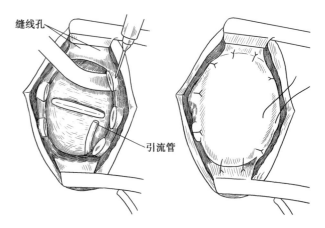

图 5-22-10 人工材料(补片)缝合

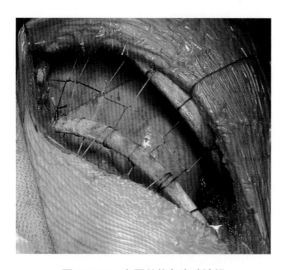

图 5-22-8 金属丝修复胸壁缺损

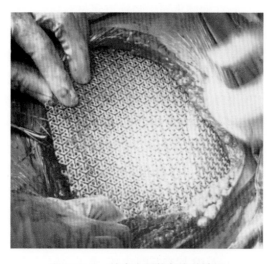

图 5-22-9 钛合金网修复胸壁缺损

缝合可采用褥式缝合,先缝补片等人工材料,再缝合至肋骨或胸骨,然后在第 1 针对侧缝合第 2 针,在第 1 针和第 2 针连线的垂直线处缝合第 3 针,再在其对侧缝合第 4 针,逐针缝合后剪除多余人工材料(图 5-22-10)。

2. 软组织重建 较小的胸壁缺损,可用局部肌层、皮下组织修复,术后相应部位加压包扎,组织愈合固定后反常呼吸即减轻、消失;部位较低的胸壁缺损可以用膈肌缝合修补;有胸膜粘连增厚时,也可将肺缝合于缺损处修补。对于较大的缺损则采用肌瓣修复。大网膜亦可用于缺损修复或作为肌瓣修复失败后的替补材料。临床上常用背阔肌、胸大肌、前锯肌、腹直肌或大网膜进行胸壁缺损修复。腹外斜肌和斜方肌也有应用(图 5-22-11)。

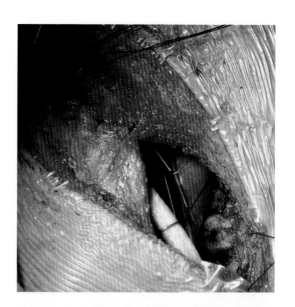

图 5-22-11 浅肌层、皮下组织修复胸壁软组织缺损

(1)背阔肌(图 5-22-12):因其为人体最大的扁平肌,可以用于修复前、后胸壁的全层缺损。

(2)胸大肌(图 5-22-13):可用两侧胸大肌在胸壁正中缝合修复胸骨切除后损伤,手术游离肌瓣切断其起止点时应注意避免损伤血供和神经支配(主

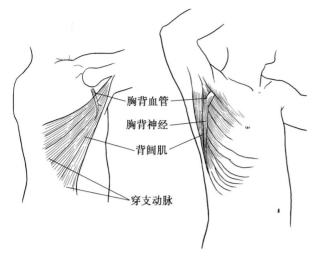

图 5-22-12 背阔肌结构

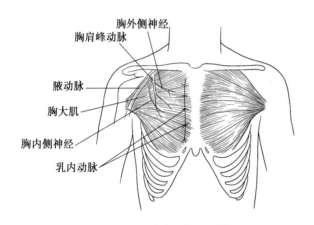

图 5-22-13 胸大肌解剖结构

要是胸肩峰神经血管束)。胸大肌也可用于修复前胸壁缺损(图 5-22-14)或重建气管膜部修复气管瘘。

(3)前锯肌:由肩胛下动脉分支和胸长动脉供血的侧胸壁肌肉,一般作为背阔肌和胸大肌修复胸壁缺损的辅助肌肉。

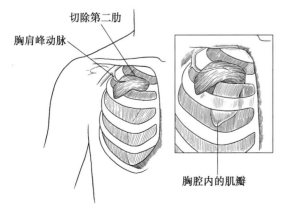

图 5-22-14 胸大肌修复前胸壁缺损

(4)腹直肌:切断腹壁下动脉后依然有胸廓内动脉血供,故腹直肌肌瓣可转移至胸壁修复低位胸壁缺损,亦有人用于重建乳房。

(5)大网膜:带蒂大网膜优点在于可以修复不规则缺损、填塞残腔。但其用于胸壁修复需要上腹部造口或通过膈肌前方造口,有腹腔疝可能(图 5-22-15)。

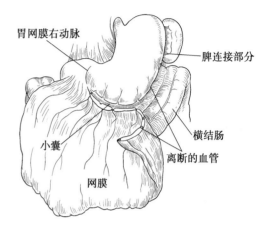

图 5-22-15 大网膜结构

第五节 并发症

一、呼吸道感染

主要原因为手术使胸壁的完整性遭到破坏,加之手术创伤造成的疼痛使患者不敢进行有效咳嗽,导致排痰障碍,之后迅速发展呼吸道感染。如果患者年龄较大,肺功能较差,有较严重的肺气肿或慢性呼吸道感染,胸壁重建术后发生呼吸道感染的机会便会随之增加。术后早期的胸壁浮动,可加重排痰障碍和肺部感染,二者相为因果,最终导致呼吸功能衰竭。为预防术后呼吸道感染,术中重建胸壁时要严格掌握手术操作原则,使重建的胸壁有足够的稳定性;手术结束时,胸部要加压包扎,减轻胸壁浮动。术后要加强呼吸道的护理,协助患者咳痰,并选用广谱抗生素进行抗感染治疗。用鼻导管吸痰是一种较好的清除痰液的方法,可以反复采用。对痰液确实无法排除,肺部感染较重的患者,应该及时施行气管切开术清除呼吸道内潴留的痰液,而且可用呼吸机辅助呼吸并对浮动胸壁进行内固定,加强重建胸壁的稳定性。

二、手术区积液及感染

在重建胸壁时,对手术区进行正确的引流,加压包扎及选用有效的广泛抗生素是预防手术区皮下或组织间积液以及组织与重建胸壁骨骼的合成材料之间积液甚至感染的重要而有效的措施。胸壁加压包扎的时间不应少于 10 天。手术区的积液可采用穿刺抽液的方法处理;若发生感染,要予以引流。

三、脊柱侧弯

儿童广泛胸壁切除后可能发生脊柱侧弯,严重者需要内固定手术纠治。

第六节　各类胸壁肿瘤的临床特点

一、良性肿瘤

1. 软骨瘤　是最为常见的胸壁良性肿瘤。症状可有疼痛,查体可为巨大肿块,常生长于肋骨软骨关节。X 线片表现为分叶状高密度影,不穿透骨皮质但可使其变形。组织学上为透明软骨和黏液样变性钙化病灶共存。治疗方法为广泛局部切除。

2. 骨软骨瘤　较为少见,多发于青年。X 线片可见病变位于骨骺端并与关节反向生长。组织学上为成熟骨小梁被覆软骨,单发骨软骨瘤极少恶变,但多发骨软骨瘤恶变比例较高。广泛局部切除为首选治疗。

3. 纤维性发育不良　多发于年轻患者,以无痛性肿块为主要表现。发生于肋骨后段多见但也可于其他位置。X 线片表现为无钙化的中心性梭形肿块。组织学上骨小梁缺乏骨粗纤维向层壮骨的转变,呈鱼钩样。手术切除即治愈。

4. 硬纤维瘤　易发于中年,男女比为 1∶2。症状主要为疼痛,体征为边界不清活动度差的肿块。X 线片无特异表现,组织学上为无包膜的分层成纤维细胞和胶原组成。因其可向筋膜层扩散生长,手术治疗要求切除范围参照恶性肿瘤标准,即切缘超过肿瘤边界 4cm。该肿瘤不会转移但易术后复发,

复发率与手术切除范围有关。因化疗对该肿瘤无效而放疗敏感,故复发病例可接受放疗,但复发对生存率无影响。

其他亦有脂肪瘤、骨髓炎、间叶瘤、纤维性黄色瘤、血管内皮瘤和神经瘤等类型,但临床上较为少见。

二、恶性肿瘤

1. 软骨肉瘤　占原发性恶性胸壁肿瘤 50%,发生于肋骨占 80%。早期症状不明显常导致延误诊治。X 线片可见骨髓腔内分叶肿块影,多伴有骨皮质破坏,CT 可见散点状或弧形钙化。该肿瘤对放、化疗均不敏感,手术为主要治疗手段,应予大范围广泛切除,故多需胸壁重建。McAfee 认为直径小于 6cm 和胸骨肿瘤预后较好,因其容易达到广泛切除要求,局部切除生存率较广泛切除明显下降,而姑息性切除预后最差,10 年生存率仅 14%。

2. 骨肉瘤　多发于青少年。疼痛性肿块为主要就诊原因。多生长于长骨的骨骺端。X 线片可见典型的骨膜成骨表现和 Codman 三角征(反应性新骨形成引起骨膜三角形增高)。组织学上为不规则类骨质,散布成骨、成纤维和成软骨细胞。因放疗对该肿瘤无效,治疗上以诱导化疗 + 手术 + 术后化疗为主。化疗一般采用多柔比星 + 甲氨蝶呤 + 顺铂,广泛切除手术后 5 年生存率可达到 50%。

3. 软组织肉瘤　原发性肿瘤较为少见,包括纤维肉瘤、脂肪肉瘤、纤维组织细胞瘤、横纹肌肉瘤等,可发生于任何年龄。临床多表现为巨大伴有疼痛的肿块,易外侵,远处多为肺转移。影像学可见不规则肿块影,通常伴有骨皮质破坏。广泛切除手术为首选治疗手段,同时不同类型的软组织肉瘤对放、化疗敏感性不同,也有待手术明确病理诊断方能综合治疗。预后与肿瘤具体类型、恶性程度、是否有转移以及手术范围是否足够有关。Souba 报道低度恶性软组织肉瘤患者 5 年生存率为 90%,而高度恶性患者为 49%。

4. 浆细胞瘤　发病率占原发性胸壁恶性肿瘤 10%~30%,多发于中老年,生长于肋骨最为多见。X 线片表现为肋骨旁出现多个密度增高影等溶骨现象。组织学上肿瘤由分层的浆细胞组成,细胞核

大而突出。治疗程序为外科切除活检明确诊断后给予放疗，如肿瘤对放疗不敏感则可行广泛切除。该肿瘤预后不佳，Gordon 统计报道规范治疗后 5 年生存率 25%~37%。

5. Ewing 肉瘤和 Askin 瘤　均为高度恶性的原始神经外胚层肿瘤，前者多发于儿童，是儿童最常见的原发性胸壁恶性肿瘤。临床表现为进行性加剧的胸痛，伴或不伴胸壁肿块。X 线片典型表现为多层骨膜新骨形成的洋葱皮样影像、骨质破坏、膨胀。治疗方法为手术广泛切除联合术后放疗控制局部复发，Thoms 报道有效率为 93%；为控制远处转移还可以辅助化疗（放线菌素 D、环磷酰胺、长春新碱）。Hayry 报道通过联合治疗，5 年生存率可达 52%。

其他恶性胸壁肿瘤还有神经纤维肉瘤、恶性血管内皮瘤和平滑肌肉瘤等，生存率相差较大，发病率较低。

（付世杰）

参考文献

1. Chapelier AR, Missana MC, Couturand B, et al. Sternal resection and reconstruction for primary malignant tumor. Ann Thorac Surg, 2004, 77(3):1001-1007.

2. Tufaro AP, Buck DW 2nd, Fischer AC. The use of artificial dermisin the reconstruction of oncologic surgical defects. Plast Reconstr Surg, 2007, 120(3):638-646.

3. 张霓, 付向宁, 孙威, 等. 联合应用自体组织及 Prolene 网片重建胸壁巨大缺损五例报告. 临床外科杂志, 2008, 16(3):211-212.

4. Roth DA: Thoracic and abdominal wall reconstruction. In Thorne CH, Bartlett SP, Beasley RW, et al (eds): Grabb & Smith's Plastic Surgery. Philadelphia, Lippincott, Williams & Wilkins, 2006.

5. Abbas AE, Deschamps C, Cassivi SD, et al. Chest wall desmoid tumors: results of surgical intervention. Ann Thorac Surg, 2004, 78(4):1219-1223.

6. Gross JL, Younes RN, Haddad FJ, et al. Costa soft tissue sarcomas of the chest wall. Prognstic Factors Chest, 2005, 127(3):902-908.

7. Chapelier A, Missana MC, Couturaud B, et al. Sternal resection and reconstruction for primary malignant tumors. Ann Thorac Surg, 2004, 77:11301-1007.

8. Hsu PK, Hsu HS, Li AFY, et al. Non-Hodgkin's lymphoma presenting as a large chest wall mass. Ann Thorac Surg, 2006, 81:1214-1219.

9. Gross JL, Younes RN, Haddad FJ, et al. Soft-tissue sarcomas of the chest wall: Prognostic factors. Chest, 2005, 127:902-908.

10. Manabe J, Kawaguchi N, Matsumoto S, et al. Surgical treatment of bone metastasis: Indications and outcomes. Int J Clin Oncol, 2005, 10:103-111.

11. Fuchs B, Trousdale RT, Rock MG. Solitary bony metastasis from renal cell carcinoma: Significance of surgical treatment. Clin Orthop, 2005, 187-192.

12. Chang RR, Mehrara BJ, Hu QY, et al. Reconstruction of complex oncologic chest wall defects: A 10-year experience. Ann Plast Surg, 2004, 52:471-479.

13. Pisters PW, Ballo MT, Patel SR. Preoperative chemoradiation treatment strategies for localized sarcoma. Ann Surg Oncol, 2002, 9:535-542.

14. Incarbone M, Pastorino U. Surgical treatment of chest wall tumors. World J Surg, 2001, 25:218-230.

15. Bernard J, Rusch V. Chest wall tumors. //Shields TW, LoCicero J III, Ponn RB, Rusch V. General Thoracic Surgery. Philadelphia, Lippincott, Williams & Wilkins, 2005.

16. Chapelier AR, Missana MC, Couturaud B, et al. Sternal resection and reconstruction for primary malignant tumors. Ann Thorac Surg, 2004, 77:1001-1006.

17. Orgill D, Austen W, Butler C, et al. Guidelines for the treatment of complex chest wounds with negative pressure wound therapy. Wounds, 2004, B:1-23.

18. Kirova YM, Vilcoq JR, Asselain B, et al. Radiation-induced sarcomas after radiotherapy for breast carcinoma: A large-scale single-institution review. Cancer, 2005, 104:856-863.

19. 茅乃权, 左传田, 周元明, 等. 胸壁肿瘤的外科治疗. 中华胸心血管外科临床杂志, 2005, 12(4):300.

20. Gross JL, Younes RN, Haddad FJ, et al. Costa soft tissue sarcomas of the chest wall. Prognstic Factors Chest, 2005, 127(3):902-908.

21. Davies RG, Myles PS. Graham JM. A comparison of the analgesic efficacy and side effects of paravertebral VS epidural blockade for thoracotomy a systematic review and metaanalysis of randomized trials. Br J Anaesth, 2006, 96(4):418-426.

22. Engel C, Krieg JC, Madey SA, et al. Operative chest wall fixation with osteosynthesis plates. J Trauma, 2005, 58:181-186.

第二十三章 恶性胸腔积液的外科治疗

第一节 胸膜腔积液
(恶性胸腔积液外科治疗)

一、概述

恶性胸腔积液(MPE)是指由肺部或其他部位恶性肿瘤累及胸膜或胸膜原发性肿瘤所致的胸腔积液,是晚期恶性肿瘤的常见并发症。因为积液量往往较多,且发展迅速,使肺扩展受到了限制,影响心肺功能,易并发肺不张和反复感染,常常造成患者严重的呼吸困难和循环障碍,极大影响了患者的生存质量,如不及时治疗,即可危及生命。未治疗恶性胸腔积液患者平均生存期仅为数个月。

二、病理生理表现

淋巴系统的引流障碍是恶性胸腔积液形成的主要机制,胸膜表面的淋巴管受到原发或转移来的恶性肿瘤细胞的破坏和堵塞,使正常的胸腔积液产生的循环平衡受到破坏而产生胸腔积液;恶性肿瘤侵犯脏层或壁层胸膜及肿瘤种植于胸膜可以引起炎症,导致毛细血管的通透性增高,各种蛋白渗入胸膜腔,使胸膜腔胶体渗透压升高而产生胸腔积液。肺癌引起肺不张或肺栓塞可致胸膜渗出增多。肿瘤引起的低蛋白血症导致血浆胶体渗透压降低,也可引起胸腔积液,如壁层或脏层胸膜肿瘤转移侵犯,肿瘤会破坏胸膜的毛细血管而导致液体或血液渗出或漏出,常引起血性胸腔积液。

三、临床表现

当恶性胸腔积液较少时如小于 300~500ml 时大多患者没有症状,约占 1/3;可无明显体征,或可触及胸膜摩擦感和闻及胸膜摩擦音。大多数患者的临床上表现为进行性加重的胸闷、呼吸困难、胸痛和刺激性咳嗽,胸闷、呼吸困难的程度和胸腔积液量的多少与胸腔积液形成的速度及肺受压迫的程度有关。如胸腔积液形成快、积液量大、肺受压明显,出现症状早、呼吸困难重,有些患者会有端坐呼吸、发绀出现。胸膜有炎症、受肿瘤侵犯等胸膜受侵时可有胸痛表现。壁层胸膜受到侵犯时疼痛是持续性的,有时会放射到肩胛骨。咳嗽多为无痰的干咳。伴有感染时会有发热。患者常有原发病的症状,很多患者表现为中晚期的恶病质表现,如消瘦、无力、贫血等。体格检查时可见患侧胸壁饱满,肋间隙增宽,气管向健侧移位,叩诊见积液区为浊音,听诊时见呼吸音减弱或消失。

四、诊断

在胸部原发恶性肿瘤的病程中出现胸腔积液时诊断较简单。当没有恶性肿瘤史的患者出现胸腔积液时要排查胸腔积液是否为恶性。除了症状和体征外,诊断的金标准是胸腔积液中发现恶性肿瘤细胞或胸膜活检发现胸膜恶性组织。诊断手段常见有胸腔穿刺抽液行细胞学检查及生化检查,或进行闭式胸膜活检,恶性胸腔积液常为血性及渗出液。影像学检查时胸腔积液量为 300~500ml 时胸部 X 线片仅见肋膈角变钝。更多积液时胸部 X 线片显示有向外侧、向上的弧形上缘的积液影。液气胸时有液平面,大量积液时整个患侧阴暗,纵隔向健侧移位,积液常遮盖肺内原发病灶。包裹性积液不随体位改变而变动,边缘光滑,B 超和 CT 有助诊断。CT 扫描可见胸腔积液及胸膜结节,或肺内、纵隔内原发病灶。胸腔积液细胞学检查可见恶性细胞,或胸膜活检发现恶性肿瘤组织。胸腔积液中肿瘤指标明显升高有助诊断。

五、治疗

(一) 非手术治疗

1. 单纯胸腔穿刺和置管引流　目的是减少胸腔积液,促进肺组织膨胀。但此疗法治疗效果不佳,反复穿刺有增加气胸、胸腔感染和形成多房性积液的风险。且反复引流导致大量蛋白质丢失,促进全身情况恶化。目前的改进是微创置入多孔细管引流,操作简易、创伤小;可持续缓慢引流,减少上述并发症,并且可长期留置;必要时可持续负压吸引,肺膨胀好,能使胸膜充分接触,粘连更加完全。目前多与胸内注入药物并用,效果更好。

2. 胸腔内局部注药　经引流胸管向胸腔注入药物不仅可以直接杀伤或抑制肿瘤细胞,而且可刺激胸膜间皮细胞增生纤维化从而使胸膜粘连闭锁,防止积液形成。注入的药物有化疗药、硬化剂、生物反应调节剂、中药等。

(1) 化疗药物:常用的有顺铂、博来霉素、氟尿嘧啶、氮芥、塞替派、多柔比星、VP16 及吉西他滨、长春瑞滨等。不良反应有恶心、呕吐、发热、胸痛及白细胞减少等,还可能会造成部分患者对化疗药物产生多药耐药性。

(2) 生物免疫制剂:对机体刺激轻微,无骨髓抑制和消化道反应等,因此近年来广泛应用于治疗。生物免疫制剂最大的不良反应是发热,也有少数患者出现过敏反应和胸痛等不适,经对症处理后容易缓解。常用药物有以下几类。

1) 细胞因子类:白细胞介素。

2) 肿瘤坏死因子(TNF):干扰素。

3) 免疫活性细胞的过继性免疫治疗:免疫活性细胞疗法在恶性肿瘤的免疫治疗中发挥着重要作用,它能够清除手术及放化疗后体内微小残留病灶,甚至使部分晚期、难治性恶性肿瘤得到缓解。肿瘤浸润淋巴细胞的特异性及细胞杀伤活性等已得到临床证实。

4) 生物反应调节剂:①短小棒状杆菌;②胞必佳;③高聚金葡素;④ A 群链球菌提取物,代表药物力尔凡、沙培林等。

(3) 胸膜硬化剂:四环素及其衍生物西环素或米诺四环素。红霉素:通常 1g 红霉素溶入 50% 葡萄糖注射液 20ml 中,再加利多卡因防止疼痛,有效率达 84%。

(4) 其他:除上所述,还有自体血、凝血酶、放射性核素制剂、无水乙醇等胸腔内注入,均取得一定的疗效。

(二) 手术治疗

非手术疗法有时症状缓解不明显、复发早、治疗周期长。可采用手术方法为主的综合疗法治疗 MPE,特别是胸腔镜手术的出现使得 MPE 的外科治疗出现了新的飞跃。

1. 传统外科手术治疗　传统手术中胸膜腔腹腔分流术(PPS)简单安全,适用于有"包裹肺综合征"、恶性乳糜胸等胸膜固定术无效的顽固性 MPE 患者。95% 症状有效减轻,中位生存时间为 4.9 个月,未见腹腔种植转移。通过外科手术综合治疗肺癌伴恶性胸腔积液具有重要临床意义。传统术式中尚有胸膜剥离切除术和胸膜肺切除术,考虑此两种术式仍属于姑息治疗,且创伤大,并发症多而重,故临床上较少应用。

(1) 胸腔腹膜腔引流术:在全麻或局部麻醉下进行。在剑突下放置引流管将胸腔和腹膜腔联通,其间有单向阀控制,当胸腔积液增多的时候,压力作用使胸腔积液通过单向阀流向腹腔,利用腹膜和网膜巨大的吸收面积而吸收胸腔积液。另外一种方法是将单向阀改成单向泵,该泵每次可以从胸腔内抽吸约 1500ml 的液体,该方法的禁忌证是患者不合作,或者胸腔内已经分房分隔,或者胸腔积液内发现较多的白细胞或者脓细胞,或者腹腔内曾经手术腹膜广泛粘连,或者腹腔已经感染,或者患者预期生命期已经很短。

（2）胸膜全肺切除术：主要适用于病变局限在一侧胸腔，患者心肺功能较好能耐受一侧全肺切除。简述：取后外侧切口，第5肋间进胸。壁层胸膜外剥离，剥离至胸膜顶时，由于粘连紧密，容易牵拉锁骨下动、静脉，应避免造成血管损伤。增厚的胸膜有可能与膈肌、食管、胸主动脉等重要脏器紧密粘连，应避免损伤。剥离到肺门处理肺动静脉时，若粘连严重，解剖不清，可打开心包处理肺血管。最后游离主支气管，钳夹切断。将壁层胸膜连同患肺一并切除，缝合包埋残端。冲洗止血，检查无漏气，置管、关胸（图5-23-1）。

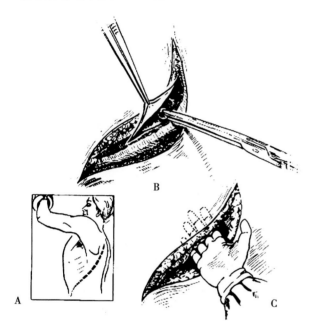

图 5-23-1　胸膜全肺切除术

1）胸膜切除术和胸膜全肺切除术的开始步骤，采用延长的后外侧切口或胸腹联合切口。可以在第10肋间另做一平行的开胸切口，可经原皮肤切口或另作一皮肤切口，能增加膈肌的显露。

2）切除第6肋后打开胸膜外层面。

3）从胸廓内筋膜上钝性分离壁层胸膜（图5-23-2）。①当壁层胸膜与胸壁完全分离后，放置胸廓牵开器，于直视下锐性和钝性游离纵隔膜。②由肋膈窦胸膜钝性游离出肿瘤。用力牵拉胸膜肿瘤和肺组织，用电刀将肿瘤从膈肌或腹膜上一步步地切除。③从各个方向（包括膈肌）充分游离肿瘤之后，打开心包。④肺门血管已从心包内切断。

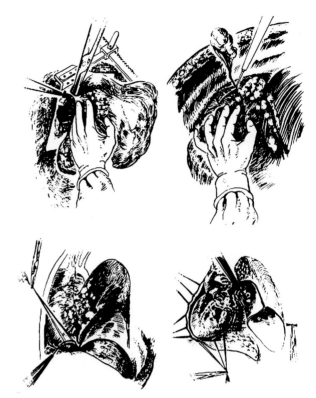

图 5-23-2　从胸廓内筋膜上钝性分离壁层胸膜，自左而右，自上而下

心包牵引线置于心包边缘以免切开后的心包切缘回缩到对侧胸腔（图5-23-3）。

心包和膈肌缺损已经用修复材料重建。膈肌并不均需要重建，尤其是在右侧完全的心包和腹肌重建。如果膈肌从其肋骨附着点切除，修复材料可用绕过肋骨的缝线固定在胸壁上胸膜切除及剥脱术，胸膜剥脱与胸膜全肺切除的开始步骤相同。可不必切开心包。当肺与其上面的壁层及膈肌胸膜游离后，进入胸膜腔，用电刀锐性分离结合钝性分离将脏层胸膜肿瘤从肺表面上游离下来如果大部分膈肌未被切除，在肿瘤切除后可以折襞缝合。这是一项重要的技术，因为尽管膈神经可能在解剖学上完整，但膈肌通常已无功能并将上升，引起术后下叶肺不张（图5-23-4）。

2. 胸腔镜手术　近年来胸腔镜下MPE微创治疗的发展克服了传统手术创伤大的缺点，它可以行微创下胸膜剥除，分离胸内粘连，充分吸净胸内积液，尤其是对发现的肺内、胸膜或膈肌的病变，可同时切除送病检，以此明确病因，指导进一步治疗。另一方面，还可借助胸腔镜行胸膜固定术。胸腔镜

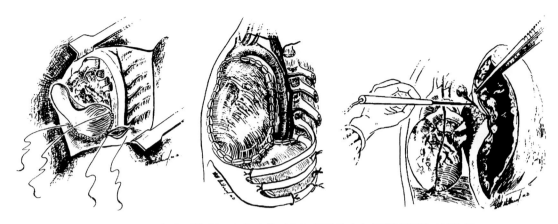

图 5-23-3　心包牵引线置于心包边缘以免切开后的心包切缘回缩到对侧胸腔

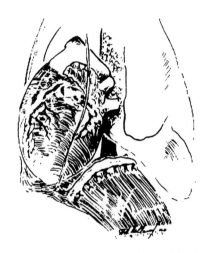

图 5-23-4　心包和膈肌缺损重建技术

手术治疗创伤小，并发症少，术后恢复快。因此，认为在大量胸腔积液的患者中尤其是顽固性 MPE 以及包裹性胸腔积液患者中，采用胸腔镜的外科治疗是一种安全有效的方法。

（1）适应证：包括大量恶性胸腔积液，诊断不明的胸腔积液，内科治疗效果不佳的恶性胸腔积液。

（2）局限性：如胸膜腔弥漫性粘连（尤其是致密性）、巨大或侵及胸壁的胸部肿瘤、慢性脓胸等；恶性胸腔积液不能肺复张者；胸膜感染性疾病。

（3）手术要点：①麻醉，采用双腔管气管插管静脉复合麻醉。②体位及切口，健侧卧位或术侧在上正侧卧位，通常采用 3 个切口：第一切口位于第 8 肋间腋中线处，置入 0° 或 30° 胸腔镜；第二切口位于腋前线和乳头中线之间，用于置入操作器械；第三切口位于肩胛线下一个肋间。切口选择是灵活的，可以根据探查结果灵活决定。

（三）手术

1. 机械摩擦法　在胸腔镜观察下，以第三切口进行牵引肺组织更好地暴露胸膜。以胸腔镜下长钳钳夹干纱布球或金属球，在监视器观察下对壁层及脏层胸膜进行反复摩擦，上至胸腔顶部，下至膈肌，壁层胸膜的被摩擦程度以镜下看到胸壁的充血和少许渗血为止。全胸膜摩擦后观察胸壁是否有活动性出血，渗血过大处应电凝止血。摩擦法大都配合化学法或滑石粉法，以取得更好疗效。

2. 滑石粉法　通过管道将 0.5~5g 的滑石粉均匀地喷在胸膜上，可以造成特别有效并不可逆的转变，使胸膜紧密粘连难以二次开胸，因此预计可能再次开胸的不采用。滑石粉胸膜固定术的成功率高达 95%。常见的不良反应是发热或胸痛。

3. 化学法　通过管道将顺铂、葡萄糖或四环素等化学药品均匀地涂布在胸膜上，使两层胸膜紧密粘连。

4. 胸膜剥脱术　是处理恶性胸腔积液最有效的方法。一般将 0.9% 的生理盐水注入壁层胸膜下，使胸膜和胸壁之间形成水囊，壁层胸膜全层从胸壁自然脱离，反复在全胸壁和纵隔胸膜下注水，平均注入生理盐水 500ml，对凝血功能差的注入止血药或血压不高者加入肾上腺素或垂体后叶素；以纱球或内镜钳在胸膜下做钝性推剥游离，剥除全层胸膜及切除之，最后检查剥离面，止血。

5. 并发症及处理　胸腔镜治疗恶性胸腔积液并发症较轻，常见的有出血、发热、胸痛、心律失常、脓胸、切口感染、皮下气肿、癌细胞切口种植等，使用滑石粉的患者会有发热胸痛,可用吲哚美辛对症治疗,胸腔积液引流较多者应该延长胸管留置时间,使胸膜与胸壁充分接触粘连,肺不张者可加负压吸引,促进肺扩张,与胸壁粘连。

(四)预后情况

恶性胸腔积液的预后大多与病理有关。乳癌引起的中间生存期大约在1年或1年以上;卵巢癌引起的恶性胸腔积液大概在9个月,胃癌等消化道恶性肿瘤和肺癌引起的一般中间生存期小于3个月。

就减轻症状及减少疼痛方面,传统手术组并不优于胸膜固定组,姑息手术如肿瘤局部切除往往和胸膜固定术同时进行。胸腔积液的pH<7.2或胸腔积液的葡萄糖含量<3.3mmol/L预示胸膜固定术的成功率低,对于肺不能完全扩张的患者胸腔镜下综合治疗也可以收到改善病情的效果,笔者的体会是胸腔镜下多种方法结合的治疗可以取得较好的效果,患者的胸闷等症状明显减轻,由于蛋白丢失的减少,患者体质可以得到改善,生活质量大大提高,甚至可以接受进一步的放化疗。笔者的经验中少量患者经胸腔镜下胸膜固定术后综合治疗可以达到5年以上的生存期。

第二节　脓胸

一、概述

脓胸(Empyema)就是化脓性感染导致的胸膜腔积液。可分为单侧或双侧,局限性或全脓胸。胸内或胸外感染均可侵入正常无菌胸膜腔引起积脓。当细菌的数量大且毒力较强,压倒宿主的防御反应时,就要发生感染。最常见病因为肺部炎症继发感染约占50%以上;其次为医源性病变如术后并发症或各种诊断或治疗,如胸穿、经皮活检等,约占25%;其他为外伤性和腹部感染等,脓胸可发生在任何年龄。一旦患者发生在消耗性病变,如恶性肿瘤、糖尿病、免疫功能或心肺功能减退者,或高龄患者,病死率较高,近20%。常见菌种随疾病及抗生素的应用而改变,青霉素问世前以溶血性链球菌和肺炎链球菌多见,20世纪60年代耐药的金黄色葡

萄球菌流行,80年代起对广谱高效抗生素也耐药的肠道菌、大肠埃希菌、变形杆菌和铜绿假单胞菌、厌氧菌、真菌等不断增多。

二、病理与临床

致病菌侵入胸腔的途径有:直接污染,如肺脓肿、胸壁感染、创伤、胸穿或剖胸手术等;局部感染灶的持续性扩散,如肺炎、颈深部、纵隔或上腹部脓肿等引起脓胸;继发于脓毒血症或败血症的;血胸、血气胸患者继发感染引起;支气管胸膜瘘、食管癌术后吻合口漏、食管自发破裂等。按病程发展过程美国胸科协会将脓胸形成的过程分为三个时期,即急性(渗出期)、亚急性(纤维素性脓性期)和慢性(机化期)脓胸。各期出现不同病理生理变化和临床症状。

(一)急性渗出期

胸膜明显肿胀并有稀薄的渗出液。纤维蛋白沉积在肺的表面。肺和胸部感染均可引起胸膜腔的局部炎性反应,干扰胸腔积液的正常平衡,引起渗出性积液,抽出的胸腔积液稀解、黄色,比重>1.018,蛋白质含量>2.5g/100ml,葡萄糖含量>40mg/100ml,pH>7.20,LDH<1000IU/L,白细胞计数>0.5×10⁹/L(500/mm³),少量多形核,培养常无细菌。临床出现发热、咳嗽、胸痛或伴气促。胸腔积液量多时胸壁膨隆,叩诊呈浊音,呼吸音轻。胸部X线片检查见胸膜腔积液。早期积极抗炎或抽液治疗,胸腔积液消退,被压缩肺可复张。

(二)亚急性纤维脓性期

有大量的纤维蛋白沉积在肺的表面,壁层胸膜较脏层胸膜表面更多。炎症持续数天后,细菌繁殖,炎症加剧,胸膜腔纤维素沉着引起早期包裹性脓胸。胸腔积液黏稠,混浊,其中蛋白质含量>3g/100ml,葡萄糖<40mg/100ml,pH<7.20,LDH>1000IU/L,培养细菌生长,临床仍有发热、咳嗽、气促等感染症状,此时胸膜腔纤维素沉积,引起粘连与包裹肺表面,即使抗感染与引流,也难以使全肺扩张消灭脓腔,病情转入慢性阶段。

(三)慢性机化期脓胸

4~6周后,由于延迟治疗或引流不畅,脓液稠厚呈胶冻状,静置24小时以上分层明显,沉淀物占

75% 以上,胸膜表面长入成纤维细胞形成无弹性增厚纤维板,包裹肺表面阻碍肺的扩张,患侧胸壁塌陷,肋间收缩变窄,患者慢性病容,消瘦、乏力、贫血、气短等,X 线片示胸膜增厚现象,时有小腔或包裹性积液,肋间隙变窄、脊柱侧弯,不治疗脓胸可腐蚀邻近组织,如溃穿胸壁称作自溃性脓胸,或进一步机化造成纤维胸。如果患者突然出现脓痰,则提示形成了支气管胸膜瘘,脓液自发引流至支气管。

上述临床病理的分期是互有相应发展的过程,并无明显分界线,但可作为不同病变阶段的治疗参考,特别是根据细菌菌种、胸膜腔内脓液和形成包裹性积液或脓腔来选择手术治疗方法,治疗脓胸的指征是根据脓胸的病期,仔细估计治疗效果(如脓胸引流是否充分有效、脓腔感染控制程度等给予果断决定,调整手术治疗方案。

三、急性脓胸

(一)临床表现

由于脓胸的症状与病因及分期、胸膜腔内脓液的多少、患者防御机制的状态以及致病菌毒力的大小有关,临床表现可以相差很大,有的很轻微,也有的很严重。急性脓胸的症状、体征与原发病有关,大多数脓胸继发于肺炎,常有高热、心率加快、呼吸急促、胸痛、食欲缺乏、全身乏力等症状。体征多为患侧胸廓饱满、肋间隙增宽、叩诊呈浊音、呼吸音减弱或消失,部分患者可有胸膜摩擦感。

X 线检查提示胸腔内可见积液,大量胸腔积液可见纵隔向健侧移位,若伴有积气,可见有气液平面,一般建议做 CT 检查,一方面可以见到胸腔积液,另一方面可以见到有无肺内病变及肺部病变情况。超声波检查能明确病变的范围和准确定位,有助于脓胸的诊断和穿刺。胸腔穿刺抽得脓液可明确诊断脓胸。

(二)诊断

诊断脓胸要依据临床表现,如白细胞增多、典型的 X 线表现,在一些急性病出现相关的胸腔积液时,就要考虑脓胸的可能。胸腔穿刺抽得脓液可明确诊断,抽得脓液首先观察其外观性状、质地稀稠、气味,其次作涂片镜检、细菌培养及药物敏感试验,以指导临床用药。脓液的性质可因致病菌的不同而异,肺炎球菌感染产生的脓液稠厚,含有较多的纤维素,容易形成广泛粘连。溶血性链球菌感染产生的脓液稀薄,含有少量纤维素,胸膜粘连较轻,不易局限。葡萄球菌感染产生的脓液稠如糊状,含有大量纤维素,胸膜粘连较快而重,有时容易形成多房性脓胸。大肠埃希菌感染产生的脓液稀薄,有粪臭味,胸膜粘连较轻,不易局限。

(三)治疗

早期急性脓胸的治疗原则:控制原发感染、选择敏感抗生素、引流、支持治疗。

1. 胸膜腔穿刺术　目的包括明确诊断,抽除积液促进肺扩张和注入药物杀菌或冲洗治疗。穿刺点定位按体征、胸部后前位、侧位 X 线片、CT 和超声检查确定。患者取坐位或半卧位,局部消毒铺巾,左手示指尖定准肋间隙,右手持针筒细针注麻药,沿肋骨上缘边进针边抽气及注麻药,达胸膜腔可抽出积液,改用连有皮管的长针再刺入胸膜腔行抽液,初次抽液 400~600ml,不宜过快,患者如主诉疼痛、咳嗽、出汗、苍白和胸闷气短应立即出针,平卧,必要时皮下注射肾上腺素。术毕拔针后纱布覆盖穿刺点。为避免反复穿刺、便于冲洗,用中心静脉导管穿刺包进行穿刺,并留置接引流袋,一方面可以充分引流,另一方面可以进行冲洗。大部分急性期患者可以通过此方法治愈。

2. 胸膜腔闭式引流术　适用于胸腔积液量大者,穿刺困难且不能控制毒血症者,小儿多次胸腔穿刺难以配合者,有支气管胸膜瘘者等。定位同前,局部消毒铺巾后,于置管处穿刺局麻达胸膜,抽到脓液时退针,沿肋骨上缘作 2~3cm 长切口,用血管钳分离皮下组织直达胸膜腔,以血管钳夹住引流管尖端送入胸腔,然后退出血管钳,引流管末端接水封瓶证实引流通畅后,缝合切口及固定皮管;如有套管穿刺针设备可使置管更方便。另胸腔闭式引流可以接负压吸引,便于充分引流(图 5-23-5)。

用弯 Kelly 缘斜向上方进行分离,钳钝性分离肋间肌肉。注意要从肋骨上缘斜向上方进行分离,使通道从下向上进入胸腔。

3. 封闭引流抗生素冲洗　脓胸腔置高位及低位两根胸管,用 0.9% 的氯化钠进行冲洗,高位管流入,由低位引流管引流,可持续冲洗,如患者冲洗后

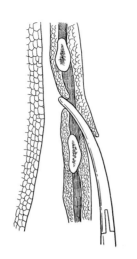

图 5-23-5　胸腔闭式引流术

有高钠血症,可以用蒸馏水冲洗,部分患者可以根据药敏选用合适的抗生素冲洗,亦适均于全肺切除后(无支气管胸膜瘘)脓胸的治疗。采用高位留置深静脉导管,持续 24 小时冲洗直至引流液颜色澄清无混浊,细菌培养阴性后再拔管。

4. 纤溶酶治疗　适用于脓液稠厚.引流不畅者。将已置管闭式引流患者侧卧,患侧向上,由胸管注药,夹管 4~6 小时。一次用量为尿激酶 10 万 ~50 万 IU,加入 100ml 生理盐水中。

5. 脓胸早期清创术　适用于全身情况良好,儿童的脓胸,尚未形成纤维板时。作后外侧剖胸切口,肋间进胸,清除纤维素、脓苔及薄层纤维膜,反复冲洗,使肺充分复张,然后置胸管引流。对成人亦可借助胸腔镜进行,可避免开胸手术创伤。

6. 胸腔镜手术　自从 1992 年起我国各地开展胸腔镜外科后,在处理脓胸疾病方面亦取得成功。用胸腔镜手术治疗脓胸,可以在直视下进行脓胸的清创和早期胸膜纤维板剥脱术,因此适用于急性脓胸的外科治疗。手术在全麻双腔气管插管麻醉下进行,用胸腔镜技术可以探查脓胸的范围,寻找病因,明确治疗失败的原因,确定肺膨胀程度;打通脓腔分隔,清除胸腔内异物,剥离肺纤维板,反复冲洗脓腔后使肺复张,促进脓胸的痊愈。由于胸腔镜手术创伤小,及早清除感染的脓液与纤维脓性物质,并反复冲洗使肺能充分扩张,消灭脓腔,术后炎症控制较好,患者恢复快而治愈率高。

一般认为,胸腔镜手术适用于引流不畅、脓液稠厚的全脓胸及包裹性脓胸(脓腔呈多房性,穿刺抽脓不顺利,引流不畅)。对于病程长、胸腔广泛粘连、纤维板钙化的患者,因其手术野不佳、暴露操作困难、不宜使用胸腔镜。脓胸的胸腔镜手术时间以发病 2~4 周为宜,否则会因为急性脓胸的肺纤维板明显增厚、粘连紧密而不宜行电视胸腔镜手术,需要开胸手术治疗。患者病程不宜超过 4 周,因为这一时间内,一般没有纤维板形成,或者纤维板薄而容易剥脱,不易损伤肺组织,出血较少。本术式对外伤性血胸合并感染引起的早期慢性脓胸效果尤其显著。而机化期的脓胸主张开胸手术和纤维板剥脱术。胸腔镜下纤维板剥脱术与开胸手术效果相当,疼痛更轻,患者更容易接受。胸腔镜手术的主要并发症有肺损伤、长期漏气、中转开胸、术中术后出血等。

7. 手术注意点　术前需超声或 CT 扫描确定脓腔范围,利于胸腔镜戳孔位置的选择;置入胸腔镜前需手指伸入切口内探查有无粘连;要求吸尽所有脓性物质,充分切除打开粘连和分隔,清除肺表面的纤维素时让肺间断充气将使操作更为方便;对于较薄的纤维板可用一纱布反复于肺表面摩擦。术后引流管的放置需在直视下选择位置最低点,如渗血不多,应早日接负压吸引,便于肺复张。电视胸腔镜有时需要扩大切口(3~6cm)以便进行某些器械操作,称为电视胸腔镜辅助小切口手术。该手术主要用于有早期较薄纤维板形成的患者,术中才发现已有纤维板形成,其特点是小切口辅助下非常容易剥离。如果胸腔镜剥离困难,应及时转开胸手术,避免造成较大面积的肺损伤和大量出血。胸腔镜手术所致肺功能损伤小,术后呼吸功能恢复较传统开胸手术好,因而对老年人和肺功能欠佳的临床意义更大。

四、慢性脓胸

慢性脓胸是胸外科长期以来的难治之症,伴有气管、支气管或食管胸膜瘘时,不仅病情复杂,亦使手术治疗难度增加,目前已认识到手术治疗慢性脓胸成功的关键在于控制感染、闭合脓腔。

(一)病因

慢性脓胸的病因有:①急性脓胸就诊过迟,未及时治疗,逐渐进入慢性期;②急性脓胸处理不当,如引流太迟,引流管拔除过早,引流不通畅;③脓腔内有异物存留;④合并支气管或食管瘘而未及时处理,或胸膜腔毗邻的慢性感染控制不佳;⑤有特殊病原菌存在,如结核菌、放线菌等慢性炎症所致的纤维层增厚,肺膨胀不全,使脓腔长期不愈。

(二)临床表现

以往慢性脓胸患者可出现消瘦、贫血、低蛋白血症等症状,但随着生活条件的改善,特别是外伤性血胸后发生的脓胸,患者的症状不明显。体征有患侧肋间隙变窄、胸廓内陷,叩诊呈实音,呼吸音低或消失。

X线及CT检查可见肋间隙变窄、胸膜增厚、胸膜钙化的程度,可见胸膜的厚度,以及脓腔的位置、大小、形状、有无分房、肺萎陷的程度。

(三)诊断

根据患者的症状、体征、X线和CT检查以及胸腔穿刺抽出脓液可明确诊断。伴有支气管胸膜瘘患者咳出痰液与胸腔穿刺抽出溶液相同,向脓腔内注入亚甲蓝,患者咳出蓝色痰液可明确诊断。

(四)治疗

慢性脓胸的治疗原则为:全身支持治疗,控制感染,消灭致病原因和脓腔,促进肺复张。消灭脓腔,目前仍以手术治疗为主。

1. 控制感染 应包括合理应用针对感染细菌敏感的抗结核或抗生素,以及加强脓腔的引流措施。近年来,这两方面的研究都有新的概念。如脓液的培养技术不断提高,临床标本与环境标本分离革兰阴性细菌敏感度比较,前者普遍低于后者。其中临床常用氨苄西林、羧苄西林、庆大霉素等的敏感度明显降低。这可能与革兰阴性细菌在患者体内多次应用上述药物以致诱导耐药性有关。而慢性脓胸的感染菌亦是革兰阴性杆菌和金黄色葡萄球菌的为多见,再加上目前发现在医院中获得性细菌亦能产生自然或来自继发性的药物耐药性,为此,临床上应用抗生素,应经常测定药敏,以调整敏感抗生素,同时主张加强综合治疗以提高患者的免疫功能,有效控制感染。

2. 封闭引流 加强脓胸引流是控制感染的重要措施,若封闭引流治疗早期脓胸时,引流出脓液pH<7.0时,胸腔积液24小时沉淀>70%,糖含量低

于400mg/L,即使为混浊液尚未成为脓液时,提示单用抗生素或自行吸收的可能性甚少。应考虑开放引流。因为脓胸起病后7~10天,胸腔中成纤维生长纤维素沉着机化,4~6周时已可形成纤维板胸膜壁层,亦可包裹肺组织形成难以吸收的增厚纤维板影响肺功能,有人主张脓胸经3天以上引流后未见好转,应作开放引流,这是治疗慢性脓胸的关键。一般单纯性脓胸经过上述两项治疗措施至少有60%~70%以上的患者能取得疗效。对于另1/3慢性脓胸患者可进行改善全身情况创造根治手术治疗的条件,如闭合脓腔的手术、胸膜纤维板剥脱术可使被纤维板包裹的肺组织重新获得再复张而恢复肺功能。若有支气管胸膜瘘除修补外再作胸壁肌瓣移植用作填充残腔都可取得一定疗效,这两种手术都已在20世纪80年代成为慢性脓胸手术治疗的传统性方法。

3. 开放引流

(1)手术方式:①切除部分肋骨开放粗管引流;②胸廓开窗术;③局限性脓胸廓清术(小切口脓胸廓清)。

(2)手术指征:①小儿葡萄球菌脓胸;②多房式或复杂性慢性脓胸,一般情况差,难以忍受根治性手术。

(3)术前准备:①全身支持治疗;②新鲜脓液培养与药敏;③选择药敏的抗生素;④胸部X线片或胸部CT扫描;⑤超声检查定位。

(4)操作:患者侧卧位,局麻或全麻下,作10cm长肋间切口,成人可切除一根肋骨。脓腔切开后,用手指或直视下探查脓腔,钝性分开多房脓肿的间隔,清除坏死组织,若发现支气管胸膜瘘,可用可吸收线作褥式缝合,将邻近增厚纤维板或部分胸壁肌肉移植缝盖,对单纯脓胸反复冲洗清创,在脓胸底部作粗引流管引流,根据好转情况,逐步将引流管剪短,以期创口变浅、变小趋向愈合(图5-23-6)。

4. 胸膜纤维板剥离术 适用于肺内无空洞、无活动性病灶及无广泛纤维性变,增厚纤维板无大片钙化,剥脱增厚的纤维板后肺能复张,以及无结核性支气管炎、支气管狭窄、支气管扩张及支气管胸膜瘘的慢性脓胸。手术时间以引流后3~6个月为宜,此时脏层纤维板容易剥离,充分解除纤维板

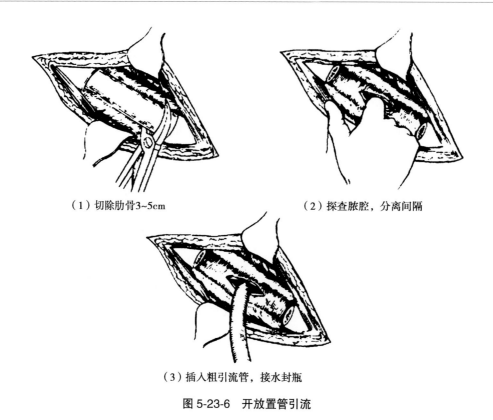

（1）切除肋骨3~5cm　　　　　　　　（2）探查脓腔，分离间隔

（3）插入粗引流管，接水封瓶

图 5-23-6　开放置管引流

肺的束缚，减少剥离过程中肺的损伤。

（1）手术成功的关键因素：目前认为胸膜纤维板剥脱术治疗慢性脓胸是一个理想的根治性手术，成功的关键取决于两个因素。①胸膜受感染刺激构成纤维弹性纤维板包裹着肺；②脏层胸膜尚属正常，增厚纤维板尚未侵入之际，纤维板剥除后，肺能复张，从而消灭残腔者。这充分意味着被包裹的肺是正常而慢性脓胸的纤维板仅局限于肺的表浅层，故需及早手术。

（2）手术指征：①胸管引流脓液检查：pH<7，24小时沉淀 >75%；②开放引流术后，肺被压缩 1/3 以上，仍留有较大残腔；③胸管引流不畅，呈现多房性积液，肺被压缩 1/3 以上。

（3）操作环节注意点：①对慢性脓胸纤维板呈现中度增厚，脏层胸膜剥脱后肺能复张者，壁层胸膜一侧可刮创，可不必再作壁层纤维板剥脱；②脓胸时间较长，需要将壁层与脏层胸膜一起剥除时，可从胸膜外剥离，不仅渗血少，并可将完整脓腔纤维板切除，可防止污染。传统的方法，是切开脓胸，吸尽脓液及坏死组织后，再作纤维板切除；③胸膜纤维板剥离后，肺不能完全复张，遗留部分残腔，采用胸壁肌层瓣或网膜移植填充，效果较为满意。胸廓成形术，仍留有肉芽组织残腔，遗留永久胸壁畸形和心肺功能减退，现已放弃（图 5-23-7）。

（4）胸膜纤维板剥脱术的优点：①对于慢性脓胸的纤维板厚度不严重，早期进行单纯性胸膜纤维板剥脱，被包裹肺组织能重新张复完全，可消灭残腔，疗效满意；②对于伴有支气管胸膜瘘的脓胸，可在胸膜纤维板剥离到肺门时，充分暴露残端支气管，瘘孔做缝合封闭，再用胸壁肌瓣或带蒂网膜加强缝盖，同时亦可作为肺扩张不全时填塞残腔之用，以其达到一期根治目的；③对于胸膜纤维板剥脱时，被包裹肺内有个不可逆性病灶，可并行局部楔形、肺叶切除或全肺切除。至于残腔，可用肌瓣或网膜填塞术。

5. 肌瓣填塞脓腔手术　选用胸壁带蒂胸大肌瓣移植于脓胸腔缝闭支气管胸膜瘘或消灭残腔。

（1）各种不同肌瓣的特点：①胸大肌：为常用肌瓣之一，具有 2 个带蒂血管，一个是较大的胸肩峰动脉供血至肌瓣蒂部，另一个是乳房内动脉，该肌瓣供血丰富。可直接置入胸内创面上，亦可翻转倒置，移植途径是可切去 5m 长肋骨，亦可用于胸骨感染；②背阔肌：常用作胸壁缺损填塞，由胸背动脉供血；③前锯肌：从切口中置入，适用全肺切除后的

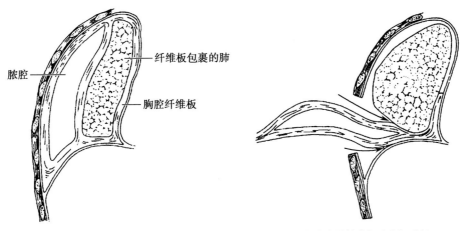

脓腔

纤维板包裹的肺

胸腔纤维板

将胸膜纤维板壁层与脏层完整剥脱，可使
被包裹肺能重新扩张恢复呼吸功能

纤维板自胸壁的筋膜与肺之间进行
剥脱防止损伤肺组织

图 5-23-7　胸膜纤维板剥离术

残腔；④腹直肌：常用于缝闭胸骨下 1/3 缺损。

（2）肌瓣的选择　根据脓胸的部位和大小，选用不同的肌瓣。①胸顶部或尖前区：选用胸大肌、前锯肌；②胸后外侧：选用背阔肌；③胸基底部：选用腹直肌。

肌瓣移植并非所有慢性脓胸手术要采用，若胸膜纤维板剥除后，肺复张完全，能消灭残腔，则无必要。为加强胸内各种瘘孔缝闭或填塞残腔，应毫不犹豫地采用肌瓣或网膜移植。

6. 大网膜移植术

（1）网膜的特点：具有宏大的柔韧性，可用在深、硬和不规则的间隙区域，亦可散布在广宽而平面的缺损部位。具有独特血管弓，可使网膜散开，具有伸长两个不同部位的带蒂血管供作移植。网膜血管具有压力低，流量快的特性，作为缝补支气管胸膜瘘扎的网膜，48 小时内可在残端支气管出现新生血供（侧支循环）。当网膜从横结肠分离后，75% 病例的网膜可上提到乳头水平，45% 可上提到肋骨角。离断胃网膜左血管，保留胃网膜右动脉的带蒂网膜，或者保留胃网膜左血管弓，几乎都能上提到胸骨角，70% 以上的病例可上提至腋窝部位。因此，网膜适用于胸壁或胸腔内移植之用，特别移植于脓胸时，可任意放置在胸腔的各个部位，紧贴在炎性创面，建立新生血管与增加免疫功能，有不同于各种肌瓣移植的作用。

（2）手术指征：①修补支气管胸膜瘘，或作为

修补支气管胸膜瘘后加强缝盖，巩固闭合残端瘘之用；②肌瓣填塞脓腔不足，用网膜移植加强消灭残腔的补充材料之用；③无腹腔疾病史（包括结核性腹膜炎等），无上腹腔手术史者。

（3）术前准备：①选择对感染细菌敏感抗生素；②对慢性脓胸或伴支气管胸膜瘘发生继发急性感染，予以控制；③全身支持疗法；④胸、腹部皮肤消毒液准备。

（4）手术操作：①剖胸切口，或扩大开放引流切口。②进胸，脓胸腔内扩创，清除潴留坏死肉芽组织，纤维板剥脱（参照胸膜纤维板剥脱术）。③胸腔内用生理盐水或 0.5% 氯己定（洗必泰）反复冲洗（支气管胸膜瘘者不洗），用大纱布垫保护创面。更换或另备手术器械及敷料。④网膜瓣操作：根据脓胸部位选择不同的切口与手术途径：左侧脓胸扩创后，切开膈肌进入腹腔，网膜瓣自横结肠游离或者保留胃网膜左血管，离断胃网膜右动脉分支，作顺时针方向通过膈肌切开处，直接上提至胸腔作移植或修补支气管胸膜瘘；右侧脓胸扩创后，作上腹部正中切口，网膜瓣可从横结肠分开备用或离断胃网膜左动脉，沿胃大弯在保留胃网膜血管弓操作下，将网膜瓣游离；该带蒂的血管为胃网膜右动脉，从膈肌前方的心膈角外侧作 4~5cm 长的膈肌切口穿过，上提至右侧脓胸腔作修补或填塞之用，关闭腹腔；膈肌切口关闭时，将网膜瓣与膈肌切口边缘稀疏间定数针，防止张力过大，影响网膜瓣血运；移植

胸腔内网膜瓣,应在无张力下固定胸顶或最高部位,在脓腔的网膜可随腔的大小,间隙予以分散填塞,亦可填补瘘孔或肺部病灶之用;反复冲洗胸腔内,置引流管关胸。

7. 胸膜肺切除术　当肺组织和(或)支气管已有广泛破坏,如存在空洞、术前反复咯血、支气管高度狭窄、支气管扩张或广泛纤维化和(或)肺不张时,应根据病变范围,将胸膜纤维板、脓腔和病肺一并切除,同期施行肺叶切除术者称胸膜肺叶切除术;同期施行全肺切除术者称为胸膜全肺切除术。

慢性脓胸的胸膜全肺切除术手术技术复杂、出血多、手术危险大,要求术者有较丰富的经验,应严格掌握手术适应证,充分做好术前准备、术中严密止血,防止损伤其他脏器,尤其是纵隔内心脏大血管、食管、气管等。严密与周围隔离,严格遵守外科无菌原则,防止术后胸膜感染。术后应密切观察患者的一般情况、失血的补偿及感染的防治。

第三节　自发性气胸的外科治疗

一、概述

正常人体胸膜腔是由脏层胸膜和壁层胸膜构成的密闭腔隙,其内压力为负压,低于大气压 $3\sim5\,cmH_2O$,从而保证肺脏处于膨胀状态,完成正常的通气与换气功能。当气体进入胸膜腔造成积气状态时,称之为气胸(pneumothorax,PT)。气胸可分为自发性、外伤性和医源性三类。自发性气胸(spontaneous pneumothorax,SP)是由于肺部疾病使肺组织和脏层胸膜破裂,或者胸膜下微小疱或肺大疱破裂,肺和支气管内空气进入胸膜腔所致肺脏压缩。根据肺部是否有慢性阻塞性肺病或者肺结核等原发性疾病,分为原发性自发性气胸(primary spontaneous pneumothorax,PSP)和继发性自发性气胸(secondary spontaneous pneumothorax,SSP)。

(一) 病因

原发性自发性气胸发病机制尚未明确,是较为常见的胸膜疾病,每年发病率为 5/10 万 ~10/10 万,好发于瘦高的 20 岁左右的青年男性,男性多于女性,男女之比为 6∶1。Whithers(1964)认为瘦长体型的人肺的快速生长引起肺部缺血而形成肺尖部大疱,高个子的肺尖传导的压力高,使扩张的肺泡破裂所致。发生在健康成人单侧气胸的临床症状多为胸部不适、轻度活动受限等,但严重者也会威胁生命,其机制为空气进入胸膜腔导致胸膜腔压力升高,肺脏被压缩影响气体交换,静脉回心血流受阻,可导致不同程度的心肺功能障碍,严重时出现呼吸循环衰竭甚至死亡。

继发性自发性气胸是在原发肺部疾病基础上形成肺气肿、肺大疱或直接胸膜损伤所引起,患者发病年龄较大,常见于肺结核、COPD、肺癌、尘肺等。月经性气胸一般在月经来潮前后 24~72 小时内发生,病理机制尚不清楚,可能是胸膜上存在的异位子宫内膜破裂导致。

(二) 临床类型

根据脏层胸膜破裂的不同情况及气胸发生后对胸腔内压力的影响,自发性气胸通常分为以下三种类型。

1. 闭合性(单纯性)气胸　胸膜破裂口较小,随肺萎缩而闭合,空气不再继续进入胸膜腔。胸膜腔内压接近或略微超过大气压,测定时可为正压亦可为负压,视气体量多少而定。抽气后压力下降而不复升,表明其破口不再漏气。

2. 交通性(开放性)气胸　破裂口较大或因两层胸膜间有粘连或牵拉,使破口持续开放,吸气与呼气时空气自由进出胸膜腔。胸膜腔内压在 0 上下波动;抽气后可呈负压,但观察数分钟,压力又再次升至抽气前水平。

3. 张力性(高压性)气胸　破裂口呈单向活瓣或活塞作用,吸气时胸廓扩大,胸膜腔内压变小,空气进入胸膜腔;呼气时胸膜腔内压升高,压迫活瓣使之关闭,致使胸膜腔内空气越积越多,内压持续升高,使肺脏受压,纵隔向健侧移位,影响心脏血液回流。此型气胸胸膜腔内压测定常超过 $10\,cmH_2O$,甚至高达 $20\,cmH_2O$,抽气后胸膜腔内压可下降,但又迅速复升,对机体呼吸循环功能的影响最大,必须紧急抢救处理(图 5-23-8,图 5-23-9)。

(三) 临床表现

气胸症状的轻重与有无肺基础疾病及功能状态、气胸发生的速度、胸膜腔内积气量及其压力大

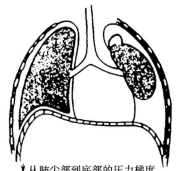

↓ 从肺尖部到底部的压力梯度
↓ 肺顺应性
↓ 功能残气量
↓ 通气量
↓ 氧合
　少量转流

图 5-23-8　自发性气胸的一些生理特点

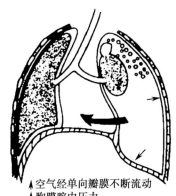

↑ 空气经单向瓣膜不断流动
↑ 胸膜腔内压力
↑ 纵隔摆动，肺机械特性变化
↓ 通气
↓ 转流
↓ 氧合
↓ 心脏每搏输出量
↑ 心率

图 5-23-9　张力性气胸的一些生理特点

小 3 个因素有关。气胸发生越慢，症状越轻；肺受压体积越大，症状越重。若原已存在严重肺功能减退，即使气胸量小，也可有明显的呼吸困难，年轻人即使肺压缩 80% 以上，有的症状亦可以很轻。常见的诱因有：剧烈咳嗽、打哈欠、激动、大声喊话或唱歌、提重物、剧烈运动等。

1. 症状

（1）胸痛：多数患者在正常活动或安静休息时发生，偶有在睡眠中发病者。大多数起病急骤，患者突感一侧胸痛，针刺样或刀割样，持续时间短暂，继之胸闷和呼吸困难。老年人胸痛症状不如年轻人，可能由于老年人对疼痛反应不敏感。

（2）呼吸困难：老年人 80% 以上表现呼吸困难，张力性气胸时胸膜腔内压骤然升高，肺被压缩，纵隔移位，迅速出现严重呼吸循环障碍；患者表情紧张、胸闷、挣扎坐起、烦躁不安、发绀、冷汗、脉速、虚脱、心律失常，甚至发生意识不清、呼吸衰竭。

（3）刺激性咳嗽：系气体刺激胸膜所致。气体量较大时也可压迫气管支气管，刺激气管黏膜造成刺激性干咳。

2. 体征　取决于积气量的多少和是否伴有胸腔积液。少量气胸体征不明显，大量气胸时可见明显体征。

（1）呼吸加快、发绀：多见于老年人或者继发性自发性气胸患者以及张力性气胸。如果有低血压表现，应注意血胸合并存在。

（2）皮下气肿：亦多见于张力性气胸。

（3）胸部体征：气管向健侧移位，患侧胸壁饱满、肋间隙增宽、呼吸运动减弱、触觉语颤减弱或消失、听诊呼吸音减弱或者消失。

（四）诊断

X 线片检查是诊断气胸的重要方法，可显示肺受压程度，肺内病变情况以及有无胸膜粘连、胸腔积液及纵隔移位等。典型气胸根据突发的胸痛、胸闷或者刺激性干咳症状结合 X 线片很容易诊断。CT 扫描在发现气胸病因方面占有优势，可以发现肺气肿样改变，HRCT 亦可发现肺大疱的数量和位置，指导进一步的治疗或者手术方案。

（五）治疗

自发性气胸的治疗目的是促进肺的完全复张和防止再次复发，目前的治疗方法多种多样：包括以暂时缓解或者消除症状为目的的措施，如穿刺抽气或者置管引流等，但这种措施往往只能暂时部分解决问题，大部分患者会再次复发，最好采用以手术为主、以根治为目的的治疗措施，包括常规开胸及最近几年广泛兴起采用的 VATS 下肺大疱切除术等。当然，还有一小部分患者即便手术切除了病灶，还是会存在一定概率的复发可能，为了能够彻底去除这小部分复发的可能，就需要采用一些辅助性措施，比如胸膜粘连术、壁层胸膜剥脱及脏层胸膜加固术等。通过辅助这些措施，可以将气胸的复发率大大降低。

二、以暂时缓解或者消除症状为目的的治疗措施

对于初次发作的,无法接受手术的原发性自发性气胸的患者所采取的治疗措施以保守及创伤小为主。另外,对于患者体质较差,肺功能无法耐受手术创伤的继发性自发性气胸的患者来说,也只能采取这类治疗措施。这些治疗方案效果并不理想。其原因之一就是,无论单纯抽气还是闭式引流 1.5 年内复发率高达 34%~65%。如此高的复发率以及由于复发而导致的不安焦虑使这些年轻人无法以正常的心态参加工作学习。理想的治疗方案除了安全、有效、复发率低以外,还应该让患者获得较高的治疗满意度。

(一)单纯观察,保守治疗

无明显呼吸困难症状,肺压缩体积小时,可以采取单纯观察,待其自行吸收。具体指征可以包括如下几点:①肺压缩在 20% 以下;②初次发作,CT 未见明显肺大疱形成;③无伴随的血胸等;④患者坚决拒绝任何有创检查或治疗。由于胸腔内气体分压和肺毛细血管内气体分压存在压力差,每日可自行吸收胸腔内气体容积(胸部 X 线片的气胸容积)的 1.25%~1.8%,即一个肺压缩 15% 的气胸完全吸收约需 12 天。如果给予吸氧,可将吸收率提高 3~4 倍。高浓度吸氧可加快胸腔内气体的吸收,经鼻导管或面罩吸入 10L/min 氧,可达到比较满意的疗效。在气胸发生后 12~48 小时内建议留住观察室,密切监测病情改变。12~48 小时复查胸部 X 线片,如果气胸量没有进展,患者要求的话可以出院,但要明确告知患者病情进展时可能出现的症状。如果无明显症状进展,1 周后再次复查胸部 X 线片,观察气胸吸收情况。如果病情进展,需行进一步的治疗措施。

(二)胸腔穿刺抽气

适用于小量气胸、呼吸困难较轻、心肺功能尚好的闭合性气胸患者。抽气可加速肺复张,迅速缓解症状。通常选择患侧胸部锁骨中线第 2 肋间为穿刺点,局限性气胸则要选择相应的穿刺部位。其优点是简单且费用低廉,但是复发率高。单纯性原发性自发性气胸,无伴随血胸及胸腔积液的患者,

为减轻置管创伤,可采取中心静脉穿刺导管穿刺留置于锁骨中线第 2 肋间或者相应气胸定位点。可重复多次抽气或者接一次性引流袋,患者耐受性较好。

(三)胸腔闭式引流术

适用于经单纯抽气失败的原发性自发性气胸和绝大部分继发性自发性气胸患者,呼吸困难明显、肺压缩程度较重,交通性或张力性气胸,反复发生气胸的患者。无论其气胸容量多少,均应尽早行胸腔闭式引流。插管部位一般多取锁骨中线外侧第 2 肋间,或腋前线第 4~5 肋间,如为局限性气胸或需引流胸腔积液,则应根据 X 线片或在 X 线透视下选择适当部位进行插管排气引流。胸管导管口径的选择应结合胸膜破口大小、是否伴发胸腔积液及血胸以及是否接受机械通气等综合考虑。血气胸以及机械通气患者选择的引流管口径应相对粗一些。

(四)胸腔闭式引流 + 负压吸引

适用于:①呼气时胸腔内压力小于大气压;②胸腔引流时间超过 2 周,气体不易排出的患者;③肺压缩时间过长,肺表面纤维素形成,不易复张;④行胸腔闭式引流的患者出现皮下气肿或者纵隔气肿的患者。图 5-23-10 为上海市胸科医院自行设计并应用的一次性胸引瓶,可以精确观察记录引流量,同时如果需要的话,可以给予负压吸引。

自发性气胸行胸腔闭式引流术的一个并发症是复张性肺水肿,虽不是很常见,但存在潜在的危险。表现为置管后突然出现(通常在 1 小时内)咳嗽、呼吸急促以及体温过低。其病理生理机制尚不是特别明确,但是常见的易患因素包括气胸发生时间较长以后行闭式引流、全肺不张、张力性气胸以及肺复张过快等。正因如此,大量气胸(肺压缩 >30%)病情稳定者置管后不要应用负压吸引以尽可能避免发生这种情况。一旦发生后,可以采取的处理措施包括激素的应用以及必要时呼吸机及循环支持等。

三、以彻底去除病因为目的的治疗措施

虽然大部分患者通过住院行胸腔穿刺抽气或

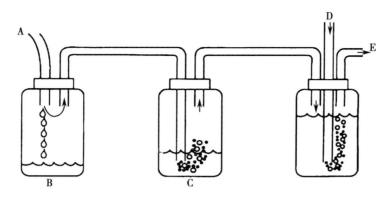

图 5-23-10　三瓶引流系统,其中第三瓶通常用来调节整个系统负压吸引的大小
A. 接患者的胸腔引流管;B. 储液瓶;C. 水封瓶;D. 减压瓶;E. 接墙壁吸引装置
Sherwood Medical Thora-Seal Ⅲ型胸腔闭式引流

者胸腔闭式引流可暂时治愈,但 30% 以上的患者气胸迁延不愈或反复发作,并且随着复发次数的增加,再发气胸的可能性会增大。首次气胸后再次同侧气胸发生率达到 25%,在第 2 次气胸非手术治疗后第 3 次气胸复发率 >50%,3 次后复发率在 80%以上。对于反复发作的自发性气胸的唯一有效治疗方法是外科手术切除肺大疱加胸膜固定术。

对于自发性气胸,有学者主张术前行 CT、HRCT检查,其目的如下:①协助选择手术适应证,如肺大疱弥漫、胸腔内粘连严重,则行普通开胸手术;②了解气胸侧肺部病变情况,以指导手术切口的选择及术中重点探查部位;③明确对侧是否有肺大疱,以决定是否同期治疗。

Vanderschueren 将自发性气胸分为 4 期:Ⅰ期,肺部正常,没有肺大疱;Ⅱ期,没有肺大疱,但肺与胸膜有粘连,说明既往有过气胸;Ⅲ期,肺大疱直径 <2cm;Ⅳ期,有多发的直径 >2cm 肺大疱。

(一) 传统切口开胸

常规开胸行肺尖部肺大疱切除术外加胸膜摩擦术曾一度被公认为防止气胸二次复发的“标准术式”,这种手术方式只有 1% 不到的复发率,成人并发症发生率 <15%。常规后外侧切口开胸虽治疗彻底,但损伤重、出血多、痛苦大,瘢痕长约 20~35cm,不美观,患者心理负担重,此种手术方法已经逐渐被微创小切口以及胸腔镜手术方式所取代。

(二) 腋下小切口微创入路

Becker 和 Munro 于 1976 年首先描述了这一手术入路。1980 年 Deslauriers 等再次详细描述了这种手术方式。

1. 手术方法　健侧卧位,患侧上肢前伸固定。由腋前线第 3 肋间至腋后线第 8 肋间 5~8cm 切口,沿第 3 或者第 4 肋骨切开部分前锯肌,选择第 3 或第 4 肋间进胸,这样其肋间切口与皮肤切口呈垂直交叉。可以将肺拖到切口外边行肺大疱切除闭合。除胸腔镜手术外,小切口也提供了一个创伤小、恢复快的开胸入路,其操作方式类似于传统开胸,但创伤小、术后疼痛轻、对呼吸影响小。小切口用电刀分离粘连速度较快;能及时止血,减少术中出血量;术前应尽量明确肺大疱和粘连带的位置,术中应注意上叶病变经第 3 肋间、中下叶经第 4 肋间进胸;各种操作均要在良好暴露下进行,适当调整手术床,随时调整手术灯,最好使用头灯及长柄器械;处理肺大疱,尽量在切口外进行,牵拉肺时动作要轻柔。通过小切口也可以完成大部分气胸手术,但如存在广泛粘连,尤其是与胸内大血管粘连,宜采用胸腔镜或后外侧开胸手术(图 5-23-11)。

进胸后先分离不规则粘连,以免影响术后肺复张,重点探查 HRCT 提示病变部位。由于视野限制、术中患肺萎陷致肺大疱空瘪等原因,肺大疱位置有时不能确定,可以请麻醉师重新让患肺充分鼓起,再缓慢瘪肺,在肺萎陷的过程中仔细查找,因与肺大疱相通的细小支气管多有病变,且肺大疱弹性回缩差,肺大疱萎陷一般较正常肺组织慢,反复几次,多能找到。对不易发现的肺破口,应鼓肺进行注水试验。切除病变时,注意切除部位应位于正常肺组织处,以免残留病变肺大疱,术后持续漏气或远期

499

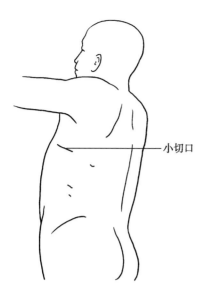

图 5-23-11　腋下小切口示意图

复发。

采用这种手术切口进行操作的 362 位成人患者，平均住院时间为 6d，复发率 0.4%，并发症发生率低于 10%。

2. 适应证和禁忌证　腋下小切口与 VATS 治疗自发性气胸的手术适应证和禁忌证基本相似。

(1) 适应证：①自发性气胸第 1 次发作经胸腔闭式引流超过 5 天仍有漏气者，肺不复张，说明肺破口较大；②同侧自发性气胸 2 次或超过 2 次发作；③自发性血气胸、双侧自发性气胸伴双侧肺大疱者行同期手术；④单侧自发性气胸伴双侧肺大疱者，与患者及家属充分沟通，向其说明对侧自发性气胸概率会明显升高，征求同意，再决定术式；⑤特殊职业者的首次发作，如野外工作者、飞行员、潜水员等。

(2) 禁忌证：①胸腔内有广泛粘连者；②既往曾有患侧开胸手术史或曾患有可能导致胸腔粘连的胸部疾病史。

3. 优缺点

(1) 优点：①腋下 5~8cm 切口，胸部肌肉的损伤小，能快速进胸及缝合切口，缩短了麻醉和手术时间；②术后疼痛较轻；③手术切口在腋下，采用皮内缝合，双上肢自然下垂隐蔽手术瘢痕，达到一定的美容效果，患者心理上能够接受；④由于可以不采用双腔气管插管及一次性腔内切缝器等进口耗材，手术费用明显减少；⑤较低设备及技术要求，能

够开展气管插管全麻的医院基本能开展此术式，普及面广；⑥与 VATS 相比具有相同的治疗效果。

(2) 缺点：①手术视野小，不能窥视整个胸腔，手术视野不如胸腔镜好，不利于对肺全面探查；分离粘连时若暴露不好，易出现伴随损伤。如遇有较重粘连及出血时此设计的切口延长有一定困难。②撑开肋间粗暴，易肋骨骨折，或损伤肋间神经造成术后胸痛。

由于我国目前医疗资源分布不均衡，VATS 普及率不很均衡，患者医疗费用支付能力有限，使其在临床上的应用受到了一定程度的限制。腋下小切口与 VATS 有着相同甚至更好的疗效以及可以接受的疼痛水平、费用、设备以及技术要求低，符合我国目前国情，而且自发性气胸是外科常见急诊，大多数患者首诊在基层医院，所以此术式还是具有一定的可行性和实用价值，不能因 VATS 的出现而对腋下小切口的临床价值完全否定。两种术式在临床工作中的具体应用可根据患者病情、经济条件及就诊医院技术和设备条件而定。

(三) 电视胸腔镜 (VATS)

胸腔镜手术由于不需要撑开肋骨、创伤小、对胸壁损伤小、出血少、术后恢复快、伤口瘢痕细小美观而易被患者接受。随着技术水平的日益成熟，VATS 已成为治疗自发性气胸的首选方法。

1. 腔镜操作的不同方法

(1) 常规三孔法：VATS 治疗自发性气胸国内外多采用三孔操作，这也是应用最早、使用最成熟、操作起来最容易上手的一种方案。

具体方法：标准健侧卧位，腰部垫高，双腔管气管插管单肺通气。胸腔镜观察孔利用原引流口或选在第 7 肋间腋中线，腋前线第 4 肋间为操作孔，必要时在腋后线第 5 肋间做辅助操作口，切口长度 1.0~1.5cm (图 5-23-12)。

(2) 二孔法：是指一个操作孔外加一个观察孔。

1) 操作方法：双腔气管插管静脉复合麻醉后取健侧侧卧位，腋下垫枕，使术侧肋间隙增宽，双上肢前伸固定。选择腋中线第 7 肋间做一约长约 1.5cm 观察孔，置入硬质 Trocar，选择第 3 或第 4 肋间腋中、前线间的胸大肌外侧缘做一个 2cm 操作孔，置入硬质 Trocar。于观察孔进 10mm 胸腔镜。

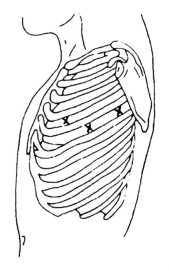

图 5-23-12　胸腔镜手术切口位置

2）特点：两孔分别位于腋前线和腋中线相应肋间，免掉背侧辅助操作孔，由于背部肌肉层次多、血供丰富、肋间隙窄，易出血且不易自止，常常在术中处理被动或反复花费时间对背部操作孔进行止血；胸腔较小患者，器械进入胸腔后行程短，三孔操作反而空间小，操作困难，二孔法反而有一定优势。由于肌肉及神经损伤，术后背侧切口疼痛明显，且易产生感觉异常和运动障碍。不做背侧辅助操作孔，所有操作器械均经前侧操作切口进出。减少了对背侧胸壁肌肉和神经的损伤，术后疼痛、感觉异常和运动障碍明显减轻；前侧切口部位主要为肋间肌，肌肉层次少，弹性高，且肋间隙宽，操作方便；由于胸腔内操作无特殊变化，手术相关费用与传统三孔法 VATS 无差异；同时减少了背部操作孔的手术瘢痕，更能符合患者对美观的要求。缺点是由于只有一个操作孔，所有操作器械均经此孔出入，有时器械可能相互干扰，尤其在刚开始运用这一方法时可能会很不习惯，增加手术难度和延长手术时间。本法更适于术者操作熟练、肺粘连轻、肺大疱窄基底或者肺大疱范围局限、数量少、位于肺尖者。

（3）单孔法：指观察孔与操作孔共用一个孔道。具体位置视患者病变位置及手术者个人习惯而定，一般选取腋中线第 5~7 肋间。由于单孔手术操作难度较大，手术器械互相影响，有时候需要特殊的腔镜器械，所以开展不多。国内部分学者对其手术理念以及手术效果抱怀疑态度，文献报道不多。

2. 胸腔镜下肺大疱的处理　VATS 探查要按照一定的顺序，特别需要注意肺尖部、背段、叶裂间、肺底、脊柱旁、肺门和心包之间，以免遗漏。有时镜头进胸后，由于肺萎陷，漏气口已经关闭或隐蔽病变部位可能被遗漏，但肺表面却能发现覆盖的纤维膜，甚至肺表面有灰白色瘢痕性收缩以及周围有疱性气肿存在。手术技巧：术中仔细探查整个肺脏，切割缝合器切除部分要包括正常肺组织，术末鼓肺时要轻柔；同时，联合可靠的胸膜固定可消除可能遗漏的肺大疱。

（1）单纯结扎或者圈套器结扎法：适合于直径 <3cm 的肺大疱，找到肺大疱后，钳夹肺大疱根部留下压榨痕迹便于打结操作，再通过丝线或者圈套器套索结扎肺大疱根部。由于大疱较小，结扎后肺表面不会形成明显的皱缩，对肺功能影响微小。由于不使用一次性切割缝合器，可明显降低手术费用。

应用 Endoloop 圈套器行肺大疱结扎术要考虑两方面的因素：首先，肺大疱的部位。对于位于纵隔侧肺门附近的肺大疱操作稍有困难。其次，肺大疱基底部的宽度。对于基底部过宽的病变，结扎后可能会造成正常肺组织的过多丧失，要引起注意。

（2）直线切割缝合器切除：适合大多数气胸肺大疱的处理，也是使用最多，方法简单可靠，缺点是切割缝合器费用较高。确定肺大疱根部位置后，用长的卵圆钳钳夹相应位置，将其压榨变薄后便于置入切割缝合器。根据肺大疱的大小可以选用不同规格的缝合器，可以缩短手术时间、降低手术难度，切除后的肺组织缝闭可靠，不会皱缩，对肺功能影响小（图 5-23-13）。

（3）直接切除缝扎：对于较大的肺大疱，需要仔细寻找肺大疱的边缘后于局部切除后缝扎。用无损伤 Prolene 缝线连续缝合，缝合时避免引起肺的过度皱缩以影响肺功能。缝合对于术者的操作技巧以及器械的要求比较高。

3. 胸腔镜手术的优缺点

（1）优点：①在胸壁上做 3 个 1~2cm 切口即可完成整个手术，不损伤胸壁肌肉；②由于进胸时不需使用胸撑，缝合切口时肋间不需要丝线缝合，可以避免损伤肋间神经，使术后疼痛降到最低水平；③术后微小的手术瘢痕，达到最佳美容效果。

（2）缺点：①由于目前尚无国产设备，进口价格

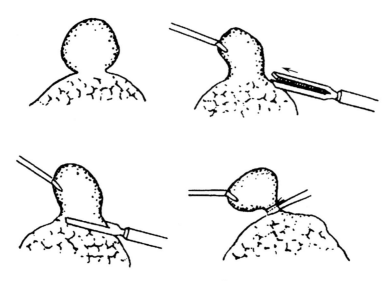

图 5-23-13　胸腔镜下切割器肺大疱切除

高昂,使其在我国普及受到限制;②对麻醉技术要求高,要求有娴熟的双腔气管插管技术,否则不能满足手术要求;③须用一次性进口腔内切缝器等耗材,增加手术费用。

VATS 较腋下小切口开胸切除肺大疱来说,由于 VATS 可能忽略了一些肺大疱没有处理,从而导致了气胸的复发率较腋下小切口开胸增加。因此,有学者建议为了预防气胸复发,VATS 治疗自发性气胸的时候最好行胸膜摩擦术以促进胸膜粘连。

(四) 双侧气胸的处理

Baronofsky 等于 1957 年最先提出治疗单侧气胸同时处理双侧肺大疱的概念。对于年轻的气胸患者,术前行 HRCT 发现对侧可见明显大疱组织,与患者及家属充分沟通,向其说明对侧自发性气胸概率会明显升高,征求同意后可以按双侧气胸一起处理。

传统的处理双侧气胸的方法为正中胸骨劈开,但是由于其创伤太大,并发症多,对患者以后影响较大,患者很难接受。比较容易接受的方法为病变严重一侧 VATS 下切除肺大疱后翻身改变体位再切除另一侧大疱。也有学者采用平卧位改变手术床角度的办法,但是由于改变的角度不能完全达到侧卧位,手术操作受限,应用有一定局限性。除此之外,国内外的学者尝试了各种不同的其他途径。

1. VATS 下跨前纵隔对侧肺大疱切除术　最早由 Kodama 于 1995 年提出,当时有一例患者接

受了 VATS 下跨纵隔对侧肺转移瘤切除术,虽然不是应用在气胸的治疗,但提供给我们一种崭新的思路。

中国台湾的 Yi Cheng Wu 于 2003 年报道了 6 例双侧气胸患者接受了这种径路的手术方式,其中 4 例成功,另外 2 例转为同期双侧 VATS 下治疗。国内学者上海肺科医院姜格宁等于 2011 年将此途径第一次应用到双侧肺大疱切除(图 5-23-14)。

2. 腋下小切口跨后上纵隔对侧肺大疱切除术　Nazari 于 2000 年描述了这种手术途径,报道了 13 例自发性气胸伴对侧肺大疱的患者。自第一胸椎前缘切开纵隔胸膜,用钝性牵开器将食管上提,经食管后间隙进入对侧。找到肺大疱后可将其牵拉到开胸侧胸内用切割缝合器闭合。需要注意的是避免胸导管的损伤,术中需要用到较长的手术器械。2003 年中国台湾学者 Yi Cheng Wu 发表了

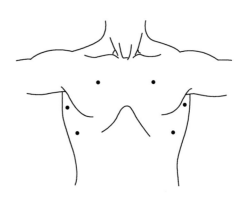

图 5-23-14　胸腔镜双侧肺大疱切除切口位置

采用上述 VATS 下跨前纵隔对侧肺大疱切除方式以后，Nazari 按照其方法尝试了几例患者采用腋下小切口跨前纵隔对侧肺大疱切除的手术方式，发现跨前纵隔对侧肺脏的暴露要比跨后纵隔差一些，并把这个经验写信告诉了 *Ann Thorac Surg* 的编辑，该信发表于 2005 年的 *Ann Thorac Surg* 期刊上。

四、以不再复发为目的的治疗措施

无论是单纯的保守治疗、微创治疗还是 VATS 治疗，气胸的复发都是一个客观存在的问题。从以往的文献来看，越是创伤大的治疗手段，复发的概率越小；越是创伤小的手段，复发的概率反而越多。这就为气胸的治疗提出了挑战，如何在二者之间掌握平衡，不能单纯为了微创而失掉治疗本身的意义。传统的开胸切除肺大疱的远期复发率为 1%~3%，甚至多篇文献报道可以达到 0。而 VATS 下手术，如果单纯仅仅行肺大疱切除术而不行其他的胸膜粘连术等辅助措施的话，远期复发率可以达到 10%~20%。为了防止气胸复发或者术后漏气，可以采取各种不同的措施，主要是针对患者情况的不同。比较常用的是胸膜粘连术，胸膜粘连术的关键是人工造成脏、壁层胸膜的广泛粘连，消灭胸膜腔间隙，即使术后肺内再次形成肺大疱也不易破裂，不会造成再次气胸，达到防止远期复发的目的。比较年轻的单纯原发性自发性气胸患者，可以仅仅给予机械胸膜摩擦术以促进胸膜粘连。当然，也有学者考虑患者将来二次开胸等因素，不采取任何措施。而老年慢性 COPD 肺气肿肺大疱患者可能需要采取肺创面垫片加固覆盖以及滑石粉胸膜粘连等比较强有力的措施。当然，对于具备接受肺移植条件的患者来说，就不能给予滑石粉粘连，以免增加二次手术大出血的风险或者由此而失去肺移植的机会。

（一）胸内或胸管放置粘连剂

这种方法除了适用于年轻的单纯原发性自发性气胸患者之外，还适用于老年继发性自发性气胸的患者，针对患者肺功能以及全身状况考虑不能接受手术治疗，而这种办法可以有效地解决长期漏气的问题。这些物质形成胸膜粘连的机制是能够促使胸膜形成纤维性胸膜炎，从而在脏壁层胸膜之间

形成粘连。因此，在肺不张或者肺膨胀不全的气胸患者，这种方法是无效的。

1. 化学类粘连剂

（1）滑石粉：喷洒滑石粉胸膜固定法是公认的方法，以前较常用。但是，致密的胸膜粘连形成后不利于再次手术，尤其是肺移植手术，目前已不列为首选。然而，它对弥漫性肺大疱无肺移植可能者，仍是较好的选择。滑石粉固定术可能会出现发热，考虑为化学刺激或制剂不纯所致，经对症处理后大多不影响恢复。对肺大疱多且弥散、无法彻底切除、有复发可能、而今后又无肺移植可能的老年患者，用滑石粉行胸膜固定术更安全可靠。国内学者曾有报道应用滑石粉术后出现渗出增多，双肺广泛湿啰音，多量白色泡沫痰，胸引量较多，怀疑为滑石粉过敏引起。滑石粉胸膜粘连术后发生 ARDS 的可能性在 1% 左右。曾有 2 例因滑石粉引起的炎症反应继发炎性假瘤报道，8 例致死的报道。关于滑石粉胸膜粘连术的远期观察报道比较罕见。应用滑石粉对于肺功能的影响也不是很肯定。22~35 年以后观测这些患者的肺功能，没有发现很明显的影响。尽管相对来说这些患者的病死率比较高一些，这可能与患者的选择偏差有关，因为接受滑石粉治疗的患者往往都存在一些潜在的肺部疾病。也有人担心滑石粉里面可能掺杂一些石棉的成分，可能会导致患胸膜间皮瘤的可能性增大，但是这种想法并没有被证实。

（2）抗生素类：以四环素为代表。四环素现在很难找到了，其胸膜粘连效果非常好，但是胸痛也非常明显。其他替代的还有红霉素，需要注意的是胸膜反应较重，患者疼痛明显，注意清醒患者应用时的止痛。一般在应用之前 20 分钟给予患者哌替啶或者地西泮（安定）注射，2% 的利多卡因 10~15ml 胸管内注入以起到局部麻醉的作用，这样可以大大降低患者的疼痛反应。目前应用较多的是沙培林。

2. 生物蛋白胶及自体血　两者的作用基本相似，传统的胸膜粘连方法能够在肺与胸壁之间形成较强程度的粘连，一定程度上限制肺脏的运动，丧失一部分肺功能。相反，通过动物实验表明纤维蛋白胶粘连术只是形成轻度的胸膜增厚及粘连。尽

管向患者胸腔内注入了量比较大的混有造影剂的纤维蛋白胶,但是术后 1 个月给患者行胸部 X 线检查,没有看到造影剂残留,也没有看到胸膜增厚。由此看出,纤维蛋白胶胸膜粘连术应该对肺功能的影响程度小一些。

胸腔内注入自体血胸膜粘连术的病理生理机制应该有如下两点:①自体血可以起到类似蛋白胶的作用以闭合漏气点;②胸腔内血液有促纤维生成作用,激发脏壁层胸膜产生炎症反应,形成纤维粘连,粘连后封闭漏气点。Robinson 于 1987 年首先描述了胸腔内注入自体血胸膜粘连术。他描述了向 25 位肺已经复张的难治性的反复发作的气胸患者胸内注入 50ml 自体血 1~3 次,通常于上胸部置管内注入,未应用抗凝,成功率为 21 例(85%)。Dumire 及其同事首先于 1992 年描述了用自体血来封闭漏气点的两例成功患者,患者同样是肺功能较差不适合再次手术。并总结了自体血较化学粘连剂有如下几个优点:①自体血刺激性小,实施过程中患者不需要接受额外的镇定止痛药物。②对于较大瘘口的患者来说,不会像化学粘连剂那样可以反流入支气管内造成刺激性咳嗽或者其他病变。③自体血凝集后本身可以形成类似于补片样的结构,直接堵住瘘口,发挥作用快;而化学粘连剂只能靠刺激胸膜形成的炎症反应或者瘢痕挛缩来闭合瘘口,起效时间稍长。

(二)物理方法处理胸膜粘连

1. 机械方法　即通常我们采用最多的纱布壁层胸膜摩擦固定术。对于开胸患者,可以用海绵钳钳夹消毒干纱布或者尼龙海绵于脏壁层胸膜间反复摩擦,至可以见到有轻微渗出点为止。需要注意的是,操作动作要轻巧,特别是对于胸顶部锁骨下静脉处及纵隔处大血管的保护。效果较好,安全,痛苦小,对再手术影响小。用消毒纱布或者尼龙海绵进行胸膜摩擦术可以提供与胸膜切除术同样的粘连闭合效果,但却能保留胸膜间隙,这使以后的手术治疗成为可能。但 VATS 下用消毒纱布进行胸膜摩擦术耗时费力,因为通过这么小的孔用这么小的纱布垫能完成的工作实在是太有限。有学者最新设计的方法采用了 VATS 下电动毛刷进行摩擦术。Maier 于 1999 年报道了 47 例自发性气胸接受这种电动毛刷机械摩擦胸膜粘连术的患者,其中 68.1% 的患者发现肺大疱或者肺小疱接受部分病肺楔切(采用腔镜下肺切割缝合器),平均随访 20~56 个月,无明显术中及术后并发症,仅有 1 例患者复发,复发率为 2.1%,证实这种方法是有效安全的。

2. 胸膜部分切除术　壁层胸膜切除术广泛应用,优点是可以闭合漏气,但同时也增加了出血等并发症,由于粘连致密,导致这些患者后期接受肺移植成为不可能,而其中很多患者存在一些潜在性疾病,这些病变往往需要肺移植,所以这种方法的应用要慎重。

3. 电凝或激光烧灼固定法　尽管胸膜粘连术应用广泛,但有学者提出有关胸膜粘连术的顾虑:①显然气胸是胸膜下或者肺脏的病变,胸膜粘连术好像把治疗的方向侧重在胸壁。②胸膜粘连术或多或少会影响肺功能。特别是在有些呼吸功能不全的患者,这些损失的肺功能会变得举足轻重。③胸膜粘连术后患者复发气胸会增加再次手术的难度。④用做胸膜粘连术的物质成分太杂乱。⑤以后如果因为其他的疾病(特别是心脏或者食管)需要开胸的话,手术难度增大。⑥术后气胸二次复发需要再次手术治疗的话,如果还是单纯应用胸膜粘连术辅助治疗的话不是十分可取,需要一种新的有效的治疗方法辅助。⑦现今在决定治疗方案的时候有必要考虑患者本身的生活质量。胸科医生应该多多倾听患者自身的声音,他们迫切需要一种新的治疗方案来代替胸膜粘连术。

(三)脏层胸膜包埋或者加固覆盖

Muramatsu 等深入研究观察气胸复发的原因,于 2007 年报道其一项分析研究,1992 年 3 月至 2005 年 12 月期间共观察了 499 例自发性气胸患者接受腔镜下肺大疱切除术。其中二次复发 39 例。通过术中观察或者术前 CT 检查等方法,发现复发的原因主要是新肺大疱形成(37 例),这 37 例中有 19 例患者肺大疱复发位置位于闭合器残端附近(距离闭合线 1cm 以内),15 例与闭合线无关。作者发现气胸也多复发于前次手术抓钳或者肺钳钳夹牵拉的部位。这项研究报道也更加支持我们临床当中常用的针对脏层胸膜所采用的加固方法。

1. 切割缝合线局部胸膜加固　残端创面漏气的主要原因是闭合不严,大疱切除不彻底,大疱切除周围肺组织发生肺气肿样改变,以及闭合线互相交叉。可吸收纤维网(Vicryl Mesh;Ethicon, San Angelo,TX,USA)是一种可以短期内被人体吸收的材料,3周后其力学稳定性会降到50%。在动物实验研究中,置入可吸收纤维网6周后所剩无几,60~90天后几乎完全被吸收。在其吸收过程中,能够促使形成新生结缔组织从而促使粘连形成。肺大疱先用腔内直线切割缝合器切除闭合,以20cmH₂O的气道压力测试以确保没有漏气点,然后将可吸收组织纤维网切割成相应大小,根据切割缝合器闭合的长度大小应用不同数量的可吸收纤维网。每块纤维网浸以1ml纤维蛋白胶。将切割缝合创面覆盖。再将纤维蛋白胶喷洒于纤维网上以促使其与脏层胸膜完全黏合。不再进行其他的化学或者机械胸膜粘连术。

Muramatsu等2007年描述了一种于切割缝合线上加用纤维蛋白胶涂层纤维组织网(fleece-coated fibrin glue)(TachoComb;YCOMED Austria GmbH, Austria)的方法。该方法的目的在于加固病变部位以及其他切割缝合部位的脏层胸膜,而不是促进肺组织与壁层胸膜的粘连。有接受该方法手术的患者因为其他病因接受再次开胸手术时,证实这层纤维蛋白胶涂层纤维组织网能够持续加固3个月甚至更长时间。当然,在某些切除范围及加固范围较大的病例术后肺脏膨胀稍差一些,胸顶部可能会有一段时间存在残腔。然而,他们认为相对于过早的膨胀以使胸膜粘连来说,加固缝合处脏层胸膜并且让其牢固的愈合更为重要一些,因为这种方法确实降低了二次复发率。TachoComb是一种人体可吸收,以胶原纤维做载体,含有纤维蛋白原、凝血酶和抑肽酶的干式分层泡沫纤维网。在与出血创面或体液接触时,其中的凝血因子溶解,并将胶原载体和创面表面连接起来。纤维蛋白原分裂出肽,使纤维蛋白单体聚合。聚合反应如二元胶水般产生粘合作用,在创面上形成纤维蛋白凝块稳定的交联。抑肽酶则提高纤维蛋白溶解稳定性,延缓其降解。通常在3~6周左右胶原纤维网逐渐被肉芽组织吸收,转化成内源性结缔组织。

我们应用较多的是一种称之为奈维的可吸收性聚乙醇酸修补材料(Neoveil;Gunze,Kyoto, Japan),其在修补肺组织漏气方面有很好的效果。可以将其套入直线切割缝合器前端。

2. 全胸膜覆盖法(total pleural covering)　用于治疗顽固性双侧复发性自发性气胸,由MASAFUMI NODA等于2011年报道了5例患者,分别是肺嗜酸性肉芽肿肺病、肺淋巴管平滑肌瘤病(LAM)2例、Birt-Hogg-Dubé综合征以及白血病行骨髓移植后由于排斥反应导致的细支气管阻塞性肺病。手术方法是在Kurihara于2010年报道的方法基础上改进的。具体操作方法:腔镜下以EndoGIA处理漏气点,EndoGIA前端可套入可吸收性聚乙醇酸修补材料耐维(Neoveil;Gunze,Kyoto,Japan),整个脏层胸膜覆盖可吸收止血氧化再生纤维棉絮即ROCM(regenerated oxidized cellulose mesh)(Surgicel; Johnson &Johnson,New Brunswick,NJ,USA)。肺塌陷以后,用器械将ROCM置入胸腔,然后让肺处于半复张状态,将ROCM覆盖于整个脏层胸膜表面,包括叶间裂以及膈面。最后让肺脏完全复张,没有覆盖的地方继续以ROCM覆盖。最后在以生物蛋白胶和凝血酶溶液喷洒于整个ROCM膜上。生物蛋白胶可以用生理盐水稀释,具体方法为:15ml蛋白胶加入生理盐水稀释至60ml制成溶剂A,15ml凝血酶加入45ml生理盐水稀释至60ml制成溶剂B,然后先后分别注入AB两种溶剂。除最后一例患者于术后23天死亡以外,其余的4例患者术后平均随访23个月均未复发。死亡患者术前是由于漏气严重导致肺不张,虽然经过手术控制漏气,但由于无法纠正的高碳酸血症导致呼吸功能不全最终死亡,并非由于手术本身导致。

第四节　乳糜胸

一、定义

乳糜胸是指胸膜腔内有过量的淋巴液积聚,通常是由于胸导管或其主要分支的漏口所致。乳糜的英文来源于拉丁语,意为"汁液",通常意味着奶白色的液体,因为肠道淋巴液中存在乳化脂肪。

二、分型

（一）先天性乳糜胸

先天性乳糜胸是新生儿胸腔积液的主要原因。病因并不总是十分明确，但产伤或先天性胸导管缺陷可能是主要因素。难产引起静脉压增高，可以导致薄弱的胸导管壁破裂。淋巴系统畸形引起的乳糜胸较少，胸导管异常可表现为缺如或闭锁，也可有许多扩张的淋巴管与胸膜腔形成不正常的交通支。胸导管异常可能与羊水过多或淋巴水肿有关。

（二）外伤性乳糜胸

胸导管损伤可见于钝性伤、穿透伤或外科手术时。胸导管任何部位都可以发生损伤，定位常较困难。非穿透伤最常见的机制是由于脊柱突然过度伸展造成胸导管在膈肌上缘破裂。这是由于右膈脚对胸导管的剪切作用或由于椎体表面的胸导管突然牵拉所致。胸导管损伤不一定伴有肋骨骨折。刀刺伤所致的胸导管断裂较为少见。这些穿透伤常常主要表现为危及生命的其他脏器伤，然而在开胸探查时，必须注意有无胸导管损伤。

几乎所有胸外科手术均有胸导管损伤的报道，尤其多见于左胸上部的手术。心、肺、主动脉、食管、交感神经链和锁骨下血管手术时都可能伤及胸导管。左上胸部的胸导管最为脆弱，在游离主动脉弓、左锁骨下动脉或食管时最易受损。根治性颈部清扫及斜角肌淋巴结活检时亦可发生胸导管损伤。腹部手术，如交感神经切断术，根治性淋巴结清除术亦可损伤胸导管。一些诊断性操作，如腰动脉造影，颈内静脉或锁骨下静脉穿刺置放中心静脉插管时，亦可损伤胸导管。

三、病因

根据 Sacks 等（1991）报道，乳糜胸的发病率为 0.5%~2%。一般认为，乳糜胸是由于胸导管的阻塞或撕裂所致，最常见的病因有肿瘤、外伤、结核和静脉血栓。

（一）肿瘤

良性或恶性肿瘤均可累及胸导管，产生淋巴渗漏。最常见的肿瘤有淋巴瘤、淋巴肉瘤或原发性肺癌。胸导管分支扩张破裂或肿瘤侵蚀胸导管可产生单侧或双侧乳糜胸。

胸导管的良性肿瘤包括淋巴管瘤、纵隔水瘤和肺淋巴管肌瘤病。根据 Cunn 等（1973）和 Silverstein 等（1974）的报道，肺淋巴管肌瘤病发生于年轻女性，可伴有气胸和咯血。特点是肺部支气管、血管及淋巴管周围平滑肌增生，导致淋巴管阻塞。呼吸困难是主要症状。这些患者往往在出现症状后 10 年内死于肺功能衰竭。

成人乳糜胸 50% 以上由肿瘤引起，淋巴瘤占 75%。乳糜性积液还应当考虑纵隔或腹膜后恶性肿瘤的可能性。恶性的梗阻偶尔会使乳糜液进入心包腔，产生心包填塞的症状和体征。

（二）感染

感染的原因包括：结核病、真菌性疾病、淋巴管炎、丝虫病和非特异性纵隔炎，均可引起淋巴结肿大，产生梗阻。

（三）其他原因

呕吐与剧烈咳嗽可引起"自发性破裂"，尤其在脂肪餐后胸导管充盈时。然而，如果如此轻的创伤就引起破裂，应当考虑有恶性疾病的可能。另外，引流胸导管的大静脉发生血栓时，也能产生乳糜性积液（Ross，1961）。

乳糜胸也可由乳糜性腹水引起，后者常由恶性肿瘤造成，常见者为淋巴瘤。儿童原发性淋巴管和淋巴系统疾病亦可引起乳糜性腹水。先天性肠淋巴乳糜外溢引起的渗出性肠病是另一种引起乳糜腹的原因。如果疾病过程引起导管阻塞，乳糜胸可产生淀粉样变性。多种腹部手术及胰腺炎也可引起乳糜腹。

四、乳糜成分

胸导管内淋巴液并非单纯的乳糜，还有来源于肺、肠、肝、腹壁及四肢的淋巴液。大部分来源于肠，正常情况下，四肢回流的淋巴液量可忽略不计。乳糜为乳白色、无异味的碱性液。在禁食时，胸导管内的淋巴液是清亮的，脂肪餐后变为乳白色。它具有强大的抑菌作用，含有脂类、蛋白质、电解质、淋巴细胞和许多其他成分。

（一）脂类

乳糜的主要成分是脂肪，总脂含量 14~210mmol/

L,包括中性脂肪、游离脂肪酸、神经鞘髓磷脂、磷脂、胆固醇、胆固醇酯。60%~70%的肠道脂肪吸收入肠道淋巴管,并经胸导管转运至血液。中性脂肪在淋巴液内是以直径0.5mm的乳糜微粒形式进行转运的。小于10个碳原子的脂肪酸可直接吸收入门静脉。这就是在治疗乳糜胸时要口服中链甘油三酯的原因。乳糜中甘油三酯的含量大大高于胆固醇的含量。

(二)蛋白

淋巴管是把血管外蛋白运回血管的主要通路。淋巴管中的蛋白质含量大约是血浆中的一半,在22g/~59g/L之间,白蛋白12g/~41.6g/L,球蛋白11~30.8g/L。

(三)电解质

乳糜液中电解质的含量与血浆相同,葡萄糖为2.7~11.1mmol/L,主要的离子有钠、钾、氯、钙和无机磷。

(四)细胞成分

淋巴细胞是胸导管内主要的细胞成分,源于周围的淋巴管和淋巴器官。90%的淋巴细胞为T细胞,它们对抗原的反应与血液中的淋巴细胞不同。这些淋巴细胞从血液中到淋巴,再从淋巴回到血液,不停地循环。持续引流可造成淋巴细胞减少,损害免疫系统。清亮的淋巴含红细胞0.05×10^9/L,但是Shafiroff和Kau报告说,在乳糜中可升至0.6×10^9/L。

(五)其他成分

其他成分有脂溶性维生素、抗体、尿素氮和一些酶类。包括胰脂肪酶、碱性磷酸酶、门冬氨酸转氨酶和丙氨酸转氨酶。

五、病理生理学

乳糜胸是胸导管撕裂或破裂的结果,可引起心肺功能失常和代谢免疫低下。淋巴液通常聚积在后纵隔,直至纵隔胸膜破裂,通常发生在右侧下肺韧带的根部。胸膜内乳糜积聚时可压迫肺组织,影响肺功能,导致气短与呼吸困难。

乳糜胸时,由于卵磷脂和脂肪酸的抑菌作用,很少发生脓胸。因为无菌的乳糜液刺激性较小,因此很少引起胸膜疼痛和纤维性炎症反应。尽管脂

肪是乳糜的最主要成分,但乳糜胸引起的严重代谢与营养不良,更主要是由于丢失蛋白质和维生素所致。由于乳糜的不断漏出,蛋白、脂溶维生素、淋巴细胞与抗体不断丢失,可以导致免疫功能低下、凝血障碍、营养不良,乃至死亡。

六、诊断

(一)临床表现

通常,乳糜胸的症状常不明显,然而随着胸腔积液的迅速增加,可以出现呼吸加快,心动过速和血压降低等表现。在出现临床表现之前,常有2~10天的潜伏期。这是由于在外伤或手术后,常常限制饮食的缘故。乳糜胸的临床表现主要是由于对同侧肺和纵隔的压迫所致,产生呼吸困难、乏力及沉重感等。反复胸腔穿刺和持续胸管引流可加重蛋白质、脂溶性维生素和抗体的丢失。每日失液量可达2500ml。如果未予补充,可引起心血管功能不稳定。除非瘘口自动闭合或者手术结扎胸导管,否则如果支持治疗失败,死亡将不能避免。

(二)病史

怀疑有乳糜胸可能的胸腔积液患者,都应当作乳糜检验。如有饱餐后外伤史,或最近曾做过可能损伤胸导管的手术,应当考虑乳糜胸的可能性。

(三)实验室检查

在刚刚发生胸导管损伤后,血液生化和血液学参数常常正常。长期漏出或婴儿乳糜胸时,可出现低蛋白血症,甘油三酯和淋巴细胞减少。

(四)影像学检查

影像学检查无法区分乳糜胸和其他性质的胸腔积液。Sacks等(1991)报道了用双足淋巴管造影诊断胸导管撕裂伤。将10ml乙碘油自足背淋巴管注入,1~2小时后拍胸腹部X线片。但是这种方法可引起肺水肿、淋巴管炎,极少数情况下还可能出现有脑栓塞(油栓)的危险。^{99}T硫化锑胶体放射性核素检查,皮下注射3小时可以显影。能够显示梗阻,但对于确定破口位置作用有限。CT亦不能确定漏口位置,但可显示纵隔肿物、肿大淋巴结或原发性肺癌。

(五)胸腔积液分析

胸腔穿刺或胸管引流出不凝固的乳白色液体

即表示有乳糜胸。如果显微镜下发现游离的脂肪微粒，或者脂肪含量高于血浆，蛋白含量低于血浆的一半时，即可诊断乳糜胸。脂肪颗粒溶于碱或乙醚，可被苏丹染色。乳糜有时可被误认为是脓液，但是并无异味，培养为阴性。革兰染色有助于诊断，因为乳糜中的细胞是淋巴细胞，而非多形核白细胞，而且没有细菌。必须了解从肠道吸收后，脂肪在运输时为典型的乳白色液体，但清亮或血性液体并不能排除乳糜胸。饥饿状态下胸导管损伤，开始时乳糜可能为淡血性，最后变成清亮或浆液性。乳糜液中，淋巴细胞占大多数，如果淋巴细胞计数在90%以上有诊断价值。外伤性乳糜胸时，可以混有红细胞和其他血液成分。

肠外营养和鼻胃管吸引可能延误乳糜胸的诊断。在出现胸腔积液之前，由于乳糜积聚和包裹在纵隔胸膜内，或形成乳糜瘤。可以表现为上纵隔增宽。乳糜瘤可引流到胸膜腔，形成乳糜胸。由于淋巴细胞减少，所以白细胞计数常常降低。

乳糜液的胆固醇与甘油三酯比例 <1，非乳糜性胸腔积液的比值 >1，如果胸腔积液中甘油三酯浓度 >1.24mmol/L，99% 的可能性为乳糜液；如果甘油三酯浓度 <0.56mmol/L，乳糜胸的可能性仅 5%。如果甘油三酯浓度为 0.56~1.24mmol/L，就需要作脂蛋白电泳鉴定乳糜微粒。

手术时可以从淋巴管内注射亚甲蓝，有助于显示胸导管和瘘口。术前服用奶油或胃内注入亚甲蓝，亦可有助于显示胸导管。胸腔积液的速度是另一个有助于诊断的线索。过度伸展性损伤，食管切除术后，或胸主动脉手术后，如果胸腔引流液的量超乎寻常的高，平均每天 700~1200ml 时，应考虑乳糜胸的诊断。

七、诊断学试验

（一）鉴别诊断

在出现乳白色渗液时，尚需考虑假性乳糜胸和胆固醇性积液的可能性。长期慢性胸腔积液，可有乳糜样外观。胆固醇性积液可见于结核病或类风湿关节炎。胸腔积液中，胆固醇含量高，不含脂肪球或乳糜微粒。

恶性肿瘤或感染引起胸膜增厚或钙化时，可形成假性乳糜液。由于含有卵磷脂—球蛋白复合物，所以呈乳白色。然而因为仅含微量脂肪，所以苏丹染色看不到脂肪颗粒，胆固醇及蛋白含量亦较乳糜液低。

胸导管破裂与其他原因（充血性心衰、感染、肿瘤、外伤）引起胸腔积液并存时，可产生混合性积液。由于稀释作用，给诊断带来困难。

总之，建议采用胸腔穿刺、胸腔积液分析、细胞计数、革兰染色、脂类含量测定等方法，大多数患者可作出诊断。

（二）治疗

乳糜胸的治疗各家意见不一，对手术创伤的大小及手术时机仍有争议。胸导管结扎术使乳糜胸的病死率从 50% 下降至 15%；非外伤性乳糜胸的病死率几乎 100%。

乳糜胸的预防非常重要，手术时应预先估计到并及时发现胸导管损伤。在解剖食管或胸主动脉时，于主动脉裂孔处很容易结扎胸导管。许多外科医生，在进行广泛淋巴结清扫或后纵隔淋巴结切除时，常规结扎胸导管。应当在这种严重的并发症出现之前，手术结扎胸导管。尽管现在可以用胸腔镜修补胸导管，但是经右胸小切口结扎胸导管比较容易，较长期高营养要好得多。特别是对于婴幼儿，静脉高营养会引起许多并发症。

乳糜胸的治疗方法如下。①保守治疗：禁食水、中链甘油三酯、静脉高营养、胸腔引流（胸腔穿刺、胸腔闭式引流）、肺完全复张；②手术治疗：结扎胸导管、胸导管周围组织大块结扎、胸腹腔转流术、胸膜切除术、纤维蛋白胶粘堵、胸腔镜；③放射治疗；④化学治疗。

根据上述标准对胸腔积液进行分析、确定诊断。对于那些不需要立即开胸手术处理的先天性乳糜胸、术后或外伤性乳糜胸，开始应当保守治疗（即充分引流使肺复张），多次胸腔穿刺不如用较粗的胸腔引流管并加低压吸引效果好。

最重要的是营养支持和纠正水、电解质紊乱。通常应用的低脂肪高中链甘油三酯肠内营养的效果很差，完全肠外营养彻底禁食效果较好。进食任何东西，都可增加淋巴回流的量，增加瘘口流出量，使瘘口长期不愈。

多长时间后再进行外科治疗并没有明确的标准。在采取手术结扎胸导管之前,最多保守治疗14天。在此段时间内,25%~50%的瘘口可自行愈合,其余的50%~75%需要外科治疗。笔者倾向于非手术治疗的时间应当短一些,特别是新生儿和较虚弱的患者,因为活动性胸导管瘘会造成大量淋巴细胞,抗体和蛋白丢失。如果认为胸导管已自动闭合,在拔除引流管前,应试验性给予高脂肪饮食。如果每天引流量连续超过500ml,且已2周以上,即表明必须手术治疗,除非存在其他病变,手术危险性很高,如椎体骨折、无法切除的肿瘤,或者多器官损伤等。如有肺萎陷,应当怀疑恶性疾病或已形成多处分隔,尽早手术治疗。

八、手术方法

手术方式有多种,包括:①直接结扎胸导管;②膈上大块结扎胸导管;③胸腹腔转流术;④胸膜固定术和胸膜切除术;⑤缝扎纵隔胸膜瘘口;⑥胸导管奇静脉吻合术;⑦剥脱术;⑧纤维蛋白胶粘堵;⑨胸腔镜下结扎胸导管。许多医生喜欢从患侧开胸,希望能够缝扎怀疑的瘘口部位。如果已作过广泛的淋巴结切除,许多可能发生瘘口的部位都已暴露过,正如经左胸食管胃切除术后,从右侧在膈肌上方更容易找到和结扎胸导管。笔者提倡在初次开胸手术时,只要作过广泛的纵隔解剖,或者胸腔内不断有水样液体积聚,不除外乳糜瘘,即应当结扎胸导管。通过左侧或右侧开胸切口,在膈上牵开食管,即可看见位于主动脉与奇静脉之间椎体前面的胸导管。膈上结扎胸导管无论对于哪一侧的乳糜胸都更可靠和有效。

在术前2~3小时经鼻胃管注入100~200ml橄榄油,可以使胸导管充满乳糜,更易于辨认,胃内残留的橄榄油应在麻醉前吸出。另一种方法是在腿部注射1%亚甲蓝溶液,在5分钟内可使胸导管染色,并持续12分钟。缺点是其他组织亦可被染色。推荐术前30分钟口服全脂牛奶或奶油,手术中在胸腔内注入盐水,也有助于发现乳糜从胸导管中漏出来(图5-23-15)。

不管是哪一侧乳糜胸,均采取右侧开胸,在膈上结扎胸导管的方法。60%以上的患者,第12到

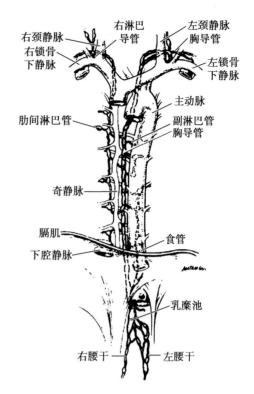

图 5-23-15　胸导管的解剖

第8胸椎,胸导管只有一条。也就是说,有40%的患者胸导管的尾端是分支结构,因此大块结扎很重要,可以避免漏掉较大的分支。手术采取右前外侧小切口,去除胸膜上的纤维沉着,松解下肺韧带。增厚的胸膜及肿大淋巴结需送活检以排除恶性病变。用不吸收缝线大块结扎胸导管,将奇静脉和主动脉间所有组织一并结扎,不要直接关闭瘘口。结扎完成后,胸导管与奇静脉,肋间静脉及腰静脉之间细小的吻合支很快代偿性地建立起侧支通路。婴儿可能会有几天暂时的腿部水肿或腹水,但通常很快消失(图5-23-16)。

壁层胸膜切除术可以使胸膜粘连固定,但一般没有必要。如有肺不能完全复张,可能需要作纤维板剥除术。胸腔内要安放引流管。即使未找到胸导管,大块结扎的成功率亦可达80%。

九、其他方法

对于非外伤性乳糜胸,必须明确原因进行相应处理。由恶性肿瘤阻塞引起的乳糜胸,除非原发病得到控制,否则手术结扎效果很差。对于淋巴瘤或其他恶性肿瘤,可能需要放疗或化疗,但并非全都有效。对高危患者,采用单向瓣膜的Denver转流

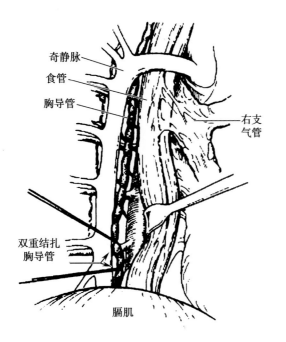

奇静脉

食管

胸导管

右支气管

双重结扎胸导管

膈肌

图 5-23-16　膈上胸导管大块结扎治疗乳糜胸

管行胸腹腔转流术。如果有上腔静脉梗阻,也可行上述手术。由于乳糜胸可能自愈,数月后即可拔除转流管肿瘤性乳糜胸在针对原发病行放疗或化疗后,常常会有不同程度的缓解。用四环素、滑石粉、氮芥、碘、放射或经手术摩擦胸膜进行的胸膜固定术只能取得暂时的效果。如果这些方法失败,可考虑结扎胸导管。因为此时患者还能耐受手术,不能等到长期丢失乳糜造成营养不良,到那时更没有手术机会了。对于恶性肿瘤性乳糜胸,结扎胸导管与胸膜固定术和壁层胸膜切除术结合起来效果更好。

十、结论

乳糜胸比较少见,如果合并其他原因的胸腔积液,诊断常很困难。早期发现和治疗可以防止因乳糜不断丢失所致的严重营养不良。胸腔穿刺可用于诊断,胸管引流可使肺复张。如果没有淋巴回流梗阻,这些方法结合禁食和肠外营养,瘘有可能自愈。

新生儿乳糜胸引流后可能自愈,但是如持续引流出大量液体,细胞和营养物质,应考虑立即结扎胸导管。非外伤性乳糜胸合并静脉或淋巴管阻塞时,需针对原发病采取相应处理。如果病变广泛,在手术结扎胸导管前,应先试用化学性胸膜固定

术。外伤性乳糜胸可行胸腔引流与肠外营养支持。胸腔镜结扎胸导管比较简便,外科手术最好经右侧开胸,结扎胸导管,应当在并发症出现之前进行手术治疗。

第五节　胸膜肿瘤

一、概述

胸膜肿瘤分为原发和转移性肿瘤,与转移性肿瘤比较起来,原发胸膜肿瘤少见。胸膜肿瘤多数合并胸腔积液,但是不伴胸腔积液也无弥漫性胸膜增厚的孤立性胸膜结节、肿块也并非少见。血性胸腔积液常提示胸腔内存在恶性肿瘤,而黄色的浆液性胸腔积液也不能排除恶性肿瘤。肿瘤侵犯胸膜产生胸腔积液,一般胸腔积液为渗出性,以淋巴细胞和间皮细胞为主。检查胸腔积液有时可发现瘤细胞,但是胸膜间皮细胞由于炎症反应也可表现为簇状增生,与瘤细胞相似,有时鉴别较困难。原发胸膜肿瘤当中以间皮瘤常见,本章节将主要介绍胸膜间皮瘤。

二、胸膜间皮瘤分类

胸膜间皮瘤(pleural mesothelioma,PM)是少见的肿瘤,约占全部肿瘤的 0.02%~0.04%,占膜肿瘤的 5%,临床症状和体征缺乏特异性,诊断较为困难。PM 的病死率高,且近年有上升趋势,逐渐引起人们的重视。

(一)定义及发病特点

PM 是来源于胸膜表面间皮细胞的原发肿瘤,可发生于脏层胸膜和壁层胸膜的任何部分,其中 80% 发生于脏层胸膜,20% 发生于壁层胸膜。PM 可发生于任何年龄,其中以 40 岁以上者多见。在石棉粉尘接触的人群中,PM 的发病率要比未接触石棉的人群高得多;从石棉暴露到发病,大概有 10~40 年的潜伏期。其他与 PM 发生有关的危险因素包括亚硝胺、玻璃纤维、放射线、氯体钍、沸石、铍、氢氰酸及其他肺部疾病等。

(二)PM 按肿瘤生长方式和形态分为两大类

1. 局限型胸膜间皮瘤(localized pleural

mesothelioma,LPM）　大多来源于脏层胸膜,少数可来自壁层、膈肌和纵隔。LPM 生长缓慢,多数为良性,恶性少见,良性 LPM 组织类型分为纤维或无细胞型、细胞型和混合型,恶性 LPM 组织类型分为管状乳头型、纤维型和双相型。

2. 弥漫型胸膜间皮瘤（malignant pleural mesothelioma,MPM）　通常累及壁层和脏层胸膜,病变广泛、进展迅速,属高度恶性肿瘤,组织类型分为上皮型、肉瘤型和混合型。

三、局限型胸膜间皮瘤

LPM 大多来源于脏层胸膜,少数可来自壁层、膈肌和纵隔。LPM 生长缓慢,多数为良性,恶性少见。肿瘤大小不一,形态各异,从小结节到巨块形,甚至占据整个胸腔,大多有蒂悬吊于胸膜腔内。良性 LPM 包膜完整,表面光滑或呈分叶状。多数患者无任何症状,常在体检行胸部 X 线检查时偶然发现胸内阴影,若肿瘤巨大局部压迫邻近肺、支气管、心脏时则出现相应症状,除非肿瘤起源于壁层胸膜,很少出现胸痛,有时会出现胸腔积液,甚至为血性胸腔积液,此时需要与恶性胸腔积液相鉴别。少部分患者可以出现肥大性肺骨关节病改变,如关节僵硬、关节痛和踝关节水肿;也有患者合并低血糖症出现昏迷或晕厥,对此合并综合征机制上不明确。LPM 与接触石棉无关。

局限型良性胸膜间皮瘤 X 线片表现为胸腔内孤立的、边缘清楚、圆形或类圆形软组织肿块,大小从数厘米到占据整个胸腔,肿瘤可呈分叶状、密度均匀、界限清楚。

局限型良性胸膜间皮瘤术前多数不能确诊,原因是当影像检查发现胸内孤立性肿物,为获取诊断而行 CT 引导下肿物穿刺活检时,往往因穿刺获得的组织标本太少,而使病理学很难准确判断。因此只有部分患者术前可以明确诊断。

最好的治疗手段是手术完全切除。良性孤立有蒂的间皮瘤,如与邻近肺组织、胸壁、纵隔内脏器无明显粘连,可采用肿物连同蒂根部周围 2cm 范围内的壁层胸膜或是肺组织一同切除,以防术后复发。如果肿瘤被肺组织包裹,则需要行肺部分切除甚至肺叶切除。恶性的 LPM 如侵犯胸壁可有肋骨破坏,手术时应做肿块连同局部胸壁切除,必要时需行胸壁重建。如无法做到肿瘤完全切除,建议术后辅助放射治疗。

鉴于 LPM 有复发可能,建议患者术后长期随诊复查。

四、弥漫型胸膜间皮瘤

MPM 是一种致死性特别强的恶性肿瘤,较局限型更常见。恶性胸膜间皮瘤这一术语通常泛指弥漫型胸膜间皮瘤。有统计显示,1999 年至 2005 年美国有 18 068 例患者死于 MPM,目前全世界 MPM 发病率正在上升。早期的回顾性分析显示,其 5 年生存率为 1% 左右,发病后中位生存期仅为 4~12 个月。MPM 较少见,首次就诊的误诊率较高,病情进展迅速,常在数月内迅速恶化。目前对该病的治疗在进一步研究中,其诊断及治疗颇为棘手。

（一）病因和发病机制

石棉是恶性胸膜间皮瘤的首要致病因素。石棉是天然硅酸盐矿物质的总称,包括 6 种可形成非常细纤维的硅酸盐矿物:纤蛇纹石、青石棉、铁石棉、直闪石、透闪石和阳起石,所有种类的石棉纤维几乎都与 MPM 的发病机制有关,其中最危险的是青石棉。工业上纤蛇纹石、铁石棉和青石棉都有广泛的应用。大部分石棉接触都是与工作相关的。环境性的间皮瘤与世界上某些地区的自然接触相关,如某些地区石棉作为地质成分存在于土壤中,有些地区石棉用来粉刷房屋的墙壁,人们居住在接近石棉矿或石棉工厂的地方而接触到石棉。石棉工人的家属通常由于接触工人工作衣服上带有的石棉而致病。

所有接触石棉的个体都是高危人群。恶性胸膜间皮瘤的平均的潜伏期是接触石棉后约 40 年（15~67 年）,潜伏期大于 15 年的占所有病例的 99%。大多数病例中,胸膜斑块是石棉接触的一个迹象,同时也与间皮瘤的危险性有很大的联系。确实,间皮瘤在胸膜斑块的患者中比正常人群更为常见,因为这两种病都与石棉接触有很大关系。全球男性恶性胸膜间皮瘤病例中,大于 80% 的患者有石棉接触史,但女性患者中则很少有石棉接触史。

石棉和恶性胸膜间皮瘤之间有明确的剂量关系,但这种疾病也可能在低剂量石棉接触的患者中发生。恶性胸膜间皮瘤也可能在没有石棉接触史的病例中发生。

亚硝胺、玻璃纤维、放射线、氧化钍、沸石、铍、氰氢酸、脂质等物质的吸入均可导致 MPM;其他肺部疾病,如结核、化学物质及类脂质吸入性肺炎也可导致 MPM。

(二) 分期

一个好的分期系统应该能够区分生存率、根据病理学结果预测预后、指导治疗并评价某一治疗方案的好坏。

1. Butchart 等报道的分期

Ⅰ期:病变局限在由脏层胸膜、肺、心包及横膈所构成的胸膜腔内。

Ⅱ期:病变侵犯胸壁、纵隔组织,包括食管、心脏及对侧胸膜,伴有或不伴有胸膜腔内淋巴结侵犯。

Ⅲ期:病变通过膈肌侵犯腹腔并伴有胸膜腔外淋巴结侵犯。

Ⅳ期:远处血行转移。这一分期使用简便,临床可操作性强;但是分期较粗略,且其最突出的缺陷是不能将临床分期和预后联系。

2. Sugarbaker 等将恶性胸膜间皮瘤分为 4 期 (表 5-23-1)

表 5-23-1　MPM 的 TNM 分期

分期	T 分期	N 分期	M 分期
Ⅰ	T1	N0	M0
ⅠA	T1a	N0	M0
ⅠB	T1b	N0	M0
Ⅱ	T2	N0	M0
Ⅲ	T1,T2	N1	M0
	T1,T2	N2	M0
	T3	N0,N1,N2	M0
Ⅳ	T4	任何 N	M0
	任何 T	N3	M0
	任何 T	任何 N	M1

Ⅰ期:病变局限于脏层胸膜、肺、心包和横膈所构成的胸膜腔内,或虽侵犯胸壁但局限于原针吸活检处。

Ⅱ期:Ⅰ期病变伴有胸膜腔内淋巴结侵犯。

Ⅲ期:局部胸壁、纵隔、心脏或穿膈肌腹腔内转移,伴或不伴有胸膜腔外或对侧胸腔淋巴结侵犯。

Ⅳ期:远处转移。

该分期的Ⅰ、Ⅱ期可切除的原发疾病不伴有或伴有淋巴结侵犯,其中Ⅰ期可接受胸膜切除(剥脱)或胸膜全肺切除术;Ⅱ期在全身情况允许的情况下应尽可能接受胸膜全肺切除术;而Ⅲ期包括了 Butchart 分期的Ⅱ和Ⅲ期,属于不可切除范围,应以综合治疗为主。

3. NCCN 发布的 MPM 的 TNM 分期(2011 版)

原发肿瘤(T)

Tx　原发肿瘤无法评估

T0　没有原发肿瘤证据

T1　肿瘤局限于同侧壁层胸膜伴有或不伴有纵隔或横膈胸膜受累

　　T1a　脏层胸膜未受累及

　　T1b　脏层胸膜受累

T2　肿瘤累及任一同侧胸膜(壁层胸膜、纵隔胸膜、膈胸膜、脏层胸膜)和下列至少一项:

　　膈肌受累

　　肿瘤由脏层胸膜累及其下覆盖的肺实质

T3　局部晚期但有切除可能的肿瘤。肿瘤累及同侧所有胸膜表面(壁层胸膜、纵隔胸膜、膈胸膜、脏层胸膜)和下列至少一项:

　　累及胸内筋膜

　　累及纵隔脂肪

　　肿瘤孤立、可完整可切除且侵及胸壁软组织

　　非穿透性心包受累

T4　局部晚期难以切除的肿瘤。肿瘤累及同侧所有胸膜表面(壁层胸膜、纵隔胸膜、膈胸膜、脏层胸膜)和下列至少一项:

　　肿瘤在胸壁呈弥漫性播散或多灶性浸润,伴或不伴有肋骨破坏

　　肿瘤穿透膈肌累及腹膜

　　肿瘤侵犯对侧胸膜

　　肿瘤侵犯纵隔器官

　　肿瘤侵犯脊柱

肿瘤侵犯心包膜内表面,伴有或不伴有心包积液,或累及心肌

区域淋巴结(N)

Nx　不能评估区域淋巴结

N0　无区域淋巴结转移

N1　转移到同侧支气管或肺门淋巴结

N2　转移到气管隆嵴下淋巴结或同侧纵隔淋巴结,包括同侧乳内淋巴结和膈肌周围淋巴结

N3　转移到对侧纵隔淋巴结、对侧乳内淋巴结,同侧或对侧锁骨上淋巴结

远处转移(M)

M0　无远处转移

M1　有远处转移

(三) 临床表现

发病年龄多在 50 岁以上,男女之比为 2∶1~10∶1。累及右胸部较多,起病隐匿,典型表现为胸痛、呼吸困难;胸痛呈持续性钝痛,胸痛不随胸腔积液的增多而减轻,胸痛逐渐弥散且难以忍受和控制,一般镇痛剂难以缓解。随着病情进展可出现干咳、疲乏、体重减轻,少数有咯血和不规则发热。

本病还可出现发作性低血糖、关节痛、杵状指、高钙血症、血小板增多症、自身免疫溶血性贫血、血管免疫母细胞淋巴结病、慢性淋巴细胞性白血病、抗利尿激素分泌异常等副肿瘤综合征。

由于肿瘤侵犯肋间神经、自主神经、臂丛神经,可出现肋胸膜综合征。肿瘤多发生局部浸润,胸膜明显增厚但不伴有肋间或胸壁凹陷,反而有局部胸壁膨胀,其远处血液循环转移较少见。

晚期随着血性胸腔积液的迅速增长,病情日渐恶化,出现恶病质及呼吸衰竭而死亡。

(四) 影像学检查

胸部 X 线片显示胸腔积液和(或)不规则胸膜增厚,如果患者有石棉接触史,应考虑胸膜间皮瘤的可能。CT 及 MRI 检查对判断分期和手术的可能性有重要价值。PET-CT 是鉴别恶性胸膜病变的高度准确和可靠的无创检查。

CT 示胸膜增厚不规则,可见单发或多发结节呈驼峰样突起,较大肿块多伴有大量胸腔积液,这也是 MPM 的特点之一。病变常累及纵隔胸膜而致纵隔固定,个别病例胸膜环形增厚呈盔甲状,包绕或侵犯肺组织使患侧胸腔容积缩小。少数侵及膈肌,可穿破膈肌扩展至后腹膜,侵犯胸壁致肋骨、胸骨破坏,于胸壁外形成软组织肿块。增强 CT 扫描显示增厚的胸膜与结节呈不均匀性强化,后者强化更为明显。

MRI 有助于判断恶性 PM 的病变范围。对于可行手术的患者,MRI 能提供更多的分期信息。MRI 通常用于 CT 诊断肿瘤局部侵犯不明确,尤其是判断胸壁和膈肌受累情况。

PET-CT 诊断恶性 PM 的敏感度、特异度和总体精确度分别为 88.2%、92.9% 和 90.3%。恶性 PM 的平均 SUV 值为 6.5±3.4,良性 PM 的平均 SUV 值为 0.8±0.6($P<0.01$),PET-CT 也可用于发现胸外病灶,例如淋巴结受累,因此在肿瘤分期诊断中有一定作用。有时 CT 不明确的病灶 PET-CT 可发现,CT 扫描正常的淋巴结 PET-CT 表现为高代谢。然而 PET-CT 诊断局部晚期病变和淋巴结转移的敏感度仅为 19% 和 11%,这有可能误导不必要的开胸手术。PET-CT 和 CT 在解剖和功能上进行整合后提高了诊断局部晚期病变的准确性,但评价淋巴结转移仍然不够准确。

(五) 诊断

职业史、临床表现和各种检查相结合可对 MPM 做出正确诊断提供帮助。对于下列情况均应警惕 MPM 的可能:大量胸腔积液,纵隔不移位的患者;久治不愈的大量血性胸腔积液或胸膜广泛不规则增厚的患者;胸腔抽净后注气检查,可见胸膜增厚或呈结节状改变的患者;胸腔积液中间皮细胞 >5%,结核菌素试验阴性或抗结核治疗无效者;无明显胸痛的胸腔积液、双侧胸腔积液或无胸腔积液的胸膜肥厚或结节状改变的患者。

诊断应进行细胞学或组织病理学检查,主要有以下几种。

1. 胸腔积液脱落细胞学检查　因 MPM 特征为胶原纤维多、质韧、脱落细胞少、活检难、标本少、胸腔积液中细胞易变性,需反复进行胸腔积液脱落细胞学检查。

2. 胸腔内肿物穿刺病理检查　可在 CT 引导下穿刺,创伤小、阳性率高,但适用于 CT 检查见胸壁肿物明显者。

3. 纤支镜直视下病理活检 只有病变侵犯支气管管腔内部时可应用。

4. 胸腔镜及开胸活检病理检查 诊断率 >90%，但由于需要全麻下手术，故在上述几种方法无法明确诊断时可采用。

(六) 治疗方法

1. 外科治疗 MPM 属高度恶性肿瘤，任何单一的治疗都不能完全根治。外科也只有参与到综合治疗中才能使患者受益。

(1) 目的：①缓解呼吸困难；②降低瘤负荷；③根治手术达到彻底治愈疾病。

(2) 手术方式：①胸膜外全肺切除术(extrapleural pneumonectomy，EPP)。该手术是具有潜在根治效果的手术。②减瘤手术：胸膜切 / 剥除术 (pleurectomy/decortication，P/D)。相对于胸膜外全肺切除术，该术式因保留肺组织，对生理功能的影响明显减轻，患者易于耐受。术后症状明显缓解，但可能有肿瘤残留，膈肌功能损伤或缺失，术后肺持续漏气，且保留肺组织明显限制了术后放疗的应用。③减状手术：包括滑石粉胸膜固定术、VATS 下胸膜部分切除术。减状手术多针对晚期胸痛、呼吸困难等症状明显的患者。向胸膜腔内注入滑石粉可以造成胸膜腔闭锁，从而缓解因胸腔积液引起的呼吸困难。适用于晚期、一般情况差、年老及有多种合并症不能耐受开胸术患者的减状治疗。

(3) EPP 方法：要求将胸膜、同侧全肺、膈肌、心包整块切除。切口采用延长的 S 形后外侧切口，一直延至肋弓。切除第六肋骨以便显露胸膜外间隙。这个入路低于标准的肺叶切除的切口，因为肿瘤大部分位于胸腔的下半部。由切口向上在胸膜外间隙进行钝性分离，可用手推的方式剥离至胸顶，采用相同方法向下游离至膈肌，向前游离至心包，向后游离至脊柱。按顺序进行每个方向的游离后采用纱布加压止血是非常重要的。

将壁胸膜从胸壁上游离后可置入胸腔牵开器，在直视下游离胸膜顶、纵隔前后胸膜。在左侧胸腔时需仔细辨别食管、主动脉外膜与肿瘤的间隙以及肋间血管；右侧手术时小心勿伤及上腔静脉。至此肺门以上的胸腔已游离完毕。

完整切除气管隆嵴下淋巴结，常规送病理检查，同时显露主支气管。切除前纵隔胸膜。有时前纵隔胸膜与心包存在明确的间隙易于分离，但有时该间隙不清，需要在随后的手术时与心包作整块切除。

切除膈肌时要非常小心。通常肿瘤与正常的膈肌或腹膜之间存在潜在间隙，可沿此间隙分离、切除肿瘤。如果膈肌受累明显，需要从腹膜上将膈肌剥离，切除整个膈肌。如果膈肌受侵较表浅，可应用电刀游离膈肌组织。由于 MPM 有种植转移可能，因此应尽一切可能保持腹膜完整性。防止进入腹腔最为困难的地方是膈肌的中心腱，通常分离时导致腹膜的小破口是难以避免的，一旦发现腹膜破裂，立即予以关闭。

膈肌部分的肿瘤予以切除后，开始游离、切除心包。在打开心包之前，需要将其他部位肿瘤完全游离，以免对于心包的牵拉引起心律失常和血流动力学不稳定。边切开心包边在切缘缝牵引线，防止心包缩向对侧，最大限度减少心脏位置的改变并有助于保持血流动力学的稳定。在心包内处理肺部血管，之后将标本(胸膜、肺、膈肌、心包) en bloc 切除。

清除第 4 或者第 5 组淋巴结。膈肌重建，因为下方的肝脏有助于防止腹腔内容物疝入胸腔，因此右侧膈肌缺损可以采用可吸收材料修补；左侧建议采用不可吸收材料进行修补以防止疝的发生。如果膈肌肋部也被切除时，需要将修补材料缝合在肋骨上以确保修补安全。缝合修补后部时要细心缝合在膈肌脚及食管壁上。可以采用可吸收材料修补重建被切除的心包，以防止术后心脏疝入患侧胸腔，并且心脏保持正中位置利于术后放疗。

该手术能够完整切除肿瘤清扫纵隔淋巴结，有潜在根治效果；手术切除半侧肺组织有利于术后辅助放疗并控制局部复发。但是，该手术因为需整块切除壁层胸膜、患侧肺组织和心包、患侧膈肌、纵隔胸膜并行纵隔淋巴结清扫，是一种侵袭性较强的手术，对人体生理功能影响大，术后并发症高。手术常见的严重并发症有：心律失常(房颤更常见)、支气管胸膜瘘、食管胸膜瘘、脓胸、声带麻痹、乳糜胸、呼吸功能不全等。

笔者查阅相关文献，近年来实施 EPP 的都为国外文献报道,国内近5年来没有关于EPP的报道。实际上,笔者所在单位近年来未开展该术式。笔者分析国内开展该手术的单位有限,即便开展仅为零星病例。由于EPP创伤极大、围术期并发症多、治疗效果有限,这里笔者提醒同道,开展该术式必须具备高超的胸外科手术技巧,且一定慎重。

到目前为止,由于尚未获得确切的随机对照试验的数据,国际上对于MPM选择何种手术方式目前存在争议。由于EPP较高的并发症率和病死率,对于有些患者P/D更为合适。另外,就提高患者生存率而言,目前的数据还不能说明EPP优于综合治疗。

2. 放疗 传统放疗对MPM的疗效欠佳。放疗可作为多模式治疗的一部分。然而,单纯放疗对于疾病本身并无疗效,并不被推荐。放疗可作为缓解胸痛的对症治疗,或者脑或骨转移的对症治疗。剂量的选择根据治疗目的而定,体外照射40Gy以上有姑息性疗效,50~55Gy照射缓解率为67%,少数患者生存5年以上,但几乎所有患者仍死于复发或转移。放疗的时间以及方式应由多科讨论决定(外科、内科、放疗科)。

EPP后辅助性放疗可以显著降低肿瘤的局部复发率。患者状态好、肺肾功能允许,可以进行放疗。但是如果状态差或者肿瘤没有切除,整个胸腔进行大剂量的放疗并不能改善预后并且毒性明显。

3. 化疗 可以作为单独治疗MPM的手段,也可以作为多模式治疗的一部分。化疗可以在Ⅰ、Ⅱ期MPM的患者手术前后应用,也可以用于所有不适合手术治疗的MPM患者的治疗。

4. 综合疗法 近年来,化疗+手术+半胸腔放疗的三模式(trimodality)综合治疗用于MPM的治疗,并得到NCCN的推荐。完整接受了三模式治疗的患者中位生存期达到29个月。淋巴结转移及对化疗的反应程度是影响预后的因素。一项小规模的回顾性研究发现,对于接受三模式治疗的患者中,采用了EPP的患者并不能改善预后(相对于未采用EPP的患者)。

五、胸膜其他良性肿瘤

胸膜良性肿瘤如脂肪瘤、血管内皮瘤以及胸膜

囊肿很少见,大多没有典型临床症状,多在常规检查行胸片时发现胸膜上扁平致密影;来源于胸膜下组织,紧邻胸膜。

其中脂肪瘤最常见,其有完整的包膜,与下方深层组织游离,紧紧固定在胸膜上。手术切除是治疗这些良性胸膜肿瘤的主要手段,目前多数的胸膜良性肿瘤可以通过胸腔镜手术予以完整切除。

(沈宇宙)

参考文献

1. Nica DA, Moroti-Constantinescu R, Copaciu R, et al. Multidisciplinary management and outcome in subdural empyema--a case report. Bucur, 2011, 106(5):673-676.

2. Sehitogullari A, Bilici S, Sayir F, et al. A long-term study assessing the factors influencing survival and morbidity in the surgical management of bronchiectasis. J Cardiothorac Surg, 2011, 6(1):161.

3. 丁嘉安,姜格林,高文. 肺外科学. 北京:人民卫生出版社,2011:410-416.

4. Revilla-Martí P, López-Núñez C. et al. Pleural empyema caused by 5.Streptococcus constellatus. Rev Clin Esp. 2011, 211(11):612-613.

5. 顾恺时. 顾恺时胸心外科手术学. 上海:上海科学技术出版社,2003:687-702.

6. Shih YT, Su PH, Chen JY, et al. Common etiologies of neonatal pleural effusion. Pediatr Neonatol, 2011, 52(5):251-255.

7. Sziklavari Z, Grosser C, Neu R, et al. Complex pleural empyema can be safely treated with vacuum-assisted closure. J Cardiothorac Surg, 2011, 6(6):130.

8. Coumans JV, Walcott BP. et al. Rapidly progressive lumbar subdural empyema following acromial bursal injection. J Clin Neurosci, 2011, 18(11):1562-1563.

9. Nguyen H, Gupta S, Eiger G, et al. Spontaneous bacterial empyema in a noncirrhotic patient:an unusual scenario. Am J Med Sci, 2011, 342(6):521-523.

10. Burgos J, Lujan M, Falcó V, et al. The spectrum of pneumococcal empyema in adults in the early 21st century. Clin Infect Dis, 2011, 53(3):254-261.

11. Wright N, Hammond P, Morreau P, et al. Increased incidence of empyema in Polynesian children. N Z Med J, 2011, 124(1333):32-39.

12. Pinheiro A, Silva RL, Conceição CR, et al. Carotid

dissection in a child with pneumonia and empyema. Rev Neurol,2011,53(2):126-127.

13. Asai K,Urabe N,et al. Acute empyema with intractable pneumothorax associated with ruptured lung abscess caused by Mycobacterium avium.Gen Thorac Cardiovasc Surg, 2011,59(6):443-446.

14. Mirza B,Ijaz L,Sheikh A,et al. A rare presentation of empyema necessitatis.Lung India,2011,28(1):73-74.

15. Karpitskiǐ AS,Shestiuk AM,Boufalik RI,et al. A case of successful surgical treatment of spontaneous rupture of the esophagus,complicated by mediastinitis and empyema of the pleura. Vestn Khir Im I I Grek,2011,170(1):82-83.

16. Mikkola R,Kelahaara J,Heikkinen J,et al. Poor late survival after surgical treatment of pleural empyema. World J Surg,2010,34(2):266-271.

17. Pappalardo E,Laungani A,Demarche M,et al. Early thoracoscopy for the management of empyema in children. Acta Chir Belg,2009,109(5):602-605.

18. Ozkan H,Cetinkaya M,Köksal N,et al. Turk Pseudomonas aeruginosa pleural empyema in a preterm infant.J Pediatr, 2009,51(4):395-398.

19. Boffa DJ,Mason DP,Su JW,et al. Decortication after lung transplantation. Ann Thorac Surg,2008,85(3):1039-1043

20. Mukherjee S,Langroudi B,Rosenthal M,et al. Incidence and outcome of scoliosis in children with pleural infection. Pediatr Pulmonol,2007,42(3):221-224.

21. Sonmezoglu Y,Turna A,Cevik A,et al. Factors affecting morbidity in chronic tuberculous empyema. Thorac Cardiovasc Surg,2008,56(2):99-102.

22. Richter JC,Kamali W,O' Connor P. Pneumothorax and pleural empyema after acupuncture . Intern Med J,2008,38 (8):678-680.

23. Finley C,Clifton J,Fitzgerald JM,et al. Empyema:an increasing concern in Canada. Can Respir J,2008,15(2): 85-89.

24. 顾恺时 . 顾恺时胸心外科手术学 . 上海:上海科学技术出版社,2003.

25. 邓文华,于宏基,吴广洲,等 . 单孔法胸腔镜治疗老年慢性阻塞性肺病合并气胸 19 例 . 微创医学,2007, (6): 603-604.

26. 郝青,孙岩,温艳春,等 . 单孔胸腔镜手术治疗气胸 55 例效果分析 . 陕西医学杂志,2011, (9):1248-1249.

27. Muramatsu T,Nishii T,Takeeshita S,et al. Preventing recurrence of spontaneous pneumothorax after thoracoscopic surgery:a review of recent results . Surgery Today,2010,40 (8):696-699.

28. Pompeo E,Tacconi F,Mineo D,et al. The role of awake video-assisted thoracoscopic surgery in spontaneous pneumothorax. J Thorac Cardiovasc Surg,2007,133(3): 786-790.

29. Agarwal R,Aggarwal AN,Gupta D,et al. Efficacy and safety of iodopovidone in chemical pleurodesis:a meta-analysis of observational studies . Respir Med,2006,100 (11):2043-2047.

30. Kinoshita T,Miyoshi S,Suzuma T,et al. Intrapleural administration of a large amount of diluted fibrin glue for intractable pneumothorax. Jpn J Thorac Cardiovasc Surg, 2003,51(2):41-47.

31. Maier A,Anegg U,Renner H,et al. Four-year experience with pleural abrasion using a rotating brush during video-assisted thoracoscopy. Surg Endosc,2000,14(1):75-78.

32. Kurihara M1,Kataoka H,Ishikawa A,et al. Latest treatments for spontaneous pneumothorax . Gen Thorac Cardiovasc Surg,2010 Mar;58(3):113-119.

33. Muramatsu T,Ohmori K,Shimamura M,et al. Staple line reinforcement with fleece-coated fibrin glue(TachoComb) after thoracoscopic bullectomy for the treatment of spontaneous pneumothorax . Surg Today,2007,37(9):745-749.

34. Noda M,Okada Y,Maeda S,et al. A total pleural covering technique in patients with intractable bilateral secondary spontaneous pneumothorax:Report of five cases. Surg today,2011,41(10):1414-7.

35. Centers for Disease Control and Prevention(CDC). Malignant mesothelioma mortality--United State,1999-2005.Morb Mortal Wkly Rep,2009,58(15):393-396.

36. Price B,Ware A.Time trend of mesothelioma incidence in the United States and projection of future cases:an update based on SEER data for 1973 through 2005. Crit Rev Toxicol,2009,39(7):576-588.

37. Park EK,Takahashi K,Hoshuyama T,et al.Global magnitude of reported and unreported mesothelioma. Environ Health Perspect,2011,119(4):514-518.

38. Ameille J,Brochard P,Letourneux M,et al.Asbestos-related cancer risk in patients with asbestosis or pleural plaques. Rev Mal Respir,2011,28(6):11-17.

39. Kao SC,Yan TD,Lee K,et al.Accuracy of diagnostic biopsy for the histological subtype of malignant pleural mesothelioma. J Thorac Oncol,2011,6(3):602-605.

40. Hollevoet K,Nackaerts K,Thimpont J,et al.Diagnostic performance of soluble mesothelin and megakaryocyte potentiating factor in mesothelioma. Am J Respir Crit Care

Med,2010,181(6):620-625.

41. Wheatley-Price P,Yang B,Patsios D,et al. Soluble mesothelin-related Peptide and osteopontin as markers of response in malignant mesothelioma. J Clin Oncol,2010,28 (20):3316-3322.

42. BoechertaM,Di.Restal,PowersA,et al.Simian virus40 and the human mesothelium.Proc Nail Acad Sci USA,2000,97: 10214-10219.

43. Procopio A,Strizzi L,Vianale G,et al.Enhanced expression of vascular endothelial growth factor(VEGF)plays a critical role in the tumor progression potential induced by simian virus 40 large T antigen. Genes Chromosomes Cancer, 2000,29:173-179.

44. Rice D. Surgical therapy of mesothelioma. Recent Results Cancer Res,2011,189:97-125.

45. Luckraz H,Rahman M,Patel N,Three decades of experience in the surgical multi-modality management of pleural mesothelioma. Eur J Cardiothorac Surg,2010,37 (3):552-556.

46. Flores RM. Surgical options in malignant pleural mesothelioma:extrapleural pneumonectomy or pleurectomy/ decortication. Semin Thorac Cardiovasc Surg,2009,21(2): 149-153.

47. Zauderer MG,Krug LM. The evolution of multimodality therapy for malignant pleural mesothelioma. Curr Treat Options Oncol,2011,12(2):163-172

48. Yan TD,Cao CQ,Boyer M,et al. Improving survival results after surgical management of malignant pleural mesothelioma:an Australian institution experience. Ann Thorac Cardiovasc Surg,2011,17(3):243-249.

49. Sharif S,Zahid I,Routledge T,et al. Extrapleural pneumonectomy or supportive care:treatment of malignant pleural mesothelioma? Interact Cardiovasc Thorac Surg, 2011,12(6):1040-1045.

50. Zahid I,Sharif S,Routledge T,et al. Is pleurectomy and decortication superior to palliative care in the treatment of malignant pleural mesothelioma? Interact Cardiovasc Thorac Surg,2011,12(5):812-817.

51. Hasani A,Alvarez JM,Wyatt JM,et al. Outcome for patients with malignant pleural mesothelioma referred for Trimodality therapy in Western Australia. J Thorac Oncol, 2009,4(8):1010-1016.

52. Krug LM,Pass HI,Rusch VW,et al.Multicenter phase II trial of neoadjuvant pemetrexed plus cisplatin followed by extrapleural pneumonectomy and radiation for malignant pleural mesothelioma. J Clin Oncol,2009,27(18):3007-

3013.

53. Apeswles Nakas,Antonio E,Martin Uear,et al. The role of video-assisted thoracescopie pleureetomy/decortication in the therapeutic management of malignant pleural mesothelioma. Eur J Cardio-thoracic Surg,2008,33:83-88.

54. Santoro A,O'Brien ME,Stahel RA,et al. Pemetrexed plus cisplatin or pemetrexed plus carboplatin for chemonaïve patients with malignant pleural mesothelioma:results of the International Expanded Access Program. J Thorac Oncol, 2008,3(7):756-763.

55. Castagneto B,Botta M,Aitini E,et al. Phase II study of pemetrexed in combination with carboplatin in patients with malignant pleural mesothelioma(MPM). Ann Oncol,2008, 19(2):370-373.

56. Katirtzoglou N,Gkiozos I,Makrilia N,et al. Carboplatin plus pemetrexed as first-line treatment of patients with malignant pleural mesothelioma:a phase II study. Clin Lung Cancer,2010,11(1):30-35.

57. Stebbing J,Powles T,McPherson K,et al.The efficacy and safety of weekly vinorelbine in relapsed malignant pleural mesothelioma. Lung Cancer,2009,63(1):94-97.

58. Ceresoli GL,Zucali PA,Gianoncelli L,et al. Second-line treatment for malignant pleural mesothelioma.Cancer Treat Rev,2010,36(1):24-32.

59. Kelly RJ,Sharon E,Hassan R.Chemotherapy and targeted therapies for unresectable malignant mesothelioma. Lung Cancer,2011,73(3):256-263.

60. Pasello G,Favaretto A. Molecular targets in malignant pleural mesothelioma treatment. Curr Drug Targets,2009, 10(12):1235-1244.

61. Ramalingam SS,Belani CP.Recent advances in the treatment of malignant pleural mesothelioma. J Thorac Oncol,2008,3(9):1056-1064.

62. Takigawa N,Kiura K,Kishimoto T. Medical treatment of mesothelioma:anything new? Curr Oncol Rep,2011,13(4): 265-271.

63. De Perrot M,Feld R,Cho BC,et al.Trimodality therapy with induction chemotherapy followed by extrapleural pneumonectomy and adjuvant high-dose hemithoracic radiation for malignant pleural mesothelioma. J Clin Oncol, 2009,27(9):1413-1418.

64. Bölükbas S,Manegold C,Eberlein M,et al.Survival after trimodality therapy for malignant pleural mesothelioma: Radical Pleurectomy,chemotherapy with Cisplatin/ Pemetrexed and radiotherapy. Lung Cancer,2011,71(1): 75-81.

65. Krug LM,Pass HI,Rusch VW,et al. Multicenter phase Ⅱ trial of neoadjuvant pemetrexed plus cisplatin followed by extrapleural pneumonectomy and radiation for malignant pleural mesothelioma. J Clin Oncol,2009,27(18):3007-3013.

66. Hasani A,Alvarez JM,Wyatt JM,et al. Outcome for patients with malignant pleural mesothelioma referred for Trimodality therapy in Western Australia. J Thorac Oncol,2009,4(8):1010-1016.

67. 吴一龙.肺癌多学科综合治疗的理论与实践.北京:人民卫生出版社,2000:277.

68. 毛娟华.顺铂联合白细胞介素-2治疗恶性胸水.中国肿瘤,2004,13(4):257-258.

69. 张洪娜.胸腔内注射TNF治疗恶性胸腔积液疗效分析.中华临床新医学,2004,4(10):907-908.

70. 林菁,张军一,李鸣芳,等.自体TIL治疗恶性胸腔积液的临床疗效观察.临床军医杂志,2004,32(6):73-75.

71. 周陈西,章杰.短小棒状杆菌菌苗治疗恶性胸腔积液的临床观察.肿瘤学杂志,2003,9(4):225-226.

72. Katano M,Morisaki T.The past,the present and future of the OK 432 therapy for patients with malignant effusions. Anticancer Res,1998,18(5D):3917-3925.

73. Antunes G,Neville E,J Duffy J,et al. BTS guidelines for the management of malignant pleural effusions.Thorax,2003,58:29-38.

74. 黄日茂,陈胜喜,罗万俊,等.胸腔镜在大量胸腔积液外科诊治中的应用.中国内镜杂志,2003,9(8):60.

75. Suzuki R,Funai K,Shund Y,et al. Extrapleural pneumonectomy after hyperthermo chemotherapy for the lung cancer patients with malignant pleural effusion. Kyobu Geka,2004,57:1023-1027.

76. 何健行 杨运有,姜格宁,等.微创胸外科手术图谱.广州:广东科技出版社,2005:59-65.

77. Heffner JE,Klein JS. Recent advances in the diagnosis and management of malignant pleural effusions. Mayo Clin Proc,2008,83:235-250.

78. Heffner JE. Diagnosis and management of malignant pleural effusions. Respirology,2008,13:5-20.

79. Dresler CM,Olak J,Herndon JE Ⅱ,et al. Phase Ⅲ intergroup study of talc poudrage vs talc slurry sclerosis for malignant pleural effusion. Chest,2005,127:909-915.

80. Huggins JT,Doelken P. Pleural manometry. Clin Chest Med,2006,27:229-240.

81. Feller-Kopman D,Walkey A,Berkowitz D,et al. The relationship of pleural pressure to symptom development during therapeutic thoracentesis. Chest,2006,129:1556-1660.

82. Steger V,Mika U,Toomes H. Who gains most? A 10-year experience with 611 thoracoscopic talc pleurodeses. Ann Thorac Surg,2007,83:1940-1945.

83. Yildirim H,Metintas M,Ak G,et al. Predictors of talc pleurodesis outcome in patients with malignant pleural effusions. Lung Cancer,2008,62:139-144.

84. Yildirim E,Dural K,Yazkan R. Rapid pleurodesis in symptomatic pleural effusion. Eur J Cardiothorac Surg,2005,27:19-22.

85. Goodman A,Davies CW. Efficacy of short-term vs long-term chest tube drainage following talc slurry pleurodesis in patients with malignant pleural effusions:a randomised trial. Lung 8Curr Opin Pulm Med,2002,8:302-307.

86. Tan C,Sedrakyan A,Browne J,et al. The evidence on the effectiveness of management for malignant pleural effusion:a systematic review. Eur J Cardiothorac Surg,2006,29:829-838.

87. Janssen J,Collier G,Astoul P,et al. Safety of pleurodesis with talc poudrage in malignant pleural effusion:a prospective cohort study. Lancet,2007,369:1535-1539.

88. Tremblay A,Michaud G. Single-center experience with 250 tunneled pleural catheter insertions for malignant pleural effusions. Chest,2006,129:326-328.

第二十四章　胸廓出口综合征

第一节　概述

胸廓出口综合征(thoracic outlet syndrome,TOS)是指由于臂丛神经和锁骨下血管在胸廓出口部位受到压迫从而引起一系列的症状和体征。以往根据各种对病因学的推断,将这类疾病按照可能的压迫因素命名为前斜角肌综合征、肋锁骨综合征、过度外展综合征、颈肋综合征、第1肋综合征等。这些综合征的表现相似,但确认压迫的特异性因素通常很困难。在诸多因素中,第1肋的压迫可能是最多出现的原因。

根据受压组织成分的不同,胸廓出口综合征可以是神经源性、血管源性,或二者症状兼而有之。通常出现疼痛的部位和严重程度并不典型,疼痛的部位多数出现在胸壁和肩胛周围区域,有时可表现为心绞痛样发作。很多患者在出现症状后被当作颈椎病、肩周炎等给予相应治疗,其早期的诊断较为困难。自从 Jebson 和 Caldwell 等提出尺神经传导速度(ulnar nerve conduction velocity,UNCV)的测定,应用这一方法大大加深了人们对胸廓出口综合征的认识,使得这类患者的中有神经压迫的症状得到客观的诊断,并用以指导选择合适的治疗策略以及评估治疗效果,对于有血管受压的患者,其诊断常常建立在临床表现上,而血管造影可以帮助确诊。

对于症状不严重的患者通过物理治疗诸如纠正不良姿势,加强肩带肌等可获得一定的缓解,但对于保守治疗无效的胸廓出口综合征患者,切除第1肋和前中斜角肌可安全有效的改善患者的症状。

一、解剖学特点

正常胸廓上口由第1胸椎、第1肋骨、肋软骨及胸骨柄上缘围成。在胸顶部,锁骨下血管和臂丛神经穿过颈腋管到达上肢,胸颈腋区包括三个连续的狭窄通道。

1. 斜角肌裂孔　斜角肌裂孔前斜角肌在前,中斜角在后,第1胸肋在下。

2. 肋锁间隙　锁骨和锁骨下肌在前,肩胛骨上缘和肩胛下肌在后。第1胸肋的外缘在内侧。

3. 喙突下区域　由胸小肌、喙突、肱骨头和第1肋外缘构成的腋部结构。在此通道中,第1肋参与构成,其外缘将这部分区域分为近侧和远侧两部分,近侧包括斜角肌三角和肋锁间隙,远侧即为腋部。在近侧部位,前斜角肌附着于第1肋上,又将此区域分为两部分,前侧部分包含锁骨下静脉,后侧部分包含锁骨下动脉和臂丛神经。在此区域里神经血管束被纤维肌肉和骨结构紧密围绕,在近侧部位最容易受压,各种因素导致的解剖异常或是不良姿势均可使肋锁间隙变窄,从而引发神经血管束受压出现症状。

二、病因学特点

神经血管束解剖学上受压的区域多好发于以上区域,其中以斜角肌裂孔和肋锁间隙区域受压最为多见。各种因素危害上述解剖部位,均可引起胸

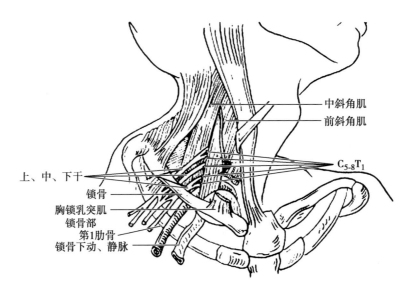

图 5-24-1　胸廓出口处解剖

廓出口处神经血管压迫从而出现不同程度的症状。造成压迫的最基本原因是解剖结构性异常,而引起解剖异常的可以是先天性原因,诸如骨骼畸形(约占30%),其中第 1 肋变异,颈肋及颈 7 横突过长等多见;软组织异常包括肌肉发育异常,纤维束带异常、前斜角肌及其他肌肉的变异、锁骨下动脉、锁骨下静脉及臂丛神经的变异等。外伤性解剖异常包括骨折、脱位、手术后遗症等(表 5-24-1)。另外功能性改变,诸如颈肩部的长期姿势不正确、巨乳、肥胖等导致颈肩部肌肉失衡,也是不可忽视的因素(图 5-24-1)。

表 5-24-1　胸廓出口综合征的解剖性病因

先天性	外伤性
颈肋及其残留筋膜	锁骨骨折
发育不全的第 1 肋	肱骨头脱位
斜角肌发育异常	上胸部挤压伤
异常纤维束带	肩带肌突发意外动作
锁骨分叉	颈椎关节强直
第 1 肋外生骨疣	颈椎损伤
第 7 颈椎横突肥大	
肩胛舌骨肌异常	
颈横动脉异位走向	
后位臂丛	
扁平锁骨	

三、病理生理学特点

神经血管束长期受到慢性压迫后可出现以下

改变:

1. 神经束受压后的表现

(1)神经受压损伤组织病理学上改变范围较广,常为假炎性肿胀样,神经外膜及神经束膜组织增厚,节段性脱髓鞘,最后出现神经纤维脂肪变性。

(2)神经束之间的组织学改变存在较大差别,一般感觉纤维最先受累,运动神经仅在晚期出现受压,如出现运动障碍的症状,并逐渐加重,则恢复的可能性很小。

(3)神经受压时间过久也会通过交感神经导致血管舒缩障碍。

2. 血管受压后的表现

(1)锁骨下动脉持续受压,会出现血管周围纤维化,动脉外膜增生肥厚、内膜肥厚等改变,从而导致动脉管腔狭窄及管腔内血栓形成。早期血栓为纤维素血小板型,栓子脱落可随血流进入远端动脉,造成指端缺血,出现雷诺现象,甚至出现指端溃疡坏死。

(2)静脉受到压迫时,可观察到血液逆流停滞和外周静脉压上升。静脉壁反复损伤可发展类似炎症后纤维化样改变,静脉呈白色,失去半透明状态,且口径明显减小,形成侧支循环。早期发展趋势为静脉血栓,如侧支循环尚未形成,则可出现水肿和浅静脉怒张,临床症状明显。

中斜角肌
前斜角肌
$C_{5-8}T_1$
上、中、下干
锁骨
胸锁乳突肌
锁骨部
第 1 肋骨
锁骨下动、静脉

第二节　临床表现

胸廓出口综合征的临床症状根据压迫部位和轻重情况以及受压组织的不同,可表现为各种症状和体征。按照临床表现可分为神经型和血管型,少数病例二者兼而有之。

一般来说,神经受压的症状比血管受压的症状更为多见和明显。95%的患者表现为疼痛和感觉异常,疼痛多为突然剧烈的痉挛性疼痛或定位不确定的隐形疼痛。臂丛神经受压主要出现患肢的疼痛、麻木和感觉异常,最常出现在手与手背,且多见于尺侧。Roos将神经型分为三类,臂丛上干型、下干型和全臂丛型。其中下干型及全臂丛型约占发病人数的85%~90%。上干型多与前、中斜角肌起点的腱性组织有关,这些腱性组织因外伤、劳损、反复牵拉而增厚时就构成了对C_5、C_6神经根的压迫,症状主要分布在颈部的侧面,累及耳朵、下颌、颞部和头枕部,也可累及三角肌区和上臂外侧,有时与颈椎间盘突出症的症状很相似,应予以排除。下干型症状主要分布在锁骨下区域,可累及背部、肩胛骨下部和上臂的内侧面,并沿尺神经分布区下行。全臂丛型是一种多因素综合引起的,臂丛神经根受压迫,累及正中神经及尺神经出现症状。部分患者可出现前胸部和肩胛周围区域疼痛,类似心绞痛发作,有人称之为假性心绞痛,这类患者常需做心电图运动负荷试验和冠脉造影进一步排除冠心病,尺神经传导速度检测异常可辅助诊断为胸廓出口综合征。

血管型占5%~10%,可再分为:动脉型和静脉型。动脉型大约占全部类型的1%~5%,男性和女性发病率大致相当,是最危险的类型,最常见的症状是上肢发冷、苍白、无力、早期疲劳以及疼痛,大幅度臂部活动可造成疼痛和桡动脉搏动减弱。静脉型约占2%~5%,男性易患此病。最常见的症状为上肢肿胀、手指僵硬、发绀、疼痛、上肢沉重感以及肩臂区域的表浅静脉张力增高。在胸廓出口综合征的患者中约7.5%出现雷诺现象,和通常双侧对称性并易被寒冷和情绪激动所诱发的雷诺病不一样,神经血管压迫所产生的雷诺现象通常是单侧的。

第三节　诊断和鉴别诊断

胸廓出口综合征的诊断需要依靠详细的病史询问、体格检查以及进一步影像学及肌电图,神经传导速度检查等。通过病史询问和体格检查常能做出神经血管受压的倾向性诊断。一个或多个传统临床试验检查(Adson试验、Halstead试验、Wriht试验、Roos试验等)阳性,可进一步加强诊断。胸部及颈椎摄片、肌电图以及尺神经传导速度检查,以及采用如颈部脊髓造影,周围动脉或冠状动脉造影以及静脉造影等方法可协助诊断。其中由Jebson等提出的尺神经传导速度(UNCV)测定,不仅加深了人们对胸廓出口综合征的认识,同时进一步提高了诊断的准确性。

一、诊断

(一)尺神经传导速度测定

尺神经传导速度测定(ulnar nerve conduction velocity, UNCV)被广泛用于臂部疼痛、针刺感、麻木感的鉴别诊断。不同部位的神经受压均可产生上述症状,如胸廓出口、肘关节、腕关节等处。测定UNCV对诊断胸廓出口综合征有特殊的意义,正常的UNCV为:胸廓出口处72m/s、肘部55m/s、前臂59m/s,在腕部的传导时间为2.5~3.5ms。在某段传导速度减慢或腕部传导时间延长,则提示有神经压迫、损伤或神经性病变,胸廓出口处UNCV下降,表明胸廓出口综合征的存在,肘关节周围UNCV下降则反映了尺神经受压或神经病变,而神经冲动在腕部传导时间延长,则表明腕管综合征的存在。可根据胸廓出口处传导速度大小对压迫程度进行分级:轻微压迫66~69m/s,轻度压迫60~65m/s,中度压迫55~59m/s,重度压迫54m/s以下。

(二)临床试验检查

1. Adson或斜角肌试验　患者深吸气并尽量伸颈,头转向患侧,如桡动脉搏动消失或减弱则提示有压迫。

2. Halstead试验　患者肩部向后下方沉(军人姿势),使肋锁间隙变窄,如出现症状或桡动脉搏动减弱,提示有压迫。

3. Wriht 试验　也称过度外展试验,患者上肢外展180°,使神经血管束拉紧,如出现脉搏减弱,提示有压迫。

4. Roos 试验　肩部外展90°并外旋,出现症状即为阳性。在此基础上,快速握拳和松开连续3分钟,即为改良的 Roos 试验。

这些试验平均敏感度72%,特异度53%。当多种试验结合使用,特异性将会提升,并不能仅凭这些特殊试验就可做出诊断。

（三）X 线影像学检查与生理功能检查

胸部及颈椎摄片常能发现骨性畸形,如出现颈肋及骨质退行性改变等,颈部 CT 及 MRI 检查,可帮助了解椎管和椎间孔狭窄的详细情况。

（四）生理功能检查

生理功能检查包括热像记录检查、多普勒血流检查、电生理检查。电生理检查有助于定位和量化臂丛神经的损伤,排除其他节段性或全身性神经疾病。

（五）血管造影

上肢血管受压程度多由临床试验检查得到判断。如发现锁骨区搏动性包块、桡动脉搏动消失、锁骨上下区杂音、怀疑有上肢动脉瘤、需行周围动脉造影以了解情况并确定病变部位。如有静脉狭窄或阻塞的表现时,静脉造影可证明阻塞静脉范围以及侧支循环建立情况。

二、鉴别诊断

胸廓出口综合征应与其他各种神经源性、血管源性、肺、食管、纵隔的病变相鉴别（表 5-24-2）。以

表 5-24-2　胸廓出口综合征的鉴别诊断

颈椎	血管疾病
椎间盘突出	动脉硬化——动脉瘤
退行性改变	血栓闭塞性
骨关节炎	雷诺病
脊髓肿瘤	反射性血管舒张不良
臂丛	脉管炎、胶原病、脂膜炎
肺上沟瘤	血栓性静脉炎
创伤性麻痹	纵隔肿瘤导致中心静脉阻塞
周围神经	**其他疾病**
压迫性神经病变	心绞痛
神经炎	食管疾病
创伤	肺部疾病
肿瘤	

神经受压为主的病例,应注意与颈椎、臂丛、周围神经的病变相鉴别,许多血管性疾病易与胸廓出口综合征相混淆,通过仔细的临床试验检查多可做出鉴别,而表现为前胸部疼痛的病例,需警惕与冠心病等疾病相鉴别,通过冠脉造影排除冠心病后,应想到存在胸廓出口综合征可能。

第四节　治疗

一、保守治疗和手术指征

胸出口综合征可采取物理治疗,如热敷、颈部运动、伸展斜角肌、加强斜方肌力量、纠正姿势等,那些需要在头顶上工作,提举重物、重复运动以及应用振动性工具的工作,会加重胸廓出口综合征并影响手术治疗的远期效果。

局部痛点封闭注射,湿热敷和经皮电刺激,非类固醇类药物治疗,可用于临时性镇痛和解痉,消除肌肉及筋膜的疼痛扳机点,大多数的患者通过保守治疗可获得症状的缓解或治愈。5%~10% 的病例保守治疗无效,需外科治疗。常用的手术方法有斜角肌切除术和第 1 肋切除术。前者仅适用于只有臂丛上干（C_5、C_6、C_7）受压的情况,大多数病例需作第 1 肋的切除（和颈肋的切除）方能取得满意的效果。以下情况建议手术治疗:①保守治疗后,患者症状无明显改善者,尺神经传导速度仍低于 55~59m/s 者;②锁骨下动脉明显狭窄,远端栓塞或近端的扩张、动脉瘤形成者;③锁骨下静脉内血栓形成,抗凝或溶栓治疗后,无效或复发者;④合并有肘部的压迫或腕管综合征的胸廓出口综合征者,对肢体远端的压迫行外科治疗而近端给予保守治疗,效果不佳,即单纯处理远端不能明显改善症状,需同时作第 1 肋的切除或斜角肌的切除。

二、手术治疗

既往的手术方法包括切除颈肋、切断切除前斜角肌、切除锁骨和切断胸小肌腱等,这些手术对部分患者可能有效。现代的观念认为解除胸廓出口综合征最有效的手术是需要切除第 1 肋和注重切

除异常纤维肌肉组织,从而使神经血管束得到彻底减压。此手术的优点:①切除了第1肋使肋骨、锁骨对神经血管的剪力得到解除;②前斜角肌和中斜角肌在止点切断后得以永久松弛;③去除异常纤维肌束的损害;④手术操作完成后患者不再受到胸廓出口部的机械压迫。

切除第1肋有多种途径:包括经锁骨上切口、经腋下径路切口、联合切口径路以及胸后侧径路。

1. 经锁骨上切口斜角肌切除术和第1肋切除术　患者取平卧位,肩背部垫高,头转向健侧。锁骨上1.5cm处与锁骨平行横切口,内自胸锁乳突肌的胸骨附着处,外至斜方肌的前缘,长8~10cm,切开皮肤、皮下组织、颈阔肌,沿胸锁乳突肌后缘纵行切开颈部脂肪垫,切断结扎肩胛舌骨肌、颈横动、静脉;分离前斜角肌和臂丛神经,保护锁骨下动、静脉;探查卡压神经血管束的因素,予以去除,紧靠第1肋上缘切断前、中斜角肌、先天性索带等,注意保护中斜角肌后缘的胸长神经。把肌肉拉向上方,切断其与颈椎横突的扶着点,可将斜角肌完全切除。

颈肋或第7颈椎横突过长者,切除其压迫神经的部分。如未发现任何软组织卡压,则考虑作第1肋骨切除。于第1肋的上下缘游离保护臂丛神经的下干和 C_8、T_1 神经根。直视下切断第1肋,用骨膜剥离器分离肋骨上附着的软组织,采用一边牵拉一边旋转的方法,用咬骨钳去除整个后段肋骨,切除的第1肋应切至肋骨与椎骨和横突之间的软骨关节面,同样方法切除第1肋的前段。

彻底止血,冲洗切口,检查胸膜顶是否破裂。如有破裂应及时修补,并按胸外科常规处理。切口内置负压引流或橡皮引流条,逐层关闭切口。

术中注意事项:由于颈部血管压力高,止血要可靠;颈部脂肪垫不要大块缝合,缝拢即可;注意颈部淋巴结及淋巴管的处理,以减少淋巴漏的发生;臂丛神经根干如无明显病变,不必作神经松解术。切断前斜角肌时,注意识别并保护膈神经;有条件者,术中可作神经肌肉电生理监测。

2. 经腋下径路切除第1肋骨　1962年Clagett首先提出经腋下径路切除第1肋,后由Roos对该术式进行了详细的阐述,认为该术式成功率高,并发症少。患者健侧卧位,患侧上肢前臂牵拉外展90°,但必须避免过分牵拉,短暂的松弛手臂有利于防止手臂缺血以及臂丛神经损伤。切口选择在腋窝区胸大肌和背阔肌之间,相当于第3肋水平做一约10cm长横切口。该切口进入皮下后就在胸大肌和背阔肌间进入直到胸壁,暴露第1肋。进一步钝性分离并彻底止血,区分出锁骨下静脉、前斜角肌、锁骨下动脉、臂丛神经、中斜角肌,随后切断斜角肌,避免损伤血管。靠近第1肋时用直角血管钳绕于肌下以使其与其他组织分离。前斜角肌前面的膈神经和后面的胸长神经必须辨认清楚并小心予以保护,当切除锁骨下肌后,在切除第1肋前必须触摸以保证没有残留的纤维束。当作骨膜外肋骨切除时,动脉、静脉可能粘连于骨膜以致易于撕裂的地方做节段性骨膜下切除。肋间肌从肋下表面钝性剥离以免损伤胸膜。第1肋从 T_1 后面到喙突结节前游离,然后在邻近横结节与喙突连接处分别切断。任何尖锐的骨段必须小心触摸检查到并予以咬除。在施行手术过程中,必须保证光线充足视野满意,每一步都必须异常小心。邻近第1肋则不宜使用电灼止血以免损伤神经、血管。如果肌肉、肋骨切除后术野由于小血管出血而模糊,应小心使用浸有止血药的纱垫而不宜直接进行手术。这种进路能很快暴露第1肋,在锁骨下血管和臂丛神经上的操作也很少。手术切口本身也符合美容要求,愈合也较快。经腋径路行第1胸肋切除术的效果较好,有92%症状改善,85%完全解除,仅8%无改善。由于此种入路经过长长的腋腔,其手术切除范围与术野显露情况直接相关。经此径路对于有明显动脉瘤同时需切除移植和血管再建术者相当困难。有些先天性纤维束带有时在视野中看不到,因为它们常常隐匿于第1肋内侧并被神经血管束所遮挡,从而影响手术效果(图5-24-2)。

3. 联合切口　经腋进路可以安全迅速地切除第1肋,锁骨上切口可以彻底地行斜角肌切断和动脉重建。吸取这两种方法的优点可以一次进行彻底的胸廓出口松解以及解决动脉栓塞。这种方式在特定的患者中可选用,但大部分患者并不需要。在施行腋路手术时采用侧卧位,然后再铺为仰卧位以进行锁骨上切口。

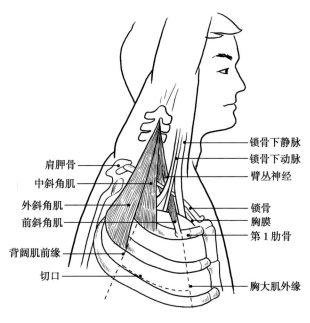

肩胛骨
中斜角肌
外斜角肌
前斜角肌
背阔肌前缘
切口

锁骨下静脉
锁骨下动脉
臂丛神经
锁骨
胸膜
第 1 肋骨
胸大肌外缘

图 5-24-2　经腋下径路手术解剖

4. 经胸后侧径路　这种入路由 Clagett 于 1962 年描述。患者作后侧肩胛骨周围切口，分离斜方肌和提肩胛肌，通过向上牵拉，可到达胸廓出口，将第 1 肋与周围结构分离，第 1 肋做骨膜下切除，随后再行骨膜切除以防止骨再生。这种入路与其他外科方式相比有一定的并发症，手术导致明显的术后疼痛和肩关节功能受影响。此外，前方的结构可视度较低，无法进行动脉重建。近来的经验表明，这种入路可能在特定的患者需要暴露上段臂丛神经根，特别是椎孔内神经根时有一定作用，另外对由于预先进行过前面的放射治疗组织纤维化或因再次手术的患者采用这一入路有一定优越性。因此胸廓出口综合征患者的二次手术多推荐经此径路。

此外，近年来，胸腔镜下切除第 1 肋骨治疗胸廓出口综合征正逐步开展，并且疗效比较稳定，手术创伤小，是一种很有希望的治疗方法。

三、手术效果及评价

胸廓出口综合征的患者术后几乎没有客观的评估指标，大多数术后效果是基于患者的主观分级，综合文献报道约 10% 的患者首次手术后有不同程度的症状复发，1.6% 保守治疗后不能缓解，神经传导速度仍低于正常水平，则需要进行二次手术。症状的复发可在肋骨切除手术后 1 个月到 7

年间，但多数在术后 3 个月内。

Sander 对 TOS 手术疗效作了一个很好的总结，提示不同方法的疗效相比较的结果。经腋、锁骨上、下、后路、经胸第 1 肋切除以及斜角肌切断术的同时施行第 1 肋切除这几种方法成功率几乎相似，为 75%~99%。前斜角肌切除是唯一的疗效差的方法。经腋第 1 肋切除从 1973 年至 1991 年间共有 3000 例，疗效佳者达 83%，同样，锁骨上入路切除第 1 肋也为 83%。评价这些文献时，随访时间的长短也是一个至关重要的因素。因此短时间内的随访可掩盖总体的成功率。两种入路对胸廓出口综合征行解剖松解时均可采用，各有其优缺点，没有哪一种方法更为优越。后进路仅限于需要再次手术治疗的复发性患者，二次手术的主要任务是切除仍然存在或复发的残留颈肋或第 1 肋，松解臂丛神经及神经根，并行交感神经截断术，交感神经截断术应切除 T_1、T_2 和 T_3 胸交感神经节，小心避免损伤 C_8 神经节（星形神经节的上端），否则会产生 Hotner 综合征。常规处理胸廓出口综合征患者的外科医师应具备多种进路的知识以确保手术成功。

（付士杰）

参考文献

1. Adson AW, Coffey JR. A method of anterior approach for relief of symptoms by division of scalenus anticus. Ann Surg, 1927, 85 (6): 839-857.

2. Clagett OT. Research and proresearch. J Thorac Cardiovasc Surg, 1962, 44: 153-166.

3. Roos DB. Transaxillary approach for first rib resection to relief thoracic outlet symdrome. Ann Surg, 1966, 163 (3): 354-358.

4. Caldwell JW, Crane CR, KrHsen EM. Nerve conduction studies: an aid in the diagnosis of the thoracic outlet syndrome. South Med J, 1971, 64 (2): 210-212.

5. Wilbourne AJ. Thoracic outlet syndrome. Muscle Never, 1984, 15 (3): 28-38.

6. Jordan SE, Ahn SS, Freischlag JA, et al. Selective botulinum chemodenervation of the scalene muscles for trentment of neurogenic thoracic outlet syndrome. Ann Vasc Surg, 2000, 14 (4): 365-369.

7. Roos DB. The place for scalenectomy and first rib resection in

thoracic outlet syndrome.Surg,1982,92(6):1077-1085.

8. Plewa WC,Delinger M.Diagnosis of TOS.Acad Emer Med,1998,5(4):337-342.

9. Nakatsuchi Y,Saitoh S,Hosaka M,et al.Conservative treatment of thoracic outlet syndrome using an orthosis.J Hand Surg,1995,20(1):34-39.

10. Novak CB,Machinnon SE,Patterson GA. Evaluation of patientswith thoracic outlet syndrome . JHand Surg Am,1993,18:292-299.

11. Urschel HC Jr.Razzuk MA. The failed operation for thoracic Outlet syndrome:the difficulty of diagnosis and management.Ann Thorac Surg,1986,42(5):523-528.

12. Urschel HC Jr,Razzuk MA,Albers JE et al.Reoperation for recurrent thoracic outlet syndrome.Ann Thorac Surg,1976,21:19.

13. CuetterAC,Bartoszek DM. The thoracic outlet syndrome:controversies,overdiagnosis,overtreatment,and recommendations formanage ment .MuscleNerve,1989,12:410-419.

14. Huang JH,Zager EL. Thoracic outlet syndrome. Neurosurgery,2004,55:897-902.

15. Patton GM.Arterial thoracic outlet syndrome. Hand Clin,2004,20:107-111.

16. FugateMW,Rotellini-ColtvetL,Freischlag JA. Currentmanagemen of thoracic outlet syndrome. Curr Treat Options Cardiovasc Med,2009,2:176-183.

17. Nichols AW. Diagnosis and management of thoracic outlet syndrome.CurrSportsMed Rep,2009,8:240-249.

18. TanakaY,AokiM,IzumiT,et al.Measurement of subclavicular pressure on the subclavian artery and brachialplexus in the costoclavicular space during provocative positioning for thoracic outlet syndrome . J Orthop Sci,2010,15:118-124.

19. Watson LA,PizzariT,Balster S. Thoracic outlet syndrome part2:conservative management of thoracic outlet. ManTher,2010,15:305-314.

20. Bosma J,Van Engeland MI,Leijdekkers VJ,et al. The influence of choice of therapy on quality of life in patientswith neurogenic thoracic outlet syndrome. Br J Neurosurg,2010,24:532-536.

21. Christo PJ,ChristoDK,CarinciAJ,et al. Single CT-guided chemodenervation of the anterior scalene muscle with botulinum toxin forneurogenic thoracic outlet syndrome . Pain Med,2010,4:504-511.

22. Scali S,Stone D,Bjerke A,et al. Long-term functional results for the surgical management of neurogenic thoracic outlet syndrome . Vasc Endovascular Surg,2010,44:550-555.

23. Ozoa G,Alves D,Fish DE. Thoracic outlet syndrome. Phys Med Rehabil Clin N Am,2011,22(3):473-83.

24. Spears J,Kim DC,Saba SC,et al.Mitra A,Anatomical relationship of Roos' type 3 band and the T1 nerve root. Plast Reconstr Surg,2011,128(6):1257-1262.

25. Tekaya R,Neji O,Mahfoudhi M,Ben Hadj Yahia C,et al.Thoracic outlet syndrome.Tunis Med,2011,89(11):809-813.

26. Terzis JK,Kokkalis ZT. Supraclavicular approach for thoracic outlet syndrome. Hand(N Y),2010,5(3):326-337.

27. Ferrer Galván M,Jara Palomares L,Caballero Eraso C,et al. Chronic thromboembolic pulmonary hypertension due to upper-extremity deep vein thrombosis caused by thoracic outlet syndrome. Arch Broncone μ mol,2012,48(2):61-63.

28. Ikeda N,Nakamura M,Hara H,Takagi T,et al. Combined endovascular and open surgical approach for the management of subclavian artery occlusion due to thoracic outlet syndrome. J Card Surg,2011,26(3):309-312.

第二十五章 胸部创伤

第一节 肋骨骨折

一、概述

人体共 12 对肋骨，对称分布在胸部两侧，前与胸骨后与胸椎相连，构成一个完整的胸廓。胸部损伤时，肋骨骨折最为常见，约占胸廓骨折的 80%~90%。常见的致伤原因有直接暴力伤、间接挤压伤、病理性肋骨骨折等，其中以直接暴力伤为主。不同的外界暴力作用方式所造成的肋骨骨折病变可具有不同的特点：作用于胸部局限部位的直接暴力所引起的肋骨骨折，断端向内移位，可刺破肋间血管、胸膜和肺，产生血胸和（或）气胸，间接暴力如胸部受到前后挤压时，骨折多在肋骨中段，断端向外移位，刺伤胸壁软组织，产生胸壁血肿。肋骨骨折的发生与其结构特点有着紧密关系，第 1~3 肋骨粗短，且有锁骨、肩胛骨和肌肉保护，较少发生骨折；第 4~7 肋骨较长而薄，最常发生骨折；第 8~10 肋骨虽较长，但前端肋软骨与胸骨连成肋弓，弹性较大，不易折断；第 11、12 肋骨前端游离不固定，因此也不易折断。根据肋骨骨折的特点，又可进一步细分：仅有一根肋骨骨折称为单根肋骨骨折；二根或二根以上肋骨骨折称为多发性肋骨骨折。每肋仅一处折断者称为单处骨折，有两处以上折断者称为双处或多处骨折。连续的多根多处肋骨骨折造成胸壁软化，称为胸壁浮动伤，又称为连枷胸。

肋骨骨折可引起一系列病理生理变化。患者常因骨折处疼痛而不敢咳嗽、咳痰，而致呼吸道分泌物无法排出，易引起肺不张和肺炎。肋骨断端发生移位，可刺破壁层胸膜和肺组织，产生气胸、血胸、皮下气肿等。如刺破动脉如肋间动脉并发胸腔内大量出血，伤情往往迅速恶化。单根或多根肋骨单处骨折时，由于受肋间肌及上下位肋骨的支撑，一般不会发生移位，对呼吸功能影响较小。多根多处肋骨骨折后形成的连枷胸，由于胸壁完整性、顺应性受到严重破坏，在骨折部位形成软化区，造成反常呼吸：吸气时，胸腔内负压增加，胸廓向外扩展，而软化区的胸壁内陷；呼气时则相反。如果软化区范围较广，在呼吸时由于两侧胸腔内压力不平衡，使纵隔随呼吸左右摆动，称为"纵隔扑动"，影响心肺循环，严重时可发生呼吸衰竭和循环衰竭。因此对患者的生命造成严重的威胁，需要尽快诊断、处理。

针对多发肋骨骨折，如何有效地维持胸廓机械运动的稳定性，保持呼吸道通畅，有效地止痛，防治并发症，避免进一步恶化将显得尤为重要。研究表明，大多数的肋骨骨折可以通过非手术方法治疗，如止痛、局部加压包扎、肋骨牵引或气管插管机械正压通气固定等非手术保守治疗。但保守治疗可引起剧烈疼痛、呼吸道并发症、亦会导致胸廓畸形等，已日益引起广大学者的关注。肋骨骨折中多发肋骨骨折所致的反常呼吸运动容易引起胸壁剧烈疼痛，心肺循环受损，甚至死亡。因此，多发肋骨骨折必须予以及时治疗。但对于无严重合并症的非连枷胸多发性肋骨骨折是否积极采取内固定手术仍有争议。鉴于保守治疗的潜在缺点,随着外科技术水平的提高及内固定材料的发展,针对多发肋骨骨折采用操作简单的内固定术越来越被更多的医生所接受。研究表明,积极的外科手术内固定使得伤员的受益更高。但是,采取积极外科手术内固定及采用何种材料治疗由于缺乏大宗病例研究,手术适应证未达成共识。

对于无严重合并症的多发性肋骨骨折是否积极采取内固定手术仍存在争议。先前对于多发性肋骨骨折病例大多采用非手术治疗,由于疼痛,呼吸、活动受限,多数患者回馈信息表明对治疗满意度不高。相关文献表明,多于4根肋骨骨折的患者致残率明显升高,可导致肺炎和呼吸衰竭等并发症而处于高危状态;并与骨折肋骨数目呈明显的正相关。术后随访观察表明患者非手术病例住院时间,疼痛时间,脱离工作时间,较手术病例明显延长;且肺不张率、肺部感染率明显上升。因此,早期手术固定移位的肋骨骨折,减少骨折断端对肋间神经的刺激,有效缓解疼痛,减少并发症,保持了正常的胸廓形态和肺活量,改善肺通气;提高了患者生活质量。

目前临床报道肋骨骨折的手术固定使用的材料、器材以及固定方法不一。主要有钢(钛)板、环抱器、髓内钉以及可吸收材料应用等,各有其优缺点。①合金钛板(如AO接骨板)抗弯曲强度大,可以牢固地固定骨折断端,生物相容性较好,应用较广泛。但是可引起术后患者的胸痛,且需二次手术取出;较为新型的U形接骨板抗抗弯曲能力较标准接骨板强,且体积要小很多,创伤较小,应用前景巨大。②钛镍合金记忆环抱器:国内有较多临床应用报道,在低温时该环抱器可变形展开,在体温下自动恢复原状,使骨折固定简单方便。其优点在于减少手术时间,有良好的组织相容性,且多点共同环绕肋骨产生环抱力,术后骨折端不易旋转移位;但是材料价格较高,且不易取出。这些接骨板会引起患者的不适感或术后慢性肋间神经疼痛,需予以二次手术取出。③髓内固定器械常用的器械有克氏针、Rush髓内针等。其优点在于切口较小取出也较容易,且不需要剥离过多骨

膜,手术创伤较小;缺点在于可能会有肋骨断端的旋转移位和针体自身的移位,易发生骨折畸形愈合或骨不连。④可降解材料接骨板或髓内钉国内外已有报道少数病例使用多聚生物可降解材料(如聚乳酸)制成的接骨板和螺钉进行肋骨骨折外固定,起到了较好的效果。目前可降解材料应用尚在临床探索中,其固定效果及术后恢复效果尚需大规模临床观察。⑤近年来国内外已有人组织工程材料来修复多发性肋骨骨折或连枷胸,但尚处于起始研究阶段。

完全性肋骨骨折,尤其是有错位的骨折,X线片多能明确诊断,但胸部结构重叠较多,无错位的骨折及不全骨折X线片不易发现。有学者认为X线片检查膈上肋骨骨折漏诊率达20.5%,膈下肋骨骨折漏诊率达33.3%以上。不全肋骨骨折因骨折线未贯穿整个肋骨,断端无错位,不易显示。这种情况可能会延误患者病情的诊治,引起病情的进一步发展,容易引起医疗纠纷。诸多文献表明,多层螺旋CT扫描及重建技术能够客观、立体、清晰、多角度显示全肋骨的解剖结构和细微损伤,弥补了X线片和常规CT的不足。因此在临床上,对胸部外伤患者有典型临床表现,而X线片未发现肋骨骨折的疑似患者,为明确诊断应选择多层螺旋CT扫描及重建(图5-25-1~图5-25-2)。

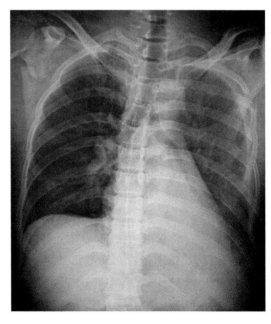

图 5-25-1 左侧多发肋骨骨折

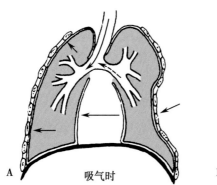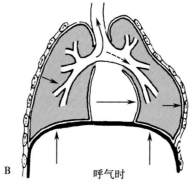

A　吸气时　　　　　　　　B　呼气时

图 5-25-2　连枷胸示意图

二、临床表现

肋骨骨折最常见的症状是骨折处局部疼痛，可因呼吸、咳嗽等加重。其余的症状可随肋骨骨折的部位及断端移动的不同而不同。疼痛可使呼吸急促、变浅；若刺破胸膜形成气胸可进一步加重呼吸困难；合并肋间动脉等血管损伤，可致血胸，迅速发生低血容量休克；合并肺挫伤，常有呼吸困难、咯血、肺炎等表现；若而连枷胸容易造成呼吸循环功能紊乱，引起生命危险。第 9~12 肋骨骨折容易导致肝、脾、肾等腹部脏器的损伤。

体格检查伤侧呼吸运动减弱，呼吸音低或消失，局部触痛和胸廓挤压征(+)，典型的临床特征是骨擦音和骨擦感。多发性肋骨骨折有时可有反常呼吸。

临床常用胸部 X 线片来显示是否存在肋骨骨折及类型，同时可发现合并伤。胸部 X 线片上大都能够显示肋骨骨折，通常可显示骨折线；气胸、液气胸、皮下气肿及纵隔气肿。但是，对于肋软骨折、"柳枝骨折"、骨折无错位，或肋骨中段骨折在胸片上因两侧的肋骨相互重叠处，均不易发现；MSCT 易于发现肋骨骨折，并可显示肋软骨骨折，能极大提高肋骨骨折的发现率。

三、诊断

依据受伤史、临床表现及必要的辅助检查，肋骨骨折诊断并不困难。有胸部外伤史，胸壁有局部疼痛和压痛，胸廓挤压试验(+)，压痛点可及摩擦音或骨摩擦感，即可诊断。影像学检查 [X 线和(或)多层螺旋 CT 扫描及重建] 不仅有助于确诊，而且能够有助于发现并发症，也能为治疗提供有价值的参考。

四、治疗

肋骨骨折总的治疗原则是止痛、清理呼吸道分泌物、固定胸廓及防治并发症。临床实际中，根据不同的骨折类型采取具体的治疗方法。

(一)闭合性单根单处骨折

此种骨折较少错位、重叠，一般可自行愈合。治疗的重点是解除伤员疼痛，防治肺部并发症。止痛方法有多种，可以口服或外用非甾体抗炎药物，必要时也可肌内注射更强效的镇痛药；肋间神经阻滞也是一种止痛效果较好的止痛方法，用 1% 利多卡因在脊柱旁 5cm 骨折肋骨下缘的肋间神经处注射。固定胸廓可以起到减少骨折断端活动、减轻胸部疼痛的作用。常采用弹性胸带、多头布胸带、半环式胶布条等固定胸廓。协助伤员拍背，鼓励咳嗽排痰，应用祛痰药物，保持呼吸道通畅，必要时使用抗生素，积极防治肺部并发症。保守治疗周期长，患者活动受限，可引起剧烈疼痛、呼吸道并发症、亦会导致胸廓畸形等。

(二)闭合性多根多处肋骨骨折

对于无严重合并症的非连枷胸多发性肋骨骨折是否积极采取内固定手术仍有争议。传统上，对于胸壁软化范围较小、反常呼吸运动不严重的伤员给予一般的弹性胸带或局部厚敷料加压包扎等固定即可。鉴于保守治疗的潜在缺点，随着外科技术水平的提高及内固定材料的发展，针对多发肋骨骨折采用操作简单的内固定术越来越被更多的医生所接受。研究表明,积极的外科手术内固定使得伤员的受益更高。对于连枷胸,除上述原则外,必须尽快消除反常呼吸运动。切开复位肋骨骨折内固定术是稳定胸壁、消除反常呼吸、改善呼吸功能、消除肺组织、肋间神经及血管在原始外伤后发生二次损伤的有效手段。内固定材料种类繁多,钛合金骨折固定装置目前应用广泛,具有良好的生物相容性及抗感染等特性,与肋骨整合良好,并且具有较为理想的强度重量比(strength-to-weight ratio):重量轻,但能提供足够的强度;另外,该种材质不影响CT,尤其是 MRI 等影像学检查。

近年来胸腔镜肋骨骨折内固定术以其微小创伤,术后并发症小引起广大医务人员的兴趣。一般适应证是:①生命体征平稳,不需要抗休克,抢救生命的多发性肋骨骨折患者(骨折数 >3 根),错位明显或多段骨折;②胸廓塌陷畸形明显,胸壁软化,严重影响胸壁外观和呼吸功能;③胸壁顽固性疼痛,合并中量及中量以上血胸或血气胸的多发性肋骨骨折患者(图 5-25-3~ 图 5-25-5)。

(三) 开放性肋骨骨折

开放性骨折,无论单根或多根,均应进行彻底清创,切除挫伤严重的胸壁软组织,清除异物,修齐骨折端,分层缝合后固定包扎。如有肋间血管出血,应在出血点前后分别缝扎。多根肋骨骨折者清创后需作内固定。在清创的同时,必须观察有无胸膜及胸内脏器的损伤。如胸膜已穿破,尚需作胸腔闭式引流术。若肺组织有损伤,需同时修补或切除。第 9~12 肋骨骨折容易导致腹部脏器,如肝、脾、肾的损伤,尤其是脾脏的损伤,早期监测并排除内脏损伤格外重要。注射破伤风抗毒素,手术后应用抗生素预防感染。

五、评语

肋骨骨折是最常见的胸部外伤,可由多种因素引起,包括直接、间接以及病理性因素,以直接暴力引起多见。临床上,肋骨骨折可以综合外伤史,疼痛、压痛、骨摩擦音等进行诊断。肋骨骨折通常发生在第 4 到 7 肋骨,典型的骨折多发生在胸壁的侧面,胸部 X 线可能看不清楚,MSCT 有助于发现

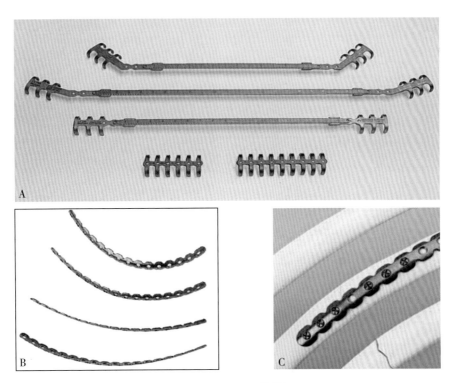

图 5-25-3　多根肋骨骨折

基于钛棒和钛夹的 Stratos(MedXpert GmbH,Germany)内固定系统(A);基于螺钉和钛板的 Synthes(Solothurn,Switzerland)肋骨骨折内固定示意图(B、C)

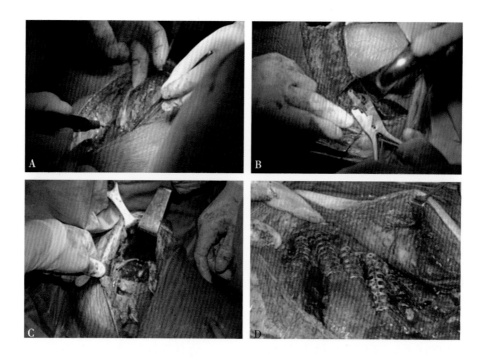

图 5-25-4 肋骨固定术中照片

分离(A)及术中用钛棒固定骨折的肋骨方法(B、C);D. 固定后效果

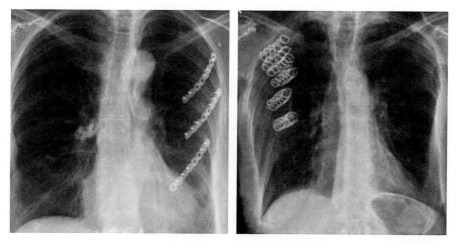

图 5-25-5 钛合金肋骨固定系统术后胸片

隐匿性肋骨骨折,对有相应外伤史和临床症状的,但 X 线阴性的伤者,可以考虑 MSCT 及重建进一步检查。肋骨骨折的最常见症状是明显的疼痛,这种疼痛可以导致一系列并发症的发生。肋骨骨折的治疗首先是止痛,有关文献表明,麻醉药联合非甾体抗炎药更能使伤员获益。非手术疗法包括镇痛、胸壁外固定、机械通气,其所引起的胸廓畸形、剧烈疼痛、长期卧床和呼吸道并发症等弊端已日益引起广大学者的关注。尽管对于无严重合并症的非连枷胸多发性肋骨骨折是否积极采取内固定手术仍

存在争议,但越来越多的学者认为早期行肋骨手术固定具有很大的必要性,以早期恢复活动,对减少并发症具有重要意义。内固定方式及材料的选择多样,需综合患者肋骨骨折、材料特点、费用等多方面进行选择。另外,对于肋骨骨折的患者,需要注意的是有无合并内脏损伤。不同部位的内脏损伤有其各自的特点。通常并发的血气胸较易发现;第9~12 肋骨骨折容易导致腹部脏器,如肝、脾、肾的损伤,尤其是脾脏的损伤,早期监测并排除内脏损伤格外重要。

第二节　胸骨骨折

一、概述

胸骨为坚韧扁骨,创伤性胸骨骨折仅占胸部创伤的1%~5.5%。多由直接暴力或作用于胸前的挤压力量所造成,如汽车撞压,房屋倒塌压伤,钝器打击伤,身体运动中前胸被硬物撞击等,脊柱过度屈曲亦可造成胸骨骨折。刀刺伤致胸骨不全骨折较少见。胸骨损伤的部位多位于胸骨体。

二、检查

骨折的辅助检查主要是依靠X线检查,胸骨骨折的诊断较容易,一般有明显的外伤病史,一些病史不清,而临床表现也不明显的患者,则需要依靠胸骨的侧位或斜位X线片来进行诊断,一般都可以确诊。

三、疾病诊断

1. 有前胸壁直接或间接暴力冲击的外伤史。
2. 有胸痛、胸闷、呼吸困难等症状。查体局部肿胀、压痛,可扪到骨擦感,局部可有伴随呼吸的异常活动或隆起、凹陷畸形。
3. 注意有无合并同一平面的脊髓损伤。
4. 胸部X线侧位或斜位片,可显示胸骨骨折和移位。

四、并发症

胸骨骨折在胸部创伤中较少见,可合并心脏大血管、胸壁血管及气管胸膜损伤而引起胸腔积血、气胸和胸廓反常呼吸等严重并发症,伤情复杂,易导致严重后果。对于胸骨骨折合并有胸腹脏器损伤者,由于所遭受外力较强大,通常有多处肋骨骨折,形成连枷胸的比例较高,胸廓的稳定性差,易出现反常呼吸,短时间内引起呼吸、循环衰竭;同时合并有胸腹脏器损伤,更造成病情的复杂、凶险,甚至造成患者的死亡。因此,对于此类患者应该积极进行手术治疗。

五、治疗

胸骨骨折的治疗原则:胸骨骨折的处理应分清轻重缓急,首先处理危害生命的损伤,如失血性休克、心脏压塞、张力性气胸、活动性血胸及颅脑损伤等。对受伤时间短(<20小时)、生命体征不稳定者,应考虑胸、腹腔内有出血或心脏压塞,结合心包穿刺、胸腔或腹腔穿刺可迅速明确诊断。反之,可结合心电图、床旁超声心动图或心肌酶谱等检查了解有无心肌钝挫伤等。

1. 无移位的胸骨骨折时,合并脏器损伤的机会少,一般不需手术,但应密切观察病情变化,并监测心肌酶谱和心电图。如出现心肌酶异常升高及延迟出现的心电图异常,如ST段改变、各种心律失常,应考虑存在心脏损伤,并及时给予心肌营养药和吸氧等治疗。疼痛剧烈时,可口服镇静镇痛药物。

2. 对有明显移位的胸骨骨折患者,应积极采取手术治疗,采用手术固定较非手术方法更可靠,且有利于患者恢复。胸骨骨折有移位者胸内器官损伤的发生率高,如心脏钝挫伤、裂伤、心包破裂、支气管损伤等,若延误治疗将带来严重的后果,而积极手术能尽快发现并处理合并伤。手术以选横切口为宜,有利于探查和处理胸内合并伤,同时探查大血管、气管、肺部等损伤,有心包积血时应打开心包处理心脏损伤。胸骨骨折上下断端分别钻孔后以钢丝固定,一般用2~3根钢丝,如有连枷胸则同期固定肋骨断端以消除反常呼吸,术后注意观察呼吸和心律,加强呼吸道管理,防止肺炎、肺不张、呼吸功能不全等并发症的发生。

第三节　开放性气胸

开放性气胸是病情较为严重的胸部损伤,是胸部损伤患者早期死亡的常见原因之一。开放性气胸多由于由火器伤或锐器伤造成胸壁创口,导致胸膜腔与外界相通,空气随呼吸自由出入胸膜腔,胸腔正常负压消失,导致严重的病理生理改变,并可迅速造成呼吸和循环功能的严重紊乱而引起死亡。胸壁开放性创口越大,所引起的呼吸与循环功能紊乱越严重。当创口大于气管直径时,如不及时处理可导致迅速死亡。

一、病理生理

1. 伤侧胸腔压力等于大气压,伤侧肺受压萎陷,健侧胸膜腔仍为负压,低于伤侧,导致纵隔向健侧移位,压迫对侧健肺,严重影响通气功能,导致缺氧和二氧化碳蓄积。

2. 纵隔摆动　健侧胸腔压力仍可随呼吸运动周期性增减,而伤侧胸腔压力等于大气压。从而引起纵隔随呼吸来回摆动。吸气时,健康侧胸腔负压增大,与伤侧胸腔压力差进一步增大,导致纵隔向健侧移位;而呼气时,健康侧胸腔负压减小,与伤侧胸腔压力差减小,纵隔向伤侧移位。纵隔摆动引起心脏大血管移位,特别是腔静脉扭曲移位致静脉血回流受阻,引起循环功能紊乱。纵隔摆动又可刺激纵隔及肺门神经丛,引起或加重休克(图 5-25-6)。

3. 吸气时健肺扩张,伤侧肺内的含氧量低的无效腔气体部分随吸入空气吸入健康肺;而呼气时健康侧肺呼出的气体也有部分进入伤侧肺,从而加重低氧。

4. 外界空气不断进出胸膜腔,使大量体温及体液散失,并可带入细菌或异物,增加感染机会导致脓胸。如同时伴有肺挫伤及胸腔内出血则伤情更为加重。

二、临床表现及诊断

伤者表现为气促、呼吸困难,血压下降、皮下气肿,甚至发绀或休克。体征:呼吸急促,胸壁有开放性伤口,并可听到空气随呼吸自由出入胸膜腔的吹风声。气管、心浊音界移向健侧。伤侧胸部叩诊鼓音,叩诊鼓音,呼吸音减低或消失,气管移向健侧。胸部 X 线片检查显示伤侧肺明显萎缩,纵隔向健侧移位,X 线检查还可排除血胸和胸内异物,为治疗作参考。根据以上表现,开放性气胸易于诊断,但需注意有无胸内脏器损伤。

三、治疗

开放性气胸病情较重,一经确诊,必须立即实施救助将开放性气胸变为闭合性气胸。应立即用急救包或灭菌纱布,在患者呼气末封闭胸壁伤口,再用绷带或胶布加压包扎固定。呼吸困难者,可做胸腔穿刺抽气,暂时缓解症状。

症状缓解后及时将伤员送往就近医疗机构进一步处理。到达医院后,立即吸氧、输血补液,纠正休克,同时在病情允许下进一步检查,明确伤情。当患者呼吸循环基本稳定后,尽早作清创缝合,安放胸腔闭式引流。如胸腔闭式引流有大量气泡溢出或有大量出血,应考虑可能有支气管断裂或肺挫伤;或怀疑胸腔内心脏或血管损伤,活动性出血或有异物,应积极剖胸探查,若胸壁缺损过大,可用转移肌瓣或涤纶片来修补。

第四节　张力性气胸

一、概述及病理生理

张力性气胸是创伤性气胸的特殊类型,闭合性或开放性损伤均可引起。张力性气胸又称高压性气

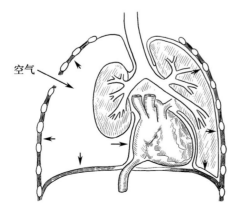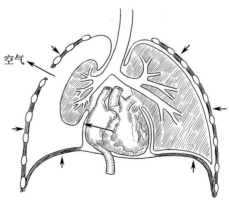

图 5-25-6　开放性气胸及纵隔摆动

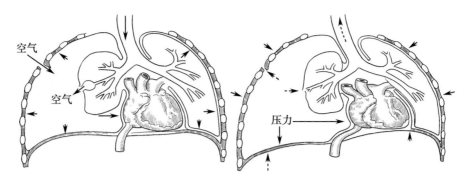

图 5-25-7　张力性气胸

胸,是由于胸壁、肺或支气管的伤口呈单向活瓣样,吸气时活瓣开放,空气进入胸膜腔,呼气时活瓣关闭,空气不能从胸膜腔排出,因此随着呼吸,致使伤侧胸膜腔内气体不断增加,胸膜腔压力不断提高,严重压迫肺和纵隔,可迅速导致呼吸循环紊乱甚至衰竭,若无及时处理会导致伤员迅速死亡(图 5-25-7)。

病理生理表现:①伤侧肺完全压缩,纵隔推向健侧,使健侧肺也受压,通气量大大减少,导致严重的呼吸功能障碍和低氧。②由于纵隔移位,胸膜腔压力增高,使腔静脉扭曲,造成回心血量和心搏出量减少,引起循环功能衰竭。因上、下腔静脉和右心房与右侧胸腔毗邻,故右侧张力性气胸比左侧更为危险。③胸膜腔内的高压空气进入颈胸部软组织和纵隔,形成颈部、面部、胸部等皮下气肿。

二、临床表现

张力性气胸发展迅速,患者很快进入危重状态,伤员表现为极度呼吸困难,端坐呼吸,进行性加重,发绀、烦躁不安、昏迷甚至窒息。查体可因静脉回流障碍出现颈静脉、四肢静脉怒张,气管向健侧明显移位,伤侧胸部饱满,肋间隙增宽,呼吸幅度减低,可触及皮下气肿。伤侧胸部叩诊高度鼓音,听诊呼吸音消失。胸部 X 线片显示胸腔大量积气,肺萎缩成小团,气管和心影偏移至健侧,以及纵隔及皮下气肿。胸腔穿刺有高压气体向外排出。

三、治疗

张力性气胸应紧急处理,立即排气减压。可用粗针头从伤侧第 2 肋间锁骨中线处刺入胸腔,高压胸内积气由此自行排出,用消毒橡皮管连接水封瓶使其持续排气。亦可用一粗注射针,在其尾部扎上橡皮指套,指套末端剪一小裂缝,形成一个活瓣,插入胸腔作临时简易排气,高压气体从小裂缝排出,待胸腔内压减至负压时,套囊即行塌陷,小裂缝关闭,外界空气不能进入胸膜腔。

转运至医院后立即给予吸氧、补液、监护生命体征,并立即在伤侧第 2 肋间锁骨中线处插管作胸腔闭式引流术,必要时接负压吸引装置,促进肺复张。如引流管漏气严重或症状不缓解,提示气管或支气管断裂之可能,或诊断出食管破裂(口服亚甲蓝观察胸引或口服碘油造影),应进行开胸探查手术。

纵隔气肿和皮下气肿一般不需处理,在胸腔排气解压后多可停止发展,以后自行吸收。极少数严重的纵隔气肿,可在胸骨上窝做 2~3cm 长的横切口,逐层切开皮肤、颈浅筋膜和颈阔肌,钝性分离颈部肌肉,直至气管前筋膜,切口内以纱布条作引流,气体即可从切口排出。

第五节　血胸

一、概述

血胸是指胸膜腔内积血,创伤性血胸常由胸部锐器伤、枪弹伤等穿透性损伤或挤压伤、肋骨骨折等闭合性损伤,引起胸腔内脏器或血管破裂出血而引起。血胸的发生在胸部创伤中十分常见,穿透伤中发生率为 60%~80%,钝性外伤中发生率为 25%~75%,合并气胸称为创伤性血气胸,并且常与肋骨骨折、肺挫裂伤等合并存在。

血胸可以有以下来源:①肺组织裂伤出血。因肺动脉压力较低(为主动脉的 1/6~1/4),出血量小,多可自行停止;②胸壁血管破裂出血(肋间血管或胸廓内血管)。出血来自体循环,压力较高,出血量多,且不易自止,常需手术止血;③心脏或大血管出血(主动脉、肺动、静脉、腔静脉等)。多为急性大出血,出现失血性休克,若不及时抢救常可致死。

创伤性血胸的病理生理变化取决于出血量和速度,以及伴发损伤的严重程度。急性失血可引起循环血容量减少,心排出量降低,导致失血性休克。多量积血可压迫伤侧肺和纵隔,引起呼吸和循环功能障碍。由于肺、心脏和膈肌的活动而起着去纤维蛋白作用,胸膜腔内的积血一般不凝固。但如果出血较快且量多,去纤维蛋白作用不完全,积血就可发生凝固而成为凝固性血胸。5~6周以后,逐渐有成纤维细胞和成血管细胞长入,发生机化,成为机化血胸,限制肺的胀缩以及胸廓和膈肌的呼吸运动,严重影响呼吸功能。积血是良好的细菌培养基,特别是战时穿透性伤,常有弹片等异物存留,如不及时排除,易发生感染而成为感染性血胸即脓胸。少数伤员因肋骨断端活动刺破肋间血管或血管破裂处凝血块脱落,发生延迟出现的胸腔内积血,称为迟发性血胸。

二、临床表现

临床表现因胸腔内出血的速度、胸腔的积血量和个人体质不同而差异显著。根据胸腔积血量的多少可分为:少量血胸(<500ml),中等量血胸(500~1500ml)和大量血胸(>1500ml)。

少量血胸可无明显临床症状或伴有胸痛,胸片示肋膈角消失,液面不超过膈肌顶;中等量血胸可有内出血的症状,如面色苍白,呼吸困难,脉细而弱,血压下降等。查体发现伤侧呼吸运动减弱,下胸部叩诊浊音,呼吸音明显减弱,胸片检查可见积血上缘达肩胛角平面或膈顶上5cm、达肺门平面;大量血胸,尤其是急性失血,伤员表现有较严重的呼吸与循环功能障碍和休克症状,躁动不安、面色苍白、口渴、出冷汗、呼吸困难、脉搏细数和血压下降等。查体可见伤侧呼吸运动明显减弱,肋间隙变平,胸壁饱满,气管移向对侧,叩诊为浊实音,呼吸音明显减弱以至消失。胸片可见胸腔积液超过肺门平面甚至全血胸。当并发感染时,则出现高热、

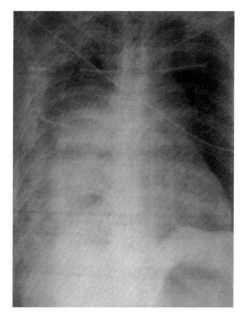

图 5-25-8 术后进行性血胸

寒战、疲乏、出汗等症状(图 5-25-8)。

三、诊断

有胸部创伤史(包括医源性所致),有咳嗽、腹压增加、负重、疲劳、运动、突然变换体位等诱因,根据内出血的症状,胸腔积液的体征结合胸部 X 线片的表现一般可做出诊断。诊断性胸腔穿刺抽出不凝固的血液具有确诊价值。诊断时应注意与肺不张、膈肌破裂,以及伤前就已存在的胸腔积液如陈旧性胸腔积液、创伤性乳糜胸等进行鉴别诊断。

在作出血胸诊断时,还必须判定胸腔内出血是否停止。下列情况提示存在胸腔内进行性出血:①脉搏逐渐增快,血压持续下降。②经输血、补液等措施治疗休克不见好转,或暂时好转后不久又复恶化,或对输血速度快慢呈明显相关。③血红蛋白,红细胞计数和血细胞比容重复测定,呈持续下降。④胸腔穿刺因血液凝固抽不出血液,但 X 线显示胸腔阴影继续增大。⑤胸腔闭式引流后,引流量持续 3 小时超过 200ml/h,引流出的血液颜色鲜红。

血胸继发感染后可有高热、寒战、乏力、出汗等症状,化验白细胞计数明显升高,抽出胸腔积血1ml,加入 5ml 蒸馏水,无感染呈淡红透明状,出现混浊或絮状物提示感染。胸穿抽得积液涂片红白细胞正常比例为 500:1,如白细胞增多,红白比例达到 100:1,即可定为已有感染。将胸腔积液作

涂片检查和细菌培养,确定有助于诊断,并可依此选择有效的抗生素。当闭式胸腔引流量减少,而体格检查和放射学检查发现血胸持续存在的证据,应考虑凝固性血胸。

四、治疗

(一) 手术指征

治疗非进行性血胸可根据积血量多少,采用胸腔穿刺或闭式胸腔引流术治疗,及时排出积血,促使肺膨胀,改善呼吸功能,并使用抗生素预防感染。有些积血可以溶解,并且能够被胸膜的重新吸收,但是如果不排空所有积血就有产生凝固性血胸的危险,血胸不完全排净是发生创伤后脓胸的主要危险因素,凝固性血胸将转变为脓胸或纤维胸,造成肺膨胀不全,发生凝固性或感染性血胸。

1. 胸腔闭式引流术指征 闭式胸腔引流术的指征应放宽,血胸持续存在会增加发生凝固性或感染性血胸的可能性。一旦经胸部 X 线片确诊之后,即应安置。或血胸每日穿刺抽液,经 3 天以上仍未能抽吸干净者;血液较浓稠或已有小凝血块,不易抽出者;血胸疑有继发感染者。

胸腔引流管最好是放在腋中线第 5 或第 6 肋间,并且尽量往后放。引流管口径应当选择较大者必须排净所有血液,如果一条引流管不能完全排净胸腔内的积血,应当放置第 2 根,必要时甚至放置第 3 根引流管。

2. 开胸探查止血手术指征 凡已明确或疑有胸腔内持续大量活动出血者;凝固性血胸应待病情稳定后,争取在 2 周内手术。凝固性血胸应待伤员情况稳定后尽早手术,清除血块,并剥除胸膜表面凝血块机化而形成的包膜。开胸术可提早到伤后 2~3 天,更为积极地开胸引流则无益,但明显推迟手术时间可能使清除肺表面纤维蛋白膜变得困难,从而使简单手术复杂化。

电视胸腔镜对处理残余血胸是一种新的选择:将胸腔镜放入胸内,早期可以止血,后期可以采取吸引、灌洗、滴入溶解剂等综合方法去除血块。胸腔镜处理残余血胸的时机很重要。与开胸手探查术比较,胸腔镜较难以取出包壳和机化血块,因此在血胸成为过度机化之前进行胸腔镜手术最为重要。应用胸腔镜可以适当放宽手术指征。

(二) 术前准备和术后处理

术前应根据伤员病情,积极补充血容量,纠正休克。严密观察胸腔闭式引流血量的色、量和速度,监测生命体征及血红蛋白、血细胞比容变化,在血源紧张或缺乏情况下,可采用胸腔内血液自体回输的办法或采用自体血液回收装置,但如胸内积血有明显污染时则不宜采用。

术后加强胸部护理,鼓励咳嗽排痰,观察胸腔闭式引流情况,结合体病情和胸部 X 线片了解肺复张情况,患者创伤后免疫力下降,血胸常合并胸腔感染,适当应用抗生素预防感染。

(三) 手术治疗,包括手术中操作要点

1. 胸腔闭式引流术

(1) 术前先做普鲁卡因皮肤过敏试验(如用利多卡因,可免作皮试)。

(2) 患者取半卧位(生命体征未稳定者,取平卧位)。引流选腋中线第 5~6 肋间进针。术野皮肤以碘酊或酒精常规消毒,铺无菌手术巾,术者戴灭菌手套。

(3) 局部浸润麻醉切口区胸壁备皮,直至胸膜并可见积液或积气抽出;沿肋间走行切开皮肤,沿肋骨上缘伸入血管钳,分开肋间肌肉各层直至胸腔;见有液体或气体涌出时立即置入引流管。引流管伸入胸腔深度不宜超过 15cm,以丝线缝合胸壁皮肤切口,并结扎固定引流管,敷盖无菌纱布。引流管末端连接至水封瓶,引流瓶置于病床下不易被碰到的地方。

(4) 胸膜腔大量积气、积液者,开放引流时应缓慢。引流液体首次勿超过 1000ml,防止发生纵隔的快速摆动移位或复张性肺水肿的发生。待病情稳定后,再逐步开放止血钳(图 5-25-9)。

2. 开胸探查止血术

(1) 麻醉:气管插管静脉复合全身麻醉。但在未安置胸腔闭式引流者,必须在麻醉插管前行胸腔闭式引流,保障麻醉安全进行。

(2) 体位及切口:一般采用侧卧位,取后外侧标准切口,以经第 6 肋间或肋床进胸为宜。

3. 手术操作 进入胸腔后将胸腔内积血吸出备用或采用血液回收装置回收清洗分离后备用,清

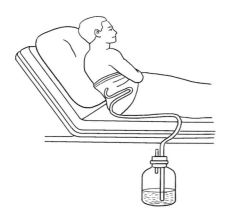

图 5-25-9 闭式引流示意图

除所有血块,并对整个胸腔内结构进行探查,寻找出血　点、如为胸廓内血管或肋间血出血用血管钳钳夹、直接结扎或贯穿缝合结扎止血,也可采用血管夹两次止血。如为相对表浅的肺组织裂伤出血。可直接行重叠褥式缝合止血。若肺组织为大而深的撕裂伤,或肺组织不能缝合修复者,多需采取肺叶切除术。如为心脏、大血管损伤出血,则应根据具体情况进行相应处理。妥善止血并检查无活动出血后,充分冲洗胸腔,并于第 6 或第 7 肋间安置胸腔闭式引流管。在肺缝合修补或肺叶切除者,必要时还需在胸前第 2 肋间放置较细的引流管,以利排气。分层缝合胸壁切口各层。

目前,也可采用胸腔镜外科手术(VATS)方法进行胸腔探查和止血。

五、手术结果

血胸开胸止血后,再出血的机会不多,但术后仍应严密观察,而且术后胸腔感染的可能性较大,因此,术后应保持胸腔闭式引流通畅,仍应密切观察记录胸腔闭式引流液的量、色及速度。加强胸部物理治疗,积极鼓励和协助伤员做有效咳嗽排痰,促进肺膨胀,消灭胸内积气积血及残腔,并给予足量抗生素,以防感染。

六、评语

开胸止血多为紧急手术,有时被迫在伤员休克尚未完全纠正的情况下进行,此时有可能在胸腔积血块清除后找不到活动性出血点,应待血液补充或胸内血自体回输至血压上升时,再予以仔细检查,

这时往往可发现出血处而给予处理。

第六节　创伤性湿肺

一、概述

创伤性湿肺是严重创伤的肺部表现,创伤后引起的肺内渗出性病变,严重者可引起患者呼吸衰竭至死亡。发生机制如下:

1. 肺循环障碍是湿肺形成的根本原因　当胸部受伤后,悬于胸腔的肺和胸壁相撞,导致肺毛细血管广泛受损,同时创伤组织和血小板释放的活性物质,进入血液循环引起弥漫性支气管和肺血管收缩,肺血流量减少,在血管内壁破损处形成血栓,致血管内压力增高和毛细血管通透性增加,使更多的液体进入肺间质及肺泡而形成湿肺。

2. 支气管、肺泡阻塞　肺泡创伤后引起的支气管痉挛,以及气道分泌物增多、引起缺氧及肺泡毛细血管道透性增加,均可影响肺通气功能。

3. 其他严重损伤　如颅脑损伤等,可引起系统炎症反应综合征,从而造成肺损伤,形成创伤性湿肺。临床上出现呼吸困难、严重低氧血症等。

二、临床表现及诊断

患者的临床表现根据湿肺的范围大小而不同。轻者有胸痛、胸闷、气促、咳嗽和血痰等,听诊有散在湿啰音。胸部 X 线片上有斑片状阴影,血气分析可正常。严重者则有明显呼吸困难,痰多黏稠且不易咳出,发绀及喘息样呼吸。由于缺氧继续加重,患者出现呼吸急促,烦躁不安,频繁咳嗽,咳大量泡沫痰或黏液样痰。并发感染时,咳脓痰并混有血液。听诊有广泛啰音、呼吸音减弱至消失或管型呼吸音。胸部 X 线片是诊断创伤性湿肺的重要手段。约 70% 病例在伤后 1 小时内出现改变,30% 病例可延迟到伤后 4~6 小时,范围可由小的局限区域到一侧或双侧,程度可由斑点状浸润、弥漫性或局部斑点融合浸润以致弥漫性单肺或双肺大片浸润或实变阴影。

胸部 CT 特别是高分辨率 CT 能提高创伤性湿肺诊断准确性。表现为肺血管影增粗、模糊;肺实

质内散在斑点状、小片状稍高密度影;磨玻璃样改变的云雾状稍高密度灶或为大片状或呈叶、段分布的高密度灶。

三、治疗

对胸外伤后怀疑有创伤性湿肺的伤员早期应积极采取各种救治措施,包括鼓励患者咳嗽排痰,雾化吸入,积极抗休克,纠正水、电解质、酸碱平衡紊乱,保持呼吸道通畅,中低流量吸氧。呼吸衰竭和昏迷者应尽早行气管插管或气管切开,呼吸机辅助呼吸;呼吸机治疗主要的使用模式为同步间歇指令通气(SIMV)+ 呼气末正压通气(PEEP)。伴有肋骨骨折患者行胸壁固定,应用镇痛药以减轻疼痛,有利于呼吸和咳痰,但禁用吗啡、可待因类镇痛药,以免抑制咳嗽及呼吸,加重呼吸道梗阻。

第七节　肺挫裂伤

一、概述

肺挫裂伤是胸外伤常见的类型之一,是严重的肺实质损伤,易发生 ARDS。其发生机制是爆炸伤、挤压伤、火器伤等外力作用于胸部,胸腔容积在瞬间缩小和肺内产生极高的压力,导致肺组织广泛的挫裂伤,是一种因气压变化造成的间接性损伤。轻度肺挫裂伤主要表现为肺组织毛细血管破裂,血液进入肺组织。重度肺挫裂伤表现为肺内广泛出血、积气,形成肺内血肿。往往同时合并小支气管破裂和肺表面组织裂伤,形成血气胸。肺挫伤与肺撕裂伤常同时存在,故称为肺挫裂伤。

二、临床表现及诊断

轻度患者出现胸痛、咳嗽、痰中带血,重度患者常有严重胸痛、咯血、呼吸困难、发绀、休克等症状。胸部 X 线片或胸壁 CT 是诊断肺挫裂伤的重要手段,可见一叶、一侧或双侧肺叶广泛斑片状阴影,可伴有气胸或血气胸。

三、治疗

吸氧、止痛、止血、抗感染、解痉祛痰,控制补液

及保持呼吸道通畅等综合治疗。

小的肺内血肿或创伤性肺囊肿,常在伤后 10 天左右被吸收。病变较大者也在伤后 3 个月内自行吸收,肺功能不受影响。合并血气胸患者,经胸腔闭式引流也能很快恢复。但是,肺内血肿伴有异物存留时,可形成肺脓肿,肺囊肿可发生感染,形成支气管胸膜瘘及脓胸。

肺裂伤所致的肺出血和肺囊肿,特别是爆炸伤所致者,若出现长期持续咯血、感染及其他并发症或进行性胸内出血,应考虑开胸探查,清理病灶或行肺叶切除术。严重的肺挫裂伤常伴有呼吸窘迫、低氧血症等表现,当患者 $PaO_2<60mmHg$、肺内分流≥25% 时,呼吸频率 >40 次 / 分或者 <8 次 / 分,应该早期行气管插管行机械通气,以纠正通气不足。

肺挫裂伤合并连枷胸时,应及时给予固定胸廓。合并休克者给予补充血容量等抗休克治疗。

(孙益峰　杨海堂　仲晨曦)

参考文献

1. 王淑丽,王林森,孙鼎元,等.多层螺旋 CT 在肋骨微细骨折诊断中的应用价值.中华放射学杂志,2005,39(12):1289-1292.
2. 徐靖,徐国安,方向明,等.微创肋骨内固定术治疗多发肋骨骨折.中国微创外科杂志,2012,12(1):64-66.
3. 隋铁泉,张志伟,杨洋,等.同期肋骨内固定手术治疗胸外伤合并多发肋骨骨折.中华胸心血管外科杂志,2014,30(1):14-16.
4. Bibes BJ,Bibas RA.Operative stabilization of flail chest using a prosthetic mesh and methylmethacrylate. Eur J Catdiothorac Surg,2006,29:1064-1066.
5. Qin X,Tang H,Xu Z,et al.Chest wall reconstruction with two types of biodegradable polymer prostheses in dogs. Eur J Cardiothorac Surg,2008,34:870-874.
6. Dunlop RL.Tiong W.Veerasingam D,et al. Novel use of hand fracture fixation plates in the surgical stabilisation of flail chest. J Plast Resconstr Aesthet Surg,2010,63(1):e51-e53.
7. Pressley CM,Fry WR,Philp AS,et al.Predicting outcome of patients with chest wall injury. Am J Surg,2012,204:910-914.
8. Nirula R,Mayberry JC.Rib fracture fixation:controversies and technical challenge.Am Surg,2010,76:793-802.
9. Nirula R,Diaz JJ,Trunkey DD,et al.Rib fracture repair:

indications，technical issues，and filture directions.World J Surg，2009，33：14-22.

10. Lgai H，Kamiyoshihara M，Nagashima T，et al. Rib fixation for severe chest deformity due to multiple rib fractures.Ann Thorac Cardiovasc Surg，2012，18：458-461.

11. Girsowiez E，Falcoz PE，Santelmo N，et al.Does surgical stabilization improve outcomes in patients with isolated multiple distracted and painful non-flail rib fractures? Interact Cardiovase Thorac Surg，2012，14：312-315.

12. Bhatnagar A，Mayberry J，Nirula R.Rib fracture fixation for flail chest：what is the benefit?.J Am Coll Surg，2012，215：201-205.

13. Bille A，Okiror L，Karenovics W，et al. Experience with titanium devices for rib fixation and coverage of chest wall defects. Interact Cardiovasc Thorac Surg，2012，15：588-595.

14. Cannon RM，Smith JW，Franklin GA，et al. Flail chest injury：ale we making any progress? Am Surg，2012，78：398-402.

15. Fitzpatrick DC，Denard PJ，Phelan D，et al. Operative stabilization of flail chest injufies：review of literature and fixation oplions.Euro J Trauma Emerg Surg，2010，36：427-433.

16. Bayouth L1，Safcsak K，Cheatham ML，et al. Early intravenous ibuprofen decreases narcotic requirement and length of stay after traumatic rib fracture. Am Surg，2013，9：1207-1212.

17. Chai X1，Lin Q，Ruan Z，et al.The clinical application of absorbable intramedullary nail and claw plate on treating multiple rib fractures. Minerva Chir，2013，68：415-420.

18. Gordy S，Fabricant L，Ham B，et al.The contribution of rib fractures to chronic pain and disability. Am J Surg，2014，207：659-662.

19. Harston A1，Roberts C. Fixation of sternal fractures：a systematic review.J Trauma，2011，71（6）：1875-1879.

20. Celik B1，Sahin E，Nadir A，Kaptanoglu M. Sternum fractures and effects of associated injuries.Thorac Cardiovasc Surg，2009，57（8）：468-71.

21. 顾恺时 . 顾恺时胸心外科手术学 . 上海科学技术出版社，2003.

22. Lafferty PM. Anavian J，Will RE，et al.Operative treatment of chest wall injuries：indications，technique，and outcomes. J Bone Joint Surg Am，2011，93（1）：97-110.

23. Lee RK，Graham CA，Yeung JH，et al. Occult pneumothorax in Chinese patients with significant blunt chest trauma：Incidence and management. Injury，2012，43（12）：2105-2108.

24. Kuhajda I，Zarogoulidis K，Kougioumtzi I，et al . Penetrating trauma. J Thorac Dis，2014，6（Suppl 4）：S461-S465.

25. Mackowski MJ，Barnett RE，Harbrecht BG，et al. Damage control for thoracic trauma. Am Surg，2014，80（9）：910-913.

26. Barrios C Jr，Pham J，Malinoski D，et al. Ability of a chest X-ray and an abdominal computed tomography scan to identify traumatic thoracic injury .Am J Surg. 2010，200(6)：741-744.

27. 何建行 . 微创胸外科手术与图谱 . 广州：广东科技出版社，2005.

28. Rocco G，La Rocca A，Martucci N，et al. Awake single-access（uniportal）video-assisted thoracoscopic surgery for spontaneous pneumothorax. J Thorac Cardiovasc Surg，2011，142：944-945.

29. Tenconi S，Luzzi L，Paladini P，et al. Pleural granuloma mimicking malignancy 42 years after slurry talc injection for primary spontaneous pneumothorax. Eur Surg Res，2010，44：201-203.

30. Shaikhrezai K，Thompson AI，Parkin C，et al. Video-assisted thoracoscopic surgery management of spontaneous pneumothorax--long-term results. Eur J Cardiothorac Surg，2011，40：120-123.

31. Hoag JB，Sherman M，Fasihuddin Q，et al. A comprehensive review of spontaneous pneumothorax complicating sarcoma. Chest，2010，138：510-518.

32. Liu YH，Chao YK，Wu YC，et al. Bullae ablation in primary spontaneous pneumothorax. World J Surg，2009，33：938-942.

33. Mitsuma W，Ito M，Honda T，et al. Poor R-wave progression in the precordial leads in left-sided spontaneous pneumothorax. Circulation，2009，120：2122.

34. Kreutzer FL，Brizzolara LG，Rogers WL. Treatment of spontaneous pneumothorax by means of continuous intrapleural suction. Chest，2009，136：e30.

35. Kelly AM，Kerr D，Clooney M. Outcomes of emergency department patients treated for primary spontaneous pneumothorax. Chest，2008，134：1033-1036.

36. Yamada S，Yoshino K，Inoue H. Simultaneous bilateral spontaneous pneumothorax with pleural window communicating with bilateral pleural spaces. Ann Thorac Surg，2008，85：1434-1436.

37. Wu SH，Horng MH，Lin KH，et al. Spontaneous recovery of ventilator-associated pneumothorax. Respiration，2013，85：367-374.

38. Kim H, Kim HK, Choi YH, et al. Thoracoscopic bleb resection using two-lung ventilation anesthesia with low tidal volume for primary spontaneous pneumothorax. Ann Thorac Surg, 2009, 87: 880-885.

39. Bertolaccini L, Lyberis P, Manno E, et al. Spontaneous bilateral pneumothorax in patient with previous thoracoscopic pleurodesis for right recurrent pneumothorax. Ann Thorac Surg, 2009, 88: e68.

40. Grundy S, Bentley A, Tschopp JM. Primary spontaneous pneumothorax: a diffuse disease of the pleura. Respiration, 2012, 83: 185-189.

41. Massongo M, Leroy S, Scherpereel A, et al. Outpatient management of primary spontaneous pneumothorax: a prospective study. Eur Respir J, 2014, 43(2): 582-590.

42. Flores-Franco RA, Lopez-Gonzalez A. Treatment of bilateral spontaneous pneumothorax: the catheter drainage method is still useful! Respirology, 2008, 13: 1093-1094, 1095.

43. Ryu KM, Seo PW, Park S, et al. Complete atelectasis of the lung in patients with primary spontaneous pneumothorax. Ann Thorac Surg, 2009, 87: 875-879.

44. So SY. Spontaneous pneumothorax due to Birt-Hogg-Dube syndrome in a Chinese family. Respirology, 2009, 14: 775-776.

45. Kim JT, Oh TY, Chang WH, et al. Natural course of spontaneous pneumothorax without bullae or blebs under high-resolution computed tomography. Thorac Cardiovasc Surg. 2014, 62(6): 505-508.

46. Greene DN, Procter M, Krautscheid P, et al. alpha1-antitrypsin deficiency in fraternal twins born with familial spontaneous pneumothorax. Chest, 2012, 141: 239-241.

47. Ambrogi MC, Melfi F, Duranti L, et al. Cold coagulation of blebs and bullae in the spontaneous pneumothorax: a new procedure alternative to endostapler resection. Eur J Cardiothorac Surg, 2008, 34: 911-913.

48. Deutsch MA, Martetschlaeger F, Muenzel D, et al. Combined spontaneous contralateral pneumothorax and post-pneumonectomy mediastinal shift-associated dextrocardia. Thorac Cardiovasc Surg 2011, 59: 60-62.

49. Cheng YL, Huang TW, Lee SC, et al. Video-assisted thoracoscopic surgery using single-lumen endotracheal tube anaesthesia in primary spontaneous pneumothorax. Respirology, 2010, 15: 855-859.

50. Abe J, Oura H, Niikawa H, et al. Dendriform pulmonary ossification: unusual cause of spontaneous pneumothorax. Thorax, 2013.

51. Astoul P. Editorial comment: Management of primary spontaneous pneumothorax: a plea for a mini-invasive approach. Eur J Cardiothorac Surg, 2010, 37: 1135-1136.

52. Tamura M, Oda M, Matsumoto I, et al. Chondroblastoma with pulmonary metastasis in a patient presenting with spontaneous bilateral pneumothorax: Report of a case. Surg Today, 2011, 41: 1439-1441.

53. Chen JS, Hsu HH, Huang PM, et al. Thoracoscopic pleurodesis for primary spontaneous pneumothorax with high recurrence risk: a prospective randomized trial. Ann Surg, 2012, 255: 440-445.

54. Chen CH, Kou YR, Chen CS, et al. Seasonal variation in the incidence of spontaneous pneumothorax and its association with climate: a nationwide population-based study. Respirology, 2010, 15: 296-302.

55. Chetcuti K, Barnard J, Loggos S, et al. Massive Hemothorax Secondary to Metastatic Renal Carcinoma . Ann Thorac Surg, 2010, 89(6): 2014-2016.

56. Solaini L, Prusciano F, Solaini L, et al. Video-assisted thoracoscopic surgery for postoperative hemothorax. Thorac Cardiov Surg, 2011, 59(8): 475-478.

57. Villegas MI, Hennessey RA, Morales CH, et al. Risk factors associated with the development of post-traumatic retained hemothorax . Eur J Trauma Emerg Surg, 2011, 37(6): 583-589.

58. Chai FY1, Kuan YC. Massive hemothorax following administration of intrapleural streptokinase . Ann Thorac Med, 2011, 6(3): 149-151.

59. Cobanoğlu U, Sayir F, Mergan D. Should videothorascopic surgery be the first choice in isolated traumatic hemothorax? A prospective randomized controlled study . Ulus Travma Acil Cer, 2011, 17(2): 117-122.

60. Schweigert M, Beron M, Dubecz A, et al. Video-assisted thoracoscopic surgery for posttraumatic hemothorax in the very elderly. Thorac Cardiov Surg, 2012, 60(7): 474-479.

61. DuBose J1, Inaba K, Okoye O, et al. Development of posttraumatic empyema in patients with retained hemothorax: Results of a prospective, observational AAST study . J Trauma Acute Care, 2012, 73(3): 752-757.

62. Netz U1, Perry Z, Libson S, et al. An iatrogenic massive hemothorax . Isr Med Assoc J, 2012, 14(2): 135-136.

63. Yi JH, Liu HB, Zhang M, et al. Management of traumatic hemothorax by closed thoracic drainage using a central venous catheter . J Zhejiang Univ-Sc B, 2012, 13(1): 43-48.

64. DuBose J, Inaba K, Demetriades D, et al. Management of post-traumatic retained hemothorax: a prospective, observational, multicenter AAST study . J Trauma Acute

Care,2012,72(1):11-22.

65. hemothorax in patients on extracorporeal membrane oxygenation . Asian J Surg,2012,35(1):16-22.

66. Lee KL,Graham CA,Yeung JH,et al. Occult pneumothorax in Chinese patients with significant blunt chest trauma: Incidence and management . Injury,2010,41(5):492-494.

67. Barrios C Jr,Pham J,Malinoski D,et al. Ability of a chest X-ray and an abdominal computed tomography scan to identify traumatic thoracic injury. Am J Surg,2010,200 (6):741-44;discussion 744-745.

68. Gallagher JJ. Management of blunt pulmonary injury. AACN Adv Crit Care,2014,25(4):375-386.

69. Oyetunji TA,Jackson HT,Obirieze AC,et al.Associated injuries in traumatic sternal fractures:a review of the National Trauma Data Bank.Am Surg,2013,79(7):702-705.

第六篇

气管外科·

第二十六章 气管的外科解剖和切除重建技术

第一节 气管的外科解剖结构

气管在功能上主要起着通气管道的作用,当气管受外科疾病累及时,它貌似是一个理想的替代或重建结构;但是,它在解剖学上呈现出的数个独有特性,可以部分地解释其在外科处理时的难度,即不成对性、独特的结构硬度、长度短、相对缺乏纵向弹性、靠近大心血管结构和节段性血供。

成人气管从环状软骨下水平到隆嵴尖端,平均长 11.8cm(10~13cm),通常在这个长度内出现 18~22 软骨环,每厘米约两个环,软骨环偶尔不完整或分叉。成年男性的气管内径,横径约 2.3cm,前后径约 1.8cm,这些测量值大致与个体的大小成比例,女性通常小些。成人气管的横截面形状近似椭圆,婴儿和儿童的气管更圆。气管结构可以因疾病而变化,下 2/3 可在气管软化时变扁平或僵硬变窄成刀鞘状气管。

外科医师如果知道留意甲状腺切除术体位时的气管,通常就会想象它的样子,颈部伸展时,气管作为一个结构,一半在颈部和一半在胸部,但是,如果颈部弯曲,环状软骨下降到胸廓上口水平,气管几乎完全处于纵隔中,在老年人中,这可能就是永久性位置,仅次于颈椎后凸人群。这些简单观察有助于外科重建技术的发展,避免了对假体的需求。

直立位侧面观察,气管从环状软骨下水平接近

皮下的位置到气管隆嵴倚靠食管和脊柱以某个角度向后向下行走。喉与食管起点环咽水平解剖关系密切,环咽水平以下,后面的气管膜壁与食管保持着紧密的空间关系,存在一个明显且易于分离解剖面,但共享同一个血液供应。甲状腺峡部在前面第二气管环区域越过气管,甲状腺侧叶紧贴气管,从甲状腺下动脉分支中获得同一个血液供应。喉返神经位于气管与食管之间的沟内,左侧从主动脉弓下方行走,因此比右侧行程更长、更靠近气管,右侧喉返神经绕过锁骨下动脉后进入气管与食管之间的沟。一根非喉返神经很少与异常的锁骨下动脉一起出现在右侧。这些神经在环状软骨与甲状软骨之间并恰好在甲状软骨下角前入喉。

经颈入路可以很容易地找到气管前解剖面,这个解剖面的前方存在纤维脂肪组织、淋巴结和颈前静脉小分支。无名静脉位于前方,远离气管,然而无名动脉从主动脉弓的起点斜行跨越中段气管到颈的右侧。儿童的无名动脉较高,可以在颈下部遇到;某些成人的无名动脉异常高,当颈部稍微伸展时在颈根部越过气管。偶尔,这根动脉的细小分支可以在跨越气管的动脉节段碰到。在气管隆嵴水平,左主支气管经过主动脉弓下,右主支气管经过奇静脉下。肺动脉恰好在气管隆嵴前。气管两侧是含有淋巴结链的纤维脂肪组织,一大组淋巴结就位于气管隆嵴下。

气管从颈前位置行走至后纵隔位置,与大血管

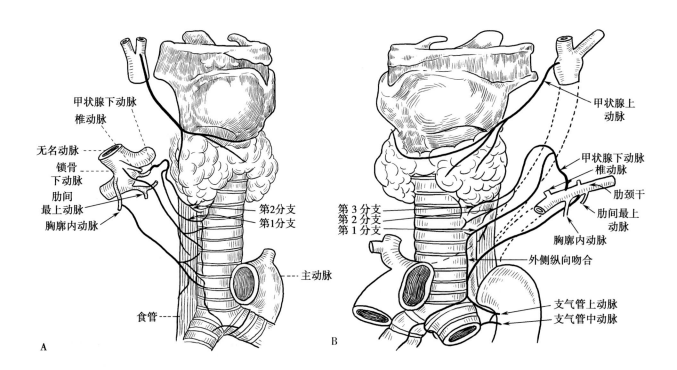

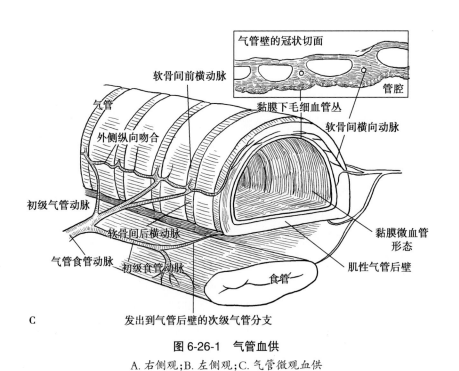

图 6-26-1　气管血供

A. 右侧观；B. 左侧观；C. 气管微观血供

结构关系密切,通过单一切口难以显露整个气管。Grillo 强调,计划外科手术时这些解剖关系需要精确界定气管病变的范围与性质。

软骨环给人类气管以侧向硬度,延续约 2/3 圆周,后壁为膜性。气管被覆有呼吸道黏膜,呼吸道黏膜明显紧贴软骨的内表面。正常上皮为柱状,带有纤毛,纤毛清除颗粒物和分泌物。黏液腺大量存在。在有长期吸烟和有其他慢性刺激的人群中,经常发生鳞状上皮化生,在极端的情况下,存在少量有纤毛的细胞。这些人必须大力咳嗽才能清除分泌物。这一观察,加上经证实的皮肤重建可行性和假体间置的间或成功,清楚表明,尽管非常希望有纤毛上皮,但它对于气管重建不是必需的。黏膜下层在软骨环之间和在膜壁内为肌性纤维。

肌性膜壁可以随咳嗽和痉挛发生相当大的收缩,两软骨尖端拉向内,透视和支气管镜检查时可以在正常个体中观察到气道的这种短暂变窄。存在某种程度的纵向弹性,弹性度似乎在青年人中更大,随年龄而减少。最多的时候,随着年龄的增加出现软骨环钙化,尽管程度比环状软骨低。局部创伤或手术也可能导致钙化。正常气管在其所在的纤维脂肪疏松结缔组织层中容易从颈部滑动到纵隔。

人体气管的血供是节段性的,很大程度上与食管共享,上面主要来自甲状腺下动脉的多个分支,下面主要来自数支支气管动脉,动脉从侧面进入,发出细支。向前到气管,向后到食管。Miura 和 Grillo 证明,甲状腺下动脉滋养上段气管,通常通三个主要分支模式,以细的亚分支和极其细的侧支血管供血,但可以有许多变化;支气管血管滋养下段气管、气管隆嵴和主支气管。有时乳内动脉也有贡献。手术操作过程中过度的全周性剥离加侧面血管蒂链的切断可以很容易地使气管去血管化(图 6-26-1)。

第二节　气管重建的方法和解剖松解

一、气管重建

由于气管肿瘤的稀少性、重建的解剖复杂性以及假体重建所遭遇的生物不相容性,气管外科工作的发展速度比其他胸外科领域要慢,重建过程中产生的生理学处理问题,由此造成的早期徘徊被证明不是那么可怕。现代呼吸治疗的成功造成了插管后良性病变,其发生频率的增长增加了气管发展工作的紧迫性。

作为气管切除后气管修复的一种理想方法,气管 - 气管直接端 - 端吻合的概念被普遍接受。人们认为,可以切除不超过 2cm(约 4 个气管环)的气管并可以实施保持气管连续性的吻合,其结果是,有手术可能时就侧切,尝试以不同的方式修补缺损,如筋膜、皮肤、心包、其他组织和体外材料。当这种技术应用于恶性肿瘤时,就产生了肿瘤切除不足与早期复发这个问题。这样的补片也不能治愈,局部瘢痕形成是一个另外因素。早期对此关注引导人们去开发人造气管。

二、解剖松解

认识到通过颈屈曲可以将颈段气管送入纵隔,如甲状腺手术时过伸体位所观察到的那样,用于气管重建的松解技术的演变也许至关重要。之前出现过临床切除大于 2cm 的少数报道,但几乎没有记载解剖潜力的系统研究。Michelson 指出,在 8 具尸体上小心松解整个气管,即使切除 4~6cm,加上通过左主支气管断开而另外获得的 2.5~5.0cm,也可以考虑有 1 磅张力的吻合。

根据病变位置,既可从颈入路也可经胸入路,以累积方式延伸气管,此时人们要问一期吻合究竟允许能切除多少气管,详细的尸体解剖学研究试图回答这一外科问题。Mulliken 和 Grillo 通过颈纵隔入路松解气管,精心保留了承载其血液供应的外侧组织。颈部弯曲 15°~35°,采用 1000~1200g 的标准张力拉近吻合口,平均切除 4.5cm(约 7 环)长度是可能的,通过进入胸腔并松解右肺门,可以增加这一切除长度 1.4cm(图 26-6-2A)。颈屈曲的程度更大,甚至更长的切除也是可能的。舌骨上喉松解增加 1.0~1.5cm 的长度,尽量减少了掺和早期松解技术的吞咽困难。实验上已经提出交替性横断气管软骨间韧带以获得拉伸,但在临床上还没有应用于任何程度的拉伸,这种技术有可能干扰气管血供和需要广泛的气管暴露才能获得相当有限长度拉伸

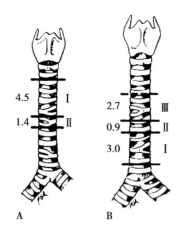

图 6-26-2　气管切除且能一期吻合的长度

A. 颈纵隔松解加颈屈曲允许能在 1000g 张力下切除 4.5cm，胸内剥离允许切除 1.4cm；B. 经胸肺门松解和切断肺韧带加中性位的颈脊柱允许切除 3cm，心包内剥离增加 0.9cm，左主支气管切断并再植入中间支气管增加 2.7cm。运用颈屈曲表明指定区域I明显 >3cm

的缺点。

在处理下半段气管时，Grillo 等完成了累积性松解：第一游离右肺门并切断肺韧带，第二游离肺血管的心包附着处，第三将被主动脉弓原位挟持的左主支气管植入中间支气管。在这些早期研究中，颈部保持在中性位置。处于 1000g 张力之下，第一个手法允许切除 3cm，第二个手法允许切除 0.9cm，支气管植入这一激进措施允许切除 2.7cm（图 26-6-2B）。显然颈屈曲与肺门及心包松解一起，加上肺韧带的切断，允许经胸入路切除 5~6cm 长度。这些数字仅代表指引。就个体而言，气管可以被安全切除的长度随年龄、姿势、体型、病变程度和前期气管手术而变得大相径庭。支气管植入已预留用于气管隆嵴切除或类似的复杂手法，以避免增加另一种不必要的操作风险。临床上左主支气管再植入中间支气管最早由 Barclay 采用（图 6-26-2）。

由不同吻合张力引起的安全限制尚未在人体上确立。Cantrell 和 Folse 发现，狗允许 1700g 以下张力安全，免于吻合后崩裂。Grillo 在尸体解剖研究中发现，7cm 切除后凑近仅平均需要 675g 张力（最大 1000g）。这样的临床测量表明切除 4~5cm 长约有 600g 张力。虽然有谨慎的声音称多数成人中约有一半的成人气管可被安全切除，但 Wright 在临床上观察到，如果切除超过 1/3 左右，较嫩的青

少年型气管就处于危险之中。

解剖和临床观察表明，气管松解过程中必须高度重视侧面血液供应，从安全角度讲，不能中断这种细小的节段血供，特别是对于长的远侧节段吻合到短的近侧节段，远侧节段不可以被全周游离。

气管重建的另一个特点依赖于气管前外侧壁的相对硬度。气管前壁的横向楔形切除可以使得后壁弯成一个半阻塞性阀，但最多的时候，可以成斜切的全周性切除是首选。

第三节　气管外科

一、麻醉

气管重建手术时气道必须一直处于完全控制之下，使缺氧不会发生。患者在手术过程中最好自主呼吸，并且当手术结束时也是如此，因此通气支持在术后是不必要的。心肺转流已用于气管外科，但对于相对简单切除并不是必需的且对于需要大量肺部操作、更为复杂的手术会发生切实的危险。术前仔细给患者解释手术方式。

轻缓地进行诱导，这在气管已严重阻塞的患者中尤其如此。如果良性狭窄表现为气道直径 <5mm，则实施扩张并且把气管导管插过病变，以防在早期手术阶段因 CO_2 积聚造成心律失常。偶尔，近乎阻塞的肿瘤需要在诱导后不久用通气性支气管镜进行支气管镜即刻检查，随后插管。借助活检钳，可以用硬质支气管镜剜除阻塞性肿瘤。频繁的血气和心电图监测必不可少。应该由外科医生来进行支气管镜检查，并通过麻醉师进行观察，麻醉师必须处理气道，直到在病变的远端获得了手术入路。如果气管造口业已存在，诱导就简单了。初始剥离总是要小心，以免因粗暴或压迫而增加阻塞程度。

对于严重气道狭窄患者，应采用吸入诱导技术以保持自主呼吸，如果高度阻塞，可能需要缓慢吸入诱导。这种技术对于呼吸麻痹是首选，可能需要紧急建立一个气道。对于不太严重的气道狭窄患者，可以使用全静脉麻醉（total intravenous anesthesia，TIVA）技术（只使用一种或多种静脉内试剂以提供全麻）。这样就允许切除重建后迅速恢

复并自主呼吸,目标应该是所有接受气管切除术的患者在手术结束时拔管。特别是在气管已被大大缩短的情况下,最好不要有任何时间的低压套囊抵触吻合口。

首先是分离阻塞下区域,从而可以在任何点位横断气管,并且可以经术野建立气道。在术野中准备好无菌麻醉管道、连接管和气管导管。在气管切断时,拉后或拔除经口气管导管,经术野插一根无菌、带套囊、有弹性的、抗损的气管导管入远端气道。将无菌连接管道传递给麻醉师以便让患者通气。一旦需要吸痰或安置缝线,就拔除这抗损气管导管。快完成手术时,将原气管导管推进入远端气道,打结吻合缝线。

通常没有必要在气管支气管树上做数个远端切口以插入通气导管。如果经胸切口接近气管隆嵴,就将气管导管传递入左主支气管并单肺通气;如果 PO_2 降低到不理想的水平,暂时夹闭前期分离过的右肺动脉主干以消除经右肺的分流。这很少需要。长时间操作过程中可能会因潮气量通气小、肺不张增加和分泌物误吸而发生分流缓慢增大,必须对此加以防备。高频通气是一个有用的辅助措施,尤其是在复杂的气管隆嵴重建术中。

二、手术入路

已知是良性的上半段气管病变最好由颈部入路(图 6-26-3)。如果是恶性病变,你就必须准备经纵隔入路,有可能准备经胸入路。颈部切口的位置取决于病理状态、已有的造口以及可能需要的胸骨切开。如果一个困难的喉气管吻合术后可能临时需要一个气管造口,那么必须规划好手术切口使得这一个造口能远离切口。如果经颈的最初剥离表明需要进一步暴露,上段胸骨就恰好被劈至 Louis 角下的一点;横断胸骨入肋间隙是不必要的。因为大血管位于前方,超过上段胸骨的断开并没有帮助;断开只是允许有空间以操作处理更远端的气管。无名静脉的切断也丝毫没有增加暴露。

偶尔经右侧第四肋间延长此切口游离右肺门以更多地松解胸内气管,这种切口使得环状软骨到隆嵴的整个气管广泛暴露,对于良性狭窄这几乎绝不必要。如果预期是摘除性手术和终末气管造口术,则即便需要横断胸骨,切口也应避免有一个垂直分切口。

下半段气管的肿瘤性病变通过高位右后外侧开胸切口直接入手最为容易。甚至颈前入路切除低

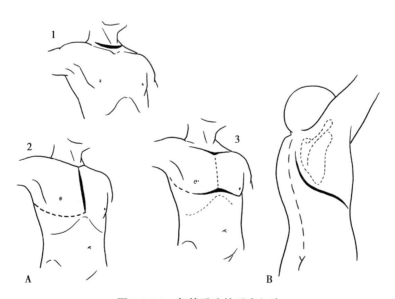

图 6-26-3　气管重建的手术入路

A. 上半段气管手术入路。(1)颈部切口可以获得上段气管和纵隔入路,但纵隔入路暴露有些受限;(2)正中胸骨切口,通常仅切开到上三分之一胸骨,允许获得更为扩大的剥离以进入纵隔,切口向右第四肋间延伸(点线)可以暴露从环状软骨到隆嵴的整个气管,允许松解肺门;(3)这里的颈纵隔入路是在带双蒂的前皮瓣下进行的,此皮瓣必须保持完整,万一用于纵隔造口,这个切口很少用到;B. 下段气管和隆嵴手术入路的切口。经第四肋间或切除肋骨的第四肋床进胸,高位切口可以使肩胛骨牵离手术野

度恶性病变也是可能的,颈屈曲将足够的气管下传入纵隔,使得下段气管肿瘤通常经右胸不需要胸骨横断就能充分接近。采用第四肋间切口或第四肋骨切除。正中胸骨切开加上上腔静脉与主动脉间剥离以及前后心包切开能提供下段气管和隆崤的入路,但这对于广泛剥离或复杂重建暴露不够(表6-26-1)。

表6-26-1 手术步骤:气管切除与重建

- 轻慢的麻醉诱导
- 用硬质支气管镜扩张致密狭窄(从小型小儿支气管镜起升级至成人支气管镜),能经口气管路径气管内插管
- 首先狭窄的远端横断,以便直接气管插管和经术野通气
- 对于颈段气管切除,经口气管导管系上一根红色橡胶并由麻醉师拉回,便于吻合后容易显露气管导管
- 经胸隆凸切除时,经术野插管左主支气管 如果PO_2降到不可接受的水平,暂时夹闭右肺动脉
- 气道侧缘的剥离应该是锐性的,紧靠气道以避开喉返神经
- 在气管前后进行松解
- 在吻合口的近端和远端-侧面安置2-0薇乔张力缝线
- 由麻醉师弯曲颈部,同时用张力缝线试验性凑近气管断端,以表明气管断端合拢能否实现或是否需要进一步剥离或松解操作
- 单层4-0薇乔吻合,气道外打结
- 在打结缝线之前,将红色橡胶管(系气管导管)拉回入术野,在吻合口的远端安置气管导管(颈段气管切除)
- 用带蒂肌肉或脂肪加强吻合口
- 用纤维支气管镜进行吻合口腔内检查和气管支气管洗涤
- 在手术室拔管

第四节 上段气管重建

采用颈部切口。掀起上皮瓣,切割或不切割现有气管造口切口,或者掀起含有气管造口(处于原切口之中)的上皮瓣,每例患者需要个体性化处理。许多现存气管造口孔通常必须通过皮肤上的另一个开口重做,因为术后气管与覆盖皮肤之间的关系已经发生变化,尽管准备以后让这些气管造口孔自发闭合。如果病变位置高,为良性且长度短,那么只需要局限化的术野。剥离主要限于中线,上皮瓣被掀至环状软骨水平,下皮瓣被掀至胸骨颈静脉切迹,这样就可以视需要在气管前平面上进行剥离。致密瘢痕的出现往往与良性狭窄有关,剥离要靠近

气管以免损伤喉返神经,近环状软骨处尤其如此。必须避免分离和显露双侧喉返神经,因为这会增加受伤的危险。手术早期就松解病变下气管,以便容易进行气道控制,并加快瘢痕化节段剥离于食管。

根据需要在气管的前后同时松解近端和远端。当麻醉师将颈部摆成屈曲位时,用张力缝线试验性合拢,以此表明是否可以合拢或者是否需要进一步剥离。间断安置单层吻合缝线,线结打在外面。首选细的4-0可吸收聚合缝线。在许多情况下,缝线无法直视,不能断了(图6-26-4)。也可以采用前入路治疗肿瘤,但在这种情况下,通常需要胸骨切开以切除足够多的气管旁组织。在这种情况下,如果喉返神经没有受肿瘤累及,通常就要识别并保存它们。

如果上段气管良性狭窄涉及声门下喉,一期重建也是可能的,切除声门下喉前壁,如果狭窄是全周性的,裸露并保留环状软骨后板以保护喉返神经(图6-26-5);前提被修剪过的远端气管,用气管软骨代替门下喉前壁,并用气管膜壁覆盖环状软骨后板。结果获得广泛赞扬,如果修复精确,没有必要支撑吻合口。

第五节 下段气管重建

确认肿瘤范围,通常在切断气管前完成解剖松解。如果松解时阻塞迫在眉睫,就横断气管,远端插管。如果横断线位于气管隆崤上,就进行左主支气管插管。气管隆崤下淋巴结和低位气管旁淋巴结显露非常好。喉返神经迅速行至气管旁,只有在需要时才故意牺牲之。即使在侧卧位,麻醉师摆放的颈屈曲位也能下移相当长的一段气管公平段进入胸腔,而这与表6-26-2所指出的松解操作相结合,就允许进行端-端吻合(图6-26-6)。对于气管隆崤病变或累及右主支气管或上叶支气管的病变,切除和重建可能需要复杂的操作(图6-26-7)。在一般情况下,其原则是切除肿瘤,有一个令人满意的边缘,然后视具体情况采用一种合适的重建方式。一个带蒂组织瓣应始终置于胸腔内吻合口的周围,典型是情况是带蒂组织瓣为一个精心带蒂的心包脂肪垫。喉松解在气管隆崤切除时并没有帮助。

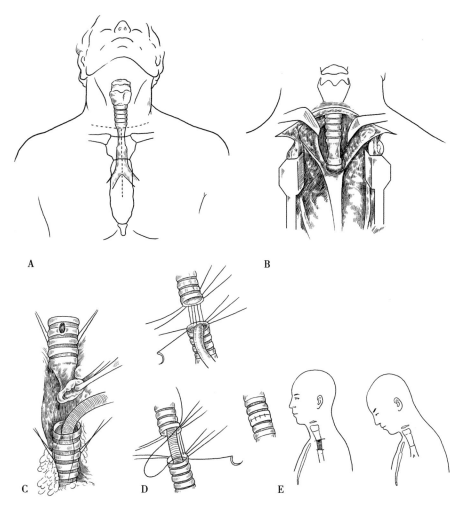

图 6-26-4　上段气管重建

A. 领状切口对上中段气管的良性病变而言通常足够了,胸骨部分切开允许在大血管上进入纵隔;B. 由于下段气管的靠后位置,不能获得更大的暴露,因此牵开而不切断无名静脉,胸膜完整;C. 就在狭窄病变的下方切断气管,之后直接气管插管,剥离简化了,显示牵引缝线和前期气管造口瘢痕;D. 缝线安置细节。采用穿过软骨和膜壁的间断缝线,外面打结;E. 图示在上段气管的手术入路中,经颈屈曲加气管向下移动和远端气管少量的向上移动,获得大部分松解

表 6-26-2　手术步骤:气管松解操作

- 颈屈曲
- 用手指或纵隔镜进行钝性前松解
- 手术结束时挂下颌缝线,提醒患者保持颈屈位,避免吻合口张力
  缝线位于颏下皱褶与前胸壁皮肤之间
  不需要极端情况,如将下颌缝到胸壁上
- 舌骨上喉松解
- 肺韧带松解
- 肺门松解:在肺韧带下行 U 形心包切开
- 绕肺门心包完全切开(保留一根含支气管血管和淋巴管而根在后的蒂)

气管重建后避免气管造口,以免分泌物干燥或吻合口污染,偶尔,喉气管吻合后可能暂时需要气管造口。

复杂方法:当你看到一些良性病变或有治愈可能的恶性病变需要切除大段气管但仍留有喉功能,就不能采用通行方法来完成端 - 端重建。在这些罕见的情况下,你可以使用假体置换或移植方法。良性病变的最好替代治疗方法是 T 型管,因长度而不能切除的恶性病变最好替代治疗方法是放疗。

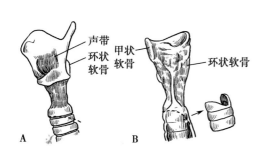
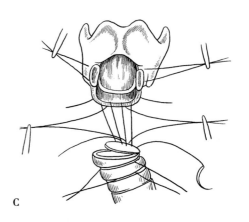

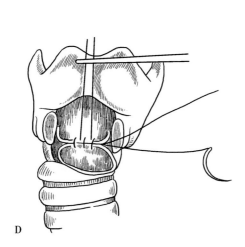
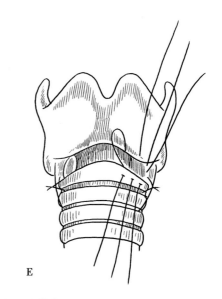

图 6-26-5 喉气管切除与重建技术

A. 用点线表示喉与气管的外面切割线,切除前面的环状软骨弓形部分;B. 喉内声门下狭窄是环形时,切除环状软骨后板前面的瘢痕,裸露环状软骨。残留的环状软骨后板保护喉返神经,远侧的气管斜切,超过一个软骨环高度,以适应所造成的声门下前外侧缺损。宽基膜性气管壁瓣形成裸露的环状软骨后板表面;C. 采用腔外缝线将此后瓣固定于环状软骨后板的下缘(4-0Tevdek 线),显示喉部和远侧气管的外侧牵引线(2-0 薇乔);D. 安置后面的黏膜吻合缝线(4-0 薇乔),线结要位于黏膜外。图示为了简便省略了牵引线;E. 在尽量如外侧留置缝线那样朝前安置好全部后面及后外侧吻合缝线后,屈曲患者颈部,打结留置缝线,接着打结固定胸骨的 Tevdek 线,之后打结后面的黏膜缝线。安置好前面和前外侧缝线,逐次最后打结之

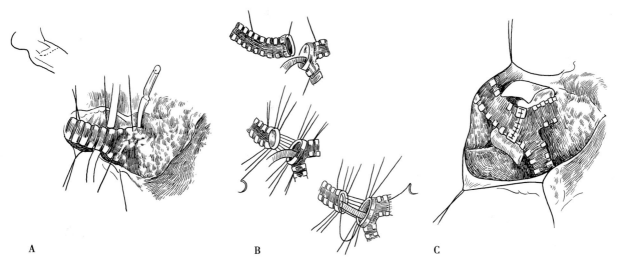

图 6-26-6 下段气管重建

A. 经开胸切口暴露。已完成肺门松解和气管环形剥离。显露肿瘤后,将气管旁淋巴结与标本一并切除。安置好近侧和远侧的牵引线。显示切除线。左主支气管单独插管时,如果患者不能维持足够的氧合,可以在肺动脉上放一把血管钳,很少需要这一步;B. 切除和缝合操作细节。经术野进行气管插管,移除标本。安置好气管前壁和外侧壁的缝线,将一根延长了的气管导管经手术台送入左主支气管,打结前安置好后壁缝线;C. 完成吻合后,将患者颈部固定,另一层血管化组织安置于吻合口的周围

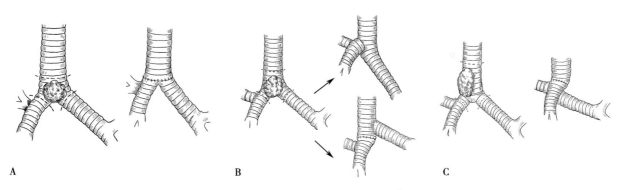

图 6-26-7 气管隆嵴切除后的气管重建

A. 病变范围局限时,可以形成代隆嵴;B. 气管隆嵴切除加一段 <4cm 长度的气管切除,最常用的重建方法是将左主支气管植入下移的下段气管上,然后右主支气管最好植入下段气管开着的侧孔上;C. 如果切除较长的一段气管,通常松解右肺,将上提右主支气管以碰到也是尽可能下移的气管,左主支气管吻合到中间支气管。为了修补愈合成功,必须保护所有这些气管节段的血供

第六节　先天性气管狭窄

短段先天性气管狭窄采用切除与重建加以有效治疗,要牢记青少年型气管的切除长度必须受到限制,吻合采用5-0薇乔缝线。

长段先天性狭窄可采用平行式气管成形术进行治疗。横断长段狭窄的中点,纵向切开上半段狭窄的后壁,纵向切开下半段狭窄的前壁,修剪边角,将两个节段滑在一起并进行吻合(图6-26-8)。如此气管周长加了倍,横截面积变成了四倍,张力是可接受的,而血供仍然充足。这种直接方法优于之前采用的软骨或心包补片的是:①气管是用气管进行重建,肉芽组织或坏死轻微;②管腔直接上皮化;③一般术后马上拔管;④不需要心肺转流,除非有肺动脉系带或其他心脏畸形的存在。

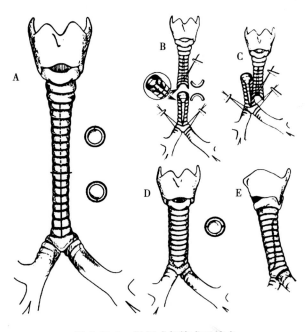

图6-26-8　平行式气管成形技术

A. 精确识别狭窄范围,仅在狭窄节段上进行环形剥离,之后在其中点横断气管,上狭窄节段在后面纵行切开,下狭窄节段在前面纵行切开,切开长度贯穿整个狭窄段;B. 修剪因切开造成的上、下直角边角。上气管壁瓣附近的留置缝线如同气管支气管角上的牵引线,对操作有用,侧面血供剥离轻微;C. 安置好围绕在气管成形整个环形斜面周围的吻合缝线,将两段气管平行拉在一起;D、E. 周长变两倍,导致横断面积变成4倍

第七节　假体气管置换

许多材料已用于气管的假体置换,人体中很少有临床成功。早期假体通常是实心管,桥接起气管两端间的缺损,其失败导致使用刚性网状圆筒,目的是融入周围的结缔组织。最近,弹性网状组织已由固定塑料环支承,这些网状假体是基于这样的理论,即它们会被结缔组织融入,而后上皮细胞便沿着这张结缔组织新床生长并覆盖其上,刚性环将保持气道畅通。问题是置于结缔组织床的异物会造成生物不稳定,因为这结缔组织床邻近必然被细菌污染的一种上皮。间置的异物将慢性脓肿蔓延至纵隔,导致异物纵隔炎和感染。

化学处理过的气管组织移植本质上就是生物假体,迟早要被吸收和瘢痕置换。如果间接再血管化,则仅短段的实验性同种异体移植物可以存活下来,最多的时候用大网膜进行间接再血管化。采用直接再血管化动脉与静脉,已经完成了移植,这需要同时移植甲状腺和食管以保存共同的血液供应。通常的免疫问题都存在,一个主要问题是,今天气管置换的主要需求是广泛的恶性肿瘤,而恶性肿瘤通常是免疫抑制的禁忌证。尽管尽一切努力,但目前还无有活性可靠的气管假体。

近年来,组织工程化假体工作已然导致乐观的动物模型结果,将羊骨髓基质细胞培养到一块网状物上,以设计用于功能性气管置换的软骨,采用这种方法也获得了乐观结果。Jaquet在兔体上采用软骨支持和黏膜衬里成功实现了预制血管化并排列有黏膜的复合移植。软骨组织工程也可能是一个可行的气管假体方法,然而,一个在人体上能可靠使用的组织工程化气管替代物在主流运用还需更多年的改善。这项技术对于未来的气管置换具有远大前途,因为初步结果已被看好,生物相容性最好且不需要免疫抑制。

已有在绵羊和数个人体上用主动脉进行同种气管移植的报道。

第八节　气管移植/异体气管代用品

由于未能物色到用于气管置换的合适而成功的假体,故笔者审查了使用不同组织来源的气管移植和同种异体置换并于近期复习了备受关注的文献。采用新生血管化胸骨舌骨肌皮,自体气管移植已经在动物模型中获得成功,原位同种异体气管移植也获得了成功。在这些研究中,存在气管上皮完全更换仅需要使用短暂免疫抑制这个问题。

据 Strome 等报道,一位 40 岁男性在远程机动车辆碰撞中全喉粉碎,实施原位全喉移植获得成功。40 个月的结果极其令人印象深刻,患者能正常发声并具有吞咽能力,随访中该患者有一次排异发作并成功接受了内科治疗。因慢性阻塞性肺病,一例长段气管狭窄患者接受了双侧肺移植,之后 Klepetko 等对此患者计划实施两期同种异体气管移植,在肺移植手术时,他们用受体大网膜包裹供体气管并把气管缝合到腹壁,留置 6 个月让新生血管形成。患者随后接受环状软骨气管的切除与重建;然而,一期端 - 端吻合术是可以实现的,因此,不需要气管移植物。采集气管移植物,检查发现气管稳定,有活性的软骨被呼吸道上皮细胞所覆盖,气管壁的新生血管形成极好。

Martinod 等和 Jaillard 等报道了可喜的成果:在猪模型上采用同基因主动脉实施气管置换,他们发现,主动脉异体移植物没有表现出任何排异或缺血的征象,移植物不仅有软骨形成也有上皮表面形成。采用带血管的皮瓣实现血运重建,之后进行气管自体移植,这在一位晚期喉癌需要扩大性半喉切除的患者身上也获得了成功,Wurtz 等公布了通信内容,他们用人主动脉同种异体移植对两例患者进行了气管置换,随访 18 个月,结果喜人。

(黄平)

参考文献

1. Barclay RS, McSwan N, Welsh TM. Tracheal reconstruction without the use of grafts. Thorax, 1957, 12: 177.

2. Belsey R. Resection and reconstruction of the intrathoracic trachea. Br J Surg, 1950, 38: 200.

3. Borrie J, Redshaw NR. Cervical tracheal reconstruction in sheep, using Silastic prostheses with subterminal suture cuffs. Proc Univ Otago Med School, 1970, 48: 32.

4. Cantrell JR, Folse JR. The repair of circumferential defects of the trachea by direct anastomosis: experimental evaluation. J Thorac Cardiovasc Surg, 1961, 42: 589.

5. Cibantos Filho JS1, de Mello Filho FV, Campos AD, et al. Viability of a 12-ring complete tracheal segment transferred in the form of a compound flap: an experimental study in dogs. Laryngoscope, 2004, 114: 1949.

6. Dalaere PR, Hermans R. Tracheal autotransplantation as a new and reliable technique for the functional treatment of advanced laryngeal cancer. Laryngoscope, 2003, 113: 1244-1251.

7. El-Baz N, Jensik R, Faber LP, et al. One-lung high-frequency ventilation for tracheoplasty and bronchoplasty. Ann Thorac Surg, 1982, 34: 564.

8. Geffin B, Bland J, Grillo HC. Anesthetic management of tracheal resection and reconstruction. Anesth Analg, 1969, 48: 884.

9. Genden EM, Govindaraj S, Chaboki H, et al. Reepithelialization of orthotopic tracheal allografts prevents rejection after withdrawl of immunosuppression. Ann Otol Rhinol Laryngol, 2005, 114: 279-288.

10. Grillo HC, Dignan EF, Miura T. Extensive resection and reconstruction of mediastinal trachea without prosthesis or graft: an anatomical study in man. J Thorac Cardiovasc Surg, 1964, 48: 741.

11. Grillo HC. Circumferential resection and reconstruction of mediastinal and cervical trachea. Ann Surg, 1965, 162: 374.

12. Grillo HC. Surgical approaches to the trachea. Surg Gynecol Obstet, 1969, 129: 347.

13. Grillo HC. Surgery of the trachea. Curr Probl Surg, 1970, 7: 3.

14. Grillo HC. Tracheal tumors: surgical management. Ann Thorac Surg, 1978, 26: 112.

15. Grillo HC. Primary reconstruction of airway resection of subglottic laryngeal and upper tracheal stenosis. Ann Thorac Surg, 1982, 33: 3.

16. Grillo HC. Carinal reconstruction. Ann Thorac Surg, 1982, 34: 356.

17. Grillo HC. Tracheal replacement, Ann Thorac Surg, 1990, 49: 864-865.

18. Grillo HC, Mathisen DJ, Wain JC. Laryngotracheal resection

and reconstruction for subglottic stenosis. Ann Thorac Surg, 1992,53:54.

19. Grillo HC. Slide tracheoplasty for long-segment congenital tracheal stenosis. Ann Thorac Surg,1994,58:613.

20. Grillo HC. Tracheal replacement:a critical review. Ann Thorac Surg,2002,73:1995.

21. Grillo HC. Development of tracheal surgery:a historical review. I. Techniques of tracheal surgery. Ann Thorac Surg, 2003,75:610.

22. Grimmer JF,Gunnlaugsson CB,Alsberg E,et al. Tracheal reconstruction using tissue-engineered cartilage. Arch Otolaryngol Head Neck Surg,2004,130:1191.

23. Ito Y,Suzuki H,Hattori Y,et al. Complete replacement of tracheal epithelia by the host promotes spontaneous acceptance of orthotopic tracheal allografts in rats. Transplant Proc,2004,36:2406-2412.

24. Jaillard S,Holder-Espinasse M,Hubert T,et al. Tracheal replacement by allogeneic aorta in the pig. Chest,2006, 130:1397-1404.

25. Jaquet Y,Pilloud R,Lang FJ,et al. Prefabrication of composite grafts for long-segment tracheal reconstruction. Arch Otolaryngol Head Neck Surg,2004,130:1185.

26. Kamil SH,Eavey RD,Vacanti MP,et al. Tissue-engineered cartilage as a graft source for laryngotracheal reconstruction:a pig model. Arch Otolaryngol Head Neck Surg,2004,130:1048.

27. Kim J,Suh SW,Shin JY,et al. Replacement of a tracheal defect with a tissue-engineered prosthesis:early results from animal experiments. J Thorac Cardiovasc Surg,2004,128:124.

28. Klepetko W,Marta GM,Wisser W. Heterotopic tracheal transplantation with omentum wrapping in the abdominal position preserves functional and structural integrity of human tracheal allograft. J Thorac Cardiovasc Surg,2004, 127:862-867.

29. Kojima K,Ignotz RA,Kushibiki T,et al. Tissue-engineered trachea from sheep marrow stromal cells with transforming growth factor beta2 released from biodegradable microspheres in a nude rat recipient. J Thorac Cardiovasc Surg,2004,128:147.

30. Martinod E,Seguin A,Pfeuty K,et al. Long-term evaluation of the replacement of the trachea with an autologous aortic graft. Ann Thorac Surg,2003,75:1572-1578.

31. Martinod E,Seguin A,Holder-Espinasse M,et al. Tracheal regeneration following tracheal replacement with an allogeneic aorta. Ann Thorac Surg,2005,79:942-948.

32. Michelson E,et al. Experiments in tracheal reconstruction. J Thorac Cardiovasc Surg,1961,41:784.

33. Mitchell JD,et al. Clinical experience with carinal resection. J Thorac Cardiovasc Surg,1999,117:39.

34. Miura T,Grillo HC. The contribution of the inferior thyroid artery to the blood supply of the human trachea. Surg Gynecol Obstet,1966,123:99.

35. Montgomery WW. Suprahyoid release for tracheal anastomosis. Arch Otolaryngol,1974,99:255.

36. Mulliken J,Grillo HC. The limits of tracheal resection with primary anastomosis. Further anatomical studies in man. J Thorac Cardiovasc Surg,1968,55:418.

37. Neville WE,Bolandowski PJ,Kotia GG. Clinical experience with the silicone tracheal prosthesis. J Thorac Cardiovasc Surg,1990,99:604.

38. Osada H. Artificial trachea. J Bronchol,2006,13:39-43.

39. Salassa JR,Pearson B,Payne WS. Growth and microscopical blood supply of the trachea. Ann Thorac Surg,1977,23:100.

40. Strome M,Stein J,Esclamado R,et al. Laryngeal transplantation and 4-month follow-up. N Engl J Med, 2001,344:1676-1679.

41. Vogt-Moykopf I,Mickisch GH. Prosthetic replacement of the trachea:discussion. //Grillo HC,Eschapasse H. International Trends in General Thoracic Surgery. Vol. 2. Philadelphia:Saunders,1987:147.

42. Wilson RS. Anesthetic management for tracheal reconstruction. //Grillo HC,Eschapasse H. International Trends in General Thoracic Surgery. Vol. 2. Philadelphia: Saunders,1987:3.

43. Wright CD,Graham BB,Grillo HC,et al. Pediatric tracheal surgery. Ann Thorac Surg,2002,74(2):308-314.

44. Wurtz A,Porte H,Conti M,et al. Tracheal replacement with aortic allografts [letter]. N Engl J Med,2006,355:1938-1940.

45. Zur KB,Urken ML. Vascularized hemitracheal autograft for laryngotracheal reconstruction:a new technique based on the thyroid gland as a vascular carrier. Laryngoscope,2003, 113:1494-1498.

第二十七章 气管良恶性肿瘤

气管肿瘤的组织学与主支气管及肺肿瘤的相似,但是,气管肿瘤大约不到支气管肿瘤的 1/100,只占全部上气道肿瘤的 2%。气管癌的病死率不足所有癌症的 0.1%,气管最常见的恶性肿瘤是鳞状细胞癌和腺样囊性癌。

气管恶性肿瘤比良性肿瘤多见。Houston 回顾 30 年的 Mayo 诊所经验,90 例气管肿瘤中的 53 例被发现是恶性的;Hajdu 报道了一组 41 例原发性气管恶性肿瘤,这是一个大型肿瘤医院 33 年治疗的数字,稍微超过每年在一个大型转诊中心所观察到的 1 例恶性气管肿瘤,有力说明这些肿瘤的相对稀缺性;Regnard 报道称,他供职的中心收治了 208 例原发性气管肿瘤,181 例为恶性,27 例为良性;然而,Gilbert 回顾了婴幼儿发生的 43 例气管肿瘤,指出 93% 是良性的;Desaill 回顾了 1965 年至 1995 年婴幼儿发生的 36 气管肿瘤,其中 23 例良性,13 例恶性。在儿童中,恶性纤维瘤和黏液表皮样癌是比较常见的恶性肿瘤,主要良性肿瘤是血管瘤、纤维瘤和乳头状瘤。

继发性肿瘤也会累及气管。甲状腺癌、喉癌、肺癌和食管癌可以直接蔓延至气管;纵隔肿瘤可直接侵犯气管;最常见的是淋巴瘤。转移至气管的肿瘤并不常见,但乳腺癌、黑色素瘤、肉瘤均已在气管中发现。

第一节 症状和结果

运动性呼吸困难和劳累性气促是最常见的临床表现,当气管腔的横截面面积减少到正常的 1/3,80% 的患者会发生呼吸困难。咳嗽是与气管肿瘤相关的常见症状,但提示由气管肿瘤引起的最突出临床特征与咳嗽无关,由于气道变窄,典型的喘息症状变得很明显。喘鸣是喘息一个比较突出的形式,表明气道严重受损。通常,气管肿瘤患者因哮喘而接受治疗的一段时间。

约 20% 气管肿瘤患者咯血,鳞状细胞癌患者中最常见,良性肿瘤患者如果曾有,也是很少。语音质量的变化可能与喉返神经受侵或上段气管肿瘤直接蔓延至喉所引起的声带麻痹有关。主支气管阻塞可能引起不是单侧就是双侧复发性肺炎。

Perelman 报道称,开始出现早期症状与诊断之间的间隔,良性肿瘤约 25 个月,恶性肿瘤约 8 个月。Regnard 指出,腺样囊性癌患者症状持续时间平均为 12 个月,气管癌肿为 4 个月。Perelman 发现,23% 气管肿瘤患者因致命窒息到达外科中心时症状长期持续。Regnard 注意到 29% 患者急性呼吸衰竭。

吞咽困难是一种罕见症状,表明食管受压由一个大块肿瘤引起。胸部听诊发现,哮鸣明显,快速深吸气时加重。患者患颈段气管肿瘤时,吸气时喘息较呼气时严重,这与支气管哮喘常引起的不同。Perelman 报道了 77 例气管肿瘤的位置,26 例属颈段气管,41 例属气管隆嵴区域。

第二节 诊断

一、影像学特点

仔细检查后前位和侧位胸部 X 线片的气管空气柱,有时能提示气管肿瘤(图 6-27-1)。颈部过伸时气管颈部斜位片及侧位片可以显示肿瘤的存在,但不能提供计划切除和重建之需的、必要的具体信息。现在 CT 是影像学评价气管肿瘤的主要方法。纵隔蔓延、食管压迫、气管管腔大小都能在 CT 上清楚地看到(图 6-27-2)。使用薄层 CT 扫描并知道薄层间距就可中等精确测量气管被肿瘤累及的长度。CT 上还能发现肿瘤的大体病理特征。良性病变常常是圆形、光滑,直径大约 2cm,一般在气管腔内,其边界清楚的性质显而易见。钙化是良性病变的特性,软骨瘤和错构瘤等肿瘤上可以观察到(图 6-27-3),但是,钙化也存在于软骨肉瘤。当恶性肿瘤表面不规则并可能溃烂时,其沿气管上下延伸达数厘米。肿瘤基底明显浸润气管壁时,可能出现腔外生长。肿大淋巴结通常指示转移扩散。一般要行 CT 增强扫描,以便清楚界定肿瘤与纵隔内上腔静脉和其他血管结构间的关系。不存在能区分气管恶性肿瘤的具体的影像学表现。

MRI 在评估气管肿瘤时可以提供一些优势,冠状位、斜位、矢状位图可以显示气管长度以及气管受肿瘤累及的精确长度。T_1 加权图像能非常好地显示气管和邻近软组织的解剖结构。MRI 也能清楚地描述相邻的血管结构,并评估这些结构可能遭受的侵犯。评估上腔静脉阻塞时,MRI 血管造影可以替代传统的血管造影。中央气道的三维螺旋 CT 能提供计划进行支气管腔内手术和外科手术的精确解剖信息。Kauczor 利用这种技术确诊了 36 例证实为气道阻塞的患者,多数为支气管癌伴纵隔或肺门淋巴结肿大。清楚描绘病变的解剖结构,密切与支气管镜检查结果相关。三维螺旋 CT 在支气管镜无法通过阻塞性病灶时提供了评估远端气道的额外信息。此影像学技术在规划气管切除术或监测治疗气管肿瘤治疗的姑息性效果时最有价值。如果患者主诉吞咽困难,钡检查食管可显示压缩或可能的受侵情况并进一步明确气管肿瘤的腔外范围和大小。

肺功能研究揭示了气道阻塞,其特征是第 1 秒用力呼气量下降、峰值流速显著降低和呼气相流量 - 容积环变平,最大通气量也降低。肺功能检查也可以明确实质性肺病的存在与否。

二、支气管镜检查

支气管镜检查是诊断和临床评价气管肿瘤患者的必要步骤。气管肿瘤活检和处理是潜在危险,

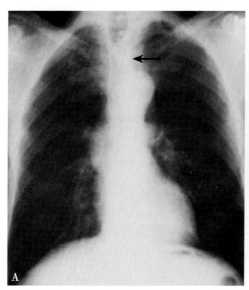
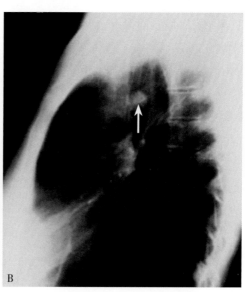

图 6-27-1 气管肿瘤(箭头所示)
A. 后前位片显示的软骨瘤;B. 侧位片显示的错构瘤

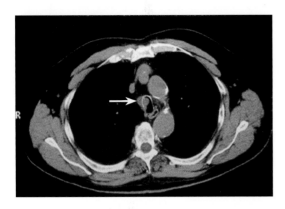

图 6-27-2　CT 显示腺样囊腺癌突破气管软骨（箭头）

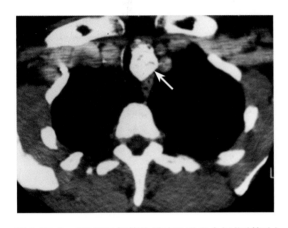

图 6-27-3　CT 显示气管软骨瘤几乎完全钙化（箭头）

因为出血会引起气管完全阻塞。一个镇静或麻醉患者可能无法保持良好通气,因为阻塞性肿瘤之故,气管导管无法通过。应该由有经验的内镜医师进行支气管镜检查,插入空心支气管镜通过肿瘤,建立气道并处理任何出血并发症。

支气管镜检查是始终在手术室,准备好通气支气管镜和活检钳,一个训练有素的麻醉师要近在咫尺。Grillo 认为,当气管一期切除适应证明确时,支气管镜检查可以推迟到手术操作才进行,确定可采用病理冷冻切片以明确组织学。然而,随着可曲性纤维支气管镜的出现,可以在一个清醒患者中完成仔细检查和活检。切除前支气管镜检查提供了下述几个优点:

1. 评价声带功能,可以清晰观察整个喉部和环状软骨。此种观察对可能需要环状软骨或喉切除的上段气管病变尤为重要。

2. 应当记录肿瘤的大体特征,获得肿瘤是良性还是恶性的印象。

3. 应当清晰地记录气管管腔的大小,这项评估对在规划气管一期切除术过程中的麻醉管理极为有助。

4. 可以用小活检钳经可曲性纤维支气管镜获得,在规划治疗方案时知晓组织学是有益的。

5. 通常小型可曲性纤维支气管镜可插入通过肿瘤并仔细检查远侧气道,可以与 X 线测量相关结合仔细测量肿瘤长度。

这些发现是在规划手术入路和手术切除时非常有帮助。然而,如果气道阻塞确实发生,则内镜医师必须准备插入一个空心支气管镜。

活检决定需要仔细加以判断,如果气道功能有任何损伤的可能性,就不应该做活检(图 6-27-4)。如果气管肿瘤或活检出血导致发生危及生命的气道阻塞,则用硬质支气管镜和活检钳剜出肿瘤以建立通畅的气管腔成立。Regnard 等建议缓解气管阻塞以更好地确定肿瘤的位置和大小,并提供较为通畅的气道,在其一组 208 例气管肿瘤中有 71 例气道阻塞,其中 62 例用激光治疗缓解,5 例经支气管镜清创缓解,2 例通过冷冻治疗缓解,2 例通过气管造口术来缓解。Daddi 称,在尝试根治性切除之前用内镜治疗气道阻塞有数个优点,包括改善呼吸功能、通过内镜更好地评估肿瘤的精确位置、更可靠地 CT 扫描气道并用相关的肺治疗与抗生素以改善患者的体力状态,内镜清创是用通气性硬质支气管镜和钕 - 钇铝石榴石激光(Nd ： YAG 激光)来完成的。

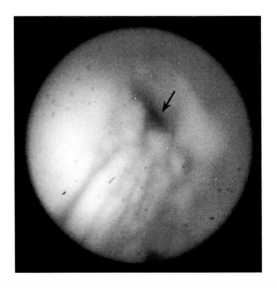

图 6-27-4　气管几乎完全被腺样囊腺癌阻塞,活检或其他操作引起的出血可能致命

第三节　良性肿瘤

Gilbert 报道称,气管常见的良性肿瘤是软骨瘤、乳头状瘤、纤维瘤和血管瘤。儿童中良性肿瘤最常发生在气管上 1/3,成年人则多见于气管下 1/3,良性肿瘤常起源于气管膜部(表 6-27-1)。

表 6-27-1　气管良性肿瘤

肿瘤类型 （Gilbert,et al）	Perelman 统计数	Gaissert 统计数
鳞状细胞乳头状瘤	9	9
多发性	—	5
孤立性	—	4
多形性腺瘤	4	3
颗粒细胞瘤	—	2
纤维组织细胞瘤	—	1
平滑肌瘤	1	3
软骨瘤	—	2
软骨母细胞瘤	—	1
神经源性肿瘤	6	4
神经节细胞瘤	—	1
血管瘤	4	1
血管畸形	—	1
成肌细胞瘤	1	—
脂肪瘤	1	—
黄色瘤	1	—
假性肉瘤	—	1
错构瘤	—	2
合计	27	31

一、软骨瘤

有人认为,气管中最常见的良性间叶瘤是一种软骨瘤。这些肿瘤组织学上复制正常软骨,但表现出血管浸润。内镜下软骨瘤表现为突入气管腔的白色坚硬结节。肿瘤发生率男、女性比率是 4∶1,成年人比儿童多见。本病的确切病因没有记载。喉的软骨瘤比气管常见。病灶活检可能因其坚硬均质性而难以完成,这个特性就可以进行诊断。病变血管化轻微,可以很容易地经支气管镜切除,然而,已观察到内镜下切除后复发这一现象,Salminen 报道过恶变为软骨肉瘤的例子。复发的

治疗建议是气管节段切除术。

二、乳头状瘤

气管孤立性乳头状瘤罕见,但可以发生在成人上,乳头状瘤是无蒂生长,表面的鳞状上皮覆盖着纤维血管核心,可以出现细胞非典型性,孤立性良性乳头状瘤很容易通过空心支气管镜切除,肿瘤基底可以用钕∶YAG 激光消融,定期内镜检查是有指征的,并且复发仍可以用激光消融治疗。

青少年型喉气管乳头状瘤常见于儿童,比气管孤立性乳头状瘤更常见。有人认为它占小儿良性气管肿瘤的 60%,已知与人类乳头状瘤病毒 6 型和 11 型有关。乳头状瘤更多地累及喉,但在 20%的患者中发现于气管支气管树。乳头状瘤遵循一个相对良性病程,需要反复内镜切除,复发率高达 90%。并发症包括远端支气管树内病毒增生所导致的慢性空洞性气道乳头状瘤病,据 Guillou 记载,乳头状瘤病恶变在有放疗史或吸烟史的患者中有报道,但也可能发生于非吸烟者中,更具侵袭性的本病的治疗种类包括,使用血卟啉二乙酸盐致敏乳头状瘤细胞的光动力疗法,Leventhal 报道过使用 N1- 淋巴母细胞样干扰素的成功治疗。

三、纤维瘤

纤维瘤约占成人所有良性肿瘤的 20%,比纤维肉瘤更常见,可能难以与纤维组织细胞瘤区别。肿瘤边界清楚,成纤维细胞嵌入细胞间胶原之中。良性纤维瘤是容易经支气管镜切除,随后小心用激光消融肿瘤基底。局部复发罕见,但如果它确实发生,就要实施气管节段切除。

四、血管瘤

婴儿的气管血管瘤类似于皮肤血管瘤,1 个月年龄时大小增加,随后在 1 岁时自发减小。血管瘤可能起源于气管或由纵隔蔓延至气管腔。治疗可能需要气管造口以提供通畅的气道,随后反复小剂量放疗使肿瘤缩小。Weber 称,使用类固醇可导致血管瘤衰退。许多血管瘤不需要治疗,经常发生自然衰退。下段气管的较大血管瘤可能需要直接手术治疗。在这种情况下,肿瘤切除过程中必须要有

一个周密计划以便气道控制。

第四节　其他良性肿瘤

一、颗粒细胞瘤

气管中发生的颗粒细胞瘤比舌、颈、喉发生的少。该肿瘤被认为是神经源性的,起源于施万细胞。颗粒细胞瘤恶变的确发生于其他部位,但绝没有在气管中被报道过。作为对这种病变的治疗,气管内镜下切除和气管部分切除术均已获得成功。内镜下切除后局部复发可能需要气管局部切除。Daniel 等建议,采用气管节段切除术切除 >1cm 的肿瘤,因为这样大小的肿瘤增加气管壁全层受累的风险。较小肿瘤(<1cm)很容易经内镜下 Nd：YAG 激光疗法进行消融。van der Maten 确定了 30 例气管支气管树的颗粒细胞瘤,11 例除活检证实外未接受治疗,在长达 6 年的随访中基本仍无症状。内镜治疗肯定均适用于小型和大型肿瘤,局部复发值得切除,这种气管肿瘤恶变尚未报道过。

二、纤维组织细胞瘤

气管纤维组织细胞瘤在组织学上属良性肿瘤,但它可以局部浸润。相关的炎症突出成分可能导致肿瘤,被称为炎性假瘤。这种气管肿瘤的行为似乎是良性的,但由于其局部浸润,节段性切除是首选治疗。气管恶性纤维组织细胞瘤的切除由 Randleman 所报道,他还在文献中识别了另外 1 例。

三、血管球瘤

血管球瘤通常是良性肿瘤,起源于包围动静脉吻合口的特殊化细胞群。Garcia-Prats 回顾文献,发现 6 例气管起源,组织学上这种肿瘤可能与类癌相混淆,建议免疫组织化学加以确认。Menaissy 复习 9 例气管血管球瘤,指出血管球瘤可蔓延至气管壁外。建议气管节段切除,没有预期的复发。世界卫生组织指出,筋膜下的血管球瘤大小如果 >2cm,应考虑为恶性肿瘤,包括不典型有丝分裂象,或表现为明显的核异型,伴有不同程度的有丝分裂活动。

四、脂肪瘤

气管脂肪瘤是一种罕见的病变,只有 5 例报道。Chen 描述过 1 例气管脂肪瘤需要大段气管切除才能完全切除肿瘤,其他作者描述了内镜下切除。用内镜下切除方法来处理此肿瘤是唯一合乎逻辑的,因为它完全是一种良性肿瘤,任何局部复发都可以成功地用激光疗法进行治疗。

五、子宫肌瘤

平滑肌瘤可以作为一种气管原发性肿瘤出现,通常在远端 1/3 气管,气管切除和内镜肿瘤切除有罕见的病例报道。

六、神经源性肿瘤

神经纤维瘤可作为原发性肿瘤出现在气管,但它与全身性多发性神经纤维瘤无关。这种肿瘤可以浸润气管壁,节段切除是首选治疗。

Pang 介绍过 2 例气管原发性神经鞘瘤(施万细胞瘤),他回顾确定了 14 个其他报告病例,这些肿瘤起源于施万细胞,典型情况下生长缓慢。此肿瘤通常是宽基,经纤支镜彻底切除将是困难的。拥有恶性潜能的这些肿瘤可能复发,气管节段切除术是首选治疗。气管原发性神经鞘瘤在最初诊断时可能就是恶性的,节段切除加辅助放疗将是首选治疗。当肿瘤累及或邻近气管手术切缘内 1mm 时,记录完整的阳性切缘。

七、错构瘤

错构瘤是一种良性肿瘤,由发现于器官或结构当有的正常组织构成,但外观正常的组织不以正常的组织学形态出现。多数错构瘤发现于肺实质内,但 10% 位于主支气管或气管内,外观上表现为息肉状,可引起气道阻塞症状。CT 扫描在探查到光滑、圆形的病变内存在脂肪和钙化时就是诊断性的。错构瘤不会恶变,内镜切除是首选治疗。

第五节　原发性恶性气管肿瘤

成人中最常见的原发性恶性气管肿瘤是鳞状

细胞癌和腺样囊性癌。Manninen 报道了芬兰气管癌症的全国注册研究,表明这一恶性肿瘤总体罕见,他们指出,气管原发癌占芬兰 1967 年至 1985年之间所有检测登记在案恶性肿瘤的 0.03%,气管恶性肿瘤不到同期呼吸道全部恶性肿瘤的 0.2%,鳞状细胞癌是最常见的肿瘤。Gaissert 回顾气管肿瘤患者,326 例恶性气管肿瘤中腺样囊性癌和鳞状细胞癌各占 135 例。Perelman 记录了一组 144 例接受手术治疗的气管原发性肿瘤,腺样囊性癌 66例和鳞状细胞癌 21 例。鳞状细胞癌似乎是在欧洲更加突出。Regnard 报道在 181 例气管恶性肿瘤中鳞状细胞癌 94 例及腺样囊性癌 65 例,Gelder 和Hetzel 在所报告的 272 例病例中记录了 174 例鳞状细胞癌及 34 例腺样囊性癌(表 6-27-2)。

一、鳞状细胞癌

气管鳞状细胞癌最常见于气管远端三分之一,常起源于后壁,男性患者数约是女性 4 倍,可以扩散到区域淋巴结并浸润邻近纵隔结构,大约占所有原发性气管肿瘤的 50%,多数患者是重度吸烟者,这些患者中出现喉或肺的第二个原发癌并不罕见。

诊断时,50% 的患者肿瘤已侵入气管壁,33%的患者肿瘤已蔓延至纵隔,33% 的患者肿瘤已转移至颈淋巴结。Grillo 指出,临床表现出现时大约 2/3的鳞状细胞癌患者的病灶可以切除,切除受限包括过大的肿瘤线性范围而没有留下足够的气管以进行重建、浸润纵隔关键结构和远处转移。在鳞状细胞癌患者中,切除时纵隔淋巴结状态和手术切缘的肿瘤存在作为预后的主要决定因素。

二、腺样囊性癌

与鳞状细胞癌相比,腺样囊性癌更多起源于气管的上 1/3,在许多报道系列中,它是最常见的气管恶性肿瘤。Mark 称,气管腺样囊性癌成比例地多于主支气管。此肿瘤经常被称为圆柱瘤,但应当放弃这个术语,因为它暗示肿瘤是良性的。腺样囊性癌是一种生长缓慢的肿瘤,患者在诊断前常有 1 年以上的症状。这种肿瘤起源于支气管腺体,组织学上与那些起源于唾液腺的肿瘤相同,是一个低度恶性肿瘤,由成片状均匀排列的细胞组成,并且有边界清楚的腺腔。个别细胞排列成表皮样形态,因此,黏液分泌与表皮样细胞有关联,黏液表皮样名称就

表 6-27-2 气管恶性肿瘤病例数

肿瘤类型	Gaissert(2004)	Gelder 和 Hetzel(1993)	Perelman 等(1996)	Regnard(1996)
腺样囊性癌	135	34	66	65
鳞状细胞癌	135	174	21	94
类癌	11	1	20	9
典型	10	—	14	—
不典型	1	—	6	—
黏液表皮样瘤	14	—	1	5
血管外皮细胞瘤	—	1	2	—
支气管源性肿瘤	10	13	1	4
小细胞癌	5	16	3	—
纤维肉瘤	1	1	1	—
黑素瘤	1	—	—	1
软骨肉瘤	3	—	—	1
梭形细胞癌	6	2	—	—
横纹肌肉瘤	1	—	—	—
腺鳞癌	1	—	—	—
浆细胞瘤	—	4	3	2
其他	3	26	3	—
总计	337	272	141	181

有了理由。高度恶性的腺样囊性癌有细胞学异型、核分裂和坏死区。淋巴管和血管浸润较见于高度恶性肿瘤。烟草接触不是一个危险因素。

腺样囊性癌的经典表现是浸润气管黏膜下层，要比肉眼所见的距离远，这个病理特征表明气管切除时镜下手术切缘阳性的可能性增加，肿瘤经气管软骨环生长并浸润邻近气管的神经鞘，常将相邻纵隔结构推向一边而不是直接侵犯它们。腺样囊性癌较少扩散到区域淋巴结，但确是可以转移至肺或其他远处器官。在切除治疗多年以后可以出现局部复发，因此，这类患者应随访余生。由于这些肿瘤的增长相对缓慢，切缘阳性的切除也能实现明显缓解。术后放疗是实现长期控制的决定因素。Grillo 和 Mathisen 报道称，预后似乎与切缘阳性或淋巴结阳性无关。

Maziak 回顾了 38 例上段气道的腺样囊性癌患者，指出淋巴转移比较少见，随后的血行转移发生 17 例，13 例患者出现肺转移。Lin 进行 DNA 流式细胞检测分析，9 例腺样囊性癌有癌基因表达。DNA 倍体往往与肿瘤分级相关，但 HER2/neu、p53 和 COX-2 主要阴性且对预后无影响。

三、类癌

类癌是气管第三位最常见的恶性肿瘤，可以分为典型或不典型组织学类型。典型类癌的行为表现为"良性"方式，切缘只需稍微超过肿瘤。不典型类癌具有更大的恶性潜能，可能越过气管浸润其他组织，可能存在淋巴结转移。在这种情况下，需要更积极的手术。 Gaissert 指出，气管类癌切除后的 10 年生存率为 83%。

第六节　其他恶性原发性肿瘤

一、气管腺癌

气管腺癌约占所有原发性气管恶性肿瘤的 10%，这不包括可蔓延至下段气管或气管隆嵴的、起源于主支气管的腺癌。由于腺癌有直接扩散到纵隔并转移至区域淋巴结的倾向，其长期预后差。如果技术上可行，治疗为一期切除加随后放疗。

二、小细胞癌

与较常见的支气管小细胞癌比,气管小细胞癌罕见。Gelder 和 Hetzel 报道了 321 例气管恶性肿瘤中 6% 的小细胞癌发病率。需要仔细组织化学分析这一神经内分泌肿瘤以它不是不典型类癌,因为治疗和预后有很大的不同。小细胞癌的预后极差,气管小细胞癌的自然史与肺小细胞癌类似,主要治疗方法是化疗和局部放疗。

三、其他少见恶性肿瘤

其他恶性肿瘤为黏液表皮样瘤、多形性腺瘤以及包括软骨肉瘤和纤维肉瘤在内的各种间质瘤。Thedinger 报道了 1 例气管平滑肌肉瘤患者，Kaplan 介绍了气管原发性淋巴瘤，淋巴瘤的治疗不仅取决于疾病的组织学亚型而且取决于疾病的分期。局限性淋巴瘤对一期放疗有效。气管浆细胞瘤也有报道，当诊断确立，治疗开始是内镜切除，随后放疗，应密切监控多发性骨髓瘤的后期发展。

第七节　继发性恶性气管肿瘤和其他恶性肿瘤

气管易受相邻组织结构恶性肿瘤的浸润，包括喉癌、甲状腺癌、肺癌和食管癌。来自远处的原发性肿瘤的转移也是可能的，包括黑素瘤、乳腺肿瘤、肾肿瘤和胃肿瘤。

一、继发性恶性气管肿瘤

（一）喉癌

喉癌蔓延至气管上部是一个普遍现象，可通过在喉切除与终端气管造口形成过程中的手术切除加以治疗。造口处的癌症复发很少能切除治愈，最好接受姑息性放疗、化疗或这两者的治疗。Sisson 和 Krespi 在气管造口复发治疗中采用了一种积极的手术方法，然而，常见的胸骨切除术的发病率和病死率很高。Ujiki 记录了在以前接受放疗的术野中采用胃移位和咽胃吻合的方法重建胃肠连续性所遭遇的主要和常见问题。

（二）甲状腺癌

Zannini 和 Melloni 回顾了侵及气管的甲状腺癌，发现其发病率为 0.5%~21% 不等。发病率的差异归因于用于定义气道浸润的标准以及列入各治疗组的未分化甲状腺癌病例数。美国癌症联合委员会（AJCC）把气管浸润列为 T4。Ozaki 检查了甲状腺癌扩散到气管壁的情况，发现在气管黏膜侧的环状蔓延大于甲状腺癌外膜侧的范围。

浸润气道的甲状腺癌常无症状，这是因为肿瘤还没有突入气管腔，症状包括喘息、喘鸣、咯血和运动性呼吸困难。所推荐的诊断性评估包括能明确上气道和搜索转移性肺病的高分辨率螺旋 CT 扫描、能评估声带活动性和气管浸润可能性的喉和气管的内镜检查，以及骨转移病灶的评估。分化良好的甲状腺癌最常见的是乳头状型和滤泡型，它们浸润气管或喉的可能性并没有差异。未分化甲状腺癌和抗塑性甲状腺癌有较大的浸润气管的倾向。由甲状腺癌引起的气管浸润常常是在术中发现的。对切除范围的决定必须取决于预期发病率、气管浸润程度和实现气道重建的能力。切除中的剔刮技术由 McCarty 所倡导，Nishida 也指出，伴有局限性气管浸润的分化良好的甲状腺癌可以是采用气管非切除性处理而成功治疗，建议对这些患者进行术后放疗。有深度气管浸润或有腔内蔓延的患者需要气管节段切除。

先前切除后的、局部复发性甲状腺癌患者通常有症状（图 6-27-5）。Grillo 回顾称，最常见的情况是前期甲状腺手术患者有症状，在这些患者中，癌性腺体不得不从下面的气管上"剔"掉，该组患者往往用放射性碘或外放疗进行治疗。前期切除部位的复发特别麻烦：反复气道出血，最终肿瘤进展

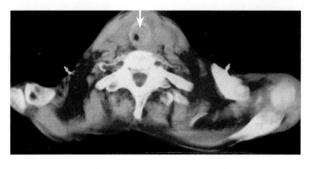

图 6-27-5　浸润气管的复发性甲状腺癌（箭头），临床表现为咯血和喘鸣

导致窒息。因此，复发部位的缓解和在某些情况下的治愈可通过气管节段性切除或喉气管切除重建来实现。

（三）肺癌

主支气管肿瘤向近端蔓延或气管旁、气管隆嵴下淋巴结转移引起外来压迫和浸润，由此肺癌累及气管及气管隆嵴，纵隔淋巴结转移病变导致的局部浸润患者，不是全部也是多数不适合接受手术，然而，电灼消融、激光消融和近距离放疗可以缓解腔内阻塞性增长。必须评估新辅助多学科治疗作用及随之的切除。主支气管肿瘤向近端蔓延所导致的气管隆嵴直接侵犯而没有纵隔淋巴结受累，这个情况是可以考虑切除的（气管袖状全肺切除术），特别是术后病死率能保持在 10% 范围内时。

（四）食管癌

食管恶性肿瘤浸润入气管常导致食管气管瘘。Burt 回顾了处理这个问题的丰富经验，不尽相同，许多医生推荐食管支架或出于喂饲目的推荐胃造口。通过胃或结肠旁路实施食管旷置是一种具有高手术病死率的大型手术，最多的时候也只有短暂的术后生存期。

二、其他恶性肿瘤

由远处转移至气管的病变通常用内镜下切除和 Nd：YAG 激光消融方法进行治疗，以减小病灶。就如同常规那样，采用全身化疗或放疗。

第八节　手术治疗的原则和结果

一、历史

Belsey 报道了气管切除术的经验并将 2cm 列为气管能被环状切除的最大长度，Rob 和 Bateman 报道了气管壁切除部分采用自体或合成材料加以重建，这些手术常并发瘘、纵隔感染和狭窄。在随后的岁月中，一些作者介绍了较长的气管成功切除。当 Grillo 彻底并系统地描述气管经胸入路和颈纵隔入路可以被切除的份额之时，大范围且具有进取心的气管外科之门打开了。划时代的结论是，

大约一半的气管可被切除并吻合。Grillo 及同事对气管肿瘤和狭窄的切除技术及成果作了很多报道，铺就了气管切除的现代技术之路。Pearson 是第一批形容累及环状软骨的高位气管病变的切除技术之人，并在 1995 年 Pearson 和 Gullane 更新了他们的这些技术经验。

二、外科手术的选择

使用各种松解技术以尽量减少张力的气管切除和端 - 端吻合是治疗气管肿瘤的主要形式。

处理良性肿瘤必须彻底了解所要治疗的肿瘤病理，基底宽并有局部复发可能性的良性肿瘤最好是经气管切除术来治疗，良性肿瘤通常累及气管 1cm 的间距，切除与吻合并无困难。良性肿瘤如脂肪瘤、孤立性乳头状瘤和错构瘤，可以通过硬质支气管镜切除，Nd∶YAG 激光促使这些肿瘤完全消融，内镜切除后，肿瘤基底采用激光消融。必须内镜监护以肯定没有局部复发。

当临床研究结果表明恶性原发性气管肿瘤最有可能被删除且气管重建可以安全完成时，应当采用一期切除术进行治疗。Gaissert 和 Mathisen 报道了 1962 年至 2002 年间 360 例气管肿瘤中的 268 例切除术，包括喉气管切除、分期重建和气管隆嵴切除；共有 149 例"纯粹"的气管切除术，其中 59 例为鳞癌，44 例为腺样囊性癌；气管重建的手术病死率为 2.7%（4/149）。

Perelman 报道了治疗恶性肿瘤的 48 例气管袖状切除与吻合，手术病死率为 4.2%（2/48）。5 例患者气管切除的长度太长以致不允许吻合，采用硅胶假体，该组病死率为 40%（2/5）。Regnard 指出，气管鳞癌或腺癌的术后病死率为腺样囊性癌和其他各种肿瘤的 3 倍。气管癌最好的预后因素是手术切除的完整性，术后并发症和病死率并没有受患者年龄、切缘阳性或淋巴结转移的影响。Maziak 报道了 32 例腺样囊性癌行气管切除术，病死率为 6.3%，然而，这些患者中的 4 例采用 Marlex 网假体实施重建。Rafaely 和 Weissberg 报道了治疗气管肿瘤的 22 例切除，其中 19 例节段性切除和 3 例还包括气管隆嵴的切除，病死率为 4.5%（1/22）。

三、鳞状细胞癌

Gaissert 评估了 135 例气管鳞状细胞癌，其中 120 例被认为适合计划切除，肿瘤切除 90 例，气管袖状切除术是 59 例，气管隆嵴切除 20 例，其他类型手术 11 例，鳞癌切除中的切缘阳性为 18%。Regnard 报道了 98 例气管肿瘤切除，切缘阳性为 26%。这些研究结果不仅证实了在气管癌患者中难以达到完整切除，也证实了手术时对切缘进行冷冻切片分析的必要性。因为切缘经常受限和对气管残留血供的保存否决了实施广泛整块切除的能力，因此，建议所有由于鳞状细胞癌而进行气管切除术的患者术后放疗。

四、腺样囊性癌

尽管切缘阳性或淋巴结阳性，仍能获得长期生存。手术切除时记住这个因素很重要，因为切缘肉眼阴性而冰冻切缘阳性的患者并不需要伴随着高风险吻合分离的更积极的切除。腺样囊性癌对放疗敏感且生长缓慢，因此，接受切缘阳性并避免张力吻合是合理的。如果冷冻切片显示镜下切缘阳性而仍能安全获得满意吻合，则应当再切除气管组织。然而，获得最好的长期效果是那些曾完整切除的患者。 Maziak 报道称，完全和不完全切除的气管腺样囊性癌均有优秀的长期效果。

Gaissert 评估了 135 例气管隆嵴的原发性腺样囊性癌，44 例单纯气管切除，41 例气管隆嵴切除，16 例伴有或不伴有永久性气管造口的喉气管切除；59% 腺样囊性癌患者的气道切缘阳性，表明该肿瘤有黏膜下及气管旁累及，这一发现导致 Gaissert 建议：无论近期手术的切缘阳性与否，都应给予所有气管腺样囊性癌切除者术后放疗。

五、其他恶性肿瘤

所有其他类型的原发性气管恶性肿瘤，只要技术上可行，就应当予以手术切除。术后放疗与否的决策取决于手术切除的完整性和肿瘤的组织学类型，切缘阴性的不典型类癌不是辅助放疗的指征。

第九节 预后

一、鳞状细胞癌

Gaissert 报道称,所有气管鳞状细胞癌切除的 5 年和 10 年生存率分别为 39% 和 18%,这些结果包括了气管隆嵴切除和喉切除的患者。影响鳞状细胞癌患者 5 年生存率的负面因素是淋巴结阳性(12.5%)和切缘的镜下肿瘤存在(26.6%)。Grillo 和 Mathisen 宣称,与鳞状细胞癌的单纯放疗相比,切除加放疗提供了 3 倍的存活时间,已切除的鳞状细胞癌切除加术后放疗的中位生存期为 38 个月,而不能手术切除的鳞状细胞癌的中位生存期为 8.8 个月。Perelman 报道称,已切除的气管鳞状细胞癌的 3 年生存率为 27%,5 年和 10 年生存率为 13%。Pearson 确定 9 例中有 4 例气管鳞状细胞癌患者切除后存活 6~56 个月。

据 Regnard 的报道,在其多中心回顾性分析中,已切除的气管癌的 5 年生存率和 10 年生存率分别为 47% 和 36%,他们的数据显示,术后放疗并没有提高已完全切除的气管肿瘤患者的存活率,术后放疗的确明显提高了不完全切除患者的生存率。该研究中的一个有趣发现是已切除的气管肿瘤有淋巴结转移并不影响长期生存,然而,80% 的这些患者在淋巴结阳性时接受了术后放疗。

二、腺样囊性癌

腺样囊性癌是一种切除后多年可复发的气管恶性肿瘤,它在黏膜下蔓延,也扩散入气管周围软组织。因此,鉴于术后 10 年或 15 年有局部复发的可能性,报告准确的最终结果有些困难。尽管切缘上的肿瘤发生率增加(59%),但 Gaissert 报道 101 例切除术的 5 年生存率和 10 年生存率分别为 52% 和 29%,平均生存期为 69 个月。Perelman 报道,已切除的气管腺样囊性癌的 3 年总生存期为 71%,5 年总生存期为 66%,10 年总生存期和 15 年总生存期为 56%。Maziak 报道 32 例腺样囊性癌切除术,其中 16 例完全和潜在治愈,该组有 2 例手术死亡,其余 14 例患者的平均生存期为 9.8 年,接受不完

整切除还存活着的患者平均中位生存期为 7.5 年。在接受一期切除治疗的 32 例患者中,计算出的 10 年精算存活率为 51%,5 例患者的区域淋巴结发现转移性肿瘤。Regnard 报道称,切除了的气管腺样囊性癌的 5 年和 10 年生存率分别为 73% 和 57%,与那些不完全切除患者相比,完全切除患者的生存率并无显著差异。也有人指出,术后放疗既没有提高完全的生存率,也没有提高不完全切除的生存率,尽管这份报告仍建议对切除了的腺样囊性癌术后放疗。

同期转移性肺癌减少了平均存活时间,也发生在后期病程中。腺样囊性癌患者的长期预后明显好于鳞状细胞癌患者。Maziak 介绍,晚期转移性病变最常发生于肺,也可以发现于骨骼和肝脏中,完全切除的确能提高生存率,但切缘阳性患者也可存活数年。这加强了这一名言,即伴有阳性切缘的无张力吻合比在会造成严重术后并发症的张力下吻合要好。

三、放疗

对于不符合切除条件的气管原发性恶性肿瘤患者,放疗可以是另一种替代治疗形式,虽然它似乎没有像能提供长期控制的一期切除那样有效。Rostom 报道了 39 例气管原发性恶性肿瘤的放疗,其中 28 例鳞状细胞癌,3 例腺样囊性癌;在这 31 例患者中,5 例在治疗后处于无病状态 4~11 年,6 例死于无关的原因,其余死于局部复发或转移癌。放疗剂量从 5000~7000cGy 不等。病变局限于气管的患者有一个更好的预后,58%(11/19)局限于气管的肿瘤,在死亡时或在最后一次随访评估(3~16 年)时局部受到控制。

Fields 报道了 24 例接受放疗作为全部或部分的治疗的气管原发性恶性肿瘤,该组患者包括 13 例鳞状细胞癌和 4 例腺样囊性癌。精算中位生存期为 10 个月,5 年和 10 年生存率分别为 25% 和 13%。对于受到单纯放疗治疗的患者,反应与剂量有关,超过 6000Gy 的剂量对于实现完全反应中有统计学意义。但是,5 例患者发生严重的并发症,包括无名动脉破裂、气管食管瘘和食管狭窄。该组病例显示,就局限化病变而言,放疗的生存并不优

于手术,原发性肿瘤控制很少考虑晚期病变。腺样囊性癌患者的生存期显著好于鳞状细胞癌患者,中位生存期分别为 12.6 和 6.5 个月。

Grillo 和 Mathisen 将接受切除和术后放疗的患者与那些仅接受放疗的患者相比较,显然切除加术后放疗获得了较好的结果。Maziak 报道了 6 例把放疗作为主要治疗的气管腺样囊性癌患者,平均生存期为 6.2 年,两例患者在放疗后 7 年和 8 年因局部复发发生气道阻塞。Grillo 报道了 12 例接受单纯放疗的腺样囊性癌患者,仅 3 例健在,无发病证据,然而,这些肿瘤在诊断开始时就已经广泛波及。Gaissert 最近指出,不能切除的腺样囊性癌的平均生存期为 41 个月。

Jeremic 采用单纯放疗治疗了 22 例不能手术的气管鳞状细胞癌患者,9 例患者接受 60Gy 治疗,13 例患者 70Gy 治疗,中位生存时间为 24 个月,5 年生存率为 27%。70Gy 组的生存率略高于 60Gy 组,但差异无统计学意义,与其他治疗组的低放疗剂量相比,这些结果强调最少需要 60Gy 剂量,才能提供肿瘤控制的潜能。治疗相关性毒性的发生与高放疗剂量有关,这些并发症包括食管炎引起的吞咽困难、软骨软化、坏死性气管炎和气管狭窄。

通过 CT 制订治疗计划以及采用现代给药技术和超分割手段的中子疗法可提高恶性原发性气管肿瘤的放疗效果,放化疗已在临床上成功地控制了晚期肺癌,也可用于治疗气管癌。但是目前,只有当技术因素使得肿瘤无法切除或者当患者的身体条件不适合手术时,才考虑把放疗作为一种主要治疗形式。

四、内镜治疗

阻塞性或出血性气管恶性肿瘤的姑息治疗可通过多种内镜手术来实现。基本支气管镜技术是用空心支气管镜剜除肿瘤与用大活检钳清创肿瘤。气管肿瘤腔内切除的好处是缓解症状、通过消除远端感染来改善通气以及在大范围切除前稳定病情,放疗或放化疗期间并发症发病率也减少了。Nd:YAG 激光切除术对于在阻塞性气管肿瘤患者中建立开放气道特别有价值。冷冻疗法利用一个经空心支气管镜的探头冻结组织以达到摧毁它的目的。

确实会发生肿瘤坏死和血管血栓形成,而气管的基本结构得到了保护。光动力疗法包括使用卟啉类光敏化剂,接触适当波长的光线,形成有毒的氧自由基并破坏肿瘤。近距离放疗在一个局限化放疗野有效提供高剂量放疗,在内镜清创后,高活性核素铱-192(^{192}Ir)被放置一根正确处于肿瘤腔位置的导管内。不考虑手术切除时,可以在内镜消除腔内肿瘤后放置气管内支架以保持气道通畅。

五、侵及气管的继发性肿瘤

气管节段切除或喉气管切除重建术可以对原发性和复发性甲状腺癌都达到明显的长期生存。完全切除确实提供了最好的生存结果,建议在一期切除时就用于气管浸润的治疗。较为保守的剔除技术是用于甲状腺癌气管浅表性浸润的气管"削痂",这种类型的切除常伴随辅助放疗,但局部复发确实发生。Gaissert 评估了 1964 年至 2005 年间 113 例侵犯上气道的甲状腺癌,82 例患者完成切除,其中 69 例切除重建术、8 例颈剔除术、5 例喉切除术;癌症种类为 55 例乳头状癌、7 例滤泡状癌、7 例组织间变性肿瘤和 13 例其他种型;46 例患者因为复发而转诊,特别需要指出的是,本组病例中,最初切除时就从气管剔掉肿瘤为 33 例,手术病死率为 1.2%(1/82),发生吻合口并发症 4.3%(3/69);在接受重建的 69 例患者中,平均生存期为 9.4 年,10 年生存率为 40%;补救切除组的平均生存期为 5.6 年,10 年生存率为 15%;复发病变和补救手术与生存率降低有关,甲状腺切除时的气管切除术或此后不久的气管切除术以及完整切除都与预后的改善有关,甲状腺切除术时就接受气管切除术的患者群有最佳的总存活数。

Grillo 强调,包括气管在内完整切除局部病变,能提供最佳的长期治疗,他们认为,剔除手术加随后的放疗并不能提供令人满意的长期治疗。

相反,McCarty 报道了 35 例甲状腺癌气管浅表浸润患者接受剔除手术和随后辅助放疗的,其中的 25 例患者还活着,平均随访 81 个月没有复发性病变;有 6 例出现局部区域的复发,接受了另一次外科手术或重复放疗。这些患者平均随访 5 年仍然无病变,共有 5 例患者存在甲状腺癌的腔内浸润,全部接受喉气管重建,平均随访5年,其中4例患者没有病变。

Nishida报道了13例有气管浅表浸润的甲状腺癌患者,这些患者接受非切除治疗(剔除手术),其已切除甲状腺的气管侧癌在组织学上表现出癌症,但肉眼病灶并没有留在后面。在平均随访7.2年中,共9例患者健在,无复发迹象,3例患者死于其癌症,有1例手术死亡。这些结果与一组因气管深部浸润而接受气管切除的40例患者进行了比较,经鉴定在局部、区域或远处复发等方面无统计学差异。得出的结论是甲状腺癌浅表浸润入气管可以实施非切除治疗,深度浸润最好接受气管切除术治疗。

浸润气管的甲状腺未分化癌必须被视为一个单列问题,因为这些患者常死于广泛性切除后不久就出现的转移性病变。Ishihara介绍了60例晚期甲状腺癌患者,这些患者的肿瘤连同部分气管一起切除,34例实现完整切除,该组5年存活率为78%;接受不完全切除的患者,其5年存活率为44%。浸润性甲状腺癌患者接受部分气管或喉的切除或这两者的一并切除,不仅能获得治愈的可能,而且也能明显获得缓解,免于出血和阻塞。

在罕见的情况下,气管受累是食管恶性肿瘤的唯一壁外蔓延结果,可以完成伴有气管肌皮瓣气管重建的部分气管切除术,该手术常与全喉-食管切除术有关,其中的重建是颈或纵隔气管造口术的一部分。

(黄平)

参考文献

1. Basheda SG, Mehta AC, De BG, et al. Endobronchial and parenchymal juvenile laryngotracheobronchial papillomatosis. Effect of photodynamic therapy. Chest, 1991, 100:1458.

2. Beattie EJ, Bloom ND, Harvey JC. Trachea. //Beattie EJ, Bloom ND, Harvey JC. Thoracic Surgical Oncology. New York:Churchill Livingstone, 1992:273-281.

3. Belsey R. Resection and reconstruction of the intrathoracic trachea. Br J Surg, 1950, 38:200.

4. Briselli M, Mark GJ, Grillo HC. Tracheal carcinoids. Cancer, 1978, 42:2870.

5. Burt M, Diehl W, Martini N, et al. Malignant esophagorespiratory fistula:malignant options and survival. Ann Thorc Surg, 1991, 52(6):1222-1228.

6. Burton DM, Heffner DK, Paptow CA. Granular cell tumors of the trachea. Laryngoscope, 1992:102:807.

7. Cavaliere S, Venuta F, Foccoli P, et al. Endoscopic treatment of malignant airway obstructions in 2,008 patients. Chest, 1996:110:1536.

8. Chen TF, Braidley PC, Shneerson JM, et al. Obstructing tracheal lipoma:management of a rare tumor. Ann Thorac Surg, 1990:49(1):137-139.

9. Daddi G, Puma F, Avenia N, et al. Resection with curative intent after endoscopic treatment of airway obstruction. Ann Thorac Surg, 1998:65(1):203-207.

10. Daniel TM, Smith RH, Faunce HF, et al. Transbronchoscopic versus surgical resection of tracheobronchial granular cell myoblastomas. J Thorac Cardiovasc Surg, 1980:80(6):898-903.

11. Desai DP, Holinger LD, Gonzalez-Crussi F. Tracheal neoplasms in children. Ann Otol Rhinol Laryngol, 1998:107:790.

12. Edell ES, Cortese DA. Photodynamic therapy;its use in the management of bronchogenic carcinoma. Clin Chest Med, 1995:16:455.

13. Fields JN, Rigaud G, Emami BN. Primary tumors of the trachea. Results of radiation therapy. Cancer, 1989, 63:2429.

14. Gaissert HA, Grillo HC, Shadmehr MB, et al. Long term survival after resection of primary adenoid cystic and squamous cell carcinoma of the trachea and carina. Ann Thorac Surg, 2004:78:1889-1897.

15. Gaissert HA, Grillo HC, Shadmehr MB, et al. Uncommon paratracheal tumors. Ann Thorac Surg, 2006, 82:268-273.

16. Gaissert HA, Honings J, Grillo HC, et al. Segmental laryngotracheal and tracheal resection for invasive thyroid carcinoma. Ann Thorac Surg, 2007, 83:1952-1969.

17. García-Prats MD, Sotelo-Rodríguez MT, Ballestín C, et al. Glomus tumor of the trachea:report of a case with microscopic untrastructural and immunohistochemical examination and review of the literature. Histopathology, 1991, 19(5):459-464.

18. Gelb AF, Tashkin DP, Epstein JD, et al. Diagnosis and Nd-YAG laster treatment of unsuspected malignant tracheal obstruction. Chest, 1988, 94(4):767-771.

19. Gelder CM, Hetzel MR. Primary tracheal tumors;a national

survey. Thorax, 1993, 48:688.

20. Gilbert JG, Mazzarella LA, Geit LJ. Primary tracheal tumors in the infant and adult. Arch Otolaryngol Head Neck Surg, 1953, 58:1.

21. Greene FL, et al.. AJCC Cancer Staging Manual. 6th ed. New York: Springer-Verlag, 2002.

22. Grillo HC. Tracheal tumors: diagnosis and management. In Choi NC, Grillo HC, eds. Thoracic Oncology. New York: Raven Press, 1983:271-278.

23. Grillo HC. Benign and malignant disease of the trachea. //Shields TW. General Thoracic Surgery, 3rd ed. Philadelphia: Lea & Febiger, 1989.

24. Grillo HC, Dignan EF, Mirua T. Extensive resection and reconstruction of mediastinal trachea without prosthesis or graft: an anatomical study in man. J Thorac Cardiovasc Surg, 1964, 48:471.

25. Grillo HC, Mathisen DJ. Primary tracheal tumors: treatment and results. Ann Thorac Surg, 1990:49:69.

26. Grillo HC, Mathisen DJ, Wain JC. Management of tumors of the trachea. Oncology, 1992, 6:61.

27. Grillo HC, Suen HC, Mathisen DJ, et al. Resectional management of thyroid carcinoma invading the airway. Ann Thorac Surg, 1992, 54 (1):3-9.

28. Guillou L, Sahli R, Chaubert P, et al. Squamous cell carcinoma of the lung in a nonsmoking, nonirradiated patient with juvenile laryngotracheal papillomatosis. Am J Surg Pathol, 1991, 15 (9):891-898.

29. Hajdu SI, Huvos AG, Goodner JT, et al. Carcinoma of the trachea. Clinicopathologic study of 41 cases. Cancer, 1970, 25 (6):1448-1456.

30. Heitmiller RF, Mathisen DJ, Ferry JA, et al. Mucoepidermoid lung tumors. Ann Thorac Surg, 1989, 47 (3):394-399.

31. Houston HE, Payne WS, Harrison EG Jr, et al. Primary cancers of the trachea. Arch Surg, 1969, 99 (2):132-140.

32. Ishihara T, Kobayashi K, Kikuchi K, et al. Surgical treatment of advanced thyroid carcinoma invading the trachea. J Thorac Cardiovasc Surg, 1991, 102 (5):717-720.

33. Jeremic B, Shibamoto Y, Acmovie L, et al. Radiotherapy for primary squamous cell carcinoma of the trachea. Radiother Oncol, 1996, 41:135-138.

34. Kaplan MA, Pettit CL, Zukerberg LR, et al. Primary lymphoma of the trachea with morphologic and immunophenotypic characteristics of low grade B-cell lymphoma of mucosa associated lymphoid tissue. Am J Surg Pathol, 1992, 16 (1):71-75.

35. Karley SW, Buchon-Zalles C, Moran J, et al. Chronic cavitary respiratory papillomatosis. Arch Pathol Lab Med, 1989, 113 (10):1166-1169.

36. Kauczor HU, Wolcke B, Fischer B, et al. Three-dimensional helical CT of the tracheobronchial tree: evaluation of imaging protocols and assessment of suspected stenosis with bronchoscopic correlation. AJR Am J Roentgenol, 1996, 167 (2):419-424.

37. Kavuru MS, Mehta AC, Eliachar I. Effect of photodynamic therapy and external beam radiation therapy on juvenile laryngotracheobronchial papillomatosis. Am Rev Respir Dis, 1990, 141:509.

38. Krespi YP, Wurster CF, Sisson GA. Immediate reconstruction after total laryngopharyngoesophagectomy and mediastinal dissection. Laryngoscope, 1985, 95:156.

39. Leventhal BG, Kashima HK, Mounts P, et al. Long-term response of recurrent respiratory papillomatosis to treatment with lymphoblastoid interferon (-N1). N Engl J Med, 1991, 325 (9):613-617.

40. Lin CM, Li AF, Wu LH, et al. Adenoid cystic carcinoma of the trachea and bronchus: a clinicopathologic study with DNA flow cytometric analysis and oncogene expression. Eur J Cardiothorac Surg, 2002, 22 (4):621-625.

41. Manninen MP, Antila PJ, Pukander JS, et al. Occurrence of tracheal carcinoma in Finland. Acta Otolaryngol, 1991, 111 (6):1162-1169.

42. Mark E. Pathology of tracheal neoplasms. //Choi NC, Grillo HC. Thoracic Oncology. New York: Raven Press, 1983:256-269.

43. van der Maten RS, Blaauwgee JL, Sutedja TG, et al. Granular cell tumors of the tracheobronchial tree. J Thorac Cardiovasc Surg, 2003, 126:740-743.

44. Mathisen DG, Grillo HC. Endoscopic relief of malignant airway obstruction. Ann Thorac Surg, 1989, 48:469.

45. Maxwell RJ, Gibbons JR, O'Hara MD. Solitary squamous papilloma of the bronchus. Thorax, 1985, 40:68.

46. Maziak DE, Todd TR, Keshavjee SH, et al. Adenoid cystic carcinoma of the airway: thirty-two year experience. J Thorac Cardiovasc Surg, 1996, 112 (6):1522-1531.

47. McCarty TM, Kuhn JA, Williams WL Jr, et al. Surgical management of thyroid cancer invading the airway. Ann Surg Oncol, 1997, 4 (5):403-408.

48. Menaissy YM, Gal AA, Mansour KA. Glomus tumor of the trachea. Ann Thorac Surg, 2000, 70:295.

49. Nashida T, Kazuyasu N, Masayasu H. Differential thyroid carcinoma with airway invasion: indication for tracheal resection based on the extent of cancer invasion. J Thorac

Cardiovasc Surg,1997,114:84.

50. Ozaki O,Sugino K,Mimura T,et al. Surgery for patients with thyroid carcinoma invading the trachea:circumferential sleeve resection followed by end-to-end anastomosis. Surgery,1995,117(3):268-271.

51. Pang LC. Primary neurilemmoma of the trachea. South Med J,1989,82:785.

52. Pearson FG,Gullane P. Subglottic resection with primary tracheal anastomosis including synchronous laryngotracheal reconstruction. Acta Otorhinolaryngol Belg,1995,49:389.

53. Pearson FG,Todd TRJ,Cooper JD. Experience with primary neoplasms of the trachea and carina. J Thorac Cardiovasc Surg,1984,88:511.

54. Pearson FG,Cooper JD,Nelems JM,et al. Primary tracheal anastomosis after resection of the cricoid cartilage with preservation of recurrent laryngeal nerves. J Thorac Cardiovasc Surg,1975,70(5):806-816.

55. Perelman MI,Koroleva NS. Primary tumors of the trachea. //Grillo HC,Eschapasse H. International Trends in General Thoracic Surgery. Philadelphia:Saunders,1987:91-110.

56. Perelman MI,Koroleva N,Birjukov J,et al. Primary tracheal tumors. Semin. Thorac Cardiovasc Surg,1996,8:400-402.

57. Rafaely Y,Weissberg D. Surgical management of tracheal tumors. Ann Thorac Surg,1997,64:1429.

58. Randleman CD,Unger ER,Mansour KA. Malignant fibrous histiocytoma of the trachea. Ann Thorac Surg,1990,50:458.

59. Regnard JF,Fourquier P,Levasseur P. Results and prognostic factors in resection of primary tracheal tumors:a multicenter retrospective study. The French Society of Cardiovascular Surgery. J Thorac Cardiovasc Surg,1996,111:808.

60. Rob CG,Bateman GH. Reconstruction of the trachea and cervical esophagus. Br J Surg,1949,36:202.

61. Rostom AY,Morgan RL. Results of treating primary tumors of the trachea by irradiation. Thorax,1978,33:387.

62. Salminen U,Halttunen P,Taskinen E,et al. Recurrence and malignant transformation of endotracheal chondroma. Ann Thorac Surg,1990,49(5):830-832.

63. Shah SS,Karnak D,Shah SN,et al. Clinical Pathologic Conference in General Thoracic Surgery:a malignant peripheral nerve sheath tumor of the trachea. J Thorac Cardiovasc Surg,2006,132:1455-1459.

64. Sisson GA,Bytelle E,Edison BD. Transsternal radical neck dissection for control of stomal recurrence:end results. Laryngoscope,1975,85:1504.

65. Sodeyama H,Matsuo K,Ishizaka K,et al. Platysma musculocutaneous flap for reconstruction of trachea in esophageal cancer. Ann Thorac Surg,1990,50(3):485-487.

66. Spratling L,Speiser BL. Endoscopic brachytherapy. Chest Surg Clin North Am 1996,6:293.

67. Thedinger BA,Cheney ML,Montgomery WW,et al. Leiomyosarcoma of the trachea. Case report.Ann Otol Rhinol Laryngol,1991,100(4 Pt 1):337-340.

68. Tojo T,Iioka S,Kitamura S,et al. Management of malignant tracheobronchial stenosis with metal stents and Dumon stents. Ann Thorac Surg,1996,61(4):1074-1078.

69. Ujiki GT,Pearl GJ,Poticha S,et al. Mortality and morbidity of gastric pullup for replacement of the pharyngoesophagus. Arch Surg,1987,122(6):644-647.

70. Venuta F,Rendina EA,De Giacomo T,et al. Nd:YAG laser resection of lung cancer invading the airway as a bridge to surgery and palliative treatment. Ann Thorac Surg,2002,74(4):995-998.

71. Wasserman K. Emergency stenting of malignant obstruction of the upper airways:long term follow-up with two types of silicone prosthesis. J Thorac Cardiovasc Surg,1996,112:859.

72. Weber AL,Grillo HC. Tracheal lesions-assessment by conventional films,computed tomography and magnetic resonance imaging. Israel J Med Sci,1992,28:233.

73. Weber TR,Connors RH,Tracy TF Jr,et al. Complex hemangiomas of infants and children. Individualized management in 22 cases. Arch Surg,1990,125(8):1017-1020.

74. Zannini P,Melloni G. Surgical management of thyroid cancer invading the trachea. Chest Surg Clin N Am,1996,6(4):777-790.

•第二十八章 气管非肿瘤性疾病的治疗

许多良性疾病都可以累及气管,根据其性质,笔者把它们分为:①感染;②创伤后病变;③压迫气管的外来病变;④其他性质的气管疾病。

第一节 感染

一、结核

上呼吸道结核似乎主要涉及下段气管、主支气管或两者兼而有之。急性溃疡性结核性气管炎应给予药物治疗。随着急性炎症的消退,可能出现需要手术治疗的狭窄,典型的情况是狭窄表现为黏膜下纤维化,使得远端气管和主支气管出现明显的全周性变窄或闭塞。尽管可能出现环支气管纤维化或环气管纤维化,但气管软骨仍显得十分完好。病变可能相当长,是一个巨大的手术挑战。在手术切除和重建之前,应彻底治疗并控制住活动性结核。重复扩张是治疗炎性狭窄的首选方法。由于会引起肉芽并进一步形成狭窄,因此必须谨慎考虑使用支架(尤其是可扩张性支架)。

二、组织胞浆菌病

组织胞浆菌病可以好几种方式累及气道,它可能导致广泛的纵隔纤维化,累及远端气管、气管隆嵴和主支气管,也可能因累及右气管旁、气管前区和中叶支气管周围的淋巴结群而主要影响到右支气管树,纤维化可能会向心性扩展直至右肺动脉的起点甚至心包内。气道病变可能是气道受压与内

在纤维化的联合作用。气管隆嵴部位的巨大组织浆细胞瘤可压迫气管,这样的病变可以出现中央干酪样坏死,而其纤维化囊壁融入一侧或两侧主支气管壁;另一种表现是出现气管隆嵴下与隆嵴前淋巴结的致密纤维化和钙化,浸润并烂穿气管、气管隆嵴或支气管的壁。外周在叶支气管内也可发生支气管结石。随之可能出现继发性感染和出血。现在,支气管结石病一般与组织胞浆菌病有关,而不是如早期那样与结核有关。

更多的时候组织胞浆菌通过对手术切取病理标本进行特殊染色而不是培养来鉴别的。从假设是由该微生物致病的人群中识别该微生物尚不足50%。有理论表明持续的纤维化过程更多的是对感染产物而不是对活的微生物的一种反应。因此,诊断是根据病理发现、影像学表现以及疾病接触史、临床演变做出的,往往是推测性的。

三、其他炎性疾病过程

已经观察到了少数在童年遭受白喉的患者多年以后出现气管狭窄或喉气管狭窄。因为大多数患者在婴儿期或幼儿期因为治疗此急性病的需要实施过气管造口术,很难区分是否此晚期狭窄是由疾病引起的还是治疗引起的。气管重建是可能的。

硬结是一种罕见疾病,由鼻硬结克雷伯菌感染引起,不但可累及鼻咽部、还可累及气道,发现于墨西哥和中美洲。坏死性毛霉菌病不仅累及肺而且累及气管隆嵴,迅速而根治的手术切除,辅以长

期大剂量的两性霉素治疗可能会挽救一部分这种患者。

第二节　创伤后病变

一、钝伤

钝伤导致的气管、气管隆嵴或主支气管的破裂可能难以识别。这类患者几乎总是有气胸引流治疗史,气管破裂时常为双侧气胸引流治疗史,表现为呼吸急促或喘鸣,最后做出这个诊断时,气管或支气管可减小到只是一个小开口。治疗包括狭窄的及时切除和手术修复,支气管遭损伤时,应尽一切努力挽救远端的肺,通常这是可能的,除非呼吸道发生了严重感染,有人已经证明被重新植入肺有足够的功能,肺功能恢复似乎大致与肺受损时间成反比。

颈部钝伤引起气管分离,如果只是实施了气管造口术,那么分离部位随后发生完全狭窄,双侧喉返神经通常至少暂时瘫痪并往往永久瘫痪。受伤后如果局部炎症消退,就必须仔细评估这类患者数月。必要时通常先实施喉重建,以稳定声门裂,然后喉重新连接到气管,从而获得有效但没有声调变化的嗓音。最初没有修复的咽食管分离在同时重建。

二、吸入烧伤

喉、气管和支气管的吸入烧伤特别难以处理。烧伤因素可能是化学性的、热力或两者的集合。一旦即刻损伤消退,这些患者往往没有表现出咽或声门上喉的损伤。持续性损伤往往始于声带下方的声门下,沿着气道向下延伸,损伤强度逐渐减弱。损伤深度和呼吸道受损的长度可能与烧伤因素的真正致伤潜力有关,而且与患者接受的剂量有关。Grillo发现,在18例因吸入损伤导致的气管狭窄而接受治疗的患者中,14例同时有声门下狭窄,2例有主支气管狭窄。有时难以区分因急症插管所引起的远期损伤。

大多数病例的气管环并没有受到破坏,并且损伤仅限于不同深度的黏膜和黏膜下。不应做出任

何针对切除损伤的尝试,特别是在烧伤早期。首先,病变常直接始于声带下并且累及整个声门下喉,使得修复几乎不可能;其次,烧伤的气道对早期手术反应不佳,即使病变似乎局限性的,就像烧伤的身体皮肤。适当放置硅胶T型管固定,维持极大的耐心,届时多数这些患者通常可以获得稳定和开放的气道。如果需要切除,也应推迟直到对气道损伤的急性炎症反应已完全消退。

三、术后狭窄

大多数情况下,气管重建引起的气管狭窄是吻合口张力过度造成的,这与过分热衷于切除太长的气管有关。成人气管切除长度大概超过50%的水平、儿童气管切除长度大概超过30%的水平就会导致吻合张力到达危险地步,气管隆嵴切除术由于其复杂性而特别显得危险。患者长期使用高剂量泼尼松在进行广泛的气管切除时尤其危险。全周性广泛剥离所引起的气管血供不必要的中断也会导致气管狭窄或分离。

气道狭窄也可能由放射治疗和激光损伤引起。近距离放射治疗已经促使一定数量的主支气管狭窄,激光治疗对气管损伤的作用更是难以评估,因为激光常用于对前期病变的尝试治疗,并与维护呼吸道的气管造口术协同使用。常常可以用序贯式切除与重建的方法处理激光损伤,而放射性损伤要么乍看之下不可纠治,要么冒相当大的风险才可以纠治。

如何获得前期放疗过的气管(大约至少1年之前接受剂量超过4000cGy放疗)在重建之后愈合这一具体问题在很大程度上已经由网膜加固成功地予以解决。

四、插管后损伤

气管导管或气管造口导管是呼吸衰竭时最常用来传递机械通气支持的人工管道,为了有效传递压力支持,就必须使得人工管道与气道之间的连接密封,迄今为止,通过套囊化的导管来提供呼吸辅助是对呼吸困难或胸壁顺应性差成人的唯一有效方法。不带有套囊化导管的高流量呼吸机、电刺激膈肌呼吸机和负压罐式呼吸机都不能满意处理这

些严重问题。能长期使用的高频通气仍待发展。由插管导致的气管病变群,如图 6-28-1 所示,最常见和最必须进行确定性治疗的是引起气道阻塞的病变。单个患者可能有一个以上的病变并且因为这些病变的治疗不同,所以设计治疗方案时必须精确界定这些病变的病理状态。

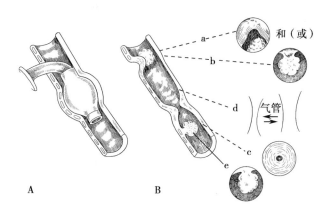

图 6-28-1　与气管造口导管有关的炎性病变图解

A. 造口位置与传统套囊的扭曲作用;B. 出现于损伤对应部位的病变。在造口处,前狭窄(a)、肉芽肿(b),或两者一起出现。在套囊处(c),发生环形狭窄。在造口与环形狭窄之间可以发生气管软化,伴有功能性闭塞(d)。在导管尖引起的糜烂处(e),发生肉芽肿。可以在套囊水平与导管尖水平观察到无名动脉糜烂与气管食管瘘

有人观察到,气管导管甚至在插管后仅仅 48 小时就能在喉水平造成伤害:声门水肿、声带肉芽肿、糜烂特别是超过杓状软骨的糜烂、肉芽组织形成、息肉状阻塞和真正狭窄尤其是喉内声门下水平的狭窄。声门下损伤也可以由环甲膜切开和因高位气管造口导致的环状软骨糜烂而引起。声门下狭窄比气管狭窄难以纠治。

在气管造口部位,愈合过程中可能形成阻塞气道的肉芽肿。最初气管造口时如果通过掀起一个大的气管壁瓣或开一个大窗气管造口,如果脓肿和承重装置引起糜烂,瘢痕愈合可能会在气管前壁产生 A 形狭窄,严重危害气道。在这些患者中,气管后壁可能相对完整。无论是气管造口导管还是气管导管,其充气套囊水平都可能会发生气管壁的环形糜烂。如果糜烂是足够深,气管的解剖全层可能被破坏,瘢痕修复的结果导致致密环形狭窄(图 6-28-2)。气管软化也可以发生。在这个水平之下,导管尖端可以撬顶气管壁,导致额外糜烂,形成肉

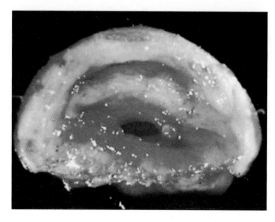

图 6-28-2　套囊水平的环形狭窄。手术标本显示管腔狭窄程度已到了出现症状时

芽肿,儿童患者使用非套囊化导管时尤其如此。在造口水平与套囊水平之间的节段可以发生不同程度的软骨软化,结果气管软化。软骨并未完全破坏,只是变薄。通气支持期间这一气管节段内的细菌感染加重了这个过程。

套囊型狭窄的病因学基础不同程度地归因于由套囊产生的压力性坏死、橡胶与塑料的材质刺激、气体灭菌所产生的刺激性物质、低血压和细菌感染。研究指出压力性坏死是主要病因,呼吸压力约为 25cmH_2O 时,标准的 Rusch 套囊膨胀若恰好密封气道环路,则囊内压力增至 180~250mmHg。气管是个椭圆形,因此密封处的气管得变形。如果患者的灌注压低于正常值,则更易发生坏死。覆盖软骨的黏膜最先破坏,裸露的软骨也坏死并最终脱落。气管壁全层损伤后的修复尝试只会导致瘢痕形成。糜烂是环形的,由此产生的狭窄也是环形的。进一步的糜烂性损伤在后面可导致气管食管瘘、在前面引起无名动脉穿孔。

伴有狭窄和软化的患者出现气道阻塞的症状和体征,包括运动性呼吸困难、喘鸣、咳嗽、阻塞性发作,不会发生咯血。少数患者会出现肺炎,有时是双侧。有时,仍插管的患者开始出现因导管前端周围肉芽形成所引起的阻塞。多数情况下,阻塞仅出现于拔管后,因为只要导管在原位,它就撑开了套囊型狭窄或潜在的造口狭窄。任何患者出现气道阻塞症状,只要患者在过去的 2 年时间内气管插管超过 24 小时,就必须考虑有器质性阻塞,直到证明并非如此。许多这样的患者因误诊为哮喘而得

到时间长短不一的治疗。这样的错误是由于缺乏对这些病变的认识和多数患者肺野正常的常规胸部 X 线表现。

少数患者在拔管 2 天内出现症状;多数患者的症状出现在拔管后的 10~42 天,少部分患者时间间隔很大,但通常在几个月内。如果患者从原发病恢复后仍保持坐位,则在症状变得明显之前,气道直径可能会收缩到临界的 4~5mm,这个缝隙使得任何时间都可能发生致命的阻塞。

虽然大容积套囊的设计使得情况发生了普遍改善,但是,如果膨胀过度稍微超出了其静息最大容积,大多数这种套囊仍可以引起气管损伤,因为它们是由相对不可伸展材料制成。环甲膜切开可能会导致严重或不可挽回的声门下损伤。

气管插管还可能导致另外三种特别严重的气道损伤,这就是气管食管瘘、气管无名动脉瘘以及声门下喉或喉气管狭窄。气管食管瘘最常见于同时存在气管内长期含有通着气的套囊和食管内管饲的患者,这两个异物压迫气管与食管之间的壁,首先导致炎症并使得气管食管相互影响,然后穿孔并可能扩大涵盖气管的整个膜壁。因为这基本上是一个套囊病变,所以同时还表现出气管的环形损伤。

气管前壁糜烂可能会导致进入无名动脉的瘘。过去,少数气管前壁糜烂被认为由导管尖端的成角或由高压套囊本身直接烂穿无名动脉引起的。罕见却相对比较常见的是无名动脉糜烂,发生于直接邻接于无名动脉的、低位的气管造口的下缘,气管造口导管的内侧弯曲循其路径烂穿无名动脉壁,儿童和青壮年中最常见这种情况,这是由于气管造口操作时颈部过伸,超过 1/2 的气管升至颈部,气管造口的位置太低。如果造口的位置是根据胸骨颈静脉切迹而不是环状软骨,那么气管造口就恰好位于升高了的无名动脉的上方,应重视此并发症。

上段气管狭窄可能也与严重的声门下狭窄相关。声门下喉狭窄源于三种原因。主要原因是糜烂,这是气管导管原位留置一段时间造成的,出错的主要因素可能是使用孔径对患者显得太大的导管。上段气道最狭窄部分之一是在环状软骨水平,

第二个最常见的原因是气管造口导管向上烂穿环状软骨,影响到下喉的前壁,这种情况最常见于脊柱后凸的老年患者,其环状软骨靠近胸骨颈静脉切迹。声门下狭窄的第三个原因是特意用环甲膜切开进行通气。如果造口水平出现损伤,那是选择在喉内进行外科手术造成的。同时累及声门下喉及上段气管的病变要通过手术进行修复比较困难。

气管食管瘘的表现是气管分泌物突然增加,气管内出现摄入食物。如果患者在使用呼吸机,则可能会出现胃扩张。气管无名动脉瘘罕见,可以通过先兆出血或大量的前期出血预告。在治疗因气管造口导致的出血时,鉴别气管肉芽糜烂、黏膜糜烂和动脉瘘是重要的。有时血管造影显示一个假性动脉瘤,很快就会大量出血。复习文献,有气管无名动脉瘘手术生存者 70 例,仅 40 例生存 2 个多月,约 25% 患者到达手术室还生存,患者大多死于基础疾病或其他并发症。

第三节　外在病变

一、甲状腺肿

颈部和纵隔的大的甲状腺肿都市可逐渐压迫气道,足以引起症状。甲状腺肿的增长缓慢可能使软骨环变形而不破坏它们。甲状腺肿切除后,气管可能仍扭曲变形并保持窄小,但临床上明显的气道阻塞很少存在。甲状腺肿的切除常常导致呼吸道症状的立即改善。然而,长时间的压迫引起软骨充分软化,甲状腺组织的支持部分的去除实际上使得气管随着呼吸做功而塌陷,这可以通过术中支气管镜检查、局部检查和手术野的触诊来明确,并通过在手术室内观察拔管后的患者最终确定。已出现了处理此问题的好几种方法,包括用非套囊化的导管进行插管,继之气管造口,最好在气管造口伤口封闭后的几天插入硅胶 T 型管。

位于前面的胸骨后甲状腺肿通常不会对气管产生压力,因为它在大血管前,有报道称,后面在食管气管旁下降进入胸廓上口的甲状腺肿更可能压迫气管。

二、血管压迫

气管受压的症状可能由先天性血管环、无名动脉动脉瘤或从气管和食管后穿过异常的锁骨下动脉所致。对儿童患者,无名动脉本身就可以引起气管受压。

右位主动脉弓患者的主动脉弓升得高,骤然向下转折形成一个发夹结构,沿右侧下降(伴有一条异常的左锁骨下动脉即往往为 Kommerell 的一个憩室、动脉韧带,同时存在伴随有或无一定程度漏斗胸的胸部前后径变窄),如此可能会引起气管压迫,出现严重症状。憩室切除和异常锁骨的移植可能都无法解除阻塞,需要主动脉弓的固定甚或在主动脉旁路后切断主动脉弓。

三、纵隔肿块

大多数压迫气管的纵隔肿块是恶性肿瘤。极

少数情况下,气管隆嵴部位的大的支气管囊肿居然也能压迫气道。婴儿的气管压迫可以由一个大的胸腺囊肿引起。

四、全肺切除术后综合征

右全肺切除后,纵隔可完全移至右侧腋部和后方,在这个过程中,主动脉弓水平旋转,可能导致成角、剩余的气管支气管树受压,伴有气管隆嵴或近侧左主支气管的阻塞(图6-28-3)。支气管竟然在位于其前面拉伸的肺动脉与位于后面的主动脉或椎体之间受压。并不能预测全肺切除后患者是否遭受这种扭曲,曾认为这种综合征主要见于儿童,但后来发现成年患者全肺切除后也会发生。如果是右位主动脉弓,左全肺切除后也可以观察到相反的情况。患者的症状可能会迅速恶化,并彻底致残。偶尔,正常主动脉弓下的左全肺切除后也会出现该综合征。

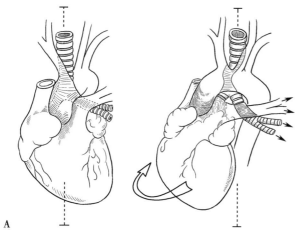

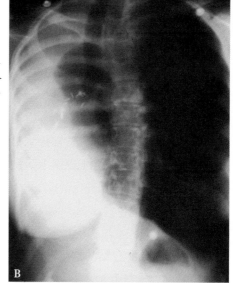

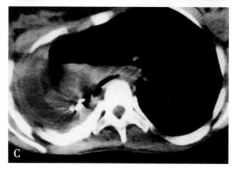

图 6-28-3　全肺切除术后综合征

A. 图示心脏和主动脉弓在右全肺切除后极度侧移和旋转。中线以阴影线表示。气管与气管隆嵴移至右侧和后面,气管隆嵴水平的左主支气管受压于肺动脉与主动脉或脊柱之间;B.19 岁女性右全肺切除术后 11 个月的后前位胸部 X 线片,纵隔明显移位,侧位片证实心脏和主动脉后移,左肺疝出并过度膨胀;C. CT 显示气管隆嵴也明显移位,左主支气管被压过脊柱

第四节 多种性质的
其他气管病变

一、复发性多软骨炎

复发性多软骨炎是一种原因不明和病程不确定的疾病。体内的软骨结构可能会受到影响,最突出的是鼻软骨、耳软骨以及气管支气管树软骨。气道变化可能是先于鼻和耳朵的更有力的诊断性变化,有时领先以年计。下段气管和支气管首先受到影响,疾病表现为进行性气道阻塞,难以清除分泌物,并最终出现肺部感染。复发性多软骨炎可延伸到段支气管,也能影响到喉和最上部的气管。软骨发炎和增厚,声门下和环状软骨下气道发生缩窄变窄。本病可向远端进展,但没有可预见性。外科治疗通常并不适用。有时,必须以气管造口导管维持气道,用硅酮 T 型管或 T-Y 型管支架置入可能缓解一段时间。

二、韦格纳肉芽肿

韦格纳肉芽肿病可能会影响到喉及气管,伴有炎性病变,导致气道阻塞。累及的速度和程度高度不可预知。如果对药物治疗有反应,可能会导致一个明显稳定住的狭窄。推断为特发性声门下狭窄的患者应该由血清 ANCA 进行筛选,以排除韦格纳肉芽肿。在大多数情况下,孤立于声门下区的韦格纳肉芽肿最好用扩张和类固醇进行治疗。

三、结节病

结节病可通过纵隔淋巴结的重度肿大压迫、扭曲气管以及通过气管支气管壁的内在纤维化改变这个机制来造成气道阻塞。环形狭窄累及一长段气管、主支气管,有时是更远端的支气管。这些病变由于其弥漫性和严重程度而不适合于外科手术治疗,但周期性的扩张在一段时间内还是有效的。

四、淀粉样变

淀粉样病偶尔在广泛的病程中累及气管与主支气管,导致整个气管支气管树变窄。病变常常过于广泛,不允许手术切除和重建,但局限性病变有时是可切除的。

五、骨质沉着性气管病

骨质沉着性气管病的病理表现为黏膜下钙化结节的形成,它们毗邻于但实际。发病可能始于声门下喉并延伸至整个气管甚或更远端的支气管树,气管往往是刀鞘形状。骨质沉着性气管病出现于成人,进展隐匿。随着病情的发展,患者难以排出稠厚分泌物,最终可能发生严重的阻塞性症状。然而,在一些患者中,本病奇特,并不严重影响他们,有报道称,已在尸检中偶尔发现。在极少情况下,患者需要手术缓解。

六、巨气管支气管症

巨气管支气管症(Mounier-Kuhn 综合征)可能是先天性起源,通常在成年后出现临床表现,症状为进行性运动性呼吸困难,难以排出分泌物。X线检查显示气管巨型变宽,伴有软骨两端拉长、明显变形以及冗余膜壁。软骨逐渐倾向于呈现一个反向曲线,使得冗余的膜壁抵住软骨,从而造成阻塞。主支气管也受到累及。目前没有手术治疗指征。

七、刀鞘状气管

刀鞘状气管通常被视为一种偶然发现,患者在以后的生活中(通常是五、六十岁)伴有不同程度的慢性阻塞性肺病。放射学表现为下 2/3 气管即胸内气管逐渐呈现侧-侧直径进行性减小而前后径增大,气道形态变化了。在早期阶段,畸形不会造成困难,但随着它变得越来越明显,试着咳嗽和深呼吸时软骨后端部分凑近,患者发现他不能清除分泌物。近端的气管颈段部分通常很正常。目前没有手术治疗指征。

八、特发性气管狭窄

特发性气管狭窄呈现出一个很宽的年龄段,几乎只存在于女性,表现为运动性呼吸困难与哮鸣。特发性气管狭窄通常被发现有一个短的狭窄(2~3cm),许多情况下是累及最上端的气管,也累及声门下喉。远侧的气管显得相当正常。患者没有创伤、感染、吸入性损伤、气管插管通气或其他气管或气道疾病史。偶尔有患者有全身症状，如轻度关节痛和范围不明确的动脉炎。许多随访长达 15 年的患者从没有任何其他全身症状。

狭窄本身大致为环形，病理仅显示为慢性炎症，伴有明显的黏膜下纤维化，软骨并没有累及。特发性气管狭窄的病理变化不同于多软骨炎、韦格纳肉芽肿病或任何上述提及的疾病。患者没有纵隔纤维化或累及纵隔淋巴结的病理过程。抗核胞质抗体（anti nuclear cytoplasmic antibody，ANCA）的检查必不可少，用以排除由韦格纳病引起的孤立性上气道狭窄。典型的特发性喉气管狭窄不是进行性的，成功切除后没有复发。

除这个范围相当明确的病变外，还有些患者表现为累及很大一部分气管的狭窄，另一些患者则累及气管隆嵴、主支气管，或同时累及这两者，表现为一个范围不明确的炎性纤维化过程，在这一小群患者中，没有其他可提示的体征、症状或实验室检查结果令人想到任何已知的疾病或综合征，这些患者中的一些人，其病程会进展，有时致命。

九、气管软化

就大部分软化而言，获得性气管软化和支气管软化的范围仍不明确。插管后损伤可能导致的软化节段区域不是在套囊型病变水平就是在造口与套囊型病变之间的节段。包括肺气肿和慢性支气管炎在内的慢性阻塞性肺疾病可以使得软化发展至下段气管、主支气管，有时是更远端的支气管。在这种情况下，气管环呈现为弓形并伴有膜壁的伸长。患者试图强行呼气或咳嗽时，膜壁凑近前壁变软和变扁的软骨，几乎造成完全阻塞。患者排出变黏了的分泌物极为困难，它与刀鞘状气管的特点完全不同。

用 Marlex 网永久稳定膜壁或用 Marlex 网实施气管成形术来治疗气管支气管软化，这种技术恢复了胸内气管和支气管的软骨硬度。所有接受气管成形术的患者早期主观感觉改善，呼吸困难、咳嗽和分泌物潴留下降。有报道称，气管成形后，FEV_1 平均值从预测值的 51% 上升到预测值的 73%。

十、诊断研究

尽管有长期的症状，气管病变常常到后来才确认。当医生意识到气管病变的可能性，他就会越发怀疑成人发病的哮喘诊断。采用适当的影像学检查（如 X 线透视或 CT）以排除有呼吸道阻塞症状患者的气管病变可能性，而这类患者的 X 线检查显示肺野正常。很少有连专科技术都未能揭示一个不寻常病变的情况，支气管镜检查是有指征的。

十一、X 线检查

气管的 X 线检查研究，不仅可用来证实或证伪气管病变的存在，而且能明确病变的位置、范围、有时是病变的特征（图 6-28-4），此外，这些研究还显示气管周围结构受肿瘤性病变累及的情况。下颌翘起的颈侧位片最能显示上半段气管的病变，细致的技术不仅能显示气管及其与后面脊柱的关系，而且能显示喉的软骨结构。如果患者现存气管造口或具有气管造口瘢痕，在此水平的皮肤上放置不透射线的标记物有助于确定其与造口后炎症病灶的关系。通过使用铜过滤片，喉到气管隆嵴的气道前后位片能提供有用的全面评估，斜位片将气管空气柱放入没有叠影的背景中，透视演示软化并明确声带功能。

气管分层摄片有助于精确测量病变的线性范围及其与声带、气管隆嵴等标志物的相对距离。X 线片存在放大效应，而同时气管却有点透视缩小，因为其倾斜进入胸部。这种技术很少使用并已被其他技术取代。观察所有 X 线片及支气管镜检查，应当注意的是，声带不是喉的下界。喉在于声带和环状软骨下缘之间 1.5~2.0cm，设计手术方案必须考虑到这一点。

气管的造影研究几乎没有添加信息，除非有气管食管瘘，而这更好地由钡餐食管摄片所显示。CT 扫描只在显示肿瘤的纵隔范围上有价值，很少用于评估良性狭窄，除非是甲状腺肿、血管病变或组织胞浆菌病。吸气相和呼气相的 CT 扫描有助于澄清气管的动态情况，如气管支气管软化和全肺切除术后综合征。

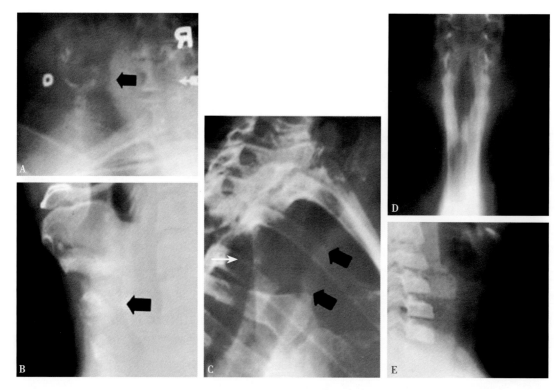

图 6-28-4　X 线片显示气管造口导管引起的不同损伤

A. 颈侧位片。圆形不透光标记放在气管造口处的皮肤上，黑箭头表示大的阻塞气管腔的炎性肉芽肿，在此水平可见某种程度的变窄，仅需内镜切除；B. 相似位置显示前置造口狭窄，箭头所指为气管前壁的深切迹。需要切除与重建；C. 左前斜位胸片显示由两个黑箭头表示的一长段中段气管狭窄；D. 断层片显示 C 的狭窄。喉水平的上段变窄是正常的；E. 颈过伸时的侧位片显示气管导管尖水平小儿气管肉芽肿

　　如果气管狭窄患者原位仍然有气管造口导管，应在 X 线检查时拔除以获取有用的信息。不过即使造口导管已在原位数月，仍应谨慎拔除，准备着立即重新插入。急救设备包括吸痰装置和一系列的替代导管，应该布置到位。必须有一位称职的医生在场，以便在有些的困难下进行插管。在拔除导管后 20 分钟内，气道可以几近阻塞，偶尔需要相当大的力量才能进行气道重新插管。

　　MRI 是另一种显像模式，可用于评估气管病理。MRI 较 CT 的主要优点是能采集气管的冠状切面、斜切面和矢状切面的图像，显示整个气管长度。根据 T-1 加权序列的不同信号强度，可以区分正常解剖结构。明亮的信号由脂肪、透明软骨、黏膜下筋膜层和假声带所产生。中级信号强度是由杓状会厌皱襞、真声带及喉内肌释出。低信号强度由钙化了的软骨、气道和血管释放。

　　利用 CT 图像三维重建的虚拟支气管镜检查是无创评估气管和支气管病变的方式，这种新的显像模式可用于气管的最初评估，但不能代替由传统支气管镜检查所做的对气管的精确而直接评价。

十二、支气管镜检查

　　迟早必须对几乎对所有患者进行支气管镜检查。已知病灶存在，无论是肿瘤还是炎症，当其他一切都指向其手术可纠正性时，纤维支气管镜检查最好推迟到确定性治疗病灶的工作已准备好才进行。支气管镜检查对次全堵塞患者造成的创伤有可能促使气道完全阻塞。推迟支气管镜检查直到确定性手术的那一刻的做法几乎没有什么损失。冷冻切片可用于组织学诊断。对于最为阻塞的病变，一开始就要明确切除需要。在全麻下实施支气管镜检查，使得检查操作从容不迫并且无创伤。

　　对于造口处或导管尖端处有息肉样肉芽肿的患者而言，支气管镜检查和支气管镜切除就是所需

的一切。如果检查出肿瘤,也需要食管镜检查。在全身吸入麻醉的情况下,挨号使用儿科支气管镜进行硬质支气管镜检查,这是用于扩张需要紧急救援的严重狭窄。几乎从不需要急症手术。阻塞性肿瘤同样可以在紧急情况下得到缓解,如果需要时间来评估患者,可以借助于活检钳用支气管镜的尖端剜除肿瘤组织。使用这种技术很少遭遇出血或阻塞。

十三、其他诊断性研究

对患有气管阻塞性病变患者的肺功能研究证实了气道阻塞的程度很高。肺功能测量对于澄清肺实质病变的存在与否有时是有用的,可能会改变手术入路的范围。阻塞性病变一般需要手术缓解。肺功能研究对结果的测量提供了一个有用的基础,尤其是 FEV_1、呼气流速峰值和流速容量环。对气管分泌物和气管造口处伤口进行细菌学培养,抗生素敏感性为围术期保护的预防性计划提供指导。

十四、手术治疗与非手术治疗

当患者可以耐受手术时,气管良性阻塞的首选治疗方法是切除和重建。在仔细评估、设计和实施下,当患有插管后气管狭窄病变的患者从导致狭窄的原发病中恢复时,他们多数可以通过手术而得到成功的治疗。管理正确的麻醉和从前入路的手术修复不会对患者造成极大的生理影响。然而,姑息性的非手术方法仍有市场。如果病变不是恶性,就不必承担不适当的风险。如果患者有严重的、在术后会妨碍合作的神经或精神缺陷,则最好推迟重建。应该选择患者和麻醉以避免术后需要通气支持。如果术后在缩短的气管内需要通气支持,套囊可能会靠在吻合口上并导致裂开。

已有的姑息治疗方法是反复支气管镜扩张狭窄或重新建立气管造口、扩张缩窄以及用气管造口导管或硅胶管通过病灶以固定气道,最接近气管隆嵴上位置的病变不易被以这种方式进行处理。长到足以驻留的导管靠近气管隆嵴时常导致阻塞发作,T-Y 型管或硅铜支架可能导致支气管肉芽。但是,一般而言,用导管建立一个持续通畅的气道比

冒高失败风险进行一个危险的重建更为明智。

反复扩张和固定已被提议为用于治疗气管狭窄的确定性方法。对于最严重即气管壁的全层已转换为瘢痕组织的病变,即使延长支架多年也不会导致永久恢复。许多患者采用这种方式治疗,虽多次尝试,它也不可能拔除起固定作用的导管,只有极少数例外。要么是气管环形狭窄的完整性,要么是气管壁的深度,只要其遭受的损伤程度较小,一段时间的延长固定有时会导致气道通畅。儿童中已经报道了这样的结果。自扩张金属支架不应被使用,因为已证明它们促使气管内肉芽组织形成并有可能引起气管食管瘘。

有人指出,激光治疗只可治愈也易被支气管镜切除的肉芽肿、薄的蹼状狭窄。激光对前述这些病变的主要作用是拖延确定性治疗,有时甚至恶化病变。尤其令人痛惜的是实施激光治疗而重建气管造口,这通常是无效的治本之策。

可扩张支架,即便带膜,随着时间的推移可导致严重的并发症如肉芽和狭窄。虽然支架作为用其他方法不可处理的致命性肿瘤的姑息治疗可以接受,但在良性病变中它可能使得可手术治愈病变变成不可以手术治愈。气管插管后狭窄患者在首次发现时得不到成功修复,如果有也是非常少。连续失败或不恰当的治疗使得这类患者的狭窄不可重建。

十五、气管插管后狭窄的预防

造口水平狭窄的发病率可通过仔细选择造口位置、避免大开口、消除沉重撬起的通气连接装置以及细致的护理气管造口来减少。已经提出许多建议以减少在套囊水平以前必然发生的一些狭窄。这些方法包括使用双套囊导管、改变材料和灭菌技术、尝试避免套囊过度膨胀、使用圆盘状海绵密封来代替套囊、使用垫圈以定期搬迁套囊水平以及预拉伸塑胶套囊。唯一有前途的方法是在需要套囊的严重呼吸衰竭成年患者中与呼吸机周期匹配地间断膨胀套囊,或者更为简单的是开发适应气管形状而不是改变气管形状的大容量低压套囊(图 6-28-5)。这样的套囊密封时提供的囊内压力是 33mmHg,而不是 Rusch 标准套囊囊内压力的

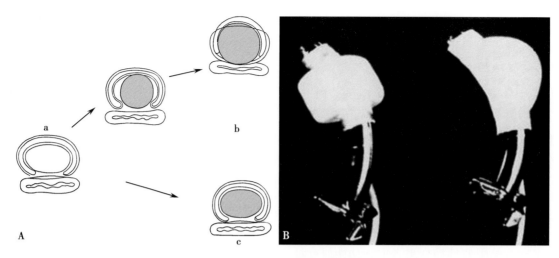

图 6-28-5 气管套管工作示意图

A. 气管造口导管套囊引起的压迫性坏死及其避免的机制。a. 气管正常的椭圆形态。传统套囊充气时可以最大径膨胀成圆形，但在这点位并不能阻塞基本为不规则椭圆形态的气管；b. 需要进一步膨胀才能起到封闭作用，此时套囊内相当大的张力传递到气管壁；c. 以最少量气体充入大容积低压套囊。该套囊与气管不规则形态符合，起到以套囊内低压进行封闭作用，同理，低压传递到气管壁。B. 标准套囊与大容积低压套囊的比较。左侧为大容积套囊，充满气的自然状态，此时套囊壁的橡胶并没有拉伸，套囊容积足以封闭多数成人气管。右侧为 Rusch 套囊，8ml 气体充入，它有张力并且偏心，此套囊的橡胶已经拉伸，形成一个硬的结构，对气管施加相当大的压力，才能起到封闭作用

270mmHg。

随着设备的改善，套囊型狭窄的发病率明显下降，但低压套囊必须仔细充气，以免将它们转换为高压套囊，不这样做，就会持续产生源源不断的、需要重建的狭窄。应该避免环甲膜切开。虽然喉损伤罕见，一旦发生，它可能不可纠治。首次出现的气管损伤通常是可修复的，不恰当的治疗起到了某种程度的不可纠治的作用。

十六、治疗结果

Grillo 等报道了大宗病例，从 1965 年至 1992 年初接受了 104 例转诊患者，这些患者进行了前期重建手术或其他重大气管手术；251 例充气套囊部位的插管后狭窄；178 例造口狭窄和 38 例子造口与套囊型狭窄。36 例起因不明，62 例累及声门下喉，1 例表现为气管无名动脉套囊型瘘。这些患者中的 350 例仅经颈入路得到正确重建，145 例附加上段胸骨切开，6 例附加经胸入路。503 例共进行 521 次手术，其中 1 例皮管替代。

440 例患者结果良好或优秀。优秀结果表示气道的解剖和功能均正常，患者没有因气道而有任何限制，X 线检查和支气管镜检查基本上没有显示

吻合变窄，归类为良好结果的患者没有任何功能困难。但根据 X 线检查或支气管镜检查可以明确的轻微解剖变窄，结果是 31 例气道变窄，20 例患者列为治疗失败，失败的原因包括没有充分理解现有的神经性吞咽困难、需要术后通气的心失代偿、没被理解的严重喉功能不全以及再狭窄。5 例死亡患者，其中 4 例患者带呼吸机被送入院，无法重建却硬是承担，这是因为没有替代治疗；余 1 例出现双侧肺炎，术后不能脱离呼吸支持。

良性获得性气管食管瘘的处理取决于气管的邻近节段是否被环形损伤，因为它几乎总是合并有插管后病变，也取决于后壁瘘是否是唯一的气管病理变化，因为它通常合并有由异物引起的瘘。在第一种情况下，同期实施气管切除加食管壁瘘的侧切；在后者，气管切除是不必要的，气管膜壁及食管壁可以在瘘管断开后得到精确修复。健康组织如来源于前入路的带状肌群或来源于胸部的肋间肌总是间置于两个缝合线之间，以防止复发。Mathisen 报道称，27 例插管后瘘修复结果优秀，1 例死于因广泛气管切除而导致吻合口分离；3 例死于因出现纵隔脓肿的情况下经胸修补远侧创伤后瘘，均需要术后通气。初发伤后及时识别与修复已

经意味着成功。

Grillo 报道了声门下插管后狭窄的一期喉气管切除与修复,50 例患者的喉和上段气管受累,另外 30 例患者在相同部位有由其他原因导致的狭窄,其中创伤 7 例、特发性 19 例、杂因 4 例。长期结果优秀 18 例,良好结果 51 例,满意 8 例,失败 2 例,1 例死于急性心肌梗死。

Gaissert 等发现,在许多情况下对烧伤的充分反应导致了复杂性喉气管狭窄,需要延长支架(平均 28 个月),大多数患者的气道和语音功能都可以恢复。少数患者的声门下狭窄的切除是必要的,最好应避免早期气管切除。在所治疗的 16 例患者中,有 9 例不需要气道的支持,4 例需要永久性气管导管,死亡 2 例(1 例死于呼吸衰竭,1 例死于一个不相关的原因),1 例失访。

因术后狭窄尝试实施气管重建失败之后,最好等待一段时间,以便让术野的瘢痕和炎症消退,至少应该允许 4 个月,最好是 6 个月。在此期间,可能有必要插入一根气管 T 型管或气管造口导管以维持气道。再手术往往非常困难。然而令人惊讶的是发现在有些情况中,最初吻合似乎有张力以致只能实施切除局限性狭窄,而在第二次修复时没有明显的张力存在。然而,并不是普遍如此。二次切除的最大问题是吻合口张力,是导致第一次失败的原因。因此,许多情况取决于患者的个

人史。

组织胞浆菌病在气道处理过程中显示出几乎无法克服的问题。在描述纵隔纤维化和组织胞浆菌病表现时,Mathisen 与 Grillo 列举了 9 例患者接受气管支气管手术:气管隆嵴右全肺切除 4 例,气管隆嵴重建 1 例,袖状肺叶切除 3 例,主支气管袖状切除 1 例。其中 3 例患者术后死亡,其中 1 例名死于扩大切除导致的吻合口分离,2 例死于全肺切除术后呼吸窘迫综合征。

Grillo 等介绍了 11 例成人手术治疗重度全肺切除术后综合征的结果,10 例行纵隔重新定位。其中 5 例未同时出现气管支气管软化的患者恢复很好;另 1 例据推测死于肺栓塞;4 例遭受软化性阻塞,重新定位却没能缓解。在这些患者中,通过旁路技术实施主动脉切断来减轻压迫以及切除软化的气道,只有一例患者成功。显然,纠治必须早在软化出现前就做。从那时起,另外 11 例患者通过插入注水假体进行纵隔重新定以防止复发,均生存并获得改善,没有显示软化的气道(图 6-28-6)。

胸骨后或胸内甲状腺肿造成的外来压迫一般是通过甲状腺切除来得到缓解,不需要气管手术。Katlic 等报道了一组 80 例患者,16% 术前存在呼吸困难,28% 术前存在喘鸣,79% 有气管偏斜;流速 - 容量环显示气管阻塞。无死亡病例。体弱的

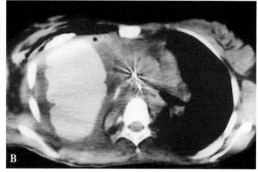

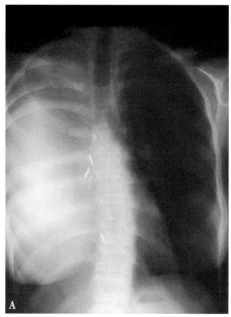

图 6-28-6　全肺切除术后综合征的纠治,图 6-28-3 患者术后

A. 后前位胸部 X 线片,气管与纵隔复位至中线,左肺容积降至正常;B. CT 显示纵隔解剖正常,左主支气管张开。右胸内可以清楚看见维持复位所需的假体

老年患者也能很好耐受此手术,只有少数患者需要气管固定。不存在有效的内科治疗。

Ashiku 和 Mathisen 治疗了 73 例特发性喉气管狭窄患者,实施一期切除与重建:72 例中的 19 例(26%)获得正常的气道和语音,47 例(64%)因喉整形之故有一些意料之中的发音或歌声质量的下降。中位随访 8 年,未发现疾病进展或复发,复发将涉嫌咽喉反流作为一种可能原因。

对于严重的阻塞性骨质沉着性气管病,可实施从环状软骨至气管隆嵴的气管裂开术,插入一个 T 型管或 T-Y 型管作为固定用。由于膜壁并没有被累及,一旦气管壁从前面被划开,有可能使得双侧的两外侧壁向外转开,使得 T 型管可以创建一个宽腔,然后气管壁可以再次缝合在通畅的气道后。使用激光的前期尝试已然失败。

与重塑软骨反向曲线的尝试相结合,固定并缩短后面的膜壁,这在 1 例 Mounier-Kuhn 病患者中已经失败,有必要插入一根内置的永久性气管 T 型管。从此,另 2 例以类似的方式进行治疗,并均取得满意的缓解效果。

气管支气管软化影响到下 2/3 的气管和主支气管,软化并外扩的软骨显示为弓形状,气管膜壁冗余,Herzog 和 Wright 提出并介绍了重塑气管的方法。一条固定材料沿气管的膜壁进行安置(图 6-28-7),宽度对应于所估计的正常宽度。两侧软骨角缝合到固定条上,膜壁也绗缝到固定条上。向后将软骨两端拉到一起,从而导致软骨拱向前,再造一个接近于正常的横截面结构。冗余膜壁在后面被固定到固定条上,使得它不能撅向前阻塞管腔。Herzog 最初使用阔筋膜并最终转移到使用 Gore-Tex。已经使用的其他材料包括冻干骨和穿孔的塑料夹板。

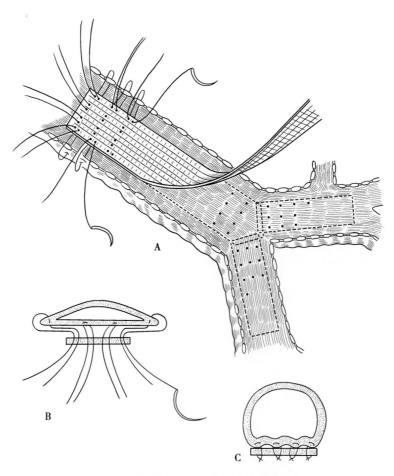

图 6-28-7　呼气性气管支气管塌陷的后壁固定手术

A.将宽度适合的 Marlex 带从胸顶至气管隆嵴缝到后面的气管膜壁,小点代表缝线总体安置位置;B.横断面图解显示缝线的安置与间隔;C.打结后,缝线将软骨拉成几乎接近正常 C 形

Gore-Tex 初步结果极好。数月后,液体可以积聚在 Gore-Tex 与膜壁之间,因为 Gore-Tex 并不融入瘢痕组织,缝线切割。心包补片有可能随着时间而变薄。Marlex 网的孔大到足以让结缔组织向内生长,融入膜壁,从而永久纠治。该手术并不处理多数患者所伴有的阻塞性基础肺病,但它以更为有效的咳嗽提高了患者排出分泌物的能力。固定下 2/3 的气管、右主支气管、中间支气管和左主支气管,术后可以观察到患者痰液的廓清率提高。

(黄平)

参考文献

1. Andrews MJ, Pearson FG. The incidence and pathogenesis of tracheal injury following cuffed tube tracheostomy with assisted ventilation: an analysis of a two-year prospective study. Ann Surg, 1971, 173: 249.

2. Arens JF, Oschner JL, Gee C. Volume-limited intermittent cuff inflation for long-term respiratory assistance. J Thorac Cardiovasc Surg, 1969, 58: 837.

3. Ashiku SK, Mathisen DJ. Idiopathic laryngotracheal stenosis. Chest Surg Clin North Am, 2003, 13: 257.

4. Cooper JD, Grillo HC. The evolution of tracheal injury due to ventilatory assistance through cuffed tubes: a pathologic study. Ann Surg, 1969, 169: 334.

5. Cooper JD, Grillo HC. Experimental production and prevention of injury due to cuffed tracheal tubes. Surg Gynecol Obstet, 1969, 129: 1235.

6. Cooper JD, Pearson FG, Patterson GA, et al. Use of silicone stents in the management of airway problems. Ann Thorac Surg, 1989, 47 (3): 371-378.

7. Couraud L, Martigne C, Houdelette P, et al. Intérêt de la résection cricoidienne dans le traitement de sténoses cricotrachéales après intubation. Ann Chir, 1979, 33 (3): 242-246.

8. Couraud L, Velly JF, Martigne C, et al. Post traumatic disruption of the laryngo-tracheal junction. Eur J Cardiothorac Surg, 1989, 3 (5): 441-444.

9. Deslauriers J, Ginsberg RJ, Nelems JM, et al. Innominate artery rupture. A major complication of tracheal surgery. Ann Thorac Surg, 1975, 20 (6): 671- 677.

10. Deslauriers J, Beaulieu M, Archambault G, et al. Diagnosis and long-term follow-up of major bronchial disruptions due to nonpenetrating trauma. Ann Thorac Surg, 1982, 33 (1): 32-39.

11. Donahue DM, Grillo HC, Wain JC, et al. Reoperative tracheal resection and reconstruction for unsuccessful repair of postintubation stenosis. J Thorac Cardiovasc Surg, 1997, 114 (6): 934-938.

12. Finkelstein SE, Sumners RM, Nguyen DM, et al. Virtual bronchoscopy for evaluation of malignant tumors of the thorax. J Thorac Cardiovasc Surg, 2002 123: 967-972.

13. Florange W, Muller J, Forster E. Morphologie de la nécrose trachéale après trachéotomie et l'utilisation d'une prosthèse respiratoire. Anesth Analg, 1965, 22: 693.

14. Gaissert HA, Lofgren RH, Grillo HC. Upper airway compromise after inhalation injury. Complex strictures of larynx and trachea and their management. Ann Surg, 1993, 218: 672.

15. Gaissert HA, Grillo HC, Wright CD, et al. Complication of benign tracheobronchial strictures by self-expanding metal stents. J Thorac Cardiovasc Surg, 2003, 126: 744-747.

16. Greene RE, Lechner GL. "Saber-sheath" trachea: a clinical and functional study of marked coronal narrowing of the intrathoracic trachea. Radiology, 1975, 115: 265.

17. Grillo HC. The management of tracheal stenosis following assisted respiration. J Thorac Cardiovasc Surg, 1969, 57: 52.

18. Grillo HC. Surgery of the trachea. Curr Probl Surg, 1970, 7: 3.

19. Grillo HC. Primary reconstruction of airway after resection of subglottic laryngeal and upper tracheal stenosis. Ann Thorac Surg, 1982, 33: 3.

20. Grillo HC, Mathisen DJ, Wain JC. Laryngotracheal resection and reconstruction for subglottic stenosis. Ann Thorac Surg, 1992, 53: 54.

21. Grillo HC, Moncure AC, McEnany MT. Repair of inflammatory tracheoesophageal fistula. Ann Thorac Surg, 1976, 22: 112.

22. Grillo HC, Zannini P, Michelassi F. Complications of tracheal reconstruction. J Thorac Cardiovasc Surg, 1986, 91: 322.

23. Grillo HC, Cooper JD, Geffin B, et al. A low pressure cuff for tracheostomy tubes to minimize tracheal injury: a comparative clinical trial. J Thorac Cardiovasc Surg, 1971, 62 (6): 898-907.

24. Grillo HC, Shepard JA, Mathisen DJ, et al. Postpneumonectomy syndrome: diagnosis, management and results. Ann Thorac Surg, 1992, 54 (4): 638-650.

25. Grillo HC, Mark EJ, Mathisen DJ, et al. Idiopathic laryngotracheal stenosis and its management. Ann Thorac Surg, 1993, 56 (1): 80-87.

26. Grillo HC, Donahue DM, Mathisen DJ, et al. Postintubation tracheal stenosis: treatment and results. J Thorac Cardiovasc Surg, 1995, 109(3):486-493.

27. Grillo HC, Wright CD, Vlahakes GJ, et al. Management of congenital tracheal stenosis by means of slide tracheoplasty or resection and reconstruction, with long-term follow-up of growth after slide tracheoplasty. J Thorac Cardiovasc Surg, 2002, 123(1):145-152.

28. Herzog H, et al. Surgical therapy for expiratory collapse of the trachea and large bronchi. //Grillo HC, Eschapasse H. International Trends in General Thoracic Surgery: Major Challenges. Philadelphia: Saunders, 1987:74.

29. Katlic MR, Grillo HC, Wang CA. Substernal goiter. Analysis of 80 Massachusetts General Hospital cases. Am J Surg, 1985, 149:283.

30. Lindholm CE. Prolonged endotracheal intubation. Acta Anaesth Scand Suppl, 1970, 33:1.

31. Maddaus MA, Toth JL, Gullane PJ, et al. Subglottic tracheal resection and synchronous laryngeal reconstruction. J Thorac Cardiovasc Surg, 1992, 104(5):1443-1450.

32. Mathisen DJ, Grillo HC. Laryngotracheal trauma. Ann Thorac Surg, 1987, 43:254.

33. Mathisen DJ, Grillo HC. Clinical manifestation of mediastinal fibrosis and histoplasmosis. Ann Thorac Surg, 1992, 54:1053.

34. Mathisen DJ, Grillo HC, Wain JC, et al. Management of acquired nonmalignant tracheoesophageal fistula. Ann Thorac Surg, 1991, 52(4):759-765.

35. Mitchell JD, Mathisen DJ, Wright CD, et al. Clinical experience with carinal resection. J Thorac Cardiovasc Surg, 1999, 117(1):39-52.

36. Montgomery WW. The surgical management of supraglottic and subglottic stenosis. Ann Otol Rhinol Laryngol, 1968, 77:534.

37. Muehrcke DD, Grillo HC, Mathisen DJ. Reconstructive airway operation after irradiation. Ann Thorac Surg, 1955, 59:14.

38. Newton JR Jr, Grillo HC, Mathisen DJ. Main bronchial sleeve resection with pulmonary conservation. Ann Thorac Surg, 1991, 52:1272.

39. Pearson FG, Andrews MJ. Detection and management of tracheal stenosis following cuffed tube tracheostomy. Ann Thorac Surg, 1971, 12:359.

40. Pearson FG, Cooper JD, Nelems JM, et al. Primary tracheal anastomosis after resection of the cricoid cartilage with preservation of recurrent laryngeal nerves. J Thorac Cardiovasc Surg, 1975, 70(5):806-816.

41. Sheppard JO, Weber AL. Imaging the larynx and trachea. In Grillo HC, ed. Surgery of the Trachea and Bronchi. Hamilton, Ontario: BC Decker, 2004:103-160.

42. Tedder M, Spratt JA, Anstadt MP, et al. Pulmonary mucormycosis: results of medical and surgical therapy. J Thorac Cardiovasc Surg, 1994, 57(4):1044-1050.

43. Toty L, et al. Laser treatment of postintubation lesions. // Grillo HC, Eschapasse H. International Trends in General Thoracic Surgery. Philadelphia: Saunders, 1987, 2:31.

44. Weber AL, Grillo HC. Tracheal stenosis: an analysis of 151 cases. Radiol Clin North Am, 1978, 16:291.

45. Wright CD, Grillo HC, Hammoud ZT, et al. tracheoplasty for expiratory collapse of central airways. Ann Thorac Surg, 2005, 80:259-267.

46. Wright CD. Managment of tracheoinnominate artery fistula. The trachea. Chest Surg Clin North Am, 1996, 6:865-873.

47. Young RH, Sandstrom RE, Mark GJ. Tracheopathia osteoplastica: clinical, radiologic, and pathological correlations. J Thorac Cardiovasc Surg, 1980, 79:537.

第二十九章　支气管扩张症

支气管扩张是一个形态学术语,用以描述支气管不可逆性异常扩张且支气管壁往往增厚。这是一个解剖学定义,从 1819 年 Laennec 在病理标本中对扩张的支气管的原始描述中演变而来。支气管扩张代表造成支气管壁及其周围支持组织破坏的各种病理变化终末期。支气管扩张症临床表现包括慢性咳嗽和大量黏液脓性痰,往往持续数月到数年。支气管扩张症的许多特征与慢性支气管炎一样,包括发炎、气道容易折叠、肺功能检查时所表现的气道阻塞,以及频繁加重。这两个疾病之间的区别大概就是异常的程度与范围。有人采用高解析度 CT(HRCT),在病情稳定的中度至重度慢性阻塞性肺疾病(COPD)患者中评价支气管扩张变化的存在和程度,发现 50% 的患者中有支气管扩张的影像学证据,肺下叶中最常见这种变化。

第一节　患病率

在抗生素前时代,支气管扩张症是一种常见的致残和致死性疾病。目前,它仍然发展中国家里化脓性肺病的重要原因,而在发达国家中,本病发病率的下降导致认为它是一个罕见疾病。这种下降已经不同程度地归因于生活条件的改善、抗生素经常和早期使用、卫生营养的改善以及儿童免疫接种的采用,特别是抗麻疹和百日咳的免疫接种。据估计,美国此病的患病率为 52/10 万。在一项将 HRCT 用于人口普查并作为诊断证据的研究当中,有支气管扩张而无症状的患者占支气管扩张症患者总数的比例可高达 46%,并提示女性人数稍优。有报道称,支气管扩张症在女性中表现更为恶劣,但是否代表某种炎性免疫反应的改变,抑或存在导致这种易患病体质的环境、遗传和解剖差异并不明确。

第二节　病因

支气管扩张症可以是获得性的或先天性的(表 6-29-1)。先天性支气管扩张症的分布类型更可能是弥漫性的,而获得性支气管扩张症更多的时候是局限性的,支气管扩张症范围依赖于初期的触发区域。获得性支气管扩张症的根本原因一般可分为感染性和非感染性疾病。

表 6-29-1　相关因素或病因

病因或相关因素	Li(1986—2002年)患者数(n=136)	Pasteur(1995—1997 年)患者数(n=150)
免疫缺陷	46	12
Young 综合征	0	5
误吸	25	6
原发性纤毛运动障碍	20	3
儿童呼吸道感染	5	44
先天性结构畸形	5	1
变应性支气管肺曲霉菌病(ABPA)	0	11
类风湿关节炎	0	4
囊性纤维化	除外	4
自发性	35	80
溃疡性结肠炎	0	2

在发达国家中,囊性纤维化(cystic fibrosis,CF)及其变形是支气管扩张症的一个常见原因。这是一种单基因疾病,最常见于儿童,为一种多系统疾病。支气管扩张变化主要在上肺叶。导致支气管扩张症的先天性综合征患者通常在儿童期就出现症状,但在 CF 患者中症状出现存在很大的差异。部分轻度患者迟至四五十岁才出现症状。Young综合征是阻塞性无精子症(精子发生正常)和慢性窦肺感染(支气管扩张和鼻窦炎)的一种组合,该综合征通过其缺乏纤毛超微结构异常而与纤毛运动障碍相鉴别,Young 综合征的肺部表现通常出现于儿童期,并于成年期变得较轻。原发性纤毛运动障碍(primary ciliary dyskinesia,PCD)是另一种支气管扩张症的常见原因。在这个分类中包含各种缺陷,由于纤毛运动障碍、分泌物清除力受损,导致细菌定植和感染的风险增加。除支气管扩张症外,如果临床表现还包括反复的呼吸道感染、鼻窦炎、中耳炎及无动力精子,则这种支气管扩张症合并内脏反位被称为 Kartagener 综合征。先天性免疫缺陷同样诱发支气管扩张症,它们包括全丙种球蛋白过少血症及选择性免疫球蛋白 G(IgG-G2 和 IgG-G4)和IgA 缺陷,每 4 周静脉输注 300mg/kg 成人标准剂量的免疫球蛋白已证明能降低呼吸道感染的发病率和严重程度,600mg/kg 的剂量在降低呼吸恶化和维护肺功能方面可能更有效。

感染是获得性支气管扩张症的最常见原因。儿童感染性疾病如麻疹和百日咳,在欠发达地区仍然是支气管扩张症的潜在原因,但在发达地区,此支气管扩张症发病率已经因广泛的疫苗接种而减少了。如果儿童发生支气管扩张,通常是由基础性疾病引起的。腺病毒和流感病毒是最常见的病毒病原体,金黄色葡萄球菌、肺炎克雷伯菌和铜绿假单胞菌引起的原发性坏死性细菌性肺炎可能会导致支气管扩张,而肺炎链球菌、流感嗜血杆菌、摩拉克菌属的感染通常并不引起支气管扩张,但它们可以是支气管扩张气道的定植菌。继发于误吸或支气管阻塞的坏死性厌氧菌肺炎常并发肺实质破坏和支气管扩张。结核病可通过多种机制导致支气管扩张,支气管扩张可能是结核性支气管炎、继发于结核后支气管狭窄的阻塞后支气管损伤

和由结核性淋巴结肿大导致腔外支气管阻塞的一个结果。此外,在处于人类免疫缺陷病毒(human immunodeficiency virus,HIV)感染晚期阶段的免疫功能低下患者中,支气管扩张症可能会作为反复肺部感染的一个后果而出现。肺移植后,不仅免疫抑制本身对于支气管扩张症是一个潜在的触发因素,而且闭塞性细支气管炎最终也会导致支气管扩张症的形成。过敏性支气管肺曲霉菌病(allergic broncho pulmonary aspergillosis,ABPA)是由普遍存在的曲霉菌病真菌所导致的过敏性肺病,通常是作为持续性哮喘或囊性纤维化的一种并发症而存在,这些疾病中黏液产生过多和黏膜纤毛清除率受损使得吸入的曲霉菌分生孢子驻留并发芽,释放胞外蛋白酶和其他真菌产物,进一步损伤清除率、突破上皮细胞并激活免疫反应。ABPA 的特征是局部和全身嗜酸性粒细胞增多明显,曲霉菌病特异性IgG 和 IgE 抗体水平升高以及总 IgE 非特异性升高。ABPA 的临床表现为哮喘反复发作、肺部浸润和中央型支气管扩张,可能进展为纤维化。

支气管扩张症的非感染性原因包括支气管阻塞、吸入性气道损伤和炎性疾病。有人认为,紧接着支气管阻塞之后,萎陷肺组织近侧的气道暴露于由支气管内大气压与胸膜腔负压之差所导致的强大扩张力。随着时间的推移,作用于脆弱、发炎的呼吸道的这些力可能会导致永久的气道病理性扩张。周围肺纤维化、肺不张和肺容积丧失导致局部肺回缩力的区域性增加,可能也起到一定的作用。动物实验表明,阻塞可通过干扰支气管清除率助长细菌感染、支气管壁炎症及支气管壁变弱来促进支气管扩张的发生。引起支气管阻塞的原因可以是肉芽肿性纵隔炎之后出现的支气管结石、支气管内肿瘤如腺瘤、纤维瘤、软骨瘤、呼吸道乳头状瘤病,以及没有得到及时识别的异物。局限性支气管扩张也可见于中叶综合征,这通常是由继发于肿瘤的腔内或腔外阻塞、淋巴结肿大或支气管结构及分支的异常所引起的。有毒气体吸入或食管、胃内容误吸可导致明显的气道炎症反应及支气管扩张的潜在发展。感觉中枢受抑(卒中、使用酒精药物、癫痫发作、麻醉后)、脑干功能障碍(肌萎缩性侧索硬化症、多发性硬化症、脊髓空洞症)、喉功能缺陷(术后、

放疗后)、食管疾病[运动功能障碍、胃食管反流病(gastroesophageal reflux disease,GERD)、贲门失弛缓症、气管食管瘘]以及胃病(胃出口阻塞)均影响误吸的可能性和频率,GERD在提高支气管扩张症风险的这类疾病中最为常见,因此评价GERD应该是支气管扩张症病情检查的一部分。影响大、小气道的炎性疾病和纤维化疾病也见于一些风湿性疾病等炎性疾病。支气管扩张症发生率(20%~35%)明显较高的是接受HRCT检查的类风湿关节炎(rheumatoid arthritis,RA)患者,支气管扩张可以先于或后于类风湿关节炎的出现,有人认为这两种疾病的共存是存活期下降的先兆。Sjögren综合征(干燥综合征)也可并发被认为是继发于引起肺不张和支气管壁破坏的支气管分泌物浓缩效应的支气管扩张。复发性多软骨炎可并发出现于反复肺炎区域内及非感染区域内的支气管扩张,目前尚不清楚是软骨本身还是反复感染诱发支气管扩张。虽然全身性红斑狼疮的肺部发病多种多样,但经HRCT发现的支气管扩张比RA患者少。有报道称,特发性溃疡性结肠炎与支气管扩张有关,这种支气管扩张对结肠切除术并没有反应,已知它在结肠切除术后出现并进展。此外,有人称,导致全小叶气肿的α_1-抗胰蛋白酶缺乏也与支气管扩张症相关,然而有研究结果表明,支气管扩张症更可能继发于肺气肿,无论是否有遗传缺陷。

第三节 病理生理

支气管扩张症中的异常支气管扩张主要影响中等大小的支气管,但常延伸到更为远端的支气管和细支气管。根据手术切除或尸检肺的大体检查,受影响的支气管和细支气管是如此明显以至于沿胸膜表面就可以看见。这些扩张的支气管常充斥满脓性分泌物。受影响的支气管显示为透壁炎症、黏膜水肿、成龛、溃疡和新生血管形成。支气管上皮可因下面的肉芽肿形成和黏膜突起而显示为息肉状外观,进而因支气管平滑肌肥厚而起脊以及因支气管黏液腺扩张而起坑。严重者可表现黏膜上皮剥脱,伴随有下面弹力层、平滑肌和软骨破坏,代之以纤维化改变。在广泛支气管动脉-肺动脉吻合出现之后可以观察到扩张和迂曲的支气管动脉。支气管动脉直径>2mm被认为异常,一旦支气管动脉壁被烂穿,则出现呼吸道出血。痰中带血主要源于气管黏膜供血小血管的损伤,而大咯血则主要来源于较大血管分支的破溃。

支气管扩张与纤毛丧失、立方形化生、鳞状化生、支气管腺体肥大和淋巴组织增生有关,显微镜下可见中性粒细胞、淋巴细胞和单核细胞强烈浸润支气管壁,这些变化与慢性细菌感染有关。Peter Cole提出的"恶性循环"概念已得到很大程度的接受。由于急性炎症是针对细菌感染的重要宿主防御,如果不能清除感染,那么它就导致肺损伤。这一理论提出,慢性细菌性支气管感染和炎症损伤或破坏黏膜纤毛防御,从而导致分泌物淤滞,依次进一步加强细菌感染,增加气道炎症和支气管扩张。气道的细菌定植感染或单纯细菌感染不足以产生真正的支气管扩张。除了气道定植和(或)感染,似乎需要导致气道阻塞或引流障碍的局部紊乱和(或)造成气道清除失调或免疫应答受损的全身疾病。在慢性或复发基础上的支气管扩张患者呼吸道中,铜绿假单胞菌的出现已然与纤毛功能恶化和宿主防御的有害影响有关,导致与健康相关的生活质量受损和肺功能恶化。这可能是由于这种微生物释放有毒外毒素、在组织表面形成生物被膜围绕以及轻松产生耐抗生素的高突变铜绿假单胞菌菌株的能力,所有因素延续并加重支气管损伤。

Angrill等在一项对临床病情稳定的支气管扩张进行支气管炎症和定植参数观察的研究中表明,甚至没有细菌定植也可以发生气道炎症;他们发现在支气管扩张和微生物培养阴性患者中,气道的中性粒细胞百分及支气管肺泡灌洗液中的IL-8和IL-6浓度比无呼吸道疾病证据的不吸烟对照者高。

第四节 分类

支气管扩张症的病理分型主要限于以下三种类型。

1. 圆筒型 在该类型中,支气管均匀扩张到通常由于大量分泌而遭受阻塞的小气道,这种类型常与肺结核有关(图6-29-1A)。

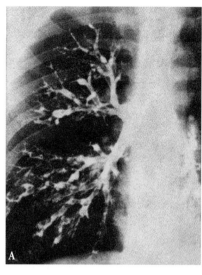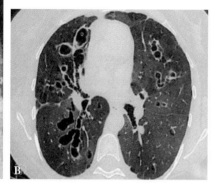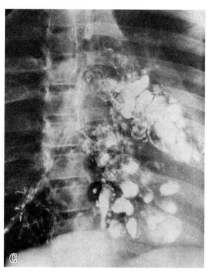

图 6-29-1　支气管扩张症的三种类型：圆筒型（A）、囊型（B）和混合型或曲张型（C）

2. 囊型　外周支气管扩张并终止于盲囊，扩张区域的外周没有功能性支气管结构（图6-29-1B）。

3. 混合型或曲张型　受影响的支气管有一个不规则或串珠状扩张形态，像静脉曲张那样（图6-29-1C）。

分布类型可以是局限性的也可以是弥漫性的。下叶更易受到影响，左肺似乎比右肺更易遭受支气管扩张，一种解释可能是直径更窄，纵隔行程更长以及通过主动脉下隧道时左主支气管的支气管周围空间局限。这些特点可能使得左支气管比右支气管更容易阻塞。

导致支气管扩张的潜在病理机制，是正常肌弹性组织和支气管壁软骨的破坏，导致纤维化，而这引起弹性丧失，支气管周围组织收缩丧失，并最终导致受累支气管扩张。

第五节　血流动力学因素

支气管扩张症影响呼吸功能和气体交换的一个重要方面是灌注问题。两种类型的支气管肺分流分别为顺流和逆流。有情况表明特殊的血流动力学变化与特殊的支气管扩张症类型相关。最后，支气管扩张症通过血管造影结果可在已灌注和未灌注的肺中获得区别。圆柱形支气管扩张改变的肺通常得到灌注，而囊性支气管扩张改变的肺并没有得到灌注。Ashour 等推测，能在未灌注的支气管扩张中观察到经体循环逆行填充肺动脉，这是因为毛细血管床破坏、肺毛细血管阻力增加且分流的血液经肺动脉逆行注入肺门，因此，如果注入造影剂，就会制造一种肺动脉排空的假象。

灌注可能也反映了疾病阶段。在支气管扩张改变中，获得灌注的肺组织可能能够进行气体交换并因此能够参与呼吸功能，而未灌注的支气管扩张症则表明是终末期疾病。

第六节　临床特征

支气管扩张症的典型临床表现是每天咳嗽并咳黏液脓性痰。咳嗽必然存在且往往可能是多年来的唯一症状。多数患者出现脓性黏痰，常常早晨更重（躺着睡时积聚）。咳痰可能是间歇性的，受反复感染、支气管堵塞和抗生素治疗的影响。偶尔有描述表现为咳嗽，咳痰轻微和（或）咯血的"干性支气管扩张"。40%~70% 患者中可以观察到咯血，血量从血丝到大血块不等。一般认为，24 小时内咯血量 <200ml 为少量咯血，200~600ml 称为中等量咯血，≥600ml 则称为大咯血。也有人认为大咯血是指一次咯血 300~500ml，大咯血往往来势凶猛，病死率极高，可达 60%~80%，故常引起医务人员的重视。Gregorio 等提供的一组在 Universitario Lozano Blesa de Zaragoza 医院微创中心进行的统计，在以咯血为主要症状的患者中，支气管扩张症人数

占首位,这可以从侧面反映在发达国家的疾病现状。影响大咯血患者病死率的最主要因素为出血阻塞气道,影响正常肺组织的通气而导致窒息,部分患者可见血氧饱和度进行性下降,常低于90%,病情急重。咳嗽加重、呼吸困难、咳痰量增加、发热、咯血和胸痛是急性加重的标志。虽然严重肺炎单次发作、肺结核或伴有继发性肺炎的百日咳也可导致支气管扩张,但患者往往有胸部反复感染史。

多数患者体检异常。胸部听诊通常不仅显示弥漫性干啰音及呼气延长,而且显示吸气早中期湿啰音。严重病例或伴有使病情复杂的患者中可以听诊到支气管呼吸音,杵状指和肥大性肺骨关节病,虽然在抗生素前时代常见,但现在已很少见到了。在严重的晚期病例中,可能有呼吸功能不全和肺心病的证据。

第七节　诊断

支气管扩张症的诊断取决于病史、临床特征和支气管扩张气道的影像学表现。对患者进行诊断评估的主要目的是确定支气管扩张症潜在可治疗的根本原因,因此,根据临床表现年龄,家族史,其他器官系统发病情况及临床怀疑程度,总白细胞计数及嗜酸性粒细胞差异,免疫球蛋白 G、A、M 及 E 水平,血清 α_1- 抗胰蛋白酶水平,痰细菌、分枝杆菌及真菌培养,汗液氯化物含量,皮肤划痕试验或曲霉菌沉淀素,可以评估食管 pH 监测和纤毛功能分析。

一、胸部 X 线片

胸部 X 线检查可能异常,显示为肺纹理增加、环形结构、肺不张、扩张且增厚的气道(轨道线)以及黏液栓(手套指)表现,然而,甚至在支气管扩张症存在的情况下胸片也可能是正常的。

二、高解析度 CT

高解析度 CT(high resolution CT,HRCT)已被证明是评估支气管扩张的一个可靠无创方法。HRCT 可以准确诊断支气管扩张(97% 灵敏度),定位和描述肺实质异常区域,确认细支气管异常和栓入5、6级支气管水平的黏液;还可以识别空气滞留的焦点区域作为小气道疾病的一个指标。如果打算手术切除,临床强烈怀疑支气管扩张而常规胸片正常,以及其他肺实质异常必须更好得到确定,则 HRCT 在评价支气管扩张时是有指征的。

可以通过寻找轨道线影或环状截面来鉴别气道扩张。管腔直径超过接壤血管 1.5 倍就提示支气管扩张,可以观察到支气管壁增厚和小气道被碎片(树芽)栓塞的证据(图 6-29-2)。

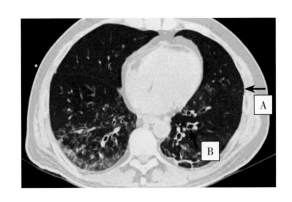

图 6-29-2　胸部 CT
A. 外周广泛的树芽状分支影;B. 扩张且变厚的外周气道分支

CT 检查已经取代采用支气管内点滴碘造影剂的支气管造影检查。

可查阅的报道表明支气管扩张的分布和形式可能足以提示具体原因。Cartier 等发现,双侧上叶为主的支气管扩张症最常见于 CF 和过敏性支气管肺曲霉病,单侧上叶为主的支气管扩张症最常见于结核病,下叶为主的支气管扩张症最常见于儿童病毒感染。

三、肺功能检查

肺功能通常不正常。受损程度不仅取决于支气管扩张形态异常的性质和程度,也取决于相关的慢性支气管炎、肺气肿等存在与否。因此,局部轻度支气管扩张但无慢性支气管炎的患者肺功能检查可能正常。弥漫性发病的患者在肺功能检查时可表现出气道阻塞形态,FVC 正常或减少,FEV_1 降低,FEV_1/FVC 比值降低。在伴随有肺不张即肺实质和胸膜瘢痕化部分患者中,可以根据用力肺活量减少和 FEV_1/FVC 比值正常分析出限制性或混合性 / 阻塞性和限制性的生理状态。肺容积可有助

表 6-29-2 支气管扩张症中的微生物学

作者（发表时间）	Li（2005 年）[1]	Nicotra（1995 年）[2]	Pasteur（2000 年）[3]	Angrill（2001 年）[4]
微生物菌群				
流感（嗜血）杆菌	53（40）	37（30）	52（35）	11（26）
铜绿假单胞菌	15（11）	38（31）	46（31）	4（9）
肺炎链球菌	23（18）	13（11）	20（13）	6（14）
金黄色葡萄球菌	5（4）	9（7）	NA	NA
黏膜炎莫拉菌	3（2）	3（2）	30（20）	2（5）
诺卡菌属	0	4（3）	NA	NA
厌氧菌	1（1）	2（1）	NA	NA
分枝杆菌	0	49（40）	NA	NA
曲霉菌	1（1）	6（5）	3（2）	1（2）
两种或两种以上致病菌	21	60	NA	NA

注：①患者平均年龄 12 岁，总例数 136 例；②患者平均年龄 57 岁，总例数 123 例；③患者平均年龄 58 岁，总例数 150 例；④患者平均年龄 53 岁，总例数 42 例

于识别限制性，因为 TLC）功能残气量和 RV 减少。因为主要是阻塞之故，残留量增加及 RV/TLC 提高使得空气潴留明显。

四、纤维支气管镜检查

纤维支气管镜为比较重要的一项检查，在支气管管腔阻塞的成因及病变定位方面具有较大的作用，具体包括下面 5 点。

1. 支气管镜检查可了解支气管管壁的受损程度，为手术方案提供参考依据。如支气管管壁明显受累、溃疡和瘢痕形成，则应选择较为正常的支气管作为手术切除及缝合的部位。

2. 如果患者咳痰较多，引流欠佳，支气管镜检查可了解具体的潴痰部位，确定合适的引流体位，并吸除痰液或痰栓，使肺通气好转。同时可留取痰液及分泌物标本，由于从深处采集样本，避免了口腔菌群污染，得到的细菌培养结果更加准确。

3. 可明确支气管阻塞原因。支气管镜检查可明确支气管内有无肿瘤、息肉、异物、肉芽肿形成、外压性狭窄。部分异物在 CT 上难以显影，可通过支气管镜直接发现。如果 CT 显示部分支气管狭窄改变，应进一步纤维支气管镜检查。

4. 部分支气管腔内病变可通过支气管镜治疗。肉芽肿形成可通过支气管镜烧灼使管腔通畅，异物可通过支气管镜取出。可通过支气管镜注入

药物，使药物在局部发挥更大作用。

5. 部分咯血的患者可明确出血部位，为支气管动脉栓塞术或肺部手术提供依据，便于栓塞出血血管或切除病变肺组织。支气管镜检查可以观察到管腔开口血迹，有时可见活动性出血。大咯血患者可在咯血间歇进行检查。栓塞术后或手术后行支气管镜检查可检验治疗效果。

五、细菌学检查

支气管扩张症患者经常发现有潜在的致病微生物定植，即使病情稳定的 60%~80% 支气管扩张症患者也有定植。所分离的最常见微生物是流感嗜血杆菌和铜绿假单胞菌，常提示为周期性恶化的原因。尤其是铜绿假单胞菌定植，与更严重的肺功能损失、更强烈的炎症反应、更广泛的肺病有关。Shah 等说明了金黄色葡萄球菌分离与 ABPA 或 CF 出现之间的关联性。可能需要特殊治疗的其他潜在致病菌气道定植的例子包括星状诺卡菌、曲霉菌和环境分枝杆菌属。表 6-29-2 显示多位作者微生物菌群分离的研究结果。

第八节 治疗

支气管扩张症的治疗目的是控制感染，减少炎症，改善支气管保健，在入选患者中手术切除发病区域是有用的。由于缺乏用于指导的临床试验，

治疗常常必须针对个体患者的具体需求、耐受性和爱好。

一、感染控制

由于感染在支气管扩张症的成因和延续中起着重要的作用，因此减少微生物负荷和相关的炎症介质仍然是治疗的基石。抗生素适用于治疗急性加重，然而，通过抑制和（或）消除随之而来的菌群，它们已不定地用于防止反复感染。抗生素是针对常见分离的致病菌，如流感嗜血杆菌、肺炎链球菌和铜绿假单胞菌。口服氟喹诺酮类药物经常作为首选抗生素用于治疗，持续 10~14 天。如果治疗无效或在短时间内频繁加重这种情况，就应当进行痰培养及敏感试验以助于确定抗生素的选择和（或）有助于更正诊断如非典型分枝杆菌或真菌。因铜绿假单胞菌而造成的严重恶化需要两个抗假单胞菌抗生素并可能需要住院静脉给药。

预防性/抑制性抗生素的作用仍存在争议。存在数种抑制性抗生素处方途径，包括每天使用抗生素，每月给予 1~2 周的抗生素，以及持续数周至数月的更长期疗程。

每日 1 次、每周 2 次、每周 3 次使用阿奇霉素作为 CF 和弥漫性全细支气管炎的生物学应答调节物，已经就其在支气管扩张症治疗中的作用产生了相当大的兴趣。试点试验报告称，病情加重减少，痰量减少，生活品质和肺功能改善，C-反应蛋白水平降低。大环内酯类抗生素已显示出与抗菌效果无关的几个生物学效应，包括促炎细胞因子下调、iNOS 抑制的效果，黏附分子表达降低、中性粒细胞趋化性和脱颗粒下降、抗磷脂细胞保护、黏液流变能力改善、支气管高反应性下降所导致的对核转录因子的影响，对假单胞菌属生物被膜产物的影响，以及群体感应功能。

抗生素气雾剂给药（主要是抗假单胞菌属的妥布霉素 300mg 雾化吸入，每日 2 次）对 CF 有效。虽然也注意到了不良反应如咳嗽增加、喘鸣、呼吸困难、耳鸣、变音和妥布霉素耐药，但非 CF 支气管扩张症的试验研究已证明假单胞菌密度减少，甚至在一些患者中根除了假单胞菌。其他雾化抗生素如氨曲南、黏菌素及庆大霉素单用或与妥布霉素轮

用的作用需要得到疗效和不良反应的评估。

对抗菌疗法没有反应的患者，应该考虑 MAC 相关性支气管扩张症。诊断需要三个或更多的独立痰培养（或两个培养阳性及一个涂片阳性）以及进行性浸润、多发结节和胸部影像上空洞形成的影像学证据。在此情况下，MAC 应根据美国胸科学会（ATS）指引采用大环内酯类、利福平和乙胺丁醇进行治疗，培养阴性后至少 12 个月。在有大量 MAC 负荷的患者中，如患者痰培养持续强阳性和放射影像上空洞病变，最初 8 周也应考虑链霉素。

ABPA 对剂量为 0.5~1mg/（kg·d）的口服泼尼松有反应。根据真菌负荷、类固醇剂量减少和病情加重减轻，加入抗真菌唑类（伊曲康唑 400mg/d×2 个月，接着 200mg/d）可能赋予额外的好处。对 ABPA 早期而适当的治疗可能会阻止或延缓气道永久性破坏。由于其复发性病程，对临床、影像学及血清学反应（IgE 抗体）的监测是必要的。

二、支气管保健

气道黏膜清除率是支气管扩张症的一个问题。胸部叩击和体位引流一直是促进黏液清除的传统方法。物理治疗（如胸壁叩击及体位引流）这种繁重而劳力密集的性质以及低氧血症和胸部不适的潜在问题，可能会导致患者依从性差并寻找替代疗法。鉴于患者可以活动、能呼吸控制和进行神经肌肉功能，不借助于另一位看护人，自体引流、超声设备的机械振动、呼气正压和摆动阀使用已经显示出能获得好的胸部清除率。肺内叩击通气装置和振动背心有助于对无法执行前面所提到的其他技术患者提供黏液清除。研究显示，采用所有这些方法后痰液咳出增加，没有任何一种方法可论证为更有效或更为优先。因此，建议患者应根据能力、活动性、偏好、需求和资源选择其方式。

三、黏液清除

黏液分泌过多是慢性炎性气道疾病的一个突出特点，用于治疗气道疾病的现代疗法的效果却鲜为人知，因为在临床研究中难以量化黏液分泌过多，无论是基线水平还是对治疗反应水平。口服补液和/或静脉输液维持水化被认为能有效防止痰

液潴留浓缩。吸入空气或吸入氧气湿化作为胸部理疗的一种添加剂,已经显示明显增加已产生痰液的湿重。使用雾化的生理盐水或高渗盐水和乙酰半胱氨酸可以被视为是胸部理疗的重要添加剂,虽然支气管痉挛可能与这些药物的使用相关。

四、支气管扩张剂

支气管扩张剂如 β- 激动剂、抗胆碱能药或茶碱常用于支气管扩张症患者,因为这些患者显示出气道阻塞和气道高反应性征象。但很少有记录在支气管扩张症中疗效的报道。

五、抗炎疗法

已知持续的支气管内炎症在支气管扩张症发病过程中起着重要作用,抗炎治疗可能是有益的。Tsang 等对在支气管扩张症中吸入类固醇(氟替卡松)的作用进行了评估,发现痰量和脓液减少,恶化率下降。

六、手术

支气管扩张症一般是一种弥漫性病变,发病区域的手术切除往往并不可行。由于对支气管扩张症病理过程认识的加深及药物治疗的规范化,支气管扩张症的内科疗效不断提高,需要手术者日趋下降。从欧美国家的统计数据可看出这种趋势。根据 Ruhrlandklinik 医院的统计,需要手术治疗的支气管扩张占总数的 18.3%,只占支气管扩张的一小部分,在 Mayo Clinic,需手术治疗的比例为 3.9%。然而,对于入选外科病例而言,最严重发病肺段、出血肺段、窝藏耐药性结核或非典型分枝杆菌区域的手术切除,可依症状控制、黏痰产生减少、大量支气管出血消除、急性感染性发作次数减少和生活品质提高而获益。

手术方式因支气管扩张病因、病变严重程度及手术治疗目的不同而不同,其术式包括了肺部手术的多种方式,如楔形切除、肺段切除、肺叶切除乃至全肺切除及肺移植。手术入路则根据提供这种治疗的医疗机构也不尽相同,一些医疗机构偏好胸腔镜入路,而其他医疗机构则推荐外侧开胸入路。与手术相关的并发症包括感染播散、出血、长时漏气

以及术后肺扩张不良。

手术是潜在治愈支气管扩张症的唯一选择,其作用已随着更有效的抗生素开发和保守性治疗方案选择而变化,手术的主要作用是针对局限性病变患者:①治愈(对严格局限化的支气管扩张);②缓解(切除最病变区域、黏液产生下降、体循环分流下降);③最终治疗(疾病末期移植)。

如果因手术切除而评价患者,必须排除无法纠治的基础疾病的存在。手术指征如下:①病变局限;②肺功能储备足够;③病程不可逆;④症状明显(如咳嗽、咯血、反复肺炎、分流)。

CT 扫描、$\dot{V}/\dot{Q}$ 扫描、最近的抗菌谱、肺功能检查和动脉血气分析是进行手术前必不可少的先决条件。肺动脉造影和附加的全身血管造影可以提供关于支气管扩张区域灌注的更多信息。

由 CT 扫描给予准确定位,$\dot{V}/\dot{Q}$ 扫描可以判断灌注情况。为了所计划的切除,肺功能储备充足必须得到保证。

手术方式的选择因治疗目的而有所变化,但楔形切除不能作为一个单独手术,只要可能,完全切除极为重要,因为有可能发生其他部位的感染性并发症和复发。尽管必须尽可能多地保留健康的肺实质,但根治性切除患区对于改善症状才是最重要的。在极少数情况下,如果病变纯粹是单侧的而对侧肺大部分没有病变,那连全肺切除也变得必需。一些作者的结论是,全肺切除甚至可能比病变残留更好。Balkanli 等称,在 238 例患者的治疗经验中,完全切除者结果明显良好,64.7% 患者达到此效果,79.41% 患者症状完全消失,12.18% 患者症状改善;病死率为 0,并发症发病率是 8.82%。

除形态学分类外,Ashour 等建议实施以血流动力学为主的功能分类。这些作者所建议的切除只是针对没有灌注的支气管扩张症,不论该病是单侧还是双侧。在他们的经验中,有灌注的支气管扩张区域在无灌注区域切除后随着时间的推移有可能恢复其受损的功能。他们报道了 66 例局限性无灌注支气管扩张症进行手术切除的患者,病死率为 1.5%,并发症发生率为 18%,切除后认为是治愈的为 73%,26% 有症状改善;只有一个患者没有从依据这个分类的切除中获益。

支气管扩张症是一种不可逆病变,只要诊断确立,即可考虑手术,而不要等到出现大咯血、肺部毁损时再进行手术治疗。早期的手术治疗收效明显,并发症也较少。麻醉时应采用双腔气管插管,以隔离对侧肺组织,使其免受患侧肺脓性分泌物的污染或防止术侧肺出血引起对侧肺支气管阻塞窒息。双腔气管插管也可帮助咯血来源定位。有条件者可行术中支气管镜,明确出血部位。部分患者右支气管已变形,如何双腔管插到位是一个考验。对于分泌物较多的患者,考虑到术中挤压病肺会在气管中涌出大量脓痰,可以在双腔双腔气管插管前,先单腔气管插管,尽量吸量积痰,术中可准备 2 套吸引器,一套用于手术台上,一套用于麻醉师随时吸净气道分泌物。麻醉师与术者配合,必要时暂停操作,先清理气道。手术可尽量先暴露支气管,钳夹或缝闭之,以免血或脓液内灌,然后处理各支血管。病变支气管钳夹后,气管中分泌物及出血大幅减少,如持续分泌物或血排出,需注意其他部位病变。

由于存在肺部感染,病变常常累及胸膜,粘连紧密,存在体 - 肺血管交通支,分离粘连后胸壁上可见搏动性小血管出血,应注意止血彻底。上海胸科医院曾因体 - 肺血管交通支粗大而不能暴露胸腔、继而关胸者。此术后可能渗血较多,应密切观察引流量。注意肺血管的解剖部位常发生异常,术中支气管动脉周淋巴结钙化,血管及支气管不易暴露。支气管扩张患者的支气管动脉一般都变得粗大甚至发生扭曲,直径可达 5~6mm,所以应将其分离出来单独处理,或支气管旁的软组织全部缝扎。支气管扩张常有增生血管和异常血管,注意辨认。在剥离胸腔粘连时,应尽量靠壁层胸膜侧分离,以避免肺损伤,造成肺内脓性分泌物污染胸腔。

已有部分研究证明胸腔镜应用于支气管扩张会带来益处,其创伤小、恢复快、疼痛轻、并发症少及心肺肝肾功能影响小等明显优点得到一致的认可。目前,胸腔镜肺叶 / 肺段切除作为治疗支气管扩张的方法之一是安全的,但由于粘连严重或肺门结构不清,解剖困难,部分患者不得已中转开胸进行手术治疗。如考虑感染不重,胸腔内粘连局限或无肺门淋巴结的粘连钙化,胸腔镜手术可作为一个选择。

双侧病变广泛,缺乏其他禁忌证,肺功能恶化较快,内科治疗无效,估计存活时间不超过 1~2 年,年龄在 55 岁以下者,可以考虑行双侧肺移植手术。

七、并发咯血的处理

支气管扩张症常并发咯血,咯血量从痰血、数口到十几口或大咯血。24 小时内失血量 >500~600ml 即为大咯血,但是,少至 150ml 的血块也能阻塞近端气道,甚至更少量的咯血也可以是致命的。目前的病死率大约为 13%,与其说与大出血有关而不如说与窒息有关,典型的情况下,大咯血的治疗与诊断包括影像学检查与急症硬质支气管镜检查。纤维支气管镜检查通常对咯血的治疗并不适合,但对诊断、出血来源部位或观察活动性出血是否已停可以考虑采用。

(一)药物治疗

一般止血物通常通过改善出凝血机制、增加毛细血管及血小板功能起作用,由于常见的咯血并非或不完全是上述原因引起的,故它们的治疗效果并不确切,不能作为治疗咯血的主要方法。这类物包括抗纤维溶解的氨基己酸(6- 氨基己酸、PAMBA)、氨甲苯酸(对羧基苄胺,EACA);增加血小板和毛细血管功能的酚磺乙胺(止血敏)、肾上腺色腙(安络血);参与凝血酶原合成的维生素 K;对抗肝素的鱼精蛋白,等。垂体后叶素具有强烈的血管收缩作用,通常在 250~500ml 液体中加入 10~20IU 静脉滴注;大咯血时可以在 20~40ml 液体中加入 10IU 静脉推注,继之以 10~20IU 静脉滴注,每天用量可为 20~60IU。对于大咯血,通常主张 12~24 小时连续使用,避免仅单次大剂量使用,有效后逐渐减量。高血压、冠心病和妊娠者慎用。使用血管扩张药物,这类止血机制包括:①扩张血管,降低肺动脉压和肺嵌楔压,减少肺血流量;②使全身血管阻力下降,回心血量降低,肺血管床的血液流向肢体,起到"内放血"作用。通常使用 α 受体阻滞剂如酚妥拉明 10~20mg 加入 250~500ml 液体中静脉滴注,连续 5~7 天。当咯血量大,血容量不足时,应在补足血容量的基础上再使用。其他类似物还包括阿托品、山莨菪碱、硝酸异山梨酯和钙离子拮抗剂等;普鲁卡因亦常用于咯血的治疗,有扩张血管、降低肺循环压力以及镇静而达到止血作用，通常以300~500mg 加入 250~500ml 液体中静脉滴注，每天 1 次或每天 2 次。血管扩张药的主要适应证是对垂体后叶素禁忌者，其次为垂体后叶素疗效不佳者。有时可同时使用垂体后叶素和血管扩张，两者联合使用既可降低肺循环压力，减少肺血含量，收缩肺小动脉，有利止血，又能预防血压下降，达到相辅相成的作用。有人采用垂体后叶素首次以 5IU莫氏管静脉滴注，以后 250ml 液体中加入 5IU 维持滴注，每天总量 20~30IU；同时将酚妥拉明 20mg 置于 250ml 液体中静脉滴注，每天 2 次，口服硝苯地平 10mg，每天 3 次或每天 1 次。同单用垂体后叶素比较，该治疗方案的有效率达 98%，平均止血时间为 5 天，有利于止血，又能预防血压下降，达到相辅相成的作用。

（二）支气管镜

对出血并不急骤的部分患者可通过纤维支气管镜对出血灶滴入 0.1% 肾上腺素或去甲肾上腺素5ml。对治疗无效且未能明确出血具体病灶者，可将 4℃冷生理盐水 500ml 加肾上腺素 4mg，分次注入出血肺段，停留 1 分钟后吸出，并行面罩给氧或高频通气。对不能手术的大咯血或上述纤维支气管镜治疗后仍有大出血者，可经硬质支气管镜将气囊导管送入相应的出血支气管内，使气囊充气或充水，阻塞出血支气管，以防治出血淹溺健肺并压迫止血，24 小时后放松气囊，观察数小时无再出血时即可拔除导管。

（三）支气管动脉栓塞术

任何支气管咯血，无法确定出血来源部位而无血管造影禁忌证者，均可考虑行支气管动脉造影。形态异常的支气管动脉可归纳为：①主干型，支气管动脉主干及分支均扩张增粗，周围分支稀少，造影剂注入后呈云雾状外溢，出血量大，支气管壁可附着造影剂而显影；②网状型，支气管动脉主干及分支均扩张增粗，有双支或多支支气管动脉向同一病灶供血，构成血管网，造影剂经不同的血管注入均有外渗现象；③多种动脉交通吻合型，肺外体循环参与病变区供血，并与肺内支气管动脉沟通，多见于病变时间长，胸膜粘连明显者。支气管动脉栓塞术适用于急性致命大咯血的急救，长期反复咯

血以及咯血基础病变广泛、肺功能低下、不能耐受外科手术者，可以反复实施。由于①支气管动脉起源存在较大变异，包括起源于锁骨下动脉、膈下动脉、甲状颈干、胸廓内动脉等，其中起源于胸廓内动脉的，可发出迷走支气管动脉及交通支向支气管供血；②参与病变区域供血异常丰富；③有时肺动脉亦可能参与出血，因此栓塞难免不完全；④支气管严重扭曲或畸形、痰液引流不畅、感染持续不愈及局部支气管动脉侧支循环易于重建等，均可使咯血复发，并发症包括脊髓缺血和瘫痪。

（四）急症手术

支气管扩张症大咯血的出血源主要为支气管动脉，而支气管动脉属于体循环，血流压力高，出血后不容易止血。大咯血的准确定位主要依靠术前的 HRCT 及支气管镜，HRCT 可见出血病肺广泛渗出，支气管镜可见出血痕迹，有时可直接看到血液自支气管某分支引出。如果患者出血量大，各级支气管可能被血液掩盖，无法判断出血部位，虽然术中可见病肺存在出血斑、病肺淤血等情况，但定位仍欠准确。Baue 等认为，下列情况可做一侧全肺切除：单侧肺支气管扩张病变超过 1 叶肺时，如术中切除病变明显的 1 或 2 叶肺后，开放支气管残端检查时如果同侧余肺支气管仍有出血来源，而术前检查及术中探查并不能判断出出血来源于哪一具体肺叶时，可以做同侧全肺切除以挽救生命。

大咯血时手术病死率及并发症明显提高，故越来越多的学者认为手术应该在大咯血的间歇期进行。但若大咯血危及生命时应急诊手术。双腔气管插管能够隔离病肺，保护正常肺组织，为下一步处理争取时间。但因隔离气囊压力偏低，出血量大时仍可进入对侧支气管，气道分泌物及出血潴留，对侧肺的通气仍受影响。有研究证据表明咯血时行支气管动脉栓塞为有效地治疗方法，施行快，并发症低。但在非活动性出血的时期出血血管为凝血块堵塞，有时造影无法明确具体的出血血管，影响栓塞的成功率。血管内栓塞术术者的操作水平、介入诊疗设备的好坏、栓塞材料的选择、血管栓塞的程度、病变的病理生理特点及栓塞术后的治疗对血管内栓塞术手术效果均存在不同程度的影响。结合我国国情，有条件且有经验开展支气管动脉栓

塞的单位有限,主要集中在大中型城市的三甲医院,介入治疗的经验及水平不等,所以在咯血期间行手术治疗成为的一种选项。

根据作者经验,了解患者的主诉哪侧出血及首次听诊湿啰音位于哪侧非常重要,这可以大体决定手术入路。行双腔气管插管,轮替单肺通气,分别经开放侧气道吸除出血,仔细观察,如一侧刚吸净积血后仍然持续有血自气道涌出或可持续吸引出血液,而对侧吸净残血后不再有血吸出,则可确定该侧为出血侧,选择该侧进行开胸手术探查。进入胸腔后分别依次阻断各叶支气管,该侧气道持续吸引,如不再出血,可确定出血来自阻断支气管所在肺叶,由此可控制出血并进行肺叶切除。总之,支气管扩张合并大咯血病情凶猛,需要判断准确,迅速决策,如决定手术,需手术医师及麻醉师密切配合,才能提高抢救的成功率。

第九节　小结和争议

一、小结

虽然支气管扩张症的总发生率在发达国家中日益下降,但它在欠发达地区仍然很高。必须建立准确的诊断。基础疾病需要得到识别并获得充分的治疗。如果可以排除无法纠治的多灶性基础疾病,才考虑手术切除;手术切除在局限性病变中产生最好结果。为获得良好的效果,完全切除是最重要的。另外,需要到考虑血流动力学因素。手术切除在无灌注支气管扩张症中提供了较好的结果,在有灌注支气管扩张症中,可以观察到功能恢复能力。对于大咯血而肺功能储备不足的患者,栓塞作为一种紧急措施可以被考虑,肺功能储备充足者,手术治疗可以作为一种紧急措施。对于终末期病变,在穷尽了所有保守治疗方式以及无法选择局限性切除之后,肺移植是恰当的手术选项。最终目标仍然是通过基础疾病的优化治疗进行预防。

二、争议

支气管扩张症并不像免疫接种和公共卫生协议正常的时代之前那样是一种常见问题。然而,在

发展中世界,它仍然是一个重大的临床课题。对于世界各地的局限性支气管扩张症患者而言,主要原因还是感染。然而,在发达地区,气道阻塞性病变(例如,支气管结石、肿瘤)才是主要原因。弥漫性支气管扩张症最常见于先天性缺陷,如 CF 或免疫球蛋白缺乏症。

局限性支气管扩张症通常是手术切除的唯一指征。这些患者需要仔细评估,以确保残留肺功能术后是足够了的。除大咯血外,对于弥漫性支气管扩张症患者而言,局部切除并没有什么作用,在这些患者中,肺门断流可能是止血的一种有效方法。对于大咯血患者,支气管动脉栓塞必须被视为一个姑息策略,因为反复咯血是常态。

（黄平）

参考文献

1. Agasthian T, Deschamps C, Trastek VF, et al. Surgical management of bronchiectasis. Ann Thorac Surg, 1996, 62: 976-978. discussion 979-980.

2. Al-Kattan KM, Hajjar WM, Essa MA, et al. Surgicall Results for Bronchiectasis Based on Hemodynamic and Morphological Classifications. Abstract presented at the 85th Meeting of the American Association for Thoracic Surgery, San Francisco, 2005, April 10-13.

3. Altin R, Savranlar A, Kart L, et al. Presence and HRCT quantification of bronchiectasis in coal workers. Eur J Radiol, 2004, 52: 157-163.

4. American Thoracic Society, Medical Section of the American Lung Association: Diagnosis and treatment of disease caused by nontuberculous mycobacteria. Am J Respir Crit Care Med, 1997, 156: S1.

5. Andreu J, Caceres J, Pallisa E, et al. Radiological manifestations of pulmonary tuberculosis. Eur J Radiol, 2004, 51: 139-149.

6. Angrill J, Agusti C, de Celis R, et al. Bacterial colonization in patients with bronchiectasis: Microbiological pattern and risk factors. Thorax, 2002, 57: 15 2002.

7. Angrill J, Agusti C, De Celis R, et al. Bronchial inflammation and colonization in patients with clinically stable bronchiectasis. Am J Respir Crit Care Med, 2001, 164: 1628.

8. Annest LS, Kratz JM, Crawford Jr FA. Current results of treatment of bronchiectasis. J Thorac Cardiovasc Surg, 1982,

83:546-550.

9. Ashour M, Al-Kattan K, Rafay MA, et al. Current surgical therapy for bronchiectasis. World J Surg, 1999, 23:1096-1104.

10. Ashour M, Pandya L, Mezraqji A, et al. Unilateral post-tuberculous lung destruction: the left bronchus syndrome. Thorax, 1990, 45:210-212.

11. Ashour M. Hemodynamic alterations in bronchiectasis: A base for a new subclassification of the disease. J Thorac Cardiovasc Surg, 1996, 112:328-334.

12. Ashour M. The anatomy of left bronchus syndrome. Clin Anat, 1995, 8:256-261.

13. Balkanli K, Genc O, Dakak M, et al. Surgical management of bronchiectasis: Analysis and short-term results in 238 patients. Eur J Cardiothorac Surg, 2003, 24:699-702.

14. Barker AF, Couch L, Fiel SB, et al. Tobramycin solution for inhalation reduces sputum Pseudomonas aeruginosa density in bronchiectasis. Am J Respir Crit Care Med, 2000, 162:481.

15. Barker AF. Bronchiectasis. N Engl J Med, 2002, 346:1383-1393.

16. Barker AF. Bronchiectasis. Semin Thorac Cardiovasc Surg, 1995, 7:112-118.

17. Beirne PA, Banner NR, Khaghani A, et al. Lung transplantation of non-cystic fibrosis bronchiectasis: analysis of a 13 year experience. J Heart Lung Transplant, 2005, 24:1530.

18. Berdon WE, Willi U. Situs inversus, bronchiectasis, and sinusitis and its relation to immotile cilia: History of the diseases and their discoverers—Manes Kartagener and Bjorn Afzelius. Pediatr Radiol, 2004, 34:38-42.

19. Carda C, Armengot M, Escribano A, et al. Ultrastructural patterns of primary ciliar dyskinesia syndrome. Ultrastruct Pathol, 2005, 29:3-8.

20. Cartier Y, Kavanagh PV, Johkoh T, et al. Bronchiectasis: Accuracy of high resolution CT in the differentiation of specific diseases. AJR Am J Roentgenol, 1999, 173:47.

21. Charman SC, Sharples LD, McNeil KD, et al. Assessment of survival benefit after lung transplantation by patient diagnosis. J Heart Lung Transplant, 2002, 21:226-232.

22. Chun JY, Morgan R, Belli AM. Radiological management of hemoptysis: A comprehensive review of diagnostic imaging and bronchial arterial embolization. Cardiovasc Intervent Radiol, 2010, 33:240-250.

23. Cockrill BA, Hales CA. Allergic bronchopulmonary aspergillosis. Annu Rev Med, 1999, 50:303-316.

24. Cohen M, Sahn SA. Bronchiectasis in systemic diseases. Chest, 1999, 116:1063.

25. Cuvelier A, Muir JF, Hellot MF, et al. Distribution of alpha (1)-antitrypsin alleles in patients with bronchiectasis. Chest, 2000, 117:415-419.

26. Cymbala AA, Edmonds LC, Bauer MA, et al. The disease modifying effects of twice weekly oral azithromycin in patients with bronchiectasis. Treat Respir Med2005, 4:117.

27. Cymbala AA, Edmonds LC, Bauer MA, et al. The disease-modifying effects of twice-weekly oral azithromycin in patients with bronchiectasis. Treat Respir Med, 2005, 4:117-122.

28. Darke CS, Lewtas NA. Selective bronchial arteriography in the demonstration of abnormal systemic circulation in the lung. Clin Radiol, 1968, 19:357-367.

29. De Gracia J, Rodrigo MJ, Morell F, et al. IgG subclass deficiencies associated with bronchiectasis. Am J Respir Crit Care Med, 1996, 153:650-655.

30. Dogan R, Alp M, Kaya S, et al. Surgical treatment of bronchiectasis. A collective review of 487 cases. Thorac Cardiovasc Surg, 1989, 37:183-186.

31. Dudha M, Lehrman S, Aronow WS, et al. Hemoptysis, diagnosis and treatment. Compr Ther, 2009, 35:139-149.

32. Edwards EA, Metcalfe R, Milne DG, et al. Retrospective review of children presenting with non cystic fibrosis bronchiectasis: HRCT features and clinical relationships. Pediatr Pulmonol, 2003, 36:87-93.

33. Eijkhout HW, Meer JW, Kallenberg CG, et al. The effect of two different doses of intravenous immunoglobulin on the incidence of recurrent infections in patients with primary hypogammaglobulinemia. A randomized double blind multicenter crossover trial. Ann Intern Med, 2001, 135:165.

34. Eliasson R, Mossberg B, Camner P, et al. The immotile-cilia syndrome: A congenital ciliary abnormality as an etiologic factor in chronic airway infections and male sterility. N Engl J Med, 1977, 297:1-6.

35. Evans DJ, Greenstone M. Long-term antibiotics in the management of non-CF bronchiectasis: Do they improve outcome? Respir Med, 2003, 97:851-858.

36. Franquet T, Muller NL, Gimenez A, et al. Spectrum of pulmonary aspergillosis: Histologic, clinical, and radiologic findings. Radiographics, 2001, 21:825-837.

37. Freitag L, Tekolf E, Stamatis G, et al. Three years experience with a new balloon catheter for the management of haemoptysis. Eur Respir J, 1994, 7:2033-2037.

38. Fujimoto T, Hillejan L, Stamatis G. Current strategy for surgical management of bronchiectasis. Ann Thorac Surg, 2001, 72: 1711-1715.

39. Gilljam M, Ellis L, Corey M, et al. Clinical manifestations of cystic fibrosis among patientswith diagnosis in adulthood. Chest, 2004, 126: 1215.

40. Greenstone M. Changing paradigms in the diagnosis and management of bronchiectasis. Am J Respir Med, 2002, 1: 339-347.

41. Haciibrahimoglu G, Fazlioglu M, O1cmen A, et al. Surgical management of childhood bronchiectasis due to infectious disease. J Thorac Cardiovasc Surg, 2004, 127: 1361-1365.

42. Hansell DM. Bronchiectasis. Radiol Clin North Am, 1998, 36: 107-128.

43. Ip MS, Lam WK. Bronchiectasis and related disorders. Respirology, 1996, 1: 107-114.

44. Jean-Baptiste E. Clinical assessment and management of massive hemoptysis. Crit Care Med, 2000, 28: 1642-1647.

45. Jones DK, Godden D, Cavanagh P. Alpha-1-antitrypsin deficiency presenting as bronchiectasis. Br J Dis Chest, 1985, 79: 301-304.

46. Kang EY, Miller RR, Muller NL. Bronchiectasis: Comparison of preoperative thin-section CT and pathologic findings in resected specimens. Radiology, 1995, 195: 649-654.

47. Karakoc GB, Yilmaz M, Altintas DU, et al. Bronchiectasis: still a problem. Pediatr Pulmonol, 2001, 32: 175.

48. Kellett F, Redfern J, Niven RM. Evaluation of nebulised hypertonic saline (7%) as an adjunct to physiotherapy in patients with stable bronchiectasis. Respir Med, 2005, 99: 27-31.

49. Kelly MG, Murphy S, Elborn JS. Bronchiectasis in secondary care: a comprehensive profile of a neglected disease. Eur J Intern Med, 2003, 14: 488-492.

50. Kinney TB, DeLuca SA. Kartagener's syndrome. Am Fam Physician, 1991, 44: 133-134.

51. Kutlay H, Cangir AK, Enon S, et al. Surgical treatment in bronchiectasis: Analysis of 166 patients. Eur J Cardiothorac Surg, 2002, 21: 634-637.

52. Lee TW, Wan S, Choy DK, et al. Management of massive hemoptysis: a single institution experience. Ann Thorac Cardiovasc Surg, 2000, 6: 232-235.

53. Li AM, Sonappa S, Lex C, et al. Non CF bronchiectasis: Does knowing the aetiology lead to changes in management? Eur Respir J, 2005, 26: 8.

54. Liebow AA, Hales MR, Lindskog GE. Enlargement of the bronchial arteries and their anastomosis with the pulmonary arteries in bronchiectasis. Am J Pathol, 1949, 25: 211.

55. Mansharamani NG, Koziel H. Chronic lung sepsis: Lung abscess, bronchiectasis, and empyema. Curr Opin Pulm Med, 2003, 9: 181-185.

56. Mazieres J, Murris M, Didier A, et al. Limited operation for severe multisegmental bilateral bronchiectasis. Ann Thorac Surg, 2003, 75: 382-387.

57. McGuinness G, Naidich DP. CT of airways disease and bronchiectasis. Radiol Clin North Am, 2002, 40: 1-19.

58. Mohamadiyeh MK, Ashour M, el-Desouki M, et al. Contribution of ventilation and perfusion lung imaging to the management of patients with bronchiectasis. Clin Nucl Med, 1994, 19: 292-297.

59. Mysliwiec V, Pina JS. Bronchiectasis: The "other" obstructive lung disease. Postgrad Med, 1999, 106: 123-126, 128-131.

60. Newall C, Stockley RA, Hill SL. Exercise training and inspiratory muscle training in patients with bronchiectasis. Thorax, 2005, 60: 943.

61. Nicotra B, Rivera M, Dale AM, et al. Clinical, pathophysiologic and microbiologic characterization of bronchiectasis in an aging cohort. Chest, 1995, 108: 955.

62. Nicotra MB, Rivera M, Dale AM, et al. Clinical, pathophysiologic, and microbiologic characterization of bronchiectasis in an aging cohort. Chest, 1995, 108: 955-961.

63. Noone PG, Leigh MW, Sannuti A. Primary ciliary dyskinesia, diagnostic and phenotypic features. Am J Respir Crit Care Med, 2004, 169: 459.

64. O'Donnell A, Barker AF, Ilowite JS, et al. Treatment of idiopathic bronchiectasis with aerosolized recombinant human DNase. Chest, 1998, 113: 1329.

65. Ooi GC, Khong PL, Chan-Yeung M, et al. High-resolution CT quantification of bronchiectasis: Clinical and functional correlation. Radiology, 2002, 225: 663-672.

66. Otgün I, Karnak I, Tanyel FC, et al. Surgical treatment of bronchiectasis in children. J Pediatr, 2004, 39: 1532-1536.

67. Ozkan H, Atlihan F, Genel F, et al. IgA and/or IgG subclass deficiency in children with recurrent respiratory infections and its relationship with chronic pulmonary damage. J Investig Allergol Clin Immunol, 2005, 15: 69-74.

68. Pasteur MC, Helliwell SM, Houghton SJ, et al. An investigation into causative factors in patients with bronchiectasis. Am J Respir Crit Care Med, 2000, 162: 1277.

69. Patel IS, Vlahos I, Wilkinson TM, et al. Bronchiectasis,

exacerbation indices, and inflammation in chronic obstructive pulmonary disease. Am J Respir Crit Care Med, 2004, 170:400-407.

70. Reid LM. Reduction in bronchial subdivision in bronchiectasis. Thorax, 1950, 5:233-247.

71. Reid LM. The pathology of obstructive and inflammatory airway diseases. Eur J Respir Dis Suppl, 1986, 147:26-37.

72. Ripe E. Late results after surgical treatment of bronchiectasis. Bronches, 1971, 21:240-257.

73. Sanderson JM, Kennedy MC, Johnson MF, et al. Bronchiectasis: results of surgical and conservative management. A review of 393 cases. Thorax, 1974, 29:407-416.

74. Santamaria F, de Santi MM, Grillo G, et al. Ciliary motility at light microscopy: A screening technique for ciliary defects. Acta Paediatr, 1999, 88:853-857.

75. Schneiter D, Meyer N, Lardinois D, et al. Surgery for non-localized bronchiectasis. Br J Surg, 2005, 92:836-839.

76. Scott JP, Peters SG, McDougall JC, et al. Posttransplantation physiologic features of the lung and obliterative bronchiolitis. Mayo Clin Proc, 1997, 72:170-174.

77. Sealy WC, Bradham RR, Young Jr WG. The surgical treatment of multisegmental and localized bronchiectasis. Surg Gynecol Obstet, 1966, 123:80-90.

78. Sheikh S, Madiraju K, Steiner P, et al. Bronchiectasis in pediatric AIDS. Chest, 1997, 112:1202-1207.

79. Shigemura N, Wan IY, Yu SC, et al. Multidisciplinary management of life-threatening massive hemoptysis: a 10-year experience. Ann Thorac Surg, 2009, 87:849-853.

80. Sturgess JM, Thompson MW, Czegledy-Nagy E, et al. Genetic aspects of immotile cilia syndrome. Am J Med Genet, 1986, 25:149-160.

81. Swanson KL, Johnson CM, Prakash UB, et al. Bronchial artery embolization: Experience with 54 patients. Chest, 2002, 121(3):789-795.

82. Van Mieghem IM, De Wever WF, Verschakelen JA. Lung infection in radiology: A summary of frequently depicted signs. JBR-BTR, 2005, 88:66-71.

83. Vejlsted H, Hjelms E, Jacobsen O. Results of pulmonary resection in cases of unilateral bronchiectasis. Scand J Thorac Cardiovasc Surg, 1982, 16:81-85.

84. Wilson JF, Decker AM. The surgical management of childhood bronchiectasis. A review of 96 consecutive pulmonary resections in children with nontuberculous bronchiectasis. Ann Surg, 1982, 195:354-363.

纵隔疾病·

第三十章 纵隔应用解剖学

第一节 纵隔的界定和分区

一、纵隔的界定

纵隔是两侧纵隔胸膜之间的区域,前界为胸骨和肋软骨内面,后界为胸椎及其两侧的椎旁沟,两侧为纵隔胸膜,上界为胸廓上口,下界为膈肌。纵隔不是某个独立的器官或组织的命名,而是包含了左、右胸膜腔的纵隔胸膜之间的所有重要器官、结构和结缔组织,如心包、心脏、大血管、气管、食管、胸腺、胸导管及淋巴组织、自主神经和体躯神经(包括迷走神经、交感神经和膈神经)以及丰富的结缔组织和脂肪组织等。因此,纵隔内可发生各种类型的肿瘤和囊肿,病变的结构亦多样化。

二、纵隔的分区

临床上,人为地把纵隔分为几个区,各分区的标志在临床上均易于辨认。纵隔分区直接影响到纵隔疾病的诊断、治疗和研究。纵隔区域划分的方法很多,以下介绍广泛认同的、在临床上和放射学上应用较广的分区方法(图7-30-1)。

(一) 旧分区

将纵隔分为5个区域:从胸骨角向后引水平线至第4胸椎下缘,将纵隔分为上、下两个区,以气管前缘为界将上纵隔分为前上纵隔和后上纵隔;下纵隔从心包前缘到胸骨下段为前纵隔;心包后缘至第5~12胸椎之间的区域为后纵隔;心脏所占据的区

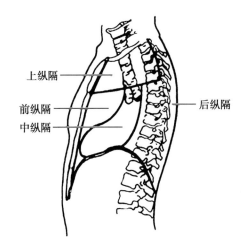

图 7-30-1 纵隔的分区

域,及前、后纵隔之间为中纵隔。

(二) 新分区

1. 前纵隔 前为胸骨,后为心包、头臂血管和主动脉前缘。包括胸腺、乳内血管和淋巴结。前纵隔的主要肿瘤有胸腺瘤、淋巴瘤、胚细胞瘤;少见的肿瘤有:血管及间质器官肿瘤;罕见的肿瘤有:异位甲状腺及异位甲状旁腺。

2. 中纵隔(脏纵隔) 前为心包、大血管前缘,后为椎体前缘。包括:心包、心脏、升主动脉、主动脉弓、颈部血管分支、肺动静脉、上、下腔静脉、气管、主支气管及其邻近的淋巴结。中纵隔以前肠囊肿(支气管、食管、胃囊肿)、原发及继发淋巴结肿物最为常见,胸膜心包囊肿常见于前心膈角,囊性淋巴管瘤见于心脏的前或后面,神经源性囊肿及胃肠囊肿见于儿童的中纵隔,其他如淋巴结肿瘤、胸导管囊肿及其他少见囊肿也发生在中纵隔。

599

3. 后纵隔（椎旁沟） 前为心包后缘、后为胸壁（包括肋椎沟），为潜在间隙，位于椎体两侧及邻近的肋骨处，包括食管、奇静脉、半奇静脉、神经、脂肪、淋巴结。后纵隔以神经源性肿瘤最常见。此外，血管瘤、间皮瘤、淋巴疾病也可见到。

第二节 胸腺的解剖

胸腺在胚胎期自第4咽囊发育而来，在胚胎发育过程中，胸腺不断向下移位，最后定位于前纵隔的大血管前方。胸腺的左右两叶，呈H形状，一般右叶大于左叶（图7-30-2）。上极细小，高达颈部，借甲状腺胸腺韧带与甲状腺左、右两叶相连。下极平第4~6肋间水平，附于心包，在心基底部覆盖于心包及大血管上。胸腺在青春期最大，重约30g，青春期后胸腺的淋巴细胞结构逐渐被脂肪组织代替，成人为5~25g。但在老年，仍可用显微镜发现胸腺残迹。

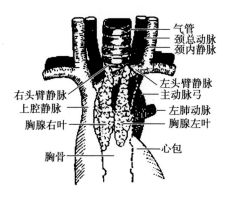

图 7-30-2 胸腺外形（前面）

胸腺的形状和大小或延伸的范围可以有很大的变化，偶可位于无名静脉的背侧，上极可沿气管筋膜伸延到颈根部，外侧覆以薄包膜与胸膜，并与胸膜旁脂肪及从脂肪组织内穿过的膈神经相邻，下极可伸入胸膜腔脂肪内。这些变异在治疗重症肌无力的胸腺切除术中有一定的重要性。在施行胸腺的左、右叶切除后，因在不常见的部位可残留胸腺组织，而成为重症肌无力症状的原因之一。

胸腺的血液供应，动脉来自甲状腺下动脉、乳内动脉、心包膈动脉的细小分支。静脉部分为以上动脉的伴行支，但主要为胸腺背侧的（一支或多支）中央静脉，其汇入无名静脉的前面或后面，偶有汇

入上腔静脉。

第三节 迷走神经和膈神经

一、迷走神经

迷走神经是混合神经，是12对脑神经之一，具有感觉（耳、舌）、运动（声带、食管、心脏、胃）和分泌（胃、肠）功能。左、右迷走神经沿食管两侧下行，在肺门以下左迷走神经转至食管前壁，右迷走神经转至后壁，迷走神经在路径上的转位，被认为是胚胎发育过程中，胃长轴发生90°转位所致。左、右侧迷走神经在食管下方分散成神经丛，此神经丛在形成紧贴食管壁的前、后迷走神经干，并以此种形式穿过膈肌。颈部淋巴结清扫术需清晰显露迷走神经。

在胸外科的临床解剖中，需特别提到喉返神经。喉返神经由胸段迷走神经发出，左侧喉返神经在主动脉弓下水平自迷走神经发出后，绕过主动脉弓，沿左侧气管食管沟上行进入喉部，右侧喉返神经自迷走神经发出后，绕过右锁骨下动脉，沿气管右侧上行进入喉部。在颈部，约50%位于气管食管沟内，其余的最多是位于食管气管沟前方或气管旁，仅少数位于食管旁，54%更贴近食管，其余更靠近气管。喉返神经在术中最易受到保护的部位是在食管气管沟的背侧，最难保护的部位是位于甲状腺组织内。

二、膈神经

胚胎时期，膈肌起源于第3~5颈节，并随心脏一起向尾侧移位，这一路径正是膈神经的最终位置。膈神经起源于颈丛，沿心包两侧走行到膈肌。在颈部的下段，可能参与锁骨下神经，组成副神经。右膈神经以运动纤维为主，在腔静脉裂孔侧面直接进入中心腱。唯一的感觉神经——膈腹腔神经穿过腔静脉裂孔。在左侧：膈神经在心脏左侧缘和中心腱前方，直接进入横膈的肌部，并穿过食管裂孔达腹膜和部分上腹部脏器。由于膈神经的感觉纤维也分布在腹腔脏器和部分腹膜上，故肝、胆病变可能引起右肩部疼痛；胰腺病变可引起左肩痛，即

艾塞斯贝格尔(von Eiselsberg)征。膈神经的膈肌内分支在外科领域非常重要,(左和右侧)膈神经通常分出4支运动神经分支,分别支配膈肌的4个区域。①胸骨支:向胸骨方向,分布在膈肌的前、中线部;②前侧支:分布到中心腱侧叶的前侧部;③后侧支:分布到中心腱侧叶的后侧部;④后支:由后侧支分出,向后侧中线部的膈脚分布。

膈神经的四个分支有时位于横膈的肌组织内,因此,有时即使是剥除浆膜和结缔组织层,也不能看见。了解膈神经分支的走行,有利于选择膈肌切口,要尽量避免损伤膈神经:①膈神经是唯一的或是最重要的支配膈肌的运动神经;②膈神经的1/3神经纤维是感觉神经;③在颈部其位于前斜角肌表面,在锁骨下静脉后、大动脉前进入胸腔;④膈神经传导膈腹膜病变(如胆囊炎)产生痛觉,引起C_4脊神经(锁骨上神经)分布的右肩部疼痛。

第四节　胸导管

胸导管起源于腹膜后的乳糜池,沿着脊柱前面上行,经胸腔的全长,注入左静脉角,输送淋巴液的管道,因其大部分在胸腔故称胸导管。成年人的胸导管细长略弯曲,两端膨大,中间稍细,外观稍淡,呈半透明以至于胸导管内容物的颜色,而外表呈不同的色泽。如注入带炭粒溶液即成黑色,进入胸导管的血液,外观如一条红色的动脉。胸导管在青年时期有很好的弹性、易延伸、屈曲、易受挤压,但不易断裂。在高龄者由于管壁的纤维组织退变、弹性消失、管壁变薄、更加屈曲、脆性增加,所以脊柱各种外伤或进行外科手术结扎时,较易断裂,应注重此特点。胸导管的长度30~45cm不等,部分与相应的脊柱长度有关。但主要是取决于胸导管下部起始部位的高度以及胸导管的终止颈部位置及外形。管壁厚0.3~1.0mm,中间部位最薄,相当第4~6胸椎处,内径2~3mm。在乳糜池出口处最宽,在其注入静脉部位有显著的扩大。胸导管的个体变异较多,尤其是起始部位和终止部位变化最大。胸导管分为起始部位、胸部和颈部。起始部位位于第2腰椎及第11胸椎之间,由左右腰干及肠干汇合而成,一般在3或4条干,30%肠干从前方注入胸导

管的下部位,70%注入左右腰干中。胸导管的下部扩大成乳糜池者约占50%,其余50%缺如,据统计长高体型的人乳糜池不显著,经常缺如,低矮体型的人乳糜池位置较低,多在膈角的腰部见到。当胸导管低位时,其主干沿着主动脉右后方,经膈裂孔上行,当起始部位上移膈上时,有若干较细的淋巴干通过主动脉裂孔在膈上汇集成胸导管。因此胸导管起始部位可以在膈上、膈下和主动脉裂孔中。一般乳糜池位于脊椎前腹膜后疏松结缔组织中,靠右膈角的内侧。当呼吸有节律地挤压乳糜池使其排空淋巴液,具有"淋巴心"的作用。绝大多数的乳糜池位于第11胸椎至第2腰椎的正前面,腹主动脉的右侧,其后侧在主动脉的分支及奇静脉的属支,以及腹腔神经丛的神经结。其右侧有内脏大、小神经及奇静脉,右前方有下腔静脉,在胸导管前方的疏松结缔组织中,有较多的淋巴结及细小的淋巴管直接注入胸导管或腰干、肠干中。在胸导管的全长均有数目不定的与四周小静脉的交通支,为淋巴液进入血流的通路之一。胸导管的胸部起自主动脉裂孔的上方,在主动脉与奇静脉之间,贴脊柱上行。除主干外,有37%的人有第2干,沿第6~7胸椎上行或在主动的左侧有短的半胸导管,大多数在第4胸椎之下有许多细小分支与主干连接,若主干是双干,中间又有交通支似梯状,如在此处破裂必须结扎上下两端。VanPernis等观察了1081例尸体,胸导管在第8胸椎至乳糜池,绝大多数是一个干,不定型只有3%,这对选择结扎胸导管的部位有重要的意义。胸导管的下2/3有稍微的弯曲略偏右几乎是垂直上行。于支气管分叉水平处,胸导管稍向左倾,靠近主动脉壁的左侧、食管的后面到主动脉弓上约1cm处,离开脊椎,在胸膜下、食管的左侧、斜向前向上,在锁骨下动的左后方,进入胸腔入口的左侧到达颈部。因此,胸导管的下2/3,从右侧胸腔易显露,上1/3从左胸腔易显露。胸导管的后方有肋间动脉、奇静脉和半奇静脉之间数目不等的吻合支。胸导管在主动脉弓水平以下,其四周的疏松结缔组织中有较多的淋巴结。有的与胸导管壁紧贴着,是食管癌和肺癌常见的转移处,在主动脉弓上段其四周很少有淋巴结。食管在胸导管胸部的全长均位于前方而且紧密相邻,尤其是第

4~7 胸椎平面,即主动脉气管分叉处。食管紧贴于胸导管的前壁上,其间疏松结缔组织甚少,所以在此处进行食管手术最易损伤胸导管。在主动脉上下方区域有右侧来自上象限的头、颈、上肢无数的淋巴管与胸导管吻合构成丰富的侧支通道,所以胸导管某处梗阻时,淋巴液不受影响。胸导管的颈部有很大个体差异,从第1胸椎上缘至第5颈椎其高度不定,在颈部成为1条或2条以上的淋巴干彼此互相吻合,构成左锁骨上区的弓,然后经过胸膜顶,即锁骨下动脉的上方,从后向前进入左颈静脉角,在此处各支干汇合成1~2个并扩大成壶腹再由1~2个开口注入颈部大静脉某一条中。颈部的淋巴结均有淋巴管与胸导管吻合,在胸导管开口处内膜皱褶形成活瓣,防止血液进入其中。注入胸导管的淋巴管均无瓣膜。因此在某处发生梗阻时,淋巴流经常向相反的方向流动,不但可以引起远端器官的淋巴液淤积,也可以引起恶性肿瘤细胞向远端器官转移。动物实验和临床观察结扎胸导管无不良影响,也无临床症状,即或将胸导管和乳糜池切除,也无害处,因为有丰富的侧支循环。但胸导管的压力升高达35cm水柱,最高可达50cmH$_2$O,侧支开放可以逐渐下降,结扎后3小时血脂降低到280mg%,16天后恢复到正常。结扎后几小时四周血液循环淋巴球降低很多,为正常的50%~60%,到7~11天恢复正常。

(华荣 胡定中)

参考文献

1. 戈锋.基础胸外科学.北京:中国协和医科大学出版社, 2003:58-64.

2. 刘正津,姜宗来,殷玉芹.胸心外科临床解剖学.济南:山东科学技术出版社,2000:303-337.

3. Beckh S,Ralcskei PL,Lessnau KD.Real-time chest ultrasonography:a comprehensive review for the pulmonologist.Chest,2002,12(5):1759-1773.

4. Hemandez RJ.Magnetic resonance imaging of mediastinal vessels.Magn Reson Imaging Clin N Am,2002,10(2):237-251.

5. Pannu HK,Wang KP,Bormart TL,Bluemke DA.MR imaging of mediastinal lymph nodes:evaluation using a superparamagnetic contrast agent.J Magn Reson Imaging,2000,12(6):899-904.

6. Ratan SK,Grover SB.Lung agenesis in a neonate presenting with contralateral mediastinal shift.Am J Perinatol,2001,18(8):441-446.

7. Rendina EA,Venuta F,De Giacomo T,et al.Biopsy of anterior mediastinal masses under local anesthesia.Ann Thorac Surg,2002,74(5):1720-1722

8. David Dean,Thomas E.Herbener.Cross Sectional Human Anatomy.Lippincott Williams & Wilkins,2000:126-142.

9. Agur AMR,Dalley AF. Grant's Atlas of Anatomy. 12th ed. Lippincott Williams & Wilkins,2009:75-85.

第三十一章 胸腺瘤

胸腺肿瘤是成年人中最常见的前纵隔肿瘤,美国国家癌症研究所的调查显示,胸腺瘤在人群中的发病率是 0.15/10 万,男性略多于女性,但差异无统计学意义;发病高峰年龄在 40~50 岁。胸腺肿瘤主要是指来源于胸腺上皮细胞的肿瘤,即胸腺瘤和胸腺癌。胸腺瘤是指没有明显细胞异形变的胸腺上皮肿瘤,绝大部分胸腺瘤由上皮来源的肿瘤细胞与正常或反应性淋巴细胞按不同的比例构成,纯粹由肿瘤上皮细胞组成者仅占 4%。胸腺癌是一种起源于胸腺上皮、具有与胸腺瘤截然不同的组织病理特点及临床转归的特殊恶性肿瘤,其中最常见的是鳞状上皮细胞癌和淋巴上皮样癌。

第一节　临床表现

虽然胸腺瘤可发生于任何年龄,但大多数患者是 50~60 岁的人群,儿童胸腺瘤罕见。1973 年 Whittaker 报道了 105 例儿童纵隔肿瘤中竟无胸腺瘤;同年,Fonkalsrud 报道发生于 20 岁以下的 4 例良性和 3 例恶性胸腺瘤中,最大的 19 岁,最小的只有 4 岁。男性和女性发病率基本相同。

胸腺瘤患者症状一般是由于纵隔病灶占位而引起,或是伴随胸腺瘤而出现的系统性疾病症状,或两者都有。30%~40% 的患者有局部症状,30%~50% 的患者有相关的胸腺瘤以外系统性疾病的症状。1994 年,解放军总医院王云喜和孙玉鹗等曾报道了 75 例胸腺瘤病例,年龄 18~69 岁(30~50 岁者占 58.7%),发现术前 32% 无症状,29.3% 有咳嗽、气短,13.3% 有胸痛,21.3% 有重症肌无力;此外,表现为再生障碍性贫血、系统性红斑狼疮及甲状腺功能亢进者各 1 例。

一、局部症状

一般为模糊的胸痛、气短和咳嗽。严重的胸痛、上腔静脉阻塞、侵犯膈神经造成半膈麻痹、侵犯喉返神经造成声嘶、出现胸膜腔积液或心包腔积液是恶性胸腺瘤扩散的信号。

二、系统性疾病症状

有 40% 的患者可有一种胸腺瘤以外的综合征,33% 有两种或以上胸腺瘤以外的综合征(表 7-31-1)。

1. 重症肌无力　是最常见的相关性疾病,大约 30% 的胸腺瘤患者出现此综合征。患者的年龄比没有胸腺瘤的重症肌无力者平均大 10~15 岁,但比单纯的胸腺瘤患者要稍年轻一些。Lewis(1987) 和 Maggi(1991) 等报道,合并重症肌无力患者的胸腺瘤除了梭形细胞类型少见外,可以发生于任何其他的类型。1992 年,Kirchner 报道合并重症肌无力的病例,胸腺瘤中明显有相关的鳞状上皮成分。尽管胸腺瘤和重症肌无力经常同时发生,但胸腺瘤常被认为是重症肌无力开始后若干年才出现。与其相反,1978 年 Namba 报道重症肌无力是出现在胸腺肿瘤切术后。1996 年,Onoda 报道 1 例胸腺瘤切除术后突然暴发重症肌无力症状,而后的内科治疗及全胸腺切除又实属必需。1996 年,Mulder 建议在切除任何诊断未明的前纵隔的肿块时,最好能做

表 7-31-1　胸腺瘤以外的综合征

综合征名称	综合征名称
神经肌肉综合征	巨核细胞减少
重症肌无力	T 淋巴细胞增多
强直性肌营养不良	急性白血病
Eaton-Lambert 肌无力综合征	多发性骨髓瘤
肌炎	免疫缺陷综合征
血液系统综合征	低丙种球蛋白血症
红细胞减少	T 细胞缺陷综合征
红细胞增多	结缔组织疾病和自身免疫性疾病
全血细胞减少	系统性红斑狼疮
类风湿关节炎	艾迪生病
多发性肌炎	化学感受器瘤
心肌炎	肾脏疾病
干燥综合征	肾病综合征
硬皮病	微小病变性肾病
皮肤病	骨疾病
天疱疮	肥大性骨关节病
慢性皮肤黏膜念珠菌病	恶性肿瘤
内分泌疾病	恶性淋巴瘤（霍奇金病，非霍奇金病）
甲状旁腺功能亢进症	癌（肺、结肠和其他）
桥本甲状腺炎	卡波西肉瘤

快速组织学诊断，如果确系胸腺瘤则应做完整的全胸腺切除，以防术后发生重症肌无力。

在 Lewis（1987）、Maggi（1986）和 Pescamuma（1990）等的综述中指出，合并重症肌无力并不对胸腺瘤的局部症状、临床体征和预后产生影响。1985年 Monden 等报道，不合并重症肌无力的胸腺瘤比合并肌无力的胸腺瘤表现得更易具有恶性行为。1988年 Elert 等指出，有重症肌无力的胸腺瘤患者一般属于早期（仅 19% 属进展期），且比不合并肌无力的胸腺瘤患者预后要好；而后者有较多病例（46% 属进展期），预后较差。但此结论尚需更多临床资料的进一步证实。

此外，与胸腺瘤患者中重症肌无力的发生率相反，只有 5%~15% 的重症肌无力患者合并有胸腺瘤。

2. 红细胞再生障碍性贫血　据统计约 50% 红细胞再障贫血的患者合并有胸腺瘤，但只有 5% 的

胸腺瘤患者合并有红细胞再障。1978年 Beard 指出，这种患者大部分（约 70%）属于上皮类型中非侵袭性梭形细胞的胸腺瘤。胸腺瘤合并红细胞生成障碍所造成的严重贫血特点为：红细胞的前体细胞减少或缺乏，而髓细胞及巨核细胞的生成正常或增加。红细胞再障发生的机制不明，Jepson（1974）提出是由于免疫调节功能紊乱而产生。此外，1971年，Burrows 和 Carroll 亦报道了合并全血细胞减少的病例，并观察到患者中免疫球蛋白（IgG）的出现抑制了促红细胞生成素和（或）血红蛋白的合成，产生了对于幼红细胞的细胞毒作用。1989年 Cooper 和 Butler 指出，免疫缺陷通常导致骨髓和周围血液中的 B 淋巴细胞增加，而 T 细胞在数量上一般正常，但有些患者细胞免疫功能有所改变。在 Hirst 和 Robertson（1967）的综述中，56 例红细胞再障患者中有 7 例合并重症肌无力，2 例合并低丙种球蛋白血症。1995年 Suzuki 等亦报道了 1 例侵袭性胸腺瘤切除术后发生了单纯红细胞再生障碍性贫血和重症肌无力。尽管 Zeok 等在 1979年报道，切除胸腺后有 25%~33% 伴有红细胞再障的患者受益，并且这种梭形细胞类型的胸腺瘤一般预后较好，但是整体上比不合并这种自身免疫性疾病患者的预后要差。

3. 免疫蛋白缺乏　胸腺肿瘤，特别是梭形细胞类型的胸腺瘤，大约有 10% 的患者合并获得性低丙种球蛋白血症。1975年 Waldmann 等报道，这种获得性低丙种球蛋白血症主要发生在年长患者，多数患者的 T 细胞数量正常。然而，抑制性 T 细胞可以阻止免疫球蛋白的合成，胸腺切除术对改善此类综合征无益，患者的预后较差。

4. 系统性红斑狼疮　胸腺瘤合并系统性狼疮者较为罕见。1991年 Maggi 等报道，在 241 例患者中有 2.5% 合并此类疾病。1985年 Verley 和 Hollmann 亦报道在 200 例患者中，此两种疾病合并发生者占 1.5%。切除胸腺瘤对系统性狼疮的发展过程没有影响，此类患者预后也差。

5. 非胸腺肿瘤　胸腺瘤与其之后发生的非胸腺肿瘤之间的因果关系尚不明确。但是一例曾患过胸腺瘤的患者又出现了其他器官的第二个原发性肿瘤，这种情况 Lewis（1987）报道在 Mayo 医院

的病例中约占 17%,Couture 和 Mountain(1990)报道在 M.D.Anderson 肿瘤中心占 21%。尽管其他组报道的发生率较低,但这种观察的意义在于胸腺瘤切除术后的病例长期随访中要特别警惕第二肿瘤的发生并尽可能及早发现。

6. 抗利尿激素分泌不当 临床上由胸腺瘤而产生有症状的抗利尿激素分泌不当很少。Almog(1983)和 Argani(1997)分别报道了 1 例恶性胸腺瘤和 1 例梭形细胞胸腺瘤发生了有症状的抗利尿激素分泌不当综合征。

第二节 诊断

一、影像学诊断

标准的后、前位及侧位胸部 X 线片是发现大多数胸腺瘤的可靠方法。在后、前位胸片上,胸腺瘤呈光滑或有分叶状的肿块位于心脏和大血管交界处,可能在中线位,但多数突向一侧胸腔而不是平均向两侧突出。在右侧,肿块阴影使升主动脉变得不清;在左侧,主动脉结节在肿块后可以辨出。肿瘤也可能出现在胸腔其他位置,但并没有足够的特征能够说明肿块就是胸腺瘤。若肿瘤广泛侵袭,气管可有偏移。约有 10% 的患者肿瘤出现钙化,肿块周围钙化和轮廓曲线光滑是良性的象征,而杂乱无序的钙化在良性及恶性中均可见到。

肿块较小使心前间隙变得较模糊,侧位胸部 X 线片可能是提示病变最为简捷的方法。因此,所有患重症肌无力及其他容易伴发胸腺瘤的系统性疾病者均应拍摄胸部正、侧位 X 线片,因为在整个病程中随时都有可能出现胸腺瘤。

CT 扫描可以帮助确定胸腺瘤的部位、大小、范围或发现胸部 X 线片上未能发现的胸腺瘤。此外,所有侵犯膈肌的侵袭性胸腺瘤均应行上腹部 CT 扫描检查以判别膈下有无扩散。除非出现气管或上腔静脉梗阻症状和体征、胸膜腔或心包积液以及远处转移病灶被证实等特殊情况,以 CT 鉴别肿瘤的良、恶性并不可靠。磁共振对评估此类患者并不比 CT 优越,但 Sakai(1992)等仍报道,肿瘤内部密度不均一、高密度和肿瘤呈分叶状提示可能为侵袭性肿瘤。

二、鉴别诊断

胸腺肿瘤的鉴别诊断主要考虑胸腺增生、淋巴瘤和生殖细胞肿瘤。胸腺增生 主要见于青少年重症肌无力患者,胸部 X 线片一般不能发现明显异常,CT 上常常表现为胸腺弥漫性增大,密度增高,但维持正常形态,与周围结构有清晰的界限。胸腺瘤通常发生在 40 岁以上年龄组,CT 上表现为前纵隔软组织肿块,常造成胸腺轮廓的改变或两侧不对称。巨大胸腺肿瘤与淋巴瘤有时很难区别,淋巴瘤多见于 20~35 岁的青年,多起源于中纵隔,CT 上见瘤体偏向中纵隔、将纵隔大血管推向前方者多为淋巴瘤,将血管和气管向后推移者多为胸腺肿瘤;原发于胸腺的淋巴瘤与胸腺上皮肿瘤无法通过影像学手段区分,必须依靠活检进行鉴别。生殖细胞肿瘤好发年龄为 20~40 岁,多数表现为多房囊性病变,1/4~1/3 的病灶可见包膜环状钙化,偶尔可见骨骼或牙齿等内容物,所以典型的畸胎瘤与胸腺瘤鉴别不难。另外,血清学检查有助于胸腺肿瘤与生殖细胞肿瘤之间的鉴别,生殖细胞肿瘤多伴有 AFP、β-HCG 或 LDH 的特征改变。

第三节 临床分期

1981 年,Masaoka 根据临床和病理上肿瘤是否浸润包膜和周围组织器官为胸腺肿瘤制定临床分期,该分期于 1994 年经 Koga 等修订,被多数临床医生接受。Ⅰ期:大体和镜下肿瘤均局限于包膜内;Ⅱa 期:镜下肿瘤侵及并穿透包膜;Ⅱb 期:肿瘤浸润胸腺或瘤旁脂肪组织,或与纵隔胸膜或心包粘连而未浸润;Ⅲ期:肿瘤浸润邻近器官(如心包、大血管或肺);Ⅳa 期:胸膜或心包播散;Ⅳb 期:经淋巴或血运转移。国际胸腺瘤协作组织为规范胸腺肿瘤的诊断及治疗,推荐采用上述分期作为目前胸腺肿瘤的临床分期方法。大多数研究认为 Masaoka 临床病理分期是关系到患者预后的独立影响因素。Kondo 等回顾分析 1320 例胸腺上皮肿瘤患者,Masaoka Ⅰ、Ⅱ、Ⅲ、Ⅳa、Ⅳb 期患者的 5 年生存率分别为 100%、98.4%、88.7%、70.6% 和 52.8%,Ⅱ期与Ⅲ期患者的5年生存率比较差异有统计学差异（P<0.0001），Ⅲ期与Ⅳa期患者的5年生存率比较也有统计学差异（P=0.0001）；但Ⅰ期与Ⅱ期患者、Ⅳa期与Ⅳb期患者之间的5年生存率比较差异无统计学意义。对于Ⅲ、Ⅳ期患者，手术根治切除组、次全切除组及未行手术组的5年生存率分别为93%、64%和36%，三组间差异有统计学意义（P<0.05）。Fang等回顾性分析了204例胸腺上皮肿瘤的外科治疗情况，结果发现患者术后生存率与Masaoka-Koga分期及手术切除情况显著相关，Ⅰ期和Ⅱ期患者的5年、10年生存率显著优于Ⅲ期和Ⅳ期患者（78.2%、64.9%和42.5%、30.1%，P<0.001）；外科整体切除后5年和10年生存率显著高于部分切除或单纯活检（66.2%、55.5%和30.5%、7.6%，P=0.003）。因此，影响胸腺上皮肿瘤术前诊治方案选择的最主要因素是术前肿瘤分期。

第四节 治疗

一、外科治疗

胸腺瘤以手术切除为首选的治疗方法。胸腺瘤有完整包膜者，手术切除均无困难。肿瘤与周围组织粘连，一般均能切除。若肿瘤与大血管紧密粘连，包绕血管，则难以完整切除，有的仅能行部分切除，也有的仅行活检。胸腺瘤应切除胸腺瘤及所有胸腺组织。必要时需切除左无名静脉和（或）上腔静脉一部分并用移植瓣重建。

（一）手术指征

1. 无论包膜是否完整或外侵，胸腺瘤能整块切除者。

2. 侵犯邻近组织及上腔静脉，可作姑息切除或上腔静脉移植瓣或人造血管移植者。

3. 肿瘤放疗、化疗后缩小可切除者。

4. 胸腺瘤伴MG经术前纠正后。

5. 姑息切除减轻症状。

（二）Wilkin提出的胸腺瘤外科基本处理原则

1. 利用CT造影剂增强扫描测定前上纵隔的范围。

2. 除非病变不可能完整切除，否则应避免针吸或手术活检。

3. 应采取胸骨正中切开方式。

4. 切开双侧胸膜腔，用肉眼准确估计肿瘤范围。

5. 全胸腺切除，应包括所有明显可见的胸腺。

6. 对侵犯性肿瘤广泛切除，包括心包、胸膜、肺实质、膈神经，必要时包括左无名静脉。

7. 对部分胸膜种植切除。

（三）手术操作

胸腺瘤切除术有多种切口和术式，通常根据病灶的位置，采用经颈部、经胸骨正中或电视胸腔镜辅助经左右胸摘除术。

1. 经胸骨正中切口胸腺切除术　此入路术野暴露充分，适合胸腺及前纵隔脂肪广泛的清扫手术。根据胸腺结构特点，从胸腺两叶下极和旁侧开始解剖，连同附着的所有脂肪、软组织一并切除，外侧达胸膜心包反折，止于两侧膈神经，去除全部无名静脉周围和无名动脉旁的软组织，牢靠结扎切断乳内动脉的胸腺分支，以及汇入左无名静脉的1~2支中心静脉。钝性剥离伸至颈部的上极并与胸腺一起切除。常规置前纵隔引流，如进入胸膜腔，裂口较大难以缝合，可在该侧胸膜腔做闭式引流，也可置另一根纵隔引流管。术中如发现胸腺质地较硬或与周围组织有粘连，特别术前已诊断合并胸腺瘤，需细心探查，将胸腺瘤与胸腺一并切除。如肿瘤已侵犯胸膜、心包及大血管并向肺播散，考虑为恶性胸腺瘤，应尽可能做到完全切除，包括切除全部肿瘤组织、受累的纵隔胸膜、心包、无名静脉、肺组织，甚至牺牲一侧膈神经。术后辅助放疗及化疗，可控制肌无力症状，延长患者生命。不能做到完全切除的胸腺瘤合并重症肌无力，可以钛夹标志，供术后放疗参考。

2. 经颈部胸腺切除术　此术式创伤最小，但操作空间小，对手术技术的要求较高，适用于位置较高的胸腺切除。做此切口时应按胸骨正中切口准备，必要时附加正中切开以充分暴露纵隔。在颈根部胸骨切迹上2cm水平做一弧形切口，外侧达双侧胸锁乳突肌内侧缘，切开颈阔肌，纵行分开颈前肌至胸骨柄及胸锁关节附着点。用特殊拉钩提起胸骨柄,先后暴露胸腺上极、甲状腺胸腺韧带体部及双下极,细心分离体部,结扎切断注入左无名静脉之静脉及来自乳内动脉之动脉,可用钛夹、电灼或结扎止血,钝性剥离双下极,分开相邻组织后即可摘除胸腺。前上纵隔置管引流。但是临床发现 60% 经颈切口手术的病例,纵隔内有残存胸腺组织,致术后症状复发。此术式偶可因撕破左无名静脉引起出血,故近年少用。

3. 电视胸腔镜辅助经胸胸腺切除术　随着胸腔镜技术的逐步完善和推广,越来越多的胸腺手术可以通过该术式完成。其具有视野清晰、创伤小、恢复快等优点,近年来上海市胸科医院所行胸腺瘤手术约 90% 为胸腔镜手术。

患者取左或右前斜位,胸腔镜打孔的选择应根据病变位置的不同加以调整。通常观察孔位于腋前线第 5 肋间,操作孔位于腋前线第 3、4 肋间。术中首先要仔细辨认膈神经、上腔静脉或无名静脉,避免损伤。游离一般从胸腺下极膈神经前方开始,钝性及锐性分离胸腺及心包前脂肪组织上至无名静脉下缘。要处理好双侧乳内动脉发出的胸腺动脉分支,并避免损伤膈神经。左侧迷走神经位于左膈神经后 1~2cm 平行走向;在主动脉窗区有喉返神经,游离此区脂肪组织时,严禁使用电灼,以免损伤神经。然后将整块组织向上翻起,暴露并夹闭2~3 根流入无名静脉的胸腺静脉。将胸腺从无名静脉剥离,游离左右两叶上极达甲状腺胸腺韧带。如果选择左胸入路,术中最困难之处在于显露并游离上腔静脉与无名静脉交界处,术中应尽量在胸腔镜监视下操作此处。若术中病理提示为恶性胸腺瘤,应行扩大胸腺切除术,即切除左右肺门间的整块胸腺和脂肪及淋巴组织,包括双侧纵隔胸膜和胸膜腔内、心膈角、膈神经旁及气管前的脂肪。另外,上腔静脉和主动脉间脂肪、无名静脉后脂肪及左侧主动脉窗的脂肪组织也应彻底清除。

(四) 术中注意点

1. 胸腺肿瘤所在部位结构复杂,常与大血管、心包、气管、支气管、食管、迷走神经、肺门、肺等器官发生密切关系,所以术中损伤这些重要脏器(特别是大静脉和大动脉)的机会较大,在肿瘤有恶性变或囊肿继发感染时,更是如此。因此,操作务必仔细、轻柔。

2. 巨大肿瘤开胸后可先行减压,待瘤体缩小后再进行分离、解剖。分离时要由浅入深,由易到难,解剖平面紧贴肿瘤。巨大囊性畸胎瘤与周围粘连广泛,为避免损伤邻近器官,可将囊肿切开,清除囊内容物,然后行囊内直视剥离,即一手提起囊壁,另一手用剥离子轻推囊外组织或器官。

3. 与大血管,尤其是腔静脉,无名静脉粘连很紧的囊肿,不必强求完整切除.可残留一部分囊壁,搔刮后用苯酚烧灼,既安全又不影响手术效果。要严防将粘连拉长的血管误认为瘤蒂而钳夹、切断。

4. 处理肿瘤基底部粘连时,万一不慎发生大血管破裂,切忌慌张乱用钳夹,应沉着冷静,用手指压迫止血,吸净手术野,看清损伤部位,再用无创伤血管钳准确夹住,缝合止血。钳夹失败,可在指压下间断缝扎止血。

5. 在摘除神经原肿瘤时,不论是哑铃形或非哑铃形,都应经常想到不要损伤脊髓。

6. 间叶组织肿瘤中,囊性淋巴管瘤、硬纤维瘤等虽然形态学为良性.但其生长都有恶性肿瘤的特征,完全切除它们是困难的,勉强进行容易伤及重要脏器。

二、局部复发或远处转移的治疗

Ruffini 等报道 266 例胸腺瘤根治切除术后,30例出现复发,其中Ⅰ期胸腺瘤根治切除术后复发率为 5%,Ⅱ期胸腺瘤复发率为 10%,Ⅲ期为 30%,Ⅳ期为 33%。出现局部复发时手术切除仍是首选的治疗方式,如能获得根治性切除,其预后优于放疗,5 年生存率接近 50%。远处转移在胸腺瘤中较为少见,术后一旦出现应首先选择化疗。

手术根治切除是治疗胸腺瘤的主要方法,是关系到患者术后生存及复发的独立影响因素,术前新辅助治疗有助于根治切除术的实施,术后辅助治疗不能明显改善Ⅲ期和Ⅳ期胸腺瘤根治术后的生存质量。不能手术或未能根治切除的患者,辅助治疗可以改善患者生存。标准的治疗方案还有待于大规模、多中心的随机对照研究来确定。

(华荣　耿俊峰)

参考文献

1. Duwe BV, Sterman DH, Musani AI. Tumors of the mediastinum. Chest, 2005, 128: 2893-2909.

2. Marom EM. Imaging thymoma. J Thorac Oncol, 2010, 5: S296-S303.

3. Restrepo CS, Pandit M, Rojas IC, et al. Imaging findings of expansile lesions of the thymus. Curr Probl Diagn Radiol, 2005, 34: 22-34.

4. Maher MM, Shepard JA. Imaging of thymoma. Semin Thorac Cardiovasc Surg, 2005, 17: 12-19.

5. Rosado-de-Christenson ML, Strollo DC, Marom EM. Imaging of thymic epithelial neoplasms. Hematol Oncol Clin North Am, 2008, 22: 409-431.

6. Strollo DC, Rosado-de-Christenson ML. Tumors of the thymus. J Thorac Imaging, 1999, 14: 152-171.

7. Sakai S, Murayama S, Soeda H, et al. Differential diagnosis between thymoma and non-thymoma by dynamic MR imaging. Acta Radiol, 2002, 43: 262-268.

8. Endo M, Nakagawa K, Ohde Y, et al. Utility of 18FDG-PET for differentiating the grade of malignancy in thymic epithelial tumors. Lung Cancer, 2008, 61: 350-355.

9. Kumar A, Regmi SK, Dutta R, et al. Characterization of thymic masses using (18)F-FDG PET-CT. Ann Nucl Med, 2009, 23: 569-577.

10. Marino M, Muller-Hermelink HK. Thymoma and thymic carcinoma. Relation of thymoma epithelial cells to the cortical and medullary differentiation of thymus. Virchows Arch A Pathol Anat Histopathol, 1985, 407: 119-149.

11. Kirchner T, Schalke B, Marx A, et al. Evaluation of prognostic features in thymic epithelial tumors. Thymus, 1989, 14: 195-203.

12. Rosai J, Sobin LH. Histological typing of tumours of the thymus. International histological classification of tumours. Berlin: Springer, 1999: 65.

13. Travis WD, World Health Organization, International Agency for Research on Cancer, et al. Pathology and genetics of tumours of the lung, pleura, thymus and heart. World Health Organization classification of tumours 7. Lyon Oxford: IARC Press Oxford University Press (distributor), 2004: 344.

14. Rieker RJ, Hoegel J, Morresi-Hauf A, et al. Histologic classification of thymic epithelial tumors: comparison of established classification schemes. Int J Cancer, 2002, 98: 900-906.

15. Masaoka A, Monden Y, Nakahara K, et al. Follow-up study of thymomas with special reference to their clinical stages. Cancer, 1981, 48: 2485-2492.

16. Koga K, Matsuno Y, Noguchi M, et al. A review of 79 thymomas: modification of staging system and reappraisal of conventional division into invasive and non-invasive thymoma. Pathol Int, 1994, 44: 359-367.

17. Marom EM, Rosado-de-Christenson ML, Bruzzi JF, et al. Standard report terms for chest computed tomography reports of anterior mediastinal masses suspicious for thymoma. J Thorac Oncol, 2011, 6: S1717-1723.

18. Wright CD, Wain JC, Wong DR, et al. Predictors of recurrence in thymic tumors: importance of invasion, World Health Organization histology, and size. J Thorac Cardiovasc Surg 2005; 130: 1413-1421.

19. Blumberg D, Port JL, Weksler B, et al. Thymoma: a multivariate analysis of factors predicting survival. Ann Thorac Surg, 1995, 60: 908-913; discussion 914.

20. Kondo K, Monden Y. Therapy for thymic epithelial tumors: a clinical study of 1,320 patients from Japan. Ann Thorac Surg, 2003, 76: 878-884; discussion 884-875.

21. Fang W, Chen W, Chen G, et al. Surgical management of thymic epithelial tumors: a retrospective review of 204 cases. Ann Thorac Surg, 2005, 80: 2002-2007.

22. Maggi G, Giaccone G, Donadio M, et al. Thymomas. A review of 169 cases, with particular reference to results of surgical treatment. Cancer, 1986, 58: 765-776.

23. Yagi K, Hirata T, Fukuse T, et al. Surgical treatment for invasive thymoma, especially when the superior vena cava is invaded. Ann Thorac Surg, 1996, 61: 521-524.

24. Huang J, Rizk NP, Travis WD, et al. Feasibility of multimodality therapy including extended resections in stage IVA thymoma. J Thorac Cardiovasc Surg, 2007, 134: 1477-1483; discussion 1483-1474.

25. Yim AP, Kay RL, Ho JK. Video-assisted thoracoscopic thymectomy for myasthenia gravis. Chest, 1995, 108: 1440-1443.

26. Pennathur A, Qureshi I, Schuchert MJ, et al. Comparison of surgical techniques for early-stage thymoma: feasibility of minimally invasive thymectomy and comparison with open resection. J Thorac Cardiovasc Surg, 2011, 141: 694-701.

27. Odaka M, Akiba T, Yabe M, et al. Unilateral thoracoscopic subtotal thymectomy for the treatment of stage I and II thymoma. Eur J Cardiothorac Surg, 2010, 37: 824-826.

28. Vannucci J, Pecoriello R, Ragusa M, et al. Multiple

pleuropericardial implants of thymoma after videothoracoscopic resection. Interact Cardiovasc Thorac Surg,2010.

29. Ro CY,Derose JJ Jr,Connery CP,et al. Three-year experience with totally endoscopic robotic thymectomy. Innovations(Phila),2006,1:111-114.

30. Cakar F,Werner P,Augustin F,et al. A comparison of outcomes after robotic open extended thymectomy for myasthenia gravis. Eur J Cardiothorac Surg,2007,31:501-504;discussion 504-505.

31. Rios A,Torres J,Galindo PJ,et al. Prognostic factors in thymic epithelial neoplasms. Eur J Cardiothorac Surg,2002,21:307-313.

32. Ogawa K,Uno T,Toita T,et al. Postoperative radiotherapy for patients with completely resected thymoma:a multi-institutional,retrospective review of 103 patients. Cancer,2002,94:1405-1413.

33. Utsumi T,Shiono H,Kadota Y,et al. Postoperative radiation therapy after complete resection of thymoma has little impact on survival. Cancer,2009,115:5413-5420.

34. Mangi AA,Wright CD,Allan JS,et al. Adjuvant radiation therapy for stage Ⅱ thymoma. Ann Thorac Surg,2002,74:1033-1037.

35. Zhu G,He S,Fu X,et al. Radiotherapy and prognostic factors for thymoma:a retrospective study of 175 patients. Int J Radiat Oncol Biol Phys,2004,60:1113-1119.

36. Cardillo G,Carleo F,Giunti R,et al. Predictors of survival in patients with locally advanced thymoma and thymic carcinoma(Masaoka stages Ⅲ and Ⅳa). Eur J Cardiothorac Surg,2010,37:819-823.

37. Fornasiero A,Daniele O,Ghiotto C,et al. Chemotherapy for invasive thymoma. A 13-year experience. Cancer,1991,68:30-33.

38. Wright CD,Choi NC,Wain JC,et al. Induction chemoradiotherapy followed by resection for locally advanced Masaoka stage Ⅲ and Ⅳa thymic tumors. Ann Thorac Surg,2008,85:385-389.

39. Ruffini E,Mancuso M,Oliaro A,et al. Recurrence of thymoma:analysis of clinicopathologic features,treatment,and outcome. J Thorac Cardiovasc Surg,1997,113:55-63.

第三十二章　胸腺切除治疗重症肌无力

重症肌无力是由自身免疫反应引起的神经骨骼肌接头功能障碍所导致的一组以骨骼肌病态性疲劳为特征的临床症候群。其发病率在 0.5/10 万~5/10 万间，最好发于青年女性，其次为中老年男性，男女发病之比约为 2：3。患者同时患有其他自身免疫性疾病的并不罕见，其中最多伴发的为甲状腺疾病，如甲状腺功能亢进和亚急性甲状腺炎等，其他还有风湿性关节炎、系统性红斑狼疮、皮肌炎等。早期的资料显示此病的病死率曾高达 30%~60%，至 1935 年后开始用抗胆碱酯酶药物，特别是呼吸机的应用和胸腺切除术的开展以来，患者的预后有了显著的改善。

第一节　病因和发病机制

首次重症肌无力症状的报道（Wilks，1877）至今已逾一个世纪，但该病的病因仍不明确。但在发病过程中有一点是公认的，即自身抗体的致病作用。已发现与重症肌无力有关的抗体有 30 多种，其中研究较多的有乙酰胆碱受体抗体（AChRab）对乙酰胆碱受（AChR）的作用。乙酰胆碱受体抗体的 α 亚单位与重症肌无力的关系最密切。神经 - 骨骼肌的信号传导主要通过运动神经元释放乙酰胆碱来实现，乙酰胆碱与突触后骨骼肌细胞表面的乙酰胆碱受体结合，导致阳离子（主要是钠离子）内流入肌细胞，形成局部的去极化电位（终板电位），只

要有足够的乙酰胆碱受体与乙酰胆碱结合，这些去极化电位之和就可触发一次动作电位，从而引起骨骼肌的收缩。在重症肌无力的患者中，神经肌接头突触后的乙酰胆碱受体的数量明显减少，因而终板电位不易超过动作电位阈值，引起肌肉收缩障碍。目前认为乙酰胆碱受体的减少系患者体内存在乙酰胆碱受体抗体所致，AChRab 与 AChR 结合，导致 AChR 的交联，并被细胞内化，最终被降解。另外，AChRab 与乙酰胆竞争结合 AChR，也减弱了乙酰胆碱对乙酰胆碱受体的激动作用。重症肌无力患者约有 85% 血清 AChRab 阳性。将 AChR 注射至大鼠体内，可复制出重症肌无力的动物模型，并可在大鼠体内检出 AChRab。

另外，有关突触前膜受体抗体的研究表明其在重症肌无力的发病中也有一定的作用。还有研究提示在血清 AChRab 阴性的患者中，针对骨骼肌细胞膜上受体酪氨酸激酶的自身抗体参与 MG 的发病。有关连接素抗体的研究也较受重视，连接素是除粗、细肌原纤维之外的第三种结构蛋白，连接素抗体是针对连接素分子上位于 A/I 带交界处主要免疫原性区产生的抗体。2000 年陈向军报道了一组重症肌无力病例，49 例伴发胸腺瘤的重症肌无力患者中 83.7% 连接素抗体阳性，38 例非胸腺瘤患者连接素抗体均为阴性（$P<0.01$），胸腺切除术后原伴发胸腺瘤的患者连接素抗体有显著下降，提示连接素抗体与胸腺瘤有较密切的关系。但也有高

龄发病者有连接素抗体滴度增高的报道。

近年来，人们对重症肌无力的相关基因也有了一些认识，这些基因包括：①凋亡相关基因 *p53*、*bcl-2*、*fas* 等；②AChKa 亚单位的 mRNA 在患者骨骼肌中的表达增高；③HLA-A、2HLA-A、3HLA-B8 与重症肌无力的发病有关，不同种族、不同胸腺病理类型患者的 HLA 与疾病的相关性略有差别；④T 细胞受体（TCR）基因表达增加；⑤免疫球蛋白的重链基因和细胞因子；⑥武勇琴、周志刚等对重症肌无力患者和正常人骨骼肌中 mRNA 进行比较研究，筛选出了 *LPW1*、*P9*、*P10* 三条基因，并且证实其为与重症肌无力相关的基因。因此，重症肌无力是多基因调控的疾病。

胸腺被认为与重症肌无力有密切的关系，主要原因在于：①80% 以上的患者伴有胸腺的异常；②重症肌无力患者胸腺内存在表达 AChR 的细胞，如上皮细胞和肌样细胞，还存在促进 B 细胞分化并产生 AChR 抗体的环境，外周血中已分离到 AChR 特异性 T 细胞，并且发现重症肌无力患者 AChR 特异性 T 细胞选择性增多，20 世纪 90 年代的研究发现胸腺内 AChR 及 Fas 基因表达异常；③切除胸腺后大多数患者的症状得到改善。当然，重症肌无力与胸腺关系的最终结论还有待于更深入的研究。

重症肌无力患者的病理解剖异常主要表现在以下两个方面：

1. 胸腺改变　最常见的为胸腺增生，约占 60%~75%。增生的胸腺髓质与外周免疫器官非常相似，在血管周围有生发中心形成。重症肌无力患者胸腺内表达 AChR 的细胞与表达 MHCⅡ类分子的抗原递呈细胞联系密切，有助于淋巴细胞识别自身抗原并激活产生抗体，诱发自身免疫反应。其次，是胸腺瘤和恶性胸腺瘤，占 10%~15%；还有部分为胸腺萎缩，仅少数患者为正常胸腺。

2. 神经骨骼肌接头（突触）改变　主要指突触后膜 AChR 的数量减少，突触间隙增宽，这些电镜下改变对临床症状不典型患者的诊断很有帮助。

第二节　重症肌无力的自然经过

患病的初始 3 年多可决定病变范围、严重程度及预后。约 14% 的病例只局限于眼外肌群，其余 86% 的病例在患病 1 年内变为全身型。肌无力的严重程度取决于：①神经肌肉传导的安全系数；②肌肉快速再合成乙酰胆碱受体、代偿受体缺陷的能力；③不同肌肉甚至不同患者，乙酰胆碱受体并不相同。危象多发于病程早期，发病后 2 年内发生率较高，男性肌无力发生率约为 31%，女性患者约为 10%。危象病死率约 40%。胆碱危象发生率约 2%，男性病死率高于女性，青年病死率较低。约 11% 的原发眼肌型病例可完全自发缓解。青年发病患者的临床过程较壮年发病者波动大，可以长期缓解，或已无症状突然加剧。有些病例变为慢性迁延性，长达 25 年，表现为顽固性肌无力，久治不愈。

第三节　临床表现

重症肌无力在普通人群中的发病率为 1/2 万 ~4/3 万。可发生在任何年龄，以青年女性和老年男性居多。发病第一高峰在 20 岁，第二高峰在 50 岁，男女比例为 1∶2，青年患者中此比例达 1∶4。此病的主要症状为横纹肌无力、疲乏、晨轻暮重、活动后加重、休息后减轻。肌无力发作，每日甚至每小时均有起伏。肌无力可逐渐缓慢发生或迅速发作，可完全恢复或部分恢复。首发症状多为单纯眼外肌麻痹，也有单纯肢体、延髓肌或颈肌无力者。56%~60% 的重症肌无力患者眼外肌受累。最后，90% 的患者均有眼肌无力症状，表现为上眼睑下垂、复视，在检查过程中眼睑下垂起伏不定。Cogan 征（向上凝视后，提上睑肌下垂）阳性。随着眼肌受累，环眼肌也显得无力，其他脑神经受到影响，可引起吞咽困难及呼吸困难等潜在的致死性并发症。后期发作的患者常影响咀嚼，不能吞咽，靠鼻饲喂养，舌伸不出口外、肌挛缩，表面形成不典型的三条沟。此外，还可有构音障碍，声音低、鼻音重、面肌无力，呈苦笑面容，颈部伸肌无力迫使患者以双手支撑其头颅。80% 以上的患者在眼肌受损一年内发展为全身型肌无力。四肢肌肉无力多为对称性，近端肌群较远端重，上臂较下肢重。个别患者有单条肌肉不对称的肌无力症状。深腱反射存在，但重复刺激时可暂时消失。患者常主诉有非特异感觉,但检查感觉正常。自主神经系统改变表现为瞳孔改变、膀胱无力和多汗,但上述症状不常见,仅偶尔发生,并伴锥体束征,表现为四肢腱反射亢进,可引起病理反射。在有精神压力、情绪波动、运动后、过敏接种或妊娠时均可使症状突然发作或逐渐加重。麻醉或使用肌松剂后,重症肌无力表现为顽固性肌无力。

根据病情轻重分型如下所示,此为改良的Osserman分型。

Ⅰ型:只有眼肌的症状和体征,无死亡。

ⅡA型:轻度全身肌无力,发作慢,常累及眼肌,逐渐影响骨骼肌及延髓肌。无呼吸困难,对药物反应好,病死率低。

ⅡB型:中度全身肌无力,累及延髓肌,呼吸尚好,对药物反应差。活动受限,病死率低。

Ⅲ型:急性暴发性发作,早期累及呼吸肌,延髓和骨骼肌受损严重,胸腺瘤发生率最高。活动受限,对药物治疗疗效差,但病死率低。

Ⅳ型:后期严重的全身型重症肌无力。最少在Ⅰ型或Ⅱ型症状出现后2年才达此程度,可逐渐或突发。胸腺瘤发生率占第2位。对药物反应差,预后不佳。

重症肌无力在各种年龄的临床症状各异。

一、暂时性新生儿重症肌无力

重症肌无力女性患者中,12%~20% 其分娩的新生儿患重症肌无力,通常出生时即有体征,偶尔拖延 12~18 小时,常合并吸吮困难和下咽困难、哭声无力,呼吸困难需要辅助呼吸,患儿眼睑下垂、面肌无力、表情差。母亲的乙酰胆碱受体抗体通过胎盘进入胎儿血中是主要病因。抗体在胎血中不断被降解、破坏后,临床症状也相应好转,故此型称为暂时性重症肌无力。症状多在 3 周内自然消失,逐步减少药物用量或停药,无复发危险。对危重患儿应立即给予治疗,根据病情口服新斯的明 1~5mg,并维持其呼吸功能及营养支持。

二、先天性重症肌无力

先天性重症肌无力指正常母亲生产的婴儿患重症肌无力,家族中常有重症肌无力患者。42% 的

病例于 2 岁前,66% 于 20 岁以前发病。病婴血中不存有乙酰胆碱受体抗体,其发病机制与遗传有关。突触后膜结构发生畸形,几乎完全缺乏有功能的接头皱褶,微小结构减少,终板乙酰胆碱受体不足。此型与暂时性新生儿重症肌无力不同,症状为持续性,不能完全缓解。症状多在出生后不久出现,眼外肌受累明显,常可累及面部肌肉而影响摄食。全身肌无力少见。

三、家族性婴儿型重症肌无力

家族性婴儿型重症肌无力指正常母亲生产的婴儿患重症肌无力,家族中有其他重症肌无力患者,如兄弟或姐妹,为常染色体隐性遗传。出生时有严重呼吸困难和摄食困难,尤以呼吸暂停特点而有别于前两型,常因呼吸衰竭致婴儿死亡。多在 2 岁内发作,有自然缓解倾向,随年龄增长而好转,但也可因感染后再次引起窒息致死。抗胆碱酯酶药物治疗有效,故应尽早确诊。

四、胆碱酯酶缺乏

此型重症肌无力因终板亚神经结构缺乏乙酰胆碱酯酶所致,发生于儿童,累及眼肌和第Ⅸ~Ⅻ对脑神经支配的肌肉。躯干肌肉也受累,肢体近端较远端重。依酚氯铵试验阴性,用抗胆碱酯酶药物或增加乙酰胆碱释放的药物治疗无效,泼尼松治疗效果明显。

五、青少年重症肌无力

全部肌无力患者中,4% 在 10 岁前发病,24% 在 20 岁前发作,女性多发(女:男为 4:1)。此型与婴儿相反,遗传因素相对小,主要是免疫机制在发病中起作用。病程进展慢,有明显起伏。胸腺瘤少见。

六、成人重症肌无力

70% 的成人重症肌无力患者有胸腺增生,年轻人多见。10%~15% 的病例有胸腺瘤,老年人多见。男性较女性患者发病快、缓解率低、病死率高。临床过程有明显的加剧期和缓解期。3/4 眼肌受累的患者在第 1~3 年内发展成全身型肌无力,咽喉肌受损,严重时可由不同肌群受累而出现不对称的症状

组合。存活的大部分患者为慢性迁延性,发作次数减少,症状减轻。

第四节　重症肌无力的合并症

重症肌无力可合并其他疾病,如类风湿关节炎、全身性红斑狼疮、多发性肌炎、溃疡性结肠炎等自身免疫性疾病,也可合并维生素 B_{12} 缺乏、甲状腺疾病、糖尿病、甲状旁腺疾病、肾上腺疾病和白斑等,被认为是多腺体衰竭综合征的一部分。这些可能有遗传因素,基于它们与组织相容性抗原有关,特别是 HLA-A1、B8、DW3 这些自身免疫性疾病的危险因素,在某一患者,一次特殊的接触即可引起不正常反应。这个推论得出基于研究单卵双生同胞的资料,发现只有其中一位婴儿患重症肌无力。

5% 的重症肌无力患者有甲状腺功能低下。有时难以区分是重症肌无力的症状还是甲状腺疾病的症状,因为二者均可引起近端肢体无力和眼病。甲状腺疾病是内分泌性疾患,而重症肌无力更多的是免疫性或遗传性疾病。所有甲状腺病,包括甲状腺肿、黏液水肿性、Graves 病和桥本甲状腺炎都可合并重症肌无力。

第五节　诊断和鉴别诊断

一、诊断

(一)抗胆碱酯酶药物试验

抗胆碱酯酶药物阻滞乙酰胆碱在突触间隙水解,延长它的作用和增强乙酰胆碱和突触后乙酰胆碱受体间相互作用能力,升高微小终板电位,增加神经肌肉传导的安全系数。这些药物能缓解或减轻重症肌无力的临床症状和电生理异常。最常用的抗胆碱酯酶药是依酚氯铵,它的作用短暂,对95% 的重症肌无力病例有效。反应阳性则可确诊,个别病例反应阴性但不能排除重症肌无力诊断。建议傍晚或运动后肌无力症状最重时做此检查。眼肌型对此药最不敏感,故对于局限性眼肌型的重症肌无力难以做出诊断。

静脉注射 2~10mg 依酚氯铵,初始量 2mg 做敏感试验,对正在服抗胆碱酯酶药的患者,避免出现增加胆碱能肌无力症状。进行此项检查,应备好处理过敏反应和呼吸系统并发症。阳性反应一般在30~60 秒内出现,持续 1~5 分钟。一般采用三联盲法,用生理盐水和烟碱酸作对照。依酚氯铵可引起轻度头痛、发热感、流泪和颜面潮红,患者能学会辨别这些反应。烟碱酸可重复上述症状,但不影响神经肌肉传导,所以是比较理想的对照药。如反应短暂,用常规床旁技术不易做记录时,可用长效抗胆碱酯酶药物,其潜伏期和作用期均较长。新斯的明1~5mg 肌内注射,10~30 分钟内可改善症状,持续 4小时。如反应仍不肯定,则可做长期试验,口服抗胆碱酯酶药数周。

(二)电生理检查

重症肌无力患者电生理检查表现为微小终板电位振幅降低。Jolly 试验是重复刺激一根神经,正常人可以忍受 40~50 次 / 秒的刺激。重症肌无力患者 2~3 次 / 秒的刺激就会引起活动电位不正常递减。国内采用低频重复电刺激(2、3、5、10、20次 / 秒),发现此方法有诊断意义。上述试验优点在于简便,但不十分敏感,特别在发病早期,约 50%的重症肌无力患者对此检查并无改变。

检查神经肌肉传导较为敏感的方法是单根纤维肌电图检查。用单根纤维针电极,插在同一运动神经支配的两根肌纤维之间。两个活动电位之间潜伏期以颤抖形式来表示。重症肌无力患者神经肌肉传导的形式是颤抖增加,在严重病例,阻滞一个活动电位,两个活动电位之间的潜伏期很长。重症肌无力患者多组肌肉受累时,95% 颤抖不正常,颤抖代表微小终板电位振幅功能。这个检查可用作监测重症肌无力患者临床过程。优点是较为敏感,能及早做出诊断,但使用设备昂贵,并需要神经生理学评定。

镫骨反射衰减也被用来诊断重症肌无力,对眼肌型高度敏感,但对全身型重症肌无力 反应较差。

(三)血清学检查

重症肌无力患者血清中含有许多非特异性抗体,包括抗横纹肌、抗核、抗甲状腺、抗胃壁、抗精子产生和抗神经元抗体,测定其含量可供诊断参考。

从眼镜蛇分离提纯出的特殊神经毒素金环蛇毒,有针对性不可逆转的凝固乙酰胆碱受体活性部位作用,这个毒素可以识别乙酰胆碱受体抗体并可测出其数量。此项检查是将被检验者血清作用于人肌肉乙酰胆碱受体抗原,后者已埋有 ^{125}I 标记的金环蛇毒。如果血清中有乙酰胆碱受体抗体,它就会凝固乙酰胆碱受体,与 ^{125}I 标记的金环蛇毒形成复合物,凝固在受体相邻部位。继之抗人蛋白,使这个复合物沉淀。根据沉淀剂上放射性可计算出乙酰胆碱受体抗体的水平(放射免疫试验)。血清中乙酰胆碱受体抗体对重症肌无力有高度特异性,在 90% 的病例可以测出。一般认为,此抗体水平与患者的临床症状无关,但单纯眼肌型患者抗体滴度较低。

另外,采用酶联免疫吸附试验(ELISA)测定抗体,有助于重症肌无力的诊断。

(四)胸部 X 线检查

常规胸部 X 线片仍是目前比较简单的检查方法,对胸腺瘤的诊断率可达 62%。胸腺区体层摄影可发现30%胸部 X 线片显示阴性的患者有胸腺瘤。胸部 CT 诊断准确率达 94%,CT 扫描可鉴别囊性或实性,有无钙化,并能发现较小的胸腺瘤,也可确定有无侵犯胸膜、肺及大血管等恶性胸腺瘤指征。

二、鉴别诊断

肌无力综合征(Lambert-Eaton 综合征):是后天性运动神经末梢疾病,因乙酰胆碱释放数量减少所致。典型患者是 50~70 岁男性,主诉肢体带状肌群无力,主要是上肢,而下肢、眼肌或延髓受累较轻或未被累及,深部腱反射倾向于减弱或正常。此病可误诊为重症肌无力,它常伴有肿瘤,特别是小细胞肺癌,肌无力症状常先于肿瘤出现。

肌无力综合征有自身免疫的基础,致病的 IgG 抗体与突触前主要负责释放乙酰胆碱的钙离子系统有交叉反应。在患病的神经终板,乙酰胆碱含量和转乙酰酶活性正常,说明乙酰胆碱的合成和集中正常,而缺陷是因小囊泡释放受损,减少了乙酰胆碱释放量造成此疾病。由于在胆碱能自行调节部位的乙酰胆碱释放量减少,继发出现家族性自主神经功能异常,表现为口干,眼肌损伤,眼球对不同距离的调节能力受损,排尿困难和便秘。肌无力综合征的典型肌电图呈递减现象。与重症肌无力相反,

增加运动量和痉挛性刺激可减轻症状。患者通常因面部肌无力而呈苦笑鬼脸,但肌力相对较好,重症肌无力患者面部变化不重,但肌无力明显。用抗乙酰胆碱酯酶治疗肌无力综合征疗效差,而 3,4-二氨基吡啶可增加递质释放,对抗神经肌肉和自身免疫的神经系统疾病有效。此外,增加突触前神经末梢释放乙酰胆碱的药物,如胍、钙可能有效。重症肌无力患者对非去极化肌松剂敏感,而对去极化肌松剂耐药。肌无力综合征患者对上述两种肌松剂均敏感。诊断肌无力综合征时,应进行支气管镜检查及纵隔镜检查;若怀疑肺癌,应开胸探查。

癔症、甲状腺疾病、神经肌肉疾病和其他肌无力的症状,有时被误诊为重症肌无力,但依酚氯铵试验、单根纤维肌电图、抗体水平的测定均可有助于鉴别这些疾病。

第六节 治疗

目前,对重症肌无力尚无单独一种方法可在大多数病例中取得理想的疗效。因此提倡综合治疗,即胸腺切除术结合药物以及血浆置换、静脉注射免疫球蛋白等。

当前治疗重症肌无力的原则:①用抗胆碱酯酶药物提高神经 - 肌肉接头处传导的安全系数,其次是纠正低钙血症,应用盐酸胍和盐酸 4- 氨力农(氨吡啶)增加乙酰胆释放和增强肌肉反应等措施;②免疫疗法包括摘除胸腺、胸腺放疗和应用抗胸腺淋巴细胞血清等胸腺免疫抑制疗法、肾上腺皮质激素、免疫抑制剂、细胞毒素、抗淋巴细胞血清等超胸腺免疫抑制疗法。还包括血浆置换、胸导管淋巴引流、淋巴细胞置换、诱导抗个体基因型抗体等降低血清中乙酰胆碱受体抗体措施;③避免使用产生和释放乙酰胆碱的抑制剂,阻滞乙酰胆碱受体和肌肉反应的药物,以避免降低安全系数。

一、内科治疗

1. 抗胆碱酯酶药物(ChEI) 作用于神经元的终板减少乙酰胆碱的分解。虽非直接作用于本病,但对重症肌无力患者可改善症状。最常用的有:①新斯的明,该药作用快,但持续时间短,毒蕈碱

作用大,适合肌内注射;②溴吡斯的明,作用时间较长,可口服,药物毒性少,安全范围大,疗效较好,尤其适用于延髓受累患者,用量60~160mg,每天3~4次;③依氯氯铵(endrophonium,腾喜龙),起效快、作用时间短,常用作诊断试验;④安贝氯铵(酶抑宁),作用时间最长,但药物安全范围小,易蓄积中毒,用量5~15mg,每天3次。这些制剂的最佳有效剂量因人而异,注意避免腹部痉挛、腹泻、多涎、出汗及心动过缓等不良反应。

胆碱酯酶抑制剂治疗的一项特殊并发症是胆碱能危象,表现为深度肌无力,其机制尚不明了,可能是在神经肌肉接头处过多积聚了乙酰胆碱造成去极化阻滞。鉴别由此药引起胆碱能危象与肌无力危象在临床上较困难,可予短作用药物依酚氯铵,在肌无力危象中肌无力可得以改善,而在胆碱能危象中则无改善。

2. 血浆置换术　血浆置换作用机制是清除周围循环血中乙酰胆碱受体抗体,对45%的病例疗效明显。经数次血浆置换后,抗体水平明显降低,通常在第1~4次置换后开始显效(每周3次),一个疗程约1~2周,共需4~8次。血浆置换量1~4 L,以白蛋白、血浆蛋白和生理盐水替代。由于新鲜血浆可能有高敏反应和传播肝炎或艾滋病危险,故不常用。血浆置换后症状改善只持续4天至12周。它可用于急救并发呼吸衰竭的危重患者,也可与皮质类固醇或其他免疫抑制剂合用。目前,血浆置换常用于胸腺切除的术前准备。

3. 皮质类固醇　肾上腺皮质激素的作用机制是抑制乙酰胆碱受体抗体的合成,使突触后膜免受或少受自身免疫攻击,使突触前膜易释放乙酰胆碱,促使兴奋传导,终板再生,增加突触后膜乙酰胆碱受体数目。肾上腺皮质激素多用于单纯眼肌型重症肌无力患者;应用ChEI治疗不理想,准备做胸腺切除的全身型重症肌无力患者;或病情恶化不适于或拒绝做手术的患者。对高龄合并胸腺瘤患者疗效较好。用肾上腺皮质激素开始治疗时,约48%的病例症状加重,其中86%的病例需用人工呼吸机。早期加重与其后的疗效无关。因存在此并发症可能,故治疗应在加强监护病房进行。近年来,主张从大剂量开始,60~100mg/d,当症状持续好

转后逐渐减量。早期可配合使用ChEI,待病情好转后渐减乃至停用。一般用药60天内有效,疗效持续3个月至10年,平均3.8年。类固醇疗效明显,不良反应也较重,约70%的病例有不良反应,其中库欣综合征为33%、白内障为26%、体重增加18%、糖尿病和高血压各占12%。

4. 免疫抑制剂　硫唑嘌呤对45%的重症肌无力病例有效,Ⅱ型、迅速发展的病例及高龄合并胸腺瘤患者疗效最好。通常用1.5~3mg/kg,起效时间6~12周,最大疗效需3~12个月。约1/3的Ⅱ型患者可完全恢复,但对硫唑嘌呤有依赖性,2/3的患者明显好转。对Ⅰ型患者硫唑嘌呤疗效较差,但可使患者减少对皮质类固醇或血浆置换的需要。

环孢素比硫唑嘌呤有更多选择性,它抑制T辅助淋巴细胞激活和增殖,但有肾毒性,也损害肝功能。因此,只有严重病例用甲硫唑嘌呤治疗无效时或导致特异性反应时才考虑使用此药。

二、外科治疗

胸腺切除术在治疗重症肌无力中有着极其重要的地位。Blalock等从1939年至1944年间对20例重症肌无力患者进行胸腺切除术的经验,使外科方法得以广泛运用于该病的治疗中。1967年Buckingham等指出,胸腺切除术对重症肌无力疗效优于单纯药物治疗。虽然有相反意见,但目前大多数胸外科医师的相关实践经验支持胸腺切除术是治疗重症肌无力的主要手段之一。

(一)手术适应证

1. 肯定的适应证

(1)重症肌无力伴胸腺肿瘤作为胸腺切除的绝对指征,不存在争议。

(2)全身型重症肌无力往往对患者的生活质量造成很大影响,严重地危及生命,而胸腺切除后的治愈率和改善率都较满意。术前影像学检查发现胸腺体积增大更支持手术治疗。手术宜在疾病早期进行。

2. 有争议的适应证

(1)眼肌型重症肌无力:眼肌型重症肌无力并不危及生命,而且还有部分自愈的可能,一般认为先应该药物治疗观察后再定。有些作者认为眼肌

型不适宜手术。另一方面,不少作者用胸腺切除术治疗眼肌型重症肌无力也取得了一定效果,并且可阻止症状向全身型进展。总的来说,现在一般主张对此类患者先内科治疗 6~12 个月,效果不佳者或有进展者可予以胸腺切除。

(2) 儿童重症肌无力:由于胸腺在成年前是极其重要的免疫器官,所以切除胸腺后对儿童细胞免疫功能和今后的成长在理论上是有影响的,但在实际随访中尚未发现明显异常,可能还需更长时间的随访。对儿童特别是I型重症肌无力的儿童患者的胸腺切除的得与失,需要慎重考虑、反复权衡。

(二) 手术操作

胸腺切除术有多种切口和术式,通常根据病灶的位置,采用经颈部、经胸骨正中,或电视胸腔镜辅助经左右胸摘除胸腺(见本章第二节)。

(三) 围术期处理

胸腺切除术的手术较为简单,影响康复的主要因素是围术期的处理是否得当。一般术前希望能把患者的病情控制稳定,以减少并发症、缩短术后恢复的时间。而术后恢复主要与危象是否发生有关。

1. 术前准备 对于患者的年龄、性别、发作情况及病程长短、有无胸腺瘤、病情严重程度、是否累及延髓和呼吸肌,均应做全面分析。术前应查肝功能、肺功能。

Ⅲ型重症肌无力、伴有胸腺瘤特别是恶性胸腺瘤的危重型重症肌无力、术前频发危象者是术后危象的好发人群。对于这些患者术前要尽量缓解其延髓支配肌群及呼吸肌的无力症状(即缓解其吞咽困难、呼吸困难等症状)。可使用皮质激素或免疫抑制剂以改善肌力:口服泼尼松 15~80mg/d,注意起初数日可能有症状加重,必须严密监护呼吸情况。不必过于担心手术切口愈合不佳和术后感染的可能,事实上这些并发症较少发生。有慢性呼吸系统疾病和术前肺活量 <2.9L 是术后需要呼吸支持的指征。Ⅱ、Ⅲ型患者溴吡斯的明用量较大,或同时需用肾上腺皮质激素者,以及有胸腺瘤病程 >6 年和年龄 >50 岁者,术后需用辅助呼吸的可能性最大。

上海市胸科医院的做法是术前常规给予

30~60mg 的泼尼松行激素化 3 周,结果术后气管切开率减少至 19%,肌无力危象及呼吸衰竭发生率下降至 9.1%,住院病死率也由此降为零,效果显著,值得推荐。此外需注意去除可能加重肌无力的一些诱因,如感染等。如能用血浆置换、静脉注射丙种球蛋白等方法则需时少,效果更佳。因吞咽困难影响进食者,应放置胃管以供营养液或给予静脉营养。少数重症患者术前无法达到稳定状态,则不必过分强调术前症状的改善。合并甲亢者,宜在 T_3、T_4 控制正常或接近正常后施行手术。

2. 麻醉 重症肌无力患者对非去极化肌松剂高度敏感,而且对氯琥珀胆碱的反应难以预料,有些麻醉师避免使用肌松剂,而靠加深吸入性麻醉(氟烷、恩氟烷等麻醉剂)来插管和维持麻醉。其他人则采用复合麻醉,使用肌松剂,不需加深吸入性麻醉,从而避免呼吸和心血管的不良反应。大多数麻醉师采用短效巴比土酸盐做麻醉诱导,用吸入麻醉剂维持麻醉。预计术后需要呼吸支持的患者,经鼻腔做气管插管;如可能早期拔管,则经口腔插管,以避免损伤鼻黏膜。

由于患者神经肌肉接头处乙酰胆碱受体数目减少,继而安全系数降低,患者对非去极化肌松剂高度敏感。1/10 的正常麻醉剂量可能足以使患者麻醉,这就是为何许多麻醉师避免使用非去极化肌松剂之故。近年来采用了新型中短效非去极化肌松剂——阿曲库铵,探索出适合于重症肌无力患者较为理想的剂量范围(为正常剂量的 2/5),避免用药不合理影响围术期呼吸功能。重症肌无力患者对阿曲库铵也很敏感,故采用小剂量 0.2mg/kg(正常人剂量为 0.5mg/kg),为手术麻醉提供满意的肌松条件,由于其肌松恢复时间与正常人类似,因此不干扰术后患者自主呼吸重建和调整抗胆碱酯酶药剂量。

3. 术后处理 对于症状较重的患者,术后不必清醒后立即拔管,应检查肌力恢复程度和自主呼吸的情况,直至患者清醒,能抬头 5 分钟,恢复自主呼吸,吸气负压超过 2.0kPa(20cmH$_2$O),生命体征平稳,自主呼吸平稳方可拔管并给予严密的血氧检测,以尽早发现可能发生的危象,对于自主呼吸乏力者应继续机械通气支持。

重症肌无力患者有呼吸衰竭的危险。经胸骨胸腺切除术后,约 50% 的患者需要延长术后呼吸支持,下列几点可供参考:①病程超过 6 年(12 分),病程长短对预测是否需要通气支持最有价值;②与重症肌无力无关的其他慢性呼吸系统疾病(10 分);③溴吡斯的明术前 48 小时用量大于 750mg/d(8 分);④术前肺活量 <2.9L(4 分)。如总分 >10 分,此患者被认为术后需用辅助呼吸时间 >3 小时。经颈胸腺切除术后只有 7.4% 的病例需要延长术后通气支持超过 3 小时,其指标为Ⅲ或Ⅳ型、以前由于重症肌无力并发过呼吸衰竭和用皮质类固醇治疗者。

术后危象的观察和处理是围术期护理的关键。所谓危象是指患者因为肌力减弱而发生呼吸困难,动脉氧分压和血氧饱和度的迅速下降,直接威胁到患者的生命,分为肌无力危象和胆碱能危象两种情况。可使用依酚氯铵(腾喜龙)试验鉴别,阳性者可调整抗胆碱酯酶药物剂量,并严密观察呼吸情况,检测血气。但是一般术后两种危象的鉴别不易,时间又紧迫,此时不必在诊断上花费太多时间,而应果断施行经口、经鼻或经气管切开作气管插管,保持呼吸道通畅,并选择控制呼吸模式对患者进行机械通气以使患者得到满意的休息,缓解肌肉疲劳。在症状缓解后再过渡至压力辅助或同步间隙指令通气,逐渐撤离呼吸机。一般此过程需要数日至数周。

术后发生危象的患者均可从气管插管内吸出大量痰液,提示不管哪种危象,呼吸道的堵塞是其共同的特点。其原因有:术中气管插管刺激分泌增多,术后抗胆碱酯酶药物使用过度,术后吞咽困难导致口水呛入气管并因疼痛、无力而不能咳出等。一般可采取以下措施预防:①术毕拔除气管插管时务必吸净气道内的痰液,拔管困难的应早日改行气管切开,以方便呼吸道的管理。②术后早期减少抗胆碱酯酶药物的使用,适当使用皮质激素。术后的患者对抗胆碱酯酶药物反应敏感,易导致气管分泌增多、口水增多并误入气管,增加了危象发生的机会。所以术后第一日起少用或不用抗胆碱酯酶药,第 3 天起从小剂量开始给药,可同时给予阿托品等药物以抵消其分泌作用。至恢复良好后给正常量。③注意镇痛,减少因疼痛导致不敢咳嗽。④吞咽困难者应鼓励将口水吐出,营养靠鼻饲或静脉补充;⑤合理使用抗生素,预防肺部感染。禁用氨基糖苷类抗生素,以免加重神经骨骼肌接头的阻滞。⑥慎用镇静药,以免减弱咳嗽反应。

值得注意的是,手术刺激可导致机体暂时性地增加肾上腺皮质激素的释放,表现为症状短暂的缓解,随后由于手术的创伤、疼痛等原因,往往会有肌无力症状的加重。所以在此期间,一要适当镇痛,二要给予适当的肾上腺皮质激素治疗,即使术前未使用激素的患者,术后短期(3~5 天)的激素治疗也有利于恢复。复旦大学附属华山医院的做法是常规静脉给予地塞米松 10~20mg/d,术前服用泼尼松者酌情加量。

术后避免降低安全系数的药物:肾上腺皮质激素和甲状腺素可使病情恶化,此类药物在迫不得已时才慎用,并需相应调整胆碱酯酶抑制剂的用量及准备好人工呼吸机。吗啡和镇静剂对呼吸有抑制作用,应慎用,但地西泮相对安全。氨基糖苷类抗生素,如链霉素、杆菌肽、多黏菌素等抑制乙酰胆碱的产生和释放,应慎用,有肾功能不全者禁用。肾上腺能阻滞剂甚至滴眼也会使病情加重。肌肉松弛剂(箭毒和 D- 筒箭毒碱)、去极化药物(丁二酰胆碱)和膜稳定剂(奎尼、奎尼丁、普鲁卡因胺)等神经 - 肌肉接头阻滞剂应小心使用。据报道青霉胺可致重症肌无力,但一般不会加重自发的重症肌无力。灌肠可致重症肌无力患者猝死,其机制不详。胆碱酯酶抑制剂使肠道张力增高,其猝死可能与张力增高,肠道突然牵张引起腹膜反射有关。

(四)手术结果

手术病死率在 0~2%,并发症(主要是呼吸系统并发症)发生率 2%~15%。华山医院报道 1990 年至 1997 年连续 150 例胸腺切除患者,术后发生危象 18 例(12%),住院期间无死亡病例。围术期对呼吸的适当护理和对危象的及时处理使术后零病死率成为可能。

术后的恢复程度一般分为完全缓解、改善(有效 = 完全缓解＋改善)、无效和恶化四类情况评价,评价的标准要结合症状的变化和服药的增减情况。文献报道术后患者症状的有效缓解率为 60%~95%。有关手术和单纯药物治疗效果对比较有价值的文献是 Buckingham 等 1967 年的一组回顾性的比较研究,这个研究指出胸腺切除术比单纯药物治疗的疗效明显优越,此结论为临床医师广泛接受并为实践经验所支持。

各种术式(主要指不同的入路)随访结果基本相当,各有长短,其主要的差别在于对脂肪的清扫程度不同,目前尚无可靠的对比资料说明其对疗效的影响。华山医院对一组重症肌无力患者进行第 2 肋间横断胸骨作胸腺切除术,认为此法创伤小、恢复快、失血少、近期疗效满意,且相对纵劈胸骨切口还具有美容方面的优势。

对术后疗效有关影响因素的研究发现,在病程较早期手术对病情的缓解有利。性别、年龄对疾病预后影响不大。其他相关因素有病理类型(胸腺增生预后较好)、Osserman 分型(Ⅱ型预后较好)。术后重症肌无力症状仍然会有波动,所以不同的随访时间的有效率也会不同。但总趋势是随术后时间延长,疗效愈佳。关于胸腺切除术后患者免疫状态的改变(例如 AChR-ab、PsmR-ab、淋巴细胞亚群的变化)和疗效的关系,尚无确切的结论。

第七节　结语

有关重症肌无力的病理、治疗等研究在不同水平上取得了很大进展。通过胸腺切除术和术后药物调整等综合措施,可使大部分患者生活自理,并可以参加工作。何是胸腺切除术应用以后,在外科领域尚无突破性的成果。由于外科治疗的研究中,缺乏前瞻性、随机性、对照性的临床调查,许多问题例如手术与药物的疗效比较究竟如何、手术切除纵隔脂肪范围不同会对预后有什么影响、儿童切除胸腺后是否对某些疾病更加易感,都没有明确的答案。在疾病的病理研究方面,胸腺与此病的关系究竟如何,胸腺切除后患者症状变化的免疫学基础是什么,也是令人不解的问题。所以胸腺切除治疗重症肌无力还停留在经验治疗的水平。此外,对胸腺切除术在治疗该病的作用要有清醒的认识,不少患者术后还需要服药。可以预料的是,重症肌无力诊疗水平的提高有赖于在分子水平上研究的进步和前瞻性临床研究的出现,胸腺切除术的作用也只有在其机制被阐明后方能更充分地得以体现。

(华荣　胡定中)

参考文献

1. Blalock A,Mason MF,Morgan HT,et al.Myasthenia gravis and tumors of the thymic region. Ann Surg,1939,110:544.

2. Simporon JA.Myasthenia gravis:a new hypothesis. Scott Med J,1960,5:419.

3. Drachman DB,Silva S,Ramsay D,et al.Humoral pathogenesis of myasthenia gravis.Ann N Y Acad Sci,1987,505(1):90-105.

4. Williams CL,Hay JE,Huiatt TW,et al.Paraneoplastic IgG striational autoantibodies produced by clonal thymic B cells and in serum of patients with myasthenia gravis and thymoma react with titin.Lab Invest,1992,66(3):331-336.

5. Shinomiya N,Segawa M,Yata I. In vitro study of T cells regulation anti-acetylcholine receptor antibody formation in myasthenia gravis.Ann N Y Acad Sci,1981,377:882-883.

6. Berrih-Aknin S,Morel E,Raimond F,et al.The role of the thymus in myasthenia gravis:immunohistological and immunological studies in 115 cases.Aim N Y Acad Sci,1987,505:50-70.

7. Raimond F,Morel E,Bach JF.Evidence for the presence of immunoreactive acetylcholine receptors on human thymus cells.J Neuroimmunol,1984,6:31.

8. Osserman KE,Genkins G.Studies on myasthenia gravis. Review of a twenty year experience in over 1200 patients.M Sinai JM,1971,38:497.

9. Genkins G,Kornfeld P,Papatestas AE,et al.Clinical experience in more than 2000 patients with myasthenia gravis.Ann N Y Acad Sci,1987,505:500-514.

10. 张振馨,等.重症肌无力 100 例的临床分析.中华神经精神科杂志,1987,21(5):273.

11. Kim YI,Lambert-Eaton.Myasthenic syndrome:evidence for calcium channal blockade.Ann N Y Acad Sci,1987,505:377.

12. Sanders DB.The electrodiagnosis of myasthenia gravis.Ann N Y Acad Sci,1987,505:539.

13. Emeryk-Szajewska B,Rowińska K,Michalska T,et al.Single-fiber electromyography(SFEMG)at different firing rates in myasthenia with and without thymoma.Acta Neurobial Exp(Wars),1993,53(1):305-311.

14. 许贤豪,朱立平,吴佳怡,等.重症肌无力——肌无力严重度与 ACHR Ab 相对滴度密切相关.中国免疫学杂志,

1985,1(16):22.

15. Somnier FE.Clinical implementation of anti-acetylcholine receptor antibodies.J Neurol-Neurosurg-Psychiatry,1993, 56(5):496.

16. 严洪珍,许贤豪,李泽坚,等重症肌无力患者胸腺放射学检查与诊断(附 61 例分析).中国医学科学院学报, 1989,11(6):402-405.

17. Rowland LP.Controversies about the treatment of myasthenia gravis. J Neurol Neurosurg Psych,1980,43:644.

18. Reimonn PM,Mason PD.Plasmapheresis:technique and complications. Intensive Care Med,1990,16:3.

19. Dau PC,Lindstrom JM,Cassel CK,et al.Plasmapheresis and immunosuppressive drug therapy in myasthenic gravis. N Engl J Med,1977,297(21):1134-1140.

20. 许贤豪,谭铭勋.重症肌无力治疗的进展.中华神经精神科杂志,1987,20(5):311.

21. 黄宇光,罗来葵,罗爱伦,等.阿屈可林在重症肌无力患者的神经肌肉效应.中华麻醉学杂志 1990,10(2):73-76.

22. Papatertas AE,Alpert LI,Ossemian KE,et al.Studies in myasthenia gravis.Effects of thymectomy:Results on 185 patients with nonthymomatous and thymomatous myasthenia gravis.1941-1969.Am J Med,1971,50:465.

23. Olanow CW,Wechsler AS,Roses AD.A prospective study of thymectomy and serum acetylcholine receptor antibodies in myasthenia gravis.Ann Srug,1982,196:113.

24. Olanow CW,Wechsler AS,Sirotkin-Roses M,et al. Thymectomy as primary therapy in myasthenia gravis. Ann N Y Acad Sci,1987,505(1):595-606.

25. Le-Tian Xu,et al.Analysis of 124 thymectomies for myasthenia gravis or thymoma.Endocrine Surgery,1990,7 (3):361.

26. Nussbaum MS,Rosenthal GJ,Samaha FJ,et al.Management of myasthenia gravis by extended thymectomy with anterior mediastinal dissection.Surgery,1992,112(4):681-687.

27. Crucitti F,Doglietto GB,Bellantone R,et al.Effects of Surgical treatment in thymoma with myasthenia gravis.Out experience in 103 patients.J Surg Oncol,1992,50(1):43-46.

28. Wakata N,Fujioka T,Nishina M,et al.Myasthenia gravis and invasive thymoma. A 20-year experience. Eur Neitrol, 1993,33(2):115-120.

29. Torres MI,Danguilan JL.Thymectomy for myasthenia gravis:outcome of treatment in a tertiary hospital.Ann Thorac Cardiovasc Surg,1998,4(4):196-200.

第三十三章　纵隔神经源性肿瘤

第一节　概述

一、起源和分类

来源于胸部周围神经的神经鞘细胞、交感神经节或副交感神经节系统节细胞的肿瘤统称为胸部神经源性肿瘤。神经源性肿瘤是纵隔肿瘤中较为常见的肿瘤，占纵隔肿瘤中的12%~21%；在儿童期更常见，占纵隔肿瘤的50%~60%，居纵隔肿瘤的第二位。其主要发生于后纵隔，占后纵隔肿瘤的75%~90%，位于前纵隔的神经源性肿瘤极少，一般为副神经节瘤。

神经源性肿瘤的类型与年龄关系密切，国内报道83.6%的成人纵隔神经源性肿瘤为神经鞘来源的神经鞘瘤、神经纤维瘤、神经源性肉瘤，多为良性。儿童纵隔神经源性肿瘤多为交感神经来源的神经节细胞瘤、神经节母细胞瘤、神经母细胞瘤，平均年龄3岁，大多为恶性。副神经节瘤属于APUD系统肿瘤，多发生在肾上腺髓质，较少发生于胸部或腹部。根据神经细胞来源、成熟程度以及细胞类型的多样性，神经源性肿瘤可以有以下分类（表7-33-1）。

几乎所有这些肿瘤多见于后纵隔的一侧椎旁沟，亦可位于脊柱两侧旁沟。发生于左右椎旁沟的概率相同，主要沿交感神经链，脊神经或肋间神经分布。肿瘤可发生于胸腔的任何平面，然而这类肿瘤的大部分发生于胸腔的上1/3或上半部分，极少数神经源性肿瘤发生于迷走神经或膈神经连接处。偶尔亦可见副神经系统的肿瘤位于主动脉根部，心包甚至心脏本身。

二、病因及病理生理

神经源性肿瘤可来源于胸腔内任何神经结构，一般按其细胞来源分为三类：①来源于外周神经的神经鞘细胞：如神经鞘瘤、神经纤维瘤、恶性神经鞘瘤、神经纤维肉瘤等，绝大多数成人纵隔神经源性肿瘤属于此类；②来源于交感神经节细胞：如神经节细胞瘤、神经节细胞母细胞瘤、神经母细胞瘤，这类肿瘤多见于儿童及青年人；③来源于副交感系统的脊神经节的节细胞：根据有无生物活性可以分为嗜铬细胞瘤和非嗜铬细胞瘤副神经节瘤，临床上较少见。

表 7-33-1　纵隔神经源性肿瘤起源及分类

起源	良性	恶性
神经鞘	神经鞘瘤 神经纤维瘤	恶性神经鞘瘤（神经源性肉瘤）
自主（律）神经节	神经节细胞瘤	神经母细胞瘤 神经节母细胞
副神经节系统	嗜铬细胞瘤（真正副神经节瘤）	恶性嗜铬细胞瘤
（交感和副交感）	非嗜铬细胞瘤（化学感受器瘤）	恶性副神经节瘤

第二节　临床表现

一、症状和体征

纵隔神经源性肿瘤常无症状,缺乏特异性临床表现,相当部分患者系体检行胸部 X 线摄片偶然发现,约占 58%,主要与交感神经肿瘤或副神经节细胞肿瘤,或恶性肿瘤的特有症状有关。临床症状可以分为肿瘤的局部作用和全身作用,局部作用与肿瘤局部压迫或侵犯周围脏器有关,全身作用则是肿瘤释放的生物氨类或其他生物介质产生的相关症状(表 7-33-2)。所有的交感神经肿瘤和副神经节细胞瘤都可能分泌生物氨,在这些生物介质引发症状的患者尿中可以发现儿茶酚胺衰变产物(香草基杏仁酸和同型杏仁酸)量增加。另外,肿瘤发生于椎间孔神经根时,瘤体可穿过椎间孔向内外扩展,此时往往伴有疼痛和脊髓压迫症状。

表 7-33-2　纵隔神经源性肿瘤的症状

症状	症状
局部症状	上肢缺血
胸部疼痛	脊椎侧凸
呼吸困难	胸壁畸形
吞咽困难	全身症状
脊髓压迫:哑铃形肿瘤	高血压
静脉充盈	皮肤潮红
臂丛麻痹	出汗
霍纳综合征	腹泻,腹胀
喉返神经麻痹	体重减轻
膈神经麻痹	乏力

二、影像学检查

胸部正、侧位片是确定纵隔神经源性肿瘤最常用的检查方法,后纵隔圆形软组织密度肿物 80% 可能为神经源性肿瘤。肿物轮廓与其特殊组织学类型相关,神经鞘瘤多为圆形,边界清晰,肿瘤的上下都可见到典型的压迹。交感神经肿瘤多为卵圆形或长圆形神经节细胞瘤,典型的是沿后侧交感神经链呈长圆形肿物,边缘逐渐模糊不清,看不到明显的压迹,但是可有其他胸膜改变,如胸腔积液或

胸膜结节。神经纤维瘤多见软组织肿瘤的分叶,但分叶在恶性神经鞘肿瘤或者恶性交感神经肿瘤发生率更高。神经鞘瘤可发生囊性变并见到均匀钙化灶,巨大神经节细胞瘤偶可见斑点状钙化。

纵隔神经源性肿瘤可能造成骨性胸廓和脊椎多处异常,胸部 X 线片上即可显示。良性肿瘤也可见到肋骨头下缘侵蚀和肋间隙增宽,严重的可造成肋脊关节脱位。恶性神经源性肿瘤,特别是交感神经肿瘤,可以产生肋骨破坏。最常见的椎骨异常是椎间孔增大,见于 5% 的患者。这种现象提示肿瘤有可能扩展到脊椎内,需要深入研究。有时可见远离肿瘤的胸椎后凸畸形,或椎体发育异常,此种表现更常见于交感神经肿瘤。胸部 CT 扫描提高了对纵隔神经源性肿瘤诊断敏感性和准确性。CT 扫描可以肯定病变的部位、性质、轮廓特点以及与周围结构关系,也可筛查出恶性肿瘤远处部位转移。此外,CT 可估计局限性肋骨和脊椎受侵蚀的范围或椎间孔有无扩大。最后,CT 还可以估计后纵隔肿瘤椎管内侵犯程度,然而,确定肿瘤是否侵犯椎管内,MRI 比 CT 效果更佳。

MRI 评估纵隔神经源性肿瘤有其特殊价值。它能从冠状、矢状和纵向三个方向来确切显示肿瘤整个范围,显示椎管内神经结构,从而区分正常脊髓和肿瘤组织,估计肿瘤侵犯脊髓的程度。对于血管丰富的副神经节细胞瘤,MRI 可以提示肿瘤内血管化情况(流空现象)。此外,MRI 很容易将纵隔神经源性肿瘤与大血管区分开来。确定纵隔肿瘤已经侵犯椎管内,选择性动脉造影可以鉴定供血给前脊髓动脉的 Adamkiewicz 动脉,造影检查主要是应用在下胸部第 6 胸椎水平以下的肿瘤。应用 [131]I 扫描能有效地确定胸内和胸外有分泌功能的副神经节细胞瘤——嗜铬细胞瘤,这种方法诊断嗜铬细胞瘤的假阳性率为 0,假阴性率为 10%,也可用于最初筛选嗜铬细胞瘤,或者对已知有嗜铬细胞瘤患者确定体内可能存在的多发肿瘤。

三、创伤检查

根据影像学的特点,大多数纵隔神经源性肿瘤诊断并不困难。但是要对某些肿瘤术前做出确切诊断和分类,则需要组织学检查,此时可以行超

声或者CT引导下针吸活检,这是一种快速有效安全的诊断方法,对诊断及以后的治疗方法有重要意义。也有报道超声内镜下针吸细胞学确诊的病例。但神经源性肿瘤病理非常复杂,常表现出难以分辨的多形性,而且部分肿瘤可有囊性变、出血坏死等表现导致活检标本诊断细胞过少,诊断阳性率不高,难以分型。一组报告50%的病例针吸活检可供诊断的材料不足,材料充足时诊断正确率为86%,可见针吸活检的作用有限。对于后纵隔肿瘤,为诊断而行的纵隔镜检查也有一定的限制。此外,各种纵隔神经源性肿瘤,无论良性或恶性肿瘤,都在逐渐生长增大,终将对周围胸内脏器产生压迫,或因其特殊的内分泌作用产生临床症状,因此需要早期诊断和治疗。外科手术切除是最主要的处理方法,它既可以进行诊断分类,同时也是一种治疗手段。

第三节 诊断与鉴别诊断

一、诊断

神经源性肿瘤多无明显症状或临床表现无特异性,临床诊断主要靠影像学检查,胸部CT多能明确其部位和性质。一般后纵隔肿瘤大多为神经源性肿瘤,但应注意到非后纵隔部位的神经源性肿瘤,如源于迷走神经的神经源性肿瘤可位于主动脉弓下,源于臂丛神经的神经源性肿瘤可位于胸顶部等。

二、鉴别诊断

神经源性肿瘤常需与以下疾病鉴别:

1. 脊膜瘤 需与椎管内脊髓外硬膜下的神经源性肿瘤鉴别。脊膜瘤常见于胸段,女性多见,肿瘤常位于脊髓背侧,钙化多见,一般不呈哑铃形表现,多呈圆形或椭圆形,向椎间孔侵犯者较少,肿瘤信号均匀,增强扫描多呈明显均匀强化。

2. 椎间盘突出 较小的神经纤维瘤还需与严重的椎间盘突出鉴别,增强时,肿瘤呈均质显著强化,而突出之椎间盘组织不强化或周围肉芽组织呈环形强化,通常神经纤维瘤有多发倾向,部分病例强化不明显,形成哑铃状外观更多见。

3. 食管肿瘤 外侵的食管肿瘤,除见软组织

肿块外,食管壁环状增厚,其上方管腔扩大,周围有肿大的淋巴结,食管钡餐显示食管黏膜破坏,鉴别不难。食管平滑肌瘤和纵隔神经源性肿瘤鉴别较困难。食管钡餐均显示一食管外压迹,黏膜不中断,食管超声内镜可帮助鉴别。

4. 血管性病变 主动脉瘤、主动脉夹层,尤其是主动脉夹层病变,其上下范围较长,增强时CT值明显增高,借此与肿瘤鉴别。

5. 脊柱病变 有其各自不同的椎骨破坏及相应的软组织改变。而神经源性肿瘤以后纵隔及椎旁肿块为主。脊椎病变者以骨质改变为主,软组织改变较轻,而恶性神经源性肿瘤则相反。

6. 肺肉瘤 神经源性肿瘤较大时,与肺肉瘤鉴别有困难。纵隔肿瘤对周围肺组织压迫改变,边缘光滑,无分叶、毛刺,肺门无肿大的淋巴结。肺肉瘤边缘清,往往有分叶,但无毛刺,密度可均匀,亦可有中心坏死,肺内病变中心点在肺内,纵隔病变中心点在纵隔内。

7. 淋巴疾病 纵隔孤立性淋巴结肿大和淋巴瘤等,平扫CT值偏低,增强扫描示病变边缘环行强化,结合临床化验和原发病史,不难鉴别。

8. 其他纵隔肿瘤 纵隔囊肿如支气管囊肿密度均匀,CT值低。成熟囊性畸胎瘤多密度不均匀,液性暗区与钙化共存。神经源性肿瘤可有囊性变和钙化,但以软组织密度为主。

第四节 治疗与预后

一、治疗和预后

虽然大多数后纵隔神经源性肿瘤不会引起临床症状,而且成人的肿瘤大多数为良性,但延迟治疗可能导致肿瘤恶变,或向椎间孔内生长,为以后的治疗带来困难,所以一经发现,外科手术治疗仍为首选。对于不能完全手术切除的神经肉瘤患者,需要辅助化疗和放疗,但是有报道称辅助的化疗或者放疗并不能影响生存率。对于神经母细胞瘤患者,其治疗方法与分期有关:I期手术可以治愈,II、III期部分肿瘤切除并术后放化疗,IV期手术则有争论。

纵隔良性神经源性肿瘤,包括神经鞘瘤、神经纤维瘤、节细胞神经瘤、副交感神经节细胞瘤,其预后良好,复发概率较小。但是神经纤维瘤病有 2%~5% 的可能转变为恶性。恶性神经源性肿瘤预后较差,神经母细胞瘤的恶性程度较高,但其对放疗比较敏感,5 年生存率在 70% 以上,但是有 25% 的复发率。一般来说,年龄较轻、肿瘤侵犯较深、直径 >5cm、有神经纤维瘤病、病理示高度恶性以及不能完全切除的神经肉瘤患者的复发率、转移率、病死率较高,术后复发率是 40%~65%,术后 5 生存率为 16%~52%。

纵隔神经源性肿瘤手术后主要的并发症是霍纳综合征、部分交感神经切除、喉返神经损伤、肺不张、脑膜炎、截瘫、脑脊液漏、切口感染等。

二、手术方式

切口的选择是肿瘤完整切除的关键,应按肿瘤的可能性质、大小、部位以及是否侵入椎管等情况选择。对于较小的位于椎旁沟的肿瘤,有术者采用背部胸椎旁倒 L 形小切口,经胸膜外切除肿瘤,不必放置胸腔引流,术后恢复快,但需要术前精确定位,避免损伤胸膜。随着超声刀等辅助器械的发展,电视胸腔镜辅助下切除纵隔神经源性肿瘤已经成为常规手术,优点在于其相对保持胸廓完整性、创伤小、患者易于接受。但对于手术前怀疑为恶性、脊髓、交感神经链压迫症状,或肿瘤最大直径 >8cm 时,电视胸腔镜手术被视为禁忌。如无胸腔镜条件,对瘤体不太大的肿瘤可采用腋下小切口,不切断背阔肌、前锯肌的保留肌肉的微创切口更为适合。胸后外侧切口具有显露清晰、操作方便等优点,适用于复杂后纵隔和较大的前、中纵隔神经源性肿瘤的切除。如果肿瘤侵入硬脊膜甚至蛛网膜,此时手术切口多采用后外侧切口加椎旁纵行切口或倒 L 形切口。位于上纵隔的哑铃形肿瘤,可以采用绕肩胛骨的 U 形切口。

胸顶部的神经源性肿瘤慎选常规胸部后外侧切口,该切口很难显露肿瘤与胸顶血管关系以及肿瘤蒂部,不能直视操作容易损伤臂丛神经导致上肢活动障碍或损伤血管又缝合困难引起致命的出血。可先经颈部切口探查臂丛神经(往往需要神经外科医师协助),然后再行前胸 L 形径路进胸,即胸骨部

分正中劈开后术侧横断,辅以第 2 或 3 前肋肋间切口进行手术,优点在于充分暴露胸顶解剖结构,避免误损伤臂丛等重要功能性神经和大血管,如肿瘤与周围组织严重粘连或侵犯血管,该切口也能有良好视野进行操作。

对于突向椎管内的哑铃形肿瘤,可先经俯卧位后径路完成椎管内肿瘤分离和椎间孔扩大,必要时可以切除肋骨横突或部分椎板并使用 z 板和螺钉行脊柱固定。然后再翻转体位,采用 VATS 或开胸手术切除肿瘤。但对体积较小的肿瘤,可通过适当切除部分后肋,直接经后径路摘除肿瘤。也有术者考虑椎管内肿瘤部分较小,单纯经胸径路完成椎管内和胸腔内手术的报道,其通过扩大椎间孔,直接游离肿瘤,或在硬膜外切断正常的脊神经后根,完整切除肿瘤。但应注意禁忌在椎间孔外过度牵拉肿瘤,以免造成脊髓损伤或椎间孔、椎管内出血,致手术后脊髓休克,甚至永久性截瘫。第 4 胸椎以上或胸廓出口处神经源性肿瘤如向颈部延伸,多钝性分离后可拉人胸腔并顺利切除,Takeda 等提出可通过锁骨上窝辅助按压后帮助肿瘤下移。但术前一定要经过仔细的 MRI 评估,避免肿瘤与颈丛相连,牵拉后造成脊髓损伤。如有困难,可辅以颈领切口。

若术中出现椎管内出血,不可盲目填塞压迫止血,更不宜使用电灼止血,以防损伤脊髓,可切除部分肋骨颈及肋骨小头止血或切除椎间孔周围的组织、部分椎体及椎弓板,找到出血点直视下止血。

椎管内肿瘤部分多位于硬膜外,若侵及硬脊膜或蛛网膜,则应打开硬脊膜或蛛网膜,完整切除肿瘤。缝合硬脊膜应严密,止血应彻底,必要时可用肌瓣填塞,防止出现硬膜外血肿或脑脊液漏。

机器人手术胸腔神经源性肿瘤切除国内外已有报道,但例数较少,缺乏长期效果观察。

第五节　各类神经源性肿瘤临床特点

一、神经纤维瘤

神经纤维瘤起源于神经纤维,由无序的纺锤状细胞构成。表现为后纵隔孤立的肿瘤,有时合并神

经纤维瘤病。10%~30% 的神经纤维瘤可能与 von Recklinghausen 病有关。大体观察神经纤维瘤无完整包膜,或有假包膜,质地较软,易碎,一般找不到其发源的神经。极少发生囊性变,也很少有囊腔形成或者出血。

二、神经鞘瘤

神经鞘瘤是最常见地来源于胸腔内任何神经结构的 Schwann 神经鞘细胞肿瘤,最常见的是肋间神经,另外也可来源于臂丛神经、迷走神经、膈神经等。约占纵隔神经源性肿瘤的 40%~65%。大多为良性、生长缓慢,多单发,很少发生恶性变。约占 5% 的恶性神经鞘瘤具有外侵性,可伸入椎管形成哑铃形肿瘤。大体观察神经鞘瘤有完整的包膜,质地较硬较实,有囊性变时可以为柔软较韧的包块,常压迫邻近组织但不浸润周围脏器。组织学上包括两种组织学形态,包括束状型(antoni type A)和网状型(antoni type B)。电镜下 A 型有细小胞质突而无胞质,B 型具有丰富的胞质。以上两种结构多同时存在于同一肿瘤中,但多以其中一型为主。

三、神经源性肉瘤

神经源性肉瘤包括恶性神经鞘瘤和恶性神经纤维瘤。占成人胸部神经源性肿瘤的 4%~13%,多由神经鞘瘤和神经纤维瘤恶性变而形成,Leu-7、myelin basic protein(MBP)联合 S-100 等标记物可以区分其他类型的肉瘤。表现多有局部浸润和远处转移。完全的手术切除是最好的治疗方法;不能手术切除的,需要辅助化疗和放疗;但 Fumihiro 等认为,放疗患者亦有高发倾向,辅助化疗并不能影响生存率。

四、交感神经节细胞瘤

神经节细胞瘤起源于交感神经,含有神经节细胞和神经纤维,多为良性,包膜完整,多为实性少有囊性,生长缓慢,分化较好,大部分位于后纵隔,也见于腹膜后和肾上腺。主要发生在儿童,女性稍多,如完整切除则预后良好。

五、交感神经节母细胞瘤

神经节母细胞瘤起源于交感神经干,主要发生在儿童。其生物学特性介于神经节细胞瘤和神经母细胞瘤之间,少有临床症状,多于体检发现,约半数可行手术切除。因病理上其主要有成熟的神经节细胞和未成熟的神经母细胞组成,活检病理易漏诊,确诊需要多处取材石蜡切片检查。

六、交感神经母细胞瘤

神经母细胞瘤起源于交感神经系统主要为肾上腺内或者交感神经节的恶性肿瘤。胸内神经母细胞瘤只占所有神经母细胞瘤的 30%。肿瘤无包膜,外形不规则,期内可有囊性变或出血。神经母细胞瘤是一种高侵犯高转移的肿瘤,局部以压迫症状为主,如咳嗽、呼吸困难、吞咽困难、循环障碍、霍纳综合征等;全身转移时刻有消瘦、疼痛、贫血、低热等表现。

七、副交感神经节起源的肿瘤

属于 APUD 系统肿瘤,根据是否能分泌儿茶酚胺或者其他血管活性物质可以分为有生物活性的嗜铬细胞瘤和无生物活性的非嗜铬细胞瘤。嗜铬细胞瘤多发生在颈动脉体、主动脉弓和腹主动脉。如胸部肿瘤伴严重高血压、尿液中香草扁桃酸水平增高、尿中查出 3-甲氧基肾上腺素就可以诊断嗜铬细胞瘤。因其为儿茶酚胺分泌性肿瘤,可以用 ^{131}I-MIBG 显像示肿瘤位置。免疫组织化学示嗜铬性阳性及突触素阳性提示为神经内分泌肿瘤副神经节瘤,s-100 阳性代表着良性肿瘤。此种肿瘤多有侵犯性,远处转移率是 19.5%~26.6%。主要的治疗方法是手术,完全切除是最好的治疗方法,Paul 等报道完全切除比部分切除联合辅助治疗的生存率要高。因肿瘤富含血管,位置多靠近大血管、气管、脊柱、心脏、手术难度较大,有报道称完全切除率是 76.9%,病死率是 7.1%。

八、Askin 瘤

周围原始性神经外胚肿瘤(peripheral primitive neuroectodermal tumor,PNET)是在 1979 年由 Askin 首度报道的儿童胸肺区神经上皮来源的恶性小细胞肿瘤,故也被称为 Askin 瘤。其多发生在胸壁软组织,如可表现为椎旁包块,也可位于骨膜,在肺周边较为少见。目前普遍认为该肿瘤可能起源于神经脊的胚移行细胞,纵隔的 Askin 瘤可能发生在肋间神经。虽病因不清,但有关于乳腺癌、淋巴瘤、肺癌放疗后发现此类肿瘤的报告,潜伏期 5~28 年(平均 13 年)。有 22 号染色体的易位,主要是 t(11;22)(q24;p12),病理主要是神经分化的小圆细胞。临床以胸痛和胸腔积液为主要表现。影像学可见胸壁肿瘤伴有肋骨破坏、肺侵犯等征象。治疗主张早期外科切除;术后足够量的化疗药物,主要是环磷酰胺。再行放疗可以去除残留的病灶,预后非常差。2 年生存率为低于 40%,中位存活时间是 8 个月,预后较差的因素可能为早期转移和不能根治切除。

(华荣 胡定中)

参考文献

1. Jos CF, Bahattin A, Roberto A. Surgical treatment for pediatric mediastinal neurogenic tumors. Ann Thorac Surg, 2010, 90:413-418.

2. Bharat R, Abhijeet I, Rajiv K, et al. Malignant peripheral nerve sheath tumors:Clinicopath0109ical profile of 63 cases diagnosed at a tertiary cancer referral center in Mumbai, India, 2010, 53(4):611-618.

3. Brown ML, Zayas GE, Abel MD, et al. Mediastinal paragangliomas:the Mayo Clinic experience.Ann Thorac Surg, 2008, 86(3):946-951.

4. Ng CS, Wong RH, Hsin MK, et al. Recent advances in video-assisted thoracoscopic approach to posterior mediastinal tumours. Surgeon, 2010, 8(5):280-286.

5. Barrenechea IJ, Fukumoto R, Lesser JS, et al. Endoscopic resection of thoracic paravertebral and dumbbell tumors. Neurosurgery, 2006, 59(6):195-201.

6. 庞大志,曾伟生,乔贵宾. 哑铃型纵隔神经源性肿瘤的外科治疗. 临床军医杂志, 2007, 35(1):45-46.

7. 张志庸,郭峰. 现代实用纵隔外科学. 北京:中国协和医科大学出版社, 2008:301-312.

8. Gunluoglu MZ, Kara HV, Demir A, el al. Results of multimodal treatment of two patients with thoracic primitive neuroectodermal tumor.Is surgery really helpful for survival Thorae Cardiovase Surg, 2007, 55(7):460-461.

9. Horiuchi A, Muraji T, Tsugawa C, et al. Thoracic neuroblastoma:Outcome of incomplete resection. Pediatr Surg Int, 2004, 20:714-718.

10. Ilias I, Pacak K. Diagnosis and management of tumors of the adrenal medulla. Horm Metab Res, 2005, 37:717-721.

11. Bizekis CS, Pua B, Glassman LR. Thoracic splenosis: mimicry of a neurogenic tumor. J Thorac Cardiovasc Surg, 2003, 125:1155-1156.

12. Kara M, Ozkan M, Sak SD, et al. Giant ancient schwannoma of the posterior mediastinum cytologically misdiagnosed as a malignant tumour:a case report. Acta Chir Belg, 2002, 102:464-466.

13. Han PP, Dickman CA. Thoracoscopic resection of thoracic neurogenic tumors. J Neurosurg, 2002, 96:304-308.

14. Pompili A, Caroli F, Cattani F, et al. Unilateral limited laminectomy as the approach of choice for the removal of thoracolumbar neurofibromas. Spine, 2004, 29:1698-1702.

15. Ruurda JP, Hanlo PW, Hennipman A, et al. Robot-assisted thoracoscopic resection of a benign mediastinal neurogenic tumor:Technical note. Neurosurgery, 2003, 52:462-464; discussion 464.

16. Takeda S, Miyoshi S, Minami M, et al. Intrathoracic neurogenic tumors:50 years' experience in a Japanese institution. Eur J Cardiothorac Surg, 2004, 26:807-812.

17. Yamaguchi M, Yoshino I, Fukuyama S, et al. Surgical treatment of neurogenic tumors of the chest. Ann Thorac Cardiovasc Surg, 2004, 10:148-151.

18. Reeder LB. Neurogenic tumors of the mediastinum. Semin Thorac Cardiovasc Surg, 2000, 12:261-267.

19. Machida E, Haniuda M, Eguchi T, et al. Granular cell tumor of the mediastinum. Intern Med, 2003, 42:178-181.

20. Angeles RM, Papari M, Malecki Z. Pathologic quiz case:a 43-year-old woman with an incidentally detected posterior mediastinal mass. Granular cell tumor of the posterior mediastinum. Arch Pathol Lab Med, 2005, 129:e272-e8.

21. Lonergan GJ, Schwab CM, Suarez ES, et al. Neuroblastoma, ganglioneuroblastoma, and ganglioneuroma:radiologic-pathologic correlation. Radiographics, 2002, 22:911-934.

第三十四章 纵隔生殖细胞瘤

第一节 定义、分类和起源

一、定义

原发于纵隔的恶性生殖细胞肿瘤有如下特点：①生殖细胞肿瘤 90% 以上原发于睾丸；②性腺外常见发病部位包括纵隔、腹膜后、松果体及蝶鞍上区域；③纵隔原发占所有生殖细胞肿瘤的 2%~5%，于性腺外最为多见；④睾丸无病灶。

二、分类

（一）畸胎瘤

1. 成熟畸胎瘤　由分化好的、成熟成分组成。

2. 未成熟畸胎瘤　存在未成熟的间充质和神经上皮组织。

3. 含有其他恶性成分的畸胎瘤　①Ⅰ型：含有其他生殖细胞成分（如精原细胞瘤、胚胎性癌、卵黄囊瘤等）；②Ⅱ型：含有非生殖细胞性上皮成分（鳞癌、腺癌等）；③Ⅲ型：含有恶性间充质成分（横纹肌肉瘤、软骨肉瘤等）；④Ⅳ型：含有上述任意两种或多种成分。

（二）非畸胎瘤

分为精原细胞瘤、卵黄囊瘤、胚胎性癌、绒毛膜癌、混合非畸胎性肿瘤（上述类型的组合）。

根据 1986 美国、加拿大病理学术年会，报道 322 例纵隔生殖细胞瘤如图 7-34-1 所示。

性腺外纵隔生殖细胞瘤构成，见图 7-34-2。

三、纵隔生殖细胞肿瘤的起源

胚胎时未知因素，生殖细胞迷走，或者起源于生理性分布于肝脏、骨髓、脑的生殖细胞，这部分生殖细胞主要起传递血液学或免疫学信息的作用（图 7-34-3）。

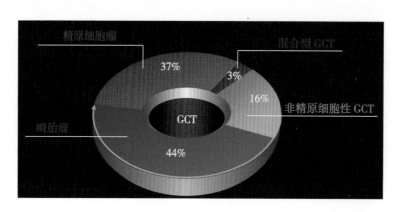

图 7-34-1　纵隔肿瘤分类

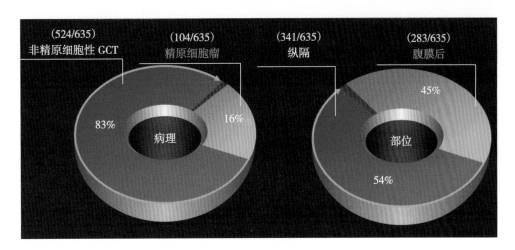

图 7-34-2 性腺外纵隔生殖瘤构成

（引自 Carsten Bokemeyer, et al. J Clin Oncol 20:1864-1873）

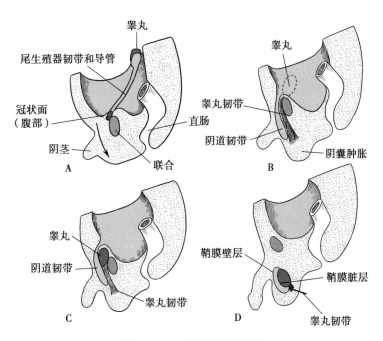

图 7-34-3 显示了胚胎起源

第二节 临床表现

一、胞瘤的临床特点

1. 中位发病年龄 33 岁（18~65 岁），胸部钝痛、呼吸困难、咳嗽。上腔静脉综合征发生率约为 10%。

2. 全身症状少见，体重下降、发热发生率分别为 19% 和 6%

3. 30%~40% 患者病变局限，肺等胸腔内转移最常见，胸腔外转移部位最常见为骨。

4. 生长相对非精原细胞性肿瘤缓慢，常见转移部位如表 7-34-1 所示。

表 7-34-1 性腺外精原细胞肿瘤转移部位 [n(%)]

转移部位	纵隔 （n=51）	腹膜后 （n=52）	总计 （n=104）
腹腔 LN	4(8)	16(26)	20(19)
颈部 LN	13(25)	3(6)	17(16)
气管旁 LN	1(2)	4(12)	5(5)
骨	2(4)	3(6)	5(5)
肺	2(4)	3(6)	5(5)

续表

转移部位	纵隔 （n=51）	腹膜后 （n=52）	总计 （n=104）
肝	1(2)	3(6)	4(4)
中枢神经系统	0(0)	0(0)	0(0)
其他	1(2)	4(6)	5(5)
≥2个部位转移	3(6)	8(15)	11(10)

二、性腺外非精原细胞性肿瘤临床特点

1. 中位发病年龄 28 岁(14~51 岁)，肿瘤局部压迫侵犯引起胸痛、呼吸困难。

2. 体重下降、发热、乏力等全身症状较精原细胞瘤常见。

3. 85%~95% 的患者伴肺、胸膜、锁骨上、腹膜后 LN、肝脏等一处或多处转移，转移部位如表 7-34-2。

表 7-34-2　性腺外非精原细胞肿瘤转移部位[n(%)]

转移部位	纵隔 （n=287）	腹膜后 （n=227）	总计 （n=524）
腹腔 LN	24(8)	78(34)	103(20)
颈部 LN	22(8)	40(18)	62(12)
骨	12(4)	7(3)	19(4)
肺	77(27)	111(49)	193(37)
肝	24(8)	56(25)	82(16)
中枢神经系统	11(4)	11(5)	22(4)
其他	37(13)	27(12)	66(13)
≥2个部位转移	45(16)	109(48)	157(30)

4. 生长迅速。

三、不同肿瘤分泌激素情况

不同肿瘤分泌激素的情况如下表 7-34-3 所示。

表 7-34-3　不同肿瘤的激素分泌情况

激素	精原细胞瘤	非精原细胞性 GCT
LDH	大部分升高	常见
β-HCG	10%~30% 升高，但不明显	30%~35%
AFP	正常	80%~90%

第三节　诊断和治疗

一、诊断

（一）影像学表现

多见于前纵隔(占前纵隔肿瘤近 20%)，精原细胞瘤多表现为密度均一的前纵隔占位，非精原细胞性生殖细胞肿瘤可伴有出血及坏死。

（二）病理诊断

1. 光镜　弥漫性、片状融合的多结节状，周边与生精小管相间排列，可见分支状纤维间隔，免疫组织化学：PAS(+)，98%PLAP(+)(胎盘碱性磷酸酶，膜着色)，PLAP(+) 和 AE1/AE3(–)是精原细胞瘤典型表现。

2. 胚胎癌和卵黄囊癌与精原细胞瘤区别

（1）形态学：细胞界限不清、核形态不规则和多形性。

（2）免疫组织化学：前者可表达角蛋白，并能表达甲胎蛋白。

（三）遗传学表现

12 号染色体短臂的等臂染色体，i(12p)是生殖细胞肿瘤较为特征性的遗传学改变，但并不是所有的生殖细胞肿瘤均表达。

二、分期

临床上，精原细胞瘤分为四期：Ⅰ期，局限于纵隔，未侵及邻近结构；Ⅱ期，局限于纵隔，侵及邻近结构(胸膜、心包、大血管等)；ⅢA 期，伴有胸腔内的转移(淋巴结、肺等)；ⅢB 期，伴有胸腔外的转移。

三、治疗

目前对恶性纵隔生殖细胞瘤手术治疗尚有争议，认为手术治疗仅适合于肿物边缘清楚，无明确的远处转移，血浆标志物阴性，或化疗后肿物仍有残留者。肿瘤由于术前不易明确诊断，易与纵隔发生的其他肿瘤相混淆，恶性纵隔生殖细胞瘤通常巨大，化疗后常残留肿瘤成分。有报道化疗后残留肿瘤组织标本中，2/5 有可见的肿瘤细胞，3/5 存在畸胎瘤成分，且这部分混合性生殖细胞瘤对放、化疗

不敏感。因此,对原发性纵隔生殖细胞瘤的治疗应遵循以下原则:①对明确诊断的良性畸胎瘤的治疗只需完整、彻底地切除;②术前争取明确诊断,若肿物边缘清楚,无明确的远处转移,血浆标志物阴性,需行手术治疗,术后根据病理给予放、化疗;而术前诊断为原发性纵隔生殖细胞瘤,肿物边界不清楚,对放化、疗敏感,可行放、化疗;若放、化疗后肿瘤仍有残留,需行手术治疗,术后再行放、化疗;③术前诊断不明确,术后病理诊断为原发性纵隔生殖细胞瘤,术后需行放、化疗。从本组资料看,手术治疗是原发性纵隔生殖细胞瘤一种治疗手段,恶性生殖细胞瘤术后需行放、化疗综合治疗,但应掌握好手术适应证,不应盲目扩大手术适应证。

(一)精原细胞瘤的治疗

1. 临床Ⅰ期睾丸精原细胞瘤的治疗　任何睾丸肿瘤应先行高位睾丸摘除术,然后根据病理类型和临床分期选择治疗方案。精原细胞高度放射敏感,较低剂量就能消灭转移病灶而不产生明显的放射损伤,临床Ⅰ期睾丸精原细胞瘤,睾丸高位摘除后,应对同侧髂淋巴结和腹膜后淋巴结进行预防性照射,直线加速器高能射线、^{60}Co 和千伏 X 线均可作为外照射源。但不必进行高剂量预防照射。

2. 临床Ⅱ期睾丸精原细胞瘤的治疗　临床Ⅱa期,腹膜后转移淋巴结较小,照射野同临床Ⅰ期;临床Ⅱb 期转移淋巴结较大,应根据转移灶大小设计照射野至充分包括淋巴结,腹腔广泛转移者,应进行全腹照射。临床Ⅱ期放射治疗剂量分割同临床Ⅰ期,照射中平面剂量 25Gy 后,Ⅱa 期缩野增强照射转移淋巴结 10Gy,中平面总剂量应达到 35Gy/4~5 周以上;Ⅱb 期增强照射 15Gy,总剂量达到 40Gy。临床Ⅱ期睾丸精原细胞瘤,是否需要进行纵隔和左锁骨上区预防放射,仍有争议。

3. 临床Ⅲ期和Ⅳ期睾丸精原细胞瘤的治疗　临床Ⅱ、Ⅲ、Ⅳ期睾丸精原细胞瘤均需进行放射与化疗的综合治疗。Ⅲ期病例治疗方法同Ⅱ期,但纵隔及左锁骨上区转移淋巴结的照射剂量应达到 35~40Gy/5~6 周。临床Ⅳ期病例治疗前已有远处转移,应以化疗为主,辅以放疗控制局部病灶,不作预防性放射。治疗以应用化疗放疗 - 化疗,即"三明治"技术为合理,即先作 3 个疗程化疗,而后照射

35~40Gy/5~6 周,再进行 3~4 个疗程化疗。

4. 睾丸精原细胞瘤对多种抗肿瘤药物敏感　我国首创的 N- 甲酰溶肉瘤素治疗睾丸精原细胞瘤,每晚睡前服用 150~200mg,6~8g 为一个疗程,总有效率达 91.3%,其中 2/3 完全缓解。近年来,主要采用以 PVB 或 VAB-6、PVP16 联合化疗,Ⅲ期病例治愈率达 90%。

5. 精原细胞瘤放射性治疗　术后放射性治疗能够降低肿瘤部位和腹主动脉旁以及盆腔淋巴结的复发率,因为手术治疗可以切除摸见的和看见的肿块以及肿大的淋巴结,但不能彻底清除在肿瘤周围的显微灶及亚临床病灶,所以放射性治疗和手术可取长补短。通过手术切除主要的瘤块,采用中等剂量放射治疗,以消灭残存的显微灶和亚临床病灶,既可提高局部的控制率,又可降低放射治疗的并发症。对于Ⅱ期 C 和Ⅲ期患者在放射性治疗的前提下结合化疗,对已有远处转移的精原细胞瘤可使肿瘤缩小甚至消失,缓解症状,使部分患者的生命得以延长,在治疗中特别重视定位,摆位等重要环节,同时亦强调在有主动脉旁淋巴结转移和盆腔淋巴结转移等特定情况下,应积极地、稳定地对待这一关键问题,故主张对尚无远处转移或已有远处转移应积极治疗。

(二)畸胎瘤

详见第三十五章。

第四节　预后

一、非精原细胞瘤的预后

1. 预后良好　原发睾丸 / 腹膜后,无肺外的脏器转移,AFP<1000ng/ml,HCG<5000IU/L,LDH<1.5N,5 年无病生存率为 89%,5 年总生存率为 92%。

2. 预后中等　原发睾丸 / 腹膜后,无肺外的脏器转移,AFP 水平为 1000~10 000ng/ml,HCG 水平为 5000~50 000IU/L,LDH 为 1.5~10N,5 年无病生存率为 75%,5 年总生存率为 80%。

3. 预后不良　原发于纵隔,存在肺外的脏器转移,AFP>10 000ng/ml,HCG>50 000IU/L,LDH>10N,5 年无病生存率为 41%,5 年总生存率为 48%。

二、精原细胞瘤预后

1. 预后良好　任何原发部位，无肺外脏器转移，AFP水平正常，任何LDH及HCG，5年无病生存率为82%，5年总生存率为86%。

2. 预后中等　任何原发部位，存在肺外的脏器转移，AFP水平正常，任何LDH及HCG，5年无病生存率为67%，5年总生存率为72%

3. 预后不良　无，也就是说预后皆好。

（胡定中）

参考文献

1. 林江泉,高翔,林链凤,等.纵隔原发恶性生殖细胞瘤2例.中华胸心血管外科杂志,2001,17(3):137.

2. 许学成.纵隔生殖细胞瘤的CT诊断和鉴别诊断.江西医药,2004,39(2):133-134.

3. 朱守营,张德超.纵隔巨大原发性生殖细胞瘤31例手术治疗探讨.中国综合临床,2005,21(4):349-351.

4. 郑本献,邓君.纵隔巨大混合性生殖细胞瘤并术中膈神经损伤1例.解剖与临床2007,12(6):438-439.

5. 丁礼仁,李秀珍,王凯,等.纵隔恶性混合性生殖细胞瘤一例.中华结核和呼吸杂志,2010,33(5):393-394.

6. 夏继森,沈晓东,周金良,等.纵隔恶性混合性生殖细胞瘤一例.中华结核和呼吸杂志,2001,24(12):765.

7. 阮征,柴小军,金宇飚,等.自发性破裂大出血的纵隔混合型生殖细胞瘤伴肺转移性绒毛膜癌一例.中华外科杂志,2010,48(12):959.

8. 李雪青,江莲,王恒,等.原发纵隔生殖细胞瘤1例.武警医学院学报,2010,19(3):219-242.

9. 郑维斌,张江灵.原发纵隔混合型恶性生殖细胞瘤一例.临床误诊误治,2008,21(12):63.

10. 赵振宇,戈伟.原发性纵隔生殖细胞瘤1例报告.武汉大学学报:医学版,2010,31(3):415-416.

11. 朱守营,张德超,刘向阳,等.原发性纵隔生殖细胞瘤103例外科治疗分析.中华外科杂志,2006,44(6):428-429.

12. 杜瑞兰,张雄.原发性纵隔混合型恶性生殖细胞瘤1例.中国肿瘤临床,2000,27:662.

13. 任慧,何泳谦.原发性纵隔恶性混合性生殖细胞瘤1例.国际内科学杂志,2009,36(9):559-560.

14. 赵鹏,冯瑞宣.女性原发纵隔生殖细胞瘤1例.中国综合临床,2001,17(8):600.

15. 杨志广,徐沛然,张春鹏,等.伴性早熟的纵隔非精原细胞恶性生殖细胞瘤1例.中华胸心血管外科杂志,2007,23(2):141-142.

16. Przygodzki RM,Hubbs AE,Zhao FQ,et al.Primary mediastinal seminomas:evidence of single and multiple KIT mutations. Lab Invest,2002,82:1369-1375.

17. Przygodzki RM,Moran CA,Suster S,et al. Primary mediastinal and testicular seminomas:a comparison of K-ras-2 gene sequence and p53 immunoperoxidase analysis of 26 cases. Hum Pathol,1996,27:975-979.

18. Weissferdt A,Suster S,Moran CA. Primary mediastinal "thymic" seminomas. Adv Anat Pathol,2012,19:75-80.

19. Moran CA,Suster S,Przygodzki RM,et al. Primary germ cell tumors of the mediastinum:II. Mediastinal seminomas—a clinicopathologic and immunohistochemical study of 120 cases. Cancer,1997,80:691-698.

20. Moran CA,Suster S. Mediastinal seminomas with prominent cystic changes. A clinicopathologic study of 10 cases. Am J Surg Pathol,1995,19:1047-1053.

21. Hosono M,Machida K,Honda N,et al. Intense Ga-67 accumulation in pure primary mediastinal seminomas. Clin Nucl Med,2003,28:25-28.

22. Mondal A,Mittra S,Mittra D,et al. Fine needle aspiration cytology in the diagnosis of mediastinal seminomas. Indian J Pathol Microbiol,1997,40:59-60.

23. 王永岗,张德超,石远凯,等.26例原发性纵隔恶性生殖细胞瘤的诊治.中国肿瘤临床,2004,31(5):271-273.

24. Cuilliere JC. Results of a multicenter survey on the treatment and prognosis of mediastinal seminomas. Ann Chir,1986,40:138-141.

第三十五章　纵隔畸胎瘤

纵隔畸胎瘤是胚胎性肿瘤,是一种常见的纵隔肿瘤,发病率约(0.1~0.2)/10万。在原发性纵隔肿瘤中发病率仅次于神经源性肿瘤和胸腺瘤,居第三。多见于成年人,好发于30岁以下的青壮年,占成人纵隔肿瘤的15%~18%,儿童为24%。大部分畸胎瘤为良性,病程较长,10%左右畸胎瘤为恶性。男女发病率无明显差异,但恶性者男性占绝大多数。

第一节　病因和病理

一、病因

目前纵隔畸胎瘤的病因有多种说法。

(一) 细胞移行、胚胎组织残留和细胞来源学说

该学说研究较多,认为畸胎瘤是由脱离了原始形成体影响的全能性胚胎细胞而来。细胞分布于卵黄囊沿后肠向生殖嵴游走迁移至原始生殖腺时所经过的部位,好发于中线和旁中线的区域。因而畸胎瘤不但可以发生于性腺,也可以发生于腹膜后或纵隔。另一种解释是纵隔畸胎瘤来自第三对鳃裂及凹陷区域的细胞群,胚胎发育期随心血管一同沉入胸腔。

(二) 遗传因素

通过流行病调查及染色体、基因的研究阐明了畸胎瘤的发生与遗传的关系密切。研究表明不同种族间的畸胎瘤发病部位及病理类型有显著差异。

(三) 环境因素

各种环境因素,包括物理、化学、生物等是影响肿瘤发生的重要因素。此外,细胞分化微环境影响胚芽细胞的分化、增殖,形成相应的组织、器官,畸胎瘤的形成与机体内微环境相关。

二、病理

纵隔畸胎瘤在临床上分为囊性畸胎瘤和实质性畸胎瘤。国际卫生组织将畸胎瘤分为成熟型畸胎瘤和未成熟型畸胎瘤两类,成熟型畸胎瘤又分为囊性成熟畸胎瘤和实质性成熟畸胎瘤。

(一) 成熟畸胎瘤

成熟畸胎瘤是纵隔最常见的生殖细胞肿瘤,绝大多数位于前纵隔,偶见于后纵隔,是一种良性肿瘤。成熟畸胎瘤有包膜,呈1个或多个较大的囊状,肿瘤包膜薄弱而光滑,可呈乳白、灰色或棕黄色,表面光滑,常伴有微血管网,偶带蒂。镜检瘤内可见三胚层衍化的各种组织,组织分化成熟,朝器官方向分化,但并不含完整的器官。成熟畸胎瘤5%可出现恶变。

(二) 未成熟畸胎瘤

未成熟畸胎瘤为较少见的恶性肿瘤,它是由胚胎神经上皮、间叶组织和上皮成分以不同比例混合构成。未成熟畸胎瘤瘤体较大,切面以实质性为主,散在微囊,半数以上病例可见骨质和钙化区,皮肤、毛发及皮脂物较少见。镜检肿瘤内可见2~3胚层衍化的组织,主要由未成熟(胚胎性成分)组织构成;有的可全部为未成熟的成分。

第二节　临床表现和诊断

一、临床表现

早期肿瘤体积较小,可无任何症状。随着体积增大出现压迫症状,继发感染和恶变,产生相应受累器官和组织的症状、体征。如肿瘤压迫或侵及上腔静脉可出现面、颈和上胸部肿胀,颈静脉怒张;累及肺可出现反复发作的肺炎、肺不张;肿瘤破入胸腔,可发生胸腔积液、脓胸或血胸;继发感染可形成支气管胸膜瘘;如穿破心包会发生心包积液、心脏压塞,甚至侵及心肌与心肌粘连。当肿瘤向颈肩部突出或侵及肋间时,则形成相应部位的局限性肿块。肿瘤压迫喉返神经出现声音嘶哑,压迫上腔静脉会出现上腔静脉综合征。

二、诊断

纵隔畸胎瘤早期多无症状,诊断较困难,多在体检时偶有发现。胸部 X 线及 CT 是诊断畸胎瘤的有效方法。

(一)胸部 X 线检查

畸胎瘤胸部 X 线的表现为圆形、卵圆形,多囊者呈分叶状,内部密度不均匀。典型的可见较大钙化、骨化或牙齿,近纵隔侧边界不清,外侧边界较清晰、光滑。一般向一侧纵隔突出,个别可向两侧突出。肿瘤大小差别很大,大的肿瘤甚至可占满一侧胸腔。肿瘤轮廓清楚光滑,部分皮样囊肿由于继发感染,周围有炎性粘连及胸膜增厚,使轮廓略为不规则。如果肿瘤在短期内显著增大应考虑为恶性,恶性肿瘤实体瘤较多。

(二)CT 扫描

实性畸胎瘤胸部 CT 可见多种密度不同的组织成分互相混杂分布,通常包括水样成分、脂肪组织或液态脂质成分、形态不同的钙化或骨化以及形态、密度不同的软组织成分。囊性肿瘤囊内密度均匀,CT 值接近于水,其内也可见少量脂肪、钙化、骨骼或牙齿等多种组织成分,囊壁通常较纵隔其他囊性病变厚,多为 2~3mm,并且厚度不甚均匀。

根据临床表现、胸部 X 线及 CT 所见,容易得出纵隔畸胎瘤的诊断。

第三节　手术治疗和预后

一、手术治疗

手术切除是治疗畸胎瘤唯一有效的治疗手段。因巨大畸胎瘤会侵犯邻近器官,部分畸胎瘤还可发生恶变,因此,一经诊断应尽快手术切除。肿瘤发展还会增加手术难度和手术风险,有的患者还可能丧失手术时机。恶性畸胎瘤在就诊时大部分患者有转移而无法切除,即使切除主要也是为了活检以明确诊断,大多在半年内复发或转移而死亡。恶性畸胎瘤的治疗原则为综合治疗,手术切除后常规化学治疗,常用顺铂、长春新碱、博来霉素等。目前多采用术后放疗＋化疗,但疗效不佳。

(一)麻醉

采用静脉复合全身麻醉,双腔插管,一方面可以很好地显露手术视野,使手术操作易于进行,另一方面可防止术中肿瘤破溃,肿瘤组织进入支气管造成意外窒息。

(二)切口选择

切口选择非常关键,采用手术切除肿瘤,一般选用胸骨正中劈开和胸部后外侧切口。胸骨正中切口仅用于肿瘤位于前上正中或与心包关系密切者。较复杂的巨大肿瘤或须做肺切除者选择后外侧切口。虽然良性畸胎瘤有较完整的包膜,但肿瘤往往与周围组织如心包、肺、神经及大血管紧密粘连,有时须将周围组织一并切除,如部分心包、膈神经、肺叶切除等。对于几乎占满一侧胸腔的巨大肿瘤,切口的选择应根据具体情况,术中可先切开肿瘤,清除部分瘤内容物后分块切除。不要过度牵拉,要仔细解剖,辨认周围组织结构及位置变异,以免误伤血管引起大出血。如果与重要血管粘连严重不易强行分离,可保留部分瘤壁,而勿损伤血管。估计包膜有分泌功能,可用 2% 碘酊涂擦破坏其上皮。

1. 单侧前胸切口　单侧较小的肿瘤选用单侧前胸切口,因而胸壁肌肉离断少,且术后运动功能障碍少。此类患者常经体检发现,CT 提示有完整包膜,对手术视野暴露的要求不高。

2. 后外侧切口 畸胎瘤特有的侵蚀性表现有可能给手术带来困难。有的学者建议单侧为主的畸胎瘤若有以下表现,则适宜取后外侧切口:①瘤体直径≥10cm,且居肺门部位。②临床有胸痛或发热表现;伴不明原因胸腔积液;CT表现包膜不完整,或与心包、腔静脉或主动脉关系密切,甚至有侵犯者。③正中T或L形切口,即正中胸骨切口加胸骨角单向或双向横断切口。主要适用于瘤体大、CT表现呈双侧侵袭、伴一侧肺或血管侵袭粘连的情况,可以取得比正中切口更好的暴露而同时兼顾肿瘤与肺或血管的处理。

(三)手术指征

恶性畸胎瘤在就诊时大部分患者有转移无法切除,即使切除主要也是为了活检以明确诊断,而且患者大多在半年内复发或转移而死亡。临床上,一般这种分期在Ⅱ~Ⅲ期的患者已有周围组织侵犯和转移,主要以非手术治疗为主。目前多采用放疗、化疗,但疗效不佳。如果已实施恶性肿瘤部分切除,术中应做好标记以便术后放疗。放疗化疗后肿瘤如明显缩小可再行手术切除。如再复发可再化疗,化疗一般采用以顺铂为主的联合化疗方案。

对肿块小、包膜完整、周围无粘连或粘连少者,可采用电视胸腔镜下进行手术。开胸手术切口需根据肿瘤的大小和部位决定,巨大肿瘤多采用胸骨正中切口,有助于显露纵隔大血管,肿瘤侵犯肺实质较多、暴露有困难时可横断胸骨以利操作;肿瘤偏向一侧胸腔者亦可选择后外切口经胸切除。

(四)手术方法

手术切除肿瘤时,应尽可能在肿瘤包膜内进行游离,以减少出血并避免误伤大血管造成难以控制的大出血。如肿瘤侵及周围器官或组织可一并切除;若上腔静脉受侵可考虑行局部扩大切除或加行人工血管置换术(详见上腔静脉综合征)。对于部分肿瘤与重要血管粘连严重不易强行分离,可保留部分瘤壁,后期行肿瘤综合治疗。

1. 手术方式 ①单纯肿瘤摘除术;②肿瘤摘除及受累邻肺楔形切除术;③肿瘤摘除及同侧全肺切除术;④经心包肿瘤切除术。

2. 处理依据 许多学者认为,术前判断及围术期处理主要应依据:①若有胸痛、痰血或临床感染表现,或者伴有不明原因的胸腔积液,往往病变在发展中,与周围组织粘连严重,此时常需作好肺部分切除准备。②术前CT或MRI可证明肿瘤与血管及心包的关系,其在MRI上表现得较为清楚。肿瘤侵犯肺门而引起"冰冻"的情况,表现为肿瘤呈侵袭性生长,其边缘不清,与血管关系密切,做探查或同侧全肺与肿瘤全摘除准备。③术前有低热、胸腔积液等表现,常与感染存在相联系;或有"咳毛症"易引起感染的情况,术前准备以肺化脓症进行加强抗感染力度,并在术中严防肿瘤内容误入健肺。

3. 术中处理 畸胎瘤的内胚组织产生消化酶常引起周围组织的炎症、糜烂,使之与周围组织界限不清,甚至穿破周围组织器官,游离时易造成大出血及重要器官的损伤。因此,要重视术中探查,明确与邻近重要器官的关系后才可进行切除。对于瘤体包膜完整者,应顺包膜周围逐步分离。对于瘤体与周围脏器粘连紧密或有浸润、穿破,难以完整切除的实体瘤,可先行分块切除,改善视野,再尽可能地切除被侵及的邻近脏器组织。对于浸润,甚至包绕重要血管的,也应先行瘤体部分切除,再仔细分离血管,以免引起大出血。对于较大囊性瘤,表面张力较高时,只要瘤体不与大血管交通,可先行穿刺吸出囊液,以缩小瘤体便于分离。

手术必须尽可能紧贴肿瘤。因畸胎瘤常与膈面胸膜粘连,或遇心包内畸胎瘤与主动脉、腔静脉、肺动脉粘连时应小心处理,必要时保留部分包膜作姑息性切除,以免引起大出血。在恶性畸胎瘤合并上腔静脉综合征病例,肿瘤多不能上腔静脉分离,难以切除上腔静脉再作血管重建,可考虑作上腔静脉的旁路分流术。

4. 手术要点 对于巨大纵隔肿瘤,手术中应该注意以下特点:①肿瘤巨大、气管受压、管腔狭窄时,宜采用清醒插管,麻醉诱导时禁用肌肉松弛剂。严防应用肌松剂后,发生急性通气与循环功能障碍,危及患者生命。②严防大血管损伤。巨大纵隔畸胎瘤多数位于前纵隔心底部,常与大血管粘连,尤其是肿瘤破入周围脏器或组织,造成解剖关系紊乱,位居其后的大血管,尤其是左右无名静脉和上腔静脉无法直视,损伤的机会较多。曾有分离肿瘤时误以为是粘连带,将左无名静脉剪断,招致迅猛出血,经紧急指压出血处,吸尽血液,以无损伤血管钳钳夹左无名静脉断端,单纯结扎加贯穿缝扎各一道方止住出血。亦有损伤上腔静脉侧壁,以心耳钳沿血管长轴钳夹上腔静脉壁1/3,以无损伤缝线予以修补。为避免或减少大血管以及邻近器官组织损伤,很多学者体会操作要谨慎细致,由浅入深,由易到难,逐步游离,严防急功近利、盲目钳夹。肿瘤较大且粘连严重时,若为实体和囊性多形性腺瘤,可果断切开囊壁,吸净囊液或清除部分囊内容物,待肿瘤体积缩小后,再分离切除肿瘤较为安全。较大的实体瘤,瘤体中央又无液化坏死,可逐步游离、分块切割,一般出血不多。直至肿瘤前侧大部分切除后,再分离肿瘤后部与诸大血管的粘连。如粘连紧密,不易分离,可将肿瘤于后侧包膜下分离,把与血管紧密粘连处先行旷置。待视野清楚后,将残余瘤壁小心予以剔除。

若残余瘤壁与大血管浸润性粘连,难以分离,也可在刮除瘤壁内皮后,涂以碘酊或苯酚,一般不影响治疗的整体效果。对恶性病变有残留者术后给予化疗或放疗,有望提高长期生存率。

5. 外穿性畸胎瘤的诊治经验 纵隔畸胎瘤诊断不难,但外穿性纵隔畸胎瘤常累及心肺等重要器官,除已有明确的远处转移或对放疗特别敏感者,均宜手术治疗。外穿性纵隔畸胎瘤穿破周围组织器官更应及时、及早积极手术治疗,对此类纵隔畸胎瘤,特别是外穿至肺内者,宜先予全身应用抗生素抗感染,体位排痰,雾化吸入糖皮质激素等治疗措施,待炎症控制后择期手术。手术切口可根据肿瘤部位选择,以充分暴露肿瘤为原则,术前怀疑肿瘤与支气管相通者,必须在双腔气管插管麻醉下手术,对于体积大、张力高、广泛粘连且暴露困难的肿瘤,可先切开瘤壁,清除部分内容物后分块切除,残留的囊壁刮净后涂抹碘酊或电灼灭活,对外穿至肺内的畸胎瘤,形成支气管瘘者可行支气管瘘修补术,需切除受累肺组织者,应先纵隔内解剖出肿瘤,使肿瘤和肺一并游离后再行肺切除术。若肺被累及的范围较大或发生纤维化,则以肺叶或肺段切除术为宜,穿破心包者应切开心包探查,并行心包切

除术。外穿累及上腔静脉者,先游离出腔静脉的两端,上好阻断带,再分离腔静脉处的瘤体,一旦发生静脉破裂,则立即阻断出血的两端,再修补出血处,血管内有较大瘤栓时,单纯成形困难,可在受侵远端置上腔静脉引流管,主动脉置灌注管后开始体外循环,切开上腔静脉清除瘤栓,清除后单纯缝合血管,术后应辅以放疗结合化疗。若上腔静脉缺损较大,可用自体心包片修补,外穿至胸腔形成脓胸者,附加脓胸廓清术,外穿至颈部或胸部皮下形成窦道者,术中应完整切除窦道及周围病变组织,若窦道累及胸骨或肋骨,则附加受累胸骨或肋骨切除术。

6. 术后并发症及处理

(1) 肺部感染与肺不张:主要原因为患者惧怕疼痛,术后咳嗽、咳痰力度不够,痰液积聚于肺组织内引发感染。

(2) 肺水肿:主要原因为肿瘤巨大,术前患者肺组织压缩较大,术后解除压迫后引起复张性肺水肿。

(3) 心包嵌顿:纵隔畸胎瘤侵犯心包而行心包部分切除时易出现此并发症,因此,切除肿瘤后应用人工材料进行适当修补。如修补困难,应完全打开心包,可避免发生心包嵌顿。术后一旦确诊有心包嵌顿,则应立即手术治疗。

(4) 脓胸及支气管胸膜瘘:一般发生在畸胎瘤侵及肺脏并发支气管扩张,手术中又未处理病肺时。术前全面检查,以确定肺受压及受侵情况,是否并发支气管扩张、肺部感染等,以便及时处理。术后出现应立即手术治疗。

7. 手术治疗时的注意点

(1) 采用静脉复合全身麻醉,气管内插双腔管,一方面可以很好地显露手术视野,使手术操作易于进行,另一方面可防止术中肿瘤破溃、肿瘤组织进入支气管,造成意外窒息。Elisabeth等报道1例成熟畸胎瘤患者术中因囊液破入支气管而引起窒息死亡。

(2) 对手术切口的选择不同的学者有不同的选择,一般对手术切口的选择原则为:既要有利于肿瘤的完整切除,又要提高手术的安全性,同时减少手术创伤。胸部前外侧切口径路手术,术野较浅,灵活性较大,可同时兼顾纵隔和胸腔。对肿块小、

包膜完整、周围无粘连或粘连少者,可用 VATS 或 VATS 辅助小切口进行手术。对肿瘤包块大与周围粘连紧密者可采用后外侧切口,此切口视野良好,便于操作,但创伤较大。对位于心底部且与大血管心包关系密切者,宜选择胸骨正中切口。

(3) 患者是否同期行肺叶切除,应根据肿瘤侵犯肺的具体情况而定。若肺叶被累及的范围较大,该肺叶功能已丧失,则宜行肺叶切除;若为局部肺粘连炎性改变,则行肺楔形或局部肺组织切除。

(4) 对大血管粘连紧密或浸润者,可考虑行人工血管置换术。

(5) 对肿瘤与纵隔内组织紧密粘连者手术中应注意保护臂丛神经、膈神经和喉返神经,以免引起术后严重的并发症。

(6) 对肿瘤无法完整切除者要尽可能切除肿瘤组织,同时用碘酊烧灼残余的囊壁,减少术后分泌。

二、预后

纵隔畸胎瘤的预后与肿瘤性质、初诊年龄、肿瘤部位、恶变发生率、治疗结果等因素密切相关。良性畸胎瘤手术可完全治愈,恶性畸胎瘤手术后预后差,多在 2 年内死亡。死因多为侵犯周围组织、器官和远处转移,如侵犯肺、支气管和心包,转移至肺、心脏、骨骼、脑等。完整切除肿瘤、减少术后复发和恶变是畸胎瘤的主要预后因素。即使是恶性畸胎瘤,完整手术切除仍是长期生存的基本保证。有报道认为恶性畸胎瘤完整切除后综合治疗的 3 年生存率可达 50%,5 年生存率 35%。

(耿俊峰　胡定中)

参考文献

1. 王秀梅,朱豫,刘盈,等. 纵隔畸胎瘤患者的围手术期护理. 山东医药,2010,50(10):35.

2. 于仲芬,高健美,高丽. 巨大纵隔畸胎瘤的手术配合体会. 医学动物防制,2005,21(7):521-522.

3. 董天剑,郭斌,李晓辉,等. 原始神经外胚瘤误诊为纵隔畸胎瘤. 临床误诊误治,2008,21(7):98.

4. 张国平,宋宇宏,李险波,等. 18 例巨大纵隔畸胎瘤的外科治疗. 中国胸心血管外科临床杂志,2003,10(2):113.

5. 冯月亮,王秀军,王立娟,等. 1 例重症巨大纵隔畸胎瘤患儿的围手术期护理. 中国实用护理杂志,2008,24(19):55-56.

6. 姚雪松,鲁海珍,罗斗强,等. 纵隔畸胎瘤破裂误诊为恶性肿瘤一例. 中华放射学杂志,2004,38(6):669-670.

7. 刘彦国,李剑锋,李运,等. 纵隔畸胎瘤伴胸膜及支气管瘘误诊肺包虫病 1 例. 中华胸心血管外科杂志,2010,26(5):360.

8. 杜新萍,李黎,李福玉. 婴儿巨大胃小网膜囊后及下纵隔畸胎瘤一例. 中华小儿外科杂志,2005,26(12):641.

9. 李惠民,李哲. 纵隔畸胎瘤破入肺内 CT 诊断 1 例. 实用医学杂志,2009,25(17):2858.

10. 殷泽富,蒋钢. 纵隔畸胎瘤的 CT 诊断. 青岛大学医学院学报,2006,42(4):292-294.

11. 丁凯,孙作永,毛志福,等. 纵隔畸胎瘤 30 例治疗分析. 重庆医学,2010,39(9):1137-1138,1155.

12. 赵明义,张公文,尹向东,等. 复发纵隔畸胎瘤术后肺漏气. 山东医药,2006,46(27):97-98.

13. 陈昶,丁嘉安,姜格宁. 纵隔畸胎瘤临床表现与外科治疗策略(附 64 例分析). 肿瘤,2000,20(4):271.

14. 李伟,金冰,邓佩琳,等. 外穿性纵隔畸胎瘤 9 例手术治疗体会. 山东医药,2006,46(30):67.

15. 王学勤,赵福元,韩兴鹏. 197 例前纵隔畸胎瘤的诊断和手术治疗. 中华胸心血管外科杂志,2000,16(6):370-371.

16. 霍萌,刘白鹭,孔丽丽,等. 纵隔畸胎瘤破入肺一例. 临床放射学杂志,2007,26(3):219.

17. 王军,刘玉芹,孟宪良,等. 纵隔畸胎瘤穿入肺引起大咯血 9 例. 临床肺科杂志,2011,16(1):138.

18. 冯桂娟,蒋光亮,伍亿,等. 纵隔畸胎瘤的外科治疗. 现代预防医学,2008,35(14):2798-2799.

19. 茅培英,古丽巴哈尔,崔德健,等. 酷似大量胸腔积液的巨大纵隔畸胎瘤一例. 中华结核和呼吸杂志,2002,25(1):51.

20. 王秀军,冯月亮,高宁,等. 1 例巨大纵隔畸胎瘤切除＋右全肺切除＋上腔静脉置换术患者的术后护理. 中国实用护理杂志 2009,25(22):65-66.

21. 张涛,周乃康,梁朝阳,等. 原发性纵隔畸胎瘤的诊断与外科治疗. 中华外科杂志,2007,45(16):1125-1127.

22. Bekker A, Goussard P, Gie R, et al. Congenital anterior mediastinal teratoma causing severe airway compression in a neonate. BMJ Case Rep,2013:2013.

23. Miyazawa M, Yoshida K, Komatsu K, et al. Mediastinal mature teratoma with rupture into pleural cavity due to blunt trauma. Ann Thorac Surg,2012,93:990-992.

24. Chow MB, Lim TC. Massive mediastinal teratoma mimicking a pleural effusion on computed tomography. Singapore Med

J,2014,55:e67-e68.

25. Dechaphunkul A,Bigras G,Sawyer M. Response to 5-Fluorouracil-based chemotherapy in a patient with metastatic colonic-type adenocarcinoma arising in a primary mediastinal teratoma. Case Rep Oncol Med,2012,2012:729278.

26. Abid H,Neji H,Haddar S,et al. Mediastinal mature teratoma with spontaneous malignant transformation. Rev Mal Respir,2013,30:424-428.

27. Serraj M,Lakranbi M,Ghalimi J,et al. Mediastinal mature teratoma with complex rupture into the lung,bronchus and skin:a case report. World J Surg Oncol,2013,11:125.

28. Das SK,Bhattacharya TD,Bhattacharya S,et al. Medical image rupture of a benign mediastinal teratoma into left pleural space. N Z Med J,2011,124:91-92.

29. Guibert N,Attias D,Pontier S,et al. Mediastinal teratoma and trichoptysis. Ann Thorac Surg,2011,92:351-353.

30. Stella F,Davoli F. Giant mediastinal mature teratoma with increased exocrine pancreatic activity presenting in a young woman:a case report. J Med Case Rep,2011,5:238.

31. Munk BA,Turner JC,Keel MK. Mediastinal teratoma in a free-ranging American black bear(Ursus americanus). J Zoo Wildl Med,2013,44:1120-1122.

32. Ryu YJ,Yoo SH,Jung MJ,et al. Embryonal rhabdomyosarcoma arising from a mediastinal teratoma:an unusual case report. J Korean Med Sci,2013,28:476-479.

33. Schaefer IM,Zardo P,Freermann S,et al. Neuroendocrine carcinoma in a mediastinal teratoma as a rare variant of somatic-type malignancy. Virchows Arch,2013,463:731-735.

34. Liu CH,Peng YJ,Wang HH,et al. Spontaneous rupture of a cystic mediastinal teratoma complicated by superior vena cava syndrome. Ann Thorac Surg,2014,97:689-691.

35. Maillart JF,Lacroix V,Camboni A,et al. Mediastinal teratoma with coexisting parenchymal pulmonary cystic lesion. Ann Thorac Surg,2013,96:1081-1083.

36. Pehrson C,Kock K. Hydrops foetalis caused by a mediastinal teratoma. Ugeskr Laeger,2012,174(47):2944-2945.

37. Blanco M,Gil P,Jove P. Mediastinal epithelioid hemangioendothelioma mimicking a teratoma. Arch Broncone μ mol,2011,47(7):376-377.

38. Giancotti A,La Torre R,Bevilacqua E,et al. Mediastinal masses:a case of fetal teratoma and literature review. Clin Exp Obstet Gynecol,2012,39:384-387.

39. Jaiswal R,Rani P,Devenraj V. Asymptomatic posterior mediastinal teratoma diagnosed incidentally. BMJ Case Rep,2014:2014.

40. Tsubochi H,Endo S,Nakano T,et al. Extraction of mediastinal teratoma contents for complete thoracoscopic resection. Asian Cardiovasc Thorac Ann,2014.

41. Masunaga A,Sato Y,Kadofuku T,et al. A case of granulocyte colony-stimulating factor and interleukin 6 receptor-producing mediastinal mature cystic teratoma with somatic-type malignancy. Pathol Int,2011,61:243-247.

42. Pattnaik MK,Majhi PC,Nayak AK,et al. A rare presentation of a huge mature mediastinal teratoma with right lung cavitation. BMJ Case,2014:2014.

43. Gary-Rustom L,Declercq PL,Veresezan L,et al. Mature mediastinal teratoma and sarcoid-like granulomatosis. Rev Mal Respir,2012,29:898-902.

44. Hayashi M,Igarashi N,Fujimori F,et al. A case of mediastinal growing teratoma syndrome with acute megakaryoblastic leukemia. Gan To Kagaku Ryoho,2014,41:869-873.

45. Zhao H,Zhu D,Zhou Q.Complete resection of a giant mediastinal teratoma occupying the entire right hemithorax in a 14-year-old boy. BMC Surg,2014,14:56.

46. Banki F,Schniederjan R,Feng W,et al. Mediastinal mature teratoma in a Jehovah's Witness:Discrepancy between imaging and intraoperative findings. Int J Surg Case Rep,2012,3:49-51.

47. Kim HJ,Kim HR. Naturally occurring mediastinal teratoma with malignant transformation in an adult male. Korean J Thorac Cardiovasc Surg,2013,46:305-308.

第三十六章 原发性淋巴瘤

淋巴瘤是起源于淋巴造血系统的恶性肿瘤,主要表现为无痛性淋巴结肿大、肝脾肿大,全身各组织器官均可受累,伴发热、盗汗、消瘦、瘙痒等全身症状。

根据瘤细胞分为非霍奇金淋巴瘤(non-Hodgkin lymphoma,NHL)和霍奇金淋巴瘤(Hodgkin lymphoma,HL)两类。病理学特征在 HL 为瘤组织内含有淋巴细胞、嗜酸性粒细胞、浆细胞和特异性的里 - 斯(Reed-Steinberg)细胞,HL 按照病理类型分为结节性富含淋巴细胞型和经典型,后者包括淋巴细胞为主型、结节硬化型、混合细胞型和淋巴细胞消减型。NHL 发病率远高于 HL,是具有很强异质性的一组独立疾病的总和,病理上主要是分化程度不同的淋巴细胞、组织细胞或网状细胞,根据 NHL 的自然病程,可以归为三大临床类型,即高度侵袭性、侵袭性和惰性淋巴瘤。根据不同的淋巴细胞起源,可以分为 B 细胞、T 细胞和 NK 细胞淋巴瘤。

第一节 概述

纵隔淋巴源性肿瘤常表现为纵隔淋巴结肿大,其涉及的疾病较多,包括淋巴瘤、转移癌、结节病、淋巴结核、纵隔巨大淋巴结增生(Castleman 病)等,其中以淋巴瘤最为多见。淋巴瘤(lymphoma)又称为恶性淋巴瘤(malignant lymphoma,ML),系由淋巴细胞或其前体细胞恶变而发生的肿瘤,可分布于淋巴结和(或)结外部位的淋巴组织。根据组织

细胞形态将淋巴瘤分为两大类,即霍奇金淋巴瘤(Hodgkin's lymphoma,HL)和非霍奇金淋巴瘤(non-Hodgkin's lymphoma,NHL)。

HL 是相对少见的恶性肿瘤,在美国不足全部肿瘤发病率的 1%,由于多数病例发生在 15~40 岁,对公众健康的危害尤其严重。我国 2009 年恶性淋巴瘤发病率为 6.68/10 万,占全部癌症发病的 2.34%,居各类癌症发病的第 8 位。男性恶性淋巴瘤的发病率高于女性,分别为 7.71/10 万和 5.64/10 万,男、女性发病率之比为 1.37∶1.2009 年我国恶性淋巴瘤死亡率为 3.75/10 万,标化后是 1.86/10 万,占全部癌症死亡总数的 2.08%,在癌症死亡病例构成中排列第 9 位,且男性高于女性,分别为 4.59/10 万和 2.90/10 万,男女死亡率之比为 1.58∶1。我国 HL 的发病率明显低于欧美国家,有较明显的增加,各年龄组的发病率随着年龄的增加逐渐升高。HL 的发病率在过去 10 年间基本保持稳定,但 NHL 发病率在最近 25 年间有很大程度的上升。发病率的增长一方面与诊断方法的改进有关,还有就是获得性免疫缺陷综合征(acquired immunodeficiency symdrome,AIDS)引起了相关淋巴瘤的增加,尤其是中枢神经系统淋巴瘤的发病率明显提高,但目前研究表明上述原因尚不能完全解释发病率增加。

在组织病理学上,HL 的恶性细胞为 Reed-sternberg 多核巨细胞(简称 R-s 细胞)及其变异细胞;R-s 细胞通常存在于高度反应性细胞的环境中,本身也处于激活状态,提示 HL 是一种慢性免疫刺激性疾病。欧美淋巴瘤分类(Revised European-

American Lymphoma Classification，REAL 分类）及世界卫生组织（World Health Organization，WHO）的分类将 HL 分为结节性淋巴细胞为主型和经典型，后者又包括混合细胞型、结节硬化型、淋巴细胞消减型和富于淋巴细胞的经典型 HL。NHL 的恶性细胞为恶变细胞增殖形成的大量淋巴瘤细胞，除来源于中枢淋巴细胞的 T 淋巴母细胞淋巴瘤及源于组织细胞的组织细胞淋巴瘤外，NHL 均来源于经抗原刺激后处于不同转化、发育阶段的 T、B 细胞或自然杀伤（NK）细胞。因此，NHL 有完全不同于 HL 的病理和临床特点。HL 为一单一疾病，经过合理治疗，有较好预后。NHL 具有高度异质性，是一组异质性的淋巴细胞异常增殖性疾病。

原发性纵隔淋巴瘤是以纵隔肿块为首发表现而无全身淋巴结肿大的病变，临床不多见，常见的是全身淋巴瘤累及纵隔。纵隔淋巴瘤约占纵隔肿瘤的 10%~20%，其中多数位于前纵隔或中纵隔，后纵隔淋巴瘤很少见，因此纵隔淋巴瘤需与胸腺肿瘤、生殖细胞肿瘤、胸内甲状腺肿瘤及神经源性肿瘤做鉴别诊断。大多数继发性的纵隔淋巴瘤，即周围型淋巴瘤侵犯纵隔者，多为 HL，而原发性纵隔淋巴瘤，在成人以结节硬化型 HL、弥漫大 B 细胞型淋巴瘤为多见，在儿童以淋巴母细胞型淋巴瘤为主。

第二节　病因和病理分类

一、病因学

淋巴瘤是起源于人类免疫系统细胞及其前体细胞的肿瘤，本质上是一类在体内外多种有害因素的作用下，不同阶段免疫细胞转化或出现调控机制紊乱而发生的异常分化增殖性疾病。目前认为淋巴瘤的发生是多种因素在多种机制共同作用下的结果。

（一）病毒因素

目前，流行病学和分子生物学研究认为几种肿瘤病毒与 ML 的发生有关，包括 EB 病毒（Epstein-Barr virus，EBV）、嗜人 T 淋巴细胞 I 型病毒（human T-cell lymphotropic virus type 1，HTLV-I）和人疱疹病毒 8 型（human herpes virus 8，HHV-8）。EBV 是一种疱疹病毒，人群普遍易感，所有国家 95% 以上的成人都存在有 EBV。长期以来，人们怀疑 EBV 是促成 HL 及多种其他淋巴和上皮恶性疾病的主要原因之一。EBV 感染在器官移植后或 HIV 感染时发生的 NHL 中发挥作用，EBV 还与地方性伯基特淋巴瘤（Burkitt's lymphoma）的发病明确相关，后者多见于非洲撒哈拉附近地区的儿童。支持 EBV 对 HL 有致病作用的最具说服力的依据是，在 30%~50% 的病例中，可以持续检测到 R-S 细胞中的 EBV DNA 或其基因产物。多数 EBV 基因阳性病例表达病毒潜伏膜蛋白 1（latent membrane protein 1，LMP-1），这一蛋白能够激活核因子 Kappa B（nuclear factor-κB，NF-κB）信号级联反应，后者触发多种基因的表达，这些基因涉及免疫应答与炎症反应、细胞生长和阻止凋亡。这些发现提示 EBV 的 LMP-1 直接引起 HL 发展过程中的免疫功能受损和 R-S 细胞的恶性转化。

HTLV-I 是在人类发现的第一个外源性反转录病毒，于 1980 年分离自成人 T 细胞白血病（adult T-cell leukemia，ATL）细胞株。该病毒基因克隆性地整合于 ATL 细胞中，提示此病毒的参与 ATL 起病早期途径，分子和血清流行病学的依据也证实 HTLV-I 可以导致 ATL。研究发现 HHV-8 是所有类型卡波西肉瘤的病因，Chang 等从卡波西肉瘤（Kaposi sarcoma）组织中分离鉴定出该病毒。在某些淋巴瘤中，如并发胸腔积液及存在于体腔的淋巴瘤中常常发现 HHV-8，此类淋巴瘤主要见于 HIV 患者多数伴有 EBV 的感染。

（二）免疫功能失调

HL 发病率在人类免疫缺陷病毒（human immunodeficiency virus，HIV）感染的患者中比例较高，HL 目前被确认为 HIV 阳性患者的几种机会性疾病之一。某些原发性免疫缺陷患者患 HL 的风险也增高，如高 IgM 综合征等。器官移植患者和异基因骨髓移植患者患 HL 的风险亦增高，这些都表明 HL 是一种免疫功能失调和过度刺激性疾病。早期一些学者认为卡介苗（bacillus Calmette-Guerin，BCG）能够预防结核，于是他们提出将此疫苗用来预防白血病和其他恶性肿瘤。但后来的大宗对照试验表明，疫苗接种组比对照组 HL 发病率显著增高。最近有一项病例对照研究也揭示接种 BCG 的患者 HL 发病率增高。BCG 接种患者的 HL 风险增高的原因可能与免疫失调有关,BCG 疫苗对机体长期的抗原刺激,激发了慢性免疫反应,由此可能促成了 HL 的发生。

NHL 的发病与先天性或获得性免疫功能失调亦有关系,NHL 发病率在严重免疫功能失调者中增高,器官移植等医源性免疫抑制者,NHL 的风险可以上升数倍。在 HIV 感染者中,NHL 的风险随着患者生存期的延长而不断增加,发病率较普通人群增加近百倍。NHL 发病率在自身免疫性疾病,如类风湿关节炎、系统性红斑狼疮等患者中上升了数倍,而且随着病情的严重性增加,NHL 的风险会更加明显。这些疾病多数伴随着 T 细胞功能的受损,影响了机体对病毒感染和恶性肿瘤细胞的免疫应答,NHL 的发病率就会随之增加。

(三) 遗传因素

HL 的一级亲属中发病风险增加,一个家族中可以出现多个 HL 病例,这些现象都提示 HL 的发生存在遗传易感性。青壮年的同性别兄弟姊妹中 HL 风险比非兄弟姊妹增加了近 10 倍,而不同性别兄弟姊妹中 HL 风险也增加了约 5 倍。一项关于孪生子的研究表明,同卵双生子患 HL 的风险较异卵双生子高很多,该现象支持遗传性因素在 HL 发病风险中起重要作用。NHL 的家族聚集现象已有报道,家族(尤其是兄弟姊妹或父母)中有某种淋巴系统恶性疾病史者 NHL 发病风险可增加约 3 倍,其他恶性肿瘤的家族史未见并 NHL 易患性的增加。

(四) 其他因素

有人研究提出某些生活方式可能会增加 NHL 的风险。例如,染发剂曾被认为可以增加 NHL 的发病风险,但最近的荟萃分析结果表明并未增加 NHL 的易患性。在流行病学研究中发现,某些化学物暴露可能与 NHL 风险增高有一定关系,如溶剂、杀虫剂、除草剂、燃料、油、灰尘等,但对这些化学物职业性暴露进行的研究并未得到一致的结论。二氯二苯三氯乙烷(DDT)和 PCB 等有机氯化合物曾是 NHL 患病风险研究的焦点。有学者研究发现 NHL 风险增高与 DDT 在农业上的过多使用有关。

二、病理分类

淋巴瘤的病理特点是淋巴结正常结构消失,受侵淋巴结结构有不同程度破坏,皮质和髓质分界不清,淋巴窦及淋巴滤泡消失或淋巴结包膜受侵,整个淋巴结呈弥漫性、被不同分化程度的淋巴瘤细胞所代替。这是诊断淋巴瘤的基本条件之一。某些类型淋巴瘤的淋巴结结构可以完整保存,如滤泡淋巴瘤的淋巴结结构貌似正常,淋巴滤泡极度增生,帽带消失,肿瘤性滤泡相互融合,淋巴窦闭锁。大多数 NHL 的瘤细胞形态基本上为不同分化阶段的淋巴细胞,往往以一种类型的细胞为主。在同一病灶中,由于淋巴细胞分化阶段不同,可以出现不同分化程度的瘤细胞;由于结节型向弥漫型转化或结节型和弥漫型并存,所以有的病例可以兼有两种组织学形态。

正常淋巴细胞在其个体分化、发育和成熟的过程中,不同的阶段产生不同的细胞表面分化抗原。所以临床上可以通过免疫组织化学方法来确定肿瘤细胞的来源和类型。常用的免疫组织化学标志包括①前体淋巴细胞:Tdt;②全 T 细胞:CD2、CD3;③辅助 T 细胞:CD4;④抑制 T 细胞:CD8;⑤NK 细胞:CD16、CD56;⑥全 B 细胞:CD19、CD20、CD22。有助于确定 R-S 细胞的有 CD15、CD30(Ki-1)以及存在于 B 细胞和浆细胞表面的标志 CD38、CD79α 等。这些都有助于淋巴瘤的诊断、鉴别诊断以及分类。分子生物学研究显示,90% 的 ML 有染色体异常,很多与组织学亚型和免疫表型有关,并在一定程度上与临床诊断、治疗和预后相关。淋巴瘤最常见的染色体结构变异发生在第 14 号染色体,而染色体的断点绝大多发生在 14q32,多数染色体易位涉及的染色体的断点与免疫球蛋白(Ig)基因或 T 细胞受体(TcR)基因有关。NHL 最常见的染色体异常是 t(14;18)(q32;q21)和 t(8;14)(q24;q32)易位。

(一) HL 的病理分类

1966 年 Rye 国际会议根据病变组织学特点、淋巴细胞以及 R-S 细胞的数量等,将 HL 分为淋巴细胞为主型、结节硬化型、混合细胞型和淋巴细胞消减型四个亚型。1994 年修订的欧美淋巴瘤分类

639

（Revised European-American Lymophoma Classication，REAL 分类）提出了一个新的亚型，即富于淋巴细胞的经典型 HL（暂定型）。按形态学、免疫表型、遗传学和临床特点来定义每一个类型淋巴瘤，并提出可能起源的假定相应正常细胞和分化阶段，每种淋巴瘤都是一个独立病种。2001 年世界卫生组织（World Health Organization，WHO）在这一分类基础上将 HL 分为结节性淋巴细胞为主型 HL 和经典型 HL，共两类四期（表 7-36-1）。

表 7-36-1　Ann Arbor 临床分期（1971 年）

分期	分期标准
Ⅰ	病变侵及一个单独淋巴结区（Ⅰ），或单一结外器官或部位（ⅠE）
Ⅱ	病变侵及横膈同一侧的 2 个或更多淋巴结区（Ⅱ）或外加局限侵犯一个结外器官或部位（ⅡE）
Ⅲ	病变侵及横膈两侧的淋巴结区（Ⅲ）或外加局限侵犯一个结外部位（ⅢE），或脾（Ⅲs），或两者均受侵（ⅢSE）
Ⅳ	弥漫性或播散性侵及一个或更多的结外器官，伴或不伴有淋巴结的侵犯

注：每期根据有无症状分为 A 组和 B 组。全身症状包括：原因不明的发热（>38℃）连续超过 3 天，夜间盗汗，体重下降 6 个月 >10%

（二）NHL 的病理分类

NHL 的病理分类经历了漫长的历史演变。20 世纪 70 年代以前的分类以细胞形态为基础，例如 Rappaport 分类。此分类根据病理形态，将 NHL 分为结节性和弥漫性病变，并结合肿瘤细胞的大小、形态特点进行分类。Rappaport 分类简单，重复性高，病理类型与临床预后密切相关，曾在国际上得到广泛应用。20 世纪 70 年代，随着免疫学的发展，认识到淋巴系统是由 B 细胞、T 细胞和 NK 细胞组成的，淋巴细胞是终末分化细胞，受到抗原刺激时，可以发生增生和转化，这些淋巴细胞具有不同的生物学行为和功能。据此，提出了多种 NHL 的分类方法，其中具有代表性的是 Lukes-Collins 分类和 Kiel 分类。为了便于病理和临床沟通及临床治疗研究的应用，1982 年在美国国家癌症研究所主持下，提出了根据不同形态学表现、恶性程度、自然病程等预后因素进行归类的工作分类（working formulation，WF）。在此后的 20 年里，WF 主要在北

美及其他一些国家应用，而在欧洲仍然广泛使用 Kiel 分类。

近 20 年来，随着对淋巴瘤认识的深化，免疫学、细胞遗传学和分子遗传学的发展，不仅支持和证实了 Kiel 分类中对 T、B 细胞淋巴瘤的分类，而且还发现和认识了以往未能发现的具有独特病理形态、免疫表型、基因特征和临床特点的新的类型淋巴瘤。同时也认识到，单纯形态学分类也不能够反映 NHL 的全貌，有很多 NHL 的类型没有包括在其中。因此，1994 年国际淋巴瘤研究组在 Kiel 分类和 WF 的基础上，采用淋巴瘤研究的最新成果，提出了结合病理形态学、免疫学表型、遗传学特征、肿瘤的相应正常组织细胞来源和临床特点的 REAL 分类。REAL 分类的特点是认为每一种病理类型的 NHL 是一种具有，独特组织形态、免疫表型、基因特征、临床病程及预后等特点的单一疾病。REAL 分类是一个开放的系统，为以后可能发现的新类型的不断补充留出了空间。2001 年 WHO 在 REAL 分类的基础上，制订了新的 WHO 造血和淋巴组织肿瘤分类（WHO 分类），并于 2008 年进行了修订。修订的 WHO 分类原则未变，仍按形态学、免疫表型、遗传学和临床特点来定义每一个类型淋巴瘤，并提出可能起源的假定相应正常细胞和分化阶段，每种淋巴瘤都是一个独立病种。新分类仅对原有类型作必要的修正和补充，并增加了近年来被认识的和明确的新类型。HL 的分型在 WHO 分类中没有变动。

第三节　临床表现

一、局部表现

（一）纵隔

纵隔是淋巴瘤的好发部位之一，国外资料 HL 的纵隔淋巴结肿大发生率为 50%，以年轻妇女为最高（70%），国内资料发生于纵隔的恶性淋巴留中最多为 NHL，HL 较少，尤其是儿童。多数患者在初期常无明显症状，随着病变的发展，肿瘤增大到一定程度可引起胸部器官受压引起局部症状。由于本病多发生在前或中纵隔，多为双侧纵隔受侵。因

此,纵隔内一些生命脏器易受到淋巴瘤的压迫,这些器官包括气管、心脏、大血管、上腔静脉、食管及甲状腺,而纵隔淋巴瘤可压迫一个或几个生命器官。其症状主要包括压迫气管、肺、食管、上腔静脉引起的咳嗽、气短、呼吸困难、吞咽不顺、上腔静脉阻塞综合征等。上腔静脉综合征可表现为头面部水肿、颈部、上胸部浅静脉充盈怒张、呼吸短促等,对于有 SVCS 的鉴别诊断应包括淋巴瘤、胸腺瘤、肺癌、纵隔生殖细胞肿瘤及乳癌纵隔转移。胸膜病变可表现为结节状或肿块或胸腔积液。CT 检查可以发现直径超过 1cm 的胸膜结节。胸膜受侵引起的胸腔积液为渗出液,多数为淡黄色胸腔积液,也可为血性。胸腔积液细胞学检查可查到幼稚的淋巴细胞,少数可发现恶性细胞。淋巴瘤胸膜受侵所致的胸腔积液应与因淋巴管、静脉回流被阻塞所导致的漏出液相鉴别。也有些纵隔淋巴瘤无相关症状,而是由于周围无痛性淋巴结肿大或弥漫性淋巴结肿大进一步检查发现的。

淋巴瘤还可侵犯心肌和心包,引起心包积液,临床症状与积液量明显相关。积液量少时无明显感觉,积液量多时可有胸闷、气短,严重时可引起心脏压塞危及生命。心肌受侵时可表现为心肌病变,如心律不齐、心肌缺血等。

(二) 淋巴结肿大

淋巴结肿大是淋巴瘤最常见、最典型的临床表现,以颈部、锁骨上窝、腋下淋巴结多见,也可侵及纵隔、腹膜后、肠系膜等部位的深部淋巴结。淋巴瘤淋巴结肿大的特点为无痛性、表面光滑、活动,扪之质韧、饱满、均匀,早期活动,孤立或散在于颈部、腋下、腹股沟等处,晚期则互相融合,与皮肤粘连,不活动,或形成溃疡。淋巴结的肿大多为渐进性,部分患者在确诊之前数月甚至数年即可出现浅表淋巴结反复肿大,少数患者经抗感染治疗后肿大的淋巴结可以消退,但不久再次肿大。

(三) 腹部和盆腔

腹部和盆腔的淋巴结也是淋巴瘤常见的侵犯部位,包括腹膜后、肠系膜、髂窝等部位淋巴结,单纯的淋巴结肿大一般很少有局部症状,临床上不易早期发现,过去经剖腹探查获得诊断,目前采用 CT 等影像学检查可获得较高的检出率。

胃肠道是 NHL 最常见的结外受侵部位,约占全部结外淋巴瘤的 50%,胃淋巴瘤早期多无症状,此后可出现消化不良、饱胀不适、上腹部包块。小肠淋巴瘤可表现为腹痛、腹部包块,容易出现肠梗阻、肠穿孔、出血等急症。

(四) 结外组织和器官

HL90% 以上侵犯淋巴结,仅 9% 可为结外侵犯。NHL 结外侵犯常见,占 20%~50%,报道结外受侵部位常见胃肠道,其次是皮肤。有些结外受侵是原发性的,多数为继发性改变。

二、全身表现

(一) 全身症状

淋巴瘤的全身症状常见的有发热、盗汗、体重下降、皮肤瘙痒及乏力等。约 10% 的 HL 以全身症状为首发临床症状,发热可表现为午后地热,或周期性发热。严重的全身瘙痒更常见于 HL,多出现在确诊前的数月和数年,首先为局部皮肤瘙痒,可逐渐发展为表皮脱落、色素沉着和其他皮肤继发改变。饮酒诱发的受累淋巴结疼痛在临床上比较少见,但其出现对 HL 有诊断意义。持续发热、多汗、体重下降等可能标志着疾病进展、机体免疫功能衰竭,预后不佳。

(二) 全身非特异性表现

淋巴瘤可伴有一系列的皮肤、神经系统非特异性表现。皮肤病变发生率为 13%~53%,可表现为皮疹、色素沉着、鱼鳞癣、剥脱性皮炎、带状疱疹、荨麻疹、结节性红斑、皮肌炎等免疫性改变。神经系统病变多为运动性周围神经病变、多发性肌病、进行性多灶性脑白质病、亚急性坏死性脊髓病等。

(三) 免疫系统和血液系统表现

约 15% 的淋巴瘤患者在诊断时合并贫血,一些患者在就诊时即有贫血,甚至发生于淋巴结肿大前几个月,晚期患者更常出现贫血,贫血的原因可能为多因素所致,可能继发于骨髓受侵、溶血和脾功能亢进。进行性贫血和红细胞沉降率加快是临床判断淋巴瘤发展与否的一个重要指标,均是不良预后因素。部分患者有白细胞和血小板数量增多,红细胞沉降率增快,个别患者可有类白血病反应,中性粒细胞明显增多,这在 HL 中更为常见。肿瘤负荷增加时可表现为血乳酸脱氢酶的升高。有些晚期患者表现为免疫功能异常，如自身免疫性溶血性贫血、Coomb 试验阳性等，细胞免疫功能受损包括淋巴细胞转化率、巨噬细胞吞噬率降低等。

淋巴瘤的不同亚型在临床表现上大致相同，但有些差别，而这些差别可能对某些类型的诊断有提示意义。与 HL 相比，淋巴母细胞型淋巴瘤和大细胞型淋巴瘤往往更能引起上腔静脉阻塞综合征。有些淋巴瘤如 HL 和大细胞型淋巴瘤多无临床症状，在偶然胸片检查中发现的纵隔肿块。全身严重的瘙痒则提示 HL，这可能与 R-S 细胞产生的细胞因子有关。患者如在组织学上为一高度恶性肿瘤，如儿童常见的淋巴母细胞淋巴瘤，临床进展可能非常迅速，有些甚至在几小时到几天内出现症状。

第四节 诊断和分期

一、诊断

（一）初步诊断

如果出现无痛的单个或多发浅表淋巴结肿大，应该考虑到恶性淋巴瘤，如果肿大的淋巴结具有无痛、饱满、质韧等特点，就更加支持恶性淋巴瘤，需进一步进行病理检查。有的患者浅表淋巴结不大，但较长期有不明原因的发热、盗汗、体重下降等症状，或者出现发展迅速的面颈部肿胀、呼吸困难，经检查可发现有纵隔或腹膜后淋巴结肿大等情况，也应考虑到恶性淋巴瘤的诊断。纵隔淋巴瘤表现为纵隔淋巴结肿大，临床上较易误诊，应注意鉴别。纵隔淋巴瘤的诊断主要依据病史、临床表现、影像学特点及病理组织诊断，应与纵隔下列疾病鉴别：淋巴结反应性增生、慢性淋巴结炎、淋巴结结核、结节病、假性淋巴瘤、巨大淋巴结增生、淋巴结转移癌等。

1. 淋巴结结核　也可表现为纵隔淋巴结肿大，伴有低热、盗汗、乏力、消瘦等全身症状，有时与淋巴瘤难以鉴别。淋巴结结核的肿大淋巴结可有钙化，结核菌素试验有助于鉴别诊断。但需要注意的是淋巴结结核与淋巴瘤可以并存，或先后发生。

2. 结节病　是一种原因不明，以多系统的非干酪性肉芽肿为主要病理改变的疾病。纵隔是该病变最常侵犯的部位。轻者无症状，病变局限，可自然消退；重症者缓慢进展，预后不佳。对以肺门、纵隔淋巴结肿大者应注意与淋巴瘤鉴别，需要病理证实。

3．淋巴结转移癌 早期肿大的淋巴结孤立，晚期转移淋巴结增大，相互融合，与淋巴瘤较难鉴别，多数可查见原发灶，确诊需要病理诊断。

4. 纵隔巨大淋巴结增生（Castleman 病）　为一种病因不明的淋巴结肿大，主要侵犯纵隔淋巴结，也可侵犯肺门淋巴结及肺实质，其他部位如颈部、腹膜后亦有侵犯，但少见。患者常被偶然发现，有时出现胸部压迫症状，有时合并有发热、贫血等全身症状。巨大淋巴结增生为良性病变，多认为感染所致特殊炎症反应，手术切除预后良好。

以上各病与淋巴瘤的临床特点和影像检查虽有诸多不同之处，可进行鉴别诊断，但关键是应尽早取得病理或细胞学证据，明确诊断。与这些疾病的鉴别最终应依靠病理诊断。

（二）病理学诊断

病理学诊断和分型是制定治疗原则和判断预后的重要依据，因此病理学检查是淋巴瘤不可或缺的手段。对于临床上怀疑淋巴瘤的患者，均应考虑取得病理以明确诊断。

在 CT、X 线透视或 B 超引导下经皮细针针吸活检或切割针针吸活检，虽然创伤小，但由于获取的组织少，有时仅能区别淋巴瘤与非淋巴瘤，难以确立淋巴瘤的类型，从而难以制订合理的方案影响治疗计划的开展。当发现纵隔肿块在高度怀疑淋巴瘤时，为确定诊断、获得足够的组织，只能应用较为有创的诊断方法，如纵隔镜、纵隔切开活检，有时可采用开胸探查、胸腔镜下活检或者胸骨正中劈开术等。这些方法可以取得大块的组织供光镜、电镜、免疫组织化学检查，更有助于确切的肿瘤分型以指导治疗。

纵隔镜活检在获取纵隔组织方面安全、有效、微创，在临床应用广泛。Elia 等对经纵隔镜检查与前纵隔切开活检诊断纵隔淋巴瘤进行了对比研究，将 95 例患者分成 4 组，22 例前纵隔肿块行前纵隔镜检查,19 例中纵隔肿块行颈纵隔镜检查,余下 54 例随机行纵隔镜检查或前纵隔切开术。整个颈纵隔镜检查诊断正确率为 80.43%,而前纵隔切开术诊断正确率为 95.91%,差异有统计学意义。其中 9 例行颈纵隔镜检查者,由于诊断不明确需行正中胸骨切开术或胸骨切开术以获诊断。而行前纵隔切开术者未见进一步活检。两种方法对获得诊断均有较高的准确率,对前纵隔肿块而言前纵隔切开术可能较好一些,但两者差别不大。在有些情况下,纵隔镜或纵隔切开活检无法取得满意组织时,应该考虑开胸手术、胸骨劈开手术。在技术条件允许的情况下,胸腔镜手术也可以应用于纵隔活检,在大的医疗中心,该技术已取代大多数的开胸探查手术。

一旦获得活检组织,应尽快进行病理检查以明确诊断。若确诊淋巴瘤则不宜进一步手术切除。为了能够正确进行病理组织学诊断和分型,在活检中应注意避免挤压组织,手术中应保证获取尽量多的组织,应保持标本的新鲜,一般置于生理盐水中送病理科进行冷冻切片检查,避免放在纱布上破坏了组织结构。

（三）分期检查

淋巴瘤,尤其是 NHL,属于全身性疾病,一旦病理确诊,均要进行全面检查,了解深部病变的侵犯程度及范围,为进行分期、制定治疗计划、判断预后能提供依据。

1. 详问病史　特别要注意询问发热、盗汗、乏力及消瘦等症状的持续时间、类型,体重下降多少等。

2. 体格检查　检查浅表淋巴结受侵的范围和多少,评价患者的一般状况。

3. 实验室检查　淋巴瘤患者通常有血清学指标的异常,如红细胞沉降率、血常规、血清乳酸脱氢酶(LDH)、碱性磷酸酶、尿酸、尿素氮、肌酐等。

4. 影像学检查　全面了解肿瘤的侵犯部位、程度,对临床分期、治疗、判断预后、分析治疗效果及随访等有重要意义。胸部 X 线片检查、B 超、CT 断层或增强扫描、MRI、胃肠造影及肾盂静脉造影等检查均可根据病情选择应用。胸部 X 线片上一般可以发现位于前上纵隔软组织影,表现为圆形、卵圆形或分叶状,为肿大或融合的淋巴结。胸部 CT 可显示肿块的部位、大小以及周围邻近脏器的受侵情况,还可以显示胸腔积液的存在。根据情况选用腹部、盆腔 CT 扫描,有利于鉴别诊断和临床分期。PET 可以全身显像能够较好反映肿瘤的分布情况,与 CT 结合可以更加准确地对淋巴瘤进行临床分期。MRI 扫描也可用来评估纵隔情况,尤其是对碘造影剂过敏不适用的患者,当病变在后纵隔扩展到椎管时 MRI 的成像则优于 CT。B 超检查由于检查方便、经济的特点,可用于发现颈部、腹部较大的淋巴结和器官占位性病变,可以反复使用,作为观察病情和随访治疗效果的手段。对吞咽困难的患者考虑食管病变或怀疑受侵时,应进行胃肠造影检查,了解腔内、腔壁的情况。由于有活力的肿瘤细胞可摄取放射性核素,对治疗后纤维化和肿瘤残存或复发的鉴别可应用放射性核素扫描。

纵隔淋巴瘤的 CT 与 X 线表现:淋巴瘤为原发于淋巴组织的恶性肿瘤,常见的临床表现为咳嗽、低热、乏力等,多伴有全身多处浅表淋巴结疼痛性肿大,尤以颈部淋巴结肿大为甚,起病较缓,病程长而症状隐匿,发病年龄分布广,但以中青年居多。纵隔淋巴瘤主要影像学表现为两侧气管旁,胸骨后及肺门淋巴结肿大,目前 CT 是显示淋巴瘤纵隔淋巴结的最佳方法。鉴别诊断:在 X 线表现上应注意与结节病,转移性淋巴结和淋巴结结核相鉴别。结节病常累及双侧肺门,且以对称性淋巴结肿大为主,气管旁淋巴结不肿大或肿大不明显。纵隔淋巴瘤增大常称不对称性,并多以右侧气管旁淋巴结肿大较明显,前纵隔胸骨后淋巴结肿大多见于淋巴瘤。转移性淋巴结肿大最多见于肺癌,原发灶一侧的肺门和气管旁淋巴结多肿大。结核性淋巴结肿大,一般也仅出现于一侧的肺门和(或)同侧的气管旁淋巴结,且钙化灶影在结核最多见。

5. 其他检查　如骨髓穿刺及活检、脑脊液细胞学检查等。

二、分期

与其他恶性肿瘤一样,在治疗开始时对淋巴瘤要进行分期,以便选择合适的治疗方案,也有利于对其治疗进行评价。但与上皮细胞不同,淋巴细胞通常是在迁移的,不能像实体肿瘤那样能够确定淋巴瘤的原发部位,所以不能使用类似于实体肿瘤的 TNM 分期来进行淋巴瘤的分期。

目前淋巴瘤的分期系统有 Ann Arbor 分期、Cotswolds 分期、AJCC 分期等。恶性淋巴瘤最早采用 1965 年 Rye 会议制定的分期,于 1971 年 Ann Arbor 会议进行修改,将淋巴瘤分为I~Ⅳ期,根据有无发热、盗汗、体重减轻分为 B 或 A,脾脏侵犯为 S,结外侵犯为 E(表 7-36-1)。1989 年在英国 Cotswolds 会议上对 Ann Arbor 分期作了进一步修订,目前仍然是广泛采用的简单易行的分期方法。AJCC 和 UICC 也把 Ann Arbot 分期作为适用于描述 HL 和 NHL 的解剖学疾病范围的正式分期系统,并针对一些具体情况做了较详细的定义(表 7-36-2)。由于 NHL 不同于 HL 的沿邻近淋巴结播散的特点,该分期用于 NHL 有一定的局限性,但目前尚无更好的分期系统来替代。

表 7-36-2　AJCC 分期第七版(2009 年)

分期	分期标准
I	单一的淋巴部位受侵(如淋巴结区、韦氏环、胸腺或脾)(I);或单一淋巴结外器官的局限受侵,并且不伴有淋巴结受侵(IE)
Ⅱ	膈肌同侧的两个及以上淋巴结区受侵(Ⅱ);或膈肌同侧的单个淋巴结外器官局限受侵伴有区域淋巴结受侵,伴有或不伴有其他淋巴结区受侵(ⅡE)。受侵淋巴结区的数目另外注明,如Ⅱ3
Ⅲ	膈肌两侧的淋巴结区受侵(Ⅲ),可伴有与受侵淋巴结区邻近的淋巴结外病变(ⅢE),或伴有脾受侵(ⅢS),或二者均有(ⅢE,S)
Ⅳ	弥漫性或播散性的一个或多个淋巴结外器官受侵,伴有或不伴有相应的淋巴结受侵;或孤立的淋巴结外器官受侵,没有邻近的淋巴结受侵,但伴有远处部位的受侵。Ⅳ期包括肝、骨髓、肺(由其他部位直接浸润而来者除外)或脑脊液受侵

注:E:结外;S:脾。每期根据有无症状分为 A 组和 B 组,A 组:无症状;B 组:症状为发热、盗汗、体重下降

Ann Arbor 分期能够较好反映淋巴瘤的预后,尤其是 HL。由于 NHL 类型复杂,尤其是某些特殊部位如皮肤的淋巴瘤,该分期不能准确地反映其预后。随着诊断技术的进步以及对淋巴瘤生物学行为的研究深入,相信会出现更切合疾病实际的分期系统,以指导临床治疗。

第五节　治疗和预后

一、治疗

对于胸外科来说,对于淋巴瘤的诊断最为重要的是术前的判断,将淋巴瘤误判为其他肿瘤切除,有时是无可避免的事情,因为淋巴瘤术中冷冻切片检查有时无法准确判断。所以术前 CT 的判断极为重要,最好能够术前穿刺活检,明确病理后再决定手术方式。

纵隔多发淋巴结肿大是纵隔恶性淋巴瘤的主要影像学征象,而以单纯团块表现者较少见。纵隔融合肿块型恶性淋巴瘤可发生在纵隔各部位,但最好发于前纵隔,肿块边缘多数较光整,呈中等密度,病灶内坏死区可呈低密度,增强后扫描多数病灶不强化或边缘轻度强化。患者早期多无临床症状或偶有胸痛、胸闷、咳嗽、气促;肿瘤长大到一定程度或肿瘤浸润周围结构时,则出现肿瘤压迫、侵犯所致的症状。融合肿块可从前纵隔延伸到气管支气管后方或后纵隔椎旁及横膈等部位,推移、挤压或直接侵犯邻近器官或结构,出现多种继发征象。肿块压迫气管或支气管,引起变形、移位或狭窄,但引起阻塞性肺不张者少见;压迫上腔静脉导致上腔静脉综合征;侵犯胸膜可导致胸腔积液;侵犯心包表现为心包不规则增厚及心包积液等。同时伴有锁骨上或腋下淋巴结肿大提示恶性淋巴瘤可能。HD 和 NHL 病例的融合性肿块在 CT 征象表现上无明显差异。原发性与继发性淋巴瘤影像学表现亦相似。

(一)纵隔融合肿块型淋巴瘤

1. 鉴别诊断

(1)恶性胸腺瘤:分为侵袭性胸腺瘤及胸腺癌。侵袭性胸腺瘤可有胸痛、胸闷及上腔静脉综合征,部分病例合并重症肌无力;平均发病年龄约 40 岁。CT 主要表现为前纵隔较大软组织肿块,密度很不均匀,增强后病灶强化明显;常直接侵犯心血管和肺组织;肿块可有钙化。有作者认为肿瘤边缘出现小结节或尖角状突起是诊断恶性胸腺瘤可靠征象。胸腺癌少见,CT 表现与侵袭性胸腺瘤

相似,但其侵犯性更强,纵隔淋巴结、肺内和胸外转移的发生率明显高于侵袭性胸腺瘤;且胸腺癌发病年龄较侵袭性胸腺瘤偏大,有报道平均年龄56岁。

(2)纵隔恶性生殖细胞肿瘤:较少见,以精原细胞瘤最常见,好发于男性青少年前纵隔区域。可有胸痛、咳嗽、发热、体重减轻、呼吸困难及上腔静脉综合征。肿块发现时常较大,症状多出现在病程晚期。典型CT表现为前纵隔分叶状、边缘稍不规则的实性肿块,未见钙化及脂肪,与邻近结构间脂肪层消失。

2. CT表现及其与前纵隔好发肿瘤的鉴别 ①融合肿块型淋巴瘤最好发于前纵隔,肿块中约半数可见低密度坏死区,肿块中钙化少见;②肿块边缘绝大多数光滑,而恶性胸腺瘤边缘多数可见小结节样突起,恶性生殖细胞肿瘤边缘不规则可呈分叶状;③如见胸膜或心包种植结节,则恶性胸腺瘤可能性大。当纵隔肿块怀疑淋巴瘤时,应进一步检查血常规有无淋巴细胞升高,有无同时合并其他部位淋巴结肿大或肝、脾肿大,并可通过浅表淋巴结活检或纵隔淋巴结穿刺确诊。

(二)胸腺瘤与淋巴瘤

胸腺瘤约占成人纵隔肿瘤的50%左右,通常生长较缓慢,无性别差异。胸腺瘤来源于胸腺上皮,由胸腺上皮细胞及不同数量的反应性淋巴细胞组成,1999年WHO依据肿瘤的上皮细胞及其形态,将其分为A、AB、B1、B2、B3及C型,其中B型及C型为恶性胸腺瘤。而淋巴瘤是一组起源于淋巴结或结外淋巴组织的恶性肿瘤,几乎可以侵犯全身所有脏器,根据肿瘤的成分及结构组织分为HL和NHL。纵隔淋巴瘤以NHL多见,约占纵隔肿瘤的20%,起病较缓,病程长而症状隐匿。

(三)恶性胸腺瘤和淋巴瘤

1. 临床特点鉴别 恶性胸腺瘤和淋巴瘤是纵隔最常见的肿瘤,均常表现为前、中纵隔肿块。因肿块压迫邻近组织和器官,临床上胸腺瘤和淋巴瘤均常表现为胸骨后疼痛、呼吸困难、胸闷咳嗽及全身不适等症状,但临床特点不尽相同,需从以下几方面鉴别。

(1)发病年龄:淋巴瘤好发于青壮年及老年男性,而胸腺瘤一般均在40岁以上才发病,小于40岁的胸腺瘤患者非常少见。

(2)临床症状:胸腺瘤合并各种副瘤综合征具有特异表现,如局部或全身重症肌无力、红细胞发育不良及低丙种球蛋白血症等,重症肌无力是最常见的一种。而淋巴瘤多伴有低热及全身多处浅表淋巴结无痛性肿大,部分可出现上腔静脉综合征。

(3)放化疗敏感性:淋巴瘤经放疗后病变均有程度不同的缩小或消失,而胸腺瘤对放疗的敏感性明显低于恶性淋巴瘤,一般采用手术治疗。

2. 影像学鉴别 恶性胸腺瘤CT上多表现为局限于前纵隔或延伸至中纵隔肿块,肿块多偏向纵隔一侧;而淋巴瘤多累及纵隔多组淋巴结,常累及主动脉弓以上层面,肿块多为双侧性。肿块大多数为3~8cm,部分肿块较大,董天发等认为肿块大小与胸腺瘤的分型呈显著的相关性,肿块越大,胸腺瘤的恶性程度越高;而淋巴瘤多为多个肿大的淋巴结融合,部分肿块较大。恶性胸腺瘤密度不均匀,囊变坏死多见,部分见少许点片状钙化,张永林等报道恶性胸腺瘤的低密度灶40%是由于囊性变及坏死形成,钙化率为25%;而淋巴瘤密度尚均匀,囊变坏死较少见,钙化亦少见,其钙化出现在放疗后,故未经治疗的肿瘤钙化大多数为胸腺瘤。恶性胸腺瘤组出现6例(21.4%)钙化,淋巴瘤组出现1例(3.6%)钙化,与文献报道相符。增强扫描恶性胸腺瘤坏死囊变区未见明显强化,实性部分明显不均匀强化,与李剑雄等报道恶性胸腺瘤为富血供肿瘤相一致,与淋巴瘤强化程度相近。恶性胸腺瘤边缘有浅分叶,部分边缘呈结节状突起,而淋巴瘤边缘一般较光滑。

3. 与胸膜及心脏大血管关系 恶性胸腺瘤以直接侵袭的方式向邻近组织生长,侵犯纵隔间隙,纵隔内脂肪间隙可被肿瘤组织填充,增强扫描显示大血管被推移包绕或导致明显狭窄,心脏大血管接触面呈铸型生长,还可类似胸膜间皮瘤一样沿胸膜、心包生长,可穿透胸膜侵犯肺组织;而恶性淋巴瘤则以浸润性生长,侵犯周围组织结构并向全身转移,这是淋巴瘤多数累及胸部多组淋巴结并且纵隔结缔组织和脂肪组织弥漫受侵的结果,淋巴瘤易出现不同部位的淋巴结肿大,很少侵犯胸膜。恶性胸腺瘤组与淋巴瘤组侵犯心脏及大血管无明显差异,但侵犯胸膜有显著差异。

4. 胸部继发性改变　恶性胸腺瘤和淋巴瘤均可伴有双侧胸腔积液或心包积液,无特异性;恶性胸腺瘤可出现纵隔及肺门淋巴结转移,但极少出现浅表性淋巴及肿大,而淋巴瘤多出现全身多发浅表性淋巴结肿大;恶性胸腺瘤可出现胸骨及肋骨直接受侵及转移,而纵隔淋巴瘤较少出现骨质受侵。

5. 鉴别诊断　恶性胸腺瘤和淋巴瘤还应与纵隔型肺癌、生殖细胞瘤及肺类癌相鉴别。纵隔型肺癌多数最大径位于肺内,与纵隔呈锐角相交,肿瘤与纵隔多有透亮线,多有分叶及毛刺。生殖细胞瘤中最常见为畸胎瘤,成熟的畸胎瘤常混杂有脂肪、钙化及骨骼等成分。肺类癌常表现为纵隔分叶状、侵袭性肿块、边缘清楚或模糊,肿块内可有出血或坏死,CT 上也可见针尖状钙化,临床上合并 Cushing 综合征等类分泌症状,结合临床较容易鉴别。

对纵隔融合肿块型淋巴瘤的 CT 诊断尚有一定难度,必须密切结合患者的年龄、病史及临床表现。对年轻患者出现前纵隔巨块,在其鉴别诊断时必须考虑有融合肿块型淋巴瘤的可能。

由于淋巴瘤常浸润周围重要的器官,完整摘除纵隔淋巴瘤往往十分困难,最多只比活检做得更彻底一些,无法达到根治目的,因此纵隔淋巴瘤明确诊断后不宜积极地外科处理,而应该选择放疗和(或)化疗作为根治的手段(图 7-36-1)。

(四) 治疗

1. 单独放疗　可以作为早期无全身症状的 HL 的根治性治疗手段。在设计放疗照射野时应注意既要保证胸内肿块能够接受足够的照射量以免复发,又要做好肺的保护,避免其受量过多。根据受累淋巴结的情况,选择合适的放射野,包括次全淋巴结照射和斗篷式照射。由于因放疗引起的继发性肿瘤及心脏毒性不断增多,对中晚期 HL 应该联合应用化疗和受累野照射放疗(involved field radiotherapy, IFRT)。化疗是治疗胸腔外隐匿病变

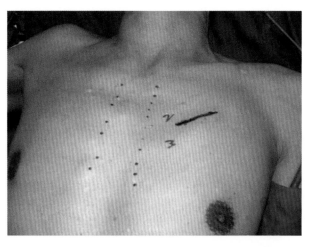

图 7-36-1　常见的胸骨旁小切口——活检切口

的有效方法,化疗方案以 MOPP 方案(氮芥、长春新碱、丙卡巴肼及泼尼松)、ABVD 方案(多柔比星、博来霉素、长春碱及达卡巴嗪)最为有效和常用,后者由于急性不良反应少,可能略优。联合应用化疗和放疗可以使 HL 的无进展 5 年生存率达到 94% 以上。如果纵隔肿瘤巨大,无法保证肺的安全受量,可先行化疗,待肿瘤体积缩小后再行纵隔放疗,但总体治疗效果较差。

2. 联合化疗　是治疗 NHL 的基本手段,其中 CHOP 方案(环磷酰胺、多柔比星、长春新碱及泼尼松)为第一代联合化疗方案,能够治愈 30% 的中晚期中—高度恶性 NHL,是目前治疗该病的最佳方案。恶性程度较高的 NHL,如淋巴母细胞淋巴瘤对一般联合化疗反应较差,人们推出了诸如 MACOP-B 方案(环磷酰胺、多柔比星、长春新碱、甲氨蝶呤、博来霉素及泼尼松)、ProMACE-CytaBOM 方案(环磷酰胺、多柔比星、依托泊苷、泼尼松、阿糖胞苷、长春新碱、博来霉素及甲氨蝶呤)等强化化疗方案,它们的治疗效果较好,但适用于那些能够耐受强烈化疗的患者。新近发现的针对 CD-20 的西妥昔单抗与 CHOPP 方案联合(R-CHOPP),能使纵隔大细胞淋巴瘤的 5 年无病生存率达到 47%~79%。对于化疗后是否应用巩固性放疗,目前尚存在争议。

经过联合治疗后,64%~88% 的 HL 及相当比例的 NHL 仍有纵隔残留肿块。进行活检发现多数为纤维组织或坏死组织,但有 20% 左右为残存肿瘤。准确判断这些组织的性质成为下一步治疗的

关键。既往多采用活检的方法,放射性核素镓也可以用于治疗后的评价手段,但需要治疗后一周应用,且有假阴性。PET 的出现提高了诊断的准确性,临床上仅仅需要对 PET 检查阳性的患者进行活检证实,患者的创伤明显减少。

二、预后

由 23 个肿瘤中心组成的国际协作组分析了 514l 例晚期 HL 患者的预后因素,提出了国际预后评分(International Prognostic Score,IPS)。该评分将以下 7 项作为晚期 HL 的预后不良因素,每项记为 1 分:年龄 ≥45 岁、男性、Ⅳ期、血清蛋白 <40g/L、血红蛋白 <105g/L、白细胞计数 ≥15×10^9/L、淋巴细胞计数 <0.6×10^9/L 或白细胞分类淋巴细胞 <0.08。积分越高,患者预后越差。国际 NHL 预后因素研究组用多因素回归方法分析了 2 031 例侵袭性 NHL 的预后,建立了一个适用于侵袭性 NHL 的预后预测模型,称为 NHL 的国际预后指数(International Prognoitic Index,IPI)。该指数将以下每项不良预后因素记为 1 分:年龄 >60 岁,LDH> 正常,一般状况(ECOG)≥2 级,临床分期(Ann Arbor 分期)Ⅲ 或Ⅳ期,结外受侵器官 >1 个。根据得分情况将患者分为四组,每组生存率均有明显差异(表 7-36-3)。

表 7-36-3　IPI 评分与患者的 5 年生存率

危险因素得分	危险程度分组	5 年生存率(%)
0 或 1	低危组	73
2	低中危组	53
3	中高危组	43
4 或 5	高危组	26

对于淋巴瘤来说,外科只能是一种诊断技术,为淋巴瘤的诊断提供病理组织标本。在极少数情况下,外科医生能做的就是部分切除化疗后没有变化的巨大肿块以期提高放疗效果。另外,手术可以切除化疗后残余肿块来明确有无肿瘤存在,亦仅为诊断之用。

近 20 年来,由于免疫学和分子生物学的发展,对淋巴瘤的免疫学分型和功能有了较深入地了解,各类基因在淋巴瘤发生发展的作用也逐步阐明。

既往以 IPS 和 IPI 为代表的预后评价系统对淋巴瘤的预后判断及治疗方案的选择具有重要的意义,但 IPI 在 NHL 中的应用却不尽如人意,原因可能与 NHL 的疾病异质性有关。各种生物学标志为临床预后预测系统提供了有益的补充,但各种生物学标志预测模型用于临床还有一定距离,这需要在临床上开展大样本、前瞻性的研究来提供更多的临床应用依据。

随着单抗类药物逐渐应用于临床,淋巴瘤的治疗已经进入了免疫化学治疗的新时代,而放疗、高剂量化疗等治疗手段的地位正受到冲击。但放疗技术也在不断地发展,而高剂量化疗也在不断吸收其他治疗方法。淋巴瘤,尤其是 NHL 的异质性要求治疗方案的个体化,可能需要各种不同的治疗手段各种方式的结合。相信随着生物学研究的不断进步,淋巴瘤的发生机制将会逐步阐明,会出现新的更为有效的治疗方案,淋巴瘤的治愈也将成为可能。

(叶波　胡定中)

参考文献

1. 马庆龙,张庆彦.胸部淋巴瘤的 CT 征象分析.中国社区医师(医学专业),2011,13(25):194.
2. 陈艳,张灿,史河水,等.CT 对颈胸部恶性淋巴瘤治疗疗效的评估.当代医学,2009,15(14):42-45.
3. 王仁贵,王丹丹,王继琛.胸部恶性淋巴瘤的 CT 鉴别诊断(二).中国医学影像技术,2009,25(6):1113-1117.
4. 王永,翟华明,夏迎秋.胸部 NHL 细胞淋巴瘤误诊 1 例的分析.中国现代医生,2008,46(36):137.
5. 薛春晖,李镇中.颈胸部 Burkitt 淋巴瘤一例.临床放射学杂志,2008,27(3):330.
6. 徐健,陈秀琴,罗中华,等.胸部何杰金氏(霍奇金)病和非何杰金(非霍奇金)淋巴瘤 X 线鉴别诊断.实用放射学杂志,2008,24(9):1199-1201,1204.
7. 戴文海,尹本德,徐军红.胸部恶性淋巴瘤的 CT 诊断分析.现代医用影像学,2005,14(4):148-150.
8. 刘昌杰,徐睿,王涛,等.30 例恶性淋巴瘤的胸部 CT 表现.现代医药卫生,2005,21(6):715.
9. 季国军,陈卫东.儿童胸部恶性淋巴瘤 16 例的 CT 诊断分析.四川医学,2001,22(6):561-562.
10. 张颖,方伟军.恶性淋巴瘤胸部 CT 诊断与分析.影像诊断与介入放射学,2001,10(1):40-41.

11. 杜红文,付和睦,张蕴,等.胸部恶性淋巴瘤的影像学表现.中国医学影像技术,2000,16(10):851-853.

12. 张寅彪.胸部非霍奇金淋巴瘤一例.宁波医学,2000,12(9):439.

13. 净淑琳.胸部恶性淋巴瘤的影像学诊断.白血病,1999,8(6):348-349.

14. 于森,李小莹,陈秉良.淋巴瘤的胸部表现.中华内科杂志.1998,37(5):344.

第三十七章 纵隔囊肿

第一节 纵隔囊肿分类

纵隔囊肿(cyst of mediastinum)属纵隔肿物中的一类,发病率占纵隔肿物的20%左右。

纵隔囊肿种类繁多,如支气管囊肿、食管囊肿、心包囊肿、胸腺囊肿、胃肠囊肿、皮样囊肿、胸骨后甲状腺囊肿、肿瘤性囊肿、囊性淋巴管瘤(囊性水瘤)、假性胰腺囊肿、感染性囊肿、包囊虫性囊肿、血肿囊性变等。纵隔囊肿6%在左前上纵隔,60%在中纵隔,34%在后纵隔。原发性纵隔囊肿中支气管源性囊肿、心包囊肿及肠源性囊肿较多见。一般支气管源性囊肿及心包囊肿常位于中纵隔,而肠源性囊肿多位于后纵隔。纵隔囊肿绝大多数为良性病变,大多数无临床症状。本文主要介绍几种较常见的纵隔囊肿。

Kornstein 根据组织学特点及一般特点将纵隔囊肿分类如下,见图 7-37-1,表 7-37-1。

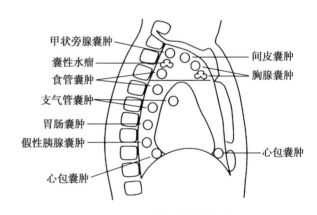

图 7-37-1　纵隔囊肿的分布

表 7-37-1　纵隔囊肿与分类

类型	组织学特点	一般特点
胸腺囊肿	胸腺组织存在囊壁内,囊壁覆以扁平、立方形、柱状移形或鳞状上皮,可有纤毛,也可显示假上皮瘤样增生,胆固醇裂隙/肉芽肿以及囊壁内常见炎症	通常位于前/上纵隔,单房或多房,罕见,有报告可伴有鳞状细胞癌
支气管源性囊肿	纤毛柱状上皮,常有鳞状化生;软骨,支气管腺体,平滑肌及纤维组织	常在中或后纵隔(气管旁、气管隆崎下或肺门);也可连于食管壁或在食管壁内;单房,薄壁,菱形/球形,有1例报告在支气管囊肿内发生平滑肌肉瘤
食管囊肿	纤毛柱状和(或)鳞状上皮;双层平滑肌;可有横纹肌;食管腺体	常位于上/后纵隔;单房;罕有食管囊肿内发生腺癌
胃肠囊肿	上皮可为胃(主/壁细胞)及脂肪来源;黏膜肌层;有二或三层平滑肌;神经纤维或神经节;十二指肠腺体;胰腺或唾液腺体组织	常位于后纵隔;大部分发生在婴儿,男性突出;大部分单房;伴有脊柱异常;常有症状;在胃型常分泌胃酸可导致溃疡或穿孔;有2例囊内腺癌的报告
有胰腺组织的肠源囊肿	内覆以柱状上皮;囊壁有胰腺组织的病灶;无其他组织的成分	

续表

类型	组织学特点	一般特点
心包囊肿	纤维囊壁覆以间皮细胞	大部分位于心膈角;常发生于成人,多无症状
间皮囊肿	组织类型与心包囊肿一致	无心包,也不位于心膈角;常在纵隔较高部分
胸导管囊肿	囊肿覆以扁平内皮细胞;囊壁由纤维组织及平滑肌组成	位于胸内不同部位,源自胸导管,通常由手术证实,术后可发生乳糜胸,外伤可为本病发生原因之一
甲状旁腺囊肿	囊肿覆以立方形上皮;囊壁有甲状腺组织;也可有胸腺组织	位于上纵隔;多数患者在30~50岁;少数患者伴有甲状腺功能亢进
肿瘤性囊肿	胸腺瘤,畸胎瘤,精原细胞瘤,淋巴瘤(包括霍奇金病),转移瘤	根据各种肿瘤有其好发部位
囊性淋巴管瘤(囊性水瘤)	覆以内皮细胞的间隙,纤维壁伴一些平滑肌,淋巴样组织的积聚	常位于上纵隔;多为房性
假性胰腺囊肿	炎性胰腺组织	由腹部经由食管裂孔或主动脉裂孔穿透到后纵隔
感染性囊肿	棘球蚴囊肿,组织胞浆菌病,结核病	

第二节　气管支气管囊肿

气管支气管囊肿(tracheal bronchial cyst)是纵隔先天性发育异常性囊肿中最常见的一种,占40%~50%。纵隔气管支气管囊肿多位于中后纵隔,其中大多数位于气管隆嵴周围,多有蒂与大气道相连。

纵隔内气管支气管囊肿的临床表现主要与其部位有关,位于气管隆嵴周围的囊肿可以在体积尚不大时即引起明显的临床症状,而其他部位的囊肿可以长到很大而仍无明显的临床表现。气管支气管囊肿如无并发症,在成年中引起症状较少。但在小儿则可产生呼吸道及食管压迫症状。如果囊肿破入支气管,即可因继发感染而出现发热、咳嗽,咳出多量黏液等症状。部分囊肿并发感染,虽无发热,可伴有胸背部疼痛。

X线可见支气管囊肿多位于中、后纵隔,为长椭圆形,密度均匀,边缘光滑整齐,少数患者可见肿物随吞咽动作而上下移动,极少数病例可有壳状钙化。胸部CT扫描可显示病变为囊性,其内为水样密度(图7-37-2)。

较大的气管支气管囊肿一般应行手术切除治疗。对于无临床症状而手术耐受性较好的患者可行择期手术;呼吸道压迫症状明显者(多见于小儿患者)有时须行急诊手术;囊肿继发感染者可先予

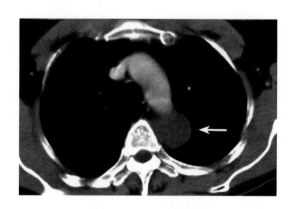

图7-37-2　支气管囊肿

抗生素和局部引流治疗,感染控制后再行手术切除(图7-37-3~图7-37-6)。气管支气管囊肿是后纵隔与支气管紧密相连的囊性肿物,密度均匀,边缘光滑。

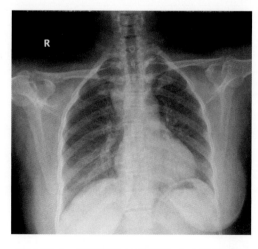

图7-37-3　纵隔囊肿X线表现,右上纵隔增宽

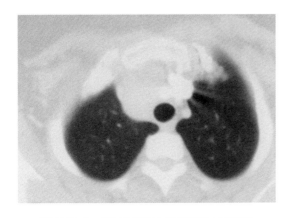

图 7-37-4 CT 显示右上纵隔肿物,呈囊性

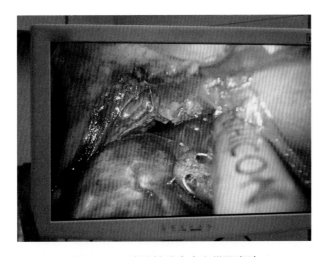

图 7-37-5 胸腔镜分离右上纵隔囊肿

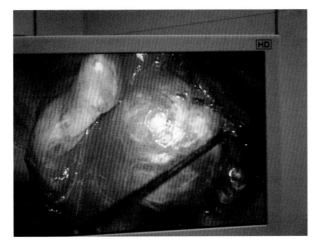

图 7-37-6 完整切除右上纵隔囊肿,包膜完整

手术方法可分为胸腔镜手术和开胸手术两种。胸腔镜下囊肿切除术适用于大部分患者。对于部分囊肿巨大或合并感染者开胸手术较安全。根据囊肿所在部位选择左或右后外侧切口第 5

或第 6 肋间进胸,但对于囊肿位于奇静脉水平者建议经右胸手术为好。暴露囊肿后逐层解剖,避免误伤气管、支气管膜部或食管,连同囊壁完整切除。

手术治疗效果良好,但个别患者术后囊肿可复发。

第三节 食管囊肿

食管囊肿(esophageal cyst)来源于胚胎期前肠,为食管发育过程中未能形成正常管腔的结果。食管囊肿多位于食管旁。多数患者无症状,少数因压迫食管而出现吞咽困难。部分患者可因慢性咳嗽而误诊为哮喘或慢性支气管炎。

食管囊肿均发生在后纵隔内,沿食管走行分布,为圆形和椭圆形,密度均匀,边缘光滑整齐,无特征性 X 线征象。食管吞钡检查可见食管明显受压,但黏膜皱襞完整。如囊肿发生溃疡而与食管相通,囊肿内可见气体,吞钡检查时可见钡剂进入囊肿内。食管囊肿与位于食管旁的支气管囊肿其 X 线表现完全相同,胸部 CT 可见食管旁囊性肿物(图 7-37-7)。

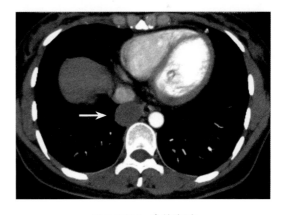

图 7-37-7 食管囊肿

食管囊肿位于后纵隔的囊性肿物,密度均匀,与食管紧密相连。食管超声内镜能准确区分食管内占位病变及壁外压迫,区别出黏膜下肿物的来源,准确测定肿物大小,能显示黏膜下肿物的回声强弱,它对食管囊肿具有确诊价值。

手术切除是本病的唯一治疗方法。

第四节 心包囊肿

心包囊肿（pericardial cyst）是发生在心包附近的一种单纯囊肿，多数为先天性。多位于右后侧心膈角处。心包囊肿一般呈梭形或卵圆形，壁薄内含清液；囊壁内为一层间皮细胞组织；除少数外，大部分与心包不通。儿童少见，多见于成人，心包囊肿为良性病变。

心包囊肿很少产生症状，有些患者有轻度胸闷痛感，仅于常规体检或因其他原因行胸部X线检查时被发生。胸部X线检查见心包囊肿通常位于前纵隔心膈角区，但也有位置较高者，多为单发，极少数可有多发。胸部CT检查有助于明确阴影的囊性结构，对位于不典型部位者诊断价值更高（图7-37-8）。

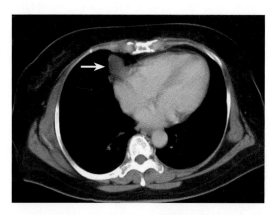

图 7-37-8 心包囊肿

心包囊肿位于心膈角的囊性肿物，密度均匀，边缘光滑，一般不需处理，症状明显者可手术切除。

第五节 肠原性囊肿

肠原性囊肿（enterogenous cyst）亦称重复囊肿或胃囊肿，是在胚胎发育时由神经肠管的残存组织发育而形成的囊肿，可发生在脊髓的腹侧、背侧或脊髓内。本病男性较常见。肠原性囊肿多见于婴幼儿时期，常有程度不同的呼吸困难。有的囊肿壁发生溃疡，如溃破入食管则可引起呕血、肺炎等并发症。本病易并发其他畸形，如脊柱畸形、内脏转位、肺隔离症等。

胸部X线检查见囊肿位于纵隔脊柱旁，圆形或椭圆形，轮廓清楚光滑，密度均匀。食管造影囊肿多通过蒂与脊膜及胃肠道相连接。随囊肿内容不同，胸部MRI对其形态观察比较清楚。

外科手术切除是本病的唯一治疗方法，为避免发生气管支气管瘘、食管瘘、胸椎破坏等并发症，应争取早期明确诊断、早期手术治疗。

第六节 胸腺囊肿

胸腺囊肿（thymic cyst）较为罕见，仅占全部纵隔肿物的1%~2%。大多数为来自胸腺咽管上皮的先天性囊肿，可发生于从颈部到前纵隔的胸腺下降线的任何地方。也有个别报道与手术创伤、炎症等有关者。

患者多为儿童和年轻人，大多无临床症状，仅于因其他原因行胸部X线检查时被发现。少数囊肿过大者可出现胸部疼痛或胀闷感、咳嗽、呼吸困难、吞咽困难、声嘶等症状。

胸部X线检查无特异性表现，囊肿边缘光滑，圆形或卵圆形，位于前纵隔（图7-37-9）。胸部CT和磁共振检查有助于明确囊性特征。

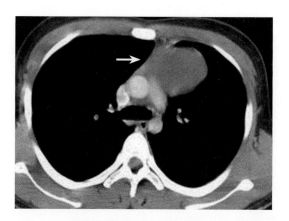

图 7-37-9 胸腺囊肿位于前上纵隔的囊性肿物，圆形，边缘光滑

手术治疗既可切除囊肿，也有助于明确组织学诊断。胸腺囊肿切除后不复发，预后好。

第七节 手术方法

对于纵隔囊肿而言，不同的囊肿，其手术方法不一,总的来说同纵隔的切除,由于纵隔囊肿一般边界清楚,所以手术切除也较纵隔肿瘤容易。故而不再赘述。

(叶波 胡定中)

参考文献

1. 李敬,邹廷前,李成锋,等.颏下区气管支气管囊肿误诊为甲状舌管囊肿1例.临床口腔医学杂志,2011,27(11):691.

2. 王杰.后下纵隔气管支气管囊肿1例.中国实用医药,2011,6(23):179-180.

3. 何云霞,冀瑞烨,霍现英,等.颈部异位胸腺囊肿超声表现1例.中国超声医学杂志,2011,27(10):937.

4. 徐芳,张海锋,徐东杰,等.心包囊肿压迫右冠状动脉导致心电图ST段抬高一例.中华心血管病杂志,2011,39(6):562-563.

5. 延东娥,张海峰.多房性心包囊肿超声表现1例.中国超声医学杂志,2011,27(12):1143-1144.

6. 朱霆.累及颈根部的胸腺囊肿1例.临床耳鼻咽喉头颈外科杂志,2010,24(21):1006-1007.

7. 赖繁彩,李剑锋,杨帆,等.胸腺囊肿的诊断及胸腔镜手术治疗.中华胸心血管外科杂志,2010,26(2):125-126.

8. 张毅,魏翔,潘铁成.先天性纵隔气管支气管囊肿51例外科治疗.临床肺科杂志,2009,14(7):877-879.

9. 刘鸿程,陈晓峰,高文,等.电视胸腔镜手术治疗纵隔支气管囊肿.中华外科杂志,2009,47(20):1595-1596.

10. 于振涛,冯庆来,尚晓滨,等.胸腺囊肿(附16例报告).中国肿瘤临床,2008,35(10):544-546.

11. 陈海燕,潘翠珍,舒先红.心包囊肿伴大量胸腔积液及心包积液超声表现1例.中华超声影像学杂志,2008,17(4):367.

12. 韩宏生,李建龙,董墨农,等.支气管囊肿的影像诊断.实用放射学杂志,2007,23(2):197-198,217.

13. 宋则周.升主动脉根部心包囊肿继发结核性脓肿超声表现1例.中华超声影像学杂志,2007,16(5):427.

14. 付月珍,金泉英,王怡然.小儿支气管囊肿严重压迫气管致呼吸衰竭的麻醉1例.基层医学论坛,2006,10(23):1148-1149.

15. 彭万富,吴观生,胡选义,等.小儿巨大心包囊肿一例.中华小儿外科杂志,2006,27(9):467.

16. 孙红,蔡祖龙,惠萍,等.不典型部位心包囊肿的影像学诊断与手术对照.中国医学影像技术,2004,20(11):1705-1707.

17. 蒋亚平,杨军,周康荣.肺内支气管囊肿的CT诊断.临床放射学杂志,2002,21(12):944-946.

18. 赵锋,张卓,王孝丽,等.心包囊肿的影像学诊断(附38例报告).中国医学影像技术,2001,17(4):341-342.

19. 韩福刚,唐光才.中纵隔胸腺囊肿一例.中华放射学杂志,2000,34(7):468.

20. 陈于平,杨捷生,陈玉泉.纵隔气管支气管囊肿五例.中国胸心血管外科临床杂志,1998(2).

21. 于俊秀,邹海东,张伟.颈部气管食管囊肿1例.中华小儿外科杂志,1997,18(6):379.

第三十八章 纵隔间叶源性肿瘤

几乎所有间叶源性肿瘤均可在纵隔内见到。间叶组织包括纤维、脂肪、平滑肌、骨骼肌、间皮、滑膜、血管、组织细胞以及原始间叶细胞等(骨、软骨和淋巴造血系统),它们是一大类在胚胎学上有共同起源的组织的总称。在胚胎时期均由中胚层演化而来,起到支持、营养、保护等作用。凡起源于上述组织的肿瘤习惯上称为软组织肿瘤。尽管来自一个共同源基,但它们具有不同解剖学和形态学特点,表现为形形色色的新生物。骨、软骨和淋巴造血系统也起源于中胚层,但因其有各自特有的结构,一般不作软组织而论。

第一节 病因和病理

一、病因

纵隔间叶源性肿瘤的发病原因类似于全身,虽然国内外的学者在遗传学、环境学、免疫病毒学等方面作了不少的工作,但确切病因尚完全明了。

1. 创伤　最先注意到的是体表的一些肿瘤与创伤的关系,也有少数报道发现手术、烫伤或化学烧伤的瘢痕组织及异物附近组织易发生软组织肿瘤,潜伏期为2~50年。

2. 化学物质　动物实验证实皮下注射多环碳氢化合物能产生多种肉瘤,但在人体的研究上仍未证实。除锈剂或落叶剂中二氧苯定可进入人体内并积聚在脂肪和其他组织中,不能迅速代谢,有可能诱发软组织肉瘤。

3. 辐射　放疗患者在放射野中出现肉瘤,一般有2~25年的潜伏期,最常见的类型是恶性纤维组织细胞瘤和血管肉瘤。

4. 良性肿瘤恶变　绝大多数软组织肉瘤是原发的,而不是由良性肿瘤恶变而来,有多年病史的良性肿瘤转为生长迅速,且在光镜下找到肯定的良性病变残留,才可考虑为恶变。

5. 病毒感染　曾在实验动物和人类软组织肉瘤中分离出C型病毒、白血病病毒、EB病毒,并注意到HIV感染的患者常伴发卡波西肉瘤。

6. 免疫因素　淋巴管肉瘤的发生总是同乳腺癌根治术后慢性淋巴水肿有关,长期应用免疫抑制剂可引起软组织肉瘤。

7. 遗传因素　已知与遗传有关的软组织肿瘤包括平滑肌瘤、黄色瘤等。

8. 基因突变　p53基因突变在散发的软组织肿瘤中不常见,已知p53突变Rb基因异常表达的软组织肿瘤要比没有突变的侵袭性更强。

二、病理

纵隔软组织良性肿瘤组织形态大致与起源组织相似,仅是数量或结构排列上略有差别。纵隔恶性软组织肿瘤形态与正常起源组织相差较大,并且细胞分化程度不同。分化程度高者,常能在肿瘤内发现某些与起源组织相似的形态特点,两者有时难于鉴别,须借助免疫组织化学、电镜等手段并结合临床才能鉴别。

第二节　临床表现

纵隔间叶源性肿瘤可存在多年而无症状,半数以上是由于偶然发现,也可以是在体格检查时发现。最常见的主诉是胸痛、咳嗽、气短、吞咽困难、声嘶、Horner综合征、上腔静脉压迫症及气管、心脏受压等,还有一些非特异性症状,如发热、盗汗、全身不适、食欲缺乏、体重减轻等,这些同肿瘤的位置、大小、性质以及生长方式有关,良性肿瘤较少出现症状,浸润性生长常出现受累脏器的相应症状。临床多见的间叶源性肿瘤如下。

一、纵隔脂肪源性肿瘤

分为良性及恶性两大类,良性肿瘤占大多数。纵隔脂肪源性肿瘤可发生于纵隔任何部位,大部分位于前纵隔、心缘旁或心膈角。

1. 纵隔脂肪瘤　是纵隔内较常见的间叶源性肿瘤之一。可发生于任何年龄,成人男性稍多。临床上一般无明显症状,如肿瘤体积大可压迫周围组织,可产生相应症状。CT对脂肪性肿瘤诊断有重要价值,在纵隔内有良好的对比度,可见胸骨后上纵隔的圆形肿物,CT值较低,可为−100HU,肿瘤边缘清晰无外侵。诊断纵隔脂肪瘤应注意在纵隔脂肪瘤中寻找胸腺组织成分,以排除胸腺脂肪瘤的诊断。还应与脂肪过多症鉴别,因肿块有完整包膜,手术切除不困难,一般预后良好。

2. 纵隔脂肪肉瘤　其病因不明。发生于纵隔者罕见,男性稍多于女性,多见于40~60岁,少见于青少年,绝大多数为原发性肿瘤,也有从良性脂肪瘤恶变而来的报道。目前常划分为分化良好型、黏液型、圆形细胞型及多形性和去分化型5种类型,外加5种肿瘤成分同时存在的混合型。脂肪肉瘤多位于后纵隔。病程较长,术前病程从数周到数年不等,常有明显胸痛,肿块巨大可产生压迫症状,CT对诊断有重要意义,MRI与CT相比可多层面扫描,在观察肿瘤扩展范围上优于CT。局部广泛切除,包括肉瘤的包膜,放射治疗对黏液型脂肪肉瘤有效,并且黏液越多效果越好。纵隔内脂肪肉瘤预后较表浅者差。手术时只做包膜内切除预后差。

脂肪肉瘤5年生存率40%~64%,术后复发率高,有报道达24%,复发患者应争取再次手术。

二、纵隔纤维组织源性肿瘤

纤维组织肿瘤由纤维细胞、成纤维细胞及胶原纤维所组成。根据分化和成熟程度分为良性及恶性,纵隔纤维原性肿瘤非常罕见,目前习惯将这类肿瘤分类为纤维瘤病、纤维肉瘤及恶性纤维性组织细胞瘤。

1. 纵隔纤维瘤　是一种纤维组织增生性疾病,由胶原纤维和成熟纤维细胞组成。病因不明,可能与一些炎症或肿瘤产生的活性物质有关,也可能是一种变态反应和自身免疫性疾病。生物学行为介于良性与恶性之间。患者多为中年人,临床症状主要因胸腔纵隔内各脏器受到增生的纤维组织包裹和压迫而引起,可包绕主动脉弓、气管、支气管、心脏等,往往因上腔静脉受阻而被发现,其他尚有胸痛、发热、吞咽困难、声嘶、红细胞沉降率加快等表现。肿瘤不发生转移,治疗应采取完全切除。

2. 纵隔纤维肉瘤　病因不明,在纵隔者罕见,多位于后纵隔。肿瘤多为圆形或椭圆形,体积较大,生长迅速,局部呈浸润扩展,少有远处转移,发现时一般较大,通常产生症状,主诉有咳嗽、胸痛、呼吸困难及吞咽困难等。一些大的肿瘤会分泌胰岛素样因子,引起低血糖。胸部X线表现纤维肉瘤和纤维瘤均无特征性,没有好发部位,通常轮廓清楚,向纵隔一侧突出,没有钙化,可并发胸腔积液。因肿块外侵严重,界限不清,完全切除难度较大。根据病变部位设计合适的手术切口,对手术顺利进行是很重要的。对此类肿瘤外科手术仍为主要治疗方法,放疗或化疗效果不确定,患者预后差。

3. 纵隔恶性纤维组织细胞瘤　恶性纤维组织细胞瘤是老年人最常见的软组织肉瘤,只有极少数的病变是原发于纵隔。男女发病无差别。后纵隔多见,其次为中纵隔。早期常无症状,不易发现,只有当肿瘤生长压迫周围脏器或大血管时才出现症状。胸部X线可提示肿块的存在,多见于后纵隔,常表现为类圆形或不规整的肿块,向纵隔一侧突出,大小不等,密度一般较均匀,少数密度不均匀,可伴有钙化。CT能清楚地了解肿块与周围组织特别是血管关系,对制定手术方案有帮助,病变较小时,边缘光整,密度均匀。首选手术治疗,手术原则尽可能完整切除。术前或术后的辅助治疗如放疗和化疗效果尚未得到证实。恶性纤维组织细胞瘤恶性程度较高,局部复发率达40%~55%,最多见肺转移。5年生存率36%。

三、孤立性纤维性肿瘤

发生于纵隔者非常罕见,近一半是恶性的,该肿瘤起源于间皮下的未分化间叶细胞,发病与石棉接触史无关。多见于成年男性,常有胸痛、咳嗽、呼吸困难和发热等症状,可有骨关节病、杵状指及低血糖的表现。可有转移,较常见的是肝,也可见淋巴转移。治疗采用外科手术切除,术后辅以放疗和化疗。良性一般预后良好,很少复发。恶性者长期生存率很低,容易复发,大多数复发病例生存时间不足5年。

四、纵隔血管源性肿瘤

血管源性肿瘤纵隔内罕见,病例统计认为发病率占纵隔肿瘤的0.5%~1.5%,其10%~30%属恶性,病因及发病机制不明,可发生于纵隔的任何部位,以前上纵隔居多。

1. 纵隔血管瘤 以海绵状血管瘤多见,部分为毛细血管瘤,二者占良性血管瘤的90%,静脉型也有报道。多发于内脏区或椎旁沟,偶尔可扩展到胸壁、颈部及椎管内。多见于青壮年,性别差异不大,患者无症状,症状的发生与肿瘤大小部位及对周围组织压迫或侵犯有关,可以有胸痛、胸闷、咳嗽等症状。CT有助于血管瘤的诊断,可见纵隔孤立性软组织肿块,中等密度,大小不等,边界清,也可模糊不清,较胸部X线片容易显示静脉石的存在。治疗方面以手术切除为首选。

2. 纵隔血管内皮细胞瘤 组织学表现介于良恶性之间,起源于血管内皮细胞。可呈浸润性生长,并可有区域淋巴结转移及重要脏器转移,其中肺和肝是常见的转移部位,属低度恶性肿瘤,手术应广泛切除,有一定的复发率。

3. 纵隔血管内皮肉瘤 发生于纵隔者非常罕见,病因不明,恶性程度高,疾病进展迅速,呈现浸润性生长,可有淋巴和肺脏转移,有时手术中发现已无法切除,患者在术后短期内复发,生存期较短。

4. 纵隔血管平滑肌瘤 主要位于四肢远端皮下组织,罕见于纵隔。可发生于任何年龄,纵隔的任何部位,其中前纵隔多见。肿瘤巨大可有压迫症状,术前诊断有赖于活检,首选手术,预后良好。

5. 纵隔血管平滑肌肉瘤 发病部位以下腔静脉、肺动脉常见,病变位于小血管时不易发现原发血管,诊断颇有争议,须结合肿块大小、发病部位、有无转移及镜下所见有丝分裂数量确定,首选手术治疗。手术范围包括整个肿瘤及其附近的血管和粘连组织,有报道术后复发率达75%,有人曾给予复发患者放疗,但未获成功,化疗仅对少数病例有益。

6. 纵隔血管外皮细胞瘤 起源于血管外皮细胞可有良恶性之分,但病理上难区分,肿瘤可发生于身体任何部位,以下肢、腹膜后和头颈部位最常见;无年龄及性别差异;生长缓慢,血行播散是转移的主要途径,以肺和骨常见;大多数患者无症状,后期由于肿块巨大或浸润出现压迫症状,其中较为特殊的症状有低血糖表现,发生原因可能与肿瘤分泌肾素、血液内葡萄糖被大量利用和消耗有关,一旦切除肿瘤,血糖即可恢复正常。纵隔血管外皮细胞瘤诊断有赖于病理确定。MRI和血管造影可显示肿瘤丰富的血管网,并明确边界。术前栓塞疗法可减少肿瘤血供,易于手术切除,术后有复发可能,放疗可作为辅助疗法。

五、纵隔淋巴管源性肿瘤

1. 纵隔淋巴管瘤 淋巴管瘤是畸形而非真性肿瘤,属于先天性疾病,也可能继发于手术、外伤后,以颈部最为常见。临床将淋巴管瘤分为颈型、颈纵隔型、纵隔型。根据异常淋巴管大小,又分为三型。①毛细血管型:由细小的淋巴管构成;②海绵状型:由管腔扩张的淋巴管组成,腔内含淋巴液,间质结缔组织常增多,并有散在的淋巴细胞及淋巴滤泡,常沿组织间隙生长,不易切除干净;③囊状淋巴管瘤:此型最多见。

2. 纵隔淋巴管肌瘤 全部发生在女性的良性肿瘤,最初称为淋巴管外皮细胞瘤,其局限性的病变可位于纵隔,常与胸导管及其分支有密切的关系,导致乳糜胸。弥漫型被称为淋巴管肌瘤病,可累及肺脏,有些病例发生在结节性硬化综合征背景上,提示其在发病机制上的联系,发病可能与女性激素有关。有观点认为系一种错构瘤。手术效果较好。

六、纵隔肌源性肿瘤

1. 纵隔横纹肌瘤　此肿瘤可发生于任何部位,甚至是无骨骼肌部位,很少见原发于纵隔,国内期刊少有报道,此肿瘤手术预后良好。

2. 纵隔横纹肌肉瘤　横纹肌肉瘤由不同分化程度的骨骼肌细胞组成的恶性肿瘤。临床上根据肿瘤细胞分化程度、特殊的组织结构和具体形态,将其分为胚胎型(包括葡萄族型)、梭形细胞型、腺泡型和多形型,其中胚胎型最多见。可发生于任何年龄,腺泡型多发生于青少年,胚胎型多发生于婴儿,多形性大多发生于老年人。男性发病较女性多见,常无症状,甚至由于转移部位首发症状,肿块较大时可出现周围脏器压迫症状,因肿瘤恶性程度较高,生长迅速,发现时即有淋巴道或血道转移,手术同时宜结合放疗和化疗。横纹肌肉瘤的病理分类可以决定预后,预后最好的类型是葡萄型横纹肌肉瘤,5年生存率达95%。

七、其他

发生于纵隔的其他间叶性肿瘤还有间叶瘤、脑脊膜瘤、滑膜肉瘤、骨外的成骨肉瘤、软骨肉瘤等以及炎症性肿块、黄色肉芽肿。

第三节　诊断和治疗

一、辅助检查

胸部X线片诊断价值有限,但可以提供病变在纵隔内的位置、大小、解剖结构有无移位和改变、肿块的相对密度是囊性还是实体、有无钙化,是诊断的基础检查方法。CT的诊断价值较高,增强扫描可分辨出肿块与血管之间的关系。MRI有良好的软组织分辨率和对比分辨率,对血管畸形或与血

管相关疾病有优势。穿刺活检也可获得术前细胞学诊断。

二、诊断

因发生于纵隔的间叶源性肿瘤来源各异,症状少、无特异性,术前诊断有赖于病理支持,结合临床病史与体格检查,选择合适的辅助检查手段,有利于提高术前诊断准确率。软组织肉瘤的分期和分级对其诊断、治疗、预后的评价和研究非常重要。

三、手术治疗

手术为首选治疗方案,手术途径及手术技术问题应按纵隔肿瘤的手术原则,争取彻底切除。对于恶性间叶源性肿瘤有时还须结合放疗或化疗。

决定纵隔间叶源性肿瘤预后的因素也像发生于其他部位的间叶源性肿瘤一样,根据肿瘤的大小、分级,手术切缘与肿瘤复发呈正相关。细胞增殖指数,诸如ki-67和p105属于增殖标志物,有研究认为与预后相关。用流量血细胞计数判断实质性肿瘤患者预后,测定细胞DNA量,估计细胞周期的分布和倍性,有报道二倍体和非整倍体肿瘤的10年生存率,前者显著大于后者。

(叶波　胡定中)

参考文献

1. 刘邵华,王关顺,王银瓶.腹膜后平滑肌肉瘤复发及纵隔心包转移1例.中国临床医学影像杂志,2002,13(6):451.
2. 佘波,李鹏.前纵隔巨大硬化性脂肪肉瘤一例.临床放射学杂志,2007,26(11):1142.
3. 周海滨,李涛,赵兰华.纵隔脂肪肉瘤1例报告.山东医药,2005,45(36):76.
4. 毛卫波,朱忆凌,黄渊,等.纵隔伴有局部骨样化生和平滑肌分化的高分化脂肪肉瘤1例.临床与实验病理学杂志,2007,23(2):246-247.
5. 彭传亮,赵小刚,董晓鹏,等.巨大纵隔脂肪肉瘤1例.中华胸心血管外科杂志,2007,23(4):223.
6. 于爱红,朴常福,张在人,等.纵隔原发横纹肌肉瘤一例.临床放射学杂志,2002,21(5):396.
7. 施展,何庆勇,石闻光.原发性纵隔血管肉瘤1例报告并文献复习.疑难病杂志,2008,7(9):572-573.

8. 刘裕,付政.纵隔血管外皮细胞肉瘤1例报告.实用放射学杂志,2001,17(7):556.

9. 朱庆强,朱文荣,童明敏,等.原发性右后纵隔血管肉瘤一例.中华放射学杂志2011,45(10):992.

10. 李浩,王志成.纵隔脂肪肉瘤三例的外科治疗体会.国际外科学杂志,2010,37(12):855-856.

11. 张毅,魏翔,潘铁成.原发性纵隔脂肪肉瘤的外科治疗.临床肺科杂志,2009,14(11):1445-1446.

12. 张克俭,谭细友,鲁植艳,等.纵隔和大脑髓样肉瘤1例报告并文献复习.武汉大学学报:医学版,2005,26(6):785-787.

13. 涂茜,陈卫国,程勇,等.纵隔高分化软骨肉瘤一例.放射学实践,2006,21(8):800.

14. 郭应林,李莉,刘白鹭.前纵隔低度恶性纤维黏液样肉瘤一例.中华放射学杂志,2008,42(6):671.

15. 严四军,刘燕,黄洁健,等.巨大纵隔脂肪肉瘤1例.实用医学杂志,2008,24(15):2570.

16. 陈敏东,邓卫兵.原发性纵隔脂肪肉瘤破裂并血胸1例.中国肿瘤临床,2002,29(8):606.

17. 韩敬泉,崔键,张凯,等.纵隔平滑肌肉瘤1例.中华胸心血管外科杂志,2011,27(4):254.

18. 杨奉常,黄勇,申洪明,等.伴有软骨肉瘤成分的前纵隔恶性神经鞘瘤1例.实用放射学杂志,2008,24(12):1726-1727.

19. 刘春柱,冯玉兰.纵隔纤维肉瘤致心影呈怪异型一例.临床放射学杂志,2000,19(4):259.

20. 贾军锁,苗天生.纵隔巨大纤维肉瘤一例.中华放射学杂志,1999(2):140.

21. 刘志钦,戈明媚,廖玉珍,等.纵隔脂肪肉瘤一例.放射学实践,2008,23(5):576.

22. 周睿,王鲁平,李静.纵隔非典型性脂肪瘤性肿瘤/高分化脂肪肉瘤临床病理学分析.诊断病理学杂志,2007,14(3):190-193,201.

23. 尚延海,王世华,李平香.纵隔浆细胞肉瘤1例.医学影像学杂志,2006,16(5):505,509.

24. 曾建华,周建伟,贾铭,等.纵隔平滑肌肉瘤一例.放射学实践,2003,18(10):773.

25. 张临友,汪立鑫,郭晓彤,等.前纵隔脂肪肉瘤1例报告.哈尔滨医科大学学报,2006,40(3):200.

26. 董印军,张百江.纵隔脂肪肉瘤的CT特征及临床病理表现.中国肿瘤临床,2010,37(6):348-350.

27. 刘尼军,潘高争,徐兵智,等.上纵隔骨外软骨肉瘤1例.中国临床医学影像杂志,2011,22(9):683-684.

28. 赵威武,陈朝晦,孙厚坦.超声导向穿刺诊断纵隔脂肪肉瘤1例.中国超声医学杂志,2009,25(1):19.

29. 王亚非,景成定,蒋令.后上纵隔横纹肌肉瘤一例.中华放射学杂志,1998(12):802.

30. 许咏冬,孙伟燕,赵纯,等.罕见纵隔脂肪肉瘤1例诊治体会及文献复习.实用肿瘤杂志2009,24(3):288-290.

31. 孙哲仁,宋伟安,王伟.后上纵隔多形性脂肪肉瘤1例.中华胸心血管外科杂志,2008,24(3):168.

32. 王安武,徐山淡.右上纵隔横纹肌肉瘤一例.中华放射学杂志,2000,34(4):285.

33. Paessler M,Choi J.Relapsed nodular sclerosis Hodgkin lymphoma and therapy-related myeloid sarcoma in a mediastinal mass. Blood,2014,123:1291.

34. Chandra P,Schmidt RM,Madan P,et al. Mediastinal sarcoma with deviated tracheal anatomy. J Thorac Oncol,2008,3:82-83.

35. McCluggage WG,Boyd HK,Jones FG,et al. Mediastinal granulocytic sarcoma:a report of two cases. Arch Pathol Lab Med,1998,122:545-547.

36. Emmert C,Dietrich F,Wecke WD,et al. High-grade endometrial stromal sarcoma(HG-ESS)in an adolescent girl with benign mediastinal Schwannoma. J Obstet Gynaecol,1999,19:210-212.

37. Sakakibara N,Ohhira M,Tanaka N,et al. A successful surgical treatment of a giant primary mediastinal sarcoma. Kyobu Geka,1986,39:569-572.

38. D'Angio M,Paesano P,Quattrocchi L,et al. Mediastinal isolated Myeloid Sarcoma:a single institution experience. Leuk Lymphoma,2014.

39. Korula A,Shah A,Philip MA,et al. Primary mediastinal synovial sarcoma with transdiaphragmatic extension presenting as a pericardial effusion. Singapore Med J,2009,50:e26-e28.

40. Vakili R,Hiradfar M,Zabolinejad N,et al. Tumor induced hypercalcemia in a patient with mediastinal synovial sarcoma. J Pediatr Endocrinol Metab,2007,20:841-845.

41. Schenning R,Vajtai P,Troxell M,et al. Alveolar soft part sarcoma:unusual etiology of mediastinal mass in an adolescent. Clin Pract,2013,3:e26.

42. Trupiano JK,Rice TW,Herzog K,et al. Mediastinal synovial sarcoma:report of two cases with molecular genetic analysis. Ann Thorac Surg,2002,73:628-630.

43. Jiang L,Admirand JH,Moran C,et al. Mediastinal follicular dendritic cell sarcoma involving bone marrow:a case report and review of the literature. Ann Diagn Pathol,2006,10:357-362.

44. Henninger B,Freund M,Zelger B,et al. Primary mediastinal synovial sarcoma:a case report and review of the literature. Cases J,2009,2:6948.

45. Ramasamy K, Lim Z, Pagliuca A, et al. Acute myeloid leukaemia presenting with mediastinal myeloid sarcoma: report of three cases and review of literature. Leuk Lymphoma, 2007, 48:290-294.

46. Martinez GM, Nauffal MD, de la Cuadra GP: An unusual case of posterior mediastinal mass: extraosseus ewing sarcoma. Arch Broncone μ mol, 1997, 33:363.

47. Zhang WD, Zhao LL, Huang XB, et al. Computed tomography imaging of anterior and middle mediastinal Ewing sarcoma/primitive neuroectodermal tumors. J Thorac Imaging, 2010, 25:168-172.

48. Song SY, Ko YH, Ahn G. Mediastinal germ cell tumor associated with histiocytic sarcoma of spleen: case report of an unusual association. Int J Surg Pathol, 2005, 13:299-303.

49. Valero LA, Honguero MA, Rombola CA, et al. An unusual anterior mediastinal tumour: a follicular dendritic cell sarcoma associated with Castleman's disease. Cir Esp, 2012, 90:58-59.

50. Cremades A, Teriitehau C, Grand B, et al. Late mediastinal metastasis of Ewing's sarcoma of tibia. Rev Pne μ mol Clin, 2008, 64:133-136.

第三十九章　胸骨后甲状腺肿

第一节　病因和病理生理

胸骨后甲状腺,顾名思义,是全部或部分位于纵隔内的甲状腺,常被误认为是原发于纵隔的肿瘤。但其实质是来源于颈部向下延伸入纵隔的甲状腺,多为单侧,少数为双侧,通常是由于结节性甲状腺肿所致,少数是甲状腺腺瘤,甲状腺癌很少见。由于纵隔肿瘤种类繁多,其发病率各家报道不一致。国外文献统计胸骨后甲状腺约占纵隔肿瘤的5.2%,而据国内不完全资料统计,胸骨后甲状腺占的比例约6.6%。多数胸骨后甲状腺患者为60岁以上老年人,女性是男性的2~4倍。

胸骨后甲状腺的定义存有争议。1940年Wakeley 和 Mulvany 将胸骨后甲状腺肿大分为三类:1 型,小部分位于胸骨后,而大部分位于颈部;2 型,大部分位于胸骨后;3 型完全位于胸骨后的甲状腺肿。后来的文献报道约80%的胸骨后甲状腺只是一小部分位于胸骨后,属于 1 型;15% 属于 2 型;只有 2%~4% 全部位于胸骨后。

另外还有一种较少见的真性胸内甲状腺肿,多数位于纵隔内,在大血管的内后方与气管相接近,此类胸内甲状腺肿与颈部甲状腺仅有血管相连或无任何相连。无任何相连者亦可称为迷走型胸内甲状腺肿,是患者胚胎时期在纵隔内残存的甲状腺组织,后渐发展为甲状腺肿瘤,其血供来源于胸内血管,多位于中、后纵隔,下纵隔仅占 10%~15%,少数可接近膈肌水平。肿物与气管的关系密切,有时甚至位于食管的后方。

一、病因

因甲状腺自身重力的作用,使其逐渐下坠;最后发展到进入胸廓上口,受到胸腔内负压的吸引,使正常的或肿大的甲状腺部分或完全坠入胸骨后间隙内。肥胖短颈者易发。

二、病理生理

(一)胚胎学

甲状腺原基起源于中线上的一个息室状突起。第 1、2 咽囊之间咽壁这一部位后来发育成舌的盲孔。甲状腺原基发育成双叶结构,其末端下降到喉原基水平。成人甲状腺下级通常达到第一气管软骨环水平。异位甲状腺组织主要来自腺体上极到舌根部。

(二)解剖部位

如果将纵隔分为前、中、后三个部分。前纵隔前界为胸骨后面,后界为心包前表面、升主动脉及头臂血管。中纵隔后界为心包背侧,包括心包、心脏、升主动脉、主动脉弓、上下腔静脉、气管、主支气管、肺血管起始部等。后纵隔后界为后胸壁,包括食管、降主动脉和奇静脉等(图 7-39-1,图 7-39-2)。

大部分胸骨后甲状腺位于中纵隔或看似包括前纵隔。胸骨后甲状腺本质上是颈部甲状腺向下的延伸,因此一般不会突破气管前筋膜而和气管前的血管发生密切关系,这也是决定了手术切口和方式的决定性原因(手术方式下文详细提及)。那些

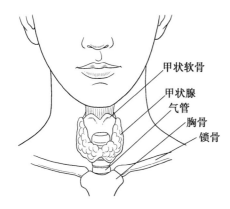

图 7-39-1　甲状腺解剖位置

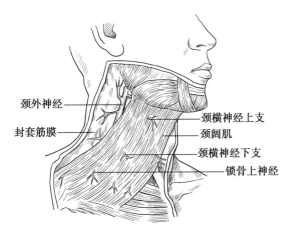

图 7-39-2　颈部浅层肌肉

看似位于前纵隔的甲状腺肿实际上只是一部分突向前纵隔，但并未突破气管前筋膜。当然，如果曾经有甲状腺手术史，破坏了前中纵隔之间互相封闭的结构，甲状腺肿则可部分或完全下降到前纵隔血管前间隙。甲状腺恶性肿瘤由于生长方式的原因可浸润生长入前纵隔。

胸骨甲状腺和气管关系密切，大多数胸骨后甲状腺肿位于气管偏右前侧，大血管的后面，可能和左侧主动脉弓的阻隔有关系。少数可位于气管后甚至食管后。下降的位置一般主动脉弓以上，部分可降至主动脉弓水平，个别甚至可达膈肌水平。

胸内甲状腺血供多数由来经颈部发出的甲状腺下动脉，极个别可由来自胸内的血管供应。由于甲状腺肿位置的改变，少数正常位于其后面的甲状腺下动脉及喉返神经可位于甲状腺肿前面，因此手术需仔细辨别。

（三）病理

胸骨后甲状腺肿多数为非毒性结节性甲状腺

肿，毒性甲状腺肿少见；其次为甲状腺腺瘤；少数为恶性甲状腺肿瘤。上海市胸科医院 1996 年 2 月至 2010 年 3 月手术治疗的 69 例胸骨后甲状腺肿进行统计，病理示结节性甲状腺肿 26 例、甲状腺瘤 36 例、钙化甲状腺 1 例、甲状腺癌 5 例、异位甲状腺 1 例。5 例甲状腺癌中，2 例为乳头状腺癌，3 例为腺瘤伴局部癌变。

第二节　临床表现

胸骨后甲状腺肿如果体积不大可无症状，由于是良性肿瘤居多，一旦瘤体较大表现出来的即多为压迫症状。

1. 颈部饱胀感　可在颈部触及随吞咽上下活动的肿块。

2. 咳嗽　肿块压迫刺激气管可致干咳。

3. 进食梗阻感　这和肿块压迫挤压食管有关。

4. 声音嘶哑　一般良性肿瘤不会侵犯神经，但肿瘤较大而长期压迫喉返神经亦可导致声音改变甚至声音嘶哑。不过如果一旦有声嘶可能是肿瘤为恶性的一种标志。

5. 呼吸困难　肿瘤如果巨大或有腺瘤囊内出血而压迫致气管变形，管腔明显狭窄则可出现明显的气促、呼吸道梗阻症状，这种症状危险可致死需立即紧急处理，气管插管及手术切除。

6. 突然疼痛　前面提及的肿瘤内出血。

7. 上腔静脉综合征　甲状腺肿压迫头臂静脉引起头面部及胸壁静脉回流受阻，可见患者面部肿胀，颈部及前胸部静脉曲张。

8. 心律失常　毒性甲状腺肿甲亢引起（图7-39-3）

上海市胸科医院 1996 年 2 月至 2010 年 3 月手术治疗的 69 例胸骨后甲状腺肿，无症状体检发现 31 例，有临床症状者 38 例（55.1%），无症状者 31 例（44.9%），其中间断咳嗽 12 例（17.4%）、声音嘶哑 1 例（1.4%）、胸闷 12 例（17.4）、吞咽困难 2 例（2.9%）、颈部不适 1 例（1.4%）、胸部隐痛不适 7 例（10.1%）、右上肢疼痛不适 2 例（2.9%）、甲亢 1 例（1.4%）。

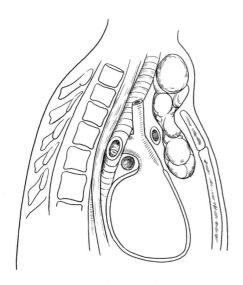

图 7-39-3　胸骨后甲状腺肿压迫邻近器官

第三节　诊断和鉴别诊断

一、诊断

详细询问病史及颈部触诊对初步判断本病非常重要。

（一）无创检查

1. 胸部 X 线检查　可见上纵隔影增宽或块状阴影,边缘光滑,其上缘与颈部相连,气管均有不同程度的受压、移位、狭窄。侧位 X 线片显示肿物位于胸骨后,部分阴影内可见钙化斑(图 7-39-4)。

2. CT 扫描　增强 CT 是胸骨后甲状腺肿的最佳检查方式,不仅能够显示肿块的大小、位置,还能清楚显示肿块与颈部甲状腺相是否连续,并明确肿

块与周围组织、脏器的关系。表现为胸骨后甲状腺肿是颈部甲状腺的向下延伸,肿块有明显的边界,向肿块四周推挤血管,气管甚至食管等;肿块密度不均,对比平扫 CT 注入造影剂后可有明显增强;肿块密度不均,可有坏死液化区域,有时可有钙化点(图 7-39-5~图 7-39-10)。

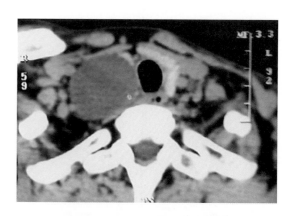

图 7-39-5　胸内甲状腺 CT 横断面

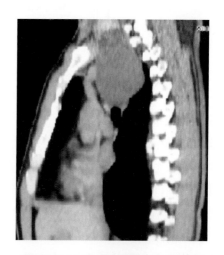

图 7-39-6　胸内甲状腺 CT 矢状面

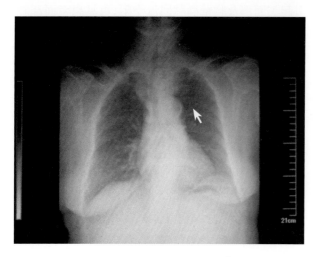

图 7-39-4　胸部 X 线片示上纵隔增宽

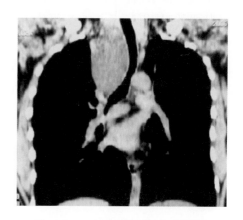

图 7-39-7　胸内甲状腺 CT 冠状面

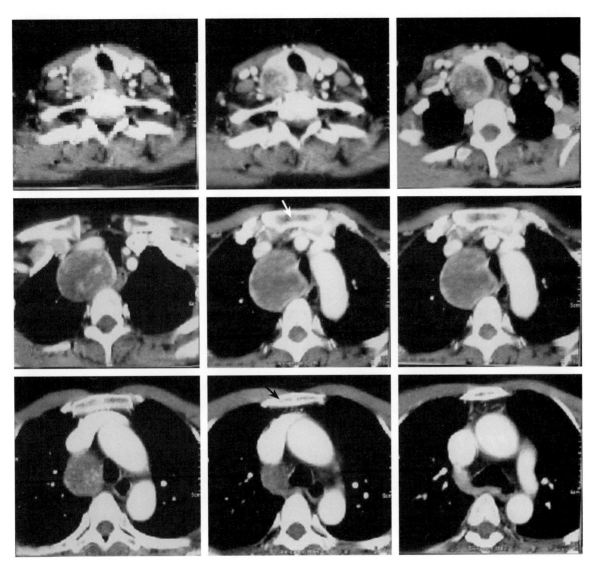

图 7-39-8　CT 表现为与颈部相连延续至纵隔的肿块

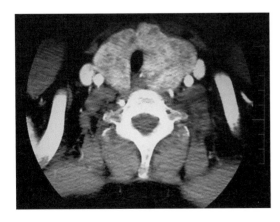

图 7-39-9　双侧甲状腺肿大

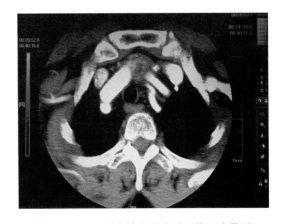

图 7-39-10　部分肿大甲状腺延伸至胸骨后

3. 颈胸部 B 超检查 尤其是彩色多普勒超声检查可明确胸骨后甲状腺的大小,并对病变的性质做出初步判断。

4. 核素扫描 核素检查有助于证实胸骨后肿物的来源,确诊异位甲状腺及有无继发甲亢的热结节,可采用 ^{131}I。一般 CT 检查可完全明确判断,但在完全性胸骨后甲状腺较难明确时可用。

(二)穿刺活检

只有当肿瘤怀疑是恶性时可采用穿刺活检,一般情况下不建议。

二、鉴别诊断

(一)与血管瘤鉴别

胸内甲状腺肿如向右上突出时,应与无名动脉瘤、奇静脉叶鉴别;向左纵隔突出时,应与主动脉瘤相鉴别。

1. 无名动脉瘤 在患者做吞咽动作时,无向上移动现象,在透视下有时可见搏动。记波摄影检查,其搏动与主动脉波同步。有些病例可造成肋骨破坏,必要时应行动脉造影鉴别。

2. 奇静脉叶 奇静脉叶内仍可见肺纹理,在近肺门处可见倒逗点状的奇静脉,气管无受压现象。必要时行气管支气管造影鉴别。

3. 主动脉瘤 常使主动脉弓抬高,向上移位;而胸骨后甲状腺肿则使主动脉弓向下向左移位。主动脉瘤常伴有其他部分主动脉扩张和心脏增大。必要时可行主动脉造影检查。此外,主动脉瘤或无名动脉瘤以梅毒性为多见,如华-康氏反应阳性者,均应首先考虑为动脉瘤。

(二)与其他纵隔肿瘤相鉴别

与胸腺瘤及生殖源性肿瘤相比,胸骨后甲状腺的增强颈胸部 CT 可观察到颈部甲状腺向下延伸,造影对比有明显增强,与周围组织界限明确。

第四节 治疗和预后

一、治疗

(一)术前准备

Netterville 等认为甲状腺肿术前应常规行 CT 检查,是胸骨后甲状腺肿最佳的术前检查手段。继发性胸骨后甲状腺肿的典型扫描可见纵隔内肿块与颈部甲状腺相连;CT 能准确测量甲状腺的体积,显示病变的延伸范围、颈部淋巴结情况、病变内部的密度、对血管等周围组织的压迫或浸润程度;并能提供病变内部钙化、囊性变等信息。对于较大的肿物可通过 64 排螺旋 CT 行多平面重建(multi-planner reformation,MPR),充分了解肿物与重要器官之间的关系。因肿物呈膨胀性生长多有完整的包膜,对周围组织的影响主要表现为推挤,侵犯周围组织可能是分化较差的甲状腺癌,是经颈部切除的禁忌证。T_3、T_4、TSH 可帮助明确是否合并甲状腺功能亢进。由于胸骨后甲状腺肿体积巨大,且位置较深,腺体表面多有扩张的静脉,术前常规口服复方卢戈液,使腺体缩小变硬,利于减少术中出血、便于操作。胸骨后甲状腺肿易继发功能亢进,该类患者更应严格口服碘剂,使基础代谢率降至 20% 以下,满足手术条件,以防甲状腺危象的发生。

(二)麻醉的选择

因腺体体积巨大,且部分腺体深入纵隔内,致使气管受压、推移而产生气道压迫,由于患者病程较长,患者多无明显的呼吸困难症状,但是手术刺激可能导致剧烈咳嗽,并引起气管痉挛、呼吸困难或低氧血症等。因此,麻醉的选择推荐选用气管插管静脉复合全身麻醉。如气管受压移位明显,管径 <0.6cm 者,可行纤支镜引导下气管插管麻醉。气管插管麻醉的另一优点还利于术中发现气管软化,对于颈部较长有较大的操作空间、影像学检查发现肿物相对偏小且随吞咽动作活动度较大,因而颈部处于过伸位时,大部分腺体下极可以自胸骨后拉出,可采用颈丛神经阻滞麻醉。

(三)手术入路

1. 胸骨后甲状腺肿的分型 胸骨后甲状腺肿指甲状腺肿物体积的50%以上位于胸骨入口以下,一般分为三型:Ⅰ型为不完全性胸骨后甲状腺肿;Ⅱ型为完全性胸骨后甲状腺肿;Ⅲ型胸内迷走甲状腺肿。前两者是由于自身的重力和胸腔的负压作用,逐渐坠入胸腔内,后者是由于胚胎期甲状腺邻近动脉球囊,甲状腺迷走纵隔所致。切除胸骨后甲状腺肿物的切口入路历来有不同看法。以往胸科医师强调开胸或胸骨劈开入路,并指出这一类甲状腺肿在胸内有供应血管。持此观点的学者认为,纵隔结构极其复杂,切除胸骨后甲状腺肿必须在直视下进行,避免损伤大血管而造成大出血。临床资料显示:胸骨后甲状腺肿Ⅰ、Ⅱ型较常见,占98%以上。只有胸内迷走甲状腺与胸内血管有联系,此类型临床较为罕见。Ⅰ、Ⅱ型胸骨后甲状腺肿,坠入胸骨后,其血管供应仍保持来自甲状腺上、下动脉,并多呈膨胀性生长,有完整包膜,很少发生与纵隔组织粘连,为采用颈部低位领式切口入路切除胸骨后甲状腺肿提供理论依据。Shaha 等报告72例从颈部手术,只有一例因前一次手术有粘连而采用胸骨劈开。本组颈部切口入路23例,临床实践表明,采用颈部低位领式切口入路钝性剥离胸骨后甲状腺肿物提供了方便路径,大大缩短了手术时间,而且保证胸骨后肿物与颈部原发灶连续整块切除。有学者认为单一的胸腔入路已属禁忌,不仅不易完全切除与颈部相连部分肿物,而且还会给患者造成较大的创伤(图7-39-11)。

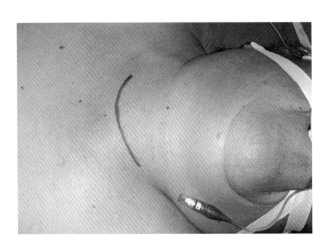

图 7-39-11　切口选择

2. 应用颈部切口时的注意点　纵隔的结构极其复杂,有多组重要血管神经分布其中,给胸骨后甲状腺肿物外科治疗造成较大的困难。本术式属非直视下手术,仅凭手指感觉进行肿物包膜外钝性剥离。若术中一旦损伤大血管引起出血,其后果不堪设想。通过临床实践,我们体会:①术前必须行纵隔CT或MRI检查,有条件者两者兼用。通过CT或MRI检查,可以清楚地了解胸骨后甲状腺肿物性质以及其与纵隔大血管关系,确定手术切口的

路径。②术前必须选择好麻醉方式,切除胸骨后甲状腺肿物的手术,一般采用经气管插管全身麻醉,可以避免因分离肿物压迫气管造成的呼吸困难。如气管受压移位且管腔有明显狭窄,前后径或左右径 <0.6cm 者,提倡行支气管纤维镜引导下气管插管麻醉。临床资料表明:此类患者往往发生胸骨切迹以下的气管纵隔段移位伴气管管腔狭窄,盲目地经气管插入麻醉管,难度很大,危险性亦很大。一旦插管失败,患者就会出现严重呼吸困难甚至窒息,后果可想而知。③手术切口入路应严格掌握,胸骨后甲状腺肿物切除手术,提倡常规采用颈部低位领式切口入路。如果CT或MRI检查,提示胸骨后肿物边界不清,或与纵隔的大血管有粘连者,可加做胸骨正中劈开切口,充分暴露纵隔结构,在直视下行肿物锐性分离,可将其与颈部原发灶连续整块切除。此型切口能足够的暴露纵隔,满足直视手术需要,不需要作开胸手术,造成不必要的损害。④术前须作胸骨劈开准备。实施钝性分离胸骨后甲状腺肿物时,如遇到下列情况:①如粘连明显,难以分离;②分离时出现较严重出血,应果断地作胸骨劈开,充分暴露纵隔结构,在直视下作锐性分离,并彻底止血。

3. 颈部切口术式的适应证　本术式的适应证在国内外仍存在争论,通过临床实践,我们认为可适用于下列几种情况者:①Ⅰ、Ⅱ型胸骨后甲状腺肿患者;②纵隔CT或MRI检查提示胸骨后甲状腺肿物有完整包膜,与纵隔周围组织分界清楚;③出现呼吸困难或吞咽受阻之胸骨后甲状腺肿患者;④甲状腺乳头状或滤泡状癌伴气管旁淋巴结转移者。

4. 胸骨切开入路或颈胸联合入路　一般采取颈领式切口加胸部正中皮肤纵切口,T形切开,胸骨体在第2、3肋或3、4肋间横向锯断,胸骨倒T形裂开。牵开胸骨,切开纵隔胸膜,显露颈部上纵隔血管及肿块,仔细将周围重要血管神经与肿块分离,完整切除肿瘤,充分止血,缝合可能破损的胸膜,放置负压引流,闭合胸骨。颈部低位领式切口加胸骨部分或完全劈开切口、单纯开胸切口或加颈部领式切口的指征:①巨大的、超过4/5位于胸骨后的甲状腺肿,且形成结节状向后下延伸;②胸骨后甲状腺肿与血管关系密切;③怀疑为癌变者;④异

位型或迷走型胸骨后甲状腺肿圈。术式选择根据
甲状腺肿物的病理而决定，良性甲状腺肿采取甲状
腺摘除术、大部切除；若为恶性，行甲状腺次全切除
或一侧全切加对侧大部切除。

（四）手术选择

一般胸骨后甲状腺肿临床无症状，肿瘤较小无
明显压迫表现且明显良性患者可暂时不予手术并
行随访，其余的则需手术治疗。术前明确为毒性甲
状腺肿或高功能腺瘤合并甲亢的患者需行严格的
术前准备，先用硫脲类药，待甲亢症状得到基本控
制后改服碘剂 2 周，再进行手术。亦可开始即用碘
剂，2~3 周后甲亢症状得到控制，便进行手术。但
少数患者服用碘剂 2 周后，症状减轻不明显，可加
服硫脲类药物，直到症状得到基本控制，停用硫脲
类药物，继续单独服用碘剂 1~2 周，再进行手术。
对常规服用硫脲类药物或碘剂不能耐受或无效者，
可单独用普萘洛尔或普萘洛尔与碘剂合用做术前
准备。

（五）手术方式

1. 手术方式　最重要是手术切口的选定。当
前手术切口多样，既有颈部横切口，也有胸骨劈
开、胸骨部分劈开、颈胸联合切口、后外切口、前外
切口，多家各执一词。笔者认为，良性的胸骨后甲
状腺肿完全可以通过低位颈部横行切口切除。原
因前文已提及，不管肿瘤位于纵隔内的任何位置，
其本质是颈部甲状腺向下的延伸，不会突破气管
前筋膜，因此，与气管前的大血管只是一种紧密地
贴靠和压迫，经验丰富，手感灵敏的外科医生完
全可以依靠钝性和非直视下游离肿物下极。胸
骨的部分或完全劈开会发现肿瘤其实位于血管
后方，完全起不到帮助。后外或前外切口需打开
纵隔胸膜且较难暴露甲状腺下动脉，一旦损伤出
血，视野差，操作空间小而难以控制（图 7-39-12，
图 7-39-13）。

2. 手术步骤　颈部低位领式切口手术方法：
首先沿颈白线切开，充分暴露甲状腺，探查清楚。
若峡部肿大不明显，胸骨后甲状腺肿物从气管某一
侧延伸至纵隔。手术应从内到外。先切断甲状腺
峡部，将甲状腺与气管分离，在甲状腺与气管间解
剖喉返神经。用手指沿着肿物包膜逐渐向纵隔深

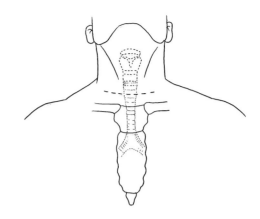

图 7-39-12　颈部横切口

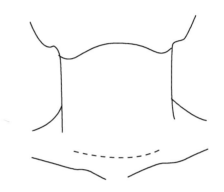

图 7-39-13　颈部低领式切口示意图

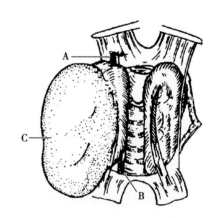

图 7-39-14　胸骨后甲状腺肿物切除术式 I
A. 甲状腺上动脉；B. 喉返神经；C. 巨大甲状腺组织

处作钝性分离，如图 7-39-14 所示。触及肿物底部
时，手指将肿物向上一推，胸骨后肿物即可逸出胸
廓上口；然后将肿物连同甲状腺患侧叶翻向对侧，
处理甲状腺下动静脉及中静脉，沿着喉返神经向上
分离，处理结扎甲状腺上动静脉，将患侧甲状腺连
同延伸至胸骨后肿物连续整块切除。

若峡部肥厚明显，把气管压向深层，首先切断
患侧颈前肌，充分暴露外侧部及上极，切断结扎中

静脉和甲状腺上动静脉。然后,用手指沿着肿物包膜向纵隔深处作钝性分离,把胸骨后肿物推向颈部;将肿物向内上翻转,于甲状腺下极处解剖喉返神经,后切断结扎甲状腺下动静脉,将患侧甲状腺连同肿物翻转于对侧,暴露气管,切断峡部,然后连续整块切除(图 7-39-15)。

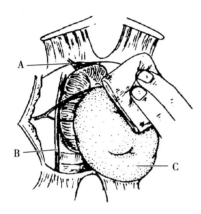

图 7-39-15　胸骨后甲状腺肿物切除术式Ⅱ
A. 甲状腺上动脉;B. 喉返神经;C. 巨大甲状腺组织

沿包膜用手指向纵隔胸骨后肿物作钝性分离是安全的。如肿物下极较低,手指未能达其底部,可采用牵拉钳轻轻钳夹其上部,边牵拉边用手指分离。将其底部完全分离后,然后将其推出,均获成功。如果分离有困难,估计肿物与纵隔结构有明显粘连,应增加胸骨正中劈开切口予以配合,这样纵隔术野暴露更为清楚,可在直视下作锐性分离(图 7-39-16)。

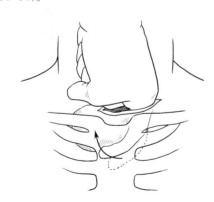

图 7-39-16　手指伸入钝性分离甲状腺下极

上海市胸科医院 1996 年 2 月至 2010 年 3 月 69 例胸骨后甲状腺肿患者中女性 49 例(71%),男性 20 例(29%),女性与男性比例为 2.45∶1。平均年龄(63±10.33)岁(39~84 岁)。52 例(75.4%)经低位颈部横切口切除,11 例(15.9%)行胸骨劈开,6 例

(8.7%)采用右胸后外侧切口。11 例胸骨劈开患者中 5 例为低位颈部横切口附加部分胸骨切开、4 例为低位颈部横切口附加全部胸骨切开、2 例为单纯正中胸骨劈开。颈横切口组 52 例患者中仅 1 例为甲状腺癌,胸骨劈开组中 3 例为甲状腺癌,右胸后外侧切口组中 1 例为甲状腺癌。

(六) 气管软化者的手术方法

1. 麻醉及术式选择　采用气管插管全身麻醉,气管狭窄者采用清醒插管。术中根据冷冻切片结果选择手术方式,良性病变采用包含瘤体在内的部分或大部切除,恶性病变尽可能行根治性手术,有淋巴转移者行功能性颈清术。

2. 胸骨后甲状腺肿的处理　甲状腺下极延伸入胸骨后者,将胸骨上甲状腺充分游离,必要时断开舌骨下肌群,囊性者可以考虑穿刺减压,放出囊性液体,减小体积,将甲状腺用缝线悬吊,用指尖钝性分离,多可提出胸廓外。

3. 气管软化的处理　切除甲状腺后探查气管有无软化及程度,有软化者采用气管悬吊,用 Prolene 缝线穿过气管壁(勿穿入气管腔),再穿出皮肤,将软化的气管环用橡皮管固定于体外,预留长度合适的缝线便于调节松紧。重度软化患者,经预悬吊后效果不满意,加行气管切开。

4. 诊断　国内外目前尚无统一标准,国外采用的标准为上方触不到环状软骨,或下方位于胸廓内,或气管移位 >10mm,或胸片发现有气管狭窄。国内采用较多的标准为重量大于 500g,或者最长径 >8cm。体积较大出现压迫症状者,即符合巨大甲状腺肿的诊断。

5. 胸骨后甲状腺肿的诊断和处理　诊断目前也存在分歧,有报道认为有部分位于胸骨后者即可诊断。另有研究者掌握的标准为瘤体 50% 或以上位于胸骨后者,笔者采用的是第一类标准。真正原发于胸廓内,由胸部血管供血者比例很小,此种情况应该称作异位甲状腺。颈部 - 上胸部 CT 检查对胸骨后甲状腺肿的诊断和处理至关重要,肿大的甲状腺下极位于胸廓上口 3cm 以内者,多可经颈部切口切除。良性肿块对周围组织是缓慢推挤的过程,多有疏松的间隙,可用手指伸入胸骨后沿真假包膜游离并向上推拉,手指的感觉要优于使用器械。有

囊液者可穿刺吸出,体积减小后易于提出胸廓外。

6. 合并气管软化的处理 气管软化多由于肿大的甲状腺长期压迫气管,导致局部血运不足,纤维气管环失去弹性,软骨退化萎缩引起。气管悬吊是处理气管软化的有效方法,而且简洁实用,易于掌握。笔者采用 4~0 Prolene 线缝在气管壁上,穿出颈前皮肤固定于橡皮管,并预留出一定长度,其优点是便于调整松紧,而且 Prolene 缝线光滑无创,弹性好,易于拆除。气管悬吊的操作要领上海市胸科医院已有报道:①悬吊线必须牵拉有力,患者深吸气时不会塌陷;②悬吊线的方向必须与软化的气管面垂直;③缝针勿穿透气管管腔;④悬吊效果不佳时,应行气管切开;⑤拆除吊线时,应先放松张力观察患者无呼吸困难再行拆除。

综上所述,巨大甲状腺肿合并气管软化或者胸骨后病变时,手术难度加大,术后并发症增多。绝大多数的胸骨后甲状腺肿可经颈部切口切除,气管悬吊是处理气管软化的有效手段。充分的术前评估和准备,仔细的术中操作,是外科处理这一疾病的关键。

(七)巨大甲状腺肿的处理

巨大胸骨后甲状腺肿多数位于前上纵隔,极少数发生于后纵隔,病史较长,生长相对缓慢,主要为肿瘤压迫周围器官,出现胸闷不适、呼吸困难、胸痛、咳嗽等症状。通过仔细询问病史、体格检查、行颈胸部 CT、彩超和甲状腺核素显像等辅助检查,容易明确诊断。但需要注意到由于患者年龄均偏大,可合并有心血管疾病的早期表现,易误诊为心血管疾病,本组即有 1 例患者误诊为心脏病,内科药物治疗效果不佳,后行胸部 CT 检查才明确诊断。

95% 的胸骨后甲状腺肿是因为甲状腺肿大或肿瘤发生时,由于甲状腺自身的重力作用和胸腔的负压吸引,逐渐坠入胸腔内,多呈膨胀性生长,有完整包膜,血供来自甲状腺上、下动脉;另有少数胸骨后甲状腺肿来源于胸腔内异位甲状腺或迷走甲状腺,与颈部甲状腺无关,其血供来源于胸内血管,这些解剖特点直接导致了手术切除径路的不同,即绝大多数来源于颈部甲状腺的病例可经过颈部低位领状切口切除;而少数腺内生长的甲状腺肿因其有胸内血管滋养,需经胸骨正中切口切除。

巨大胸骨后甲状腺肿(直径≥10cm)因瘤体巨大、生长时间较长,可能与纵隔的大血管存在粘连,或造成颈总动脉、颈内动脉的移位,术中应避免血管损伤。笔者体会术前最好行增强 CT 或 MRI 检查,可清楚地了解胸骨后甲状腺肿与纵隔大血管关系,对肿瘤的准确定位及指导手术径路具有重要意义,如果提示胸骨后肿物边界不清,或与纵隔的大血管有粘连者,应加作胸骨正中劈开切口,充分暴露,在直视下行肿物切除。

巨大胸骨后甲状腺肿切除后需特殊注意的是气管软化问题。气管长期受到瘤体压迫,可能会出现狭窄或软化,瘤体切除后气管失去支撑,易出现管壁塌陷,严重者可引起窒息。巨大胸骨后甲状腺肿切除后是否常规气管切开,尚有不同看法,我们建议应放宽气管切开的适应证,特别对术前已存在或怀疑气管软化、狭窄者应积极行预防性气管切开,加以呼吸机辅助呼吸,以保证患者术后安全。

巨大甲状腺肿上极可至下颌角,下可伸延至胸骨后,两侧达胸锁乳突肌后缘。个别病例以原甲状腺部位为基底,可向下垂达至双乳头连线以下,有时基底部和邻近组织器官有粘连。由于甲状腺体积巨大,有的直径可达 15cm 以上,使颈部大血管和甲状腺的主要血管在解剖位置上发生变异,气管受压移位或变窄。上述情况均可造成手术操作上的困难,有时因出血过多盲目止血而致甲状腺周围主要组织器官损伤,引起严重不良后果。

1. 术前准备 必须进行心、肺、肾功能及凝血功能检查。尚需行颈部 X 线检查以了解是否有气管受压、移位或管腔狭窄。喉镜检查以了解声带功能。测定 T_3、T_4、TSH 及 BMR。

2. 麻醉选择

(1)气管内插管全麻:由于气管受压、移位、管腔变窄,多有呼吸困难,手术时又采取肩部垫高、头后仰位更加重了呼吸困难。此外,在操作过程中搬动腺体易致气管扭曲,或切除腺体后气管萎陷等因素均可能导致严重呼吸困难甚至窒息死亡。手术成功与否关键在于能否维持呼吸道的通畅,因此,必须选择气管插管全麻。

(2)颈丛麻醉或高位硬膜外腔阻滞麻醉:只要气管管腔无狭窄,又无呼吸困难,便可采用此种麻醉(图 7-39-17)。

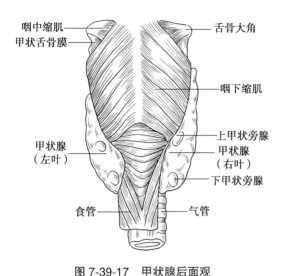

咽中缩肌
甲状舌骨膜

舌骨大角

咽下缩肌

甲状腺
（左叶）

上甲状旁腺
甲状腺
（右叶）
下甲状旁腺

食管

气管

图 7-39-17 甲状腺后面观

3. 术中操作注意事项 切口选择应以能充分显露腺体为原则，采用颈前稍长弧形切口（领形切口），两角应稍高，直至腺体上极。腺体下极伸延至胸骨后者（胸骨静脉切迹 3cm 以下），必要时附加一个垂直切口。游离皮瓣用电刀分离和电灼止血。如两侧叶显露不良，可部分或全部切断胸锁乳突肌。

4. 颈部大血管的保护和甲状腺主要血管的处理

（1）术中避免损伤颈总动脉、颈内静脉，手术时应随时触摸颈总动脉搏动位置和走行方向，以此为标志判断颈内静脉走行。在游离和切除腺体之前应先将大血管牵开后，再逐步一一游离，不宜粗糙盲目钳夹止血。

（2）巨大甲状腺肿的血管解剖变异较大，血液循环极其丰富，甲状腺表面静脉增粗，其直径可达 2~8mm，或形成网状静脉窦；动脉增粗并有许多变异分支，而且腺体常与颈部大血管粘连，若处理不当常可造成大出血。

（3）甲状腺上极动脉供血丰富，处理血管时应先过线（7 号线）结扎后，再于其上、下各用止血钳钳夹，再行切断，继而上下分别缝结扎，以防滑脱造成大出血。

（4）两侧叶和峡部巨大甲状腺肿切断峡部时易致大出血，因此，应将两侧叶腺体周围血管处理完毕后，再切断峡部，继而分别切除两侧叶腺体，可以减少来自对侧甲状腺和环甲动脉的出血。上海

市胸科医院报道了 12 例腺体与周围粘连严重者，由于牵拉或手指钝性分离不够细致，导致甲状腺表面多处出血，且出血凶猛异常，又由于血管壁薄、脆弱，钳夹后依然破裂出血，无法钳夹止血。此时采用压迫止血，并快速输血，出多少快速补多少；并请操作熟练的外科医生参加手术，以加快手术速度，分秒必争，快速切除大部甲状腺后而止血。结果 12 例患者均采用此法止血成功。

5. 操作原则 胸骨后甲状腺肿的处理扪不到甲状腺下极时，甲状腺肿已深入胸骨静脉切迹 3cm 以下，操作原则如下：①应在腺肿下极缝线向上牵拉，手指于胸骨后方轻柔钝性分离后多能将下极托出切口外。②不能托出者不应强行分离，以防撕破胸膜造成气胸，或损伤无名静脉及甲状腺下静脉造成出血，一旦造成出血止血相当困难。此时应采用两种方法进行处理：其一，先行甲状腺上部大部切除，下极包膜内切除部分腺体，使术野开阔便于操作，再将下极残留腺体向上牵拉，左手示指从外侧伸入胸骨后将腺体向上推挤，直视下结扎切断下极血管后均能顺利切除残留腺体，不必行胸骨劈开术。其二，如下极残留腺体与无名静脉有粘连，用手指不能从外侧伸入胸骨后将腺体向上推挤，也不能直视下结扎切断下极血管时，应当机立断劈开胸骨清楚显露下极，避免损伤无名静脉（头臂静脉）的严重后果。

6. 避免损伤喉返神经 神经损伤而致声音嘶哑，其原因乃由于巨大甲状腺肿周围粘连较重，为彻底切除所有的结节，致甲状腺背面部分包膜游离切除过多，或者甲状腺结节将喉返神经推压移位至非正常位置，而酿成损伤或切断。手术中除了保持甲状腺后被膜部完整性，应在包膜内将残留的腺瘤或结节逐个剔出外，对有造成喉返神经损伤的可能者，主张术中显露喉返神经，直视下操作。

7. 结节性甲状腺肿癌变的处理 巨大甲状腺肿同样也有恶变的可能，术中所见腺体均与肌层或周围大血管浸润粘连，快速冷冻病理检查证实为癌（乳头状和滤泡型），有可能时应争取行根治性切除。

8. 气管切开的临床价值 巨大甲状腺肿手术中应预防呼吸道梗阻，术中切除腺体后是否需常规

行气管切开尚有不同的看法。笔者认为不宜常规气管切开，但有下列情况者可行气管切开：①巨大甲状腺肿长期压迫气管，使其管壁发生退行性变，发生软化，一旦手术切除位于气管上的甲状腺肿组织后，软化的气管壁失去支持可发生塌陷，酿成气管梗阻，甚至完全闭塞而致死亡。本组有3例术后气管塌陷窒息抢救无效死亡。②巨大甲状腺肿压迫气管使其移位、管腔明显狭窄，估计气管内插管麻醉有困难，可先行气管切开，对于巨大甲状腺肿压迫气管仅有移位而无狭窄者，不宜常规气管切开。如术后拔出气管导管时，一旦出现气管塌陷或明显呼吸困难，应立即行气管插管，并气管切开。

（八）手术技巧

1. 充分地暴露是手术成功的前提 对于外科手术而言，良好的暴露往往能取得事半功倍的效果，甲状腺手术亦如此。术中采取仰卧位，肩部垫高并颈部过伸能使甲状腺肿物上提2~3cm，减少了胸骨后部分的体积。低领式切口不能小，且颈前带状肌群的离断是必要的，能充分暴露颈部的空间，术野清楚，有利于胸骨后部分的上提。

2. 循序渐进的操作步骤是手术成功的必要条件 首先离断峡部以暴露气管，因为气管是术中的定位标志，在气管表面进行的分离操作是安全的，而峡部的游离使得在分离腺体外侧时便于将腺体向内侧掀起；其次分离喉上间隙，游离处理上极血管，尽可能多地游离上极，以使向上提拉胸骨后腺体时有足够的空间；再次向内侧掀起腺体游离外侧，离断甲状腺中血管。遵循上述操作顺序能使得手术有条不紊。

3. 找准间隙钝性分离是手术成功的关键 绝大多数良性胸骨后甲状腺肿有以下解剖学特点：①肿物由颈部发生，向下生长，即"蒂"在颈部，胸骨后部分肿物虽然体积较大，但其血供来源于颈部；②肿物多呈膨胀性生长，有完整包膜，很少发生与纵隔组织粘连；③甲状腺真假被膜间隙是疏松的乏血管间隙。基于以上解剖学的认识，结合术前影像学检查对于甲状腺肿物和纵隔内结构关系的判断，示指沿真假被膜的间隙向下钝性分离直达胸骨后是安全的，但前提是必须找准间隙，切忌暴力分离，因此常常需要有甲状腺专科经验的医师施行，

否则可导致大出血等严重的致命性并发症。

4. 托拽结合 拖出腺体是手术成功的要点。腺体的提拽可有多种方式，如缝扎腺体、钳夹上极，甚至有学者采用Fogarty导管帮助提拽腺体。在示指充分的钝性分离后，将胸骨后肿物向颈部托起配合甲状腺上极的提拽能逐渐将肿物拖向颈部，若肿物体积较大拖出困难时可缝扎腺体帮助拖出，尽可能避免肿块的部分切除，最后在颈部解剖背侧被膜，切除肿物，检查气管的弹性。因此，结合解剖学特点及以上的手术技巧，良性胸骨后甲状腺肿可以经颈入路切除，即便如此，对于每一例胸骨后甲状腺肿的患者仍应常规作好开胸切除的准备，甚至有学者应用电视胸腔镜辅助颈路切除胸骨后甲状腺肿。

（九）完全内镜下手术治疗胸骨后甲状腺肿的临床经验

1. 诊疗过程 手术前全部患者均采用颈部甲状腺B型超声波检查及甲状腺CT扫描，以明确胸骨后甲状腺肿的诊断及分型，同时观察病变部位周围组织，如气管、食管、颈部血管受累情况。术前应请耳鼻喉科医生会诊记录声带功能状态。患者取去枕仰卧位。

2. 手术入路的选择 采用正中入路，选取胸骨正中乳头水平做1.5cm横行切口，以肾上腺素生理盐水溶液按1∶500配制的"膨胀液"和分离棒建立皮下隧道，放置观察套管，进10mm、30°硬质内镜，以6mmHg压力的CO_2维持空间，于双侧乳晕上缘切口放置5mm操作套管，在胸锁乳突肌前方、内侧建立操作空间，采用超声刀及电钩于颈前筋膜层进行分离，超声刀在相当于甲状腺下极水平位置横断颈前肌群。

3. 甲状腺病变的处理 采用电钩及超声刀方法切割止血，利用腔镜专用分离钳自然弧度小心分离胸骨后病变组织，钝性分离及超声刀切割法游离与周围组织粘连的胸骨后肿大腺体，并将其托举出胸骨切迹，完整切除病损，常规术中送冷冻病理；病理报告为良性结果者采用甲状腺病损部位腺叶切除，如为恶性结果，则采用甲状腺全切除，加患侧中央区颈淋巴结功能性清扫，不做患侧颈区及对侧颈淋巴结清扫。

甲状腺肿是目前临床上最为常见的颈部外科疾病之一。胸骨后甲状腺肿的发生率较低,文献报道其发生率约占甲状腺肿的2%~19%,同其他甲状腺疾病一样,患者多为中青年女性。该病病程较长、进展缓慢,但由于其解剖位置的特殊性,常常因肿大的腺体压迫而导致各种临床症状出现,例如累及气管则出现以憋气为主的呼吸困难,累及食管则表现为吞咽困难,压迫喉返神经则造成声音嘶哑,压迫血管可出现头面颈部血管回流障碍。通常认为胸骨后甲状腺肿均需要手术治疗,传统的手术路径可分为颈部入路,颈、胸部入路以及胸部入路。以上入路均不可避免地出现显露部位的永久性手术瘢痕,随着1996年Gagner采用内镜技术治疗甲状旁腺疾病以来,内镜技术在甲状腺疾病的外科治疗中发挥了重要的作用,达到了暴露位置"无瘢痕"的效果。

4. 适应证的选择　目前认为,肿大腺体的50%或以上部分位于胸廓上口下方称为胸骨后甲状腺肿。胸骨后甲状腺肿分型方法有多种,一般可分为三型:Ⅰ型为不完全胸骨后甲状腺肿;Ⅱ型为完全型胸骨后甲状腺肿;Ⅲ型为胸内迷走甲状腺肿。前两种多数是由于甲状腺肿病变的自身重力作用以及胸廓内的负压作用使其逐步向下发展,其中Ⅰ型胸骨后甲状腺肿的血管供应与正常腺体常常相同,且腺体本身也多为膨胀性生长,有完整的包膜,与周围组织存在间隙,使外科医师能够采用内镜下手术器械完成肿大腺体的游离;而Ⅱ型的胸骨后甲状腺肿由于突向胸骨后的比例较大,腺体组织也较多,受视野范围以及操作空间所限,一般难以采用上述方法完成游离及托举,故不适宜采用经胸壁的内镜手术;Ⅲ型甲状腺肿是由胚胎发育形成的迷走甲状腺组织来源,其血液供应多来自胸腔,经胸壁腋窝入路的内镜手术无论是在术野观察还是在操作空间以及血管处理上均不适用。

5. 术前检查　采用完全内镜下手术技术治疗胸骨后甲状腺肿,除甲状腺手术术前常规检查外,还须进行颈部CT扫描。胸骨后甲状腺肿的CT表现多为上纵隔或前纵隔的软组织密度影为甲状腺的延续,可伴有气管的受压偏移,同时CT扫描除可以明确腺体肿大程度及其与周围组织脏器的关

系外,还可以进行胸骨后甲状腺分型以评估是否适合采用完全内镜手术方法。由于胸骨后甲状腺中具有一定的恶性病发生率,对于超声发现腺体内异常结节高度怀疑恶性的病例可以采用增强CT扫描的方法,初步评估腺体病变的性质,必要时也可以采用术前B超引导下可疑病损的穿刺活检,以指导手术中切除病变的范围。

6. 操作空间的建立　由于腺体较大使操作空间受限,因此一般在建立操作空间时,多选择"中央入路",可采用乳晕-胸骨入路,也可以采用双腋窝入路,为便于病损部位的显露与操作,因此建议采用经胸锁乳突肌前方入路,只有在处理直径较小的单发病灶时才考虑使用经胸锁乳突肌外后方路径。常规横断患侧或者双侧舌骨下肌群,患侧胸锁乳突肌以电钩游离后,可采用经皮悬吊方法将其牵引开,必要时也可以使用超声刀横断胸锁乳突肌。尽管上述方法有利于手术空间的扩大以及术野的充分暴露,但会增加腔镜下缝合部位的数量,增加手术操作的难度,以致延长手术时间。

7. 术中操作　手术中常利用分离钳钳头的自然弧度于肿大腺体与胸骨切迹上缘及锁骨上缘间的疏松间隙进行钝性分离,同时采用钳头背侧托举的方法,配合使用超声刀切断与之粘连的组织或处理腺体血管,逐渐将肿大腺体自胸骨后分离至颈前,由于甲状腺腺体血供丰富,肿大的腺体造成操作空间狭小,所以处理病变腺体过程中始终要手法轻柔,避免造成腺体的破裂,否则一方面容易因出血较多影响术野,另一方面对于恶性病例可能造成医源性种植转移。手术过程中要求术者细致地解剖甲状腺峡部,识别辨认气管,并以此作为标志进行分离解剖,这样比较容易识别气管及食管沟内的喉返神经,完成甲状腺下动、静脉的处理,结合内镜的放大效果,避免造成喉返神经的损伤,避免下极血管的损伤造成的出血而污染术野。

8. 病灶标本的取出　胸骨后甲状腺肿所切除的标本体积往往比其他内镜甲状腺手术大得多,所以标本的取出与其他甲状腺标本不同。我们采用的是自制的无菌取物袋,在置入手术部位后,完整收纳切除的标本,将装载标本的取物袋置于胸壁隧道内,再以扩张器械对胸壁隧道进行适当的扩

张,将袋口翻出切口,然后将标本分段留取并进行标记,全部标本送病理检查。这种方法既保证了标本的完全取出,同时对于恶性病例来说也减少了手术创面及隧道种植转移发生的可能性。由于标本取出经过的隧道创面比其他内镜甲状腺手术大,因此,术后常规采用适当重量的重物置于隧道上方,充分压迫预防出血以减少渗出。尽管相比于其他类型甲状腺疾病的内镜手术治疗,胸骨后甲状腺肿标本取出时需要更大的皮肤切口,但由于位置较为隐蔽,仍然可以保证美容效果。

9. 术者 内镜下甲状腺手术技术在国内已经开展了十余年的时间,适应证也从甲状腺良性肿瘤延伸到甲状腺恶性肿瘤的手术治疗,手术方式从甲状腺病损局部切除发展到甲状腺次全切除,甚至全部切除以及颈部淋巴结清扫。由于手术空间较小、术野受限,对手术操作的精细程度要求更高。内镜甲状腺手术的学习曲线较其他腹腔镜手术更长,因此对于完全内镜下手术治疗胸骨后甲状腺肿,需要术者具有丰富的内镜手术经验以及熟练的内镜甲状腺手术操作技能。建议该手术应在具有资质的内镜中心完成,术者除具有开放甲状腺手术及腹腔镜手术操作经验外,还需接受完全内镜下甲状腺手术培训,且应至少独立完成完全内镜下甲状腺手术150例以上,以保证手术的治疗效果及安全性。

（十）胸骨后甲状腺癌

胸骨后甲状腺癌的特点如下:①发病年龄、性别、病程与良性甲状腺肿无明显区别;②临床症状多为肿瘤侵犯周围脏器所致,肿块压迫症状较轻;③胸部 X 线片难以鉴别良恶性病变,需增强 CT 检查才能辨别肿瘤与周围脏器的界限;④确认需病理检查;⑤单纯颈部切口往往不能够摘除肿瘤,需要附加胸骨劈开切口;⑥未分化癌完整切除癌肿多有困难,患者预后很差。乳头状腺癌切除后可复发,但是再次手术预后较好,存活期较长。此外,胸内结节性甲状腺肿局灶性癌变与未分化癌完全不同,症状和体征相似于结节性甲状腺肿,只是术后病理检查发现微小癌灶。此种甲状腺癌诊断后是否需再次手术,争论较多。从我们有限的病例和经验看,此类肿瘤较小;无临床症状;随诊 10 余年局部尚无复发。因此,笔者认为对于此类患者,不必立即再

次作肿瘤摘除,可以定期严密随诊,一经发现肿块增大或出现临床症状,则再次行甲状腺肿瘤彻底摘除。

（十一）并发症

1. 常见并发症 常规颈部甲状腺手术并发症在这里同样成立,喉返神经损伤、声音变低、嘶哑;气急、气道梗阻症状,主要是气管扭曲打折、气管软化或术后气管周围血肿所致;甲状旁腺功能减退、误损甲状旁腺所致,不过多为暂时性。管软化是其中比较严重的并发症,需及时发现并立刻行气管插管,一般气管周围组织纤维化形成支撑需要 14 天以上,但情况因人而异,可以试探性地拔管并严密观察。各组中甲状旁腺功能低下均为一过性,未发现有永久性甲状旁腺功能低下。

2. 并发症防治

(1) 食管损伤:术中留置胃管是防止食管损伤的重要方法,但不主张常规留置。对于有吞咽困难等食管压迫症状,术前 CT 检查发现肿瘤与食管关系密切,或考虑甲状腺癌侵犯食管者,可根据术中情况必要时术中留置,利于早期发现食管损伤。如无食管损伤,术后即可拔除;术中如果损伤食管,胃肠减压管也可作为支撑利于损伤愈合。

(2) 喉返神经损伤:由于肿瘤生长缓慢,多呈膨胀性生长,喉返神经可能会偏离气管食管沟,部分喉返神经被推挤至肿瘤的外侧,此时以甲状腺下血管或甲状腺中静脉作为标志解剖喉返神经可能很困难,在解剖腺体的外侧时尤需警惕,仔细触诊并解剖辨认纵向纤维组织,以防错误地把喉返神经误认为血管结扎切断。

(3) 甲状旁腺损伤:有学者主张,为防止复发最好行甲状腺全切。但甲状旁腺误切的高危因素有全甲状腺切除和扩大甲状腺手术范围,胸骨后甲状腺肿多为良性病变,恶变多为分化型甲状腺癌,双侧腺叶全切不可避免地干扰甲状旁腺的血供或者误切甲状旁腺,导致术后患者低钙血症引起手足麻木或抽搐。术中仔细确认并保护甲状旁腺是必要的,双侧病变最好保留一侧腺叶的后被膜。术后口服甲状腺素制剂不仅可预防甲状腺分泌不足引起的黏液性水肿也可防止甲状腺肿的复发。本病容易出现压迫症状,且有恶变倾向,以及可继发甲状

腺功能亢进,因此一经确诊,均应手术治疗。经颈部手术是Ⅰ、Ⅱ型胸骨后甲状腺肿和部分胸骨后分化型甲状腺癌的首选入路,Ⅲ型是胸骨劈开入路的手术指征。术前充分评估、术中精细操作及保留腺体后方被膜是防止手术并发症的主要方法。

二、预后

胸骨后甲状腺良性病变者手术切除后效果良好,术后复发的机会小。胸骨后甲状腺,如恶性者影响预后的主要因素为能否彻底切除以及肿瘤病理性质和类型。手术切除彻底,预后一般情况良好,5年生存率为64.7%,10年生存率为46.7%。乳头状腺癌预后较好,5年何10年生存率无明显差别;手术切除不彻底有残留者,则术后复发转移机会大,行补充放疗后,预后仍良好,少数病例可长期生存。

(叶波　胡定中)

参考文献

1. Piao M,Yuan Y,Wang Y,et al. Successful management of trachea stenosis with massive substernal goiter via thacheobronchial stent. J Cardiothorac Surg,2013,8:212.

2. Mercante G,Gabrielli E,Pedroni C,et al. CT cross-sectional imaging classification system for substernal goiter based on risk factors for an extracervical surgical approach. Head Neck,2011,33:792-799.

3. Wexler S,Yamane K,Fisher KW,et al. Single-stage operation for giant substernal goiter with severe coronary artery disease. Ann Thorac Cardiovasc Surg,2011,17:524-527.

4. Shaha AR. Substernal goiter:what is in a definition? Surgery 2010,147:239-240.

5. Abboud B,Sleilaty G,Mallak N,et al. Morbidity and mortality of thyroidectomy for substernal goiter. Head Neck,2010,32:744-749.

6. 王宪东,刘大治,赖小刚,等.胸骨后甲状腺肿的手术治疗.中华普通外科杂志,2009,24(11):944-945.

7. 薛新波,于愿.胸骨后甲状腺肿的诊断与外科治疗.临床外科杂志,2008,16(6):368-370.

8. 王鹏远,段学宁,刘玉村,等.胸骨后甲状腺肿的诊断与手术治疗.中华普通外科杂志,2008,23(3):209-211.

9. Agha A,Glockzin G,Ghali N,et al. Surgical treatment of substernal goiter:an analysis of 59 patients. Surg Today,2008,38:505-511.

10. Bizakis J,Karatzanis A,Hajiioannou J,et al. Diagnosis and management of substernal goiter at the University of Crete. Surg Today,2008,38:99-103.

11. 周文斌,周冬仙,刘新杰,等.胸骨后甲状腺肿临床分析.中国现代医学杂志,2007,17(5):608-610.

12. Eloy JA,Omerhodzic S,Yuan S,et al. Extended tracheal stenosis secondary to a massive substernal goiter. Thyroid,2007,17:899-900.

13. 吴跃煌,祁永发,唐平章,等.胸骨后甲状腺肿的手术径路.中华耳鼻咽喉头颈外科杂志,2006,41(7):528-531.

14. Shigemura N,Akashi A,Nakagiri T,et al. VATS with a supraclavicular window for huge substernal goiter:an alternative technique for preventing recurrent laryngeal nerve injury. Thorac Cardiovasc Surg,2005,53:231-233.

15. Banker MC,Sambol J,Raina S. Management of an ascending aortic aneurysm with coronary artery disease and tracheal compression from a substernal goiter. J Card Surg,2005,20:177-179.

16. Shen WT,Kebebew E,Duh QY,et al. Predictors of airway complications after thyroidectomy for substernal goiter. Arch Surg,2004,139:656-659,659-660.

17. 梁晓敏,肖丽颜,肖翠群,等.胸骨后甲状腺肿物的手术配合.广东医学,2002,23(11):1201.

18. 卢秀波,殷德涛,王庆兆,等.胸骨后甲状腺肿的诊断与治疗.郑州大学学报:医学版,2002,37(4):419-421.

19. 伍国号,宋明,陈福进,等.胸骨后甲状腺肿物的外科手术进路探讨.癌症,2001,20(7):771-774.

20. 张志庸,崔玉尚,周易东,等.胸骨后甲状腺肿的诊断和治疗.中华外科杂志,2001,39(4):291-293.

21. 杨效东,蔡建英,周明川,等.胸骨后甲状腺肿18例的外科治疗.重庆医学,2001,30(2):117.

22. 伍国号,宋明,陈福进,等.胸骨后甲状腺肿物的外科治疗.中华耳鼻咽喉科杂志,2001,36(5):380-382.

第四十章　达芬奇机器人在纵隔肿瘤中的应用

第一节　达芬奇机器人的简介

达芬奇机器人手术系统是在麻省理工学院研发的机器人外科手术技术基础上研发的高级机器人平台,也可以称为高级腔镜系统。其设计的理念是通过使用微创的方法,实施复杂的外科手术。已经批准将达芬奇机器人手术系统用于成人和儿童的普通外科、胸外科、泌尿外科、妇产科、头颈外科以及心脏手术。达芬奇机器人由外科医生控制台、床旁机械臂系统、成像系统三部分组成。

手术机器人最早于 1999 年完成了首例冠状动脉旁路移植术,2003 年起用于各种心脏外科直视手术。它在不破坏胸廓完整性的前提下,能精准地完成手术操作,而且适应证范围广泛,几乎涵盖所有的心胸外科手术,如心脏外科的全腔内心脏搭桥、心脏不停跳取乳内动脉、二尖瓣成形、二尖瓣置换、房间隔缺损修补、三尖瓣成形、心脏肿瘤切除,胸外科的肺叶切除术、食管癌切除、胸腺切除术和食管失弛缓症的治疗等。临床应用表明手术机器人的手术安全性高,疗效明显好于开放式手术和胸腔镜手术。自 2000 年开展首例手术机器人前列腺癌根治性切除以来,该术式在国外得到迅速推广,在北欧国家超过一半以上的前列腺癌根治手术由手术机器人完成,而在美国,这一比例更是高达 90%,已成为前列腺癌根治手术的"金标准"。主刀

医生坐在控制台中,位于手术室无菌区之外,使用双手(通过操作两个主控制器)及脚(通过脚踏板)来控制器械和一个三维高清内镜。正如在立体目镜中看到的那样,手术器械尖端与外科医生的双手同步运动。

床旁机械臂系统(Patient Cart)是外科手术机器人的操作部件,其主要功能是为器械臂和摄像臂提供支撑。助手医生在无菌区内的床旁机械臂系统边工作,负责更换器械和内镜,协助主刀医生完成手术。为了确保患者安全,助手医生比主刀医生对于床旁机械臂系统的运动具有更高优先控制权(图 7-40-1)。

第二节　达芬奇机器人的优势

一、突破人手的极限——更灵活易控的操作

专利的运动模式保持了相应的手眼一致,手与器械端运动一致,从而对器械进行有效的控制。这有助于医生将开放手术中的经验利用到机器人手术之中。医生手上动作被等比例地调整,滤除抖动,并精确地传递至患者身旁的机器臂及器械上(图 7-40-2)。

二、重现人手动作的机器人系统

主要有以下优点:①操控动作如开放手术;

系统组成

医生操作系统　　　　床旁机械臂系统　　　视频处理系统

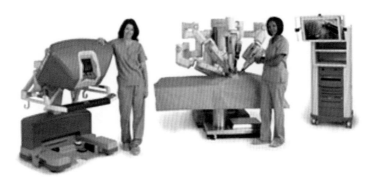

- Ease of Use（更容易应用）
- Ergonomics（更好的人体工程学设计）
- Efficiency（更高效）
- Enhanced Surgeon Control（更强调了外科医生的控制）
- Dual Console（双操控系统）

图 7-40-1　达芬奇机器人的组成

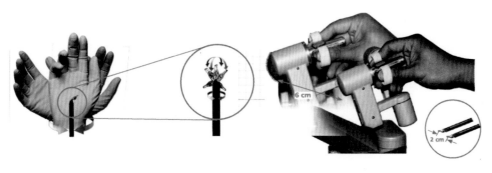

图 7-40-2　机械手的运动模式，放大手的细微动作

②可滤除人手颤抖；③动作幅度可按比例缩小（SI 重新设计比例）；④可充分利用已有手术经验；⑤十分容易学习掌握（完全正像立体放大操作）（图 7-40-3）。

三、Endo Wrist 突破人手局限的可转腕器械

可完全模仿人手腕动作 7 个自由度其活动范围甚至远大于人手电脑控制，每秒同步 1300 次同时设计了很多提示，来协助手术。狭窄解剖区域中比人手更灵活器械有 8mm 和 5mm 两种可选（图 7-40-4）。

四、突破人眼的局限——3D 放大高清成像系统

优点如下：①三维、高分辨率的立体腔镜；②光学放大 10 倍的高清晰立体图像（同时具备数字放大功能）；③如开放式手术般的定位；④术中实时信息的整合显示；⑤主刀自行全面控制镜头，配合要求低（图 7-40-5）。

五、手术中确保安全与方便

1. 功能确认系统　手术器械冻结功能确保安全，术者使用确认功能，确保更换器械时安全。

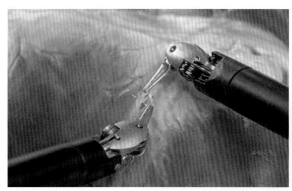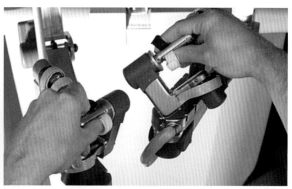

图 7-40-3 机器手模拟人的手部运动

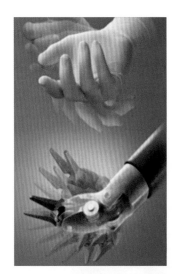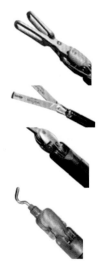

图 7-40-4 机械手腕活动

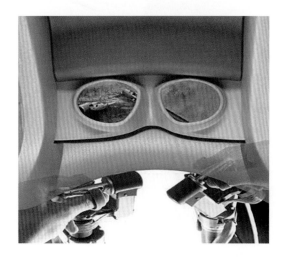

图 7-40-5 3D 高清成像系统

2. 设备智能自检系统 开机时和手术中随时检查系统和手术器械的状态,屏幕符号显示随时了解工作状态。

3. 双向视听通讯 便于沟通的扬声器,并且有画中画功能。

4. TilePro™ 多端输入展示 让医生及手术室团队看到手术视野的 3D 图像,并可看到多达两个额外的视频资源,诸如超声和 EKG 双控制台特点(图 7-40-6)。

六、更紧凑易控和舒适的医生控制台

1. 优化的人体工程学设置。

2. 医生触摸屏。

3. 指尖控制(图 7-40-7)。

七、全新增强的高清晰三维立体成像系统

全新增强的高清晰三维立体成像系统如图 7-40-8 所示。

八、操作优化的床旁手术机械臂系统

1. 4 关节镜头臂调节镜头位置,7 关节器械臂调节器械位置。

2. 可转腕的操作器械 操作部件。

3. 背部电动推柄 移动设备。

4. 在独立模式下可以进行臂的调节(图 7-40-9)。

九、1080i 扩展级的 3DHD

1. 更清晰的图像 有效分辨增加超过一倍。

2. 更宽广的视野 16:9 宽屏视野,有效视野增加 30%。

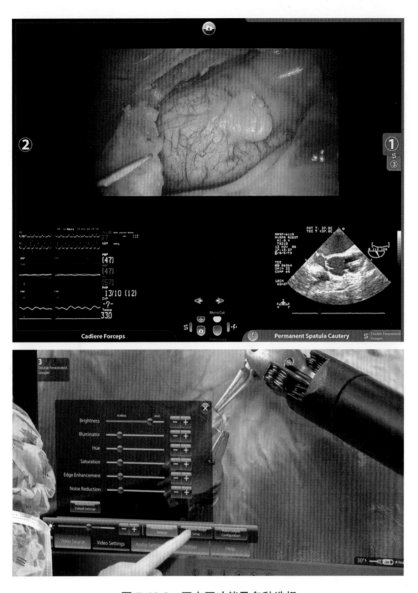

图 7-40-6 画中画功能及多种选择

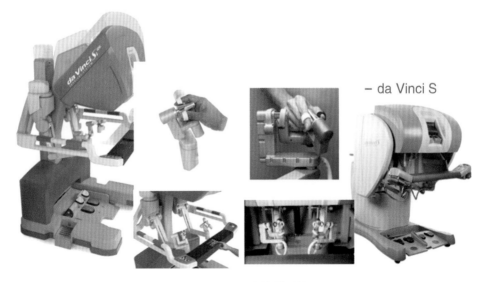

图 7-40-7 医生控制系统

677

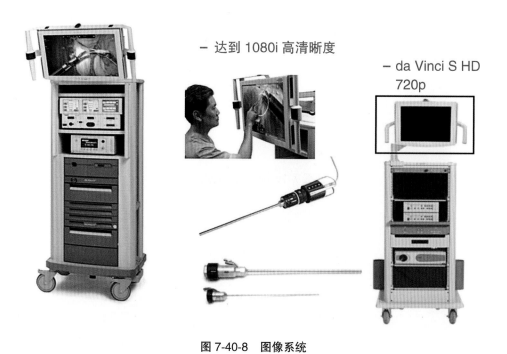

- 达到 1080i 高清晰度

- da Vinci S HD 720p

图 7-40-8　图像系统

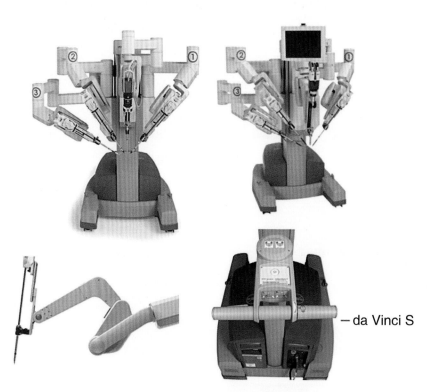

- da Vinci S

图 7-40-9　达芬奇操作系统

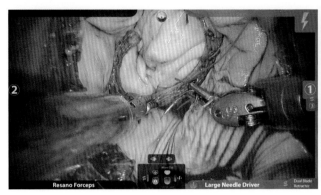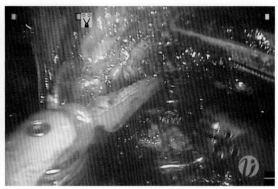

图 7-40-10　三位成像

3. 更强劲的放大　多级数字放大功能(图 7-40-10)。

十、手术室布局更简洁

手术室布局如图 7-40-11 所示。

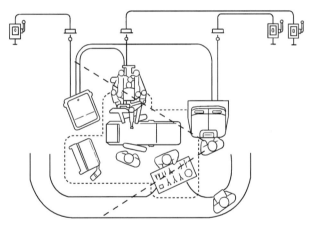

图 7-40-11　手术室布局

第三节　达芬奇机器人在上海胸科医院的应用

达芬奇机器人目前在上海市胸科医院已开展了近 50 余台,在此我们总结前 25 台的经验。

一、对象和方法

1. 一般资料　收集我院自 2009 年 1 月至 2012 年 9 月通过达芬奇机器人行胸外科手术共 25 例,其中男性 16 例,女性 9 例;年龄 37~66 岁,平均 (52.64±9.09)岁。

2. 手术方法　所有患者均在全麻、双腔支气管插管、单侧肺控制通气下实施手术。根据术中具体情况,间断双肺或手动控制呼吸。术中持续心率、动脉血压及脉搏氧饱和度监测。根据病变主体部位的位置,决定经右或左胸径路(靠近病变部位)安放机器人手术辅助装置。肺部及食管手术皆采用侧卧位 90°,术侧在上,一般采用腋前线第 7 或 8 肋间为腔镜观察孔,腋前线第 3 或第 4 肋间及腋后线第 5 或 6 肋间分别置入左、右机械臂。胸腺来源肿物一般患者取仰卧位,术侧背部垫高 30°,右上肢向后外展 90°,分别于腋前线第 3 肋间和锁骨中线第 5 肋间插入左、右机械臂。所有手术一般单肺通气后,于手术侧观察孔处切开皮肤、皮下约 1.0cm,钝性扩张后放置 Trocar,插入 30° 内镜,调节摄像头焦距,观察胸腔内情况,确认内镜位置后,向胸腔内持续吹入二氧化碳(压力为 8mmHg)气体,使术侧肺充分萎缩,在视频系统监视下定位,分别插入左、右机械臂,左手常使用无损伤抓钳,右手配备超声刀。术中根据具体情况操作,术后大量生理盐水冲洗术野,撤除机器人系统,安放胸腔引流管,缝闭手术切口后完成手术(图 7-40-12~图 7-40-20)。

3. 统计指标　所有患者均统计其手术方式、手术时间、术中出血量、术后第一个 24 小时胸管引流量、术后住院时间、并发症发生情况及病理结果等临床资料。

二、结果

25 例患者均手术成功,无中转开胸者,亦无二次开胸者。如表 7-40-1 所示,其中肺部手术共 10

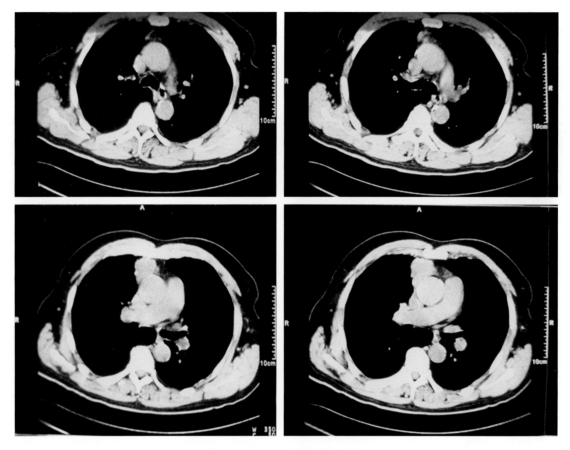

图 7-40-12 术前纵隔肿瘤照片

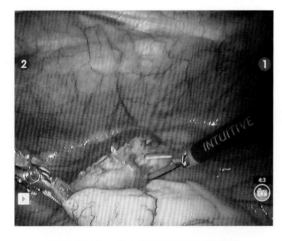

图 7-40-13 术中分离肺与肿瘤的粘连

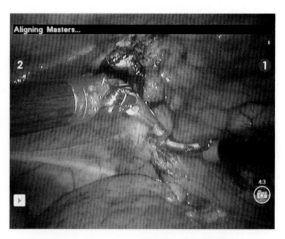

图 7-40-14 打开膈神经处纵隔胸膜

例,占本组 40%,皆选取肺部外周肿物者,8 例肺癌患者皆为腺癌,行标准的肺叶切除并清扫淋巴结,2 例结核患者术前考虑为肺癌可能大,且位于中叶,故直接行中叶切除,术后病理证实为结核。纵隔手术 14 例(占 56%),其中前纵隔胸腺来源 11 例,占整个纵隔手术的 78.6%;2 例为后纵隔神经鞘瘤;1

例为中纵隔支气管囊肿,所有手术患者皆选取纵隔肿物边界清晰包膜完整者。食管手术 1 例,为左颈、右胸、腹正中三切口食管癌根治术 + 胃食管左颈部吻合,以达芬奇机器人行胸部手术游离整个胸段食管,腹部及颈部为开放手术。所有患者均按预先手术设计完成手术,无残留肿物。

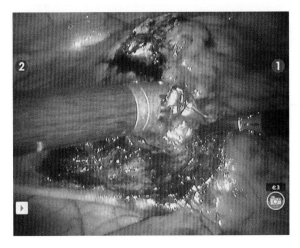

图 7-40-15　打开心包侧纵隔胸膜

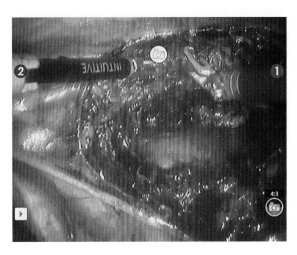

图 7-40-18　分离肿瘤与无名经脉

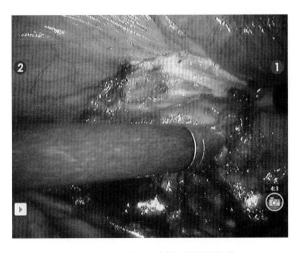

图 7-40-16　打开胸骨后纵隔胸膜

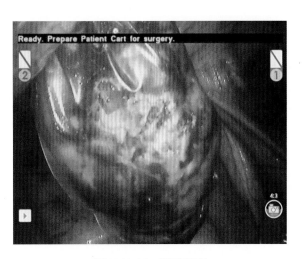

图 7-40-19　取出肿瘤

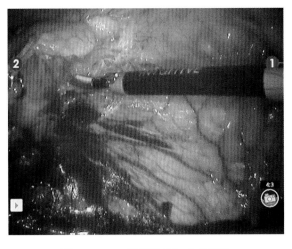

图 7-40-17　游离肿瘤与心包脂肪

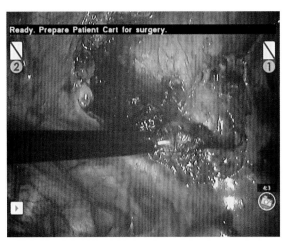

图 7-40-20　创面止血

表 7-40-1 达芬奇机器人临床资料统计 ($\overline{X} \pm S$)

手术类型	诊断	例数	手术方式	手术时间（分钟）	术中出血量（ml）	术后24小时胸管引流量（ml）	术后住院时间（天）
肺部手术	肺癌	8	肺叶切除＋淋巴结清扫	233.75±96.5	200±46.29	306.25±32.04	8.25±1.91
	结核	2	肺叶切除	270±84.85	175±35.36	300±0	6.5±0.71
纵隔手术	胸腺瘤	8	纵隔肿物切除术	126.25±47.49	68.75±25.88	140±74.31	5.38±1.51
	胸腺增生	1		120	50	40	7
	神经鞘肿瘤	2		75±21.21	50±0	140±56.57	5±1.41
	胸腺囊肿	2		75±21.21	50±0	100±0	4±2.83
	支气管囊肿	1		90	50	170	4
食管手术	食管癌	1	左颈右胸腹正中三切口食管癌根治术	300	300	390	14

目前整个术前机器准备时间约 10 分钟，自进入胸腔手术开始至插入机械臂开始手术操作，其间调试过程约 20 分钟。25 例患者中，10 例肺部手术时间 180~390 分钟，平均耗时（241±90.98）分钟，术中出血 150~300ml，平均出血约（195±43.78）ml，术后第一个 24 小时胸管引流量 250~300ml，平均（305±28.38）ml，术后 5~12 天，平均（7.9±1.85）天出院。11 例前纵隔胸腺来源肿物切除手术时间 70~210 分钟，平均耗时（116.36±45.23）分钟，术中出血 50~100ml，平均约（63.64±23.36）ml，术后第一个 24 小时胸管引流量 20~270ml，平均（123.64±69.93）ml，术后 3~7 天，平均（5.27±1.74）天出院。食管癌手术游离胸段食管时间为 150 分钟，术中出血约 300ml，术后胸部引流管第一个 24 小时内引流约 300ml，术后患者 3 天排气，8 天进食，术后 14 天出院。术后除 1 例患者因疼痛导致排痰困难出现肺不张，经气管镜吸痰后肺部复张，其余 24 例患者皆顺利恢复出院。

三、达芬奇机器人在纵隔肿瘤中应用的经验

达芬奇机器人是目前一种新兴的高端外科技术，是微创外科的一个分支。目前国内胸部微创外科仍以胸腔镜技术为主，胸腔镜技术已由 20 世纪 90 年代国内少数几家大型医院扩展到各省市县级

医院，手术技术日趋成熟，手术适应证亦不断扩大。为了突破人和器械因素的限制，使胸腔腔镜手术操作进一步智能化和精细化，是目前外科医师关注的焦点。近年来达芬奇机器人手术系统的出现有望使胸腔镜手术发生质的飞跃。

与胸腔镜手术相比，达芬奇机器人系统有下列优势：①提供了可以放大 20 倍的高清晰度三维画面，其眼球追踪技术能够准确跟踪手术医师的视线，且与开放手术的视觉一致，为外科医师提供了良好的手术视野；②机械手臂可实现 6 个关节、7 个方向和 360° 全方位活动，比人的手腕更加灵活；③通过计算机技术，设计可排除并过滤掉人手的颤动，从而达到手眼协调，实现精准操作，进行精确的组织切割、止血、缝合等外科的基本动作。由于视野清晰。操作稳定，所以易于上手，加快了医师的学习进程。

达芬奇机器人外科手术系统的应用在国外已有 20 多年的历史，而在中国还处于起步阶段。2006 年 12 月达芬奇机器人外科手术系统开始进入国内，其后达芬奇机器人外科手术相继在北京、上海、广州等多家大型医院开展。目前上海共有 4 台达芬奇机器人外科手术系统，分别落户在上海交通大学医学院附属胸科医院及瑞金医院、复旦大学附属中山医院及华东医院。目前，上海市有资质开展胸外科达芬奇机器人手术的仅上海胸科医院一

家,现已积聚 25 例手术经验,手术种类涉及肺部、食管、纵隔等领域,基本已能够覆盖微创胸部外科的各个领域。

在普胸外科领域国内报道的主要为开展前纵隔胸腺来源的肿物切除,以胸腺瘤为主。本组目前实施胸腺及肿物切除共 11 例,皆从右侧入路进入胸腔,右侧入胸可沿上腔静脉向上解剖,清晰的暴露左右无名静脉,并解剖出通往胸腺组织的胸腺静脉,可以超生刀直接切断胸腺静脉,也可用钛夹钳夹近端胸腺静脉后,远端以超生刀切断。机器人 2 个机械臂的打孔位置应和内镜孔相距 >10cm,以避免机械臂在操作过程中的相互干扰。平均手术时间 108.4 分钟,术中平均出血约 60.7ml,术后第一个 24 小时胸管引流量平均 122.1ml,与传统胸腔镜手术相比,我们体会除手术时间因操作尚不熟练较长外,达芬奇机器人可以安全完整地切除胸腺组织,达到胸腔镜同样的效果,且由于其操作精细,操作手法同人手部活动相一致,故而更容易掌握。

应用达芬奇机器人行肺部手术在国外罕见报道,国内尚未见报道,本组共有 10 例患者行肺部手术肺叶切除,由于操作尚不熟练,经验积累仍不足,故而耗时较长,平均每台手术耗时(241±90.98)分钟,(195±43.78)ml,术后第一个 24 小时胸管引流量平均(305±28.38)ml,术后平均(7.9±1.85)天出院。总体来说手术时间明显较传统胸腔镜及开放手术要长,可能与操作着尚处于摸索学习阶段,操作尚不熟练有关。目前胸腔镜下行食管癌手术国内尚处于起步阶段,本组达芬奇机器人游离胸段食管手术只有 1 例,尚待经验积累。

无论是肺、食管还是纵隔手术,胸内血管突然、大量、难以控制的意外出血是机器人手术过程中的严重并发症,后果可以是灾难性的。虽然本组并未有术中大出血的例子,但仍然要求手术医师及其助手经过严格的专业培训,充分熟悉机器人的性能,对手术技术娴熟精通,认真细致、准确无误地做好每一步操作。此外由于手术者处于无菌区之外,为保证安全,手术台上必须有一名具有熟练开胸能力的助手,除根据术者需求不断更换机械臂或经辅助孔协助操作外,在意外大出血的时候可以实现迅速开胸。

然而达芬奇机器人也有不足之处。比如机器人设备占用空间较大,术前的机器人位、内镜、操作手臂的置入等准备工作需要较长时间,一般需要 0.5~1 小时。目前的达芬奇手术机器人系统缺乏触觉压力反馈,此外,机器及耗材价格昂贵,这也是限制达芬奇机器人在国内推广的原因。

总之,我们认为达芬奇机器人手术可能是未来发展的方向,虽然目前积累的经验仍然较少,但随着技术及经验的积累,其操作将较传统腔镜手术具有更大的潜力,应用更加广泛。

(叶波 胡定中)

参考文献

1. Hashizume M, Konishi K, Tsutsumi N, et al. A new era of robotic surgery assisted by a computer-enhanced surgical system. Surgery, 2002, 131: S330-S333.

2. Savitt MA, Gao G, Furnary AP, et al. Application of robotic-assisted techniques to the surgical evaluation and treatment of the anterior mediastinum. Ann Thorac Surg, 2005, 79: 450-455, 455.

3. Pennathur A, Qureshi I, Schuchert MJ, et al. Comparison of surgical techniques for early-stage thymoma: feasibility of minimally invasive thymectomy and comparison with open resection. J Thorac Cardiovasc Surg, 2011, 141: 694-701.

4. Bodner J, Wykypiel H, Greiner A, et al. Early experience with robot-assisted surgery for mediastinal masses. Ann Thorac Surg, 2004, 78: 259-265, 265-266.

5. Rea F, Marulli G, Bortolotti L, et al. Experience with the "da Vinci" robotic system for thymectomy in patients with myasthenia gravis: report of 33 cases. Ann Thorac Surg, 2006, 81: 455-459.

6. Fleck T, Fleck M, Muller M, et al. Extended videoscopic robotic thymectomy with the da Vinci telemanipulator for the treatment of myasthenia gravis: the Vienna experience. Interact Cardiovasc Thorac Surg, 2009, 9: 784-787.

7. Weksler B, Tavares J, Newhook TE, et al. Robot-assisted thymectomy is superior to transsternal thymectomy. Surg Endosc, 2012, 26: 261-266.

8. Mussi A, Fanucchi O, Davini F, et al. Robotic extended thymectomy for early-stage thymomas. Eur J Cardiothorac Surg, 2012, 41: e43-e46, e47.

9. Bodner J, Augustin F, Wykypiel H, et al. The da Vinci

robotic system for general surgical applications：a critical interim appraisal. Swiss Med Wkly，2005，135：674-678.

10. Sugarbaker DJ. Thoracoscopy in the management of anterior mediastinal masses. Ann Thorac Surg，1993，56：653-656.

11. Augustin F，Schmid T，Sieb M，et al. Video-assisted thoracoscopic surgery versus robotic-assisted thoracoscopic surgery thymectomy. Ann Thorac Surg，2008，85：S768-S771.

12. Cheng YJ，Kao EL，Chou SH. Videothoracoscopic resection of stage Ⅱ thymoma：prospective comparison of the results between thoracoscopy and open methods. Chest，2005，128：3010-3012.

13. 易俊，董国华，许飚，等．达芬奇-S外科手术辅助系统在普胸外科的应用．医学研究生学报，2011，24（7）：696-699.

14. 王翰博，孙鹏，赵勇．达芬奇机器人手术系统的构成及特点．山东医药，2009，49（39）：110-111.

15. 王维，隋波，李冠华，等．达芬奇机器人胸腺瘤切除术的麻醉管理．中国微创外科杂志，2011，11（8）：706-708.

16. 韩冰，陈秀，郭巍，等．达芬奇外科手术系统经胸膈疝修补术1例报告．中国微创外科杂志，2010，10（7）：642-644.

17. 王先进，钟山，沈周俊．机器人手术的经济学探讨．上海医学 2011，34（1）：70-73.

18. 嵇武．手术机器人的应用进展与前景展望．医学研究生学报，2010，23（9）：994-998.

第四十一章　食管应用解剖学

食管是消化道的最上部,为一富有弹性的肌性管腔。上接漏斗状的喉咽部,起自环状软骨下缘、环咽肌下缘,下通胃贲门,分颈段与胸段食管,胸段食管又分为胸上段、胸中段与胸下段三部分,食管的主要功能是通过蠕动而将咽下的食团与液体运送到胃。食管的长度随年龄而增长,新生儿为 8~10cm,1 年后增加至 12cm,5 岁时长约 16cm,5~15 岁内食管生长缓慢,15 岁时长约 19cm。成人男性食管长度 21~30cm,平均 24.9cm;成人女性食管长约 20~27cm,平均 23.3cm。食管的横径在环状软骨下缘为 1.3cm,气管分叉部为 1.3cm,横膈裂孔处为 1.55cm,贲门部为 2.2cm,平时食管前后壁几乎相贴,吞咽时可作不同程度地扩张。

第一节　食管的长度

食管是长管状的器官,是消化道最狭窄的部分。它的上端在环状软骨处与咽部相连接,下端穿过横膈膜肌 1~4cm 后与胃贲门相接。从门齿到食管入口处的距离约 15cm,到贲门约 40cm。自环状软骨到支气管分叉相当于第 5 胸椎,气管位于食管的前面,喉返神经走行于气管与食管的沟中,左侧较右侧接近食管,颈动脉鞘及甲状腺在食管的两侧。在上胸部食管的两侧为胸腔,左侧有主动脉弓横越其前侧方,左侧锁骨下动脉在食管前方,由主动脉弓处分离后走向食管的上前侧方与胸导管伴行。气管分叉的下方,心包膜及左心房在食管的前方,食管的下 1/3 转向前向左而进入横膈裂孔,左

心室就在食管前右方。食管分颈段与胸段食管,胸段食管又分为胸上段、胸中段与胸下段三部分。食管并非一单纯直管,大部分的食管接近脊椎,自上而下呈 3 个弯曲,下颈部与上胸部食管稍向左偏,离气管边缘 4~6mm,然后再向右,相当于第 5 胸椎移行至正中线,第 7 胸椎处食管又再度向左前方弯曲,绕过降主动脉,穿过横膈肌裂孔而达贲门。另外,食管还随着颈、胸椎的曲度,向前后弯曲。因此,食管镜检查时需由高至低地调整头位。

第二节　食管的分段

食管分为颈、胸、腹(亦即上、中、下)三段。颈段长约 5cm,是指由食管开始端至颈静脉切迹平面的一段;胸段长约 15cm,上接食管颈段,下至横膈膜肌食管裂孔;腹段仅 1~3cm,上接胸段,下接胃贲门部,与肝左叶后缘相邻。除腐蚀性食管炎外,其他疾病引起的食管溃疡,多发生在食管的中、下段。

一、食管分段

1. 颈段(上段)　自食管入口或环状软骨下缘起至胸骨柄上缘(第 2~3 胸椎水平)平面,长 4.5~5.0cm。前方为气管,后方为椎体前的筋膜。气管与食管的两侧所形成的浅沟(间沟)内有左、右喉返神经及气管食管动脉通过。食管的最外侧与甲状腺两侧叶的后部、副甲状腺、甲状腺下动脉及颈动脉相邻。

2. 胸段(中段)　是食管最长的一段,平均长

15~18cm。从胸廓上口进入上纵隔,其上部贴附于胸椎的前方,下部则位于胸主动脉之前,该段食管前方为气管下段、主动脉弓、左支气管及心包。

3. 腹段(下段) 该段较短,仅有 2~3cm。食管在第 10 胸椎水平经膈肌的食管裂孔入腹后,行程很短,并弯向左侧,终止于贲门部,相当于第 11 胸椎或第 12 胸椎水平。食管腹段的前面和右面的一部分与肝左叶脏面的右侧相接触。食管的右面包于小网膜内,前和左面则完全由腹膜遮盖。前、后迷走神经干分别紧靠食管前后方。

二、胸段食管分段

临床上为了便于食管癌的治疗,又将胸段食管分为上、中、下三段。

1. 胸上段 自胸骨柄上缘平面至气管分叉平面.其下界距上门齿约 24cm。

2. 胸中段 自气管分叉至食管与胃交接部(贲门口)全长的上半,其下界约距离上门齿 32cm。

3. 胸下段 自气管分叉平面至食管胃交接部(贲门口)全长的下半,其下界约距上门齿 40cm。

食管中段最易产生肿瘤。

第三节 食管的三个生理狭窄

第 1 狭窄为食管入口,由环咽肌收缩所致,距上切牙约 16cm 处,是环咽部狭窄,为食管最狭窄部位,异物最易嵌顿该处。食管镜检查时,因环咽肌收缩将环状软骨拉向颈椎,食管镜不易通过入口,食管入口后壁处,咽下缩肌与环咽肌之间有一肌肉薄弱区,若食管镜检查用力不当,可致食管穿孔(图 8-41-1)。第 2 狭窄为主动脉弓处狭窄,由主动脉弓压迫食管所产生,位于距上切牙约 23cm 处,相当于第 4 胸椎水平,食管镜检查时局部有搏动可见。第 3 狭窄为支气管处狭窄,由左主支气管横越食管前壁压迫食管所致,位于第 2 狭窄下 4cm 处。因第 2、3 狭窄位置邻近,临床上常合称为第 2 狭窄。第 4 狭窄为横膈处狭窄,位于距上切牙约 40cm 处,食管通过横膈裂孔时因受到横膈肌与横膈脚的收缩,使内腔缩小。横膈下食管有时可受到正常肝脏的压迫(图 8-41-2,图 8-41-3)。

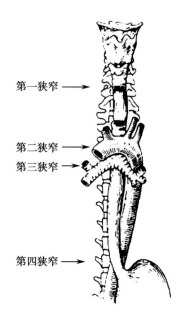

图 8-41-1 食管的 4 个生理狭窄

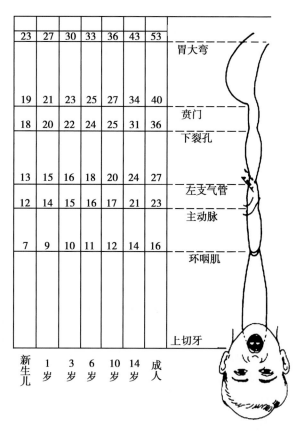

新生儿	1岁	3岁	6岁	10岁	14岁	成人	
23	27	30	33	36	43	53	胃大弯
19	21	23	25	27	34	40	贲门
18	20	22	24	25	31	36	下裂孔
13	15	16	18	20	24	27	左支气管
12	14	15	16	17	21	23	主动脉
7	9	10	11	12	14	16	环咽肌
							上切牙

图 8-41-2 上切牙至食管各平面距离(图中数字单位为 cm)

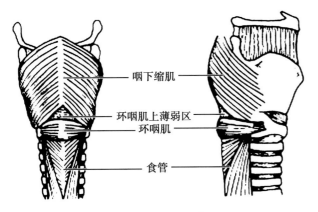

图 8-41-3　环咽肌上薄弱区

第四节　食管的组织结构

食管壁分黏膜、黏膜下层、肌层和外膜四层。黏膜包括上皮层和固有腺。黏膜下层：由疏松结缔组织组成，内有血管、淋巴管和神经丛；肌层：分两层，内层环行和外层纵行。肌肉收缩产生蠕动，推动食物进入胃内；外膜：由疏松结缔组织构成。食管壁厚度约 3~4mm，共有 4 层即黏膜层、黏膜下层、肌层与纤维层。黏膜层有复层鳞状上皮、固有膜与黏膜肌，黏膜下层为疏松活动的弹性结缔组织，含有食管腺体，肌层由内环状肌与外纵行肌二种肌纤维组成，肌层内包括平滑肌与横纹肌，横纹肌在食管上端，平滑肌在食管中部以下。肌层之外裹有薄层结缔组织，形成食管的外膜，但不存在浆膜层。食管与胃之间的组织学连接称为齿状线（食管鳞状上皮与胃上皮的交界线），其边界不规则，口侧端为食管复层鳞状上皮，肛侧端为胃单层柱状上皮。

第五节　食管的淋巴系统

食管黏膜内淋巴管，在胃肠道空腔脏器中是独一无二的，黏膜及黏膜下层淋巴管形成一个复杂互联网络，其贯穿食管全长，数量上超过了毛细血管，黏膜下淋巴管主要为纵行，其纵行淋巴管数量是横行的 6 倍，并断续穿过肌层，回流到局部淋巴结，部分患者可直接回流到胸导管；而纵隔淋巴管，可直接回流到胸导管或奇静脉。食管淋巴回流趋势是：纵向引流大于横向环形引流，食管的上 2/3 主要引流向口侧，下 1/3 主要引流向肛侧，故食管癌多纵

向远处淋巴转移。

由食管黏膜、黏膜下层、肌层发出的淋巴输出管，离食管后分两路，短输出管进入食管旁淋巴结；长输出管走行一段距离后进入食管附近淋巴结。了解淋巴的流行方向，有助于了解食管癌经淋巴道转移的规律，如颈段食管癌常有颈部淋巴结转移，晚期食管癌可有锁骨上淋巴结转移。

第六节　食管的功能

食管没有分泌和消化的功能，它主要的功能是通过蠕动把食团输送到胃里。在正常情况下，食物从咽部到达胃的贲门所需时间是：液体约 4 秒，固体食物 6~9s。如果有外伤、异物、炎症或肿瘤，食物下咽就会发生困难。

食管除运送食物外，在其下段，即距胃贲门 4~6cm 长的食管，还有防止胃内食物反流到食管的作用。这是因为，这一段食管内的压力一般比胃内压力要高，有"高压区"之称，故起到了天然"阀门"的作用。

当某些原因使抵抗反流的功能下降或消失时，胃内的胃酸就很容易反流到食管，重者可引起食管炎症、食管糜烂甚至食管溃疡（图 8-41-4）。

食管几乎没有吸收和分泌功能，其动脉血供不像消化道其他部分丰富，故具有节段性、多源性特点，食管的主要动脉有甲状腺下动脉、胸主动脉食管支、胃左动脉与脾动脉，食管动脉也可起源于支

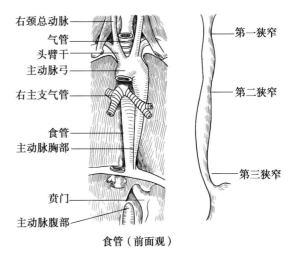

食管（前面观）

图 8-41-4　食管邻近结构及三个狭窄

气管动脉、右肋间动脉或左膈下动脉，另有一些动脉可能分支营养食管。食管上段静脉经甲状腺下静脉汇入上腔静脉；中段回流至奇静脉，下段处之静脉注入门静脉系统。因此，门静脉血流受阻时，食管下段静脉易充盈曲张。

第七节　食管的神经分布

食管壁内有 Meissner 黏膜下神经丛与 Auerbach 肌间神经丛。这些源于多极节细胞网的神经丛，彼此保持联系，并接受迷走神经的轴突。节细胞最大密度在食管下 1/3，这些神经丛节后纤维支配平滑肌细胞。来自于椎前神经节的节后交感神经纤维进入神经丛，没有突触分布到食管壁血管内的肌细胞。食管的交感、副交感神经纤维主要来自上、下颈交感神经节与迷走神经。

（叶波）

参考文献

1. 陶然，钟震亚，田国忠，等．食管颈段器官外供血动脉的解剖学观测．解剖学研究，2010，32（1）：43-45.
2. 陶然，钟震亚，田国忠，等．食管各段供血动脉的分支与吻合的解剖学观察．解剖学研究，2009，31（4）：266-269.
3. 涂丽莉，徐胜春，张铭，等．食管上括约肌的矢状面断层解剖及其意义．解剖学杂志，2009，32（6）：812-814.
4. 刘振生，王家祥，李澄，等．食管固有动脉参与咯血及其解剖学基础．临床放射学杂志，2009，28（2）：247-249.
5. 张伟，Kuthe A，姜治国，等．抗食管反流手术失败后腹腔镜下解剖改变及再手术．外科理论与实践，2008，13（5）：463-464.
6. 申秋，王立东．贲门解剖和组织学部位及其与食管贲门交界部腺癌关系研究进展．肿瘤基础与临床，2008，21（5）：452-455.
7. 傅剑华．从解剖生理学角度谈胃代食管重建术．中华胃肠外科杂志，2008，11（1）：8-10.
8. 陶然，卢雨，刘羽，等．食管腹段器官外供血动脉的解剖学观测．大连大学学报，2008，29（6）：92-94.
9. 陶然，钟震亚，田国忠，等．食管胸部上段器官外供血动脉的解剖学观测．解剖学研究，2007，29（4）：281-282.
10. 陶然，钟震亚，田国忠，等．食管胸部下段器官外供血动脉的解剖学观测．解剖学研究，2007，29（6）：457-458.
11. 吴刚，韩新巍，臧卫东，等．喉咽．食管入口的解剖学观测对高位食管内支架置入的临床意义．介入放射学杂志，2005，14（2）：146-149.
12. 韩新巍，吴刚，臧卫东，等．喉咽、食管入口的解剖学观测及其临床意义．解剖学杂志，2005，28（6）：709-710.
13. 王海杰，戴正寿，李大伟，等．食管胃粘（黏）膜线的解剖和胃镜观察．中国临床解剖学杂志，2004，22（3）：274-276.
14. 刘文彪，张玉和，汪超，等．成人食管胃连接部的解剖学观测．武警医学院学报，2003，12（2）：90-92.
15. 朱尚勇，廖新红，刘若川，等．食管腹段的超声解剖及声像图研究．中国超声医学杂志，2002，18（4）：289-291.
16. 朱尚勇，刘若川，杨红，等．食管颈部的超声解剖及声像图研究．中华超声影像学杂志，2001，10（7）：435-437.
17. 朱尚勇，杨红，刘若川，等．食管胸段的超声解剖及声像图研究．中华超声影像学杂志，2001，10（11）：693-695.
18. 张薇，张学义，张运．经食管超声对胸主动脉解剖与功能的研究．中华医学杂志，1998，78（9）：666-669.

第四十二章　食管憩室

食管憩室是指食管壁的一层或全层从食管腔内局限性向食管壁外突出,形成与食管腔相连的覆盖有上皮的囊状突起。食管憩室是一种后天性疾病,可以单发,也可以多发,部位不定,在食管的任何部位均可发生,但几乎都见于成年人。按其最常见的发生部位可分为以下3种:①咽~食管结合部;②食管中段水平;③食管的膈上及膈下水平面。其中发生于咽-食管结合部的憩室最为多见,而食管中段水平的憩室最少见,食管的膈上及膈下水平面的憩室居于两者之间。食管憩室所产生的临床症状程度以及食管钡餐造影检查时憩室的形态和大小与憩室的大小、开口的部位、是否存留食物及分泌物等有关,大多数症状轻微且不典型。先天性食管憩室极为罕见,可将其视为食管的变异和消化道重复畸形。

第一节　发病机制

一、按憩室壁厚度和形成机制分类

Rokitansky 在 1940 年按发病机制将食管憩室分为牵引型和膨出型两种类型。但有些病例可以两种类型并存。

1. 牵引型憩室　指肺门淋巴结结核或组织胞浆菌病与局部食管形成瘢痕粘连,从而产生使食管壁向外突出的引力牵引食管壁逐渐形成憩室。因这种憩室是管腔外的牵引力所致,瘢痕组织粘连累及憩室表面,因此,憩室壁含有食管壁的全层和瘢痕组织,故又名为真性食管憩室。

2. 膨出型憩室　可能是食管肌层存在薄弱点,由于食管的神经肌肉运动功能障碍等原因造成食管腔内压力增高,从而使食管黏膜经食管壁的薄弱点膨出食管腔外形成憩室,这种憩室又称为假性食管憩室。因其憩室壁主要由食管黏膜和黏膜下层结缔组织构成,故其直径可达 10cm,并可压迫食管,产生食物潴留及并发炎症、溃疡、出血甚至穿孔和癌变等。

3. 混合型憩室　即以上两型同时存在。

二、按其发病部位分类

食管憩室可分为咽食管憩室(发生于咽~食管结合部)、食管中段憩室(发生于食管的中段,即气管分叉水平)和膈上憩室(多发生于食管膈上段 5~10cm 范围)(图 8-42-1)。

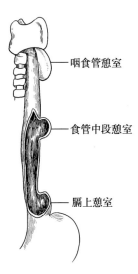

图 8-42-1　食管憩室类型

691

三、按憩室壁结构分类

1. 真性憩室　憩室含有正常食管壁全部组织结构,包括黏膜、黏膜下层和肌层;

2. 假性憩室　憩室只含有黏膜和黏膜下层。

第二节　病因

一、咽食管憩室

为膨出型假性憩室,因咽下缩肌与环咽肌之间有一薄弱的三角区,加上肌活动的不协调,即在咽下缩肌收缩将食物下推时,环咽肌不松弛或过早收缩,致食管黏膜自薄弱区膨出,使局部黏膜和黏膜下层疝出腔外。久之,憩室逐渐增大,下垂于食管后之脊柱前间隙,甚至可抵上纵隔。

二、食管中段憩室

一般为牵引型真性憩室,由气管分叉或肺门附近淋巴结炎症形成瘢痕,牵拉食管全层。大小一般1~2cm,可单发,也可多发。憩室颈口多较大,不易潴留食物。

三、膈上憩室

食管下段近膈上处,平滑肌层的某一薄弱处,因某种原因,如贲门失弛缓症、食管裂孔疝等,引起食管腔内压力升高,压迫黏膜和黏膜下层,使其经由肌层膨出腔外。

第三节　临床表现

一、咽食管憩室

早期无症状。当憩室增大,可在吞咽时有咕噜声。若憩室内有食物潴留,可引起颈部压迫感。淤积的食物分解腐败后可发生恶臭味,并致黏膜炎症水肿,引起咽下困难。体检时颈部或可扪及质软肿块,压迫时有咕噜声。巨大憩室可压迫喉返神经而出现声音嘶哑。如反流食物吸入肺内,可并发肺部感染。

二、食管中段憩室

常无症状,多于食管钡餐X线检查时发现,有时做食管镜检查排除癌变(图8-42-2~图8-42-4)。

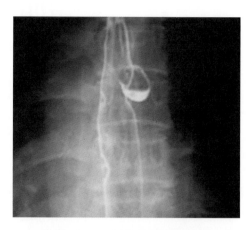

图8-42-2　食管中段憩室造影

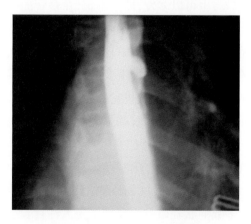

图8-42-3　食管中段憩室造影

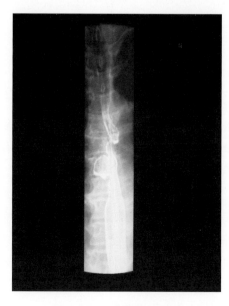

图8-42-4　食管中段憩室

三、膈上憩室

患者可无症状,有的则有多种症状,主要为胸骨后或上腹部疼痛,有时出现吞咽困难和食物反流。

第四节　诊断

一、咽食管憩室

咽食管憩室的诊断及诊断标准:临床物理检查阳性体征不多,嘱患者饮水或吞咽时在颈部憩室部位听诊,偶可闻及气过水声。部分患者在吞咽几口空气后,反复压迫环咽肌水平胸锁乳突肌前缘,可听到响声,此试验方法称为 McNealy-McCallister 试验。

诊断的主要手段是 X 线检查,X 线片上偶见液平面,服钡可见食管后方的憩室,若憩室巨大、明显压迫食管(图 8-42-5),可见到钡剂进入憩室后,再有一条钡剂影自憩室开口流向下方食管。造影时反复变动体位,有利于憩室的充盈和排空,便于发现小憩室及观察憩室内黏膜是否光滑,除外早期恶变。Perie 等在 1999 年利用纤维喉镜检查时发现咽食管憩室患者在吞咽乳膏时,在咽下之前,乳膏像潮水一样流出,他们称之为“潮水征”,此现象是咽食管憩室的特殊表现,如果吞钡时有上述表现,对本病的诊断有特异性价值。

内镜检查有一定危险性,不作为常规检查,只在怀疑恶变或合并其他畸形,如食管蹼或食管狭窄时进行。但在检查过程中要格外谨慎,以免将内镜的镜头插至憩室囊内而造成憩室的器械性穿孔。

二、食管中段憩室

食管中段憩室同样一般也依靠上消化道钡餐确诊。服钡造影时要采用卧位或头低脚高位,并左右转动体位,才能清晰地显示憩室的轮廓,因为食管中段憩室的开口一般都比较大,造影剂很容易从憩室内流出,不易在内存留。因食管中段憩室多位于食管左前壁,所以右前斜位检查更易观察清楚。膨出型食管憩室食管钡餐可见食管中上段前壁见囊袋样的突出,颈较宽,边缘光整。牵引型食管憩室多呈锥形,口宽底窄,食物不易残留,有些瘘口很小的憩室行钡餐检查时可能不易发现,此时要加行碘油造影或口服亚甲蓝液,如有蓝色痰液咳出即可确诊。内镜检查对浅小的食管中段憩室帮助不大,只在怀疑憩室恶变时进行。

三、膈上憩室

膈上憩室常由胸部 X 线钡餐造影检查确诊,如图 8-42-6 所示。上消化道钡餐造影可以显示憩室囊的状况、憩室颈突出方向、食管壁的缺损长度

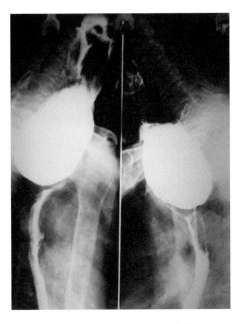

图 8-42-5　巨大咽食管憩室,可见食管明显受压

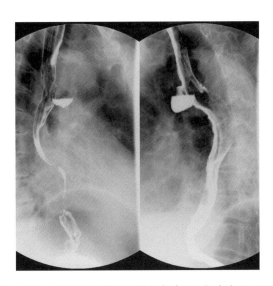

图 8-42-6　食管中段憩室 X 线钡餐表现:主动脉弓下可见颈部较宽的囊袋状钡剂残留影,其边缘光整

等,还可以明确有无裂孔疝等。胸部 X 线片有时可看到含液平面的憩室腔,服钡造影在膈上几厘米处见到憩室,常凸向右侧,亦可凸向左侧或前方。该种憩室可以同时合并裂孔疝,造影时需多方位观察,以免漏诊或误诊。内镜检查有一定危险,只在怀疑恶变和有合并畸形时进行(图 8-42-7)。

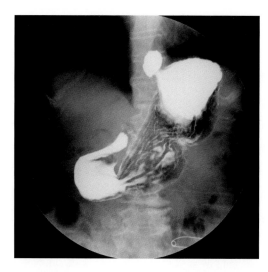

图 8-42-7 膈上食管憩室 X 线钡餐表现

第五节 手术治疗

一、总原则

手术治疗主要包括外科手术和内镜下治疗。外科手术主要有憩室切除术、憩室黏膜内翻缝合术,对有食管功能异常者行憩室切除加憩室下肌层切开术和食管切除术等。内镜下微创治疗术也是治疗食管憩室的重要治疗手段,包括胸腔镜下憩室切除术和修补术、胃镜下食管支架置入术等。有研究结果提示,常规外科手术治疗和内镜下微创治疗的最终效果比较差异无统计学意义。

目前公认的手术适应证:

1. 膨出型憩室 即咽及膈上憩室应手术。

2. 牵出型憩室 病变小、症状轻,可内科保守治疗;若有下述情况,则积极手术:①有出血、穿孔倾向;②合并癌变;③憩室巨大;④症状明显;⑤继发严重疾患,如食管支气管瘘等。

3. 合并食管裂孔疝、贲门失弛缓症等。

4. 患者精神负担重。

二、手术方法

(一)憩室切除术

憩室切除术是临床上最常用、应用最广泛的外科术式。

1. 适应证 ①憩室炎症、溃疡穿孔、出血、瘘管形成、发育不良;②临床无症状。憩室增大有滞留,巨大憩室、疑有误吸发生;③合并严重的反流性食管炎、食管支气管瘘、肿瘤等其他疾病。

2. 视具体情况可联合其他术式 ①对咽及膈上憩室合并食管运动功能异常者,应行憩室切除术加憩室下肌层切开术,优点是可以防缝线处裂开或复发;②对伴有贲门失弛缓症或Ⅱ型食管裂孔疝者行憩室切除辅以 Heller 和 Nissen 术;③憩室合并食管癌或贲门癌,按肿瘤的治疗原则进行,行食管切除术或贲门癌根治术;④较小牵引型中段憩室可行粘连松解后食管黏膜内翻缝合,较大的憩室可行黏膜切除后内翻缝合,食管肌层或局部胸膜、肋间肌瓣缝合加固,优点是避免胸腔污染和并发食管瘘。

(二)抗反流手术

单纯肌层切开术易引起胃食管反流性疾病,加做部分包裹的胃底折叠术(Nissen 术)可以防酸性反流及其导致的狭窄形成。凡憩室合并胃食管反流疾病时,抗反流手术应列为常规。

(三)微创手术

在欧美等国家,胸腔镜手术已成为食管良性疾病的首选治疗方法,微创方法治疗食管憩室无疑是有效、可靠的。Melman 等认为隔上憩室应用腹腔镜进行憩室切除术是适当的选择。但胸腔镜下解剖和切除憩室仍有相当的难度,需食管镜的密切配合以协助定位、解剖,指导切除的范围。近年来,国外学者报道采用 Ez45B 腔镜直线切割缝合器行纤维食管镜引导下于其根部切除憩室,有不增加手术风险、时间短、创伤小、并发症少、恢复快、食管创口无污染的优点,富有经验的外科医师甚至在门诊即可完成手术治疗。我国也开展了腹腔镜和胸腔镜的手术。前者避免肺换气措施,但巨大憩室以及膈上憩室仍以胸腔镜途径为上。

(四)内镜手术

内镜手术现多用于治疗触 Zenker 憩室,对于能够耐受全麻的典型患者效果良好。目的在于联通憩室与食管壁，扩大路径，使憩室和食管腔可以自由通过。Dohlman 和 Mattsson 制成带有前后唇的特殊食管镜（憩室镜），之后 Van Overbeek 等人应用纤维镜配合 CO_2 激光治疗使切割的可控性和精确性更易掌握，Kuhn 用 CO_2 激光及 ACU-spot 微型换能器使这一术式的精确度又有很大提高。Collard 等人内镜下应用两排平行的钉子钉住嵴部，然后于两排钉子之间切开，即憩室融合术，取得了满意的治疗效果。Seaman 提出治疗 Zenker 憩室简化的装置 -WEMR，该装置提供了控制切口的保护性边缘，提高了手术过程的稳定性，在动物实验中取得成功。内镜手术具有安全可靠、手术时间短、恢复快、皮肤无损伤、症状缓解明显、复发率低和住院时间短的优点，治疗结果与外科手术相似，是一种值得推荐的手术方法。

1. 咽食管憩室　该类憩室一旦形成，常会逐渐增大，不易排空引起食物存留，内容物分解腐败，症状逐渐加重，常合并反流误吸，继发肺部感染等多种并发症。提倡手术治疗。因有许多症状和并发症，故以外科治疗为主。憩室甚小、症状轻微或年老体弱患者，可采用保守治疗，如餐后多饮清水冲洗憩室、改变体位、颈部按摩促进憩室排空等。手术治疗一期完成。环咽肌切开，无论是否行憩室切除，对环咽肌功能失调和憩室本身都是一极有效的治疗方法。直径 1~2cm 的憩室不必切除，仅从憩室基部起始将所有的环咽肌纤维做黏膜外纵行切开，憩室即可消失。较大憩室则需从其基部切除。手术并发症很少。

2. 食管中段憩室　食管中段牵出性憩室由于病变小、症状轻，一般不需要外科治疗。在具有以下情况时，应采取积极手术治疗：①憩室呈囊袋状下垂，颈部细窄，囊内存留食物不易排空；②巨大憩室，有反复憩室炎，溃疡穿孔、出血趋向；③有肿瘤家族史，属食管癌高危人群，食管镜见憩室内壁，④体积小的牵出型憩室疑有癌变可能；⑤食管压迫症状。临床上无症状者不须手术。若合并有炎症、水肿时，可用消炎及解痉药物缓解症状。但经常残留食物且引发炎症者，或并发出血、穿孔者，应考虑手术治疗。游离被外牵的食管壁，予以复位或切除

憩室。

3. 膈上憩室　膈上憩室症状轻微或直径 <3cm 者，多不需治疗。如有吞咽困难和胸痛症状，且进行性加重者，憩室呈悬垂状，或直径大者，均宜手术治疗。

三、手术路径选择

上段食管憩室大都偏向左侧，故左颈入路为宜。中段憩室位置靠近右胸腔，多主张右侧开胸。但是憩室有恶变倾向，可能要作胃食管吻合术，经左侧开胸较为方便。膈上食管憩室位于下段食管，因常合并食管运动功能障碍，多采用左胸径路手术治疗。术中憩室的确认：根据术前插胃管入胃，在 X 线透视下，向外拔胃管直到胃管的最前端与憩室平齐为止，记下刻度。术中插入胃管至同一刻度，可找出食管憩室。外科术式最常见有憩室切除术，憩室黏膜内翻缝合术及憩室切除加辅助 Heller 或 Nissen 术。有学者认为咽及膈上憩室多合并食管运动功能异常，对于这类患者必须行憩室切除加憩室下肌层切开术。食管憩室的外科术式以憩室切除术最为满意。憩室内翻缝合术，具有术后进食早，无胸腔内污染，无瘘发生优点，也不失为一种较好术式。

（一）注意点

1. 术中憩室定位　是食管憩室手术的难点，尤其对较小憩室。我们采用两种方法：①胃管定位：手术前 1 天，在胃镜检查引导下放置胃管，胃管头端与憩室口平齐，鼻孔处胃管画标记线并确切固定，第 2 天术中据胃管头端寻找憩室；②术中食管腔内注气定位：在术中使用胃镜引导定位。

2. 充分术前准备、恰当的术式选择、合理的术中术后处理，以预防食管瘘、食管狭窄、憩室复发、喉返神经损伤等并发症的发生。

（二）咽食管憩室的治疗

1. 保守治疗　憩室早期或较小时，症状轻微或年老体弱不宜手术者，可采取保守治疗观察。包括饭后清水冲洗，改变体位或颈部局部按摩可促使憩室排空，防止食物潴留、腐败形成憩室炎；服用消炎和食管黏膜保护剂、解痉抗酸剂等药物。如食管外压狭窄明显，可行食管扩张术，但这些措施仅能

缓解、减轻症状,不能治愈。

2. 手术治疗 咽食管憩室的病情多为进行性的,非手术的保守疗法均无效,因此,诊断明确后应在出现并发症前尽快择期手术。

(1) 术前准备:一般不需要特殊术前准备,极少数患者需要静脉补液纠正营养不良,有并发症要积极治疗,病情得到控制后便可手术,不必久等,手术根除了发生并发症的病因,并发症才能彻底治愈。

术前 48 小时内进流食,尽可能变动体位排空憩室内的残留物,术前如能在透视下将鼻胃管送入憩室,并反复冲洗吸净存留物,有利于防止麻醉诱导时的误吸。保留在憩室内的胃管有利于术中寻找及解剖憩室,便于手术操作;若不易将胃管送入憩室,则不能勉强此项操作。

(2) 麻醉:局麻较少使用,一般采用气管内插管全身麻醉,可控制呼吸,防止误吸,便于手术操作。

(3) 手术方法:颈段食管由于解剖原因,稍向左侧偏,因此咽食管憩室多位于中线后方偏左侧,手术常采用左颈入路,但必须根据术前造影决定,如憩室偏向右侧,应选用右颈入路。

体位取仰卧位,头转向健侧,肩部垫枕,使颈部位置更靠前,取胸锁乳突肌前缘切口,自舌骨水平至锁骨上 1cm 处,切断颈阔肌,在气管前将胸锁乳突肌及周围组织、肌肉分开并向侧方牵引,显露肩胛舌骨肌,切除或牵开,向侧方牵开,切除更有利于憩室的显露。若憩室较大,不易暴露,向侧方牵开颈动脉,切断甲状腺下动脉及甲状腺中静脉,将甲状腺牵向中线,注意保护气管食管沟内的喉返神经,必要时可将迷走神经游离、牵拉,以便于保护,但有时过度游离迷走神经易使迷走神经出现脱髓鞘反应。仔细辨认憩室壁,可用手触摸憩室内的胃管,也可请麻醉师经胃管向憩室内缓慢注气使憩室膨出,便于辨认。用鼠齿钳钳夹提起憩室囊,沿囊壁解剖憩室颈。憩室颈下方为环咽肌上缘,上方为咽缩肌下缘,沿正中线自上而下切断环咽肌横行纤维及食管肌层约 3cm,并将憩室颈切除,将原在憩室内的胃管送入食管腔内,线结打在腔内,注意切除不可过多,以免造成食管狭窄。置引流条引流,逐层缝合颈部切口。亦可将憩室颈游离后,用直线切割缝合器切除缝合,外层用周围肌层加固。

(4) 术后处理:术后第 2 天可经口进食,术后 48~72 小时引流量较少时拔除引流条。手术并发症主要为喉返神经损伤,若仅伤及喉返神经,受牵拉侧多数能自行恢复。其次是修补处渗漏或瘘管形成,局部换药,多能自愈。若发生食管狭窄,可行食管扩张术。

3. 内镜治疗 意图是联通憩室和食管壁或称"嵴",而使路径扩大,憩室和食管腔可以自由通过,由于此壁包括环咽肌和部分食管肌层、黏膜。内镜治疗的区别是分割此壁的技术。内镜治疗于 1917 年由 Mosher 首先描述,由于并发症多未广泛应用。1960 年 Dohlman 和 Mattsson 将内镜的前端制成带有前后唇的特殊食管镜,把前唇放入食管腔,后唇放入憩室内,使食管憩室壁固定在两唇之间,然后将嵴凝固,用透热短波刀将其切开,他们治疗了 100 例无手术死亡。Van Overbeek 等将这一方法改进,应用纤维镜配合 CO_2 激光治疗使切割的可控性和精确性更易掌握,并取得了良好的治疗效果。Kuhn 用 CO_2 激光及 ACU-spot 微型换能器使这一术式的精确度又有很大提高。1993 年 Collard 等在内镜下应用两排平行的钉子钉住嵴部,然后于两排钉子之间切开,即憩室融合术,也取得了满意的治疗效果。Narne 报道了 102 例治疗结果,98 例获得完全成功,认为这一术式有安全可靠、手术时间短、恢复快、皮肤无损伤、症状缓解明显、复发率低和住院时间短等优点,治疗结果也与外科手术相似,是值得推荐的手术方法。

(三) 食管中段憩室的治疗

1. 适应证 有症状的大憩室或在随访中逐渐增大的憩室以及有排空不畅的憩室,或合并其他畸形如食管裂口疝、贲门失弛缓症等的憩室,均应手术治疗。手术应特别注意同时纠正合并畸形,否则易出现并发症或复发。

2. 术前准备 基本同咽食管憩室,但术前应行胃肠道准备,即口服甲硝唑 0.4g,每日 3 次,连服 3 天。术前晚洗胃后口服链霉素 1g 并灌肠;术前插入胃管,术后持续胃肠减压。这些措施均有利于预防食管瘘的发生。

3. 麻醉 采用双腔管气管插管静脉复合麻醉,同咽食管憩室的手术。

4. 手术方法

(1) 开放手术:食管中段憩室手术一般采用右胸入路,在肺门后方剪开纵隔胸膜,确认食管。憩室周围常有肿大的淋巴结。切开憩室时注意不要损伤食管,分黏膜及肌肉两层缝合。合并有脓肿、瘘管的要一并切除修补,胸膜、肋间肌、心包均可作为加固组织使用。术中常规行胸腔闭式引流术。

(2) 胸腔镜辅助下手术治疗:①体位及切口:左侧卧位,略向前倾。术者站在患者背侧,一般行4个切口。第1切口于腋后线第8或第9肋间,第2切口位于第4肋间腋前线与锁骨中线之间,第3、4切口位于第7肋间腋中线及腋前线,各长1cm。②手术操作:术者站在患者背侧,先从第7肋间腋中线切口放入胸腔镜,探查胸腔。第7肋间腋前线及第4肋间腋前线切口为操作孔,分别置入五抓拉钩、内镜血管钳或电钩。腋后线第8或第9肋间放入吸引器或超声刀。肺萎缩后,五抓拉钩牵引肺叶,显露纵隔,在肺门后方剪开纵隔胸膜,确认食管。憩室周围常有肿大的淋巴结。用电钩及圆头吸引器对食管管壁做全周性游离,牵引食管,游离憩室与周边粘连,主要分离与气管隆嵴下及气管旁淋巴结的粘连,完全游离出憩室颈部。憩室黏膜内翻缝合术:适用于容积较小而未合并憩室炎的牵出型憩室,将憩室与附近的粘连处松解后,用弯钳将之推向食管腔内,用细丝线将其外面的肌层间断缝合。应注意如原来有憩室炎,术后可能持续有症状。憩室切除术:将憩室与其附近的粘连松解后,多余的部分予以切除。可于腋后线第8或第9肋间放入切割缝合器直接抵憩室颈部切除,亦可多余的部分切除后将黏膜和肌层分别用细丝线间断缝合。手术完成后,温盐水冲洗,浸泡食管,将胃管拉至食管中段,注入气体,观察是否有漏气。亦可胃管内注入亚甲蓝,观察是否渗出。止血满意后,放入胸腔引流管1根。③术后处理:术后常规禁食,胃肠减压、静脉补液,肠鸣音恢复后停止胃肠减压,次日经口进食。肺膨胀良好无胸腔引流液后,拔除胸腔引流管。

(四)膈上食管憩室的治疗

有症状的膈上食管憩室,可以先考虑行内科治疗,如体位引流和饮水冲洗,以使憩室处于一个排空的状态。无症状的患者,如果能排除合并其他严重疾病,不应进行手术,只需定期复查,严密观察。只有在有症状的大憩室或在随访中逐渐增大的憩室以及有滞留征象,或合并其他畸形如食管裂口疝、贲门失弛缓症等的憩室,才应手术治疗。手术应特别注意同时纠正合并畸形,否则易出现并发症或复发。

1. 术前准备　同食管中段憩室。

2. 麻醉　同咽食管憩室的手术,采用气管内插管全身麻醉。

3. 手术方法

(1) 开放手术:膈上憩室多采用左侧第7肋进胸,尽管有时憩室位于右侧,也是左胸入路,便于手术操作。

开胸后将肺牵向前方,剪开纵隔胸膜显露食管,注意保留迷走神经丛。触摸憩室内胃管或请麻醉师经胃管注气,有助于辨认憩室,如憩室位于食管右侧,可游离并旋转食管便于显露憩室。憩室常是从食管肌层的一个缝隙中疝出。辨认出食管环行肌与食管黏膜的界面后,将肌层向食管远端切开约3cm,向近端切开约2cm,即可充分显露憩室颈。若憩室巨大,可将憩室切除,分黏膜层和肌层两层切开,近端达下肺经脉水平,远端达胃壁1cm处。贲门肌层切开的部位应在憩室颈缝合修补处的侧方,以减少瘘的发生。常规行胸腔闭式引流术。

(2) 胸腔镜辅助下手术

1) 体位及切口:右侧卧位。术者站在患者背侧,一般行4个切口。腋中线第7肋间观察孔,腋后线第8肋间操作孔,第4和第6肋间两个操作孔,作为游离时牵引用。

2) 手术操作:①术者站在患者背侧,先从第7肋间腋中线切口放入胸腔镜,探查胸腔。腋后线第8肋间、第4和第6肋间三个操作孔,分别置入五爪拉钩、内镜血管钳或电钩、超声刀。②肺萎缩后,五爪拉钩牵引肺叶,显露纵隔,剪开纵隔胸膜显露食管,注意保留迷走神经丛。请麻醉师经胃管注气,辨认憩室。如憩室位于食管右侧,可游离并旋转食管便于显露憩室。辨认出食管环行肌与食管黏膜的界面后,将肌层向食管远端切开约3cm,向近端切开约2cm,即可充分显露憩室颈。③憩室黏膜内翻缝合术：用弯钳将憩室推向食管腔内，用细丝线将其外面的肌层间断缝合。④憩室切除术：可于第4肋间放入切割缝合器直接由憩室颈部切除，亦可多余的部分切除后将黏膜和肌层分别用细丝线间断缝合。⑤手术完成后，温盐水冲洗，浸泡食管，将胃管拉至食管中段，注入气体，观察是否有漏气。亦可胃管内注入亚甲蓝，观察是否渗出。止血满意后，放入胸腔引流管1根。

3）术后处理：术后常规禁食，胃肠减压、静脉补液，肠鸣音恢复后停止胃肠减压，次日经口进食。肺膨胀良好无胸腔引流液后，拔除胸腔引流管。

手术时应去除引起牵出型憩室的病因，并将可能合并存在的食管运动失调或梗阻，如贲门失弛缓症、膈疝、裂孔疝等一起纠正，以免复发或出现并发症。

第六节　膈下食管憩室

膈下食管憩室是指发生于膈下腹段食管的憩室，但是该部位的憩室极其罕见，目前仅有少数关于本种类型憩室的报道。1962年，Rettig报道了第1例膈下食管憩室，1971年，Coburn等报道了1例膈下食管憩室，马巍在1999年报道了1例膈下食管憩室同时合并贲门失迟缓症的患者。

根据报道的膈下食管憩室患者的资料，该种憩室多起源于腹段食管前壁，临床多表现为反酸、呃逆、呕吐、胸骨后或上腹部不适、腹痛等，一般没有进食哽噎感。上消化道造影一般即可诊断该病，但应注意其并发症的检查。

（叶波）

参考文献

1. Huang SC, Yang YJ. Esophageal diverticulum：an unusual cause of recurrent vomiting and dysphagia. Indian Pediatr, 2011, 48：249-250.

2. Gaujoux S, Goasguen N, De Chaisemartin C, et al. Aberrant right subclavian artery and esophageal diverticulum. J Chir (Paris), 2007, 144：267-268.

3. Cioffi U, De Simone M, Lemos A, et al. Bilateral Zenker's diverticulum plus middle esophageal diverticulum. Eur J Cardiothorac Surg, 2007, 32：659.

4. Harish R, Jamwal A, Singh G, et al. Esophageal diverticulum secondary to impacted foreign body. Indian Pediatr, 2011, 48：239-241.

5. Mariette C. Zenker's pharyngo-esophageal diverticulum：diverticulectomy and diverticulopexy. J Visc Surg, 2014, 151：145-149.

6. Granderath FA, Pointner R. Laparoscopic transhiatal resection of giant epiphrenic esophageal diverticulum. Dis Esophagus, 2007, 20：353-357.

7. Chea CH, Siow SL, Khor TH, et al. Killian-jamieson diverticulum：the rarer cervical esophageal diverticulum. Med J Malaysia, 2011, 66：73-74.

8. Kanwal T, Mondal T. Esophageal atresia and diverticulum of Kommerell. Pediatr Cardiol, 2007, 28：303-304.

9. Koplin G, Swierzy M, Menenakos C, et al. Thoracoscopic resection of a combined esophageal leiomyoma and diverticulum：a case report. Surg Laparosc Endosc Percutan Tech, 2011, 21：e16-e18.

10. Kazi AA, Solowski NL, Postma GN, et al. Esophageal perforation in a patient with diverticulum following anterior discectomy and fusion. Ear Nose Throat J, 2013, 92：506-507.

11. Pacheco GA, Garcia GV, Perez GE. Necrotizing pneumonitis due to fistulation from the esophageal diverticulum. Arch Bronconeumol, 2006, 42：611-612.

12. Ikeda Y. Traction mid-esophageal diverticulum associated with Pott's spinal caries. Dig Endosc, 2010, 22：158-159.

13. Dey S, Good E, Morady F, et al. Images in cardiovascular medicine. Esophageal diverticulum illustrated by barium swallow during left atrial catheter ablation for atrial fibrillation. Circulation, 2006, 114：e597.

14. Odemis B, Ataseven H, Basar O, et al. Ulcer in the basis of Zenker's diverticulum mimicking esophageal malignancy. J Natl Med Assoc, 2006, 98：1177-1180.

15. Ballehaninna UK, Shaw JP, Brichkov I. Traction esophageal diverticulum：a rare cause of gastro-intestinal bleeding. Springerplus, 2012, 1(1)：50.

16. Valentini M, Pera M, Vidal O, et al. Incomplete esophageal myotomy and early recurrence of an epiphrenic diverticulum. Dis Esophagus, 2005, 18：64-66.

17. Oertel YC, Khedmati F, Bernanke AD. Esophageal diverticulum presenting as a thyroid nodule and diagnosed on fine-needle aspiration. Thyroid, 2009, 19：1121-1123.

18. Escobar MJ, Welke KF, Holland RM, et al. Esophageal atresia associated with a rare vascular ring and esophageal

duplication diverticulum: a case report and review of the literature. J Pediatr Surg, 2012, 47: 1926-1929.

19. Morales M, Moreno-Cuerda VJ, Alvarez DTO, et al. Dysphagia secondary to large esophageal diverticulum. Med Clin (Barc), 2013, 140: 526.

20. Hung JJ, Hsieh CC, Lin SC, et al. Squamous cell carcinoma in a large epiphrenic esophageal diverticulum. Dig Dis Sci, 2009, 54: 1365-1368.

21. Lindholm EB, Hansbourgh F, Upp JJ, et al. Congenital esophageal diverticulum-a case report and review of literature. J Pediatr Surg, 2013, 48: 665-668.

22. Rashid K, Johns W, Chasse K, et al. Esophageal diverticulum presenting as metastatic thyroid mass on iodine-131 scintigraphy. Clin Nucl Med, 2006, 31: 405-408.

23. Braghetto I, Cardemil G, Schwartz E, et al. Videothoracoscopic management of middle esophageal diverticulum with secondary bronchoesophageal fistula: report of a case. Surg Today, 2008, 38: 1124-1128.

24. Jung JH, Kim JS, Kim YK. Acquired Tracheoesophageal Fistula through Esophageal Diverticulum in Patient Who Had a Prolonged Tracheostomy Tube-A Case Report. Ann Rehabil Med, 2011, 35: 436-440.

25. Glover P, Westmoreland T, Roy R, et al. Esophageal diverticulum arising from a prolonged retained esophageal foreign body. J Pediatr Surg, 2013, 48: e9-e12.

26. Motoyama S, Maruyama K, Okuyama M, et al. Laparoscopic long esophagomyotomy with Dor's fundoplication using a transhiatal approach for an epiphrenic esophageal diverticulum. Surg Today, 2006, 36: 758-760.

27. Hazebroek EJ, van der Harst E. Mid-esophageal diverticulum. J Am Coll, 2008, 207: 293.

28. Cui W, Fan F, Zhang D, et al. Primary composite lymphoma of the larynx, composed of diffuse large B-cell lymphoma and peripheral T-cell lymphoma, not otherwise specified, presenting as left subglottic tracheal fistula, esophageal diverticulum, and neck abscess. Ann Clin Lab Sci, 2012, 42: 73-80.

29. Nagashima O, Matsuno K, Tominaga S, et al. Esophageal diverticulum with idiopathic pulmonary upper lobe fibrosis. Intern Med, 2013, 52: 159.

30. Mecklenburg I, Weber C, Folwaczny C. Spontaneous recovery of dysphagia by rupture of an esophageal diverticulum in eosinophilic esophagitis. Dig Dis Sci, 2006, 51: 1241-1242.

31. Silecchia G, Casella G, Recchia CL, et al. Laparoscopic transhiatal treatment of large epiphrenic esophageal diverticulum. JSLS, 2008, 12: 104-108.

32. Hirano Y, Takeuchi H, Oyama T, et al. Minimally invasive surgery for esophageal epiphrenic diverticulum: the results of 133 patients in 25 published series and our experience. Surg Today, 2013, 43: 1-7.

33. Pino RV, Rodriguez CM, Iglesias GR, et al. Zenker's esophageal diverticulum as differential diagnosis of paratracheal cystic lesion. An Otorrinolaringol Ibero Am, 2007, 34: 421-426.

34. Gutkin E, Shalomov A, Delshadfar H, et al. Hidden treasure-esophageal diverticulum retained "foreign" bodies. Gastrointest Endosc, 2012, 75(1): 187-188; discussion 188-189.

第四十三章 贲门失弛缓症

第一节 概述

贲门失弛缓症是食管神经肌肉功能失调引发的良性疾病，以往也被称为"贲门痉挛"。正常人食管下端贲门处存在一个生理性的高压带，平时处于关闭状态，有防止胃内容物反流的功能；人体吞咽时食管可形成自发的蠕动波帮助食物运输，到达贲门时食管下高压带松弛让食物通过，而贲门失弛缓症患者下高压带松弛不良，且食管的蠕动功能丧失，造成梗阻现象。贲门失弛缓症是病因不明的原发性食管运动功能障碍性疾病之一，又称贲门痉挛、巨食管症，主要是由于抑制性神经介质与兴奋性神经介质之间的平衡失调，造成的食管下端括约肌（LES）高张力与松弛障碍，导致吞咽时食管体部平滑肌缺乏蠕动或收缩、LES弛缓不良或无松弛及食管下端括约肌区压力升高。

本病曾称为贲门痉挛、贲门不张、巨食管症（megaesophagus）、无蠕动食管（aperistalsis of the esophagus）以及特发性食管扩张（idiopathic esophagus dilation）、贲门狭窄症等。后来人们认识到本病患者的贲门并非痉挛而是弛缓障碍、不易张开，主要病理改变与功能障碍发生在食管体部，现在统称为贲门失弛缓症。

目前本病的治疗多以缓解症状为主，主要治疗方法包括：药物治疗、内镜下治疗及外科手术治疗。多年来的临床实践表明改良后的Heller术治疗贲门失弛缓症安全有效，既能解除吞咽困难症状，又

能有效阻止反流；术后85%以上患者的吞咽困难症状缓解或解除，并发症的发生率和手术病死率很低，是治疗本病的主要手段。

第二节 病因、发病机制及病理生理

贲门失弛缓症的病因和病理生理，经过很多作者的实践经验及临床研究，取得了一些成果，但其具体病因还是未能确定。

一、病因及发病机制

1. 神经源性学说　本病目前多数学者认为属于神经源性疾病，而且有临床试验证实该病的发生与精神因素有关。Rake等在1927年通过对2例尸检进行分析，首次证明了贲门失弛缓症患者的食管肌肉内Auerbach神经丛存在炎症及变性。Holloway等（1986）对本病患者的食管下端括约肌胆碱能神经支配完整性的生理学研究过程中发现，其食管下端括约肌的非肾上腺素能神经、非胆碱能神经的抑制作用受到损害，胆碱能神经兴奋的完整性亦遭到损害。Goldblum等（1996）对本病患者接受食管肌层切开术中的基层标本进行病理检查时发现食管肌层神经丛、神经纤维或神经节细胞的数量均减少，但病因不明。许多作者的研究都表明食管下端括约肌受胆碱能神经和非肾上腺素、非胆碱能神经等两种神经的支配，前者可兴奋食管下端括约肌而后者可抑制食管下端括约肌。这两种神经

在贲门失弛缓症时的具体作用未能确定。有人认为该疾病患者食管的胆碱能神经支配有缺陷。

2. 神经介质作用 目前很多学者认为氮能神经释放的 NO 和肽能神经释放的 VIP、PHI、NPY、CGRP 等多肽类激素是调节 LES 松弛的主要神经介质,在此做一简述。

有些试验结果显示,在切断下段胸水平以下或单侧迷走神经的情况下并不能影响 LES 的功能。因此,食管下段的功能并不是由迷走神经支配,而是由食管壁肌间神经丛支配,其神经递质为嘌呤核苷酸和血管活性肠肽(vasoactive intestinal polypeptide,VIP)为非肾上腺素能神经、非胆碱能神经介质,能使食管下端括约肌松弛)。Aggestrup 等(1983 年)发现贲门失弛缓症患者所含的 VIP- 免疫反应神经纤维数量减少,提示 VIP 在贲门失弛缓症的病理生理中发挥着重要的作用,因为在正常的对照组中并未看到 VIP- 免疫反应神经纤维数量的减少的现象。Aggestrup 等推测贲门失弛缓症患者的VIP- 免疫反应神经纤维数量减少而引起食管下端括约肌松弛障碍是病因之一。

还有些研究发现胆碱能神经释放的乙酰胆碱是调节 LES 收缩的主要神经介质;而 LES 的松弛主要靠氮能神经释放的 NO 来调节;本病的发生也并不是由于 LES 本身的病变,而是由于调节 LES 的神经元大量的减少或消失所致,在这些因素中,释放 NO 的氮能神经元的减少与此病的发生关系显得尤为密切。

3. 免疫因素 有人发现该病的发生还与某些自身免疫性疾病形成及基因遗传性疾病有关。

Wong 等(1989)在研究中发现有些贲门失弛缓症患者血清中有人类Ⅱ级白细胞抗原 DQwl,其阳性率为 83%($P<0.02$)。这项结果提示某些患者的贲门失弛缓症可能为自身免疫性疾病。因为在糖尿病、Sjogren 综合征(Ⅰ型黏多糖病)及 Hashimoto 甲状腺炎等自身免疫性疾病的患者血清中存在与 DQwl 相似的抗原。Verne 等(1997)也报道在 18 例贲门失弛缓症病例中,7 例患者的血清中存在抗 - 肠肌层神经元抗体(anti-myenteric neuronal antibodies)或神经元抗体。Veme 在 1999 年利用 PCR 技术对患有此病的不同人种进行周围血液的

HLA-DR 和 -DQ 分型,发现本病以种族特异性方式与等位基因 HLA 结合。

4. 炎症 1999 年 Raymond 等报道了对 16 例贲门失弛缓症患者的活检标本及部分对照组病例的切除标本的食管壁间神经丛进行免疫组织化学和超微结构研究的结果,提出了炎症是原发性贲门失弛缓症的病因之一。对照组共有 10 例,包括 5 例无食管疾病的尸检食管标本,3 例弥漫性食管痉挛病例,1 例胃食管反流病例和 1 例食管癌病例。对其切片作免疫染色,观察神经丝 NF70、NF200、S100 蛋白和神经元特异性烯醇酶。对其中有炎症浸润的活检标本用抗体加行免疫染色,观察白细胞共同抗原 CD20、CD43、CD45RO 和 CD68,凡是标本中存在自主神经的,均作电镜检查。结果发现,90% 的贲门失弛缓症病例沿神经束及节细胞周围均有不同程度的炎症反应,所有这些患者均有不同程度的 T 淋巴细胞增生,其自主神经呈现出纤维丢失及退行性病变;而对照组的神经丛却均正常,无炎症浸润征象。作者据此认为贲门失弛缓症的自主神经损伤源于炎症。

二、病理生理

有关贲门失弛缓症的研究结果从不同侧面讨论其病理生理,因其病理生理比较复杂,目前尚有较多问题尚未解决,有待更进一步的研究与探讨。

Dolley 等(1983)和 Eckardt(1989)发现有些贲门失弛缓症患者的胃酸分泌与胰多肽的释放减少,与食物在胃肠道内通过的时间延长有关。因此,他们考虑其原发灶为中枢性迷走神经受累。Qualman 等(1984)注意到贲门失弛缓症患者的食管肌层的神经节细胞减少并有 Lewy 体(Lewy bodies)。Lewy 体存在于 Parkinson 病患者的脑干中,是 Parkinson 的特征性组织病理学表现之一。在贲门失弛缓症患者的食管肌层和脑干中也发现了 Lewy 体,说明其迷走神经中枢部位与局部食管肌层神经丛均受累并有异常改变。

Wood 和 Hagen(2002)认为贲门失弛缓症的病理生理方面存在的一个重要问题是原发灶的定位问题至今未能解决。换言之,贲门失弛缓症的原发灶位于食管肌层神经丛抑或位于迷走神经背核而

伴有继发性迷走神经纤维和食管肌层神经丛退行性变的问题尚未解决。

另有一部分学者认为贲门失弛缓症主要是食管肌层的一种炎性过程，在炎症基础上导致继发性食管基层神经节细胞与迷走神经的破坏，其食管下端括约肌区肌层神经丛一般都有炎症表现。

Landres（1978）和 Tottrup（1989）等在严重的贲门失弛缓症患者的食管肌层 Auerbach 神经丛（肠神经丛）中看到嗜酸性粒细胞浸润，认为这些炎性细胞可能与本病的发病有关。Tottrup 等对接受了食管肌层切开术的贲门失弛缓症患者食管肌层组织标本用免疫组织化学测定其嗜酸性粒细胞阳离子蛋白（eosinophilic cationic protein，ECP）时呈阳性反应。ECP 属于嗜酸性粒细胞的细胞毒素蛋白和神经毒素蛋白，可能会导致患者食管 Auerbach 神经丛的神经节细胞减少。在食管 Chagas 病（南美洲锥虫病）患者的食管肌层中也能看到嗜酸性粒细胞浸润的现象，因此有的学者认为食管肌层中的嗜酸性粒细胞在清除这种锥虫方面有重要意义，原因是食管 Chagas 病能够损害食管神经丛的神经节细胞。除此之外，Fredens 等（1989）报道继发于远端胃癌的贲门失弛缓症患者有严重的食管迷走神经受损现象，病理检查证实其食管下端括约肌有嗜酸性粒细胞浸润。Fredens 等认为胃癌继发贲门失弛缓症属于副癌综合征，其贲门失弛缓症乃是食管肌层内嗜酸性粒细胞浸润迷走神经所致。

贲门失弛缓症的基本病理改变为食管的肠肌丛的神经节细胞和迷走神经性背核细胞的变形、退化和数量减少，以及单核细胞浸润和纤维化。近年来的研究倾向于认为本病的发生源于 LES 肌间神经丛抑制性神经元的减少。其大体病理改变有：①食管壁肥厚；②食管显著或严重扩张；③食管迂曲延长，正常走行方向发生异常改变或者变形。

本病病理改变最突出的区域一般位于食管狭窄与扩张交界处。其术中所见大体病理改变包括：①贲门口的大小及外观均未见明显异常，也没有"痉挛"现象；②贲门上方 2~5cm 的食管下段管壁萎缩、变薄，管腔直径减小，一般不大于 1~1.5cm，且此段管壁色泽苍白；③该段病变食管与其周围组织结构并无粘连征象，也没有炎症的征象；④触摸

时，可感觉到受累食管壁质地较柔软，无纤维化征象；⑤查看食管裂孔并无明显异常；⑥狭窄段上方的食管管壁增厚、扩张，呈漏斗状。食管扩张的程度随病程的长短而有所不同。在病程早期，食管呈梭形；后期呈烧瓶形；在病程晚期，食管因扩张、延长迂曲而呈 S 形。据有些报道显示：极个别患者病程达十几年甚至二三十年，其食管呈现出极度扩张，而呈囊袋状，且该段食管管壁也有纤维化改变。

第三节　临床表现

贲门失弛缓症在我国并不少见，不是罕见病。本病在国外临床上比较少见，在国外的发病率为 0.03/10 万~1.1/10 万，该病可发于任何年龄阶段，其中以 20~40 岁的青壮年人多见。有时甚至见于儿童及 1 岁以内的婴儿。男、女性的发病率无明显差异。而关于本病有无遗传性方面，各方面的报道显示差异性较大，意见不统一；而综合多数报道显示本病在欧洲和南美国家较为多见，发病率为 1/10 万。

贲门失弛缓症患者的主要临床症状及其并发症有吞咽困难、胃食管反流、疼痛、误吸等，严重者可出现消瘦。

一、吞咽困难

吞咽困难是贲门失弛缓症患者最为突出和最为常见的初发临床表现。据文献报道，本病吞咽困难症状起初为无痛性，吞咽动作无异常，进食时间延长，发生率可达 80%~95%，尤其是当患者情绪剧烈波动及进食冷饮食物时，这一症状显得更为突出。因此有些作者考虑精神障碍与本病的发生有一定关系，有些患者连吞咽唾液都感到困难。

在发病早期，吞咽困难呈现出轻度间断性，而且没有规律性或节律性。有的患者呈突发性吞咽困难，多为情绪激动、进过冷或辛辣等刺激性食物所诱发，患者顿时感觉无法咽下饮食而且一时不能缓解。但亦有少数患者起初只有胸骨后饱胀感，逐渐发展为吞咽困难。到发病后期，吞咽困难症状逐渐变为持续性。进食固体食物及流质食物均难以下咽，但有些患者有咽下流质饮食比咽下固体食物更为困难的感觉。使用抗胆碱能制剂在本病发病

早期时能暂时缓解吞咽困难症状。

Henderson 等在 1972 年将此病按患者的食管直径分为 3 期：Ⅰ 期（轻度）：食管直径小于 4cm；Ⅱ 期（中度）：食管直径在 4~6cm；Ⅲ 期（重度）：食管直径大于 6cm。

本病与食管的器质性病变引起的食管狭窄所导致的吞咽困难症状有一定的差别，食管器质性病变引起的吞咽困难常为进行性，无缓解情况，临床上应注意区别。

二、疼痛

贲门失弛缓症的病程一般呈现出一个无痛性、进行性的过程。但不排除有些患者在发病早期或者病程后期有间断性偶发胸痛，大部分患者有明显的体重减轻现象。本病的疼痛性质不一，可为针刺痛、灼痛、闷痛或锥痛。疼痛部位多在胸骨后、剑突下、右胸部、胸背部、左季肋部或上腹部。疼痛的机制目前仍然不是很清楚。有些作者认为该病早期的疼痛可能与食管平滑肌痉挛或者食管下端括约肌压力显著升高有关，病程晚期则可能是食物滞留性食管炎所致，而随着吞咽困难的加重，梗阻部位以上的食管进一步扩张，反而可以使得疼痛有所减轻。疼痛的发作没有规律性及节律性。疼痛的发生与饮食没有明显的相关性。

三、呕吐及食物反流

呕吐及食物反流（regurgitation）也是贲门失弛缓症患者常见的症状。85% 的患者有进食后呕吐或食物反流现象，反流物一般混有大量黏液及唾液，但不会有胃内容物的特点，因为进食的食物潴留在食管而没有进入胃内。食物反流与患者的体位有一定的关系，食物反流在夜间显得更为多见，大约 1/3 患者发生在夜间，表现为夜间阵发性咳嗽或气管误吸，易造成反复肺部感染、肺脓肿或支气管扩张症等肺部并发症，个别患者甚至可以因为突发的大量食物反流引起误吸而导致窒息。

食管反流的内容物通常为未经消化的隔夜食物或几天之前所吃的食物，可闻及腐败臭味，混有多量黏液与唾液。因患者的食管下端括约肌处于非弛缓性高压状态，所以其反流的内容物多是在食管中存留的腐败变质食物，而非胃内容物。如果在贲门失弛缓症的基础上并发食管炎或食管溃疡，反流出的内容物可见血液，个别患者发生大呕血。

四、消瘦及其他症状

消瘦或体重减轻是吞咽困难长期影响患者的正常进食及丢失水分所致。贲门失弛缓症患者病程长者还可有营养不良、贫血或维生素缺乏症的临床表现，在病程后期尚可出现食管炎症所致的出血，但因此而导致恶病质的病例极为罕见。贲门失弛缓症后期病例，可因潴留大量食物受累的食管高度扩张迂曲而压迫周围器官而出现相应的症状：如果病变食管压迫上腔静脉，患者可有上腔静脉综合征（SVC 综合征）的临床表现。如果病变食管压迫气管，患者可出现呼气困难、发绀、哮喘或者咳嗽等症状与体征；如果进展至晚期，形成巨大囊袋，压迫到喉返神经，患者还会出现声音嘶哑。

第四节　诊断方法

贲门失弛缓症的诊断主要根据病史结合临床表现特征，如吞咽困难、疼痛、食物反流及其他症状；辅助检查主要依靠 X 线、内镜、食管动力学检查及放射性核素检查等。其中食管 X 线检查和内镜检查在本病的诊断中应用最多。

一、X 线检查

X 线检查在本病的诊断及鉴别诊断中应用最多。

1. 上消化道 X 线钡餐造影检查　是临床上诊断贲门失弛缓症最为常见并具有诊断意义的检查方法。早期贲门失弛缓症的患者因为 LES 失弛缓并不是很严重，X 线表现为食管下端括约肌间断性开放。有少量钡剂由食管腔内逐渐缓慢流入胃腔内，有时钡剂完全滞留在食管括约肌区上方的食管腔内，长时间不能排空到胃内；但食管扩张并不是很明显。

后期贲门失弛缓症患者随着食管的逐渐扩张，导致其 X 线钡餐图像表现与近端正常的食管阴影形成鲜明对比，其典型的表现为食管下端或中下段呈程度不等的扩张、迂曲与延长，食管的正常蠕动波明显减弱或者消失。虽然上消化道钡餐造影检查对本病的诊断很有价值，但是部分表面光滑的贲门癌患者的上消化道钡餐造影也可出现与之类似的现象，应注意鉴别。

本病的上消化道钡餐表现特点：①食管扩张，边缘清晰，密度中等；②扩大的阴影经常会变化；③有些可以见到液平面；④斜位片上可见食管扩张影像；⑤吞钡可见食管充盈，管腔扩大，黏膜皱襞紊乱；⑥贲门部狭窄如萝卜根状、鸟嘴状或漏斗状（图8-43-1~图8-43-3）。

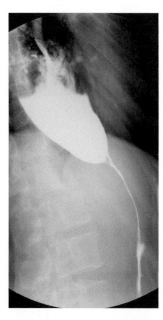

图 8-43-1　贲门失弛缓症的 X 线钡餐表现：食管下段呈萝卜根状狭窄变细，狭窄段上方明显扩张、增粗，但狭窄段食管管壁柔软、光滑

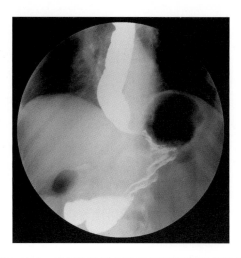

图 8-43-2　贲门失弛缓症的 X 线钡餐表现（鸟嘴状）

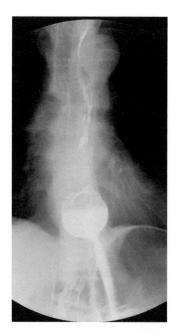

图 8-43-3　贲门失弛缓症的 X 线钡餐表现（漏斗状）

2. 胸部 X 线片　贲门失弛缓症患者在病程早期胸部 X 线检查一般没有明显异常。随着食管的扩张，当病程发展到后期及晚期阶段时，在 X 线胸部后前位片上可见纵隔右缘膨出或纵隔阴影增宽，该阴影即为扩张的食管（图 8-43-4），因有食物潴留，形成纵隔阴影增宽的影像；可能会误诊为纵隔肿瘤、肺门阴影增大或肺大疱等。有时可被误诊为纵隔肿瘤，应注意与其鉴别。在 X 线胸部侧位片上，当扩张的食管腔内有大量食物及液体潴留时可见明显的气液平面。由于食管梗阻，大部分患者的胃泡往往消失不见。当高度扩张的食管压迫气管时，在 X 线胸部侧位片上可有气管前移的征象。

二、食管镜检查

贲门失弛缓症患者行食管镜检查的主要目的是为了排除恶性肿瘤。因为单凭上消化道 X 线钡餐造影检查所显示的 X 线表现有时很难与发生于食管 - 胃结合部的恶性肿瘤、高位胃癌相鉴别。该项检查尚可与食管良性肿瘤、食管良性狭窄、食管裂孔疝等疾病相鉴别。

在贲门失弛缓症患者的病程早期阶段，内镜检查多无异常表现，有的患者因食管下端括约肌区张力较高，内镜通过时可有阻力感；但大部分患者

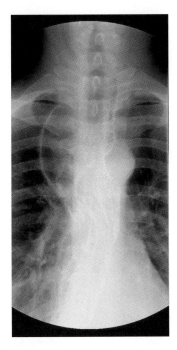

图 8-43-4　贲门失弛缓症患者的胸部 X 线片扩张的食管在纵隔右缘显示为膨出影

检查时内镜可无明显阻力的通过食管 - 胃结合部。随着病程的进展食管 - 胃结合部可能会有变形、成角及迂曲，但该部位的食管上皮及贲门区的黏膜在内镜下一般无任何病变。

在贲门失弛缓症患者病程晚期阶段，因其内容物长期无法排空而引起食管扩张，食管壁无张力，贲门口关闭等现象，导致内镜很难通过，但少数患者可出现内镜无明显阻力的通过狭窄口。内镜下可见食管管腔宽畅，黏膜水肿、增厚，并伴有不同程度的炎症改变及分泌物。由于长时间的食物刺激，可导致狭窄处形成黏膜糜烂、浅溃疡及出血等。

在内镜下于病变处取活检行病理检查，即可明确该病诊断及与其他疾病相鉴别。

4. 食管测压及超声诊断　食管测压近年来被视为诊断贲门失弛缓症的"金标准"，因其对本病的诊断具有高度的特异性和敏感性，其特征性表现为：①食管远端中下部蠕动减弱或消失，而出现低幅同步收缩波；②食管体部常见同时性等压压力波出现。③患者食管下段括约肌静息压比正常人高出 2~3 倍，可达 40~60mmHg；使用 24 小时床旁食管运动功能测定有利于该病不同类型之间的鉴别。

超声诊断与其他检查相比，简便、安全、无痛苦、准确、可靠、无损害，而且超声可以观察贲门及下段食管管壁的结构层次与腔外器官组织的关系，动态观察食管及贲门的动力学特点。

第五节　鉴别诊断

贲门失弛缓症主要需要与下述几种疾病相鉴别，如食管癌、贲门癌、反流性食管炎、食管神经症、弥漫性食管痉挛和食管锥虫病等。

一、食管癌及贲门癌

贲门失弛缓症与食管癌及贲门癌的鉴别最为重要，在一般情况下鉴别并不困难，但是有些癌症患者的狭窄段黏膜较为光滑规则，可使与本病的鉴别变得困难。贲门失弛缓症与食管癌、贲门癌的鉴别要点见表 8-43-1。

表 8-43-1　贲门失弛缓症与食管癌、贲门癌的鉴别要点

指标	贲门失弛缓症	食管癌及贲门癌
发病年龄	以青壮年居多	以中老年患者居多
诱发因素	可由进食冷、热食物或情绪紧张诱发	无明显特殊诱因
病程及症状持续时间	病程可反复，持续时间较长，可达数年或更长	病程一般较短，如无治疗，一般 2~6 个月
吞咽困难症状	间歇发作，晚期可呈持续状态	进行性加重
全身一般情况	体重略减轻或无明显变化	体重进行性减轻
X 线表现	狭窄段以上食管常致极度扩张、狭窄区呈鸟嘴状、漏斗或萝卜根状	管腔内边缘不整齐、局部表现出黏膜破坏和紊乱，狭窄段以上呈中度扩张
食管镜检查	黏膜硬化或呈炎性反应，黏膜下有炎性细胞浸润，但活检无癌细胞	黏膜溃疡或局限性隆起，活检可见癌细胞

二、弥漫性食管痉挛

该病属于原发性食管肌肉紊乱疾病,其病因不明,可因进食过冷或过热食物引起,胸痛是本病患者最具特征性的症状之一,多见于中老年人,在我国比较少见。病变累及食管中下 2/3 部分,食管、胃连接部运动功能正常,食管测压显示上 1/3 蠕动正常,X 线钡餐可见此段呈节段性痉挛收缩,其食管胃吻合部舒缩功能正常,无食管扩张现象。

三、反流性食管炎

烧心和反酸是反流性食管炎患者最常见的症状,烧心症状常由胸骨下段向上延伸。贲门失弛缓症患者虽然也会出现反流现象,但其反流物的酸度常较低,相比之下,反流性食管炎患者的反流物酸度接近胃液酸度。依据 X 线钡餐即可将两病相鉴别。

四、食管神经症

食管神经症又称为癔球症,患者会有喉部持续或间断的无痛性团块或异物感,但是却并没有进食哽咽感。X 线检查无明显异常表现。

总之,在临床工作中遇到疑似贲门失弛缓症患者时,要考虑到其鉴别诊断问题,特别是要注意与食管下段癌、贲门癌及高位胃癌引起的假性贲门失弛缓症的鉴别诊断,防止误诊误治。

第六节 治疗

贲门失弛缓症的治疗目的在于降低食管下端括约肌的张力和解除梗阻,改善食管的排空障碍,解除患者的吞咽困难症状,恢复正常饮食与全身营养状况。因病因及发病机制至今仍未确定,目前本病的治疗多以缓解症状为主,主要的治疗方法包括:药物治疗、内镜下治疗及外科手术治疗。

一、非手术治疗

贲门失弛缓症患者的非手术治疗主要用于发病初期或不考虑手术治疗的老年患者和不适合手术治疗的患者,下面介绍一些可供选择的主要治疗手段。

(一) 一般治疗

早期轻症患者可通过斜坡卧位休息、少食多餐、避免过快进食、仔细咀嚼后下咽、避免进食过冷和刺激性食物等方法改善症状。

(二) 内科药物治疗

1. 肉毒杆菌毒素(Botox)注射　肉毒杆菌毒素是一种强力的类细菌毒剂,它能够选择性地作用于胆碱能神经元,在突触前神经末梢处抑制乙酰胆碱的释放。因此,通过食管镜下注射肉毒毒素,可以阻断贲门括约肌的神经肌肉接头处突触前乙酰胆碱的释放,进而使括约肌松弛,以缓解症状。内镜下注射治疗从 1995 年开始应用于临床,凭其操作简单、安全有效、创伤及不良反应小,越来越得到广泛的应用。应用时,每次注射本品 100IU,分别于贲门上 0.5cm,3、6、9、12 点方向四个位点分别注射本品 20IU,剩余量分两点注射至贲门部,并于 1 个月后重复。由于本治疗方案不能长期控制症状,一年后有效率仅为 53%~54%,故一年后应每隔 6~12 个月重复注射。本方案优先应用于无法外科手术或球囊扩张治疗的贲门失弛缓症患者,或经外科手术或球囊扩张后复发以及正准备外科手术的术前贲门失弛缓症患者。

2. 硝酸酯类药物　硝酸酯类药物通过活化鸟苷酸环化酶,增加平滑肌环鸟苷酸 cGMP 的生成,鸟苷酸和硝酸相互作用活化的蛋白激酶改变了平滑肌的磷酸化进程,结果肌球蛋白的轻链去磷酸化,抑制了平滑肌的正常收缩,使 LES 松弛,达到治疗贲门失弛缓症的目的。餐前 15~45 分钟舌下含服 5~20mg 硝酸异山梨酯可以解除痉挛,还可以预防食管痉挛引起的胸痛。Gelfond 等在 1982 年对应用硝酸异山梨酯治疗本病进行了相关的报道。

3. 钙离子拮抗剂等　有些学者发现,钙离子拮抗剂主要通过选择性地阻滞 Ca^{2+} 经细胞膜上的电压依赖性 Ca^{2+} 通道进入细胞内,减少胞质 Ca^{2+} 浓度,进而产生负性肌力作用,引起 LES 的松弛。钙离子拮抗剂硝苯地平及维拉帕米可以降低患者的 LES 静息压,起到缓解症状的作用。但有部分学者报道用此药后症状虽有缓解,但放射性核素检查结果显示患者的食管排空并无明显改变。虽然口服药物在理论上能够显著降低 LES 压力,使 LES 松弛,但是调查表明其治疗贲门失弛缓症在临床上应用的疗效甚小,只有个别的患者能得到初期改善;另一方面,这些药物引起的不良反应众多,如低血压、头痛、下肢水肿等。因此现口服药物治疗贲门失弛缓症只应用于早期轻度的贲门失弛缓症患者或者拒绝其他治疗方法的患者。

(三) 内镜下食管扩张疗法

扩张治疗的历史可以追溯到 1674 年 William 等用鲸骨做的"扩张器",其原理是通过外力强行过度扩张,将 LES 肌纤维延伸拉长,造成部分平滑肌松弛或断裂而失去张力,从而降低食管下端括约肌静息压(lower esophageal sphincter pressure,LESP),改善食管下端括约肌松弛力,达到治疗目的。目前常用气囊、水囊或探条扩张,使食管与胃的连接处括约肌得以松弛。该方法操作简单,有效率较高,对患者的损伤小、痛苦少,并且可以反复扩张。

1. 内镜下气囊扩张治疗　是治疗贲门失弛缓症的一线疗法,强行用外力扩张失弛缓的括约肌,使其部分肌纤维断裂,疗效确切,有效率可达 60%~85%。目前最常用的有经内镜通道气囊(TTC 气囊)、穿过内镜气囊(TTS 气囊)及经过导线气囊(OTW 气囊)3 种。该技术具有微创、无 X 线辐射、操作简单、单次扩张费用低、近期疗效确切、不需手术的优点,易被多数医患接受,同时内镜直视下可随时观察扩张过程中食管贲门黏膜有无撕裂及出血,必要时可施行内镜下止血处理,减少了扩张相关性并发症的发生。气囊扩张的关键是扩张器直径的选择(成人选用直径 35mm,儿童及有 Heller 肌切开术者选用 30mm)与正确的操作方法(气囊正好位于痉挛的 LES 部位,压力 100~150kPa,持续 3~5 分钟,放气 2~3 分钟,再次充气,共 2~3 次),其疗效国外报道为 60%~85%,国内达 95% 以上。但瘢痕体质的患者相对禁忌。气囊扩张疗法近期疗效确切,对其远期疗效,Eckardt 等研究发现年龄是影响扩张治疗远期效果的一个因素,年龄 40 岁以下的患者对单次扩张的应答较差,随访 5 年其有效率仅为 16%;而 40 岁以上的患者 5 年有效率可达 58%。分析原因可能为:青年患者贲门括约肌的

弹性更好,组织修复能力也比老年患者更强。该疗法常见并发症有食管局部黏膜的擦伤、撕裂、渗血、胸痛,食管血肿及吸入性肺炎等,严重时可发生上消化道大出血、穿孔。食管穿孔发生率为 1%~3%,并且与内镜医师技术熟练度有关。内镜医师通过熟练技术,谨慎操作可以预防上述严重并发症的发生。一旦发生穿孔等严重并发症必须早期诊断,早期处理。

2. 内镜下金属支架置入治疗　该方法通过放置支架,扩张食管贲门狭窄段,使食物能够顺利通过,并造成贲门肌层慢性撕裂,从而达到治疗目的。其机制是放置到位的特制记忆合金支架,随患者体温逐步上升到 36℃,在此过程中支架逐步扩张,整个支架扩张达预定直径时,需 12~24 小时;由于支架是缓慢扩张至预定直径,所以食管贲门区肌撕裂较为规则,疗效较好。支架置入治疗可分为永久性和暂时性两种。De Palma 等最早使用可扩张金属内支架,对贲门失弛缓症进行治疗,国内程英升等最早应用永久性贲门支架成形术治疗患者,该手段短期疗效好,但后期会发生严重频繁的胃食管反流和肉芽组织增生导致食管狭窄等。因此,永久性金属支架扩张不适合贲门失弛缓症。暂时性贲门支架是由永久性支架改良而成。特制可回收防反流食管支架是近年研制的一种新型支架。Z 形双被膜支架无金属骨架的裸露,不易与食管组织粘连,便于回收,另外支架末端安置有防反流瓣膜,能防止治疗期间的胃食管反流症状。可见,利用特制可回收防反流食管支架治疗贲门失弛缓症具有很强的探讨价值。郑荣浩等用可回收全覆膜抗反流食管支架治疗 24 例贲门失弛缓症,随访观察 3~36 个月,结果所有患者支架置入一次成功,16.67% 的患者治疗期间发生支架移位,治疗后随访期间患者吞咽困难都明显缓解,未出现严重不良反应和并发症。可见可回收抗反流支架治疗贲门失弛缓症具有操作简便、并发症少、回收方便、疗效好的优点,但治疗价格高,且目前支架在体内最佳放置时间及其长期疗效相关研究较少,其远期疗效有待进一步观察。

3. 内镜下微波治疗　该方法利用微波的作用破坏部分 LES,使之松弛达到治疗目的。操作时选

齿状线近端 1.5~2.0cm 为治疗区,选取 3、6、9 和 12 点位为治疗点。切开食管下括约肌的长度与深度不可过量。Lantis 等采用内镜下微波治疗 25 例贲门失弛缓症患者,总有效率达 100%,一次治愈率为 88%。由于微波治疗同时具有凝固止血作用,所以术中及术后均未发生出血。理论上微波治疗存在穿孔的并发症,但由于微波治疗贲门失弛缓症临床应用例数较少,目前尚未见严重并发症的报道,且其确切疗效尚有待研究。

二、手术治疗

外科手术治疗在技术上更为可靠,疗效优于食管扩张疗法,是治疗贲门失弛缓症的首选方法,也是常规治疗手段。

为贲门失弛缓症患者施行食管贲门肌层切开术,可以有效地解除食管下端括约肌区的功能性梗阻和吞咽困难,但不破坏食管下端括约肌防止胃-食管反流的正常机制。手术可以选择经胸、经腹途径完成,也可以选择腹腔镜或电视胸腔镜完成。无论选择何种手术途径,手术技术操作原则都相同,即纵行切开食管下段和贲门部的肌层(纵行肌和环行肌)避免损伤食管黏膜,必要时施行同期抗反流术。

(一)发展简史

Heller 于 1913 年首次经腹施行食管肌层切开术治疗贲门失弛缓症,后来有些作者相继报道了各种经过改良的术式。

Ellis 等在 1984 年指出,为贲门失弛缓症患者施行食管肌层切开术时勿须行抗反流术。Pai 等根据采用改良的 Heller 食管肌层切开术治疗贲门失弛缓症 20 年的临床经验总结,认为只要贲门肌层切开的范围不大,不必再做抗反流术。这些作者强调,在食管肌层切开术的基础上增加胃底折叠术,有可能增强食管排空的阻力,进而导致进行性食管扩张,最后导致手术失败。

Topart 等在 1992 年的报道中称,为贲门失弛缓症患者在施行食管肌层切开术的基础上结合正确的胃底折叠术、全胃底折叠术(total fundoplication)后,长期疗效观察结果显示,大多数术前食管运动功能差或者食管肌层肌力差的患者术后出现吞咽困难症

状。因此,作者认为对这些患者不应施行抗反流术。

Malthaner 等在 1994 年用外科手术治疗贲门失弛缓症的经验表明,施行肌层切开术的过程中要很准确的在贲门上 5cm 处扩大切开食管肌层,技术上存在较大困难。食管肌层切开术的方向不正确,食管下段纵行肌与环形肌的切开不彻底,患者术后仍有吞咽困难的症状;如果食管肌层切开的范围过大,导致术后胃食管反流。为预防此类并发症,Malthaner 等提出为贲门失弛缓症患者进行改良的 Heller 食管肌层切开术时应彻底切断食管下端括约肌,同时完成抗反流术。

多年以来,外科手术治疗贲门失弛缓症的标准术式或最常用的术式为改良的经胸 Heller 食管肌层切开术加部分抗反流术。经胸途径施行食管肌层切开术,可以扩大(延长)食管肌层切开术的范围,避免因食管肌层切开的范围不足、肌纤维断离不完全而造成术后食管出口梗阻,也可以预防因切断食管-胃结合部的肌层而并发胃-食管反流术及反流性食管炎。

(二)手术适应证

手术适应证有:①进行过正规的内科药物治疗无效的病例;②经反复食管扩张治疗后患者的临床症状不见缓解,或出现并发症者;③患者症状较重和出现有大量食物滞留的;④小儿和儿童病例因食管下端伸展延长,食管扩张治疗存在很大风险的;⑤贲门部有溃疡或有瘢痕形成者;⑥并发膈肌裂孔疝或膈上膨出型憩室者;⑦疑有食管癌或贲门癌癌变者。

有些早期贲门失弛缓症的患者不应急于进行手术治疗。手术风险较大的老年患者如若能缓解吞咽困难并能保持较为满意的全身营养状况,不应强调外科手术治疗,在手术前要慎重考虑手术的利弊。

贲门失弛缓症手术治疗的方法可分为微创手术和开放手术。开放手术分为经胸与经腹,微创手术分为胸腔镜以及腹腔镜手术两种。开放手术效果好,但是创伤大、术后恢复慢,腹腔镜或胸腔镜手术治疗贲门失弛缓症具有手术创伤小、住院时间短的优点且疗效相当,并发症发生率和开放手术相当。目前,微创手术已经成为手术治疗的首选手段。

腹腔镜手术相对于胸腔镜手术有以下优势：①麻醉相对要求较低，不需双腔气管插管；②对心肺系统功能干扰小；③腹腔暴露 LES 相对容易，手术操作更直观，切开更彻底；④可同时施行各种胃底折叠抗反流。Campos 采用 meta 分析对 105 篇文献记录的 7855 例贲门失弛缓病例资料进行了研究，认为腹腔镜 Heller 手术加胃底折叠手术是治疗贲门失弛缓症的最佳选择。

贲门失弛缓症的传统手术径路有经胸和经腹两种，各有优缺点。经腹手术具有以下优点：①食管下段括约肌大部分在腹段食管，经腹易于观察；②麻醉简单、不需要单侧通气，不需要放置胸腔闭式引流；③如需中转手术患者更乐于接受开腹手术；④要加抗反流手术，经腹较容易。

联合各种胃底折叠抗反流的必要性及胃底折叠的方式，是否需要附加抗反流手术，历来是有争议的问题。近年来的研究表明，单纯 Heller 手术后约 30% 的病例会出现胃食管反流，因此贲门失弛缓症 Heller 肌切开手术应附加抗反流手术，以减轻术后可能出现的胃食管反流。Richards 等的随机研究结果表明，Heller 附加 Dor 手术组，有异常食管酸暴露的病例明显低于单纯 Heller 手术组，而手术后吞咽困难症状的评分则两组无差别。说明附加抗反流手术能够有效防止 Heller 术后胃食管反流。关于附加何种抗反流手术问题，目前比较一致的观点是附加部分抗反流手术，如 Dor 手术或 Toupet 手术等。因为贲门失弛缓症患者的食管缺乏蠕动功能，排空功能极差，附加全周抗反流手术，势必显著增加食管排空的阻力，造成术后吞咽困难，甚至食管内食物潴留。而部分胃底折叠术增加食管排空阻力的作用不明显，因此适合于贲门失弛缓症这类有食管运动功能障碍的疾病。在部分抗反流手术中，以 Dor 手术应用最多，原因是操作简便，特别对剥破黏膜的病例起到一定保护作用。目前多数学者认为应当联合胃底折叠抗反流手术。胃底折叠抗反流的手术方式主要包括胃底折叠的方式主要包括 Nissen 全折叠、Toupet 后折叠、Dor 前折叠。Rawlings 等认为腹腔镜 Dor 前折叠抗反流或者 Toupet 后折叠抗反流能达到 Nissen 折叠同样的抗反流效果。Nissen 全胃折叠虽能够改善患者术后

反流，但其增加术后出现梗阻症状的可能性。Dor 和 Toupet 折叠不仅可以有效预防病理性胃食管反流而且又不增加吞咽困难。同时，Dor 胃底折叠术在操作中难度也较低，同时可以有效保护手术部位黏膜，可减少术后并发症的发生，因此，可认为 Dor 胃底折叠术是贲门失弛缓手术中抗反流手术的第一选择。

1. 贲门失弛缓症手术的标准化　在 2006 年国际食管疾病学会第十届世界大会上，Tom DeMeester 教授提出了 Heller 手术标准化的问题。在目前阶段，贲门失弛缓症手术标准化应包括以下几个方面的内容：①随着腹腔镜的广泛应用，贲门失弛缓症 Heller 手术应通过腹腔镜进行，以减少创伤，缩短患者的住院时间，提高术后生活质量；②尽量减少对贲门周围组织结构的游离，以减少对抗反流结构的破坏和防止迷走神经的损伤；③胃壁肌层的切开长度应超过 2cm；④肌层切开的同时应附加 Dor 抗反流手术；⑤关于肌切开的部位，目前没有确切的实验证据来支持在食管胃交接部沿哪条线切开更好，因此沿用前壁肌层切开术。

2. 食管与贲门部肌层的切开长度　1913 年 Ernst Heller 在进行第 1 例贲门失弛缓症手术时，肌层的切开长度为 8cm，以后又有学者提出切开长度为 6~10cm，甚至 10~12cm。近年来，对贲门失弛缓症患者食管的病理生理研究发现，食管不能松弛和狭窄的部位主要集中在食管下括约肌及其附近的下段食管，因此提出食管肌层的切开长度没有必要过于延长，即狭窄多长，切开多长的"小 Heller"概念，有人甚至提出切开肌层的长度在 3cm 即可。尽管肌层的切开长度没有统一标准，但一般在 6cm 左右既能保证疗效，又不至于造成手术困难。从临床治疗效果看，长段食管肌层切开的疗效并不比短段食管肌层切开的疗效好，特别是胃壁肌层切开过长，还会招致严重的胃食管反流，因此短段食管肌层切开逐渐被人们所接受。自从 1979 年 Liebermann Mefert 提出食管下括约肌是由位于小弯侧的半环形的钩状肌纤维和位于大弯侧斜形的套索肌纤维构成以后，学者们发现，在进行 Heller 肌层切开时，胃部肌层的切开长度不宜过长（<2cm），以防止该肌纤维被完全切断导致胃食

管反流,并曾经将此切开长度作为标准的胃壁切开长度。

3. 食管胃交界部的切开部位 2000 年 Kom 等根据尸检结果,提出 Heller 手术时肌切开部位问题,如果在食管胃交界部沿小弯侧切开肌层,则钩状纤维被切断,如果沿大弯侧切开,则套索纤维被切断,如果沿前壁切开,则两个肌束均受影响。而 Liebermann Meffert 在评述 Kom 的文章时认为,从前壁切开,即从上述两肌束之间切开,在切断食管下括约肌的同时最大限度地保留了其生理功能。实际上在 Liebermann Meffert 发现食管下括约肌的结构之前,虽然人们没有食管下括约肌结构的概念,但还是一直应用前壁肌层切开治疗贲门失弛缓症。到目前为止,此结论还缺乏必要的实验研究来支持。

4. 食管肌层的分离宽度 在以往进行贲门失弛缓症 Heller 手术时,要求切开的肌层与黏膜分离的宽度达 1/2~2/3 周,但进入腹腔镜时代以后,这一标准很难达到。在腹腔镜手术时,如果刻意追求这一目标,往往会剥破食管黏膜,使术后并发症的发生率增高。临床实践表明分离食管肌层达周径的 1/3 就已经取得了满意的效果,没有必要再进行广泛的分离,重要的是保证食管肌层,特别是环形肌的切开一定要完全彻底。

(三) 开放手术操作

胸外科治疗贲门失弛缓症多采用改良的 Heller 食管肌层切开术(包括食管下端括约肌的切开)加部分抗反流术。具体手术操作方法如下:

1. 患者取右侧卧位,行左胸后外侧切口,经第 7 或第 8 肋间进胸。

2. 切断左侧下肺韧带,将左下肺向胸腔上方牵拉,充分暴露纵隔胸膜下部与食管下三角区。

3. 在食管下三角区沿食管下段走行方向纵行剪开纵隔胸膜,显露食管下段并触摸管腔内的胃管;钝性游离出食管下段,游离要充分,认清位于其前后壁的迷走神经,不能损伤。

4. 将膈食管膜沿食管下段分离一周后经食管裂孔进入腹腔。用手指分离法适当扩大食管裂孔,显露食管 - 胃结合部;在麻醉师的协助下经胃管吸除胃内容物,使胃得以减压。

5. 经食管裂孔将贲门与胃底上提到左胸腔内;按手术需要酌情处理几支胃短血管以增加胃底部的显露与游离;切除食管 - 胃结合的脂肪垫。

6. 在食管下段行食管肌层切开术 用左手示指、中指和拇指握食管下端,再次触摸并确定胃管在食管腔内的位置及其在食管腔内的活动度,了解食管壁的厚度与食管腔的位置,以免在切开食管肌层时误伤食管黏膜;在食管下段前壁中 1/3 左、右迷走神经之间先缝合两针,做一牵引线,在两针中间做一纵行切口切断食管肌层(纵行肌与环行肌)直达食管黏膜下层。肌层切开时,用肠钳钳夹胃底部,从胃管内适当注入气体使食管下段贲门处稍隆起,以利于肌层的切开。若使用电刀切开,应将电刀适当调至小功率,以免切破黏膜。

7. 准确辨明食管肌层切口与食管黏膜层之间的解剖间隙及层次,逐渐扩大(延长)食管肌层切口:向食管近端延长 6~8cm 达左下肺静脉平面,向下延长到食管 - 胃结合部下方 1~2cm。

8. 切开食管肌层后,从食管黏膜表面向食管下段内、外两侧逐步游离切开的食管肌层,游离的范围应大于食管周径的 50%,使食管黏膜在肌层切口之间自然膨胀出。在切开、游离食管肌层的过程中要注意避免损伤食管黏膜,尤其在切开食管 - 胃结合部的肌层时更要小心仔细,因为此处的黏膜更容易损伤。如食管黏膜被损伤,要用小圆针细线丝或 5-0 可吸收缝线予以缝合修补,同时用胃管充气试验证实修补是否完全。膨出的食管黏膜不需要用其他组织覆盖,有的作者则用膈肌瓣、胃壁或大网膜进行覆盖。

9. 用胃底折叠术重建贲门 切开腹膜后,切开肝三角韧带将左肝叶拉向内侧,横行切开食管胃结合部上面的腹膜。伸延切口,在左侧切断胃膈韧带和它与胃脾韧带的结合部分,在右侧打开大网膜囊后,分开胃肝韧带的上部。所遇到的胃左动脉、胃短动脉和膈动脉的各个分支要牢固结扎,以免出血。向上推开腹膜、结缔组织和膈食管膜,游离 4~6cm 下段食管,小心避免损伤迷走神经。用食管布带套过食管胃贲门部,向下牵拉。将胃底后壁由左向右方向,在下段食管后拉过,到达右侧时,此后壁只包裹住食管而非近段胃。第一针缝线穿过胃底前壁,食管下段的肌层和黏膜下层及胃底后壁。将此缝线拉紧,松紧度以缝合部分能通过拇指或示指。为稳定此胃底包裹,再用2~3根缝线,将其下缝固于胃前壁。

10. 合并有食管膈上憩室的病例,在切开食管肌层之前要首先切除憩室;仔细游离憩室颈部,用TLH30机械订合器沿食管纵轴将其订合后切除,憩室顶部订合线近侧切缘用食管肌层覆盖、间断缝合固定后再将食管下段顺纵轴旋转90°~180°并行肌层切开术。

11. 将食管下段恢复到原食管床,切开的纵隔胸膜一般不需要缝合。左胸腔安装闭式引流管并接水封瓶,常规方法关胸(图8-43-5)。

(四)胸腔镜下贲门失弛缓症的治疗

1. 麻醉　采用双腔管气管插管静脉复合麻醉。

2. 体位及切口　患者取右侧卧位。术者站在患者背侧,一般行3个切口。第1切口于左腋后线第10肋间,第2切口位于第7肋间腋前线与锁

骨中线之间,第3切口位于第7肋间腋中线,各长1cm。

3. 手术操作

(1)术者站在患者背侧,先从第1切口放入胸腔镜,探查胸腔。探查完毕后从第2切口放入胸腔镜,第1切口与第3切口为操作孔,分别置入内镜弯钳及电钩。

(2)切断下肺韧带,打开纵隔胸膜。将肺向上牵拉。然后游离食管并用一硅胶管绕过食管并轻轻提起,将整个食管下段暴露在胸腔镜监视器中央,注意保护迷走神经。

(3)轻轻上提食管,可使食管胃结合部的一小段被拉入胸腔内。在食管下段前壁中1/3左、右迷走神经之间做一纵行切口切断食管肌层(纵行肌与环行肌),内镜弯钳提起食管纵行肌层,电钩顺肌纤维方向将肌层向外勾起,顺行切开,直达食管黏膜下层。准确辨明食管肌层切口与食管黏膜层之间的解剖间隙及层次,将直钳和电钩直接放入肌层和黏膜之间,上下游离,逐渐扩大(延长)食管肌层切

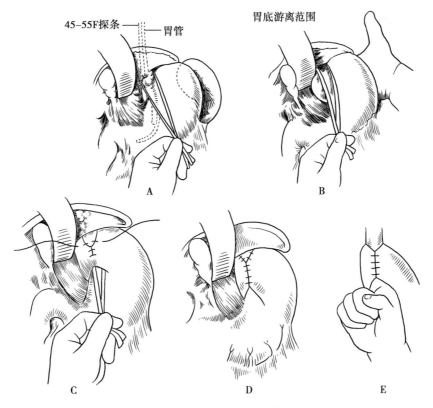

图 8-43-5　nissen 胃底折叠术

A.食管胃连接部游离后,从膈上牵向腹内;B.胃底绕过食管下端;C.缝合折叠的胃底;

D.完成胃底折叠缝合;E.折叠部分可容一指通过

口:向食管近端延长6~8cm达左下肺静脉平面,向下延长到食管 - 胃结合部下方1~2cm。切开食管肌层后,从食管黏膜表面向食管下段左右两侧逐步游离切开的食管肌层,游离的范围应大于食管周径的50%,使食管黏膜在肌层切口之间自然膨胀出,断开的肌层自然分开2~3cm以上,避免重新粘连。

4. 手术完成后,用胸腔镜检查食管黏膜是否有损伤,温盐水冲洗,浸泡食管下段,将胃管拉至食管中段,注入气体,观察是否有漏气。亦可胃管内注入亚甲蓝,观察是否渗出。如食管黏膜被损伤,可用4-0 Prolene线予以缝合修补,同时再次胃管充气试验证实修补是否完全。膨出的食管黏膜不需要用其他组织覆盖。完成上述操作,将食管放回纵隔内,使食管胃接合部恢复到正常的腹内位置。止血满意后,放入胸腔引流管1根。

5. 术后处理 术后恢复一般都比较顺利。术后第1天就可以拔除胸管,进流食,一般患者在手术后4~5天可以出院。

很多学者在手术中有以下体会:①防止复发及反流:食管 Heller 肌向上切开时一般切开至食管扩张段1~2cm为宜,而为避免切断 Helvetices 环造成反流,胃底浆肌层切开长度一般不超过1~2cm,能否避免复发主要取决于食管及贲门部肌层是否完全切开,同时黏膜外剥离应达食管周径的1/2以上,使黏膜完全膨出。②胃壁与食管狭窄段肌层切开后,行 Dor 胃底折叠术以覆盖食管前壁切口,不仅可保护切口黏膜,预防黏膜微小损伤及瘘的发生,还可在贲门前构成一具有抗反流作用的活瓣装置,可有效地防止反流,必要时将脾胃韧带上极部分切断,以利于左侧胃底充分游离没有张力,从而为胃底折叠术创造条件。③防止遗漏狭窄段和食管漏:腔镜手术中纤维食管镜不但可以用于术中确定食管下段狭窄的部位和程度,还可以协助固定食管,协助分离,以及决定肌层切开的长度范围,更重要的是能够及时检查有无残存未切断的环形肌纤维以及黏膜有无剥破等情况,以便及时纠正与修补,减少并发症。④防止出血:避免胃、脾等血管撕裂出血,直径约1.5mm者可用超声刀直接止血,粗大血管可用 LigaSure 止血或钛夹夹闭。⑤防止裂孔疝:仔细修补食管裂孔及膈食管韧带。⑥切开肌层

前要充分游离贲门及食管下段周围的纤维脂肪组织,注意保护迷走神经前支。

(五)腹腔镜 Heller 肌切开联合 DOR 胃底折叠术在贲门失弛缓症治疗中的应用

国外的文献报道腹腔镜下 Heller 肌切开术与胸腔镜下 Heller 肌切开术相比,前者在手术时间、术中术后并发症、症状缓解等方面都有明显优势。由于单纯 Heller 肌切开后约有10%~50%的患者出现反流性食管炎的症状,国内外常常推荐加做 Dor 胃底折叠术,研究也证实 Dor 胃底折叠术能够减少烧心症状的发生率,仅为24%。Richards 等的一个前瞻性随机研究也表明,Heller 肌切开加做 Dor 胃底折叠术较单纯 Heller 肌切开术比,可使反流率从47.6%降低到9.1%,有效地避免反酸、吞咽困难、胃黏膜穿孔等症状。腹腔镜下行 Heller 肌切开较胸腔镜手术具有对心肺的干扰及影响明显减少的优势,且不需要胃镜引导确定是否已过食管胃交界部,避免了胃镜插入带来的黏膜破裂增加的风险。但由于贲门处肌层与食管黏膜粘连比较紧密,自贲门下方直接分离到黏膜并向上通过贲门时容易导致贲门处黏膜破裂,在贲门处分离时可先残留少量肌纤维不切断,向上完全切开食管肌层后再沿食管黏膜向下用电钩切断残余肌纤维更加安全。尤其是曾经多次行内镜下球囊扩张的患者,贲门部的分离更加困难。为避免迷走神经的损伤,可以不打开膈肌裂孔前方及右侧的腹膜,仅分离左侧膈肌脚,食管肌层的切开线为由贲门的前正中向食管的左后方延续的斜线,即与胃迷走神经前干走向保持一致。绝大多数学者认为,腹腔镜下 Heller 肌切开加 Dor 胃底折叠术治疗贲门失弛缓症具有手术时间短、出血少、术后住院时间短、并发症少、术后食管反酸发生率低等优点,应作为贲门失迟缓外科手术治疗的推荐方式。

1. 手术方法 体位、穿刺孔点及器械:常规全麻,取仰卧"大"字体位,头高足低,头部抬高15°~30°。脐部作腹腔镜入口A,左上腹外侧部10mm 或12mm 切口作主操作孔B,置入超声刀或持针器,剑突右下方或右锁骨中线肋缘下方5mm 切口C以及其外下方5mm 切口D作辅助操作孔,置入抓钳或五爪钳牵拉肝脏,必要时可于左下腹部

增加 5mm 切口 E,牵拉胃壁见图 8-43-6。改头高足低,探查腹腔,显露贲门区,于食管裂孔前方切开腹膜返折,游离出腹段食管并向腹腔侧牵引,电凝钩沿食管纵轴切开狭窄段食管下段贲门部肌层约 4~6cm,直至肌层切开部黏膜充分膨出,达食管周径 1/2。用 3-0 血管可吸收线间断缝合行胃底折叠,胃底前壁距贲门部约 5cm 处与左侧膈肌角缝合固定,再分别将胃底浆肌层与右侧膈肌角、右侧切开的贲门肌层最下方缝合固定,经口置入电子胃镜未见食管下段及贲门部狭窄环,创面彻底止血后,温蒸馏水冲洗腹腔后吸净,从 D 点和 F 点戳空分别置入肝下、脾窝引流,引出腹腔并妥善固定,清点器械、针线、纱布无误后,切口逐层缝合。疗效判断以患者症状改善作为标准:以患者术后吞咽困难程度以及吞咽困难的频率为评判标准(图 8-43-6)。

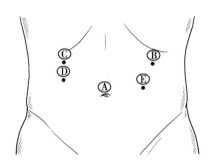

图 8-43-6　腹腔镜切口选择

三、术后并发症及其处理

改良的 Heller 食管肌层切开术的手术并发症有下列几种:

1. 食管黏膜穿孔　此并发症多因术中电凝止血或切开食管下段括约肌时不小心致使黏膜破损所致,也可因术后剧烈呕吐造成。术后持续胃肠减压可以起到一定的预防作用,疑有食管黏膜穿孔时应当严密观察并及时确诊,24 小时以内可以开胸或开腹修补。若在术后 24 小时以后发现,除继续胸腔闭式引流之外,应进行积极的内科保守治疗,挽救患者的生命。

2. 吞咽困难　出现该并发症的原因有以下几种:①肌层切开不完全;②肌层切开后黏膜剥离不足周径的 1/2,胃底悬吊不当影响贲门张开。出现此种情况时可以反复进行定期的食管扩张术,缓解

症状。

3. 反流性食管炎　属于术后长期并发症,与食管下端括约肌的解剖性断裂与薄弱有关。可出现反酸,烧心感,胸骨后、上腹部或者剑突下疼痛。系抗反流失败或未行抗反流手术造成。

4. 食管裂孔疝　系术中损伤食管裂孔致使食管裂孔过大所致。

5. 巨食管　虽然贲门失弛缓症患者经手术治疗可以解除食管下段的梗阻,但是有些存在严重食管扩张的患者食管体已失去正常的动力学功能,无蠕动及排空功能,导致术后食管仍然扩张。如果症状严重,且患者体质允许,可考虑进一步手术治疗。

四、各并发症发生的可能原因及相应预防措施

1. 手术视野　术中手术视野是否清晰会直接影响手术者的操作的精确性,为避免因视野不清晰影响术者操作致食管黏膜穿破,术中应充分暴露手术视野,对于左肝严重干扰视野的,可采用康派特组织胶水喷洒于肝左外叶膈面,黏附肝左外叶于膈顶上,使得胃食管区手术术野显露变得十分容易。而术毕时可将黏合肝脏推下或待组织胶吸收后肝脏自行回到原位;另外,术前需胃肠减压,以减轻膨胀的胃遮挡手术部位致视野欠佳。

2. 为预防术中损伤黏膜致黏膜穿破,除保证有良好手术视野外,切开贲门食管下段肌层时要适度,过浅达不到治疗效果,过深容易损伤黏膜,另外有学者认为遵循以下步骤可减少黏膜穿破概率,术中必须严格止血,解剖层次分明。在手术操作中我们的体会是:在游离食管下段时,先将食管下段、贲门前表面脂肪组织剔除干净,清晰显露食管下段狭窄段。在狭窄段上方 1.0cm 处,用分离钳先钝性分离食管纵行肌,达食管黏膜层,沿该突破口上下纵行钝性分离 1.5~2.0cm,再次确认食管黏膜层后,用电钩向下逐步分离狭窄段,使食管黏膜层逐步膨出,直至贲门下 1.0cm。对于术中出现黏膜损伤的应立即予修补,术后适当延长禁食时间,予造影检查确定黏膜愈合后再予进食。

3. 术后发生食管瘘,这是一种严重的并发症,不仅会对患者的生命安全造成严重威胁,对于医务

工作者也是一个巨大的挑战,所以对于此并发症应该着重于预防,术前对于全身营养状况差的,应先改善全身状况,纠正低蛋白血症、水电解质紊乱及酸碱失衡。食管扩张显著的患者应用高渗盐水或碳酸氢钠反复冲洗,减轻黏膜水肿,肛门排气及胃肠道功能恢复后才可拔出胃管;术中可联合胃镜检查或者造影确定有无黏膜破损;术后 2~3 天应进行造影确认未发生食管瘘方可进食。另外对于术后发生食管瘘者,均是病程较长,食管黏膜与肌层黏膜紧密者,术中可能造成了黏膜损伤而未察觉进行修补,为预防此并发症,应该强调疾病的早期发现、早期治疗。对于已经发生食管瘘的,建议均应再次行手术进行修补,并同时予通畅引流、胃肠减压、减少消化液的分泌、抗感染、营养支持等处理。

4. 在腹腔镜 HELLER 肌切开术中加 DOR 式胃底折叠术,患者术后出现反流的概率有所降低。对于此并发症的预防,术中游离食管下段时应尽量避免损伤左迷走神经干及其分支。手术同时可将胃壁上肌层切开的长度缩短,避免损伤胃套索纤维。为减轻或缓解术后反流性食管炎的发生,在 Heller 手术中加抗反流手术,可使术后反流性食管炎发生率降低。对于术后反流症状患者,虽大多不至于对患者生命造成威胁,但是不予适当的处理,却会长期甚至终身降低患者生活质量。根据内镜的检查结果,可以将反流的严重程度分为轻、中、重三个等级,对于轻度患者主要强调调整生活方式:应贯穿于整个治疗过程,包括:减少食物中脂肪含量、避免饮用刺激性饮料及咖啡、酒精,抬高床头,睡前 3 小时不进食,最好戒烟。对于中度及中度的患者,除了要调整生活方式外,还可根据需要选择下列药物抑酸药、黏膜保护、促动力药等药物。对于采取之前所有方法都无法取得理想效果的患者,可选用适当的抗反流手术进行治疗。

第七节 预后

贲门失弛缓症的疗效及评定主要根据术后患者症状的变化结合上消化道 X 线钡餐、食管镜检查。综合全国各地医院的报道,手术疗效大多数还是肯定的,患者术后一般都可以顺利进食,体重较前增加,反流症状消失;也有部分患者进食过急或精神紧张时仍有吞咽困难,但是平时无反流症状;但有少部分患者术后仍有进食后胸闷、烧心感,极少数患者出现术后症状复旧,并逐渐加重。口服药物多作用轻微,作用时间短暂,仅应用于早期轻度的贲门失弛缓症患者或者拒绝其他治疗方法的患者。内镜下 BoTx 注射操作简便、并发症少,近期疗效肯定,但远期容易复发,需重复注射,目前优先应用于无法外科手术或球囊扩张治疗,经外科手术或球囊扩张治疗后复发的贲门失弛缓症患者。内镜下气囊扩张是性价比最高的贲门失弛缓症一线疗法,其操作简便,疗效优于内镜下 BoTx 注射,费用相对外科手术低,但存在食管穿孔的风险。近年来,腔镜技术的发展使得腔镜下 Heller 肌切开术成为最有效的贲门失弛缓症治疗措施,减少了传统开放式 Heller 术的手术风险,国外荟萃分析更表明腹腔镜下 Heller 术联合抗反流措施是当前治疗贲门失弛缓症的最佳选择,与各种内镜治疗疗法相比其疗效更持久有效,与其他外科手术疗法相比术后症状复发率相似或更低。因此,我们认为在不考虑患者经济基础的情况下,其为首选治疗方法。其他如内镜下探条扩张、内镜下微波治疗临床应用病例较少,另外,内镜下食管支架置入治疗近年来也被逐渐广泛应用,其操作简便、并发症少、回收方便、费用介于气囊扩张和外科手术治疗之间,近期疗效优,其中远期疗效具有很强的探讨价值。不同治疗方法的联合可能起到协同治疗效果,但是对其疗效和联合治疗可能存在的风险需作进一步的评估。

(叶波)

参考文献

1. Allaix ME, Patti MG. New trends and concepts in diagnosis and treatment of achalasia. Cir Esp, 2013, 91:352-357.

2. Lee H, Lee SH, Kim JH, et al. A case of esophageal achalasia compressing left atrium diagnosed by echocardiography in patient with acute chest pain. J Cardiovasc Ultrasound, 2012, 20:218-219.

3. Rana SS, Bhasin DK, Rao C, et al. Achalasia cardia associated with esophageal varices: a therapeutic dilemma. Ann Gastroenterol, 2013, 26:258-260.

4. Agrusa A,Romano G,Frazzetta G,et al. Achalasia Secondary to Submucosal Invasion by Poorly Differentiated Adenocarcinoma of the Cardia,Siewert Ⅱ:Consideration on Preoperative Workup. Case Rep Surg,2014,2014:654917.

5. Vailati C,Mazzoleni G,Testoni PA,et al. An Italian family with inherited achalasia. Dig Liver Dis,2013,45:524-525.

6. Leeuwenburgh I,Scholten P,Calje TJ,et al. Barrett's esophagus and esophageal adenocarcinoma are common after treatment for achalasia. Dig Dis Sci,2013,58:244-252.

7. Gockel I,Becker J,Wouters MM,et al. Common variants in the HLA-DQ region confer susceptibility to idiopathic achalasia. Nat Genet,2014,46:901-904.

8. Cai XB,Dai YM,Wan XJ,et al. Comparison between botulinum injection and removable covered self-expanding metal stents for the treatment of achalasia. Dig Dis Sci,2013, 58:1960-1966.

9. Patti MG,Fisichella PM. Controversies in management of achalasia. J Gastrointest Surg,2014,18:1705-1709.

10. Moonen A,Boeckxstaens G. Current diagnosis and management of achalasia. J Clin Gastroenterol,2014,48: 484-490.

11. Hallal C,Kieling CO,Nunes DL,et al. Diagnosis,misdiagnosis, and associated diseases of achalasia in children and adolescents:a twelve-year single center experience. Pediatr Surg Int,2012,28:1211-1217.

12. Kolinioti A,Kayani B,Skouras C,et al. Does laparoscopic Heller's myotomy provide superior results compared to endoscopic dilatation for oesophageal achalasia? Int J Surg, 2013,11:238-243.

13. Perry KA,Kanji A,Drosdeck JM,et al. Efficacy and durability of robotic heller myotomy for achalasia:patient symptoms and satisfaction at long-term follow-up. Surg Endosc,2014.

14. Kumbhari V,Behary J,Szczesniak M,et al. Efficacy and safety of pneumatic dilatation for achalasia in the treatment of post-myotomy symptom relapse. Am J Gastroenterol, 2013,108:1076-1081.

15. Stavropoulos SN,Friedel D,Modayil R,et al. Endoscopic approaches to treatment of achalasia. Therap Adv Gastroenterol, 2013,6:115-135.

16. Van Weyenberg SJ,de Boer NK,et al. Endoscopic closure of transmural esophageal perforation after balloon dilation for achalasia. Endoscopy,2013,45 Suppl 2 UCTN:E88.

17. Spiliopoulos D,Spiliopoulos M,Awala A. Esophageal Achalasia:An Uncommon Complication during Pregnancy Treated Conservatively. Case Rep Obstet Gynecol,2013:

639698.

18. Liang JJ,Murray JA. Esophageal bezoar in the setting of achalasia. Dis Esophagus,2013.

19. Tantau M,Tantau A. Esophageal per oral endoscopic myotomy(POEM)for achalasia:first case reported in Eastern Europe. J Gastrointestin Liver Dis,2013,22:461-463.

20. Teitelbaum EN,Soper NJ,Pandolfino JE,et al. Esophagogastric junction distensibility measurements during Heller myotomy and POEM for achalasia predict postoperative symptomatic outcomes. Surg Endosc,2014.

21. Kim H. Gastroplasty for esophageal perforation after endoscopic balloon dilation for achalasia:two cases. J Korean Med Sci,2014,29:739-742.

22. Minami H,Yamaguchi N,Matsushima K,et al. Improvement of endocytoscopic findings after per oral endoscopic myotomy(POEM)in esophageal achalasia; does POEM reduce the risk of developing esophageal carcinoma? Per oral endoscopic myotomy,endocytoscopy and carcinogenesis. BMC Gastroenterol,2013,13:22.

23. Allaix ME,Borraez SB,Herbella FA,et al. Is Resection of an Esophageal Epiphrenic Diverticulum Always Necessary in the Setting of Achalasia?. World J Surg,2015,39(1): 203-207.

24. Kaman L,Iqbal J,Kochhar R,et al. Laparoscopic heller myotomy for achalasia cardia-initial experience in a teaching institute. Indian J Surg,2013,75:391-394.

25. Oh HB,Tang SW,Shabbir A. Laparoscopic Heller's cardiomyotomy and Roux-En-Y gastric bypass for missed achalasia diagnosed after laparoscopic sleeve gastrectomy. Surg Obes Relat Dis,2014,10(5):1002-1004.

26. Chapman R,Rotundo A,Carter N,et al. Laparoscopic Heller's myotomy for achalasia after gastric bypass:A case report. Int J Surg Case Rep,2013,4:396-398.

27. Castell DO. Motility:Achalasia subtyping directs therapy. Nat Rev Gastroenterol Hepatol,2013,10:202-203.

28. Kurian AA,Bhayani N,Sharata A,et al. Partial anterior vs partial posterior fundoplication following transabdominal esophagocardiomyotomy for achalasia of the esophagus: meta-regression of objective postoperative gastroesophageal reflux and dysphagia. JAMA Surg,2013,148:85-90.

29. Heitmiller RF. Partial recovery of peristalsis after myotomy for achalasia:rethinking the rule:comment on "partial recovery of peristalsis after myotomy for achalasia". JAMA Surg,2013,148:164.

30. Hong SJ. Peroral endoscopic myotomy in a porcine model:a

step to achalasia patients. Clin Endosc,2013,46:1-2.

31. Borges AA,Lemme EM,Abrahao LJ,et al. Pneumatic dilation versus laparoscopic Heller myotomy for the treatment of achalasia:variables related to a good response. Dis Esophagus,2014,27:18-23.

32. Pandolfino JE,Kahrilas PJ. Presentation,diagnosis,and management of achalasia. Clin Gastroenterol Hepatol, 2013,11:887-897.

33. Mabvuure NT,Hey SY,Forshaw M. Recurrent respiratory distress and cardiopulmonary arrest caused by megaoesophagus secondary to achalasia. Int J Surg Case Rep,2014,5:628-632.

34. Gupta M,Ghoshal UC,Jindal S,et al. Respiratory dysfunction is common in patients with achalasia and improves after pneumatic dilation. Dig Dis Sci,2014,59:744-752.

35. Al-Jafar H,Laffan M,Al-Sabah S,et al. Severe recurrent achalasia cardia responding to treatment of severe autoimmune acquired haemophilia. Case Rep Gastroenterol, 2012,6:618-623.

36. Teitelbaum EN,Soper NJ,Santos BF,et al. Symptomatic and physiologic outcomes one year after peroral esophageal myotomy(POEM)for treatment of achalasia. Surg Endosc, 2014.

37. Cai MY,Zhou PH,Yao LQ,et al. Thoracic CT after peroral endoscopic myotomy for the treatment of achalasia. Gastrointest Endosc,2014,80(6):1046-1055.

38. Chen X,Li QP,Ji GZ,et al. Two-year follow-up for 45 patients with achalasia who underwent peroral endoscopic myotomy. Eur J Cardiothorac Surg,2015,47(5):890-896.

39. Pandolfino JE. Uncovering hidden information in achalasia using esophageal pressure topography. Gastroenterology, 2013,144:681-684.

40. Licurse MY,Levine MS,Torigian DA,et al. Utility of chest CT for differentiating primary and secondary achalasia. Clin Radiol,2014,69(10):1019-1026.

41. 李亮,朱博群,周平红,等.贲门失弛缓症的内镜治疗新进展.中华消化内镜杂志,2011,28(2):116-118.

42. 程英升,李明华,杨仁杰,等.贲门失弛缓症的四种介入治疗成形术的选择和中远期疗效比较.介入放射学杂志,2006,15(7):413-417.

43. 徐恩斌,张忠兵,张雷,等.贲门失弛缓症发病机制的初步探讨.中华消化内镜杂志,2004,21(5):320-323.

44. 于磊,李建业,王天佑,等.贲门失弛缓症患者术后远期食管功能分析.中华医学杂志,2010,90(1):53-55.

45. 朱萱,钟名荣,李弼民,等.贲门失弛缓症内镜下扩张治疗的临床研究.中国内镜杂志,2007,13(2):193-195,197.

46. 苏海燕,刘文天,王邦茂,等.贲门失弛缓症内镜下治疗的临床观察.中国内镜杂志,2004,10(8):5-7.

47. 王云锋,李兆申.贲门失弛缓症内镜治疗临床研究进展.中华消化内镜杂志,2011,28(1):53-55.

48. 王智凤,柯美云,秦明伟.贲门失弛缓症气囊扩张对食管动力近期和中期的影响.中华消化杂志,2002,22(2):73-75.

49. 何泽锋,王建军,汪文东,等.贲门失弛缓症治疗方式的探讨.中华消化内镜杂志,2006,23(5):333-336.

50. 宋锦文,印建国,杨艳,等.大直径球囊扩张治疗80例贲门失弛缓症的中远期疗效评价分析.介入放射学杂志,2011,20(12):1000-1003.

51. 黄宇清,李小刚,刘军,等.电视胸腔镜下行食管肌层切开治疗贲门失弛缓症18例.中华外科杂志,2005,43(10):636-637.

52. 王宝西.儿童贲门失弛缓症诊治进展.实用儿科临床杂志,2008,23(19):1479-1481.

53. 于磊,李建业,王天佑,等.改良Heller手术治疗贲门失弛缓症的远期疗效.中华胸心血管外科杂志,2010,26(4):275-276.

54. 徐国良,朱建新,冯福才.肌切开术和气囊扩张治疗食管贲门失弛缓症的前瞻性研究.中华消化内镜杂志,1999,16(4):210.

55. 宛新建,李兆申,邹多武,等.金属可回收支架治疗贲门失弛缓症47例临床回顾.中华消化内镜杂志,2011,28(8):461-463.

56. 游辉,仝巧云,李中艳,等.经超声内镜引导注射A型肉毒杆菌毒素治疗贲门失弛缓症的疗效观察.中国全科医学,2010,13(36):4145-4147.

57. 任重,钟芸诗,周平红,等.经口内镜肌切开术治疗贲门失弛缓症并发症及其防治探讨.中华消化内镜杂志,2011,28(11):615-618.

58. 秦鸣放,王庆.经口内镜肌切开术治疗贲门失弛缓症的评价.中华消化内镜杂志,2011,28(11):604-605.

59. 龚伟,智发朝,刘思德,等.经口内镜肌切开术治疗贲门失弛缓症的实验及临床经验初探.中华消化内镜杂志,2011,28(11):619-622.

60. 周平红,姚礼庆,蔡明琰,等.经口内镜下肌切开术治疗贲门失弛缓症的初探.中华消化内镜杂志,2011,28(2):63-66.

61. 孔庆印,姜开通,曾宪忠.可回收防反流食管支架治疗贲门失弛缓症21例临床观察.中国内镜杂志,2007,13(9):940-942,945.

62. 陈艳敏,郭强,范红,等.麻醉胃镜下贲门失弛缓症气囊扩张治疗的临床研究.中华消化内镜杂志,2004,21(6):388-389.

63. 李柯蓓,施瑞华,于莲珍,等.内镜下短期放置食管支架与气囊扩张治疗贲门失弛缓症的疗效与安全性比较.中华消化内镜杂志,2010,27(5):234-238.

64. 宛新建,李兆申,陆伦根,等.内镜下扩张结合肉毒杆菌毒素注射治疗贲门失弛缓症术后随访分析.中华消化内镜杂志,2009,26(10):513-516.

65. 余建林,崔俊,李立平.内镜下气囊扩张术治疗贲门失弛缓症的中远期疗效.中国内镜杂志,2001,7(6):21-22,25.

66. 杨艳,于皆平,李欢,等.内镜下气囊扩张治疗贲门失弛缓症81例.世界华人消化杂志,2007,15(9):1024-1026.

67. 靳雁,冯向英,赵琳,等.内镜下球囊扩张术治疗食管贲门失弛缓症的护理.实用护理杂志,2001,17(8):24-25.

68. 王社论,袁群,王宗烨,等.内镜下注射A型肉毒毒素治疗贲门失弛缓症.中华消化内镜杂志,2000,17(6):330-332.

69. 罗海燕.气囊扩张与肉毒毒素注射联合治疗贲门失弛缓症的护理.中国实用护理杂志,2004,20(22):4-5.

70. 刘吉勇,杨崇美,张安忠,等.气囊扩张与肉毒毒素注射联合治疗贲门失弛缓症的临床研究.中华消化内镜杂志,2003,20(3):158-160.

71. 汤绍辉,罗和生,于皆平.肉毒碱注射治疗食管贲门失弛缓症.中华消化内镜杂志,2000,17(6):375-377.

72. 陈焰,宋震亚,唐训球,等.食管测压在贲门失弛缓症诊治中的应用及评价.中国实用内科杂志,2004,24(4):229-230.

73. 张秀兰,柯美云,王智凤,等.我国贲门失弛缓症食管运动障碍的特征.中华消化杂志1999,19(2):100-103.

74. 陈向来,彭金华,杨崛圣,等.胸腹腔镜下治疗贲门失弛缓症的临床对比研究.广东医学,2011,32(12):1586-1588.

75. 林锋,刘文,胡晓,等.重度贲门失弛缓症.中华消化杂志,2010,30(11):818.

第四十四章 食管癌及食管胃交界部腺癌

第一节 食管癌

一、概述

上消化道肿瘤（指起源于食管、胃食管连接处和胃的肿瘤）是全世界的一大健康问题。据估计，2004 年美国大约新增 36 960 例上消化道肿瘤病例，约有 25 080 例死亡。在过去 15 年中，美国上消化道肿瘤病例的发生位置有明显变化。在欧洲的某些地方也观察到上消化道肿瘤组织学和发生位置的变化。在西半球国家，最常见的食管癌发生位置是食管下 1/3 段，常常包括胃食管连接处。在中国最多见的食管中段癌，多为鳞癌。

二、流行病学

食管癌是全球第九大恶性疾病，在全球许多地区流行，特别是在发展中国家。食管癌是发病率差异最大的疾病之一。"食管癌发病带"从中国东北部延伸至中东地区，其中包括伊朗的里海地区，中国北部的湖南省和俄罗斯，南非特兰斯凯地区也是高发区。在美国食管癌少见，仅仅占所有恶性疾病的 1.5% 和所有消化道肿瘤的 7%，发病率达到每年每 10 万人 13 例，2004 年大约有 14 250 例新发病例和 13 300 例死亡病例。

尽管在食管癌高发区鳞癌最常见，但在非高发区腺癌却是最常见的食管癌，如北美洲和许多西欧国家。食管鳞癌的发病率男性高于女性，并且与吸烟、饮酒有一定关系。食管鳞癌患者常常有头和颈部癌肿病史。诊断为腺癌的患者多数是白种人（比鳞癌患者多），并且与吸烟、饮酒的关系不大。Barrett 食管、胃食管反流、食管裂孔疝常常与腺癌有关。

三、胸段食管癌 TNM 分期概述

2009 年国际抗癌联盟（International Union Against Cancer，UICC）食管癌分期第 7 版对 T、N、M 的划分标准都进行了较大的改动，并引入了肿瘤部位和分化程度的因素。与以往不同，新版食管癌 TNM 标准对食管癌的原发部位以肿块上缘所在的食管位置决定，以上切牙到肿块上缘的距离来表示具体位置：颈段食管：上接下咽，向下至胸骨切迹平面的胸廓上口，内镜检查距门齿 15~20cm。胸上段食管：上自胸廓上口，下至奇静脉弓下缘水平，内镜检查距门齿 20~25cm。胸中段食管：上自奇静脉弓下缘，下至下肺静脉水平，内镜检查距门齿 25~30cm。胸下段食管：上自下肺静脉水平，向下终于胃，内镜检查距门齿 30~40cm。食管胃交界（EGJ）癌：EGJ 上 5cm 的食管远端与 EGJ 以下 5cm 的胃近端是一个充满争议的部位，新版食管癌 TNM 分期与胃癌 TNM 分期内容协调一致，明确规

定:凡肿瘤位于:①食管下段;②侵犯 EGJ,均按食管腺癌 TNM 分期;③胃近端 5cm 内发生的腺癌未侵犯 EGJ 者可称为贲门癌,连同胃其他部位发生的肿瘤,按胃癌的 TNM 标准分期。

新版分期与 2002 年第 6 版分期对照见表 8-44-1,新版分期细胞分化程度和肿瘤位置分级见表 8-44-2,食管鳞癌(包括其他非腺癌类型)与腺癌 TNM 分期预后分组见表 8-44-3 和表 8-44-4。胸段食管癌的区域淋巴结名称与编码见图 8-44-1 和表 8-44-5。

表 8-44-1　UICC 第 6 版与第 7 版食管癌 TNM 分期比较

分期	第 6 版(2002 年)	第 7 版(2009 年)
T 分期	T_x:原发肿瘤无法评估	Tx:原发肿瘤不能确定
	T_0:原发肿瘤不存在	T0:无原发肿瘤证据
	T_{is}:原位癌	Tis:重度不典型增生
	T_1:肿瘤侵犯黏膜固有层、黏膜肌层或黏膜下层	T1:肿瘤侵犯黏膜固有层、黏膜肌层、或黏膜下层
		T1a:肿瘤侵犯黏膜固有层或黏膜肌层
		T1b:肿瘤侵犯黏膜下层
	T_2:肿瘤侵犯固有肌层	T2:肿瘤侵犯食管肌层
	T_3:肿瘤侵犯外膜层	T3:肿瘤侵犯食管纤维膜
	T_4:肿瘤侵犯周围结构	T4:肿瘤侵犯食管周围结构
		T4a:肿瘤侵犯胸膜、心包或膈肌(可手术切除)
		T4b:肿瘤侵犯其他邻近结构如主动脉、椎体、气管等(不能手术切除)
N 分期	N_x:淋巴结状态无法评估	Nx:区域淋巴结转移不能确定
	N_0:无淋巴结转移	N0:无区域淋巴结转移
	N_1:有区域淋巴结转移	N1:1~2 枚区域淋巴结转移
		N2:3~6 枚区域淋巴结转移
		N3:≥7 枚区域淋巴结转移
M 分期	M_0:无远处转移	M0:无远方转移
	M_1:有远处转移	M1:有远方转移
	M_{1a}:胸上段肿瘤颈部淋巴结转移 / 胸下段肿瘤腹腔动脉淋巴结转移	
	M_{1b}:其他部位肿瘤颈部 / 腹腔动脉淋巴结转移或远处脏器转移	

表 8-44-2　UICC 第 7 版食管癌 TNM 分期细胞分化程度和肿瘤位置分级

项目	定义	项目	定义
细胞分化程度		肿瘤位置	
G_x	分化程度无法评估	胸上段	奇静脉弓上方
G_1	高分化	胸中段	奇静脉弓至下肺静脉
G_3	低分化	胸下段	下肺静脉下方

表 8-44-3　第 7 版食管鳞癌（包括其他非腺癌类型）TNM 分期预后分组

分期	T	N	M	G	部位 *
0	is（HGD）	0	0	1,X	任何
ⅠA	1	0	0	1,X	任何
ⅠB	1	0	0	2~3	任何
	2~3	0	0	1,X	下段,X
ⅡA	2~3	0	0	1,X	中、上段
	2~3	0	0	2~3	下段,X
ⅡB	2~3	0	0	2~3	中、上段
	1~2	1	0	任何	任何
ⅢA	1~2	2	0	任何	任何
	3	1	0	任何	任何
	4a	0	0	任何	任何
ⅢB	3	2	0	任何	任何
ⅢC	4a	1~2	0	任何	任何
	4b	任何	0	任何	任何
	任何	3	0	任何	任何
Ⅳ	任何	任何	1	任何	任何

* 肿瘤部位按肿瘤上缘在食管的位置界定,X 指未记载肿瘤部位

表 8-44-4　第 7 版食管腺癌 TNM 分期

分期	T	N	M	G
0	is（HGD）	0	0	1,X
ⅠA	1	0	0	1~2,X
ⅠB	1	0	0	3
	2	0	0	1~2,X
ⅡA	2	0	0	3
ⅡB	3	0	0	任何
	1~2	1	0	任何
ⅢA	1~2	2	0	任何
	3	1	0	任何
	4a	0	0	任何
ⅢB	3	2	0	任何
ⅢC	4a	1~2	0	任何
	4b	任何	0	任何
	任何	3	0	任何
Ⅳ	任何	任何	1	任何

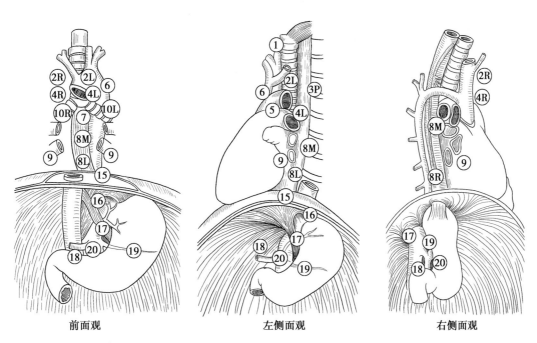

前面观　　　　　　　　　左侧面观　　　　　　　　　右侧面观

图 8-44-1　食管癌的区域淋巴结名称与编码

表 8-44-5　食管癌的区域淋巴结名称和部位描述

编码	名称	部位描述
1	锁骨上淋巴结	位于颈静脉切迹与锁骨上
2R	右上气管旁淋巴结	位于气管与无名动脉根部交角与肺尖之间
2L	左上气管旁淋巴结	位于主动脉弓顶与肺尖之间
3P	后纵隔淋巴结	位于气管分叉之上,也称上段食管旁淋巴结
4R	右下气管旁淋巴结	位于气管与无名动脉根部交角与奇静脉头端之间
4L	左下气管旁淋巴结	位于主动脉弓顶与气管隆嵴之间
5	主肺动脉窗淋巴结	位于主动脉弓下、主动脉旁及动脉导管侧面
6	前纵隔淋巴结	位于升主动脉和无名动脉前方
7	气管隆嵴下淋巴结	位于气管分叉的根部
8M	中段食管旁淋巴结	位于气管隆嵴至下肺静脉根部之间
8L	下段食管旁淋巴结	位于下肺静脉根部与食管胃交界之间
9	下肺韧带淋巴结	位于下肺韧带内
10R	右气管支气管淋巴结	位于奇静脉头端与右上叶支气管起始部之间
10L	左气管支气管淋巴结	位于隆嵴与左上叶支气管起始部之间
15	膈肌淋巴结	位于膈肌膨隆面与膈脚之间(膈上)
16	贲门周围淋巴结	位于胃食管交界周围的淋巴结(膈下)
17	胃左淋巴结	位于胃左动脉走行区
18	肝总淋巴结	位于肝总动脉走行区
19	脾淋巴结	位于脾动脉走行区
20	腹腔淋巴结	位于腹腔动脉周围

注:11-肺叶间淋巴结,12-肺叶淋巴结;13-肺段淋巴结;14-肺次段淋巴结不属于食管癌引流淋巴结,本表未列出

四、外科治疗原则

(一) 概述

手术对于可切除的食管癌患者是标准的也是最好的治疗方法,是首选的治疗方案。发现更多的病期较早的食管癌患者进行手术是今后研究的重点。

1. **手术原则**　食管癌患者的手术策略包括术前分期、根治性切除和姑息性治疗。所有患者都应接受身体状况检查,以确定其是否能够承受食管切除。筛选手术患者包括评估他们是否医学上适合[医学上承受全麻和腹部和(或)胸部的大手术]。大多数处于早期癌的患者能够承受手术。姑息性手术应避免用于有明显不可切除的或有心脏及肺部疾病并发症的晚期癌患者。这些患者可能会受益于姑息性的无创介入治疗。

临床分期所使用的超声内镜、胸腹部 CT 和 PET-CT(优于单独用 PET)应在术前完成以评估切除的可能性。淋巴结解剖应利用标准清扫或扩大清扫范围来完成,术后清除并送检的淋巴结的最佳数量尚未确定。一份近期报告分析了 29 659 例有外侵的食管癌患者,评估了送检淋巴结数量与生存率的关系,有 11 枚或更多淋巴结送检并全部未受侵犯的患者的生存率明显较长。

为肿瘤位于胸段(从咽部开始长于 5cm)和腹段或胸腹结合处并且身体状况良好的食管癌患者施行食管切除术是合适的。这应该在高级食管癌诊治中心由经验丰富的外科医师施行。食管切除的方式由外科医师的经验、肿瘤的位置和患者的意愿决定,可行的手术方式包括经胸食管切除胸部或颈部吻合术、经裂孔食管切除颈部吻合术、微创食管切除颈部或胸部吻合术。出现局部可切除的复发且没有远处复发的患者可考虑实施姑息性食管切除(图 8-44-2)。

Tis 或 T1a 期肿瘤定义为肿瘤侵及黏膜但尚未侵及黏膜下层的肿瘤。它可以考虑实施食管切除、内镜黏膜切除(EMR)或消融。消融由包括使用例如 photophrin 等光增敏剂的光力学技术在内的多种新技术来完成。而黏膜下层或更深的肿瘤应该手术切除。EMR 代表了消化道微创手术中的高新

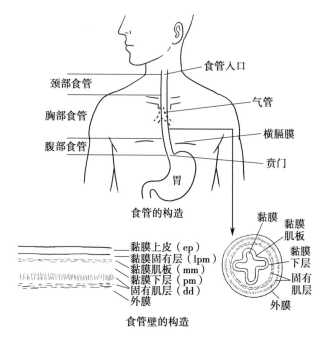

图 8-44-2　食管及食管壁的构造

技术。EMR 在日本广泛应用于治疗表浅的早期食管鳞状细胞癌,在西方国家也正逐步被接受。曾经报道 EMR 在手术前准确的判断了侵犯深度。EMR 在食管癌中的应用范围包括高和(或)中分化的鳞状细胞癌并局限于黏膜固有层且没有静脉或淋巴受侵的证据。没有随机化研究曾比较过 EMR 和其他外科技术在 G1 期肿瘤中的应用。作为食管和胃肿瘤诊治中的一个发展中的技术,EMR 仍在不断的进步。

对于 T1 到 T3 期的肿瘤而言,即使出现淋巴结转移(N1),仍然可以手术切除。T4 期肿瘤并侵及心包、胸膜或膈肌一般来说仍可手术切除。胸下段食管的ⅣA 期肿瘤伴有腹腔淋巴结转移,未侵及腹腔动脉、大动脉或其他器官,被认为具有潜在被切除可能性。T4 期肿瘤(侵及心脏、大血管、气管或包括肝脏、胰腺、肺脏和脾在内的邻近器官)无手术切除可能性。ⅣB 期肿瘤伴有全身转移或无局部淋巴结转移,无手术机会。

2. **手术方法**　根据肿瘤的大小及位置和术者的爱好不同,有多种手术方法可供选择。吻合的最佳位置仍有争论,颈部吻合的优点包括:较广泛的食管切除,避免胸廓切开,较轻的反流症状,较轻的与吻合口漏相关的并发症;胸廓切开的优点包括较低的吻合口漏和狭窄发生率。尽管一些外科医师

喜欢使用结肠,但是大部分医师在食管胃吻合术后使用胃代食管,用结肠代替食管常用于那些曾经做过胃部手术或其他减少胃部血液供应的操作,胃代食管的使用简化了手术步骤,与患者的舒适程度直接相关并减少了术后并发症(图8-44-3)。

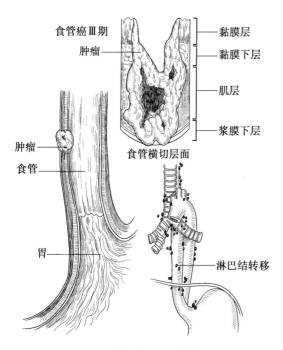

图 8-44-3　食管癌淋巴结转移示意图

食管胃切除术有多种术式,Ivor-Lewis 食管胃切除术经腹部和右胸部切口入,与胸上段食管吻合(在奇静脉旁或上部),清除腹腔及胃左淋巴结,断开胃左动脉,保留胃网膜及胃右动脉,上移残胃以替代食管,这种方法可用于位于胸段任何部位的病变,但肿瘤位于胸中段食管时剩余部分可能不够用。

经裂孔食管胃切除术利用腹部和左颈部双切口来完成,具体做法与 Ivor-Lewis 食管胃切除术相同,这些步骤通过腹部切口完成,将胃从腹部取出,上提至纵隔与食管吻合通过颈部切口完成,这种方法可用于位于胸段任何位置的肿瘤,然而经裂孔切除邻近气管的较大或中等肿瘤难度较大并可能发生危险,经裂孔食管切除术相比经胸部食管切除术在扩大淋巴结清扫方面具有较低的发病率。左侧胸腹联合切口食管胃切除术利用一个相连的腹部和左胸部切口,经第8肋间进胸,左开胸完成食管切除术并完成以上所述步骤后,用胃替代食管即可

完成,胃食管吻合在左侧胸腔完成,通常刚刚高于下肺静脉,可以在主动脉弓上或弓旁吻合,这种方法可用于食管下段肿瘤。

微创食管癌切除术与开胸手术相比减少了并发症且康复较快,Luketich 等近期报道了一篇关于微创食管癌切除术的222例患者的研究(主要是利用胸腔镜手术),病死率只有 1.4%,住院时间仅为 7 天,与绝大多数开胸手术相比这些数据明显减低;仅有 16 例(7.2%)患者需要中途转为开胸手术,然而必须注意到有 62% 的患者是早期癌,微创食管癌切除术对老年患者较有帮助。目前国内也有部分医院开展了胸腔镜下游离食管和胃,并行吻合,但只局限于少部分大城市的技术水平较高的医院。

没有随机试验表明与开胸手术相比微创食管癌切除术可提高生存率,开胸食管癌切除在大多数情况下仍为优先选择(例如:肿块较大,考虑到切缘的位置,胃可能不能用,经历过上腹手术的患者),开胸手术仍为大多数患者的标准式式。

3. 手术结果　食管癌外科治疗的重要进步之一就是手术并发症发生率和病死率明显降低,这是肿瘤分期技术、患者筛选、系统支持和外科经验提高的结果。近期的随机实验表明术前化放疗(GALGB9781 试验)和术中化疗(MAGIC 实验,基本上是胃癌实验包括一小部分有胸下段食管癌和胸腹连接处癌的患者)显著提高了食管癌和胃食管癌可手术患者的生存率。

Ⅰ、Ⅱ和Ⅲ期肿瘤被认为都是可切除的。现在术前临床分期所使用的手段包括食管超声、PET-CT、分子生物学技术,这些提高了诊断水平,优化接受外科治疗的患者,并提高了总的生存率。一份近期的研究报道,治疗前血清 C- 反应蛋白水平、体重的变化、临床 TNM 分期可以结合起来指导食管癌患者的预后。C- 反应蛋白在其作为正式指标之前应对其做更深层次的研究。治疗前的体重减轻是预测预后的一项确定指标。

(二) 手术治疗

1. 手术原则

(1) 食管癌患者的手术策略:包括术前分期,根治性切除和姑息性治疗。所有患者都应接受身体状况检查,以确定其是否能够承受食管切除。

（2）在手术前所有的患者都应该评估是否能够耐受手术。

（3）在手术前应该应用超声内镜、胸腹部CT、PET-CT（有条件的医院和患者），来评估患者的术前临床分期以及可切除性。

（4）胸段（距下咽5cm以上）、腹段或食管癌侵及贲门，只要能够耐受手术，且能完整切除的患者皆应手术切除。

（5）颈段食管癌（距下咽5cm以内），根据患者的具体情况可以选择手术或放疗。目前绝大多数研究认为颈段食管癌适合放化疗，最好的方式为同步放化疗。颈段食管癌手术创伤太大，需行喉切除、下咽部吻合、气管永久造瘘，患者生活质量极差，且术后并发症多。并且目前绝大部分临床试验证据表明颈段食管癌同步放化疗效果同手术相当。

（6）对于Tis或T1a患者，当肿瘤侵及黏膜层而未侵及黏膜下层的患者，可在胃镜下行黏膜内切除，但不适合病变较广泛者，因为胃镜下黏膜下切除其切除范围受到一定的限制，当肿瘤侵及更深的层次则应行外科手术切除。

（7）T1~T3的患者即使有淋巴结转移（N1）亦可行手术切除

（8）只有当肿瘤侵及主动脉的外膜、心包及膈肌的T4患者可以行手术治疗，术前判断侵及其他器官，不适合手术治疗。

（9）ⅣA期的患者中，只有肿瘤位于食管下段，且未侵及周围重要器官（如腹主动脉）者，即使有腹腔淋巴结转移，只要在切除范围内，也可以手术切除。

2. 其他情况

（1）不适合手术切除的情况：①T4期患者，当肿瘤侵及大血管、心脏、气管或者邻近的器官如肝脏、胰腺、脾脏及肺组织等重要器官时，不适合手术；②ⅣA期患者中，肿瘤位于食管下段者、肿瘤侵及周围重要器官（如腹主动脉、肝脏、胰腺、脾脏）者，或者有腹腔淋巴结转移无法手术清扫者，也不适合手术。③ⅣB期患者一般都不适合手术。

（2）手术的具体方式：根据医院的条件、主刀医生的经验以及患者的具体身体状况而定。

（3）对于可切除的胸段食管癌或腹段食管癌，

可以通过以下方法来手术治疗。①一切口：左开胸游离食管，经膈肌游离胃，吻合于胸内；经右胸游离食管，经膈肌裂孔游离胃，吻合于胸内。②二切口：经右胸游离食管，腹正中切口游离胃，吻合于右胸内；经左胸切口游离食管及胃，吻合于左颈部。③三切口：右胸游离食管，腹正中游离胃，吻合于左颈部。④通过腹腔镜游离胃部，通过胸腔镜游离食管，吻合于胸内或颈部。

（4）食管切除后可替代的食管的器官：包括胃（首选）、结肠、空肠。

（5）食管癌手术应该包括淋巴结清扫：淋巴结解剖应利用目前标准定义的清扫来完成。术后清除并送检的淋巴结的最佳数量尚未确定，一般认为手术中至少清扫15个以上淋巴结。

（6）患者经放化疗后仍有复发：只要身体条件允许，无远处转移，可以考虑行手术切除，即使是姑息性手术，仍可以考虑。

（7）以上所有的原则，应根据患者的具体情况、医院的设备、主刀医生的经验、手术的习惯等多方面因素来具体执行。

3. 食管癌的首选治疗

（1）可以手术切除的食管癌患者（Ⅰ~Ⅲ期，或T1~T3，N0-1或NX）有两种治疗选择：食管切除术和大剂量放化疗。对外科手术选择与否很大程度上取决于患者就医的诊疗机构的性质。然而，对那些气管隆嵴水平以下或累及胃食管交界部的肿瘤，主张外科手术治疗。放化疗应该包括50~50.4Gy的放疗和同时进行的5-FU+顺铂化疗。对颈部食管癌患者来说，放化疗是首选的选择。

（2）术后没有淋巴结转移的患者食管切除术后，R0切除术后有三个选择：①T1期患者应该随访，如果没有明确的复发证据，不推荐进一步治疗。②T2N0患者应该随访，部分患者可以选择性做放化疗。③T3N0患者应该接受放化疗，选择的T2N0患者（局限于食管下段或食管胃交界处）包括：a. 高危患者如低分化的组织病理类型、淋巴血管浸润、神经血管浸润；b. 年轻患者。R1切除患者术后应该给予放疗和5-FU/顺铂为主的化疗。R2切除术后患者应该给予放化疗，并且根据肿瘤的扩散范围给予补救治疗。对术后发现有阳性淋巴结的患者，后续的治疗取决于病灶的部位和组织类型。食管远端或胃食管交界处的腺癌患者应该接受术后的辅助化疗和放疗,然而近端或中段食管腺癌及任何部位的鳞癌可以密切随访。

(3) 在大剂量放化疗的患者中,在完成治疗4~6周后行上消化道内镜检查随访同时推荐行CT检查。假如能完整的随访,患者能被密切观察或行食管切除术。在食管远端或胃食管交界处的腺癌的患者主张食管切除术。密切随访适用于近端或中段食管腺癌的患者或任何部位的鳞癌患者;然而,对这类患者,在诊疗指南里食管切除术是作为2B类证据作为推荐的。如果肿瘤持续存在或局部肿瘤复发,这些患者应该行食管切除术或其他姑息性手术。

(4) 对T4期不能切除的肿瘤,选择非手术治疗的患者,首选治疗是给予50~50.4 Gy放疗和同时5-FU+顺铂的化疗。对不能耐受放化疗和不能手术切除的患者,加强支持治疗是一个合理的选择。

五、围术期处理

食管癌手术患者的围术期处理非常重要,包括术前对患者整体身体状况的评价以判断能否耐受手术,以及术前准备及术后处理,这些对于保证手术安全都起到至关重要的作用。

对那些明显肿瘤局限的患者,术前检查有助于评价术前状况,对于腹部有阳性体征的患者这些检查是必需的。这些检查包括肺功能、心功能和营养评价。为了术前营养支持,可以考虑下鼻胃管或空肠造口置管,不推荐经皮胃内镜检查。此外,结肠钡餐造影或结肠镜检查可以决定是否术中行结肠代食管吻合。如果所选病例需结肠代食管吻合,那么应行肠系膜上动脉血管造影。PET扫描是有益的,因为食管癌的治疗学多学科的专业知识包括胸外科学、放射肿瘤学、化疗学、营养支持和肺支持和内镜检查,因此鼓励多学科评价。

(一)术前常规检查

食管癌手术的术前检查除了外科的常规术前检查外,还要针对胸科特别是消化道手术的准备,常规的术前检查有血、尿常规、血型、凝血功能、病毒指标、生化全项、心电图、肺功能、腹部B超、胸部正侧位X线片、胸部CT(加强)、超声食管镜、上消化道造影等,对于有相应症状的患者如头痛、骨痛等可以行脑MRI和骨扫描来排除远处转移。对于有长期吸烟患者要非常小心,这类患者常伴有慢性支气管炎、肺气肿等疾病,肺功能往往差,术后痰液多且黏稠,排痰困难,术后易发生肺炎、肺不张。戒烟是必需的,鼓励患者爬楼或呼吸锻炼,教会患者深部咳痰。对于有高血压、冠心病、糖尿病、心律失常等疾病的患者要术前控制,降低手术中及手术后的风险。上海市胸科医院常规备血800ml,对于那些手术中可能大出血的患者要多备血,做到万无一失。

1. 肺功能 正常情况下肺功能取决于胸廓完整、气道通畅、呼吸肌健全、胸廓及肺组织顺应性良好及肺组织血流灌注良好,胸腔内保持负压,肺脏处于扩张状态。食管癌患者一般年龄较大,常合并有肺气肿。在食管切除及消化道重建手术中,由于手术创伤较大、时间较长,加之术侧肺和肺门常受到挫伤和挤压,因而肺部并发症较易发生,占术后并发症的首位。食管癌患者术后呼吸功能明显降低已被许多临床研究所证实。

开胸食管癌切除手术创伤大、时间长,术中常挤压肺叶以扩大手术视野,游离食管时常损伤或刺激肺门及支气管,反射性地引起呼吸道分泌物增加,且术后膈肌损伤、胸部胃膨胀、胸腔内积存液体或气体限制了肺膨胀,使有效的呼吸面积减少,不可避免地造成呼吸功能下降。

许多食管癌患者都是高龄患者,高龄食管癌患者体质较差,机体代偿能力降低,剖胸手术危险性加大,病死率增高。在麻醉及手术创伤的打击下,术后并发症发生率高。低氧血症是术后常见并发症,患者可因低氧血症引发各种并发症,如肾衰竭、心力衰竭、肺部急性感染等,常危及患者生命。而开胸手术本身对患者的呼吸功能及循环功能影响较大,术后可使肺功能比术前下降20%左右,因此高龄食管癌患者的手术风险增加。随着现代胸外科手术技术日益提高,设备更加完善,监测手段更加全面,手术适应证的范围也逐渐扩大,高龄食管癌患者手术治疗亦逐年增加,术前肺功能评估是手术成功与否的关键。

常规检测的参数中,FVC 主要反映容积活动受限程度,FEV₁ 是反映气道活动指标最有意义的指标,MVV 指在单位时间内以尽快速度和尽可能深的幅度重复最大自主呼吸所得到的通气量,可以衡量肺组织的弹性、气道阻力、胸廓弹性和呼吸肌的力量。三者基本代表和提示肺功能状况,一般认为最大通气量 MVV%>60% 时,FVC% 和 FEV₁% 中有 1 项 >50%,FEV₁>1L 均可为手术适应证。在预测全麻状态下气道阻力(压力)变化时,术前肺功能指标 FEV1 更可靠。小气道功能明显异常(%C FEV₁<70%)会明显增加术后心肺并发症的发生率。

对于中下段食管癌患者而言,术后胸腔胃压迫肺组织是开胸食管癌根治术后肺功能下降的首要原因,其原因是由于术后胸腔胃占据了部分胸腔容积,限制了患侧肺的膨胀,因而直接导致患者肺活量下降而削弱了肺功能下降。这在术中胸腔胃未能有效折叠以及术后存在胃排空障碍的患者中尤其突出。因此,为了更大限度地减小对患者肺功能的影响,术中应强调胃经原食管床,适当折叠胸腔胃,将其缝缩成管状置于食管床内,有利于肺的充分膨胀,减小对患者肺功能的影响。另外,胸壁肌群及膈肌的损伤也是导致肺功能下降的重要因素。膈肌是重要的呼吸肌,其作用占全部吸气肌作用的 50%~80%,膈肌的完整性对于维持患者正常的肺功能状态是不可缺少的。在开胸食管癌根治特别是经左后外侧切口开胸术时,术侧膈肌完整性遭到破坏,直接导致了肺的限制性通气障碍。如果术中肋弓也受到损伤,则术后患者肺功能的下降尤其明显。

食管癌术后早期患者肺功能降低的原因包括:①胸胃扩张使胸腔容积减少影响肺膨胀;②术侧膈肌切开,膈肌功能减弱并上抬,从而也限制左肺扩张,限制呼吸;③胸膜粘连以及胸腔引流管的刺激等导致肺部膨胀障碍;④术侧肺和肺门常受到挫伤和挤压,引起肺泡膜水肿,肺泡表面活性物质减少或破坏;⑤气管插管损伤呼吸道,分泌物增加,小气管发生痉挛,而影响气流通过;⑥胸部肌肉与神经的损伤,胸部切口疼痛导致肺膨胀受限;⑦手术中迷走神经切断及全麻对肠功能的影响也易导致鼓肠存在而影响肺通气。

术后第 2 和第 4 周,各个肺通气功能指标较术后第 1 周都有明显好转。这是因为:①术后两周,此时切口疼痛已明显减轻,其对通气障碍影响减小;②呼吸道分泌物减少,小气管通气功能改善;③胃肠功能恢复,部分改善肺通气;④肺泡膜水肿减轻,换气功能改善。各种不良因素的逐渐消失,促进了肺功能的恢复,但是肺功能无法达到术前水平。

在食管癌开胸根治术后患者中,开胸手术对术侧肺容积的影响是术后肺活量降低的重要原因,而保留前锯肌及背阔肌的右侧开胸途径相对于标准的右侧开胸途径来说可以减少对术后患者肺功能的影响。食管癌术后患者肺功能存在普遍性下降,因而探讨不同术式对食管癌术后肺功能影响的差异是必要的。本文根据研究结果认为两种术式之间对术后肺功能影响的差异主要是由于经右前外侧切口开胸切除食管癌时膈肌完整性得到了维持,对胸壁肌群损伤较小;另外经右前外侧切口开胸在胸腔内进行操作时间较短,对肺组织干扰要小于经左后外侧开胸切除食管癌。而经左后外侧切口途径由于对胸壁肌群损伤更重、膈肌完整性遭到破坏以及对肺组织干扰更大。因此,经右前外侧切口切除食管癌对患者术后肺功能的影响要小于经左后外侧切口途径,术后生活质量也较经左后外侧开胸组高。

相对于常规开胸手术,电视胸腔镜辅助下食管癌切除术由于具有对患者呼吸功能干扰较小的优点,也许会是外科医生更佳的选择。另外,在不久的将来,随着电视胸腔镜辅助下食管癌切除术的广泛开展以及食管代用品的使用,外科医生也许可以将食管癌术后肺功能损失降低到最小限度。

2. 消化道准备　食管高度梗阻者,术前 3 天开始,晚上入睡前用导管冲洗食管。入院后即口服食管消炎药。加强刷牙漱口,注意口腔卫生。帮助患者增加活动量以增强体质,练习在床上小便及有效的咳嗽。加强营养,给予高脂肪、高蛋白饮食,并纠正水、电解质紊乱。由于有下咽困难,常常影响患者的身体状况。少数患者在完成手术前放疗使梗阻解除之后,2 周内能增加体重 2~3kg。结肠移植者则按结肠癌准备。准备做结肠代食管的患者要进行肠道准备,方法:术前 3 天改为半流质饮食,术前 1 天进流食。术前 3 天起口服链霉素 0.5g、甲硝唑 0.4g,每日 3 次,同时给予维生素 K。另外一种快速准备肠道的准备:术前 1 天进流食,夜间及手术日晨各清洁灌肠 1 次,术前 1 天下午 1、3、5、7 时各服用新霉素 1g 及甲硝唑 0.4g。手术前严格戒烟 3 周以上,给予患者进行雾化吸入的同时,静脉给予祛痰药物。术前 1 天准备皮肤,给予通便灌肠,缩短术后排气时间,并给予安眠药。手术日晨下胃管,注射术前用药。根据化验结果进行相应调整,如控制血糖、纠正贫血、低蛋白血症。术前并发肾功能不全者,对已经出现氮质血症而又需要手术的患者,术前纠正氮质血症是非常重要的。术前出现肝功能不全者,尽量使肝脏功能得到最大改善。对高血压患者应用药物迅速控制患者的血压,收缩压应控制在 160mmHg 以内,防止血压的波动比降压更重要。有感染的患者,应用抗生素治疗的同时进行菌培养和药敏,有的放矢。心理调整,注意患者的心理调节,术前一晚给予镇静药物。对于绝大多数患者而言,只要术前 12 小时禁食,8 小时禁水即可,术晨给予置胃管。

3. 呼吸道准备　食管癌手术的术前准备除了外科的常规术前准备外,对于有长期吸烟患者要非常小心,这类患者常伴有慢性支气管炎、肺气肿等疾病,肺功能往往差,术后痰液多且黏稠,排痰困难,术后易发生肺炎、肺不张。戒烟是必需的,鼓励患者爬楼或呼吸锻炼,教会患者深部咳痰。对于有高血压、冠心病、糖尿病、心律失常等疾病的患者要术前控制,降低手术中及手术后的风险。上海市胸科医院常规备血 800ml,对于那些手术中可能大出血的患者要多备血,做到万无一失。

按常规行口腔护理,每日早晚刷牙。练习床上排尿,术晨留置导尿管。加强营养,体质差的患者可静脉输入全血或血浆、白蛋白等,以增强机体抵抗力,促进术后恢复。呼吸锻炼指导患者练习腹式呼吸,做有效咳嗽训练。深呼吸方法:嘱患者缓慢深吸气,吸气末停滞 1~2 秒后缓慢呼气。有助于肺部分泌物排出及改善静脉血流回心,增加呼吸肌和控制短促呼吸,刺激肺泡表面活性物质产生,从而防止肺泡塌陷,获得最大通气量。有效的咳嗽训练

方法是取半卧位或坐位,深吸气末停滞片刻后用力咳嗽,气体快速冲出,其运动促进分泌物向上运动或被咳出。

对吸烟患者应劝其戒烟。因吸烟可使患者术后痰多黏稠、排痰困难,增加呼吸道并发症的发生。指导患者掌握深呼吸法,胸式呼吸:嘱患者坐位,由鼻慢慢吸气,使胸廓扩张,然后慢慢呼出;腹式呼吸:嘱患者半卧位或平卧位,双腿略屈膝,使腹肌放松,一手放在前胸以控制胸部起伏,另一手放在脐部,吸气时腹部隆起,然后缩唇慢慢呼气,腹部凹陷,呼气时间是吸气时间的 2 倍,每天 2~3 次,每次 10~15 分钟左右。练习吹气球。取容积 500ml 的气球,每天早晚各吹 5 次,或让患者用吸管吹泡泡。指导患者掌握有效的咳嗽方法。嘱患者深吸气后,用胸腹部的力量咳嗽,咳嗽的声音以胸部振动而发出,每天练习 3 次,每次 20 次左右。由于呼吸道并发症,如肺炎肺不张,是食管癌术后最常见的,故而充分的术前呼吸道准备为术后患者的顺利恢复,带来了良好契机。

4. 糖尿病患者的准备　食管癌患者伴有糖尿病的术前必须要控制血糖,一定要给予皮下注射胰岛素,使餐前及餐后血糖控制在 10mmol/L 以下,食管癌最危险的并发症就是吻合口漏,而糖尿病患者发生吻合口漏的比率又比一般人要高得多,究其原因是糖尿病患者组织不易愈合。术前可以每日测血糖 7 次(三餐前 0.5 小时、三餐后 2 小时、睡前),可以三餐前皮下注射胰岛素控制血糖;术后建议建立两条静脉通路,一条静脉通路给予抗生素及其他药物,另一条静脉通路给予三升袋(24 小时匀速输入)的同时单独静脉输注胰岛素,可通过一个三通管将三升袋与胰岛素相连,不主张将胰岛素混入三升袋中,因为把胰岛素混入三升袋中容易造成胰岛素分布不均,胰岛素容易附着于三升袋的壁上,造成输注三升袋的开始时血糖过高,但快要输注结束时由于胰岛素含量高,易发生低血糖。有条件的单位可以根据血糖高低,通过微量泵来精确输注胰岛素,可以满意的控制血糖。控制禁食并输注高渗液体患者术后血糖是一个难点,但也是一个非常重要的问题。

5. 营养状况　营养不良是食管癌患者术前最

为突出的问题,造成食管癌患者营养不良的原因是多方面的,如食管梗阻使进食量不足或食物的种类变化,部分患者可长期处于饥饿状态,造成蛋白质和脂肪的消耗,可以体现在人体肌肉组织以及脂肪量的减少,此外癌肿的高代谢使患者处于应激状态,可使患者机体能量不足,组织的消耗增加,从而造成体重减轻。尽管临床上有许多种指标判断患者营养状况,但最常用也是最简便的方法就是患者体重减轻的情况。

营养状况与患者预后的关系密切,有研究表明营养不良的患者手术的并发症及病死率均高于营养良好者。因此应重视食管癌患者术前营养不良问题,采用适当方式改善其营养状况提高手术耐受力。研究发现进食情况及病变梗阻情况与患者的营养状况密切相关,进食情况越差,梗阻程度越重的患者营养状况越差。因此,术前应重点评估患者的进食情况和梗阻严重程度,结合营养状况评估的结果,给予恰当的营养支持方法。但是要注意食管癌的患者由于食管梗阻造成营养不良,故而应该尽快手术,而不应等待患者营养状况恢复再行手术,这样往往容易失去手术时机。

(二)术后处理

1. 常规处理 食管癌和贲门癌患者的术后处理与一般胸部手术后处理的原则相同。但这类患者常因术前进食困难而体质衰弱,术后又因较长时间入量及热量不足而处于负氮平衡状态,因而需要更为精心的治疗和护理,才能保证患者顺利恢复。

(1) 术后早期的一般观察:患者于术后3~4天内居于术后恢复室内,情况较为危重者可居于重症监护室内,由专任医护人员进行严密的观察及护理。最初6小时每15~30分钟测量记录脉搏、血压、呼吸各一次,以后根据情况每1~2小时记录一次,情况平稳后每2~4小时记录一次,直至完全平稳为止。

(2) 体位、排痰及呼吸运动:患者清醒后置于低斜坡位,以利呼吸、气体交换及胸腔积液引流。注意防止胸带包扎过紧而影响胸部呼吸运动。每2~4小时督促患者做深呼吸运动,并协助进行咳痰动作,以促进肺膨胀,必要时可给予鼻导管氧气吸入。术后第1日开始给予超声雾化吸入,每天2次,

每次15分钟。痰液黏稠不易排出者可加入糜蛋白酶等以稀释痰液。有呼吸道炎症者可放入适当抗生素。冬天采用蒸汽吸入疗法常受患者的欢迎。术后伤口疼痛是咳嗽排痰的主要障碍,应给予必要的镇痛剂。术后第1天开始由医护人员协助患者每日坐起深呼吸运动及咳痰2~4次。多数患者可于术后第3日离床稍活动。

(3) 胸腔引流:胸腔闭式引流不但起到排除胸膜腔内积气积液,使肺复张和预防感染的作用,而且也起到反映胸内生理病理情况的作用。因此,一方面要注意保持胸腔引流管的通畅,不使引流管受压、屈曲或堵塞;另一方面要善于观察胸腔引流装置反映的胸内情况,使可能发生的不良情况得到及时的处理或预防。要注意观察引流瓶中水柱的高度、波动辐度及引流液的量及引流液的颜色。手术当日要严密注意有无胸内出血现象。术后早期大量的非血性胸腔积液则可能是胸导管漏液的现象,应予特别注意。胸腔引流管一般可于术后第2天,或于引流管内水柱波动消失,引流液少于200ml时,拍床旁胸部X线片示双肺复张好、胸内无异常积液时,予以拔除。

(4) 胃肠减压:胃减压管于患者回病房后开始连接,持续吸引,每4小时用温水20ml冲洗胃管,以保持通畅。一般持续吸引至术后第2天,如无大量液体吸出,患者肛门排气,无呕逆现象,即可拔除。

(5) 预防性抗生素的应用:为了预防感染及肺部并发症,一般患者用头孢类抗生素,每日2次。皮试过敏者改用其他抗生素。抗生素治疗一般持续7天左右或至体温达正常后2~3天停止。

(6) 口腔卫生:术后每天早晨由护士协助患者刷牙漱口,每日漱口4次以上,事先告知患者勿将漱口水咽下。

(7) 术后输液及营养:手术后前3天不经口进食,患者营养主要靠静脉输液。根据患者的液体排出量(胃吸引液、胸腔引流液、尿量和估计由出汗及呼吸道消失的水分等)、血压、脉搏及血、尿常规检查,调节静脉输液量。如未安置十二指肠营养管,术后无明显吻合口愈合问题者,可于术后第7日晨开始自口进流质饮食,每2小时50ml,以后

逐日每次量递增一倍,至第9日每次进流质饮食400ml。在此期间进食之间可少量饮水(每小时不超过50ml)。第10天之后饮食可以不限量。术后第10~12天开始进半流质饮食,第14天起可进软食,以后根据患者消化功能的恢复情况,可逐步提高食品的质量及热量。术后应该事先告知患者术后的饮食进程和规定,未经医护人员许可不应随意取食,以免造成吻合口的损伤。术后流质饮用水食应由营养室尽可能配制有较高的热量及蛋白质和维生素。目前多数患者于肿瘤切后或转流吻合术后安置十二指肠营养管。这是一根细而软的塑胶管,刺激性小,患者常可以耐受多日而无明显不适。在安置此管的患者中,可于术后第3天开始由此管滴液1500ml,同时静脉输液可以减半。十二指肠滴液的配方一般每1000ml含葡萄糖80g、氯化钾1g、食盐3g、维生素C 50mg、维生素B 110mg。术后第4日起可以停止静脉输液,全部采用十二指肠滴液,总量可达3000ml,其中一半为上述葡萄糖,另一半为10%要素膳液,后者含水解蛋白及脂肪乳剂,每100g约可提供热量420cal,内含碳水化合物70g、蛋白质18g、氮3g、脂肪8g以及适量钾、钠、钙、磷等元素。配制及使用十二指肠葡萄糖液或要素膳液时,应严格注意无菌术。采用十二指肠滴入要素膳,应从较小量低浓度开始,然后根据患者肠道适应情况逐渐加量。一般于术后第5日开始全部输入10%要素膳,总量可达3000ml。于第7日起开始从口进流质食,每2小时200ml,同时可适当减少十二指肠滴液量。至术后第8~9天起,当从口进食量达到3000ml左右时,即可拔除十二肠营养管,全部由口进食,至第10~12天起可进半流食,第14日起可进软食。

(8)术后常规检查:术后第3天行床旁胸部X线摄片检查并查血常规、生化,必要时间隔2~3天再次行胸部X线检查,也可于一周内作胸部透视检查。胸腔积液较多者应予穿刺抽液。一般恢复顺利者,可于术后10~12天左右出院。以后按期由随诊组安排随诊。

(9)术后辅助治疗:每例患者于术后1周左右由胸部肿瘤学联合讨论会(包括外科、放射治疗科、化疗科、影像诊断科及病理科等)根据患者的外科治疗情况、病理检查结果以及术后恢复情况等决定进一步辅助治疗方案,由主管医师负责记录并向患者建议或付诸实施。

2. 早期营养支持　术后早期给予合理的营养支持疗法和正确的营养护理是保证手术成功、减少术后并发症、加速恢复的必要措施。经肠道营养安全、经济可营养肠道本身,促进肠蠕动,保证食物吸收,防止肠黏膜的萎缩,减少肠道细菌易位等优点。

食管癌患者由于长期进食困难、慢性消耗,术前均出现不同程度的营养不良。营养不良是食管癌患者术后并发症多、恢复慢的主要原因之一。以往食管癌患者术后多采用禁食水静脉液体治疗,而静脉补给营养会使胃肠道处于无负荷的"休眠状态"。缺乏食物刺激而使胃肠动力、消化酶及消化道分泌受到抑制,造成肠绒毛萎缩、肠黏膜变薄、黏膜更新和修复能力下降,同时肠腔内分泌明显减少,从而发生肠道细菌易位。许多学者认为长期肠外营养会导致肠黏膜萎缩、肠道形态和功能的异常,可损害免疫系统。随着肠黏膜屏障功能与细菌易位学说被提出后,肠内营养的重视程度日渐提高。消化道手术后,小肠的蠕动、消化和吸收功能在术后早期即可恢复。肠内营养由于膳食的机械刺激可刺激消化道内激素的分泌,可加快胃肠道功能和形态的恢复,增加机体免疫力,降低感染的发生率,促进机体的恢复,进而有效地提高患者手术后的生活质量,降低住院费用。

早期肠内营养较静脉营养具有明显的优势:肠内营养的营养物质经肠胃、门静脉系统吸收是一种主动过程,符合生理状况,可以自我调节;有利于维护正常的肠黏膜功能及完整性,防止细菌易位,降低感染发生率;肠内营养费用低,易于管理,简单易行;常规静脉液体明显增加循环血量,加重心脏前负荷,易引起心肺并发症,早期肠内营养对小肠黏膜有局部营养作用,能刺激肠黏膜上皮生长,促进胃肠激素的分泌,能有效促进胃肠功能恢复,术后早期肠内营养常见的并发症为腹胀、腹泻、恶心等胃肠道不能耐受的表现,这些并发症的发生与营养液的浓度、温度、输注速度有关,但通过良好的护理,调整合适的营养浓度、合适的温度、合适的速度控制能有效地改善和降低并发症的发生。

胃肠营养后出现腹胀、腹泻较为多见,可以采用控制鼻饲滴速,持续、定时、定量、恒速输入,并调整鼻饲流质的浓度并注意将营养液悬挂时间控制在 8 小时以内,温度控制在(38~40℃)后可症状缓解。临床上常用的营养液有瑞代、瑞素等,由于为高渗液,常易引起腹泻,故而可以给予稀释浓度,少量多次鼻饲的方法,减轻症状。

3. 糖尿病患者的术中及术后处理 目前糖尿病患者越来越多,如何控制术中及术后的血糖非常重要,因为控制好血糖有助于减少吻合口漏及切口感染的可能。而糖尿病患者行食管癌切除后由于术后无法进食,但又需要静脉高营养支持,如何控制血糖非常重要。

术中处理:手术当天早上再次作空腹血糖、尿糖及酮体测定,以便指导术中用药。麻醉药物应避免用对碳水化合物代谢影响较大的药物,镇静药物的使用宜小。术中应建立两条静脉通路,一条用于输注葡萄糖加胰岛素液体,另一条以供输血或其他液体。术中随时检测血糖及尿糖,根据血糖、尿糖检测结果调整胰岛素与葡萄糖的比例,使术中血糖保持在 7~12mmol/L。术中给予抗生素,维持血中有足够的抗生素浓度,以预防感染。术中常规放置营养管至十二指肠内,以便解决术后早期营养和延迟进食问题。术后处理:术后回病房后立即测定血糖和尿糖,在术后应该给予患者适当的营养补充,尽快地恢复胃肠道营养,可通过术中放置营养管过幽门来实现,一般术后 3 天即可以通过营养管给予流质饮食,早期胃肠道营养有利于患者的恢复,促进体内胰岛素的分泌。有糖尿病的患者应该控制血糖,食管癌患者由于不能进食,又要通过静脉输注高渗液体,故术后应建立两条静脉通路,一条用于输注含有葡萄糖的高渗液体,通过三通管同时用微量泵泵入胰岛素,另一条以供输血或其他液体。术后随时检测血糖,根据血糖检测结果调整胰岛素的泵入量,使术后血糖保持在 10mmol/L 以下,因为手术后应激反应,一般术后血糖呈现出先高后低的走势,故术后可以逐步减少胰岛素的用量,以免发生低血糖,通过微量泵的调节可以满意的控制患者的血糖,但其缺点就是使用微量泵的同时,限制了患者的活动范围。术后胃管要通畅,胃肠减压可以

减轻胃内及吻合口周围的张力,不通畅的需要及时调整胃管的位置及冲洗胃管。对于前面所谈到的糖尿病患者容易发生吻合口漏,术后要增强营养的补充,适当输注白蛋白或者血浆,血浆效果对于患者的恢复尤其的好,胃管要拔得晚,胃肠营养及由口进食都要比一般患者晚。

六、早期食管癌的治疗

食管壁分为三层:黏膜层、黏膜下层和固有肌层。黏膜层包括上皮层、固有层和黏膜肌层;固有肌层分内环肌和外纵肌;在黏膜层和固有肌层之间是黏膜下层,该层主要为疏松的结缔组织,内有丰富的血管和淋巴管等。

早期食管癌包括原位癌与早期浸润癌,原位癌起源于食管上皮基底细胞,癌组织未侵及固有膜,属于 0 期 TisN0M0,早期癌指癌细胞侵及固有膜达黏膜下层,但未侵及肌层,无淋巴结转移,属于 I 期 T1N0M0。

食管内镜超声检查(EUS)采用微小超声探头通过内镜活检孔进入食管进行超声扫描,可显示食管壁的各层结构,判断肿瘤的浸润深度和有无肿大淋巴结。近年来,采用高频超(15~20MHz)可清楚显示食管壁的组织结构和食管表面病变,将食管壁分为 9~13 层结构,其中第 4~6 层为黏膜肌层。早期食管癌的内镜超声图像表现为管壁增厚、层次紊乱、中断及分界消失的不规则低回声。

(一)内镜下黏膜切除术(EMR)的适应证和禁忌证

Tis 或 T1a 期肿瘤定义为肿瘤侵及黏膜但尚未侵及黏膜下层的肿瘤。它可以考虑实施食管切除,EMR 或消融。消融由包括使用例如 photophrin 等光增敏剂的光力学技术在内的多种新技术来完成。黏膜下层或更深的肿瘤应该切除。EMR 代表了消化道微创手术中的高新技术。EMR 在日本广泛应用于治疗表浅的早期的食管鳞状细胞癌,在西方国家也正逐步被接受。曾经报道 EMR 在手术前准确的判断了侵犯深度。EMR 在食管癌中的应用范围包括高和(或)中分化的鳞状细胞癌并局限于黏膜固有层且没有静脉或淋巴受侵的证据。没有随机化研究曾比较过 EMR 和其他外科技术在 G1 期肿

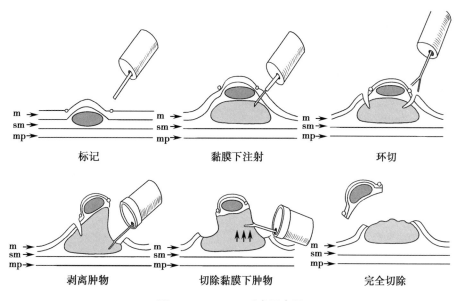

图 8-44-4　EMR 手术示意图

瘤中的应用。作为食管和胃肿瘤诊治中的一个发展中的技术,EMR 仍在不断的进步。

　　早期食管癌内镜治疗的主要方法是病变组织切除术(ER)和病变组织破坏术(Non-ER)。EMR 主要术式有圈套切除术、钳套切除术、剥离活检术及吸套切除术等。Non-ER 术包括 Nd∶YAG 激光治疗、光动力学治疗、局部注射治疗等。EMR 具有诊断和治疗的双重作用,术后可从回收的病变标本中检查肿瘤浸润深度及切除是否彻底,是目前内镜治疗的主要方法(图 8-44-4),并且已经为许多国家和地区所接受并积累了比较成熟的经验。

　　由于癌细胞侵犯范围超出黏膜固有膜时,即可发生淋巴结转移,因此目前主张对于 Tis 或 T1a 的患者,可在胃镜下行黏膜内切除,但不适合病变较广泛者,因为胃镜下黏膜下切除其切除范围受到一定的限制,当肿瘤侵及更深的层次则应行外科手术切除。行内镜食管黏膜切除术前,EUS 检查可以判断病变在黏膜下注射盐水后是否与固有肌层充分分离,防止手术时误切固有肌层而造成穿孔。

　　黏膜切除的基本原理是基于食管壁的解剖和癌侵及深度。在黏膜层和固有肌层之间是黏膜下层,该层主要为疏松的结缔组织,内有丰富的血管和淋巴管等,可以很容易地经此层将黏膜层从固有肌层分开,此即黏膜切除的解剖依据(图 8-44-5)。

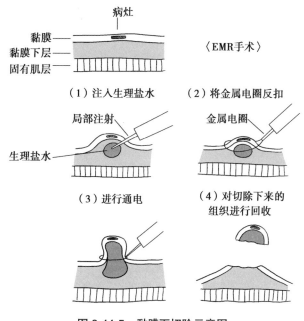

图 8-44-5　黏膜下切除示意图

　　1. 适应证　①原位癌,黏膜内癌和重度不典型增生,后者基本上为不易逆转的癌前病灶;②病灶最大直径 <3cm。这是相对指征,如果病灶较大,可以同期切除 2 次或更多;③病灶侵及食管周径不超过 2/4,而 2/4~3/4 可作为相对适应证;④最佳部位,病灶位于食管中下段,3~9 点时钟方位。但任何部位均可由转动内镜,将病灶调整到容易操作的 6 点时钟方位。因黏膜切除术是新兴技术,目前上述适应证还是相对的,随着仪器改进,治疗经验积累,其适应证还会拓宽。

2. 禁忌证 ①病变广泛,病灶直径 >3cm 或超过食管周径 3/4 的原位癌和黏膜内癌;②黏膜下浸润癌;③身体一般情况较差和心、肺、肝、肾等重要脏器功能不佳,不能承受内镜下手术操作者;④有食管静脉曲张者;⑤出凝血时间不正常或有出血倾向者。

EMR 在国外已有逐渐成为消化道早期癌的首选治疗之势。近年来 EMR 在不断创新发展,随着技术的改进,借助一些附件使该项技术切除更简单、更完全,目前内镜切除方法较多,常规的方法有黏膜下注射盐水后直接圈套切除、用双钳道内镜法或双内镜先将病灶提起再圈套切除、套帽法、剥离切除等。切除前染色及标记是判断是否完全切除的重要方法,染色可清晰显示出病灶轮廓,有利于判断切除范围,切除后再染色判断是否完全切除。在黏膜切除术的操作过程中,黏膜下注药是预防并发症的重要措施,注射含少量亚甲蓝的 1 : 30 000 肾上腺素生理盐水要足、够量,注射的多少以使整个病灶明显隆起,使黏膜层与固有肌层分开,注射后病变抬举征阳性是能否行 EMR 及能否完全切除的重要指征。少量亚甲蓝使切除病灶的底部深度易判断,切缘显示清楚。切除后观察创面有无病变组织残留,有无出血、穿孔,是否平整,染色检查边缘有无病灶遗留。食管 EMR 的严重并发症少见,主要并发症为纵隔气肿、出血、食管狭窄和穿孔,多可用内镜方法处理。本组所有患者未发生严重的出血和穿孔等并发症。本组病例随访 1~35 个月(平均 9 个月)均未见复发。胃镜下黏膜切除术作为一种微创治疗方法,操作简单、完全,术后生存质量高,在食管癌高发区早期癌和癌前病变的诊断和治疗中是目前效果较好的一种方法,但对判定早期食管癌病变浸润深度及淋巴结转移不够理想,很大程度上影响对于黏膜切除适应证的掌握,且对多发病变及大面积病变的治疗仍需进一步探讨。

(二)EMR 的并发症和防治方法

EMR 尽管创伤小恢复快,但是仍具有一定的并发症的可能,以下简单地介绍一下可能发生的并发症及防治方法。

1. 腹痛 是行胃部病变 EMR 术后典型症状,常为轻、中度,治疗主要为静脉给予质子泵抑制剂。

术后 3 天内禁食,给予静脉营养,第 4 天进流食,然后连续 3 天进软食,症状即可缓解。胸骨后疼痛是食管病变 EMR 术后常见症状,一般不需特殊处理,术后禁食水 3 天,进流食 1 周,3 天左右症状即可自行消失。必要时可以给予一些阵痛类药物,如可待因等。

2. 出血 是最常见的并发症,EMR 的出血发生率为 3.9%。出血分为术中出血和迟发出血,前者指治疗过程中发生的出血;后者指治疗结束后至少出现的出血。下述 4 个指标中的 2 个指标:①呕血、黑便或晕厥;②血红蛋白下降 >20g/L;③血压下降 >20mmHg 或脉搏增快 >20 次 / 分;处理出血的措施包括内镜或水囊压迫创面、喷洒肾上腺素盐水、内镜黏膜下注射无水乙醇或肾上腺素盐水、氩离子凝固术(APC)、电活检钳、止血夹、药物等,一般均能有效止血,极少需要外科手术处理。预防术后出血常用药物治疗:术后应常规给予静脉质子泵抑制剂,术后禁食水 3 天,进流食 2 天,再进软食。有学者发现质子泵抑制剂预防 ESD 术后迟发出血的疗效优于 H 受体拮抗剂。

3. 穿孔 食管穿孔是黏膜切除时最为严重的并发症,黏膜切除时造成穿孔的主要因素:①黏膜下注射剂量不够,致使食管的固有肌层被吸到透明帽内切除造成穿孔。但是并非注射剂量愈多愈好,有学者认为常用的注射量为 18ml 左右。注射是否有效主要取决于注射后病变及病变周围 1cm 的黏膜能否与黏膜下组织充分分离,而不在于注射的剂量。②术中严格掌握切除指征,如注射后病变抬举征阴性(考虑病变累及黏膜下层)或出现血肿应放弃黏膜切除。③应用肾上腺素盐水进行黏膜下注射,可在短时间内向组织间扩散,大多数病例在行黏膜切除时先前注射时的形状已经消失,影响切除的效果。在多次切除的病例中每次切除前都应进行注射。研究表明,胶样物质如 1% 的透明质酸酶钠在黏膜下扩散时间较长,能长期保持注射时的形状,能有效地减少穿孔的发生。关于穿孔的处理,95% 的病例通过局部引流、深静脉营养、抗感染等保守治疗后均能治愈,因此应严格掌握穿孔行外科手术指征,必要时可开胸行食管切除。

4. 狭窄 狭窄发生率较低 对于食管狭窄的病

例,均是由于黏膜切除范围过大,因此在黏膜切除时术前应仔细设计黏膜切除范围,注射时不要过多注射,从而避免过多切除食管黏膜,造成狭窄。一般食管狭窄病例经水囊扩张治疗均明显缓解甚至消除。

5. 局部残留及复发　这是对于早期癌是使用EMR还是使用外科手术切除的争论焦点。EMR术后高达15.4%的病变有不同程度的残留或局部复发,分析主要原因:① EMR术前没有明确病变范围及层次;②多块EMR切除,尤其是切除病灶≥5块时,人工溃疡间的小灶残留;③操作医师经验不足。对于残留及复发的肿瘤可以再次在内镜下切除,必要时可以开胸彻底切除。

七、Ⅰ~Ⅲ期食管癌的外科治疗

(一) 手术适应证

Ⅰ~Ⅲ期食管癌患者皆可以通过手术治疗,只要患者能够耐受,是首选的治疗方法。即使那些早期食管癌患者仍可以通过手术治疗,生存率较高。适合腔镜下黏膜切除的患者也可以通过手术切除,这需要手术医生与患者共同决定,因为手术能达到黏膜切除同样的甚至更好的效果。

对于T1~T3期的肿瘤而言,即使出现淋巴结转移(N1),仍然可以手术切除。T4期肿瘤并侵及心包、胸膜或膈肌,一般来说仍可手术切除。胸下段食管的ⅣA期肿瘤伴有腹腔淋巴结转移,未侵及腹腔动脉、大动脉或其他器官,被认为具有潜在被切除可能性。T4期肿瘤(侵及心脏、大血管、气管或包括肝脏、胰腺、肺脏和脾在内的邻近器官)无手术切除可能性。ⅣB期肿瘤伴有系统转移(systemic metastases)或无局部淋巴结转移,无手术机会。

为肿瘤位于胸段(从咽部开始长于5cm)和腹段或胸腹结合处并且身体状况良好的食管癌患者施行食管切除术是合适的。这应该在高级食管癌诊治中心由经验丰富的外科医师施行。食管切除的方式由外科医师的经验、肿瘤的位置和患者的意愿决定。可行的手术方式包括经胸食管切除胸部或颈部吻合术,经裂孔食管切除颈部吻合术,微创食管切除颈部或胸部吻合术。出现局部可切除的复发且没有远处复发的患者可考虑实施姑息性食管切除。

(二) 可切除性判断

对于食管癌患者来说,可切除性的判断极为重要,判断准确可以减少了不必要的探查,开胸后无法切除,再关胸对患者的创伤极大,且手术探查后患者需要3~4周的恢复期,才能进行放化疗,延误了患者的病情,所以探查术是应该极力避免的。尽管可切除性与主刀医生经验与水平密切相关,但是准确的术前对可切除性的判断也是十分重要的。

食管癌其主要的扩展方式为:①食管壁内扩展;②直接浸润邻近气管;③淋巴道转移;④血行转移。由于食管绝大部分没有浆膜覆盖,纵隔内的邻近结构如气管、支气管、主动脉、心脏、纵隔胸膜等可以直接受侵。食管癌随着病变的进展,由黏膜侵入肌层,最后穿透肌层至管腔外,浸润邻近器官。直接浸润邻近器官的发生概率依次为主动脉、气管、支气管、肺、纵隔、心包、下肺静脉等。

1. CT扫描　CT常是判断可切除性的最好工具。CT不仅能判断肿瘤周围组织如气管、支气管受累情况,还能判断食管腔外及其周围的淋巴结及血管等重要器官是否受累。

食管癌直接侵及气管、支气管、主动脉是影响手术切除的直接原因。正常情况下,上纵隔内食管紧贴气管、左主支气管后壁,不能简单地凭借肿瘤与气管或支气管间的脂肪层消失而认为有浸润。因此,只有当脂肪层消失,而邻近上、下层面仍存在脂肪层时方可能诊断浸润。仅有气管、支气管移位、受压,并不一定是气管、支气管受侵。应有管壁不规则变形或有肿物凸入气管、支气管才为受侵。气管与肿块间的脂肪层消失提示可能有侵犯;气管、支气管的移位及出现切迹。侵入气管的软组织肿块和食管-气管瘘表明有侵犯。尽管食管与降主动脉在纵隔内关系密切,主动脉是否受累应参考食管癌与主动脉的接触范围及接触角度。

如果CT显示食管病变周围可见脂肪间隙,纵隔未见淋巴结肿大,一般比较容易切除。CT所显示的较难切除征象有:食管病变较大,与周围结构脂肪间隙消失,如食管病变与气管壁间隙消失;气管壁明显受压、移位、气管后壁平直,但气管壁无增厚及腔内突出;食管与主动脉夹角>90°或椎前三角脂肪间隙消失或主动脉致密环影中断；食管与心包间隙消失，食管肿瘤影延伸融合心包；食管肿瘤包绕主动脉外周 1/2 以上者。

如果 CT 显示出现以下征象，往往可能出现股息性切除或术中探查：食管肿瘤延伸纵隔邻近结构且与之融合，肿瘤周围脂肪间隙密度增高或消失，气管受侵：气管壁增厚或食管病变突入气管腔内、气管支气管瘘形成；病变侵犯主动脉：Picos 夹角法 >90°（肿瘤与主动脉接触面 <45°，即周径的 1/8，一般无侵犯；接触面 >90°（即周径的 1/4），大多有侵犯；接触面介于 45°~90° 之间为可疑侵犯。Takashima 三角（食管、胸主动脉及脊柱之间的三角间隙存在，则表明主动脉未受侵，若此间隙不存在，则表明主动脉受侵）消失或主动脉致密环影中断；心包侵犯，病变层面食管肿瘤影延伸融合心包，超过两个层面。

食管癌行 CT 扫描的另一重要价值是了解病变周围及远离病变的纵隔内、锁骨上区及颈部有无淋巴结转移肿大，有的学者认为有距离肿瘤边缘 3cm 范围内的淋巴结转移肿大者定为 T4N1，有距肿瘤边缘 3cm 范围以外淋巴结转移肿大者定为 T4N2，此两期属预后较差。

2. 食管钡餐造影　能对食管器质性病变做出定位及定性诊断。在良好的造影片上，能充分地显示食管的全貌及病变的存在，依据病变所呈现的特征性影像学征象对病变作出定性诊断。由于钡剂对病变勾画得较为清楚和完整，对病变的大小、范围及类型的判断极有价值，特别对早期食管癌的发现，以及癌肿侵及食管的长度范围，是其他物理检查手段所不能代替的。食管钡餐造影是对食管癌手术切除率估计的较为简便的方法，主要是根据病变的长度，溃疡的大小，软组织肿块的大小以及外压周围器官程度情况等，而作出估计判断。食管癌病变长度一般超过 5cm 者，大多说明肿瘤为晚期，若伴有巨大龛影或突出龛影，甚至瘘管形成，或周围有软组织肿块则说明肿瘤已外侵周围组织器官及粘连，可以判断手术切除率较低，以供外科参考。

3. MRI 检查　亦有报道 MRI 能准确判断食管癌是否侵犯邻近组织，特别是食管癌对主动脉有否侵犯及气管支气管与癌接触处是否有形态改变，

MRI 对判断能否手术切除有很大帮助；影像对于估计食管癌侵犯邻近组织结构有较高的准确性，如果肿瘤和主动脉之间看见低信号脂肪条纹影时可以解释为肿瘤未侵犯主动脉。影像见肿瘤与主动脉间的脂肪间隙影消失则提示有主动脉的浸润或粘连。

由于食管位于气管走后方，气管、支气管是食管癌外侵的常见路径，一般见于食管中上段癌，食管癌患者术前判断气管、支气管是否受侵至关重要，避免了不必要的探查或者股息性手术。气管镜检查可作为食管癌术前判断有无气管、支气管受侵的有效方法之一。但气管镜检查也有其局限性，有一定的假阳性和假阴性，假阳性可能与食管肿物较大，推挤气管所致，应分辨外压现象，假阴性可能与肿瘤侵犯较浅，仅仅达到气管、支气管外膜，致使管腔内不易发现异常。

（三）切口的选择

1. 经左胸切除食管后食管胃主动脉弓下吻合术　目前多数学者认为此术式适于位于下肺静脉以下的下段食管癌，经此切口可直接看清食管肿瘤与主动脉弓及左右支气管的关系，决定手术能否切除。在病变与主动脉有粘连、外侵，需分离或切除主动脉外膜时较为方便。当食管癌经探查不能切除而有必要经胸内食管胃转流吻合时较为方便。但此切口对食管中上段癌的显露，尤其对侵及奇静脉肿瘤的切除，清除上纵隔及气管隆嵴部位的淋巴结，不如右胸后外侧切口满意。

2. 经左胸切除食管后食管胃主动脉弓上吻合术　这种手术方法主要适用于胸中下段食管癌的切除，对于气管隆嵴以上水平食管癌切除往往难以完全彻底。该手术优点是只需一个左胸切口施术，简单方便，术中不需变换患者体位，可充分显露整个胸主动脉，有利于控制大出血等意外情况。其不足之处是由于主动脉弓的存在，所以这种手术不可能做到真正"打开"纵隔，难于进行彻底的纵隔淋巴结清扫；主动脉弓上间隙狭小，左胸顶的解离和吻合较困难；吻合后主动脉弓对替代食管的脏器（胃或结肠）的位置有一定的影响。

食管癌手术通常采用右侧卧位，如图 8-44-6 所示。

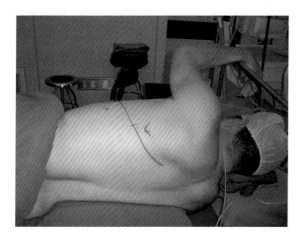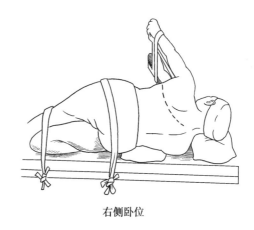

图 8-44-6　右侧卧位

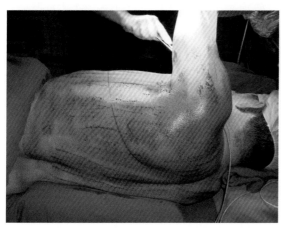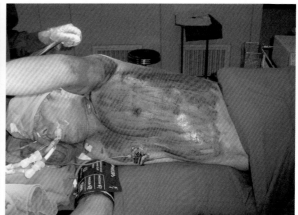

图 8-44-7　消毒范围

　　消毒范围：上至颈根部，下至脐部水平，两侧胸部所有暴露范围皆要求消毒，手臂要求消毒至肘关节下 5cm，如图 8-44-7 所示。

　　肺部手术一般采用后外科切口，左右上叶、右肺中叶可采用后外侧第 5 肋间进胸，下叶一般用第 6 肋间进胸，全肺切除一般可第 5 肋间进胸，肺尖癌可从掀起肩胛骨，由第 4 肋间进胸，必要时可上下各断 1 根肋骨，对于肥胖患者需行下叶切除的患者，由于膈肌较高，故可以提高一个肋间即从第 5 肋间进胸。后外侧切口是常规经典的胸外科手术切口，摆好侧卧位后，先摸到胸骨角所对应的第 2 肋，依次数肋间至所需进入肋间，切口起点一般为腋前线与手术所需进入肋间的交点，向后延伸，绕过肩胛下角至脊柱旁线。手术切口可以根据具体情况延长或缩短，此外前外侧切口、小切口、腋下切口较为少用，在此不赘述（图 8-44-8）。

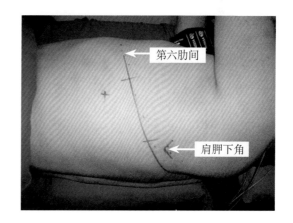

图 8-44-8　切口选择

　　3. 左侧进胸胃代食管床主动脉弓上行食管胃吻合术　有以下优点：①食管切除长度足够，淋巴结清除彻底，断端残留和术后再发癌复发率低。②术中不必要改变体位，不作腹部切口，减少了术野污染的机会和手术创伤。③胃纳入纵隔食管床由主动脉弓后上提至主动脉弓上吻合,胃组织填压食管床,减少了术野渗血。④主动脉弓上胸部吻合,吻合口部由带蒂大网膜及纵隔胸膜包盖,局部血运得到改善且封闭了食管三角,加强了吻合口的严密性,有利于吻合口愈合,再者吻合口部在主动脉弓后食管床内避免了主动脉弓的抬架作用,消除了主动脉弓搏动对吻合口的牵张力。⑤食管床内胃顺卧,受胸腔负压影响较小,比较接近正常的生理解剖,对心肺功能影响较小,使术后心、肺、胃并发症减少。⑥颈部吻合操作方便,术后吻合口漏发生率低,而治愈率高,一旦发生,处理容易,且不影响进食,只需简单的换药即可。⑦胃经食管床,此途径最近。

4. 经左胸切除食管后食管胃颈部吻合术 此术式适应证为颈段或胸中上段食管癌,特别是病灶位于气管分叉以上者,有学者认为,胸段食管癌无论发生在何处,只要病变大于6cm,外侵到食管外膜或食管周围组织,有可能发生局部淋巴结转移者,均可实施本术式。

5. 经右胸和上腹正中径路切除食管后胸腔内食管胃吻合术 此术式主要适用于食管胸中段癌。因为主动脉弓遮挡,对上纵隔气管隆嵴下及食管旁淋巴的清扫较为方便。此术式切除病灶及清扫纵隔淋巴彻底,但该手术创伤大,胸部切口对胃底部显露相当困难。手术过程中需变换患者体位,从而延长手术时间;难以显露胸主动脉,一旦发生胸主动脉撕裂出血等意外情况,很难处理;胃的提升较左胸困难,发生胃扭转危险性较大。

6. 经右胸 - 腹正中 - 颈部三切口食管切除术 20世纪80年代初期,日本一些外科学者开始提倡对胸部食管癌采用比传统胸腹部淋巴结清扫更为广泛的胸腹颈三野淋巴结清扫。其主要根据是有统计表明,为数不少的胸部食管癌(包括局部较早期癌)甚至贲门癌病例,在手术时已有颈部淋巴结转移。该术式几乎适用于各段食管癌的手术治疗,手术切除最为彻底,能做到全食管切除及广泛的区域淋巴结清扫,最为符合食管癌治疗根治性要求。但也有不少报道对此术式在安全性和提高生存率方面持保留或否定意见。

一般认为右胸径路手术组的切除率高,吻合口漏发生率以及术后淋巴转移率都明显低于左胸径路手术组,这可能与以下原因有关:首先,右胸径路进胸经切断奇静脉后食管上、中段可完全在直视下暴露,而且食管后间隙增大。容易分离,对食管中段较长病变的肿瘤甚至有部分外侵的肿瘤部能在直视下得到较彻底的切除,因而能提高手术切除率。另外,由于直视下分离术野清楚,避开了左胸径路时的主动脉弓阻挡,因而不必在主动脉弓后、弓上段的食管做过多的潜行分离,减少了食管壁的损伤或食管外膜的撕脱,能较好地保护食管残端的血供。因为暴露良好,避免了缝合的脱漏,也减少对胃的牵拉压迫,防止了吻合时胃内容物的溢出,有效地减少胸腔内污染的机会。这些对保障吻合口正常的血运,减少因吻合口间隙污染而造成吻合口周围感染,促进吻合愈合,降低吻合口漏发生率具有重要意义。其次,颈段食管的气管旁淋巴结位置较深,位于胸锁关节后方,很难探查。左、右胸径路都难以达到对颈部食管、气管旁淋巴结的完全清扫,因此,术后颈部淋巴结的转移率很高,但胸内、腹腔内淋巴结的转移率在两种手术径路则存在明显不同的情况,这与右胸径路时不受主动脉弓的影响,使食管旁隆凸下的各组淋巴结能在直视下进行清扫有关。而且,另做上腹部切口比左胸径路时通过狭小的左膈肌切口进腹清扫腹腔淋巴结方便彻底。因此,右胸径路手术组的胸内、腹腔内淋巴结转移率明显低于左胸径路。

总之,右胸径路手术可以使全胸段食管在直视下暴露,容易操作,能较好的清扫胸内食管旁、气管旁、隆凸下各组淋巴结,减少对重要脏器损伤的危险性,胸内吻合方便可靠,从而提高食管上、中段癌手术切除率,降低吻合瘘率和术后淋巴结转移率。

(四) 食管切除

1. 食管中下段癌切除 绝大多数食管中下癌的切除可以通过左后外切口开胸游离食管及胃,并行胸内吻合,下面简要介绍一下食管中下段癌切除并行弓上手工吻合步骤。

麻醉生效后,导尿、右侧卧位、消毒及铺单。一般食管中下段癌都可行弓上吻合,切口选择左后外第六肋间进胸。沿预定切线行后外侧切口,皮下组织用电刀切开,胸壁肌肉用电凝切开,嘱麻醉师单肺通气,经第6或第7肋间进胸,但要注意防止电刀烫伤肺组织,将肋骨骨膜仔细止血后,用牵开器牵开肋间入胸腔。

探查肿瘤,在胸主动脉和下肺韧带之间切开纵隔胸膜并向上下伸延。游离、暴露食管下段,并套食管带。用肺叶钳将肺牵向上前方。待游离、暴露食管下段后以长钳送入食管带,以协助套带,并游离、结扎胸内食管动脉。行左膈肌切口,选膈肌顶部,肝左叶与脾之间,电刀切开膈肌,向膈食管裂孔及左前肋软骨部,呈纵形延长切口。膈肌切口两侧缘间断缝扎止血,保留缝线以便向两侧牵开膈切口。打开膈肌后探查应包括胃、贲门部、脾、胰及上腹部淋巴结等。决定继续手术后,在裂孔附近仔细结扎膈下动脉,打开膈食管裂孔,完成经胸膈肌切口。

触摸是否能游离胃,主要判断是胃左动脉是否能游离,无手术禁忌后,主刀开始游离胃。大弯钳分束钳夹、切断脾胃韧带的一部分。保留胃网膜右血管、切断、结扎胃短血管。以温湿纱垫将胃大弯侧向上提起,充分显露切断脾胃肠韧带及胃结肠韧带。游离脾胃韧带及胃结肠韧带后,于胃网膜左血管、胃短血管远心端侧钳夹胃韧带及其内血管并协助切断、结扎。游离脾胃韧带时以湿纱垫将脾压向左侧,充分显露脾胃韧带。

胃大弯侧全部游离后,主刀翻转胃体,剪开胃后壁与胰腺间的粘连,游离肝胃韧带,切断、结扎胃左血管,对膈下及胃左血管附近的淋巴结应全部剔除。游离肝胃韧带,于胃左血管远心端侧钳夹胃肝韧带并切断、结扎胃左血管。于食管胃结合部切断,贲门切口7号丝线贯穿缝合,浆肌层荷包缝合包埋。食管断端用粗丝线结扎。请麻醉师将胃管在吸引器上持续吸引,将胃内容物尽量吸净,以减少污染并方便吻合操作,吸引完后将胃管断端向外拔,使其尖端置于贲门上方3~4cm处。75%乙醇消毒食管及胃黏膜,周围置一纱布保护视野。将食管侧端用粗丝线结扎。闭合贲门切口及浆肌层荷包缝合。

游离胃结束后,将胃暂时送入腹腔内,再开始游离食管过弓,左侧开胸游离食管的重点及难点在于游离食管过主动脉弓,由于主动脉弓后往往会有

一支血管由主动脉弓直接发出供应食管,故而游离弓后食管时切忌粗暴游离,应将这支动脉结扎。此外游离食管过弓后一定要比较充分的游离食管,否则行手工吻合时第一层往往较难吻合。

在预计切断食管的平面上方面1cm处由食管边缘两侧分别用丝线穿过肌层和黏膜下层,与胃底部预计切开处的浆肌层缝合,两针之间的距离为食管的宽度。以Kocher钳钳夹胃壁及食管壁并牵拉胃底至食管旁。在拟缝合处两侧对称轻牵食管或胃全层组织,并保持一定张力,以利缝合。协助缝合食管边缘两侧食管肌层、黏膜下层与相应的胃底部浆肌层两针。在两根缝线之间加缝数针,将食管后壁与胃底部浆肌层完全缝合。切开胃壁浆肌层,但勿切透黏膜,将循行于黏膜下的每根血管用细丝线缝扎两处,然后在缝扎线之间切开胃黏膜。助手协助缝扎黏膜下血管并切开胃黏膜。在切开胃壁之前应用干纱垫置于吻合口后方以吸取切开胃黏膜后溢出的胃液,切开胃黏膜后迅速将吸引器头送入胃中吸净胃液(图8-44-9~图8-44-14)。

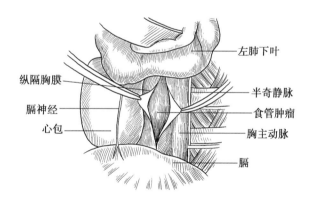

图 8-44-9　左后外切口暴露食管

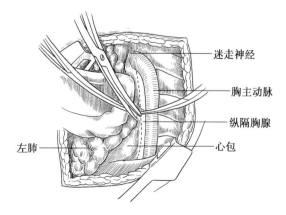

图 8-44-10　左后外切口食管解剖示意图

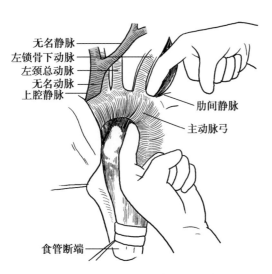

图 8-44-11　左后外切口沟通主动脉弓后

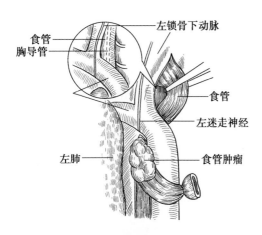

图 8-44-12　食管癌手术游离食管

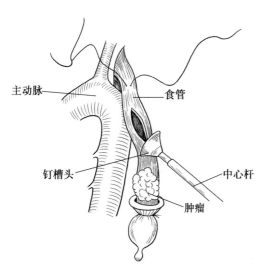

图 8-44-13　左后外切口弓旁吻合示意图

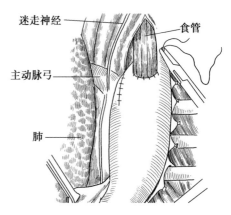

图 8-44-14　弓下吻合示意图

沿预计切断食管的平面环绕食管切开肌层但勿切开黏膜，在食管肌层断面远侧 0.8cm 的平面剪断食管黏膜。在拟切开处两侧对称轻牵食管组织，并保持一定张力，以便切断食管肌层及黏膜。协助切断食管肌层并切开黏膜。将吻合口后壁食管全层与胃壁切口上缘全层用丝线间断缝合，结扎线结扎在腔内。负压吸引器或纱布清除食管及胃切开处出血，保持术野清晰，缝合时在拟缝合处两侧对称轻牵食管或胃全层组织，并保持一定张力，清晰显露黏膜层前后壁，以利缝合。完成食管胃吻合。

将胃管经吻合口送入胃中，开始吻合前壁。吻合的最后 4~5 针先挂上线而不结扎，待全部缝合完毕时一起打结。嘱麻醉师将胃管向下送入胃内。前壁第一层吻合完成以后，弃除原来置于吻合口后方的干纱布块，参加手术人员换手套。用细丝线间断缝合吻合口前壁第二层，完成食管肌层及黏膜下层与胃底部浆肌层之间的缝合。将吻合使用过的器械前端用水洗净并消毒。胃底上提减轻食管与胃底部张力并协助缝合食管肌层及黏膜下层与胃底部浆肌层。结扎吻合口前壁第二层缝线，使吻合口最后被套入胃壁中。将吻合口周围的胃壁用湿纱布向吻合口推，减少结扎前壁第二层的缝线张力。

将胃内引导十二指肠鼻饲管的糖球挤过幽门，用中号丝线间断缝合膈肌。在胃越过膈肌处缝合不宜过紧。将胃壁与周围膈肌缝合 6~7 针。嘱护士清点台上敷料、器械，协助间断缝合膈肌。助手协助将胃壁与周围膈肌缝合。放置胸腔引流管。清点器械纱布，检查术野有无活动性出血，生理盐水冲洗,逐层关胸。

术中注意点:①游离食管时,食管周围条索状组织均逐一结扎,可防止术后乳糜胸的发生。②游离主动脉弓水平的食管时,应靠近食管壁,防止喉返神经损伤。同时食管床内弓上吻合操作较胸内弓上吻合困难,操作不慎容易损伤胸导管。将胃上提至主动脉弓上时容易发生血压下降、心律失常等危险。此时麻醉师要密切观察生命指标变化。③如果胃大弯管在食管床走行时应与纵隔胸膜固定几针,防止术后胃体经纵隔胸膜破口疝入右侧胸腔,也减少了由于重力作用所造成的吻合口张力,游离中对侧纵隔胸膜破裂不需要修补。④可行或不行幽门成形,同时由于置入十二指肠营养管及胃管减压,术后无一例出现胃扩张及腹胀症状。⑤胃大弯管高点(即牵引线处)与食管作吻合,胃侧应圆口切开,这样较过去的直线切开具有如下优点:避免内翻组织过多、瘢痕形成及胃肌层痉挛导致继发性吻合口狭窄,吻合口处受力均匀,更符合力学,吻合处黏膜与肌层对合整齐。

吻合器吻合的基本步骤同手工吻合相同,具体吻合步骤将在"吻合"章节中介绍。

2. 食管中上段癌切除　一般食管中上段癌,为保证切缘,可行左颈、右胸、腹正中三切口手术,先开右胸游离食管,再开腹游离胃,再行左颈部切口行胃食管颈部吻合。具体步骤如下:

麻醉生效后,嘱麻醉师再次确定插管位置,导尿,左侧卧位,消毒及铺单,可取右后外第五肋间进胸,沿右侧肋间切线行外侧切口,皮下组织用电刀切开,胸壁肌肉用电凝切开,止血,嘱麻醉师单肺通气,经肋间进胸,进胸后探查确定肿瘤可以切除,先结扎、切断奇静脉,然后扩大纵隔胸膜切口,暴露食管。游离胸段食管至食管裂孔,近贲门处切断,上下断端分别贯穿缝扎,上端用橡皮套包裹,并结扎固定。下端经食管裂孔拉入腹腔。向上游离食管,将其周围淋巴结及结缔组织连同食管一起切除。游离整个胸段食管,特别是胸廓上口处及腹段食管,游离的越充分,开腹及颈部游离食管就越方便,在食管下段切断食管,断端两侧分别以粗线结扎固定,并以双七号线连接,放置胸管后关胸。取平卧位,分别消毒铺巾颈部及腹部切口(图8-44-15)。

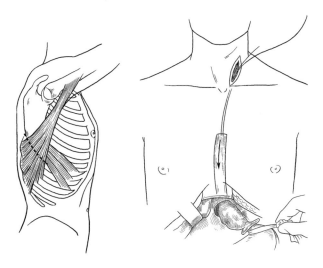

图 8-44-15　三切口示意图

取腹部正中切口,经腹切断结扎胃结肠韧带保留胃网膜右动脉。切断脾胃韧带,切断、结扎胃短动脉。胃大弯侧全部游离后,翻转胃体,剪开胃后壁与胰腺间的粘连,游离肝胃韧带,切断、结扎胃左动脉,保留胃右动脉。充分显露切断脾胃肠韧带及胃结肠韧带。术者游离脾胃韧带时以湿纱垫将脾压向左侧,充分显露脾胃韧带。游离脾胃韧带及胃结肠韧带后,助手于胃网膜右动脉、胃短动脉远心端侧钳夹胃韧带及其内血管并切断、结扎(图8-44-16)。

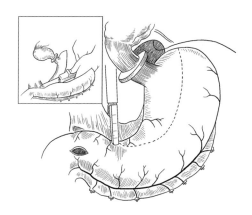

图 8-44-16　腹部段解剖食管游离

颈部切口。主刀切开颈阔肌,用锐分离法将胸锁乳突肌内侧缘分开,在其后下方用手指可触及颈动脉鞘内颈总动脉的搏动。切断肩胛舌骨肌,分别结扎后切断甲状腺下动脉及甲状腺中静,将甲状腺牵向内侧。循食管后壁紧贴脊柱前缘用手指向内侧施力将食管与椎前筋膜之间的结缔组织推开,循食管前壁将食管与气管之间的组织分开。用示指将食管周围先分开一处，再循纵行方向紧贴食管壁用手指向上向下分离扩大游离面。触及颈动脉鞘内颈总动脉的搏动后以拉钩将胸锁乳突肌连同颈动脉鞘牵向外侧，将胸骨舌骨肌及胸骨甲状腺肌牵向内侧，以显露甲状腺血管。协助游离、结扎、切断甲状腺下动脉及甲状腺中静脉。将食管周围先分开一处后以长钳送入纱布带，以协助套带（图8-44-17）。

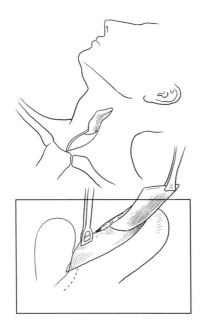

图8-44-17 颈部切口暴露

胃游离处理完毕，主刀用手指扩大食管裂孔，以能通过4个横指为宜。用环形钳通过食管裂孔将胃拉入胸腔，送达颈部切口做胃食管吻合。胃壁缝合固定于胸顶出口的胸壁上，多余胃送入腹腔，胸内胃沿胃小弯缝缩数针后再固定于右胸壁，分别缝于椎前筋膜或纵隔胸膜，自胃进入纵隔左侧食管床稍下方至膈上方共缝3~4针。胃食管吻合，胃壁缝合固定于椎前筋膜或纵隔胸膜。颈部吻合具体见后"吻合"章节。

3. 下咽癌、颈段食管癌切除 由于下咽癌和颈段食管癌一般由头颈外科收治，但由于其特殊的术式，涉及胸外科的内容，故而在此简要介绍一下。

下咽癌和颈段食管癌位置隐蔽，缺乏早期临床表现，容易漏诊和误诊，发现时大部分已属晚期，就诊时50%~60%有淋巴结转移，隐蔽性淋巴结转移

为50%~88%，且颈淋巴结转移发生率较高。

晚期下咽癌常侵犯喉和颈段食管，晚期颈段食管癌常累及喉、下咽和胸段食管。因此，晚期下咽癌和颈段食管癌大多数要求行全喉切除术+全下咽切除术+颈段食管切除术，当病变向下侵犯胸段食管，为彻底切除肿瘤，必须行全食管切除术。另一方面，呼吸道与消化道多原发性恶性肿瘤发生率较高，有学者主张晚期食管癌必须行全食管切除术。因此，晚期下咽癌和颈段食管癌手术切除后常形成大范围的下咽和食管缺损。胃移植修复具有符合生理要求、愈合快、咽瘘发生率低、无多余臃肿组织、不需成管、吞咽功能恢复理想等优点。故大多数学者认为胃（肠）移植修复效果较好。胃上提术适用于不保留喉的下咽和食管全缺损，优点是血供好、只有一个吻合口、愈合快，以及吻合口漏发生率低。缺点是牺牲胃功能、胃液反流率高，因此并不适用于保留喉的病例，尤其是老年患者，易致误吸性肺炎或危及生命。胃液反流的原因是因吻合口位置高，没有括约肌功能，吸气时易把空气误咽胃内，增加胃的张力，加上迷走神经切除，胃的排空迟缓，吸气时两肺膨胀挤压纵隔胃，食管裂孔狭窄等。术中扩大食管裂孔，术后服用制酸药及上消化道动力药、少食多餐、餐后适当活动、斜坡卧位休息等均可减少反流发生。

结肠上移术适用于下咽和食管壁缺损、有胃部手术史或门静脉高压病例，尤其是喉保留病例。其优点是反流少、耐酸、足够长；缺点是易于污染手术野，术后感染、结肠坏死、咽瘘等并发症较多。另外，手术复杂，腹腔内需做两个吻合口，吻合口狭窄的机会多于胃咽吻合法。

食管全切除术有两种方式：一种是开腹食管内翻剥脱术，适用于食管病变下段达到或超过食管入口，胸段食管基本正常，上纵隔未发现淋巴结转移者。该法的优点是不需要开胸、创伤较小，可减少胸膜损伤行和对胸内脏器的刺激，胸腔积液发生率较低；缺点是不能行纵隔淋巴结清扫。另一种是开胸食管切除术，适用于食管病变下界超过第2胸椎下缘水平，怀疑胸段食管肌层浸润，或发现淋巴结转移者。其优点是可同时行上纵隔淋巴结清扫术，故凡有上述特点的病例均应转胸科开胸手术治疗。

4. 食管内翻拔脱术 包括上行拔脱方法和下行拔脱方法两种。一般对颈段、上段食管癌采取上行拔脱方法,对下段食管癌采取下行拔脱方法,其目的是为了减少肿瘤的播散种植。其中上行拔脱的方法为:取仰卧位,头偏向右侧,取颈—腹切口进行手术。颈部手术取左侧胸锁乳突肌前缘斜切口,用拉钩牵引开左侧胸锁乳突肌及左侧带状肌群,于气管左后方解剖食管,经胸廓上口沿食管外膜向下潜行分离,显露颈段食管。再取上腹正中切口,探查腹腔内有无转移病灶,游离胃,保留胃右及胃网膜右血管,扩大膈肌食管裂孔,尽可能高位切断食管两侧迷走神经干。切开颈段食管前壁,经颈段食管腔置入食管拔脱器到食管末端。贲门部离断食管,将食管末端牢固地结扎在拔脱器末端。关闭贲门,将胃缝缩成管状,于胃底前壁作标记牵引缝线 2 根。取毛边纱布,一端与金属拔脱器结扎线相接,另一端与胃底牵引线相接。牵引拔脱器,将食管从颈部缓慢内翻拉出,接在拔脱器上的纱布也被带入食管床内,填塞食管床,起止血作用。随后拖出纱布条可将胃拉入食管床,并将胃底自颈部切口牵出,施行食管、胃吻合或咽胃吻合(图 8-44-18~图8-44-20)。

食管内翻拔脱术采用非开胸及不切开膈肌手术入路,将食管胃吻合口置于颈部的方式完成手术避免了开胸对患者心、肺功能的影响,其手术创伤与单纯剖腹手术相当,很大程度地降低了手术创伤对患者的打击,从而使原本放弃手术切除的高龄及合并有较严重心、肺功能不全的患者创造了手术的机会,拓宽了食管癌治疗的手术指征,非开胸食管

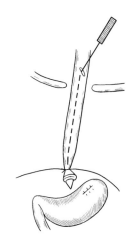

图 8-44-19 食管拔脱示意图(颈部拔脱)

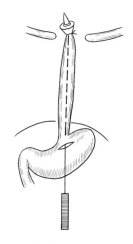

图 8-44-20 食管拔脱示意图(腹部拔脱)

内翻拔脱术与开胸手术比较:具有手术耗时短、出血少、术后恢复快等优点,出现吻合口漏、液气胸、肺部感染的机会无明显差异。主要并发症及处理方法有:①吻合口漏:可经引流换药治愈;②声音嘶哑:可能是在内翻拔脱术食管时过度牵拉喉返神经或分离食管时没有离断食管迷走神经前后干所致;③吻合口狭窄:可经多次扩张缓解;④气胸:因食管与纵隔胸膜紧密相邻,在拔脱时有时会损伤胸膜,术后应常规胸部 X 线摄片检查,及时发现,及时放置胸腔闭式引流;⑤其他:包括纵隔内出血、气管撕裂等,发生于食管病变向胸腔侵蚀的病例,病灶应为早期,局限于食管肌层内,拔脱时无出现纵隔内出血、气管撕裂。

非开胸食管内翻拔脱术治疗颈段食管癌适用于以下一些患者:①颈段食管的原位癌或病变较小(最多不超过 5cm),无纵隔或食管淋巴结转移的

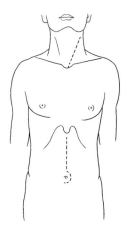

图 8-44-18 拔脱切口、非开胸(腹部、颈部)

食管癌;②全身情况差,有较严重的心肺功能损害而不能耐受剖胸手术的高龄、早期食管癌患者。术中需要注意的是:①病变的食管要充分暴露,食管上下端尽量多游离,减少食管床的出血;②拔脱食管后要将止血纱带拉入食管床或将游离的胃经食管床送至颈部,使纱带或胃起到充填压迫止血的作用;③术中注意保证胃血管弓,充分保证胃的血运,胃左血管切断后要牢固缝扎,以防出血;④食管内翻拔脱的方向一般是从腹部向颈部自下而上进行,因为食管的血管、神经多由上而下进入食管壁;⑤整个手术过程动作要轻柔,切忌用暴力牵拉胃和食管。左喉返神经沟绕主动脉弓、右喉返神经沟绕右锁骨下动脉后沿气管食管沟走行,非开胸手术不易充分游离胸段喉返神经,拔脱食管时因为钝性牵拉容易造成损伤。

然而目前该术式仍存在争议之处:①部分学者认为本术式非直视进行,止血困难,但我们认为术中发生纵隔内大出血少见,可能与食管小血管收缩及胃及时上提对食管床起填塞止血作用有关。②部分学者指出本术式无法清扫肿瘤周围有潜在转移可能性的淋巴结,现时本术式应限于在有开胸高危因素的早期食管癌、贲门癌患者中使用,对年轻及心、肺功能好的食管癌病例仍以常规开胸手术为宜。③部分学者认为本术式远期生存率与开胸术式无异,但该术式创伤小、出血少、风险小,可作为老年早期食管癌、贲门癌患者的首选治疗方法。

总的来说,食管拔脱术对于其应用有一定限制,一般早期食管癌可以用食管拔脱,而对于那些心肺功能差的患者不能耐受开胸手术的可以考虑食管拔脱术。

(五) 替代食管的器官

目前在食管癌切除术中,主要应用胃、空肠、结肠三种器官来代替胃,最常用的是胃,也是首选的,对于食管下段癌不能应用胃时,才考虑应用空肠或结肠,结肠系膜内的血管较长,可以行主动脉弓上或弓下吻合,甚至是颈部吻合,而空肠系膜较短,一般与食管吻合的吻合口的位置只能位于下肺静脉以下水平,但目前通过空肠带蒂移植代食管术,大大扩展了空肠可移植的范围。

1. **胃** 是目前食管癌切除术后替代食管最好

的也是首选的器官。

在食管癌切除、消化道重建中,胃代食管有其独特的优点:手术操作局限于消化道的上部,胃较易与食管吻合,操作简单;胃结构及其解剖顺位仍与食管相续,较符合消化道生理特征;能彻底清扫胃周淋巴结,符合食管癌的淋巴结清扫要求;感染机会少,选用胃代食管消化道重建,因胃的血供好,活动范围大,手术操作简单,且只有一个吻合口,成功率高。目前,胃代食管重建消化道占食管癌切除术的95%以上。

尽管重建术后保持了消化道的连续性,但由于双侧迷走神经干被切断、胃被提入胸腔或胸骨后、食管变短、贲门抗反流机制被破坏等因素,导致了原有解剖、生理的破坏,从而引起不同程度的远期并发症及患者术后生活质量下降。

近年来,越来越多的学者提出管状胃的概念,并提出了其优越性,以下针对管状胃进行一些论述。

(1) 管状胃的制作:游离胃后,选胃底最高点拟吻合处缝牵引标志线,保持胃平展处于自然状态,测量胃底至幽门的距离。于贲门下约3cm处,胃底最高点右侧朝向幽门略偏大弯侧上60mm或90mm残端闭合器,保留管状胃4~7cm宽度,自胃底向幽门方向切割胃贲门、胃小弯及小弯侧脂肪淋巴组织,胃底保持一定的牵引张力下,另一把闭合器与第一把闭合器切割点交错,跨越胃角朝向幽门端,保留胃窦部3~5cm宽度,予以闭合切除剩余胃小弯,手工缝合两闭合器交汇处,残端包埋后形成管状胃。若使用直线型切开—缝合器来完成管状胃的制作,保持两把缝合器切割点交汇勿交错,手工缝合两把缝合器切割交汇处和胃底及胃窦部切割起止点,残端不必包埋。

全胃小弯切除制作管状胃可将胃延长5~10cm,食管癌三切口手术时相对狭长的管状胃更易于穿过膈食管裂孔。

(2) 管状胃的优点:重建上消化道,有效预防胸胃综合征和反流性食管炎,切除胃小弯侧胃壁组织形成管状胃后重建上消化道,并将管状胃从食管裂孔经后纵隔食管床原位移至右侧胸顶或左颈部行食管胃端侧吻合术治疗胸段食管癌。本术式重建消化道后更符合生理解剖的要求,从而预防胸胃综合征;切除多余胃组织的管状胃,胃酸分泌相对减少,胃液潴留减少,可有效预防反流性食管炎。减少术后远期并发症的发生,显著改善患者术后生活质量。食管癌术后胸胃穿孔和吻合口漏除与术中胃壁损伤、吻合技术等有关外,胃壁的血供情况是另一个重要因素。据文献报道,多数的胸胃漏发生在胃底和胃小弯侧,管状胃因切除了部分胃底和胃小弯,可有效预防胸胃漏。此外,管状胃在胃血供不变的情况下,由于切除了胃小弯,使残胃(管状胃)血供充足,保障了吻合口的顺利愈合,有利于预防吻合口漏和吻合口狭窄。

2. 空肠 一般来说食管癌切除中极少运用空肠来代替食管,只有在贲门癌累及全胃时,需行全胃切除时,才用空肠代替食管。本章节讨论食管癌手术治疗,一般在食管下段癌行手术时,胃无法利用时才考虑用空肠,比如食管下段癌伴有胃癌,或食管下段癌弓下吻合术后吻合口复发,而胃又无法利用时可以考虑用空肠或结肠。空肠上提的距离有限,由于空肠的系膜血管较短,所以空肠一般来说,能上提的最高位置也就是在下肺静脉水平,而且一般提到这个水平后容易出现血供不好,导致吻合口漏的发生。

随着显微外科的发展,国内外不少学者报道了通过空肠带蒂移植代食管术治疗食管癌的病例(图8-44-21~图8-44-26)。

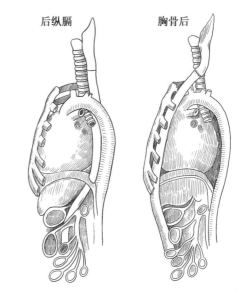

图 8-44-21 空肠移植路径

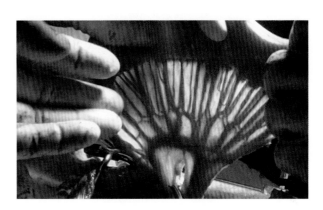

图 8-44-22 空肠血管弓

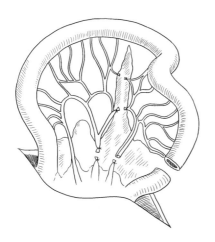

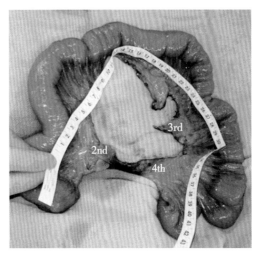

图 8-44-23 移植空肠血管弓

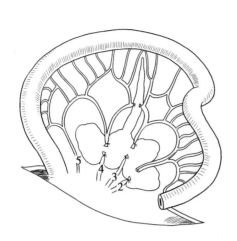
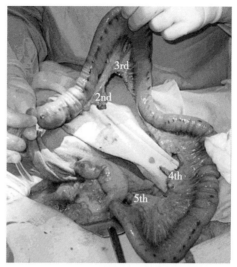

图 8-44-24　第 2、3 支之间和第 4、5 支之间的血管弓

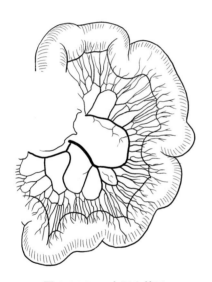

图 8-44-25　空肠血管弓

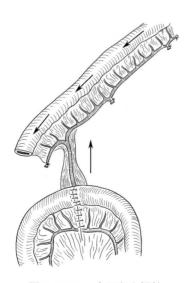

图 8-44-26　空肠向上提拉

3. 结肠　作为替代食管的器官有其突出的优点:结肠间置吻合后胃未移位符合生理,并且结肠较长且直,血管弓靠近肠管边缘、发育恒定,移植后血液供应良好,可以上提至颈或下咽部吻合,不需要吻接血管,结肠黏膜分泌物为碱性,耐酸能力强,因此,是常用的代食管术式之一,特别对已行胃大部切除术后的食管癌患者,是首选的食管重建手术方法。大多数学者认为采用结肠左动脉为移植结肠段的滋养血管应为首选,采取结肠中动脉为滋养血管,用回肠末端、盲肠、升结肠及横结肠右半结肠管移植,其优点是顺蠕动、回盲瓣有类似贲门的作用,可避免食管反流,在儿童患者应用此术式较好。

但结肠代食管术的缺点是污染重、肠腔口径较食管口径大,易发生感染,吻合口漏的发生率也较高,少数病例移植到下咽部吻合时,可因距离长、张力大而失败,结肠污染较重,术前需进行必要的检查和肠道准备,增加了患者的负担;手术操作复杂时间长,术后并发症及病死率高。目前大多数学者认为只有当胃因各种原因不能被应用时,才选用结肠作为食管的替代物(图 8-44-27)。

(六) 吻合

吻合是食管癌手术重建中最重要的一个步骤,应遵循以下原则:①代食管的脏器需要有良好的血供,游离食管距吻合口的距离尽量在 2.5cm以内,切勿过度游离造成血供障碍;②吻合口无张

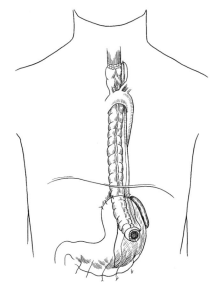

图 8-44-27　结肠代食管示意图

力；③代食管的脏器无扭转，一般 180° 扭转不会有太大影响，超过 180° 时，则会容易产生胃排空障碍；④吻合时层次要对齐，最重要的是黏膜对齐；⑤吻合口无间隙，手工吻合时间距要适当，间距太大容易造成潜在间隙，间距太小容易造成血供障碍。

1. 手工吻合　手工吻合有许多种方法，下面介绍几种常见的吻合方式。

（1）传统吻合：常规游离肿瘤段食管，需作胸顶或弓上吻合者游离食管后将其从主动脉弓后拖至胸顶或弓上。切开膈肌，游离胃大、小弯，分别处理胃短动脉、胃网膜左动脉及胃左动脉，充分游离胃。以心耳钳夹住食管切断面 1cm 以上，在距离肿瘤上 >5cm 处分别切断食管，在贲门部切断胃，在胃底造一小口，造口时要仔细止血，防止吻合口血肿形成，然后行四层吻合（图 8-44-28）。

第一层：先行食管后壁与胃后壁间断缝合 3针，距胃造口处约 2~3cm，缝线穿过食管外膜及肌层，并穿过胃的浆肌层，打结时将胃和食管对合上。

第二层：行吻合口后壁吻合，现在吻合口两侧各全层缝一针固定吻合口，然后间断全层缝合后壁吻合口，针距 3mm，进针距吻合口约 0.5cm，此层吻合的关键在于食管黏膜和胃黏膜要对齐，传统缝合后壁称为九针法，也就是后壁总共缝 9 针。

第三层：放置胃管和营养管后开始第三层缝合即吻合口前壁缝合，同样针距 3mm，进针距吻合口约 0.5cm，间断内翻缝合吻合口，结一般打在腔外，此层吻合的关键在于要使食管黏膜和胃黏膜要内翻对齐。

第四层：包套吻合口，即在食管前壁缝合一针，同时缝合吻合口胃壁两侧，然后打结，将吻合口深埋于胃壁中，然后再加针，这种包套方式可以使吻合口深埋于胃内，也可防止反流。

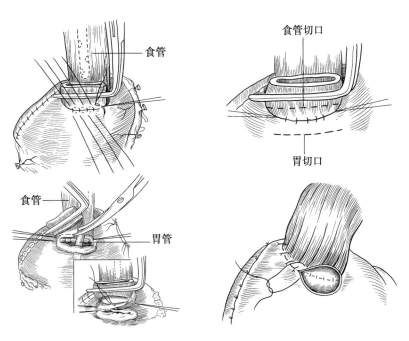

图 8-44-28　全层吻合示意图

这种经典吻合方式是全国目前运用最多的吻合方式,但需要熟练操作才能掌握,术后吻合口漏的发生与吻合技术的高低有非常大的关系。

(2)分层吻合:进行胃食管分层缝合时,食管充分游离并行周围淋巴清扫后,在肿瘤上缘距瘤体约5cm处用"心耳钳"轻轻夹持食管,在钳的下缘约1.5cm处将环行肌层切开,尽量使前后缘水平一致,沿黏膜下间隙向远端剥离肌层,使黏膜延长0.5~1cm后水平切断食管。胃游离切除足够的胃组织,将切端缝合封闭,在大弯侧或重新建立的"管胃"前壁戳孔,口径略大于食管残端。由于胃的黏膜较长,切开胃以后不进行黏膜的切削,在无张力的条件下,将胃拉入胸部与食管吻合。在吻合时首先将胃后的浆肌层与食管后壁的浅肌层及周围的组织作3针褥式缝合,然后将胃食管后壁的肌层进行间断缝合,针距0.5cm。边距0.4cm,食管黏膜和胃黏膜用无损伤缝合线连续缝合,缝线均匀,间距约0.3cm,最后将胃食管前壁的肌层作间断缝合,并将胃前壁的浆膜层与食管前壁的浅肌层缝合3~5针,在吻合口两侧将胃浆膜与周围组织进行1针减张缝合。如此吻合后,能使吻合口部食管套入胃壁约2~3cm。而吻合口的黏膜基本没有张力,对合及血供良好。

分层吻合的理论依据:许多临床研究已经明确,吻合口漏和狭窄的发生具有共同的原因,即吻合口黏膜缺损甚至溃疡,若溃疡穿孔则形成漏,若通过瘢痕愈合则狭窄。导致黏膜缺损或溃疡主要有两个原因:①吻合时黏膜对合不全,因为黏膜是再生能力最强的组织,愈合依靠良好的对合;②吻合口的局部缺血,张力过大、缝线过街过紧、吻合端本身的血供障碍、感染炎症、患者体质差等原因均可导致局部缺血,缺血时上皮组织再生能力减弱,而依靠周围纤维肉芽组织增生达2期愈合,所以容易出现吻合口的瘘或狭窄。创伤修复的研究表明,上皮组织创伤修复从损伤后24小时内开始,在良好血供的条件下,上皮基底细胞即开始增生迁移,而从第3天开始上皮底部就有肉芽组织生长。为上皮细胞的移行覆盖提供支撑组织。伤后2周内产生胶原纤维,填充修复组织伤口。因此,伤后第3~10天是组织创伤修复的关键时期。如果伤口缺

血缺氧,伤口区域坏死组织增多,或上皮组织缺损不能覆盖肉芽表面,则会导致肥大细胞等分泌生长因子,导致肉芽组织的过度生长,最后依靠2期瘢痕愈合,大约1个月左右瘢痕开始收缩。这和食管胃吻合口漏发生于术后3~7天,狭窄发生的时间为术后24~210天,平均92天。进行黏膜单独的缝合可以缩短上皮移行修复的时间,尽快覆盖黏膜层下肉芽组织,防止肉芽的过度生长,吻合口创面1期愈合,所以进行分层缝合的患者随访内镜检查见吻合口黏膜光滑平整。无论使用器械或手工进行全层内翻缝合时,很容易造成黏膜的缺损和吻合口的血供障碍,行内镜检查见多数吻合口黏膜欠光整,并可见僵硬的环状瘢痕样组织。

(3)食管断端弧形切割、胃半弧形切口胃部分黏膜食管吻合术:此种吻合方式为用两把肠钳固定食管,将食管行外弧形剪断,注意使两个弧形瓣呈前后位置(后瓣紧贴脊柱)。于胃大弯胃底侧预设一个与食管两个弧形瓣相对应的弧形切口,且内弧正好对应食管后壁,弧度与食管断端弧度大小相应并略大。弧形口的两端视患者食管的宽度而定,一般为3cm左右,用电切刀或手术刀,沿弧形线切开胃浆肌层至黏膜下层,小心细致地将胃浆肌层与黏膜下层分开,至弧形切口两端连线处,并沿连线剪除浆肌层,黏膜下层仔细止血。然后将胃后壁浆肌层切除缘沿弧形瓣直径线缝至食管后壁的食管浆肌层及肌层上,两边与食管两侧对应各1针,中间缝合1针,两边针距间各加2针,共7针。再将胃黏膜片沿弧形切口切开与食管弧形后瓣之间对合整齐,不留空隙。先缝合中间,两侧分别加针,边距约0.2cm左右,一般共9针,食管与胃切口两侧缝合处各加固包埋缝合一针。第三排为食管前弧形瓣为胃切口前缘行全层吻合。前壁缝合可加宽边距,而后壁后瓣与黏膜缝合边距不宜过大,以免造成抗反流瓣边缘挛缩而变小。缝合完毕前置胃管及营养管。

现采用的食管胃吻合方式通常为食管断端水平切断,吻合口部瘢痕易形成水平位的向心性的狭窄。食管胃部分黏膜弧形吻合技术,使吻合口瘢痕环不在同一水平面上,避免了吻合口瘢痕所致的向心性狭窄,从而增加了吻合口周径,相应增大了吻

合口面积,吻合口瘢痕挛缩后可至少达到原有的食管宽度。从而使患者的术后的生活质量大大提高。其机制可能是:①食管断端及胃弧形切口,使吻合口周径增长,扩大了吻合口面积;②食管胃吻合为三排吻合,不需加用包套处理,故而吻合口平整松软,可避免由于包埋套叠过紧所致的外压性狭窄及由于血运障碍和感染引起的纤维组织增生;③吻合口后壁半弧瓣仅为食管全层及胃黏膜层,这样对组织损伤小,减少了瘢痕组织形成的机会,使其具有柔韧度和弹性,食物更易通过;④本吻合方式术后吻合口漏发生率较低也是原因之一。

(4) 可吸收缝线全层单周连续内翻缝合:具体的吻合技术是先使用丝线于食管及胃后壁缝合固定3针,然后使用3~0的带无损缝针可吸收缝线于吻合口后壁一端开始缝合第一针后打结,继续全层连续锁边缝合后壁,针距3mm,边距3mm,放置胃管及营养管后继续全层连续锁边内翻缝合吻合口前壁后打结,完成吻合。

(5) 隧道式吻合:在距胃底边缘2cm左右处,胃大小弯之间作横切口,切开胃壁浆肌层(隧道入口),其长度与食管的宽度相等。在距此切口3cm的远侧另作等长的平行切口(隧道出口),经黏膜下层打通入、出口,形成胃壁"隧道"。在隧道上切口之上1cm的胃浆肌层与食管切端的后上壁4cm的食管肌层间断缝合3针。用组织钳将食管拉进隧道内,在隧道下缘切开胃黏膜,口径与食管内径一致,食管断端后壁全层与胃黏膜切口的上缘间断内翻缝合,食管前壁全层与胃切口下缘的胃壁全层间断内翻缝合,缝合之针距0.3cm为宜。将隧道出口处的胃浆肌层瓣与胃壁间断缝合数针,入口处胃浆肌层瓣与食管前壁固定3针,为了减少吻合口张力将胃壁与纵隔胸膜固定数针。吻合过程均采用1号丝线。

隧道式吻合之所以能够成为一种术式有其优越性。有的报道认为能明显降低了吻合口漏的发生,隧道式吻合完成后,吻合口完全包埋在胃浆膜下方,其吻合口漏的发生率也较低,其原因是吻合口外侧隧道前壁的浆肌层有很强的愈合能力,一方面可限制漏孔的继续扩大,同时也为漏口愈合提供可靠的物质基础。此外隧道式吻合抗反流效果可

以肯定,主要是由于隧道式食管胃吻合利用胃壁本身抗反流,进食后胃腔自然膨胀,隧道随之受压关闭,位于隧道内食管下端闭合,胃蠕动排空时,胃内压力增加,隧道本身的浆肌层也收缩,起到类似括约肌的作用,因而可以收到抗反流的效果。但是隧道式吻合手术操作复杂、费时,且不容易掌握,故而目前国内外运用较少。

其他各种文献报道了各种各样的吻合方式,但是都是在以上几种最重要的吻合方式上加以改进,各有其优缺点,但应用并不广,故而不在此赘述。

(6) 手术缝线的选择:理想的外科缝线应该具有足够的张力强度及强力持续时间、足够小的异物反应、价廉易得。

常规的外科手术缝线因其异物反应长期刺激食管壁胃壁而导致局部慢性炎症,易致吻合口炎,吻合口溃疡的行成,许多食管癌患者术后出现进食后烧灼感。刺痛,严重影响生活质量。进一步的发展可导致吻合口狭窄的出现。胃镜检查发现吻合口有丝线裸露并有吻合口炎,吻合口溃疡,线结去除后症状好转。可吸收缝线具有无抗原性、无胶原性、无毒性、无过敏性、无致癌性等特点,组织反应轻微。可预测吸收率,并具有抗胃酸、胃酶及抗感染作用。在组织内15天开始吸收,1个月后大量吸收,2~3个月完全吸收,可以避免与丝线有关的吻合口炎,吻合口溃疡形成及吻合口的狭窄。

2. 吻合器吻合 器械吻合方法:游离带癌的食管及全胃,食管癌患者于贲门上方切除食管、贲门癌患者于距瘤体3~5cm斜行切断胃,贲门口或胃残端用直型闭合器关闭,胃底最高点缝合三道丝线作为标志线,在食管预定吻合部位做一荷包缝合,然后将吻合器蘑菇头置入食管内收紧荷包缝成。在胃前壁切开一个小口,并置入吻合器机身于胃底最高点将胃与食管吻合,再用直型闭合器关闭胃前壁切口,部分患者吻合口周围用胃壁浆肌层包埋食管(图8-44-29)。

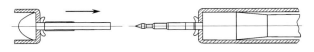

图 8-44-29 吻合器吻合示意图

器械吻合相对有以下几方面的优点：①操作简便，吻合一次完成，大大缩短了手术时间，减少食管及胃残缘的暴露，减轻局部污染，应用器械吻合所用时间比手工吻合所用时间减少40~50分钟，尤其对中上段食管癌切除，弓上吻合及胸膜顶吻合，吻合器有着明显的优越性。②对较高较深位置的吻合，吻合器常较易完成，对于缺乏手工吻合经验者，手工吻合多数很难完成，或需行颈部及扩大切口开胸吻合，增大了患者的创伤。③吻合器吻合可使口径标准，吻合后食管与胃黏膜对合整齐，组织反应轻，有利于吻合口愈合，除降低术后并发症的发生率，还降低了吻合口漏发生率。目前绝大多数三级甲等乃至二级甲等医院多采用吻合器吻合，手工吻合较少，因为手工吻合需要丰富的经验及技术，吻合不熟练者，容易引起吻合口漏的发生，但是有经验的医生手工吻合具有吻合器无法比拟的优势：①手工吻合熟练者发生吻合口漏的比率甚至要低于器械吻合者；②手工吻合的吻合口发生反流及狭窄的比率明显要低；③手工吻合经济实惠，减轻了患者的经济负担，特别是颈部吻合，一般都使用手工吻合；④手工吻合是一个成熟的胸外科医生所必须要掌握的技术（图8-44-30）。

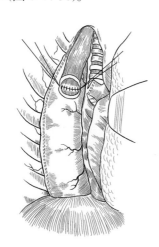

图8-44-30 食管胃吻合示意图

为了避免器械吻合术后吻合口出血的发生，可以采取如下措施：①对胃吻合部位的选择，除考虑胃是否扭转、吻合口的张力外，还应选择一个相对无血管区。如此区域有较大血管，应先作血管缝扎；同时食管残端的营养血管支应单独结扎，避免嵌入吻合口内。②吻合前应仔细检查吻合器钉底座，弹簧刻度是否正确，尽量修剪食管残端多余的组织，避免其嵌入吻合口。③用残端缝合器关闭残端，应先确定好钉合部位，如残端组织已受挤压，只能再向其远端移动钉合部位，因为已受挤压的胃黏膜已移位于胃腔，容易出血。同时，残端作浆肌层缝合时内翻不能过多。④关闭残端前应用盐水小纱布仔细擦拭吻合口，同时检查有无胃黏膜撕裂。残端关闭后冲洗胃管，观察冲洗液的颜色和量，如有明显出血，可对吻合口作全层加强缝合后，再冲洗观察，必要时拆开残端直视下止血。

有学者利用激光多普勒流速测定仪对比单层吻合、二层吻合、吻合器吻合3种吻合法的吻合口血流情况，实验表明，单层吻合法血流通畅最好，吻合器吻合法次之，二层吻合法血流通畅率最差。吻合口处血液循环障碍，可造成局部组织缺氧而致过度纤维化，易造成吻合口狭窄或溃疡形成。

国内有不少报道提出颈部吻合使用吻合器，较手工吻合方便快捷，其具体吻合方法如下：先在颈段食管缝制荷包线，在距缝线下方0.5cm处顺食管纵轴作长约2cm切口，向食管近端塞入钉座，收紧荷包线并打结，在线结下0.5cm处切断食管。钉座放置完毕后，在管状胃顶部最高点切一个小孔，将吻合器的中心杆从该处置入，距该孔约3.0cm处的胃壁切2.5cm切口，并经切口将主机一起送至胃底，对接钉座中心杆后调节指示针于有效钉合范围，最后完成击发，检查吻合口完整性。这种吻合有以下经验：①颈部食管-胃吻合关键是要有足够长的管状胃，以减轻吻合口的张力，减少吻合口漏的发生。为此胃就要充分游离，直至幽门、十二指肠球部，并制成管状胃，胃小弯第一把闭合器切断点一般在贲门到小弯的第二血管分支，对于较短的胃，根据情况也可选择第三支。平展胃可延长管状胃长度。②因为颈部空间较小，适宜倒插中心杆，再通过胃壁造口连接吻合器主体。③管状胃短或残留食管不足以安置吻合器钉座者，仍应手工吻合。④吻合器退出后要仔细检查吻合口是否完整。可用示指探查吻合口光滑与否，并顺便将胃管及十二指肠营养管引入胃腔内，只要吻合光滑黏膜对合完整，如果肌层对合不良，缝合肌层数针是可以避免吻合口漏发生的。⑤吻合完毕，宜将胃浆膜与颈深筋膜缝合固定数针,以免胸胃重坠导致吻合口张力过大影响其愈合,同时避免吻合口坠入胸腔。⑥激发吻合器前检查颈部喉返神经、甲状腺及血管是否嵌入。

但是,使用吻合器颈部吻合也有许多不足之处:首先,除吻合口外需要在胃壁上再造一个洞以放入吻合器中心杆,增加了创伤及发生颈部胃穿孔的可能;其次,由于颈部吻合本来位置就高,容易发生吻合口反流及狭窄,而吻合器吻合发生吻合口反流及狭窄的比率明显高于手工吻合,故而在颈部以吻合器吻合更易产生吻合口狭窄及反流。至于吻合器吻合与手工吻合术后发生吻合口漏的比率各家报道不一。

3. 吻合口位置的选择　取决于肿瘤上界的高度,肿瘤的位置越高,吻合口的位置也应该更高。切缘残留癌是影响食管癌术后生存率的重要因素。既往认为食管癌切除的长度应为肉眼所见肿瘤上下各5cm。由于许多学者认为食管癌具有多点起源和淋巴结跳跃性转移的特点,所以不少学者主张扩大食管切除的范围,以颈部吻合替代弓上吻合。然而,实际在我国许多医院采取胸内吻合,分为弓上或弓下吻合,亦有学者提出超胸顶吻合的观点。

(1) 弓上吻合:食管癌切除胃(或经食管床)主动脉弓上吻合手术方法:常规左胸后外侧切口(经第6肋间)进胸探查食管病变,游离病变段食管,决定可以切除后,在膈肌肝脾间隙切开膈肌,游离贲门及胃近端,保护胃右血管及胃网膜右血管弓,避免损伤胃壁,尤其胃底部胃壁。将胃底部拉到主动脉弓上方达到无张力的水平。在贲门处切断食管,胃端行全层缝合残端浆肌层包埋,食管断端双重结扎,游离食管至主动脉弓上方,注意不可损伤胸导管。切除食管中下段即广泛切除病变区食管,在胃底部缝标志线,将胃经食管床(主动脉弓后)或不经过食管床(主动脉弓前)上提,胃底部达主动脉弓上方,在胃底部血运良好区圆口切开胃壁与食管进行全层胃食管吻合,此时吻合口置于主动脉后上方。如果胃较大者可将胃缝缩成管状,以减轻胃对心脏和肺的压迫。检查无出血后关闭膈肌及关胸(图8-44-31)。

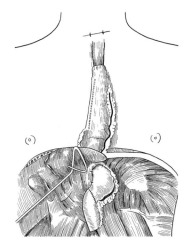

图 8-44-31　食管癌弓上吻合示意图

弓上吻合较为常见,其优点是吻合口位于胸腔内胃上行的距离短,不会受到像颈部吻合那样胸廓上口的压迫,血供好,吻合口漏发生率低,只需要开一个切口,患者不需要翻身;但其缺点是食管切除的长度不如颈部吻合充分,一旦发生胸内吻合口漏,患者病情较重,处理不如颈部吻合简单。

(2) 弓下吻合:只有对于那些食管下段的患者,在能保证充分上切缘的情况下可以行弓下吻合术,对于绝大多数食管中下段患者不主张行弓下吻合。由于弓下吻合时,游离食管长度有限,故而清扫淋巴结较差,且吻合于弓下时,有时食管切除长度不够导致术后吻合口复发。因此,对于下段食管癌患者切勿为图省事,而行弓下吻合,应严格掌握适应证。左开胸弓下吻合后吻合口位于纵隔食管床内,一旦发生吻合口漏,容易导致引流不畅,出现较严重的症状,处理起来也比较困难,所以对于下段食管癌患者尽量还是行弓上吻合。

(3) 超胸顶吻合:左或右胸后外侧切口第6肋间进胸,游离全部胸段食管,并向上游离部分颈段食管,游离胃(左侧入胸可打开膈肌游离胃,右侧入胸可开腹游离胃或通过膈肌裂孔游离胃),适当用力向下牵拉食管,行胃食管吻合,吻合后由于位置较高,一般无法包套吻合口,完成吻合后吻合口即回缩到胸顶以上,然后以纵隔胸膜包盖封闭胸顶处。

其实这种吻合应该属于胸内吻合,但由于其吻合位置超越胸顶,故而将其单独分出。这种吻合方式有其理论依据,因为颈部吻合口有受到胸廓上口的挤压及胃的牵拉,使吻合口血供受到影响以及吻合口张力较大,且受到颈部周围组织的挤压,容易出现吻合口漏及术后狭窄,但颈部吻合其切除食管的长度充分,术后不易复发,且一旦出现漏较胸内吻合口漏容易处理。超越胸顶吻合其吻合口血供相对要好,故而发生吻合口漏的比率较颈部吻合要小,切缘却较弓上吻合充分。故而有其优势,是介于弓上吻合与颈部吻合之间的一种吻合方式。但是一般较少运用,其原因是许多胸中段食管癌患者,行颈部吻合其切缘充分,而超胸顶吻合容易造成切缘不充分。

(4) 颈部吻合:颈部食管胃吻合术的优点:全胸段食管切除,既可明显降低残留癌的发生率,达到根治食管癌的目的,又因为颈部吻合瘘较胸腔内吻合瘘易处理且极少合并脓胸,只要及时引流,加强营养和有效控制感染多能治愈,因此病死率低。同时,胸胃经原食管床于主动脉弓后间隙提至颈部吻合,胸胃不占据胸腔一定容积,对肺的呼吸功能影响小,术后发生心肺并发症明显降低。颈部食管胃吻合术的缺点:创伤较大,须行两切口或三切口,对肺挤压时间长,术后肺部感染,肺不张发生率高。经左胸接近于生理解剖,而右胸胃上提,幽门形成角度改变,且胃容积扩大,所以易致术后的胃排空障碍,右侧多于左侧;术中易损伤喉返神经,特别是术中钝性分离损伤主动脉弓下及颈部气管沟喉返神经。

(5) 下咽部吻合:颈段及部分胸上段食管癌为保证切缘的充分大多数要求行全喉切除术 + 全食管切除 + 气管永久性造瘘 + 下咽部吻合。颈段食管癌手术切除后常常形成大范围的喉和食管缺损。胃移植修复具有符合生理要求、愈合快、咽瘘发生率低、无多余臃肿组织、不需成管、吞咽功能恢复理想等优点。故大多数学者认为胃移植修复效果较好。

胃上提术适用于不保留喉的下咽和食管全缺损,优点是血供好、只有一个吻合口、愈合快,吻合口漏发生率低。缺点是牺牲胃功能,胃液反流率高,因此并不适用于保留喉的病例,尤其是老年患者,易致误吸性肺炎或危及生命。由于喉部被切除,胃于下咽部吻合容易导致反流,故而行气管造瘘。

这种手术患者创伤极大,术后并发症多、生活质量差,故而很少采用,一般颈段食管癌可行放疗,效果也不错。

(七) 淋巴结清扫

综合国内外文献,影响食管癌患者预后的主要因素是淋巴结转移、肿瘤侵袭深度、细胞分化程度、肿瘤大小、部位和是否切缘癌残留等。淋巴结转移程度是影响胸段食管鳞癌术后长期生存的最重要因素。在影响食管癌患者术后远期生存的因素中,肿瘤侵袭深度、切缘癌残留情况及肿瘤部位是可以通过病理学检查和现代影像学及内镜检查确定。对于区域淋巴结转移情况,为准确 N 分级,理论上应当清除所有食管癌引流区域淋巴结,并送病理学检查。事实上,这既不可能,也不现实,而且随着淋巴结清扫范围的扩大,虽可使部分患者获益,但手术风险明显增加。

颈部淋巴结是否需要清扫是目前食管癌根治术的争论点。由于食管有丰富的淋巴管网,食管癌淋巴结转移非常常见,文献报道手术切除标本淋巴结转移率高达 40%~50%,而尸解标本淋巴结转移率更是高达 70% 左右。一般而言,胸段食管淋巴管网呈纵向排列,上 2/3 食管淋巴引流主要趋向近端,而下 1/3 食管淋巴引流趋向远端。另外,由于食管淋巴管网结构错综复杂,部分黏膜下淋巴管网可直接穿过肌层与食管外淋巴管网吻合,另一部分则先在食管黏膜下延伸一段距离后才穿肌层,因此,部分食管癌可呈不规则或跳跃性转移(图 8-44-32)。

在实践中发现胸部的淋巴结清扫关键在于右上纵隔、双侧喉返神经、胸上段食管、气管旁淋巴结,只有经右胸后外侧切口方能将术野完全显露,暴露双侧喉返神经、胸导管和气管,便于淋巴软组织清除而不损伤邻近脏器,尤其是避免喉返神经、胸导管的损伤,同时利于止血。从右上纵隔还可部分切除颈段食管气管旁淋巴结,该区域有较高的淋巴结转移率,这是经左胸切口无法做到的,胸中段食管癌应行全胸段食管切除加颈、胸、腹三野淋巴结清扫术;胸上段食管癌应行纵隔和下颈部淋巴结清扫术;胸下段食管癌淋巴结清扫重点在胸腹部,下颈部清扫可酌情施行;这样才有可能使手术达到

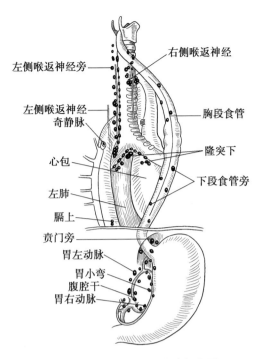

图 8-44-32　三野淋巴结清扫范围

根治的目的。由于食管癌细胞通过壁内淋巴管的扩散，且从食管癌病理研究中发现食管黏膜上皮增生、间变和上皮内癌可连续或间断地分布于整个黏膜其最大"生癌野"范围，可达食管纵长 13cm，为尽可能达到根治性切除的要求，食管切除的范围要有足够的长度。

1997 年 UICC 食管癌分期将胸上段癌有颈淋巴结转移作为 M1a，其他远处转移为 M1b，胸中段癌无 M1a，非区域淋巴结转移或其他远处转移为 M1b，将胸下段癌中，腹腔动脉旁淋巴结转移作为 M1a，其他远处转移为 M1b。胸段食管癌出现颈部淋巴结转移长期以来作为远处转移，为手术禁忌证。但目前许多研究发现三野淋巴结清扫能发现隐匿的颈部淋巴结转移，许多学者都倾向于将胸段食管颈部淋巴结转移归于区域淋巴结转移，有手术指征。

食管的淋巴回流具有特殊的解剖结构，食管黏膜下层的淋巴管除横向穿透食管壁引流至附近的淋巴结外，还存在垂直的纵向交通，因此食管癌早期刚侵及黏膜下层时即可发生广泛的跳跃性淋巴结转移，所以能够彻底地清除引流区域的受累淋巴结，则患者通过外科手术治愈的机会将大大增加。临床研究表明，食管癌的手术治疗失败的原因主要

是局部复发以及远处转移。三野淋巴结清扫能有效地控制局部复发率，尤其是发现术前临床上未发现的颈部转移淋巴结，减少颈部淋巴结复发机会。

20 世纪 60 年代初期，日本一些外科人士开始提倡对胸部食管癌切除术采用比传统胸腹部淋巴结清扫更为广泛的胸、腹、颈三部淋巴结清扫。其主要根据是：有统计表明为数不少的胸部食管癌，包括局部较早期的食管癌，在手术时已有颈部淋巴结转移，自此以后在名称和定义上就把传统的胸腹部淋巴结清扫称为二野淋巴结清扫，把新的扩大的清扫，包括颈部淋巴结清扫称为三野淋巴结清扫。后来又把二野淋巴结清扫分为现代二野淋巴结清扫，即加行上纵隔及双侧喉返神经链淋巴结清扫和传统二野淋巴结清扫，即不行双侧喉返神经链淋巴结清扫。

三野淋巴结清扫由日本学者在 20 世纪 80 年代提出，其原因是研究发现，食管癌术后早期死亡病例有 50% 是由于局部复发而不是远处转移；而在二野淋巴结清扫的患者中，颈部淋巴结转移发生率在 30%~40%。因此，食管癌不应视为局灶性病变，而更应作为包括颈部、纵隔以及上腹部在内的区域性疾病。理论上，通过扩大淋巴结清扫范围，可以降低复发率、提高生存率。

清扫范围：一野指腹区，清扫范围下至胰上缘，上至膈裂孔，左至脾门，右至肝十二指肠韧带和胃右动脉根部，后至腹主动脉之前方；二野包括胸区，该区清扫范围各家差异较大，故又将其分为三种，常规淋巴结切除包括全胸段食管旁（气管隆嵴下和右或左支气管旁淋巴结），扩大淋巴结切除包括常规淋巴结切除加右胸顶（喉返神经旁和气管旁淋巴结），全淋巴结切除包括扩大淋巴结切除加左胸顶（喉返神经旁和气管淋巴结）。三野包括颈区，至少包括肩胛舌骨肌和颈静脉周围淋巴结一并切除，上至环状软骨，下至锁骨上缘。淋巴结转移数目是影响食管癌患者术后生存的一个重要因素，当手术摘除淋巴结数目 <6 枚时，可能遗漏已转移的区域淋巴结，影响 N 分级的准确性，致使分期降级，最新的 UICC 推荐的手术清扫淋巴结数目不低于 6 枚有其合理性，应予以重视。

理论上，如果在切除肿瘤病灶的同时能够彻底

图中标注：
左侧喉返神经旁
右侧喉返神经
左侧喉返神经
奇静脉
胸段食管
心包
隆突下
左肺
下段食管旁
膈上
贲门旁
胃左动脉
胃小弯
腹腔干
胃右动脉

清除食管引流区域内的受累淋巴结,则患者通过外科手术获得治愈的机会将大大增加。然而,传统的食管术式一般仅注重对肿瘤本身进行切除,淋巴结的扫除往往局限于肉眼明显肿大的食管旁淋巴结。这一指导思想下的手术径路选择也限制了淋巴结的清扫,如左胸径路由于主动脉弓及左侧颈总动脉、锁骨下动脉的遮挡,无法对上段食管旁及颈胸交界部的淋巴结予以清扫,腹部操作通过打开膈肌进行,扫除。

腹腔动脉旁淋巴结时亦有一定难度。经三切口具有清扫彻底的优点,但由于胸部切口暴露的局限性,无法彻底清除食管左侧的淋巴结。其结果是手术病理分期欠准确,手术的根治性也受影响,且三切口的并发症高,加之传统的食管癌治疗模式过于依赖单纯的外科切除,缺乏有效的辅助治疗,术后较短时间内即可出现上纵隔或颈部淋巴结转移局部复发,引起喉返神经麻痹或气道阻塞,不仅妨碍了患者的长期生存,在缓解症状、提高生活质量方面亦受到影响。

从以上文献报道可以看出,胸部食管癌切除的三野淋巴结清扫在一定条件下比二野淋巴结清扫可以获得较高的生存率和较少的局部复发。其中一个主要条件是当转移淋巴结只有少数几个的时候。也就是在肿瘤较局限的情况下,它才会显示这个优点。而在有更多淋巴结受累的情况下,肿瘤的远处或血行转移机会较大。三野和二野淋巴结清扫的预后并无明显差别。多年的临床实践使得三野淋巴结清扫的手术病死率已有下降,但是这种手术所需的时间较长,且并发症发生率高。因此我们目前对这个问题可以这样理解:三野淋巴结清扫在一定条件下有其优点,但必须在精确定期的基础上严格掌握适应证。

我们认为无论二野清扫或三野清扫,最佳的手术入路决定了清扫的规范性,长期以来对于食管癌手术特别是中下段,国内同行接受左侧开胸术式,认为其有以下优点:①食管下段偏左胸,显露良好;②通过左膈膜部更易清扫淋巴结转移率最高的贲门旁淋巴结;③一个切口同时能完成全胸段食管、肿瘤切除及隆凸水平下胸腹二野淋巴结清扫术;④肿瘤与胸主动脉粘连时,分离更为彻底,

不易误伤;⑤操作方便,手术和麻醉时间短,术中并发症低,术后康复快。但缺点也很明显:由于左侧主动脉弓的阻挡,使得上纵隔暴露差而难行系统的淋巴结清扫。有的学者认为经胸入路特别是经右胸第五肋间后外侧入路无法规范化地清扫腹腔淋巴结,多数术者未能在根部结扎冠状静脉和胃左动脉,错把部分小弯侧淋巴结误认为胃左动脉根部淋巴结,同时因术中显露不好易造成冠状静脉撕裂出血或脾损伤。然而对下段食管癌的淋巴结清扫单纯经右胸入路能系统地清扫上纵隔淋巴结,经腹入路能规范化地清扫腹腔淋巴结,兼顾二者如能经右胸、腹联合入路可能是下段食管癌根治术淋巴结清扫的最佳入路,国外许多胸外科医生常采取此种术式。但具体采取哪种入路,还必须要根据患者的实际情况及手术医院的习惯、技术水平、临床经验等多因素来决定。

淋巴结的转移主要是区域性和上下双向性的转移。食管的集合淋巴管通常是各段分别注入不同的局部淋巴结。最后,气管分叉水平以下食管的淋巴管大部分下行注入腹腔淋巴结群;气管分叉水平以上的食管淋巴管上行注入颈部淋巴结群。食管癌发生位置越低,越有可能发生胃左动脉旁淋巴结癌转移,也越有需要彻底清扫胃左动脉旁淋巴结,包括尽可能切除胃左动脉。病理分期越晚,越有可能发生胃左动脉旁淋巴结转移,彻底清扫胃左动脉旁淋巴结切除胃左动脉的意义就越显著。食管癌病变部位越低、病理分期越晚,贲门旁淋巴结转移越多,胃左动脉旁淋巴结转移的可能性越大,越需要行胃左动脉旁淋巴结清扫。

当在处理胃左动脉时,需在胰腺上缘推开胰腺包膜,应尽可能显露胃左动脉起始端,尽量在靠近腹腔动脉处予以切断、结扎。而处理其远端及其分支应在胃小弯紧贴胃壁处,分别切断、结扎。这样,就可以清扫胃小弯从贲门至胃左动脉处全部网膜脂肪组织,包括一段胃左动脉和周围全部淋巴结。

亦有学者通过手持式探针(gamma-detecting probe,GDP)术中探测病灶及转移淋巴结,探讨对下段食管癌转移淋巴结转移检测的临床价值,探针探测淋巴结的灵敏度为100%,特异度98.94%,准确率97.60%,但此研究尚在科研中,未广泛应用于临

床实践。

（八）替代器官在胸腔内所通行的位置

有学者主张对消化道重建方法进行了改进，经左后外切口进胸，经纵隔原食管床将胃上提到颈部完成食管胃吻合，此术式有以下优点：①经左胸后外侧切口游离食管和胃，术野暴露好，操作方便，最大限度地切除肿瘤，清扫相应区域淋巴结，避免不必要的损伤，颈部5~6cm小切口即可顺利完成操作。②避免了胸内吻合时对肺心脏大血管的刺激，开胸时间短，胃经纵隔食管床上提并被限制在纵隔内，不占据胸腔，对心肺功能影响小，故术后并发症少，患者术后咳痰有力、心肺功能恢复好、年龄较大、心肺功能较差者亦可耐受手术。③手术安全、吻合口漏少，即使发生吻合口漏，患者亦无明显中毒症状，不影响心肺功能，经颈部引流多可获得治愈。④食管胃吻合完成后，胃位于纵隔食管床内符合原有的解剖和生理功能，更好地起到胃代替食管作用，吻合口位于食管床内不成角。术后如需要再次插入胃管进行胃肠减压治疗，胃管容易进入胃腔不损伤吻合口，如发生吻合口狭窄需进行扩张治疗时，扩张器容易通过吻合口，不易发生食管穿孔。⑤切除肿瘤以上的食管长度超过一般认为的5cm安全界限，故切缘癌细胞检出阳性率低，符合肿瘤治疗原则。⑥颈部切口浅、损伤小、暴露好，吻合过程在直视下进行，减少吻合口漏的发生，避免周围组织器官的损伤，提高患者术后生存质量。纵隔胃对食管床有明显的填压、止血作用，而且胃网膜在食管床的粘连重吸收功能使术后纵隔创面渗出减少（图8-44-33）。

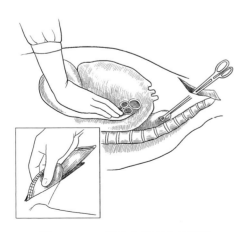

图8-44-33 胃代食管所走的径路

经食管床和左胸腔是胃代食管颈部吻合最常用的两条途径。食管床纵隔胃途径比较接近正常的解剖位置和生理状态，进食后胃在纵隔内扩张受限，占用胸腔容积减少，对心肺功能影响较小，有利于肺的充分膨胀，从而减少了肺功能的损失。因此，术后气喘、呼吸困难、心律失常等心肺并发症和食后胸闷、气急等胸胃综合征发生率明显低于胸腔胃途径，扩大了心肺功能低下患者的手术适应证。此外，胃经食管至颈部，比较完整地充填了切除食管、肿瘤、淋巴结等组织后所留下的纵隔间隙；胃网膜在食管床的粘连重吸收功能还使术后纵隔创面渗出减少。因此，纵隔胃具有填压止血，堵塞漏气，减少渗出作用，使胸腔放置引流管时间明显缩短。关于术后吻合口漏和胃排空障碍，两条途径间无显著性差异。文献报道的纵隔胃可有效预防吻合口漏，加速胃排空、减轻胃潴留等不相符合。因为吻合口漏的发生主要取决于术者的吻合技术，胃的游离是否保证吻合口无张力，术中操作是否确保吻合部位无挫伤并具有良好的血运，以及术后减压、营养、抗感染等诸多因素有关。胃的排空也取决于术中胃的游离是否足够、胃窦幽门是否成角、胃上提时是否扭转以及术后胃肠减压是否充分有效等因素术后反流性食管炎，国内报道所有胃食管吻合术后普遍存在胃食管反流现象。

有学者认为，传统的食管癌切除术后主动脉弓上吻合，由于吻合口位置高、张力大，吻合口部由于主动脉弓的抬架作用有一角度及张力，加之主动脉的搏动对吻合口部的持续牵拉张力，局部血液循环欠佳，均不利于吻合口愈合，容易发生早期吻合口漏，且胃在胸腔内受负压吸吮作用容易发生胃扩张，残胃无力，加之胃对肺压迫作用，肺不张、肺炎的发生率较高。

但是胃经食管床也有不足之处：其一是由于弓上三角较狭窄，吻合完成后，对后壁的包埋较困难；其二，对术后需行放疗的患者，放疗中因胸胃位于后纵隔内，故胃肠道反应较为严重；其三，因吻合口位于弓上三角内，且被纵隔胸膜覆盖，如果术后发生吻合口漏，可能会出现引流困难，影响治疗。最大不足之处是胃位于纵隔食管床内，术后不宜附加纵隔放射治疗。此外，左侧开胸清扫喉返神经旁淋巴结不如右侧的容易,右开胸能清扫双侧喉返神经旁的淋巴结,而左侧开胸无法清扫右喉返神经旁的淋巴结,对于一些外侵严重的肿瘤特别是侵及奇静脉或奇静脉弓,右开胸切除率明显要高,而且比较安全,若奇静脉出血,右开胸容易止血,左开胸无以上优点。

目前食管癌的综合治疗正日益受到重视,尤其多数患者的病变已达肌层或纤维膜,术后放疗更是食管癌手术切除后不可缺少的补充治疗手段。但任何照射野都不能避开对纵隔胃的直接照射,放疗所致的不良反应,尤其是恶心、呕吐、食欲缺乏等胃肠反应强烈。部分患者因放疗所致胃肠反应而中断放疗,其中纵隔胃术后放疗的胃肠反应发生率明显高于胸腔胃。尤其当纵隔胃患者术后肿瘤复发,很难再接受放疗,而胸腔胃患者术后肿瘤复发,部分经放疗,可明显延长生存期。

对于早期食管癌,或高龄心肺功能较差的患者,预计术后不需要再行放射治疗者,可行胃经食管床主动脉弓后食管纵隔胃吻合。而对中晚期食管癌、或青中年、体质良好的患者,预计术后必须放射治疗者,仍应选择传统的胃经左胸腔主动脉弓旁的食管胸腔胃吻合。对于颈段、胸上段的中晚期食管癌需要三切口的患者,应尽可能采取术前放疗、新辅助化疗、术中化疗和彻底清扫淋巴结,减少术后的复发转移。

国内绝大多数医院对于中上段食管癌都提倡采用三切口、经食管纵隔床胃代食管行胃食管吻合术、淋巴结廓清治疗食管癌。这种手术方法的优点有:①提高癌肿的切除率。②病灶切除彻底,由于食管癌呈多点源性及上下双向连续性或跳跃式转移,通常以距离肿瘤上下缘5cm以上食管切除为安全界限,更符合食管癌的根治要求且食管癌切除长度与生存率呈正相关,从而提高了生存率。③颈、胸、腹三野淋巴结清扫彻底。④不切开膈肌,呼吸功能影响较小,对术后咳嗽排痰、维持正常呼吸有利;⑤胃代食管经食管床,同原生理状态接近,路径也最短。

少数医院对于中期食管中段癌和部分食管下段癌患者常规行三切口食管癌切除,胸腔胃经胸骨后潜挖隧道拖至颈部,行食管胃颈部吻合。认为此种方法具有以下特点:①胸腔胃置于食管后间隙对呼吸功能影响小,胸骨后的胃体没有扩张的空间,不会影响呼吸功能,明显地提高了患者术后的生存质量,而胸腔胃对呼吸功能的影响已经实验证实。②胸腔胃置于纵隔前间隙,相同的吞咽动作产生的压强大,能促进胃蠕动,减少胃酸反流,使患者不出现胸胃综合征,即使出现程度也轻。③术后放疗时瘤床可接受较大放射剂量,亦有助于延长生存期。④胃代食管经胸骨后途径,缺点是增长了路径,有时为了减少吻合口张力,需部分游离十二指肠后壁,同时在颈部直接固定胃底部,减少吻合口漏的发生。⑤在胸顶关闭食管裂隙后,一旦发生吻合口漏,因胃不经食管床,不直接进入胸腔,从而避免了胸漏的发生。但经右胸三切口手术不足之处为手术时间长,术中有可能损伤喉返神经导致术后声音嘶哑。对高龄患者,手术应尽可能简单易行,以尽量减少术中及术后并发症。

八、手术后并发症

Muler 等学者于 1990 年总结了 10 年来全世界有关食管癌外科治疗方面的 1201 篇文献共 46 692 例病历,术后并发症发生率 28%~36%,其中吻合口漏、吻合口狭窄及反流性食管炎为术后主要三大并发症,而与外科技术关系最大的是特别是吻合口漏。

(一)吻合口漏

吻合口漏是食管癌切除术后最严重的并发症,病死率高,故而在此重点详细叙述。

1. 吻合口漏的发现及诊断　食管胃吻合口漏是食管切除、食管重建术后病死率最高的严重并发症,其发生时间大多在术后 6~8 天,胸内漏患者临床症状较重,吻合口漏发生越早引流量越大,提示漏口越大,病死率越高。临床表现为术后持续发热或进食后突发的高热,有时可伴寒战、胸痛、呼吸困难、患侧呼吸音低、心率快。胸腔引流管未拔除时,表现为胸管引流性质改变,可以发现食物、胃液或脓液。脓液因肠道菌寄生繁殖可闻及臭味。无胸管时,表现为胸腔积液或液气胸。晚期可致伤口感染,有时感染经食管床向腹腔蔓延,引起腹膜炎。颈部漏可从其局部切口表现作出诊断,可出现颈部切口红肿、破溃、触痛明显。吻合口漏患者胸部 X

线片可见胸内气液平面、胃泡消失，透视下口服泛影葡胺可看到造影剂外漏，口服亚甲蓝可以从胸管引出。

吻合口漏的及早诊断极为重要，早诊断、早处理有利于患者的恢复，如果拖延过久，容易导致病情发展严重，患者全身状况进一步恶化，导致处理十分困难，故而对于怀疑吻合口漏的患者一定要密切观察，切勿延误诊治。但是临床上有很多情况无法判断是否存在吻合口漏，甚至有的单纯脓胸的患者误认为是吻合口漏，故而临床经验的积累十分的重要。

2. 吻合口漏的预防　吻合口漏的预防非常重要，一旦发生，则后果严重，大大增加了患者的病死率、医疗费用、患者及家属的不满情绪以及医疗纠纷。预糖尿病的或曾行术前放疗的患者等，这些患者术前应该充分准备，包括增强营养、调节水电解质平衡、防控应该从术前、术中、术后三个方面来开展。

（1）在术前：有些患者易于发生吻合口漏，如高龄、体质弱、营养状况差、患有制血糖等。

（2）在术中：重在手术方法的改进和技能的提高。整个手术过程中，最重要的是保护吻合口的血供和减低吻合口的张力。应从以下几个方面予以重视：①手术操作动作要轻柔、细致，关键在于黏膜对合良好，这是非常关键的措施；缝合线粗细适当，吻合时应注意"三等"，即等边距、等针距和等周径，使吻合达到松、通、空，经典的吻合技术是全层吻合，有报道称"分层吻合"其吻合口漏、吻合口狭窄、反流的发生率明显降低，采用哪种吻合方式应根据医生的熟练程度决定。②食管、胃的黏膜要正常，无缺损及糜烂，无水肿、血肿，血供良好，吻合口上缘的食管切勿游离过多，否则易影响血供。③目前大多数医院使用吻合器，一次性吻合器使用以来，吻合口漏的发生率高低报道不一。使用吻合器进行吻合时。激发前应检查吻合钉有无缺损，激发时速度应快，激发完毕后应检查切割是否完全，吻合钉是否钉合，有无脱落。④吻合完毕常规将空肠浆肌层和食管纤维肌层间断缝合，使吻合口包埋，并将吻合口旁空肠浆肌层和膈肌腹膜缝合数针减少吻合张力，吻合口喷涂生物蛋白胶能更好

地预防吻合口漏的发生。⑤游离胃要充分，要使吻合口吻合时没有张力。⑥术中应放置三管"营养管、胃管、胸管"，这三管可以有效地避免吻合口漏的发生。

保持吻合口区域良好的血运是避免吻合口并发症的首要因素，游离胃时避免对胃壁的粗暴揉搓，结扎胃网膜左动脉应远离胃壁，保留胃网膜左动脉近胃壁的血管弓，对减少胃底部的缺血非常重要。处理胃结肠韧带时应远离胃网膜右动脉血管弓，以避免损伤，注意保护胃右动脉及胃网膜右动脉，仔细分离胃与胰腺及结肠系膜的粘连，使胃充分游离，以减少吻合口的张力，胃的张力越大其血运越差。食管呈节段性血液供应，食管吻合口处的血液供应应保留，但食管游离过短，吻合时吻合口的张力过大，且不利于吻合口包埋，采取在预计食管吻合口平面用手向上钝性分离，既保留了血液供应，食管又得到充分游离，但切忌粗暴用力，以免损伤食管肌层及营养血管。

亦有学者提出用大网膜来覆盖吻合口的办法可以有效防治吻合口漏，食管胃重建术后并发吻合口漏发生的原因较多，最为重要的仍是吻合技术和方法，带蒂大网膜覆盖食管吻合口使吻合口漏下降的主要原因是大网膜具有丰富的血液循环，有强大的修复和抗感染能力，大网膜活动度大，且移植后的大网膜血管可以再生并可与其接触的器官表面形成新的血管网，这些更有利于吻合口的血运及愈合。其次，大网膜包绕后与吻合口粘连具有保护层的作用，可以防止胃液的外漏又可避免吻合口与胸腔内渗液或脓液接触，进一步保护吻合口。由于大网膜固定于吻合口上方，胃随之上提，可达到减缓吻合口张力的目的。大网膜置于纵隔内，有助于胸腔积液的吸收，因而减少吻合口、纵隔及胸腔内感染的机会。由于大网膜具有上述的保护作用，因此许多外科医生认为在提高吻合口技术的同时采用大网膜包绕吻合口的方法，手术操作简单，易掌握，有效预防术后吻合口漏的发生，可在临床中推广应用。

颈部吻合口漏的发生原因有：①胃游离不够，吻合口张力大。②游离胃时，操作粗暴致胃底造成淤血、损伤。③胸廓上口扩大不充分，或主动脉弓

后间隙游离不充分,胃提至颈部后,引起部分胃的血运障碍。④不能严格无菌操作致颈部切口感染导致继发吻合口漏。⑤剧烈咳嗽,受高压气体冲击,致吻合口破裂。⑥颈部过仰或活动过度,增加吻合口张力。⑦胃肠减压无效,出现胃扩张增加吻合张力。⑧吻合技术欠佳。

颈部食管-胃吻合口漏的预防,经过多年临床实践,可采取以下措施,可降低颈部吻合口漏的发生率:①将移植胃缝缩成管状,经原食管床,主动脉弓后间隙上提进行吻合,既比较符合原有的解剖及生理功能,又缩短了移植胃上提的距离,降低了颈部吻合口张力。②胃的游离应充分,操作应轻柔,应游离至近幽门处,以利于将胃提至颈部。③充分扩大主动脉弓后间隙,使之能容3指左右,防止对移植胃的压迫造成血液供应障碍。④充分扩大胸腔入口,使之能容2~3指,避免将胃硬性提拉,导致颈部的胃受挤压而发生缺血,增加了吻合口漏的发生概率,也容易继发胃壁缺血坏死,造成胃穿孔。⑤食管-胃吻合时注意使食管、胃准确对拢,缝线间距不能过密,结扎线不能过紧,以免影响吻合口局部血运或导致切割伤。⑥颈部食管不宜游离过长,一般不超过2cm,否则影响血运及愈合能力。⑦严格注意无菌操作,尽量减少胃、食管腔内容物污染,减少颈部刀口感染致继发吻合口漏的发生率。⑧食管-胃吻合后必须将移植胃与胸腔入口附近的肌层或深筋膜之间固定2~3针,防止胃回缩胸腔,牵拉吻合口。⑨术后嘱患者减少颈部活动,尽量保持头部偏向吻合口,并保持呼吸道通畅,控制剧烈咳嗽。⑩术后一定要保持颈部切口引流通畅,引流口处及时换药,有效引流。⑪胃肠减压管放置时间,应依颈部切口愈合时间而定,如果出现颈部切口和引流口有红肿或分泌物,要及时换药,伤口愈合后拔除胃管。

对于结肠代食管防止吻合口漏有以下经验:防止吻合口漏的发生有下列几个措施:移植肠管必须有足够长度,吻合口无张力,以结肠左动脉为蒂部滋养血管为佳。肠管要从胃后方小网膜囊进入胸腔以避免系膜压迫幽门,血管弓要保证完整,无张力,血供良好;如果结肠通过胸骨后隧道,则胸骨后隧道要宽松,防止移植肠管在胸骨后受压,静脉回流障碍水肿导致血运不良,上提结肠将肠管装入塑料袋中,外涂液状石蜡,缓慢向上牵拉,防止损伤系膜血管;结肠与食管口径不一致,易使黏膜对合不良,可采用端-端吻合,食管口径小可行斜切口扩大,前壁采用可吸收缝线黏膜对黏膜连续缝合加浆肌层间断缝合,保证黏膜对合良好,对吻合欠满意或污染重者近年来采用颈部切口二期缝合方法,可防止感染后导致吻合口漏。部分学者认为,颈部食管、结肠采用一层吻合优于两层吻合术,因为一层缝合不发生肌层扭曲,炎症反应轻,促进愈合。其中关键是结肠血供、静脉回流及黏膜对合要好,污染要轻。术前充分肠道准备是减少吻合时污染的重要措施。

3. 吻合口漏的治疗 吻合技术的提高,近年来高效能抗生素的问世和应用以及随着吻合器的逐渐应用,也大大降低了吻合口漏发生率。但是吻合口漏一旦发生病死率极高,但随着对于吻合口漏的认识及经验的积累,即使发生吻合口漏,其病死率较20年前有了明显的下降,大多吻合口漏患者经过治疗后都能愈合。

(1)引流:胸内吻合口漏治疗重点是切实有效地控制消化液从吻合口流出或减少流出液对周围组织的刺激,从而阻断消化液的流出所导致的一系列并发症。目前仍以引流脓液、合理应用抗生素及肠内外营养的保守治疗为主要方法。经典的措施主要有禁饮食,放置胃肠减压管、十二指肠营养管及胸腔低位引流管,即"三管一禁"。然而对已经流出的或在放置胃肠减压管后仍有少量消化液溢出所致的损伤作用的治疗则不够主动,特别是许多患者在吻合口漏发生后表现各异,一时无法确诊,胸腔内容易形成包裹性积液及脓腔,胸内广泛粘连分隔,此时放置胸管不易彻底引流,一般来说许多患者术后4天左右已拔胸管,但吻合口漏一般发生在术后6~8天,而拔完胸管后,再插胸管难以彻底引流,特别是要把胸管放置到漏口周围,是很困难的一件事。所以上海市胸科医院长期以来主张对于那些胸内吻合口漏的患者,特别是脓液已经通过切口留出或胸内形成多个液平面、包裹、粘连者,一旦确诊为或高度怀疑吻合口漏者,应该早期再次经原切口入胸,彻底分开胸内的粘连及包裹,最好能够分到漏口处,清楚地看到漏口,然后对着漏口放置胸管,使漏出的消化液能及时得到引流,以免流到其他部位造成化脓包裹。但是吻合口漏的患者体质一般都极为虚弱,再次开胸对于患者的创伤极大,且许多家属难以接受,甚至产生对立或纠纷,故而再次开胸需要勇气,并把握好手术时机,根据患者的具体情况不同来掌握手术适应证,再次开胸的风险也很大,有一定的病死率,但许多患者如果单纯保守治疗,胸内的脓液无法彻底引流,容易造成患者最终衰竭而死,那时想再次手术入胸则失去了机会,故而应该根据患者的实际情况来决定是否早期进胸再次手术。

亦有学者通过"三管一禁",再加上由胸管内逆行反复冲洗胸腔者,亦产生良好治疗效果。

(2) 禁食水及胃内减压:吻合口漏一旦发生,要停止由口进食,其重点在于避免食物再次污染吻合口,或由吻合口流入胸腔或其他地方,尽管禁食水,但人体本身每天由口腔分泌的唾液就有 500ml左右,都会不自觉地吞咽流入食管内,再加上胃内分泌的胃液其量是很大的,这些液体都会对吻合口形成刺激及污染,故在禁食水的同时要进行胃内减压。

(3) 营养支持:足够的营养支持是漏口能否闭合的必要条件。食管癌患者由于能量消耗增加而营养摄入不足常出现营养不良。手术后由于蛋白质分解加速致使营养不良加剧,如再合并吻合口漏致脓胸、高热、大量血浆蛋白渗出、细菌毒素刺激,患者营养消耗极大,如不及时采取有效措施保证患者充足的营养,多会很快导致低蛋白血症、贫血、代谢性酸中毒、脱水等生理紊乱,进一步导致机体的免疫功能下降。故应根据病例特点选择合适的营养方法。营养支持途径有肠外、肠内两种途径。前者包括经中央静脉或外周静脉途径,后者包括空肠造瘘、胃造瘘或胃管途径。对于估计漏口较小的患者可通过肠外营养,但是肠外营养往往效果差,患者很快失去体力,最好能进行肠内营养。对于漏口较大,估计愈合时间长的患者,应果断行空肠造瘘营养,其优点在于营养全面、费用低、安全、患者可自己操作、可长期实施。空肠造瘘营养与全肠外营养时,应注意定期检测血常规、血清电解质、血红蛋白、血浆白蛋白、血糖、肝肾功能的变化,以便及时发现问题,及时处理,积极预防肠内、肠外营养并发症,保证营养支持的顺利进行。

对于食管癌、贲门癌切除术中,留置十二指肠营养管(自制灭菌塑料管),其操作简便易行,价格低廉,并发症少,同时将营养管远端通过幽门置入十二指肠的过程中,可能会对幽门口起到扩张作用,从而对防止术后发生胃排空障碍起到一定的作用。可以术后给予瑞代等配制好的肠内营养素,其优点是营养齐全,热量功能比较容易计算,使用方便,但由于是高渗,容易引起腹泻,且价格昂贵,对于许多家庭来说,发生吻合口漏后,后期治疗花费巨大,经济负担重。采用自制的肠内制剂,如豆浆、富含维生素 C 的果汁、牛肉汤、鸡汤等起到了良好的营养支持作用,且价格较便宜,与完全型肠内营养制剂(瑞素、安素、能全力等)相比,很适合在广大的基层医院及家庭条件较为困难的患者中推广,对降低食管癌术后吻合口漏的发生起到了重要作用。

目前亦有通过支架治疗吻合口漏的报道,由于多数因漏口不能封闭,一旦发生容易出现严重营养不良、胸腔和肺部感染,造成全身衰竭,危及生命。食管内支架置入是近年在国内广泛开展的介入技术,目前在临床上主要用于:晚期食管癌狭窄,无法进行手术治疗者;多次食管扩张术后效果差的良性狭窄;食管癌术后瘢痕狭窄或食管癌术后复发,食管气管瘘、食管纵隔瘘等晚期食管癌患者的姑息性治疗。支架置入后封闭了漏口,阻止了消化液的外流,减轻了对胸腔和漏口的污染,有利于脓胸的控制及漏口生长,同时恢复了经口进食,符合正常生理,实现了肠内营养,在一定程度上避免了完全肠外营养所带来的全身免疫能力下降、肝功能损害和肠源性感染等一系列并发症,同时有恢复治疗信心、解除心理障碍的作用,支架放置的同时又能预防吻合口狭窄。

支架的置放只是成功地封堵了漏口,术后正确的处理则是患者脱离危险、恢复健康的重要环节。支架置入术后必须做到:广谱抗生素的应用至少持续 2 周以上,直至脓胸消失,退热 1 周以后;有效的胸腔闭式引流,促进胸腔脓液及渗出物、食物残渣等的排出,同时用甲硝唑溶液反复冲洗胸腔,尽可能减少炎性物质的吸收;持续胃肠减压:因为胸腔为负压,若不行胃肠减压,则随呼吸运动胃肠道的消化液有可能经支架与食管内壁间的缝隙浸入吻合口,加重或延缓漏口愈合;患者取半坐位,一方面加速唾液在食管内的流动使其尽可能不进入漏口,另一方面使胃内容物不易反流入漏口;禁止食用过冷食物及大块过粗纤维食物,并尽量避免剧烈咳嗽,必要时适量应用镇咳药物。食管内支架置入最常见的并发症为术中、术后胸骨后疼痛,支架置入位置越高,胸骨后疼痛及异物感越明显,经肌内注射止痛剂对症治疗后一般均可缓解。部分患者对长期保留食管内支架有顾虑,在漏口愈合后要求取出支架,但取出支架有一定的创伤,要慎重考虑。取出太早,漏口愈合尚未完全;太晚,食管内支架和食管黏膜结合紧密。对年轻的患者,可以在拔除胸腔引流管 1 周左右取出支架,对老年患者一般不主张取出支架。

(二)吻合口狭窄或反流

1. 吻合口狭窄的原因 ①吻合口瘢痕狭窄,这是绝大多数患者狭窄的原因或反流性食管炎导致瘢痕性狭窄。②吻合口处肿瘤复发。③转移的淋巴结外部压迫使食管狭窄食管癌切除后,一旦发生吻合口漏的患者,其吻合口狭窄率高达 75%,原因是由于吻合口炎症的刺激导致吻合口周围肉芽组织增生,瘢痕形成过多,使吻合口在畸形的条件下愈合,瘢痕收缩后形成狭窄。④吻合技术性原因,胃开口过小,吻合口缝合过密,缝针边距过宽,缝合前壁时缝着后壁,吻合口包埋或套叠过紧。⑤颈部吻合口周围空间狭小,手术后形成瘢痕组织对吻合口产生的压迫,使其不能扩张。

大多数文献报道,套入式吻合狭窄率明显较食管胃单层吻合狭窄率高。分析原因可能是:①传统包埋式吻合,吻合口周围重叠层次过多,吻合口周围组织挤压较重,使吻合口相对缩小,吻合口在愈合过程中形成狭窄较小的瘢痕环。②单层吻合为等边距、等圆周吻合,黏膜对合整齐,有效地减少了吻合口狭窄率。③单层吻合术后吻合口漏发生率较低,因此吻合后狭窄率也低。

我们认为选择吻合器时,在不引起食管肌层裂开的情况下,应选偏大号为宜,主要根据食管钡餐片及术中探查具体情况决定吻合器大小。

2. 胃食管反流 胃食管反流的原因很多,一般认为吻合口直径越大、进食越容易、狭窄越小,但反流越严重。正常胃食管的抗反流功能主要是食管下段括约肌及贲门的作用。食管-胃吻合由于切除了部分食管及下段括约肌,导致术后胃食管反流发生率高。正常人食管胃连接部的解剖结构、固定位置和生理功能具有防止胃内容物反流到食管的功能,食管癌切除术彻底破坏了食管、胃的完整性和解剖结构,破坏了正常抗反流生理机制,是导致胃食管反流的主要机械因素。术中的充分游离使失去周围组织支持的胃移置于负压的胸腔内,胃容易扩张,容积增大,在胸腹腔压力差下,随着呼吸、体位、咳嗽、腹部加压等对胃食管压力梯度的影响,使胃内容物自由流入食管腔内,手术切断了迷走神经主干,内脏神经受损,重建后的消化道失去神经支配和调节功能,使食管和胸胃的张力降低,动力减弱,失去有规律性的节奏蠕动和廓清功能,导致胃内容物排空延迟。同时,引起幽门环形肌不规则的痉挛,造成不同程度的胃流出道梗阻,影响胃内容物的排空,导致暂时性低张力胃扩张和胃潴留,胃内压增加,促进胃食管反流。切开膈肌和膈食管裂孔,亦破坏了其结构的完整性和膈肌脚/弹簧夹的机械性抗反流作用,胃-食管吻合平面越高,残留食管越短,清酸能力越差,反流程度越严重,故而有学者认为不必盲目大范围切除正常食管作高平面吻合,也有报道发现,吻合口位置越高胃食管反流程度越低,颈部吻合较胸内吻合反流少而轻,弓上吻合低于弓下吻合,这可能与颈部吻合口上方存在 1 个高压带,以及弓上吻合口位置高于胸腔胃形成一角度有关。

食管下段 24 小时监测可对胃食管反流作直接定量分析,被公认为是诊断胃食管反流的金标准,但临床应用较少,主要应用于科研。所有食管-胃吻合患者术后均存在不同程度的胃食管反流,只不过部分患者无症状,因此临床症状是决定术后有无反流的主要依据。由于吻合口的位置越高,切除的食管越长,越容易发生反流。

防止反流主要依靠手术方法的改进,有学者认为食管胃分层吻合较器械吻合者反流发生率少,说明食管胃分层吻合可以减少胃食管反流,有助于提高患者术后生活质量。食管胃黏膜延长分层吻合术具有良好抗反流的作用,同时能有效预防吻合口漏及狭窄的发生。经典的食管胃全层吻合术,以及围脖式包套吻合口亦可有效防止反流。

(三)乳糜胸

乳糜胸是指胸膜腔内有过量的淋巴液积聚,通常是胸导管或其主要分支的漏口。最易损伤胸导管的部位是主动脉弓后的胸段食管床和食管上三角处,尤其是晚期食管癌因癌肿侵蚀性生长、外侵,当分离肿瘤时,术者为追求速度而操作粗糙,切断成束的组织未结扎,以及对胸导管的解剖不熟悉而损伤或误伤胸导管的主干或分支。弓下吻合很少发生乳糜胸,弓上吻合发生率较高,而颈部乳糜胸发生率最高,这与手术食管游离长度相关。乳糜胸病理生理改变主要是大量乳糜丢失所致的水、电解质和酸碱平衡紊乱,机体免疫力下降,营养衰竭,以及因引流不畅出现的心、肺等重要脏器的压迫症状如胸闷、心慌、气短等。

乳糜胸多发生在术后4~7天,患者开始进餐时出现,乳糜液的量、性质与进饮食的量、性质有密切关系。术后早期因禁食,乳糜液中所含的脂肪很少,表现为粉红色或淡黄色混浊液,进食含蛋白质和脂肪量较多的饮食时,乳糜液呈白色乳状。当术后每日胸腔引流量 >800ml 时,连续3~6天,胸腔积液呈白色乳状,有乳糜沉淀,苏丹Ⅲ试验阳性等即可确诊。晚期出现的乳糜胸,通常有胸闷、气喘、食欲缺乏等症状。胸部 X 线片示大量胸腔积液,胸腔积液混浊有乳糜物,苏丹Ⅲ试验阳性等即可确诊。

食管癌术后乳糜胸的出现是一种严重的并发症,主要原因是损伤胸导管或其属支,但术中未能及时发现或没能得到适当的处理,从而术后出现乳糜液的漏出,导致乳糜胸。近年来,随着食管癌根治术的广泛应用及较多的临床分期较晚患者得以进行食管癌根治术,肿瘤与周围组织粘连严重的患者数量明显增多,使手术中胸导管及其属支损伤的机会增大。乳糜胸一经诊断,应尝试保守治疗。即在保证充分而有效的胸腔引流的同时,防止心肺并发症;补充丢失的营养物质,纠正和防止代谢紊乱;对于进食患者给予禁食,肠外营养。乳糜胸患者大量丢失脂肪、蛋白、淋巴细胞等,使患者体质迅速衰弱,抵抗力下降。因此,在必要时间段输注白蛋白、血浆或全血,保持水、电解质平衡。胸腔内注射 50% 葡萄糖、四环素、红霉素、滑石粉等促进胸腔粘连以增加乳糜胸治愈机会。保守治疗有一定的试探性。发生乳糜胸后,水、电解质、抗体及蛋白质大量丢失,造成机体的负氮平衡,若胸导管主干损伤,乳糜液较多的患者盲目保守治疗,自行愈合机会较少,拖延病程,会带来严重后果。对于每日引流量 >1000ml,已发生水、电解质紊乱和营养障碍,短时间内愈合困难,或保守1周后引流量无明显减少者应尽量安排手术治疗。

手术治疗早期的病例因胸腔粘连较轻。可经原切口进胸,分离粘连后沿乳糜液的来源方向,分开纵隔胸膜,查找食管床内胸导管的破口。为便于查找或识别,术前可经胃管注入含脂肪的营养液,使溢出的乳糜液呈白色,对破口两端应用粗线结扎。如乳糜胸拖延时间较长,纵隔粘连,胸腔粘连均已形成。经原切口进胸较困难,可经右侧腋中线第7肋间小切口进胸腔,在膈肌上 4~5cm 椎前与胸主动脉之间游离出胸导管主干,剪断,见乳糜液溢出,证实为胸导管后断端两侧用粗线双重结扎。

预防措施:首先要熟悉胸导管的解剖及其与食管的关系。当食管肿瘤较大与周围组织粘连或外侵时,在游离肿瘤分离粘连或清扫淋巴结时,应注意避免损伤胸导管并且对食管与胸主动脉侧组织切断时要认真结扎。在食管癌切除术中最易损伤胸导管的部位是食管中上段,即主动脉弓上下,这些部位的肿瘤有时直接侵及胸导管,故要在直视下细心切断结扎。在关胸前应认真检查纵隔、食管创面有无乳糜液漏出,发现后如找不到漏口必须在膈上低位结扎胸导管。对术中可疑胸导管损伤者,宜避免过早进食脂肪食物,以减轻胸导管内压力,减少胸导管破裂的机会,通过以上预防措施可进一步降低食管癌术后乳糜胸的发生。乳糜胸有时是可以预防的,不少学者提倡预防性胸导管结扎。我们认为食管癌切除术后,预防性胸导管结扎要严格掌控,只有在损伤胸导管或高度怀疑胸导管损伤时,才可预防性结扎。术者必须熟悉胸导管解剖且手术必须精确可靠。术中注意不要损伤胸导管,在主动脉弓后胸导管由右向左移行处及食管上三角是胸导管较易损伤处,要仔细分离,切断组织非食管端要结扎。关胸前要仔细检查食管床,发现有液体逐渐渗出,应考虑胸导管损伤可能,应行预防性胸导管结扎。

(四) 肺部感染肺不张

我们认为食管癌术后肺部感染是多因素协同作用的结果,包括:①术前因素:年龄大、FEV_1 低、营养不良、吸烟史、合并疾病。老年患者气道尤其是小气道阻塞性改变,FEV_1/FVC 低,通气血流比例失调,术后肺部并发症的发生率高;合并营养不良、易引起肺间质水肿,导致低氧血症;吸烟导致呼吸道黏液分泌增多,支气管黏膜清除能力下降及小气道狭窄,影响术后肺功能恢复;术前合并较重的心肺及代谢疾病的患者,心肺功能较差,免疫力下降,从而使呼吸系统并发症发生率增加。②术中因素:手术时间长、失血量多、吻合口在主动脉弓水平以上、喉返神经、迷走神经损伤、麻醉时间和手术时间的延长会损害肺细胞功能,导致术后感染机会增加;迷走神经支气管支、肺支的损伤,易使咳嗽反射兴奋性下降;术中损伤喉返神经,进食时常误吸而呛咳,同时因为声门关闭不全而影响咳嗽与排痰,是增加术后肺部感染的潜在因素。③术后因素:切口疼痛限制呼吸,使呼吸浅快,咳嗽无力,导致分泌物潴留而引起肺不张。

在所有的因素中最重要的引起肺部感染和肺不张的因素还是术后咳痰无力,导致痰液阻塞气道。所以在术后防止肺部感染的最好的办法是让患者努力咳痰。术后保持支气管通畅极为重要,术后通气减弱,若分泌物过多易致肺叶的肺段不张。我们认为术后如气道中痰多的患者超声雾化吸入,鼓励主动咳痰;术后采用正确的咳嗽排痰方法,可以预防和减少由于细菌感染和分泌物不易排出等原因造成的肺功能损害和肺部并发症。食管癌患者在术后咳嗽排痰时,给予辅助切口和按压上腹部,可增加膈肌作用力,实现有效排痰,还可减轻或防止因患者咳嗽振动而导致的刀口疼痛。深呼吸运动可以使呼吸肌群在呼吸练习中受到刺激,使膈肌力逐渐增强,尽早消除死腔,有效地清除了气道分泌物,从而改善了因术后麻醉、疼痛、无力咳嗽而

导致的呼吸道分泌物潴留,减少术后肺部并发症的发生,提高了患者的生活质量。许多患者惧怕疼痛是引起不咳痰的主要原因,术后应用止痛泵可有效止痛,有利于患者术后咳嗽功能的恢复,也可以术后给予硬膜外麻醉止痛,可以有效地控制疼痛,但最重要的因素还是鼓励患者咳痰。无力主动排痰者可经鼻腔或口腔用导管插入气管吸痰,不过这种方法主要是刺激患者咳痰;再无效时可用纤维支气管镜吸痰,再无效则可行气管切开辅助呼吸。

(五) 胃排空障碍

胃排空是指食物由胃进入小肠的过程,它是胃肠运动功能的一部分。胃排空的调节受多种因素影响,主要有神经、体液因素及胃内容物成分等。液体的胃排空主要受胃十二指肠压力差的控制,胃内压起着重要作用,随胃内压的增高胃排空加快,二者呈线性关系。固体食物的排空则主要依赖胃的蠕动收缩功能,而半流质食物则受到二者的综合影响。

迷走神经在胃排空的调节上有着重要作用,有报道高选择性迷走神经切断术后,由于去除了近端胃的神经支配,破坏了胃内压的调节功能,术后进食初期,由于胃内压骤增,液体排空明显加速。某些胃肠激素对胃排空也有一定影响,促胃液素可增加胃起步电位频率,刺激胃平滑肌细胞活动,增加胃肠蠕动,加速胃排空。

食管切除术后,胃的解剖生理变化是影响胃排空的基础,术后近期胃对半流质食物排空加快与下列因素有关:①迷走神经被切断,使胃失去了胃内压的调节作用。由于切除食管的同时,一般将双侧迷走神经一并切断,术后失去迷走神经支配的胃失去了容受性扩张作用,咽下食物后,胃内压突然升高,从而加快了胃排空。②胃的位置改变使其更易受体位及重力的影响。正常及术前胃位于腹腔内近似横位,其排空很少受重力影响,而术后胃上提至胸腔内几乎呈垂直位,其排空受重力影响明显增大。Hinder 研究发现,食管切除术后患者直立位时胃排空明显加快。③胃肠激素对胃排空有一定影响。术后胃虽然失去迷走神经支配,但仍受激素影响,食管切除术后,血清促胃液素水平明显升高,刺激了胃肠道运动,加快了半流质食物的胃排空。

胃排空障碍比较常见,最多见的症状为,由营养管鼻饲后大量鼻饲流质自胃管内吸出,此时有两种可能,一种为术中营养管未推过幽门,导致鼻饲流质积存在胃内被胃管吸走,此种情况通过夹闭胃管,少量多次鼻饲即可解决;另一种为胃排空障碍,甚至有的患者出现呕吐、反酸等症状,通过造影观察胃窦及幽门部位的排空情况可以确诊,无排空障碍者造影剂可以顺利通过幽门,而有排空障碍者,造影剂通过幽门缓慢甚至无法通过。

食管癌术后胃排空障碍分为功能性和机械性两种。前者可能的原因有:①迷走神经切断,胃血供减少及手术操作时胃壁反复搓揉,导致胃酸分泌减少,从而导致胃蠕动的正反馈减少。②手术前胃为负压,术后由于胸胃受周围肺组织挤压,形成正压,压力梯度消失,不利于胃排空。③胃被拉入胸腔后,整个胃受牵拉,胃窦及幽门处于紧张或痉挛状态,导致排空障碍。④由于食管癌患者多进食困难,长期进少量食物,导致胃的功能下降,再受到手术刺激,导致胃蠕动功能下降。⑤营养不良、贫血、体质弱、低蛋白血症等其他因素也可引起胃排空障碍。后者发生的主要原因为胸胃扭转、食管膈肌裂孔狭窄和幽门部牵拉紧张、成角畸形,特别是三切口的患者,一般来说胃扭转90°~180°都不会引起胃排空障碍,但若扭转360°,则很容易引起胃排空障碍,典型的表现是术中无法将营养管前端的糖球推过幽门。

随着手术的普及和技术的提高,胸胃扭转及食管膈肌裂孔狭窄已少见,而胃的高位牵拉及胃十二指肠游离不充分致幽门部牵拉紧张、成角畸形成为机械性胃排空障碍的主要原因。我们觉得颈胸腹三切口术后胃排空障碍发生的机会明显多于左胸一切口,可能与右胸胃提至颈部高位牵拉易致幽门部紧张成角有关。

预防措施:①术中应充分游离胃。②三切口的患者应适当扩大膈肌食管裂孔,甚至切断部分膈肌,一般以膈肌食管裂口能通四指为佳;对于左侧开胸的患者来说,关膈时不宜过紧,以免挤压胃造成胃排空障碍,一般大弯侧胃网膜侧血管关膈时以通过一指为宜。③三切口牵引线缝于胃的最高点,左侧开胸患者将胃壁与膈肌食管裂孔缝合固定时,

将胸胃尽量拉向腹腔,避免胸胃在胸腔内松弛,但也要避免吻合口有张力。④对胃较小、幽门部牵扯拉较紧者应做预防性幽门成形术或在符合肿瘤切除原则的前提下,尽量选择作胸顶吻合,少作颈部吻合以避免对胃的过度牵拉。

术后注意点:①注重术后早期胃肠减的质量并适当延长减压时间。②进食稍晚并循序渐进,密切注意进食早期可能出现胃排空障碍,及时诊断治疗。③强调放置鼻十二指肠营养管的重要作用,早期开始鼻饲肠内营养。④术后胃排空障碍大部为功能性,经保守治疗大部可以治愈,并且避免空肠造瘘对患者的损伤和减少患者经济负担。⑤对疑有机械性梗阻且经保守治疗无效的顽固性胃排孔空障碍者可考虑手术治疗。

(六)膈疝

术后膈疝发生的主要原因:①手术操作不当;②重建膈肌裂孔缝合不严密;③有胃壁进针过浅和潜行过短,抗张力差;④手术结束时,膨肺不充分,胸腹腔存在压力差;⑤剧烈咳嗽、便秘、前列腺肥大等。

有下列情况者提示早期膈疝的存在:①消化道不完全梗阻症状,排便存在,但排气明显减少;②胸腔引流液持续不减;③有胸闷、心悸等呼吸功能不全的表现。前二者为食管癌术后早期发现膈疝的重要依据。对于疑诊病例,胸部 CT 检查可明确诊断。膈疝发生后很少自然恢复,一经确诊应立即手术,且以原切口入路为佳。

(七)术后出血

术后大出血最多见于原粘连分离处,胸腔内广泛粘连,特别是肺上叶病变与胸壁的粘连,往往有来自胸腔壁的侧支循环血管,暴露和止血困难,且对出血处单纯电凝,可暂时止血,但术后焦痂脱落,部分患者年龄偏大,血管脆性增加,术后胸腔负压恢复,血压较术中升高,均可引起广泛渗血。肋间血管损伤的出血主要是因合拢器及引流管放置不当引起,术中由于血管断端回缩和开胸器压迫,掩盖了肋间血管出血。关胸后压迫解除,可导致活动性出血;肺切除断面,肋骨残端止血不严密,支气管动脉,胃短血管及胃左血管结扎不牢靠,特别在癌侵犯呈冻结状时,血管残端结扎线脱落和切割,均

可导致胸腹腔内大出血。

二次开胸止血的指征如下：①术后患者突然出现烦躁不安，脉搏细弱，血压急剧下降，甚至测不到血压，胸腔引流管内有大量血液涌出，说明有大血管出血，应迅速从原切口进胸；②术后引流液≥150ml/h，持续3~4小时不减少，经等量输血，血压不稳，存在休克征象；③胸部X线片示肺叶有大片致密影，提示患侧胸腔大量积液或积液进行性增加者；④术后引流管堵塞，但有张力性血胸表现或腹腔穿刺、B超发现腹腔大量积血，休克难以纠正。

开胸术后并发大出血主要原因是手术创伤与术中操作不当及止血不彻底有关，极少因凝血功能异常引起，开胸手术在胸腔内操作的各个部位都有发生出血的可能，故手术应仔细认真，按常规操作。关胸前应严密止血，检查各个可疑出血部位，对广泛牢固的胸壁粘连，分离后发生较大面积渗血，可用电灼器直接电凝止血，如不满意可用明胶海绵和生物胶等止血。清扫纵隔淋巴结后需认真以电灼器电凝止血淋巴结床，如不满意则以生物胶喷涂后明胶海绵填实。游离食管时应熟悉食管血供解剖，食管床出血常见于食管下段主动脉穿支及食管中段支气管动脉分支的出血，食管下段的血供主要来自主动脉穿支，游离食管时未结扎该血管或结扎不牢固或有出血局部压迫后暂时止血未进一步处理，术后因血压回升或搬动等原因诱发出血，此种出血速度快，保守治疗多无效，故术中游离食管时将主动脉侧组织一并结扎边结扎边游离是最好的预防措施。支气管动脉分支出血多是由于忽视食管前方的游离结扎或清扫气管隆嵴下淋巴结损伤该血管，预防仍是熟悉食管血供解剖结扎未彻底牢靠。

胸腔长期慢性感染、广泛粘连、胸内病变的侵犯等原因可致胸壁形成广而丰富的侧支循环，处理渗血困难，应电凝多次未见渗血再关胸，但术后依然渗血，再次手术止血可见焦痂脱落而出血，对于这样的患者应尽量采取多处缝扎，渗血较多时缝扎下方垫压肌肉块，增加了结扎的牢固性、增加肌肉纤维对空隙处的填补，减少胸腔负压对创面的直接吸引作用，效果较好。胸膜广泛闭锁的板层粘连，需做胸膜肺切除，术中止血较困难，可延迟关胸观察0.5~1小时，证实无出血后再关胸，或用止血纱布顺序填塞压迫止血。对于肋间动脉出血，其来自主动脉，压力较高，不易积聚凝血块，大多因关胸时肋间血管未能可靠缝扎，可以在关胸前后肋间动脉大块软组织缝扎，效果满意。

有的患者术后引流量多，但再开胸未见活动性出血，二次开胸时取出血块及吸尽积血后未发现明显出血和渗血，观察1小时后未见出血关胸，术后均未发生再次出血。发生这种现象的原因可能是在正常生理状态下，凝血与纤溶两对立的平衡维持了血管内血液的畅通，此类出血可能与胸腔内的凝血块产生纤维蛋白溶解酶与纤溶激酶有关。形成的凝血块激活机体的纤溶系统，引起局部血栓溶解，造成的再出血，可能是胸腔出血的主要原因。再次开胸虽未见明显出血点，但由于血块清除停止诱发纤溶作用，同样达到止血，并可减少血块残留发生的各类并发症。

（八）喉返神经损伤

左喉返神经勾绕主动脉弓后走行于气管食管沟内，位置较固定；右喉返神经先上行于气管食管沟内，然后勾绕右锁骨下动脉再进入气管食管沟。喉返神经在颈根部绕过锁骨下动脉处偏离气管食管沟水平距离是4~12mm。由于喉返神经和食管关系紧密，因此手术中游离颈段食管过程中就容易损伤喉返神经。许多学者认为：术者要熟悉喉返神经解剖，手术中要紧贴食管外膜进行剥离，采用钝、锐性分离相结合的方法游离胸廓上口和颈部食管，颈部食管不宜游离过高，最好在环甲关节平面以下进行吻合，这样可以减少喉返神经损伤机会，减少术后声音嘶哑、吞咽呛咳的发生率，提高患者生活质量。

喉返神经损伤多发生在开展手术的早期，对解剖不完全熟悉或神经的走向变异引起，或神经与淋巴结粘连、浸润所致，解剖熟练后发生率大大减少。喉返神经损伤引起的声音嘶哑若为挫伤，多在6个月内恢复；若被切断，则难以恢复，双侧喉返神经损伤可致窒息，需行永久性气管切开，后果严重。我们体会解剖并防止该神经损伤的要点为：①右经胸手术便于彻底清扫纵隔淋巴结；②充分了解左右喉返神经的解剖部位及变异；③掌握左右喉返神经分别显露的方法及清扫技巧;④术中采用电刀逐层显露神经及清扫淋巴结,保持术野清晰至关重要;⑤防止电刀热传导损伤神经;⑥术前 CT 及超声内镜、彩色超声检查对发现喉返神经周围淋巴结及颈部淋巴结意义重大,应作为常规检查。

(九)胃代食管术后胸胃穿孔

食管肿瘤切除胃代食管术后常常出现类似于吻合口漏的表现,许多医生误认为是吻合口漏,其实是胃代食管术后胸胃穿孔,患者亦可以出现发热、胸腔内化脓、包裹性积液、胸管引流性质改变,可以发现食物、胃液或脓液,但根据我们的经验特别是二次开胸,发现许多患者是因为胃穿孔引起的以下症状,而并非吻合口漏。

胸胃穿孔常发生在第 1 次术后 2~6 天。在未进食的情况下出现患侧胸腹疼痛及发热、气促、进行性呼吸困难,查体患侧呼吸运动减弱,呼吸音减弱,拔除胸管后的患者胸部 X 线片示胸腔内有大量积液、积气。胃肠减压管及胸管引流液为咖啡色要警惕胸胃穿孔的可能。口服泛影葡胺或亚甲蓝行食管 X 线造影,基本可以确诊胸胃穿孔,同时能与胸内吻合口漏鉴别。

对于胸胃穿孔最好的治疗措施是手术修补,这是不同于吻合口漏的。目前很多学者都认为胸胃穿孔的治疗应采取积极的态度,一经发现,要尽早二次开胸手术治疗。上海市胸科医院亦认为本病宜早期手术。特别对从症状出现到手术时间在 24 小时内者手术效果确切。此时患者一般情况尚可,全身中毒症状不明显,胸腔内粘连不严重,胃壁水肿轻,手术难度不大。多观察、早发现、早诊断,是二次手术成败的关键。手术原则是切除失活胃组织,无张力状态下缝合关闭胃穿孔,必要时加用邻近大网膜或纵隔胸膜、壁层胸膜覆盖,并清除胸腔内炎性坏死组织,使肺完全复张,消灭胸腔内残腔,保证术后有效引流。同时行空肠造瘘,使患者能早期恢复肠内营养,保证营养充足,避免负氮平衡,维持水电解质、酸碱平衡,可避免或减少长期胃肠外营养所致的肠黏膜屏障破坏、内源性感染的发生。

总的来说,除吻合口漏对于漏口一般不修补外,胸胃穿孔越早修补效果越好,其他方面两者的治疗原则基本一致。胸胃穿孔早期发现后修补其预后要远远高于吻合口漏。

九、补救治疗

补救治疗的范围包括局部复发以治愈为目的的积极介入治疗,没有治愈可能的缓解症状的治疗。对于局部复发的患者,之前未应用放疗或化疗,首选放疗同步 5-FU+ 顺铂化疗及其他选择,包括内镜治疗。对于吻合口复发患者,可考虑再切除。化放疗后出现的局部复发,临床医生应该判断患者是否能够耐受手术以及复发是否在技术上是可切除的。如果这两个标准都符合,手术仍然是一种选择。如果手术后,患者又出现了复发,那么应考虑此癌瘤不可治愈,患者应该接受姑息治疗。不能耐受手术或放化疗后仍不可切除的复发病例,可给予近距离放疗,激光治疗,光动力学疗法,或其他支持治疗,包括食管扩张术。

对于出现转移的晚期患者,只适合姑息治疗。是单独给予最佳支持治疗还是加用化疗应该根据患者的 PS 状况。Karnofsky PS 评分≤60 分或 ECOG 评分≥3 分的患者给予最佳支持治疗。PS 评分尚可的患者可单独给予最佳支持治疗或加用化疗。如果应用化疗来做姑息治疗,应鼓励患者参与临床试验。未参加临床试验患者选择基于 5-FU,顺铂或紫杉醇的方案化疗,可序贯给予两种方案化疗。

(叶波)

参考文献

1. 王澜,高超,李晓宁,等.100 例食管癌三维适形放疗疗效分析.中华放射肿瘤学杂志,2009,18(5):375-378.
2. 王军,祝淑钗,韩春,等.1162 例食管癌病理标本亚临床病灶范围的研究.中华放射肿瘤学杂志,2007,16(1):6-9.
3. 魏文强,杨娟,张思维,等.2004-2005 年中国食管癌死亡情况及变化趋势.中华预防医学杂志,2010,44(5):398-402.
4. 程祝忠,阳宁静,席晓秋,等.64 排螺旋 CT 扫描在食管癌术前分期诊断和制定手术方案中的价值.中华肿瘤杂志,2011,33(12):929-932.
5. 杨迅,吴捷,陈奇勋,等.70 岁以上食管癌患者术后肺部并发症危险因素分析.中华老年医学杂志,2009,28(1):33-36.

6. 张瑾熔, 杨蛟, 吕茵, 等 . 91 例术后局部复发转移食管癌放疗疗效和预后分析 . 中华放射肿瘤学杂志, 2010, 19 (4): 302-305.

7. 孙晓江, 许亚萍, 季永领, 等 . 93 例食管癌根治术后局部复发预后因素分析 . 中华放射医学与防护杂志, 2010, 30 (3): 333-335.

8. Dhar DK, Hattori S, Tonomoto Y, et al. Appraisal of a revised lymph node classification system for esophageal squamous cell cancer. Ann Thorac Surg, 2007, 83: 1265-1272.

9. Mine S, Udagawa H, Tsutsumi K, et al. Colon interposition after esophagectomy with extended lymphadenectomy for esophageal cancer. Ann Thorac Surg, 2009, 88: 1647-1653.

10. Talsma K, van Hagen P, Grotenhuis BA, et al. Comparison of the 6th and 7th Editions of the UICC-AJCC TNM Classification for Esophageal Cancer. Ann Surg Oncol, 2012, 19: 2142-2148.

11. Pramesh CS, Mistry RC, Jambhekar NA, et al. Does the TNM staging system for esophageal cancer need revision? J Am Coll Surg, 2006, 202: 855-856.

12. Bonde P, Gao D, Chen L, et al. Duodenal reflux leads to down regulation of DNA mismatch repair pathway in an animal model of esophageal cancer. Ann Thorac Surg, 2007, 83: 433-440.

13. von Rahden BH, Stein HJ, Schmidt G, et al. Esophageal cancer surgery in heart transplant patients. Ann Thorac Surg, 2005, 80: 1510-1512.

14. Pennathur A, Farkas A, Krasinskas AM, et al. Esophagectomy for T1 esophageal cancer: outcomes in 100 patients and implications for endoscopic therapy. Ann Thorac Surg, 2009, 87: 1048-1054, 1054-1055.

15. Lagarde SM, Vrouenraets BC, Stassen LP, et al. Evidence-based surgical treatment of esophageal cancer: overview of high-quality studies. Ann Thorac Surg, 2010, 89: 1319-1326.

16. Raja S, Rice TW, Mason DP, et al. Fatal cerebral air embolus complicating multimodality treatment of esophageal cancer. Ann Thorac Surg, 2011, 92: 1901-1903.

17. van der Sluis PC, Verhage RJ, van der Horst S, et al. Gastric conduit resection and jejunal interposition for recurrent esophageal cancer. Ann Thorac Surg, 2012, 93: 1727-1729.

18. Yan SM, Wu HN, He F, et al. High expression of zinc-binding protein-89 predicts decreased survival in esophageal squamous cell cancer. Ann Thorac Surg, 2014, 97: 1966-1973.

19. Thompson SK, Ruszkiewicz AR, Jamieson GG, et al. Improving the accuracy of TNM staging in esophageal cancer: a pathological review of resected specimens. Ann Surg Oncol, 2008, 15: 3447-3458.

20. Taylor MD, LaPar DJ, Davis JP, et al. Induction chemoradiotherapy and surgery for esophageal cancer: survival benefit with downstaging. Ann Thorac Surg, 2013, 96: 225-230.

21. 刘向明, 于振涛, 赵锡江, 等 . Ivor-Lewis 手术在老年中下段食管癌患者中的应用 . 中华胃肠外科杂志, 2011, 14 (9): 699-701.

22. Chandarana M, Jiwnani S, Karimundackal G, et al. Lymphadenectomy in esophageal cancer: the real issues. Ann Thorac Surg, 2014, 98: 389-390.

23. Pramesh CS, Jiwnani S, Karimundackal G, et al. Management of T2N0 esophageal cancer. Ann Thorac Surg, 2013, 96: 1910-1911.

24. 杨国涛, 王德江, 吴铭生, 等 . MMP-10 在食管癌中的表达及与食管癌侵袭转移的研究 . 中华胸心血管外科杂志, 2005, 21 (6): 344-345.

25. Yang HX, Wei JC, Xu Y, et al. Modification of nodal categories in the seventh american joint committee on cancer staging system for esophageal squamous cell carcinoma in Chinese patients. Ann Thorac Surg, 2011, 92: 216-224.

26. Moskovitz AH, Rizk NP, Venkatraman E, et al. Mortality increases for octogenarians undergoing esophagogastrectomy for esophageal cancer. Ann Thorac Surg, 2006, 82: 2031-2036.

27. Warner S, Chang YH, Paripati H, et al. Outcomes of minimally invasive esophagectomy in esophageal cancer after neoadjuvant chemoradiotherapy. Ann Thorac Surg, 2014, 97: 439-445.

28. Kim MP, Correa AM, Lee J, et al. Pathologic T0N1 esophageal cancer after neoadjuvant therapy and surgery: an orphan status. Ann Thorac Surg, 2010, 90: 884-890.

29. 孙志钢, 王洲, 刘相燕, 等 . pN0 食管癌 Ivor-Lewis 手术后淋巴结转移性复发的危险因素 . 中华胸心血管外科杂志, 2011, 27 (2): 108-111.

30. Nomura M, Shitara K, Kodaira T, et al. Prognostic impact of the 6th and 7th American Joint Committee on Cancer TNM staging systems on esophageal cancer patients treated with chemoradiotherapy. Int J Radiat Oncol Biol Phys, 2012, 82: 946-952.

31. Hofstetter W, Correa AM, Bekele N, et al. Proposed modification of nodal status in AJCC esophageal cancer staging system. Ann Thorac Surg, 2007, 84: 365-373, 374-375.

32. Shiraishi T, Kawahara K, Shirakusa T, et al. Risk analysis

in resection of thoracic esophageal cancer in the era of endoscopic surgery. Ann Thorac Surg,2006,81:1083-1089.

33. Yoo C,Park JH,Yoon DH,et al. Salvage esophagectomy for locoregional failure after chemoradiotherapy in patients with advanced esophageal cancer. Ann Thorac Surg,2012,94:1862-1868.

34. Xie MR,Liu CQ,Guo MF,et al. Short-term outcomes of minimally invasive Ivor-Lewis esophagectomy for esophageal cancer. Ann Thorac Surg,2014,97:1721-1727.

35. Dimick JB,Goodney PP,Orringer MB,et al. Specialty training and mortality after esophageal cancer resection. Ann Thorac Surg,2005,80:282-286.

36. Martin JT,Worni M,Zwischenberger JB,et al. The role of radiation therapy in resected T2 N0 esophageal cancer:a population-based analysis. Ann Thorac Surg,2013,95:453-458.

37. Mitchell JD,Krasna MJ. The society of thoracic surgeons esophageal cancer guideline series. Ann Thorac Surg,2013,96:7.

38. Eroglu A,Turkyilmaz A,Aydin Y,et al. The use of the LigaSure Vessel Sealing System in esophageal cancer surgery. Ann Thorac Surg,2007,84:2076-2079.

39. 梁玮,郑金辉,邓万银,等.超声内镜对食管癌治疗方式的术前评估价值.中华消化内镜杂志,2009,26(4):188-190.

40. 朱成楚,陈仕林,叶敏华.电视胸腔镜下行食管癌手术胸部淋巴结清扫.中华外科杂志,2005,43(10):628-630.

41. 杨劼,王俊,叶国麟,等.电视纵隔镜辅助颈腹两切口治疗早期中上段食管癌.中华胸心血管外科杂志,2011,27(4):248-249.

42. 祝淑钗,李任,李娟,等.非手术治疗胸段食管癌临床分期与预后关系的初步探讨.中华放射肿瘤学杂志,2004,13(3):189-192.

43. 郭海周,王建军,周福有,等.管状胃对食管癌切除术后并发症的改善作用.中华胃肠外科杂志,2011,14(1):65-66.

44. 何丹,韩峰,张国庆,等.管状胸腔胃对食管癌根治术后患者生活质量的影响.中华胃肠外科杂志,2011,14(9):728-729.

45. 梁索原,赵树青,张秀兰,等.河北省食管癌高低发区域人体内外环境化学元素含量分析.中华肿瘤防治杂志,2009,16(2):89-92.

46. 梁震,胡卫东,顾振东,等.经裂孔食管切除术在食管癌外科治疗中的评价.中华胃肠外科杂志,2008,11(5):451-453.

47. 杨光煜,邵铁良,王明,等.颈段食管胃半机械侧侧吻合在食管癌治疗的临床应用.中华胸心血管外科杂志,2009,25(6):417-418.

48. 马桂芬,陈世耀,马丽黎,等.浅表性食管癌伴淋巴结转移治疗一例.中华医学杂志,2010,90(46):3308-3309.

49. 王群,蒋伟.腔镜食管癌根治术在食管癌治疗中的应用.中华胃肠外科杂志,2011,14(9):683-685.

50. 任鹏,赵锡江,张熙曾.青年人与中老年人食管癌外科治疗临床疗效的比较研究.中华肿瘤防治杂志,2009,16(7):526-528.

51. 李林蔚,杨扬,李晓燕,等.人食管癌相关基因4在食管癌中的抑癌功能.中华医学杂志,2010,90(38):2713-2717.

52. 赵德利,于婷婷,魏文强,等.山东肥城市食管癌高发区食管癌和贲门癌内镜普查结果分析.中华预防医学杂志,2011,45(7):662-663.

53. 王金栋,刘俊峰,王其彰,等.食管癌贲门癌术后生活质量评价和影响因素分析.中华胸心血管外科杂志,2008,24(1):36-38.

54. 王金栋,刘俊峰,王其彰,等.食管癌贲门癌术后酸反流与十二指肠胃食管反流.中华胸心血管外科杂志,2009,25(6):397-399.

55. 陈龙奇.食管癌的规范淋巴结清扫.中华胃肠外科杂志,2011,14(9):678-680.

56. 李颢,李会庆.食管癌的流行病学研究进展.中华胃肠外科杂志,2009,12(1):96-97.

57. 李成林,王雅棣,孙国贵,等.食管癌二野淋巴结清扫术后复发规律探讨.中华放射肿瘤学杂志,2011,20(2):118-121.

58. 贺宇彤,李建涛,刘江惠,等.食管癌高发区人群免疫功能与食管癌发病相关性研究.中华预防医学杂志,2009,43(1):73-74.

59. 宋国慧,孟凡书,陈超,等.食管癌高发区早诊早治内镜普查顺应性调查.中华流行病学杂志,2009,30(9):977-978.

60. 单娟,潘振华,袁翎.食管癌根治术后吻合口复发的放射治疗.中华肿瘤防治杂志2010,17(15):1226-1228.

61. 王奇峰,肖泽芬.食管癌根治术后预防性放疗应用的相关性研究(一)——胸段食管癌浸润与淋巴结转移特点.中华放射肿瘤学杂志,2011,20(2):141-143.

62. 许亚萍,毛伟敏,马胜林,等.食管癌根治性治疗后局部复发患者的预后因素分析.中华肿瘤杂志,2011,33(12):925-928.

63. 谢颂平,黄杰,程邦昌,等.食管癌根治重建消化道术中残胃代食管.中华胸心血管外科杂志,2011,27(5):317,

284.

64. 陈龙奇.食管癌国际TNM分期第7版解读与评价.中华肿瘤杂志,2010,32(3):237-240.

65. 邵令方,高宗人,卫功铨,等.食管癌和贲门癌的外科治疗.中华外科杂志,2001,39(1):44-46.

66. 周乃康,梁朝阳,柳曦,等.食管癌和贲门癌手术中应用圆形吻合器的经验.中华胸心血管外科杂志,2007,23(4):269-270.

67. 韩大力,于甬华.食管癌精确放疗中靶区勾划(画)与危及器官保护的研究现状.中华放射医学与防护杂志,2010,30(5):620-623.

68. 祝淑钗,宋长亮,刘志坤,等.食管癌淋巴结转移术前CT扫描与术后病理诊断一致性研究.中华放射肿瘤学杂志,2011,20(1):28-31.

69. 李斌,相加庆,张亚伟,等.食管癌淋巴结转移特点及其危险因素.中华胃肠外科杂志,2011,14(9):711-714.

70. 王荣华,靳波,仲群.食管癌切除管状胃代食管108例临床分析.中华肿瘤防治杂志,2010,17(8):640.

71. 傅剑华,谢绚.食管癌切除路径及淋巴结清扫范围的争议与共鸣.中华胃肠外科杂志,2011,14(9):667-670.

72. 刘俊峰,王金栋,刘新波,等.食管癌切除食管胃抗反流吻合手术效果分析.中华外科杂志,2011,49(1):61-65.

73. 侯朋远,吴庆琛.食管癌切除术后管状胃与全胃代食管的患者生活质量比较.中华胸心血管外科杂志,2010,26(4):260-261.

74. 伊斯刊达尔·阿布力米提,谢姆孜牙·买买提热夏提.食管癌三种放疗方法的疗效分析.中华放射肿瘤学杂志,2010,19(3):216-217.

75. 安丰山,黄金球,谢映涛,等.食管癌新辅助放化疗的前瞻性临床研究.中华肿瘤杂志,2003,25(4):376-379.

76. 刘俊峰.食管癌与贲门癌术后复发的再手术治疗.中华外科杂志,2009,47(14):1046-1047.

77. 陈永庆,王睿,仇彩霞.食管癌与胃幽门螺杆菌感染的关系.中华医院感染学杂志,2009,19(9):1130.

78. 赫捷.食管癌综合治疗的现状与展望.中华胃肠外科杂志,2011,14(9):657-659.

79. 陈明耀,魏立,务森,等.食管胃颈部器械吻合在食管癌切除术中的应用.中华胃肠外科杂志,2011,14(9):692-694.

80. 侯建彬,宋清荣,周福有,等.手术入路对胸段食管癌pN分期的影响.中华胃肠外科杂志,2011,14(7):549-550.

81. 陈尔成,刘孟忠,胡永红,等.同期放化疗与单纯放疗不能手术食管癌的病例对照研究.中华放射肿瘤学杂志,2007,16(6):416-419.

82. 尤振兵,徐达夫,嵇建,等.挽救性手术对于放疗效果不佳的颈段食管癌的治疗效果.中华胃肠外科杂志,2011,14(9):731-732.

83. 谢颂平,黄杰,康敢军.胃大部切除术后食管癌的外科治疗体会.中华胃肠外科杂志,2010,13(10):785.

84. 王朝晖,陈锦,朱江,等.胃管状成形术在晚期下咽及颈段食管癌手术中的应用.中华耳鼻咽喉头颈外科杂志,2010,45(3):246-248.

85. 毛友生,赫捷,程贵余.我国食管癌外科治疗的现状与未来对策.中华肿瘤杂志,2010,32(6):401-404.

86. 师晓天,冯瑞庆,李小兵,等.无远处转移的食管癌食管气管瘘的挽救性手术.中华胃肠外科杂志,2011,14(9):730-731.

87. 郭石平,张弘广,马炎炎,等.消化道吻合器颈部食管胃吻合治疗食管癌346例临床报告.中华肿瘤杂志,2007,29(2):151-153.

88. 方强,韩泳涛,任光国,等.小切口Ivor-Lewis食管切除术对食管癌患者围手术期急性时相反应的影响.中华肿瘤杂志,2010,32(11):868-871.

89. 方文涛,冯键,茅腾,等.新版食管癌TNM分期对外科治疗的指导意义.中华肿瘤杂志,2011,33(9):687-691.

90. 任光国,邓建华,肖波,等.胸段食管癌喉返神经旁淋巴结转移特点及临床意义.中华胸心血管外科杂志,2011,27(4):215-217.

91. 王军,张献波,祝淑钗,等.胸段食管癌淋巴结转移规律研究现状.中华放射肿瘤学杂志,2008,17(1):75-78.

92. 李永锋,胡祎,林鹏,等.胸段食管癌选择性隆突(崤)下淋巴结清扫术的探讨.中华医学杂志,2010,90(37):2636-2639.

93. 陈保富,朱成楚,马德华,等.胸腹腔镜联合手术治疗食管癌81例.中华胸心血管外科杂志,2011,27(4):218-220.

94. 陈保富,朱成楚,王春国,等.胸腔镜腹腔镜联合手术与开放手术治疗食管癌的同期临床对照研究.中华外科杂志,2010,48(16):1206-1209.

95. 齐战,朱德成,陈万生,等.胸胃对食管癌围术期呼吸功能的影响.中华胸心血管外科杂志,2000,16(3):150-152.

96. 宋庆青,刘文峰,李可志,等.选择性三野淋巴结清扫治疗胸段食管癌.中华全科医学,2009,7(3):236-237.

97. 王庆安,王海宁,张海龙,等.腋下小切口技术在食管癌手术中的应用.中华胃肠外科杂志,2010,13(4):306.

98. 代丽萍,王凯娟,张建中,等.以人群为基础的食管癌高发区危险因素病例对照家系研究.中华预防医学杂志,2009,43(7):597-600.

99. 陈明耀,高宗人,许金良,等.左开胸食管癌切除食管胃颈部吻合术3169例临床分析及评价.中华医学杂志,2009,89(5):301-303.

第二节　食管胃交界部腺癌

一、定义

解剖学将食管胃交界定义为远端食管鳞状上皮和贲门腺上皮的移行区。对于胃肠病学家来说，这个区域显得越来越重要。从临床角度来看，有人建议将食管胃交界肿瘤从远端食管和近端胃腺癌中划分出来。病因学资料显示，有着西方式饮食习惯的发达国家其交界处发生癌的情况横跨食管和胃交界处的腺癌称为食管胃交界（esophagogastric junction，EGJ）肿瘤。这个定义包括了许多原来曾被称为胃贲门癌的肿瘤。发生在 EGJ 处的鳞状细胞癌，即便它们也横跨 EGJ，仍被看作是远端食管癌。呈稳步增长，这主要是因为食管胃反流引起慢性炎症反应并最终导致癌前病变。

EG 交界是食管并入胃的解剖学区域。鳞 - 柱交界（squamo-columnar junction，SCJ）可能就在 EG 交界处或在其上。胃贲门的概念被定义为胃邻近食管的区域。胃贲门起始于 EG 交界，其远端很难明确界定。内镜下可识别一些标志线，这些标志线可被用来标识 EG 交界处的结构。鳞 - 柱交界（SCJ 或 Z 线）是由鳞状上皮和柱状上皮并行排列所形成的可观察到的一条线。EG 交界是一条虚构的线，解剖学上这里是食管的末端和胃的起始部分。内镜观察将 EG 交界定在胃壁延伸的最近端水平。正常人胃壁延伸的近端部分一般对应于一个位置，这个位置位于下段食管括约肌的远端边界，在这里食管展开成为袋状的胃。食管裂孔疝患者的这个展开部位可能就没有这样清晰的界线，因为过度的充气使得标志线变得模糊难辨，所以胃襞的近端边缘是由远端食管被气体最低限度扩张开时决定的。无论何时只要鳞 - 柱交界位于 EG 交界之上，都会存在一段被覆柱状上皮的食管。当鳞 - 柱交界和 EG 交界相同时，食管就完全被覆了鳞状上皮（也就是说不存在被覆柱状上皮的食管）。胃贲门定义起始于 EG 交界但内镜下看不到胃贲门远端的标志线。有些调查者竟称贲门黏膜根本就不是正常黏膜，它只是远端食管在慢性炎症后产生的。

多种标准都把 EG 交界区的肿瘤分类为胃贲门癌。这些分类系统大部分将病变中心所处的解剖学部位或肿瘤的主体位置用于判定肿瘤到底是原发于食管还是胃。由于存在不同的分类系统，对于胃贲门癌的病群研究就显得不一致，常包括了存在胃肿瘤的患者和其他发生于食管的肿瘤患者。下列指导方针是根据上文曾描述过的 EG 定义做出的：①穿过食管胃交界处的腺癌称作 EG 交界腺癌，不管肿瘤的主体在何处。②腺癌完全位于食管胃交界上方且局限于其上的腺癌，应看作是食管癌。③完全位于食管胃交界下方的腺癌应看作是原发于胃。我们不主张使用模棱两可的且常有误导作用的词"胃贲门癌"。根据肿瘤的大小，可称肿瘤为近端胃癌或胃体癌。

二、分型

食管胃交界部腺癌贲门在解剖学上很难界定范围，生理学上其与食管下段、胃底一起构成抗反流机制，组织学上则是指食管鳞状上皮和胃柱状上皮的交界（Z 线），而临床上往往将内镜下胃纵行皱襞起始部视作贲门，因此"贲门癌"始终缺乏统一明晰的定义。早先 Nishi 提出"贲门癌"包括食管胃交界部上下 2cm 内的肿瘤，这一解剖学定义没有限定肿瘤的组织学类型，而食管鳞癌与食管胃交界部常见的腺癌明显不同。Siewert 最早提出"食管胃交界部腺癌"的概念（adenocarcinoma of the esophago-gastric junction，食管胃交界癌），将贲门上下各 5cm 范围内的腺癌分为三型：食管胃交界癌 I 型为食管下段腺癌，通常起源于特殊的肠化生上皮（Barrett 食管），向下侵犯食管胃交接部；食管胃交界癌 II 型是真性贲门癌，起源于贲门上皮或食管胃交界部短段肠化生上皮；食管胃交界癌 III 型则是贲门下胃癌，向上侵犯食管胃交界部或食管下段。1999 年国际食管疾病组织（the International Society for Diseases of the Esophagus，ISDE）和国际胃癌协会（the International Gastric Cancer Association，IGCA）在 Siewert 分型基础上提出对累及食管胃交界部肿瘤的定义（图 8-44-6）：

I 型 AEG：指肿瘤中心位于 GEJ 口侧 cm 以上的远端食管。

Ⅱ型 AEG：肿瘤中心位于 GEJ 上方 1cm 至下方 2cm 范围内。

Ⅲ型 AEG：肿瘤中心位于 GEJ 腹侧 2cm 以下的近端胃壁（图 8-44-34）。

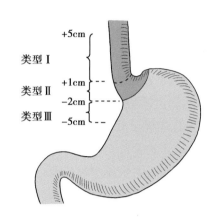

图 8-44-34　累及食管胃交界部肿瘤的分型

2000 年 WHO 提出的分类标准将发生于食管下段未侵及胃的肿瘤按食管癌分期，发生于近端胃的肿瘤未侵及食管按胃癌分期，侵犯食管胃交界的肿瘤均称为交界区癌，TNM 分期根据病变的主体做决定。好在 2010 年 UICC 的分期中，食管癌和胃癌的区别有进一步的缩小。

三、流行病学

目前尚无 OG 交界肿瘤发生率的可靠资料。该肿瘤要与发生在 Barrett 食管的腺癌和发生在贲门的癌相区别。EG 交界腺癌和"贲门"发生的腺癌有相似的流行病学特征。这两个部位都以中年及老年白人为多发，并且近年来发病率明显增加，这与世界范围内发生于胃体和胃窦的腺癌发生率在减少相反。尽管发病率逐渐增加，但 OG 交界癌和贲门癌的总体发生率依然比"非贲门处"胃腺癌要低得多。挪威 1991—1992 年癌症记录资料显示，食管远端 1/3 和近端胃发生癌的年龄校正发生率，女性为 0.8；而发生于胃其他所有部位的癌，男性为 13.8，女性为 6.5。

四、诊断与分期

食管胃镜对于食管胃交界腺癌的诊断是必需的。任何患者都需要接受该项检查，只有在组织学活检病理结果证实的前提下才能做出准确的诊断，

尽管很多患者伴有严重的柱状上皮化生甚至重度不典型增生，仍然不能贸然诊断为癌。除此之外，内镜还是具体分型的参考依据之一，同时可以判断肿瘤双向侵犯的情况，以及侵犯胃的大弯为主或是小弯侧为主。

上消化道钡餐造影（GI）是另一项重要的检查，尤其是对于可能需要接受手术的患者。GI 相比食管胃镜来说更加客观和直观，可以判断肿瘤的长度，侵及食管下段的距离和侵犯胃的情况。GI 上可以较直观的判断肿瘤的中心位于哪个部位，对于分型的帮助很大，而术前准确的分型又指导了不同的手术方案。

胸腹部 CT 检查对评估肿瘤的意义同样重要，目的有三：一是判断肿瘤外侵程度，包括有无侵犯周围组织脏器，如膈肌、胰腺等，也就是判断 T 分期；二是判断区域淋巴结转移情况即是 N 分期，食管胃交界腺癌不但可以出现纵隔淋巴结的转移，更多的是出现腹腔淋巴结的转移，好发的部位包括贲门旁、腹腔干、胃左动脉、肝总动脉、脾动脉周围甚至沿后腹膜淋巴管向下转移至左侧肾门，但 CT 对淋巴结转移的判断一般只能根据淋巴结的大小和形状，然而很多关于胃癌的研究表明胃癌淋巴结转移和淋巴结大小的相关性并不佳，因此术前准确的 N 分期是相对困难的；三是除外有无远处转移即 M 分期，主要是肺、肝脏和肾上腺的转移。食管腔内超声（Eus）不但可以较准确的判断肿瘤的 T 分期，而且可以判断胸段淋巴结甚至腹腔部分淋巴结转移的情况，有条件的单位可以开展，但是其意义不如在食管癌中那么显著。PET 对肿大淋巴结和远处可疑转移病灶有定性的作用，结合 CT 对于转移病灶的诊断准确率可疑有所上升，但是限于经济因素，大范围开展还有待时日。

以上的检查可以提供一个相对准确的临床分期，完成分期后，对于有手术指征的患者可以根据分型制定相应的手术方式，而估计难以 R0 切除但无远处转移的患者，可以尝试新辅助治疗后再次评估。而真正的分期和分型有赖于术中的情况和术后的病理结果。

2010 年 UICC 的食管癌与胃癌分期大致相同，详见食管癌章节，不同之处见表 8-44-6。

表 8-44-6　食管癌与胃癌 TNM 分期的差异

	食管癌	胃癌
T3	肿瘤侵犯外膜	肿瘤侵犯浆膜下,但未侵及浆膜及周围器官
T4a	肿瘤侵犯胸膜、心包或膈肌,但可被完整切除	肿瘤侵犯浆膜
T4b	肿瘤侵犯其他器官、例如主动脉、椎体、气管等,并不能被完整切除	肿瘤侵犯周围器官,例如脾脏、横结肠、肝脏、膈肌、胰腺、腹壁、肾上腺、肾脏、小肠和后腹膜
N3	区域淋巴结转移,7 枚或以上	
N3a	N/A	区域淋巴结转移 7~15 枚
N3b	N/A	区域淋巴结转移 16 枚及以上

五、外科治疗

不同食管胃交界部腺癌分型的意义和外科治疗。

(一) Ⅰ型

西方大量研究表明,Ⅰ型食管胃交界癌与胃食管反流性疾病(gastro-esophageal reflux disease,GERD)有关,酸碱反流导致食管下段黏膜肠上皮化生(intestinal metaplasia,IM,又称 Barrett 食管),继而发生的重度不典型增生,是食管腺癌的癌前病变,Ⅰ型食管胃交界癌事实上就是基于 GERD 的下段食管腺癌。国外的研究表明经右胸、腹的二切口手术(Ivor-Lewis 手术)可以完整的切除肿瘤和淋巴结并重建消化道,至少切除肿瘤上缘 3~4cm 的食管才能保证上切缘,然而更多研究表明要求切除距肿瘤上缘 5~7cm 食管的患者可以有更低的局部复发率。同时要求切除近端胃,并保证 5cm 的安全切缘,尤其是胃小弯处,尽管有研究表明下切缘的阳性并不影响远期生存率。并至少清扫食管周围的淋巴结和腹腔 1、2、3、7 组淋巴结。Hulscher 2005 年的一项前瞻性随机对照临床试验表明,对于食管和贲门腺癌,经裂孔食管切除手术并不是一项首选的手术。

(二) Ⅲ型

Ⅲ型食管胃交界癌在解剖、病理生理和肿瘤的生物学行为上更接近于胃癌,故实际上就是贲门下胃癌,这也是 Siewert 给食管胃交界癌分型时最初始的想法。在外科治疗上应该参考胃癌 D2 手术。与一般胃癌不同的是,由于可能侵犯了部分食管,所以需要比一般的近端胃大部切除或全胃切除向食管方向留出更多的安全距离,以保证上切缘的阴性和更低的切端复发率,在手术技巧上可以适当切开膈脚,以获得更大的暴露空间。随着吻合器械的进步,例如管状吻合器和经口置入的钉砧的发明,使得外科医生可以轻松地仅仅经腹就切除胸下段 4cm 左右的食管并做吻合。甚至这一切可以在腹腔镜下完成,虽然目前还没用证据表明患者的生存率上可以达到与开放一致的结果。由于该型下纵隔淋巴结转移率仅 5%,故是否一定需要做下纵隔的淋巴结清扫值得商榷。

(三) Ⅱ型

目前争论最多的是Ⅱ型,Siewert 的病例报道中Ⅱ型肿瘤仅 9.8% 伴有 Barrett 食管,Ⅲ型更少只有 2%,因此认为Ⅱ型更近似胃癌。Mattioli 等也发现Ⅰ型食管胃交界癌中 87.5% 在肿瘤周围表现 Barrett 食管,且 100% 未发现与 HP 感染相关的胃内不完全性肠化生,而Ⅱ型食管胃交界癌中只有 35% 的肿瘤表现 Barrett 食管,92% 伴有 HP 感染,提示Ⅱ型食管胃交界癌不同于Ⅰ型,至少其中有相当一部分并非起源于 GERD。Ichikura 等发现Ⅱ型肿瘤绝大多数为男性患者,且多表现隆起型肿块,组织学上以分化良好的腺癌为主;而Ⅲ型食管胃交界癌男女比例仅为 3~4,大体上为凹陷型肿块,组织学多表现为未分化癌,于是进一步将Ⅱ型肿瘤细分为位于 EGJ 上方 1cm 内的ⅡA 和位于 EGJ 下方 2cm 内的ⅡB 亚型,结果上述Ⅱ型与Ⅲ型的临床病理差异主要见于ⅡA 型与Ⅲ型之间,ⅡB 型肿瘤与Ⅲ型则极为相似无明显差异,因此认为ⅡA 型为真正的贲门癌,ⅡB 型实为贲门下胃癌。由此可见,Ⅱ型食管胃交界癌究竟是胃癌还是独立于Ⅰ型和Ⅲ型的真正意义上的"贲门癌"仍有待深入的研究。

对于Ⅱ型肿瘤国外多采取经腹经裂孔的胃食管切除，也有单位行左胸腹联合切口。在 Sasako 2006 年的一项前瞻性随机试验中，前者出现更少的并发症和病死率，以及更好的远期生存率。在技术上只需要向前方切开食管裂孔，这样可以有充分的空间游离足够长的下段食管。另一个分歧在于应该做近端胃大部切除还是全胃切除？国外大部分的文献均推荐做全胃切除，一来可以保证切缘，二来可以更彻底的清扫淋巴结，额外的优势在于可以减少残胃食管反流。近端胃大部切除后，由于腹腔压力较大的原因，往往反流要比胸腔胃的反流严重得多，严重影响患者术后的生活质量。然而国内单位对此观念接受程度仍然不够，或客观条件限制下近端胃大部切除仍然作为标准术式之一。此外，对淋巴结清扫究竟限于 D1 还是 D2 范围 Goseki 等早已发现食管黏膜下富含淋巴管，而胃黏膜没有类似的结构，因此食管癌的淋巴结转移率高于胃癌，而贲门区域淋巴引流较复杂，既可向上通过食管向纵隔引流，又可以向下通过胃直至腹腔干，甚至脾门和腹主动脉旁，这反映了Ⅱ型肿瘤的淋巴转移规律与Ⅰ型不同而更像Ⅲ型。Ⅱ型患者中下纵隔转移率 15.6%、贲门左 67.8%、贲门右 56.9%、胃小弯 67.8%、胃大弯 16.1%、胃左动脉 16.0%，而胃左动脉旁＋脾动脉旁＋腹腔干共计 26.9%，幽门旁 1.61%、肝十二指肠韧带旁 4.84%、左肾门 3.22%（图 8-44-35）。Saito 等的研究中贲门癌贲门旁、胃小弯及胃左动脉旁淋巴结转移率分别为 40% 和 20%，其 5 年生存率可达 25%，而胃大弯、幽门上下以及腹腔干淋巴结转移率一般不到 10%，且一旦发生转移 5 年生存率为 0%，提示Ⅱ型肿瘤淋巴结清扫至胃上部即可。而 Ichikura 等发现Ⅱ型肿瘤纵隔淋巴结转移 14%，贲门旁、胃小弯、胃左动脉旁淋巴结转移率分别为 76%、48%、33%，大弯侧及脾门肝门转移相对较少。很多研究表明 D2 清扫是独立的预后因子。对于那些进展的肿瘤扩大的全胃切除包括了广泛的膈脚间的切除＋标准的 D2 清扫。脾切除仅仅用于脾门有转移的患者，对于普通患者脾切除并没有增加远期生存。左侧腹主动脉旁和左肾门的淋巴结清扫不作为常规。

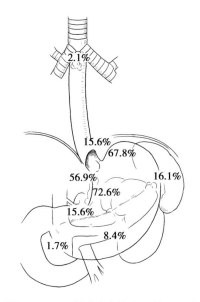

图 8-44-35 Ⅱ型肿瘤的淋巴转移规律

由于总的来说Ⅱ型纵隔淋巴结转移率较低，开胸清扫纵隔淋巴结似无必要，切开食管裂孔前方的膈肌即可获得良好暴露，足以完成下纵隔淋巴结和脂肪的扫除。比较有说服力的证据来自为数不多的前瞻性、多中心或大病例组研究，日本食管疾病协会对 98 家医院Ⅰ、Ⅱ型食管胃交界癌手术治疗的调查显示手术入路并不显著影响预后，这与欧洲的研究结果相同，切除根治性、淋巴结转移才是预后的独立预测因素；转移率最高的组群依次为贲门右、贲门左、胃小弯及胃左动脉旁淋巴结，均在 30% 以上，经胸切除纵隔Ⅱ型肿瘤比经裂孔切除生存率仅提高 1%。

有关 AEG 外科切除效果的文献虽然不少，但可比性并不强，原因是早期的分型标准并不统一。甚至还有文献将食管下段鳞癌也混杂其中。由于对于Ⅰ型肿瘤无论是诊断还是手术方式大多没有异议，所以其预后于不在此讨论。Ⅱ型和Ⅲ型的 AEG 的预后见表 8-44-7 和表 8-44-8 在不同病例组中，外科手术方法也不尽相同，然而，通过该表可以看出大部分的医生更倾向于经裂孔途径的下段食管＋全胃切除。通过这两张表格还可以看出，对于Ⅲ型肿瘤，早期发现的患者很少（pT1 比例为 0~11%，而Ⅱ型 AEG 中该比率高达 14%~23%），可能是由于Ⅰ型和Ⅱ型肿瘤因为下段食管括约肌（LES）的存在、管腔生理上就狭小，一旦有占位病变很容易出现梗阻症状，相对而言胃食管连接部以下

表 8-44-7　Ⅱ型 AEG 的外科治疗结果

研究者(年份)	病例来源时间	病例数	手术方式	pT1 比例(%)	R0 切除率(%)	围术期病死率(%)	围术期并发症率(%)	5 年生存率(%)
Siewert(2000)	1982—1999	271	THG	14	76	2.9	—	42
Hulscher(2002)	1994—2000	40	TH or TT	15	71	3	30	35
De Manzoni(2002)	1988—2000	34	Mixed	21	91	6.7	28	24
Ito(2004)	1991—2001	59	THG	14	69	2.4	20	32
Bai(2006)	1095—1999	80	Mixed	15	69	4	16	34
Cologne(2007)	1997—2005	53	THG	23	96	2.6	31	44

注:TH:经裂孔食管切除;THG:经裂孔全胃切除;TT:经胸食管切除。

表 8-44-8　Ⅲ型 AEG 的外科治疗结果

研究者(年份)	病例来源时间	病例数	手术方式	pT1 比例(%)	R0 切除率(%)	围术期病死率(%)	围术期并发症率(%)	5 年生存率(%)
Siewert(2000)	1982—1999	370	THG	7	69	2.9		35
De Manzoni(2002)	1988—2000	41	THG	2	78	4.2	21	24
Ito(2004)	1991—2001	23	THG	9	52	2.4	20	25
Bai(2006)	1995—1999	94	THG or DE+PG	11	61	6	20	33
Sasako(2006)	1995—2003	167* 95(Ⅱ) 63(Ⅲ) 7(Ⅱ+Ⅲ)	THG=82 LTA=85	2 1	93 88	0 4	34 49	52 38
Cologne(2007)	1997—2005	33	THG	0	97	5.6	31	21

注:*Ⅱ型Ⅲ型共同分析。DE:远端食管切除;LTA:左胸腹联合切口远端食管 + 全胃切除;PG:近端胃大部切除。

的肿瘤引起梗阻较晚,故被发现也较晚。有研究者认为Ⅱ型 AEG 的预后要优于Ⅲ型,但在这些列举出的病例组中该差异不明显,Ⅱ型和Ⅲ型 AEG 的 5 年生存率均在 25%~40% 左右。

参考文献

1. Wang Q, Li T, Liu H, et al. The safety and usefulness of neutron brachytherapy and external beam radiation in the treatment of patients with gastroesophageal junction adenocarcinoma with or without chemotherapy. Radiat Oncol, 2014, 9:99.

2. McNamara MJ, Adelstein DJ, Bodmann JW, et al. A Phase Ⅱ Trial of Induction Epirubicin, Oxaliplatin, and Fluorouracil, Followed by Surgery and Postoperative Concurrent Cisplatin and Fluorouracil Chemoradiotherapy in Patients with Locoregionally Advanced Adenocarcinoma of the Esophagus and Gastroesophageal Junction. J Thorac Oncol, 2014, 9 (10):1561-1567.

3. Franzke T, Jahne J. Preoperative assessment of tumor location and station-specific lymph node status in patients with adenocarcinoma of the gastroesophageal junction. Chirurg, 2013, 84:699.

4. Araujo J, Bories E, Caillol F, et al. Distant lymph node metastases in gastroesophageal junction adenocarcinoma: impact of endoscopic ultrasound-guided fine-needle aspiration. Endosc Ultrasound, 2013, 2:148-152.

5. Wang G, Wu A, Cheng X, et al. Risk factors associated with early recurrence of adenocarcinoma of gastroesophageal junction after curative resection. Chin J Cancer Res, 2013, 25:334-338.

6. Huang JX, Zhao K, Lin M, et al. HER2 gene amplification in esophageal squamous cell carcinoma is less than in gastroesophageal junction and gastric adenocarcinoma. Oncol Lett, 2013, 6:13-18.

7. Kulaylat AN, Sahajwani S, Staveley-O'Carroll KF, et al. Reconstructive options for gastroesophageal junction adenocarcinoma after Roux-en-Y gastric bypass. J Thorac Cardiovasc Surg, 2013, 146:1296-1298.

8. Li Z, Zou X, Xie L, et al. Prognostic importance and

therapeutic implications of PAK1, a drugable protein kinase, in gastroesophageal junction adenocarcinoma. PLoS One, 2013, 8: e80665.

9. Shan L, Ying J, Lu N. HER2 expression and relevant clinicopathological features in gastric and gastroesophageal junction adenocarcinoma in a Chinese population. Diagn Pathol, 2013, 8: 76.

10. Dam T, Mahmood A, Linville K, et al. Meningeal carcinomatosis: a metastasis from gastroesophageal junction adenocarcinoma. Case Rep Med, 2013, 2013: 245654.

11. Grotenhuis BA, Wijnhoven BP, Poley JW, et al. Preoperative assessment of tumor location and station-specific lymph node status in patients with adenocarcinoma of the gastroesophageal junction. World J Surg, 2013, 37: 147-155.

12. Ronellenfitsch U, Schwarzbach M, Hofheinz R, et al. Perioperative chemo (radio) therapy versus primary surgery for resectable adenocarcinoma of the stomach, gastroesophageal junction, and lower esophagus. Cochrane Database Syst Rev, 2013, 5: D8107.

13. Tang P, Zhang HD, Yu ZT. Risk factors of early recurrence and prognosis for patients with adenocarcinoma of gastroesophageal junction after curative resection. Zhonghua Yi Xue Za Zhi, 2013, 93: 3594-3597.

14. Richards D, Kocs DM, Spira AI, et al. Results of docetaxel plus oxaliplatin (DOCOX) +/-cetuximab in patients with metastatic gastric and/or gastroesophageal junction adenocarcinoma: results of a randomised Phase 2 study. Eur J Cancer, 2013, 49: 2823-2831.

15. Kamada T, Kurose H, Yamanaka Y, et al. Relationship between gastroesophageal junction adenocarcinoma and Helicobacter pylori infection in Japan. Digestion, 2012, 85: 256-260.

16. Jeromen A, Oblak I, Anderluh F, et al. Results of postoperative radiochemotherapy of the patients with resectable gastroesophageal junction adenocarcinoma in Slovenia. Radiol Oncol, 2012, 46: 337-345.

17. 张根国, 张俊伟. 高龄食管胃交接部腺癌64例临床分析. 中国社区医师: 医学专业, 2011, 13 (9): 102.

18. 王志强. 胃底贲门癌致食道下段梗阻合并重度营养不良一例. 中华普通外科杂志, 2011, 26 (6): 536.

19. 赵德利, 于婷婷, 魏文强, 等. 山东肥城市食管癌高发区食管癌和贲门癌内镜普查结果分析. 中华预防医学杂志, 2011, 45 (7): 662-663.

20. 赵德利, 陈万青, 于婷婷, 等. 贲门癌发病危险因素的病例对照研究. 中华肿瘤杂志, 2011, 33 (10): 775-778.

21. 张洛, 李青, 欧阳范献, 等. pNO贲门癌术后早期复发与淋巴结微转移的相关性. 中华实验外科杂志, 2011, 28 (12): 2214.

22. Yoon HY, Kim CB. Gastroesophageal junction adenocarcinoma of young patients who underwent curative surgery: a comparative analysis with older group. Surg Today, 2011, 41: 203-209.

23. Valle JW, Armstrong A, Newman C, et al. A phase 2 study of SP1049C, doxorubicin in P-glycoprotein-targeting pluronics, in patients with advanced adenocarcinoma of the esophagus and gastroesophageal junction. Invest New Drugs, 2011, 29: 1029-1037.

24. Butte JM, Waugh E, Parada H, et al. Combined total gastrectomy, total esophagectomy, and D2 lymph node dissection with transverse colonic interposition for adenocarcinoma of the gastroesophageal junction. Surg Today, 2011, 41: 1319-1323.

25. 庄建芬, 张予蜀, 袁捷. 金属双支架治疗贲门癌术后胃流出道及胆道梗阻一例. 中华消化内镜杂志, 2010, 27 (7): 382-383.

26. 张连福, 朱霞, 陈明会, 等. 食管、贲门癌术中化疗178例分析. 中华实用诊断与治疗杂志, 2010, 24 (1): 80-81.

27. 郝曙光, 冯笑山, 王立东, 等. 贲门肠上皮化生组织中DAS-1蛋白表达与贲门癌的相关性研究. 中华消化杂志, 2010, 30 (1): 15-17.

28. 丁学伟, 王晓娜, 薛强, 等. 贲门癌的临床病理特征分析. 中华肿瘤防治杂志, 2010, 17 (10): 770-772.

29. 李保中, 侯建彬, 王青兵, 等. 贲门癌口侧浸润特点及其临床意义. 中华胃肠外科杂志, 2010, 13 (5): 375-376.

30. 赵锐瑾. 11例高龄食管癌、贲门癌患者开胸术后突发昏迷的观察与抢救. 中华护理杂志, 2010, 45 (6): 525-527.

31. Uncu D, Ozdemir NY, Aksoy S, et al. Adjuvant bi-weekly combination of cisplatin, infusional 5-fluorouracil and folinic acid followed by concomitant chemoradiotherapy with infusional fluorouracil for high risk operated gastric and gastroesophageal junction adenocarcinoma. Asian Pac J Cancer Prev, 2010, 11: 1493-1497.

32. 刘俊峰. 食管癌与贲门癌术后复发的再手术治疗. 中华外科杂志, 2009, 47 (14): 1046-1047.

33. 朱艳丽, 刘竹娥, 罗艳丽, 等. 贲门癌胃结肠广泛转移一例. 中华消化内镜杂志, 2009, 26 (9): 479.

34. 平育敏, 何明, 孟宪利, 等. 食管癌和贲门癌术后并发症的防治. 中华医学杂志, 2009, 89 (5): 296-300.

35. 刘祖宏, 陈少湖, 陈尤佳, 等. 贲门癌组织诱骗受体3表达及其临床意义的探讨. 中华肿瘤防治杂志, 2009, 16 (5): 365-367.

36. 孙东兰,段亚男,张晓娟,等.食管癌高发区贲门癌与基质金属蛋白酶 -2 及其组织抑制剂 -2 基因多态性的关联研究.中华预防医学杂志,2009,43(4):342-344.

37. 王金栋,刘俊峰,王其彰,等.食管癌贲门癌术后酸反流与十二指肠胃食管反流.中华胸心血管外科杂志,2009,25(6):397-399.

38. Rizk NP,Tang L,Adusumilli PS,et al. Predictive value of initial PET-SUVmax in patients with locally advanced esophageal and gastroesophageal junction adenocarcinoma. J Thorac Oncol,2009,4:875-879.

39. 朱小英,董雄伟,孙波,等.浅陈纵轴线阵超声内镜下胃贲门癌术前分期.中华消化杂志 2008,28(3):196-197.

40. 南寿山,黄晓俊,郝晓雯.甘肃省 1977-2006 年贲门癌临床流行病学分析.中华流行病学杂志,2008,29(11):1163-1164.

41. 林碧娟,黄昌明,卢辉山,等.进展期胃底贲门癌淋巴结清扫数目对预后的影响.中华胃肠外科杂志,2008,11(3):231-234.

42. 张洛,冯笑山,王公平,等.PNO 贲门癌淋巴结微转移的检测及其临床意义.中华外科杂志,2008,46(14):1102-1103.

43. 王金栋,刘俊峰,王其彰,等.食管癌贲门癌术后生活质量评价和影响因素分析.中华胸心血管外科杂志,2008,24(1):36-38.

44. 任建松,乔友林.幽门螺杆菌感染与贲门癌发生风险的巢式病例对照研究.中华肿瘤杂志,2008,30(6):428-431.

45. 刘尚国,Bao-sheng Z,吕靖民,等.食管、贲门癌术后感染危险因素研究.中华医院感染学杂志,2008,18(8):1096-1098.

46. 王战会,冯笑山,王公平,等.KiSS-1 和 E 钙黏蛋白在贲门癌组织中的表达及临床意义.中华胃肠外科杂志,2007,10(4):380-382.

47. 吴涛,万远廉,戎龙,等.经腹根治性全胃切除术治疗贲门癌患者的效果及预后因素分析.中华医学杂志,2007,87(21):1474-1477.

48. 连长虹,赵强.贲门癌患者血浆纤维蛋白原含量及其临床意义.中华实验外科杂志,2007,24(11):1428-1429.

49. 张常华,何裕隆,詹文华,等.胃底贲门癌根治术中保留脾脏对预后的影响.中华胃肠外科杂志,2007,10(6):531-534.

50. 周乃康,梁朝阳,柳曦,等.食管癌和贲门癌手术中应用圆形吻合器的经验.中华胸心血管外科杂志,2007,23(4):269-270.

51. 王雨田,杨秀疆,张兴荣,等.腔外生长型贲门癌内镜超声下细针穿刺的诊断价值.中华消化内镜杂志,2007,24(2):93-95.

52. 胡祥,田大宇,宝全.贲门癌手术中淋巴结廓清范围的探讨.中华胃肠外科杂志,2007,10(2):127-129.

53. 王志夏,李爱国,谭小荣,等.食管癌贲门癌经胸切除术512 例.中华胸心血管外科杂志,2006,22(5):345.

54. 邵钦树,叶再元.胃底贲门癌的术式选择.中华外科杂志,2006,44(23):1592-1593.

55. 王晓新,李宏芹,陈鸿义,等.不同手术径路治疗贲门癌的对比研究.中华外科杂志,2005,43(19):1262-1264.

56. 伍硕允,叶敏,马良赟.机械吻合与食管胃分层吻合术治疗食管和贲门癌的对比研究.中华胃肠外科杂志,2005,8(4):367-368.

57. 刘俊峰,王金栋,张少为,等.食管癌与贲门癌患者术后残余食管与胸腔胃功能研究.中华医学杂志,2005,85(38):2678-2681.

58. 邵令方,高宗人,卫功铨,等.食管癌和贲门癌的外科治疗.中华外科杂志,2001,39(1):44-46.

59. 李茂竹,马善符,马琴.胃底贲门癌手术路径的选择.中华普通外科杂志,2000,15(2):80-81.

60. 张汝刚,方德康,张大为.贲门癌的外科治疗结果(附1832 例分析).中华肿瘤杂志,1998(2):140-142.

第四十五章　良性食管肿瘤及食管囊肿

第一节　良性食管肿瘤

一、概述

食管良性肿瘤很少见，在食管肿瘤中仅占 1%。发病年龄较食管癌小，症状进展缓慢，病期长。在食管良性肿瘤中最常见的是平滑肌瘤，约占 90%，此外尚有起源于黏膜层和黏膜下层的息肉、脂肪瘤、纤维脂肪瘤、乳头状瘤等。食管平滑肌瘤多见于中年男性。平滑肌瘤多位于食管下段和中段，绝大多数为单发性。平滑肌瘤起源于食管壁肌层，向食管腔内外缓慢生长，黏膜仍保持完整，因而不导致呕血。肿瘤呈圆形、椭圆形或马蹄形，有完整的包膜，质坚韧，切面呈灰白色，有旋涡状结构瘤块，直径 2~5cm，但有时间可达 10cm 上，包绕长段食管。

食管良性肿瘤大多根据起源的位置分类，曾经分为腔内型、腔外型和壁间型，在有了食管腔内超声后，一般就以起源的层次作为分类标准（表 8-45-1）。也可以按照病理类型分类。平滑肌瘤是最常见的良性肿瘤，食管囊肿其次，然而囊肿并非真正的肿瘤，在真正的肿瘤里，腔内型的息肉发病率占据第二位。间质瘤（GIST）曾经被归在平滑肌瘤内，但是近年的研究表明间质瘤具有恶性倾向，所以作为一种单独疾病不在本章讨论。

大部分的良性肿瘤好发于食管中下段，而纤维血管瘤则最常见于颈段食管。

表 8-45-1　良性食管肿瘤分类

食管壁层次	食管超声层次	食管肿瘤类型
黏膜	第一、二层	粒细胞瘤 纤维血管瘤 鳞状细胞乳头状瘤 潴留性囊肿
黏膜下	第三层	脂肪瘤 血管瘤 纤维瘤 神经纤维瘤
固有肌层	第四层	平滑肌瘤 囊肿
食管旁组织	第五层	囊肿

二、病因

大部分的食管良性肿瘤病因不明。

三、临床表现

食管良性肿瘤可长期不呈现临床症状，而在消化道钡餐 X 线检查时被偶然发现，平滑肌瘤长大后一般超过 5cm，可呈现胸骨后饱胀、疼痛压迫感和轻度吞咽梗阻感。食管钡餐造影 X 线检查可显示边缘光滑整齐的圆形或椭圆形充盈缺损，其上下缘与正常食管壁交界处呈锐角，肿瘤区食管黏膜皱襞被肿瘤撑平而消失但无破坏，吞咽动作可能见到平滑肌瘤随食管上下移动。

四、诊断

食管吞钡检查是最简单易行也是最直观的辅助检查手段,也是在有症状的患者中最为常用的筛查手段。它可以发现很多在食管镜或者 CT 上容易被忽略的良性肿瘤。一般食管良性肿瘤在钡餐中往往表现为向食管腔内光滑的隆起。

CT 检查同样重要,其有助于鉴别是食管来源的肿瘤还是周围组织外源性的压迫。有些患者出现症状后行钡餐检查,发现向腔内光滑的切迹。但是 CT 检查发现是周围器官的压迫,例如血管环、纵隔肿大的淋巴结、血管瘤、迂曲的主动脉或者是其他纵隔内的占位病变。

食管镜检查的目的除了判断是否为腔内型的肿瘤以外,主要是与食管恶性病变做鉴别,对于浅表的肿瘤可以行活组织检查,甚至在内镜下对于某些肿瘤可以完整摘除。同时可以评估食管腔的梗阻程度。对于内镜医师需要注意的是,虽然对于腔内的肿瘤活检并不复杂,但是往往很多黏膜下来源的食管良性肿瘤食管黏膜都是光滑完整的,对于这些患者而言,是肿瘤活检的禁忌证。原因是活检可能导致食管黏膜和黏膜下各层次解剖结构不清,甚至与肿瘤粘连,造成术中食管黏膜破损,如发现不及时可造成食管瘘和脓胸。

食管腔内超声(EUS)对于食管良性肿瘤诊断价值很大。不但在诊断中,还包括对手术方案的制订,对于暂不需要手术但必须定期随访的患者,EUS 是首选的检查手段。EUS 可以很清晰地显示在食管壁各层次中肿瘤来源和累及的层次,解剖层面可见交互的白色高回声区和黑色低回声区,最内环是白色的表示浅表黏膜(上皮细胞和基底膜),第二圈黑色表示更深层黏膜(固有层和黏膜肌层),第三个白色环形表示黏膜下层,第四个黑色环形表示肌层,最外层的第五个白色环形表示食管旁组织,包括食管旁淋巴结,因此也很方便的与食管癌做鉴别(图 8-45-1)。基于超声的特性,该检查在诊断囊性病变时比 CT 更加可靠。对于某些肿瘤,EUS 还有助于帮助内镜医师决定能否内镜下切除,或是需要接受外科手术。

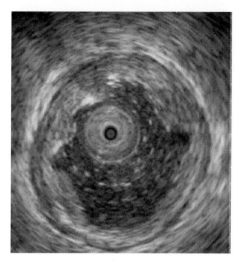

图 8-45-1 食管壁的五层结构

五、治疗

大多数的食管良性肿瘤如无症状,均可随访。在随访过程中如发现出现症状或肿瘤增大明显,原则上可考虑予以内镜下切除或外科切除。具体治疗方法见下节分论。除了食管纤维血管瘤以外,该肿瘤可能引起突发的梗阻,更有甚者存在潜在窒息的危险,所以一旦发现,均建议切除。

六、分论

(一) 起源黏膜的良性肿瘤

1. 粒细胞瘤 是最常见的食管良性肿瘤之一(仅次于平滑肌瘤和囊肿)。这些小而黄、坚固的肿瘤可以发现于很多部位,包括胃肠道、呼吸道、皮肤和乳房。在消化道中,食管下三分之一是最常见的好发部位,免疫组织化学证明该肿瘤起源于神经组织(施万细胞)。粒细胞瘤很特别,一般情况下很小并且没有症状,通常是在食管镜检查或者尸体解剖时才被发现,很少在一个患者身上发现两个或多个。活检对于诊断来说是有价值的,但并非对于所有的病例。食管超声检查可以发现该肿瘤是光滑的、并且起源于内两层(<5% 的病例起源于黏膜下层),影像上呈现不均匀的低回声区。如食管超声检查出现非典型特征则提示存在恶性可能,虽然恶性粒细胞瘤很罕见,恶性粒细胞瘤通常在病理上表现为活跃的有丝分裂象、大的细胞核、肿瘤直径 >1cm 以及食管超声上的不典型表现。

2. 纤维血管瘤　是一种良性的起源于食管黏膜的息肉,好发部位多为颈段食管环状软骨附近,并且向下延伸至食管腔内。肿瘤一般呈圆柱形,蒂部较细长。组织学上可呈现为多种组织成分,包括纤维、血管、脂肪和神经组织。体积大的肿瘤会引起吞咽困难和/或食管腔内梗阻,少数还可见反流到口中伴有潜在窒息及猝死可能。上海市胸科医院急诊就曾经接收过一位患者,因将肿瘤呕出导致窒息(图 8-45-2),急诊气管切开并在内镜下将肿瘤切除才抢救成功。由于肿瘤在腔内自然生长,故很容易在食管钡餐检查及颈胸部 CT 检查中被发现。食管镜和超声食管检查对诊断没有很大帮助。对于纤维血管瘤,一经发现,建议予以切除以避免出现食管梗阻或黏膜溃疡甚至窒息等并发症。

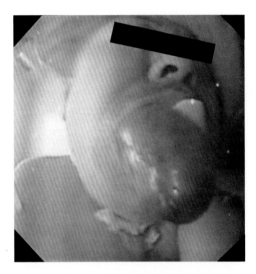

图 8-45-2　患者将肿瘤呕出导致窒息

3. 鳞状细胞乳头状瘤　食管乳头状瘤是少见的、大小多变的、一般无蒂的良性肿瘤,一般位于食管下段。虽然确切病因仍有争议,但大部分学者认为是源于人类乳头状病毒(HPV)感染,也有学者认为是由于胃食管反流引起的反复的食管黏膜炎症。内镜下活检可以与食管鳞状上皮细胞癌相鉴别,食管超声检查可以排除医生了解肿瘤侵犯程度。有症状的患者或组织学上表现为非典型的病变都建议行内镜下切除或外科手术切除。无症状的肿瘤可以临床随访。

(二) 黏膜下层良性肿瘤

起源于食管黏膜下层的肿瘤比较少见,通常包括脂肪瘤,纤维瘤,神经纤维瘤和血管瘤。食管超声检查在这些肿瘤的诊断以及决定是否摘除肿瘤还是临床随访上有着极大的价值。此外按照病理来源可分为食管间叶源性肿瘤(EMT),管间叶源性肿瘤中最常见的是食管平滑肌瘤,其次为食管间质瘤,脂肪瘤、神经鞘瘤和平滑肌母细胞瘤相对更罕见,超声内镜下食管平滑肌瘤、间质瘤和神经鞘瘤为来自黏膜肌层或固有肌层的低回声团块,但超声内镜下相互间易误诊,因而单凭超声内镜往往不能精确地辨别。病理上,间质瘤、平滑肌瘤和神经鞘瘤都主要表现为梭形细胞,部分间质瘤表现为上皮样细胞。联合检测 CD117、CD34、SMA、Desmin 和 S-100 有助于鉴别诊断。

1. 脂肪瘤　像皮下脂肪般的、柔软,在内镜下呈黄色膨出。有经验的内镜医生可以发现肿瘤质地柔软。由于肿瘤组织包含黏膜下层实质,常规内镜下浅表活检通常帮助不大。超声食管镜对于这类肿瘤诊断的意义很大,一般表现为高回音区,在超声内镜第三层均匀分布。没有症状时建议临床随访观察(图 8-45-3、图 8-45-4)。

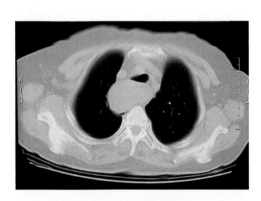

图 8-45-3　食管脂肪瘤

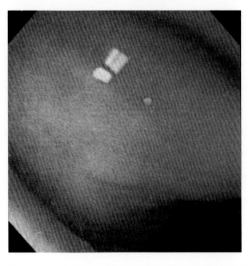

图 8-45-4　食管脂肪瘤食管镜下见食管黏膜光滑

2. 血管瘤 黏膜下层血管瘤很少见，内镜下表现为暗紫红色结节。组织学排列从简单的毛细血管变为大血管瘤。症状表现为吞咽困难、胸骨后不适和咯血(少见)，但大多数血管肿瘤没有症状。内镜下看，血管瘤最初很容易被误诊为食管静脉曲张，超声食管镜可以更为清晰地发现黏膜下层大片低回音区，来自第二、三层，伴有清晰的边界。治疗方案根据实际情况选择随访观察、内镜下切除、外科手术切除、电灼或放射治疗。

3. 纤维瘤和神经纤维瘤(包括神经鞘瘤) 是食管黏膜下层非常少见的良性肿瘤。神经纤维瘤理论上来说容易被明确，但临床上容易与平滑肌来源肿瘤相混淆，比如平滑肌瘤、平滑肌肉瘤或胃肠间质瘤(GISTs)，胃和结肠是最常见的部位，并且将会出现更多无显著特点的纤维神经瘤的患者。有经验的内镜医生可以在内镜检查中发现一个质地坚硬的结构。由于组织包含少量黏膜下层实质，常规内镜下浅表活检通常帮助不大。超声食管镜对于这类肿瘤是个很好的诊断工具，呈现出略低于脂肪瘤的高回音区，在超声内镜第三层均匀分布。

组织病理学检查结果证实为梭形细胞结构，没有上皮成分，肿瘤外围有一些特殊的淋巴组织包围，免疫组织化学检查 S-100 蛋白阳性。CD117 (c-kit 蛋白)可以帮助与 GISTs 鉴别，典型的 GISTs 多为阴性，有潜在恶性可能。

这些肿瘤一般无临床症状，大多是因其他不适在检查时被发现。所以如果必须被切除时也建议采取微创技术并且保留食管。Memorial Sloan-Kettering 癌症中心的 Park 曾经报道了一例巨大食管良性神经施万细胞瘤，切除部分食管，并消化道重建，原因是术前或术中无法确认肿瘤的良恶性，需要更多组织行免疫组织化学检查。食管神经鞘瘤是非常少见的疾病，好发于中年女性，早期一般无症状，大部分症状是由于肿瘤增大后导致的食管梗阻或气管受压迫而产生的。上海市胸科医院胸外科曾收治过一位神经鞘瘤的患者，因进食哽咽伴气急入院，影像学检查发现气管受压、食管外压性改变，经颈部切口行肿瘤切除(图 8-45-5~ 图 8-45-8)

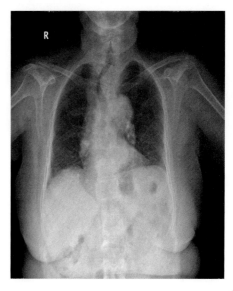

图 8-45-5 神经鞘瘤的患者压迫气管导致气管扭曲

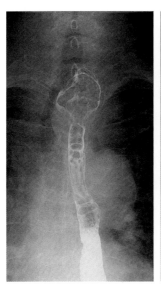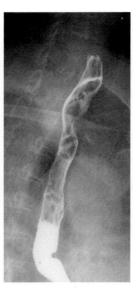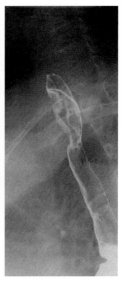

图 8-45-6 造影显示:神经鞘瘤的患者压迫食管导致食管狭窄

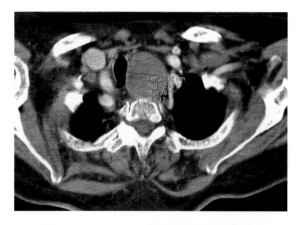

图 8-45-7　CT 显示纵隔肿瘤压迫周围组织

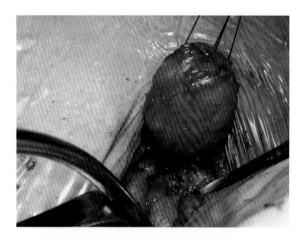

图 8-45-8　手术切除后纵隔肿瘤

(三) 起源于固有肌层的肿瘤

固有肌层良性肿瘤包括食管平滑肌瘤和食管囊肿。

1. 平滑肌瘤　食管平滑肌瘤是良性的平滑肌性肿瘤,起源于固有肌层,是最常见的食管良性肿瘤。在所有的消化道平滑肌瘤中,只有 10% 发生于食管,大多起源于食管中段或下段的环形肌层,比较少见于颈段食管或黏膜肌层。多无症状,部分患者可有吞咽困难,胸部或剑突下疼痛,或出血,如病变在下段时原先存在的反流性食管炎可加重。患者大多比较年轻,年龄为 20~50 岁,男女性发病率为 2:1,很少有恶变。麻省总院报道了一组 53 例病例,无一恶变,而另一篇文献回顾了 800 例病例中仅有 2 例(0.2%)病理发现由平滑肌瘤移行为平滑肌肉瘤。

典型的食管钡影检查表现为光滑的充盈缺损,胸部 CT 可以发现食管软组织影,虽然 CT 无法明

确平滑肌瘤的诊断,但是可以和淋巴结病变与囊性病变相鉴别。

食管镜可以直接清楚地看到黏膜上的膨出病变,但黏膜完整并光滑。这类肿瘤不推荐做内镜下活检,一来很难通过黏膜和黏膜下层活检到肿瘤组织,二来活检引起的炎症粘连可能在将来手术后导致食管瘘。

食管超声检查对于这类肿瘤的诊断有很大帮助,典型表现为位于超声第四层内的低回音区,并且界限清晰。尽管食管超声下的细针穿刺目前被广泛应用于多种恶性肿瘤的淋巴结分期,但对于这些平滑肌来源的肿瘤的良恶性鉴别还是比较困难,主要原因是靠细胞学来区分间叶来源肿瘤细胞的良恶性难度较大。所以如果患者无症状,并且肿瘤较小,可以建议临床随访定期复查食管镜或腔内超声。

2. 食管囊肿　由于食管囊肿并不是肿瘤,故而单独归类,见后详述。

3. 食管间质瘤　自从 1983 年 Mazur 等根据肿瘤的分化特征提出胃肠道间质瘤的概念以来,胃肠道间质瘤(gastrointestinal stromal tumor,GIST)作为一组独立的消化道间叶源性肿瘤已被人们所熟知目前比较公认的 GIST 的定义为:GIST 起源于向卡雅尔肠细胞(interstitial cells of Cajal,ICC)分化的未定形的间充质细胞,是胃肠道中除平滑肌肿瘤和神经鞘瘤及神经纤维瘤以外的、富于细胞且表达 CD117 的梭形上皮样或多形性的间叶源性肿瘤;标志物 CD117 为 GIST 的诊断金标准,有关研究表明,以往诊断为胃肠道平滑肌肿瘤及神经鞘瘤有部分实际上是 GIST。发生率低,目前大量研究证明,食管间质里的发病率仅占同期食管间叶源性肿瘤的 25% 左右。无明显性别差异,50 岁左右居多。胃肠道(GIST)最常发生在胃(60%),其次为空肠和回肠(30%)、十二指肠(5%)、结直肠(4%)、食管或阑尾(<1%),较少见于大网膜和肠系膜以及消化道外。起源于食管固有肌层,食管间质瘤的组织发生尚未完全明了,可能是一种多潜能肿瘤,有学者认为食管间质瘤的免疫表型的复杂性提示其来源于原始间叶细胞,小肠间质瘤(GIST)大多为神经源性,或许起源于神经鞘膜细胞或小肠的

自主神经组织。近年来越来越多的学者认为食管间质瘤起源于Iccs，因为Iccs是内脏中唯一kit⁺、CD34⁺、Vimentin⁺的细胞，GIST的免疫表型亦为Kit⁺、CD34⁺、Vimentin⁺。而且，C-kit基因的缺失性功能突变能引起Iccs受体的减少，而C-kit基因的获得性功能突变则与GIST相联系。GIST的超微结特征也和Iccs相似。因此，KindbIom认为GIST和Iccs在形态学、免疫遗传表型等方面有惊人的相像，提示其来源于或分化为Iccs样细胞，并建议非委员会命名的GIST可被胃肠道起搏细胞所取代。总之目前食管间质瘤的起源仍不清楚。

食管间质瘤与其他胃肠道间质瘤不同，它的临床症状突出，如胸骨后刺痛以及吞咽困难，促使患者早就诊，从而使食管间质瘤治疗时1/3的病例直径<1.0cm。食管吞钡有钡剂分流现象，充盈缺损或龛影形成；CT提示来源于食管的占位，对病变部位、大小、毗邻关系的判断有很大的帮助。PET-CT有助于恶性的判断，可早期发现转移。内镜及腔内超声特征：食管呈外压性改变，黏膜光滑完整并隆起。超声内镜提示病变位于黏膜下或肌层的低回声肿块。

大体标本恶性者大多长径≥6cm，良性者大多长径≤5cm。外形不定边界清楚，有或无包膜，实性，切面呈鱼肉样，色多灰白，质地硬；恶性局部多有坏死或出血。肿瘤在食管壁的位置可分为黏膜内、黏膜下和肌层。黏膜内者易形成溃疡。肿瘤界限清楚无包膜，由主瘤结节和其外的小瘤结节或瘤细胞团构成。瘤细胞以长梭形为主，胞质丰富红染，核小，长梭形，偶见核仁。细胞核密度与食管平滑肌相似。瘤细胞成束状，交错排列，无核分裂。肿瘤均无坏死。间质瘤没有明确的良、恶性界限，所有的间质瘤都应看作是一种低度恶性、有复发和转移可能的肿瘤，目前主要参考食管间质瘤的诊断标准。

（1）恶性指标：①肿瘤具有浸润性（肌层浸润、黏膜浸润、脉管瘤栓等）；②肿瘤发生远处脏器转移或淋巴结转移。

（2）潜在恶性指标：①肿瘤体积≥5cm ②肿瘤细胞核分裂象≥5/50HP；③肿瘤细胞有坏死；④肿瘤细胞有明显异型性（肿瘤细胞增生活跃、排列密集）。

当肿瘤具有1项恶性指标或2项潜在恶性指标时，诊断为恶性病变；肿瘤具有1项恶性指标时，诊断为交界性食管间质瘤（EST）；如有上述两种指标时，定为良性EST。CD34、CD117和SMA阳性为主，波形蛋白（vimentin）阳性表明肿瘤起源于间叶组织，在诊断间质瘤中也有重要价值，结蛋白（desmin）在间质瘤细胞中表达阳性率非常低，而在平滑肌瘤中表达阳性率高，可以作为区分的一个标记。而平滑肌动蛋白（SMA）则认为主要在平滑肌瘤中表达。C-kit蛋白是间质瘤新的敏感而特异的标志物，能在一定程度上提高间质瘤诊断水平，尤其是分化差、多形性肿瘤及胃肠道外的转移性肿瘤，与CD34蛋白联合应用将有助于肿瘤的鉴别诊断及明确肿瘤的来源。

较小者可以应用胃镜套圈切除较大者可以行开放手术切除。药物治疗中伊马替尼是近年来广泛用于治疗间质瘤的药物，是一种人工合成的酪氨酸激酶抑制，但近年来出现较多的耐药现象。因此，目前手术切除仍是主要治疗手段。良性者预后好，恶性者可出现远处转移等征象。

七、食管良性肿瘤的手术切除

目前对于良性肿瘤的切除有三种方式：开放手术、胸腔镜手术及内镜下切除。

肌瘤摘除是食管平滑肌瘤最根本的治疗方法，过去传统的后外侧开胸食管平滑肌瘤摘除术，手术效果肯定，但却是典型的"小手术，大切口"脚，具有创伤大、对呼吸和循环系统影响大等缺点。1988年，Bethencourt等州首先报道了Muscle-sparing剖胸切口的临床应用。早期主要应用于肺楔形切除、肺大疱切除等简单手术，随着医疗器械及外科技术的发展，现已逐步应用到肺叶切除、全肺切除等复杂手术，是现今广泛应用的一种微创剖胸切口。传统的MS微创剖胸切口完整地保留背阔肌，钝性分离前锯肌肌纤维，为临床最常用的一种方法。对一些特别是肿瘤较大、形状不规则、累及管壁范围广且与黏膜紧密粘连等，通常在胸腔镜及内镜下是无法完成的，而常规后外侧开胸手术创伤大，这时如果采用传统MS微创剖胸切口无疑是最佳的选择；此外。目前胸腔镜手术费用昂贵。对于不能负担起胸腔镜手术的患者而言。选择 MS 微创剖胸切口行食管平滑肌瘤切除术也应该为上策。所以，采用传统 MS 微创剖胸切口行食管平滑肌瘤切除术。对病变无特殊要求，必要时可延长切口进一步操作，是一种安全可行的微创手术方法。

电视胸腔镜手术是 20 世纪 90 年代迅速发展起来的一种全新的胸外科微创技术，与国际同步，经过近 20 年的发展，我国目前的电视胸腔镜手术也已发展成为一种较成熟的技术，成为胸外科常用的手术方法之一。绝大多数学者认为：①胸腔镜适合于各种大小的食管平滑肌瘤切除，尤以直径 2~5cm 最佳，与文献报道一致。对于肿瘤较大（直径 >5cm）、形状不规则，尤其是包绕食管生长、与食管黏膜关系密切者，镜下操作较困难，多需中转开胸手术；而对于直径 <1cm 者，镜下手术操作本身并不困难，而病变的准确定位则是术中的难点。②壁内型更适合电视胸腔镜手术，因解剖层次相对好；而纵隔型与周围组织粘连，胸腔镜游离困难。③只要具备熟练的电视胸腔镜操作技术，借助高清晰的影像系统，可以安全、快捷、可靠地完成食管平滑肌瘤切除术，达到与开胸手术相同的治疗效果。随着近年来电视胸腔镜技术在我国的日益普及和飞速发展以及手术费用的降低，胸腔镜切除术可作为与黏膜层无紧密粘连的食管平滑肌瘤的一种安全、可行的微创术式。且有逐步取代传统的开胸手术的趋势。

内镜切除黏膜下良性肿瘤具有操作简便、创伤小、恢复快的优点，但常被视为禁忌证，其主要原因是单纯内镜观察无法判断肿瘤的侵犯深度，切除时有发生穿孔的危险。是否适合内镜下切除以及采用何种方法切除，最重要的是术前应尽可能地准确判断肌瘤的来源层次，对于肌瘤较小（一般直径 <2.0cm），起源于黏膜肌层、浅层固有肌层者适用于内镜下切除治疗；而来源于固有肌层深层者。因食管壁较薄且缺乏完整的浆膜层，操作时特别要小心，以免切除不尽或引起穿孔，直径 >3cm 者应避免行内镜下切除。

综上所述，三种微创手术方式各有优点，但也有自身的局限性和适应证，为了获得最好的疗效，就要严格筛选病例，针对不同病例选择相应治疗方式。

食管平滑肌瘤的手术入路一般根据病变所在部位及是否易于暴露来定，胸上、中段平滑肌瘤应采取右侧开胸，胸下段特别是腹段则以左侧开胸为宜。切口可视肿瘤具体情况而采用后外或损伤肌肉少的小切口，术式应尽可能行肿瘤摘除术，应避免手术盲目扩大及注意保留迷走神经，以免影响患者术后生活质量。由于迷走神经切断等因素，食管部分切除患者术后消化功能明显降低。食管平滑肌瘤摘除术的要点之一是防止食管黏膜破裂及保护食管血液供应。食管的游离有助于肿瘤剥离，但当食管游离超过 10cm 以上时，则应注意保护食管血供，应尽可能仅游离肿瘤所在侧食管壁。因此，当食管镜所见考虑为平滑肌瘤时要避免活检。黏膜破裂的修补应仔细，一般不会狭窄，应常规胃管注气，检查缝合是否确切。

（一）开放手术

手术方法：手术切除良性食管肿瘤传统的方法是开胸手术，可以很好地暴露食管。然后切开部分肌层后显露肿瘤，仔细分离肿瘤与黏膜的间隙，以防止黏膜损伤。对于平滑肌瘤，建议尽可能使用钝性分离，较大的平滑肌瘤外形类似"生姜"，肿瘤表面有好多"凹缝"，可以用"花生米"慢慢推开附着于肿瘤表面凹陷处的食管平滑肌纤维，并在肿瘤深处推开食管黏膜，一般钝性分离很少会损伤黏膜。在完整切除肿瘤后仔细检查黏膜有无破损。可以先将胃管退到肿瘤床上方，并且在肿瘤床远端的食管套带后简单收紧，并请麻醉师在胃管中注入气体，这时黏膜会膨出，如在胸腔内注入少量生理盐水，可通过观察是否瘤床有气泡溢出来判断黏膜的完整性。在选择切口时，左右胸入路均可，一般选择右胸径路为多，因为更能清晰的暴露食管全程（图 8-45-9）。

大部分医生认为可以较松的缝合切开的食管肌层，一来缝合本身并不困难，二来可以预防食管憩室发生的可能。但是如果瘤床面积较大，食管肌层缺损较多，也可以不用缝合。

其他手术入路包括了颈部切口、腹部切口，甚至胸腹联合切口，切口的选择主要根据肿瘤的位置，但是需要注意的是，对于有明显蒂部的肿瘤，切

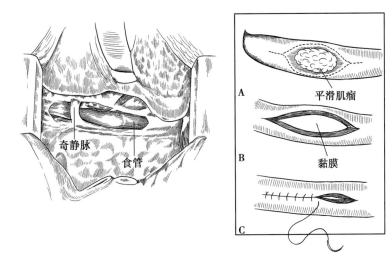

图 8-45-9　食管平滑肌瘤切除方法

口选择应根据蒂部的位置而不是肿瘤的位置,例如纤维血管瘤蒂部多位于颈段食管,而瘤体因为重力多在胸段,切口应选择颈部而非胸部,假如经胸手术可以切除瘤体但不能在蒂部根治切除,容易复发。美国麻省总院的 Mutrie 和他的同事们报道了超过 40 年的经验,证明这类手术方式围术期无严重并发症和死亡(见图 8-45-9)。

其他的手术方式还有食管节段性切除,也有学者报道过此类手术应用与早期局限的食管恶性肿瘤上。主要方法是在肿瘤近、远端节段切除食管,然后将两端按黏膜和肌层分别间断缝合,完毕后在吻合口外周覆盖带蒂的肋间肌瓣。为减少吻合口张力,可以在吻合口上下环形切开食管肌层、暴露黏膜。

(二)胸腔镜手术

自从 1992 年报道了第一例胸腔镜下食管肿瘤切除,微创技术逐渐被广泛应用于食管良性肿瘤的外科治疗上。因为不需要开胸,所以减少了病患的痛苦和创伤,缩短住院时间,减少并发症的发生。目前已经成为该疾病治疗的标准术式之一。近年开展的机器人辅助手术虽未广泛开展,但是它增强的放大效果、三维立体视野以及卓越的操作灵敏度成为外科医生更多的选择之一,尤其是在狭小空间内切除良性肿瘤更是其优势。但是,腔镜技术也有一定的适应证,例如对于较小的或与周围层次关系紧密的肿瘤就不适合腔镜手术。外科医生最终应该根据疾病情况来选择正确的治疗模式。

手术方法:在电视胸腔镜辅助下完成食管平滑肌瘤摘除术,在双腔气管内插管静脉复合全身麻醉下行手术治疗,术前常规放置胃管,患者侧卧位。食管中、上段平滑肌瘤经右侧胸径路进胸;食管下段平滑肌瘤视肿瘤位置而定,肿瘤生长于食管右侧壁经右侧胸径路进胸,肿瘤生长于食管左侧壁经左侧胸径路进胸。经侧胸壁 3 个 1.5~2.5cm 的小切口完成手术。胸腔镜观察孔选择腋中线第 7、8 肋间,其余 2 个操作孔分别位于第 4、5 肋间腋后线和腋前线,根据肿瘤的位置,可调整操作空位于高一肋间或低一肋间。参照食管超声内镜下肿瘤距门齿的距离,纵行切开相应部位的纵隔胸膜,分别超过肿瘤上、下缘各约 2.0cm 长度,钝性加锐性分离食管周围疏松组织,通常不需游离食管全周。用卵圆钳探查肿瘤位置,于前操作孔用卵圆钳将肿瘤相应部位食管向后上方顶起,大部分患者可清楚显示肿瘤明显凸起于食管壁,电凝切开食管肌层,钝性分离食管肌层,直至显示银白色肿瘤,利用吸引器钝性分离肿瘤周围疏松组织,卵圆钳提起肿瘤,进一步钝性分离食管肌层与肿瘤周围的疏松组织,即可完整切除肿瘤。切除肿瘤后,将胃管退至肿瘤相应处,卵圆钳阻断食管上、下端,胸腔内注入少量水,嘱麻醉医师经胃管内快速注入空气,观察食管黏膜有无破损和局部隆起,无气体逸出则提示食管黏膜完好;如有气体逸出应寻找破口部位,用 3-0 可吸收缝线缝合修补,然后间断缝合食管肌层,关闭纵隔胸膜,完成手术。将胃管再次置入胃内,持续胃肠减压。

良性食管肿瘤往往是无症状而因其他不适体检无意发现的,无论通过何种途径发现,所有的肿瘤都建议做食管镜和食管超声检查。如有显著症状者应考虑手术或内镜切除。囊肿通常建议应该在诊断明确后即接受手术切除,以防止以后可能发生的感染等并发症。实性肿瘤则应该根据食管超声的结果评估肿瘤的类型、大小、起源层次,并需要除外恶性病变。确认是良性肿瘤且没有临床症状的体积较小者,建议临床随访,食管超声定期检查。一般 2cm 以下的肿瘤在术中很难被发现,如果行腔镜手术因无法触诊则更难探查到,所以不建议立即手术。而怀疑平滑肌瘤、瘤体又较大或边界不清、不能除外间质瘤的话,则建议手术切除。对于食管良性肿瘤,除非各项检查均高度怀疑食管癌,否则均应尽可能避免食管镜下活检。

第二节 食管囊肿

食管囊肿是较少见的食管良性肿物,是胚胎期的残余组织。因其形态类似良性肿瘤,一般将其列入食管良性肿瘤,其发病率仅次于食管平滑肌瘤,居第 2 位。绝大多数位于食管壁内,可产生压迫周围脏器产生相应症状。早发现、早手术是治疗的唯一方法。

一、病因

食管囊肿发病原因仍不清。先天性食管囊肿是指附着于食管一侧壁具有和消化道某一部分相同组织形态 呈囊状的空腔结构 发病率极低。Moerscl 曾报道在 11 000 例吞咽困难的患者中仅发现 2 例先天性食管囊肿。张大为等综合国内外 2392 例原发性纵隔肿瘤,其中仅有 6 例先天性食管囊肿。囊肿的形态多为圆形椭圆形,好发于食管中下段,它可位于食管壁内,亦可与食管相毗邻或远离食管靠纤维索和食管相连,多数食管囊肿在食管壁内肌层黏膜层之间与食管肌层,食管黏膜层无紧密粘连,并与食管腔不相通,囊肿内充满巧克力色或白色黏液,如果囊内覆上皮主要为胃上皮,其分泌的胃酸可引起囊壁出血、溃疡、穿孔,国外偶见食管囊

恶变的报道。

二、临床表现

(一)儿童食管囊肿

主要临床症状为程度不同的呼吸道症状。巨大食管囊肿可以占据一侧胸腔的大部而压迫肺,并使纵隔向健侧胸腔移位,患儿可有严重的呼吸窘迫。有时,体积小的食管囊肿同样能引起较为严重的气道梗阻,尤其是位于胸廓上口处及气管隆嵴部位的食管囊肿。这种病例需要做紧急处理,如处理不及时或处理不当,患儿很快因呼吸窘迫而死亡。食管囊肿造成食管部分梗阻的婴幼儿,其临床症状往往表现为食管反流。

(二)成人食管囊肿

常无症状。如果囊肿逐渐增大并压迫气管或支气管,患者可有气管梗阻的表现,有的患者同时有食管梗阻症状。气道梗阻的症状主要有咳嗽、呼吸困难及喘息,有的患者表现为发作性窒息及反复的呼吸道感染。食管梗阻表现为吞咽困难、反流、恶心、呕吐、消瘦和胸痛。剧烈的胸痛多提示囊肿内发生出血。一旦囊肿内发生感染,上述症状会加重或其性质发生改变。

三、辅助检查

先天性食管囊肿位于后纵隔食管壁内,较大的囊肿在胸部 X 线片上表现为密度均匀,边界清楚的圆形或椭圆形肿块,与后纵隔其他肿瘤难以区别,较小的囊肿在 X 线食管钡剂造影中表现为食管腔内弧形光滑的充盈缺损,黏膜光整。食管镜检查其表现为突出于食管腔管壁内的肿块,表面黏膜光整、皱襞消失,与食管平滑肌瘤等食管壁内良性肿瘤的表面相似,故在临床上极易误诊,综合国内 26 例报告误诊率在 80% 以上。近年来 CT 广泛用于临床,CT 在区别食管囊肿与其他疾病方面有其独特的优点,因囊肿 CT 值和水的密度基本一致,依此可以区别肿物是囊性或实质性或脂肪性或血管性,B 超在区别肿物是囊性或实质性亦有较高的分辨力,由于食管囊肿与食管平滑肌瘤在食管造影和食管镜下表现相似,故在诊断食管平滑肌瘤时建议进一步做 CT,检查防止误诊。

（一）胸部 X 线片

在婴幼儿与儿童的胸部 X 线片上，食管囊肿主要表现为纵隔（后纵隔）有块影或纵隔肿瘤的 X 线征象，若患儿有食管囊肿的临床表现，有时诊断比较容易。但由于这类病变往往靠近脊柱，要考虑到后纵隔神经源性肿瘤（神经鞘瘤、成神经细胞瘤及神经纤维瘤）。

（二）食管 X 线钡餐造影检查

体积较小的壁内型食管囊肿在做食管 X 线钡餐造影检查时，常有较为典型的 X 线征象：食管前壁的囊肿影像表现为局部食管壁有圆形或卵圆形的充盈缺损，边缘光滑，其上、下缘常呈缓行的斜坡状而非呈锐角，可与食管平滑肌瘤作鉴别诊断；正位食管钡餐造影片上，食管囊肿阴影的边缘比较锐利，其表面覆盖有正常黏膜相或黏膜消失；有时，钡剂经过病变处时有分流征象，也是诊断食管囊肿的依据之一。患者做食管钡餐造影时在 X 线透视下观察，若显示病变随吞咽动作而活动，提示病变与食管关系密切。大的食管囊肿可以导致钡剂在食管腔内滞留或梗阻。成人食管囊肿在食管钡餐造影检查时常见病变阴影的一半位于食管腔内；有的体积较大的食管囊肿呈憩室样改变或者双食管影像。

（三）食管 CT 检查

食管 CT 扫描有可能进一步提供食管囊肿的囊性性质方面的信息，对其诊断有参考意义。

（四）MRI 检查

有关用 MRI 检查、诊断食管囊肿的报道不多。随着临床经验的积累，MRI 检查有望成为诊断食管囊肿的可供选择的手段之一。

（五）内镜检查

食管囊肿内镜检查的最重要的表现，是突出食管腔的病变表面的食管黏膜完整无损，色泽正常。同时，通过内镜检查，可以证实病变表面的食管黏膜有无溃疡形成，也可以排除恶性病变。食管超声内镜检查对食管囊肿的诊断有意义，可以显示囊肿的大小及其组织层次，而且根据其超声结构可以准确地提示食管黏膜下肿瘤的病因。

四、外科治疗

外科手术是治疗本病的唯一方法，而且预后良好，尤其对于有症状的婴幼儿，一旦确诊，要予以及时治疗，否则患儿易死于呼吸循环衰竭并发症。外科治疗方法包括穿刺针吸，纵隔镜下切除及开胸手术。穿刺仅限于在紧急情况下：如严重呼吸困难、发绀及可能窒息时，经穿刺减压可暂时缓解症状。由于食管囊肿通常不与食管相通且包膜完整，多可将囊肿完全切除。手术中需遵循的原则：如果与周围组织粘连不能完全切除。必须将残留囊内壁的黏膜切除，也可对残留囊壁进行电灼防止复发；囊肿与食管共壁者，切除囊肿后要仔细修补食管破口，以防术后发生食管瘘或食管狭窄；一侧胸腔有多发囊肿时，可一次完成手术；双侧胸腔有囊肿时或胸腹腔同时有病变者，应当首先处理有症状的部位。

先天性食管囊肿虽属良性病变，确诊后如无手术禁忌证应外科手术治疗，先天性食管囊肿大多位于后纵隔，一般采用左胸或右胸后外侧切口，以囊肿主要在何侧而定，较小的食管囊肿一般位于食管肌层与黏膜之间，较易与食管黏膜层分离切除，但如果囊肿较大，囊壁的大部分在食管壁外与周围组织器官粘连紧密，可在囊壁上做一小切口将黏膜上皮剥除治愈囊肿。虽然先天性食管囊肿手术难度一般不大，但我们认为在手术时应该注意以下几点：①在食管囊肿切除术前应放置胃管，作为术中确定管腔与囊肿关系的标记；②术中无有无食管黏膜破损，均应在囊肿剥除后将胃管上提至囊肿床平面，用手压迫食管创面的上下端，从胃管内注入气体，术野注入以检查食管黏膜有无破损漏气；③在摘除囊肿后囊肿床止血一定要彻底，特别要注意处理囊肿基底部的营养血管支，行囊肿内皮剥除术时应将囊肿内皮剥净，防止囊肿复发。

（一）治疗的选择

食管囊肿的治疗取决于病变的大小、结构和病变对食管以及邻近结构的损害程度。婴幼儿的巨大食管囊肿引起严重的呼吸窘迫症状者，只要诊断明确，就应该及时进行手术治疗或抽吸减压。婴幼儿食管囊肿如若与周围结构粘连严重，或与食管、气管、支气管及主动脉之间的关系密切，试图完整切除病变有很大风险，在技术上也有困难，一旦术中损伤周围重要器官，便会造成严重后果。此外，这类食管囊肿常有丰富的血液供给,术中容易出血,失血量大。对这种病例在手术时可在囊肿的表面做一大小适中的切口,从切口内只剥除其内的黏膜层而保留囊壁,同样可以达到治疗目的,而且手术比较安全。食管囊肿导致患儿产生严重的呼吸窘迫的情况下,也可以手术剥脱去除囊内的部分上皮而缓解临床症状。

(二)食管囊肿黏膜切除术

大多数食管囊肿切除术为食管囊肿黏膜切除术,即切除囊肿的黏膜组织后便能达到治疗目的。因食管囊肿而施行食管切除术的病例极为罕见。

(三)电视胸腔镜手术

如系肠源性囊肿,为预防其术后复发,须彻底切除。若囊肿与食管之间仅为一层管壁(共壁),则需要切开囊肿,剥除或切除其黏膜组织和大部分囊壁;缝合食管黏膜切口,然后用残留的囊壁(食管肌层)间断缝合、包埋食管黏膜下层的裸露区。

(四)外科治疗经验

1. 虽然食管囊肿均有手术指征,但术前需强调检查手段应多样而全面,尤其对体积较小病变宜反复证实。能有效地降低误诊率,减少患者不必要的痛苦。

2. 食管囊肿一般位于食管壁内肌层黏膜层之间,与食管腔不相通,亦可与食管相毗邻或远离食管通过纤维索与食管相连,多可将囊肿完全切除;但如囊肿较大与食管腔共壁,亦可在囊壁上做纵形切口,将黏膜上皮剥除或对残留囊壁进行电灼治愈囊肿,如切除囊肿纵径 >10cm,黏膜破损较大难以修补及疑有恶变等情况时可以考虑切除部分食管。原则上必须将残留囊内壁的黏膜切除,降低复发率。

3. 术前放置胃管,作为囊肿位置标记,便于术中定位。

4. 支气管镜检查,以鉴别支气管源性囊肿。

5. 术中可疑食管腔黏膜破损,可在囊肿剥除后将胃管退至近口腔端,以无损伤钳夹闭近胃端,自胃管内注入亚甲蓝,观察术野有无蓝染,以检查食管黏膜有无破损,防止术后发生食管瘘。

6. 食管囊肿也有恶变的报道,故对可疑恶变者,术中应做快速冷冻切片病理检查,决定手术方式。

(吉春宇)

参考文献

1. Ben TL,Trabelsi O,Kolsi K,et al. Benign esophageal tumors,review of 8 cases. Tunis Med,1997,75:842-847.

2. Ganul VL,Okulov LV,Klapchuk AG,et al. Benign esophageal tumors,their diagnosis and treatment. Vestn Khir Im I I Grek,1978,120:45-49.

3. Cerri GG,D'Avila MB,Magalhaes AJ,et al. Benign esophageal tumors. Presentation of 12 cases. Rev Hosp Clin Fac Med Sao Paulo,1980,35:110-113.

4. Drews R.Benign esophageal tumors. Bull Soc Int Chir,1970,29:131-133.

5. Kurpat D,Mattig H.Benign esophageal tumors. Zentralbl Chir 1967,92:2954-2960.

6. Schachenhofer K.Benign esophageal tumors. Klin Med Osterr Z Wiss Prakt Med,1965,20:381.

7. Bernat M,Strutynska-Karpinska M,Lewandowski A,et al. Benign esophageal tumors. Wiad Lek,1993,46:24-27.

8. SAVINO L.Benign esophageal tumors—a clinical case. Sicil Sanit 1954,7:157-163.

9. Wiechowski S,Filipiak K,Walecka A,et al. Benign intramural esophageal tumors. Pol Tyg Lek,1979,34:1871-1872.

10. Gutierrez MT,Bascuas S,Trigo JE,et al. Benign tumors of the esophagus. Esophageal leiomyoma. Rev Esp Oncol,1985,32:307-314.

11. Gosepath J,Baessler R.Clinical and Histopathological Features of Benign Hypopharyngeal and Esophageal Tumors. Z Laryngol Rhinol Otol,1965,44:368-380.

12. Farschidpour D,Nadji A.Combined benign and malignant esophageal tumors. Rofo,1977,126:272.

13. Badosa GJ.Esophageal hiatus hernia and benign tumors of the stomach in their hemorrhagiparous aspect. Rev Esp Enferm Apar Dig Nutr,1952,11:728-734.

14. Gockel HP.Kappa-ray diagnosis of benign esophageal tumors. Radiol Clin 1959,28:1-19.

15. Huczek-Glebocki J,Krutak-Krol H.Multiple benign esophageal tumors. Pol Tyg Lek,1979,34:705-706.

16. Razin E,Adler RH. Association of benign esophageal tumors and diverticula. Report of a lipoma and review of the literature. N Y State J Med,1962,62:2554-2559.

17. Fockens P,Bartelsman JF,Tytgat GN. Benign and malignant esophageal tumors other than squamous and adenocarcinoma. Gastrointest Endosc Clin N Am,1994,4:791-801.

18. Rice TW. Benign esophageal tumors：esophagoscopy and endoscopic esophageal ultrasound. Semin Thorac Cardiovasc Surg，2003，15：20-26.

19. Choong CK，Meyers BF. Benign esophageal tumors：introduction，incidence，classification，and clinical features. Semin Thorac Cardiovasc Surg，2003，15：3-8.

20. Lejune FE. Benign pedunculated esophageal tumors；report of a case. Ann Otol Rhinol Laryngol，1955，64：1261-1269.

21. Lejune FE. Benign pedunculated esophageal tumors；report of a case. Trans Annu Meet Am Bronchoesophagol Assoc，1955，115-123，124-127.

22. Palanivelu C，Rangarajan M，Senthilkumar R，et al. Combined thoracoscopic and endoscopic management of mid-esophageal benign lesions：use of the prone patient position：Thoracoscopic surgery for mid-esophageal benign tumors and diverticula. Surg Endosc，2008，22：250-254.

23. van der Peet DL，Berends FJ，Klinkenberg-Knol EC，et al. Endoscopic treatment of benign esophageal tumors：case report of three patients. Surg Endosc，2001，15：1489.

24. Jeon HW，Choi MG，Lim CH，et al. Intraoperative esophagoscopy provides accuracy and safety in video-assisted thoracoscopic enucleation of benign esophageal submucosal tumors. Dis Esophagus，2015，28（5）：437-441.

25. Nakamura T，Nakayama K. Malignant esophageal tumors concomitant with benign esophageal diseases. Int Adv Surg Oncol，1984，7：33-46.

26. Kent M，D'Amato T，Nordman C，et al. Minimally invasive resection of benign esophageal tumors. J Thorac Cardiovasc Surg，2007，134：176-181.

27. Samphire J，Nafteux P，Luketich J. Minimally invasive techniques for resection of benign esophageal tumors. Semin Thorac Cardiovasc Surg，2003，15：35-43.

28. Petrovsky BV，Vantsian EN. Our experience in the surgical treatment of malignant and benign esophageal tumors. Surgery，1967，62：833-838.

29. Bodner JC，Zitt M，Ott H，et al. Robotic-assisted thoracoscopic surgery（RATS）for benign and malignant esophageal tumors. Ann Thorac Surg，2005，80：1202-1206.

30. Neoral C，Aujesky R，Skarda J，et al. Thoracoscopic treatment of benign esophageal tumors. Wideochir Inne Tech Malo Inwazyjne，2012，7：294-298.

31. Kinney T，Waxman I. Treatment of benign esophageal tumors by endoscopic techniques. Semin Thorac Cardiovasc Surg，2003，15：27-34.

32. 王述民，曲家骐，侯维平，等 . 电视胸腔镜（或辅助小切口）手术治疗食管良性肿瘤 56 例临床体会 . 中国微创外科杂志，2008，8（11）：973-975.

33. 赵辉，张国良，刘军，等 . 内窥镜定位经颈切口切除胸上段食管良性肿瘤一例 . 中华外科杂志，2002，40（2）：135.

34. 冯纯伟，周鑫官，吴维继 . 食管、贲门部良性肿瘤与疾病的内镜诊断 . 中华消化内镜杂志，1998（1）：39.

35. 孙睿，靖大道，范建高，等 . 食管良性肿瘤 62 例临床分析 . 胃肠病学，2000，5（2）：130-131.

36. 吴蔚，王海东，何萍，等 . 食管良性肿瘤的诊断与外科治疗 . 医学临床研究，2007，24（12）：2077-2079.

37. 王军，刘玉芹，迟淑梅，等 . 食管鳞癌合并胃腺癌及胃良性肿瘤一例 . 中国医药，2011，6（6）：664.

38. 钱如林，陈重 . 食管腔内巨大良性肿瘤 1 例 . 中华胸心血管外科杂志，2003，19（6）：340.

39. Mazzocchi P，Lucandri G，Bascone B，et al. Congenital esophageal cyst：a case report. Chir Ital，2003，55：457-463.

40. Angulo-Molina D，Salceda-Otero JC，Lozoya-Gonzalez D，et al. Esophageal duplication cyst：an unusual finding. Rev Gastroenterol Mex，2012，77：141-142.

41. Avaro JP，Gabaudan C，Lafolie T，et al.Thoracoscopic resection of an esophageal duplication cyst. J Chir（Paris），2007，144：264-266.

42. 肖兴丽，何薇，梁冬梅，等 . 1 例巨大食管囊肿的诊断 . 齐齐哈尔医学院学报，2010，31（16）：封 3.

43. 张勤 . 8 例先天性食管囊肿的诊治体会 . 江苏医药 2003，29（7）：551.

44. 王福顺，王晓玲，田子强，等 . 9 例食管囊肿的诊断与治疗 . 中华胸心血管外科杂志，1998，14（5）：280.

45. Neo EL，Watson DI，Bessell JR. Acute ruptured esophageal duplication cyst. Dis Esophagus，2004，17：109-111.

46. Singh AK，Reddy L，Khan A，et al. Adult with recurrent chest pain and vomiting. Diagnosis：Esophageal duplication cyst. Chest，2013，144：341-346.

47. Dorairajan S. Combined esophageal duplication cyst with bronchogenic cyst. Indian Pediatr，2005，42：86-87.

48. Tsai MH，Chu SM，Huang SF. Congenital esophageal duplication cyst：report of two cases. Acta Paediatr Taiwan，2003，44：307-309.

49. 王宏宇，陈晓荣，胡文极 . CT 诊断食管囊肿一例 . 临床放射学杂志，2007，26（6）：570.

50. Dai ZJ，Kang HF，Lin S，et al. Esophageal cancer with esophageal duplication cyst. Ann Thorac Surg，2013，96：e15-e16.

51. Loynachan AT. Esophageal cyst in the duodenum of a foal. J Vet Diagn Invest，2014，26：308-311.

52. Singh K，Naik R. Esophageal cyst-a case report. Indian J Pathol Microbiol，2006，49：396-397.

53. Bagheri R, Asnaashari AM, Afghani R. Esophageal duplication cyst. Asian Cardiovasc Thorac Ann, 2014.

54. Kapoor AK, Arora A, Haq S, et al. Esophageal duplication cyst. Indian J Gastroenterol, 2014, 33:198.

55. Soares R, Gasparaitis A, Waxman I, et al. Esophageal duplication cyst. Dis Esophagus, 2011, 24:E21-E22.

56. Carbonari A, Frota M, Colaiacovo R, et al. Esophageal duplication cyst causing megaesophagus in a young woman presenting with dysphagia. Endoscopy, 2014, 46 Suppl 1 UCTN:E201-E202.

57. Chaudhary V, Rana SS, Sharma V, et al. Esophageal duplication cyst in an adult masquerading as submucosal tumor. Endosc Ultrasound, 2013, 2:165-167.

58. Mansard MJ, Rao U, Rebala P, et al. Esophageal duplication cyst masquerading as a stromal tumor in an adult. Indian J Surg, 2011, 73:441-443.

59. Tsang J, Bowen FW, Dadhania M, et al. A rare cause of atrial fibrillation in a young adult patient. J Cardiovasc Electrophysiol, 2014.

60. Moulton MS, Moir C, Matsumoto J, et al. Esophageal duplication cyst: a rare cause of biphasic stridor and feeding difficulty. Int J Pediatr Otorhinolaryngol, 2005, 69:1129-1133.

61. Ringley C, Bochkarev V, Oleynikov D. Esophageal duplication cyst—a guest case in robotic and computer-assisted surgery from the University of Nebraska Medical Center. MedGenMed, 2006, 8:25.

62. Castelijns PS, Woensdregt K, Hoevenaars B, et al. Intra-abdominal esophageal duplication cyst: A case report and review of the literature. World J Gastrointest Surg, 2014, 6:112-116.

63. Pages ON, Rubin S, Baehrel B. Intra-esophageal rupture of a bronchogenic cyst. Interact Cardiovasc Thorac Surg, 2005, 4:287-288.

64. Aldrink JH, Kenney BD. Laparoscopic excision of an esophageal duplication cyst. Surg Laparosc Endosc Percutan Tech, 2011, 21:e280-e283.

65. Bhamidipati C, Smeds M, Dexter E, et al. Laparoscopic excision of gastric mass yields intra-abdominal esophageal duplication cyst. Thorac Cardiovasc Surg, 2013, 61:502-504.

66. Kin K, Iwase K, Higaki J, et al. Laparoscopic resection of intra-abdominal esophageal duplication cyst. Surg Laparosc Endosc Percutan Tech, 2003, 13:208-211.

67. Petrovic S, Ljustina R, Lovrenski J, et al. Persistent wheezing as manifestation of esophageal tubular duplication

cyst. Ups J Med Sci, 2011, 116:216-219.

68. Will U, Meyer F, Bosseckert H. Successful endoscopic treatment of an esophageal duplication cyst. Scand J Gastroenterol, 2005, 40:995-999.

69. Vijayaraghavan R, Belagavi CS. True giant intra-abdominal esophageal cyst. Indian J Gastroenterol, 2002, 21:198-199.

70. Rindermann GF, Velde K, Nagy AD. What is your diagnosis? Esophageal cyst. J Am Vet Med Assoc, 2007, 230:1465-1466.

71. 叶显俊, 何年安. 超声诊断经食管裂孔胸腹腔巨大肠源性囊肿1例. 中华超声影像学杂志, 2009, 18(2):138.

72. 韩树青, 郭瑞峰, 杨保凯, 等. 肺隔离症伴发食管支气管源性囊肿的病理特点(附一例报告). 华北国防医药, 2005, 17(3):201.

73. 郭鹏, 卢倩, 杨占宇. 腹腔内胃和食管异位发育形成囊肿. 中华消化外科杂志, 2010, 9(2):155-156.

74. 于俊秀, 邹海东, 张伟. 颈部气管食管囊肿1例. 中华小儿外科杂志, 1997, 18(6):379.

75. 丁鸿庆, 姚昌宏, 程国祚, 等. 颈段副食管囊肿2例. 中华小儿外科杂志, 1984, 5(3):179.

76. 伍光, 窦万强, 蒋国顺. 巨大食管囊肿1例. 中华胸心血管外科杂志, 2007, 23(4):219.

77. 刘克强, 刘吉福, 赵京, 等. 巨大食管重复囊肿手术治疗1例. 人民军医, 2008, 51(6):369.

78. 谭宁, 滕泽林. 酷似肺囊肿的食管裂孔疝1例. 中华胸心血管外科杂志, 2005, 21(2):封3.

79. 赵继红, 江丽娟, 冯春生, 等. 跨食管裂孔的纵隔肠源性囊肿2例影像表现. 中国临床医学影像杂志, 2010, 21(12):906-907.

80. 尔丽绵, 张立玮, 王顺平, 等. 内镜下切除食管黏液囊肿一例. 中华消化内镜杂志, 2011, 28(3):170.

81. 黄婵桃, 贾铭, 黄信华, 等. 食管壁内支气管囊肿1例报告. 中国医学影像技术, 2006, 22(7):1128.

82. 张洁, 姚文菲. 食管壁内支气管源性囊肿CT诊断. 中国医药导报, 2010, 7(13):247-248.

83. 詹波涛, 胡知朋, 杨俊波, 等. 食管壁支气管源性囊肿1例. 中华胸心血管外科杂志, 2010, 26(3):183.

84. 郑高云, 吴旭, 杨锡耀, 等. 食管壁支气管源性囊肿误诊为贲门失弛缓症1例. 南方医科大学学报, 2007, 27(12):1943.

85. 王俊鹏. 食管高密度囊肿1例. 实用放射学杂志, 2009, 25(10):1540.

86. 雷军强, 高明太, 王文辉, 等. 食管囊肿. 中国医学影像技术, 2002, 18(6):611.

87. 刘睿, 宋森, 王瑞华. 食管囊肿12例诊治体会. 临床外科杂志 2009, 17(2):139.

88. 刘敏,黄铨儒.食管囊肿1例.中国医学影像学杂志,2002,10(1):70.

89. 苏天祥.食管囊肿1例报告.华北煤炭医学院学报,2002,4(1):12.

90. 许有进,潘凡,黄艺生.食管囊肿2例.中国肿瘤临床,2005,32(19):1138-1139.

91. 李向楠,戴天阳,王琼,等.食管囊肿诊治12例分析.中国误诊学杂志,2003,3(11):1729.

92. 张卫国,童强,王强,等.微探头超声内镜及射频消融诊断和治疗食管囊肿的价值.实用医院临床杂志,2011,8(6):100-101.

93. 张广杰,赵春岚.先天性食管囊肿1例报道.癌症进展,2006,4(1):85-86.

94. 孙超,袁东朋,张帅,等.先天性食管囊肿的诊治分析.齐齐哈尔医学院学报,2011,32(19):3151-3152.

95. 侯智亮.先天性食管囊肿诊治的疗效观察.中国现代医生,2009,47(11):94,96.

96. 王炜,何建行,殷伟强,等.小儿巨大食管囊肿1例.中华胸心血管外科杂志,2008,24(5):336.

97. 赵靖,张杰.小儿纵隔段食管囊肿致严重呼吸困难1例.临床耳鼻咽喉科杂志,2001,15(8):355.

98. 刘秀建,殷风华.小儿纵隔巨大支气管囊肿累及食管一例.临床放射学杂志,2000,19(12):780.

99. 侯大为,陈幼容,陈永卫.新生儿先天性肺囊肿合并先天性食管囊肿1例.中华小儿外科杂志,1997,18(2):96.

100. 李勇,江汝健,付立.婴儿先天性巨大食管囊肿1例.四川医学,2003,24(6):552.

101. 刘勇,殷桂林,魏来,等.支气管源性食管囊肿并囊壁出血致食管急性梗阻1例.中华胸心血管外科杂志,2005,21(6):4.

第四十六章 食管穿孔

食管穿孔是后果严重的外科急症。及早诊断与早期治疗是治疗成败的关键。模棱两可的临床表现及与其他疾病类似的临床症状常会使医师误入歧途，导致治疗的延误，从而使食管穿孔的并发症率与死亡风险大大增加。食管穿孔的治疗不存在最优方案，治疗措施的选择必须综合考虑穿孔的原因、部位、严重程度，穿孔发生与前来就诊间的时间间隔以及患者的健康状况和并存的食管疾病史等因素，并据此实施相应的个体化治疗。尽管自首次报道成功治疗以来有60多年的临床经验积累和不断的治疗技术创新，食管穿孔的诊断与治疗仍然充满了挑战与争议，与此同时食管穿孔接近20%的总病死率仍然高居不下。

第一节 食管穿孔的历史溯源与变迁

存在于文献中的有关食管穿孔的表现与症状的报道历史已有几百年。1946年Barrett第一次回顾了自发性食管穿孔的历史并综述成文。综述中提到的最早的关于自发性食管穿孔的详细报道是由Leyden大学医学教授Hermann Boerhavv于1723年记录的荷兰海军上将Boran van Wassenaer的压力性食管破裂。导致这一灾难性后果的原因是过量进食与饮酒后使用催吐剂所导致的剧烈的持续性的呕吐。患者死于食管破裂发生后的第18小时。此后Boerhavv综合征就被用于命名催吐后的正常食管的自发性破裂穿孔。自发性食管穿孔的第一

例成功外科修复是由Barrett在1947年完成的。手术时间是在穿孔发生后的第10小时。Satinsky和Kron在1952年成功完成了第一例食管穿孔后的食管切除治疗。由于对食管穿孔临床表现认识的提高以及抗生素的广泛使用，食管穿孔的病死率在20世纪60~70年代大幅下降。随着创伤性内镜诊断治疗技术的发展与普及，食管穿孔的病因由以往的自发性或外伤性为主逐步转变为目前的以医源性为主的情况。1992年Jones和Ginsberg的一篇511例食管穿孔的综述中大约43%的患者因为检查器械损伤导致食管穿孔。2004年Brinster一篇559例食管穿孔的综述中原因为医源性器械损伤的食管穿孔比例高达59%。

不同于胸内的食管穿孔，颈部食管异物性穿孔的手术治疗——颈侧食管切开早在19世纪就广泛应用于临床。Balacescu报道的1880年前颈侧切开的病死率为26.5%，在1900广泛应用抗生素后病死率降至12.6%。在20世纪初，由于颈部食管穿孔及鼻咽部感染引起的颈部脓肿的并发症率与病死率高居不下激发了解剖学家与外科医师对颈部与纵隔筋膜平面的研究兴趣。Pearse首先意识到了以往颈部引流措施的不完善处即感染有可能下降进入后纵隔。他在1938年发表的*Mediastinitis Following Cervical Suppuration*引发了同行们热烈的讨论，由此逐步确立了颈侧切开的规范并运用于颈部食管穿孔的治疗。最近的文献回顾中颈部食管穿孔的总病死率为6%，个别报道甚至有病死率为0。

第二节 病因学

Brinster 在 2004 年的一篇综述中回顾了 559 例食管穿孔的原因。常见原因及发病率见表 8-46-1。回顾食管内镜检查及治疗的并发症文献显示纤维食管镜检查中食管穿孔的发生率约 0.03%，而硬质食管镜的发生率略高约 0.11%。食管狭窄的探条扩张术所导致的食管穿孔的发生率约 0.09%，而气囊扩张术的发生率较高约 2.2%。食管静脉曲张的内镜下硬化剂治疗所导致的食管穿孔的发生率文献报道约 1%~6%。主要原因是硬化剂所导致的食管壁的透壁性炎性坏死。减少硬化剂的注入量或降低硬化剂的浓度可能会减少食管穿孔的发生率。贲门失弛缓症的气囊扩张中食管穿孔的发生率 1%~5%。较高的气囊压力与既往有扩张史是穿孔发生的高危因素。暴力性的气管插管或鼻胃管留置、三腔两囊留置以及食管内支架术也会导致食管穿孔的发生。

表 8-46-1 559 例食管穿孔的原因与发病率

1. 医源性器械操作（59%）

 食管狭窄的气囊扩张术或探条扩张术

 食管静脉曲张的内镜下硬化剂治疗或结扎术

 内镜下的激光治疗或黏膜切除术

 食管镜检查及活检

2. 自发性食管穿孔——Boerhavv 综合征（15%）

3. 异物吞入导致的食管穿孔（12%）

 异物性

 腐蚀性物质误食

4. 外伤性原因导致的食管穿孔（9%）

 锐器穿刺性外伤导致的颈、胸段食管穿孔

 钝性外伤导致的颈、胸段食管穿孔（常见于车祸或海姆里奇手法）

5. 手术中意外损伤导致的食管穿孔（2%）

 食管以及食管邻近器官（甲状腺、肺、胃、颈椎）手术导致的医源性损伤

6. 肿瘤性原因导致的食管穿孔（1%）

 肿瘤外侵导致穿孔

 食管癌放疗后穿孔

7. 其他各种原因（2%）

在正常的食管中最易受到器械损伤导致穿孔的部位位于 Killian 三角。这是有由人字形的咽下括约肌及环咽肌所围成的咽后壁食管开口部的无肌层包裹的薄弱区域。颈椎存在向前突出的骨性赘生物以及过度的颈后伸位均可导致这一区域的在器械检查中穿孔风险升高。大部分咽部和颈段食管穿孔都继发于医疗器械的使用，特别是硬质食管镜的使用。其次该处穿孔也可由吞咽异物引起。其他颈段食管破裂的原因有刺伤或枪弹伤。这些损伤经常可在术前的食管镜检查或手术探查时发现。大部分胸段食管穿孔也是由医疗器械操作引起。包括用探条扩张治疗食管狭窄和气囊充气扩张治疗贲门失弛缓症。食管镜检查时胸段食管穿孔的危险区域是食管末端邻近胃食管连接处和左主支气管上方的一段食管。活检部位以及食管狭窄的近端部位也是胸段食管器械性穿孔的好发部。自发性食管破裂（Boerhaave 综合征）占胸段食管穿孔原因的第二位。自发性穿孔多出现在膈肌上方的胸段食管（80%~90%）或更靠近于胸段的食管下 1/3（10%~20%）。Boerhaave 综合征的特征是邻近胃食管连接处的食管左后侧壁出现各种长度的纵向撕裂。食管破裂归因于食管内压突然升高时食管上括约肌失弛缓。这种破裂通常出现在剧烈呕吐时，也可见于分娩和举重时。大部分患者发病前食管在生理和解剖上都是正常的。导致胸段食管穿孔的其他原因包括放置腔内支架和术中损伤导致的穿孔。例如纵隔镜检查时气管隆嵴淋巴结活检，肺癌根治术中广泛纵隔淋巴结清扫时的电灼伤或胃食管反流手术。最近上海市胸科医院就发生过在肺癌根治术中用超声刀清扫气管隆嵴下淋巴结，由于超声刀的工作面在清扫时过于贴近食管，导致了食管壁的透壁性损伤。当时术中并未发现，在术后第 5 天患侧胸腔突然出现大量含食物残渣的胸腔积液，急诊胃镜明确气管隆嵴下水平食管穿孔。后经再次手术修补治愈。

由于颈部食管穿孔的临床表现、影像学检查、治疗和预后与胸、腹段食管穿孔不同，所以本章将其单独讨论。

第三节　颈段食管穿孔

医源性器械导致颈段食管穿孔的常见技术性原因：①操作前麻醉或镇静不够；②通过环咽肌时的手法操作不正确；③器械导入时没有使用有橡皮头的引导器导致梨状窝处穿孔；④全麻中插入食管镜时气管插管的气囊未放松；⑤在通过颈椎时未将器械充分向前方抬起。

一、颈段食管穿孔的病理生理学

颈段食管穿孔的形成病理原因：①由直接暴力或尖锐异物引起的破口；②继发于黏膜损伤的后续感染所导致的脓肿性穿孔；③异物嵌顿所导致的食管壁外压下缺血性坏死继发穿孔。后两种原因导致的穿孔其穿孔典型症状的出现要略迟。

食管穿孔后的疾病进展与颈部的筋膜层解剖及颈胸筋膜层解剖密切相关。覆盖在食管及咽后壁的仅为一层极薄的口咽筋膜。食管一旦发生穿孔，富含来源于唾液及口咽部菌群的污染物会直接进入食管后间隙。颈部软组织的致密性可以防止感染的广泛播散，因此颈段食管穿孔早期以局部脓肿的形成为主要表现。如不加以及时处置，24~48小时内由于脓肿压力升高将会通过腹膜后间隙向下扩散至后纵隔，以右后纵隔食管旁脓肿形成最为常见。由于胸段食管周围的疏松网状组织不能阻止感染的扩散，诊治稍有延迟脓肿会迅速导致弥漫性坏死性纵隔炎，并不可避免的发展成全身性败血症、中毒性休克继而引起多器官功能衰竭和死亡。如果口咽部食管的穿孔发生于前壁或侧壁的梨状窝，脓肿通常会形成在气管前间隙并逐步向下下降至前纵隔。

二、颈段食管穿孔的临床表现

几乎所有颈段食管穿孔患者的首发主诉都是颈部的疼痛伴吞咽困难。疼痛在吞咽或颈后伸时加重。查体时可发现由于局部脓肿形成所造成的颈部肿胀伴明显压痛，触诊时常可伴有皮下气肿所致的握雪感。用拇指与示指夹持甲状软骨并轻微左右摇晃即可引发患者较为剧烈的疼痛。这一体

征高度提示颈段食管穿孔的可能。穿孔后都会有不同程度的发热及血象升高。颈部正位片的早期的典型表现为颈部深间隙内的气肿形成，发生率95%。随着疾病的进展可发展为颈部软组织影增宽。如摄片前吞食过造影剂可发现颈部造影剂的外渗残留。如异物为不透 X 线的物体，则可在片子上明确显示异物的影像与位置。颈部侧位片的典型早期表现为颈椎前凸消失、气管食管的位置前移，食管后间隙增宽伴气体间隙形成。胸片在颈段食管穿孔的早期多无异常，因为此时仅进展至颈部脓肿期。当诊断延迟超过 24 小时疾病进展为下降性纵隔炎时则可在胸部的正侧位 X 线片中发现纵隔增宽、纵隔气肿及后上纵隔积液的表现。

水溶性造影剂的食管造影是诊断食管穿孔的首选确诊手段。50% 的穿孔可以在水溶性造影剂的食管造影中被发现确诊。如果水溶性造影剂的食管造影提示为阴性，而临床病史与查体高度怀疑颈段食管穿孔的可能，应立即行稀钡造影。稀钡由于其缓慢的流动性与较高的附壁性能帮助发现一些小的穿孔。稀钡造影时取患侧卧位可能会提高穿孔发现的阳性率。食管造影确诊颈段食管穿孔总的敏感性为80%。其 20% 的假阴性率是胸段食管穿孔的 2 倍。常规的钡剂造影不作为食管穿孔的首选检查原因：①钡剂不为人体吸收，食管异物梗阻的患者常有吞咽困难且易发生误吸而使钡剂进入气道，造成堵塞。②咽下的钡剂会裹覆于异物和受损的食管黏膜表面导致在取异物后内镜下判断食管损伤程度时较为困难。③对于有食管穿孔的患者，造影后钡剂经漏口流入周围组织后会附着于组织上，术中极难清理干净从而埋下术后局部感染的隐患，并干扰以后影像学检查结果的判断。需要指出的是，即使食管造影的结果为阴性，只要临床上高度怀疑颈部脓肿形成，仍有手术介入的指征。此类情况在颈部食管异物中尤为常见，小而尖锐的异物虽已通过食管但已造成隐匿性穿孔。异物通过时已造成穿透性食管损伤并已有感染性液体经穿孔渗入腔外。就诊时异物可能已自穿孔处自行脱落，穿孔已闭合且在食管造影及食管镜检查中难以发现，但此时管腔外的脓肿已形成。不及时治疗有引发严重的下降性全纵隔炎的可能，病死率

极高。

当患者病情不适合行食管造影检查、食管造影结果为阴性、异物在普通 X 线片上无法显影、保守治疗时疗效的判断或是在准备手术介入前颈胸部的 CT 检查有较高的参考价值。CT 影像中提示有食管穿孔可能的表现有：①食管周围组织的积气；②食管壁的增厚；③食管周围脓肿形成。较为典型的颈部食管穿孔的早期 CT 显示已有颈部深部积气及食管增厚的表现。保守治疗时积气积液的进展扩大则可视为治疗无效需要积极手术介入的证据。而且 CT 影像中提示的异物位置、穿孔位置、脓肿位置以及异物与周围大血管的关系也为外科医师在选择手术切口时提供了有力的依据。

纤维食管镜的检查主要适用于继发于颈部穿刺伤后的食管完整性判断、食管异物的取出、穿孔位置及严重程度的判断以及除外有无其他合并的食管原发疾病（狭窄、肿瘤）。对继发于颈部穿刺伤后的食管穿孔的诊断，纤维食管镜的敏感度为 100%，特异度为 83%。除非异物已造成影像学上明确的开放性穿孔外，异物的治疗首选内镜下取异物。

三、颈段食管穿孔的治疗

一旦怀疑颈部食管穿孔，在进行相关检查鉴别的同时必须要立即实施的措施为：①严格禁食；②留置鼻胃管减压引流；③静脉使用广谱抗生素涵盖抗厌氧菌的治疗。

保守治疗只适合于及时发现的小的医源性穿孔或是小的尖锐异物所致的针刺样穿孔。指征需同时满足以下条件：①早期确诊；②穿孔局限且经造影证实能引流回食管；③ CT 检查未见明显积气积液；④穿孔远端无梗阻性病变；⑤无明显的全身感染征象。在保守治疗时应密切观察患者病情的变化，主要了解症状与颈部的体征有无缓解，体温与血象的变化有无改善趋势以及影像学的表现有无进展。至少应每 6 小时复查血常规，必要时复查 CT。有任何颈部脓肿形成或气肿进展的迹象或 24 小时内无改善就应手术介入。

及时的手术引流是颈部食管穿孔治疗成功的基础。它能大大降低该疾病的并发症、病死率及住院天数。颈侧切开对患者的健康状况基本无要求，它既可以在全麻下进行也可以在紧急情况下局麻下实施。彻底引流是这个手术的关键，破口的修补不是必需的。由于颈部组织空间的致密性，小的未修补的颈部食管损伤一般也都能通过引流愈合。

手术切口一般为胸锁乳突肌前缘下 1/3，即胸骨切迹至甲状软骨水平，以利充分暴露颈段食管全长。切口部位选择症状和体征较重的一侧或明显有造影剂外渗的一侧。如果不明显或很难判断，则对于右利手的外科医师来说选择左侧切口较为便利。逐层切开皮肤、皮下及颈部深浅筋膜。将胸锁乳突肌和颈内静脉向外侧牵开，必要时离断甲状腺中静脉。将气管和食管向内侧牵开。用示指沿椎前筋膜表面钝性游离食管后间隙。如无必要尽量不要游离食管气管间的间隙已免喉返神经的损伤。由于水肿和积液的原因，这一解剖面的游离是较为容易的。在游离过程中发现食管破口后，首先进行充分暴露与冲洗。在修剪破口边缘的坏死组织后，用可吸收线间断分层缝合破口。如破口过小未发现，也不必刻意去寻找修补。这类小的未修补的颈部食管破口一般也都能通过引流与周围组织的贴合而愈合。食管后间隙的深入钝性游离前要先充分廓清颈部的脓肿与感染物并进行彻底的冲洗，以防感染源由于游离而被带入纵隔。食管后间隙的钝性游离深度要深于术前 CT 中发现的脓肿或积气的下缘。游离中要仔细分辨周围的解剖关系，不要穿破纵隔胸膜。游离完后要再次撑开此间隙用消毒液充分浸泡冲洗。此间隙内最低处一定要留置负压吸引装置如负压小球，因为此处的引流是逆重力方向的。负压引流管自颈部切口的最低处引出切口，切口的关闭宜使用可吸收线，沿切口纵向上紧下松。术后需密切关注负压引流的通畅。如发现引流不畅可直接打开伤口，置入湿纱条引流，每天换药 1~2 次。只要引流通畅就不会造成下降性纵隔炎。如果颈部食管穿孔的原因是锐器的穿刺伤所造成且合并有气管的损伤。手术中完成气管与食管的修补后一定要在两者之间置入加固带蒂肌瓣，肌瓣可使用颈前的带状肌或肩胛舌骨肌，甚至胸锁乳突肌。

术后仍然保持禁食、留置胃管，并使用广谱抗生素,以抗革兰阴性菌和厌氧菌为主。保持引流通畅,以及加强营养支持。可以选择鼻饲肠内营养和(或)静脉高营养。一般在术后1~2周后检查食管造影来判断是否愈合。也可以让患者口服亚甲蓝溶液,观察颈部有无引流。

对颈部食管穿孔的诊治首先要意识到这一诊断的可能性。病史的采集相当重要。如内镜检查治疗后的颈部疼痛、食管异物后的颈部疼痛无缓解以及颈部穿刺性外伤史都应考虑颈部食管穿孔的可能性。一旦有怀疑,就先采取禁食、减压、广谱抗炎的三联治疗,与此同时是快速合理的运用检查手段去证实或排除穿孔的诊断。然后根据检查结果和患者的综合情况选择保守治疗还是及时手术介入。手术介入可以较为积极。因为相比于下降性纵隔炎的极高病死率,颈侧切开的创伤是可以接受的,病死率是微乎其微的。

第四节　胸段食管穿孔

虽然导致胸段食管穿孔的第一位原因与颈部食管穿孔相同,即医源性器械操作。但导致穿孔的操作都与食管基础疾病的存在有关。45%的胸段食管穿孔是由于探条或气囊扩张所致,需要扩张的原因是食管存在贲门失弛缓症或反流性食管炎导致的炎性狭窄。与颈部食管穿孔不同的是胸段的食管穿孔的原因中正常食管的压力性自发穿孔(Boerhavv综合征)占据了第二位。由于其症状常不典型且易与其他严重疾病的症状(急性心肌梗死、主动脉瘤等)相互混淆,从而导致延误诊断,后果严重。其他的常见胸段穿孔的原因依次是异物性、枪伤的穿透性损伤及胸腔手术的误伤。且由于纵隔内的组织结构疏松及胸腔内负压的关系,胸段食管穿孔后消化道的内容物会很快污染扩散至全纵隔及胸腔内导致严重的感染性休克表现。因此决定胸段食管穿孔的治疗效果的关键是就诊时患者的严重程度及合并的食管基础疾病。

一、胸段食管穿孔的临床表现与诊断

非自发性食管破裂的胸段食管穿孔的症状常不典型。早期主要的主诉是胸骨后或上腹部的突发疼痛。体征上可能仅有上腹部的肌紧张与轻压痛。仅20%的患者可能会出现颈部的皮下气肿。提示穿孔可能的主要依据是病史,即患者有过上消化道的内镜检查治疗史或异物吞咽史。在90%的患者中胸部X线片能提示胸段食管穿孔的可能。有提示意义的影像学表现是胸腔渗出影、纵隔气肿、皮下气肿、胸腔积液或液气胸。但在穿孔后的极早期X线片可能是正常或模棱两可的。但随着时间的进展会逐渐明显。软组织或纵隔气肿的发生一般在穿孔后1~2小时的X线片中就能发现,而胸腔渗出影及纵隔增宽可能要在穿孔后3~4小时才能显现出来。当诊断延迟时,随着病情的进展大量消化道内容物逐渐进入纵隔后引起广泛纵隔炎和出血性坏死,并随着纵隔胸膜的破溃,污染物大量进入胸腔内。患者才逐渐出现呼吸功能不全、低血压及休克。X线片即看见液气胸表现。

典型的自发性食管破裂(Boerhavv综合征)往往继发于40~60岁的男性过量饮食饮酒后的剧烈呕吐。正常的呕吐过程是腹肌收缩—胃逆蠕动—食管下括约肌开放—食管上括约肌开放,胃内容物由胃经腹段食管—下胸段—中段—上段—颈段食管—口腔,完成呕吐过程。如果患者在醉酒状态或麻醉状态下,呕吐反射不完整,会导致食管下括约肌开放后上括约肌持续痉挛。剧烈升高的腹内压完全作用于胸段食管,造成胸段食管撕裂,也就是Boerhaave综合征的病理生理过程。食管破裂长度在小的0.5长的可达20cm左右,多见于食管左后壁,约80%的患者破口在食管膈肌上2~6cm。典型症状为反复呕吐中突发的胸骨后或上腹部的撕裂样疼痛,可向左胸或肩背部放射。疼痛常在吞咽或体位移动时加剧。呕血很少见。与严重的症状相反的是发生早期几乎无体征或仅有上腹部的肌紧张与轻压痛。需要与急性心肌梗死、夹层主动脉瘤、溃疡穿孔、急性胰腺炎、肾梗死、肠梗阻或嵌顿性食管旁疝进行鉴别诊断。大量酸性胃内容物进入纵隔后引起暴发性的纵隔炎和出血性坏死,随着纵隔胸膜的破溃,污染物大量进入胸腔内。患者表现为严重的呼吸功能不全、低血压及休克。少数患者纵隔胸膜未破,感染局限在纵隔内,早期仅以剧烈胸痛表现为主,这一结果导致了确诊难度的增加

从而延误了治疗。

食管造影是确诊胸段食管穿孔的检查之一,也是有怀疑时的首选筛查手段。泛影葡胺造影是首选。阳性结果就是造影剂流至食管腔外。这一检查在胸段食管穿孔中的阳性率为75%~80%。特异度100%。需要警惕的是壁内型食管破裂(Mallory-Weiss综合征)。其在造影中的典型表现为造影剂平行于食管腔呈一条细线状的外渗而不渗入纵隔。多见于心脏手术中食管腔内超声压迫导致的穿孔。当泛影葡胺的造影结果为阴性或模棱两可,且仍有证据提示穿孔可能,应进一步行稀钡剂的食管造影。食管造影确诊颈胸食管穿孔总的敏感度为90%。阳性的造影结果能明确地指出穿孔的位置及纵隔、胸腔的污染情况。由于其10%的假阴性率,在结果为阴性时仍需要进一步行CT、纤维食管镜去证实或排除,或在之后几小时进行重复检查。

常规的CT检查对胸段食管穿孔的诊断与治疗的选择有着重要意义。CT影像中提示有食管穿孔可能的表现包括:①食管周围软组织的积气征;②食管壁的增厚;③食管周围纵隔内脓肿形成;④胸腔积液或液气胸。这些结果能提示穿孔的位置,纵隔或胸腔污染的情况,进而为保守治疗时病情进展的判断提供比较基础,为胸腔积液的引流提供定位引导。在异物性的穿孔中CT还能发现一些在常规造影、X线片甚至食管镜检查中都无法发现的异物,更为重要的是CT能确切显示异物与纵隔内大血管的关系,从而为是否要在内镜下取异物提供判断依据。因为,在异物所致的胸段食管穿孔中,大动脉的损伤并不少见。尤其是鱼刺类小的尖锐性异物会对大血管造成穿刺伤。由于损伤较小,就诊时可能尚未出现典型的食管主动脉瘘的Chiari三联征——胸骨后疼痛、信号性呕出动脉血和无症状期后的大出血。此时异物的作用就是大血管破口上的"塞子",贸然地进行内镜下取异物可能会引发灾难性的大出血。

纤维食管镜检查能对食管破口的位置、大小和严重程度进行可视性的检查,这一点尤其对于由贯通性外伤性原因造成的食管穿孔诊断意义重大,敏感度达100%。其次纤维食管镜检查还能明确有无潜在的食管基础病变,并在一些少见情况中发

现意外的第2个食管破口,甚至在有些时候食管黏膜破口与肌层破口可能不处于同一位置。因此在外科准备手术介入修补前或术中同时行纤维食管镜检查能为外科医师提供更多有用的信息。在小心的操作下,这一检查并不会带来更进一步的食管损伤。

胸腔积液的检查也能确诊胸段食管穿孔。当胸腔积液出现下列任何一种情况,食管穿孔的诊断即可成立。①胸腔积液内见到食物残渣;②口服亚甲蓝胸腔积液呈蓝色;③胸腔积液的pH<6;④胸腔积液的唾液淀粉酶检测呈阳性。

由于胸段食管穿孔早期症状的不典型性极易与其他疾病混淆,80%以上病例的诊断被延误达12小时之久,且首诊医师常为普外科或心内科医师。因此虽然诊断先于治疗,但是怀疑先于诊断。胸骨后疼痛 虽然很容易使大部分医师联想到急性心肌梗死的可能并为患者接上一大堆的监护设备,但是打开监护设备并不是停止思考的理由。突发胸骨后痛的鉴别诊断中必须考虑到有胸段食管穿孔的可能性。进一步的鉴别或排除可能只需一些详细的病史询问或一些简单的影像学检查。然而由于未意识到而导致的延迟诊断可能使食管穿孔患者的病死率大大增高。

二、胸段食管穿孔的治疗

一旦怀疑患者有胸段食管穿孔可能,无论确诊与否,在实施确诊检查措施的同时首发的治疗措施是:①严格禁食;②留置鼻胃管减压引流;③静脉使用广谱抗生素涵盖抗厌氧菌的治疗;④积极合理的液体复苏。

胸段食管穿孔的治疗目标:①充分清创引流被污染的纵隔与胸腔;②控制食管的破口,尽可能恢复消化道的完整性;③防止胃内容物的反流;④合理有效的抗生素治疗;⑤积极的营养支持,以肠内营养通道的建立为首选;⑥积极的呼吸支持,保证肺的充分扩张;⑦对术后可能残存的脓腔进行有效的定位与引流。

确诊后在选择治疗措施前必须明确的是患者食管穿孔的严重程度、穿孔周围的感染坏死程度以及有无合并食管基础疾病。这是选择手术还是保

守治疗的前提。

可供选择的胸段食管穿孔的治疗措施:①常规的保守治疗;②覆膜食管支架的置入;③手术清创,漏口的修补、加固及充分引流;④食管切除;⑤食管旷置与转向;⑥T管转流。

(一)胸段食管穿孔的保守治疗

关于保守治疗的指征尚无统一的标准。目前较为广泛应用的是 Altorjay 在 1997 年提出的标准(表 8-46-2)。Pittsburgh 大学的 Abbas 团队也提出了类似的穿孔严重程度评分表。评分主要依据客观的检查指标。他们的结果提示对低分值的患者应用保守治疗能更好地改善预后。

表 8-46-2　食管穿孔的非手术治疗的指征(Altorjay,1997)

I	壁内型穿孔——Mallory-Weiss 综合征
II	透壁型穿孔(同时符合)
1	早期确诊的穿孔或虽然诊断延迟但穿孔已局限
2	穿孔导致的溢出位于纵隔内或位于纵隔与脏层胸膜之间已形成包裹性的腔内
3	食管造影明确提示穿孔导致的溢出能迅速充分的自引流回食管腔内
4	穿孔出无肿瘤组织且不位于腹腔内,穿孔远端无食管梗阻性疾病
5	穿孔导致的症状轻微
6	无穿孔所致的脓毒血症的症状与体征
7	随时都可获得充分的检查,包括随时的食管造影与 CT
8	有足够的胸外科技术与经验的支持

保守治疗的措施应包括:①严格进食 48~72 小时,只有当确认临床症状改善后才可以少量饮水;②静脉使用广谱抗生素涵盖抗厌氧菌的治疗 7~14天;③肠外营养支持;④充分的引流,包括常规的胸腔闭式引流以及 CT 引导下的脓腔置管引流或经内镜的腔内负压吸引;⑤抑酸治疗与胃肠减压。

近十年来胸段食管穿孔保守治疗的主要热点在于内镜下的覆膜支架治疗。其优势在于在保守治疗的同时通过内镜置入覆膜支架能及时恢复食管管腔完整性并同时防止了进一步消化道内容物的外溢污染。胸段食管穿孔后覆膜支架治疗的指征:①良性穿孔,包括医源性穿孔、Boerhavv 综合征、及未出现食管扩张的贲门失弛缓症。②在

不适合手术的食管恶性肿瘤所导致的穿孔时作为姑息性治疗。通常覆膜支架的直径 >2cm,长度在 12~15cm 之间。覆膜支架治疗尤其适合于由医源性导致的早期确诊且无明显污染的小穿孔。Freeman 在其报道的 17 例医源性穿孔中 16 例通过支架术直接治愈,仅 1 例需要手术介入,全组无死亡病例。腔内支架治疗的主要并发症为支架的移位与漏口关闭不全,需要内镜反复介入调整。

所有的保守治疗都应有经验丰富的胸外科医师参与评估,并把患者的症状体征及反复的影像学检查作为检测保守有效性的指标。一旦有疾病进展如纵隔脓肿或脓胸范围扩大以及脓毒血症相关症状的出现,就应及时进行手术干预。

(二)胸段食管穿孔的一期手术修补

无保守治疗指征的胸段食管穿孔应及时手术治疗。关闭胸段食管穿孔的黄金时期是穿孔发生后的 24 小时内。但即使对超过 24 小时的延迟诊断患者有可能的话也要首选一期手术修补。术前的支持治疗包括液体复苏、广谱抗感染、胃肠减压和有胸腔积液时的闭式引流都必须迅速完成。因为延迟的急救措施通常达不到预期效果。

上中 1/3 胸段食管穿孔最佳的手术径路是右后外侧切口第 4 或 5 肋间进胸。下 1/3 穿孔的最佳手术径路是左后外侧切口第 6 或 7 肋间进胸。如准备用肋间肌作为破口修补后的加固补片,则推荐在骨膜内剥离切除相应肋骨后由肋床处进胸。

进胸后首先要实施的是充分廓清坏死组织与胸腔或纵隔内的消化道内容物,坏死的纵隔胸膜也要合并切除。再进一步解剖游离前先用稀碘伏溶液彻底浸泡清洗纵隔与胸腔。然后是充分游离并提起食管,暴露食管的对侧纵隔胸膜面进行廓清。如对侧胸腔存在积液也可直接打开对侧胸膜进行积液的吸引清除,术毕再行对侧胸腔的闭式引流。参照术前影像学检查寻找食管破口,一般位于胸膜水肿最严重处。如无法确认破口可从留置的鼻胃管中注入牛奶来辨认。一般不用亚甲蓝,因为它会严重染色食管周围组织导致后续的解剖层次不清楚。发现破口后应小心的纵行切开破口表面的食管肌层,并清除坏死的食管肌层充分暴露黏膜的破口全长。修剪坏死的黏膜边缘约 1~2mm,直至有

黏膜出血。可在黏膜破口两端的正常处用 3-0 可吸收线缝扎悬吊破口。提起后用 3-0 可吸收线间断缝合关闭黏膜破口，尽量使线结位于食管腔内。然后继续用 3-0 可吸收线间断缝合关闭食管肌层，打结时要求对拢即可，不必过紧，否则易导致水肿的肌层切割。肌层线结位于管腔外。在那些延迟诊断的病例中，食管肌层的关闭通常比较困难。此时可用自体加固补片褥式缝合于破口周围的正常食管肌层上包盖缺损。补片的制作见后续。补片的下端不必严密缝合在食管上，可适当留有缺口，以利破口处出血渗出的引流。修补完毕后将鼻胃管拉致穿孔位置以上，阻断远端食管并在胸腔内倒入生理盐水，轻轻向鼻胃管内注入空气来检查破口修补的严密性。食管破口修补加固后应仔细检视胸腔及纵隔。纵隔胸膜要充分打开，胸腔内及肺表面的纤维素沉着要彻底清除以利术后肺的充分扩张消灭残腔。胸腔内留置上下胸管各一根，食管床最内侧留置多孔的负压引流管 1 根，长度要纵贯整个食管床。关胸后将患者改为平卧位，经腹部切口行胃造瘘引流防止胃反流，并行空肠造瘘以便术后实施肠内营养支持。

用于食管破口修补加固的自体补片有带蒂壁层胸膜片，带蒂肋间肌瓣，带蒂的膈肌片，带蒂的心包片及来自腹腔的带蒂大网膜。近胃食管交界部的破口修补后还可用胃底进行加固包盖。带蒂壁层胸膜片虽取材制作方便但游离后的壁层胸膜较薄且易皱缩包盖效果欠佳。带蒂的膈肌片，带蒂的心包片及来自腹腔的带蒂大网膜包盖加固的效果好，但因同时打开了腹腔或心包腔，有潜在感染扩散的可能。带蒂肋间肌瓣是较为理想的选择，缺点是好的肋间肌补片需切除肋骨后才能制作的较为满意。进胸时先自预订的位置骨膜内游离并切除足够长度的肋骨，沿切除的肋骨上缘切开骨膜及壁层胸膜进胸。修补完食管破口后，估计所需肋间肌瓣的长度，沿下一肋的上缘切开游离出足够长度的肋间肌瓣，必要时再切除部分肋骨。完整保留位于肌瓣中央的肋间肌神经血管束。肌瓣的游离端处可适当多保留部分壁层胸膜以增加包盖面积。带蒂肋间肌瓣补片只需包盖破口即可，不能环绕食管的全周，否则易致狭窄。只要修补后胸腔已充分

廓清及清洗，带蒂的膈肌瓣也是补片的理想选择。由于长度的限制只适用于下 1/2 食管破口的加固。其优点是制作简单，血运丰富，包盖效果好。

由于胸段食管穿孔多见于贲门失弛缓症患者的食管镜检查或扩张术。此类患者由于检查前已禁食空腹，所以纵隔及胸腔的污染常较少，且易被早期诊断。在此类患者中消灭破口远端的梗阻是修补成功的前提，在一期修补中应合并对贲门失弛缓症进行手术治疗。手术方式是在已修补的破口的对侧行食管下括约肌的肌层切开并同时行抗反流术式。

Brinster 在对 322 例一期修补的食管穿孔回顾性分析中提示，影响一期破口修补成败的主要因素是：①破口处黏膜撕裂全长的充分显露；②双层缝合；③消灭破口远端的狭窄性病变。而加固与未加固的食管破口一期修补的预后相似无显著性差别。加固补片的主要作用是在食管肌层无法缝合时通过补片对食管黏膜进行保护与支持。即使对延迟诊断超过 24 小时的穿孔进行修补，只要满足上述条件，成功率仍很高。

（三）食管切除和重建

胸段食管穿孔后行食管切除治疗的适应证：①诊断性内镜检查中穿孔的食管癌病例；②穿孔合并有反流性食管炎导致的较长段的食管狭窄；③反复扩张后的严重的贲门失弛缓症；④延迟诊断的食管穿孔已导致较长段的食管节段性坏死。

食管切除的范围取决于穿孔的部位和原发疾病的位置。同期还是分期消化道重建取决于患者的健康状况及纵隔胸腔的污染程度。早期诊断的医源性穿孔需要食管切除治疗者倾向于同期重建。感染严重者或可经胸骨后途径把吻合口建立在颈部或留待二次手术重建。

（四）食管旷置及转向

由于手术技术的革新与进步以及重症监护支持技术的发展，食管的旷置与转向术目前已极少使用。一般而言仅适用于无其他手术方式可选的食管广泛损伤的患者。

1. 食管全旷置，同期胸骨后途径颈部胃食管吻合　手术操作与食管拔脱术类似，只是不对胸内食管进行拔脱操作而仅行旷置。适用于诊断延误

且胸段食管破口较大无法修补而患者不能耐受开胸手术。

2. 节段性食管旷置术 该术式有 Urschel 在 1987 应用于临床。仅适用于病情危重的胸段食管穿孔患者。具体操作为:胃造瘘时,在裂孔下方的腹段食管包裹 1 片 Silastic 织物,以一根粗尼龙线(2-0 Prolene 线)绕过其后。线的两端并行穿过 1 根长的聚乙烯 Rumell 止血带,将止血带连同尼龙线从胃造瘘旁腹壁穿出,收紧尼龙线并钳夹固定于左上腹壁,临时阻断穿孔下方的腹段食管,防止胃液反流至胸腔及纵隔。颈部作食管的侧壁切开开放缝合于颈部的皮肤并置管引流食管分泌物。胸腔留置闭式引流。在术后 3~6 周经造影证实穿孔已愈合后放松血管钳,将止血带与尼龙线拔除。个别患者在食管暂时阻断处会出现狭窄,多可经扩张后缓解。

(五) T 型管转流

该术式由 Abbott 在 1970 年应用于临床。适用于胸下段食管穿孔位置有广泛黏膜坏死和怀疑一期修补很难成功的晚期穿孔病例。患侧开胸,充分廓清坏死组织与胸腔内、肺表面的纤维素沉着。将大孔硅胶 T 型管置入穿孔食管内,沿 T 型管关闭穿孔。置入 T 型管的远端穿过贲门,再将 T 型管穿出胸壁形成一个可控制的食管皮肤瘘。穿出胸壁的 T 型管壁最好用缝线疏松的固定于膈肌上以保持一个合适的角度防止对降主动脉的磨损。最后用一根胃管穿过 T 型管至胃腔内。T 型管旁及胸腔内均留置引流管。待术后胸腔闭锁无残腔后逐步拔除 T 型管。

(六) 术后的康复治疗

胸段食管穿孔术后治疗的重中之重是保持胸腔及纵隔的引流通畅。引流通畅的第一步是术中的充分廓清与合理有效的安置引流管。通常需置管 3 根。上胸管 1 根,位于胸腔前部,顶端一直到达胸顶。多孔下胸管 1 根,位于胸腔的后下方,顶端指向修补的穿孔周围。后纵隔食管床内留置多孔硅胶软管 1 根,顶端位于游离后的食管床的最高点,垂直向下直至膈肌上食管裂口周围。为保证硅胶软管的位置可用线疏松固定于后纵隔面上。三根引流管都要接负压引流装置。只有经水溶性造影剂证实食管壁的完整性恢复且胸膜腔完全闭锁后才能像脓胸治疗一样先开放引流后逐步退管直至完全退出。如果在术后发现任何一个未被引流的区域,就应立即在 CT 引导下置入猪尾巴管引流。

消灭胸内残腔的最好方法是肺的充分扩张。因此可在术后早期进行呼气末正压的机械通气支持,辅以足够的雾化和稀释痰液的药物治疗。必要时可反复进行气管镜吸痰。痰液要反复送培养及药敏,以指导术后有效合理的抗生素治疗。术后的抗感染治疗一般要维持 2 周,并根据痰培养及引流液培养与药敏的结果及时调整。

营养支持是修补成功愈合及感染康复所不可或缺的治疗手段。最好的途径是经术中的空肠造瘘行肠内营养。开始于术后第 2 天,直至造影剂证实穿孔已愈合且患者可正常饮食不需要进一步治疗时。

第五节 食管穿孔的预后

Brinster 回顾了 1990—2003 年文献中报道的 726 例食管穿孔的治疗结果,总病死率为 18%。病因不同其病死率也各不相同。自发性食管破裂的总病死率高达 36%(0~72%),主要原因是因为自发性食管破裂早期症状的不典型性极易与其他疾病混淆导致 80% 以上病例的诊断被延误,从而引发了严重的脓毒血症及感染性休克使病死率升高。位于病死率第二位的病因是医源性穿孔,病死率 19%(7%~33%)。其次是外伤性的穿孔,病死率 7%(0~33%)。外伤性穿孔较低的病死率与其多见于颈部外伤有关,死亡的原因多与合并的其他外伤相关。食管穿孔的位置与预后也高度相关。颈部、胸部与腹部食管穿孔的病死率分别为 6%(0~16%)、27%(0~44%)、21%(0~43%)。究其原因可能与颈部穿孔后感染进展较慢,手术治疗较容易有关。而胸腹部食管穿孔由于解剖位置的关系导致感染易迅速扩散早期即可引起较为严重的脓毒血症及感染性休克。穿孔发生于治疗介入之间的时间窗也是影响食管穿孔预后的重要因素。治疗延迟超过 24 小时将导致病死率成倍升高。在 11 个报道中的 390 例患者中治疗被延迟超过 24 小时的总病死率为27%，而治疗介入在24小时以内的患者总病死率仅14%。各种治疗方式的病死率见表8-46-3。导致差异的主要原因与患者的具体病情及接诊医师的治疗取向相关。但一期修补仍是最佳的选择。

表8-46-3 各种治疗方式的病死率

治疗方式	病例数	死亡数	总病死率 （%，最小值~最大值）
保守治疗	154	26	17（0~33）
一期修补	322	40	12（0~31）
切除重建	129	22	17（0~43）
旷置与转流	33	8	24（0~80）
单纯引流	88	32	36（0~47）
总计	726	128	18（0~80）

食管穿孔是较难诊断与治疗的重大疾病。造成穿孔的主要原因是医源性。总病死率接近20%。早期诊断与治疗介入能使病死率降低50%。最佳的治疗选择是一期手术修补破口的同时解除远端的梗阻性病变。食管覆膜支架的置入辅以积极的保守治疗与密切监测适合于部分早期诊断的小的医源性穿孔，其指征的扩大有待于进一步临床经验的积累。及早诊断与个体化的治疗仍是目前治疗的重点。

（林凌）

参考文献

1. Barrett NR. Report of a case of spontaneous perforation of the oesophagus successfully treated by operation. Br J Surg, 1947, 35(138):216-218.

2. Jones WGG, Robert J. Esophageal perforation: a continuing challenge. Ann Thorac Surg, 1992, 53(3):534-543.

3. Brinster CJ, Singhal S, Lee L, et al. Evolving options in the management of esophageal perforation. Ann Thorac Surg, 2004, 77(4):1475-1483.

4. Silvis SE, Nebel O, Rogers G, et al. Endoscopic complications: results of the 1974 American Society for Gastrointestinal Endoscopy survey. JAMA, 1976, 235(9):928-930.

5. Kavic SM, Basson MD. Complications of endoscopy. Am J Surg, 2001, 181(4):319-332.

6. Lee JG, Lieberman DA. Complications related to endoscopic hemostasis techniques. Gastrointest Endosc Clin N Am, 1996, 6(2):305-321.

7. Nair LA, Reynolds JC, Parkman HP, et al. Complications during pneumatic dilation for achalasia or diffuse esophageal spasm. Dig Dis Sci, 1993, 38(10):1893-1904.

8. Sarr MG, Pemberton JH, Payne WS. Management of instrumental perforations of the esophagus. J Thorac Cardiovasc Surg, 1982, 84(2):211-218.

9. Pasricha PJ, Fleischer DE, Kalloo AN. Endoscopic perforations of the upper digestive tract: a review of their pathogenesis, prevention, and management. Gastroenterology, 1994, 106(3):787-802.

10. Han SY, McElvein RB, Aldrete JS, et al. Perforation of the esophagus: correlation of site and cause with plain film findings. Am J Roentgenol, 1985, 145(3):537-540.

11. Altorjay A, Kiss J, Vörös A, et al. Nonoperative management of esophageal perforations. Is it justified. Ann Surg, 1997, 225(4):415.

12. Abbas G, Schuchert MJ, Pettiford BL, et al. Contemporaneous management of esophageal perforation. Surgery, 2009, 146(4):749-756.

13. D'Cunha, Rueth NM, Groth SS, et al. Esophageal stents for anastomotic leaks and perforations. J Thorac Cardiovasc Surg, 2011, 142(1):39-46.

14. Freeman RK, Van Woerkom JM, Ascioti AJ. Esophageal stent placement for the treatment of iatrogenic intrathoracic esophageal perforation. Ann Thorac Surg, 2007, 83(6):2003-2008.

第四十七章　食管胃反流病

第一节　概述

胃食管反流病(gastroesophageal reflux disease，GERD)是指胃、十二指肠内容物反流入食管引起食管症状和并发症的一类疾病，其主要表现为反酸、烧心或食物反流症状，最终可导致食管糜烂、溃疡、出血、狭窄等食管炎和咽、喉、气道等食管以外的组织损害。GERD可分为反流性食管炎(reflux esophagitis，RE)、非糜烂性反流病(non-erosive esophageal reflux disease，NERD)和Barrett食管(Barrett esophagus，BE)。

GERD在西方国家十分常见，人群中7%~15%有胃食管反流症状。Sehwenkghnks等，于2004年在瑞士进行的电话调查发现，成人反流性疾病的患病率为17.6%；另据丹麦最新流行病学调查显示，有胃食管反流症状人群更是高达22%。据报道，美国人中有44%的人每月至少有1次反流症状，20%的人每周至少有1次反流症状。Bretagne等在法国进行的一项全国调查发现，31.3%的人曾有过GERD的典型症状，7.8%的人每周至少有1次GERD典型症状。在中国北京、上海、西安进行的GERD流行病学调查预测，北京、上海地区GERD相关症状发生率为5.77%，西安地区成人GERD患病率高达16.98%。由此可见，胃食管反流病在国内的患病率低于西方国家，但呈上升趋势。

目前普遍认为，GERD的发病随年龄的增长而增加，40~60岁为发病高峰年龄。田升等4年间对16 746例有上消化道相关症状的患者进行电子胃镜检查，检出l734例反流性食管炎，其中36~60岁中年组占50.69%(879例)。侯鹏等进行的反流性食管炎的临床流行病学调查显示，288例反流性食管炎患者中40~49岁年龄组为76例，其构成比明显高于其他年龄组。2009年在上海地区进行的胃食管反流病和胃肠道功能性疾病(FGD)的调查研究显示，高龄、高体质指数(BMI)、女性更容易患有FGD。日本关于RE的调查也显示其患病率随年龄的增长而增加，尤其是女性。

多数报道认为，RE患者中男性显著多于女性。Mantynen等于2002年对3378例患者进行内镜检查，发现内镜阳性GERD男性和女性的患病率分别为19.9%和15.5%，对比有显著差异。国外研究数据表明，BE患者绝大多数为白人、男性，儿童罕见，男女性别比率接近2∶1。

虽然GERD症状在全球范围内均比较常见，但对其发病机制尚不十分清楚。一般认为，一过性下食管括约肌松弛、下食管括约肌压力减低、并发食管裂孔疝和食管动力障碍等与GERD症状有关，但并不能全面解释GERD的各种表现。

尽管公认进食后胃内的低pH会因食物的中和作用而上升，但以往并没有研究关注这种pH的上升在胃的不同部位是否一致。2001年，Fletcher等报道，进食后胃内pH改变并不均匀，虽然胃内大部分位置pH≥4.0，但在贲门至下食管括约肌之间，即食管鳞状及柱状上皮结合处下方2.0cm左右的区域平均pH却低于1.6，这种现象出现于餐后

15 分钟且持续 60~90 分钟。这一逃逸食物缓冲的低 pH 区域被称为酸袋。酸袋的存在加强了食管下段受酸性胃内容物影响的机会,应与 GERD 症状有关。Pandolfino 等设计的分段食管测酸研究则认为,引起近食管部位高酸现象的液体呈层状分布而不呈袋状,在胃食管结合处和 LES 收缩形成的相对完整而封闭的管腔内,这部分逃逸食物缓冲的酸称之为“酸层”可能更为合适。尽管此研究对这一高酸区域的酸分布形式提出了新的证据,但此名称尚未被广泛接受。所谓酸袋或酸层现象继发于进餐动作,不但存在于 GERD 患者,也出现于正常人。Clarke 等研究发现 GERD 患者组中酸袋的平均长度为 3.0cm,而健康人组的为 2.0cm,但 GERD 组的酸袋更接近胃食管结合处,酸袋长度越长、靠近 LES 的酸越多,LES 开放时侵及食管黏膜的酸也越多。有的研究认为,酸袋的致病作用还可能受 HH 的影响。在 HH 的疝囊 ≥3cm 时,酸袋中的酸可进入 HH 并重复反流;另一方面,酸袋与膈肌的相对位置与其酸反流的比例有关,酸袋位置在膈肌之上时,接近 LES 下方,膈肌收缩时使 LES 高压区域缩短,从而让酸袋中的酸进入更多地进入食管,引起的酸反流比例比酸袋位置在膈肌之下时也更高。

食管上皮的渗透性改变是 GERD 发病的另一个因素。除了已为人熟知的电镜研究发现 GERD 患者食管上皮细胞间隙增宽,近期还出现了一些其他证据。Jovov 等用 Western blot 检测食管钙黏蛋白发现,GERD 组食管上皮标本除了与健康对照组一致的相对分子量为 120 000 的条带外,还出现相对分子量为 35 000 的条带,表明食管钙黏蛋白出现降解。食管上皮细胞食管钙黏蛋白具有保持上皮细胞间紧密连接、加强食管上皮屏障的作用,因此,食管钙黏蛋白降解可能是食管上皮渗透性受损的表现。此外,电阻检测发现 GERD 患者的食管总电阻低于健康对照组,提示食管上皮微完整性缺失;2 小时转化黏液质荧光素的流量高于健康对照组,提示上皮间隙扩大,均支持 GERD 患者的食管上皮渗透性发生了改变,而渗透性的增加进而也将导致上皮的功能障碍。

除了 LES 的机械性屏障作用之外,唾液的分泌也是食管防御屏障重要组成部分。唾液下咽对食管有廓清作用,可以中和及稀释进入食管中的反流物。GERD 患者的唾液 pH 及分泌量均低于健康对照组,而应用质子泵抑制剂也会改变唾液的性质及成分。唾液中所含促进食管表皮细胞生长的表皮生长因子在正常人中均值为 7085pg/ml,而在一组 12 例的 LPR 患者中,其平均浓度仅为 2867.6pg/ml,这可能提示 GERD 患者存在唾液腺功能不良。

GERD 的反流物中不但有胃内容物,往往还伴有十二指肠内容物出现,如胆酸及胰蛋白酶等。在食管,这些离开正常功能环境的物质、特别是其中的胰蛋白酶会引起明显的黏膜损害。已有研究证实,这些物质可以直接破坏食管黏膜上皮细胞显微结构,其机制可能与 PAR-2 有关。PAR-2 是一种能被胰蛋白酶及类胰蛋白酶肥大细胞激活及上调表达的 G 蛋白偶联受体家族成员,Inci 等的免疫组织化学定位研究发现,PAR-2 位于食管上皮,糜烂性食管炎患者 PAR-2 表达高于正常。因此,PAR-2 的激活可能参与了 GERD 的黏膜损害发生。

近来发现,一些患者的 GERD 症状并不因抑酸治疗而缓解,牛奶过敏或对其他食物的过敏可能是导致这种情况发生的原因。食物过敏尽管常见于儿童,但成人也可发生。由于 PPIs 和 H₂ 受体阻滞剂在 GERD 的广泛使用,症状顽固的 GERD 患者可能接受了很长时间的抑酸治疗、胃酸分泌受抑,进而导致胃酸对食物蛋白质的抗原性破坏不完整,因变应作用出现 GERD 症状持续或加重。另一方面,GERD 出现的反流物也可导致食管黏膜上皮细胞间隙增宽、抗原通过性上升,增加过敏风险。此外,Mullin 等还发现,PPIs 等药物本身即可诱导食管上皮的通透性上升,增加食物抗原进,入食管黏膜基质并引起过敏反应的机会。

胃食管反流病危险因素包括:

1. 吸烟　在 Olmsted 城进行的胃食管反流病的流行病学调查发现,过去吸烟史与频繁的反流症状密切相关。考虑可能由于尼古丁导致 LES 压力降低,咳嗽及深呼吸时食管反流频数增加,唾液分泌率降低、唾液碳酸氢盐成分减少等多因素使得反流加重、食管对酸的清除减缓、酸与上皮的接触时间延长,从而直接损害食管鳞状上皮、促进 GERD 的发生。

2. 饮酒 在 Olmsted 城进行的调查表明,每周饮酒 7 次以上与频繁的反流症状相关;而在西安进行的流行病学调查认为,大量饮酒(每周酒精量 >1210g)与 RE 主要症状的发生明显相关,OR 为 2.85。酒、咖啡可能通过刺激促胃液素分泌增加胃酸分泌,降低 LES 压力,促进 LES 一过性松弛的发生,延迟食管和胃的排空等途径而诱发 GERD。

3. 精神因素 研究发现,劳累、精神紧张、生气都与症状性 GERD 的患病关系较大。另有报道称烧心的严重程度与主要生活事件有关,这一表现可能与应激诱发的高敏感性相关。提示心理压力可能会是 GERD 的危险因素。

4. 肥胖 Ponce 等在西班牙进行的流行病学调查发现,高 BMI 是 GERD 的显危险因子,BMI 越高,反流症状越频繁。在英国西南部进行的一项大规模研究也发现 BMI 与 GERD 症状发生的频率有显著的正相关。在我国上海,阎小妍等进行的研究证实,GERD 患者与非 GERD 者的 BMI 指数比较,差异有统计学意义。

5. 幽门螺杆菌 幽门螺杆菌(*Helicobacter pylofi*,Hp)与胃炎、消化性溃疡及胃癌的关系已基本明确,而目前 Hp 与 GERD 之间的关系仍尚未明确。Avidan 等,于 2001 年进行的一项研究发现,RE 组、BE 组和对照组之间的 Hp 感染率无显著差异。2002 年,徐平如等将经内镜诊断的 604 例 GERD 患者按 Hp 检测结果分为阳性组和阴性组,比较结果显示,Hp 阴性者 GERD 病变程度较重,Hp 阳性者 Hp 根除后 1 年的食管炎复发率较高,提示 Hp 感染可能对 GERD 的发病起保护作用。Kim 等进行的一项针对 253 例有典型 GERD 症状患者的调查发现,Hp 感染的阳性率显著低于对照组。结合以上资料,我们可以看出 Hp 感染与 GERD 无相关性或有负相关。

6. 遗传因素 Mohammed 等通过对双胞胎中 GERD 发病率的研究发现,在同卵双生和异卵双生子中 GERD 的发病率均为 18%,提示遗传因素在 GERD 的发病中有重要作用。

半个世纪以前,胃食管反流被确认为食管炎的主要致病原因。当时因为胃食管反流症状常与食管裂孔疝同时存在,裂孔疝便被当作是胃食管反流的致病原因。因此,外科版尝试用简单缝合膈脚的方法使疝复位,以消除症状,但手术失败者居多。从 20 世纪 50 年代开始,人们才认识到外科手术的目的应是恢复贲门部功能,而不是单纯将疝复位,抗反流外科的现代观念才逐渐形成。

第二节 临床表现

一、典型的食管症状

胃食管反流病典型的食管症状是烧心和反流。烧心是指由反流物对食管黏膜的刺激所致的胸骨后或剑突下烧灼感,可放射到咽喉部或肩背部。反流是胃及十二指肠内容物未借助外力及相关的动作如恶心反流入咽部或口腔,反流症状较烧心症状出现早。据报道,西欧和北美的社区人群烧心和(或)反流症状至少 1 次 / 周的患病率为 10%~20%。老年人烧心的发生率比非老年人低,可能是老年人胃肠神经末梢感觉迟钝,疼痛敏感性降低,食管对反流刺激的敏感性下降所致,但老年人反流性食管炎的严重程度比非老年人重。因此,临床医师要在临床实践中更多地关注无典型消化道症状的老年人 GERD 患者,预防严重食管炎的发生,从而提高老年人生活质量。

二、非典型的食管症状

除烧心及反流症状外,GERD 还有许多非典型症状,如胸痛、吞咽困难、吞咽疼痛。胸痛常为绞窄样或烧灼样疼痛,严重时可为剧烈刺痛,可放射至后背、胸部、肩部、颈部、耳后、有是酷似心绞痛,因此应与心源性胸痛鉴别。

三、食管外症状

由反流物刺激或损伤食管以外的组织或器官引起,表现为慢性咳嗽、咽喉炎、哮喘、间质性肺炎等。老年人 GERD 的特点为:重度食管炎较非老年人要重;烧心症状发生率较非老年人低,反食、吞咽困难较烧心多见,可能是老年人胃肠神经末梢感觉迟钝,疼痛敏感性降低,食管对反流刺激的敏感性下降所致;据文献报道老年人咽部异物感、慢性咳嗽等食管外症状发生率较非老年人要高;食管黏膜的损伤及并发症极易出现,与老年人清除反流物能力差,胃排空延迟,食管黏膜的反流物暴露时间长有关;据报道老年组食管裂孔疝的发病率为32.4%,差异具有统计学意义。老年人食管裂孔疝、萎缩性胃炎、胃溃疡、Barrett 食管、胃癌等并存率均明显高于非老年人。

第三节　诊断

一、临床症状

烧心和反流是 GERD 的主要症状。烧心是指胸骨后的不适或烧灼感,在餐后或平卧时变得更加严重,服用制酸剂能缓解。反流是指胃内容物回流入口腔或咽部的感觉。由于 GERD(尤其是 NERD)缺乏诊断的金标准,因此仅以烧心和反流对 GERD 诊断的精确性难以界定。近期的一项荟萃分析,目的在于评估反流症状对食管炎诊断的准确性,结果发现敏感度为 30%~76%,特异度为 62%~96%。有研究对胸痛、慢性咳嗽、慢性喉炎、支气管哮喘是否存在食管炎或反流症状的患者进行观察,结果发现它们存在一定的相关性,夜间咳嗽和胸痛与反流的关系更明确。荟萃分析发现积极抑酸治疗能有效地缓解胸痛,两者存在因果关系。但是在治疗气喘、声音嘶哑或咳嗽时并未得到类似的分析结果。

二、影像学

上消化道气钡双重造影对 GERD,尤其是 RE 的诊断具有一定的价值。如果检查中发现食管黏膜出现结节状或细颗粒状改变,则提示存在 RE。有文献回顾 10 个研究,研究分别采用不同的放射学技术对 587 例存在反流症状的患者进行检测,结果发现仅有 35% 的患者存在放射学改变。有研究对气钡双重造影患者同时行动态 pH 监测发现,在 pH 监测异常的患者中,30% 的患者 X 线检查诊断为食管炎,而在 pH 监测正常的患者中,只有 10% 的患者 X 线检查诊断为食管炎。上述研究结果提示我们,对于 GERD 的诊断,放射学检查虽然是一种广泛应用的检查方式,但是上消化道气钡双重造影在 GERD

中的诊断价值有限,它对于 GERD 中的 RE 亚型具有较好的诊断作用,但是对于另一亚型 NERD 则不能达到临床医生所希望的敏感性和特异性。

三、内镜检查

GERD 的内镜下表现包括食管炎、糜烂、溃疡、狭窄和 Barrett 食管。但是,存在 GERD 症状的患者有相当一部分得到正常的内镜检查结果,往往被诊断为 NERD 或其他非反流性疾病,如功能性消化不良。虽然内镜在 GERD 诊断的敏感性低于 24 小时 pH 监测,但是在食管黏膜损伤方面的特异性远高于 24 小时 pH 监测。RE 的炎症病变,内镜下按洛杉矶标准可为四级:A 级:黏膜皱襞表面黏膜破损,但破损直径≤5mm;B 级:黏膜皱襞表面黏膜破损直径 >5mm,但破损间无融合;C 级黏膜皱襞破损相互融合,但尚未环绕食管壁四周;D 级:黏膜皱襞破损相互融合并累及至少食管四壁 75%。另附加描述有无食管狭窄、食管溃疡及 Barrett 食管。虽然食管黏膜与酸接触时间的长短与食管炎的程度和并发症的发生具有相关性,但是 GERD 的治疗主要基于症状的严重程度,因此食管炎的严重程度并不是确定是否需要治疗所必需的。

四、食管测压

食管测压的应用可以对 GERD 患者常见的吞咽困难、胸部疼痛等症状的病因进行评价,食管测压在评估食管体蠕动、收缩的压力以及食管括约肌的压力等方面具有其他检查不可替代的价值,同时可以充分地评估经过经验型治疗后仍有反流和烧心症状的患者是否的确存在胃食管反流。尽管如此,由于 GERD 症状形成最主要是由于胃酸反流入食管所造成,因此食管测压在 GERD 诊断中的价值可能更多的是作为 pH 监测的一种辅助检测。由于食管测压不能直接测量出酸反流,因此不能依靠食管测压检测来做出 GERD 的诊断,其更主要的作用在于寻找 GERD 发病的基础病因以及与其他食管动力障碍性疾病的鉴别诊断。

五、pH 监测和阻抗监测

食管 pH 监测在 1969 年首次使用,并在 1974

年对食管的酸暴露进行报道。大部分的动态 pH 探针包含一个小型锑电极,并连接到一个外部电子数据记录器,该电极放置于下食管括约肌(LES)上 5cm 处,通过对该处的 pH 变化来了解是否存在胃酸的反流,一般将 pH<4 作为存在胃酸反流的标准。可以通过短时的监测或 24 小时持续性的监测,来了解食管下段胃酸暴露的严重程度,经过 24 小时的监测,其对酸反流的敏感(81%)更高于短时的监测。由于 24 小时 pH 监测对于内镜检查阴性的患者敏感性变异度大,因此目前开发出了 Bravo P 无线遥控监测系统,其 pH 监测为一胶囊,可以利用内镜放置于 LES 上 5cm 或齿状线上 6cm 处进行 pH 监测,同时检测的时间可以由原先的 24 小时延长至 48 小时,甚至更长。动态阻抗监测在 1991 年首次提出,并于 2002 年通过 FDA 批准使用。阻抗监测探头使用电子环通过监测反流物的电阻值来确定反流物性质。阻抗监测探头若同时联合 pH 监测探头,则可以有效地判断反流物为酸反流,弱酸反流,非酸反流,且阻抗联合 pH 监测的有效性和可重复性也更佳。若同时应用 24 小时阻抗和 pH 监测,则对于 GERD 诊断的敏感性和特异性均可高于 90%,被认为是目前最好的检测反流的工具。

六、PPI 试验

PPI 试验对于 GERD 诊断的准确性接近于 24 小时 pH 监测。目前最常使用的 PPI 是奥美拉唑,对于临床怀疑为 GERD 的患者可以应用每日 40~80mg 奥美拉唑。在大部分的研究中使用症状评分,如果烧心、胸痛的症状较基准值改善 50%~75%,则认为 PPI 试验得到阳性结果。PPI 试验已被证明对于诊断 GERD 相关非心源性胸痛具有较高的敏感性和特异性。但是对于 GERD 的亚型 NERD 来说,由于缺乏诊断的金标准,因此很难就 PPI 试验对 NERD 诊断的准确性做评价。总之,PPI 试验是一种安全、简便、无创性的诊断工具,且较其他诊断工具更节省成本。但是对于 PPI 试验无反应的患者,仍应采用食管 pH 监测和阻抗监测来明确诊断。

2010 版胃食管反流性疾病的外科治疗指南(美国胃肠及内镜外科医师协会制定)指出有下列情况之一的可确诊:①内镜下发现有"黏膜中断征"并有 GERD 的典型症状;②活检证实有 Barrett 食管;③有消化性狭窄表现,但要排除恶性狭窄;④食管 pH 测定阳性。

第四节 治疗

一、保守治疗

GERD 治疗的目标是:缓解症状(食管症状及食管外症状)、愈合食管破损黏膜、预防和治疗并发症、防止复发。

(一)一般治疗

首先要改变生活方式及不良行为,比如:精神因素方面要有正确的心态,消除焦虑及抑郁不良情绪;饮食方面要尽量避免进食巧克力、洋葱、大蒜、咖啡、浓茶、高脂肪食物;用药方面,特别是老年人因患有多种老年病,应合理使用硝酸甘油、钙拮抗剂、地西泮、茶碱及多巴胺受体激动剂等降低 LES 压力的药物、影响食管蠕动及损伤食管黏膜的药物,因此因合理使用上述药物;生活习惯方面避免餐后平卧,睡前 2 小时不进食,睡觉时可将床头抬高 15~20cm 等。

(二) GERD 的药物治疗

1. 抑酸药 主要包括质子泵抑制剂(PPIs)、H_2 受体拮抗剂(H2RA)。PPIs 该药为治疗 GERD 的首选有效药物,其疗效在全球已得到认可,其抑酸机制为阻断壁细胞上的 H^+-K^+-ATP 酶,作用强于 H2RA。相关研究表明该药对 RE 患者的改善率最好,对 NERD 患者的疗效要低于 RE 患者,但对症状的改善方面比促胃肠动力药及 H2RA 要好。最近的研究显示,抗酸分泌治疗可能掩盖上消化道肿瘤的预警临床表现,因而成为不利于上消化道肿瘤早期诊断的危险因素。因此,在老年人抗酸分泌治疗过程中需加强随访观察。

2. 促胃肠动力药 促胃肠动力药主要通过使 LES 压力增高减少反流、改善食管蠕动、促进胃肠道蠕动功能提高患者的抗反流防御功能,但该药物不影响正常的泌酸功能,所以不把该药物作为

GERD 的主要治疗药物,只用于抑酸药物的辅助用药增加治疗的有效性。最新文献报道拉,服用 PPI 治疗胃食管反流患者无效者占 1/3,原因可能由于缺少促胃动力药物及心理因素等的干扰。

3. 胃黏膜保护药 胃黏膜保护药主要作用为增加食管黏膜的防御作用,促进食管黏膜损伤的愈合。

4. 减少 LES 一过性松弛的药 该药物通过增加 LES 的张力,加强食管的抗反流防御屏障达到减少反流,主要应用于 GERD 中弱酸反流及非酸反流的患者,鉴于此类药物有一定的不良反应,如头晕、头痛等,较少应用。最新研制的减少短暂性下食管括约肌松弛(TLESR)发生的频率的新型药物,可减少食管远端酸暴露和弱酸反流,该类药物主要有 1- 氨基丁酸 β 受体(GABA-B)激动药和亲代谢谷氨酸盐受体 5 调节药(mGluR5)成为临床研究的热点。GABA-B 激动药的代表药巴氯芬,可明显缓解 GERD 患者的症状。

(三)内镜下治疗

GERD 的内镜下治疗是通过内镜下射频、植入及缝合以达到正常的解剖结构减少反流,减轻患者反流相关症状,提高患者生活质量,该治疗的远期效果不明确,有待进一步研究。BE 的早期癌变及中重度不典型增生可行内镜下治疗。

二、外科手术治疗

(一)手术指征

如果有明确的 GERD 存在的客观证据,且存在以下情况的患者,即有手术指征:①内科治疗失败,包括症状控制不理想,止酸药不能控制的严重反酸症状或者存在药物不良反应;②虽然药物治疗有效,但是患者要求手术的,包括要求改善生活质量、不愿终生服药或认为药物治疗代价较大的;③有 GERD 并发症的,包括 Barrett 食管,消化性狭窄、短食管者等;④存在解剖结构异常如合并食管裂孔疝(食管旁疝和混合型食管裂孔疝)者;⑤有食管外反流症状的,包括哮喘、声音嘶哑、咳嗽、胸痛和误吸等。

Barrett 食管合并存在有 GERD 症状是明确的手术指征,但是无症状的 Barrett 食管是否需要手术还存在争议。到目前为止,并没有明确的证据表

明抗反流手术可以降低 Barrett 食管进展为食管癌的概率,但手术可以更有效地逆转 Barrett 食管黏膜上皮的化生改变。

(二)禁忌证

禁忌证有:①药物治疗不充分的患者,不宜遽然采用手术疗法;②缺乏反流的客观证据;③所谓胃食管反流症状可能是由非反流性疾患引起;④有精神症状的非胃食管反流病患者;⑤无并发症的胃食管反流;⑥有手术史的患者,应持审慎态度;⑦无症状的滑动性食管裂孔疝。

(三)手术方法

1. Belsey Mark Ⅳ手术 尽管目前大多数患者都可以用腹腔镜手术来完成抗反流,但仍有部分患者只适合接受于经胸的开放手术。比如非常肥胖的患者、既往有过腹腔手术史的患者、多次腹腔抗反流手术后复发的患者或者巨大的 Ⅱ/Ⅲ 型食管裂孔疝的患者,均是该术式的适应证。

手术目的是回纳 4~5cm 长的无张力食管进入腹腔、并做胃底折叠抗反流。手术分成 4 个步骤:①暴露;②游离;③加强膈脚;④胃底折叠。

一般选取左侧第 6~7 肋间进胸,游离下肺韧带,游离下段食管至下肺静脉水平。切开膈食管筋膜,向上牵拉食管可见腹膜反折,剪开疝囊,可进入腹膜腔。在贲门右侧可见 Belsey 动脉(胃左动脉和膈下动脉的交通支),需要离断该动脉后方可完全游离贲门。在游离过程中,务必注意保护迷走神经。在准备修补前,还必须彻底清除胃食管连接部的脂肪垫,这样才能保证胃底折叠的确切性。必要时可以离断 1~2 支胃短动脉(图 8-47-1~ 图 8-47-5)。

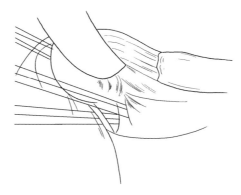

图 8-47-1 3~5 针 1-0 缝线缝合食管后方的膈脚,暂时不打结

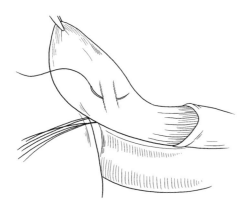

图 8-47-2　折叠胃底包绕食管下段

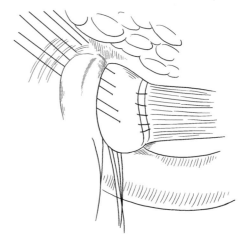

图 8-47-5　以膈脚 - 胃底 - 食管 - 食管 - 胃底 - 膈脚的次序再次做水平褥式缝合,并打结

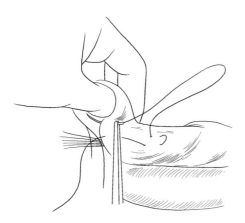

图 8-47-3　连续缝合食管下段与胃底

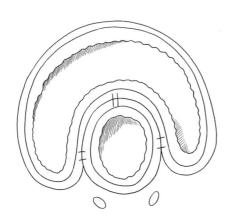

图 8-47-4　胃底包绕食管示意图

3~5 针 1-0 缝线缝合食管后方的膈脚,暂时不打结(见图 8-47-1),然后开始部分折叠手术。在食管胃连接部上下各约 2cm 处,迷走神经前方,以 2-0 不可吸收线做水平褥式缝合,进针深度不累及黏膜下组织为宜,折叠约 240°~270°,约 3 针进针长度约 0.5cm,打结时注意勿撕脱(见图 8-47-1~ 图

8-47-4)。第二层同样是三针,在第一层缝线打结处上下约 1.5~2.0cm 处,以膈脚 - 胃底 - 食管 - 食管 - 胃底 - 膈脚的次序再次做水平褥式缝合,并打结(见图 8-47-5 将留置的膈脚缝线依次打结)。

2. Nissen 手术　是目前应用最广泛的抗反流术式,学习相对简单,操作方便,易于推广。而且抗反流效果最为理想、复发少。缺点也是显而易见的,由于是 360°全周折叠,所以过紧的发生较常见,导致相应的腹胀、呃逆,甚至吞咽梗阻等,尤其对于食管运动功能减退的患者症状尤为明显。

Nissen 手术可以经胸也可以经腹,由于经胸创伤大、对呼吸影响大、疼痛严重,故近年很少有单位广泛开展,而经腹开放手术也逐渐被腹腔镜手术所取代,此处以腹腔镜下 Nissen 手术为例介绍该术式过程。

不同的外科医生操作习惯也不尽相同,此处仅介绍我们的经验。患者体位为截石位,略头高脚低,使腹腔脏器尽可能下垂。主刀医生站在患者双腿之间,助手可坐于患者左侧。可以用气腹针建立气腹,也可以做小切口后置入 Trocar 再建立气腹。一般观察孔建于剑突下 15cm 处或脐上缘,置入 10mm Trocar,左右主操作孔建于肋缘下距离剑突 10~15cm 处,左手侧 5mm Trocar,右手侧 10mm,右主操作孔右下方置入 5mm Trocar 作为辅助操作孔。肝脏拉钩可以选择经患者右侧肋弓或经剑突下,如有自动拉钩则可节约一名助手。

(1)手术原则:①必须保证腹段食管的长度在

2.5~3cm且无张力;②关闭膈肌裂孔时要牢固且无张力;③一般建议离断2~3支胃短血管以保证折叠胃没有张力,但也有学者认为离断胃短血管并没有必要;④在做折叠时需要在食管内置入56~60Fr的探条并插过食管胃连接部,以防止折叠过紧。

(2)手术过程:首先打开小网膜囊,有外科医生建议在此过程中保留副肝动脉和迷走神经肝支。此时可见右侧膈脚,以无损伤钳和电钩或超声刀解剖该膈脚,助手用无损伤钳将胃向患者左下方牵拉。在完全暴露并游离右侧膈脚后,可以经食管后方继续向左游离左侧膈脚。继而清晰的暴露食管裂孔。沿该裂孔下纵隔内解剖食管,以保证有足够长的腹段食管,在解剖过程中需注意勿损伤纵隔胸膜,否则造成的气胸可能影响气腹的效果、并可能影响静脉回流(图8-47-6)。

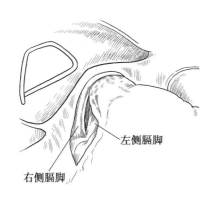

图 8-47-6　左右膈肌脚示意图

在将膈脚和裂孔周围解剖清晰后,沿 His 脚向大弯侧游离胃,一般要求游离至少10cm的胃底。主刀医生将胃底向内下牵拉,助手轻轻牵拉脾胃韧带,用超声刀离断胃短血管(图8-47-7)。然后请麻醉师插入探条,在探条的引导下,将食管向左上牵拉,以1~0的不可吸收线缝合膈脚2~4针(图8-47-8),有医生建议带补片缝合后打结效果会更确切,无论如何,该步骤是该手术的要点之一。之后主刀医生右手执无损伤钳将胃底经过膈脚前方、食管后方向患者右侧送、左手同样以无损伤钳接(图8-47-9),慢慢将胃底经食管右侧绕于前壁,与原先留在食管左侧的胃底用2~0不可吸收线间断缝合,针距约1cm,但至少保证2cm长度的胃底覆盖于腹段食管周围。缝合时注意勿全层缝合,同时注意勿缝到迷走神经(图8-47-10)。

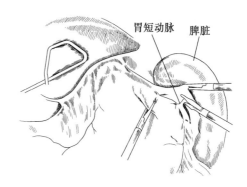

图 8-47-7　腔镜下游离并切断胃短动脉

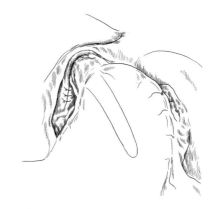

图 8-47-8　请麻醉师插入探条,在探条的引导下,将食管向左上牵拉,以 1-0 的不可吸收线缝合膈脚 2~4 针

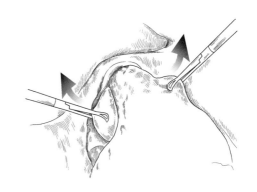

图 8-47-9　将左右胃底折叠向上

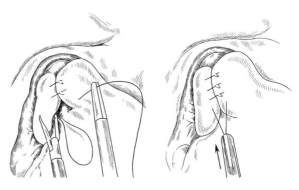

图 8-47-10　缝合左右胃底

3. Hill 修补手术　在当前所有的标准的抗反流术式中,Hill 修补术是唯一一个不靠胃来重建LES、仅仅靠加固食管胃连接部、加强固定后壁来重建 His 角并抵御腹腔压力的手术。

手术可以开腹完成也可以腹腔镜下完成。前期切开膈食管膜、游离膈脚和食管裂孔并关闭裂孔缺损的方法与其他手术相同(图 8-47-11),不同的是不再需要游离胃底来做折叠。最传统的 Hill 手术需要解剖腹腔干动脉,在腹腔干上方找到弓状韧带(图 8-47-12),用左手中指从裂孔远端沿主动脉前方向下、将弓状韧带垫起,用 Babcock 钳钳夹住弓状韧带(这样不会误夹主动脉),将膈食管膜前缘和后缘连同弓状韧带一起缝合,以加固食管胃连接部后壁。由于这样的操作对于低年资医生太过复杂,所以导致 Hill 手术推广困难,Vansant 于 1976 年改良了该术式——仅需要将重建的食管胃连接部固定于已经加固的膈脚即可(图 8-47-13、图 8-47-14)。

在 Hill 术中,如腹腔食管较短,则需要在纵隔内尽可能多的游离食管,至少 8~12cm,以保证 3~4cm 无

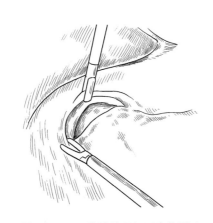

图 8-47-11　胸腔镜下切开食管裂孔

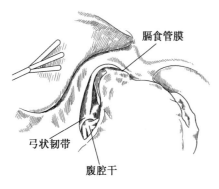

图 8-47-12　食管裂孔周围解剖

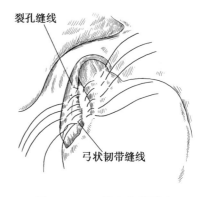

图 8-47-13　缝合食管裂孔

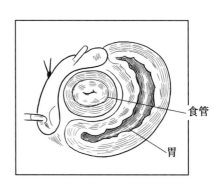

图 8-47-14　手术缝合示意图

张力的腹段食管。膈脚可以用 2 针 1-0 不可吸收线"8"字缝合,然后从膈食管膜前缘最远端(近食管处)→膈食管膜后缘最远端(近食管处)→已加固的膈脚依次向小弯侧间断缝合并打结,共缝合 5 针,建议用 5-0 不可吸收线缝合(见图 8-47-13、图 8-47-14)。在术中置入 43Fr 探条做引导,并置入测压管以保证在完成固定后 LES 压力在 25~35mmHg 之间。

4. Toupet 和 Dor 手术　Toupet 和 Dor 手术均是部分胃底折叠术。相同的地方是:①重建腹段食管;②均加固了 His 角;③均将胃与右侧膈脚固定。不同点是:Toupet 手术是胃底食管后壁折叠,Dor 手术这是胃底食管前壁折叠。

在手术过程中,两者相同的步骤是:①切开小网膜;②解剖食管裂孔和膈脚;③游离胃食管连接部;④必要时离断部分胃短血管,使胃底充分游离;⑤在 52Fr 探条引导下缝缩食管裂孔;⑥将 His 角的两边(胃底右侧和食管左壁)4 针间断缝合固定。

不同的步骤以下分别讨论:

(1) Toupet 手术:类似 Nissen 手术,将胃底从食管后方用无损伤钳或 Babcock 钳送食管右侧,与

Nissen 不同的是不需要盖到腹段食管前壁,只需要拉到右侧膈脚处即可。然后将胃与右侧膈脚固定2针,最后将食管右侧的胃底与食管右壁缝合固定4针(图 8-47-15、图 8-47-16)。

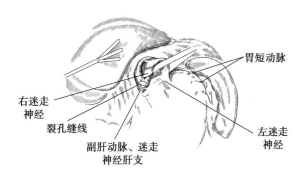

图 8-47-15　将食管右侧的胃底与食管右壁缝合固定

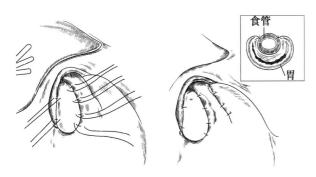

图 8-47-16　将胃底与食管下段缝合

(2) Dor 手术:在重建 His 角的4针缝合完成后,第5针将最上方一针上方的胃底—食管—食管裂孔左前壁缝合固定,然后将胃底从腹段食管前方包盖至右侧膈脚处,沿胃底和食管裂孔至左向右的走向,依次间断固定胃底—食管裂孔前壁,直至食管右侧。在食管右侧开始,将胃底 - 食管右壁 - 右侧膈脚间断缝合固定,约4针(图 8-47-17、图 8-47-18)。

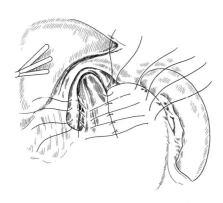

图 8-47-17　在食管右侧开始,将胃底—食管右壁—右侧膈脚间断缝合固定,约4针

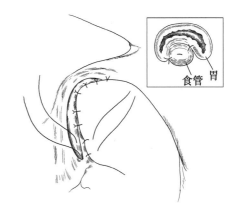

图 8-47-18　缝合后示意图

(吉春宇)

参考文献

1. Nilsson M,Johnsen R,Ye W,et al. Lifestyle re-lated risk f actors in the aetiology of gastroesophagealreflux. Gut,2004, 53:1730-1735.

2. Cho YK,Choi MG,Lim CH,et al. Diagnostic val-ue of the PPI test of detection of GERD in Korean pa-tients and factors associated with PPI responsiveness. Scand Gastroenterol, 2010,45:533-539.

3. vail der Flier S,Bfinkman A,Look MP,et al. Bcarl/p130Cas protein and primary breast cancer:prognosis and response to tamoxifen treatment. J Natl Cancer Inst,2000,92(2):120-127.

4. Hu X,Ruan Y,Cheng F,et al. p130Cas,E·cadhefin an B-cateninin human transitional cell carcinoma of the bladder:expression anchnicopathological significance. Int J Urol,2011,18(9):630-637.

5. Guo C,Liu QG,Yang W,et al. Relation among p130Cas, Ecadhefin and beta-catenin expression,elinicopathologic significance and prognosis in human hepatocellular carcinoma. Hepatobiliary Pancreat Dis Int,2008,7(5):490-496

6. Nick AM,Stone RL,Armaiz-Pena G,et al. Silencing of p130cas in ovarian carcinoma:a novel mechanism for tumor cell death. J Natl Cancer Inst,2011,103(21):1596-1612.

7. Fass R. Proton pump inhibitor failure what are the therapeutic options . Am J Gastroenterol,2009,104(Suppl 2):33-38.

8. Lehmann A. Novel treatments of GERD:focus on the lower esophageal sphincter. Eur Rev Med Pharmaeol Sci,2008,12 (Suppl 1):103-110.

9. Vakil N. New pharmacological agents for the treatment of gastroesophageal reflux disease. Rev Gastroenterol Disord, 2008,8(2):117-122.

10. Chan MS,Yeh RW,Triadafilopoulos G. GERD in the

elderly. In:Fass R,eds. GERD/Dyspepsia:Hot topics. Philadelphia:Hanley & Belfus,2004,143-159.

11. DeVault KR,Castell DO. American College of Gastroenterology. Updated guidelines for the diagnosis and treatment of gastroesophageal reflux disease. Am J Gastroenterol,2005, 100(1):190-200.

12. van Pinxteren B,Numans ME,Bonis PA,et al. Short. term treatment with proton pump inhibitors,H2·receptor antagonists and prokineties for gastroesophageal reflux disease-like symptoms and endoscopy negative reflux disease. Cochrane Database Syst Rev,2004,18(4):CD002095.

13. Garcia Rodfiguez LA,Lagergren J,Lindblad M. Gastric acid suppression and risk of oesophageal and gastric adenocarcinoma:a nested case control study in the UK. Gut,2006,55:1538-1544.

14. Thjedleifsson B. Treatment of acid·related diseases in the elderly with emphasis on the use of proton pump inhibitors. Drugs Aging,2002,19(12):911-929.

15. Schwenkglenks M. Thomas M. Epidemiology and cosls of gastroesophageal reflux disease in Switzerland:a population-hesedstudy. Soz Praventivmed,2004,49(1):51-61.

16. Hansen JM,Wildner-Christensen M,Schaffalitzky de Muckadell OB. Gastroesophageal reflux symptoms in a Danish population:a prospective follow- "p analysis of symptoms quality of life,and health-Calt'e u ∞. Am J Gastroenterol,2009,104:2394.

17. Fass R. Epidemiology and pathophysiology of symptomatic gastmesophageal reflux disease. Am J Gastmenterol,2003, 98:S2.

18. Bretagne JF,Richard-Molard B,Honnorat C,et al. Gastroesophageal reflux in the French general population: national survey of 8000 adults. La Presse Médicale,2006, 35(1 Pt 1):23-31.

19. Herron DM,Swanstrom LL,Ramzi N,et al. Factors predictive of dysphagia after laparoscopic Nissen fundoplication. Surg Endosc,1999,13:1180-1183.

20. Hunter JG,Swanstrom L,Waring JP. Dysphagia after laparoscopic antireflux surgery:The impact of operative technique. Ann Surg,1996,224:51-57.

21. Patterson EJ,Herron DM,Hansen PD,et al:Effect of an esophageal bougie on the incidence of dysphagia following nissen fundoplication:A prospective,blinded,randomized clinical trial. Arch Surg,2000,135:1055-1061.

22. Polk HC Jr. Fundoplication for reflux esophagitis: Misadventures with the operation of choice. Ann Surg, 1976,183:645-652.

23. Swanstrom LL. Partial fundoplications for gastroesophageal reflux disease:Indications and current status. J Clin Gastroenterol,1999,29:127-132.

24. Holzinger F,Banz M,Tscharner GG,et al. Laparoscopic Toupet partial fundoplication as general surgical therapy of gastroesophageal reflux:1-year results of a 5-year prospective long-term study. Chirurgie,2001,72:6-13.

25. Swanstrom LL. Partial fundoplication. //Charles J Yeo, Daniel T Dempsey,Andrew S Klein,et al. Shackelford's Surgery of the Alimentary Tract. 6th ed. Philadelphia: Saunders Elsevier,2007:276-284.

26. Jobe BA,Wallace J,Hansen PD,et al. Evaluation of laparoscopic Toupet fundoplication as a primary repair for all patients with medically resistant gastroesophageal reflux. Surg Endosc,1997,11:1080-1083.

27. Jobe BA,Kahrilas PJ,Vernon AH,et al. Endoscopic appraisal of the gastroesophageal valve after antireflux surgery. Am J Gastroenterol,2004,99:233-243.

28. Patti MG,Robinson T,Galvani C,et al. Total fundoplication is superior to partial fundoplication even when esophageal peristalsis is weak. J Am Coll Surg,2004,198:863-869.

29. Kneist W,Heintz A,Trink T. Anterior partial fundoplication for gastroesophageal reflux disease. Langenbecks Arch Surg,2003,388:174-180.

30. Kleimann E,Halbfass H. Laparoscopic anti-reflux surgery in gastroesophageal reflux. Langenbecks Arch Surg,1998, 115:1520-1522.

31. Watson DI,Jamieson GG,Pike GK,et al. Prospective randomized double-blind trial between laparoscopic Nissen fundoplication and anterior partial fundoplication. Br J Surg,1999,86:123-130.

32. Zaninotto G,Costantini M,Molena D,et al. Treatment of esophageal achalasia with laparoscopic Heller myotomy and Dor partial anterior fundoplication:Prospective evaluation of 100 consecutive patients. J Gastrointest Surg,2000,4: 282-289.

33. Hill LD. Progress in the surgical management of hiatal hernia. World J Surg,1977,1:425-436.

34. Low DE,Anderson RP,Ilves R,et al. Fifteen-to twenty-year results after the Hill antireflux operation. J Thorac Cardiovasc Surg,1989,98:444-449; discussion 449-450.

35. Aye RW,Hill LD,Kraemer SJ,et al. Early results with the laparoscopic Hill repair. Am J Surg,1994,167:542-546.

36. Pacifico RJ,Wang KK. Role of mucosal ablative therapy in the treatment of the columnar-lined esophagus. Chest Surg Clin North Am,2002,12:185-203.

第四十八章　膈　疝

膈为一向上隆凸的薄肌,位于胸、腹腔之间,封闭胸廓下口。膈穹隆右高左低,膈上面覆以膈胸膜筋膜、壁胸膜或心包壁层,隔着胸膜与肺底相邻,中央部与心包愈着。膈下面右半与右半肝在内叶,膈下面左半与肝左外叶、胃和脾相邻。

膈为主要的呼吸肌。在肺吸气时,最下肋被腰方肌固定,膈即收缩将中心腱向下方牵拉,胸腔容积扩大,而将腹腔内脏器推向腹壁,致使腹壁膨隆,因而产生腹式呼吸;腹壁充分膨隆之后,膈肌继续收缩,此时以中心腱作为定点,将肋骨和胸骨上提,进一步使胸腔容量扩大,而产生胸式呼吸。在呼气时,膈肌变为松弛,由膨隆恢复至原位,腹壁相应回缩,胸骨和肋骨下降,胸腔容积缩小。

膈分为左右两叶,四周由肌纤维组成,其肌肉起始按部位不同分三个部分,有胸骨部分、肋骨部分和腰椎部分。这三个部分的肌纤维移行至中央融合形成坚牢的中心腱。胸骨部分起于剑突及胸骨体下端的后方,为两片小带状肌束构成。肋骨部分为起于第7~12肋骨的内面的许多较宽的斜行肌,与腹横肌的肌齿呈锯齿状交错。腰椎部分在近中线部为较厚的膈肌脚,与脊柱的前长韧带相连。左侧膈肌脚起于第1、2腰椎及椎间盘的前面,右侧膈肌脚起于第1~3腰椎及椎间盘的前面。腰椎部分在外侧部起于内、外侧弓状韧带,与腰大、小肌和腰方肌相连。正常右膈高于左膈,位于第10、11后肋水平。

膈上有3个裂孔:T_{12}水平-主动脉裂孔(有主动脉和胸导管通过),T_{10}水平-食管裂孔(食管和迷走神经),T_8水平-腔静脉裂孔(下腔静脉)。在三部起点之间通常留有三角形小区,其中无肌纤维,仅有结缔组织薄膜,为膈薄弱区,其中胸骨与肋部起点之间的叫胸肋三角(Morgagni孔);位于外侧弓状韧带上方,肋部与腰部之间叫腰肋三角(Bochdelek孔)。腹腔脏器可能由此突入胸腔而形成膈疝(图8-48-1)

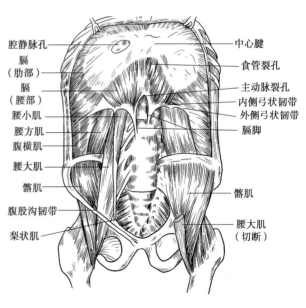

图8-48-1　膈肌的解剖

广义的膈疝系指腹腔内脏器经由膈肌的薄弱孔隙、缺损或创伤裂口进入胸腔内的病理状态,是一种较为常见的内疝,包括先天性和后天获得性,创伤性与非创伤性。临床上把常见的膈疝归类为食管裂孔疝、先天性膈疝和创伤性膈疝。

第一节 食管裂孔疝

一、概述

食管裂孔疝（hiatal hernia，HH）是一种常见的消化系统疾病，是指部分胃囊（全胃甚至一段结肠、小肠）经膈食管裂孔进入纵隔内。国内外发病率有一定差异，西方国家尸检资料发现在40岁以上者30%有食管裂孔疝，而国内因消化道症状就诊的患者中本病占5%~20%，随着年龄的增长，本病发病率也在增高。形成的原因既有先天的食管裂孔发育不良，在解剖基础上具有缺陷的先天因素，又有肥胖、多次妊娠、长期咳嗽、慢性便秘以及其他引起腹内压长期增高的后天因素。过去把食管裂孔疝与反流性食管炎视为一体，但近年来发现食管裂孔疝的患者中半数以上发生反流性食管炎，而反流性食管炎中约60%有食管裂孔疝。

二、食管裂孔疝的分型

按照食管胃连接部所有位置，食管裂孔疝在形态上主要有以下4种：

1. 滑动型食管裂孔疝（可复性裂孔疝） 滑动型食管裂孔疝最常见。食管裂孔肌肉张力减弱，食管裂孔口扩大，对贲门起固定作用的膈食管韧带和膈胃韧带松弛，使贲门和胃底部活动范围增大，在腹腔压力增高的情况下，贲门和胃底部经扩大的食管孔突入胸内纵隔，在腹腔压力降低时，疝入胸内的胃体可自行回纳至腹腔。

2. 食管旁疝 较少见，仅占裂孔疝的5%~20%，表现为胃的一部分（胃体或胃窦）在食管左前方通过增宽松弛的裂孔进入胸腔。有时还伴有胃-结肠大网膜的疝入。但食管-胃连接部分位于膈下并保持锐角，故很少发生胃食管反流。如果疝入部分很多，包括胃底和胃体上部（巨大裂孔疝）则胃轴扭曲并翻转，可发生溃疡出血、嵌顿、绞窄、穿孔等严重后果。

3. 混合型食管裂孔疝 此型最少见，约占5%，是指滑动型食管裂孔疝与食管旁疝共同存在，常为膈食管裂孔过大的结果。其特点是除胃食管结合部自腹腔滑入后纵隔外，胃底乃至主要的胃体小弯部伴随裂孔的增大而上移。

4. 短食管型食管裂孔疝 主要由于食管缩短所致。可为长期反流性食管炎致食管纤维化，或为手术后原因致食管缩短。先天性短食管者，胃囊被拉入胸腔；或先天性食管裂孔发育上的缺陷过于宽大，胃囊疝入胸腔而继发性食管变短（图8-48-2）。

三、临床表现

临床表现无特异性，有的完全无症状，有症状者多有以下表现。

1. 疼痛 不同性质、不同程度的疼痛，类似于心绞痛、胆绞痛或胃穿孔样疼痛，多因胃底黏膜疝入膈上裂孔及反流性食管炎所致。

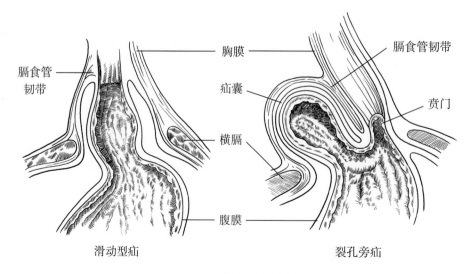

滑动型疝　　　　　　　　　裂孔旁疝

图8-48-2 继发性食管变短

2. 嗳气、反酸、烧灼感 因正常食管抗反流机制被破坏，贲门口松弛、下食管括约肌功能障碍，多合并反流性食管炎，少数患者因反流物误吸引起长期慢性咳嗽、咳痰等"慢性支气管炎"症状，部分患者易患肺部感染和吸入性肺炎。

3. 哽噎感或吞咽困难 是由于疝囊压迫食管、食管炎反复发作及愈合致食管瘢痕狭窄、食管溃疡所致，与食管癌、贲门癌症状相似则依赖内镜加活检进行鉴别。

4. 出血和贫血 常为持续少量黑便或呕吐少量新鲜血，严重者可大量呕血黑便，原因是胃黏膜疝入食管裂孔伴反流性食管炎致黏膜糜烂、溃疡形成或反复疝入致贲门黏膜撕裂出血。有时便隐血试验阳性或进行性贫血是唯一初发症状，故对上消化道出血及原因不明的缺铁性贫血应排除本症。

四、诊断

食管裂孔疝的诊断，常常需要结合辅助检查，X 线检查、胃镜及 CT 和食管测压等，影像学检查发现可提供明确的诊断依据，也有部分病例在胃镜检查后得以诊断。食管裂孔疝按形态分型为：①短食管型食管裂孔疝显示为较短的食管下方接扩大的膈上疝囊，胃内钡剂可向上反流；②滑动型食管裂孔疝于膈上心后见充盈钡剂之疝囊，疝囊由胃食管前庭段和部分胃底组成，立位时疝囊可消失。"三环征"即上环（A 环）、中环（B 环）、下环（疝囊下界环状狭窄）是典型滑动型食管裂孔疝的 X 线特征；③食管旁型食管裂孔疝显示贲门位置正常，位于膈下，钡剂先沿食管贲门流入胃腔，而后进入膈上之疝囊内；④混合型食管裂孔疝显示贲门在膈上，钡剂通过贲门后同时流入膈下的胃腔及膈上的疝囊内，疝囊位于食管之旁并对食管形成压迫。食管裂孔疝的常见并发症有：①反流性食管炎；②交界段溃疡；③膈上食管憩室食管裂孔疝在 CT 上表现为膈肌脚间距增宽，后纵隔下部椎体前方或偏左侧胸腔内特定部位区软组织肿块，向下通过扩大的食管裂孔与胃相连。CT 可见食管裂孔增宽扩大和形态异常，健康成人食管裂孔 1~2cm，凡裂孔 >2cm 者称为食管裂孔增宽。食管裂孔疝的典型 CT 表现有：

①"胸腔胃黏膜"征象；②"电缆线"征，即其外周环绕一圈均匀且较薄的疝囊，类似电缆线的外层绝缘皮，其下方的一层脂肪密度就好比电缆线绝缘皮下的屏蔽网，中央的食管和胃底恰似其中的 2 根电线，中心出现的水样密度影就似线芯；③病变内含有不规则形积液、积气或气液平面。

钡餐造影是食管裂孔疝的首选检查方法，其阳性率高，X 线表现具有特征性，对食管裂孔疝的诊断具有重要意义，但是疝囊较小、变化较快的滑疝易于漏诊，避免漏诊的关键是在检查方法上下工夫，如在检查中注意取仰卧右前斜位或头低位，做吞咽动作或改变体位等则易发现滑动性食管裂孔疝。CT 方法简便可靠，患者无痛苦，无损伤，显示解剖层次清晰，有利于确定解剖成分和并发症的判定，可作为钡餐造影和胃镜检查较好的补充检查方法。

内镜下食管裂孔疝主要表现为齿状线上移和食管炎。其他部分患者内镜下还有食管裂孔压迹与齿状线间距增大（>3cm 可作为主要诊断依据），还有的表现为 His 角变钝或消失，贲门口扩大或松弛，橘红色胃黏膜疝入食管腔等，也是内镜下诊断该病的重要指征（图 8-48-3、图 8-48-4）。

五、治疗

滑动型食管裂孔疝不合并有反流性食管炎症状者不需要治疗，对于有反流症状的滑动型食管裂

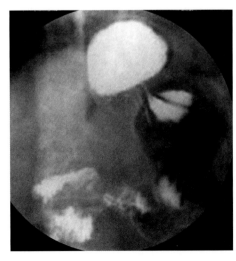

图 8-48-3 患者男性，48 岁，滑动型食管裂孔疝，消化道造影头低足高位清晰疝囊，头高足低位时疝囊阴影消失

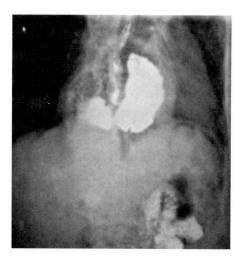

图 8-48-4　患者男性,36 岁,为不可复性食管裂孔疝合并胃翻转,X 线片显示为心影后囊状透亮影

孔疝患者,应用内科保守治疗大多数患者可以得到症状的缓解。近年来,由于 H_2 受体拮抗剂和质子泵抑制剂的问世,药物治疗有了长足的进步。但是由于此类药物价格昂贵,长期服用有较多的不良反应,停药后易复发,因而仍有一大部分患者需外科手术治疗。而对于胃食管反流明显、内镜下食管黏膜有炎症表现、24 小时食管 pH 监测阳性、经消化内科正规治疗 1 年疗效不明显或停药后短期内复发的滑动型食管裂孔疝患者,可考虑手术治疗。对于食管旁疝或混合型食管裂孔疝患者,一般认为,疝无论有无症状,一旦确诊即需手术治疗,因为本病有发生重大并发症的潜在危险如癌变。当然,不能缓解的胃扭转和梗阻、疝内容物嵌顿和坏死、胃穿孔的患者,均应急诊手术。另外,从经济学角度分析,手术治疗的一次性花费也较患者长期服用昂贵的药物便宜,这一点对于年轻的或合并有严重的胃食管反流病患者尤为明显。因此,与药物治疗相比较,外科治疗不仅更有效,而且更经济。

食管裂孔疝的外科手术治疗分为急症手术和择期手术。对于巨大型和混合型或合并严重食管炎、狭窄、溃疡、出血及疑有恶变者一经诊断,应积极手术治疗。胃食管反流明显、内镜下食管黏膜有炎症表现、24 小时食管 pH 监测阳性、经消化内科正规治疗 1 年疗效不明显或停药后短期内复发者,经过充分的术前准备可择期手术治疗。目前多主

张对食管裂孔疝采用综合性手术,Oelschlager 提出的:胃还纳复位、切除多余疝囊、有效地闭合食管裂孔、充分的胃固定术或胃底折叠术等原则,具有参考价值。

关于食管裂孔疝手术切口的选择历来存在争议。目前存在的争议之一是手术入路的选择。经胸入路者认为胸外科医生熟悉此入路,另外此入路术野显露好。常用的 Belsey Mark Ⅳ,手术疗效可靠,并发症少,但经胸手术创伤大,对患者心肺功能影响较重,患者常不易接受,这是多年来影响此手术开展的致命缺点。经腹径路操作不直接通过胸腔进行,对心肺功能影响小,特别对年龄较大者,本身心肺功能较差,或有慢性吸入性肺炎合并肺功能损害的患者应选择经腹切口,另外经腹切口疼痛比较轻,患者可以进行有效咳嗽,术后呼吸道并发症比经胸切口少;可同时处理腹部其他病变;人为形成 His 角,增加 LES 静息压,操作简单,术后梗阻并发症少,易于为患者与医生接受。所以,经腹手术应是今后大量开展食管裂孔修补加抗反流手术的发展方向。

目前食管裂孔疝患者是否实行胃底折叠手术是存在争议的。很多食管裂孔疝患者可能只有疝的症状,但并没有明显的胃食管反流症状,这类患者是不是行单纯的食管裂孔疝手术就够了,这在学术界是存在争论的,支持该观点的人认为胃底折叠会增加术后吞咽困难和胃胀等并发症发生率。反方的观点认为食管裂孔疝从机制上存在抗反流能力的减弱,虽然症状上尚未表现出来,但如果单纯行裂孔修补而未行折叠,一旦术后出现反流症状如果要再次手术就会变得很困难,况且术后吞咽困难更常见的原因是裂孔缝合太紧而不是折叠太紧,因此主张全部食管裂孔疝手术都应该进行常规胃底折叠。

同时究竟采取何种抗反流手术一直是争议的焦点。1951 年 Allison 首先描述了修补食管裂孔治疗胃食管反流,建立了抗反流手术的现代观念。之后,Belsey Ⅳ、Nissen、Hill、Collis 手术和国内王琪章等外科医生不断设计和改进抗反流手术的方法,其原因在于到目前为止尚没有一种抗反流手术术式为广大医生所公认过去认为这与术者的习惯有一

定关系。但是,随着对胃食管反流病发病机制的不断深入和对手术疗效长期随访观察,多数外科医生在抗反流手术的术式选择上更倾向于创伤小、操作简单、安全可靠、并发症少的手术方式。近年来大多数学者认为,Hill 手术与 Nissen 手术在抗反流方面比较,无明显优劣,虽然 Hill 手术的术后并发症少,但手术操作比较复杂,现已很少应用。Nissen 手术虽疗效肯定,但在胃底折叠缝合时盲目性较大,即使是有经验的医生也不能完全避免因胃底折叠缝合过紧而造成术后患者吞咽困难。有作者采用 Toupet 或 Dor 部分胃底折叠术,取得同样的抗反流效果,并且术后吞咽梗阻和嗳气等并发症较 Nissen 术低。

目前在国外已广泛开展腹腔镜治疗食管裂孔疝,并积累了丰富的临床经验。此项技术具有创伤小、恢复快、抗反流效果肯定、并发症少和患者容易接受等优点。虽然目前还不能对腔镜手术在食管裂孔疝治疗中的地位和作用得出最终的全面结论,但已有的文献报道已经充分显示出了它的优势和广阔的发展前景。自 1991 年 Bammer 等完成首例腹腔镜抗胃食管反流手术以来,腹腔镜食管裂孔疝修补和胃底折叠抗反流术已逐渐成为外科治疗的主要手段。手术包括食管裂孔的解剖、疝囊的切除和使腹段食管恢复正常的生理长度。所有患者都需要进行部分或完全的胃底成形术以防止术后胃食管反流。Pierre 等报道了 203 例巨大食管旁疝(1/3以上的胃疝入胸腔)经腹腔镜治疗后的疗效。其中69 例采用了腹腔镜 Nissen 手术、112 例采用了腹腔镜 Collis-Nissen 手术、19 例采用了其他术式、3 例因粘连严重而转为开放式手术。对接受腹腔镜手术的 200 例分析,结果:术后平均住院时间为 3 天(1~120 天);手术并发症的发生率为 28%(57/203),其中食管瘘 6 例(3%),死亡 1 例(0.5%)。术后平均随访 18 个月,疗效显著者 168 例(84%)、疗效好者16 例(8%)、疗效不佳者 10 例(5%)、病情加重者仅6 例(3%)。5 例患者由于食管裂孔疝复发而再次手术。Pierre 等认为利用腹腔镜进行食管裂孔疝修补术是可行的,其并发症的发生率也是可以接受的。国内蔡秀军等报道的结果与国外的结果基本相同。与西方国家相比,我国胸、腹腔镜在食管外科中的应用尚有相当大的差距。相信随着人们对这项现

代医疗技术的认识深入和临床经验的不断积累,腔镜技术会在我国食管裂孔疝的外科治疗中逐步得到推广应用。

第二节　先天性膈疝

先天性膈疝(congenital diaphragmatic hernia,CDH)是单侧或双侧膈肌缺损,导致腹腔内脏器官疝入胸腔的一种先天性疾病,常伴其他畸形和心肺发育异常。被认为是小儿外科医科面临的最具挑战性的疾病之一。CDH 发病率约为出生新生儿的1:2500~1:3000,若连同死产一起计算,则每 2000例中即有 1 例。目前基础和临床的研究已明确,虽然膈肌缺损是 CDH 的基础病理特征,但患儿存活率不能根本改善的关键原因却是其合并的肺发育不良与肺动脉高压。因出生后的肺发育不良不能负担起正常的呼吸功能而导致低氧血症;由于肺血管阻力大(肺动脉高压),又恢复胎儿循环,即经卵圆孔 -未闭动脉导管至右向左分流,更加重低氧血症。

一、先天性膈疝的分型

胸腹裂孔疝,曾有称后外侧疝,亦称 Bochdalek疝。胎儿在妊娠第 9 周起,若原始横膈与胸腹膜融合不完全,则在膈肌的肋骨部与腰椎部的连接处形成较大的膈肌缺损,甚至可形成半膈缺如。此类疝多无疝囊,80% 发生在左侧,偶有双侧膈肌缺损。胃、大网膜、小肠、结肠、脾、肝以及肾上腺等腹腔器官均可经胸腹裂孔疝入胸内。小型疝可无症状,可在儿童或者成年时查出,大型疝在出生时即可表现出胸骨旁疝,亦称 Morgagni 裂孔疝。胚胎时期若起源于剑突的肌束发育障碍或未能与起源于肋骨部的膈肌相交接,则在胸骨旁形成膈肌缺损。此类疝多半都有疝囊,90% 发生在右侧,部分胃、结肠或网膜可经胸骨旁裂孔疝入胸内。儿童期很少发病,多在成年和肥胖或创伤时才出现症状。

膈中央部和心包部膈疝罕见。

二、临床表现

新生儿期即被发现的患者常伴有其他器官的先天性畸形。胸腹裂孔疝由于疝孔较大,临床症状主

要表现为呼吸急促,青紫,反复呕吐,有的伴有肺炎症状。疝内容物大部分为小肠、结肠、胃、脾脏和肝左叶。当肠管进入胸腔以后,随吞入气体的增加,其不断膨胀,压迫患侧肺脏,使得胸腔内脏器移位。随着腹腔脏器的进入,患侧胸廓饱满,叩诊呈鼓音,听诊可能听到肠鸣音,而腹部因脏器的移位而呈现"舟状腹"。

三、诊断

超声影像特征及诊断依据:①胸腔内显示占位性病变。左侧膈疝表现为胃肠疝入胸腔,心脏左侧出现胃泡回声。可见肠蠕动,而腹腔内胃泡回声消失;右侧膈疝疝入器官主要为肝右叶,因肝与肺实质回声相近而易漏诊。②胸腔内的肺脏、心脏、纵隔均受压移位,此征象是诊断膈疝最初、最明显的特征。③膈疝胎儿腹围测值常常偏小。④胎儿呼吸样运动时,胸腔内疝入物运动幅度明显。⑤膈疝胎儿常合并羊水过多及其他畸形。新生儿因其离开母体建立自主呼吸及食乳后,X线及CT能显示膈肌及胸腔、腹腔结构,其病变特征:①胸部X线片见患侧膈肌升高,表面多不光滑,真性膈肌不清;②中下胸部密度不均,可为半圆形肿块、蜂窝状大片实变、多囊状积气改变。部分可见肠型、结肠袋征;③患侧肺组织受压体积变小.纵隔向健侧移位;④CT平扫显示肺野内类圆形或不规则肿块,边缘可清可不清,密度不均,有含气肠腔或气液平面(图8-48-5~图8-48-7)。

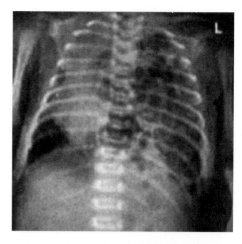

图 8-48-5 患儿,1.5岁,先天性胸腹膜裂孔疝。手术见疝入物主要为胃及部分小肠,纵隔明显向右侧移位,并伴有左肺发育异常

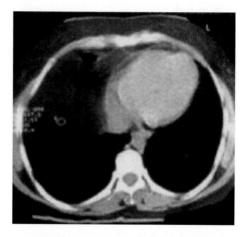

图 8-48-6 患者男性,50岁,右侧先天性胸骨旁大网膜疝,经 Morgani 孔疝入

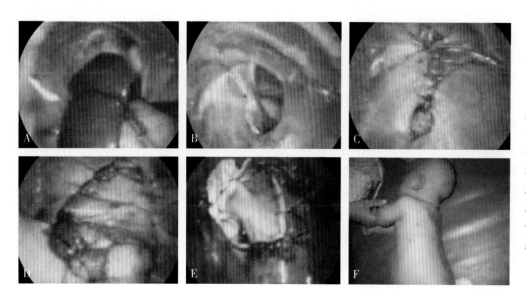

图 8-48-7 膈疝
A. 无疝囊脾脏复位前;B. 无疝囊脾脏复位后;C. 无疝囊膈疝缝合完成;D. 左侧膈肌折叠完成;E. 左侧膈疝补片修补;F. 左侧膈疝术后3个月胸壁伤口

四、治疗

临床上当新生儿呼吸困难、发绀,经吸氧等处理后无明显缓解,甚至进行性加重时,无论呼吸减弱、胸廓饱满、胸部听到肠鸣音或腹部平坦下陷等体征出现与否,临床医师一定要及时拍摄胸腹部联合 X 线片;当高度怀疑有先天性膈疝而胸腹联合 X 线片正常时,需加行钡餐造影检查以明确诊断,减少误诊、误治,降低病死率。

先天性膈疝一旦诊断明确,应积极做好术前准备。持续胃肠减压;保持呼吸道通畅,吸氧,病情危重的给予气管插管,机械通气,但严禁面罩加压给氧,避免更多的空气进入胃肠道,加重对肺脏的压迫,进而引起肺血管阻力增高,产生肺动脉高压,加重病情;进行动态心电监护;血气分析,监测水电解质平衡,纠正存在的缺氧、水电解质紊乱和酸碱失衡,改善呼吸循环状况。

以往该病多采取急诊手术治疗,以期尽量减少疝内容物对肺脏的压迫,从而改善呼吸。有报道部分病婴紧急手术后反而出现了呼吸状况恶化,认为手术可能使呼吸系统顺应性降低,至气体交换功能更差,而适当将手术时间延后,待新生儿病例呼吸循环功能稳定后再手术,以期降低病死率,故近年来有多个研究报道病情严重者术前使用低潮气量通气或 HFO 或 EMCO 等治疗,纠正低氧低灌注后再行手术治疗,能提高手术成功率及病婴生存率。

对 CDH 的手术入路选择,一般 1 岁以内小婴儿多采用经腹修补,其优点是损伤小,对呼吸循环的干扰较小,且可同时矫正腹腔内可能合并的其他畸形。但如不能肯定排除胸腔内有其他畸形存在时,则应选择经胸入路,其优点是手术视野暴露好,也便于处理其他问题。若术中发现疝入胸腔的肠管发生绞窄甚至嵌顿,则需酌情进行相关处理。缺损较小者适用直接缝合法,而较大的则适用人工合成材料或带蒂腹壁肌肉瓣修补法。修补胸骨旁裂孔疝可经上腹旁正中切口或右肋缘下斜切口,由于疝内容物与周围无粘连,还纳疝入的腹腔脏器并无困难,修剪疝囊,间断缝合膈肌缺损,极少数疝孔过大者可应用人工或自身材料修补。术后一般不主张置胸腔闭式引流管,若必须留置,则应常规夹闭,根据需要决定开放时间和次数,以控制胸内负压,多数膈肌缺损不超过膈肌的 1/2,多可用自体膈肌间断缝合修补缺损,仅缺损大者需使用膈疝补片修补。

近年来随着腔镜技术的提高,以及适宜器械的应用,新生儿及小婴儿微创手术也得以逐渐开展。1998 年 Rothenberg 等首先报道经腹腔镜治疗 2 例膈疝,此后采用经腹腔或胸腔镜手术治疗膈疝的病例报道逐渐增多。2009 年 Sohail 等总结经腹腔、胸腔镜途径治疗 22 例膈疝患儿认为,对于婴幼儿及年长儿采用两种微创手术途径均可进行修补治疗,但对于新生儿病例则建议采用经胸腔镜途径。回顾近年来国内对于新生儿膈疝微创手术治疗报道较少且均采用经腹腔镜途径手术,术中中转开腹或术后复发的情况多见。

先天性膈疝病婴生存不高,其根本原因在于出生后的各种治疗并不能真正改善病婴已存在的肺发育不良。因此,产前干预,促进胎儿期的肺发育,可提高出生后的生存率,是目前研究的热点。已发现产前应用某些药物,如糖皮质激素和粉防己碱(汉防己甲素)等可促进先天性膈疝胎鼠的胎肺发育。另外,产前 B 超诊断可早期发现先天性膈疝。26 孕周前诊断先天性膈疝,若有严重畸形和染色体异常可以终止妊娠,若胎儿形态基本正常可以采取期待治疗,待分娩后再治疗新生儿。

今后应该加强基层医院产前对先天性膈疝的筛查,一旦发现应转上级有条件开展先天性膈疝手术的医院分娩,以便及时得到合理的复苏和术前、术后治疗,同时加强产科、新生儿科及小儿心胸外科医师的合作,这将有利于进一步改善先天性膈疝病婴的预后、提高生存率。

第三节　创伤性膈疝

一、概述

创伤性膈疝(traumatic diaphragmatic hernia,TDH)是由于穿透性或闭合性胸腹部损伤而引起膈肌破裂,导致腹腔内脏器疝入胸腔。创伤性膈肌破裂占胸腹部创伤的 2.3%~6.7%,其形成的机制为当下胸部、腹部受到闭合性外力作用时,胸廓受到挤压,沿此外力方向内径变短,垂直方向内径拉长,致使膈肌纤维过度拉伸撕裂。横膈损伤可影响呼吸、循环功能,甚至使腹腔脏器发生嵌顿、扭转、穿孔、坏死,或下胸和上腹部的锐器或枪弹的穿透性创伤致膈肌破裂,均可导致创伤性膈疝。重者可影响心肺功能,导致严重的后果。

二、创伤性膈疝的分类

国内外学者对创伤性膈疝的病理机制进行研究后认为:创伤性膈疝是由于胸腹腔压力存在梯度致使膈肌破裂时的腹腔脏器穿入胸腔;并且由于右侧肝脏与膈面有较大的接触毗邻而使右侧成为相应的缓冲区,故左侧膈肌较右侧更容易破裂。创伤性膈疝按性质分为:①钝性伤:即闭合性创伤,诸如高处坠落、交通事故、爆震伤、挤压伤等引起;②锐器伤:即穿透性创伤,诸如刀、斧、枪弹等引起。

三、临床表现及诊断

闭合性创伤性膈疝多数由交通意外或堕落、挤压伤引起,很少单独存在,多数合并有严重的复合伤如颅脑损伤、肋骨骨折、血气胸、脾破裂等,其损伤、致伤机制复杂,伤情判断困难,尤其是闭合性膈疝,早期诊断困难。对其诊断应注意以下几个方面:

1. 首先必须弄清受伤机制,开放性伤应注意伤道方向,刺伤的刀器类型,刺入的深度,以便估计可能受损的器官。对闭合性伤应了解暴力作用部位,注意其他合并伤可能掩盖胸腹部脏器损伤的症状。

2. 必须高度注意血胸、血腹。胸部伤未累及心脏、大血管或活动持续性胸内动脉出血,休克多不严重,如果胸腔引流的出血量难以解释失血性休克,就应该考虑腹腔脏器损伤。注意由于膈破裂,血胸的来源为腹腔脏器破裂;腹腔穿刺抽及的血液也不能排除来自胸腔脏器损伤。若胸腔引流见到胆汁或胃肠液即可确诊为膈破裂、腹腔脏器破裂。

3. 必须重视特殊检查的结果分析。膈破裂、胸腹多发伤的患者常常由于伤势严重,休克发生率高,不允许做过多的复杂检查。胸、腹穿刺,伤道探查是简便可行的诊断检查方法。床边 X 线检查可确定血气胸、纵隔气肿、气腹。如果胸腹部挤压伤

并有血气胸及血腹,胸部开放伤有气腹,上腹部开放伤有血气胸常示膈破裂。若胸片显示胃肠影即可确诊。如患者血流动学稳定,病情允许,可行 CT 检查,胸腔镜检查在患者病情许可的情况下可从胸腔闭式引流口进入,有助于了解膈损伤情况,同时可对胸内损伤进行治疗。近几年来,此手段的使用逐渐增多。

胸部 X 线检查示左侧膈肌显著升高或无法解释的膈面球形膨出;胸腔内胃肠道阴影、胃泡液平面、肠道积气、气泡或致密阴影;邻近弓形影像有肺萎陷、肺不张,常呈现盘状影;心脏及纵隔阴影向健侧移位;CT 检查可发现胸腔内的腹部组织和器官,了解上腹部解剖结构的变化,它还能明确肝、脾、肾、膈肌情况以及胸腹积气、积血、心脏压塞等情况,具有分辨力高、图像无重叠的优势;超声检查示膈肌连续性中断,可发现疝入胸腔的实质性组织。

有学者报告。MSCT 扫描速度快,信息量大,空间分辨率高,不仅可明确创伤性膈疝的疝囊、疝内容物。还可显示膈肌的连续性中断,断裂膈肌的增粗、皱缩。明确裂口的部位、大小,疝内容物对合并的胸腹脏器损伤亦能很好地显示。

同时需要注意延迟性膈疝的特点,裂伤口较小或被大网膜堵塞,腹内脏器未(或少量)进入胸腔,但膈裂口难以自愈,一旦腹腔压力骤然升高可使裂口扩大,腹腔脏器疝入胸腔后发生嵌顿。其突出表现是消化道症状(上腹部烧灼样痛伴进餐后呕吐)与呼吸循环功能紊乱(气促、心悸)并存。X 线消化道造影与 CT 检查可确诊。

本病易发生误诊,漏诊,其主要原因为:严重合并伤的掩盖,易误诊为单纯胸部或腹部损伤;缺乏对本病的警惕对创伤性膈疝的症状体征不熟悉,忽视了膈面的观察;影像科医生对影像学特点认识不足(图 8-48-8)。

四、治疗

创伤性膈疝为外伤所致,裂口无法自行愈合,因膈肌运动及胸腔负压的作用,膈疝不能自动复位,因此膈肌损伤无论大小均不能自愈,一旦确诊,应及时行手术治疗。手术时机越早越好,手术径路有经胸、经腹和胸腹联合切口,根据胸及腹部器

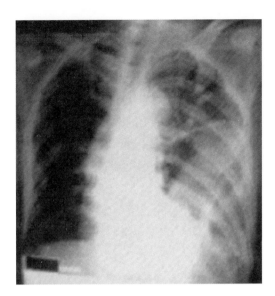

图8-48-8 男,41岁。外伤性膈疝。右侧第5~11肋骨骨折,开胸探查,左膈后外侧见一约10cm破口,胃疝入约50%。并见横结肠部分疝入,左侧胸腔少量积液

官的合并伤选择切口。原则上必须首先处理胸部伤,行胸腔闭式引流。但临床上常常是手术前未能判断膈是否损伤,故应根据具体的伤情来决定手术入路。优先剖胸的手术指征为:①心脏大血管损伤;②穿透性胸部伤伴大量外出血;③进行性血胸(>200ml/h);④张力性气胸或气管支气管损伤。若胸腔闭式引流后引流量不多且呼吸平稳者可先剖腹探查处理腹腔脏器损伤,应特别注意避免膈损伤的漏诊。胸腹伤均重而腹腔内伤为大出血可同时行剖胸剖腹手术。原则上应避免胸腹联合切口,以免损毁或感染肋弓如合并腹腔脏器损伤者选择腹部切口,将疝入胸腔脏器整复还纳后从膈肌裂口处观察胸腔,如无胸腔脏器损伤和止血,肺复张良好,修补膈肌裂口即可。如合并胸腔脏器损伤,出血或疑有疝内容物与胸内粘连时,则选择做经胸切口进入,若术中需要探查腹腔时,可经膈肌裂口探查,尽量不作胸腹联合切口,以免损伤肋弓而降低胸廓的稳定性及引起肋软骨炎。确定膈肌破裂后,按顺序将疝入胸腔的脏器还纳腹腔。对膈肌线状损伤可采用间断缝合或褥式缝合直接修补,无法直接修补缝合者,可用周围组织或其他组织修补,如肋间肌,背阔肌或肾周围筋膜或采用心包补片或涤纶补片修补,避免张力过高的直接缝合。术后应安置胸腔闭式引流,以利肺复张,防止胸腔积液与感染。术

后应密切观察生命体征及腹部情况,加强对心肺功能以及血气的动态监测,积极控制感染,限制晶体液的输入,防止肺挫伤后肺水肿进一步加重,同时要注意合并损伤的治疗。

(吉春宇 项杨威)

参考文献

1. 顾恺时. 顾恺时胸心外科学. 上海:上海科学技术出版社,2003:1001-1009.
2. 潘纪戍,张国桢,蔡祖龙. 胸部CT鉴别诊断学. 第2版. 北京:科学技术文献出版社,2008:431-445.
3. Low recurrence rate after Gore-Tex/Marlex composite patch repair for posterrolateral congential diaphragmatic hernia. Riehle KJ,Magnuson DK,Waldhausen JH. J Pediatr Surg,2007,42(11):1841-1844.
4. Morgagni hernia repair in children:comparison of laparoscopic and open results. Laituri CA,Garey CL,Ostlie DJ,et al. J Laparoendosc Adv Surg Tech A,2011,21(1):89-91.
5. Pavlunin AV,Chernova RI,Furzikov DL. Surgical treatment in parasternal diaphragmatic hernias. Vestn Khir Im I I Grek,2000,159(3):76-78.
6. 李学东. 食管裂孔疝外科手术治疗的现状与进展. 医学理论与实践,2013(13):1708:1710
7. 吴继敏. 食管裂孔疝诊治中应重视的几个问题. 临床外科杂志,2013,21(6):419- 421.
8. 刘文英,吉毅. 先天性膈疝的研究与诊治进展. 中华小儿外科杂志,2011,32(4):302- 305
9. 钟微. 先天性膈疝的诊疗进展. 中华实用儿科临床杂志2013,28(23):1769:1771.
10. 林德政,崔慎栋. 食管裂孔疝的影像诊断分析. 世界最新医学信息文摘,2013(13):257.
11. 詹石斐. 胃镜诊断52例食管裂孔疝临床分析. 现代中西医结合杂志,2007,16(2):195-196.
12. 林德政,崔慎栋. 食管裂孔疝的影像诊断分析. 世界最新医学信息文摘,2013(13):257.
13. 李善义,许德辉,王杰. 膈疝胸部X线征象与钡餐造影应用价值. 安徽医学,2012,33(11):1529-1532.
14. 杨东奎,蔚巍. 膈疝的临床及影像学分析. 医学影像学杂志,2009,19(8):981-983.
15. 陶桂梅,张美喜,严剑波. 多影像联合法诊断胎儿及新生儿先天性膈疝. 影像与介入,2010,17(6):71-72.
16. 熊忠讯,王永刚,刘文英,等. 25例先天性膈疝的诊治分析. 华西医学,2005,20(1):33-34.
17. 黄金狮,陈快,戴康,等. 经胸腔镜手术治疗先天性膈疝

的体会 . 中华小儿外科杂志,2012,33(5):340-343.

18. 应燕芬,王波,陈尚勤,等 .33 例新生儿先天性膈疝 . 中华胸心血管外科杂志,2011,27(3):173-175.

19. 李杰,杨光钊,丁忠祥,等 . 螺旋 CT 多平面重组在膈疝诊断中的价值 . 临床放射学杂志,2011,30(1):73-75.

20. 王立,孔志莹,邓伟均,等 . 膈的解剖学特点与创伤性膈破裂及膈疝的救治 . 中国临床解剖学杂,2004,22(3):319-320.

21. 陈均,曹和涛,胡振民 . MSCT 诊断创伤性膈疝 . 中国临床医学影像杂志,2009,20(12):391-393.

22. 谢雷,王明刚 . 创伤性膈疝 29 例诊治体会 . 山东医药,2010,50(19):96-97.

23. 陆熠,丁一,盛波 . 创伤性膈疝预后危险因素分析 . 中华胸心血管外科杂志,2014,30(5):307-308.

第四十九章 食 管 灼 伤

第一节 概述

食管烧伤亦称食管腐蚀伤,临床上并不少见,儿童和成人均有发生,主要为吞服强酸、强碱或其他腐蚀剂造成的食管损伤。食管烧伤后除食管穿孔外,最主要的并发症之一是瘢痕狭窄,该类患者往往伴随不同程度的吞咽困难、脱水、营养不良等并发症,严重影响患者的生活质量,对此临床医师应当引起,足够重视。

19世纪末20世纪初,随着强碱、强酸性清洁剂进入市场,儿童误食导致食管化学性烧伤时有发生,尤其是在发展中国家。儿童食管烧伤多发于五岁及以下的儿童,常见的五类儿童误食物分别是化妆品/个人护理产品(13.5%),止痛药(9.7%),日用品清洁物质(9.7%),异物/玩具/杂物(7.5%)和外用制剂(6.9%)。成年人大多为自杀,少数为误食。据统计,在743例吞服腐蚀剂的儿童中85%的患儿年龄小于3岁,其中5.8%的患儿出现了不同程度的瘢痕狭窄。而成人病例常因企图自杀而吞服腐蚀剂,由于吞服量大,治疗相对困难。Callanan和Davis对1997年至2006年共621例自杀患者进行调查,结果显示由于不同性别的人群生活压力及性格差异,男性自杀服用腐蚀剂的比例是6.9%(33/481),而女性则高达22.0%(31/141)。欧美等地发达国家由于对腐蚀剂的管理和取得途径立法,当地食管烧伤发病率不高。但在发展中国家由于工业化进程加快,食管烧伤发病率有所上升。主要原

因为家庭中使用的酸性或碱性化学物品增多,如清洁剂、漂白粉、杀虫剂及锂锰电池等。Meyer等曾报道在儿童误服家用腐蚀剂中,主要为清洁剂和磷酸盐(pH为9~11),如含有氢氧化钠的排水清洁剂、含有甲酸的除垢剂和含有偏硅酸盐的厨房用洗涤剂,其次是以次氯酸钠为主要成分的漂白剂。

酸性物质可导致广泛的食管损伤,然而以胃部损伤则更为常见,其原因有:①食管呈碱性,固有耐酸能力强于耐碱能力;②酸性化合物形成的凝固物可阻止酸液向深部组织渗透;③幽门痉挛和胃扩张使胃内的大量液体反流;④酸性物质的强烈的刺激性气味抑制了儿童的大量进食。固体碱液产品一直占误食的多数,由于摄入量有限,固体材料主要影响到声门上部和口咽部。随着液体碱性产品的推出,损伤情况也发生了改变。这些化合物多含有高浓度氢氧化钠(30%~40%),食管损伤的发生率和严重程度均因此增加。组织损伤的严重程度取决于物质的pH、浓度和接触时间等因素。摄入物质的物理形态是预估损伤的重要指标之一。固体材料,如晶体或颗粒,往往需要附着于黏膜,随着接触时间的延长引发食管损伤。粉剂常损伤上呼吸道,而较少损伤食管。液体则能迅速通过食管到达胃、小肠,已有动物实验证实摄入的碱液能在到达小肠前引起反复的食管反流,造成食管和胃广泛损伤。酸性物质的摄入常造成凝固性坏死,可限制损伤深度,减小穿孔的危险。而继发于碱与组织蛋白结合的液化性坏死和皂化,引发穿孔的风险较高;碱性物质引发的组织血管栓塞也可增加穿孔危险。虽

然,理论上碱造成的损伤比酸大,但在 Poley 等的研究中,酸的摄入与发病率和病死率的关联性更高,特别是冰醋酸。其他机制包括活性氧产生,导致组织损伤、脂质过氧化反应和狭窄形成。Gunel 等的研究发现,丙二醛(过氧化的终产物)在食管烧伤后 24 小时为高水平,并在 72 小时内持续升高。此外还发现,与对照组相比,谷胱甘肽(自由基清除剂)在受伤的食管组织中的浓度降低,这支持了自由基和脂质过氧化在食管烧伤中的作用。

食管烧伤后初期往往出现黏膜水肿和表层组织坏死,但炎症反应较轻。食管烧伤 1~2 天后,形成多形核白细胞组成的假膜覆盖在创面,并伴有纤维素渗出。此后 1 周左右坏死组织脱落,食管表面形成溃疡,患者出现不同程度吞咽困难,甚至流质饮食都难咽下,后因炎性水肿的消退,吞咽症状有所好转。至 2~3 周后创面周围纤维组织增生,肉芽组织长入,胶原积聚,瘢痕挛缩,最终出现永久性食管瘢痕狭窄。瘢痕狭窄的发生部位又与食管的解剖结构和生理活动密切相关,如食管与左主支气管交叉处和食管穿膈肌处为生理性狭窄部位,在这些部位腐蚀剂停留时间较长,造成的损伤较重。通过对 58 例食管烧伤后期患者发生狭窄的部位进行统计,结果食管上段瘢痕狭窄发生率最高,达 36.2%;而下段发生率最低。

Zargar 等根据内镜结果提出了临床食管烧伤分级,见表 8-49-1。

表 8-49-1　食管烧伤分级

等级	特征
0 级	食管正常
Ⅰ 级	黏膜水肿、充血
Ⅱa 级	表层易剥落,侵蚀,出血,水疱,有分泌物,表面发白,浅表溃疡
Ⅱb 级	Ⅱ级合并深部或周边损伤
Ⅲa 级	局部或散在坏死
Ⅲb 级	广泛坏死

根据食管烧伤后的临床表现,可将病程分为三期:①伤后 1~5 天为急性期。此期食管黏膜水肿、溃疡、感染坏死,整个食管腔完全梗阻,不能进食、进水,口腔分泌大量唾液,常呕吐出白色黏液;②伤后 6~14 天为缓解期。食管黏膜水肿逐渐消退、感染坏死黏膜脱落,溃疡面有新鲜肉芽形成,食管腔有不同程度再通,此时患者可缓慢饮水或牛奶等流食,容易误以为病情好转而放松对后期瘢痕狭窄的警惕;③伤后 15 天以后为瘢痕形成期。黏膜的溃疡面已形成瘢痕,大量胶原结缔组织增生,使食管形成瘢痕挛缩。患者再度出现食管狭窄梗阻,不能进食进水,口腔分泌物增多。

第二节　临床表现

浅表性损伤的患者,可能仅表现为红斑,不伤及黏膜。在局部偏厚病灶,24 小时内出现上皮细胞变性,黏膜下层淋巴细胞浸润。全层受损的患者可能会发生肌纤维坏死。食管烧伤后 4 天成纤维细胞与新血管形成,坏死过程终止于伤后 7 天。此阶段,烧伤范围界限清楚,穿孔风险高。第 2 周末,愈合的收缩阶段开始,伤口由肉芽组织填充,症状缓解。此过程可持续数月,且往往导致狭窄的形成。

有的食管烧伤患者并无症状,或表现出:呼吸困难,吞咽困难,口腔疼痛,吞咽疼痛,胸痛,腹痛。声音嘶哑或伴喘鸣,鼻翼翕动或三凹征,表明累及呼吸道。呼吸道症状可立即出现或延迟数小时出现,特别是遇粉剂时。此时,呼吸道可受到损伤,需行紧急环甲软骨切开或气管切开术。碱剂常导致棕黄色损伤,而酸剂可导致灰白色溃疡;发热,胸痛,腹膜炎或低血压可提示内脏穿孔。

一些研究试图把食管烧伤的临床症状体征与食管损伤的严重程度联系起来,但各研究结果间相互矛盾。一项 378 例食管烧伤儿童的研究中,12% 的患者无症状但有 Ⅱ 级食管病变,82% 的人有症状却没有或仅有很少的损伤。口腔病变的缺乏同样不能准确判断食管损伤,在类似的对 489 例患儿的研究中,45% 的食管烧伤患儿未见有任何口腔病变。

呕吐是食管烧伤的患者最常见的症状,其次是吞咽困难。患者即使没有严重食管损伤也可出现吞咽困难。一项对 106 例患者的研究中,75% 有吞咽困难的病例没有或仅有轻微食管损伤。在急性期,由于消化道蠕动减少、食物运输时间延长可导致吞咽困难,损伤严重的患者症状会持续几周。急性期后的吞咽困难,继发于深部组织纤维化,使有/无狭窄形成的食管的蠕动幅度降低。

报道继发于食管烧伤的胃部损伤的文献较少。严重的胃部损伤,可继发于食管烧伤,并可能导致穿孔、出血和死亡。吞服强酸导致的胃部损伤通常更为严重,如硫酸,可导致幽门狭窄和梗阻。也有对实验室检查结果和食管烧伤间关系的研究。Chen 等研究未发现白细胞计数或 C-反应蛋白与食管损伤严重程度间的相关性。动脉血 pH<7.22 和碱剩余在低于 −12 提示食管损伤严重性及紧急手术干预的需要。

第三节　诊断

根据患者有吞服腐蚀剂历史,口唇、舌、口腔及咽部有灼烧伤,主诉咽部、胸部等疼痛,吞咽痛或吞咽困难,诊断甚易确立,但需要对烧灼伤的范围及严重程度进行 / 解。对吞服腐蚀剂的剂量、浓度、性质(酸或碱)及原因(误服或企图自杀)等的了解对诊断或治疗均有帮助,尤应注意企图自杀的患者,吞服腐蚀剂的量较多,损伤力广泛,病情也甚严重,应注意神志、呼吸、血压、脉搏及中毒可能出现的症状及体征,有液气胸及腹部的体征均为食管、胃烧伤最严重的表现。

一、损伤的严重程度、范围

损伤的严重程度、范围吞服腐蚀剂的性质、浓度、剂量及接触时间有密切关系。

1. 腐蚀剂的性质　强酸或强碱均可引起食管或胃的严重损伤,以碱性烧伤最多见,较强酸引起者高 11 倍。强碱可使蛋白溶解,脂肪皂化,损伤面积广而深,主要累及食管,容易引起食管壁坏死及穿孔,而酸性腐蚀剂则产生凝固坏死,通常较浅表,较少侵蚀肌层,也很少引起食管烧伤。认为是食管鳞状上皮对酸有抵抗和通过食管迅速有关,酸性腐蚀剂常刺激引起幽门痉挛,在胃内停滞较长,也不像碱性腐蚀剂可被胃酸中和,因而可引起胃的严重损伤。

2. 浓度和剂量　实验证实 pH<2 或 pH>12 的

溶液就可以对食管黏膜产生严重损伤。22.5% 的氢氧化钠 10 秒或 30% 的氢氧化钠溶液 1 秒即可引起食管全层损伤。吞服 60ml 以上的强碱就足以引起患者死亡。尽管采取了许多预防措施,美国每年仍有 5000 例 5 岁以下儿童,误食碱性腐蚀剂,但造成的食管损害大多不严重。Baustista 等报道 743 例中,仅 20% 证实有食管损害,其中 Ⅰ 度占 11.8%,Ⅱ 度占 3.1%,Ⅲ 度占 2.7%,只有 5% 产生瘢痕狭窄,3% 需要食管扩张。儿童多为误服,而成人则以企图自杀多见,无论酸或碱,只要浓度高,剂量大,均可引起食管和胃,甚至十二指肠的严重损伤。

3. 腐蚀剂的性状亦与烧伤的严重程度有关　液态腐蚀剂引起烧伤面积广泛,而固态常贴附于食管黏膜,可引起局部非常严重的损伤。目前,电动玩具采用"纽扣"电池甚多,吞服后可停滞于食管腔内,浓度很高的 KOH 或 NaOH 从密封处漏出,吞服后 1 小时即可引起食管损伤。

二、临床表现及检查

临床上需要根据临床表现及必要的检查确定损伤严重程度。

1. 有口腔、咽部或胸骨后疼痛,吞咽时尤为明显。

2. 吞咽困难为突出症状,早期主要由于炎症、水肿所致。待炎症、水肿消退,吞咽困难逐渐好转,但如烧伤严重 3~4 周后瘢痕组织增生,使食管产生瘢痕狭窄,再度出现吞咽困难。

3. 非常严重的病例可引起食管、胃出血、穿孔,引起液气胸、腹膜炎及脓毒血症,可很快引起患者死亡。

4. 造影检查可见黏膜不规整、局部痉挛、充盈缺损或狭窄。

5. 临床征象不能准确判定食管损伤,对可疑病例可在 24~48 小时内行纤维食管镜检查(有些作者主张 72 小时),能早期明确损伤程度并可对处理做出比较正确的对策,有经验的专家进行检查危险性甚小。

上消化道腐蚀性损伤影像学检查首选 X 线造影,检查的意义在于确定病变的部位、范围及有无并发症,追踪病变的发展变化,帮助临床确定治疗方案。上消化道腐蚀性损伤基本 X 线表现为管腔不规则狭窄并呈进行性加重,黏膜紊乱或消失,狭窄部位管壁僵硬、蠕动消失,可见多发小刺状龛影或呈"锯齿状"改变,部分狭窄段呈"串珠状"扩张,病变上方食管有不同程度扩张,X线表现与病理改变相吻合。值得注意的是在病史不详的情况下上消化道腐蚀性损伤X线造影表现容易和食管癌、食管静脉曲张等疾病相混淆,因此一定要密切结合临床鉴别诊断。

X线造影作为上消化道腐蚀性损伤的主要检查手段,有学者认为应于损伤后即时实施。但也有学者认为上消化道腐蚀性损伤X线造影应避免在急性期进行检查,容易引起其他并发症,由于黏膜水肿并产生痉挛性狭窄,以免出现管腔狭窄的假象,难以肯定为器质性狭窄。检查应在患者经过抢救治疗、病情缓解后进行。上消化道X线造影一般采用稀钡和碘水造影剂,若疑有高位狭窄或完全梗阻时,造影剂量勿过多,以免呛入气道;如怀疑有食管或胃穿孔,应绝对禁用钡剂检查,而应该采用碘水造影剂。对于严重狭窄的病变采用碘水造影剂,利用造影剂渗透进入管腔,多个角度和体位观察,能详细显示腔内情况(图8-49-1、图8-49-2)。

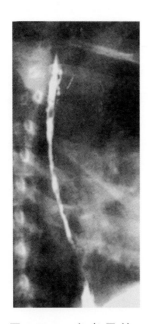

图8-49-1 患者男性,4岁,1个月前误服工业碱。稀钡造影见食管中下段长约6cm狭窄,边缘呈毛刺状,其上食管扩张,钡剂通过缓慢

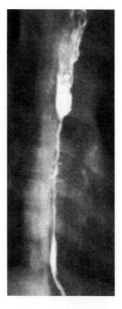

图8-49-2 患者男性,11岁,2个月前误服烧碱后出现进行性吞咽困难。食管全程明显狭窄,可见不规则状或息肉样充盈缺损。食管蠕动明显减慢

食管烧伤后损伤程度的判断对于临床治疗措施的选择尤为重要。临床上广泛采用无创性超声内镜检查判断狭窄程度,Betalli等成功采用超声内镜技术对狭窄处食管肌层的损伤程度及累计周径进行分期,并准确预测患者预后情况。近年来有学者采用计算机成像技术计算食管形态学参数以及食管腔面积与总食管面积的比例,相对于传统的内镜检查更加科学,对瘢痕狭窄程度的判断更加准确。

对于食管烧伤行内镜检查的适应证尚有争论。现已证实,没有临床症状不能排除严重伤。有学者建议,所有患者都应接受内镜检查。对有症状和口腔损伤及吞服腐蚀性物质企图自杀的患者,更应着重考虑内镜检查。对病程早期或晚期行内镜检查的有效性和准确性目前尚缺少比较研究。虽有学者主张误食后立即行胃镜检查,以避免不必要的住院,但公认的最佳内镜检查时间是误食12~48小时。未达12小时过早行内镜检查,可能会错过病变的进展;而过晚行内镜检查则有穿孔的风险。

第四节 治疗

若无法立即送达医院,可先现场抢救,尽快中和腐蚀剂,如服强酸可立即服用食油、牛奶、蛋清、液状石蜡,以保护消化道黏膜。若误服强碱可立刻服柠檬汁、橘子汁或米醋等中和。切忌服强酸强碱后洗胃、催吐,以免食管、咽、口腔和喉再次接触腐蚀性物质。不建议给予药用炭,它并不能吸附腐蚀剂反而会干扰内镜检查,最好避免使用药用炭以免诱发的放热反应导致复合伤。

有症状或口腔损伤的患者应入院治疗,需根据损伤严重程度采取合适的治疗方法,同时应禁食,予静脉输液。为排除纵隔气肿或气腹,有必要进行胸部和立位腹部的X线摄片和CT。声音嘶哑或喘鸣的患者应行侧位颈部X线摄片和CT。食管相差成像对局部增厚病变不敏感,在初步评估中并非必要。

抑制胃酸的H_2受体阻滞剂或质子泵抑制剂,对治疗食管烧伤可能有效。但有研究表明,食管烧伤后立即使用的H_2受体阻滞剂可能会因抑制胃

酸的中和作用而加重胃损伤。根据临床经验,宜在24小时后予制酸治疗。硫糖铝可以覆盖保护食管溃疡,但类似于 H_2 受体阻滞剂和质子泵抑制剂,最好避免在内镜检查前使用,以免掩盖病情。

一、紧急处理

吞服腐蚀剂后立即饮水或牛奶以稀释和中和腐蚀剂,但饮用量不超过 15ml/kg,如饮用量过多,可诱发呕吐而加重食管损伤。不少人主张不用相应的弱酸性或弱碱性液,认为中和产生的热量亦可加重损伤;也有人不主张灌洗,但对吞服剂量大、浓度高者仍有应用价值,严重病例放置鼻胃管能起到支撑、预防食管前、后壁相粘连的作用。Wijburg 报道32例严重环形食管烧伤中,仅2例发生狭窄。有喉烧伤、呼吸困难者,应立即行气管切开。目前大多数人仍主张使用大剂量广谱抗生素,认为可减少烧伤组织中细菌数量和减轻肉芽组织形成,使形成瘢痕狭窄机会减少。Ⅱ度食管烧伤可采用皮质激素以减轻瘢痕狭窄,可采用 Prednison 2mg/(kg·d) 连续21天,但对Ⅰ度烧伤不需要应用,Ⅲ度烧伤不可应用,有引起穿孔的危险。

二、急诊手术

吞服腐蚀剂量较大、浓度高,特别是企图自杀的患者,可有上消化道的大片坏死、严重出血等。腹膜刺激征是急诊剖腹手术的指征,只有及时诊断,及时手术可望挽救部分患者的生命。Vereczkei 报告22例食管烧伤患者,大多为企图自杀,吞服强酸所致,4例行手术探查,因损伤太广泛,无法进一步处理,均于术后24小时内死亡;6例行食管胃切除或全胃切除加食管旷置术(esophageal exclusion);3例第一次手术后生存,并于后期采用结肠重建食管。场等报告了27例需要急诊外科手术的严重食管烧伤的患者,18例进行了急诊手术,9例为临终状态仅给予支持治疗,两组的病死率分别为66.7%与100%,经胸、腹行食管及胃切除4例均死亡,而8例经腹行胃切除及食管拔脱仅3例死亡。总之,这类患者的病死率甚高,除切除坏死食管或胃外,尚需行颈部食管外置及空肠造口,后期再行食管或胃重建手术。

三、食管瘢痕狭窄的预防

食管狭窄是食管烧伤的主要并发症。Ⅱb级患者的狭窄形成风险可达77%,Ⅲ级患者风险可达到100%。早在误食的第3周,就可能有狭窄形成,80%的患者通常在3周内形成狭窄,狭窄的程度与食管烧伤的程度及烧伤后有无感染等因素有关。

1. 采用药物控制瘢痕形成 药物治疗是早期预防和减轻食管烧伤后瘢痕狭窄形成的无创性方法,现阶段主要是在抗生素预防感染的前提下使用糖皮质激素,但临床效果却不尽相同。有部分学者认为,严重食管烧伤患者早期应用高剂量糖皮质激素,可以明显改善其瘢痕狭窄程度。但也有文献表明,无论是食管烧伤后24小时内还是24小时后应用糖皮质激素,都不能改善瘢痕狭窄程度,并且应用疗程超过21天与小于21天在其治疗效果上差别也不明显,甚至有学者认为早期应用激素是危险的。但目前临床应用糖皮质激素治疗中度食管烧伤并预防瘢痕狭窄的效果还是值得肯定的。除此之外,在欧美地区及日本等的相关实验研究显示,许多药物可预防食管烧伤后的瘢痕狭窄。Temir 等对雄性成年小鼠采用 500g/L 的氢氧化钠处理食管后,一组小鼠应用硫糖铝治疗,与未经治疗的致伤小鼠相比食管瘢痕狭窄的程度明显减轻,瘢痕纤维化的形成受到抑制。随后 Gtimtirdtilti 将这种治疗方式推广到临床应用中,得出了相似结论。有研究给动物模型和临床患者口服氢溴酸常山酮,认为常山酮可使损伤食管在修复过程中瘢痕产生减少,且治疗组的管壁厚度明显下降,由此得出结论:常山酮具有抑制Ⅰ型胶原蛋白和 TGF 的信号通路,从而抑制组织的纤维化及瘢痕形成的作用。在我国,抗结核药物异烟肼在预防食管瘢痕狭窄中的应用也比较广泛,机制可能与其代谢的衍生物肼屈嗪为单胺氧化酶,可以影响胶原的交联有关。此外还有较多对动物食管烧伤模型给予多不饱和磷脂酰胆碱心、3-氨基苯甲酰胺心、白藜芦醇、依布硒、曲美他嗪、己酮可可碱和 α 干扰素等的研究,结果显示这些药物都可明显减缓食管烧伤后瘢痕狭窄进程,但远期效果有待进一步证实。

化疗药物可干扰细胞 DNA 的复制,抑制成纤维细胞的增殖,从而抑制胶原的生成,临床上已用于预防纤维瘢痕的形成。目前已有 5 氟尿嘧啶(5-FU)及丝裂霉素 C 等用于食管狭窄预防的相关研究。Duman 等对腐蚀性碱烧伤小鼠使用 5-FU,28 天后测食管壁厚度、食管腔直径、组织中的羟脯氨酸含量及显微镜下观察胶原的沉积、黏膜肌层的损伤、固有肌层的损伤,实验证实腹腔内注射 5-FU 对食管腐蚀性烧伤的狭窄形成有预防作用。Mizutani 等将 5-FU 制成脂质微体,局部注射于狗食管内镜下粘黏膜切除术(endoscopic mucosal resection,EMR)EMR 术后缺损部位,缓慢释放 5-FU,实验结果同样证实 5-FU 可有效预防内镜食管术后狭窄形成。Uhlen 等是最早将丝裂霉素 C 用于临床上治疗复发性食管狭窄,他们对 8 例腐蚀性食管狭窄的患者进行了扩张,扩张后于内镜下将丝裂霉素 C 局部接触扩张后的创伤部位,经过平均 24 个月随访,4 例患者均无明显吞咽困难,影像学检查也无明显食管狭窄的复发,证实了丝裂霉素 C 可有效预防食管良性狭窄再形成。化疗药物接触正常组织可引起组织损伤,有报道局部注射丝裂霉素 C 治疗食管良性狭窄后患者出现胸部皮肤红斑;亦有报道用纱布蘸取丝裂霉素作用于局部,或者使用带有微孔的球囊内充入丝裂霉素,让其直接渗透作用于局部,可减少对周围正常组织损伤。

2. 食管扩张治疗　食管扩张在预防和减轻食管烧伤后瘢痕狭窄的疗效已得到公认,对瘢痕组织形成早期行食管扩张的效果较好,但严重、多发及广泛狭窄则效果不佳。目前虽然食管扩张术在瘢痕狭窄形成早期的应用时机仍存在争议,但其总体治疗效果已得到广泛认可。由于在烧伤后修复早期食管质脆且上皮黏膜易剥脱,常常出现穿孔、感染、出血等并发症。通常在局部麻醉下采用硬质扩张器和球囊扩张器对狭窄的瘢痕食管进行扩张治疗,Blero 和 Devitre 曾对 2 种治疗方法进行了比较,认为短期内前者扩张效果明显,但 1 年后两者的扩张效果无明显差异。另有学者采用激素序贯球囊扩张术,其扩张效果比单独应用激素或球囊扩张术治疗都明显,且扩张次数也明显减少。另外循环扩张法也较早在临床使用,Khan 采用该方法治疗严重碱性腐蚀剂所致食管瘢痕狭窄患儿,远期效果明显,且安全、可靠、实用,但其属于有创操作。除此之外,临床上还有在内镜的辅助下采用激光、微波、高频电刀进行食管瘢痕狭窄的治疗,对于狭窄范围局限且程度较轻的患者有一定疗效。

3. 食管支架　目前支架是临床上应用最为广泛的治疗和预防食管狭窄的方法之一,支架可以对食管壁起到扩张和支撑的作用,对抗瘢痕挛缩,从而可以预防狭窄形成。Kapisiz 等对大鼠进行食管碱烧伤狭窄进行研究,实验通过分析大鼠体重变化、食管狭窄指数、组织羟脯氨酸水平及组织损伤程度,表明烧伤后立即放置支架预防狭窄效果优于后期球囊扩张治疗,证明了支架在预防腐蚀性食管狭窄方面具有优越性。Saito 等对 2 例腐蚀性食管狭窄及 4 例食管癌术后吻合口狭窄,于球囊扩张后放置新型生物可降解支架预防狭窄再形成,以及对 7 例食管早癌内镜黏膜下剥离术(endoscopic submucosal dissection,ESD)术患者于术后 2~3 天放置生物可降解支架预防 ESD 术后狭窄形成,经过 7 个月至 2 年不等的随访,无患者有狭窄形成,证实了生物可降解支架可用于预防食管良性狭窄。食管支架从最初的塑料支架到记忆合金支架,从裸支架到覆膜支架、到新型载药支架、可降解支架等,发生了巨大的变化,随着新型支架的开发,更多类型的支架可用于食管良性狭窄的预防。支架移位是临床上治疗的难题之一,目前有多种实验研究拟解决此问题。Geoffroy 等用钛夹将支架固定于食管黏膜从而防止支架移位,相较于对照组的 34% 的移位,抗移位组的移位率仅为 13%,有效地防止了支架的移位。Shim C.S. 采用挂线法抗支架移位,用丝线系于支架上方,将线从鼻引出挂于耳朵上从而达到抗移位作用,实验组无一例支架移位发生。

4. 食管腔内置管(intraluminal stenting)　Rey 及 Mill 早先报道了食管腔内置管预防食管烧伤后瘢痕狭窄。最近 Mutaf 报道长时间的食管腔内置管 69 例,68% 治愈,而对照用传统的方法,如食管扩张和激素等治疗 172 例,治愈率为 33%,两组治疗效果有非常显著的差异。Berkovits 等应用双根硅管置管,亦取得了明显的效果。尽管有采用记忆合金支架治疗食管腐蚀伤后瘢痕狭窄的报道,但因支架管较短,容易移位,且难以取少,因而难以用于食管烧伤后瘢痕狭窄的预防。

5. 食管狭窄的生物预防　生物预防食管狭窄是基于组织工程和再生医学,利用细胞生长因子、趋化因子、细胞活素或细胞板等来治疗以达到控制感染及瘢痕形成并修复缺损组织来达到恢复食管结构及功能的目的,目前报道的主要有细胞外基质、口腔上皮细胞及间充质干细胞用于食管内镜术后的狭窄的预防。Tan 等将骨髓基质细胞移植于犬食管烧伤处对瘢痕狭窄进行治疗,结果对照组损伤部位出现肉芽组织和瘢痕,实验组的瘢痕纤维组织由正常上皮取代,基本实现创伤食管组织的完全再生。

四、食管瘢痕狭窄的外科治疗

已形成瘢痕狭窄的食管烧伤患者,除部分可采用扩张治愈外,对扩张或其他方法治疗失败的食管狭窄病例,需要行外科手术治疗以解决患者的经口进食。除个别非常短的食管狭窄可采取纵切横缝的食管成形术外,绝大多数的患者需要行食管重建。

(一) 手术指征

手术指征有:①广泛性食管狭窄,广泛而竖硬之瘢痕狭窄;②短而硬的狭窄经扩张,治疗效果不佳者;③其他部位的狭窄,如幽门梗阻等。

除急性期食管和胃坏死、穿孔、大出血等需要急诊手术外,已进入慢性狭窄期者则应选择适当的手术时机,一般多主张 6 个月后再行重建手术,此时病变已较稳定,便于判定切除和吻合的部位。

食管瘢痕狭窄行食管重建是否切除瘢痕狭窄的食管仍有争议,主张切除者认为旷置的瘢痕食管、食管癌的发生率比普通人群高 1000 倍,并认为切除的危险性不如人们想象的大。多数人认为切除瘢痕狭窄甚为困难,出血较多,也容易损伤邻近的脏器,发生癌变的概率并不很高,且多在数十年之后,因而主张旷置狭窄的病变行旁路手术。亦有人对病变波及中上段者行旁路手术,而对中下段者,则行病变食管切除,认为中下段食管解剖位置较松动,切除病变食管较容易,进行食管重建也较方便。

(二) 术前准备

食管瘢痕狭窄患者,因长期进食困难,营养较差,常有脱水及电解质失衡,术前应进 行纠正,包括适当补液、输血等。如营养极差的病例,应先行胃或空肠造口术,待营养状况改善后再手术。术前详细了解病变的范围,狭窄的严重程度、部位、梨状窝、下咽及胃的情况,以便选择手术方法。计划用结肠重建食管的患者,术前需要肠道准备,排空肠内容物及减少肠内容物细菌的含量,达到减少手术部位感染及吻合口漏的发生,可在术前 3 天每晚灌肠一次,术前晚清洁灌肠,亦可不灌肠于术前 2 天每晚口服或胃造瘘管注入 25% 硫酸铁 30ml;术前 2 天开始口服甲硝唑 0.4g,3 次 / 天;庆大霉素 8 万 IU,3 次 / 天,也可在术前 1 天静注甲硝唑及第三代头孢菌素,口服维生素 K 8mg 或肌注维生素 K。对需在口底或咽部进行吻合的病例,术前 3 天开始清洁口腔,用药液含漱等。采用胃重建有胃造口的病例,需要注意胃的大小,如胃变小,重建的长度不够,术前及早增加胃饲食容量,使胃逐步扩大。

(三) 手术治疗

重建食管的方法有多种。胃的可塑性大、血供好,移植易成功,但胃的位置改变破坏了其正常的生理功能,且胃内酸性内容物反流易引起吻合口炎症或狭窄。游离空肠小血管吻合移植代食管,手术吻合难度较大,手术不宜成功。结肠代食管术应用于食管腐蚀性烧伤后瘢痕狭窄的治疗优点很多,结肠血管发育恒定、完整,结肠系膜较长及边缘血管弓较长,可供提至颈部或咽底吻合;结肠耐酸,反流性并发症少;结肠代谢率低,移植肠段容易存活;结肠体积小,置入胸骨后,食管旷置,不需开胸,术后对肺的顺应性和心肺功能无明显影响 H 剖。对儿童食管烧伤后局限性的颈部严重食管狭窄,或食管重建后颈部食管吻合口狭窄、食管扩张治疗无效时,采用颈阔肌皮瓣修复可取得满意的疗效。该方法操作简单,创伤小,一期完成手术,是恢复严重颈部食管狭窄的理想方法。

下面详述最常见的结肠代食管术:

结肠的血液供应主要由较粗的肠系膜上动脉和略细的肠系膜下动脉组成。两者均发自降主动脉,相距约4~6cm。肠系膜上动脉依次发出中结肠动脉、右结肠动脉、回结肠动脉。据研究,中结肠动脉分支情况大致如下:①Y形分布:主干长约4cm,再分出左右两支(51%)。②T形分布:主干长约6cm左右,以160°角分出左右支(27%)。最适宜于以左支做血供移植降、横结肠。③V形分布:主干分支1cm左右,以较小角度分出左右支(10%)。④中动脉缺如或多支并行:最适宜于左结肠动脉升支做血供移植横、降结肠(12%)。右结肠动脉较中结肠动脉细小、供血量少,且变异较多甚至缺如。临床上以右结肠动脉做血供移植结肠代食管的病例仅5%左右。肠系膜下动脉依次发出左结肠动脉、乙状结肠动脉、直肠上动脉。左结肠动脉发出4cm后分成升、降两支。这些动脉血管相互吻合成弓,与相应结肠伴行,称为结肠边缘动脉(marginal artery)或称Drummand血管弓。从边缘动脉上发出结肠垂直小动脉,再分出短小动脉支营养系膜侧和长小动脉支营养系膜对侧。在肝曲和脾曲处血管弓的完整连接对于结肠移植有极为重要的作用。

据研究,脾曲处多为管状连接,血流灌注量大,完整者占97.3%。而肝曲处多为网状或细血管状连接,血流量少,其完整者占88.7%,有时难以保证

移植结肠的血供。由于脾曲血管弓的恒定、管状吻合、血流量大,为以左结肠动脉升支做血供,移植部分横、降结肠及以中结肠动脉左支做血供,移植部分降、横结肠奠定了良好的解剖基础和丰富的血液供应。这也就是临床上95%以上的病例均用左结肠动脉或中结肠动脉做移植血供的原因(图8-49-3)。

结肠代食管术的操作繁多,手术部位包括颈、胸、腹(切除瘢痕食管)或颈、腹(旷置),手术时间较长,可分两组进行手术。如切除瘢痕食管者,可采用右胸前外侧切口进胸,将整个胸段食管游离后,于膈肌上方2~3cm处钳夹切断食管,远端用丝线贯穿缝合后用阴茎套保护,并通过颈部切口将其拉出如不切除病变食管行旷置手术,则患者取仰卧位,头偏向右侧,腹部组行上腹正中切口,上方起于剑突,必要时可将剑突切除,下方绕脐,进入腹腔后,检查结肠边缘动脉的分布情况。选定使用的结肠段后,用无创伤血管钳阻断预计切断的血管,并用套有橡皮管的肠钳钳夹预计要切断结肠段的两端,观察边缘动脉的搏动及肠管的色泽。若用升结肠和回肠末端移植,则切断左结肠动脉,保存中结肠动脉供血,重建后为顺蠕动。若用横结肠顺蠕动方向移植,则保留左结肠动脉,切断中结肠动脉;若

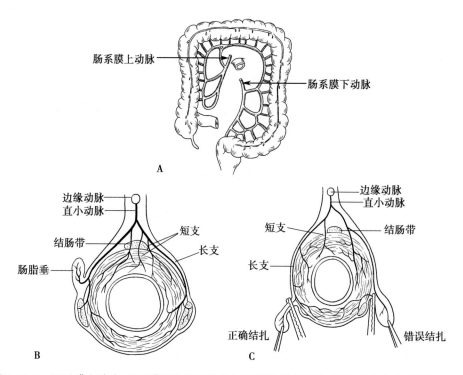

图8-49-3 肠系膜上动脉,肠系膜下动脉及其分支示意图,结肠边缘动脉、垂直小动脉及长短分支

用横结肠逆蠕动 方向移植则切断左结肠动脉,以结肠中动脉供血;若用升结肠代食管,则以中结肠动脉供血。上述各段结肠均可用于食管重建,具体应用可结合自己的经验和患者的具体情况,用升结肠 和回肠末端重建,为顺蠕动,回盲瓣有一定的抗反流作用,在最近几年报道的文献中采用最多。左半结肠少有血管变异、肠腔口径大、肠壁较厚,容易吻合,在术后早期因逆蠕动部分患者进食后可出现少量呕吐。

选定使用的结肠段后,分离大网膜,切开两侧腹膜,经测试需移植肠段血运良好后,用粗丝线或纱带在移植段结肠系膜缘测量长度。测量时结肠应松弛,宁可较预测切断处长 2~3cm,此时颈部组经左颈胸锁乳突肌前缘作斜切口,游离出颈段食管,判明正常的颈段食管,然后紧贴胸骨切迹切开附着于骨膜上的纤维结缔组织,用小直角钳或弯钳紧贴胸骨柄后壁分开 1~2cm,然后用手指紧贴胸骨后正中向下分离。腹部采用同样方法向上分离,再用环钳夹一小块纱布或推钳紧贴胸骨体后方推开胸骨后间隙,使上下贯通形成胸骨后隧道。如胸廓上口处过分狭小可将左侧胸骨舌骨肌及胸骨甲状肌在胸骨柄附着处以及胸锁乳突肌锁骨头切断,必要时可用咬骨钳将胸骨柄上缘及左胸锁关节咬去1.0~1.5cm,在纵隔隧道内引入热盐水纱布块,并向左右牵拉,既可扩大胸骨后间隙,尚可压迫止血胸骨后隧道完成后,先切断送往颈部之结肠,断端缝扎关闭,切开胃肝韧带,将游离的结肠由胃后提至胃前方,再将缝扎的丝线缚于纱布块尾端,将移植段结肠拉至颈部,与颈段食管、咽部或咽底吻合,腹部组切断游离段下端结肠后,行结肠与结肠端对端吻合,移植段结肠下端与背吻合。吻合即将结束时可将胃管经移植段结肠插入胃内,修补结肠系膜及反折腹膜后,逐层关腹。颈部吻合完成,放置引流后缝合切口。

如前所述,可用的结肠分为升结肠、横结肠、降结肠。相应的血管为右结肠动脉、中结肠动脉、左结肠动脉。

由于中结肠动脉及左结肠动脉分为肠系膜上、下动脉的第一分支,血管口径均较右结肠动脉粗大,压力高,血流灌注量大。再加之脾曲处结肠边缘动脉吻合支的恒定及管状吻合。不论中结肠动脉的左支向左结肠动脉的升支或左结肠动脉的升支向中结肠动脉的左支供血均通畅良好,远远优于肝曲处中结肠动脉的右支和右结肠动脉的升支的网状吻合。而且中结肠动脉在横结肠左 2/3、右 1/3 处分为左支和右支。不论用中结肠动脉或左结肠动脉做血供,用横结肠的左侧大部分和降结肠的上部分(40~50cm) 显得更容易便捷,这就是为什么临床上 95% 以上的病例均用左结肠动脉或中结肠动脉的原因。Postlethwait 也报告右结肠移植和左结肠移植后,结肠缺血坏死率分别是 10.8% 和 4.6%。差别超过一倍多,显然与右结肠动脉细小,及肝曲血管吻合支多为网状吻合或缺如有关。如脾曲结合处不如右结肠动脉及肝曲处时,改用右结肠动脉做血供来移植重建也是完全可以的。

近来我们发现,中结肠动脉要优于左结肠动脉。这是因为:①肠系膜上动脉的口径要大于肠系膜下动脉的口径。同样,中结肠动脉左支的口径也比左结肠动脉升支的口径略为粗大,血流量更加充分。②肠系膜上动脉从腹主动脉发出的部位要比肠系膜下动脉发出的部位高约 3~6cm。因此更有利于向上延伸移植。③横结肠长约 50cm,两端固定于肝曲、脾曲处,中央部位成 U 形向下垂延。因此有更大的移动性,便于游离、伸展。而降结肠为腹膜后器官,移动性较前者差,需切开侧腹膜后,才便于查找游离。④结肠的口径,以盲肠部最粗,4~6cm。随着结肠的下行,其口径逐渐转细,至乙状结肠时又增粗。降结肠远端的口径要较横结肠近端细,和食管口径相匹配便于吻合。⑤结肠系膜的边缘血管弓,从升结肠处开始,离肠壁3~5cm,随着向下行走,血管弓逐渐靠近结肠壁。在结肠脾曲处及降结肠处靠得最近,有时仅为 1cm,这也为降结肠向胸顶或颈部的移植创造了良好的条件。所以,以中结肠动脉左支做血供,游离部分横、降结肠,不论是在胸腔或颈部吻合均较左结肠动脉更为容易、简便,且血供更充分。

移植结肠的长度一定要长于实际长度 2cm 为宜,此点极为重要。一旦长度不够,或有张力,术者一般会强行向上牵拉结肠。这样极易损伤边缘动脉、垂直小动脉。处于松弛状态和张力状态的血管及其供血是大不一样的。我们曾遇到过移植结肠至颈部，原本血运良好，由于长度稍欠，就加力上提，初时结肠色泽红润，吻合后，颜色逐渐暗紫。为安全见，将吻合口拆除，结肠还入腹腔。继续游离结肠的系膜，松解其皱褶及粘连。同时将束缚结肠系膜的前后面腹膜予以分离剪开，争取到了宝贵的2cm长度，再次吻合而成功。因此食管-结肠吻合张力大时，适当增加结肠长度的最佳方法是仔细、认真、分离松解腹背侧的结肠系膜，使之减少不必要的束缚和牵拉，而不是盲目粗暴的生拉硬拽。这种手法是最愚笨的，甚至会导致严重后果，应坚决摒弃废除。

另外，在移植结肠的通道上不能有狭窄区域或粘连带的束缚，这些都会对结肠的血运产生不利。若移植到颈部吻合，胸廓上口狭窄处一定要钝性分离至最大，以减少对结肠血供的影响。在移植过程操作中，要时刻保护好结肠边缘血管，且勿用手指捏、揉、牵拉。这都会对血管内膜造成损伤，同时要将移植血管放在胸腔或纵隔最深面，使之得到充分的保护。只有保护好了血管，才能最大限度地降低血供障碍引起的坏死和瘘的发生（图8-49-4）。

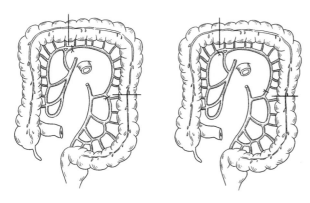

图8-49-4 左结肠动脉升支做血供，移植部分横降结肠顺蠕动吻合中结肠动脉左支做血供，移植部分降、横结肠逆蠕动吻合

（四）手术并发症

结肠代食管中最重要最危险的并发症是移植结肠段的大部或者远端部分坏死及吻合口漏。

1. 结肠血运障碍或坏死 虽然结肠的血供十分丰富，但与胃的血运相较，仍差之甚多。胃代食管时只要保留了胃网膜右动脉就可以不考虑胃的

血供障碍。但在行结肠代食管时，不论用哪支结肠动脉做血供，也不论此支血管如何粗大，血供如何丰富，要时刻想到此种意外的可能性。即使移植前测试血供良好，完成吻合后血供也良好。术后也可能因为牵拽、挤压、扭曲或血栓等原因形成血供障碍问题。若出现此种情况需紧急处理。如果在颈部吻合，远端部分结肠出现了血运障碍，必然会出现吻合口漏。而且情况会更严重。从颈部探查，可以看到结肠颜色发暗甚至变黑失去生机，吻合口部分或全部脱开。如果在胸内吻合，是血运良好的单纯吻合口漏还是血运障碍引起的吻合口漏较难鉴别。但血运障碍时结肠坏死段的毒素易被机体吸收。患者中毒症状会更加严重，甚至是致命性的后果。其病死率高达50%。如果食管～结肠吻合后，结肠边缘动脉搏动良好，颜色红润，与食管同为粉红色，就大可放心。如果远端结肠颜色发暗失去光泽，边缘小动脉无搏动，就应果断将此血运障碍的部分结肠切除。文献屡有报道结肠移至颈部后颜色暗淡坏死迫行切除的情况。现最难处理的是介乎二者之间的血运状态。

2. 吻合口漏 凡是吻合口处不连续、部分裂开和外界周围组织相通，皆可称为漏。但是一个小的漏口，如2~3mm，只要血运良好，控制住感染和增加营养，皆有愈合的可能。若吻合口裂开大于3/4周径甚至完全裂开一点都不连续（不管其原因如何），此称为吻合口撕裂离断更为贴切。因为这种情况非常危险，中毒症状严重，很少有自愈的可能。食管结肠吻合口漏严格来讲应分为两种情况：①血运良好情况下的吻合口漏。由于部分微细血运障碍、吻合技术的欠缺、局部感染、吻合有张力或营养不良、高龄、糖尿病等情况。②有血运障碍的吻合口漏或称吻合口离裂，这是继发改变，情况更加严重和危险。

为减少吻合口漏的发生，需注意下列几点：①选择粗大的动脉作为移植血管，保护好结肠边缘动脉和垂直小动脉。②由于结肠内细菌多而杂，污染和感染要远远重于胃，术前做好结肠的清洁无菌极为重要。术前3天口服肠道杀菌剂。庆大霉素16万IU，2次/天，甲硝唑0.4g，2次/天。备好深静脉穿刺导管，输入蛋白血浆等营养及抗生素。洗肠：术

前 3 天,前 2 天洗肠 1 次 / 晚,术前 1 天晚、术晨温盐水清洁洗肠至无便渣。术日晨最后一次灌入甲硝唑 400ml 保留 15 分钟。饮食:术前 3 天,2 天口服无渣饮食,术前 1 天禁食。

手术操作时须用纱垫保护好术野,尽量减少结肠内容物对胸腹腔的污染。在开放结肠腔时,多用碘伏棉球擦拭,进一步杀灭肠腔内的细菌,同时也有滑润作用,便于吻合器在肠腔内的运行。吻合完成后,再用碘伏纱球擦拭吻合口周围污染处,或用碘伏水浸泡。为减少吻合时的张力,一定测量好移植结肠的长度,严格讲是移植系膜的长度。并要比实际长出 2cm 为好。剪开横结肠系膜腹背侧的腹膜,使之得以舒展延伸增长。在长度确信无疑情况下,离断结肠。精准、细腻、轻巧的吻合技术是防止吻合口漏至关重要的一环。若是颈部吻合结肠宜经食管床移上,关键之处是两侧黏膜无张力的对拢吻合。黏膜面进针边距约 3mm,浆膜面出针约 5mm,针距约 3mm,保证完成内翻吻合。同时将结肠和颈部肌肉固定,一方面减少吻合口张力,另一方面也将颈部与胸腔、纵隔完全隔离,万一瘘了避免出现大的危险。胸腔内吻合时,倡用吻合器操作。熟练使用时省时省力,并能保证全层合拢严密。必须在食管、结肠缘留足 5mm 的安全界,使黏膜不致回缩。缓缓拧紧旋转柄,在保证无夹闭周围组织前提下,稳准精确击发。并持续压紧 10 秒左右,反向拧开旋转柄两圈后,将吻合器及底座轻柔撤出,检查食管及结肠的切除缘,宽度约 7mm,浆膜面及黏膜面均应确切连续,呈完整的 "O" 而不是 "C"。并以小纹钳插入其中得以在纱垫上自由滚动。同时检查吻合口有无纰漏,若有用 1 号线修补。最后再用结肠包埋食管并以周围组织遮盖。既往认为胸内食管结肠吻合口漏一旦出现就意味着死亡。现看来并非如此。因为结肠腔内液体远较胃少得多,经漏口流出的也少很多。经充分消毒后的结肠引发的感染也并非那样严重,加之近来我们习用在吻合口处放置橡胶引流管,而且放置时间较长,万一出现吻合口漏可以充分引流,促使漏口早日愈合。不论颈部或胸腔吻合,建议引流管放置 2 周左右,以防晚期吻合口漏发生后陷入难以处理的窘境。

3. 下端结肠扭曲冗长　此是结肠残胃或结肠空肠吻合口食物通过不畅的主要原因。我们曾遇到过几例,多因经验不足所致。结肠代食管术最易出现上端短~吻合有张力,下端长~结肠迂曲成角。这是因为经测量后,我们将移植结肠的上、下端同时切断。先完成上端的吻合后再完成下端。根据移植结肠的长度要长于实际长度 2cm 的原则,所以下端都会长些,故而难免出现冗长成角。现我们改进为先切断拟与食管吻合的结肠端,并用 25# 吻合器完成食管 - 结肠端 - 端吻合,再将移植结肠段,拉直、摆顺。根据实际应用长度再切断结肠下端。由于残胃和空肠均有一定的移动度,用此移动度来调整下端吻合长度和松紧,使之既无张力又不成角迂曲状态,十分便利。改为此种方法吻合后,造影显示结肠顺直,不再扭曲,食物通过良好。

颈部吻合口狭窄多发生在术后数周甚至数月,患者有吞咽困难,甚至反吐,严重病例流质饮食亦难咽下。吞钡造影可明确狭窄的严重程度及长度,治疗可采用食管扩张,亦有应用带膜支架置入,但儿童及青壮年良性食管狭窄长期置入带膜支架尚缺乏长期疗效观察,因而应慎重应用。对扩张治疗无明显效果的患者应行手术治疗,对较短的吻合口狭窄,可行纵切横缝的成形手术,也可将狭窄切除重新吻合,对较长的吻合口狭窄,虽然可以将狭窄段切除采用游离空肠间置,但需开腹及颈部手术操作及显微镜外科技术,尚有吻合血管形成栓塞之虞。采用颈阔肌皮瓣修复结肠重建食管颈部吻合口狭窄效果甚佳。

五、结语

食管烧伤的致癌率为 2%~8%,潜伏期可长达 42 年,烧伤 30 年后的发病率可能更高,预计为年龄相近的正常人群的 1000 倍。癌灶通常在缩窄处或气管分叉处,可手术切除,但往往预后较差(1 年生存率为 40%,5 年生存率为 13%)。对于是否需要定期监测食管烧伤继发的吞咽困难和癌症尚有争议。建议在初次误食后 20 年及以上,定期行内镜检查,及时对吞咽困难等症状进行评估。食管烧伤患儿的生存时间长,癌变的概率更大,应当在权衡手术风险和癌变危险性的基础上决定是否选择手术。主动脉弓以下食管毗邻的重要结构较少,难度较小，可切除瘢痕食管，行食管胃主动脉弓下吻合术；而主动脉弓附近及其以上部位的食管周围重要结构多，切除瘢痕食管危险性较大，以采用瘢痕食管旷置，结肠重建食管为宜。

（吉春宇　方文涛）

参考文献

1. 顾恺时. 胸心外科手术学. 第3版. 北京：人民卫生出版社，2003.

2. Contini S，Scarpignato C，Rossi A，et al. Features and management of esophageal corrosive lesions in children in Sierra Leone：lessons learned from 175 consecutive patients. J Pediatr Surg，2011，46（9）：1739-1745.

3. Bautista CA，Estevez ME，Varela CR，et al. A retrospective analysis of ingestion of caustic substances bychildren. Ten. year statistics in Galicia. Eur J Pediatr，1997，156（5）：410414.

4. Callanan VJ，Davis MS. Gender differences in suicide methods. Soc Psychiatry Psychiatr Epidemiol，2012，47（6）：857-869.

5. Meyer S，Eddleston M，Bailey B，et al. Unintentional house hold poisoning in children. Klin Padiatr，2007，219（5）：254-270.

6. Temiz A，Oguzkurt P，Ezer SS，et al. Predictability of outcomeof caustic ingestion by esophagogastroduodenoscopy in children. World J Gastroenterol，2012，18（10）：1098-1103.

7. Zografos GN，Georgiadou D，Thomas D，et al. Drug induced esophagitis. Dis Esophagus，2009，22（8）：633-637.

8. Ilkin Naharci M，Tuzun A，Erdil A，et al. Effectiveness of bougiedilation for the management of corrosive esophageal strictures. Acta Gastroenterol Belg，2006，69（4）：372-376.

9. Betalli P，Falchetti D，Giuliani S，et al. Caustic ingestion in children：is endoscopy always indicated? The results of an Italianmuhicenter observational study. Gastrointest Endosc，2008，68（3）：434-439.

10. Vardar E，Vardar R，Ytlkselen V，et al. Image-based assessment of esophageal stricture in experimental corrosive esophagitis in animals：an objective，adjunct diagnostict. Turk J Gastroenterol，2009，20（1）：3-8.

11. Morikawa N，Honna T，Kuroda T，et al. High dose intravenous methylprednisolone resolves esophageal stricture resistant to balloon dilatation with intralesional injection of dexamethasone. Pediatr Surg Int，2008，24（10）：1161-1164.

12. Ramage Jr，Rumalla A，Baron TH，et al. A prospective，randomized，double blind，placebo-controlled trial of endoscopic steroid injection therapy for recalcitrant esophageal peptic strictures. Am J Gastroenterol，2005，100（11）：2419-2425.

13. Mrad SM，Boukthir S，Fetni I，et al. Severe corrosive oesophagitis：are high doses of methyl prednisolone efficient to prevent oesophageal caustic stricture in children7. Tunis Med，2007，85（1）：15-19.

14. Riffat F，Cheng A. Pediatric caustic ingestion：50 consecutive cases and a review of the literature. Dis Esophagus，2009，22（1）：89-94.

15. Temir ZG，Karkiner A，Karaca I，et al. The effectiveness of sucralfate against stricture formation in experimental corrosive esophageal burns. Surg Today，2005，35（8）：617-622.

16. GilmtlrdUlu Y，Karakoo E，Kara B，et al. The efficiency of sucralfate in corrosive esophagitis：a randomized，prospective study. Turk J Gastroenterol，2010，21（1）：7-11.

17. Arbell D，Udassin R，Koplewitz BZ，et al. Prevention of esophageal strictures in a caustic burn model using halofuginone，an inhibitor of collagen type I synthesis. Laryngoscope，2005，1 15（9）：1632-1635.

18. Yukselen V，Karaogh AO，Ozutemiz O，et al. Ketotifen ameliorates development of fibrosis in alkali burns of the esophagus. Pediatr Surg Int，2004，20（6）：429433.

19. 蒋耀光，杜东松，李志平. 糖皮质激素及异烟肼预防食管碱性腐蚀伤后瘢痕狭窄的实验研究. 中华创伤杂志，1995，

20. Kim JH，Song HY，Kim HC，et al. Corrosive esophageal strictures：long-term effectiveness of balloon dilation in 117 patients. J Vasc Interv Radiol，2008，19（5）：736-741.

21. Lew RJ，Kochman ML. A review of endoscopic methods of esophageal dilation. J Clin Gastroenterol，2002，35（2）：117-126.

22. Saeed ZA，Winchester CB，Ferro PS，et al. Prospective randomized comparison of polyvinyl bougies and through-the-scope balloons for dilation of peptic strictures of the esophagus. Gastrointest Endosc，1995，41（3）：189-195.

23. Scolapio JS，Pasha TM，Gostout CJ，et al. A randomized prospective study comparing rigid to balloon dilators for benign esophageal strictures and rings. Gastrointest Endosc，1999，50（1）：13-17.

24. Jha S，Levine MS，Rubesin SE，et al. Detection of strictures on upper gastrointestinal tract radiographic examinations after laparoscopic roux-en-Y gastric bypass surgery：importance of projection. AJR Am J Roentgenol，2006，186（4）：1090-1093.

25. Choi GB, Shin JH, Song HY, et al. Fluoroscopically guided balloon dilation for patients with esophageal stricture after radiation treatment. J Vasc Interv Radiol, 2005, 16(12): 1705-1710.

26. Siersema PD. Treatment options for esophageal strictures. Nat Clin Pract Gastroenterol Hepatol, 2008, 5(3): 142-152.

27. Poley JW, Steyerberg EW, Kuipers EJ, et al. Ingestion of acid and alkaline agents: outcome and prognostic value of early upper endoscopy. Gastrointest Endosc, 2004, 60(3): 372-377.

28. Siersema PD, Hirdes MM. What is the optimal duration of stent placement for refractory, benign esophageal strictures? Nat Clin Pract Gastroenterol Hepatol, 2009, 6(3): 146-147.

29. Kochhar R, Makharia GK. Usefulness of intralesional triamcinolone in treatment of benign esophageal strictures. Gastrointest Endosc, 2002, 56(6): 829-834.

30. Altintas E, Kacar S, Tunc B, et al. Intralesional steroid injection in benign esophageal strictures resistant to bougie dilation. J Gastroenterol Hepatol, 2004, 19(12): 1388-1391.

31. Ramage JI, Rumalla A, Baron TH, et al. A prospective, randomized, double-blind, placebo-controlled trial of endoscopic steroid injection therapy for recalcitrant esophageal peptic strictures. Am J Gastroenterol, 2005, 100 (11): 2419-2425.

32. 熊观瀛, 王翔, 王敏, 等. 黏膜下激素注射联合扩张治疗难治性食管良性狭窄. 中国内镜杂志, 2009, 15(1): 21-23.

33. Kim JH, Song HY, Shin JH, et al. Palliative treatment of unresectable esophagogastric junction tumors: balloon dilation combined with chemotherapy and/or radiation therapy and metallic stent placement. J Vasc Interv Radiol, 2008, 19(6): 912-917.

34. Shin JH, Song HY, Ko GY, et al. Esophagorespiratory fistula: long-term results of palliative treatment with covered expandable metallic stents in 61 patients. Radiology, 2004, 232(1): 252-259.

35. Kim JH, Song HY, Choi EK, et al. Temporary metallic stent placement in the treatment of refractory benign esophageal strictures: results and factors associated with outcome in 55 patients [J]. Eur Radiol, 2009, 19(2): 384-390.

36. Song HY, Jung HY, Park SI, et al. Covered retrievable expandable nitinol stents in patients with benign esophageal strictures: initial experience. Radiology 2000, 217(2): 551-557.

37. Evrard S, Le MO, Lazaraki G, et al. Self-expanding plastic stents for benign esophageal lesions. Gastrointest Endosc, 2004, 60(6): 894-900.

38. Holm AN, De ML, Gostout CJ, et al. Self-expanding plastic stents in treatment of benign esophageal conditions. Gastrointest Endosc, 2008, 67(1): 20-25.

39. Mcgrath KM. To stent or not to stent? Am J Gastroenterol, 2000, 95(8): 1857-1859.

40. Ackroyd R, Watson DI, Devitt PG, et al. Expandable metallic stents should not be used in the treatment of benign esophageal strictures. J Gastroenterol Hepatol, 2001, 16(4): 484-487.

41. Piotet E, Escher A, Monnier P. Esophageal and pharyngeal strictures: report on 1,862 endoscopic dilatations using the Savary-Gilliard technique. Eur Arch Otorhinolaryngol, 2008. 265(3): 357-64.

42. Kollath J E. Starck PV. Dilation of esophageal stenosis by balloon catheter. Cardiovasc Intervent Radiol, 1984. 7(1): 35-39.

43. Linscheer WG. Severance of oesophageal web by balloon catheter. Lancet, 1970, 7686(2): 1288.

44. Rees CJ, Fordham T, Belafsky PC. Transnasal balloon dilation of the esophagus. Arch Otolaryngol Head Neck Surg, 2009. 135(8): 781-783.

45. Gavriel H, et al. Bidirectional esophageal dilatation in pharyngoesophageal stenosis postradiotherapy. Head Neck, 2012.

46. Cox JG, et al. Balloon or bougie for dilatation of benign oesophageal stricture? An interim report of a randomized controlled trial. Gut, 1988. 29(12): 1741-1747.

47. Dzeletovic I, et al. Self dilation as a treatment for resistant benign esophageal strictures: outcome, technique, and quality of life assessment. Dig Dis Sci, 2011, 56(2): 435-440.

48. Dzeletovic I, Fleischer DE. Self-dilation for resistant, benign esophageal strictures. Am J Gastroenterol, 2010, 105(10): 2142-2143.

49. Beilstein MC, Kochman ML. Endoscopic incision of a refractory esophageal stricture: novel management with an endoscopic scissors. Gastrointest Endosc, 2005, 61(4): 623-625.

50. Muto M, et al. Usefulness of endoscopic radial incision and cutting method for refractory esophagogastric anastomotic stricture (with video). Gastrointest Endosc, 2012, 75(5): 965-972.

51. Hordijk ML, et al. Electrocautery therapy for refractory anastomotic strictures of the esophagus. Gastrointest Endosc, 2006, 63(1): 157-163.

52. Hill JL, et al. Clinical technique and success of the

esophageal stent to prevent corrosive strictures. J Pediatr Surg, 1976, 11 (3):443-450.

53. Holm AN, et al. Self-expanding plastic stents in treatment of benign esophageal conditions. Gastrointest Endosc, 2008, 67 (1):20-25.

54. Canena JM, et al. A comparison of the temporary placement of 3 different self-expanding stents for the treatment of refractory benign esophageal strictures:a prospective multicentre study. BMC Gastroenterol, 2012, 12 (1):70.

55. Fry SW, Fleischer DE. Management of a refractory benign esophageal stricture with a new biodegradable stent. Gastrointest Endosc, 1997, 45 (2):179-182.

56. Hirdes MM, et al. Single and sequential biodegradable stent placement for refractory benign esophageal strictures: aprospective follow-up study. Endoscopy, 2012, 44 (7):649-654.

57. Hair CS, Devonshire DA. Severe hyperplastic tissue stenosis of a novel biodegradable esophageal stent and subsequent successful management with high-pressure balloon dilation. Endoscopy, 2010, 42 Suppl 2:132-133.

58. Power C, et al. Superiority of anti-reflux stent compared with conventional stents in the palliative management of patients with cancer of the lower esophagus and esophago-gastric junction:results of a randomized clinical trial. Dis Esophagus, 2007, 20 (6):466-470.

59. Vanbiervliet G, et al. The role of clips in preventing migration of fully covered metallic esophageal stents:a pilot comparative study. Surg Endosc, 2012, 26 (1):53-59.

60. Reissmann A, et al. Sole treatment of lichen planus-associated esophageal stenosis with injection of corticosteroids. Gastrointest Endosc, 2006, 63 (1):168-169.

61. Kochhar R, Makharia GK. Usefulness of intralesional triamcinolone in treatment of benign esophageal strictures. Gastrointest Endosc, 2002. 56 (6):829-834.

62. Pelclova D, Navratil T. Do corticosteroids prevent oesophageal stricture after corrosive ingestion? Toxicol Rev, 2005, 24 (2):125-129.

63. Duman L, et al. The efficacy of single-dose 5-fluorouracil therapy in experimental caustic esophageal burn. J Pediatr Surg, 2011, 46 (10):1893-1897.

64. Heran MK, et al. Topical mitomycin-C for recalcitrant esophageal strictures:a novel endoscopic/fluoroscopic technique for safe endoluminal delivery. J Pediatr Surg, 2008, 43 (5):815-818.

65. Heran MK, et al. Use of a microporous polytetrafluoroethylene catheter balloon to treat refractory esophageal stricture:a novel technique for delivery of mitomycin C. J Pediatr Surg, 2011, 46 (4):776-779.

66. Sakurai T, et al. Autologous buccal keratinocyte implantation for the prevention of stenosis after EMR of the esophagus. Gastrointest Endosc, 2007, 66 (1):167-173.

67. Ohki T, et al. Application of cell sheet technology for esophageal endoscopic submucosal dissection ; Techniques in Gastrointestinal Endoscopy, 2011, 13:105-109.

68. Honda M, et al. Use of adipose tissue-derived stromal cells for prevention of esophageal stricture after circumferential EMR in a canine model. Gastrointest Endosc, 2011, 73 (4):777-784.

· 第五十章　视频腔镜辅助食管切除术

在中国,经左胸/左颈食管癌切除手术是最常见的食管癌术式,近年随着清扫淋巴结概念的普及,胸腹二切口(Ivor-Lewis)/颈胸腹三切口(McKeown)手术逐渐成为治疗食管癌的标准术式。而在西方国家,经食管裂孔的食管切除术(transhiatal esophagectomy,THE)也是食管癌常见术式之一。无论是经胸食管切除(TTE)还是 THE,文献报道即使在大的医学中心仍然有 8% 的病死率,更遑论一些基层医院病死率更是高达 23%。于是如何降低食管手术对患者机体的创伤进而减少并发症发生和病死率成为胸外科和食管外科医生迫切期待解决的问题,也正因此,推动了微创食管手术的发展。

1991 年,西方学者首先报道了腹腔镜胃底折叠术治疗胃食管反流性疾病,自此拉开了视频腔镜技术用于微创食管手术的序幕。此后,随着腔镜器械和视频设备的进步,该项技术逐渐被用于其他食管良性疾病,例如贲门失弛缓、巨大食管裂孔疝等。但是由于担心腔镜手术清扫淋巴结困难、不能肯定的肿瘤学效果以及不能肯定对术后并发症是否有益等原因,限制了腔镜食管癌切除手术的开展。但是近年来,随着越来越多的中心报道这类手术,这些担心正在逐渐减小。即使没有大样本的前瞻性随机临床试验结果,但是在当今的中国这种术式正被越来越多的医生所接受。目前大部分的研究认为胸腹腔镜联合可以降低围术期功能性并发症,且并不增加例如喉返神经损伤、吻合口漏等技术性并发症的发生。

第一节　手术入路

常见的手术方法有四种。

1. 胸腔镜 + 开腹或腹腔镜 + 开胸的杂交手术　这类手术适用于初始开展腔镜的胸外科医生。由于胸腔镜食管手术和最先开展的胸腔镜肺切除术有着很大不同,所有相对而言,前者需要更长的学习曲线。而对于大部分胸外科医生而言,基本未接受过腹腔镜的训练,所以同样需要积累一定的病例。理想的状态是先进行动物实验模拟手术。当先开展腹腔镜时可以选择手辅助方法,待在手辅助下可以熟练的完成胃游离和腹腔淋巴结的清扫后,可逐渐过渡到全腹腔镜操作。由于国内大多单位即使在全腹腔镜下游离完胃后也在剑突下做小切口,用于将胃提出腹腔后制作管状胃,所有手辅助技术并不增加切口或切口的长度。而对于相对早期的胸段食管癌患者,可以选择仅做胸腔镜下食管游离、淋巴结清扫,然后翻身平卧位上腹正中切口游离胃、并做管状胃后,延至颈部与颈段食管做吻合。而为了学习腹腔镜下游离胃的技术,则可以选择那些下段食管癌、计划行 Ivor-Lewis 手术的患者,先在腹腔镜下游离胃、并清扫腹腔淋巴结,然后在右后外切口下切除。

2. 胸腹腔镜联合食管切除术、颈部吻合　此手术方法目前国内最为常见,也是 McKeown 手术的腔镜版本。这种手术与 McKeown 相似,先做胸腔部分,切除胸段食管,清扫胸腔淋巴结,然后翻身患者取平卧位,再进行腹腔镜手术,游离胃并清扫腹腔淋巴结;最后颈部切口做食管胃吻合。

3. 胸腹腔镜联合 Ivor-Lewis 手术 即先在腹腔镜下游离胃、清扫腹腔淋巴结,在腹腔镜下做管状胃,将管状胃在腹腔内与近端胃缝合固定。然后患者翻身、在胸腔镜下做胸段食管次全切除、淋巴结清扫,最后在胸腔内做食管胃吻合。

4. 机器人辅助手术 第五十一章有具体描述。

第二节 胸腔镜部分

体位、与操作孔的选择在胸腔镜技术应用于食管癌的十余年间,不同地区、不同医学中心和不同医生尝试了各种不同的体位及相应的操作孔位置,无论选择哪种体位和操作孔位置,最终目的是让外科医生可以安全的、简单的切除食管并彻底清扫淋巴结,这也是设计手术入路的总原则。

一、体位

(一) 侧卧位

是最贴近传统开放手术方法的体位,术者站在患者背侧(与传统开放手术相同),整个手术过程均与开放的程序相同。

1. 优点 使得有深厚开放手术基础但从未接受过胸腔镜食管切除培训的医生可以很快适应胸腔镜手术。更重要的是,由于第一助手在患者腹侧牵开气管和食管,使主刀医生可以轻松地用左手的抓钳配合右手的分离钳暴露左侧喉返神经并清扫其周围的淋巴结(图8-50-1)。

2. 缺点 首先,需要将肺对暴露的影响降到最低,一般需要一把三叶或五叶钳将肺向前方挡开。其次,在实际操作中,在处理中下段食管时并不如处理上纵隔那么轻松。最后,主刀医生需要两个操作孔、助手也需要两个操作孔(一个用来阻挡肺、另一个用来辅助),所以至少需要打5个孔。具体操作孔选择(图8-50-2)。

(二) 俯卧位

由于食管位于胸腔最后方,有医生想到能否让患者俯卧,这样通过重力作用让肺自然向腹侧塌陷,而后纵隔亦能得到增宽。同时由于食管血供大

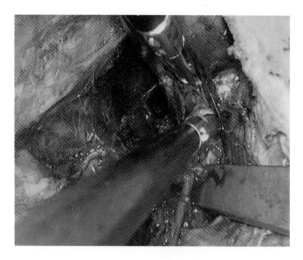

图 8-50-1 暴露左喉返

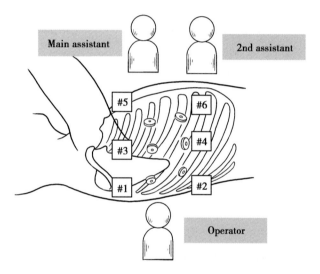

图 8-50-2 操作孔位置的选择

多从后方的主动脉而来,这种体位可以方便地暴露整个食管床。

1. 优点 不需要另外的助手去阻挡肺,食管床暴露良好。

2. 缺点 与传统视野不同,需要时间适应。但其最大的缺点是:如果术中一旦出血不可控制的大出血、需要中转开胸时,需要将患者从俯卧位改到侧卧位,这个过程需要一定时间,在此过程中不能保证患者的安全。

(三) 侧俯卧位

结合俯卧位的优点,但规避了其风险。一旦出现需要紧急中转开胸的情况,只需改变手术床的位置即可。在安置患者体位时以左侧卧位作基准,向腹侧倾斜45°~60°(具体可根据个人手术操作习惯),

在消毒铺巾后可根据个人习惯决定是否再将手术床向患者腹侧倾斜部分。前倾程度取决于主刀医生更习惯从食管后方解剖抑或从前方解剖,前者需要有更大的倾斜角度,而后者恰恰相反。

1. 优点　同样利于重力作用尽可能减少了肺对视野的影响。

2. 缺点　部分时间需要主刀或助手阻挡肺的影响,仍然与传统开放视角不同需要时间适应,对左侧喉返神经暴露仍有困难。

相比而言,这种体位的优缺点更加平衡,更易为国人接受,也是目前我国应用最为广泛的体位。

二、操作孔定位

1. 观察孔　一般位于腋前线 - 腋中线第 7 肋间

2. 主操作孔　一般位于腋前线 - 腋中线第 3 或 4 肋间

3. 次操作孔　一般位于肩胛线第 6 或 7 肋间

4. 辅助孔　一般位于肩胛线第 9 肋间

一般情况下这 4 个孔呈平行四边形分布。

三、人工气胸

1. 优点　CO_2 人工气胸建立有助于使肺更好地萎陷、使后纵隔增宽,得到更好的暴露。

2. 缺点　首先,传统器械无法通过气密 Trocar,只能应用 3.5~10.0mm 专用器械;其次,一旦出血很难应用吸引器吸引,吸力过小不足以清除血液,吸力过大则会使肺迅速膨胀,影响视野。故是否应用人工气胸根据各位医生的习惯,不必拘泥。如果应用的话,建议将 CO_2 压力控制在 10mmHg 以下,否则将影响上下腔静脉回流导致血流动力学不稳定。建议在手术开始时可以请麻醉师开放右侧气管插管,然后短暂应用 10mmHg 压力迫使右肺余气排出,然后将压力调回至 6~7mmHg。

四、气管插管方式

(一) 双腔气管插管

双腔气管插管是最常见的气管插管方式。

1. 优点　双腔气管插管技术即使在基层医院亦较为成熟,简单易行。

2. 缺点　由于管径较粗、质地较硬,在清扫左侧喉返神经时,受气管内插管影响很难用抓钳将气管推向右侧。

(二) 单腔气管插管 + 右侧主支气管内阻塞导管

由于双腔气管插管的缺点,有学者应用了单腔气管插管 + 右侧主支气管内阻塞导管的方法。支气管阻塞导管是一种前端带有气囊的细径导管,通过单腔插管进入,当球囊部位进到位于右主支气管时,向囊内充气使其扩张并堵塞右主支气管,使右肺不通气。由于肺内气体吸收需要一定时间,故在做完切口并确认没有胸腔粘连后,可请麻醉师暂时抽去气囊内气体,然后迅速建立 CO_2 气胸使右肺内残留气体尽可能排出后在使气囊充气。

1. 优点　解决了前者气管后方难以暴露的缺点。

2. 缺点　右主支气管较短,即使在气管镜的帮助下有时也较难定位,导致右肺萎陷不满意、影响手术,费用较高。

(三) 腔气管插管、降低潮气量

利用腔气管插管、降低潮气量的方式在有经验的单位已经开展了,在 CO_2 气胸的帮助下可以取得相似的暴露。

1. 优点　对麻醉师要求最低。

2. 缺点　对外科医生要求最高,需要熟练的操作,以将麻醉造成影响的时间缩短至最少。

东西方腔镜食管手术的差异在亚洲,我国和日本均是食管癌的高发国家,即使近年食管鳞癌发病率有所下降,但在东方国家中仍占恶性肿瘤发病率之前列。众所周知,我国和日本不同,西方的食管癌大多是基于 Barrett 食管的食管腺癌,两者间的差异决定了其在手术方式上的差异。首先,食管鳞癌中段发生率高,而腺癌主要在下段甚至接近食管胃连接部;其次,食管鳞癌更易发生淋巴结转移,有报道在肿瘤侵犯黏膜下层时其淋巴结转移率竟可高达 60%,同时由于食管丰富的黏膜下淋巴管网,导致食管鳞癌较高的双侧喉返神经旁淋巴结的转移率、且该处的转移往往要先于肿瘤旁的淋巴结转移,在发现这个原因前往往被称为"跳跃性转移",故对于食管鳞癌而言双侧喉返神经旁淋巴结是必须清扫的。最后、食管腺癌被认为更倾向于是一种"全身性"疾病,故手术范围相对弱化而放化疗等系统治疗显得更加重要。

因此,东西方的腔镜手术方式在细节上略有不同。①淋巴结清扫:西方国家对双侧喉返神经淋巴结清扫的要求不如我国,所以上纵隔一般很少暴露;②吻合位置选择:近年西方国家出现更多的胸腹腔镜 Ivor-Lewis 的报道,说明在技术成熟后他们更倾向胸内吻合;即使同样的胸内吻合,西方国家的吻合口一般置于奇静脉弓水平,所以西方国家的胸腔镜 Ivor-Lewis 手术可以不离断奇静脉、不切开上纵隔胸膜,而我国的吻合口则大多接近胸顶且需要清扫上纵隔淋巴结。由于以上差异,因此在选择体位、选择操作孔及实际手术操作中不能完全照搬西方的手术视频,需要结合我国国情,适当修改之。

第三节 腹腔镜部分

腹腔镜在胸外科的应用最早是从治疗食管运动性疾病(例如贲门失弛缓症)和胃食管反流性疾病开始的。对于我国大部分的胸外科医生而言,腹腔镜手术比较陌生。在学习过程中大多借鉴了腹部外科腹腔镜切除胃的手术流程,然而值得胸外科医生注意的是普外科手术游离胃的目的是切除近端、远端胃大部甚至是全胃,故相对而言抓持胃的机会较多,不需顾忌对胃的损伤,而胸外科游离胃的目的却是要利于胃作为食管的替代器官,故需要更好的保护胃。在腹腔镜手术过程中最困难的莫过于胃短血管和胃底的离断,这时为了更好地暴露,可能会增加抓持胃底的机会,然而,胃底区域并非胃网膜血管直接供血区域,这部分的血供是有黏膜下的血供网供给的,恰恰又是该区域,往往作为与食管吻合的区域。故如何保证尽可能减少该区域的损伤是手术成败的关键之一。过多的夹持造成的病理生理改变是:首先造成浆膜下瘀点;通过自身凝血功能这些小出血点最后成为小静脉的血栓;小静脉血栓进而进展为小动脉血栓;最后造成胃底区域的局部血供不良。普外科腹腔镜胃手术和胸外科的另一区别是:在做远端胃大部或全胃切除术时,腹部外科医生更注重清扫的淋巴结引流区

域主要集中于幽门上下、腹腔干动脉、肝总动脉已经脾动脉旁,为了达到该目的,大多普外科医生更愿意站在患者左侧。而胸外科食管癌的淋巴结清扫更集中于近端胃周围,例如贲门旁、胃左动脉旁。当然,腹腔镜手术主刀医生站立的位置更多地取决于个人的习惯。

第四节 气腹的建立

一、气腹的建立方法

1. 开放法 以腔镜观察孔位置做 1.5cm 左右小切口,逐层切开进入腹腔后,置入 Trocar,最后皮肤缝缩一针褥式,并固定于 Trocar 以防止漏气。

2. 气腹针法 选择避开肝脏的位置进针,在感觉到两次突破感后,可注入 CO_2。一般可选择左侧肋缘下方。

3. Trocar 直接置入法 以两把巾钳夹住两侧皮肤上提,尽可能使腹壁离开肠道。在一些特殊 Trocar 中,导芯内可置入腔镜,带着腔镜进腹更为安全。

二、患者体位、术者站位及操作孔的选择

维持腹内压在 12~15mmHg(1mmHg=0.133 kPa)。患者体位、术者站位以及操作孔的选择患者通常取平卧位,在手术操作时可适当头高脚低位,利用重力作用使肠下坠,减少对操作的影响。如术者习惯站立于患者两腿之间,那么患者可以固定为分腿位或截石位。术者站位分三种:患者左侧、双腿间、右侧。

1. 站立于患者左侧或双腿间时,操作孔选择方法如下:通常选择弧形 5 孔法。通常在脐孔处或在耻骨上 10mm Trocar 放置镜头,左侧腋前线肋缘下行 12mm Trocar 为主操作孔,脐左 5cm 偏上行 5mm Trocar 为辅操作孔,右侧腋前线肋缘下 5mm Trocar,右锁骨中线平脐偏上 12mm Trocar(图 8-50-3)。

2. 站立于患者右侧时,操作孔选择略有不同:脐孔左侧约 3cm 处置入 10mm Trocar 作为观察孔 A,脐孔右侧约 3cm 处置入 10mm Trocar 作为主操作孔 B,右侧腋前线肋缘下置入 5mm Trocar 作为辅

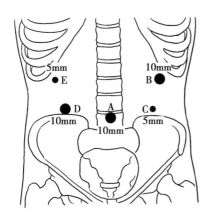

图 8-50-3　截孔位置示意图

A. 脐窝边缘第 1 戳孔；B. 术者主操作孔；C. 辅操作孔；D. 助手操作孔；E. 辅操作孔

操作孔 C，左侧腋前线肋缘下置入 5mm Trocar 作为第一助手孔 D。必要时，做第 5 个孔用于肝脏拉钩的置入。

当术者站立于患者右侧时，尚可以选择手辅助的方法，此时则不需要做辅助操作孔 C，也不需要做额外的第五操作孔，而直接于剑突下做一小切口即可。阻挡肝脏靠术者的左手完成。

肝脏的暴露有两种方法：①以荷包针穿刺肝脏（经肝左叶下方进针上方出针后继续穿出皮肤，另一针绕行于肝左叶前方后穿出皮肤）后体外将荷包线固定即可达到牵引肝脏的作用。②应用"金手指"或"三叶"肝脏拉钩，或助手以吸引器或抓钳挡开肝左叶以暴露胃小弯侧解剖结构。第二种方法需要一个额外的 Trocar，该孔可置于辅操作孔外侧或剑突下。如果有"金手指拉钩"的话也可以节约该 Trocar：在剑突下作一个 2mm 小孔直至腹腔，在此处置入拉钩，利用皮肤张力来阻止漏气。

在剑突下置入肝脏拉钩的优点在于：一般在腹腔镜下游离胃完毕后，需要在剑突下作一小切口来制作管状胃，这样可以利用原先在剑突下的孔；而缺点在于对于助手而言，暴露肝脏时会较为不顺手。

第五节　胸腔镜部分

目前，国内较为普遍采用的是侧俯卧位方法，下面以此为例来介绍下胸腔镜部分的手术操作。

无论是胸腔镜还是腹腔镜，推荐程序化的操作，这样既节约时间减少不必要的多余动作又容易推广，使年轻医生的学习曲线缩短。

1. 在奇静脉弓上方，紧贴奇静脉弓切开纵隔胸膜，在此处找到右侧迷走神经。以该迷走神经为前界，以食管后方为后界，在胸顶部以右侧锁骨下动脉为上界，依次向胸顶部切开纵隔胸膜，并切除该区域的胸膜（图 8-50-4）

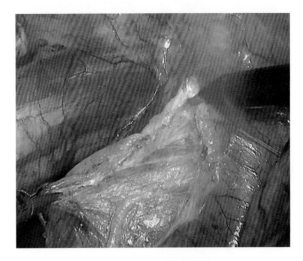

图 8-50-4　暴露上纵隔

2. 以右侧迷走神经与右锁骨下动脉交点为基点，向后上方用分离钳仔细解剖，找到右侧喉返神经。并离断右喉返神经食管支，注意尽可能使用剪刀，而不是能量器械。使右喉返神经与食管脱离。然后可以大胆清扫该区域淋巴结（图 8-50-5）。

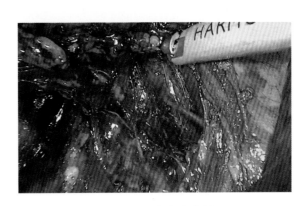

图 8-50-5　解剖右喉返

3. 沿奇静脉弓下缘切开胸膜，使奇静脉弓游离，此处需注意勿损伤右侧支气管动脉。以血管夹或切割器离断奇静脉弓（亦有保留奇静脉弓者）。解剖支气管动脉根本并以钛夹或能量器械离断（图 8-50-6）。

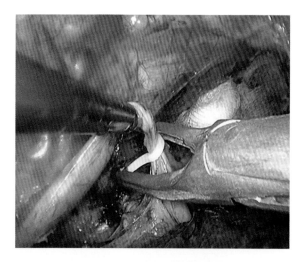

图 8-50-6　游离并切断奇静脉

4. 向下方游离食管,注意尽可能保留迷走神经肺支。无论是将食管推向前方或是将食管向外侧牵起,总之逐一离断食管营养血管。最后至食管裂孔处。在此处不需要过深地游离食管,否则可以导致在做腹腔镜时一旦切开食管裂孔处腹膜,即使胸腹腔相通,造成气腹压力不能保存从而将影响手术(图 8-50-7)。

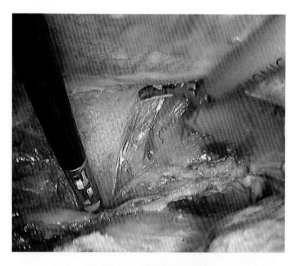

图 8-50-7　游离下段食管

5. 中下纵隔食管旁淋巴结,包括气管隆嵴下淋巴结何时清扫可根据不同医生的习惯。

6. 侧俯卧位胸腔镜部分最困难的步骤是如何清扫左侧喉返神经旁淋巴结。原因是如何达到气管左侧的良好暴露。大概可以将清扫左侧喉返神经旁淋巴结的方法分为两种:一种是先将食管游离至胸顶后,可以用束带将食管提起,也可以将游

离好的食管置于食管床前方或可以在胸腔内用切割缝合器离断食管。无论什么方法的目的都是清除食管本身对上纵隔的阻碍。然后请助手或术者自己用器械将气管向右侧推开,同时术者的右手用分离钳分离气管左侧组织,找到左喉返神经。并清扫其周围的淋巴结组织。在辨认左侧喉返神经时,可从主动脉弓下开始,此处更易于辨别从弓下绕行到主动脉弓右侧的喉返神经,再沿神经向上方游离就变得相对简单易行了。第二种方法是先不游离上段食管,而是将食管向外侧轻轻牵起(可在上段食管右侧缝一针悬吊线,将此悬吊线牵出胸腔外固定),使上段食管向外侧有一定的张力。然后紧贴气管左侧的环膜交界部纵行游离该处的疏松组织,此时可以发现左侧喉返神经会随该处组织一起向外侧牵起。这时术者可以轻松地找到左喉返神经旁的淋巴结组织并予以切除。在任何神经旁操作时,都建议尽可能不要能量器械,以避免热传导导致的喉返神经意外损伤(图 8-50-8)。

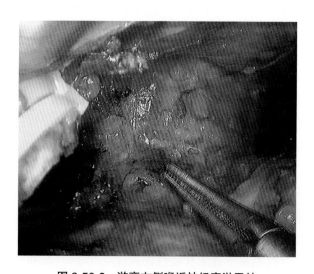

图 8-50-8　游离左侧喉返神经旁淋巴结

第六节　腹腔镜部分

一、手辅助防漏气装置

有"蓝碟"的单位可以用"蓝碟",如无"蓝碟"或考虑到经济因素,可以选择一个大号的切口保护器,和一个大号乳胶手套。先将手套边缘置于切口保护器内侧缘,连同手套一起置入腹腔,当建立气

腹后手套会向腹腔外翻出,此时可将左手伸入手套内进入腹腔。

大体手术步骤可以参考下面所述,区别在于手辅助需要用手来阻挡肝脏,同时在游离胃大弯时,可以轻松用手将胃暴露开,这点于开放手术相似。手辅助的主要目的是熟悉腹腔镜下不同视野的解剖结构,为以后过渡到全腹腔镜作准备(图 8-50-9)。

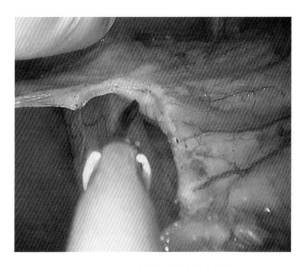

图 8-50-9　超声刀游离大网膜

以术者站立于患者右侧为例,简述腹腔镜游离胃、并清扫腹部淋巴结过程。

1. 切开小网膜囊　由胃右动脉根部沿肝脏下缘切开至食管裂孔处。为了更好地暴露胃小弯侧,一般建议切除部分小网膜。沿胃右、胃左动脉仔细切除,此处需注意勿离胃右动脉过近,以免出血造成对术野的干扰。

2. 助手用抓钳轻轻将胰腺以胃左动脉根部为中心向患者背部压开,同时术者轻轻提起胃左动脉远端,使胃左动脉全程暴露后,在胃左动脉根部切开腹膜,并仔细解剖管状静脉和胃左动脉。依次离断静脉和动脉后,向上可暴露左右膈脚(图 8-50-10)。

3. 术者和助手将胃自胃小弯侧挑起,以胃左动脉为起点,沿胰腺上缘,仔细离断胃后动脉。当接近脾脏时,对于部分患者可以暴露胃短动脉,可在此处离断尽可能多的胃短动脉。当注意保护脾脏勿受损伤(图 8-50-11)。

4. 在胃大弯处找到胃网膜血管弓,在血管弓外侧切开大网膜,并向脾门处分离。在离断胃网膜

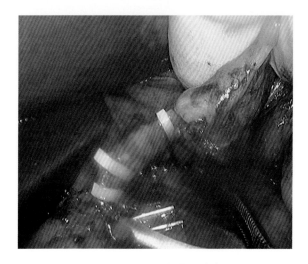

图 8-50-10　切断胃左动脉

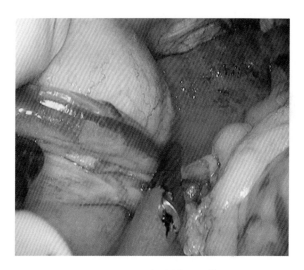

图 8-50-11　切断胃短血管

左动脉后,可略微靠近胃体离断胃短动脉。直至与之前通过胃小弯径路离断的胃短动脉相交。当离断所有胃短动脉后,不必强求在此处进一步离断膈下动脉分支;甚至当最后 1~2 支胃短动脉暴露有困难时,也不必强求离断(图 8-50-12)。

5. 沿食管裂孔切开腹膜反折及周围结缔组织,与胸腔贯通后,将胸段食管向腹腔牵引,此时可将胃底整体向下牵开,以暴露膈下动脉分支和最高位的 1~2 支胃短动脉。并离断这些血管(图 8-50-13)。

在胸腹腔贯通后如预计腹腔镜操作还需要较长时间时,可用小纱布填塞食管裂孔,以求减少腹腔 CO_2 向胸腔的泄漏。但在腹腔镜手术完成后,勿忘取出。

6. 最后,可在剑突下做一小切口,将胃提出腹

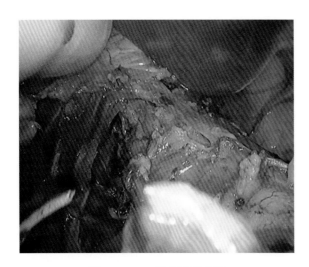

图 8-50-12　游离腹段食管

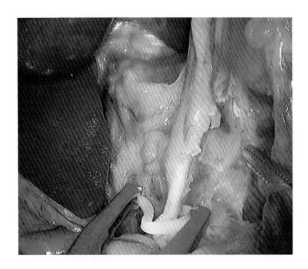

图 8-50-13　切断胃左动脉

腔,进一步向幽门处游离。使全部胃可以轻松的提起后,以直线切割吻合器制备管状胃。管状胃制作的具体方法在此不作赘述,但为尽可能减少吻合口张力,建议在幽门上方胃右动脉第 3 支左右离断血管,并作为管状胃裁切的下缘。

7. 替代胃的移植途径可选择食管床或胸骨后,对于肿瘤 R0 切除患者,移植途径可根据术者的不同习惯来决定。而对于肿瘤或淋巴结疑似有残留或种种原因淋巴结清扫不够彻底,或肿瘤 R2 切除的患者,为了较少术后辅助放疗对胸腔胃的影响,我们建议对上述患者尽可能选择胸骨后途径。

二、营养管的置入

肠内营养由于避免了静脉高营养引起的全身炎症改变和肺部并发症的增高,同时价格相对低廉,近年已经称为食管癌术后的常规营养给予方式。胸腹腔镜联合手术中置入营养管的方法有两种。

1. 腹腔镜下空肠营养管置入　在腹腔镜下找到近端空肠,约距离屈氏韧带 30cm 左右,将穿刺点附近肠管展直后,近端、远端各缝一针将其固定与腹壁。空心穿刺针经皮斜向刺入肠壁,在空肠浆肌层和黏膜下层间隙潜行一段后进一步刺入肠腔。通过穿刺针中心的管道置入空肠营养管,将穿刺针瓣成两半后退出皮肤,最后将营养管固定与腹壁。

2. 经鼻十二指肠营养管置入　一般在术前将十二指肠营养管连同胃管一起插入。术中在制作吻合口时(手工吻合或器械三角吻合时,当后壁吻合完成后;管状吻合器器械吻合时,在关闭胃残端前),术者引导营养管进入胃腔,助手在腹部摸到营养管,当营养管一端接近幽门时,请麻醉师向营养管内缓慢并持续注入生理盐水,同时将营养管向下继续插入。在助手帮助下,营养管很容易通过幽门。通过幽门后继续下行 20cm 左右,固定鼻营养管。

三、Ivor-Lewis 胸腹腔镜联合胸内吻合技术

Ivor-Lewis 胸腹腔镜联合食管癌切除术中另一难点是胸内食管胃吻合技术。该技术总的可分为管状吻合器吻合以及腔镜下直线切割吻合技术。

(一)管状吻合器吻合

本质上与开放手术相同,是一种端 - 侧吻合技术,但在胸腔镜下的难点是如何置入钉砧。在胸腔镜下置入钉砧的方法有以下 3 种:

1. 手工缝荷包法　在食管预备做吻合口的位置以远纵行切开食管壁全层,切开长度以方便置入钉砧为准。将钉砧经该食管纵形切口送入食管腔内,尽可能向口侧推送,以得到更好的缝合时的暴露。然后于预备吻合口位置向缝 1/2 周(近术者处)荷包。在荷包远端横向切开食管面向术者的 1/2 周。继续缝术者对侧的 1/2 周荷包,然后横向彻底离断食管。将抵钉柱向下提出荷包水平,收紧荷包线打结,完成该步骤。

2. 反穿刺法　事先在抵钉柱远端固定一带针缝线,纵行切开食管,送入钉砧,在预计做吻合处将

缝针从内向外穿出，然后尽可能将钉砧推入食管口侧。在紧贴缝线穿出食管的下方，以腔镜下切割缝合器关闭并离断食管。离断食管后，将缝线向外牵出，直到抵钉柱远端紧贴该处食管壁，在该处开一小孔，用该缝线将抵钉柱拉出食管外，这样就完成了钉砧的置入。

3. 经口钉砧置入法　Orvil® 技术很简易地解决了胸腔镜内钉砧置入的问题。Orvil® 是在胃管末端连接一个带有弹跳帽的钉砧，术者只需要在预计做吻合的位置先用腔镜下直线切割器关闭并离断食管，然后请麻醉师将连接钉砧的胃管从患者口腔插入食管，此时术者可在胸腔镜内看到食管残端有胃管顶出的痕迹。此时可将食管残端切开一小孔，让胃管自该小孔插出食管，继续用抓钳辅助将胃管全程拉出食管腔，直至抵钉柱末端离开食管腔。胸腔镜下剪断弹跳帽的固定线后，弹跳帽自动复位至与抵钉柱垂直，同时胃管亦脱离抵钉柱，完成该步骤。在使用该方法时，于食管残端开孔的位置仍有争议，一般有两个位置：残端中心或残端任意一个顶点。前者的优点在于吻合口狭窄的机会较少，而缺点在于管状吻合器成钉会与食管残端的成钉产生两个交点，有学者认为这样可能增加了吻合口漏发生的概率。

（二）颈部吻合口

请见开放手术章节（第四十四章）外科结果（表8-50-1）。

Kinjo 等的研究表明，腔镜食管癌手术可以显著降低功能性并发症。Zing 等也发现，微创食管切除术可降低食管癌手术的肺部并发症和呼吸衰竭的风险。国内茅腾等学者的报道中，腔镜食管切除术后的功能性并发症发生率的确远低于开放组（2.9% vs 28.9%，P<0.01）。传统食管癌手术之所以术后心肺并发症发生率高，除外手术创伤大外，还因为该术式既影响胸式呼吸又影响腹式呼吸，同时为了更好地暴露后纵隔，术中助手对肺组织牵拉挤压易造成肺损伤，且时常压迫下腔静脉造成回心血量下降致血流动力学不稳定。由于胸腔镜腹腔镜手术仅做 0.5~2.0cm 操作孔，呼吸肌创伤小，而借助 30° 腔镜技术可以较好地观察后纵隔食管床，从而降低对肺牵拉的要求，减少对肺组织的挤压和对

下腔静脉的压迫。由于术中呼吸循环稳定、创伤减少，其他系统并发症也相应减少，使得总的功能性并发症显著低于传统开放手术。

而对于技术性并发症，Mamidanna 等总结的全英微创食管癌手术围术期结果显示微创手术要高于传统开放手术。本组无乳糜胸发生，无论是腔镜或开放术中均全程暴露胸导管，对于可疑损伤者均行胸导管结扎，胸腔镜下以钛夹或 Hem-o-lok 夹闭，故乳糜胸发生率低于国外报道。本组资料显示，腔镜并未增加喉返神经损伤的概率（14.7% vs 7.9%，P>0.05），与文献报道一致。但采用胸腔镜游离上段食管和清扫上纵隔淋巴结喉返神经损伤率（LE+TLE，21.7%）明显高于开胸手术（LE 加开放，6.1%，P=0.01），说明在开展 MIE 早期应特别重视腔镜视野下对喉返神经走行的认识，并注意循序渐进避免误伤。此外，本研究腔镜组吻合口漏发生率为20.6%，显著高于开放组（2.6%，P<0.01），且高于国外报道。可能与本组均采用胸骨后途径重建有关。本组后期与前期腔镜手术患者比较，并未发现吻合口漏发生率有所下降，可能本组仍处于学习曲线的初级阶段。Lin 等关于微创食管手术学习曲线的研究表明，需要积累 40 例以上的经验。

本研究中腔镜组患者淋巴结阳性检出率略低于开放组，考虑由于腔镜组在病例选择时，早期病例要多于开放组。另外，也提示腔镜早期在淋巴结清扫上仍有上升空间。本组资料显示，全腔镜下淋巴结清扫总组数、胸腔镜下胸腔淋巴结清扫组数、腹腔镜下腹腔淋巴结清扫组数均与开放手术相似，说明腔镜下清扫淋巴结可遵循二野淋巴结清扫的要求和范围，达到相似的效果。然而，全腔镜下淋巴结清扫数量和胸腔镜下胸腔淋巴结清扫数量略少于开放组，或与选择偏移（腔镜组早期病例偏多）有关，但与文献报道的开放手术中淋巴结清扫数量相似，也与国内文献报道胸腔镜下清扫总数相似。可以认为我们目前的清扫淋巴结程度可以达到国内外平均水平。本研究还显示，后期胸腔镜病例无论是清扫淋巴结组数、枚数还是阳性检出率均较前期病例明显提高，显示后期腔镜清扫淋巴结技术趋于熟练，同时随着技术熟练，也减少了病例选择上的偏倚。Shen 等也报道，后期在熟练操作腔镜食

表 8-50-1 列举了近年国内外报道的微创食管术围术期结果

	N(MIE/TTE)	住院死亡	手术时间（分钟）	淋巴结（枚）	总并发症	肺 M	心 M	Leak	神经
谢绚，等。2012	100	1 肺部感染 MOF	205~540(310) 胸腔镜 85~350(150)	22，胸 12，RRN2	50/100(50%)	13%	17%	11%	14%
茅腾等 2012	34/38	0		9.1±2.7/11.2±2.1组，P> 13.5±5.9<17.8±5.2枚	M41.2% O42.1,P>0.05	M 1/34, O_2 8.9%,P<0.01		m8/34, o1/38p<0.05	m5/34, 0 3/38, P<0.05
汪灏 2012	260/322	2(0.8%)胸 胃坏死<o11 (3.5%)	胸部 m105±30<o 112±41	胸 13.5±5.0>0 11.6±4.7	34.6%(90/260)<o 45%(145/322)	22/260(8.5%) <o 45/322 (14%)	8.2%=o 11.4	14.5%/14.3%	6/260=7/322
林江波 2012	150	2/150(1.3%) 肺感呼衰	258±45	23.3±8.2 胸14.7±5.8	32%	48/150(11.3%)	9/150(6%)	9/150(6%)	13/150(8.7%)
张真铭 1012	160	4	230~780(a364)	6~39(a19.4)	55(34.4%)	25(15.6%)	4(2.5%)	21(13.1%)	6(3.8%)
刘宝兴 2012	98/105	1=3	134.5±42.3/ 124.2±36.5	21.6±5.5=20±6.5	22(22.4%)<38 (36.2%)	10(10.2%)<29 (27.6%)	4(4.1%)<13 (12.4%)	2(2.0%)=4 (3.8%)	3(3.1%)=4 (3.8%)
柳硕岩 2012	297		242±58.7	27.5±12.2	89(29.9%)	41(18.8%)		9(3.0%)	25(8.5%)
Braghetto I, 2006[1]	47：o 60				14(29.7%)<34 (56.6%) P=0.004	7(14.8)=12 (20)		3(6.4)=10 (16.6)	0=2(3.3%)
Bernard M Smiths,2007[2]	309：o 114	7(2.3)=3(2.6)	285(165~540)=300 (150~480)	17(2~59)=16(1~44)	193(62)=76(66.7)	80(26)=35 (27.8)	49(16)=21 (18.4)	17(5.5)=10 (8.7)	8(2.6)=0
Ninh T. Nguyen, 2000[3]	18：o16		364±73<4±65 ( )	10.8±8.4=6.3±6.0		2(11)=3(19)		2(11)=2(12)	0=0
James D. Luketich 2003[4]	222	3(1.4)	111(45~210)			17(7.7%)	26(11.7)	26(11.7)	8(3.6)
Satoshi Yamamoto,2005[5]	112：o 42	0.8%		胸 28(5~79)	29	7(6.3%)		9(8.1%)	10(8.9%)
Kinjo Y, 2012[6]	72(TLE), 34(TE)和 79(OE)	0	胸 308±73: 264±46：268±80, P<0.001	胸 28(2~50):24(3~64):18 (1~56),P=0.002	34(47%), 20 (58%),54(68%), P=0.031	9(13%):13 (38%),31(39%), P=0.001	7(10%):3 (9%):5(6%)	8(24%): 3(4%):13 (17%)	17(23%): 4(12%):10 (13%)
Biere et al. 2012[7]	115	O1 瘘：m² 瘘 致误吸和纵 隔感染				0:19/56(34%) M:7/59(12%), P=0.005			
Shiraishi T, 2006[8]	T78：o 37	2(2.6)<3(8.1), P=0.007	670.2±561.1= 882.9±429.7 P=0.06			16(20.5) =12(32.4), P=0.174	2(2.6)= 4(10.8),P= 0.0869(11.5)	9(11.5) <9(24.3) P=0.005	26(33.3) =10(27.0) P=0.757

管手术后开展的淋巴结清扫患者中,淋巴结阳性率显著高于前期患者。而腹腔镜清扫腹腔淋巴结无论是组数或枚数均与开放手术无异,说明腹腔镜下对贲门旁和胃左动脉旁、小弯旁,甚至是肝动脉和腹腔干旁淋巴结的清扫可以达到开腹手术的水平。

综上所述,腔镜辅助食管癌切除手术安全、可行,可以显著减少功能性并发症尤其是心肺并发症的发生。大部分的报道认为微创食管手术并不增加技术性并发症的发生,然而在学习曲线的初级阶段,仍然可能面临着喉返神经损伤、吻合口漏发生率增加等问题。腔镜下清扫淋巴结可以达到或接近开放手术的水平,腹腔镜学习曲线更短,胸腔镜技术熟练程度可逐步完善。因此,在开展腔镜食管癌手术过程中,应特别重视预防技术性并发症的发生、并循序渐进地增加清扫淋巴结的彻底性,以充分发挥微创手术治疗食管癌的优势。微创食管癌手术减少了传统开放食管手术对患者的创伤,加快了恢复,使患者从中获益,然而对于胸外科医师而言,安全和彻底永远应该放在创伤之前。切勿为了开展腔镜而开展腔镜,应该根据客观条件,选择相应的有合适指征的患者开展这项工作。

(方文涛 茅腾)

参考文献

1. Braghetto I, Csendes A, Cardemil G, et al. Open transthoracic or transhiatal esophagectomy versus minimally invasive esophagectomy in terms of morbidity, mortality and survival. Surg Endosc, 2006, 20(11):1681-1686.

2. Smithers BM, Gotley DC, Martin I, et al. Comparison of the outcomes between open and minimally invasive esophagectomy. Ann Surg, 2007, 245(2):232-240.

3. Nguyen NT, Follette DM, Wolfe BM. et al. Comparison of minimally invasive esophagectomy with transthoracic and transhiatal esophagectomy. Arch Surg, 2000, 135(8):920-925.

4. Luketich JD, Alvelo-Rivera M, Buenaventura PO. Minimally invasive esophagectomy:outcomes in 222 patients. Ann Surg, 2003, 238(4):486-494

5. Yamamoto S, Kawahara K, Maekawa T, et al. Minimally invasive esophagectomy for stage I and II esophageal cancer. Ann Thorac Surg, 2005, 80(6):2070-2075.

6. Kinjo Y, Kurita N, Nakamura F, et al. Effectiveness of combined thoracoscopic-laparoscopic esophagectomy:comparison of postoperative complications and midterm oncological outcomes in patients with esophageal cancer. Surg Endosc, 2012, 26(2):381-390.

7. Biere SS, van Berge Henegouwen MI, Maas KW, et al. Minimally invasive versus open oesophagectomy for patients with oesophageal cancer:a multicentre, open-label, randomised controlled trial. Lancet, 2012, 379(9829):1887-1892.

8. Shiraishi T, Kawahara K, Shirakusa T. Risk analysis in resection of thoracic esophageal cancer in the era of endoscopic surgery. Ann Thorac Surg, 2006, 81(3):1083-1089.

9. Birkmeyer JD, Siewers AE, Finlayson EVA, et al. Hospital volume and surgical mortality in the United States. N EngI J Med, 2002, 346:1128-1137.

10. Kinjo Y, Kurita N, Nakamura F, et al. Effectiveness of combined thoracoscopic-laparoscopic esophagectomy:comparison of postoperative complications and midterm oncological outcomes in patients with esophageal cancer. SurgEndosc, 2012, 26(2):381-390.

11. Zingg U, Smithers BM, Gotley DC, et al. Factors associated with postoperative pulmonary morbidity after esophagectomy for cancer. Ann Surg Oncol. 2011 May;18(5):1460-1468.

12. Mamidanna R, Bottle A, Aylin P, Faiz O, et al. Short-term outcomes following open versus minimally invasive esophagectomy for cancer in England:a population-based national study. Ann Surg, 2012, 255(2):197-203.

13. Yamamoto S, Kawahara K, Maekawa T, et al. Minimally invasive esophagectomy for stage I and II esophageal cancer. Ann Thorac Surg, 2005, 80(6):2070-2075.

14. Ben-David K, Sarosi GA, Cendan JC, et al. Decreasing morbidity and mortality in 100 consecutive minimally invasive esophagectomies. Surg Endosc, 2012, 26(1):162-167.

15. Nguyen NT, Rudersdorf PD, Smith BR, et al. Management of gastrointestinal leaks after minimally invasive esophagectomy:conventional treatments vs. endoscopic stenting. J Gastrointest Surg, 2011, 15(11):1952-1960.

16. Lin J, Kang M, Chen C, Lin R, Thoracolaparoscopyoesophagectomy and extensive two-field lymphadenectomy for oesophageal cancer:introduction and teaching of a new technique in a high-volume centre. Eur J Cardiothorac Surg, 2012 Apr 19.

17. Chibana Y, Fujii S, Ichikawa K, et al. Tumor cell dissociation score highly correlates with lymph node

metastasis in superficial esophageal carcinoma. J Gastroenterol Hepatol,2005,20(9):1371-1378.

18. 王永岗,汪良骏,张德超,等.胸段食管鳞癌淋巴结转移特点及临床意义.中华肿瘤杂志,2000,22(3):241-243.

19. 安丰山,黄金球,陈少湖,等.217 例胸段食管癌淋巴结转移及其对预后影响的分析.癌症,2003,22(9):974-977.

20. 谭黎杰,王群,冯明祥,等.电视胸腔镜食管切除术在食管癌外科治疗中的应用.中华胃肠外科杂志,2008,11(1):24-27.

21. Shen Y,Zhang Y,Tan L,et al. Extensive mediastinal lymphadenectomy during minimally invasive esophagectomy:optimal results from a single center.J Gastrointest Surg,2012,16(4):715-721.

第五十一章　机器人辅助
食管癌根治手术

20世纪90年代末发明的 da Vinci S 是目前应用于临床上最先进的微创机器人手术系统,术者可以在不开胸的情况下完成许多胸腔及腹腔手术,具有手术创伤小,切口美观,术后恢复迅速等特点,它在心胸外科的使用开创了微创心胸外科手术的新纪元。

第一节　da Vinci 机器人手术系统

da Vinci 系统由3个部分组成:由外科医生操作的控制台;由双光源组成的三维摄像系统;三个机械臂和一个摄像臂组成的患者平车(图8-51-1)。

在手术中,医师坐在无菌区外的控制台前,用手(通过操作两个主控制器)和脚(通过脚踏板)来控制机械臂的手术器械,并用一个双目内镜观察患者体腔内三维图像,指令两只或三只机械臂执行手术操作完成外科手术。患者平车载有摄像机械臂和7个自由度的"内腕(Endo Wrist)"机械臂。医师通过控制器经计算机翻译和传送外科医师手部动做到机械臂器械末端,可进行上下左右旋转等七个自由度的连续动作,使其比人手有更大的灵活性。

摄像平车内装 da Vinci 系统的图像处理设备,还可放置辅助手术设备,术中由台下巡回护士操作。手术中手术台上器械护士与手术床旁医生助手负责为机器手臂更换手术器械,或经辅助孔作吸引、牵拉等一些辅助动作,即完成整个手术操作(图8-51-2)。

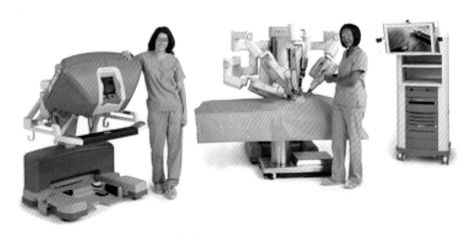

图 8-51-1　da Vinci S 手术机器人的主要部件

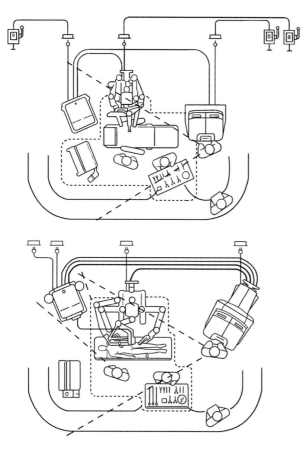

图 8-51-2　手术室内机器人配置电缆连接及人员位置

第二节　手术方法

机器人胸部手术时,首先麻醉诱导后双腔气管插管并监测麻醉深度。监测心电及血氧饱和度,左桡动脉穿刺置管接有创动脉测压,右颈内静脉置入静脉管,留置导尿管。碘酊、酒精消毒皮肤,铺无菌巾。根据病变位置,术前认真计划手术入路,选择患者体位与戳卡位置。患者体位和戳卡部位对于 da Vinci S 手术的成功与否起着关键作用。目标是避免患者平车机械臂碰撞,最大限度地增大器械和内镜摄像头的活动范围。选择戳卡部位的一般性准则有:①放好摄像头戳卡,使其与患者手术平车和目标解剖部位即手术靶区在一条直线上;②如有可能,将摄像头、手术器械戳卡放在离手术靶区10~20cm 远的位置;③戳卡之间至少保持 10cm 间距,以防机械臂之间碰撞;④辅助性戳卡应离其他戳卡至少 5cm。

摄像头戳卡放置妥当后,将患者平车推至手术

台旁合适位置,插入摄像头,连接视频系统,监视仪下观察胸腔内结构,插入左右机械手臂之戳卡,连接机械手臂。调节摄像头焦距,开始用左右手机械臂手术,进行分离、切割、缝合等基本手术操作,必要时使用第三机械手臂,床旁助手可经辅助孔进行吸引、牵拉等辅助操作。

第三节　概论

随着电脑自动化工业、高速数据传输及内镜技术的普及和发展,发展手术机器人一直是工业人和医务工作者的共同努力方向。早期手术机器人主要有 AESOP(automated endoscopic system for optimum positioning)和 Zeus 两种,国内李学朝等用 Zeus 机器人进行了输尿管切开取石。目前,在临床上这两种机器人已逐渐被 da Vinci 机器人取代,广泛应用于妇科、普通外科、心脏外科及泌尿外科等。da Vinci 手术机器人的最大优点是三维视野、成比例缩放和灵活的机械手臂。有随机对照研究认为,不论初学者还是有经验的医生,使用三维视野可明显改善外科医生的准确性。成比例缩放,即外科医生手动 1cm,机器人手臂动 1mm,可增加准确性,如有必要,可使精度范围调在 5μm 之内。七个自由度连续灵活活动的机械手臂对于准确无误接近手术靶区提供了可靠的保证。这几项技术有助于对操作区域组织结构的精确判断,还能通过计算机内置软件消除外科医师不同程度存在的手颤抖,使手术解剖更加精细和平稳,为高精度手术提供准确保证。

机器人手术系统,目前还不是机器人完全自主操作,需在人控制下活动,手术方式仍需遵循传统外科手术原则。它与常规腔镜手术不同之处在于:①手术者坐在远离手术台无菌区外的机器人控制台前,手术器械不是由手术者直接操作,而是由机器人的机械手臂,按手术者遥控的指令实施动作;②通过计算机处理提供给手术者清晰明亮放大的三维图像;③手术器械比常规腔镜器械关节灵活,可以做上、下、左、右、旋转、弯曲等连续性动作。

胸部机器人手术是微创手术,仅需胸壁打孔,

不破坏胸腔的骨性结构,具有创伤小、痛苦轻、肺功能损害小、感染率低、并发症少、恢复快、住院周期短并符合美容要求等优点,并能提高手术精度、速度和质量。如不出现意外,出血量很少,患者均不需输血。但是,胸腔内大血管多,局部切除或意外碰戳心血管系统引起出血将会是灾难性的,这对外科技能提出了更高的要求,术者及床旁配合医生一定要随时警惕,要有应急处理的准备及处理能力。机器人最理想的手术适宜在较小的固定范围,如胸腺手术,机器人操作灵活,尤其在处理两胸腺上角时显得更方便、准确。用夹闭或结扎缝合的方法均可安全处理胸腺静脉,不论从任何一侧均可良好显示整个前纵隔的结构。缺乏触觉反馈体系是目前机器人的一大弊病,如何感觉肿瘤的实质,缝线打结的松紧度,主要靠视觉间接判断。其次便是仪器设备庞大,占用空间大,术前的机器入位、操作机械臂,内镜摄像系统与机器人的对接需要比较长的时间。费用昂贵也是限制其普及的重要一环。

da Vinci 手术系统提供了一个三维视觉的影像,相较于常规胸、腹腔镜的二维图像无疑具有很大的优势,使手术医师容易辨别解剖结构。进行准确操作。特别在游离食管时,更容易辨别胸导管、喉返神经、气管膜部等结构,不易误伤。减少术后声带麻痹、气管损伤等并发症。有文献报道,使用了三维视觉后,出错概率最多下降了 66%。机械臂控制的摄像系统能够提供一个更稳定的视野,更容易进入常规腔镜不易进入的深部腔隙。Endo Wrist 器械的运用,使外科手术超越了人手活动的极限,可以连续完成人类无法完成的超精密动作而不易产生失误。

da Vinci 手术系统虽然优点很多,但缺点同样显著。如对于精细动作缺乏力反馈,使外科医师只能凭手术分辨组织结构,无法触摸,例如在分离淋巴结时,钳夹淋巴结时因无力反馈,单凭视觉决定操作力量的大小,易将淋巴结夹碎。昂贵的机器人装备、器械消耗和维护费用并非大多数患者所能承受。器械的消毒、定位、装配套管较为费时,需要整

个手术团队积累经验。EndoWrist 的器械还需进一步改进和发展。如用于钳夹食管的无损伤钳,用于钳夹淋巴结的钳子,用于牵拉神经的钳子,能够同时兼带吸引的器械等。另外,手术系统结合影像学系统,如 CT、MRI、B 超,亦可以再加入软件图像分析功能,帮助医生判别腔镜下解剖结构,或分辨血管、神经等结构,可使手术操作更臻完美(图 8-51-3~图 8-51-8)。

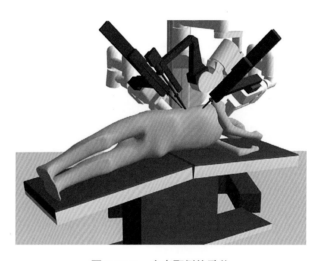

图 8-51-3　患者取侧俯卧位

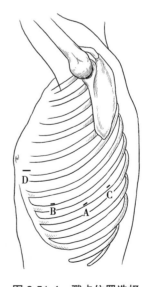

图 8-51-4　戳卡位置选择

A. 观察孔;B. 左手机械臂所在孔;C. 右手机械臂所在孔;D. 辅助孔

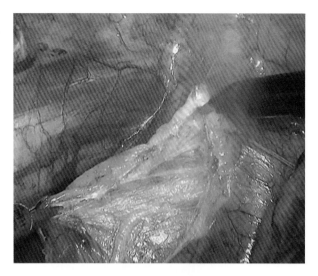

图 8-51-5 游离食管

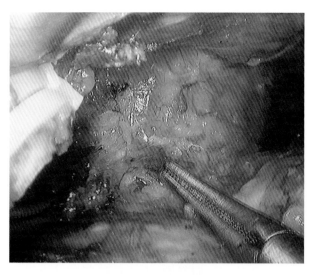

图 8-51-8 离断食管

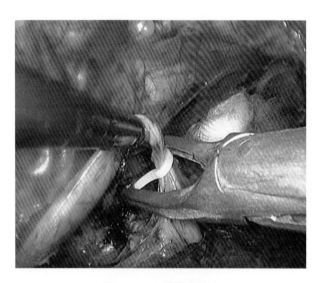

图 8-51-6 游离奇静脉

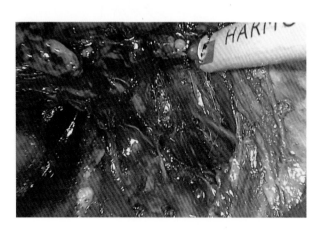

图 8-51-7 清扫右侧喉返神经旁淋巴结

第四节 da Vinci 机器人在食管癌根治术中的应用

在机器人食管癌切除手术方面,国外早期仅有少数报道。Bodner 等曾使用达芬奇系统对 4 例颈胸腹食管癌切除的患者行胸部的食管解剖。Kernstine 等报道了 14 例患者接受了机器人食管切除术加三野清扫术。第 1 例全机器人外科手术系统辅助食管癌手术报道于 2002 年,Melvin 等在达芬奇机器人外科手术系统辅助下为 1 例 53 岁的患者完成胸段食管切除和胃体游离。然后,以改良 Ivor-Lewis 术式完成食管胃吻合,手术历时 7.7 小时,患者术后恢复顺利,12 天后出院。

到目前为止,国内仅有寥寥数家单位完成过机器人辅助食管癌切除术。上海市胸科医院胸外科方文涛手术组 2010 年首次报道采用达芬奇机器人系统为 1 例早期胸中段食管癌男性患者行食管癌根治术,采用颈部吻合,总手术时间 4.8 小时,患者术后第 9 天顺利进食。未发生吻合口漏、喉返神经损伤等外科并发症及呼吸窘迫、肺部感染等功能性并发症,术后第 14 天顺利出院。病理检查结果提示,食管鳞癌,侵犯黏膜肌层,淋巴结均未见癌转移,手术病理分期 pT1aN0M0(Ia 期)。同年,复旦大学附属中山医院胸外科范虹等报道,应用达芬奇机器人为 2 例患者行食管癌切除术,手术过程顺利,患者均康复出院。

近年来,随着机器人手术系统的逐步推广应用,国外有关 da Vinci 机器人在食管癌根治术中应用的经验总结和报道也随之增多。胸腔镜微创食管癌根治术已经普遍开展,机器人辅助食管癌根治术的广泛应用,面临两个基本问题:其一,机器人手术系统在食管癌手术中是否安全;其二,机器人辅助食管癌根治术能否达到系统性淋巴结清扫的肿瘤学要求。早在 2008 年,来自德国海德堡大学的 Sven Eisold 等学者曾通过动物实验研究报道,机器人辅助食管切除术可有效减少手术创伤对实验动物围术期心肺功能的影响。荷兰学者 Boone J 等于 2009 年对 47 例机器人辅助食管癌根治术患者的治疗作了一项回顾性分析,结果提示机器人辅助食管癌根治术是安全的,手术耗时较长、失血和肺部并发症的发生可能会随着手术经验积累而降低。朝鲜延世大学医学院 Kim 教授报道,俯卧位机器人食管癌根治术是安全可行的,患者耐受性良好,但需要做好术前风险评估和细致的麻醉处理。喉返神经旁淋巴结的清扫是食管癌根治术的重点和难点,容易发生喉返神经的损失导致其麻痹,给患者的术后康复带来麻烦。日本学者 Suda 研究显示,机器人辅助食管切除术行全纵隔淋巴结清扫是安全可行的,其在喉返神经的保护方面有一定优势。朝鲜延世大学医学院 Kim 教授总结 40 例机器人辅助食管癌根治术经验,结果显示机器人手术系统清扫左、右侧喉返神经旁淋巴结技术上是安全可行的,骨骼化淋巴结清扫可获得更多数量的淋巴结,但需要外科医生不断提高手术技巧才能减少喉返神经麻痹并发症的发生。美国匹兹堡大学 Weksler 教授研究结果显示,机器人手术系统较之胸腔镜在食管癌根治术能够取得相似的治疗效果,并未显示出太多的优势。日本学者 Ishikawa 则认为,机器人联合胸腔镜手术发挥了机器人和胸腔镜各自的优势,在半俯卧位食管癌根治术中应用安全可行[17]。通过目前的研究不难看出,机器人辅助食管癌根治术是安全可行的,然而如何充分利用机器人的优势及其对于食管癌患者的长期生存到底有何影响,有待大样本的临床研究来进一步揭示。

关于达芬奇手术机器人的发展前景,是一个比较大的话题。在微创领域的推广应用,与 20 世纪 80 年代末腔镜一样,随着时间的推移,机器及耗材价格下降,临床使用会逐渐得到普及。此外,远程医疗目前是比较流行的一项技术。利用当前或以后进一步发展的数字技术,在数字影像导引下,实现完全机器人自动手术或远程手术,还能进行手术教学演示。

(茅腾　郭旭峰　方文涛)

参考文献

1. 陈秀,韩冰,郭巍,等. Da Vinci S 手术机器人在胸外科应用的初步经验. 中国医师杂志,2010,12(7):895-898.

2. 李学朝,方烈奎,杨江根,等. 机器人辅助腹腔镜技术治疗输尿管结石的临床观察. 中国医师杂志,2006,8(6):730-732.

3. Byrn JC,Schluender S,Divino CM,et al. Three-dimensional imaging improves surgical performance for both novice and experienced operators using the da Vinci Robot System. Am J Surg,2007,193(4):519-522.

4. Augustin F,Schmid T,Sieb M,et al. Video-assisted thoracoscopic surgery vergus robotic-assisted thoracoscopic surgery thymectomy. Ann Thorac Surg,2008,85(2):S768-S771.

5. Rea F,Marulli G,Bortolotti L,et al. Experience with the "da vinci" robotic system for thymeetomy in patients with myasthenia gravis:report of 33 cases. Ann Thorac Surg,2006,81(2):455-459.

6. Bodner J,Wykypiel H,Wetscher G,et al. First experiences with the Da Vincie operating robot in thoracic surgery. Eur J Cardiothorac Surg,2004,25(5):844-851.

7. Kernstine KH,DeArmond DT,Shamoun DM,et al. The first series of completely Robotic esophagectomies with three-field lymphadenectomy:initial experience. Surg Endosc,2007,21(12):2285-2292.

8. Melvin W S,Needleman B J,Krause K R,et al. Computer enhanced robotic telesurgery. Initial experience in foregut surgery. Surg Endosc,2002,16(12):1790-1792.

9. 茅腾,方文涛,罗清泉,等. 机器人外科手术系统辅助食管癌切除术一例. 上海医学,2011,34(1):85-86.

10. 范虹,蒋伟,袁云锋,等. 达芬奇机器人辅助食管癌根治术 2 例报告. 复旦大学学报:医学版,2010,37(4):1790-1792.

11. Eisold S,Mehrabi A,Konstantinidis L,et al. Experimental

study of cardiorespiratory and stress factors in esophageal surgery using robot-assisted thoracoscopic or open thoracic approach. Arch Surg,2008,143(2):156-163.

12. Boone J,Schipper ME,Moojen WA,et al. Robot-assisted thoracoscopic oesophagectomy for cancer. Br J Surg,2009, 96(8):878-886.

13. Kim DJ,Hyung WJ,Lee CY,et al. Thoracoscopic esophagectomy for esophageal cancer:Feasibility and safety of robotic assistance in the prone position. J Thorac Cardiovasc Surg,2010,139(1):53-59.

14. Suda K,Ishida Y,Kawamura Y,et al. Robot-assisted thoracoscopic lymphadenectomy along the left recurrent laryngeal nerve for esophageal squamous cell carcinoma in the prone position:technical report and short-term

outcomes. World J Surg,2012,36(7):1608-1616.

15. Kim DJ,Park SY,Lee S,et al. Feasibility of a robot-assisted thoracoscopic lymphadenectomy along the recurrent laryngeal nerves in radical esophagectomy for esophageal squamous carcinoma. Surg Endosc,2014,28(6):1866-1873.

16. Weksler B,Sharma P,Moudgill N,et al. Robot-assisted minimally invasive esophagectomy is equivalent to thoracoscopic minimally invasive esophagectomy. Dis Esophagus,2012,25(5):403-409.

17. Ishikawa N,Kawaguchi M,Inaki N,et al. Robot-assisted thoracoscopic hybrid esophagectomy in the semi-prone position under pneumothorax. Artif Organs,2013,37(6):576-580.

胸外科术后并发症及处理·

　　未来的胸外科手术将越来越复杂,老年手术患者也会越来越多。新的辅助疗法将全使肺、食管切除手术更多、更复杂,也更具有挑战性。人口老龄化使得为治疗恶性肿瘤而行肺或食管切除的老年患者数量增加。这种趋势以及由此而来的胸外科外科手术难题的增加不仅要求认真仔细地做好术前准备,更需要早期发现和治疗手术并发症。

　　胸外科手术风险大,对患者的呼吸循环影响严重,特别是对于全肺切除患者、气管肿瘤患者、巨大胸内肿瘤手术患者、老年患者等手术经过复杂,围术期并发症,包括循环系统的术后出血、心律失常、心功能不全、呼吸系统呼吸衰竭、肺不张、肺栓塞等发生率较高。

第五十二章 术 后 出 血

术后出血是普胸外科最常见的并发症,也是术后二次进胸最常见的原因。胸腔引流管放置的目的之一即是观察胸腔出血情况,及时提供胸腔出血信息,为治疗提供参考。出血原因很多,全身因素如凝血机制障碍,可引起出血多;而更多是由于手术本身因素造成。胸科术后出血原因主要有以下几方面:即术前存在止血、凝血功能障碍的疾病;相关因素引起的全身性凝血机制障碍,局部止血不良;其他还有消化道应激性溃疡及术后主动脉瘘等。无论何种原因造成的出血,均给患者带来不良后果。大多数出血可通过预防减少,因此了解机体出、凝血机制,术前认真检查、术中仔细操作、术后严密观察是尽量减少出血,避免严重并发症的重要措施。

一、出血病因

1. 肋间血管出血 尤其在后端近肋骨残端处,亦偶见于使用胸腔闭合器后。放置胸腔闭式引流管时对肋间血管的损伤,以及肋骨断端的骨刺破与关胸时刺破肋间血管。肋间动脉出血是形成术后血胸常见的原因。

2. 胸内出血或渗血 病灶与胸壁,纵隔因炎症粘连、纤维化或肿瘤浸润,分离时造成广泛的粗糙剥离面,或胸膜外剥离遗留的创面,均可导致术后胸内出(渗)血,一般多见于胸顶部。由于胸腔内为负压,此种情况的出血多于关胸后加剧。

3. 肺组织表面、下肺韧带松解后的创面、膈肌、支气管残端处的出血一般出血速度较慢,多为渗血而非活跃性出血。

4. 大出血 见于肺动、静脉主干或其分支的结扎处缝扎线脱落或结扎线过紧引起血管壁的断裂。或者手术中游离粘连的大血管时,损失无名动脉或主动脉致大出血。再者有时吻合器靠近主动脉弓时,未加保护,可能磨破主动脉导致大出血。

5. 其他出血 ①术中部分血管切断后发生痉挛或因血压低而暂时止血,术后由于胸腔内为负压,使血管扩张或因血压回升导致出血;②术前肝功能不良或其他原因所致的凝血机制异常未完全纠正、术中大量输血未补钙、异型血的输入等所引起的出血;③术后多种原因导致的弥散性血管内凝血。

二、临床表现

剖胸手术后出血的量及单位时间内出血的速度不同,其临床所表现出的症状、体征亦不相同。

1. 急性大出血 会立即表现为低血容量性休克,血压突然下降、脉搏细速或不可触及等急性循环衰竭征象,有的甚至迅速发生心搏骤停。胸腔闭式引流管可见有大量新鲜血液引出、纵隔移向健侧。但引流量并一定代表失血量,往往此类大出血由于血液可很快在胸腔内凝固,有时仅出血开始时见有新鲜血液引出,很快并不见有血液引出,同时较多的胸腔积血导致肺不张,并使纵隔移位,加重缺氧程度,患者可出现呼吸困难,严重者可导致脑组织缺氧而昏迷。故此时患者生命体征的变化、纵隔的有无移位更重要。应该说大出血的诊断并不困难,关键在于对瞬间时机把握,应不分时间、地点地紧急开胸止血,否则抢救的机会稍纵即逝。

2. 非急性大出血　术后出血速度稍慢但出血不断,患者多表现为烦躁不安、呼吸急促、脉搏细速、血压呈进行性下降等。胸腔闭式引流管中不断有较多量的新鲜血液引出。有时挤压引流管尚可见到小的凝血块流出,出血量 >200ml/h。

3. 渗血　出血量较前两种明显小,且出血速度也慢,一般无明显的生命体征变化,有容量不足存在时,多仅表现为心率加快等。

三、诊断

根据典型的临床表现,胸腔闭式引流管中引流液的变化情况,必要时参考中心静脉压的测定数值以及床边胸部 X 线片,术后出血一般不难诊断。有经验的手术者往往通过出血量及患者生命体征的变化情况,即可正确判断出血的来源部位。

1. 胸腔闭式引流　胸腔闭式引流管是观察术后胸腔内情况变化的最直接的窗口,如出血、漏气、肺不张等。正常情况下,剖胸术后总有血性或浆液性液体被引出,引流量一般在开始时最多,特别是术后 4 小时内(200~300ml),以后则逐渐减少,待患侧肺膨胀良好后,于48~72 小时胸腔引流管即可拔除。在有出血的情况下,应严密观察引流液的量及速度,此时应经常挤压引流管,保持引流管的畅通是重要的,连续动态观察单位时间内的引流量,为是否需要再次剖胸止血提供重要的参考依据。

有些情况下,对胸腔内是否存在活动性出血是较难判断的,可采用连续测定引流液中的血红蛋白含量及血细胞比容的方法,步骤虽略显烦琐,但非常实用。正常情况下的引流液的血红蛋白应低于50g/L,血细胞比容为 5%~20%,如有明显提高往往提示胸腔内有活动性出血的存在。不能单一依靠引流管的引流量去判断是否胸腔内存在出血,应结合术后患者所表现出的临床症状、体征综合分析和判断。

2. 中心静脉压测定　中心静脉压是反映心功能和血容量相互关系的一项极为有用的指标,特别对胸外科术后治疗具有非常重要的指导价值。术后怀疑患者有活动性出血,应立即行锁骨下静脉、股静脉或颈内静脉穿刺置管。通过它可行中心静脉压连续和动态的测定,且必要时可经该通道快速输血。

3. 床边胸部 X 线片　床边胸部 X 线片可明确诊断胸腔内有否积血、纵隔有否移位,可作为有无必要再次剖胸止血的重要参考。术后出血的诊断较为简单,应注意术后活动性出血的及时诊断。

四、治疗

1. 保守治疗　严密监测生命体征及详细记录各项检查指标,及时合理地输血输液,要保持两条静脉通路。有效的物理治疗,如术侧胸部放置冰袋。必要时给予镇静剂,避免术者恐慌。对于术后持续出血考虑为胸壁或肺组织创面渗血所致的,可先用有效的止血药止血,目前临床一般常用的止血药物有:氨基己酸、维生素 K_1、酚磺乙胺(止血敏)、氨甲苯酸(止血芳酸)、血凝酶(立止血)等药物,其中血凝酶的止血效果更好,用法为血凝酶 1000U 肌内注射及静脉注射各 1 支,必要时 4 小时后再重复 1 次。同时有效促使术侧肺扩张,对于出血的创面产生有效的压迫,促进止血及凝血块的形成。同时监测血红蛋白等指标,保持引流管的通畅,观察胸腔引流情况。待胸腔积液量明显减少,约 100ml/d,同时引流液颜色逐渐转为淡血性或暗红色时,复查胸部 X 线片,观察胸腔积血及肺扩张情况。待无明显出血情况下可考虑予以小剂量的尿激酶溶解血块,有效地胸腔冲洗,防止胸腔感染。

2. 手术治疗　胸外科手术后出血需再次开胸止血者约占开胸手术的 1%,当出现下述任一情况时需剖胸探查止血:①患者出现失血性休克,虽经输血、输液等抗休克治疗但血压仍不能维持者;②术后胸腔闭式引流量达 200ml 以上,且持续 3 小时无明显减少;③术后短时间内引流出大量鲜红色血液、出血块或引流液快速凝固、引流液血红蛋白含量与体内相近者;④术后有休克征象,无其他原因可以解释,气管移位,肺及纵隔出现受压症状,影响呼吸循环功能,床旁拍摄 X 线片显示患侧胸腔有大片状密实阴影者。

术后出血二次开胸止血,必须在准备足够量全血的情况下进行,要保持两条静脉通道输血。麻醉采用气管内插管,静脉复合麻醉。经原切口迅速开胸,清除胸腔内的积血及凝血块,充分显示手术野,有顺序地查找出血部位。发现小的血管出血给予再次结扎或缝扎即可,若为大的血管出血,如肺动脉或肺静脉干的出血,应先紧急采取方法止住血,再缝扎止血,避免不必要的血液丢失。对于粘连剥离面的广泛渗血,可采用电凝、压迫、凝胶海绵、蛋白胶等止血。

值得引起重视的是,临床上有近 30% 的术后出血患者,二次开胸时并不能找到确切的出血部位,因此,在关胸前一定要做较长时间的观察,确认胸腔内各部位确实无明显出血后方可关胸。

五、预防

减少手术后出血的发生,预防是关键,以下几方面应值得注意:

1. 在手术结束和关胸之前,一定要仔细、反复检查剖胸切口处肋间动脉有无出血的情况,应仔细缝合,肋骨残端用骨蜡封闭或电灼止血,确认无误方可关胸。

2. 离断后的肺与胸壁的纤维粘连带无论大小均应电灼或结扎止血,大面积的胸膜剥离面,特别是胸膜外剥离后,止血更应仔细、耐心。

3. 对于肺动脉及肺静脉主干,除常规结扎外,一定要缝扎一道,并尽可能做到两道线不在一起,使血管断端呈一"喇叭口"状,以确保结扎的牢固性。打结时用力要均匀适度,切忌用力过猛,既要做到结扎牢靠又不至于切割血管壁,避免术中反术后发生不测。

4. 小的动脉应缝扎,肺创面大时亦间断缝扎,这样不仅可减少出血和渗血,同样可减少肺创面的漏气。近年来多种生物蛋白胶应用临床,其对渗血及漏气均有良好的抑制作用。

5. 术前排查凝血机制的异常,如发现进一步鉴别凝血机制的缺陷,并可能予以纠正。凝血机制异常严重者,应延期手术。

（杨骏　陈铭　周超）

第五十三章　术后心律失常

胸外科术后患者心律失常多见,其发生与手术的大小有关。据统计,肺叶切除后心律失常的发生率为3.1%~14.3%,而全肺切除后者为19.4%~40%。诱发因素有多种:术后疼痛,低氧血症,术中输液超过2L,电解质、酸碱平衡失调,血容量的急剧变化,麻醉药物的影响等。此外,术前即有心脏疾病史,高龄,全肺切除术后等亦是高危因素。因此,对于术后心律失常的处理,首先需理解术后心律失常实际上是这些诱发因素或并发症的表现形式之一,且多非单一因素作用的结果。处理术后心律失常时,首先需要准确判断可能造成心律失常的诱因或并发症,并尽快纠正解除。

一、窦性心动过速

一般均由术后切口疼痛、血容量不足、体温升高、缺氧或二氧化碳潴留等诱因造成,多不至于引起血流动力学的明显变化,一般在上述诱因解除后可自行缓解。当相应的诱因解除过后,心动过速仍持续存在,特别是出现血流动力学改变时,应当警惕循环系统其他并发症发生的可能。

二、房性期前收缩

胸外科术后出现的房性期前收缩(房性早搏),一般在解除诱发因素后多可自行缓解。但若房性期前收缩频发,患者自觉明显不适,或频发房性期前收缩可能进一步诱发其他严重心律失常时应积极处理。

(一)β受体阻滞剂

1. 美托洛尔　为选择性β_1受体阻滞剂,静脉注射的初始剂量为2~5μg/min,可根据患者的心率、房性期前收缩传导情况及治疗效果等逐渐增加剂量,一般治疗剂量为10~20μg/min。口服的初始剂量为12.5~25mg,可根据患者心率、房性期前收缩传导情况及治疗效果等逐渐增加剂量,一般治疗剂量为50~100mg,每日1次。

2. 比索洛尔　为超高选择性β_1受体阻滞剂,一般口服治疗剂量为5~10mg,每日1次。

3. 阿替洛尔　为选择性β_1受体阻滞剂,初始剂量为6.25~12.5mg,可根据患者心率、房性期前收缩传导情况及治疗效果等逐渐增加剂量,一般治疗剂量为25~50mg,每日2次。

(二)普罗帕酮(心律平)

静脉注射剂量为70~140mg,6~8小时可重复给药。

三、心房颤动

最常见于老年患者。房颤患者心排血量减少,可造成显著的血流动力学改变。术前即有房颤患者,由于已建立代偿机制并已适应,故可能不至于引起严重后果。对于术后新发房颤患者应及时处理。

1. 控制心室率　这是处理快速房颤首先应该采取的措施,理想目标是使室率在安静时保持60~70次/分,轻度活动时不超过100次/分。可选用药物洋地黄类制剂,毛花苷C(毛花苷丙):首剂0.4~0.6mg缓慢静脉注射,必要时20~30分钟重复注射0.2~0.4mg,24小时治疗不宜超过1.2mg。

普罗帕酮(心律平),一般以 70mg 静脉缓慢注射,用药过程中监测 ECG,室率减慢至理想水平或房颤终止立即停止给药。维拉帕米(异搏定),一般以 5mg 静脉缓慢注射,用药过程中监测 ECG,室率减慢至理想水平或房颤终止立即停止给药。β 受体阻滞剂,常用艾司洛尔,初始剂量 0.5mg/kg 静脉注射,1 分钟后使用维持剂量,自 25μg/(kg·min) 起始,最大剂量不宜超过 300μg/(kg·min)。索他洛尔,初始剂量 120mg/d,不宜超过 320mg/d。

2. 恢复窦性心律　可采用同步直流电复律和药物复律。对合并出现心绞痛、心力衰竭以及血压降低甚至休克的患者,同步直流电复律应为首选的方法,复律后使用药物维持。药物复律:胺碘酮 5mg/kg,缓慢静脉注射,或 300mg 加入静脉微泵中滴注。

四、室性期前收缩

若无心脏器质性基础病变,原则上不需要特殊治疗。对于多形性室性期前收缩(多形性室性早搏)、短阵室性心动过速、心肌缺血或心肌梗死后出现的频发室性期前收缩,应积极处理,以免诱发更为严重的室性心律失常。

1. 胺碘酮　初始剂量为 100~150mg 缓慢静脉注射,继之静脉滴注维持。24 小时总量为 1000~1200mg,维持剂量 800mg/d。

2. 利多卡因　治疗危重患者室性期前收缩的首选药物,对心肌缺血引起的室性期前收缩效果尤佳。初始剂量为 50mg 静脉注射,5~10 分钟可重复使用,总量不超过 300mg。维持剂量为 1~3mg/min。

3. 普罗帕酮　静脉注射剂量为 70~140mg,6~8h 可重复给药。有效可口服维持,150~300mg,每日 3 次。

4. 美西律　口服初始剂量为 100~150mg,可增至 200~300mg,每日 3 次。

五、心室颤动

室颤是非常危急的心律失常,已属心搏骤停而须心肺复苏的范畴。一旦发生室颤,应立即实行直流电电击除颤,这是终止室颤最有效的方法;其次,尽量维持电解质和酸碱平衡;再次,胺碘酮小时微泵维持都是非常有效的治疗措施。

(杨骏　陈铭　周超)

第五十四章 术后急性心功能不全

胸外科术后患者所发生的心衰,一般均为急性心衰,且多为心室收缩性心衰。常分为右心衰、左心衰以及全心衰。

一、急性右心衰竭

胸外科术后右心衰发生明显要多于左心衰,主要由于病肺切除手术所引起。其病生基础在于肺组织的切除将直接造成肺血管床容积的减少,造成余肺循环容量负荷增大,而容量负荷的增大则反射性地引起余肺内的小肺动脉痉挛收缩,从而进一步致肺循环阻力负荷增大,肺动脉压力增高。右心后负荷增大,右心泵功能减退,继而发生右心功能衰竭。

右心衰竭患者临床表现常见:由于静脉系统淤血而导致食欲缺乏、恶心、呕吐、腹胀、少尿、颈静脉怒张、水肿以及胸、腹水等。胸部 X 线检查可示肺淤血、胸腔积液等征象。右心衰的治疗与左心衰相似,需要强调的是,肺切除手术对右心功能产生的不利影响非短时间所能消除,右心功能需有一个过程来适应以代偿,因此治疗措施应持续对右心功能进行辅助。强心、利尿、扩血管的药物使用与左心衰基本相同。

(一)强心药物

1. 洋地黄制剂 ①毛花苷丙:首剂 0.6~0.8mg 缓慢静脉注射,必要时 2~4 小时重复注射 0.4mg,以后 0.2~0.4mg/d 维持。②毒毛花苷 K:0.25mg 缓慢静脉注射,必要时 2 小时重复注射 0.125mg,以后 0.125~0.25mg/d 维持。

2. 多巴胺 2~5μg/(kg·min) 静脉滴注,总量 0.75~1.0mg/(kg·d)。

3. 多巴酚丁胺 2.5~10μg/(kg·min)静脉滴注,总量 60mg/d。

4. 磷酸二酯酶抑制剂 ①氨力农:0.75mg/kg 静脉注射,继以 5~10μg/(kg·min) 静脉滴注,总量 10mg/(kg·d)。②米力农:50μg/kg 静脉注射,继以 0.375~0.75μg/kg·min 静脉滴注,总量 25mg/(kg·d)。

(二)利尿药物

1. 排钾利尿药 噻嗪类。氢氯噻嗪 25~50mg,每日 1~3 次口服;或环戊噻嗪 0.25mg,每日 2~3 次口服;或呋塞米 20mg,每日 1~3 次口服。

2. 保钾利尿药 螺内酯20mg,每日 3 次口服;或氨苯蝶啶 50mg,每日 3 次口服。

使用利尿剂应注意记录尿量,监测血钾,保持血钾平衡。

(三)扩血管药物

1. 扩张静脉血管为主,可选用静脉注射硝酸甘油;口服硝酸异山梨酯,或单硝酸异山梨酯。硝酸异山梨醇 30~100μg/min 静脉滴注。

2. 扩张小动脉血管为主,可选择口服肼屈嗪类药物或钙通道阻滞剂。

3. 同时扩张动静脉血管的 α 受体阻滞剂 哌唑嗪、曲马唑嗪、酚妥拉明、硝普钠。

二、急性左心衰竭

胸外科术后急性左心衰患者,往往以肺水肿的表现显示,常有频繁咳嗽、咳粉红色泡沫样痰、端坐大汗、烦躁、发绀、脉搏细弱、心率增快、血压下降。心音听诊可发现第一心音减弱,舒张期奔马律。肺部听诊可及双肺弥漫中细湿啰音。胸部 X 线检查可显示肺水肿表现。急性左心衰一旦发生,即应积极治疗,在此主要介绍强心、利尿、扩血管的药物应用。

(一)强心药物

急性左心衰竭使用洋地黄制剂与急性右心衰一样。病情控制后可给予地高辛 0.25mg,每日 1~3 次口服维持。重症患者可间断短期加用多巴胺、多巴酚丁胺、氨力农、米力农。

(二)利尿药物

呋塞米(呋塞米)20~40mg,静脉注射,可重复使用。利尿过程应注意补钾,以免发生低钾血症。

(三)扩血管药物

1. 急性肺水肿的治疗　可选用①硝酸甘油:初始 10μg/min,继以每 5 分钟递增 5~10μg/min,当病情缓解或收缩压下降至 90mmHg 即维持此剂量继续用药,待病情稳定后再逐步减量直至停用。②硝酸异山梨醇:30~100μg/min 静脉滴注。

2. 高血压性心脏病所致急性左心衰患者的治疗　可选用①硝普钠:初始 15~20μg/min 静脉滴注,继以每 5 分钟递增 5~10μg/min,当病情缓解或收缩压下降至 100mmHg 即维持此剂量继续用药,待病情稳定后再逐步减量直至停用。②酚妥拉明:初始以 5~10mg 静脉缓慢注射,继以 0.1~0.2mg/min 静脉滴注。总量 40mg/d。

3. 急性心衰合并有血压下降患者的治疗　应先予多巴胺 10μg/kg·min 静脉滴注,待收缩压上升并维持于 100mmHg 后再使用扩血管药物。

(杨骏　陈铭　周超)

第五十五章　心　疝

心疝是心包内全肺切除后少见的并发症(右侧比左侧更多见),术后立即发生。见于心包缺损>5cm时。突然发作,典型的表现为低血压、心动过速、发绀,通常发生在术后24小时内。及时发现的病例,病死率仍然高于50%。诊断依据临床经验以及X线片。右侧心疝在X线片上容易诊断,常表现为明显的心脏向右侧半脱位。左侧心疝的X线征象难以捉摸,心影常常左移,左胸下半部可见一圆形阴影,系被疝的心室影像。

已知有几种诱发因素,包括胸腔引流管负压吸引、咳嗽、体位、气管内吸痰,以及正压通气。右侧与左侧心疝的血流动力学改变及临床表现不尽相同。右侧心疝引起上腔和下腔静脉静脉的扭转和梗阻。此外,左室流出道也扭曲受阻,但是左侧心缘锐利,左心室受到压迫而引起心肌缺血水肿,以及功能紊乱。心外膜血管也可能被撕裂引起出血,因此左侧心疝常有EKG的改变。

心疝需要立即明确诊断和手术治疗。手术时需要把心脏还纳回正常解剖部位心包内,关闭心包缺损。关闭右侧心包缺损有多种方法,包括使心外膜与心包贴近,用胸膜、筋膜或牛心包修补心包缺损。涤纶修补心包缺损可引起感染,所以已不再提倡。左侧心包缺损如果充分向膈肌敞开,可以不处理。此时,虽然心脏疝处很厉害,但是不容易发生绞窄和梗死(图9-55-1)。

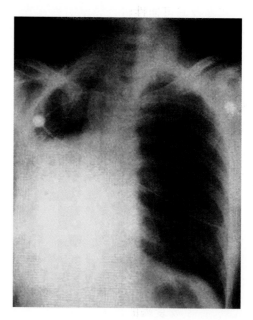

图 9-55-1　心包内切除肺部肿瘤后胸部 X 线片,显示心脏疝到右侧

(杨骏　陈铭　周超)

第五十六章 呼吸衰竭

呼吸衰竭是肺切除术后围术期死亡的主要原因。术后呼吸衰竭的发生率为0.2%~2.6%，多发在术后第2~4天。术前肺功能检查对于减少术后肺部并发症以及决定是否手术至关重要。明确肺功能减损程度及其可逆性将指导术前处理和确定切除范围，并明确哪些患者肺切除后会发生危及生命的肺部并发症。

手术创伤、肺组织减少、呼吸道感染、肺不张、切口疼痛刺激、心功能不全、胸腔积液、短时间内输液过多过快等均可诱发呼吸衰竭。肺容量的减少，氧交换面积明显下降致肺功能不全有直接关系。尤其是全肺切除后，肺组织突然显著减少，伴功能明显下降。术前肺功能检查对减少和预防呼吸衰竭的发生有重要意义。最大通气量占预计值百分比MVV<0.35，FEV$_1$<0.6 L时不宜行开胸手术。

一、诊断标准和治疗原则

1. 术后呼吸衰竭的诊断标准　导管吸氧3~5L/min，单纯PaO$_2$<7.98 kPa者为Ⅰ型；伴PCO$_2$>6.65kPa者为Ⅱ型。

2. 呼吸衰竭的治疗原则　①给予高浓度氧，提高PO$_2$，增加弥散速度，纠正缺氧。②增强通气以解除PCO$_2$蓄积，先可以无创加压面罩通气，必要时口插管机械通气。③控制呼吸道感染，痰细菌培养后选择合理的抗生素治疗。④并纠正酸碱平衡及水电解质紊乱。⑤维持心、肺、脑、肾的功能，密切观察监护，防止常见的严重并发症。⑥改善营养状况，保证营养。

二、呼吸衰竭的治疗方法

（一）氧疗

1. 氧疗过程必须注意加温和湿化，呼吸道内温度保持37℃和95%~100%湿度是黏液纤毛系统正常清除功能的必要条件，故吸入氧应通过湿化瓶和必要的加温装置，以防止吸入干冷的氧气刺激损伤气道黏膜，致痰干结和影响纤毛功能。

2. 氧疗过程中必须注意到其实氧气也是一种药物，临床上使用氧气时不仅要注意其"治疗剂量"，也应该注意其"中毒剂量"。通常氧疗的浓度不应超过50%，高浓度的吸氧产生会对组织细胞有害的氧自由基，具有强的氧化作用，能直接或间接损伤组织细胞。对脑、心、肺、肾、胃肠、胰腺、眼均有毒害作用，尤其对肺和眼的损伤更为严重。高浓度的吸氧后，肺泡内氮气被大量置换，一旦支气管有阻塞时，其所属肺泡内的氧气被肺循环血液迅速吸收，引起吸入性肺不张。Ⅱ型呼吸衰竭者，由于PaCO$_2$长期处于高水平，呼吸中枢失去了对二氧化碳的敏感性，呼吸的调节主要依靠缺氧对周围化学感受器的刺激来维持，吸入高浓度氧，解除缺氧对呼吸的刺激作用，会使呼吸中枢抑制加重，甚至呼吸停止。

3. 氧疗的基本目标是改善患者的缺氧状态，所以在氧疗的过程中必须仔细观察患者氧疗效果，如患者神志、发绀、呼吸节律、幅度、心率、血压等变化。一旦发现患者氧疗效果不佳，呼吸困难持续加重，必须寻找原因，同时要求呼吸支持技术，以暂时改善呼吸状态,为寻找病因提供充足的时间。

(二) 呼吸支持技术

包括无创的加压面罩呼吸机辅助呼吸和人工气道建立呼吸机辅助呼吸。

1. 无创通气 对于患者在经过常规氧疗后,缺氧改善不明显,呼吸频率加快,幅度加深或幅度极浅,口插管拔除的患者呼吸仍然较为费力时可考虑无创通气。有创通气中应用的所有通气模式均可用于无创通气。持续气道正压(CPAP)、双水平气道正压(BiPAP)、压力控制通气(PCV)、比例辅助通气(PAV)等较为常用。其中,BiPAP是无创通气最常用的模式。BiPAP的工作方式相当于有创通气中的PSV+PEEP,呼吸机通过感知管路内的压力或者流量变化来进行触发,其参数调节简单,仅需要设定高压(PS)和低压(PEEP)。

无创通气的优点:患者易接受、避免了局部创伤、较少需要镇静剂、通气机相关肺炎发生少、患者可自主排痰、不影响进食与声带功能。缺点:气路难以密闭、吸氧浓度不易精确调节、气道湿化与引流不够充分、一般缺少完整的监测装置、有误吸的危险及面部受压、皮肤损伤。

无创通气时建议给患者安置鼻十二指肠营养管,以防饮食后因为加压面罩正压通气造成的胃反流误吸。

2. 人工气道 在无创通气效果不佳时,应果断建立人工气道呼吸机辅助通气。临床上往往可以看到一些医生对于给患者气管插管瞻前顾后、犹豫不决,殊不知这样往往会耽误最佳治疗时机,越早改善氧合,降低患者呼吸功,对减少肺损伤都大有裨益。

(1) 人工气道建立的指征:①呼吸道梗阻:比如胸内甲状腺手术后气管软化、塌陷;颈部、上纵隔手术后局部出血血肿压迫;气管内新生物;过敏引起的喉头水肿等。②气道分泌持续增多:比如术后严重肺部感染排痰量增加,患者无法自咳并氧饱和度下降;术后发生较严重的误吸;肺水肿影响氧合等。③气道保护性反射消失:比如昏迷或神志不清的;患者,无法自我排痰的;心搏骤停复苏;双侧喉返神经受损患者等。④无创通气无效:患者在无创通气治疗后,呼吸困难持续加重,或不能耐受无创通气

的;行NIPPV后2小时内若患者呼吸困难症状无缓解,呼吸频率、心率、血气分析指标无改善甚至恶化,出现呕吐、严重上消化道出血、气道分泌物增多、排痰困难、低血压、严重心律失常等情况时亦应及时考虑建立人工气道,改为有创通气。

临床上是否存在缺氧并非是建立人工气道唯一标准,指末氧饱和度尚可的患者,如果呼吸急促,频率>35次/分,预见即将有缺氧发生或是休克患者存在严重酸碱平衡紊乱,从复苏角度来说建立人工气道也是最佳选择。关键在于医生对患者疾病严重性的判断,从某种角度来说插管可能面临的是过度治疗,而不插管可能面临的是患者死亡的风险。笔者一直认为口插管的指征可以适当放宽,这对于减少医疗不良事件的发生有益。

(2) 气管切开适应证:①喉及气管上段阻塞:由喉部、气管上段肿瘤、外伤、异物等引起的严重阻塞;②下呼吸道分泌物潴留:严重肺部感染经短期治疗痰液持续增多需频繁吸痰,以及长期昏迷患者;③需长时间机械通气;④双侧喉返神经损伤、反复误吸;⑤预防性气管切开:术中发现气管软化。

(3) 气管切开的时机:各人掌握不同,笔者认为预计机械通气时间在2周内的,可以选择气管插管;如果预计时间超过2周以上的,建议早期切开。但是在预计时间的把握上确实很难。Griffiths等回顾性荟萃分析,提示早期气管切开可降低机械通气时间和住院时间,但不改变肺炎的发生率和病死率。

有创呼吸支持是最有力的手段,当然也不可避免产生一些不良后果,诸如呼吸机相关肺炎、气压伤(气胸)、肺纤维化、氧中毒、呼吸机相关的呼吸肌失用、循环影响、人工气道建立相关并发症(出血、狭窄等)。

3. 机械通气常见模式

(1) 辅助控制通气(assist-control ventilation,ACV):是辅助通气(AV)和控制通气(CV)两种通气模式的结合,当患者自主呼吸频率低于预置频率或无力使气道压力降低或产生少量气流触发呼吸机送气时,呼吸机即以预置的潮气量及通气频率进行正压通气,即CV。当患者的吸气用力可触发呼吸机时,通气以高于预置频率的任何频率进行,即AV

触发时为辅助通气,无触发时为控制通气。

(2) 压力支持通气(pressure support ventilation,PSV):属于部分通气支持模式,是患者触发、压力目标、流量切换的一种机械通气模式,即患者触发通气并控制呼吸频率及潮气量,当气道压力达预设的压力支持水平时,且吸气流速降低至低于阈值水平时,由吸气相切换到呼气相。

(3) 同步间歇指令通气(synchronized intermittent mandatory ventilation,SIMV):是自主呼吸与控制通气相结合的呼吸模式,在触发窗内患者可触发和自主呼吸同步的指令正压通气,在两次指令通气周期之间允许患者自主呼吸,指令呼吸可以预设容量(容量控制 SIMV)或预设压力(压力控制 SIMV)的形式来进行。

(4) 持续气道正压(continuous positive airway pressure,CPAP):是在自主呼吸条件下,整个呼吸周期以内(吸气及呼气期间)气道均保持正压,患者完成全部的呼吸功,是呼气末正压(PEEP)在自主呼吸条件下的特殊技术。

(5) 双水平气道正压通气(biphasic positive airway pressure,BIPAP):是指自主呼吸时,交替给予两种不同水平的气道正压,高压力水平(P_{high})和低压力水平(Plow)之间定时切换,且其高压时间、低压时间、高压水平、低压水平各自独立可调,利用从 P_{high} 切换至 Plow 时功能残气量(FRC)的减少,增加呼出气量,改善肺泡通气。

4. 呼吸机参数的设置

(1) 呼吸机的潮气量:容量控制通气时,潮气量设置的目标是保证足够的通气,并使患者较为舒适。成人潮气量一般为 5~15ml/kg,8~12mg/kg 是最常用的范围。潮气量大小的设定应考虑以下因素:胸肺顺应性、气道阻力、呼吸机管道的可压缩容积、氧合状态、通气功能和发生气压伤的危险性。为防止发生气压伤,一般要求气道平台压力不超过 35~40cmH_2O。对于压力控制通气,潮气量的大小主要决定于预设的压力水平、患者的吸气力量及气道阻力。一般情况下,潮气量水平亦不应高于 8~12ml/kg。

(2) 机械通气频率:设定呼吸机的机械通气率应考虑通气模式、潮气量的大小、血二氧化碳分

压目标水平和患者自主呼吸能力等因素。对于成人,机械通气频率可设置到 8~20 次 / 分。对于急慢性限制性通气功能障碍患者,应设定较高的机械通气频率(20 次 / 分或更高)。机械通气 15~30 分钟后,应根据动脉血氧分压、二氧化碳分压和 pH,进一步调整机械通气频率。另外,机械通气频率的设置不宜过快,以避免肺内气体闭陷、产生内源性呼气末正压。

(3) 呼吸机吸气流率:吸气流率的设置应注意以下问题:①容量控制或辅助通气时,如患者无自主呼吸,则吸气流率应低于 40L/min;如患者有自主呼吸,则理想的吸气流率应恰好满足患者吸气峰流的需要。根据患者吸气力量的大小和分钟通气量,一般将吸气流率调至 40~100L/min。②压力控制通气时,吸气峰值流率是由预设压力水平和患者吸气力量共同决定的,当然最大吸气流率受呼吸机性能的限制。

(4) 呼吸机吸呼比:机械通气时,呼吸机吸呼比的设定应考虑机械通气对患者血流动力学的影响、氧合状态、自主呼吸水平等因素。存在自主呼吸的患者,呼吸机辅助呼吸时,呼吸机送气应与患者吸气相配合,以保证两者同步。一般吸气需要 0.8~1.2秒,吸呼比为 1 : 2~1 : 1.5。对于控制通气的患者,一般吸气时间较长,呼吸比较高,可提高平均气道压力,改善氧合。

(5) 呼吸机气流模式:许多呼吸机有多种气流模式可供选择。常见的气流模式有减速气流、加速气流、方波气流和正弦波气流。气流模式的选择只适用于容量控制通气模式,压力控制通气时,呼吸机均提供减速气流,使气道压力迅速达到设定的压力水平。

机械通气应遵循个体化模式,切忌所有患者不论是他的通气模式定容或定压、压力支持、峰流速等都采用同一种模式,比如临床上往往给予患者小潮气量定容通气,这样能保持患者的分钟通气量,但往往会产生一定的气压伤,这对于胸外科手术后,特别是支气管袖形切除或是肺表面有漏气的患者,或是怀疑有支气管胸膜瘘的患者来说是不适合的,这时就需要根据患者的个体病情采用定压模式,以保证减少气压伤,但定压模式使用有一定风

险,要求医护人员十分关注患者,如果患者呼吸道分泌物增多,则必须及时彻底清除,不然患者很有可能造成分钟通气量不足,导致患者缺氧或 CO_2 蓄积。另外机械通气应遵循动态调整原则,参数的设置不是一成不变,动态观察血气分析,动态观察内源性 PEEP,动态观察患者呼吸监测参数,动态观察患者的自我感觉结合心率、呼吸频率、呼吸幅度、出汗等现象来调整呼吸机参数。机械通气也应遵循尽早撤离原则,呼吸机通气尽管能模拟人类呼吸,但呼吸机相关肺损伤随机械通气使用的时间延长

而不断加重,在可能的情况下,要鼓励患者尽早脱机,以保护肺组织。

老年人随着年龄增大,各器官退行性变,尤其是心肺功能的减退,造成 VC,FEV_1 下降,通气功能降低,且老年人免疫功能降低,对各种应激反应和耐受性较差,所以开胸手术易发生呼吸衰竭。此类患者,术前加强呼吸道准备,常规应用抗生素,训练咳嗽、深呼吸,术后加强呼吸道管理、帮助排痰、保证营养是非常必要的。

(杨骏　陈铭　周超)

第五十七章 肺 栓 塞

肺栓塞（pulmonary embolism，PE）是由于肺动脉的某一支被栓子堵塞而引起的严重并发症，最常见的栓子是来自静脉系统中的血栓。当栓塞后产生严重血供障碍时，肺组织可发生坏死，即称肺梗死。肺栓塞也是近年来出现的越来越多的并发症。由于胸外科是老年外科，患者较长时间卧床，术后因为出血也使用了较多量的止血药物，肿瘤患者本身处于高凝状态，所以静脉栓子脱落造成肺动脉栓塞的发病逐渐为医生认识。

PE 常见为多发及双侧性，下肺多于上肺，特别好发于右下叶肺，约占 85%，这无疑是与血流及引力有关。

一、临床症状

临床症状及体征常常是非特异性的，且变化颇大，与其他心血管疾病难以区别。症状轻重虽然与栓子大小、栓塞范围有关，但不一定成正比，往往与原有心、肺疾病的代偿能力有密切关系。

1. 急性大块 PE 表现为突然发作的重度呼吸困难、心肌梗死样胸骨后疼痛、晕厥、发绀、右心衰竭、休克、大汗淋漓、四肢厥冷及抽搐。甚至发生心脏停搏或室颤而迅速死亡。

2. 中等大小的 PE 常有胸骨后疼痛及咯血。当患者原有的心、肺疾病代偿功能很差时，可以产生晕厥及高血压。

3. 肺的微栓塞 可以产生成人呼吸窘迫综合征。因微栓塞引起肺血管阻力增高，通透性增强，导致通气 - 灌注比例失调、肺内分流，产生严重的缺氧型呼吸衰竭。

4. 肺梗死 常有发热、轻度黄疸。体温一般为 37.8~38.3℃，如高于 39℃ 应考虑伴感染

术后肺栓塞患者往往是久卧床起身后突发的胸闷不适，呼吸困难，早期听诊呼吸音没有特异改变，胸片通常没有特殊表现，但患者表现极度缺氧，血气检查肺血管床堵塞 15%~20% 即可出现氧分压下降，$PaO_2<80mmHg$ 者发生率为 88%，12% 患者血氧正常。Cvitanic 等发现急性肺栓塞患者 76% 有低氧血症，93% 有低碳酸血症，86%~95%P（A-a）O_2 增大，后二者正常可能是诊断肺栓塞的反指征。实验室检查血浆 D- 二聚体含量异常增高对诊断肺栓塞的敏感性在 90% 以上。本测定的主要原理是多数肺栓塞患者有进行性内源性纤维蛋白溶解，某些纤维蛋白降解为 D- 二聚体。尽管血浆 D- 二聚体增高对肺栓塞的诊断很敏感，但是非特异性的，术后至少一周的患者 D- 二聚体含量升高，心肌梗死、脓毒症或几乎所有的其他全身疾病也增加。因此，血浆 D- 二聚体的测定最好用于疑似肺栓塞而不合并急性周身疾病的患者。小于 $500\mu g/L$ 强烈提示无急性肺栓塞，有排除诊断的价值。另外结合心超检查和 CT 检查可以协助判断 PE 的存在。

二、肺栓塞的治疗

（一）一般治疗

本病发病急，需作急救处理。应保持患者绝对卧床休息，吸氧、镇痛、纠正急性右心衰竭及心律失

常。抗休克常用多巴胺 200mg 加入 500ml 葡萄糖液内静滴,开始速率为 2.5μg/(kg·min),以后调节滴速使收缩压维持在 12.0 kPa(90mmHg)[(10~25μg/(kg·min)]。右旋糖酐可作为主选扩容剂,而且还具有抗凝、促进栓子溶解、降低血小板活性的作用。

(二)抗凝疗法

1. 肝素　凡临床一经确诊或高度可疑急性肺栓塞,又无抗凝绝对禁忌证者,应立即开始肝素治疗。肝素使用方法入下。①持续静脉内滴注:适用巨大肺栓塞,首次应用大剂量肝素(10 000~20 000IU)静脉内冲入,这样抑制血小板黏附于栓子上。2~4 小时后开始标准疗法,1000IU/h 滴注,由输液泵控制滴速。每日总量 25 000IU。②间断静脉内注射:每 4 小时(5000IU 肝素)或每 6 小时(7500IU 肝素)静脉内给肝素一次。每日总量为 36 000IU。③间断皮下注射:每 4 小时(5 000IU)或每 8 小时(10 000IU)或每 12 小时(20 000IU)皮下注射一次肝素。

2. 华法林肝素　一般连续使用 9~10 天,当栓塞危险因素消失,移动患者,没有发生 PE 症状,此时可合用口服华法林,待起效时,即可停用肝素。

(三)溶栓治疗

1. UK　①2 万 IU/kg,2 小时静脉滴注;②rt-PA:50~100mg,2 小时静脉滴注;③SK:负荷量 500 000IU,后以 10 000IU/h,持续静脉滴注。

2. 溶栓治疗的适应证　①广泛型急性肺栓塞;②非广泛型急性肺栓塞合并重症心肺疾病,抗凝疗法无效;③深静脉血栓形成。

(杨骏　陈铭　周超)

第五十八章　肺不张的处理

胸外科手术后,肺不张是较为常见的并发症。开胸术后易引起呼吸道感染,细支气管炎症时分泌物增多,导致肺扩张不全或缓慢,加重了阻塞性通气障碍,严重者引起肺不张,这也是呼吸衰竭发生机制的一个重要环节。

肺不张首先要判断患者是压迫性肺不张还是阻塞性肺不张。压迫性肺不张通常是由于胸腔大量积液、肺表面纤维板形成或是气胸造成。胸腔积液和气胸患者只要在合适的位置安置胸腔引流即可。肺表面纤维板形成的患者如果肺不张明显的,需要再次剖胸行纤维板剥脱术才可以解决问题。阻塞性肺不张通常是由于痰液或血块阻塞支气管造成。通过定期给患者拍背咳痰、雾化吸入、痰培养调整抗生素、鼻导管吸痰、纤支镜检查吸痰往往可以使肺复张,如果肺仍然扩张欠佳,则可以使用呼吸机加压面罩,给予正压通气加速肺扩张。另外还有一种肺不张的形式,它是由于肺组织在胸腔内受到脓液或化学性液体刺激引发的肺不张。比如食管癌手术后胸内吻合口漏患者,再没有胸腔引流管的情况下,患者肺组织受到脓液和胃酸化学性液体刺激,产生的肺不张,胸部 X 线片仅仅表现为肺扩张不佳,胸腔积液量也不多,纤支镜吸痰也不多,这类患者必须自胸腔引流后肺组织才会慢慢复张。

(杨骏　陈铭　周超)

第五十九章　肾功能不全

胸外科手术患者,由于手术创伤大,术中术后出血多,术后缺氧发生概率高,感染以及药物的使用都会对患者的肾功能产生一定的负面影响,所以术后都应该常规监测肾功能,包括 24 小时尿量、血尿生化检查等。

尿量是肾滤过率的直接反映,因此少尿是急性肾衰竭最明显的临床表现,通常成人 24 小时尿量约 0.8~2.0L。一昼夜尿量 >2500ml 为多尿,<400ml 为少尿,<100ml 为无尿。但由于尿量受到许多方面影响,特别是手术后机体抗利尿激素的影响,会产生暂时性少尿,这时就需要通过尿液比重来进行判断。由于浓缩尿液是肾脏最重要的功能之一,而肾性肾衰竭恰恰又常是肾小管受损,因此尿比重测量的诊断价值很大。无论尿量多或少,尿比重 >1.020 的高比重尿提示肾灌注不足则为肾前性肾衰竭;反之,比重 <1.010 的低比重尿则为肾性肾衰竭。无论是肾前性或肾性肾衰竭,真正完全无尿是少见的。一旦发生,应首先排除尿路梗阻或损伤除外尿管位置不当或阻塞。血尿素氮和血肌酐测定是肾功能检查比较常用的检查项目。正常的血尿素氮为 1.7~8.3mmol/L,血肌酐为 44~133μmol/L。各种严重的肾脏疾病引起肾功能不全时增高。上消化道出血、严重感染和饮食中蛋白质过多时,均可使血尿素氮暂时升高。血肌酐浓度受饮食等因素影响比较少,明显升高时,提示预后差。

肾功能不全,肾性氮质血症对于外科患者临床上主要是鉴别是肾前性、肾性还是肾后性。

一、肾前性

1. 生成增加　高蛋白饮食、消化道出血、组织分解加快(感染、高热、外伤、手术、用皮质类固醇、饥饿早期)、蛋白合成受抑制。增高程度与原有肾功能有关,例如肾功能正常时,消化道出血达 800ml 时才增高,而肾功能损害时,远低于此数,如 200ml 时即可增高。

2. 肾血流灌注减少　由于重吸收增加,小球滤过减少。①绝对血容量减少(脱水,失血,肾上腺皮质功能减低);②有效血容量减少(严重心衰,急性心肌梗死,心脏压塞,肝硬化,肾病综合征)。

二、肾后性

尿路梗阻导致滤过减少和重吸收增加。

三、肾性

各种肾实质性病变,如肾小球肾炎、间质性肾炎、急慢性肾衰竭、肾内占位性和破坏性病变等。

参考文献

1. Stratton RJ, King CL, Stroud MA, et al. "Malnutrition Universal Screening Tool" predicts mortality and length of hospital stay in acutely ill elderly. Br J Nutr, 2006, 95(2): 325-330.

2. Valero MA, Díez L, El Kadaoui N, et al. Are the tools recommended by ASPEN and ESPEN comparable for assessing the nutritional status? Nutr Hosp, 2005, 20(4):

259-267.

3. Raslan M, Gonzalez MC, Dias MC, et al. Comparison of nutritional risk screening tools for predicting clinical outcomes in hospitalized patients . Nutrition, 2010, 26 (7-8): 721-726.

4. Oliveira MR, Fogaa KC, Leandro Merhi VA. Nutritional status and functional capacity of hospitalized elderly. Nutr J, 2009, 8:54.

5. Schiesser M, Müller S, Kirchhoff P, et al. Assessment of a novel screening score for nutritional risk in predicting complications in gastrointestinal surgery . Clin Nutr, 2008, 27 (4):565-570.

6. McClave SA, Martindale RG, Vanek VW, et al. Guidelines for the provision and assessment of nutrition support therapy in the adult critically Ill patient: society of critical care medicine (SCCM)and American society for parenteral and enteral nutrition. J Parenter Enteral Nutr, 2009, 33:277-316.

7. Bankhead R, Boullata J, Brantley S, et al. Enteral nutrition practice recommendations. J Parenter Enteral Nutr, 2009, 33:122-167.

8. SymptJanuel JM, Chen G, Ruffieux C. Symptomatic in-hospital deep vein thrombosis and pulmonary embolism following hip and knee arthroplasty among patients receiving recommended prophylaxis: a systematic review. JAMA, 2012, 307 (3):294-303.

9. Herrera S, Comerota AJ. Embolization during treatment of deep venous thrombosis: incidence, importance, and prevention.Tech Vasc Interv Radiol, 2011, 14 (2):58-64.

10. Boots RJ, George N.Double-heater-wire circuits and heat-and-moisture exchangers and the risk of ventilation-associated pneumonia.Crit Care Med, 2006, 34 (3):687-693.

11. Michael Z, Rolando B. Tracheostomy in the critically ill patient: who, when, and how? Clin Pulm Med, 2006, 13: 111-120.

12. Protopapas AD, Baig K, Mukherjee D, et al.Department of Surgery and Cancer, Imperial College London, United Kingdom. Pulmonary embolism following coronary artery bypass grafting.J Card Surg, 2011, 26 (2):181-188.

13. Qaseem A, Chou R, Humphrey LL, et al. Clinical Guidelines Committee of the American College of Physicians. Venous thromboembolism prophylaxis in hospitalized patients: a clinical practice guidelinefrom the American College of Physicians.Ann Intern Med, 2011, 155 (9):625-632.

14. Herrera S, Comerota AJ. Embolization during treatment of deep venous thrombosis: incidence, importance, and prevention.Tech Vasc Interv Radiol, 2011, 14 (2):58-64.

15. Lepelletier D, Perron S, Bizouarn P, et al.Surgical-site infection after cardiac surgery: incidence, microbiology, and risk factors.Infect Control Hosp Epidemiol, 2005, 26 (5): 466-472.

16. McNeil K, Foweraker J, Wreghitt T. Infectious complications of lung transplantation. //Banner NR, Polak JM, Yacoub MH. Lung Transplantation. Cambridge, UK: Cambridge University Press, 2003:250-260.

17. Dupertuis YM, Michael M, Meguid MM, et al. Advancing from immunonutrition to a pharmaconutrition: a gigantic challenge. Curr Opin Clin Nutr Metab Care, 2009, 12 (4): 398-403.

18. Btaiche IF, Chan LN, Pleva M, et al. Critical illness, gastrointestinal complications, and medication therapy during enteral feeding in critically Ill adult patients. Nutr Clin Pract, 2010, 25 (1):32-49.

19. Liesching T, Kwok H, Hill NS. Acute applications of noninvasive positive pressure ventilation. Chest, 2003, 124 (2):699-713.

图书在版编目（CIP）数据

胸外科手术学 / 赵珩，高文主编 . —北京：人民卫生出版社，
2017

ISBN 978-7-117-24829-7

Ⅰ.①胸… Ⅱ.①赵…②高… Ⅲ.①胸部外科手术 Ⅳ.①R655

中国版本图书馆 CIP 数据核字（2017）第 169817 号

人卫智网	www.ipmph.com	医学教育、学术、考试、健康，购书智慧智能综合服务平台
人卫官网	www.pmph.com	人卫官方资讯发布平台

胸外科手术学

主　　编：赵　珩　高　文
出版发行：人民卫生出版社（中继线 010-59780011）
地　　址：北京市朝阳区潘家园南里 19 号
邮　　编：100021
E - mail：pmph @ pmph.com
购书热线：010-59787592　010-59787584　010-65264830
印　　刷：北京建宏印刷有限公司
经　　销：新华书店
开　　本：889×1194　1/16　印张：57
字　　数：1532 千字
版　　次：2017 年 9 月第 1 版　2023 年 6 月第 1 版第 3 次印刷
标准书号：ISBN 978-7-117-24829-7/R · 24830
定　　价：298.00 元

打击盗版举报电话：010-59787491　E-mail：WQ @ pmph.com
（凡属印装质量问题请与本社市场营销中心联系退换）